Management of Breast Diseases

2nd Edition
原书第2版

乳腺疾病诊疗学

原　著　[美] Ismail Jatoi
　　　　[德] Achim Rody
主　译　黄　韬　明　洁　聂　秀

中国科学技术出版社
·北　京·

图书在版编目（CIP）数据

乳腺疾病诊疗学：原书第 2 版 /（美）伊斯梅尔・贾托伊 (Ismail Jatoi) 等原著；黄韬，明洁，聂秀主译．
— 北京：中国科学技术出版社，2020.1

ISBN 978-7-5046-8317-5

Ⅰ．①乳… Ⅱ．①伊… ②黄… ③明… ④聂… Ⅲ．①乳房疾病—诊疗 Ⅳ．① R655.8

中国版本图书馆 CIP 数据核字 (2019) 第 128380 号

著作权合同登记号：01-2019-6788

First published in English under the title
Management of Breast Diseases, 2e
edited by Ismail Jatoi and Achim Rody
1st edition© Springer-Verlag Berlin Heidelberg 2010
2nd edition© Springer International Publishing Switzerland 2016
This edition has been translated and published under licence from Springer Nature Switzerland AG.
All Rights Reserved.

Springer Nature Switzerland AG takes no responsibility and shall not be made liable for the accuracy of the translation.

策划编辑 丁亚红 焦健姿
责任编辑 黄维佳
装帧设计 佳木水轩
责任校对 龚利霞
责任印制 李晓霖

出　　版 中国科学技术出版社
发　　行 中国科学技术出版社有限公司发行部
地　　址 北京市海淀区中关村南大街 16 号
邮　　编 100081
发行电话 010-62173865
传　　真 010-62179148
网　　址 http://www.cspbooks.com.cn

开　　本 889mm × 1194mm 1/16
字　　数 1460 千字
印　　张 44.5
版　　次 2020 年 1 月第 1 版
印　　次 2020 年 1 月第 1 次印刷
印　　刷 北京威远印刷有限公司
书　　号 ISBN 978-7-5046-8317-5 / R・2465
定　　价 398.00 元

（凡购买本社图书，如有缺页、倒页、脱页者，本社发行部负责调换）

Translators List
译者名单

主　　译　黄韬　明洁　聂秀

译　　者　（以姓氏笔画为序）

王石　王顺涛　王梦怡　史薇　许霞　阮胜男
李治　李磊　李雪芹　杨瑞　邴凯健　何文山
余兰　辛玥　沈娜　张宁　张芹　张守鹏
张淅濛　张惠琼　易鹏飞　周静　赵向旺　赵馨惠
胡婷　钟晶敏　郭辉　黄晓庆　黄璐璐　梅藜
阎语　逯翀　董芳　谭捷　熊一全

学术秘书　阮胜男　胡俊　邴凯健

内容提要 Abstract

本书引进自德国 Springer 出版社，是一部新颖、独特、全面的乳腺疾病诊疗学著作。本书由国际知名教授 Ismail Jatoi 和 Achim Rody 共同编写，涉及乳腺的胚胎发育、详细解剖及生理病理，常见的乳腺异常表现与处理等内容，特别对女性最常见的恶性乳腺癌进行了重点介绍，还对雌激素与绝经后女性乳腺癌相关性、雌激素与心血管相关事件及相关死亡风险进行了综述。本书系统全面，实用性强，适合乳腺疾病诊疗相关的内外科医生、肿瘤科医生，以及想了解乳腺疾病，尤其是乳腺癌的医护人员和相关专业研究生阅读参考。

Foreword by Translators
译者前言

《乳腺疾病诊疗学》(*Management of Breast Diseases*)第 1 版的前身是由 Ismail Jatoi 教授组织编写的《乳腺疾病手册》(*Manuel of Breast Diseases*)。*Manuel of Breast Diseases* 所涵盖内容的广泛性和临床实用性深深地吸引了我。2010 年，Jatoi 教授和 Kaufmann 教授对该书进行了重新编辑和内容更新，并更名为 *Management of Breast Diseases*。2016 年，*Management of Breast Diseases* 由 Jatoi 教授和 Achim Rody 教授共同修订，即为现在的第 2 版。

修订后的全新第 2 版，内容更全面，不仅涉及乳腺的胚胎发育、详细解剖和生理病理等，还包括常见的乳腺异常表现与处理，如乳头溢液、乳房疼痛、哺乳问题及乳房肿块评估等，同时对女性最常见的恶性乳腺癌进行了重点介绍，包括乳腺癌的流行病学、筛查、显像、分子分型及综合诊治方法，以及新辅助治疗方法、转移性乳腺癌、男性乳腺疾病等。更与众不同的是，书中还专门对雌激素与绝经后女性乳腺癌相关性、雌激素与心血管相关事件及相关死亡风险进行了综述。此外，还介绍了老年乳腺癌和年轻乳腺癌的处理、乳腺癌的精神支持、携带有易感基因患者的管理、乳腺癌化学预防、临床研究设计与实施、乳腺中心的结构搭建等相关内容。

在翻译过程中，所有译者及出版社工作人员，都付出了艰辛的努力和细致的劳动。希望本书的中文翻译版能为国内广大读者提供更多参考。相信读者通过阅读本书，能够对乳腺疾病有更充分的认识，对如何全程诊治和管理乳腺疾病及乳腺癌患者有更深的体会和感受，为患者提供更优质的全程医疗服务。

华中科技大学同济医学院附属协和医院
外科教研室主任、乳腺甲状腺外科主任
教授、博士研究生导师

Foreword by Authors
原书前言

2002 年，Lippincott 出版社出版了由 Ismail Jatoi 教授组织编写的 *Manual of Breast Diseases*。2010 年，Jatoi 教授和来自歌德大学法兰克福分校的 Manfred Kaufmann 教授对这本书进行了重新编辑，使其内容得到更新和扩充，同时更名为 *Management of Breast Diseases*，由 Springer 出版社出版。随后，Kaufmann 教授退休，由德国 Lübeck Schleswig–Holstein 大学医院的 Achim Rody 教授代替 Kaufmann 教授，成为第 2 版的共同主编。全新第 2 版对许多章节都进行了修订，加入了许多新的著者一起进行修订工作。我们希望这一全新版本能够继续作为治疗乳腺良恶性疾病的临床实用指南，指导乳腺疾病诊治相关的外科医生、妇科医生、肿瘤内科医生、放射肿瘤学家、内科医生和全科医生的工作。

目前，乳腺疾病，特别是乳腺癌的管理都是基于大型随机前瞻性试验结果进行的。著者在文中各章都特别强调了这些重要试验，这些试验有助于我们更好地理解和治疗乳腺疾病。其中一些试验，甚至彻底改变了乳腺癌的治疗方法。由于实施了具有里程碑意义的随机试验研究，自 1990 年以来，乳腺癌死亡率迅速下降。为保持这一下降趋势，我们还需要在未来设计创新试验，并招募大量女性参加这些试验。我们应该对世界各地参加临床试验的数千名女性心存感谢，正是因为有她们的参与才使得乳腺癌的治疗取得如此进展。

我们非常感谢为本书各章提供研究结果和依据的研究人员。他们虽然有着不同的研究方向，但有着共同的目标，即减轻乳腺疾病带来的负担。我们还要感谢 Springer 出版社的各位编辑人员及 Portia Levasseur。正是 Portia 的坚持和努力，第 2 版才能顺利出版。我们真诚希望临床医生能够在书中找到指导乳腺疾病诊治和管理的有用信息。

Ismail Jatoi

Achim Rody

Contents
目 录

第 1 章 乳房的解剖学和生理学

Anatomy and Physiology of the Breast

Martha C. Johnson，Mary L. Cutler 著
张 芹 译

缩略语	英文全称	中文名称
BCL-2	B-cell CLL/lymphoma 2	B 细胞淋巴瘤 -2 基因
BRCA1	Breast cancer 1	乳腺癌 1 基因
BM	Basement membrane	基底膜
BrdU	Bromodeoxyuridine	溴脱氧尿苷
CD	Cluster of differentiation	分化抗原簇
CSF	Colony-stimulating factor	集落刺激因子
CTGF	Connective tissue growth factor	结缔组织生长因子
DES	Diethylstilbestrol	己烯雌酚
ECM	Extracellular matrix	细胞外基质
EGF	Epidermal growth factor	表皮生长因子
EGFR	Epidermal growth factor receptor	表皮生长因子受体
ER	Estrogen receptor	雌激素受体
FGF	Fibroblast growth factor	成纤维细胞生长因子
FSH	Follicle-stimulating hormone	促卵泡成熟激素
GH	Growth hormone	生长激素
GnRH	Gonadotropin-releasing hormone	促性腺激素释放激素
hCG	Human chorionic gonadotropin	人绒毛膜促性腺激素
HGF	Hepatocyte growth factor	肝细胞生长因子
HIF	Hypoxia-inducible factor	缺氧诱导因子
HPG	Hypothalamic-pituitary-gonadal	下丘脑 - 垂体 - 性腺
hPL	Human placental lactogen	催乳素
ICC	Interstitial cell of Cajal	Cajal 间质细胞

缩略语	英文全称	中文名称
IgA	Immunoglobulin A	免疫球蛋白 A
IGF	Insulin-like growth factor	胰岛素样生长因子
IGFBP	IGF-binding protein	IGF 结合蛋白
IgM	Immunoglobulin M	免疫球蛋白 M
IR	Insulin receptor	胰岛素受体
Jak	Janus kinase	JAK 激酶
Ki67	A nuclear antigen in cycling cells	在细胞增殖周期中的一种核抗原
LH	Luteinizing hormone	促黄体生成激素
MMPs	Matrix metalloproteinases	基质金属蛋白酶
OXT	Oxytocin	催产素
PR	Progesterone receptor	孕激素受体
PRL	Prolactin	催乳素
PRLR	Prolactin receptor	催乳素受体
PTH	Parathyroid hormone	甲状旁腺激素
PTHrP	Parathyroid hormone-related peptide	甲状旁腺激素相关肽
Sca	Stem cell antigen	干细胞抗原
SP	Side population	侧群细胞
Stat	Signal transducer and activator of transcription	信号转导与转录激活子
TDLU	Terminal ductal lobular unit	终末导管小叶单位
TEB	Terminal end bud	终端芽

本章回顾了正常人类乳房的发育、结构及功能，为后面病理和治疗方面的章节做铺垫。同时概述关于乳腺大体解剖、组织学和激素调节等内容，并探讨了乳腺的结构和功能，从胚胎发育到绝经后的退变。本章内容包括最新的有关激素、受体、生长因子、转录因子和调控这一神奇营养器官的基因。

首先要记住一点，这很重要，就是在关于人类结构和功能的讨论中，信息受限于有限的研究方法。观察是可以进行的，但是实验性研究具有滞后性。因此，我们讨论了很多有关乳腺功能调节的内容，主要是基于老鼠和（或）细胞培养的研究，人类与小鼠乳腺的差异将在本章的最后部分进行总结。

目前有大量关于乳腺基因和分子在乳房中作用的研究。在讨论乳腺生理学的每个阶段后，我们对重要的激素和因子进行了总结。还将一些在其他文献中较少提及的因素汇总于表 1-1。表 1-2 则列出了重要的有关小鼠基因敲除及其对乳腺影响的研究。

表 1-1 已完成的乳腺研究的补充因素

因　子	实验模型	功　能	文　献
Jak/Stat	多样性	PRL 和其他激素的信号通路	[323]
Leptin	细胞培养	促进乳腺上皮分化	[324]
低氧诱导因子（HIF）1	小鼠低氧诱导因子 -1	激活、产生及分泌足量的乳汁	[146]
Notch 信号通路	模拟乳腺培养环境中人类上皮细胞	促进祖细胞增殖、肌上皮细胞凋亡及不同形态的分化	[325]
Wnt 信号通路	模拟乳腺培养环境中人类上皮细胞	人类乳腺干细胞的自我更新、分化、生长	[326]
" "	啮齿动物	乳腺的发育、分支导管及腺泡形态发生	[327]
GATA-3	转基因老鼠	促进干细胞向腺腔细胞分化，维持哺乳需要的腺腔样细胞类型	[175] [176]
Msx2	转基因老鼠	导管分化的转录因子	[131]
Tbx3	人类尺骨乳腺综合征和转基因老鼠	正常乳腺发育所需	[327]
Hedgehog 信号通路	老鼠	乳腺导管发育的每个阶段	[328]
Hedgehog 信号通路	转基因老鼠	抑制乳腺成芽	[329]
Stat5	人类及转基因老鼠	存在于腺腔细胞而非肌上皮，调节 PRLR 表达，在怀孕期及哺乳期促进细胞生长及腺泡分化	[256] [330]
Elf5	老鼠	在怀孕期及哺乳期的腺上皮的生长和分化	[331]
HEX（同源盒基因）	正常人类乳腺和正常及瘤细胞株	在哺乳期中核含量增高，提示在泌乳分化中起作用	[332]

表 1-2 选定乳腺相关基因敲除的老鼠

敲除基因	阶　段	敲除后的效应	文　献
LEF-1	胚胎	第一乳腺发育失败	[333]
Tbx3	胚胎	第一乳腺发育失败	[334]
Msx2	胚胎	乳腺萌芽阶段受阻	[335]
PTHrP	胚胎	分支形态发育失败	[336]
c-Src	青春期	较少的 TEBs 和减少导管生长	[337]
Erα	青春期	导管树结构扩张失败	[214]
PR	青春期	小叶腺泡生成障碍	[338]
PRL	成人	缺乏小叶修饰	[339]

（续表）

敲除基因	阶 段	敲除后的效应	文 献
Stat5	怀孕	不完整乳腺上皮分化	[340]
Jak2	怀孕	腺泡发育障碍及泌乳困难	[341]
α-lactalbumin	哺乳	黏稠乳汁	[342]
Whey acidic protein	哺乳	幼崽死亡	[343]
OXT	哺乳	射乳失败	[344]
CSF 1	妊娠	不充分的导管与早熟小叶腺泡发育	[345]
Cyclin D1	妊娠	减少腺泡发育和泌乳障碍	[346]

一、乳房的大体解剖

在哺乳动物中，具有能为后代提供营养的泌乳功能的乳腺，被定义为哺乳纲[1]。在人类中，乳腺存在于女性和男性，但通常只有产后女性具有泌乳功能。在罕见情况下有男性泌乳的相关报道[2]。人类的乳房是圆形的，包含乳腺和大量脂肪组织（大小的主要决定因素）和致密的纤维结缔组织。腺体位于前胸壁和部分外侧胸壁的皮下。每个乳房由 15 ～ 20 个叶构成，每叶由许多小叶构成（图 1-1）。在乳房的顶端是一个色素沉着的区域，称为乳晕，围绕着一个凸起样结构，谓之乳头。神经和血管由乳头沿着悬吊样结构走行，该结构起源于胸骨的水平纤维隔筋膜，沿第 5 肋骨的筋膜和沿胸骨扩展至胸小肌的外侧边缘[3]。

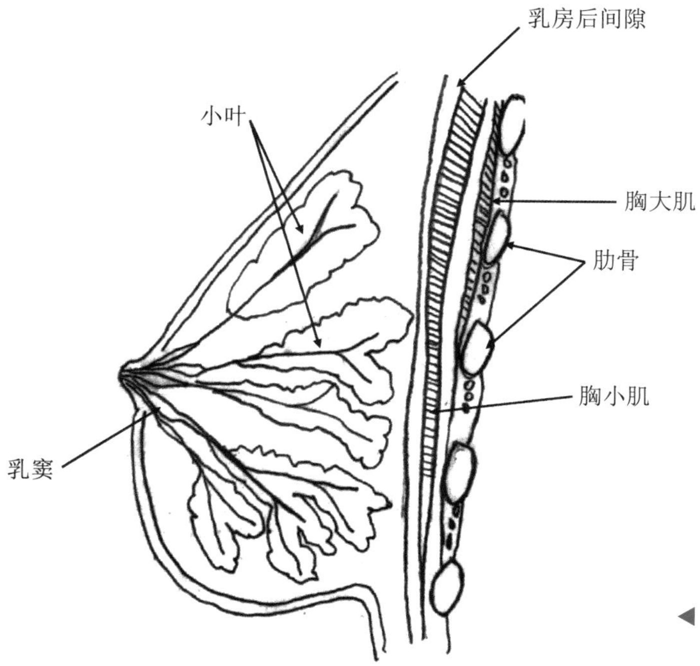

◀ 图 1-1 哺乳期乳腺矢状面

（一）关系和象限

乳房位于胸部深筋膜的前面，正常情况下由后乳肌分离（下乳肌）（图 1-1）。这个间隙的存在，允许乳房相对于下面的肌肉群（部分胸大肌、前锯肌及外斜肌）有适当的活动度。乳房从外侧向外延伸，沿胸骨外缘到腋中线，从第 2 肋骨至第 6 肋骨，腋窝的尾部延伸至腋窝。

临床上，一般以乳头为中心，由垂直线和水平线交叉的区域分为 4 个象限，腺体组织成分多集中在外上象限，中央区域由乳头及乳晕构成（图 1-2）。乳腺按时钟的不同数字方向进行定位[4, 5]。

（二）乳腺的神经分布

乳腺的神经由前侧及外侧的皮肤皮下的肋间神经 4 ～ 6 条分支而来，第 4 肋间神经主要覆盖乳头的感觉区域[6]。第 2、第 3、第 6 肋间神经的外侧及前侧分支，以及锁骨上神经（$C_{3\sim4}$），也可促进乳腺神经支配[6]。皮肤神经延伸到神经丛，深至乳晕。在不同个体及个人的不同侧，肋间神经的供应均存在异质性。在许多女性，第 1 分支和（或）第 7 分支肋间神经供应乳房，来自第 3 肋间（大多数女性[7]）和第 5 肋间（或者第 4 肋间神经）供应乳头区域[8]。

感觉纤维从乳房传递触觉和热信息到中枢神经系统。皮肤的敏感性乳房以上部位在女性中存在差异，但乳头上方始终要大于下方。乳晕及乳头是最敏感的，对性唤起起重要作用[9]。这可能反映了乳头区域的高密度神经末梢分布[10]。较小的乳房比较大者要敏感[11]，有报道指出患巨乳症的妇女乳头神经分布相对减少[12]。

乳头顶端表面有丰富的感觉神经末梢，包括自由神经末梢和 Meissner 神经末梢小体，乳头和乳晕的外侧具有较少的神经支配。乳头真皮由自由神经末梢分支供应，对多种类型的刺激敏感。乳头的神经支配至关重要，正常的哺乳刺激来自婴儿的吸吮[13]。外周皮肤神经受体对伸展和压力具有特异性。

提供乳房的传出神经纤维主要是神经节后交感纤维，刺激皮肤和皮下组织血管中的平滑肌。神经肽通过调节血管直径间接调节乳腺的分泌。交感神经纤维也可刺激乳头环状平滑肌（引起乳头勃起）、导管周围的平滑肌和立毛肌[14]。乳房具有丰富的交感神经支配，这是乳房成形术术后复杂局部疼痛综合征（一种不正常的交感反射）的病因，可由星状神经节的神经阻滞进行缓解[15]。

当乳汁通过肌上皮细胞收缩被排出时，通常折叠的大乳管末端在乳头表面必须开放，让乳汁流出。

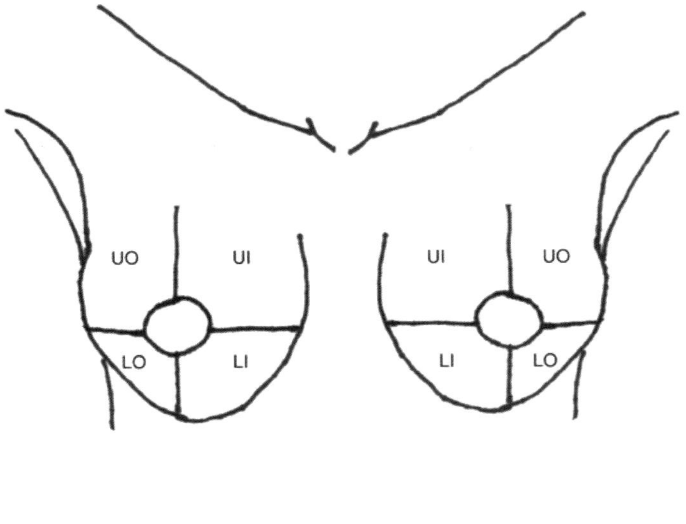

◀图 1-2 乳腺象限

UO. 外上象限；UI. 内上象限；LO. 外下象限；LI. 内下象限

这些导管的开放，很可能是由神经传递素介导的轴突络合物以反流形式刺激乳头的神经末梢释放递质而产生。这个局部反射也可能促进肌上皮收缩。在有压力的情况下，由交感神经纤维释放的神经肽 Y 可能会抵消这种局部反射，从而导致奶量减少[16]。

（三）血管供应

对乳房供血的动脉包括腋动脉的分支、胸内动脉（通过肋间前支）和某些肋间动脉后支（图 1–3）。在前肋间动脉中，第 2 动脉通常是最大的，且与第 3 至第 5 动脉依次供给乳房上部、乳头和乳晕。腋动脉的分支供应的乳腺组织，包括最高的胸廓、侧胸和胸廓肩胛下分支和胸肩峰的胸分支干[4]。乳腺静脉引流从臂丛开始直至乳晕周围，从那里继续与伴随的动脉一起进入静脉的薄壁组织上面，但包括一个额外的浅静脉丛[17]。乳房的动脉供血和静脉流量都是可变的。小叶内的微血管系统聚集在密集的小叶间组织中，小叶间区域比小叶内具有更高的血管密度（但不是总血管面积）较高[18]。通过超声多普勒测量，乳房的血流随着月经周期的变化而变化，血流最大量的时间接近排卵时间[19]。

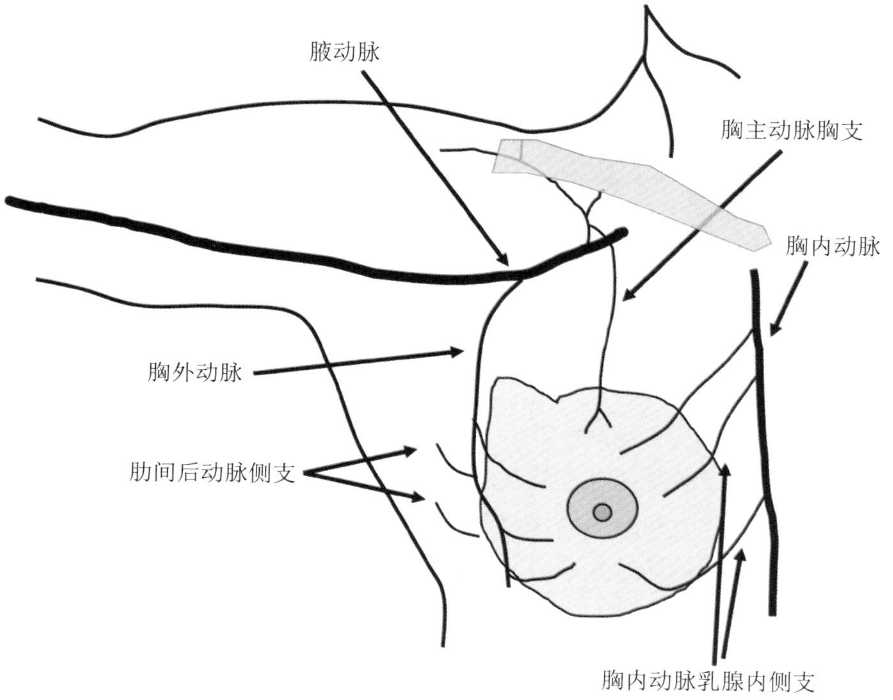

▲ 图 1–3　乳房血管供应

动脉血液由腋动脉的分支（胸外侧支和胸外胸肩峰主干）。额外的血液供应来自内侧胸内动脉（内侧乳腺）分支及肋间后动脉的侧支。静脉引流是通过伴随动脉的平行静脉及浅静脉丛（图中未显示）

（四）淋巴引流

乳房的淋巴管主要流向腋窝淋巴结，也可以是非腋窝淋巴结，尤其是内部乳腺淋巴结（胸骨旁），位于内部乳腺动脉和静脉。一些淋巴管传播至胸大肌的外侧缘，到达胸肌一组腋窝淋巴结，有些穿过胸肌直接到达顶端腋窝淋巴结，其他的通过胸大肌伴随血管到达内乳淋巴结。内部乳腺淋巴结是位于胸膜壁层前面的肋间。淋巴管之间的连接可以穿过中线到达对侧乳腺[20]。

腋窝淋巴结有 20 ～ 40 个，根据相对于胸肌的位置从下到上进行分组：①胸小肌以下及外侧构成下部（Ⅰ级）淋巴结；②胸小肌后面的部分构成中部（Ⅱ级）；③在胸小肌以上构成上部（Ⅲ级）淋巴结（图1–4）。淋巴丛位于乳房腺泡下的区域、小叶间结缔组织及乳管壁。乳晕下的血管及淋巴丛流入对侧乳房内淋巴结群和腋窝淋巴结[4]。任一象限的真皮淋巴管和乳腺实质淋巴管均流向腋窝淋巴结，从整个乳房流出的淋巴液，汇聚到1～2个腋窝淋巴结往往是一小部分[21]。前哨淋巴结是沿着原发肿瘤淋巴引流路线的第一站[22]。关于乳房淋巴引流的信息逐渐从临床研究中衍生出来，目的在识别前哨淋巴结和确定可能的转移部位（超出本章范围的话题）。这些研究常使用放射性示踪剂注入病变，但结果和技术一样存在变异。目前大多认为，大多数乳腺肿瘤是通过淋巴管转移至腋窝淋巴结，转移是否涉及内乳淋巴结存在争论。一项研究[23]说明转移到内乳淋巴结的概率小于5%，而另一个研究则提示至少超过20%肿瘤会转移至内乳淋巴结[24]。

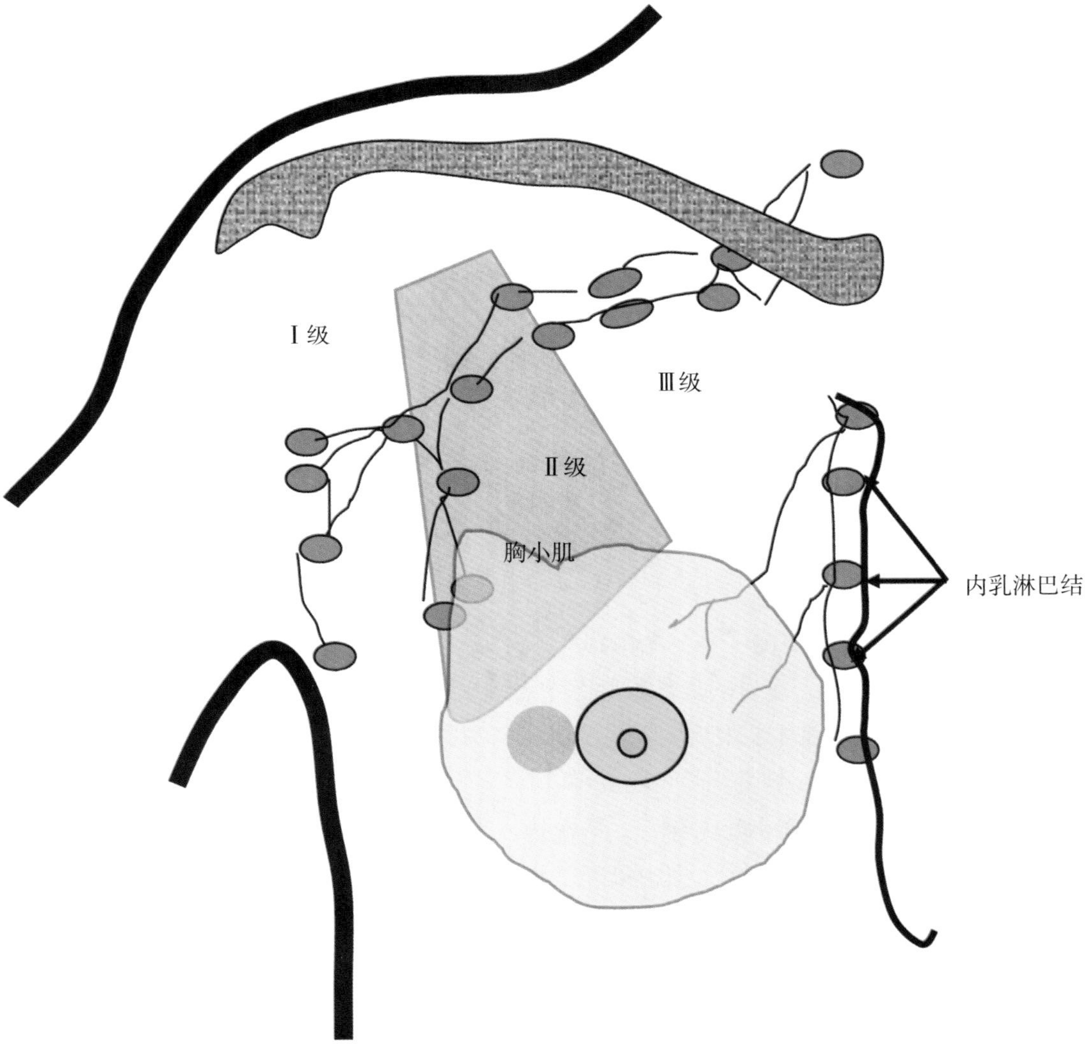

▲ **图1–4　乳腺淋巴引流**

大部分的引流系统都进入腋窝淋巴结，根据它们与胸小肌的关系依次分为Ⅰ级、Ⅱ级和Ⅲ级。第Ⅰ级位于肌肉的外侧，Ⅱ级在后面，Ⅲ级在中间。同时注意位于胸骨外侧缘及深至胸壁肌肉组织的内乳淋巴结在拥有正常乳腺组织的女性志愿者中，将同位素注入薄壁组织或乳泡下组织，有 20% ～ 86% 进入内乳淋巴结[25]。直接向淋巴管注射染料，正常尸体显示所有浅表淋巴管、乳头和乳晕区域，以及进入靠近胸小肌外侧缘的腋窝淋巴结（第一组）。浅表淋巴移行于真皮及薄壁结缔组织之间，但有些穿过乳腺组织到达更深的淋巴结并进入内乳系统[26]。在淋巴引流至乳腺内淋巴结方面，胸部小 [尤其是瘦弱和（或）年轻女性] 的比胸部较大的更有可能引流进入乳腺内部淋巴结[27]。

（五）乳腺的大体解剖变化

新生儿的乳房是短暂的，呈轻微隆起状，并可能会分泌少量的初乳样液体，俗称"女巫奶"。在青春期之前，人类女性和男性的乳房是无法区分的。青春期从乳房发育开始，成人乳腺由此开始发育[28]。乳腺初次发育的年纪越来越小了。在 1970 年，白种人乳腺初次发育的平均年龄是 11.5 岁，但是 1997 年，是 10 岁。在黑种人中，这种情况时有发生，比白人早 1 年[29]。乳房发育的第一个迹象为可触及的深至乳头的质硬团块物。它对应于 Tanner 的第Ⅱ阶段[30]分级系统。（第Ⅰ阶段是青春期前；第Ⅲ阶段整体呈现为放大和抬高的乳腺；第Ⅳ阶段非常短暂，是乳晕期包块，内含乳晕周围纤维腺体组织；第Ⅴ阶段表现出成熟的轮廓，皮下脂肪组织增加）。人类的乳房在青春期开始发育，之后 3 ～ 4 年形成最终的外观[31]。

进入青春期后，乳房在每个月经周期的变化（后有详细讨论）就不那么明显了。排卵之前，乳房的纹理呈最小的结节状；因此，临床乳房检查最好在这个时候完成。此外，乳房 X 线提示乳房在卵泡期的密度最小。每个乳房在月经过程中大致有 30 ～ 100ml 的体积变化。月经前体积最大，在月经周期第 11 天体积最小[32]。怀孕期及哺乳期的乳房增大，哺乳期后的乳房可能出现纹（妊娠纹）和凹陷。绝经后的乳房通常会下垂。

二、组织学

（一）概述

成人乳房是皮肤和皮下组织的一部分结缔组织，包含一组 15 ～ 20 个大的修饰汗腺（称为叶）（图 1–1）汇聚而成的乳腺。最引人注目的是乳腺形态学表现出显著的异质性，包括不同的正常乳房及一个乳房中和两个乳房之间[33]。腺体汇聚后共同组成乳房，埋藏在大量脂肪组织中，并由密集结缔组织条带（图 1–5）（悬韧带或 Cooper 韧带[6]）分隔成小叶[34]，从真皮延伸到深筋膜。

每个乳腺小叶汇合成一系列小叶内导管，依次排入输乳管（图 1–6），并开口于乳头表面。输乳管最靠近乳头的部分内衬有鳞状上皮[35]，当它接近于孔口时，分层更明显。

在没有哺乳的乳房中，输乳管的开口常被角蛋白堵塞[4, 36]。乳晕深部，输乳管微扩张成一个窦状结构，类似一个小水库（图 1–1）。

乳腺分为分支的管状腺泡，虽然真正的腺泡直到怀孕才会发育。单个小叶嵌在疏松的结缔组织间质中，富含细胞，并对几种激素具有反应性[35]。终末导管小叶单元（terminal ductal lobular units，TDLUs）被认为是人类乳腺的功能单位。每个 TDLU 由一个小叶内导管及其相关小囊（亦称微导管）组成。这些小球囊分化成分泌腺单位称为腺泡或腺腔[37]。腺泡沿导管和末端进行包绕。TDLU 类似于一串葡萄样结构[38]（图 1–7）。

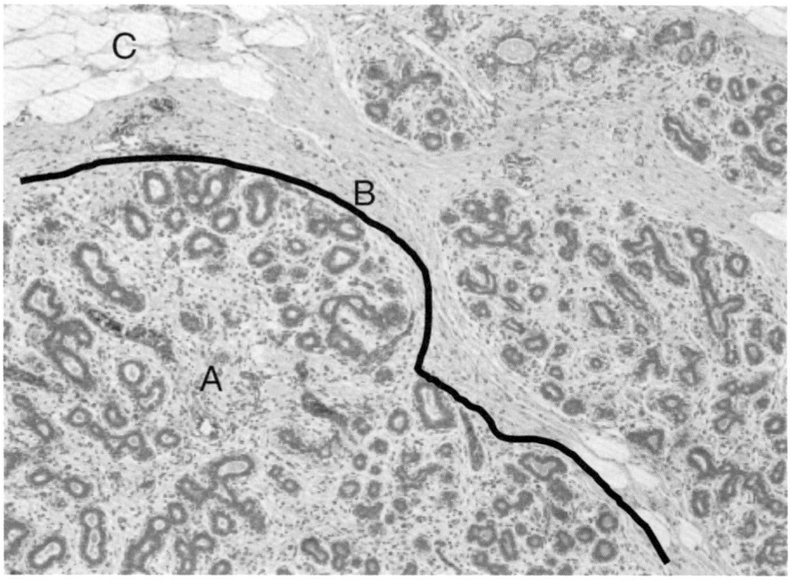

◀**图 1-5　一个活跃的（但不是哺乳期）人类乳腺（×50）**

黑色线勾勒了小叶的一部分轮廓。A. 在小叶内部和小管之间的网状结缔组织；B. 小叶；C. 脂肪组织之间的密集结缔组织，一些聚集在小叶导管的分泌腺体

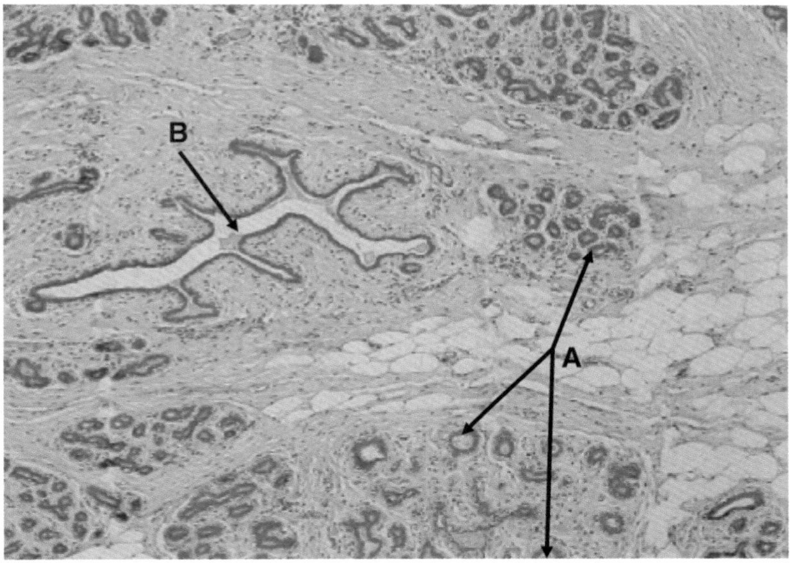

◀**图 1-6　一个活跃的（但不是哺乳期）人类的乳腺（×50）**

A. 小叶内（小管）导管，真正的腺泡并不存在这一阶段；B. 分泌乳汁的管腔（小叶间）

人体乳腺组织连续切片的三维重建显示，没有相邻导管区域重叠 [39]。然而，最近一项基于单个人类乳腺的计算机三维模型研究提示，相邻导管分支 [40]。

当乳腺导管的支流向乳头汇合时，导管上皮逐渐变厚。最小的导管上皮内衬简单的立方上皮，而最大者为多层柱状上皮 [41]。上皮细胞胞质稀少，卵圆形核，中央有一个或多个核仁，染色质呈分散或外周分布 [36]。

整个导管腺泡系统，包括每个小球囊，都被基底膜包围着（图 1-8）。在导管上皮细胞和基底膜之间穿插着不完整的星状肌上皮细胞。在较小的导管和腺泡中，肌上皮逐渐稀疏。巨噬细胞和淋巴细胞通过上皮细胞迁移至腔面 [42]。

（二）乳头乳晕

乳头和乳晕是无毛发分布的 [36]。乳头表皮很薄并对雌激素非常敏感。汗腺及小皮脂腺（蒙哥马利

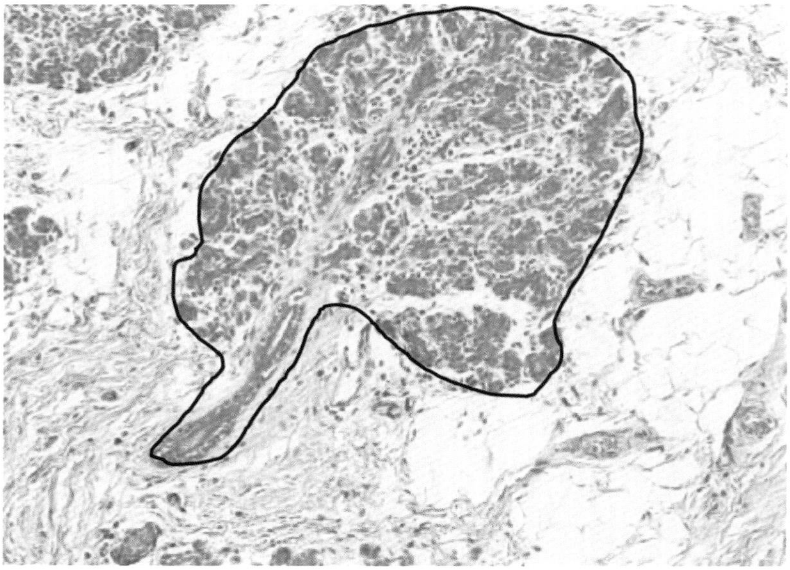

▶ **图 1-7　活跃的（非哺乳期）人类乳腺（×100）**

图示终末导管小叶单位及其导管的轮廓，可见围绕终末导管小叶单位的丰富脂肪组织及致密的周围不规则结缔组织

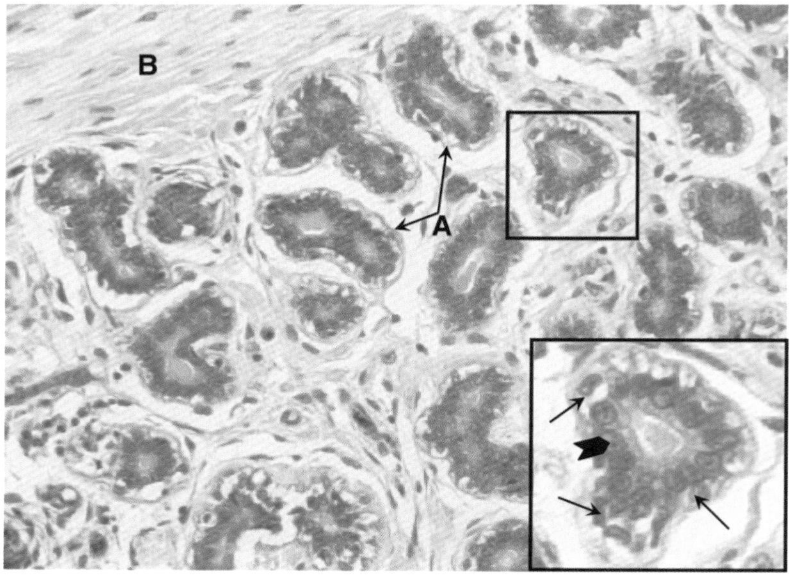

▶ **图 1-8　一个活跃的（但不是哺乳期）人类乳腺（×200）**

A. 围绕单个导管周围的基底膜；B. 在小叶周围致密的不规则结缔组织。注意围绕伸长的成纤维细胞和胶原纤维，由右下方放大的矩形插图所示；图中细箭头所示为肌上皮细胞，粗箭头提示腔内上皮细胞

腺）在乳晕内可见，并在乳晕表面产生小的凸起。成人乳头和乳晕皮肤由于存在丰富的弹性纤维[4]而有皱褶，且包含长的真皮乳头。乳管开口于乳头表面，和实质组织放射分布于下面的结缔组织。乳头间质致密，主要为不规则结缔组织，包括径向的和环绕的平滑肌纤维。平滑肌纤维的收缩导致乳头的勃起和进一步的乳晕褶皱[4]。乳头勃起可发生于寒冷刺激、触摸或精神刺激。小束平滑肌纤维分布在输乳管旁[43]。

（三）乳腺实质

1. 导管上皮细胞

腺上皮细胞承担着乳腺的主要功能：泌乳。腺上皮细胞的分泌功能超乎想象。它们可以产生 3 倍于自己体积的奶量。上皮细胞缺乏胞质，卵圆形核位于中央，染色质位于核的边缘，呈立方体及柱状体，每个细胞都有一个完全的侧向封闭带（紧密）在附近的顶峰和在其外侧的上皮表面 E- 钙黏蛋白（一种在上皮连接中发现的跨膜蛋白）[44]。在哺乳期，腺上皮细胞含有分泌蛋白质的典型细胞器，以及许多细胞器将脂滴释放到乳液中 [36]。

2. 肌上皮细胞

肌上皮细胞包围腺上皮细胞层（图 1–8），位于其与基底膜之间分泌 [45]。在小导管和导管中，肌上皮细胞较多，形成了一个相对完整的层 [4, 46]。在腺泡中，肌上皮细胞形成纤细的网状结构，整体看起来像一个开口的编织篮子 [35]。肌上皮细胞缩进基底细胞，几乎每个分泌细胞表面都有 [36]，并含有密集、平行的肌丝阵列，通常在平滑肌细胞中多见。它们还含有平滑肌特异性蛋白和相互之间形成的缝隙连接 [47]。

虽然肌上皮细胞表现出多种平滑肌细胞的特征，但其为真正的上皮细胞，包含 CK5 和 CK14，显示桥粒和半桥粒 [48]，通过基底膜与连接体分离。与腺细胞相比，它们含有更高浓度的 β–integrins（附着在细胞外基质的受体和介导细胞内信号传导）[49, 50]。

肌上皮细胞富有黏附分子 P–cadherin[44]（跨膜蛋白），敲除该基因会导致小鼠乳腺早熟和增生性发育 [51]。它们也表达生长因子受体和基质金属蛋白酶（matrix metalloproteinases，MMPs）以修饰细胞外基质组合物的 MMP 抑制药。肌上皮和腺上皮的细胞 – 细胞信号传导遵循 [52] 直接信号传导，以及它们的基本位置介导了腺上皮细胞和细胞外基质之间的相互作用。

除了向乳头传导乳液外，肌上皮细胞建立的上皮细胞极性构成基底膜。具体来说，它们会沉积纤连蛋白（介导黏附的一种大分子量糖蛋白）、层粘连蛋白（一种具有多种生物活性的 BM 成分）、Ⅳ型胶原蛋白和 nidogen（一种绑定层粘连蛋白和Ⅳ型胶原蛋白的糖蛋白）。人类导管细胞培养于 Ⅰ 型胶原基质后。可形成极性反转的细胞群且没有基底膜 [50]。肌上皮细胞的引入纠正了这一极性，并形成双层腺泡与中央管腔结构。层粘连蛋白 [53] 在极性逆转 [50] 中替代肌上皮细胞的特征是独一无二的。

乳腺肌上皮细胞的其他作用包括在发展中谱系分离和促进腺上皮细胞生长及分化 [45, 54]。它们还在分支形态发生中起积极作用，甚至在怀孕期间 [55] 及哺乳期分泌少量排出物 [31]。肌上皮细胞很少产生肿瘤 [56]，被认为其本身具有一种天然的肿瘤抑制功能 [45]。

3. 干细胞

(1) 定义和术语：乳腺干细胞群 [57] 的观点自 20 世纪 50 年代以来一直存在。这些细胞会产生两个子细胞或一个干细胞和一个谱系特异性祖细胞，这些祖细胞又会产生腺上皮或肌上皮细胞 [58]。

组织特异性干细胞的严格定义要求它满足五个条件 [59]，包括：①多向潜能的；②自我更新；③缺乏成熟的细胞谱系标记物；④相对静止；⑤影响它的整个“家”的组织长期再生。很多关于乳腺细胞的文献都是这样的标准，通常用“干细胞”一词来形容那些可以产生两个实质细胞中的任何一个（但不是两个）的细胞。目前，是否存在真正的人类成人乳腺上皮干细胞尚存在争议 [60]。

(2) 乳腺干细胞的结构和功能：锇染色不良的老鼠乳腺上皮细胞 [61]，类似于乳腺干细胞。这些细胞存在于分化的各个阶段，即使在 DNA 合成抑制药存在的情况下，也会在培养后不久进行细胞分裂。它们不会在细胞内或体外合成 DNA，但会加入 RNA 合成所需的核苷酸前体。在小鼠中，干细胞子代细胞在有泌乳激素的外植体中培养后，功能具有差异性 [62]。

乳腺干细胞和上皮祖细胞在表型特征上具有显著区别。祖细胞体外产生黏附菌落，在正常成人中是一种快速循环种群，分子特征提示其定位于基层位置。干细胞没有这些属性，在连续培养研究中，老鼠的干细胞在增长停止时就消失了[63]。小鼠乳腺移植到宿主组织中的细胞将重建功能，在形态上无法区分的乳腺导管树是否来自正常腺体[64]。此外，完全分化的乳腺可由单个小鼠干细胞克隆衍生而来[65, 66]。

(3) 乳腺干细胞的定义：如果成熟的导管细胞表达某些标记和肌上皮细胞表达其他标记，然后上皮细胞具有很少或没有的标记提示其原始性。如果乳腺细胞是由流式分析仪和胶原基质上的亚群分类，可识别出同时具有腺上皮细胞和肌上皮细胞特征的亚群[67]。

人类乳腺干细胞对角质蛋白 19 和 14 均呈阳性，能够形成终末导管小叶结构的 3D 凝胶培养模型。它们可以转化为 K19/K14+/−、−/−（都是导管）、−/+（肌上皮）细胞，每一种情况都是谱系受限的祖细胞[68]。胚胎标记 CD133，作为乳腺干细胞的标记物，在乳腺中曾被检出[69]。

某些细胞具有泵出 Hoechst 33342 核酸染料的特征，可以通过流式细胞术分离形成一组“侧群细胞”（side population cell，SP），某些研究提示此为一个干细胞群。然而，在乳腺中，SP 用于干细胞的证据仅仅是相关。细胞被鉴定为静止的干细胞，基于它们保留之前增殖期的 BrdU 加上它们缺少腺上皮和肌上皮细胞标记。采用这种方法，5% 的小鼠乳腺细胞被鉴定为静止的干细胞。它们表达 Sca−1（一种干细胞标记物），孕激素受体（progesterone receptor，PR）受体阴性，位于腺上皮细胞层[70]。

谱系追踪实验可以跟随干细胞和祖细胞，在细胞发育和组织重组过程中，小鼠中使用与特定基因相关的启动子：Elf5，该基因与驱动视觉标记相关。这种研究方法得到的结果对双能乳房干细胞的存在提出质疑，表明移植与谱系追踪结果之间差异明显。这提示组织分裂和移植前注入的细胞可能会激活它们或有助于“干细胞化”。曾经有这样的假设，在胚胎中检测到的双向分化干细胞在动物出生后不再起作用，近期有证据显示有双向分化潜能的干细胞参与人类乳腺细胞的上皮分化[71]。

被称为乳腺干细胞的细胞有以下几类。

- 无腺上皮细胞或肌上皮细胞标记的人类乳腺上皮细胞。
- 乳腺细胞亚群由流式细胞术分离后，同时具有腺上皮和肌上皮的两种表型的亚群[67]。
- 人类乳腺干细胞在三维凝胶培养中形成终末导管小叶样结构。它们可以给转化为 K19/K14 +/−、−/−（都是导管）和 −/ +（肌上皮）细胞，每一种情况都是谱系限制性祖细胞[68]。
- 乳腺细胞泵出 Hoechst 33342 核酸染料，并通过流式细胞仪分离形成一组 SP。然而，在乳腺中，SP 富含干细胞仅有相关性证据。
- 静止的乳腺细胞，它们保留 3 增殖期的 BrdU，同时缺乏腺上皮和肌上皮细胞标记。基于上述方法，5% 的鼠类乳腺上皮细胞均可鉴定为静止的干细胞。它们可表达 Sca−1（一种干细胞标记物），PR 阴性，位于腺上皮细胞层[69]。
- 多色小鼠的细胞谱系研究指出存在双能干细胞在成年乳腺中协调重塑，而且证明了干细胞和祖细胞都能驱动乳腺青春期的形态发生[71]。
- 乳腺癌干细胞被定义为来自于原发性人类肿瘤 CD44+/CD24−/lin− 细胞的一个子集（1% ～ 5%），能在胸腺小鼠中形成肿瘤[72]。这些细胞特异性表达乙醛脱氢酶（aldehyde dehydrogenase，ALDH），并与 HER2 水平相关[73]。
- 在乳腺干细胞上可检测到 CD133[69]。在多个肿瘤中被鉴定为干细胞标记物，在三阴性乳腺癌中也有表达[74, 75]，通常与血管拟态水平相关[76]。

(4) 乳腺干细胞的定位：在导管中，人体干细胞的浓度是最高的[68]。干细胞往往是静止的，被增殖细胞斑块和分化好的后代包围着[77]。干细胞被认为是处于中间的浅色细胞在乳腺上皮基底层和腺上皮之间的位置。目前，某种谱系的干细胞已从人类体腔分离，可以向分泌细胞、肌上皮细胞分化[55]。

(5) 乳腺干细胞的分类：人类干细胞和祖细胞有几种分类方式。一个分类系统是基于类固醇激素受体：在发育早期的雌激素受体（estrogen receptor，ER）α/PR– 干细胞和 ERα/PR 阳性干细胞在月经期间维持体内平衡[77]。ERα/PR 阴性的干细胞需要通过旁分泌机制进行调节激素，事实上，ERα/PR 阳性作为传感器，将荷尔蒙的线索传递给 ERα/ PR 阴性细胞[78, 79]。在另一个分类中，未生育妇女的干细胞分类为第一种类型，而在孕妇中发现的干细胞是作为第二种类型。配对诱导的（第二型）鼠乳腺上皮细胞能够形成乳腺腺泡基质，移植后可建立一个功能齐全的乳腺[80]。这些细胞位于导管层，并在怀孕中有助于泌乳的腺泡生成[81]。未生育型更容易受到伤害致癌作用[82]。第三种方案[83]将乳腺祖细胞分为三类：①一种有腔细胞产生受限的组细胞产生子代有腔细胞；②双能祖细胞（由其他研究者描述的“干细胞”）产生核心腔细胞，被具有典型肌上皮形态和标记的细胞包绕；③只产生肌上皮细胞的祖细胞。

一种存在于人类多产女性的特殊干细胞类型已被证实。其由怀孕引起，哺乳期后不发生凋亡，具有自我更新及细胞后代多样性的特点[84]。此类型占多胎妇女乳腺上皮细胞的 60%，可能与抗乳腺癌相关[82]。

(6) 干细胞调节因子：人类干细胞研究的悬架模型中，“乳房基质”[85]的建立，促进了关于正常乳腺干细胞和祖细胞自我更新和不同分化的各种调控途径的研究[86]。一个特定细胞的“干细胞”会随着细胞的发育而减少更多的分化。干细胞能够通过细胞 – 基质和细胞 – 细胞的交互作用，保持自我更新和增殖。这些交互作用分别涉及整合蛋白和钙黏蛋白。Wnt/β–catenin 信号在干细胞中承担监管干细胞自我调节更新的功能[87, 88]。Wnt4 是孕激素下游干细胞增殖的调节因子，如同 RANKL，作为旁分泌的介质存在[89–91]。染色质调节因子也会影响自我更新与分化之间的平衡。例如，组蛋白甲基化解读子 Pygo2 是一种 Wnt 通路的协助激活剂，便于 β–catenin 和 Notch3 的结合，并通过协调这些途径抑制导管和腺泡分化[92]。谱系跟踪实验确定了切口通路在腺腔谱系中的重要作用。Notch3– 表达的细胞是产生 ER+ 和 ER– 的导管前体细胞后代[93]，表现出功能相似性、有助于腺泡分泌的联合诱导细胞。

HER2 是在乳腺发育的早期阶段所必需的[94, 95]，是乳腺癌干细胞的重要调控因子[96]。曲妥珠单抗可以作为靶点，在 HER2 停止扩增的肿瘤中曲妥珠单抗的成功，被认为是通过针对乳腺癌干细胞发生的[97, 98]。

激素和细胞因子刺激干细胞增殖，这对乳腺肿瘤的发生产生影响[90]。肥胖与乳腺癌的发病率和死亡率相关[99, 100]，细胞因子介导的干细胞数目增加可能与之相关。垂体生长激素，通过 IGF–1 作用及通过受体介导的 Jak–Stat 信号，和 IGF–1 一同为乳腺发育所需[101, 102]。IGF–1 治疗可增加乳腺干细胞的数量，在啮齿类动物细胞中，IGF–1R 表达与人类患乳腺癌的风险相关[103]。瘦素增加乳腺干细胞的自我更新，其在人类中血清中的水平与肥胖相关[104]。绝经前正常乳腺组织中循环细胞数量的增加，与女性患乳腺癌的风险正相关[105]，这表明受到外界刺激的人类乳腺祖细胞导致了乳腺癌的发展。

（四）基底膜

乳腺的腺细胞位于基底膜上（除外肌上皮细胞的进程干预）。乳腺基底膜包括Ⅳ型胶原蛋白、层粘连蛋白、巢蛋白 1 和 2、串珠和纤连蛋白[106–108]。所有这些成分在人类和老鼠的导管、小叶及腺泡的基底膜上均有发现。

许多乳腺上皮细胞的功能需要基底膜，包括乳液分泌[109]、抑制程序化细胞死亡[110]、与催乳激素相互作用[111]和需要反馈雌激素的 ERα 的表达。重组基底膜（或Ⅳ型胶原或层粘连蛋白Ⅰ）和催乳激素可以替代基底膜的 ER 表达需要[112]。精确的相互接触在上皮细胞和它们的底层基底膜之间是至关重要的，用于组织结构和功能的维护。例如，培养的乳腺上皮细胞在无法固定的情况下，它们中的层蛋白极向紊乱，无法分泌 β- 酪蛋白，最丰富的乳液蛋白质[113]。层粘连蛋白激活 β- 酪蛋白基因的表达[114]。在组织培养中，乳腺上皮细胞需要层粘连蛋白和特定 $β_1$- 整合蛋白而生存[107, 115]。巢蛋白 -1 连接层蛋白和胶原网络，其相互作用对基底膜结构完整性至关重要[107]，且促进泌乳分化[116]。整合蛋白促进细胞与基底膜的相互作用，对于泌乳细胞分化是必不可少的[117]。$β_1$- 整合蛋白为腺泡组织和腺腔细胞理想增殖所必需的[118]，与层粘连蛋白一起，为青春期发育所必需[119]。纤维连接蛋白 - 特异整合素定位于肌上皮细胞，为激素依赖性细胞增殖所需[120]。

利用合成的基底膜合成 3D 细胞的能力，如人工基底膜™，打开了正常乳腺和乳腺肿瘤生理学研究的一扇门[121]。正常乳腺上皮细胞种植于基底膜基质™形成小细胞团块，生成底侧极性，分泌基底膜基本成分，生成底侧高尔基体和连接复合体。中央细胞程序性死亡，细胞团块形成腺腔[122]，在分化过程中，在泌乳前形成紧密连接[123]。

（五）间质

乳腺有三种类型的结缔组织：疏松的小叶内的结缔组织（小叶内）、致密的不规则小叶间的结缔组织（小叶间）、脂肪组织（也包括小叶间）（图 1–5）。密集的连接组织中含有大量的胶原蛋白和围绕单个小叶单元的弹性纤维。乳房基质不是被动的结构支撑；上皮 - 间质互动在其发展和分化中起重要作用。小叶内疏松结缔组织靠近与乳腺导管和腺泡，对激素有反应。

1. 乳腺间质细胞

在小叶间结缔组织中的细胞主要是成纤维细胞或脂肪细胞，导管内连接组织也含有巨噬细胞、嗜酸性粒细胞、淋巴细胞、浆细胞和肥大细胞。

成纤维细胞在人类终末导管小叶单元周围形成一个篮筐样结构，扩展至基底膜[124]（图 1–9）。在导管内结缔组织、成纤维细胞的减毒细胞质过程，通过细胞 - 细胞连接形成网络[33]。在小叶间质，这些连接将成纤维细胞连接到基底膜。乳腺成纤维细胞是具有超微结构特征活跃的细胞。其他在小叶内连接组织的细胞，散布在成纤维细胞网络中的细胞间相互作用是相对便利的。小叶内成纤维细胞 CD34 阳性（早期干细胞样细胞的标记物）[35]。

人类乳腺成纤维细胞的两个种群，依靠细胞表面染色来区分，二肽酶Ⅳ，一种与乳腺癌转移相关的酶。导管内成纤维细胞呈阴性，但小叶间成纤维细胞呈阳性[125]。人乳腺成纤维细胞有抑制上皮细胞生长的能力。如果成纤维细胞与上皮细胞的比值很高，成纤维细胞则促进上皮细胞增殖[126, 127]。

脂肪细胞（图 1–5）在乳房中很常见。乳房 X 线片上的高乳房密度（与脂肪负相关）是乳腺癌的危险因素[102]。在怀孕女性中，脂肪细胞更接近上皮细胞，在怀孕和哺乳期富于脂肪的细胞数量明显减少。向小鼠体外培养的上皮细胞添加脂质，能促进乳腺细胞的生长，似乎也是酪蛋白的合成所必需的。

巨噬细胞在乳房发育的某些阶段定位于上皮附近，已经被证实对导管的伸长至关重要。巨噬细胞生长因子、集落刺激因子（colony–stimulating factor–1）、促进小鼠乳腺从分支形态的发生发展到哺乳期[128]。巨噬细胞可能在两种血管生成中及细胞外基质形态重构过程中起重要作用[129]。它们在怀孕期间及在更年期出现，位于靠近腺泡的地方，它们可能帮助清除乳脂滴和（或）凋亡碎片[130]。嗜酸性粒

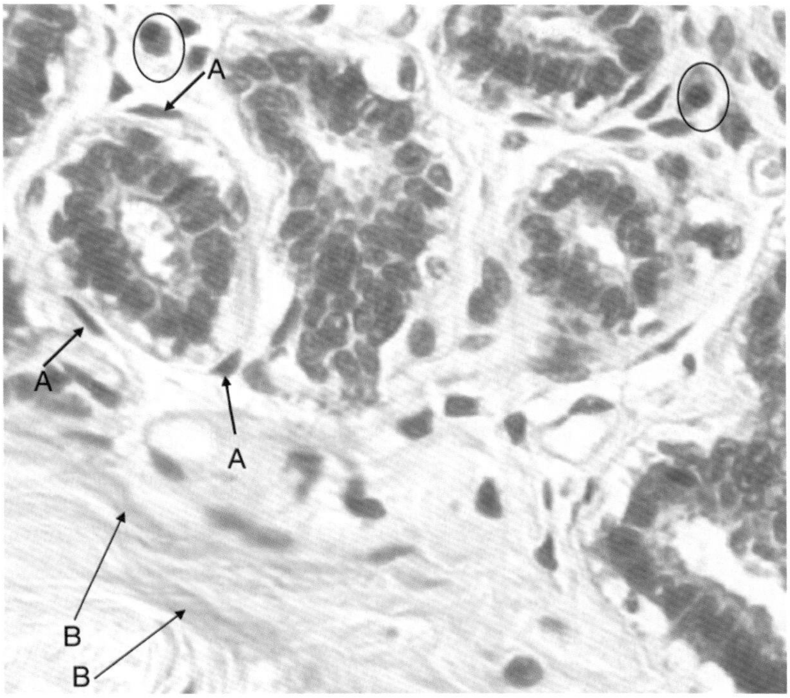

◀ **图 1-9　活跃的（但不是哺乳期）人类乳腺（×400）**

A. 围绕导管的成纤维细胞的细胞核；B. 胶原纤维束及卵圆形的浆细胞

细胞存在于产后发育，与巨噬细胞相互作用，诱导适当的分支形态发生 [131]。

在此期间，淋巴细胞哺乳期进入乳腺，依靠特定的黏附分子定位在内皮细胞上。乳液中也可以发现淋巴细胞。来源于 B 淋巴细胞的浆细胞在间质中很丰富，它们分泌的抗体被上皮细胞吸收，并分泌到乳液中 [132]。

肥大细胞含有几种有效的炎症介质，包括组胺、蛋白酶和一些细胞因子。然而，肥大细胞的确切功能是尚不清楚 [133]。因肥大细胞与人乳腺间质中胶原束相关，提示其发挥了胶原沉积的作用 [134]。

最近，又出现了两种基质细胞类型，间质 Cajal 细胞（interstitial cell of Cajal，ICC）和 ICC 样细胞间质细胞。这些细胞有两三个又长又细的念珠状结构 [135]，并与之各方面建立密切免疫反应联系的细胞，包括淋巴细胞、浆细胞、巨噬细胞和肥大细胞 [136]。ICCs 来自乳腺体外“细胞间桥” [137]，有小凹、重叠过程，间质突触（密切接触）和缝隙连接。它们也表现出两分支。总之，ICCs 组成了一个迷宫系统，在将基质细胞整合到具有功能性的三维结构中起关键作用 [138]。

2. 细胞外基质

细胞外基质的 3D 结构影响到细胞行为的很多方面，包括形态、增殖、存活、迁移、分化、极性、组织、分支和腺腔形成 [131]。细胞外基质影响细胞行为的两种主要方式有：①包含各种因素和（或）它们的结合蛋白在需要时释放；②通过调节细胞、细胞外基质相互作用直接调节细胞行为 [111]。

基质纤连蛋白及其受体、$\alpha_5\beta_1$ 整合素在卵巢激素依赖性小鼠上皮细胞增殖的调节中起重要作用。纤连蛋白的受体与增殖的关系更为密切，更容易被雌激素和黄体酮的调节。因此，很可能是受体而不是纤连蛋白，被激素所调节。小鼠纤连蛋白在青春期和性成熟之间增加了 3 倍，并在妊娠期和哺乳期保持高水平 [139]。

整合素是主要的细胞外基质受体，将细胞外基质和肌动蛋白细胞骨架相连接，以及连接信号转导通路[140]，参与指导细胞存活、增殖、分化和迁移。它们介导间质和实质的相互作用。整合素在人类乳腺其他位置也被检查出[141]。

蛋白多糖、大量的糖基化糖蛋白，在乳腺细胞外基质中很丰富，与增加的乳腺 X 线密度相关，为乳腺癌的危险因素[142]。它们在协调基质和上皮细胞发育，介导细胞之间和细胞 – 基质的相互作用。几种乳腺调节蛋白，与蛋白多糖氨基多糖结合，包括成纤维细胞生长因子、表皮生长因子和肝细胞生长因子[143]。

三、调节乳房结构和功能的激素及其他因素

（一）激素

本节简要介绍生殖激素对女性的影响，特别是对乳腺的影响事件。详细的有关内分泌对不同阶段乳腺的发生和功能将在下文展开讨论。

人类生殖的激素控制包括由下丘脑、垂体前叶和性腺组成的下丘脑 – 垂体 – 性腺（hypothalamic–pituitary–gonadal，HPG）轴。在女性体内，主要的激素包括：①来自下丘脑的促性腺激素释放激素（gonadotropin–releasing hormone，GnRH）；②来自垂体的黄体生成素和促卵泡激素；③在卵巢中产生的雌激素、黄体酮和衍生于胆固醇的类固醇激素（图 1–10）。这些激素的水平在月经周期的不同阶段都有很大的变化（图 1–11），在女性一生中的不同阶段也不断变化。

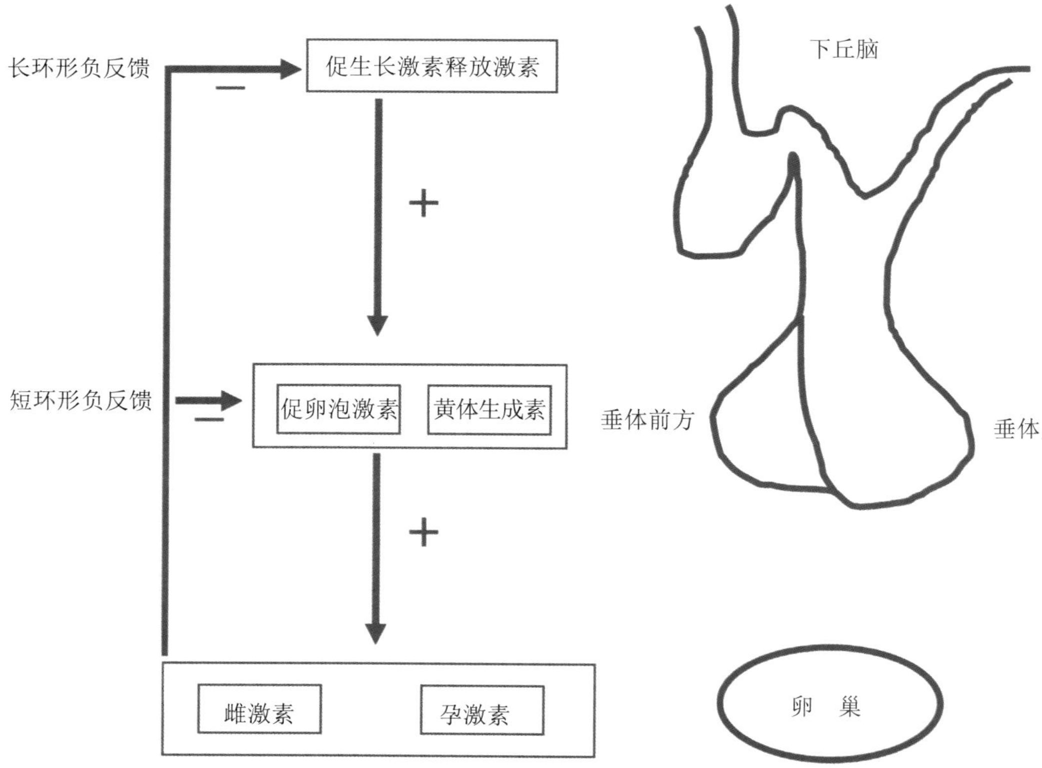

▲ 图 1–10　下丘脑 – 垂体 – 性腺轴内分泌反馈回路

GnRH 促使垂体前叶分泌黄体生成素和促卵泡激素。下丘脑以脉冲的形式从内侧基底层神经元的轴突末梢的方式释放 GnRH[144]。脉冲式释放的 GnRH 进入下丘脑 – 垂体门静脉系统，被输送至垂体，对

其功能至关重要。

黄体生成素和促卵泡激素在月经周期的前 11 ～ 12d 促进新卵泡的生长。滤泡同样分泌类固醇激素、雌激素和黄体酮。雌激素和黄体酮被运输到血液，与蛋白质结合，主要是白蛋白和特异性蛋白激素结合球蛋白[145]。排卵期前，黄体生成素和促卵泡激素都突然激增，导致排卵和随后卵泡中黄体的形成。

在排卵期和月经初潮之间，黄体分泌大量雌激素和黄体酮。这些激素有负反馈效应，促使垂体中黄体生成素和促卵泡激素的分泌以及下丘脑 GnRH 分泌（图 1–11）。雌激素主要促进女性第二性别的特征发展，包括乳房的发育。孕激素主要为接受和培育胚胎作准备，以及促进将要哺乳的乳房发育。在妊娠期间，雌激素和孕激素主要通过胎盘进行分泌。雌激素对乳房的主要作用有乳腺基质发育、乳房导管发育、脂肪沉积[145]。黄体酮是乳腺小叶导管分化所需的[146]。

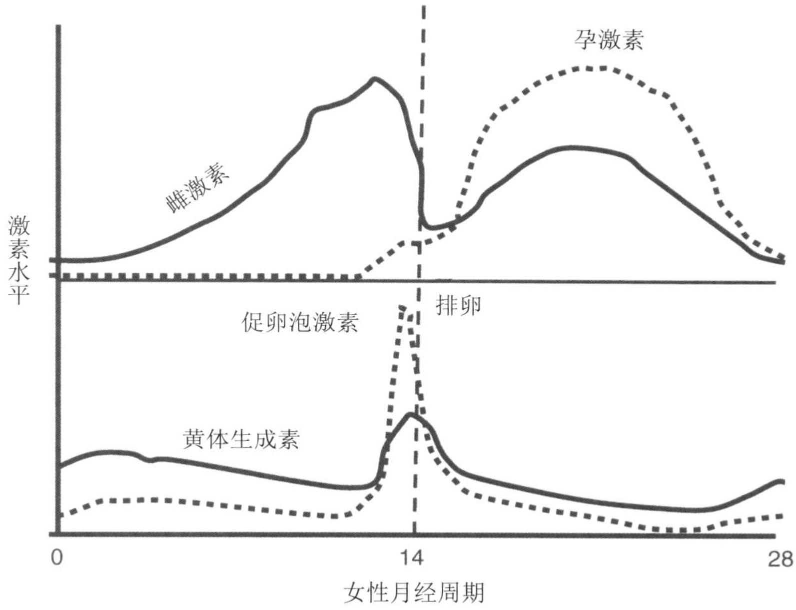

▲ 图 1–11　月经周期的激素水平曲线图（d）

图的上方显示卵巢类固醇激素水平。较下方的图显示垂体促性腺激素水平

这些与类固醇激素与结合的受体属于相关受体超家族。雌激素受体是具有 DNA 结合转录因子功能的胞内受体[147, 148]，包括两种形式：ERα 和 ERβ，编码在不同的基因上[149]。雌激素结合力是在乳房中的受体中很高。在正常的人类乳房，15% ～ 30% 导管上皮细胞中表达 ERα[150]，而 ERβ 在肌上皮细胞和基质细胞中表达[147]。雌激素结合雌激素受体和雌激素受体 – 雌激素复合物作用于细胞核，它与 DNA 结合并产生转录的改变，导致细胞功能的改变。雌激素受体信号还可以通过非经典途径发挥作用，如与其他转录因子相互作用，与启动子反应性基因结合[151]。ERα– 雌激素复合物激活基因转录，而 ERβ– 雌激素复合物可以激活或抑制转录[147, 152]。在小鼠中，雌激素 ERα 刺激乳腺细胞在附近的细胞增殖，但 ERα 阳性细胞本身似乎不增殖干细胞亦表达[153, 154]。然而，在人类，一些静止 ERα、PR 阳性细胞被认为是发挥作用的干细胞，作为类固醇传感器和刺激邻近 ERα 和 PR 阴性细胞增殖[155]。然而，这也是可能的，在乳腺上皮，雌激素会下调 ERα 在乳腺细胞的表达，并延迟 ERα 阳性细胞分裂，分裂后此细胞不再表达 ERα 标记[156, 157]。雌激素受体阳性细胞的分离和增殖提示旁分泌因子介导雌激素的有

丝分裂活性[78, 150]。ERβ 在腺泡分化中起着重要的作用，特别是对于泌乳所需的黏附分子和黏合带的形成具有重要意义[158]。

PR 有两种亚型（Seagroves, Rosen[159]），分别为 PRA 和 PRB，它们来自单基因。PR 敲除小鼠已经证明了孕激素在妊娠相关导管分支生成和小叶腺泡发育中的作用[160]。雌激素诱导 PRs 表达[155]，96%～100% 细胞在表达类固醇受体同时表达雌激素受体和 PR[150, 155]。黄体酮与受体结合进入细胞核，其中 PR- 黄体酮复合物与 DNA 结合[161]。在小鼠，PRA 表达与孕激素侧支诱导相关，而 PRB 与腺泡基因表达相关[162]。PRA 在细胞中表达，对黄体酮有反应，对区域的细胞增加其增殖和（或）分化。因此，孕激素的作用也可能是由旁分泌因子所介导[163-165]。神经调节素，为 EGF 蛋白家族的成员，以其在神经系统中的作用而闻名，可能是这样通过旁分泌因子促进小叶腺泡发育[166]。导管上皮和肌上皮细胞表达 PRB，PRB 阳性细胞可直接受到黄体酮刺激而增殖[167]。当人类绝经后的乳腺组织在接受雌激素、黄体酮（或者两者都有）治疗后，上皮细胞增殖，细胞凋亡降低，ERα、ERβ、PR 表达减少[168]。

卵巢之外产生的激素对乳房具有重要功能，特别是神经内分泌激素——催乳素和催产素。催乳素，以其功能命名的激素，促进泌乳，是一种腺垂体分泌的多肽激素。下丘脑来源的催乳素抑制激素（多巴胺），抑制催乳素的分泌。催乳素的作用是多元的，可以满足正常泌乳的要求，促进乳腺生长发育以及乳腺的合成和分泌[169, 170]。催乳素信号转导涉及催乳素受体（PRLR，一种跨膜细胞因子受体，其表达是由雌激素诱导的[171]），并需要 Jak2 和用于发育活动的转录因子 Stat5。在乳房发育和哺乳期，信号诱导的 Stat 蛋白激活是必不可少的。Stat5a 和 Stat5b 是导管小叶发育的重要介质[172, 173]。它们的缺失并不影响导管的形成，而 Elf5 的表达，是腔静脉系统的调控因子，被极大地抑制了[174]。细胞因子 IL4、IL13 激活乳腺中的 Stat6 信号，有助于腺泡发育。这个通路的缺陷在妊娠晚期可通过升高 GATA-3 途径来挽救[175, 176]。LIF 通过激活 Stat3 信号诱导退化过程中的凋亡[177, 178]，另外导致 Stat3 退化包括转化生长因子 -β_3（transforming growth factor-β，TGF-β）[179] 和抑癌蛋白 M[180]。

催产素是一种在视上和下丘脑室旁核合成的神经元肽[181]。它沿着这些神经元的轴突移动并储存在神经垂体，直接释放到血液中。在分娩过程中，催产素会刺激子宫收缩，并作用于乳腺肌上皮细胞，促进乳液从腺泡流入输乳管。催乳素和催产素都可被乳汁反射刺激所释放。催产素受体是一种 G 蛋白偶联受体，定位于人类的肌上皮细胞，即使在非哺乳期腺体[182]。乳腺催产素受体在附近增加分娩[10]。催产素也与乳房发育、交配和母性行为有关。然而，缺乏催产素的雌性啮齿类动物能生育、正常交配、怀孕并生育后代，看起来具有正常母性行为。然而，它们的幼崽在 24h 内就会死亡，因为母亲们不能喂养他们[183]。

许多其他的激素对乳房发育具有很重要的功能，但它们的角色不太好理解，包括生长激素[101]、雄激素[184] 和甲状腺激素。

（二）其他调节因子

抑菌素、肝细胞生长因子、表皮细胞生长因子（epidermal growth factor，EGF）、胰岛素样生长因子（insulin like growth factor，IGF）和成纤维细胞生长因子（fibroblast growth factor，FGF）3 作为雌激素效应的旁分泌介质[185, 186]。例如，抑菌素在导管延长期间上调[187] 及抑菌素和 HGF 促进导管分支[166, 188–191]。EGF 是一种有效的有丝分裂原，表达于人乳腺间质成纤维细胞和 EGF 受体（EGFRs❶）在上皮细胞上[166]。表皮生长因子是一个高效的有丝分裂原，通过与质膜受体结合，将 EGFR–EGF 复合物内化[192]。EGF 对乳腺导管的生长和分支至关重要（Kamalati，1999 #374）[193]。EGF 和 HGF 都有与另一种分裂素 TGF–α 一起协作[194]，促进导管小叶发育。

IGF–Ⅰ在啮齿类动物青春期乳腺导管形态发生中起着重要作用，它被认为是调节生长激素[195]和雌激素[196]的活动场所。IGF–Ⅰ和 IGF–Ⅱ可以结合几种不同的受体，包括胰岛素、IGF–IR 受体（IR）和表皮细胞生长因子受体（epithelial growth factor receptor，EGFR）。几种不同的受体包括 IGF–IR、胰岛素受体和 EGFR。事实上，IGF–Ⅰ的有丝分裂原作用可能需要 EGFR[197]。IFG–Ⅰ和 IGF–Ⅱ结合调节 IFG 结合蛋白（IGFBPs）来调节行动。结合蛋白将 IGFs 与基质蛋白以及细胞膜结合，提供一个池来提高它们的利用度。在乳房内部，IGFs 是被认为既具有内分泌又具有自分泌 / 旁分泌功能[196]。

最近增加了一个重要的乳腺发育生长因子，即结缔组织生长因子（connective tissue growth factor，CTGF）。CTGF 促进泌乳分化，其表达受小鼠体内糖皮质激素乳腺细胞系 HC11 的诱导，HC11 是从怀孕中期的老鼠乳腺中建立的细胞系。雌激素和黄体酮均不参与调节 CTGF 的表达，但它表达于小鼠乳腺中妊娠期和哺乳期[198]。CTGF 也存在于正常人类的乳腺上皮细胞和基质细胞[199]。

四、乳腺结构与功能

（一）乳房的产前发育

1. 乳房的产前发育

了解胎儿产前的乳房发育情况至关重要，由于最初的致癌事件可能发生在这一时期[200–202]。人类乳房产前发育的研究必然是观察性的，而不是实验性的。由于人类标本很难获得，乳房产前发育主要基于尸检分析。机制分析在很大程度上是从动物研究中推断出来，主要是通过老鼠。小鼠乳腺的发育早期及其调控因子 [包括 Wnt、FGF、TBX3 和甲状旁腺激素相关蛋白（parathyroid hormone–related protein，PTHrP）] 是近年来研究的热点[203]，但诱导人类乳腺形成的最初线索仍为未知[58]。

人类乳房发育研究中的复杂问题是分期系统的异质性。一些是基于生理测量，另一些是根据已知的最近月经日期，如末次月经。这种异质性使相互研究之间的比较稍困难。此外，在任何特定的时间里，在发育过程中，乳房内都存在着巨大的变异[204]。人类乳腺发育包括（时间是近似的、重叠的、高度变异的）：脊，4 周——增殖上皮细胞[127]，圆盘状；6 周——球状增厚，圆锥状；7 周，芽状；8 周，分枝状；10 ～ 12 周，凿状；16 周，囊泡；20 ～ 32 周以及新生儿[205, 206]。

一般情况下，人类乳腺来自外胚层的证据是两条平行带状增厚衍生表皮：乳房的嵴[35]在胚胎 5 ～ 7 周时[207]，从腋窝延伸到腹股沟。这条嵴实际上是人类乳房的前身，证据来源于多余的乳头和乳房亦沿此脊线分布[33]。正常情况下，每个嵴的胸部区域只有一部分持续存在并形成结节[33]。上皮结节穿透了下面间充质，分出 15 ～ 24 个芽，反过来又产生一些小的侧支[207]。上皮 – 间充质组织相互作用，涉及实质与间质之间的广泛交互作用，是正常乳腺发育的必要条件[208]。上皮内长生是由原始的实性的富含

❶ EGFRs 属于 ErbB 家族的一类受体，依赖于它们的配体和下游通路的激活。一些针对 ErbB 的治疗方法主要针对抑制多种 ErbB 受体，干扰其活性受体之间的合作。ErbB 家族的成员从多个配体接收信号，包括 EGF、TGF–α、抑菌素，还有一些神经调节蛋白[157]。

糖原的细胞被基底细胞包围而构成的。每一个幼芽随后会分化形成输乳管。初生芽最初大约和毛囊同等大小，包含两种不同的上皮细胞群，中央型和外周型。支撑间质的同心圆样围绕芽。毛囊不在乳芽附近形成，可能是由于侧向抑制 [33]。

随着次生产物垂直穿透间质 [33]，每个凸起都有一个带有细长柄球根端，被连续的基底膜覆盖 [194]。真皮的乳头层包裹着生长的索，在导管周围及小叶内形成带血管蒂的纤维组织。较深的网状层形成小叶间结缔组织和悬吊韧带 [35]。

次生产物的细胞成分在形态学上相似，但在免疫上具有多样性。血管内皮和肌上皮的免疫组织化学染色提示细胞存在一个逐渐向成人发展的表型过程 [204]。在 28 周时，原始乳腺细胞腺上皮和肌上皮仍然呈阳性标记 [209]。在 20 ～ 32 周之间，在致密的结缔组织中，间质转化为脂肪基质。

产前分支形态发生伴有通过位于中心的细胞凋亡形成通道 [210]。通过在胎儿期结束时，次生长出血管内壁的出现沟槽并伴有肌上皮的存在（图 1–12）。

在胎儿期后期，最初的着陆点部分外翻形成乳头状 [35]。分娩之前，乳腺导管树的管腔扩张与分泌产物的上皮细胞，但这种活动的程度因人而异，不同乳房及不同小叶亦不同。通常，腺上皮细胞已经含有脂肪滴、粗面内质网和具有分泌细胞特征的小泡和小凹。潜在的肌上皮细胞结构成熟，数量众多的半桥粒被固定在弯曲的基底膜上。它们的极向与腺上皮相反相比，与基底膜平行 [211]。妊娠晚期的肌上皮细胞具有代表性的平滑肌标记物，Ki–67 核阳性表明其具有增殖活性 [204]。

2. 胎儿期乳腺发育的激素调节

人类的女性和男性乳腺发育相似，在子宫内（在某些动物中并非如此 [212, 213]）和这个阶段内，乳腺发育在某种意义上被认为是自主的，不需要激素的输入 [208]。此观点部分是基于缺乏雌激素、黄体酮、生长激素或催乳素受体但胎儿期乳腺发育正常的鼠类的观察 [131, 214]。

然而，一些观察结果指向胎儿期乳房发育归因于内分泌系统。妊娠末期，腺泡上皮变得活跃，使新生儿出现“婴奶”。这事件归因于母体的胎儿垂体催乳素的释放和胎盘类固醇抑制。同时，人类胎儿血清催乳素在妊娠晚期升高，在妊娠时达到峰值 [215]，催乳素受体存在于胎儿乳腺组织中 [210]。ERα 是

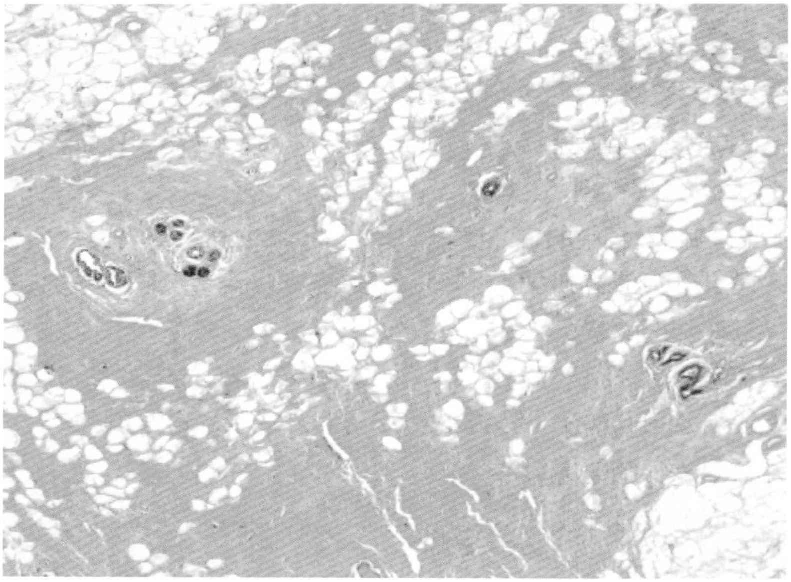

▶ **图 1–12　人类胎儿乳腺的显微照片（×50）**

一些导管可辨认，但脂肪和致密不规则的结缔组织占据主要成分

存在于人类乳腺上皮细胞中妊娠第 30 周[216]，此段时间乳腺上皮细胞高增殖活性。胎儿期中，PR 也存在表达，但是 ER 和 PR 也存在这一时期，且变异度很大[217]。ERα 和 PR 两者都在出生前迅速上升[216]。此外，一些人指出，在第 15 周之后，人类乳腺发育受睾酮的影响[35]。近出生时，乳腺可以对母体和胎盘的类固醇激素和催乳素有反应。

3. 胎儿期乳腺发育的基因、转录因子和生长因子

BCL-2 是细胞凋亡的抑制因子，在胎儿乳腺中表达，在成人乳腺中不表达。妊娠第 18 周，BCL-2 在基底上皮细胞层和周围的间质中高度表达，并被认为在防止细胞凋亡中发挥作用，允许细胞数量增殖[218]。BRCA1 是一种肿瘤抑制基因，在高水平上表达，在妊娠第 21 ～ 26 周的人类胎儿乳腺中，与分化密切相关[219]。

TGF-α 在发育中的乳腺表达，促进乳腺的增殖和分化[194]，主要存在于发育中的间质和上皮芽。在产前发育过程中，TGF-β 存在于细胞外基质，并调节细胞与细胞外基质的相互作用[35]，抑制细胞增殖[131, 194, 220, 221]。基底膜抑制 TGF-β 表达[222]。肌糖蛋白 -C 存在于人类乳腺芽颈(一个高度增生的区域)，能调节啮齿类动物乳腺细胞在培养物中的分化[223]和促进胎儿组织的生长，[35]。在产前期，与其他生命阶段一样，EGF 和其受体可能介导雌激素效应。PTHrP 是形成乳腺特异性间充质的必需条件[131]，并在胎儿期分支形态发生过程中具有调节基质功能[224]。

（二）出生到青春期的乳房发育

1. 从出生开始到青春期的乳房发育

对新生儿和幼儿的研究说明乳腺的发育在出生后仍然活跃[225, 226]，甚至在出生后前 2 个月里仍能产生酪蛋白。乳腺小叶结构形成良好，有些还含有分泌物。导管以短导管结束，内层有两层细胞：内部上皮和外肌上皮。小叶内和小叶间结缔组织类似成人乳腺[33]。

在发育过程中的前 2 年，分支和末端小叶的发展仍在继续。然而到了 2 岁，小叶完全恢复原状(尽管是肌上皮细胞保持)[209]。从 2 岁到青春期，乳房的发育基本上是与身体的生长同步的[206]，在此期间，上皮细胞为持续低增殖[217]。

人的乳腺小叶发育有 4 个阶段[227]。1 型小叶由 6 ～ 11 个导管簇形成，存在于青春期前；2 型小叶有更多的导管，在青春期发育，是没有生育史的妇女乳房的特征；3 型小叶仍然有更多的小管(高达 80 个)，发展在怀孕期间；4 型小叶是特征性的存在于哺乳期的乳房中，在无哺乳史的女性中尚未发现。在女性不同的人生阶段，每种小叶类型有不同的百分比，每个类型被认为是给予特定意义的病理类型[228]。

2. 乳腺发育中的激素

从出生到青春期在胎儿时期，尽管乳房发育不需要激素，但暴露在胎盘激素下，特别是雌激素和黄体酮。这些激素促进乳腺生长，但抑制催乳素，这使乳腺变得有功能。出生时，母体和胎盘的抑制母体激素释放催乳素，促进乳液分泌。作为结果，80% ～ 90% 的婴儿(女性和男性)分泌“婴奶”。

婴儿的乳房大小与循环中的催乳素水平有关[229]。早产儿的催乳素水平在出生后的第 2 周和第 6 周的水平比第 1 周要高[229]。在 8 ～ 16 周龄之间，两种性别的孩子都有一个生殖激素激增，包括雌激素。3 个月大的女孩雌激素水平比男孩更高，乳腺组织的数量是与雌激素水平正相关[230]。产后 3 个月内，PRs 在 5% ～ 60% 的乳腺上皮细胞表达[216]。总的来说，这些观察表明婴儿自身的性腺分泌物可能在产后早期作用于乳腺。

3. 从出生到青春期的乳腺发育的其他调节因素

TGF-α 存在于婴儿乳腺的腺上皮和小叶间基质。它集中在上皮终末芽和小叶芽。TGF-α 在出生 4 天后男性新生儿的乳腺中逐渐消失，但在出生后 25 天内的女性新生儿的乳腺中仍会持续存在 [194]。增殖标记物 Ki-67 存在于婴儿乳腺，主要位于终末芽的颈部，但不在 25 天以上的婴儿中存在（与之相一致的 TGF-α 的消失）。TGF-β（生长抑制药）[231] 主要存在于新生儿的上皮细胞附近的基质组织。3 个月后，逐渐下降 [194]。BCL-2 存在于腺腔细胞，但从怀孕 28 周开始到青春期，在肌上皮或成纤维细胞中不再出现 [217]。

（三）青春期

1. 青春期的乳腺事件

乳腺在各个腺体中是独一无二的，因为它的大部分分支发生在青少年时期，而不是胎儿发育期。青春期的分支，和胎儿期的一样，涉及上皮和间质之间的交互联系，其中侧支模式是由基质线索决定 [131]。乳腺导管以顺序模式发展成为成熟的小叶腺泡结构。导管伸长，上皮增厚，相邻结缔组织体积增大。在小鼠中，导管的末端形成称为终端芽（terminal end buds，TEBs）的球杆状结构。它们由干细胞形成，具有最大的增殖率 [232]。每个 TEB 都处于成长中管道的前沿，因为它前进，分支，然后形成腺泡芽。

TEB 是由一个未分化的外层帽细胞和多个“体”细胞的内层形成。帽状细胞层后缘细胞分化成肌上皮细胞。尾随 TEB 的区段中的腔形成涉及细胞凋亡 [233]，多达 14% 的内部细胞同时发生凋亡。随后的分支都是通过 TEB 分支，并更倾向于近端侧支分支 [234]。

青春期的分支变化很大。前面的导管末端经历二级分支，而侧芽形成靠更近端。主要的导管从乳头延伸到皮下组织，依次形成节段性导管、次级导管和终末导管。终末导管连接腺泡。来自于终末导管和小叶内周围结缔组织共同构成 TDLU[33]。在青春期，干细胞数量增加 [235]。从 15 岁开始，人类乳腺结构集中建立了，但继续向外扩大。在 18 岁之前，未生育过的成人乳腺以特征性的薄壁结构为主 [33]。

在基质内，未分化间充质细胞附着在基板的下表面的上腹部，每个萌芽的末端，形成一个单层的肌上皮细胞层。间充质细胞最终会和成纤维细胞合成胶原蛋白和其他细胞外基质分子 [236]。大量的脂肪组织沉积在密集的小叶间与小叶内的连接组织，在此期间，致密但不规则组织仍然是人类青春期乳腺的主要组织成分。

而显著的腺分化发生在青春期，这个过程持续至少 10 年 [35]，但最引人注目的实质阶段的乳房发育必须等到怀孕。在青春期和第一次怀孕之间，乳腺处于静息或非活动状态（图 1-13）。关于分泌单位是否在怀孕前发展存在争议。然而，一致认为静息状态下的乳腺小叶主要由导管组成，可能在月经周期的黄体后期阶段存在少量腺泡。这是一个没有实际意义的问题，因为导管以及腺泡能够分泌。在接下来的几年里，在每个 TDLU 中可发现 8 ～ 11 个腺泡芽。后激素的循环变化导致更小但更多的腺泡芽。

2. 青春期乳腺的激素调节

青春期乳腺发育由 HPG 轴的成熟及激素驱动的乳腺上皮树的生长 [234]。由下丘脑分泌的促性腺激素分泌的逐渐增加，在儿童时期并不明显 [145]，通过 LH 和 FSH 的方式促进卵巢激素分泌。青春期的变化来源于垂体和卵巢激素的活动。

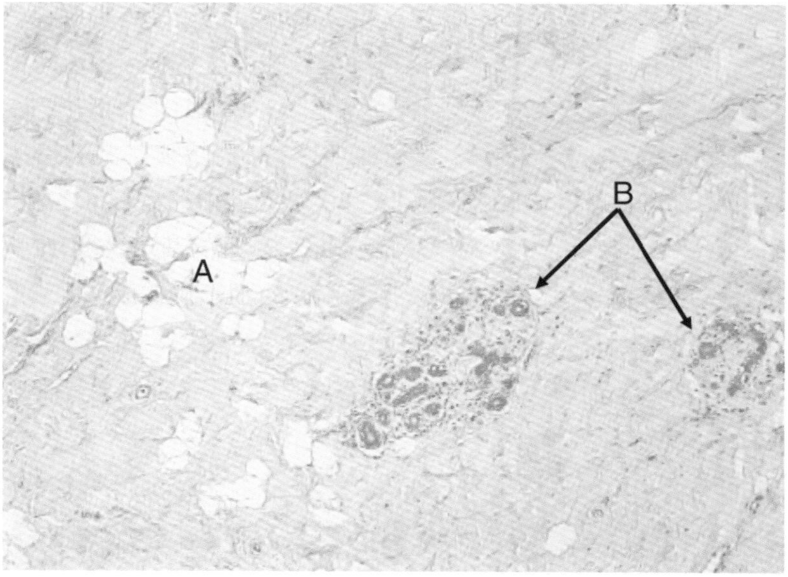

◀图 1-13 不活跃的人类乳腺（×50）

A. 脂肪组织；B. 小叶。在相同放大倍数中，相比活跃期的乳腺（图 1-5）及妊娠期的乳腺（图 1-15），非活跃期乳腺具有相对少的小叶数目

在月经初潮后 1 ～ 2 年中，当月经周期没有排卵时，乳腺暴露在无拮抗因素的雌激素下。这一时期是导管增长发生的一个窗口期 [237]。雌激素响应能力和控制是至关重要的，正常的青春期乳腺发育 [238]，血清雌激素水平和乳腺发育相平行 [210]。导管上皮增厚、伸长和分支都受雌激素的驱动。基质的扩张、间质的分化和脂肪组织亦是如此 [131, 237]。雌激素在上皮和基质均被发现。雌激素缺乏在女性性腺发育不全的 Turner 综合征中表现尤为突出，患者的乳腺通常不发育，因此需要采用雌激素治疗 [239]。

青春期（适用于所有生命阶段），增殖程度最大的乳腺小叶中雌激素受体和 PR 阳性细胞数量最多，增殖率最高。随着乳腺小叶的分化，小叶增生和类固醇受体表达（及其细胞）在逐渐下降 [240]。生长激素和其受体对于青春期的啮齿动物的乳腺发育至关重要 [101, 241]。事实上，GH 可能是垂体激素在乳腺发育的这个时期最核心的激素，作用方式为基质 IGF- Ⅰ [241]。另外两种参与乳腺发育的激素是糖皮质激素和维生素 D_3。

3. 乳腺在青春期的其他调节因素

青春期乳房发育的重要因素包括转录目标基因及介导乳腺发育的激素调节因素的影响。IGFs 在青春期对乳腺细胞的生存很重要，并抑制细胞凋亡 [242]。其他因素包括免疫介质，如 CSF-1 和嗜酸细胞活化趋化因子（重要的招募或产生巨噬细胞和嗜酸性粒细胞）、细胞黏附和轴突指导蛋白质、细胞外基质重组酶（例如基质金属蛋白酶及其抑制药）和 TGF-βs（导管发育的抑制药）[243]。

（四）绝经前的成人乳腺

1. 绝经前月经期的成人乳腺

在每个月经周期的早期，导管呈条索状或没有管腔。月经中期增加的雌激素促使腺上皮呈柱状，和分泌物积聚在导管和腺泡。小导管细胞在黄体期经历分泌分化 [36]，在基质中变得更加富于血管 [13] 和液体聚集。经前的乳腺涨大与不适感归因于充血和水肿。

在黄体期乳腺增生的发病率较高，通过胸苷标记 [244]、核分裂数据 [245]，对 Ki-67 细胞染色剂的比例。当样品通过月经周期和控制孕激素水平的对照，增殖指数发现超过黄体期卵泡阶段的 2 倍。细胞凋亡指数在两阶段之间无明显差异[246]。

月经周期按形态变化分为4个阶段[245]。在第一阶段（0～5d），很难区分腺上皮和肌上皮。两种细胞类型有圆核和少量苍白的细胞质。清晰的腺腔边界和嗜酸性细胞的腔内分泌物常见，凋亡和有丝分裂罕见，基质水肿。在第二阶段（6～15d），更容易区分上皮，显示肌上皮和肌上皮层，以及许多小叶上皮细胞空泡形成。没有有丝分裂和凋亡小体，也没有基质水肿或渗透。在第三阶段（16～24d），小叶变大，每个小叶包含更多导管单位。两个截然不同的上皮细胞层很容易被区分。更有液泡的肌上皮细胞，呈椭圆形和细胞质嗜碱性的。有丝分裂和凋亡细胞易见，水肿和小叶间基质中可被找到。在过去阶段（25～28d），空泡形成广泛、腺上皮细胞胞质嗜碱性伴核仁明显。最后阶段的特征是频繁的细胞有丝分裂和凋亡活动的增加。这个阶段的循环显示了更多的细胞凋亡，还有一小部分的分散细胞经历过程[247]。间质水肿是广泛的，并具有更多的炎症细胞。

在排卵期前的期间（0～14d；阶段1和2），上皮细胞表现出一些微绒毛和稀疏的分泌细胞器。在排卵后的期间（15～28d；阶段3和4），腔细胞有突出的微绒毛和更多粗面内质网、分泌小泡和糖原[248]。几个基底膜成分存在变异，不同在月经周期，包括层粘连蛋白、纤连蛋白，胶原蛋白类型Ⅳ和Ⅴ和蛋白聚糖，所有这一切在两次月经之间最低。胶原蛋白类型Ⅰ、Ⅲ、Ⅵ和Ⅶ表现出循环变化[249]。免疫球蛋白分泌在人类乳腺中提示循环波动[250]，特别是IgA的水平和分泌成分，在排卵期前的月经周期阶段都是处于最高值。然而，有相冲突的证据表明，免疫球蛋白的水平可能会持续在整个周期[244]。

乳腺在每个周期没有完全发展到前一周期的起点就退化。每一个循环促使新的发展和新的萌芽直到35岁。小叶数量的逐步增加伴随着每个小叶体积的增加和小导管和小叶内的腺泡体积的减少。

2. 成人月经前乳腺的激素调节

乳腺上皮细胞在月经周期的黄体期表现出高增殖。在这段时间，雌激素和孕激素水平也是最高的[155, 210]（图1-11）。当非怀孕女性的乳腺组织异种移植到老鼠，用雌激素治疗（即高黄体酮水平），是最好的上皮增殖诱导剂[155]。雌激素可促进DNA合成和芽的形成[206]。

黄体期的增殖是最高的，因此，激素环境有利于乳腺的增殖。ER和PRs在人类乳腺随月经周期的不同阶段而变化，但在周期中，每种受体水平的高和低存在不一致性[251]。一项研究指出，雌激素受体阳性细胞在第3天至第7天是丰富的，在接下来的1周中最丰富（8～14d）[252]，而另一项研究中，ER和PR阳性细胞在第2周（8～14d）循环中最丰富[253]。

雌激素低浓度诱导PR表达，表达ERα的细胞也呈PR阳性。ERα/PR阳性细胞可作为类固醇传感器，分泌旁分泌因子，调节相邻ERα/PR阴性细胞的增殖活动[155]。雌二醇水平在人类乳腺的黄体期水平最高，孕激素此时亦最高。孕激素可以促进正常乳腺的雌激素前体转化为强大的雌二醇[254]。表皮生长因子受体也在黄体期最大限度地表达，主要在间质和肌上皮细胞表达[255]。

3. 成人绝经前期乳腺的其他调节因素

Stat5在非怀孕的人类乳腺上皮细胞处于激活状态，并特定表达于腺上皮细胞，在肌上皮细胞缺失。它调节催乳素受体表达，并可能阻止分化上皮细胞凋亡。它处于持续被催乳素激活的状态[256]。

（五）妊娠

1. 妊娠期间的乳房事件

在妊娠期间，乳房的结构和功能，在不同小叶之间有显著的异质性；有些是静止的，而其他则激增。在早期怀孕，远端导管分支和创建更多的小叶和腺泡内小叶[251]。在妊娠前 3 个月，可能增加多达 10 倍的数量的腺泡 / 小叶。妊娠时乳房的增大是由于细胞肥大和增生[257]（图 1–14）。导管上皮细胞分化成典型的分泌细胞形态。同时，上皮细胞和乳腺的隔间脂肪转移共同的脂质代谢方式，这种脂肪酸使得上皮细胞增加[258]。一些脂肪细胞可能实际上是转分化为上皮细胞。

妊娠中期，导管小叶结构和导管分化成腺泡。每个小叶都包含一个腺泡和终末导管，从导管系统的终末萌芽，许多这些组织的终末部分为坚实的节细胞[259]。小叶可分为 3 型（如前面描述）[227]。

在临产前的三个月，上皮细胞的脂质滴和亲脂素（脂肪细胞分化相关蛋白质）表达增加。腺腔细胞也有突出内质网、肥大高尔基体和肿胀的线粒体。泌乳酶的特点如下[257]。虽然腺腔细胞向分泌细胞分化是超前的，但还不是最大的。分泌到腔内的产物（初乳）有很高的抗体成分，其组成比牛奶更类似于血浆成分比[36]。第三阶段丰胸的原因是由于初乳腺泡的膨胀和间质血管的增加。脂肪和结缔组织在这个阶段已经很大程度上取代了实质[251]。剩下的纤维结缔组织中可见浆细胞、淋巴细胞和嗜酸性粒细胞浸润[43]。

未孕妇女的小叶分化比那些临产妇女要小得多。在怀孕的女性中，那些在 20 岁之前怀孕的人的小叶类型更持久性[206]。特别是怀孕期间乳房的变化，3 型小叶的完全分化是永久的，以后的每一次怀孕都会引起额外分化小叶的积累[227]。在动物模型中，暴露在妊娠这种高雌激素和高孕激素状态中，可引起乳腺上皮细胞中基因表达的长期改变。这些改变可能导致生长因子的减少和细胞凋亡的增加[260]，并可能导致由妊娠诱导的抗癌机制。分娩过的女性绝经后乳腺组织内实质和间质中都表达了大量的基因，不同于未生育过的女性绝经后所表达的基因[261]。

2. 妊娠期间乳腺内的激素（图 1–15）

胎盘分泌雌激素和孕激素，这个功能来自于孕黄体，并持续到妊娠中期和晚期。在妊娠期快结束时，母体雌激素水平与是怀孕前的 30 倍。孕激素水平在怀孕期间增加约 10 倍[145]。雌激素在孕激素的帮助下，为母亲的乳房用于哺乳做好准备，促进乳房的增大和导管系统的生长。此时，孕激素也促进小叶腺泡的分化[163]。然而，雌激素和黄体酮都能抑制怀孕期间乳房的乳汁分泌。

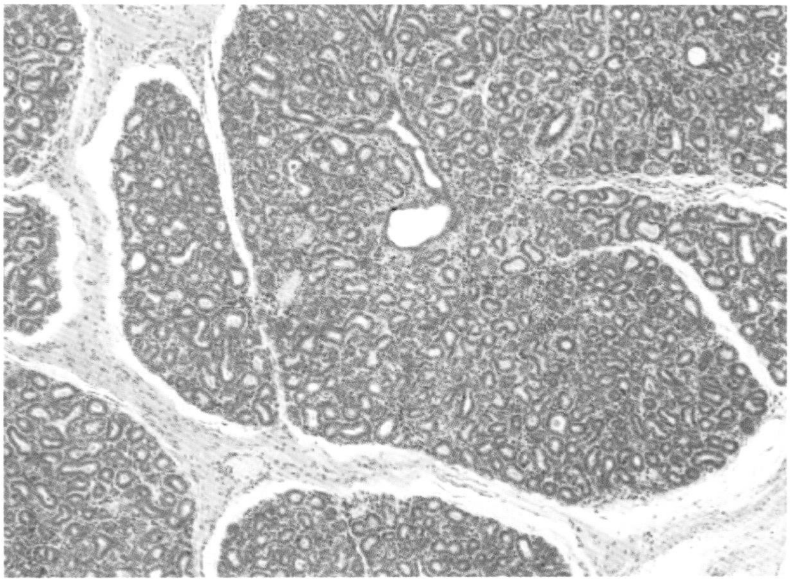

◀图 1–14　怀孕的人类乳腺（×50）

注意在每个小叶中大量导管及由致密不规则的结缔组织分离的小叶。不含脂肪组织

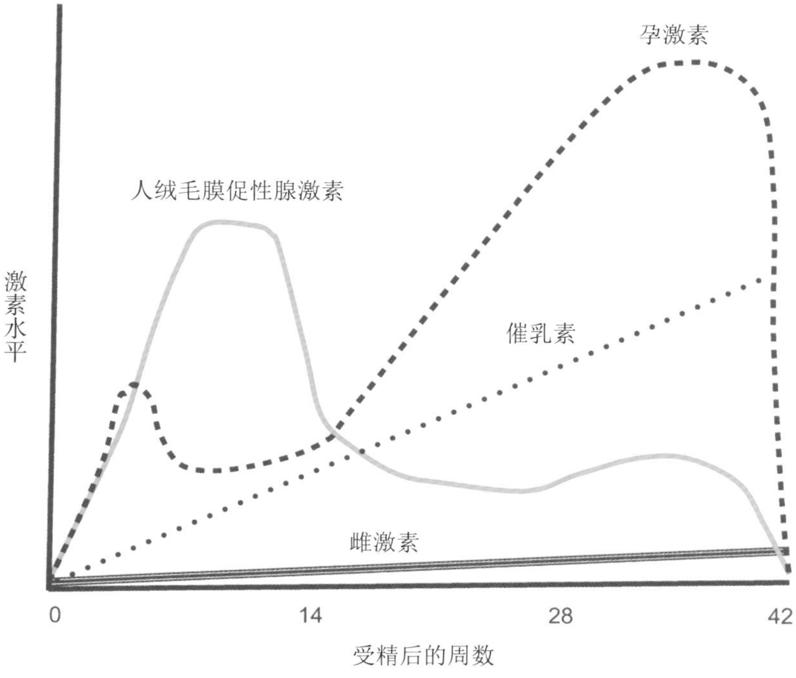

▲ 图 1–15　妊娠期间激素水平曲线图

异种移植模型中，人乳腺上皮细胞被植入含有成纤维细胞的胶原凝胶中，然后置于裸胸老鼠肾包膜下，是研究人类乳腺发育激素调节的有效工具[127]。正常的人类导管结构在移植物中得到发育。对小鼠宿主进行二乙基己烯雌酚治疗，这种合成雌激素，增加每单位区域的导管数量。连续二乙基己烯雌酚处理，可诱导腺上皮细胞 ER 的表达及上皮 ERα 的下调。雌激素加黄体酮治疗诱导上皮表达 PR，然后，孕激素下调其受体。

当宿主老鼠怀孕时，哺乳上皮细胞增殖，人类乳腺导管扩张并有分泌物，腔内顶端细胞胞质是有液泡的。β–casein 和脂肪球状体蛋白增加[127]。PR 敲除小鼠已经证明了这一点，妊娠相关的导管侧分支和小叶腺泡的发育需要 PRB 表达[160]。

在妊娠期间，滋养细胞也分泌人绒毛膜促性腺激素（human chorionic gonadotrophin，hCG）。这种激素水平上升在怀孕早期，高峰出现在受精后第 8 ～ 10 周后，然后下降到一个恒定的水平，维持至分娩（图 1–15）。hCG 促使了黄体分泌大量雌激素及孕激素维持子宫内膜所需。hCG 的峰值水平与母亲的乳房增殖的最高水平一致。将人类乳腺组织植入裸鼠体内，然后进行浸渍实验，细胞增殖和 hCG 水平是一致的。在未妊娠的小鼠体内植入的植入物可以被刺激增殖，与外源性 hCG 呈剂量依赖性，但只有在卵巢完整的情况下，hCG 才会通过增加卵巢类固醇的间接作用产生[262]。

即使是单胎足月妊娠（尤指年轻的母亲）也可以预防乳腺癌。怀孕使乳房暴露于一种独特的激素，包括孕激素升高延长，人胎盘乳糖原增多（HPL，又称人绒毛膜生长抑素），改变糖皮质激素分泌，雌激素及催乳素水平升高[263]。有多种妊娠诱发的永久性临产妇女乳房的变化，包括催乳素水平较低[264]，分化程度较高，分泌小叶更复杂，增殖活性更少[227]，涉及改变的基因表达谱超过 70 个（啮齿类动物）[265]，增加初始免疫应答蛋白和 DNA 修复蛋白[261]。在大鼠中已经证明 hCG 处理可以代替怀孕，具有保护作用。此外，怀孕和用 hCG 处理可以产生相同的（保护性的）基因组标记[266]。一些人相信这种转变发生在干细胞群体中，改变干细胞的来源，由分化程度较低的“干细胞 1”向分化程度较高不那么脆弱的“干细胞 2”[267]。HPL 是一种由胎盘分泌的大量代谢类激素，是其他胎盘激素总和的几倍。大约受精后 3 周开始分泌 HPL，在怀孕后继续上升。它能增强雌激素的作用[127]。

在生命的其他阶段，确实存在一些额外的激素对怀孕期间的乳房发育很重要。来自母亲的下垂体前叶的催乳素在怀孕第5周开始上升，直到出生时，催乳素的浓度才会比之前升高10～20倍。雌激素、孕激素、催乳素、生长激素和甲状腺激素对导管的伸长和分枝，以及到腺泡出芽至关重要[210]。

3. 怀孕期乳房的其他调节因素

在怀孕期间 FGFs[268] 促进生长和腺泡分化，CTGF/CCN2 在此期间表达，可能会促进培养的上皮细胞乳汁分泌[198]。BRCA1 保护基因组稳定性和表达在快速增殖的妊娠期乳腺上皮[269]，其中倾向于以增殖为代价的分化[270]。

（六）哺乳

1. 哺乳期乳腺事件

哺乳期乳腺小叶进一步扩大及腺泡腔扩张，充满颗粒状物质和脂肪小球。腺体小叶大小仍有显著差异，此时可能反映了乳液分泌活动的变化。分泌乳汁的乳房非常类似于孕妇的乳房，除外分泌物明显的扩张导管和腺泡内的分泌物[43]（图 1–16）。妊娠期间肌上皮细胞数量的增加，但是其分化并不完整，直到出现哺乳时，肌上皮数量急剧增加和收缩活动开始[10]。

在哺乳期乳腺导管上皮有专有的分泌工具：粗面内质网，适当数量的杆状的线粒体，高尔基复合物的外侧和顶核[36]。膜表面的分泌囊泡含有极电子致密颗粒蛋白（酪蛋白），悬浮在一个更少密度的液体，可能含有乳糖和非磷肽乳清蛋白[271]。腺腔细胞中具有内吞作用的囊泡被认为参与了跨细胞免疫球蛋白和其他物质的运输。丰富的脂滴不在膜上，来源于不同大小的从血液中的脂肪酸，还有一些由乳腺细胞内合成[36]。

MRI 提示哺乳期乳腺密度增加，与腺体积增加相一致。T_2 加权像上的信号强度弥漫增高，反映了乳液部分的水影[272]。

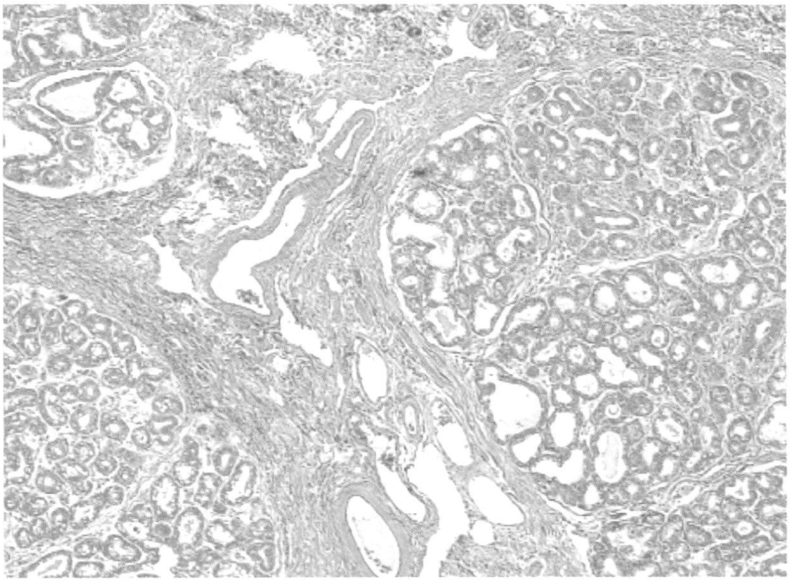

◀ **图 1–16　哺乳期人类乳房的显微照片（×50）**

请注意扩张的微导管（现在是腺泡），很多里面充满了乳液。小叶间结缔组织内血管丰富

2. 哺乳的过程

胎盘激素 HPL、雌激素和孕激素在分娩时撤回，母体催乳素就像胎儿催乳素一样，可以释放抑制效应，从而使乳腺的功能分化得以进行。在完全成熟的乳汁出现之前，会有 2 ～ 3 周的分泌期。

在人类中，经胎盘运输的免疫球蛋白提供了新生儿第一周的体液免疫。这种保护作用由 IgA 和乳铁蛋白，一种具有抗菌特性的初乳蛋白质来行使。这些蛋白质能够穿过婴儿完整的消化道上皮 [273]。

从产后 36h 开始，乳汁量增加超过 10 倍 [274]。乳房的紧密连接在哺乳期紧密关闭 [123]，这种通透性的下降伴随着乳汁分泌的增加。在向成熟乳的过渡中，钠和氯的浓度下降，乳糖浓度增加，依赖于乳腺上皮紧密连接的关闭 [275]。

乳液成分在哺乳期及吮吸过程之间存在变化。通常，乳汁包括 88% 的水、7% 的糖类（主要是乳糖）、3.5% 的脂质（主要是三酰甘油）和 1.5% 的蛋白质（主要是乳白蛋白和酪蛋白）。牛奶还含有重要的离子（钠、钾、氯、钙和磷酸盐）、维生素和 IgA 抗体 [276]，以及其他抗菌物质如细胞因子和补体 [277]。人类乳液成分中有牛奶中不存在的，包括乳铁蛋白、生长因子、长链多不饱和脂肪酸、糖复合物。相比配方奶粉，母乳喂养的优点有很多，包括免疫益处和更好的心理发展 [278]。人工喂养的宝宝有不同的增长模式，肥胖的风险比母乳喂养的婴儿更大 [279]。然而，降低癌症风险的优势及在以后的生活中降低血压，就像有关言论如：北美超过一半的婴儿死亡归因于未能完全母乳喂养，可能被夸大 [280-282]。

哺乳期乳房可以视为脂质合成机器。在老鼠中，脂质分泌在 20 天内重量等于整个哺乳期的老鼠的体重 [283]。在人类，产妇身体脂肪和乳液脂肪浓度呈正相关。乳液的低脂与增加的乳液体积相关，也许是因为婴儿的需求较高 [284]。

乳腺的分泌过程涉及五个分泌机制：局部分泌、顶浆分泌、顶端膜的运输、间质分子的转胞吞作用和细胞旁运输 [274]。哺乳期利用导管上皮细胞分泌的两个主要机制：局部分泌和顶浆分泌。

蛋白质物质由局部分泌的方式分泌。蛋白由粗面内质网合成释放至腔内，通过高尔基体穿梭，并由分泌囊泡表面膜融合，将内容排空进入腔内。蛋白质分泌是乳腺主要的功能 [274]。乳液中大部分的钙也可通过胞外分泌，通过高尔基体释放分泌囊泡。细胞质到细胞膜表面的运输是由一种钙 ATP 酶介导 [285]。

脂滴由顶浆分泌细胞释放分泌，即使有细胞质的轻微损失 [43]。细胞膜的总量随着时间的推移而损失，然而，是广泛的 [36] 和由内质网 – 高尔基系统更换 [286]。膜释放到乳液有两个功能：婴儿的磷脂和胆固醇的主要来源，它阻止了释放脂肪小球合并成更大的小球而造成的分泌困难 [274]。

钠、钾、氯、钙和磷酸盐离子的专有传输机制都是存在于乳腺内。钠、钾、氯和水直接通过细胞膜渗透 [287]。顶端膜有一个葡萄糖通道 [288]，顶端通路还提供治疗药物直接进入乳液的一条通路 [289]。乳糖分泌主要是负责渗透流动的水进入乳液。

间质分子的转胞吞作用，指完整的蛋白质可以穿过乳腺上皮细胞。免疫球蛋白通过这种机制进入乳液 [290]。IgA 由浆细胞合成，与乳腺腺泡细胞的基底膜受体相结合。IgA 受体复合体是内源性和运送到了顶端表面，此处受体裂解，裂解部分分泌 IgA。其他蛋白质、激素和生长因子被认为是类似的分泌机制 [274]。一旦 IgA 进入新生儿肠道，这也是通过跨上皮转运 [290]。

细胞间通路允许物质通过上皮细胞之间。然而，在哺乳期间，即使是小分子量的物质被上皮细胞之间的紧密连接所阻止。中性粒细胞可以通过上皮细胞之间的紧密连接达到乳汁。紧密连接在怀孕期间和退化之后缺失。这使得分泌物离开腺体（可能防止膨胀），保护分子进入乳液，之后乳腺内乳腺细胞产物的清除[274]。

3. 在哺乳和人工喂养中的激素

正如前面提到的，孕激素促进乳腺的功能分化：腺泡发育，导管上皮细胞转变为具有泌乳功能的细胞。催乳素对分娩后乳房的功能性分化至关重要，催乳素脉冲式的释放对成功的哺乳至关重要[58]。在生产中，β- 内啡肽增加和刺激催乳素的释放[291]。催乳素增强紧密连接的发展[275]，它是由乳房自身分泌的，少有的几个重要的哺乳激素之一[292]（生长激素算另一个[293]）。出生后，母体的催乳素水平下降，一个激增的催乳素分泌事件发生在每一个喂养环节。与催产素释放不同，它可以发生在回应婴儿的哭泣，催乳素分泌需要婴儿的吮吸刺激[294]。女性怀孕期间的催乳素水平较低，在哺乳时会存在困难[295]。生长激素、甲状旁腺激素及胰岛素也同样促进泌乳。

每次在安抚婴儿时，神经冲动传输至下丘脑，释放催产素。反过来，催产素促进肌上皮细胞收缩和促进乳液由腺泡进入输乳管，这一过程称为乳液“减低”。心理因素可以抑制心因因素“减低”反射，自比下丘脑[145, 294]从更高的神经元合成催产素，从乳房接受躯体信号。

乳汁的短期调控在较大程度上和每次喂养后的乳房清空和喂养的频率相关；因此，它是和婴儿食欲紧密相关[296]。经过几个月的母乳喂养，特别是如果婴儿也同时喂养固态食物，促卵泡激素和促黄体生成素水平会上升，重建月经周期。然而，在此之前的时间，催乳素抑制促黄体生成素和促卵泡激素的分泌，防止排卵和调节母乳喂养的避孕效果[145]。即使人工喂养仍然是婴儿营养的唯一来源，乳腺分泌能力逐渐降低。相关理论解释这一现象的发生，包括分泌细胞的衰老或对母体内分泌变化的程序化的反应和（或）靶细胞适应性[297]。

4. 哺乳的其他调节因素

丛生蛋白，一种参与上皮分化和形态发生的凝聚素糖蛋白，在怀孕末期上调。在老鼠中阻断丛生蛋白，导致乳液产量下降[298]。酒精的摄入，推荐给哺乳困难的女性，被证明能增加催乳素，但它减少催产素，减少乳液净产量的效应[299]。

5. 泌乳对人工喂养母亲的影响

乳腺和它分泌的激素在乳汁的产生中起重要作用，哺乳反过来影响母亲的身体。这些影响是高度可变的。大多数报告显示，产在哺乳和非哺乳妇女之间，体重降低没有明显差异，也没有不同部位的分布差异。怀孕可以促进脂肪沉积在一个丰腴皮下分布（臀部和大腿），产后体重降低也是一样的部位，比例恢复至怀孕前[300]。

催乳素抑制促性腺激素的分泌，也抑制了其作用于垂体和促性腺激素对卵巢的对抗作用。由于这些交互作用，抑制了排卵。因此，卵巢不活跃，雌激素和孕激素输出下降。将近一半月经恢复后的月经周期仍为无卵性的。然而，依然有 5% ～ 10% 的女性在哺乳期会怀孕[301]。

新妈妈们往往急于减去在怀孕期间增加的体重。慢速减肥（约 0.45kg/ 周）对乳汁的体积或成分未有不良影响，如果保持适当的营养和人工喂养。产妇血浆催乳素含量在负能量平衡条件下普遍增加，可以保护哺乳[302]。

6. 哺乳期的钙代谢

因为乳液富含钙，乳腺需要稳定的钙离子供应和分泌机制把它浓缩在牛奶里。母亲的在哺乳期间处于钙离子的负平衡。尽管钙离子对乳腺上皮细胞具有细胞毒性，必须运输大量来自细胞外液的钙离子，通过细胞质进入乳液。大量钙离子的流失导致母亲骨骼钙动员及骨量减少。雌激素水平下降及哺乳期 PTHrP 水平的升高导致骨的重吸收。乳腺上皮细胞分泌 PTHrP 进入循环，直接参与骨质的溶解[303]。令人惊讶的是，母乳喂养丢失的钙离子在断奶几个月内完全恢复，母乳喂养的妇女一般不会长期骨质缺钙[304]。

（七）哺乳后的退化

哺乳后的复旧有三个相互重叠的阶段[130]。第一阶段是可逆的（通过哺乳[305]），包括分泌的停止和腺泡细胞表型的丢失。第二阶段是腺泡细胞的凋亡和吞噬作用，第三阶段的特征是间质脂肪组织的再生。

当婴儿开始进食时其他食物时，乳腺的大小和分泌活动会慢慢衰退，对哺乳期后的科学认识退化主要是基于实验室动物研究，人为地突然提前断奶（然而，细胞凋亡也逐渐发生在断奶过程中[305]）。在这些动物，分泌持续 1 天左右后，腺腔被无限膨大，乳液使细胞和腺泡壁膨胀破裂。乳汁在腔内管道积聚，以及腔内上皮本身抑制乳液合成。分泌细胞体积的缩小和分泌的进一步的抑制随之而来[206]。断奶的即刻细胞凋亡，β_1- 整合素构象成为不具约束力的状态[107]，破坏细胞—细胞外基质的相互作用，导致差异性乳汁表型的丢失[306]。乳汁相关基因被灭活（如 β- 酪蛋白）和退化相关基因（如基质溶素）[307]的激活。这个阶段最终涉及数以百计的基因[308, 309]。

细胞的去分化和凋亡在动物怀孕状态下也会发生，说明组织重塑对后续哺乳是必要的[305]。细胞凋亡，实际的死亡过程涉及细胞连接及微绒毛的丢失、核染色质缩合、核仁分散、核膜折叠与核碎裂[310]。高达 80% 的乳腺上皮细胞经历凋亡[311]。

自噬，一种细胞自我毁灭细胞器的机制[312]，在腺上皮细胞中激烈的退化。溶酶体酶升高并保持高水平，而其他酶则会下降。不同的降解阶段，液泡中含有细胞器不同[36]。细胞自溶、腺泡塌陷、小管变窄、巨噬细胞浸润，发生在与连接的组织的退化中[206]。退化的细胞和碎片可能通过巨噬细胞被移除[313]，虽然腺泡上皮是活的细胞，也吞噬其他附近的凋亡细胞[314]。大量凋亡细胞被快速地有效清除[311]。肌上皮细胞一般持续存在[36]。

哺乳后复发期，炎症过程被抑制，细胞外基质被降解的同时 MMPs 增加，就像金属蛋白酶与其抑制药的比例也在增加[130, 306, 315]。基底膜和基质在啮齿动物中降解[316, 317]，但基底膜在奶牛和山羊中保持完整[305]。

虽然乳腺血管在未生育的女性中增加，在有生育史的女性中，处于哺乳基线水平后被重置[318]。但是，从哺乳期结束到更年期开始，有过生育史的妇女的乳房比未产妇含有较多的腺体组织[206]。

IGFBP 可能通过隔离 IGF- Ⅰ而启动细胞凋亡，一种重要的乳腺细胞存活因子[242, 319, 320]。TGF-β_3 也可能是一种腺泡细胞凋亡启动子[190]，并在断奶之后上调[311]。

（八）绝经后退化

月经周期的永久停止，即绝经，随着激素分泌的减少在年龄在 35—60 岁之间而自然发生。卵巢类固醇的生产几乎完全停止。绝经后的乳腺退化，随着分化程度高的小叶数量的下降和分化程度低的小叶数量的增加（图 1-17 和图 1-18）。因为有生育史的女性进入更年期时，拥有更多高分化程度较高类型的小叶，两组绝经后事件程度有所不同[33]。

绝经后的退化，与哺乳期后的退化形成对照，小叶和导管都减少。小叶内基质（疏松结缔组织）被胶原蛋白取代，而腺上皮和小叶间结缔组织退化，被脂肪取代。在绝经后乳腺导管周围的巨噬细胞内常含有脂褐素。最终，剩下少量腺泡和导管在含有少量胶原的脂肪间质中。成纤维细胞和弹性纤维数量[43]下降。致密肿瘤与脂肪具有对比性，这一点可在了绝经后妇女乳腺 X 线照片筛查中观察到[33]。一些导管上皮细胞可能增殖，另一些可能分泌，并将中断的导管转化为囊肿[257]（图 1–18）。

（九）总论

临床医生研究乳腺主要是因为病理，尤其是癌症，这些将在本文的其余部分进行讲述。在这一章中，我们提供了当前对乳腺概要结构和功能的正确理解。它是一个独特而迷人的器官。它是唯一在出生后完成大部分发育的腺体，经历了青春期内戏剧性、复杂的和由激素调节的变化。它在每个月经周期中适当地变化，妊娠期准备好主要功能，直至分娩后发挥最大功能。在妊娠、分泌和哺乳，这种永久性的变化发生在出生后，即使是一个孩子也能预防癌症。乳腺在哺乳期后退化到分化程度低得多的

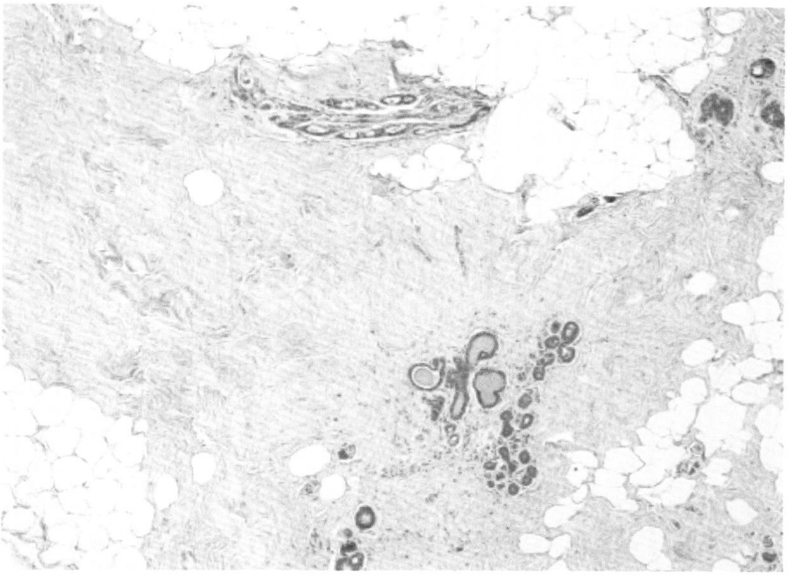

◀**图 1–17　绝经后退化的人类乳腺（×50）**
就像胎儿一样乳腺（图 1–12）导管稀少，脂肪组织丰富及致密不规则结缔组织

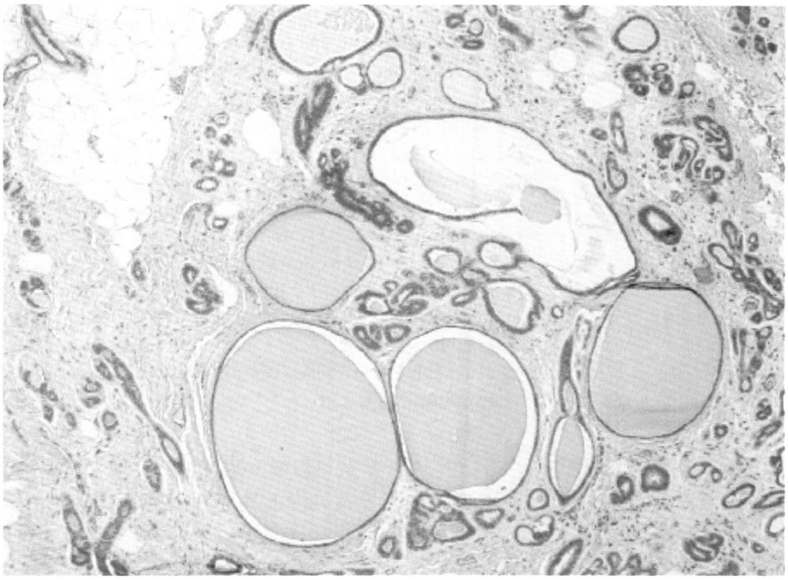

◀**图 1–18　绝经后退化的人类乳腺（×50）**
注意乳腺内的大囊肿

状态，并多次怀孕和出生后重复这一周期。一旦卵巢停止产生足够的雌激素和黄体酮，乳房恢复到与青春期前儿童相似的结构。这是对正常乳腺生物学的粗略回顾，作为后续章节的基础，同时提示我们正常的人类乳房确实是一种迷人的和美妙的器官❶❷（表 1–1）。

致谢：我们非常感谢同事们对原章的批判性阅读，我们再次表示感谢 Richard Conran 和 Stephen Rothwell 提供的显微镜下图片。

声明：此处所载的意见或主张为作者的个人意见，不得代表 Department of Defense 或者 the Uniformed Services University of the Health Sciences 的意见。

附：老鼠乳腺和人类乳腺的简要对比

人类和老鼠的乳腺的区别包括：①老鼠的乳腺有一个定义明确的“脂肪垫”，作为它的导管系统生长的基质。人类的基质是更多的纤维。②人体的功能单位为终末导管小叶单位（TDLU），它有由茎（管）长出的一串葡萄的外观，并嵌于疏松结缔组织内。相比较而言，小鼠的结构是小叶腺泡单位。它还包含腺泡和导管系统。然而，在老鼠的发展过程中，顶芽（TEB）为实心球状结构，在文献中经常被提及。③雄性老鼠在雄激素的影响下，乳腺在产前退变，但人类婴儿的乳腺无性别差异。④雌激素受体 α（ERα）在小鼠的上皮细胞和间质中表达，而在小鼠中表达；只在人类乳腺上皮细胞表达，至今尚未有文献报道其表达于人类乳腺间质。⑤老鼠有 5 对乳腺，每一对的调节因素略有不同，而人类只有一对（表 1–2）。

推荐阅读

[1] Romer AS. The vertebrate body. 4th ed. Philadelphia: W. B. Saunders Company; 1970.
[2] Swaminathan N. Strange but true: males can lactate. Sci Am. 2007. Available from: www.sciam.com.
[3] Wuringer E, Mader N, Posch E, Holle J. Nerve and vessel supplying ligamentous suspension of the mammary gland. Plast Reconstr Surg. 1998;101(6):1486–93.
[4] Stranding S, editor. Gray's anatomy: the anatomical basis of clinical practice. 39th ed. Elsevier, Churchill, Livingstone: Edinburgh; 2005.
[5] Moore KA. Clinically oriented anatomy. 5th ed. Baltimore: Lipincott Williams and Wilkins; 2006.
[6] Sarhadi NS, Shaw–Dunn J, Soutar DS. Nerve supply of the breast with special reference to the nipple and areola: Sir Astley Cooper revisited. Clin Anat. 1997;10(4):283–8.
[7] Schlenz I, Kuzbari R, Gruber H, Holle J. The sensitivity of the nipple–areola complex: an anatomic study. Plast Reconstr Surg. 2000;105(3):905–9.
[8] Jaspars JJ, Posma AN, van Immerseel AA, Gittenberger–de Groot AC. The cutaneous innervation of the female breast and nipple–areola complex: implications for surgery. Br J Plast Surg. 1997;50(4):249–59.
[9] Schlenz I, Rigel S, Schemper M, Kuzbari R. Alteration of nipple and areola sensitivity by reduction mammaplasty: a prospective comparison of five techniques. Plast reconstructive surgery. 2005;115(3):743–51;discussion 52–4.
[10] Wakerley JB. Milk ejection and its control. In: Neill JD, editor. Knobil and Neill's physiology. 3 ed. Amsterdam: Elsevier; 2006. p. 3129–90.
[11] DelVecchyo C, Caloca J Jr, Caloca J, Gomez–Jauregui J. Evaluation of breast sensibility using dermatomal somatosensory evoked potentials. Plast Reconstr Surg. 2004;113(7):1975–83.

❶ Mikkola 和 Millar 在回顾乳腺发育与其他皮肤附属物发育的比较中，可以找到更多对小鼠乳腺发育产生突变影响的因素[321]。尚未记录它们对人类的适用性，并且基因缺失实验未能解释导致产生乳腺异常高度的功能冗余的各种因素[322]。

❷ 关于人类乳腺发育的文献中“胚胎”发育的描述更好地称为“产前”，因为胚胎期仅从受精后第 2 周末延伸至第 8 周末结束。在这里，推荐使用更具包容性的术语，如“产前”。

[12] Godwin Y, Valassiadou K, Lewis S, Denley H. Investigation into the possible cause of subjective decreased sensory perception in the nipple–areola complex of women with macromastia. Plast Reconstr Surg. 2004;113(6):1598–606.
[13] Bloom WD. A textbook of histology. 10th ed. Philadel–phia: W. B. Saunders Company; 1975.
[14] Franke–Radowiecka A, Wasowicz K. Adrenergic and cholinergic innervation of the mammary gland in the pig. Anat Histol Embryol. 2002;31(1):3–7.
[15] Papay FA, Verghese A, Stanton–Hicks M, Zins J. Complex regional pain syndrome of the breast in a patient after breast reduction. Ann Plast Surg. 1997;39(4): 347–52.
[16] Eriksson M, Lindh B, Uvnas–Moberg K, Hokfelt T. Distribution and origin of peptide–containing nerve fibres in the rat and human mammary gland. Neuroscience. 1996;70(1):227–45.
[17] Ricbourg B. [Applied anatomy of the breast: blood supply and innervation]. Annales de chirurgie plastique et esthetique. 1992;37(6):603–20. Anatomie appliquee du sein. Vascularisation et innervation.
[18] Naccarato AG, Viacava P, Bocci G, Fanelli G, Aretini P,Lonobile A, et al. Definition of the microvascular pattern of the normal human adult mammary gland. J Anat. 2003;203(6):599–603.
[19] Weinstein SP, Conant EF, Sehgal CM, Woo IP, Patton JA. Hormonal variations in the vascularity of breast tissue. J Ultrasound Med. 2005;24(1):67–72; quiz 4.
[20] O'Rahilly M, Mueller F, Carpenter S, Swenson R. Vessels, lymphatic drainage and the breast. Hanover, NH: Dartmouth Medical School Publ; 2004.
[21] Nathanson SD, Wachna DL, Gilman D, Karvelis K, Havstad S, Ferrara J. Pathways of lymphatic drainage from the breast. Ann Surg Oncol. 2001;8(10):837–43.
[22] Braithwaite LR. The flow of lymph from the ileocaecal angel, and its possible bearing on the cause of duodenal and gastric ulcer. Br J Surg. 1923;11:7–26.
[23] Krag D, Weaver D, Ashikaga T, Moffat F, Klimberg VS, Shriver C, et al. The sentinel node in breast cancer–a multicenter validation study. N Engl J Med. 1998;339 (14): 941–6.
[24] Estourgie SH, Nieweg OE, Olmos RA, Rutgers EJ, Kroon BB. Lymphatic drainage patterns from the breast. Ann Surg. 2004;239 (2):232–7.
[25] Vendrell–Torne E, Setoain–Quinquer J, Domenech–Torne FM. Study of normal mammary lymphatic drainage using radioactive isotopes. J Nuclear Med. 1971;13 (11): 801–5.
[26] Suami H, Pan WR, Mann GB, Taylor GI. The lymphatic anatomy of the breast and its implications for sentinel lymph node biopsy: a human cadaver study. Ann Surg Oncol. 2008;15(3):863–71.
[27] Krynyckyi BR, Shim J, Kim CK. Internal mammary chain drainage of breast cancer. Ann Surg. 2004;240(3): 557; author reply 8.
[28] Kellokumpu–Lehtinen P, Johansson RM, Pelliniemi LJ. Ultrastructure of human fetal mammary gland. Anat Rec. 1987;218(1):66–72.
[29] Herman–Giddens ME, Slora EJ, Wasserman RC, Bourdony CJ, Bhapkar MV, Koch GG, et al. Secondary sexual characteristics and menses in young girls seen in office practice: a study from the Pediatric Research in Office Settings network. Pediatrics. 1997;99 (4):505–12.
[30] Tanner J. Growth at adolescence. 2nd ed. Oxford: Blackwell Scientific Publications; 1962.
[31] Tavassoli FA. Pathology of the breast. 2nd ed. Stamford, CT: Appleton & Lange; 1999.
[32] Hussain Z, Roberts N, Whitehouse GH, Garcia–Finana M, Percy D. Estimation of breast volume and its variation during the menstrual cycle using MRI and stereology. Br J Radiol. 1999;72(855):236–45.
[33] Howard BA, Gusterson BA. Human breast development. J Mammary Gland Biol Neoplasia. 2000;5(2):119–37.
[34] Nelson CM, Bissell MJ. Modeling dynamic reciprocity: engineering three–dimensional culture models of breast architecture, function, and neoplastic transformation. Semin Cancer Biol. 2005;15(5):342–52.
[35] Rosen PR. Rosen's breast pathology. 2nd ed. Philadel–phia: Lippincott williams & Wilkins; 2001.
[36] Pitelka DR. The mammary gland. In: Weiss L, editor. Cell and tissue biology: a textbook of histology. 6th ed. New York: Elsevier Biomedical; 1988. p. 880–98.
[37] Pathology UoVDo. I. Gross anatomy and histology. Charlottesville 1998–2007; Available from: www.med–ed. virginia. edu/courses/path/gyn/breast1.cfm.
[38] Cardiff RD. Are the TDLU of the human the same as the LA of mice? J Mammary Gland Biol Neoplasia. 1998;3(1):3–5.
[39] Moffat DF, Going JJ. Three dimensional anatomy of complete duct systems in human breast: pathological and developmental implications. J Clin Pathol. 1996;49(1): 48–52.
[40] Ohtake T, Kimijima I, Fukushima T, Yasuda M, Sekikawa K, Takenoshita S, et al. Computer–assisted complete three–dimensional reconstruction of the mammary ductal/lobular systems: implications of ductal anastomoses for breast–conserving surgery. Cancer. 2001; 91(12):2263–72.
[41] Junqueira LJ. Basic histology text and atlas. 10th ed. New York: Lange Medical Books McGraw–Hill; 2003.
[42] Ferguson DJ. Intraepithelial lymphocytes and macrophag–es in the normal breast. Virchows Arch. 1985;407(4): 369–78.
[43] Ross M, Pawlina W. Histology, a text and atlas. 5th ed. Baltimore: Lippincott Williams & Wilkins; 2006.
[44] Daniel CW, Strickland P, Friedmann Y. Expression and functional role of E– and P–cadherins in mouse mammary ductal morphogenesis and growth. Dev Biol. 1995;169(2): 511–9.
[45] Deugnier MA, Teuliere J, Faraldo MM, Thiery JP, Glukhova MA. The importance of being a myoepithelial cell. Breast Cancer Res. 2002;4(6):224–30.
[46] Woodward WA, Chen MS, Behbod F, Rosen JM. On mammary stem cells. J Cell Sci. 2005;118(Pt 16):3585–94.
[47] Monaghan P, Moss D. Connexin expression and gap junctions in the mammary gland. Cell Biol Int. 1996;20 (2): 121–5.
[48] Schmeichel KL, Weaver VM, Bissell MJ. Structural cues from the tissue microenvironment are essential determinants of the human mammary epithelial cell phenotype. J Mammary Gland Biol Neoplasia. 1998;3 (2):201–13.
[49] Glukhova M, Koteliansky V, Sastre X, Thiery JP. Adhesion systems in normal breast and in invasive breast carcinoma. Am J Pathol. 1995;146(3):706–16.
[50] Gudjonsson T, Ronnov–Jessen L, Villadsen R, Rank F, Bissell MJ, Petersen OW. Normal and tumor–derived myoepithelial cells differ in their ability to interact with luminal breast epithelial cells for polarity and basement membrane deposition. J Cell Sci. 2002;115(Pt 1):39–50.
[51] Radice GL, Ferreira–Cornwell MC, Robinson SD, Rayburn

H, Chodosh LA, Takeichi M, et al. Precocious mammary gland development in P–cadherin–deficient mice. J Cell Biol. 1997;139 (4):1025–32.
[52] Faraldo MM, Teuliere J, Deugnier MA, Taddei–De La Hosseraye I, Thiery JP, Glukhova MA. Myoepithelial cells in the control of mammary development and tumorigenesis: data from genetically modified mice. J Mammary Gland Biol Neoplasia. 2005;10 (3):211–9.
[53] Adriance MC, Inman JL, Petersen OW, Bissell MJ. Myoepithelial cells: good fences make good neighbors. Breast Cancer Res. 2005;7(5):190–7.
[54] El–Sabban ME, Abi–Mosleh LF, Talhouk RS. Developmental regulation of gap junctions and their role in mammary epithelial cell differentiation. J Mammary Gland Biol Neoplasia. 2003;8 (4):463–73.
[55] Gudjonsson T, Adriance MC, Sternlicht MD, Petersen OW, Bissell MJ. Myoepithelial cells: their origin and function in breast morphogenesis and neoplasia. J Mammary Gland Biol Neoplasia. 2005;10(3):261–72.
[56] Lakhani SR, O'Hare MJ. The mammary myoepithelial cell–Cinderella or ugly sister? Breast Cancer Res. 2001; 3(1):1–4.
[57] Liu S, Dontu G, Mantle ID, Patel S, Ahn NS, Jackson KW, et al. Hedgehog signaling and Bmi–1 regulate self–renewal of normal and malignant human mammary stem cells. Cancer Res. 2006;66 (12):6063–71.
[58] Hennighausen L, Robinson GW. Information networks in the mammary gland. Nat Rev. 2005;6(9):715–25.
[59] Savarese TM, Low HP, Baik I, Strohsnitter WC, Hsieh CC. Normal breast stem cells, malignant breast stem cells, and the perinatal origin of breast cancer. Stem cell reviews. 2006;2 (2):103–10.
[60] Smalley M, Ashworth A. Stem cells and breast cancer: a field in transit. Nat Rev Cancer. 2003;3(11):832–44.
[61] Chepko G, Smith GH. Three division–competent, structurally–distinct cell populations contribute to murine mammary epithelial renewal. Tissue Cell. 1997; 29(2): 239–53.
[62] Smith GH, Medina D. A morphologically distinct candidate for an epithelial stem cell in mouse mammary gland. J Cell Sci. 1988;90(Pt 1):173–83.
[63] Smith GH, Strickland P, Daniel CW. Putative epithelial stem cell loss corresponds with mammary growth senescence. Cell Tissue Res. 2002;310(3):313–20.
[64] Daniel CW, De Ome KB, Young JT, Blair PB, Faulkin LJ Jr. The in vivo life span of normal and preneoplastic mouse mammary glands: a serial transplantation study. Proc Natl Acad Sci USA. 1968;61(1):53–60.
[65] Kordon EC, Smith GH. An entire functional mammary gland may comprise the progeny from a single cell. Development. 1998;125(10):1921–30.
[66] Shackleton M, Vaillant F, Simpson KJ, Stingl J, Smyth GK, Asselin–Labat ML, et al. Generation of a functional mammary gland from a single stem cell. Nature. 2006; 439(7072):84–8.
[67] Stingl J, Eaves CJ, Kuusk U, Emerman JT. Phenotypic and functional characterization in vitro of a multipotent epithelial cell present in the normal adult human breast. Differentiation (research in biological diversity). 1998; 63(4):201–13.
[68] Villadsen R, Fridriksdottir AJ, Ronnov–Jessen L, Gudjonsson T, Rank F, LaBarge MA, et al. Evidence for a stem cell hierarchy in the adult human breast. J Cell Biol. 2007;177(1):87–101.
[69] Florek M, Haase M, Marzesco AM, Freund D, Ehninger G, Huttner WB, et al. Prominin–1/CD133, a neural and hematopoietic stem cell marker, is expressed in adult human differentiated cells and certain types of kidney cancer. Cell Tissue Res. 2005;319(1):15–26 Epub 2004/ 11/24.
[70] Welm BE, Tepera SB, Venezia T, Graubert TA, Rosen JM, Goodell MA. Sca–1(pos) cells in the mouse mammary gland represent an enriched progenitor cell population. Dev Biol. 2002;245(1):42–56.
[71] Rios AC, Fu NY, Lindeman GJ, Visvader JE. In situ identification of bipotent stem cells in the mammary gland. Nature. 2014;506(7488):322–7 Epub 2014/01/28.
[72] Al–Hajj M, Wicha MS, Benito–Hernandez A, Morrison SJ, Clarke MF. Prospective identification of tumorigenic breast cancer cells. Proc Natl Acad Sci USA. 2003;100(7):3983–8 Epub 2003/03/12.
[73] Ginestier C, Wicha MS. Mammary stem cell number as a determinate of breast cancer risk. Breast Cancer Res. 2007;9 (4):109.
[74] Storci G, Sansone P, Trere D, Tavolari S, Taffurelli M, Ceccarelli C, et al. The basal–like breast carcinoma phenotype is regulated by SLUG gene expression. J Pathol. 2008;214(1):25– 37 Epub 2007/11/02.
[75] Wright MH, Calcagno AM, Salcido CD, Carlson MD, Ambudkar SV, Varticovski L. Brca1 breast tumors contain distinct CD44 +/CD24– and CD133+ cells with cancer stem cell characteristics. Breast Cancer Res. 2008;10(1):R10. Epub 2008/02/05.
[76] Liu TJ, Sun BC, Zhao XL, Zhao XM, Sun T, Gu Q, et al. CD133+ cells with cancer stem cell characteristics associates with vasculogenic mimicry in triple–negative breast cancer. Oncogene. 2013;32(5):544–53 Epub 2012/ 04/04.
[77] Clarke RB. Isolation and characterization of human mammary stem cells. Cell Prolif. 2005;38(6):375–86.
[78] Mallepell S, Krust A, Chambon P, Brisken C. Paracrine signaling through the epithelial estrogen receptor alpha is required for proliferation and morphogenesis in the mammary gland. Proc Natl Acad Sci USA. 2006;103(7): 2196–201.
[79] Beleut M, Rajaram RD, Caikovski M, Ayyanan A, Germano D, Choi Y, et al. Two distinct mechanisms underlie progesteroneinduced proliferation in the mammary gland. Proc Natl Acad Sci USA. 2010;107(7): 2989–94 Epub 2010/02/06.
[80] Matulka LA, Triplett AA, Wagner KU. Parity–induced mammary epithelial cells are multipotent and express cell surface markers associated with stem cells. Dev Biol. 2007;303(1):29–44.
[81] Chang TH, Kunasegaran K, Tarulli GA, De Silva D, Voorhoeve PM, Pietersen AM. New insights into lineage restriction of mammary gland epithelium using parity–identified mammary epithelial cells. Breast Cancer Res. 2014;16(1):R1. Epub 2014/01/09.
[82] Russo J, Balogh GA, Chen J, Fernandez SV, Fernbaugh R, Heulings R, et al. The concept of stem cell in the mammary gland and its implication in morphogenesis, cancer and prevention. Front Biosci. 2006;11:151–72.
[83] Stingl J, Raouf A, Emerman JT, Eaves CJ. Epithelial progenitors in the normal human mammary gland. J Mammary Gland Biol Neoplasia. 2005;10(1):49–59.
[84] Wagner KU, Smith GH. Pregnancy and stem cell behavior. J Mammary Gland Biol Neoplasia. 2005;10(1):25–36.

[85] Dontu G, Abdallah WM, Foley JM, Jackson KW, Clarke MF, Kawamura MJ, et al. In vitro propagation and transcriptional profiling of human mammary stem/progenitor cells. Genes Dev. 2003;17(10):1253–70.
[86] Liu S, Dontu G, Wicha MS. Mammary stem cells, self-renewal pathways, and carcinogenesis. Breast Cancer Res. 2005;7(3):86– 95.
[87] Kouros-Mehr H, Werb Z. Candidate regulators of mammary branching morphogenesis identified by genome-wide transcript analysis. Dev Dyn. 2006;235(12):3404–12 Epub 2006/10/14.
[88] Incassati A, Chandramouli A, Eelkema R, Cowin P. Key signaling nodes in mammary gland development and cancer: beta-catenin. Breast Cancer Res. 2010;12(6):213. Epub 2010/11/12.
[89] Joshi PA, Jackson HW, Beristain AG, Di Grappa MA, Mote PA, Clarke CL, et al. Progesterone induces adult mammary stem cell expansion. Nature. 2010;465(7299):803–7 Epub 2010/05/07.
[90] Asselin-Labat ML, Vaillant F, Sheridan JM, Pal B, Wu D, Simpson ER, et al. Control of mammary stem cell function by steroid hormone signalling. Nature. 2010;465(7299): 798–802 Epub 2010/04/13.
[91] Gonzalez-Suarez E, Jacob AP, Jones J, Miller R, Roudier-Meyer MP, Erwert R, et al. RANK ligand mediates progestin-induced mammary epithelial proliferation and carcinogenesis. Nature. 2010;468(7320):103–7 Epub 2010/10/01.
[92] Gu B, Watanabe K, Sun P, Fallahi M, Dai X. Chromatin effector Pygo2 mediates Wnt-notch crosstalk to suppress luminal/alveolar potential of mammary stem and basal cells. Cell Stem Cell. 2013;13(1):48–61 Epub 2013/05/21.
[93] Lafkas D, Rodilla V, Huyghe M, Mourao L, Kiaris H, Fre S. Notch3 marks clonogenic mammary luminal progenitor cells in vivo. J Cell Biol. 2013;203(1):47–56 Epub 2013/10/09.
[94] Andrechek ER, White D, Muller WJ. Targeted disruption of ErbB2/Neu in the mammary epithelium results in impaired ductal outgrowth. Oncogene. 2005;24(5):932–7 Epub 2004/12/08.
[95] Jackson-Fisher AJ, Bellinger G, Ramabhadran R, Morris JK, Lee KF, Stern DF. ErbB2 is required for ductal morphogenesis of the mammary gland. Proc Natl Acad Sci USA. 2004;101(49):17138–43 Epub 2004/12/01.
[96] Korkaya H, Paulson A, Iovino F, Wicha MS. HER2 regulates the mammary stem/progenitor cell population driving tumorigenesis and invasion. Oncogene. 2008;27(47):6120–30 Epub 2008/07/02.
[97] Paik S, Kim C, Wolmark N. HER2 status and benefit from adjuvant trastuzumab in breast cancer. N Engl J Med. 2008;358 (13):1409–11 Epub 2008/03/28.
[98] Perez EA, Reinholz MM, Hillman DW, Tenner KS, Schroeder MJ, Davidson NE, et al. HER2 and chromosome 17 effect on patient outcome in the N9831 adjuvant trastuzumab trial. J Clin Oncol. 2010;28(28):4307–15.
[99] Bianchini F, Kaaks R, Vainio H. Overweight, obesity, and cancer risk. Lancet Oncol. 2002;3(9):565–74 Epub 2002/09/10.
[100] Calle EE, Rodriguez C, Walker-Thurmond K, Thun MJ. Over-weight, obesity, and mortality from cancer in a prospectively studied cohort of U.S. adults. N Engl J Med. 2003;348(17):1625–38 Epub 2003/04/25.
[101] Kleinberg DL, Feldman M, Ruan W. IGF-I: an essential factor in terminal end bud formation and ductal morphogenesis. J Mammary Gland Biol Neoplasia. 2000;5(1):7–17.
[102] Kleinberg DL, Ruan W. IGF-I, GH, and sex steroid effects in normal mammary gland development. J Mammary Gland Biol Neoplasia. 2008;13(4):353–60 Epub 2008/11/27.
[103] Tamimi RM, Colditz GA, Wang Y, Collins LC, Hu R, Rosner B, et al. Expression of IGF1R in normal breast tissue and subsequent risk of breast cancer. Breast Cancer Res Treat. 2011;128(1):243–50 Epub 2011/01/05.
[104] Esper RM, Dame M, McClintock S, Holt PR, Dannenberg AJ, Wicha MS, et al. Leptin and adiponectin modulate the self-renewal of normal human breast epithelial stem cells. Cancer Prev Res (Phila). 2015;8(12):1174–83 Epub 2015/10/22.
[105] Huh SJ, Oh H, Peterson MA, Almendro V, Hu R, Bowden M, et al. The proliferative activity of mammary epithelial cells in normal tissue predicts breast cancer risk in premenopausal women. Cancer Res. 2016;76(7):1926–34 Epub 2016/03/05.
[106] Guelstein VI, Tchypysheva TA, Ermilova VD, Ljubimov AV. Myoepithelial and basement membrane antigens in benign and malignant human breast tumors. Int J Cancer. 1993;53(2):269–77.
[107] Prince JM, Klinowska TC, Marshman E, Lowe ET, Mayer U, Miner J, et al. Cell-matrix interactions during development and apoptosis of the mouse mammary gland in vivo. Dev Dyn. 2002;223(4):497–516.
[108] Woodward TL, Mienaltowski AS, Modi RR, Bennett JM, Haslam SZ. Fibronectin and the alpha(5)beta(1) integrin are under developmental and ovarian steroid regulation in the normal mouse mammary gland. Endocrinology. 2001;142(7):3214–22.
[109] Streuli CH, Bissell MJ. Expression of extracellular matrix components is regulated by substratum. J Cell Biol. 1990;110(4):1405–15.
[110] Pullan S, Wilson J, Metcalfe A, Edwards GM, Goberdhan N, Tilly J, et al. Requirement of basement membrane for the suppression of programmed cell death in mammary epithelium. J Cell Sci. 1996;109(Pt 3):631–42.
[111] Streuli C. Extracellular matrix remodelling and cellular differentiation. Curr Opin Cell Biol. 1999;11(5):634–40.
[112] Novaro V, Roskelley CD, Bissell MJ. Collagen-IV and laminin-1 regulate estrogen receptor alpha expression and function in mouse mammary epithelial cells. J Cell Sci. 2003;116(Pt 14):2975–86.
[113] Weir ML, Oppizzi ML, Henry MD, Onishi A, Campbell KP, Bissell MJ, et al. Dystroglycan loss disrupts polarity and beta-casein induction in mammary epithelial cells by perturbing laminin anchoring. J Cell Sci. 2006;119(Pt 19):4047–58.
[114] Streuli CH, Schmidhauser C, Bailey N, Yurchenco P, Skubitz AP, Roskelley C, et al. Laminin mediates tissue-specific gene expression in mammary epithelia. J Cell Biol. 1995;129(3):591–603.
[115] Farrelly N, Lee YJ, Oliver J, Dive C, Streuli CH. Extracellular matrix regulates apoptosis in mammary epithelium through a control on insulin signaling. J Cell Biol. 1999;144(6):1337–48.
[116] Pujuguet P, Simian M, Liaw J, Timpl R, Werb Z, Bissell MJ. Nidogen-1 regulates laminin-1-dependent mammary-specific gene expression. J Cell Sci. 2000;113(Pt 5):849–58.
[117] Streuli CH, Edwards GM. Control of normal mammary epithelial phenotype by integrins. J Mammary Gland Biol

Neoplasia. 1998;3(2):151–63.
[118] Li N, Zhang Y, Naylor MJ, Schatzmann F, Maurer F, Wintermantel T, et al. Beta1 integrins regulate mammary gland proliferation and maintain the integrity of mammary alveoli. EMBO J. 2005;24(11):1942–53.
[119] Klinowska TC, Soriano JV, Edwards GM, Oliver JM, Valentijn AJ, Montesano R, et al. Laminin and beta1 integrins are crucial for normal mammary gland development in the mouse. Dev Biol. 1999;215(1):13–32.
[120] Naylor MJ, Li N, Cheung J, Lowe ET, Lambert E, Marlow R, et al. Ablation of beta1 integrin in mammary epithelium reveals a key role for integrin in glandular morphogenesis and differentiation. J Cell Biol. 2005;171(4):717–28.
[121] Barcellos–Hoff MH, Aggeler J, Ram TG, Bissell MJ. Functional differentiation and alveolar morphogenesis of primary mammary cultures on reconstituted basement membrane. Development. 1989;105(2):223–35.
[122] Blatchford DR, Quarrie LH, Tonner E, McCarthy C, Flint DJ, Wilde CJ. Influence of microenvironment on mammary epithelial cell survival in primary culture. J Cell Physiol. 1999;181(2):304–11.
[123] Neville MC. Lactation and its hormonal control. In: Neill JD, editor. Knobil and Neill's physiology of reproduction. 3rd ed. Amsterdam: Elsevier; 2006. p. 2993–3054.
[124] Eyden BP, Watson RJ, Harris M, Howell A. Intralobular stromal fibroblasts in the resting human mammary gland: ultrastructural properties and intercellular relationships. J Submicrosc Cytol. 1986;18(2):397–408.
[125] Atherton AJ, Monaghan P, Warburton MJ, Robertson D, Kenny AJ, Gusterson BA. Dipeptidyl peptidase IV expression identifies a functional sub–population of breast fibroblasts. Int J Cancer. 1992;50(1):15–9.
[126] Sadlonova A, Novak Z, Johnson MR, Bowe DB, Gault SR, Page GP, et al. Breast fibroblasts modulate epithelial cell proliferation in three–dimensional in vitro co–culture. Breast Cancer Res. 2005;7(1):R46–59.
[127] Parmar H, Cunha GR. Epithelial–stromal interactions in the mouse and human mammary gland in vivo. Endocr Relat Cancer. 2004;11(3):437–58.
[128] Gouon–Evans V, Lin EY, Pollard JW. Requirement of macrophages and eosinophils and their cytokines/chemokines for mammary gland development. Breast Cancer Res. 2002;4(4):155–64.
[129] Schwertfeger KL, Rosen JM, Cohen DA. Mammary gland macrophages: pleiotropic functions in mammary development. J Mammary Gland Biol Neoplasia. 2006;11(3–4):229–38.
[130] Monks J, Geske FJ, Lehman L, Fadok VA. Do inflammatory cells participate in mammary gland involution? J Mammary Gland Biol Neoplasia. 2002;7(2):163–76.
[131] Sternlicht MD. Key stages in mammary gland development: the cues that regulate ductal branching morphogenesis. Breast Cancer Res. 2006;8(1):201.
[132] Nishimura T. Expression of potential lymphocyte trafficking mediator molecules in the mammary gland. Vet Res. 2003;34(1):3–10.
[133] Dabiri S, Huntsman D, Makretsov N, Cheang M, Gilks B, Bajdik C, et al. The presence of stromal mast cells identifies a subset of invasive breast cancers with a favorable prognosis. Mod Pathol. 2004;17(6):690–5.
[134] Hartveit F. Mast cell association with collagen fibres in human breast stroma. Eur J Morphol. 1993;31(3):209–18.
[135] Popescu LM, Andrei F, Hinescu ME. Snapshots of mammary gland interstitial cells: methylene–blue vital staining and c–kit immunopositivity. J Cell Mol Med. 2005;9(2):476–7.
[136] Popescu LM, Gherghiceanu M, Cretoiu D, Radu E. The connective connection: interstitial cells of Cajal (ICC) and ICC–like cells establish synapses with immunoreactive cells. Electron microscope study in situ. J Cell Mol Med. 2005;9(3):714–30.
[137] Radu E, Regalia T, Ceafalan L, Andrei F, Cretoiu D, Popescu LM. Cajal–type cells from human mammary gland stroma: phenotype characteristics in cell culture. J Cell Mol Med. 2005;9(3):748–52.
[138] Gherghiceanu M, Popescu LM. Interstitial Cajal–like cells (ICLC) in human resting mammary gland stroma. Transmission electron microscope (TEM) identification. J Cell Mol Med. 2005;9(4):893–910.
[139] Haslam SZ, Woodward TL. Host microenvironment in breast cancer development: epithelial–cell–stromal–cell interactions and steroid hormone action in normal and cancerous mammary gland. Breast Cancer Res. 2003;5(4):208–15.
[140] Hynes RO. Integrins: bidirectional, allosteric signaling machines. Cell. 2002;110(6):673–87.
[141] Schatzmann F, Marlow R, Streuli CH. Integrin signaling and mammary cell function. J Mammary Gland Biol Neoplasia. 2003;8(4):395–408.
[142] Alowami S, Troup S, Al–Haddad S, Kirkpatrick I, Watson PH. Mammographic density is related to stroma and stromal proteoglycan expression. Breast Cancer Res. 2003; 5(5): R129–35.
[143] Delehedde M, Lyon M, Sergeant N, Rahmoune H, Fernig DG. Proteoglycans: pericellular and cell surface multireceptors that integrate external stimuli in the mammary gland. J Mammary Gland Biol Neoplasia. 2001;6(3):253–73.
[144] Silverman AJ, Livne I, Witkin JW. The gonadotropin–releasing hormone (GnRH), neuronal systems: immunocytochemistry and in situ hybridisation. In: Knobil E, Neill JD, editors. Physiol Reprod. New York: Raven Press Ltd.; 1994. p. 1683–709.
[145] Guyton AJ. Textbook of medical hysiology. 11th ed. Philadelphia: Elsevier Saunders.
[146] Seagroves TN, Hadsell D, McManaman J, Palmer C, Liao D, McNulty W, et al. HIF1alpha is a critical regulator of secretory differentiation and activation, but not vascular expansion, in the mouse mammary gland. Development. 2003;130(8):1713–24.
[147] Speirs V, Skliris GP, Burdall SE, Carder PJ. Distinct expression patterns of ER alpha and ER beta in normal human mammary gland. J Clin Pathol. 2002;55(5):371–4.
[148] Levin ER. Integration of the extranuclear and nuclear actions of estrogen. Mol Endocrinol. 2005;19(8):1951–9.
[149] Li X, Huang J, Yi P, Bambara RA, Hilf R, Muyan M. Single–chain estrogen receptors (ERs) reveal that the ERalpha/beta heterodimer emulates functions of the ERalpha dimer in genomic estrogen signaling pathways. Mol Cell Biol. 2004;24(17):7681–94.
[150] Clarke RB, Howell A, Potten CS, Anderson E. Dissociation between steroid receptor expression and cell proliferation in the human breast. Cancer Res. 1997;57(22):4987–91.
[151] Howell A. Pure oestrogen antagonists for the treatment of advanced breast cancer. Endocr Relat Cancer.

2006;13(3):689–706.
[152] Hall JM, McDonnell DP. The estrogen receptor beta-isoform (ERbeta) of the human estrogen receptor modulates ERalpha transcriptional activity and is a key regulator of the cellular response to estrogens and antiestrogens. Endocrinology. 1999;140(12):5566–78.
[153] Asselin–Labat ML, Shackleton M, Stingl J, Vaillant F, Forrest NC, Eaves CJ, et al. Steroid hormone receptor status of mouse mammary stem cells. J Natl Cancer Inst. 2006;98(14):1011–4.
[154] Sleeman KE, Kendrick H, Robertson D, Isacke CM, Ashworth A, Smalley MJ. Dissociation of estrogen receptor expression and in vivo stem cell activity in the mammary gland. J Cell Biol. 2007;176(1):19–26.
[155] Clarke RB. Ovarian steroids and the human breast: regulation of stem cells and cell proliferation. Maturitas. 2006;54(4):327–34.
[156] Cheng G, Weihua Z, Warner M, Gustafsson JA. Estrogen receptors ER alpha and ER beta in proliferation in the rodent mammary gland. Proc Natl Acad Sci USA. 2004;101(11):3739–46.
[157] Khan SA, Bhandare D, Chatterton RT Jr. The local hormonal environment and related biomarkers in the normal breast. Endocr Relat Cancer. 2005;12(3):497–510.
[158] Forster C, Makela S, Warri A, Kietz S, Becker D, Hultenby K, et al. Involvement of estrogen receptor beta in terminal differentiation of mammary gland epithelium. Proc Natl Acad Sci USA. 2002;99(24):15578–83.
[159] Seagroves TN, Rosen JM. Control of mammary epithelial cell proliferation: the unique role of the progesterone receptor. In: Burnstein K, editor. Sex hormones and cell cycle regulation: Alphen aan den Rijn: Kluwer Press; 2002. p. 33–55.
[160] Conneely OM, Jericevic BM, Lydon JP. Progesterone receptors in mammary gland development and tumorigenesis. J Mammary Gland Biol Neoplasia. 2003;8(2):205–14.
[161] Leonhardt SA, Boonyaratanakornkit V, Edwards DP. Progesterone receptor transcription and non–transcription signaling mechanisms. Steroids. 2003;68(10–13):761–70.
[162] Aupperlee MD, Haslam SZ. Differential hormonal regulation and function of progesterone receptor isoforms in normal adult mouse mammary gland. Endocrinology. 2007;148(5):2290–300.
[163] Lydon JP, Sivaraman L, Conneely OM. A reappraisal of progesterone action in the mammary gland. J Mammary Gland Biol Neoplasia. 2000;5(3):325–38.
[164] Cunha GR, Young P, Hom YK, Cooke PS, Taylor JA, Lubahn DB. Elucidation of a role for stromal steroid hormone receptors in mammary gland growth and development using tissue recombinants. J Mammary Gland Biol Neoplasia. 1997;2(4):393–402.
[165] Brisken C, Rajaram RD. Alveolar and lactogenic differentiation. J Mammary Gland Biol Neoplasia. 2006; 11(3–4):239–48.
[166] Yang Y, Spitzer E, Meyer D, Sachs M, Niemann C, Hartmann G, et al. Sequential requirement of hepatocyte growth factor and neuregulin in the morphogenesis and differentiation of the mammary gland. J Cell Biol. 1995;131(1):215–26.
[167] Kariagina A, Aupperlee MD, Haslam SZ. Progesterone receptor isoforms and proliferation in the rat mammary gland during development. Endocrinology. 2007;148(6):2723–36.
[168] Eigeliene N, Harkonen P, Erkkola R. Effects of estradiol and medroxyprogesterone acetate on morphology, proliferation and apoptosis of human breast tissue in organ cultures. BMC Cancer. 2006;6:246.
[169] Freeman ME, Kanyicska B, Lerant A, Nagy G. Prolactin: structure, function, and regulation of secretion. Physiol Rev. 2000;80(4):1523–631.
[170] Horseman ND. Prolactin and mammary gland development. J Mammary Gland Biol Neoplasia. 1999;4(1):79–88.
[171] Dong J, Tsai–Morris CH, Dufau ML. A novel estradiol/ estrogen receptor alpha–dependent transcriptional mechanism controls expression of the human prolactin receptor. J Biol Chem. 2006;281(27):18825–36.
[172] Miyoshi K, Shillingford JM, Smith GH, Grimm SL, Wagner KU, Oka T, et al. Signal transducer and activator of transcription (Stat) 5 controls the proliferation and differentiation of mammary alveolar epithelium. J Cell Biol. 2001;155(4):531–42 Epub 2001/11/14.
[173] Cui Y, Riedlinger G, Miyoshi K, Tang W, Li C, Deng CX, et al. Inactivation of Stat5 in mouse mammary epithelium during pregnancy reveals distinct functions in cell proliferation, survival, and differentiation. Mol Cell Biol. 2004;24(18):8037–47 Epub 2004/09/02.
[174] Yamaji D, Na R, Feuermann Y, Pechhold S, Chen W, Robinson GW, et al. Development of mammary luminal progenitor cells is controlled by the transcription factor STAT5A. Genes Dev. 2009;23(20):2382–7 Epub 2009/10/17.
[175] Asselin–Labat ML, Sutherland KD, Barker H, Thomas R, Shackleton M, Forrest NC, et al. Gata–3 is an essential regulator of mammary–gland morphogenesis and luminal–cell differentiation. Nat Cell Biol. 2007;9(2):201–9.
[176] Kouros–Mehr H, Slorach EM, Sternlicht MD, Werb Z. GATA–3 maintains the differentiation of the luminal cell fate in the mammary gland. Cell. 2006;127(5):1041–55.
[177] Chapman RS, Lourenco PC, Tonner E, Flint DJ, Selbert S, Takeda K, et al. Suppression of epithelial apoptosis and delayed mammary gland involution in mice with a conditional knockout of Stat3. Genes Dev. 1999;13(19):2604–16 Epub 1999/10/16.
[178] Kritikou EA, Sharkey A, Abell K, Came PJ, Anderson E, Clarkson RW, et al. A dual, non–redundant, role for LIF as a regulator of development and STAT3–mediated cell death in mammary gland. Development. 2003;130(15): 3459–68. Epub 2003/06/18.
[179] Nguyen AV, Pollard JW. Transforming growth factor beta3 induces cell death during the first stage of mammary gland involution. Development. 2000;127(14):3107–18. Epub 2000/06/23.
[180] Tiffen PG, Omidvar N, Marquez–Almuina N, Croston D, Watson CJ, Clarkson RW. A dual role for oncostatin M signaling in the differentiation and death of mammary epithelial cells in vivo. Molecular endocrinology. 2008; 22(12):2677–88. Epub 2008/10/18.
[181] Honda K, Kazumi N, Murata T, Higuchi T. Prolactin releasing peptides modulate background firing rate and milk–ejection related burst of oxytocin cells in the supraoptic nucleus. Brain Res Bull. 2004;63:315–9.
[182] Bussolati G, Cassoni P, Ghisolfi G, Negro F, Sapino A. Immunolocalization and gene expression of oxytocin receptors in carcinomas and non–neoplastic tissues of the breast. Am J Pathol. 1996;148(6):1895–903.

[183] Reversi A, Cassoni P, Chini B. Oxytocin receptor signaling in myoepithelial and cancer cells. J Mammary Gland Biol Neoplasia. 2005;10(3):221–9.
[184] Labrie F. Dehydroepiandrosterone, androgens and the mammary gland. Gynecol Endocrinol. 2006;22(3):118–30.
[185] Wilson CL, Sims AH, Howell A, Miller CJ, Clarke RB. Effects of oestrogen on gene expression in epithelium and stroma of normal human breast tissue. Endocr Relat Cancer. 2006;13(2):617–28.
[186] Woodward TL, Xie JW, Haslam SZ. The role of mammary stroma in modulating the proliferative response to ovarian hormones in the normal mammary gland. J Mammary Gland Biol Neoplasia. 1998;3(2):117–31.
[187] Lamarca HL, Rosen JM. Estrogen regulation of mammary gland development and breast cancer: amphiregulin takes center stage. Breast Cancer Res. 2007;9(4):304.
[188] Zhang HZ, Bennett JM, Smith KT, Sunil N, Haslam SZ. Estrogen mediates mammary epithelial cell proliferation in serum–free culture indirectly via mammary stroma–derived hepatocyte growth factor. Endocrinology. 2002;143(9):3427–34.
[189] Soriano JV, Pepper MS, Orci L, Montesano R. Roles of hepatocyte growth factor/scatter factor and transforming growth factor–beta1 in mammary gland ductal morpho-genesis. J Mammary Gland Biol Neoplasia. 1998; 3(2): 133–50.
[190] Pollard JW. Tumour–stromal interactions. Transforming growth factor–beta isoforms and hepatocyte growth factor/scatter factor in mammary gland ductal morphogenesis. Breast Cancer Res. 2001;3(4):230–7.
[191] Kamalati T, Niranjan B, Yant J, Buluwela L. HGF/SF in mammary epithelial growth and morphogenesis: in vitro and in vivo models. J Mammary Gland Biol Neoplasia. 1999;4(1):69–77.
[192] Cohen S. EGF and its receptor: historical perspective. Introduction. J Mammary Gland Biol Neoplasia. 1997; 2(2):93–6.
[193] Wiesen JF, Young P, Werb Z, Cunha GR. Signaling through the stromal epidermal growth factor receptor is necessary for mammary ductal development. Development. 1999;126(2):335–44.
[194] Osin PP, Anbazhagan R, Bartkova J, Nathan B, Gusterson BA. Breast development gives insights into breast disease. Histopathology. 1998;33(3):275–83.
[195] Ruan W, Kleinberg DL. Insulin–like growth factor I is essential for terminal end bud formation and ductal morphogenesis during mammary development. Endocrinology. 1999;140(11):5075–81.
[196] Wood TL, Yee D. Introduction: IGFs and IGFBPs in the normal mammary gland and in breast cancer. J Mammary Gland Biol Neoplasia. 2000;5(1):1–5.
[197] Ahmad T, Farnie G, Bundred NJ, Anderson NG. The mitogenic action of insulin–like growth factor I in normal human mammary epithelial cells requires the epidermal growth factor receptor tyrosine kinase. J Biol Chem. 2004;279(3):1713–9.
[198] Wang W,Morrison B, Galbaugh T, Jose CC, Kenney N, Cutler ML. Glucocorticoid induced expression of connective tissue growth factor contributes to lactogenic differentiation of mouse mammary epithelial cells. J Cell Physiol. 2008;214(1):38–46.
[199] Jiang WG, Watkins G, Fodstad O, Douglas–Jones A, Mokbel K, Mansel RE. Differential expression of the CCN family members Cyr61, CTGF and Nov in human breast cancer. Endocr Relat Cancer. 2004;11(4):781–91.
[200] Anbazhagan R, Gusterson BA. Prenatal factors may influence predisposition to breast cancer. Eur J Cancer. 1994;30A(1):1–3.
[201] Hilakivi–Clarke L, de Assis S. Fetal origins of breast cancer. Trends Endocrinol Metab: TEM. 2006;17(9):340–8.
[202] Trichopoulos D, Lagiou P, Adami HO. Towards an integrated model for breast cancer etiology: the crucial role of the number of mammary tissue–specific stem cells. Breast Cancer Res. 2005;7(1):13–7.
[203] Hens JR, Wysolmerski JJ. Key stages of mammary gland development: molecular mechanisms involved in the formation of the embryonic mammary gland. Breast Cancer Res. 2005;7 (5):220–4.
[204] Jolicoeur F. Intrauterine breast development and the mammary myoepithelial lineage. J Mammary Gland Biol Neoplasia. 2005;10(3):199–210.
[205] Arey L. Developmental anatomy: a textbook adn laboratory manual of embryology. Revised 7th ed. Philadelphia: W. B. Saunders; 1974.
[206] Russo J, Russo IH. Mammary gland development. In: Knobil E, Neill, JD, editors. Encyclopedia of reproduction; 1999.
[207] Sadler TW. Langman's medical embryolgy. 9th ed. Baltimore: Lippincott Williams & Wilkins; 2003.
[208] Robinson GW, Karpf AB, Kratochwil K. Regulation of mammary gland development by tissue interaction. J Mammary Gland Biol Neoplasia. 1999;4(1):9–19.
[209] Anbazhagan R, Osin PP, Bartkova J, Nathan B, Lane EB, Gusterson BA. The development of epithelial phenotypes in the human fetal and infant breast. J Pathol. 1998;184(2): 197–206.
[210] Hovey RC, Trott JF, Vonderhaar BK. Establishing a framework for the functional mammary gland: from endocrinology to morphology. J Mammary Gland Biol Neoplasia. 2002;7(1):17–38.
[211] Tobon H, Slazar H. Ultrastructure of the human mammary gland. I. Development of the fetal gland throughout gestation. J Clin Endocrinol Metab. 1974;39(3):443–56.
[212] Kratochwil K, Schwartz P. Tissue interaction in androgen response of embryonic mammary rudiment of mouse: identification of target tissue for testosterone. Proc Natl Acad Sci USA. 1976;73(11):4041–4.
[213] Turner CW. The anatomy of the mammary gland in cattle. II. Fetal development. Missouri Agric Exp Sta Res Bull. 1930;160:5–39.
[214] Bocchinfuso WP, Lindzey JK, Hewitt SC, Clark JA, Myers PH, Cooper R, et al. Induction of mammary gland development in estrogen receptor–alpha knockout mice. Endocrinology. 2000;141(8):2982–94.
[215] Aubert MJ, Grumbach MM, Kaplan SL. The ontogenesis of human fetal hormones. III. Prolactin. J Clin Investig. 1975;56(1):155–64.
[216] Keeling JW, Ozer E, King G, Walker F. Oestrogen receptor alpha in female fetal, infant, and child mammary tissue. J Pathol. 2000;191(4):449–51.
[217] Naccarato AG, Viacava P, Vignati S, Fanelli G, Bonadio AG, Montruccoli G, et al. Bio–morphological events in the development of the human female mammary gland from fetal age to puberty. Virchows Arch. 2000;436(5):431–8.

[218] Nathan B, Anbazhagan R, Clarkson P, Bartkova J. Expression of BCL-2 in the developing human fetal and infant breast. Histopathology. 1994;24:73–6.
[219] Magdinier F, Dalla Venezia N, Lenoir GM, Frappart L, Dante R. BRCA1 expression during prenatal development of the human mammary gland. Oncogene. 1999;18(27):4039–43.
[220] Casey TM, Mulvey TM, Patnode TA, Dean A, Zakrzewska E, Plaut K. Mammary epithelial cells treated concurrently with TGF-alpha and TGF-beta exhibit enhanced proliferation and death. Exp Biol Med. 2007;232(8):1027–40.
[221] Stull MA, Rowzee AM, Loladze AV, Wood TL. Growth factor regulation of cell cycle progression in mammary epithelial cells. J Mammary Gland Biol Neoplasia. 2004;9(1):15–26.
[222] Streuli CH, Schmidhauser C, Kobrin M, Bissell MJ, Derynck R. Extracellular matrix regulates expression of the TGF-beta 1 gene. J Cell Biol. 1993;120(1):253–60.
[223] Chammas R, Taverna D, Cella N, Santos C, Hynes NE. Laminin and tenascin assembly and expression regulate HC11 mouse mammary cell differentiation. J Cell Sci. 1994;107(Pt 4):1031–40.
[224] Dunbar ME, Wysolmerski JJ. The role of parathyroid hormonerelated protein (PTHrP) in mammary development, lactation, and breast cancer. 1996; Available from: http://mammary.nih.gov/reviews/development/Wyso1001/slides/introduction.html.
[225] McKiernan J, Coyne J, Cahalane S. Histology of breast development in early life. Arch Dis Child. 1988;63(2):136–9.
[226] McKiernan JF, Hull D. Breast development in the newborn. Arch Dis Child. 1981;56:525–9.
[227] Russo J, Russo IH. Toward a physiological approach to breast cancer prevention. Cancer Epidemiol Biomark Prev. 1994;3(4):353–64.
[228] Russo J, Russ IH. Development of the human mammary gland. In: Neville MD, Daniel C, editors. The mammary gland: development, regulation and function. New York: Plenum Press; 1987.
[229] McKiernan JF, Hull D. Prolactin, maternal oestrogens, and breast development in the newborn. Arch Dis Child. 1981;56(10):770–4.
[230] Schmidt IM, Chellarkooty M, Haavisto A, Boisen KA, Damgaard IN, Steendahl U, et al. Gender difference in breast tissue size in infancy: correlation with serum estradiol. Pediatr Res. 2002;52(5):682–6.
[231] Pierce DF Jr, Johnson MD, Matsui Y, Robinson SD, Gold LI, Purchio AF, et al. Inhibition of mammary duct development but not alveolar outgrowth during pregnancy in transgenic mice expressing active TGF-beta 1. Genes Dev. 1993;7(12A):2308–17.
[232] Russo I, Medado J, Russo J. Endocrine influences on the mammary gland. In: Jones T, Mohr U, Hunt E, editors. Integument and mammary glands. Berlin: Springer; 1989.
[233] Humphreys RC. Programmed cell death in the terminal endbud. J Mammary Gland Biol Neoplasia. 1999;4(2):213–20.
[234] Humphreys RC, Krajewska M, Krnacik S, Jaeger R, Weiher H, Krajewski S, et al. Apoptosis in the terminal endbud of the murine mammary gland: a mechanism of ductal morphogenesis. Development. 1996;122(12):4013–22.
[235] Britt K, Ashworth A, Smalley M. Pregnancy and the risk of breast cancer. Endocr Relat Cancer. 2007;14(4):907–33.
[236] Williams JM, Daniel CW. Mammary ductal elongation: differentiation of myoepithelium and basal lamina during branching morphogenesis. Dev Biol. 1983;97(2):274–90.
[237] Topper YJ, Freeman CS. Multiple hormone interactions in the developmental biology of the mammary gland. Physiol Rev. 1980;60(4):1049–106.
[238] Anderson E, Clarke RB, Howell A. Estrogen responsiveness and control of normal human breast proliferation. J Mammary Gland Biol Neoplasia. 1998;3(1):23–35.
[239] Laurence DJ, Monaghan P, Gusterson BA. The development of the normal human breast. Oxf Rev Reprod Biol. 1991;13:149–74.
[240] Russo J, Hu YF, Silva ID, Russo IH. Cancer risk related to mammary gland structure and development. Microsc Res Tech. 2001;52(2):204–23.
[241] Feldman M, Ruan W, Cunningham BC, Wells JA, Kleinberg DL. Evidence that the growth hormone receptor mediates differentiation and development of the mammary gland. Endocrinology. 1993;133(4):1602–8.
[242] Marshman E, Streuli CH. Insulin-like growth factors and insulin-like growth factor binding proteins in mammary gland function. Breast Cancer Res. 2002;4(6):231–9.
[243] Howlin J, McBryan J, Martin F. Pubertal mammary gland development: insights from mouse models. J Mammary Gland Biol Neoplasia. 2006;11(3–4):283–97.
[244] Going JJ, Anderson TJ, Battersby S, MacIntyre CC. Proliferative and secretory activity in human breast during natural and artificial menstrual cycles. Am J Pathol. 1988;130(1):193–204.
[245] Ramakrishnan R, Khan SA, Badve S. Morphological changes in breast tissue with menstrual cycle. Mod Pathol. 2002;15(12):1348–56.
[246] Navarrete MA, Maier CM, Falzoni R, Quadros LG, Lima GR, Baracat EC, et al. Assessment of the proliferative, apoptotic and cellular renovation indices of the human mammary epithelium during the follicular and luteal phases of the menstrual cycle. Breast Cancer Res. 2005;7(3):R306–13.
[247] Andres AC, Strange R. Apoptosis in the estrous and menstrual cycles. J Mammary Gland Biol Neoplasia. 1999;4(2):221–8.
[248] Fanager H, Ree HJ. Cyclic changes of human mammary gland epithelium inrelation to the menstrual cycle–an ultrastructural study. Cancer. 1974;34:574–85.
[249] Ferguson JE, Schor AM, Howell A, Ferguson MW. Changes in the extracellular matrix of the normal human breast during the menstrual cycle. Cell Tissue Res. 1992;268(1):167–77.
[250] McCarty KS Jr, Sasso R, Budwit D, Georgiade GS, Seigler HF. Immunoglobulin localization in the normal humanmammary gland: variationwith themenstrual cycle.AmJ Pathol. 1982;107(3):322–6.
[251] Kass R, Mancino AT, Rosenbloom A L, Klimberg VS, Bland KI. Breast physiology: normal and abnormal development and function. In: Bland KI, Copeland III EM, editors. The breast: comprehensive management of benign and malignant disorders. 3rd ed. St. Louis, Missouri: Saunders; 2004.
[252] Silva JS, Georgiade GS, Dilley WG, McCarty KS Sr, Wells SA Jr, McCarty KS Jr. Menstrual cycle-dependent variations

of breast cyst fluid proteins and sex steroid receptors in the normal human breast. Cancer. 1983;51(7):1297–302.
[253] Fabris G, Marchetti E, Marzola A, Bagni A, Guerzoli P, Nenci I. Pathophysiology of estrogen receptors in mammary tissue by monoclonal antibodies. J Steroid Biochem. 1987;27:171–6.
[254] Dabrosin C. Increased extracellular local levels of estradiol in normal breast in vivo during the luteal phase of the menstrual cycle. J Endocrinol. 2005;187(1):103–8.
[255] Gompel A, Martin A, Simon P, Schoevaert D, Plu–Bureau G, Hugol D, et al. Epidermal growth factor receptor and c–erbB–2 expression in normal breast tissue during the menstrual cycle. Breast Cancer Res Treat. 1996;38(2): 227–35.
[256] Nevalainen MT, Xie J, Bubendorf L, Wagner KU, Rui H. Basal activation of transcription factor signal transducer and activator of transcription (Stat5) in nonpregnant mouse and human breast epithelium. Mol Endocrinol. 2002;16(5):1108–24.
[257] Ham AW. Histology. 6th ed. Philadelphia: J.B. Lippincott Company; 1969.
[258] Russell TD, Palmer CA, Orlicky DJ, Fischer A, Rudolph MC, Neville MC, et al. Cytoplasmic lipid droplet accumulation in developing mammary epithelial cells: roles of adipophilin and lipid metabolism. J Lipid Res.2007; 48(7):1463–75.
[259] Piliero SJ, Jacobs MS, Wischnitzer S. Atlas of histology. Philadelphia: J.B. Lippincott Company; 1965.
[260] Medina D. Mammary developmental fate and breast cancer risk. Endocr Relat Cancer. 2005;12(3):483–95.
[261] Balogh GA, Heulings R, Mailo DA, Russo PA, Sheriff F, Russo IH, et al. Genomic signature induced by pregnancy in the human breast. Int J Oncol. 2006;28(2):399–410.
[262] Popnikolov N, Yang J, Liu A, Guzman R, Nandi S. Reconstituted normal human breast in nude mice: effect of host pregnancy environment and human chorionic gonadotropin on proliferation. J Endocrinol. 2001;168(3): 487–96.
[263] Numan M. Maternal behavior. In: Knobil E, Neill JD, editors. The physiology of reproduction. New York: Raven Press; 1994. p. 221–302.
[264] Eliassen AH, Tworoger SS, Hankinson SE. Reproductive factors and family history of breast cancer in relation to plasma prolactin levels in premenopausal and postmenopausal women. Int J Cancer. 2007;120(7):1536–41.
[265] Blakely CM, Stoddard AJ, Belka GK, Dugan KD, Notarfrancesco KL, Moody SE, et al. Hormone–induced protection against mammary tumorigenesis is conserved in multiple rat strains and identifies a core gene expression signature induced by pregnancy. Cancer Res. 2006;66(12): 6421–31.
[266] Russo J, Mailo D, Hu YF, Balogh G, Sheriff F, Russo IH. Breast differentiation and its implication in cancer prevention. Clin Cancer Res. 2005;11(2 Pt 2):931s–6s.
[267] Russo J, Moral R, Balogh GA, Mailo D, Russo IH. The protective role of pregnancy in breast cancer. Breast Cancer Res. 2005;7(3):131–42.
[268] Jackson D, Bresnick J, Dickson C. A role for fibroblast growth factor signaling in the lobuloalveolar development of the mammary gland. J Mammary Gland Biol Neoplasia. 1997;2(4):385–92.
[269] Laud K, Hornez L, Gourdou I, Belair L, Arnold A, Peyrat JP, et al. Expression of BRCA1 gene in ewe mammary epithelial cells during pregnancy: regulation by growth hormone and steroid hormones. Eur J Endocrinol/Eur Fed Endocr Soc. 2001;145(6):763–70.
[270] Furuta S, Jiang X, Gu B, Cheng E, Chen PL, Lee WH. Depletion of BRCA1 impairs differentiation but enhances proliferation of mammary epithelial cells. Proc Natl Acad Sci USA. 2005;102(26):9176–81.
[271] Burkitt HG, Young B, Heathe JW. Wheater's functional histology, a text and coulour atlas. 3rd ed. Edinburgh: Churchill Livingstone; 1993.
[272] Espinosa LA, Daniel BL, Vidarsson L, Zakhour M, Ikeda DM, Herfkens RJ. The lactating breast: contrast–enhanced MR imaging of normal tissue and cancer. Radiology. 2005;237(2):429–36.
[273] Forsyth I. Mammary gland, overview. In: Knobil E, Neill JD, editors. Encyclopedia of reproduction. 1999: Cambridge: Academic Press; 1999. p. 81–8.
[274] Neville MC. Milk secretion: an overview. Denver, CO1998 [updated 199807/31/2007]; Available from: http://mammary.nih. gov/Reviews/lactation/Neville001/index.html.
[275] Itoh M, Bissell MJ. The organization of tight junctions in epithelia: implications for mammary gland biology and breast tumorigenesis. J Mammary Gland Biol Neoplasia. 2003;8(4):449–62.
[276] Young B, Wheater PR. Wheater's functional histology: a text and colour atlas. 5th ed. Oxford: Churchill Livingstone Elsevier; 2006. x, 437p.
[277] Kolb AF. Engineering immunity in the mammary gland. J Mammary Gland Biol Neoplasia. 2002;7(2):123–34.
[278] Uauy R, De Andraca I. Human milk and breast feeding for optimal mental development. J Nutr. 1995;125(8 Suppl): 2278S–80S.
[279] Lawson M. Contemporary aspects of infant feeding. Paediatr Nurs. 2007;19(2):39–46.
[280] Owen CG, Whincup PH, Gilg JA, Cook DG. Effect of breast feeding in infancy on blood pressure in later life: systematic review and meta–analysis. BMJ. 2003;327 (7425):1189–95.
[281] Martin RM, Middleton N, Gunnell D, Owen CG, Smith GD. Breast–feeding and cancer: the Boyd Orr cohort and a systematic review with meta–analysis. J Natl Cancer Inst. 2005;97(19):1446–57.
[282] Frank JW, Newman J. Breast–feeding in a polluted world: uncertain risks, clear benefits. CMAJ. 1993;149(1):33–7.
[283] Rudolph MC, McManaman JL, Phang T, Russell T, Kominsky DJ, Serkova NJ, et al. Metabolic regulation in the lactating mammary gland: a lipid synthesizing machine. Physiol Genomics. 2007;28(3):323–36.
[284] Villalpando S, del Prado M. Interrelation among dietary energy and fat intakes, maternal body fatness, and milk total lipid in humans. J Mammary Gland Biol Neoplasia. 1999;4(3):285–95.
[285] Neville MC. Calcium secretion into milk. J Mammary Gland Biol Neoplasia. 2005;10(2):119–28.
[286] Keenan TS, Franke WW, Mather IH, Morre DJ. Endomembrane composition and function in milk formation. In: Larson BL, editor. Lactation. New York: Academic Press, Inc.; 1978. p. 105.
[287] Linzell JL, Peaker M. Mechanism of milk secretion. Physiol Rev. 1971;51(3):564–97.
[288] Neville MC. The physiological basis of milk secretion.

Ann NY Acad Sci. 1990;586:1–11.
[289] Fleishaker JC, McNamara PJ. In vivo evaluation in the lactating rabbit of a model for xenobiotic distribution into breast milk. J Pharmacol Exp Ther. 1988;244(3):919–24.
[290] Hunziker W, Kraehenbuhl JP. Epithelial transcytosis of immunoglobulins. J Mammary Gland Biol Neoplasia. 1998;3(3):287–302.
[291] Csontos K, Rust M, Hollt V, Mahr W, Kromer W, Teschemacher HJ. Elevated plasma beta–endorphin levels in pregnant women and their neonates. Life Sci. 1979;25(10): 835–44.
[292] Clevenger CV, Plank TL. Prolactin as an autocrine/ paracrine factor in breast tissue. J Mammary Gland Biol Neoplasia. 1997;2(1):59–68.
[293] Mol JA, Lantinga–van Leeuwen I, van Garderen E, Rijnberk A. Progestin–induced mammary growth hormone (GH) production. Adv Exp Med Biol. 2000;480:71–6.
[294] McNeilly AS, Robinson IC, Houston MJ, Howie PW. Release of oxytocin and prolactin in response to suckling. Br Med J. 1983;286(6361):257–9.
[295] Martin RH, Oakey RE. The role of antenatal oestrogen in post–partum human lactogenesis: evidence from oestrogen–deficient pregnancies. Clin Endocrinol. 1982;17(4):403–8.
[296] Daly SE, Kent JC, Owens RA, Hartmann PE. Frequency and degree of milk removal and the short–term control of human milk synthesis. Exp Physiol. 1996;81(5):861–75.
[297] Hadsell D, George J, Torres D. The declining phase of lactation:peripheral or central, programmed or pathological? J Mammary Gland Biol Neoplasia. 2007;12(1):59–70.
[298] Itahana Y, Piens M, Sumida T, Fong S, Muschler J, Desprez PY. Regulation of clusterin expression in mammary epithelial cells. Exp Cell Res. 2007;313(5):943–51.
[299] Mennella JA, Pepino MY, Teff KL. Acute alcohol consumption disrupts the hormonal milieu of lactating women. J Clin Endocrinol Metab. 2005;90(4):1979–85.
[300] Butte NF, Hopkinson JM. Body composition changes during lactation are highly variable among women. J Nutr. 1998;128(2 Suppl):381S–5S.
[301] Ganong W. Review of medical physiology. 22nd ed: New York: Lange; 2005.
[302] Dewey KG. Effects of maternal caloric restriction and exercise during lactation. J Nutr. 1998;128(2 Suppl):386S–9S.
[303] Wysolmerski J. Calcium handling by the lactating breast and its relationship to calcium–related complications of breast cancer. J Mammary Gland Biol Neoplasia. 2005; 10(2):101–3.
[304] Kovacs CS. Calcium and bone metabolism during pregnancy and lactation. J Mammary Gland Biol Neoplasia. 2005;10(2):105–18.
[305] Wilde CJ, Knight CH, Flint DJ. Control of milk secretion and apoptosis during mammary involution. J Mammary Gland Biol Neoplasia. 1999;4(2):129–36.
[306] Talhouk RS, Bissell MJ, Werb Z. Coordinated expression of extracellular matrix–degrading proteinases and their inhibitors regulates mammary epithelial function during involution. J Cell Biol. 1992;118(5):1271–82.
[307] Marti A, Lazar H, Ritter P, Jaggi R. Transcription factor activities and gene expression during mouse mammary gland involution. J Mammary Gland Biol Neoplasia. 1999;4(2):145–52.
[308] Stein T, Salomonis N, Gusterson BA. Mammary gland involution as a multi–step process. J Mammary Gland Biol Neoplasia. 2007;12(1):25–35.
[309] Watson CJ, Kreuzaler PA. Remodeling mechanisms of the mammary gland during involution. Int J Dev Biol. 2011;55(7–9):757–62 Epub 2011/12/14.
[310] Jaggi R. Morphological changes during programmed cell death (PCD) in the involuting mouse mammary gland. 1996; Available from: http://mammary.nih.gov/reviews/development/Jaggi001/index.html.
[311] Baxter FO, Neoh K, Tevendale MC. The beginning of the end: death signaling in early involution. J Mammary Gland Biol Neoplasia. 2007;12(1):3–13.
[312] Thorburn A. Apoptosis and autophagy: regulatory connections between two supposedly different processes. Apoptosis. 2007; online first.
[313] Atabai K, Sheppard D, Werb Z. Roles of the innate immune system in mammary gland remodeling during involution. J Mammary Gland Biol Neoplasia. 2007;12(1):37–45.
[314] Fadok VA. Clearance: the last and often forgotten stage of apoptosis. J Mammary Gland Biol Neoplasia. 1999;4(2): 203–11.
[315] Watson CJ. Involution: apoptosis and tissue remodelling that convert the mammary gland from milk factory to a quiescent organ. Breast Cancer Res. 2006;8(2):203.
[316] Streuli CH, Gilmore AP. Adhesion–mediated signaling in the regulation of mammary epithelial cell survival. J Mammary Gland Biol Neoplasia. 1999;4(2):183–91.
[317] Martinez–Hernandez A, Fink LM, Pierce GB. Removal of basement membrane in the involuting breast. Lab Invest; a journal of technical methods and pathology. 1976;34(5): 455–62.
[318] Simpson HW, McArdle CS, George WD, Griffiths K, Turkes A, Pauson AW. Pregnancy postponement and childlessness leads to chronic hypervascularity of the breasts and cancer risk. Br J Cancer. 2002;87(11):1246–52.
[319] Flint DJ, Tonner E, Allan GJ. Insulin–like growth factor binding proteins: IGF–dependent and –independent effects in the mammary gland. J Mammary Gland Biol Neoplasia. 2000;5(1):65–73.
[320] Lochrie JD, Phillips K, Tonner E, Flint DJ, Allan GJ, Price NC, et al. Insulin–like growth factor binding protein (IGFBP)–5 is upregulated during both differentiation and apoptosis in primary cultures of mouse mammary epithelial cells. J Cell Physiol. 2006;207(2):471–9.
[321] Mikkola ML, Millar SE. The mammary bud as a skin appendage: unique and shared aspects of development. J Mammary Gland Biol Neoplasia. 2006;11(3–4):187–203.
[322] Dillon C, Spencer–Dene B, Dickson C. A crucial role for fibroblast growth factor signaling in embryonic mammary gland development. J Mammary Gland Biol Neoplasia. 2004;9(2):207–15.
[323] Watson CJ, Burdon TG. Prolactin signal transduction mechanisms in the mammary gland: the role of the Jak/ Stat pathway. Rev Reprod. 1996;1(1):1–5.
[324] Hu X, Juneja SC, Maihle NJ, Cleary MP. Leptin–a growth factor in normal and malignant breast cells and for normal mammary gland development. J Natl Cancer Inst. 2002;94(22):1704–11.
[325] Dontu G, Jackson KW, McNicholas E, Kawamura MJ, Abdallah WM, Wicha MS. Role of Notch signaling in cell–fate determination of human mammary stem/ progenitor cells. Breast Cancer Res. 2004;6(6):R605–15.
[326] Dontu G, Wicha MS. Survival of mammary stem cells in

suspension culture: implications for stem cell biology and neoplasia. J Mammary Gland Biol Neoplasia. 2005;10(1): 75–86.

[327] Rowley M, Grothey E, Couch FJ. The role of Tbx2 and Tbx3 in mammary development and tumorigenesis. J Mammary Gland Biol Neoplasia. 2004;9(2):109–18.

[328] Lewis MT, Veltmaat JM. Next stop, the twilight zone: hedgehog network regulation of mammary gland development. J Mammary Gland Biol Neoplasia. 2004;9(2):165–81.

[329] Hatsell S, Frost AR. Hedgehog signaling in mammary gland development and breast cancer. J Mammary Gland Biol Neoplasia. 2007;12(2–3):163–73.

[330] Groner B. Transcription factor regulation in mammary epithelial cells. Domest Anim Endocrinol. 2002;23(1–2): 25–32.

[331] Zhou J, Chehab R, Tkalcevic J, Naylor MJ, Harris J, Wilson TJ, et al. Elf5 is essential for early embryogenesis and mammary gland development during pregnancy and lactation. EMBO J. 2005;24(3):635–44.

[332] Puppin C, Puglisi F, Pellizzari L, Manfioletti G, Pestrin M, Pandolfi M, et al. HEX expression and localization in normal mammary gland and breast carcinoma. BMC Cancer. 2006;6:192.

[333] van Genderen C, Okamura RM, Farinas I, Quo RG, Parslow TG, Bruhn L, et al. Development of several organs that require inductive epithelial–mesenchymal interactions is impaired in LEF–1–deficient mice. Genes Dev. 1994;8(22):2691–703 Epub 1994/11/15.

[334] Davenport TG, Jerome–Majewska LA, Papaioannou VE. Mammary gland, limb and yolk sac defects in mice lacking Tbx3, the gene mutated in human ulnar mammary syndrome. Development. 2003;130(10):2263–73. Epub 2003/04/02.

[335] Satokata I, Ma L, Ohshima H, Bei M, Woo I, Nishizawa K, et al. Msx2 deficiency in mice causes pleiotropic defects in bone growth and ectodermal organ formation. Nat Genet. 2000;24(4):391–5 Epub 2000/03/31.

[336] Dunbar ME, Wysolmerski JJ. Parathyroid hormone–related protein: a developmental regulatory molecule necessary for mammary gland development. J Mammary Gland Biol Neoplasia. 1999;4(1):21–34 Epub 1999/04/29.

[337] Kim H, Laing M, Muller W. c–Src–null mice exhibit defects in normal mammary gland development and ERalpha signaling. Oncogene. 2005;24(36):5629–36 Epub 2005/07/12.

[338] Lydon JP, DeMayo FJ, Funk CR, Mani SK, Hughes AR, Montgomery CA Jr, et al. Mice lacking progesterone receptor exhibit pleiotropic reproductive abnormalities. Genes Dev. 1995;9(18):2266–78 Epub 1995/09/15.

[339] Horseman ND, Zhao W, Montecino–Rodriguez E, Tanaka M, Nakashima K, Engle SJ, et al. Defective mammopoiesis, but normal hematopoiesis, in mice with a targeted disruption of the prolactin gene. EMBO J. 1997; 16(23):6926–35 Epub 1998/01/31.

[340] Liu X, Robinson GW, Wagner KU, Garrett L, Wynshaw–Boris A, Hennighausen L. Stat5a is mandatory for adult mammary gland development and lactogenesis. Genes Dev. 1997;11(2):179–86 Epub 1997/01/15.

[341] Wagner KU, Krempler A, Triplett AA, Qi Y, George NM, Zhu J, et al. Impaired alveologenesis and maintenance of secretory mammary epithelial cells in Jak2 conditional knockout mice. Mol Cell Biol. 2004;24(12):5510–20 Epub 2004/06/01.

[342] Stinnakre MG, Vilotte JL, Soulier S, Mercier JC. Creation and phenotypic analysis of alpha–lactalbumin–deficient mice. Proc Natl Acad Sci USA. 1994;91(14):6544–8 Epub 1994/07/05.

[343] Triplett AA, Sakamoto K, Matulka LA, Shen L, Smith GH, Wagner KU. Expression of the whey acidic protein (Wap) is necessary for adequate nourishment of the offspring but not functional differentiation of mammary epithelial cells. Genesis. 2005;43(1):1–11 Epub 2005/08/18.

[344] Wagner KU, Young WS 3rd, Liu X, Ginns EI, Li M, Furth PA, et al. Oxytocin and milk removal are required for post–partum mammary–gland development. Genes Funct. 1997;1(4):233–44 Epub 1998/07/25.

[345] Pollard JW, Hennighausen L. Colony stimulating factor 1 is required for mammary gland development during pregnancy. Proc Natl Acad Sci USA. 1994;91(20):9312–6 Epub 1994/09/27.

[346] Fantl V, Stamp G, Andrews A, Rosewell I, Dickson C. Mice lacking cyclin D1 are small and show defects in eye and mammary gland development. Genes Dev. 1995;9(19): 2364–72 Epub 1995/10/01.

第 2 章
乳腺的先天性发育异常
Congenital and Developmental Abnormalities of the Breast

Kristin Baumann，Telja Pursche 著
余 兰 译

一、胚胎学

出生前乳腺的发育主要包括两个阶段：原始乳腺芽的形成和初始乳腺的发育 [1]。在胚胎发育起始阶段，腺体的形成方式是一致的，不依赖于性别。胚胎发育的头 3 个月是激素非依赖性的 [2, 3]，而在第二、三个月，调节因素在发育中发挥重要作用 [4]。

在妊娠的 4 ～ 6 周，外胚层腹侧的一对上皮形成了两个嵴，称为乳腺嵴或乳线。乳腺嵴在胎儿腋窝和腹股沟之间延续，除胸部的其他区域迅速退化。初生芽是由胸壁的间质形成的。多个次生芽从这里长出并发育成输乳管及其分支。乳腺的纤维间质和脂肪由周围的间质发育而来。小导管和腺泡是从乳腺导管发展而来。

从妊娠第 2 ～ 3 个月开始，不同的间充质细胞形成了乳头乳晕复合体（nipple–areolar complex，NAC）。毛囊和汗腺分化到 20 ～ 30 周，在胎盘性激素的诱导下，有分支的上皮组织管腔出现了。在 32 ～ 40 周不同的间充质分化成腺泡和小叶结构。上皮内陷成浅表的乳腺凹，形成 NAC，乳腺导管开口于此。到 34 周时，乳腺芽变得很明显，36 周时大约长 3mm，40 周时长 4 ～ 10mm。

大多数探索乳腺发育的文献认同乳腺发育第二阶段止于初始小叶结构或乳芽 [1, 5, 6]。与此相反，一些人认为出生时找不到任何乳腺小叶的证据，仅有导管结构和周围的间质 [7]。

二、乳腺的早期发育

新生儿时期，乳腺的组织数量有一定的差异，但是没有显著性别差异 [8]。产后 4 ～ 7d 产褥期新生儿可能表现为单侧或双侧乳腺增大和（或）在母体雌激素的影响下有短暂的乳汁分泌，也称为婴乳 [9]。

出生后不久，下方的中胚层增生伴随乳晕色素沉着增加并外翻形成乳头 [10]。直到青春期，乳腺仍

然处于静止期，没有性别差异。

青春期前，单侧或双侧乳腺结节性增生很常见，但是没有性别区别，高达 90% 的新生儿有明显的乳腺组织，在数月内会自动消退 [11]。大多数婴儿的乳腺肿瘤是良性的。由于恶性肿瘤的发病率很低，因此临床推荐随访观察 [12]。

考虑到青春期前进行乳腺活检可能导致乳腺发育不可逆的中断 [13]，因此，这个时期要限制使用活检。

三、乳腺发育

女性生理性的乳房发育称为乳腺发育，一般发生在 8 岁时，是雌二醇水平升高的结果。雌激素刺激导管生长和分支形成，而孕激素影响小叶和腺泡的发育。睾酮和二氢睾酮等雄激素抑制乳腺发育 [11]。催乳素对腺泡芽有刺激作用。结缔组织体积和弹性增加，血管和脂肪的堆积导致了乳腺进行性增大。

乳腺增大一般持续到 25 岁。要考虑到包括肿瘤和畸形在内的干预选择。必须指出的是，在乳腺发育完全前，任何发生在乳腺的创伤包括（医源性干预）都可能导致其发育障碍。

四、乳腺的解剖

人类的乳腺位于前胸壁胸大肌上方，垂直方向位于第 2 至第 6 肋间，水平方向两侧达胸骨外缘和腋中线。

乳腺组织由腺体、脂肪组织、血管、淋巴管和神经组成。乳腺表面由悬吊的纤维韧带附着，称 Cooper 韧带。这些韧带从浅筋膜穿过乳腺到覆盖于胸大肌表面的深筋膜。女性乳腺覆盖的范围变异很大，从中线到接近腋中线。基于胚胎发育，大部分的腺体位于乳腺的外上象限。乳腺特征性的表现为有椭圆形基底的半球形。

乳腺由导管和小叶构成，导管和小叶围绕开口于乳头的乳头乳晕复合体呈放射状分布。

功能上，小叶产生乳汁，导管输送乳汁。解剖上，每个腺叶由 20 ～ 40 个小叶组成，每个小叶包含 10 ～ 100 个腺泡。在泌乳期，乳汁聚集在所谓的输乳窦，它代表每个输乳管的输出部分。乳腺间质由结缔组织构成，包括淋巴管、血管和脂肪。

乳腺的血供主要来自内乳动脉和胸外侧动脉，胸外侧动脉来自肋间动脉的侧支、前皮支和皮下血管。静脉回流主要引入腋静脉，然后进一步流入胸间、胸侧和肋间静脉。

乳腺的淋巴液引流到区域淋巴结，包括腋窝、锁骨上、锁骨下淋巴结和内乳淋巴结链，该组淋巴结是位于胸骨旁的胸内淋巴结。

乳腺及其皮肤表面的神经支配主要由第 4 肋间神经执行。

五、青春期前乳腺发育

青春期前乳腺发育的定义是没有其他性成熟标志时，单侧或双侧的未成熟乳腺组织发育。大多数青春期前乳腺发育发生在 6 个月至 2 岁之间 [14]。大多数女孩则在青春期阶段经历正常的乳腺发育。大约 18% 的女孩经历了青春期前乳腺发育，首发症状为中枢性性早熟 [15]。推荐每 6 个月进行连续的临床观察以便与其他诊断鉴别。

用超敏生物分析法发现，与对照组相比，青春期前乳腺发育的女孩雌激素水平较高 [16]。

青春期前乳腺发育的病因是多因素的。已经证明的有内分泌干扰物、遗传因素和营养因素。一些有过大的或者波动性的乳腺发育的女孩存在编码 G 激动蛋白 α 亚基的 GNAS 基因激活突变（Gsα）[16, 17]。

典型的良性特发性乳腺增生是自限性的，不需要治疗。如果怀疑性早熟，强烈推荐转诊到儿科内分泌专家处。

六、副乳腺：多乳房畸形 / 多乳头畸形

基于胚胎发育，副乳腺可以发生在前胚胎乳线的范围（图 2-1）。大部分病例是散发的，人群中平均发病率在 0.22% ～ 6%，女性比男性发生率高 [18]。

多乳头畸形是最常见的副乳腺形式，很难与多乳房畸形区分开。

多乳头畸形描述的是存在额外的乳头或 NAC。男性和女性都可发生，在胚胎腋窝和腹股沟之间的乳线的任何区域都能发生。有些散发病例同时伴有肾盂异常 [18, 19]。有报道称，高血压和传导或节律异

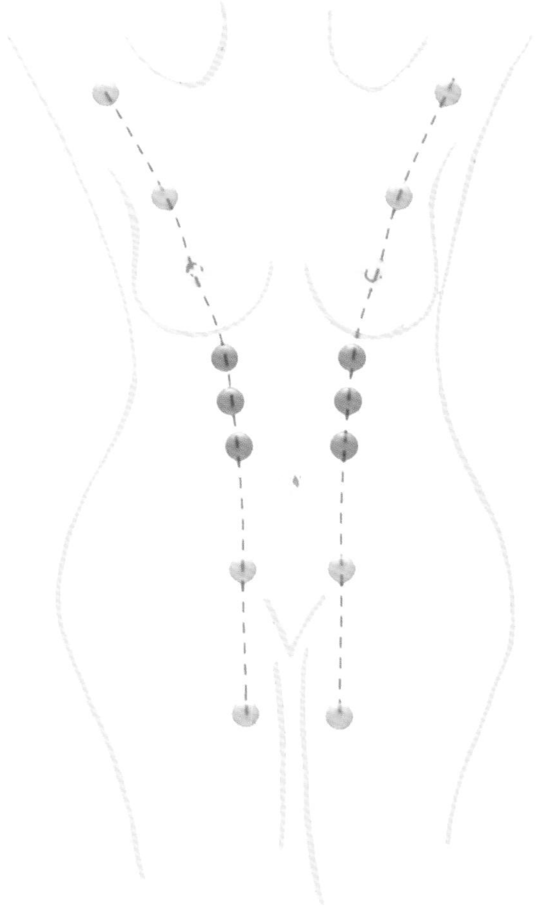

▶ **图 2-1　前胚胎乳线示意图**
副乳腺组织可能发生的部位

常为代表的心血管问题与多乳头畸形相关[19]。患者会因为美观或不适而要求手术。

多乳房畸形描述的是沿着前乳线分布的多余乳腺，伴有或不伴有乳头或乳晕。腋窝是异位乳腺组织最常见的发生部位[19]（图 2–2）；异位乳腺组织罕见的发病部位有面部、颈部、躯干、外阴和下肢[18]。

月经期或妊娠期经常会有症状，表现为乳腺组织变软、增大或泌乳。手术切除的原因包括疼痛引起的不适、乳汁分泌[19]，或者纯粹为了美观。

七、乳腺发育不良

女性乳腺通常不一样大，尤其是在发育过程中，具体原因不明。统计数据显示左乳通常更大[20]。依据潜在的发育障碍不同，乳腺发育不良可以分为几种形式[21]。各种不同的发育不良形式如下。

（一）乳腺发育不良

发育不良可单侧或双侧发生，单侧发生时会导致体型的不对称。在某些病例，这与复杂的发育综合征相关，例如 Poland 综合征，本文将在后面进行描述。

除了先天性的原因，还有各种各样的后天原因导致乳腺发育不良，如激素紊乱或肿瘤。医源性原因，包括药物、手术，辐射和创伤也可导致发育不良[22, 23]。

乳腺发育不良可导致不同程度的身体不适和心理负担，尤其在青春期。

明确手术干预的最佳时机对医生来说是个巨大挑战。青春期少女希望早点调整，但是必须考虑到术后不对称生长的风险，这可能需要额外的手术并增加发病风险。

许多外科医生建议延期治疗，直到乳腺发育完成或待患者至少呈现稳定的成人体重和乳腺体积一年[24, 25]。

一般而言，单侧乳腺发育不良的治疗主要为对发育不良乳腺进行隆胸手术，这是乳房重建领域的一大挑战。自体或异源的移植技术分 1 ～ 2 个阶段，包括覆盖皮肤的前期扩张，要小心权衡。自体重建远期疗效更好，但是手术时间更长，需要的供体部位较多（图 2–3 至图 2–6）。

▶ 图 2–2　伴有腋窝副乳腺的多乳腺畸形妇女

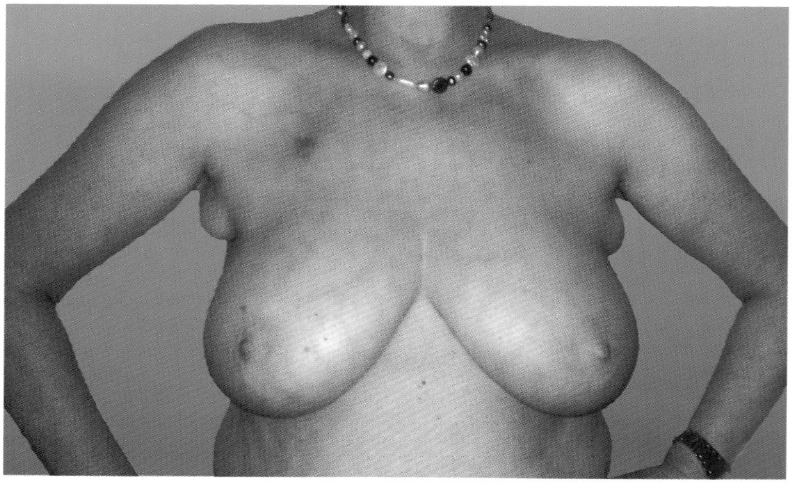

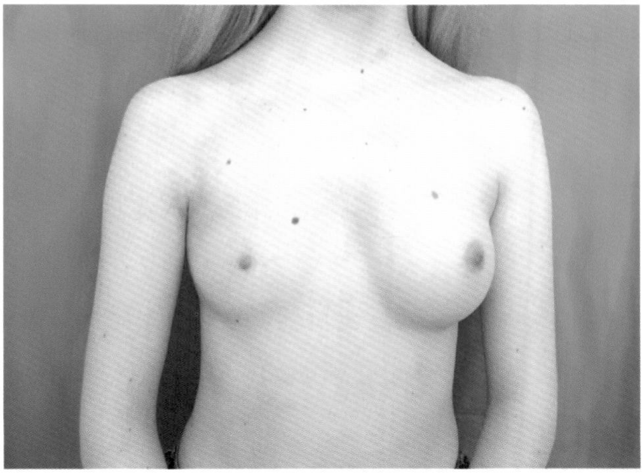

▲ 图 2-3　乳腺正面观
这名年轻女性右侧乳腺明显偏小

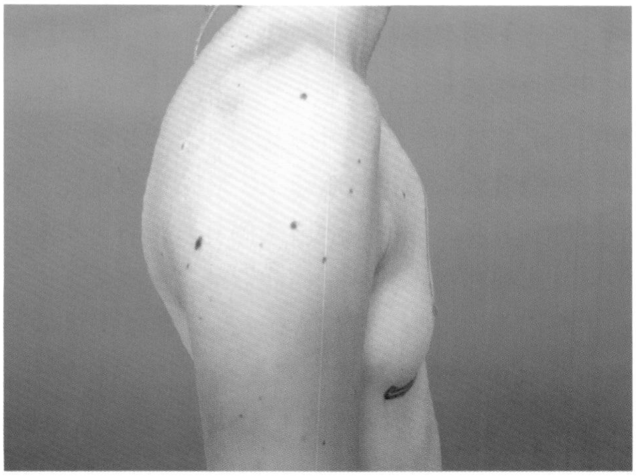

▲ 图 2-4　乳腺右侧面观
这名年轻女性右侧乳腺明显偏小

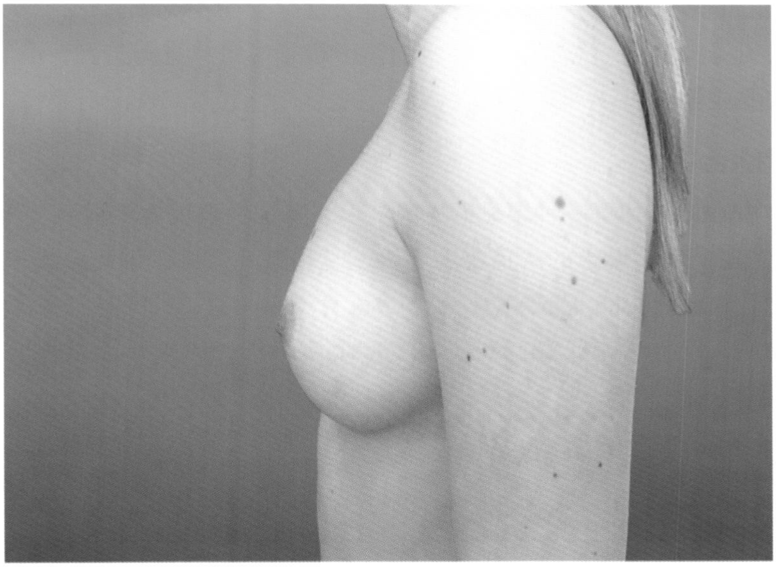

▲ 图 2-5　乳腺左侧面观
这名年轻女性右侧乳腺明显偏小

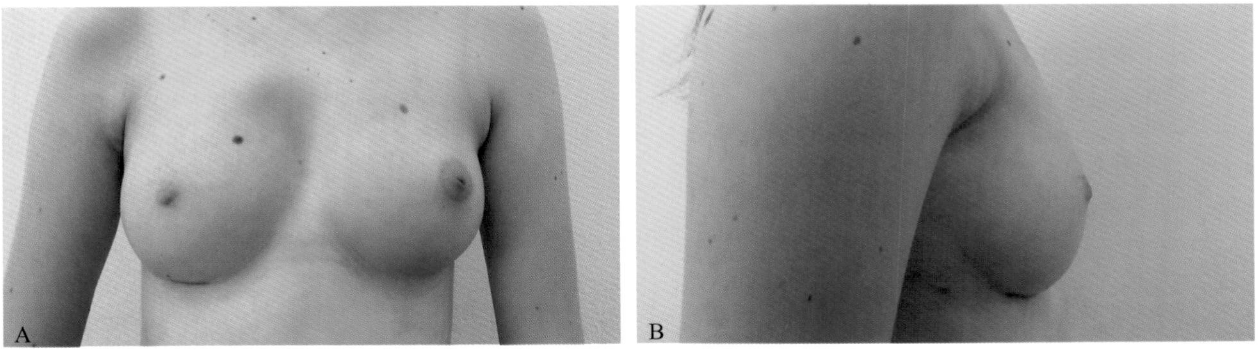

▲ 图 2-6　术前术后乳腺对比图
A. 这名年轻女性右侧乳腺明显偏小；B. 右侧乳腺隆胸术后效果

（二）乳腺缺如 / 乳头缺如

一旦乳腺嵴发育失败或完全消失[26]，乳腺组织发育不全会引起多种特征。先天性乳腺发育不全包括完全乳腺缺如、部分乳腺缺如和乳头缺如。

完全乳腺缺如指乳腺组织、乳头、乳晕完全缺失。

部分乳腺缺如指一侧或两侧乳腺没有乳头和乳晕[27]。

乳头缺如指先天性一侧或双侧乳头缺失。

病因可分为医源性和先天性。第 1 例乳腺缺如是由 Froriep 于 1939 年报道的。因为很罕见，只有少数病例。乳腺缺如包括 3 个亚型：①先天性外胚叶缺损导致双侧乳腺缺如；②单侧乳腺缺如；③双侧乳腺缺如伴有其他的异常，包括器官距离过宽、胸肌异常、腭裂、上肢畸形和泌尿生殖道畸形[28]。

先天性综合征和乳腺缺如或乳头缺如的关系已有报道，包括外胚叶发育不良，Mayer–Rokitansky–Kuster–Hauser 综合征——苗勒管发育异常导致的伴随的阴道子宫发育不全[29, 30]，以及 Poland 综合征（见下文）。单独的乳头缺如非常罕见，一般发生于一些先天性综合征。

手术矫正通常分几个步骤进行，例如，手术的第一步是对组织进行扩张，最后步骤是放置植入物或自身的组织（如腹肌或臀肌）。

（三）Poland 综合征

1841 年，Alfred Poland 描述了一种罕见的先天畸形，特征性表现为单侧胸大肌发育不良或者缺如。1962 年由 Clarkson 命名[31]。它发生的严重程度不等，从轻微到重度，因此分类很困难。肋骨、胸骨、胸肌、腹肌、皮肤、乳腺和乳头都可能异常、缺如或发育不良[32–35]。

大多数是散发病例，发生率为每 20 000 ～ 30 000 个活产儿中有 1 例[12, 35]。男性和右侧的发生率更高，比例是 3 : 1[32, 36]。

Hartrampf 描述了一种分类方法，自 20 世纪 80 年代以来对其进行了 3 种分型（表 2–1）。

表 2–1　Poland 综合征的分型

表　现	Ⅰ型	Ⅱ型	Ⅲ型
乳腺发育不良	√		
乳头乳晕复合体发育不良	√		
胸肌发育不良	√		
乳腺发育不良或乳腺缺如		√	√
乳头乳晕复合体发育不良或缺如		√	√
胸肌（或胸肋部）缺如		√	√
胸部骨骼极小畸形		√	
胸廓明显异常			√
其他			√

引自 Hartrampf[37]

Poland 综合征的病因尚不清楚。假设的病因为，在胚胎发育的第 46 天，宫内的锁骨下动脉的胚胎供血中断，破坏了胸壁和上肢的正常发育 [35, 38]。Poland 综合征出现的症状和体征的差异可以用受损发生的部位和严重程度的不同来解释。

另一个理论假设胚胎组织迁徙出现异常。原始肢芽在胚胎 9mm 时发育成胸肌；随后，肢芽在胚胎 15mm 时分裂成锁骨、胸肌和胸骨的组成部分。对 Poland 畸形的解释是可能肢芽附着到上方的肋骨和胸骨时附着不良或附着失败 [39, 40]。

手术重建治疗的目的是隐藏畸形和根据对侧未受影响的乳腺创造美丽、自然的外观。

可能涉及的技术包括乳腺植入物、组织扩张器和自身组织（有蒂或者游离）。在规划重建时，应该考虑到体积差异可能导致乳头乳晕复合体的移位，以及必须形成一个新的对称的乳腺下皱襞。如果有必要，为了达到美观和满意的效果，可能需要调整对侧的乳腺。

（四）管状乳腺

Rees 和 Aston [41] 第一次用管状乳腺这个词描述一种发育不良的乳腺畸形，这种乳腺基底部很窄，乳腺下皱襞缩窄异位，乳腺组织从乳晕疝出（图 2-7）。

由于乳腺横向直径缩小和基底部收缩，乳腺似乎疝入 NAC。这种独特的外形产生了“史努比鼻子畸形”这一描述性用词 [42]。

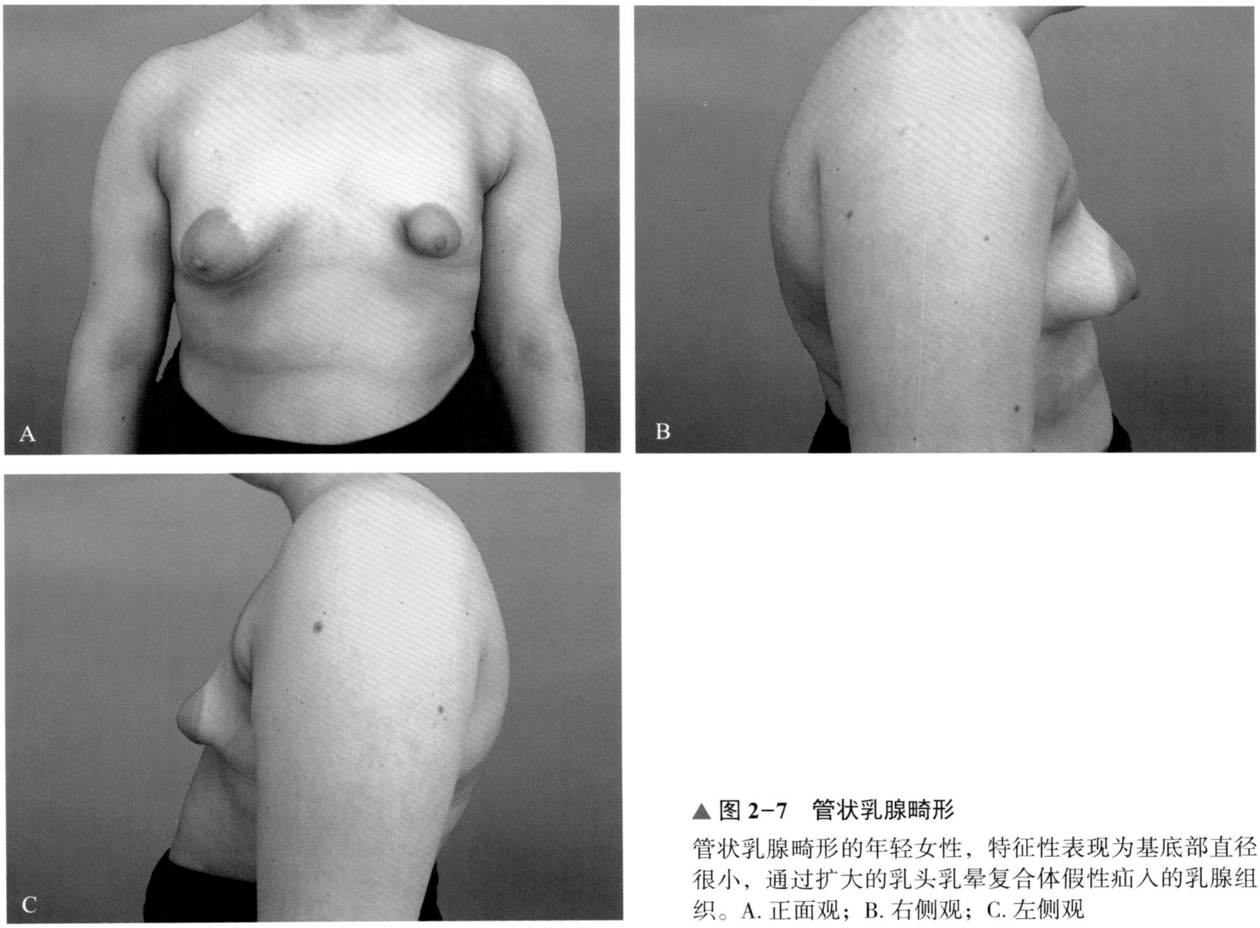

▲ 图 2-7　管状乳腺畸形

管状乳腺畸形的年轻女性，特征性表现为基底部直径很小，通过扩大的乳头乳晕复合体假性疝入的乳腺组织。A. 正面观；B. 右侧观；C. 左侧观这种情况可以是单侧的或双侧的。在许多病例中，双侧乳腺明显不对称。具体的发病率和病因尚不清楚。

根据畸形的不同进行了分型。表 2–2 进行了汇总。

表 2–2　管状乳腺畸形的分类

Ⅰ型	下内象限发育不全
Ⅱ型	下内和下外象限发育不良，乳晕区皮肤完整
Ⅲ型	下内和下外象限发育不良，乳晕区皮肤缺损
Ⅳ型	乳腺基底部微小时严重受压的乳腺

引自 von Heimburg [43]

这种畸形的重建仍是个挑战。在规划手术时，乳腺形状的所有异常因素都必须考虑到。

依据组织体积，用皮瓣或者联合异源性材料例如用植入物或者扩张器进行自体重建。

此外，需要明确理想的手术时机，以及辨别采用逐步扩张皮肤包膜的两期重建方式的优势。

矫正管状乳腺畸形，手术的目的是将现有乳腺组织包括涉及的皮肤改造成宽基底。切开韧带以释放通过乳腺基底部的固定物，让乳腺再次膨胀。总而言之，乳腺下必须重建到一个较低、解剖上正确的位置 [44, 45]。为了增大乳腺基底直径，采用靠近乳晕周围的方式可以修改乳晕的直径，并增大乳腺组织的直径。

为了弥补乳腺体积的不足，会在分离的乳腺组织下方放一个扩张器或植入物 [43, 48–50]（图 2–8，图 2–9）。

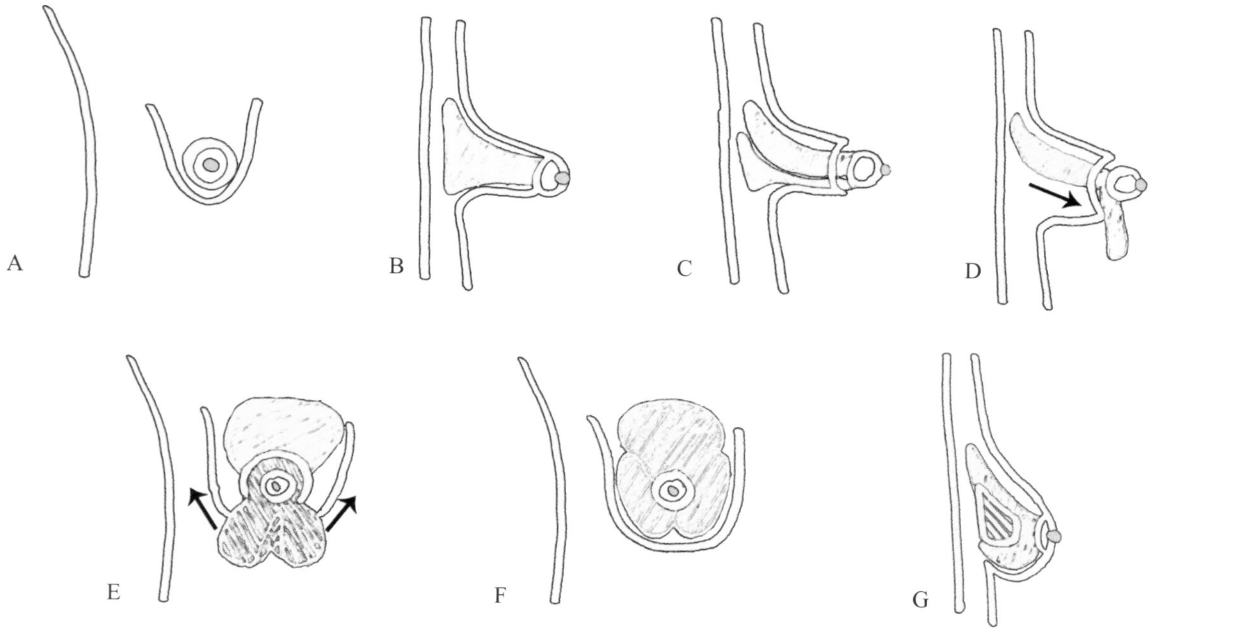

▲ **图 2–8　管状乳腺畸形的手术示意图（根据 Puckett 和 Mandrekas [46, 49] 改进）**

A. 管状乳腺的正面观，靠近乳晕周围；B. 管状乳腺侧面观；C. 乳腺靠上深部的组织皮瓣；D. 抬高腺体组织皮瓣，通过延长皮肤形成一个新的乳腺下皱襞；E. 垂直分开腺体组织皮瓣分给收缩的乳腺，填充下极；F. 缩小乳晕；G. 乳腺塑形，如果有必要可用植入物

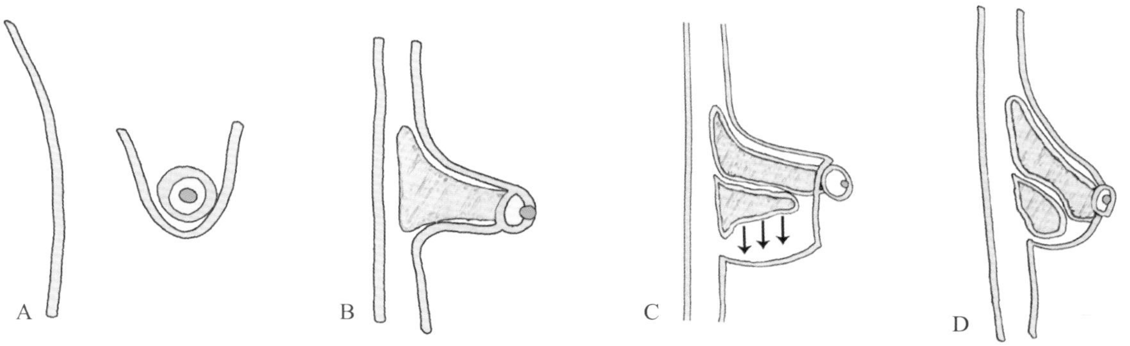

▲ 图 2-9 管状乳腺的手术示意图（根据 Ribeiro [47] 改进）

A. 管状乳腺的正面观，靠近乳晕周围；B. 管状乳腺侧面观；C. 形成一个连到胸肌的组织皮瓣，并通过延长皮肤形成一个新的乳腺下皱襞；D. 通过翻转皮瓣对乳腺进行塑形

八、乳头内陷

乳头内陷的定义是乳头部分或完全陷入乳晕内。某些患者，乳头经过刺激会短暂突出，而在某些病例会持续收缩。依据乳头被拉出的难易程度、乳腺纤维化程度和作用于乳腺导管的危害程度，来区分乳头内陷的严重程度。

这种状态是 1840 年第一次由 Cooper 描述。乳头内陷报道的发病率为 1.8% ～ 3.3% [51, 52]，大多为双侧发生 [52, 53]。原因大多数是先天性的，也可由于反复的炎症和乳腺手术导致的或突然大幅度体重下降以后发生。某些综合征例如 Robinow 综合征和糖类缺陷糖蛋白综合征可以伴发乳头内陷 [54, 55]。

乳头内陷患者的临床特征是相对较短的输乳管通过密集的无弹性的连接纤维连接到乳头上 [51, 56]（图 2-10）。这种情况可能导致心理、美观和功能问题，例如哺乳不便等。

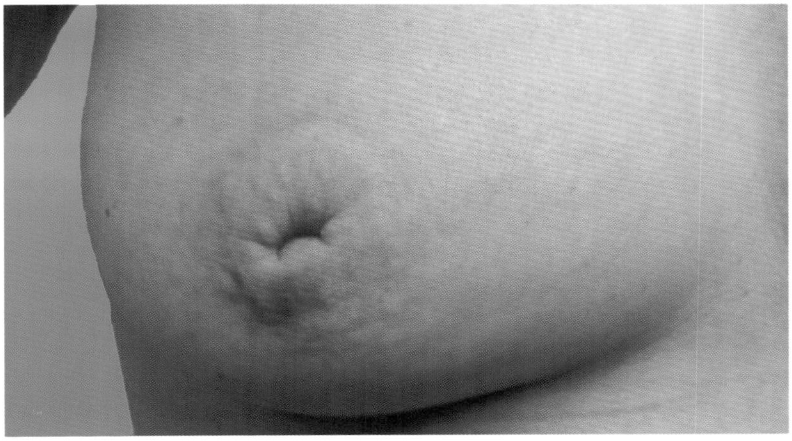

▲ 图 2-10 乳头内陷

Kehrer 于 1879 年报道了第一例调整手术。随着时间的推移，学者们提出了很多方法来纠正这种畸形。通常，使用在乳头下形成两个交叉的三角形真皮瓣来修饰外形 [57-60]。图 2-11 是用皮下翻转皮瓣来制造帐篷类悬浮效应的说明 [61]。然而，该手术还存在术后矫正不全和高复发率的问题。其他问题包括乳头感觉改变、血管损害、瘢痕和伴有泌乳不良的输乳管堵塞。

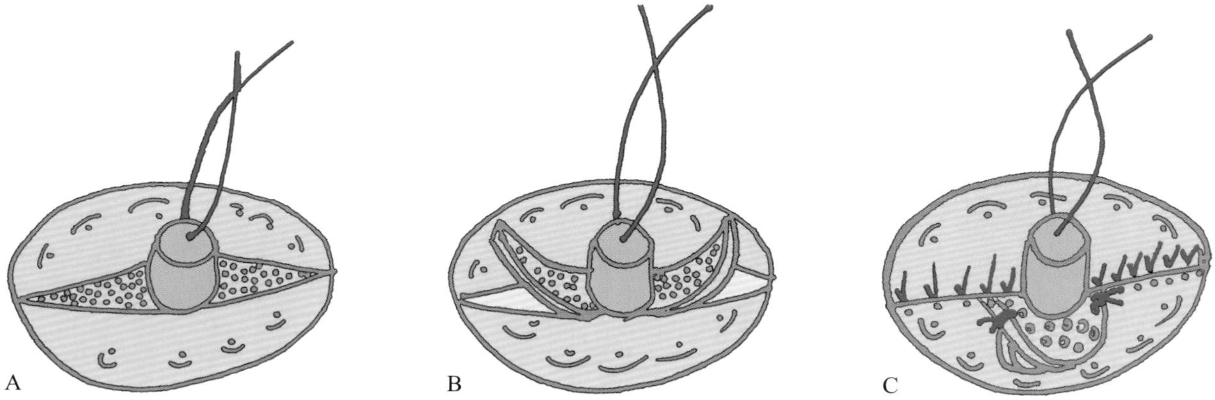

▲ 图 2–11　用皮下翻转皮瓣制造一个帐篷样悬浮作用的手术示意图[61]

A. 在真皮内形成两个三角形去皮皮瓣。通过垂直钝性分离形成乳晕下皮下隧道。B. 三角形皮瓣旋转 90°，然后穿过垂直的狭缝。C. 术后外观。乳头下的空间被重新垂直方向放置的皮瓣填充和固定。最后，重新缝上乳头皮肤和周围乳晕的皮肤

九、乳腺增生

乳腺增生，也称为巨乳症或巨大乳房，描述的是一种罕见的乳腺组织过度生长的疾病（图 2–12）。

乳腺肥大可能是激素水平增高或终末器官对女性激素、生长因子或催乳素的敏感性增加或两者的联合作用[62]。组织学上，乳腺组织增生代表良性病变，可以单侧或双侧发生。依据病因和发生的时间，分为不同的亚型。

相关的症状包括胸罩勒痕，肩、颈和背疼痛，姿势问题，卧位时呼吸困难和皮肤坏死[63]。

青少年乳腺肥大描述了一种青春期发生的罕见、不典型的乳腺迅速增生的情况，其定义为乳腺有 6 个月的极度增大，随后乳腺长期缓慢持续增生[63, 64]。可以单侧或双侧发生。过去的研究显示血清雌激素、孕激素、促性腺激素和生长激素水平是正常的[65]。药物治疗包括尝试用他莫昔芬、达那唑、溴隐亭等药物来控制[66, 67]——其安全性和有效性尚不清楚[68]。通常情况下需要在乳腺发育完全后进行缩乳术（图 2–13）。

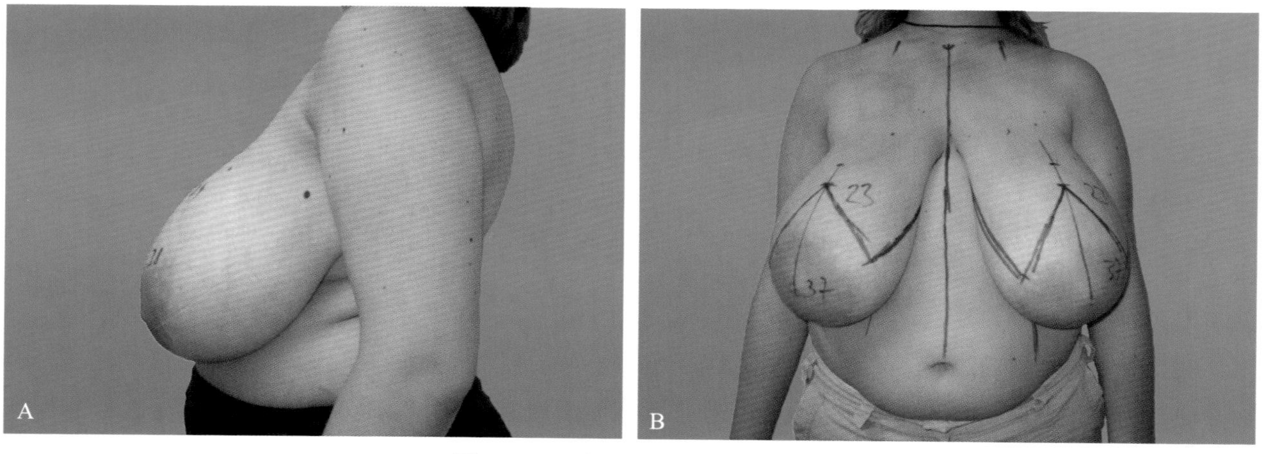

▲ 图 2–12　双侧均为巨乳症的乳腺

A. 侧面观；B. 前面观

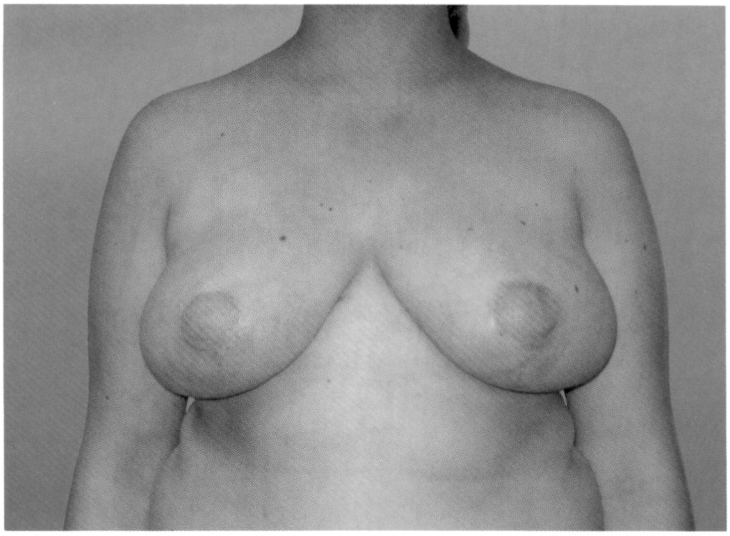

◀图 2-13　双侧缩乳术后的外观

青少年巨乳症的病因是多方面的，通常是特发性的。它通常与激素水平失衡或者肥胖和青春期乳腺持续发育相关，会导致长期医疗和心理的影响。

妊娠诱发的巨乳症是发生于妊娠期乳腺过度增生的罕见疾病，类似于青少年巨乳症[69, 70]。它与乳腺对循环中增高的激素（如雌激素和催乳素）敏感性增加相关。溴隐亭通过减少催乳素的分泌，可以在分娩后作为诱导乳腺复旧的治疗选择[71]。

药物引起的巨乳症可发生在服用大剂量药物后，例如激素治疗、皮质类固醇、大麻、D-青霉胺、西咪替丁和抗癫痫药舒必利。它可以导致单侧或双侧增生。用达那唑治疗 D-青霉胺诱发的巨乳症已有报道[72]。药物可能刺激激素分泌，也可能局部发挥作用。如果可能，在明确可能导致巨乳症的药物后，应该停用有潜在刺激的药物以逆转巨乳症。

十、男性乳腺增生

男性乳腺过度发育是一种常见现象，发生在 32% ～ 65% 的健康男性[73-75]（图 2-14）。源自希腊语的词汇男性乳腺增生结合了女性和乳腺两个词，描述了男性乳腺腺体增生乳腺像女性一样增大[11]。

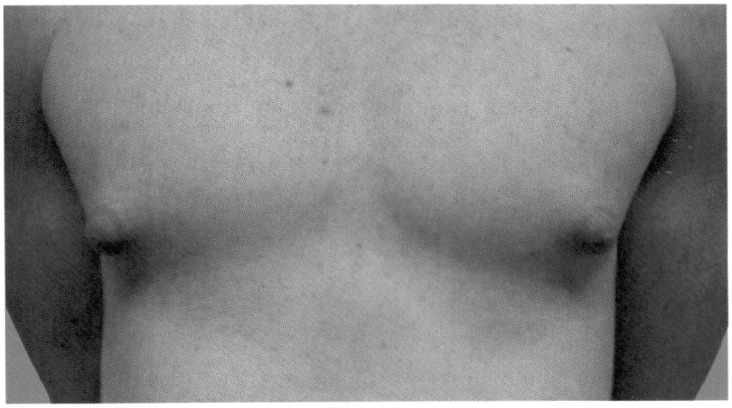

◀图 2-14　青少年男性双侧乳腺增生

所有男性乳腺增生病例中，75% 是双侧发生且不对称的[76]，通常没有临床症状，但也可能引起局部疼痛或心理障碍。

男性乳腺增生的分类基于腺体总量。腺体增生是真性男性乳腺增生，单纯脂肪性的男性乳腺增生通常发生于肥胖患者，也称假性男性乳腺增生。真性男性乳腺增生，触诊和超声可以检查到腺体组织。

病理过程涉及乳腺内游离雌激素与雄激素的比值相对增加[74, 77]，病因包括生理的和病理的。几种疾病（如甲状腺功能亢进症、良性 Leydig 细胞瘤、肝衰竭和肾衰竭）或者医源性的（如螺内酯和其他药物）也是病因。男性乳腺增生症的可能病因参见表 2–3。

新生儿双侧乳腺增生是由于母体和胎盘雌激素导致的，在出生后几周内可以消退。

青春期，通常 13 或 14 岁时开始出现生理性青春期乳腺增生，会持续 6 个月。病因是主要来自睾丸和肾上腺的雄激素芳香化后形成的雌激素相对增加。在青春期后期，睾丸睾酮产生增加使增生自然消退[78]。

表 2–3　男性乳腺发育的原因

生理性	• 抗雄激素 • 抗生素 • 抗高血压药物 • 胃肠道因素 • 激素 • 违禁药物 • 精神科药物
雄激素生成减少	• 原发性（睾丸性）性腺功能减退 • 继发性（中枢性）性腺功能减退
雄激素作用或合成下降	• 雄激素不敏感综合征 • 5α– 还原酶缺乏症 • 17β– 羟类固醇脱氢酶缺乏症
雌激素生成增加	• 肾上腺肿瘤 • 睾丸肿瘤 • 分泌 hCG 的肿瘤 • 家族性芳香化酶过剩综合征
其他	• 肝病 • 甲状腺毒症 • 肥胖 • 肾脏疾病 • 营养不良

引自 Morcos 和 Kizy[77]

无论如何，需要仔细采集病史和体检以评估和明确病因。永远都要考虑乳腺癌的可能，并进行鉴别诊断予以排除。如有怀疑，则要进行乳腺钼靶、超声和诊断性细针穿刺或空芯针活检检查，诊断性细针穿刺或空芯针活检在鉴别疾病的良恶性的敏感性和特异性可达 90%[79]。

实验室检查包括人绒毛膜促性腺激素（human chorionic gonadotrophin，hCG）、黄体酮、睾酮和雌二醇[75]。由于激素分泌的昼夜节律，推荐在清晨释放量最大时检测。

对于老年患者，一旦检测到性腺功能减退，则要用睾酮进行对症治疗。

毫无疑问，男性乳腺增生如果怀疑是药物引起的，如果必要则要停药或做调整。

一种治疗方法是用选择性雌激素受体调节药他莫昔芬。每天口服他莫昔芬 20mg，连续 3 个月，在随机和非随机试验中均显示良好效果。80% 男性乳腺增生患者乳腺消退。由于样本量小，他莫昔芬治疗的数据还有待进一步验证。不良反应包括上腹部不适，创伤后深部血栓形成也有少量报道[80, 81]。

对于青春期男性乳腺增生的患者，芳香化酶抑制药阿那曲唑的使用没有显示比安慰剂更有效[82]。

如果男性乳腺增生持续超过 12 个月，就会纤维化重塑。因此，用内源性睾酮或他莫昔芬的治疗效果就有限。

手术干预的适应证包括心理社会应激、疼痛及外观因素。治疗的措施包括吸脂、乳腺组织切除，考虑增生组织的大小也可找外科医生行专业性的缩乳术。治疗目的不仅是去除脂肪组织，还要去除增生的腺体组织。有时联合应用不同方法更有效。特别是为了良好外形进行胸壁塑形的开放手术时，可以考虑进行抽脂术[83, 84]。

结论

乳腺畸形或发育异常只占一小部分患者。但是，患者经常因为这些身体缺陷而遭受相当的心理压力，使他们孤立或逃离社会。在性别化日益增加的社会，理想的外形会得到积极的影响。因此，获得支持的障碍在于因尴尬而回避咨询医生。

这些畸形大多是由于发育异常导致的先天性畸形。因此，需要排除系统性疾病或综合征。其他乳腺畸形是医源性的，因此，必须要考虑手术对发育中乳腺的潜在危害。对婴儿或青少年进行胸壁干预时要深思熟虑。

手术重塑乳腺的目标为更好的外观、改进对称性，同时尽量保留乳腺结构。尽管不可能达到精确对称，但是手术后患者自尊心得到很大提升。目前，存在大量治疗选择。个性化咨询将给患者带来了独特的解读。

了解了上面所有的内容，仍需要记住：乳腺是姐妹，不是双胞胎！

推荐阅读

[1] Hughes ESR. The development of the mammary gland. Ann R Coll Surg Eng. 1949;6:99–119.
[2] Sternlicht MD. Key stages in mammary gland development: the cues that regulate ductal branching morphogenesis. Breast Cancer Res. 2006;8(1):201.
[3] Robinson GW, Karpf AB, Kratochwil K. Regulation of mammary gland development by tissue interaction. J Mammary Gland Biol Neoplasia. 1999;4(1):9–19.
[4] Turashvili GBJ, Bouchal J, Burkadze G, Kolar Z. Mammary gland development and cancer. Cesk Patol. 2005;41(3):94–101.
[5] Tobon H, Salazar H. Ultrastructure of the human mammary gland. I. Development of the fetal gland throughout gestation. J Clin Endocrinol Metab. 1974;39(3):443–56.
[6] Osin PP, Anbazhagan R, Bartkova J, Nathan B, Gusterson BA. Breast development gives insights into breast disease. Histopathology. 1998;33(3):275–83.
[7] Naccarato AG, Viacava P, Vignati S, Fanelli G, Bonadio AG, Montruccoli G, Bevilacqua G. Bio–morphological events in the development of the human female mammary gland from fetal age to puberty. Virchows Arch. 2000;436(5):431–8.
[8] Jayasinghe YCR, Cha R, Horn–Ommen J, O'Brien P, Simmons PS. Establishment of normative data for the amount of breast tissue present in healthy children up to two years of age. J Pediatr Adolesc Gynecol. 2010;23(5):305–11.
[9] McKiernan JF, Hull D. Breast development in the newborn. Arch Dis Child. 1981;56(7):525–9.
[10] Howard BA, Gusterson BA. Human breast development. J Mammary Gland Biol Neoplasia. 2000;5.
[11] Diamantopoulos S, Bao Y. Gynecomastia and premature thelarche: a guide for practitioners. Pediatr Rev. 2007;28:e57–68.
[12] Sadove AM, van Aalst JA. Congenital and acquired pediatric breast anomalies: a review of 20 years' experience. Plast Reconstr Surg. 2005;115(4):1039–50.
[13] West KW, Rescoria FJ, Scherer LR, Grosfeld JL. Diagnosis and treatment of symptomatic breast masses in the pediatric population. J Pediatr Surg. 1995;30:182–7.
[14] Volta C, Bernasconi S, Cisternino M, et al. Isolated premature thelarche and thelarche variant: clinical and auxological follow–up of 119 girls. J Endocrinol Invest. 1998;21:180–3.
[15] Verrotti A, Ferrari M, Morgese G, Chiarelli F. Premature thelarche: a long–term follow–up. Gynecol Endocrinol. 1996;10:241–7.
[16] Codner E, Román R. Premature thelarche from phenotype to genotype. Pediatr Endocrinol Rev. 2008;5(3):760–5.
[17] Wiseman BS, Werb Z. Stromal effects on mammary gland development and breast cancer. Science. 2002;296:1046–9.
[18] Loukas M, Clarke P, Tubbs RS. Accessory breasts: a historical and current perspective. Am Surg. 2007;73:525–8.
[19] Grossl NA. Supernumerary breast tissue: historical perspectives and clinical features. Southern Med J. 2000;93:29–32.
[20] Loughry CW, et al. Breast volume measurement of 598 women using biostereometric analysis. Ann Plast Surg. 1989;22(5):380–5.
[21] Rosen P. Abnormalities of mammary growth and development. Philadelphia, PA: Lippincott Williams & Wilkins; 2009, pp. 23–7.
[22] Argenta LC, VanderKolk C, Friedman RJ, et al. Refinements

in reconstruction of congenital breast deformities. Plast Reconstr Surg. 1985;76:73–80.
[23] Smith KJ, Palin WE, Katch V, et al. Surgical treatment of congenital breast asymmetry. Ann Plast Surg. 1986;17:92–101.
[24] Oakes MB, Quint EH, Smith YR, Cederna PS. Early, staged reconstruction in young women with severe breast asymmetry. J Pediatr Adolesc Gynecol. 2009;22(4):223–8.
[25] Caouette–Laberge L, Bortoluzzi PA. Correction of breast asymmetry in teenagers. Philadelphia, PA: Saunders; 2010, pp. 601–30.
[26] Arca MJ, Caniano DA. Breast disorders in the adolescent patient. Adolesc Med. 2004;15:473–85.
[27] Ozsoy Z, Gozu A, Ozyigit MT, Genc B. Amazia with midface anomaly: case report. Aesthetic Plast Surg. 2007;31(4):392–4.
[28] Trier WC. Complete breast absence. Plast Reconstr Surg. 1965;36:431–9.
[29] Amesse L, Yen FF, Weisskopf B, Hertweck SP. Vaginal uterine agenesis associated with amastia in a phenotypic female with a de novo 46, XX, t(8;13) (q22.1;q32.1) translocation. Clin Genet. 1999;55:493–5.
[30] Breslau–Siderius EJ, Toonstra J, Baart JA, Koppeschaar HP, Maassen JA, Beemer FA. Ectodermal dysplasia, lipoatrophy, diabetes mellitus, and amastia: a second case of the AREDYLD syndrome. Am J Med Genet. 1992;44:374–7.
[31] Clarkson P. Poland's syndactyly. Guys Hosp Rep. 1962;111:335–46.
[32] da Silva Freitas R, Tolazzi ARD, Martins VDM, et al. Poland's syndrome: different clinical presentations and surgical reconstructions in 18 cases. Aesth Plast Surg. 2007;31:140–6.
[33] Marks MW, Argenta LC, Izenberg PH, et al. Management of the chest wall deformity in male patients with Poland's syndrome. Plast Reconstr Surg. 1991;87:674–81.
[34] Poland A. Deficiency of the pectoral muscles. Guys Hosp Rep. 1841;6:191.
[35] Borschel GH, Costantin DA, Cederna PS. Individualized implant–based reconstruction of Poland syndrome breast and soft tissue deformities. Ann Plast Surg. 2007;59:507–14.
[36] Fraser FC, Teebi AS, Walsh S, Pinky L. Poland sequence with dextrocardia: which comes first? Am J Med Genet. 1997;73:194–6.
[37] Spear SL, Namnoum JD et al. Breast reconstruction in patients with poland's syndrom (Chapter 99). In: Surgery of the breast. 2nd ed. 2006, p. 1384.
[38] Poullin P, Toussirot E, Schiano A, Serratrice G. Complete and dissociated forms of Poland's syndrome (5 cases). Rev Rhum Mal Osteoartic. 1992;59(2):114–20.
[39] Urschel HC, Byrd S, Sethi SM, et al. Poland's syndrome: improved surgical management. Ann Thorac Surg. 1984;37: 204–11.
[40] Pinsolle V, Chichery A, Grolleau J–L, Chavoin JP. Autologous fat injection in Poland's syndrome. J Plast Reconstr Aesthetic Surg. 2008;61:784–91.
[41] Rees TD, Aston S. The tuberous breast. Clin Plast Surg. 1976;49:339–47.
[42] Teimourian B, Adham MN. Surgical correction of the tuberous breast. Ann Plast Surg. 1983;10:190–3.
[43] von Heimburg D, Exner K, Kruft S, Lemperle G. The tuberous breast deformity: classification and treatment. Br J Plast Surg. 1996;49(6):339–45.
[44] Dinner MI, Dowden RV. The tubular/tuberous breast syndrome. Ann Plast Surg. 1987;19:414–20.
[45] Elliott MP. A musculocutaneous transposition flap mammaplasty for correction of the tuberous breast. Ann Plast Surg. 1988;1987(201):53–7.
[46] Puckett CL, Concannon MJ. Augmenting the narrow–based breast: the unfurling technique to prevent the double–bubble deformity. Aesthetic Plast Surg. 1990 Winter;14(1): 15–9.
[47] Ribeiro L, Canzi W, Buss A Jr, Accorsi A Jr. Tuberous breast: a new approach. Plast Reconstr Surg. 1998;101(1): 42–50.
[48] Foustanos A, Zavrides H. Surgical reconstruction of tuberous breasts. Aesthetic Plast Surg. 2006;30:294–300.
[49] Mandrekas AD, Zambacos GJ, Anastasopoulos A, et al. Aesthetic reconstruction of the tuberous breast deformity. Plast Reconstr Surg. 2003;112:1099–108.
[50] Toranto IR. Two–stage correction of tuberous breasts. Plast Reconstr Surg. 1981;67:642–6.
[51] Schwager RG, Smith JW, Gray GF, Goulian D. Inversion of the human female nipple, with a simple method of treatment. Plast Reconstr Surg. 1974;54:564–9.
[52] Park HS, Yoon CH, Kim HJ. The prevalence of congenital inverted nipple. Aesthetic Plast Surg. 1999;23:144–6.
[53] Lee HB, Roh TS, Chung YK, et al. Correction of inverted nipple using strut reinforcement with deepithelialized triangular flaps. Plast Reconstr Surg. 998;102:1253–8.
[54] Lorenzetti MH, Fryns JP. Inverted nipples in Robinow syndrome. Genet Couns. 1996;7:67–9.
[55] Young G, Driscoll MC. Coagulation abnormalities in the carbohydrate–deficient glycoprotein syndrome: case report and review of the literature. Am J Hematol. 1999;60:66–9.
[56] Crestinu J. The inverted nipple: a blind method of correction. Plast Reconstr Surg. 1987;79:127–30.
[57] Elsahy NI. An alternative operation for inverted nipple. Plast Reconstr Surg. 1976;57:438–91.
[58] Elsahy N. Correction of inverted nipples by strong suspension with areola based dermal flaps. Plast Reconstr Surg. 2009;123:1131–2.
[59] Teimourian B, Adham MN. Simple technique for correction of inverted nipple. Plast Reconstr Surg. 1980;65:504–6.
[60] Lee KY, Cho BC. Surgical correction of inverted nipples using the modified Namba or Teimourian technique. Plast Reconstr Surg. 2004;113:328–36 (discussion 337–28).
[61] Jeong H–S, Lee H–K. Correction of inverted nipple using subcutaneous turn–over flaps to create a tent suspension–like effect(Rubino C, ed.). PLoS ONE. 2015;10(7):e0133588.
[62] Ohlsén L, Ericsson O, Beausang–Linder M. Rapid, massive and unphysiological breast enlargement. Eur J Plast Surg 1996;19(6):307–13.
[63] Baker SB, Burkey BA, Thronton P, LaRossa D. Juvenile gigantomastia: presentation of four cases and review of the literature. Ann Plast Surg. 2001;46:517–25.
[64] Barreto AU. Juvenile mammary hypertrophy. Plast Reconstr Surg. 1991;87(3):583–4.
[65] Kupfer D, Dingman D, Broadbent R. Juvenile breast hypertrophy: report of a familial pattern and review of the literature. Plast Reconstr Surg. 1992;90(2):303–9.
[66] Sperling RL, Gold JJ. Use of an anti–estrogen after a reduction mammaplasty to prevent recurrence of virginal hypertrophy of breasts. Case report. Plast Reconstr Surg. 1973;52(4):439–42.

[67] Arscott GD, Craig HR, Gabay L. Failure of bromocriptine therapy to control juvenile mammary hypertrophy. Br J Plast Surg. 2001;54(8):720–3.
[68] Wolfswinkel EM, Lemaine V, Weathers WM, Chike-Obi CJ, Xue AS, Heller L. Hyperplastic breast anomalies in the female adolescent breast. Semin Plast Surg. 2013;27(1): 49–55.
[69] Kullander S. Effect of 2 br-alpha-ergocryptin (CB 154) on serum prolactin and the clinical picture in a case of progressive gigantomastia in pregnancy. Ann Chir Gynaecol. 1976;65:227–33.
[70] Swelstad MR, Swelstad BB, Rao VK, Gutowski KA. Management of gestational gigantomastia. Plast Reconstr Surg. 2006;118:840–8.
[71] Gargan TJ, Goldwyn RM. Gigantomastia complicating pregnancy. Plast Reconstr Surg. 1987;80:121–4.
[72] Taylor PJ, Cumming DC, Corenblum B. Successful treatment of D-penicillamine-induced breast gigantism with danazol. Br Med J (Clin Res Ed). 1981;282:362–3.
[73] Narula HS, Carlson HE. Gynaecomastia–pathophysiology, diagnosis and treatment. Nat Rev Endocrinol. 2014;10(11): 684–98.
[74] Lanitis S, Starren E, Read J. Surgical management of gynaecomastia: outcomes from our experience. The Breast. 2008;17(6):596–603.
[75] Braunstein G. Gynecomastia. N Engl J Med. 2007;357: 1229–37.
[76] Böcker W, Denk H, Heitz PhU. Pathologie, 2. Auflage, 2001, 925.
[77] Morcos RN, Kizy T. Gynecomastia. When is treatment indicated? J Fam Pract. 2012;61(12):719–25.
[78] Nordt C, Divanta A. Gynecomastia in adolescents. Curr Opin Pediatr. 2008;20:375–82.
[79] Evans GF, Anthony T, Turnage RH, et al. The diagnostic accuracy of mammography in the evaluation of male breast disease. Am J Surg. 2001;181:96–100.
[80] Ting ACW, Chow LWC, Leung YF. Comparison of tamoxifen with danazol in the management of idiopathic gynecomastia. Am Surg. 2000;66:38–40.
[81] Hanavadi S, Banerjee D, Monypenny IJ, Mansel RE. The role of tamoxifen in the management of gynaecomastia. Breast. 2006;15:276–80.
[82] Plourde PV, Reiter EO, Jou HC, et al. Safety and efficacy of anastrozole for the treatment of pubertal gynecomastia: a randomized, double-blind, placebo-controlled trial. J Clin Endocrinol Metab. 2004;89:4428–33.
[83] Rosenberg GJ. Gynecomastia: suction lipectomy as a contemporary solution. Plast Reconstr Surg. 1987;80(3): 379–86.
[84] Voigt M, Walgenbach KJ, Andree C, Bannasch H, Looden Z, Stark GB. Minimally invasive surgical therapy of gynecomastia: liposuction and exeresis technique. Chirurg. 2001;72(10):1190–5.

第 3 章
乳头溢液
Nipple Discharge

Jill R. Dietz　著
余　兰　李　磊　译

在因为乳腺问题寻求医疗帮助的患者中，有 5% 的主诉是乳头溢液 [1, 2]。虽然大多数患者是一个良性的病程，但是有 1% 的癌症患者唯一的症状就是乳头溢液 [3]。以往的报道表明乳头溢液患者的恶性率高达 24%[4]，但随着影像检查的发展和早期检查的意识提升，目前的比率为 3% ～ 7%[5]。对乳头溢液的评估和治疗，实践和文献报道的差异均很大，导致患者和医生都很困惑。为了筛选出需要接受诊断性检查和治疗计划的患者，区分生理性和病理性乳头溢液是关键。

一、解剖学和生理学

回顾人类乳腺导管系统和乳头的解剖学和生理学有助于理解乳头溢液的病因。保留乳头的乳腺切除术的普及引起了人们对乳头解剖学的再次关注。在乳头中很少有终末导管小叶单位 TDLUs，因此，它通常是排放管道而不是原发癌的来源 [6]。

女性的乳腺有 15 ～ 20 个腺叶呈放射状从乳头向乳房内发出。每个腺叶是由腺泡（小叶）和分支状乳腺导管构成。乳汁是由 TDLUs 产生的，排放到分支状导管网络系统，汇合到小叶间导管，小叶间导管汇合到乳晕再排放到乳头。乳腺导管内衬活化、独立的上皮细胞，这些上皮细胞外有基底膜。在非哺乳期女性，乳头开口经常被角质栓堵住以阻挡正常导管分泌物的渗漏。

妊娠期，在大量雌、孕激素及催乳素（腺垂体释放）的作用下，导管系统增生和分泌。分娩后，持续高水平的催乳素以及迅速降低的雌、孕激素启动了泌乳。哺喂新生儿可以通过吮吸反射进一步导致催乳素的释放，从而导致乳汁的分泌。对于非哺乳期妇女，这些启动和维持哺乳的激素也同样可以引起生理性乳头溢液。病理性乳头溢液则是由于乳腺导管上皮的生长或增生引起。

二、定义

乳头溢液是从乳腺导管流出或挤出来的少量液体发生在少数女性身上。乳头分泌物是由导管系统的上皮细胞产生的。对大部分女性来说，生理性的分泌物并不明显，因为它们被角质栓堵塞住最后被重吸收。Goodson 和 King 发现，高达 81.2% 的无临床症状女性用吸乳设备可以从乳头吸取出分泌物或乳头抽吸液 [7]。研究表明对于大多数患者，乳头分泌的能力受年龄、种族、产次和激素状态的影响 [8, 9]。尽管乳头溢液是正常的，但是由于大多数乳腺癌起源于乳腺导管，这引起了研究者对导管分泌物的兴趣。

许多研究检测了乳头分泌物中的细胞改变和生物化学组成 [8, 10–12]。乳头抽吸液包含胆固醇和其他类固醇、雌激素和其他激素、免疫球蛋白、乳糖、脂肪酸、α- 白蛋白，也包括外源性的复合物，例如咖啡、尼古丁、农药和其他药物。Lang 和 Kuerer 将不同研究发现的导管内的复合物编译了一个列表 [13]。乳头抽吸液的颜色变化很大，可以从白色到暗绿色，颜色与胆固醇、过氧化脂质和雌激素的含量相关 [14]。乳头抽吸液的细胞组成包括泡沫细胞、一些上皮细胞和其他造血细胞 [15]。

当分泌物很多或者一直持续时，它们会自发地从导管排出，称为乳头溢液。乳头溢液分生理性和病理性溢液。生理性溢液可能由外源性或内源性激素、药物、直接刺激、压力或内分泌失调引起。尽管因为激素的影响引起的溢液是病理性的，但是当有催乳素瘤时，导管系统本身没有异常，因此这种溢液被归为生理性。大多数生理性溢液是双侧、非自发的，涉及多个导管。这些特征来自外来多个因素对乳腺的综合影响。溢液的颜色可以有很大变化，从乳白色到黄色、灰色、棕色或者暗绿色，取决于组成成分和生理性溢液的原因。对于乳头抽吸液，深色的溢液与高水平的雌激素和胆固醇相关 [16](图 3–1)。因为这种溢液很少有导管内的病理性异常，所以没有必要进行定位、乳腺活检，或者手术。

病理性乳头溢液（pathologic nipple discharge，PND）是由于导管内皮的异常引起的。典型病变是单侧的并且来自单个导管。溢液是自发的，至少是容易挤压出来的。患者经常于洗热水澡后发现溢液，可能是洗澡时角质栓脱落使液体易于流出。病理性溢液经常导致导管梗阻和扩张，因此当角质栓移除

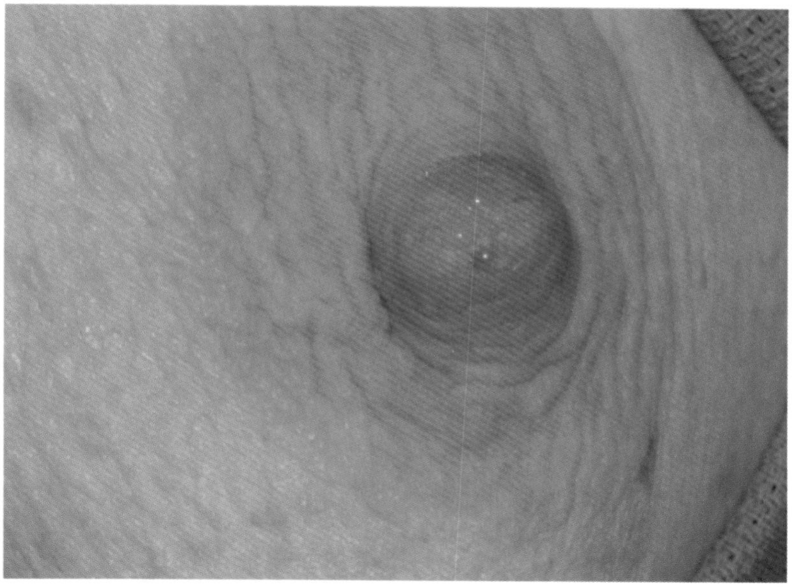

▶ 图 3–1 生理性乳头溢液的典型表现

后或当导管受到挤压时，汇集到导管里的液体就流出来了。尽管病理性乳头溢液也可以呈现出其他颜色，但通常是透明的、浆液性的或血性的（图 3-2），这类溢液不受月经周期或激素状态的影响。有些女性第一次注意到溢液后就会到医院就诊，但更多患者会直至溢液引起生活不便或出现血性才来就诊。尽管这些女性中的大多数乳头溢液是良性病变，但是所有病理性溢液的患者仍需要彻底的评估以排除恶性可能。

三、发病率

约 5% 的女性自检发现乳头溢液 [17, 18]。由于很多女性没有因为这个症状寻求医疗支持，所以报道的发病率较实际偏低。有生理性溢液的女性，体检和影像学检查都正常时发现恶性病变的概率很低 [19, 20]。

与没有症状的人群相比，乳头溢液的患者有较高的患癌风险。大多数有病理性乳头溢液的患者，良性增生性病变是病因，仅 4% ～ 21% 的病例乳头溢液是由乳腺癌导致的 [1, 3, 21-27]。乳头溢液的患者同时有肿块或者皮肤改变有较高的患癌风险。一项研究显示有乳头溢液和肿块的患者癌症发病率为 61.5%，而仅仅有乳头溢液的患者癌症发病率仅为 6.1%[2]。

大多数病理性乳头溢液患者的乳腺 X 线片是正常的，多项研究显示病理性乳头溢液患者如果乳腺 X 线片出现异常，那么患癌的风险是增加的 [21, 27-30]。对于有明显肿块的患者，或者有可疑的影像学检查结果，则应该在导管切除前进行立体定位或空芯针活检评估。某些患者，会被确诊为恶性，明确需要手术治疗。如果最小的侵入性活检不能进行，那么在进行导管切除时需要评估乳腺 X 线片。

尽管大多数血性乳头溢液是良性的，但是血性或隐血阳性的乳头溢液，患者的患癌风险会增加，乳白色或浆液性乳头溢液也可能发生癌症 [3]。最近的报道显示血性 PND 恶性病变的概率为 14%，而非血性溢液的概率为 6%[31]。研究显示，对于病理性乳头溢液患者，老年、绝经后、影像学异常和肿块因素也会增加患乳腺癌的风险 [25]。

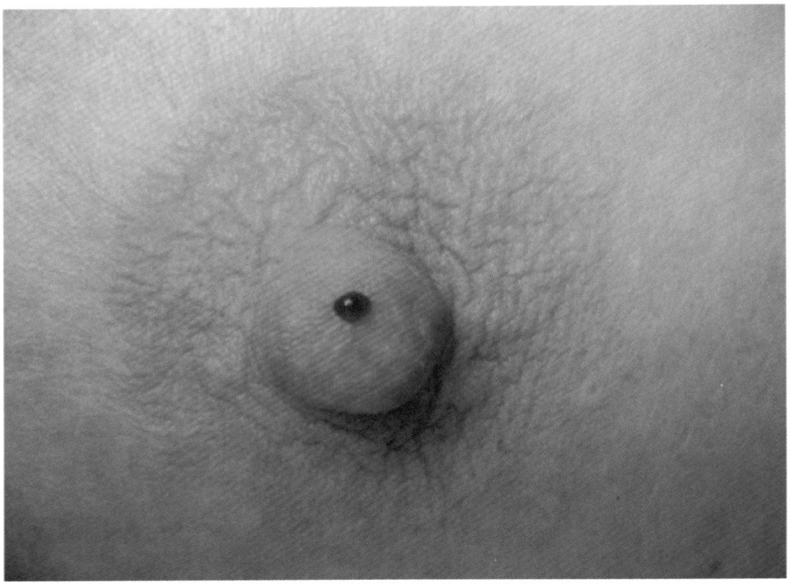

◀图 3-2　病理性乳头溢液的典型表现

在过去的几十年里，伴有乳头溢液的乳腺癌病例减少了。19 世纪 50 年代，Copeland 报道的伴有乳头溢液的乳腺癌人数为 25/67（37%）[32]，而最近的研究显示，由于病理性乳头溢液进行导管切除的患者患癌的概率为 5% ～ 10%[19, 25, 26]。癌症发病率下降可能是由于乳腺癌早期检查时影像学技术的进步，使疾病在早期阶段就被诊断了。另一个可能的原因是，当临床或影像学有异常时，进行较小的侵入性活检明确了癌症的诊断，使这部分患者从因为乳头溢液进行外科活检明确诊断的类别中剔除了。

尽管乳头溢液最值得关注的原因是癌症，但是大多数患者是良性的病因。尽管大多数研究没有区分良性病变的具体组织学类型，但是很明显乳头状瘤或乳头状瘤病是大部分病理性乳头溢液的病因。其他报道的病因包括导管扩张、上皮增生和纤维囊性变[3, 21, 28]。定位技术增加了导管切除的诊断准确性，增生性病变的百分比增加，导管扩张和纤维囊性变的病例减少。这提示导管增生就算不是所有的，也是最常见的病理性乳头溢液的原因[25, 26, 29]。

四、特征和病因学

乳头溢液可以表现出很宽泛的症状谱，从乳腺检查过程中一滴小的不透明物的滴落，到具有警示性的染红患者衣物的血性溢液，症状和病史对于是归入生理性或病理性乳头溢液非常重要。尽管一些双侧的多个导管溢液病例是病理性的，例如垂体瘤就是中枢系统异常导致而不是导管异常导致。这些类型的溢液最好归类到生理性的或者非病理性溢液。表 3–1 列出了每种乳头溢液的典型表现，有助于对病人进行评估和治疗。

表 3–1　病理性和生理性乳头溢液的特征

特　征	生理性溢液	病理性溢液
偏侧	双侧	单侧
累及导管	多个	一个
是否自发	受到挤压时	自发的
颜色	多种颜色，如乳白色、灰色、绿色、棕色、黄色	血性、浆液性、透明
持续性	黏性、稠厚的	水样、大量

生理性乳头溢液有多种表现和病因。表 3–2 总结了导致非病理性乳头溢液的最常见原因。超过 75% 的乳头溢液是生理性的，不需要手术干预[1]。生理性乳头溢液的评估和治疗关键在于识别刺激乳腺的外源性因素。

溢乳是指非哺乳期患者乳头生理性排出类似母乳样物。这种溢液是双侧乳腺产生稀薄的水样乳汁样物。最常见的是产后女性停止哺乳后从一侧或双侧乳腺继续溢乳。患者可能很担心这种溢液，并试图反复挤压。对乳头的持续刺激导致溢乳的循环延续。其他对乳头的刺激例如衣服的摩擦，或者亲密关系时对乳头的刺激也会导致类似的症状。对患者充分解释导致溢乳的可能原因并进行安抚通常就足够了。

表 3-2　非病理性乳头溢液的原因

激素
妊娠 / 产后
机械刺激
闭经溢乳综合征
导管扩张症
妊娠出血
感染（Zuska 病）
蒙哥马利腺溢液
纤维囊性病变

表 3-3　溢乳的原因（高催乳素血症）

生理性原因 　产后 　药物刺激
胸壁异常 　胸壁创伤或受伤 　烧伤 　带状疱疹 　脊髓损伤
肿瘤 　垂体腺瘤 　下丘脑肿瘤 　颅咽管瘤，脑膜瘤 　异位的催乳素（支气管发生的癌）
肢端肥大症 新陈代谢的变化 　慢性肾衰竭 　甲状腺功能低下 　库欣病
先天性异常 药源性原因 　催乳药 　雌激素、孕激素、雄激素 　长期阿片类药物应用（如吗啡、可卡因） 　麻醉药 　吩噻嗪类（如 Compazine®, Thorazine®） 　抗抑郁药（如 Elavil®, Prozac®, Paxil®） 　单胺氧化酶抑制药（如 Nardil®, Parmate®） 　抗精神病药（如 Clozaril®） 　抗高血压药（如 Aldomet®, Calan®） 　丁酰苯类（如 Haldol®） 　硫杂蒽类（如 Navane®） 　苯二氮䓬类药物（如 Valium®） 　其他处方药（如 Tagamet®, INH, Danocrine, Reglan®）

稀薄的乳汁样溢液可以发生在月经初潮和绝经时，乳腺受到极端的激素变化的刺激时。溢乳是自限性的，患者需要明确这件事。乳头溢液也可能发生在新生儿，由于出生前受到通过胎盘屏障的母体激素的影响。出生后，雌孕激素水平突然下降和高催乳素水平导致对新生儿乳腺组织的刺激。这种溢液经常被称为“婴乳”，会持续数周[33]。

溢乳可能是由于催乳素水平升高引起的。通常，催乳素水平升高是药物引起的，但需要引起重视的是垂体腺瘤分泌导致催乳素升高。如果患者有典型的三联征：闭经、溢乳和不孕症，则需要排除催乳素腺瘤。肿瘤来自垂体前叶，可以长得很大从而导致视神经交叉受压引起复视的症状。如果是催乳素腺瘤，检测催乳素水平通常会不正常（＞30ng/ml）。对乳头溢液患者常规检测催乳素水平不具有成本效益，因为不到 1/1000 的患者是由于垂体腺瘤引起的[34]。如果发现肿瘤，用多巴胺兴奋药可以成功治疗，同时可以减轻溢液。偶尔需要外科手术切除肿瘤。

表 3-3 列出了其他少见的导致溢乳的原因，包括导致乳头溢液的药物[35]。报道称胸部手术或者胸壁创伤可以导致乳头溢液。原因是损伤刺激胸部的传入神经，导致下丘脑 – 垂体轴释放催乳素增加，从而刺激乳头溢液[36]。

乳汁样、非浆液性的生理性溢液有多种颜色，来自一侧或双侧乳腺的多个导管。溢液可能需要患者用力挤压才有，也可能量非常大，非常容易挤出。当导管产生了棕色、暗绿色或者黑色的液体后，紧跟着可能是奶油样白色、黄褐色或者黄色的溢液。通常出现这种溢液的患者会比较紧张，因为暗色被认为是血，但这种类型的溢液不太可能是导管内病变引起的。做一个测试，将溢液放在薄的白色组织上，通常滴液被吸收，这证明溢液是绿色的。隐血试验很难区分绿色溢液和隐血阳性溢液。这种溢液在进行导管切除时，组织学经常显示是正常的乳腺组织、导管扩张或纤维囊性变。大多数生理性溢液的患者被明确告知其良性本质时都乐意接受随访。少数患者会要求采取手术以消除大量溢液。如果溢液伴随有疼痛和纤维囊性变，患者会被告知手术也不太可能减轻疼痛，同时可能降低乳头敏感性和哺乳的能力，尤其是进行双侧切除的患者。如果明确了乳头溢液的潜在原因，例如药物改变或激素的中断，那么问题就很容易解决。

在某些患者，溢液是由于导管囊性变引起的。这时，囊肿像一个肿块，当开始溢液时可能就消失了。任何时候当患者有乳头溢液和相关的肿块时，必须对肿块进行评估。在这种情况下，吸收的囊液的特征可能与乳头溢液相关，这样就没有必要进一步评估了。导管造影可能显示乳头溢液与囊肿的关系，尽管这是个有趣的发现，但是如果有临床证据提示囊肿与乳头溢液相关，则没有必要进行导管造影。如果问题持续存在，大多数患者则更倾向于切除病变以控制溢液。

一些乳腺感染表现为脓性、有恶臭的乳头溢液。这时的治疗类似于其他乳腺感染。出现大的脓腔时需要抽脓。蜂窝织炎相关的乳头溢液提示存在深部的脓腔。如果不能明确脓腔是否已经形成，超声检查是有用的。另外，在治疗初期，用足量的覆盖革兰阳性杆菌谱系的抗生素保守治疗是合适的。溢液检查本身是检测微生物和敏感性的有效途径。Zuska 病表现为慢性乳晕周围脓肿伴有窦道形成，会导致间断的乳头溢液和感染。切除患侧包括窦道在内的整个导管系统，才能使复发率降到最低[37]。因为这种情况几乎只发生在吸烟患者，此时较多的导管切除也跟较高的缺血坏死率和其他并发症相关。戒烟有可能打破这种慢性感染的恶性循环，至少在导管切除时可以降低并发症。

导管扩张会导致导管分泌不畅、淤塞和导管炎症。相关的乳头溢液可以是自发的或者需要很大的压力来排出浓稠的白色液体。大多数表现为双侧、涉及多个导管，并且颜色差异很大。由于慢性炎症，排液被认为是第二个增加腺体分泌的原因[38]。

纤维囊性病变：几项连续的报道显示很多因为病理性乳头溢液切除导管的标本，组织学结果经常是纤维囊性病变。用定位技术进行的几项研究发现增生性病变的比例很高，这提示大部分病理性乳头溢液是由于导管异常而不是纤维囊性变引起的[25, 29, 39]。对于纤维囊性变或者正常乳腺组织的病例，对切除组织全部病检或切除的是病变的组织非常重要。一些乳头状瘤只有 1 ～ 2mm，在错误的连续切开标本时很容易漏掉。对于导管切除标本，组织学诊断为纤维囊性变时，要高度怀疑漏掉了增生性病变。

少数女性在妊娠后期或者产后会经历血性乳头溢液。这个阶段乳汁样溢液很常见，但血性溢液很罕见，一般是单侧，可能从多个导管挤压出来，经常在怀孕后乳腺突然增大时出现血性溢液。女性怀孕时乳腺不对称增生，则血性溢液通常发生于较大的一侧乳腺[40]。血性溢液可以与正常的泌乳伴发，通常在用吸奶器时被发现。患者可能担心乳腺癌或者血会伤害她喂哺的婴儿。血量经常很少，且溢液是自限性的，不太可能对婴儿产生影响。大部分报道的病例描述的血性溢液消失发生在产后的第 3 个月。妊娠或者产后患者的乳头溢液细胞学检查提示的异常细胞通常是哺乳时变化的正常上皮。这些细胞可能会被错误地理解为癌细胞，因此，溢液的细胞学检查必须要谨慎对待。妊娠和哺乳时的血性溢液发生在一个不寻常的环境，有待将来有一个合理的解释。如果溢液与肿块相关，或者单侧单个导管病变持续存在，则需要进一步评估。

蒙哥马利腺溢液：大的乳晕皮脂腺也称蒙哥马利腺的导管，该皮脂腺发生溢液不是真正的乳头溢液。这种溢液常常发生于激素变化剧烈时，例如月经初潮或绝经时。这种溢液有生理性溢液的特征，它经常来自多个腺体，可以是液性的或者不透明的。这种溢液不需要担心，除非伴随感染。此时，需要抗生素治疗，少数需要切除感染的腺体。

有少量蒙哥马利腺相关的导管导致的乳头溢液的报道，表现类似于乳晕结节的病理性溢液[41]。

男性患者乳头溢液的处理与女性患者相似。青春期，药物和医疗干预刺激男性乳腺增生会导致乳头溢液，需要超声和仔细的专科体检。任何可疑的肿块或超声异常都需要进行活检。在一项 6200 病例的研究中，Leis 发现 24 名症状为乳头溢液的男性患者中，5 例（20.8%）被诊断为癌。伴有 PND 的男性患者须强制性进行检查，尤其是与肿块相关时，因为男性患癌的风险更高，而男性浸润性乳腺癌患者的生存率较低[21]。

病理性乳头溢液是导管异常引起的，因此典型的病变是单侧发生。尽管可能病理涉及不止一个导管系统，但是典型的表现来自单个导管孔。溢液可能是水样透明、浆液性血清样、深棕色陈旧性血样的或者鲜血样。偶尔，癌灶伴有其他类型的溢液也有报道。例如乳汁样，但是这种并不常见[20, 42]。表 3-4 综述了病理性乳头溢液的常见病因。

表 3-4　病理性乳头溢液的原因

乳头状瘤
乳头状瘤病
乳头状癌
导管原位癌
浸润性导管癌
导管上皮增生
（？）囊肿 / 纤维囊性病 / 导管扩张

乳头状瘤病理图见图 3-3，大部分的乳头溢液归咎于乳头状瘤或乳头状瘤病，在乳晕下区域发现乳头状瘤较多见。实性乳头状瘤来自大的导管，而多发性乳头状瘤来自周围的小导管，起自 TDLUs。

周围型乳头状瘤可以是双侧发生，在切除后比中央的实性乳头状瘤复发率高。与中央型乳头状瘤相比，多发周围型乳头状瘤较少表现出病理性乳头溢液[36, 43]。

过去，关于乳头状瘤是否是癌前病变有很多争议。现在普遍认同中央的实体型乳头状瘤

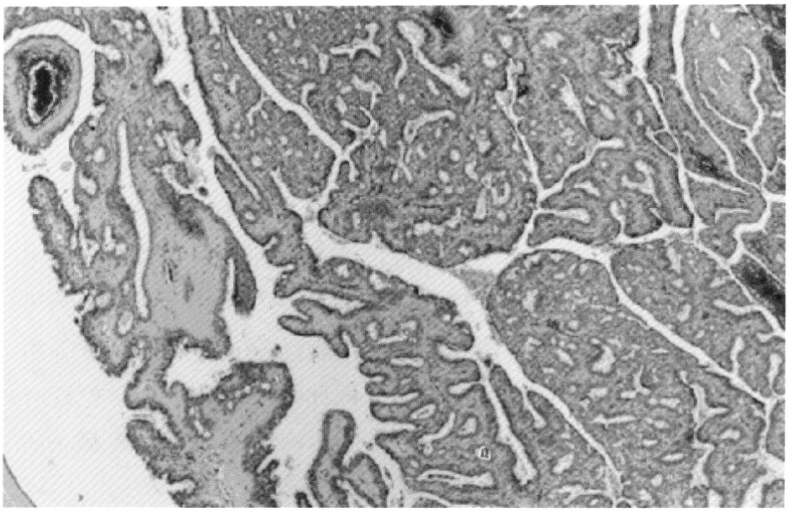

▶ 图 3-3　导管内乳头状瘤的组织切片
图示上皮内血管轴心

有低度恶性风险，为了避免复发，需要完全切除[44]。相反，起源于小的多个周围导管的乳头状瘤与癌症相关。Ohuchi 回顾了来自病理性乳头溢液患者的导管切除标本，发现癌症与 37.5% 的周围型乳头状瘤相关，而与中央型乳头状瘤无关[45]。Hou 等指出，乳头溢液的导管切除标本中，70% 恶性病变距离乳头超过了 2cm[46]。在乳头溢液的患者中，如果导管造影发现病变位于周围区，则需要考虑术前标记定位以指导手术切除。这些患者也需要密切随访，因为复发风险或进展为癌的风险比中央型病变高[4]。

癌的病理图见图 3-4，1% 乳腺癌患者唯一的症状是乳头溢液[3]。大约 1/10 病理性乳头溢液是由于癌症，如果溢液是血性的，这个比例还会增加。要理性地对待病理性乳头溢液的患者以排除癌。与病变的恶性潜能相关的诊断试验有很多，但是没有单独的试验可以排除癌，因此推荐导管切除。需要影像学异常或者可疑的临床发现相结合，活检有助于明确诊断。

五、诊断评估

许多诊断检查可用于评估患者乳头溢液。在开始检查之前，首先必须采集完整的病史，包括患者的年龄、妇科病史和性病史，以及既往药物和激素使用情况，同时还应确定既往是否有内分泌疾病史或胸部创伤史等相关病史。检查时必须注意乳头溢液的特性，包括溢液是否具有对称性、自行溢出还是挤压而出、单孔溢液还是多孔溢液，以及溢液的颜色和浓稠度。病理性乳头溢液是基于临床表现的临床诊断。体格检查应包括乳房检查、评估可触及的肿块、淋巴结肿大、皮肤变化、乳头内陷或病变。详细的病史及体格检查将有利于正确的诊断，同时有助于确定实施导管切除术前所需的检查。

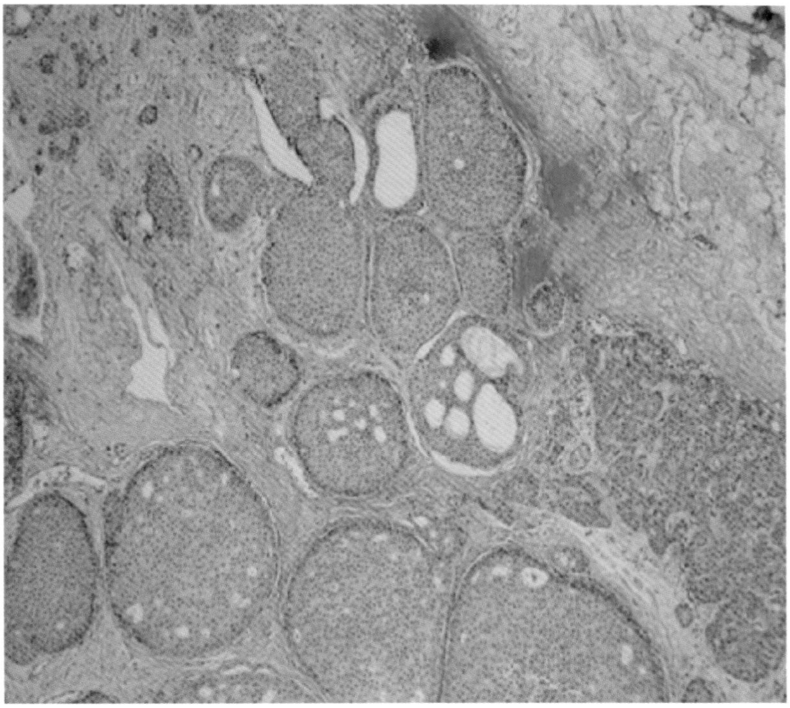

◀图 3-4　导管原位癌的病理切片图

六、乳腺钼靶检查

如果确定患者属于生理乳头溢液时，无须其他检查。如果生理性溢液为主要症状，乳腺钼靶检查可以作为适当年龄和有风险患者的主要检查。病理性乳头溢液无论年龄大小，都应进行乳房钼靶检查。需要注意的是，当有乳头溢液情况的患者做钼靶检查时，其结果很可能提示为正常。Fung 等发现 15 名患有乳头溢液的癌症患者行乳房钼靶检查，仅 2 名患者提示恶性肿瘤可能。乳腺钼靶检查可能会发现一个单独的或与之相关的病变，从而改变治疗方式。与乳头溢液相关的乳房钼靶检查异常提示乳腺恶性肿瘤的可能性 [28]。诊断过程中，可视化的乳房钼靶检查优先考虑，随后应通过立体定位或超声引导下的针刺活检进一步确诊。如果没有进行微创活检，则应在导管切除处进行针定位切除活检。

七、超声检查

超声已用于检查病理性乳头溢液的患者是否伴有乳腺导管扩张。同时该种技术可用于在超声引导下生理盐水灌洗溢液导管以及获得细胞学检测 [48, 49]。Chung 比较了超声检查和导管造影检查，发现超声对于小于 0.5cm 的病变以及多个导管系统的检查更具优势。超声引导下定位病变部位对于造影检查插管失败的患者尤其有帮助。在导管系统内病变异常程度的可视性以及微钙化的检测上，导管造影更优于超声检查 [50, 51]。超声检查相较于导管造影检查具有更高的敏感性和特异性，但是，即使这些检查都是阴性的，也不能排除恶性病变 [52]。

13 ～ 15MHz 高分辨率超声相较于传统超声，对于导管内病变具有更高的敏感性（75% vs 30%）。尽管其特异性不如 7.5MHz 传统超声，但是对于评估近端导管更具有优势 [53, 54]（图 3–5）。如果一个已确定的外周病变可以通过超声进行可视化，那么导丝定位或者超声引导下细针穿刺就可以进行。超声引导下细针穿刺细胞学检测的敏感性只有 50%，但需行导管切除术才能去除病变 [55]。近期发表的两项关于乳头溢液患者接受超声引导下经皮乳腺旋切术切除导管内病变的研究显示，术后 95% 的患者乳头溢液症状消失，活检前完善的检查以及患者的选择对于该项手术的成功至关重要 [56, 57]。

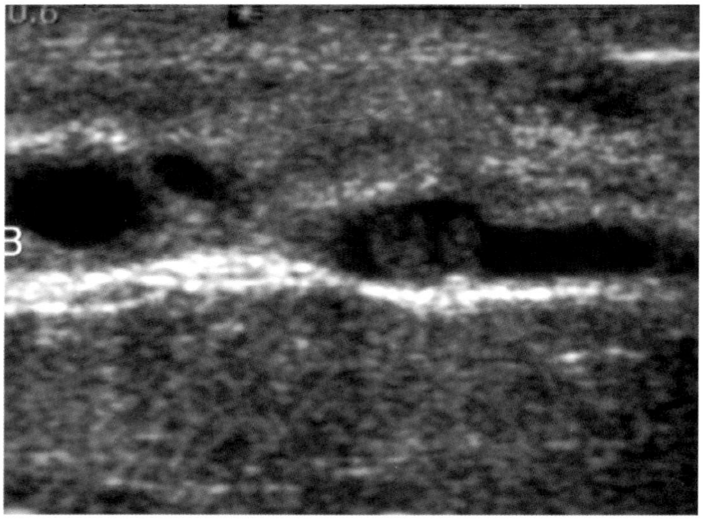

▲ 图 3–5　超声显示扩张导管内病变

八、磁共振成像

磁共振成像（magnetic resonance imaging，MRI）检查也成为乳腺疾病的一项辅助检查方法，尤其对于具有致密乳腺组织的年轻女性，MRI 相比于传统检查方式如乳腺钼靶检查和超声检查具有更高的敏感性。MRI 比标准的乳腺造影检查具有更高的敏感性，但是其无法可靠地区分良恶性病变 [58–60]。当其他定位检查如导管镜和导管造影技术不可行时，MRI 检查很有帮助 [61]。MRI 造影检查是已被用于病理性乳头溢液患者的另一项检查方法，对于诊断病变程度有很大的帮助。相比传统的乳导管造影术，MRI 具有无创，且不存在插管失败的情况，但是检查费用昂贵是该技术的一个弊端。磁共振导管造影融合成像和对比增强磁共振技术可以提供病变程度、病变部位的大小及形状等重要信息。这对于手术方式的选择以及一些肿瘤患者保乳手术的尝试有很重要的作用 [62–64]。

九、隐血检查

已有多项关于乳头溢液隐血检查的研究，红细胞或者血红蛋白阳性溢液的情况增加恶性肿瘤的可能性。在一项大的病例研究中，运用 Bililabstix 试纸进行溢液的隐血检查，结果表明所有最后诊断为恶性肿瘤的患者均隐血检查阳性，尽管不到一半的患者溢液表现为肉眼血 [3]。虽然有些恶性肿瘤患者溢液隐血阴性，但是如果患者有病理性溢液，就应该进行隐血检测。

十、细胞学

许多医生会送乳头溢液标本用于细胞学检查。在一项大型筛查研究中对超过 20 000 名患有乳头溢液的患者进行了细胞学检查，只有 0.2% 的患者为明确或可疑恶性肿瘤。在同一系列研究中，404 名癌症患者，其中 61 例伴有乳头溢液。这 61 例患者的细胞学检查结果如下：24 例为阴性，18 例为阳性，7 例可疑，12 例不典型，灵敏度为 60.7%[65]。对乳头溢液标本进行细胞学检查发现，恶性肿瘤的敏感度为 45% ～ 82%[20, 21, 66–68]。乳头溢液的细胞学检查的假阳性率为 0.9% ～ 2.6%[21, 68]（图 3–6）。

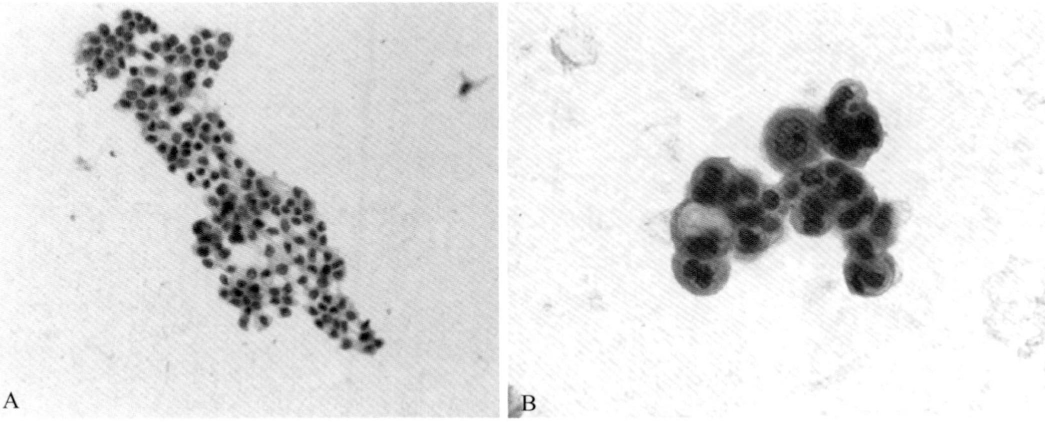

▲ 图 3–6　乳头溢液的细胞学检查图

A. 一例乳头溢液标本的细胞学检查显示良性的导管细胞和蛋白质物质；B. 乳头溢液标本细胞学检查显示恶性细胞

最近一项来自 CAP 室间比较项目的研究，给病理学家提供乳头溢液患者的简单病史和切片，比较不同病理学家给出的结果。最后结果显示，高达 12.8% 的假阳性率和 3.4% 的假阴性率。该研究明确了在这种条件下依赖细胞学检查结果是不可靠的[69]。鉴于较高的假阳性和假阴性率，不应该单独使用细胞学来确定是否需要进行手术切除。对于乳头溢液细胞学阳性和乳腺钼靶图像提示恶性的病例，诊断性外科手术是可以考虑的[70]。如果活检术前乳腺钼靶图像异常，活检诊断为癌，那么需要进行彻底的检查以明确诊断。对于病理性乳头溢液、没有肿块或乳腺钼靶图像异常的患者，无论细胞学检查结果如何，都应进行活检。

由于很难鉴别是正常还是异常的增生，不建议怀孕患者进行细胞学检查。对于病理性乳头溢液或乳头病变，阳性的细胞学结果是有提示作用的。但是对于临床可疑的病例，没有阳性的细胞学结果或者细胞学结果是阳性的，但是没有相对应的临床可疑表现，则需要进行组织活检。临床表现为乳头溢液，细胞学报告阴性时，可能会误导患者放心，而此时患者还需要进一步评估。

十一、生化标志物

几项研究已经发表了生化标志物在乳头溢液标本中诊断乳腺癌的作用。已发现伴有乳头溢液的乳腺癌患者，某些乳酸脱氢酶（lactate dehydrogenase，LDH）同工酶水平升高。该测试相对简单且便宜，但是当肿瘤在乳腺的其他区域不伴有乳头溢液时会出现假阴性[71]。用小硝基纤维素背衬盘放置在癌症患者的乳头上免疫测定癌胚抗原（carcinoembryonic antigen，CEA）。94% 癌症患者的乳头分泌物中 CEA 水平显著高于非癌症患者。在健康对照人群中这种差别不明显[72]。有几项研究用免疫分析法检测乳头抽吸液和异常溢液中的 CEA 提示类似的趋势，而其他研究显示没有差别[73-75]。Sauter 用改良的吸奶器获得乳头抽吸液，发现前列腺特异性抗原（prostatic specific antigen，PSA）水平下降与乳腺癌风险增加相关[9]。Liu 在最近的一项研究中发现，与对照组相比，乳腺癌患者乳头溢液中的碱性成纤维细胞生长因子（basic fibroblast growth factor，bFGF）显著增加[76]。Sauter 的小组用 SELDI-TOF 质谱法分析导管液的蛋白质组学，提示乳腺癌患者和非乳腺癌患者之间存在差异[77]。对于乳头溢液患者，用这些方法检测乳头溢液或分泌物辅助乳腺癌的诊断，有望用于未来的筛查和诊断，但目前尚不足以准确排除癌症或否定活检的必要性。

十二、导管成像

乳腺导管造影术对导管内病变的术前定位有重要作用[78, 79]（图 3-7）。因为有假阴性的存在，手术的决定不应仅仅基于造影检查的结果[23]。造影检查在区分良恶性病变的应用上尚有局限[51, 80]。最近的一项研究显示，术前导管造影检查使得肿瘤导管切除率从 67% 增加到 100%[79]。这项检查是通过向溢液导管内插入 30 号钝头针并注入 0.1 ～ 1.5ml 可溶性对比剂。乳腺 X 线摄影从两种视角进行检查，将会显示导管内充盈缺损或者导管连续性中断[22]。在导管病变远离乳头的病例中，乳腺导管检查可与术前针定位相结合来更好地切除病变[79, 81]。其他的技术可与术前注射亚甲蓝导管造影相结合来协助更好地手术切除病变[79, 82]。

传统的乳腺导管造影术不适用于既往接受过导管切除术有残留导管或产生新的导管病变的患者，

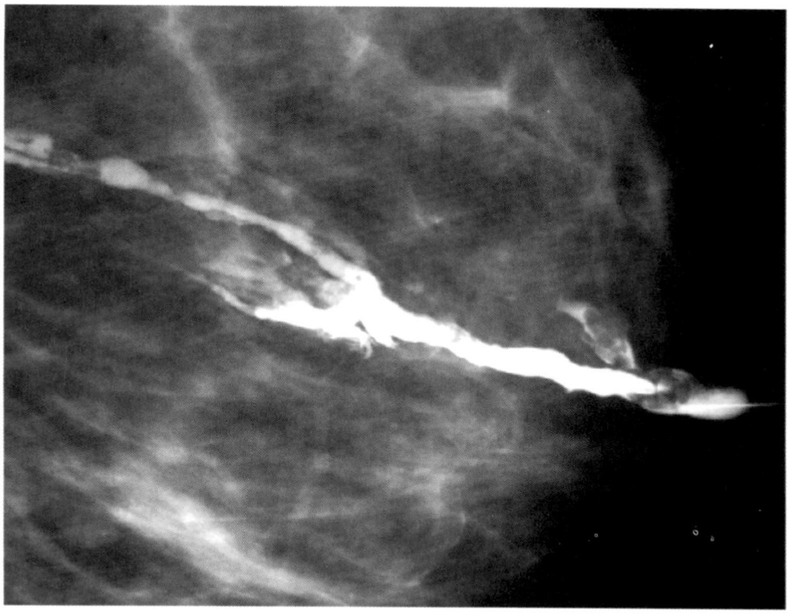

◀ 图 3-7 导管造影显示良性的导管内乳头状瘤典型的分叶状外观

以及导管扩张无法从乳头进入导管造影的患者，对于这类患者，超声引导下经皮乳腺导管造影术起重要作用。这种检查可以帮助识别病变以及病变的定位，以利于更好地手术切除病变 [83]。

十三、手术评估和治疗

病理性乳头溢液的手术效果并不十分令人满意。管腔内的病变组织在术中无法可视化切除，因此导管切除常常是盲目的。导管切除可能导致乳头的敏感性以及母乳喂养的能力降低。外科医生需要评估切除组织的范围，以确保完全切除病变部位的同时尽量减少对正常乳腺组织的破坏。良性或正常病检结果可能是手术未切除到病变部位是病理医生未识别出病变以及病检结果是真阴性这几种情况。

乳腺导管切除有多种手术方式。切除乳晕下全部或大部分导管组织主要通过环形或径向切口。在可定位检查方式出现之前，这种传统的手术方式用于病理性乳头溢液患者 [21, 84]。对于有大量生理性溢液并要求手术的患者、病变定位失败的患者，以及受累于大量导管的患者，切口完成后，导管在进入乳头的地方被环绕系在一起。乳晕下组织呈锥形切除以去除明显的导管组织。在该项手术后，乳头溢液的复发率极低，尽管增殖性病变的恢复率低于更多依赖定向技术引导下的手术方式 [19]。环形切口以及广泛的切除乳晕下组织可能会破坏乳头的神经供应，导致患者麻木，乳头内陷，无法哺乳。必须注意避免烧伤乳头下表面，以限制乳头坏死的可能性 [84]。

可以通过溢液导管内插入探针来局限或者分段切除溢液导管，并将探针周围的深部乳房组织切除。切除的目标是从乳头到末端导管整个小叶。这种方法对于定位尝试失败及病变位置未知或深部病变的患者非常有用。通常在溢液导管象限内做环形切口。在乳头下建造一个襟翼，把扩张的或者蓝色的导管包围起来 [85]。乳头下的近端导管组织切除可以有效地防止溢液的复发。该手术的一种有用辅助手段是术前进行导管造影术，必要时进行深部病变部位针定位检查 [84]。近端导管的切除可以通过探针或者蓝色染料的辅助，而深部病变可以通过定位线进行判断 [81]。使用探针引导导管切除的好处是可以识别溢液导管的近端部位，但是探针可能会在分叉处进入错误的导管或者无法到达病变部位。

微切除术是一种切除异常导管同时保留周围正常乳腺组织的手术方式。该技术包括术前通过乳腺导管造影对溢液的导管进行识别和插管[25, 86]，术中通过术前已放置的套管将蓝色染料注入病变导管，然后将被蓝色染料染色的导管组织从乳头向深部切除。这种技术是通过乳头的径向切口、乳晕内或乳晕边缘的曲线切口而实现[78, 87]。这种手术方式的好处在于切除溢液导管的同时保留正常的乳腺组织，可能更好地保护患者的乳腺感觉以及保留母乳喂养的能力。

十四、乳腺导管镜检查

乳腺导管镜检查通过乳头向扩张的导管内插入一个小的内镜可以直接对导管内的病变进行可视化。该方法越来越多地应用于病理性乳头溢液的患者，在所有定位性检查中，它对于增殖性病变的检出率最高[29, 88–91]。导管镜仅通过视觉不能有效地区分良恶性病变[92]。有研究显示，导管镜结合细胞学检查或者导管内活检有很高的敏感性（98% 和 96%），对于手术方式的制定有重要作用[39, 93]。

导管镜检查可以进入导管，并且可以对导管内的异常病变直视化，使得它具有很大的优势。导管镜能对手术切除过程中的导管内病变组织实现可视化，同时能指导外科医生切除病变组织（图 3–8）。术中可视化可以在充分切除病变的同时保留周围的正常组织。导管镜可以帮助外科医生确定标本内的异常情况并且帮助病理医生定位病变[94]。乳腺导管镜可以限制导管内病变的手术范围，还可以帮助识别要切除的病变组织，包括乳头内的病变（可能遗留），以及更精确地识别发生于 25% 以上病例的多个深层病变[29]。导管内组织活检可以提供导管内病变的组织学标本[95]。最近一项研究显示应用该项方法成功切除了 26 个导管内乳头状病变中的 22 个，短期随访显示这些患者中无复发病例[96]。近期日本的一项研究显示，75 例患者中，24 例（29.3%）采用 PND 而非手术切除病变组织。1 名患者随后发展为乳腺导管内原位癌（ductal carcinoma in situ，DCIS），1 名患者由于多发的导管内乳头状瘤而导致乳头溢液复发[97]。

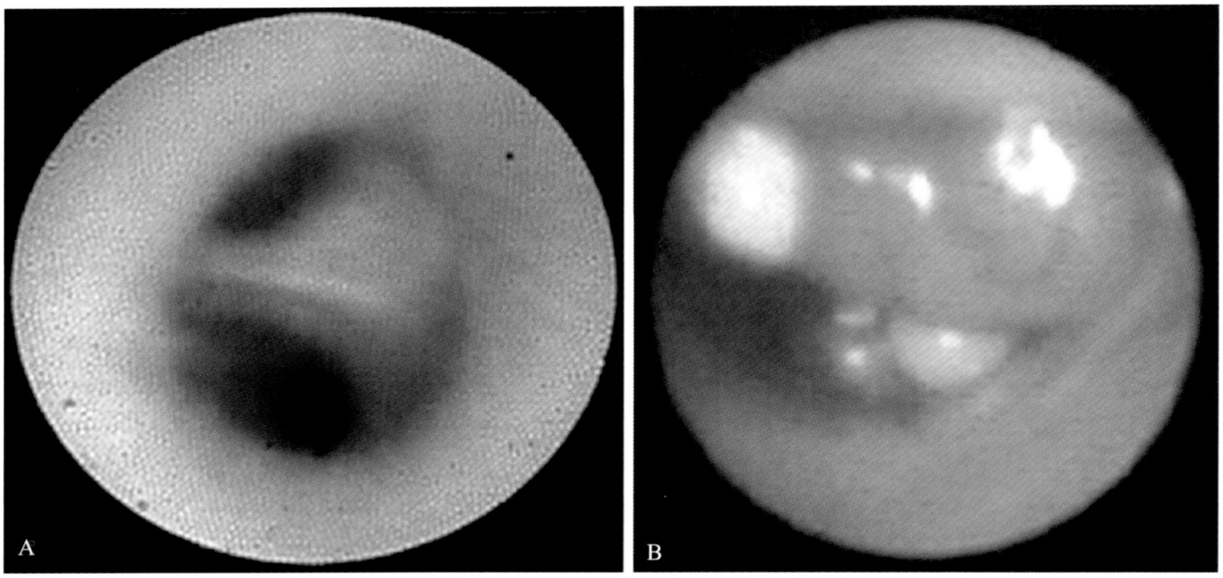

▲ **图 3–8　导管镜检查的导管内图片**

A. 正常导管分支；B. 导管内乳头状瘤

十五、展望

有 5%～20% 的导管内切除组织，病理结果显示为恶性。随着术前评估的完善，更多恶性肿瘤术前已被识别，使得这一比例逐渐降低。传统上治疗乳头溢液的乳腺癌患者是乳房切除术。众多研究表明，乳头溢液的导管内乳腺癌比其他乳房区域的 DCIS 所需乳房切除的范围更广，且复发率更高[46, 98–100]。Ito 发现 26 名乳头溢液的乳腺癌患者使用导管小叶切除术治疗，只有 1 名患者在乳腺切除标本中发现微残留灶。这些研究表明，节段性导管切除对于乳头溢液的乳腺癌患者是一项可行的手术方式[101]。如果在 PND 导管切除时发现癌症，MRI 则有助于确定疾病的程度。通常需要重新切除以获得更明显的病变组织界限，这也有助于确定残留的病灶。

一系列的报道显示导管切除术后有同侧乳腺癌的情况发生，很多这类患者在初次手术时病理结果显示为良性或没有相关的病理诊断，这些病例可能是由于初次手术时导致溢液的病变未被切除[3, 28, 46]。这些癌症表现为肿块而非复发性溢液是由于初次手术导致导管系统中断。对于无增殖性病变的乳头溢液患者以及周围性乳头状瘤的患者，严密随访至关重要。有乳头溢液的原位乳腺癌患者在接受保乳手术后也应进行术后放射治疗，以及密切进行乳腺 X 线摄影检查和临床随访[46]。

在大多数患者中，乳头溢液是生理性的，通常不需要进一步评估。自发性、清澈或血性的单侧乳头溢液需要进一步影像学检查，多数患者需要手术切除以排除恶性病变。虽然检查技术迅速发展，有很多方法可用于导管评估，但是没有一种方法可以准确地判断导致溢液是否为恶性病变。有一些研究建议对这些患者进行严密的随访，但是大多数研究主张手术切除[102–105]。因此，目前手术切除受累导管仍被视为治疗标准。对这类患者的术前检查以及手术方式的选择，一定程度上取决于医生所在机构的设备情况以及医生的专业判断。然而，很明显，局部切除会导致更高的病灶识别率。图 3-9 显示

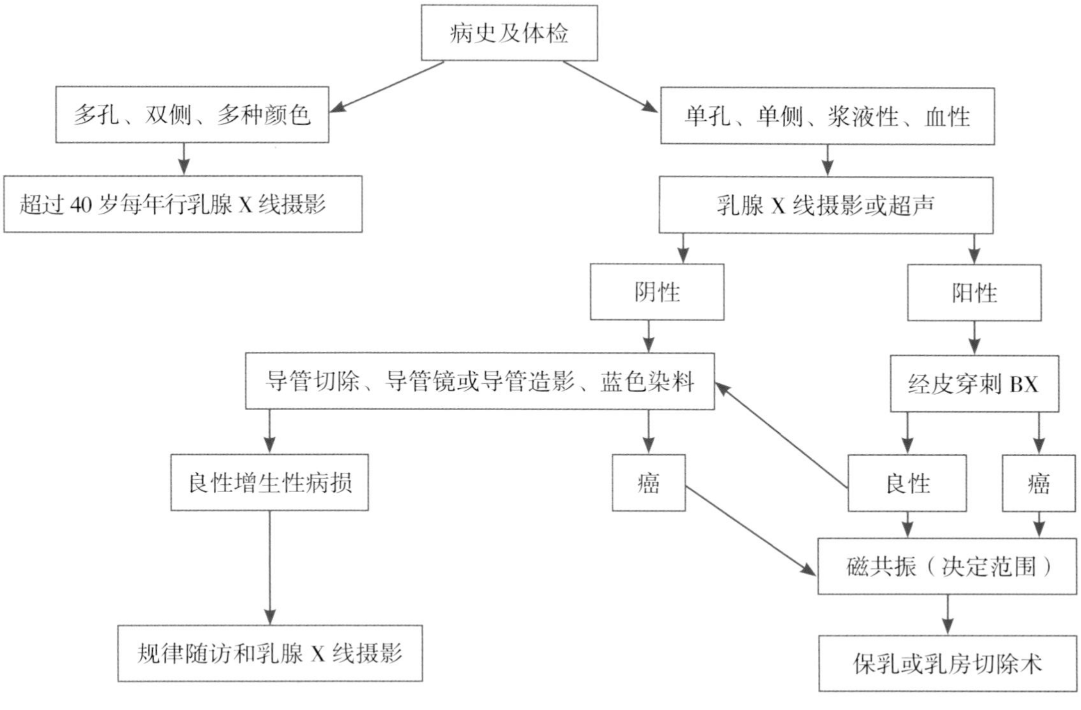

▲ 图 3-9　评估流程

University Hospitals Seidman Cancer Center 用于评估乳头溢液患者的流程。随着成像和活检技术的发展，更多的乳头溢液患者将能完全放弃手术切除而不会影响他们疾病的诊断。

推荐阅读

[1] Devitt JE. Management of nipple discharge by clinical findings. Am J Surg. 1985;149:789.
[2] Gulay H, Bora S, Kilicturgay S, Hamaloglu E, Goskel HA. Management of nipple discharge. J Am Coll Surg. 1994;178:471–4.
[3] Chaudary M, Millis R, Davies G, et al. Nipple discharge: the diagnostic value of testing for occult blood. Ann Surg. 1982;196:651.
[4] Van Zee K, Ortega P, Minnard E, Cohen M. Preoperative galactography increases the diagnostic yield of major duct excision for pathologic nipple discharge. Cancer. 1988; 82(10):1874–80.
[5] Waaijer L, Simons J, Borel Rinkes H, et al. Systematic review and meta–analysis of the diagnostic accuracy of ductoscopy in patients with pathologic nipple discharge. BJS. 2016;103:632–43.
[6] Zucca–Matthes G, Urban C, Vallejo A. Anatomy of the nipple and breast ducts. Gland Surgery. 2016;5(1):32–6.
[7] Goodson WH, King EB. Discharges and secretions of the nipple. In: Bland KI, Copeland EM, editors. The breast: comprehensive management of benign and malignant diseases. 2nd ed. Philadelphia: WB Saunders; 1998. p. 51–74.
[8] Sartorius OW, Smith HS, Morris P, et al. Cytological evaluation of breast fluid in the detection of breast diseases. J Natl Cancer Inst. 1977;59:1073–80.
[9] Sauter ER, Daly M, Linahan K, et al. Prostate–specific antigen levels in nipple aspirate fluid correlate with breast cancer risk. Cancer Epidemiol Biomark Prev. 1996;5(120): 967–70.
[10] Petrakis NL, Mason L, Lee R. Association of race, age, menopausal status, and cerumen type with breast fluid secretion in nonlactating women as determined by nipple aspiration. J Natl Cancer Inst. 1975;54:829–34.
[11] Sauter E, Wagner–Mann C, Ehya H, et al. Biologic markers of breast cancer in nipple aspirate fluid and nipple discharge are associated with clinical findings. Cancer Detect Prev. 2007;31(1):50–8.
[12] Wrensch MR, Petrakis NL, Gruenke LD, et al. Factors associated with obtaining nipple aspirate fluid: analysis of 1,428 women and literature review. Breast Cancer Res Treat. 1990;15(1):39–51.
[13] Lang J, Kuerer H. Breast ductal secretions: clinical features, potential uses, and possible applications. Cancer Control. 2007;14(4):350–9.
[14] Petrakis NL. Physiologic, biochemical, and cytologic aspects of nipple aspirate fluid. Breast Cancer Res Treat. 1986;8:7–19.
[15] Papanicolaou GN, Bader GM, Holmquist DG. Exfoliative cytology of the human mammary gland and its value in the diagnosis of cancer and other diseases of the breast. Cancer. 1958;11:337–409.
[16] Petrakis NL, Lee RE, Miike R, et al. Coloration of breast fluid related to concentration of cholesterol, cholesterol epoxides, estrogens and lipid peroxides. Am J Clin Pathol. 1988;89:117–20.
[17] Santen RJ, Mansel R. Benign Breast disorders. N Engl J Med. 2005;353(3):275–85.
[18] Seltzer MH. Breast complaints, biopsies, and cancer correlated with age in 10,000 consecutive new surgical referrals. Breast J. 2004;10:111–7.
[19] Dillon M, NaMohd Nazri S, Nasir S, et al. The role of major duct excision and microdochectomy in the detection of breast carcinoma. BMC Cancer. 2006;6:164.
[20] Ciatto S, Bravetti P, Cariaggi P. Significance of nipple discharge clinical patterns in selection of cases for cytologic examination. Acta Cytol. 1986;30(1):17–20.
[21] Leis HP Jr. Management of nipple discharge. World J Surg. 1989;13(6):736–42.
[22] Tabar L, Dean PB, Pentek Z. Galactography: the diagnostic procedure of choice for nipple discharge. Radiology. 1983; 149:31–8.
[23] Dawes LG, Bowen C, Luz VA, Morrow M. Ductography for nipple discharge: no replacement for ductal excision. Surgery. 1998;124(4):685–91.
[24] Paterok EM, Rosenthal H, Sabel M. Nipple discharge and abnormal galactogram. Results of a long–term study (1964–1990). Eur J Obstet Gynecol Reprod Biol. 1993;50:227–34.
[25] Lau S, Kuchenmeister I, Stachs A, et al. Pathologic nipple discharge: surgery is imperative in postmenopausal women. Ann Surg Oncol. 2005;12(7):246–51.
[26] Vargas H, Perla Vargas M, Eldrageely K, et al. Outcomes of clinical and surgical assessment of women with pathological nipple discharge. Am Surg. 2006;72:124–8.
[27] Cabioglu N, Hunt KK, Singletary SE, et al. Surgical decision–making and factors determining a diagnosis of breast carcinoma in women presenting with nipple discharge. Am Coll Surg. 2003;196(3):354–64.
[28] Carty NJ, Mudan SS, Ravichandran D, Royle GT, Taylor I. Prospective study of outcome in women presenting with nipple discharge. Ann R Coll Surg Engl. 1994;76:387–9.
[29] Dietz JR, Crowe JP, Grundfest S, et al. Directed duct excision by using mammary ductoscopy in patients with pathologic nipple discharge. Surgery. 2002;132:582–7.
[30] Johnson TL, Kini SR. Cytologic and Clinicopathologic features of abnormal nipple secretions: 225 cases. Diagn Cytopathol. 1991;7:17–22.
[31] Wong Chung J, Jeuriens–van de Ven J, Helmond N, et al. Does nipple discharge color predict (pre–) malignant breast pathology? Breast J. (2016);22(2):202–8.
[32] Copeland M, Higgins T. Significance of discharge from the nipple in nonpuerperal mammary conditions. Ann Surg. 1960;151(5):638–48.
[33] Arnold G, Neiheisel M. A comprehensive approach to

evaluating nipple discharge. Nurse Pract. 1997;22(7): 96–111.
[34] Newman HF, Klein M, Northrup JD, et al. Nipple discharge: frequency and pathogenesis in an ambulatory population. NY St J Med. 1983;83:928.
[35] Huang W, Molitch M. Evaluation and management of galactorrhea. Am Fam Physician. 2012;85(11):1073–80.
[36] Haagensen DD (1971) Diseases of the breast., 2nd edn. WB. Saunders, Philadelphia.
[37] Zuska JJ, Crile G Jr, Ayres NW. Fistulas of lactiferous ducts. Am J Surg. 1951;81:312–7.
[38] Fiorica JV. Nipple discharge. Obstet Gynecol Clin North Am. 1994;21:453–60.
[39] Liu GY, Lu JS, Shen KW, Wu J, Chen CM, et al. Fiberoptic ductoscopy combined with cytology testing in the patients of spontaneous nipple discharge. Breast Cancer Res Treat. 2008;108:271–7.
[40] Lafreniere R. Bloody nipple discharge during pregnancy and/or lactation: a rational for conservative treatment. J Surg Oncol. 1990;43:228–30.
[41] Sakai T, Makita M, Akiyama F, Uehara K, et al. Intraductal papilloma with bloody discharge from Montgomery's areolar tubercle examined by ductoscopy from the areola. Breast Cancer. 2006;13(1):104–6.
[42] Bauer RL, Eckhert KH Jr, Nemoto T. Ductal carcinoma in situ-associated nipple discharge: a clinical marker for locally extensive disease. Ann Surg Oncol. 1998;5(5): 452–5.
[43] Cardenosa G, Eklund GW. Benign papillary neoplasms of the breast: mammographic findings. Radiology. 1991;181: 751–5.
[44] Carter D. Intraductal papillary tumors of the breast. Cancer. 1977;39:1689–92.
[45] Ohuchi N, Abe R, Kasai M. Possible cancerous change of intraductal papilloma of the breast. Cancer. 1984;54: 605–11.
[46] Hou MF, Huang TJ, Liu GC. The diagnostic value of galactography in patients with nipple discharge. Clin Imaging. 2001;25:75–81.
[47] Fung A, Rayter Z, Fisher C, et al. Preoperative cytology and mammography in patients with single-duct nipple discharge treated by surgery. Br J Surg. 1990;77(11):1211–2.
[48] Teboul M. A new concept in breast investigation: echo-histological acino-ductal analysis or analytic echography. Biomed Pharmacoth. 1988;42:289–96.
[49] Feige C. Dynamic morpho-cyto-echography and the echographic galactoscopy endoductal sample; intrinsic and extrinsic markers in the detection of breast cancers. Ultrasound Med and Biol. 1988;14(1):97–108.
[50] Rissanen T, Reinikainen H, Apaja-Sarkkinen M. Breast sonography in localizing the cause of nipple discharge. J Ultrasound Med. 2007;26:1031–9.
[51] Chung SY, Lee K, Park KS, Lee Y, Bae SH. Breast tumors associated with nipple discharge: correlation of findings on galactography and sonography. Clin Imaging. 1995;9(3): 165–71.
[52] Blum K, Rubbert C, Antoch G, et al. Diagnostic accuracy of abnormal galactographic and sonoraphic findings in the diagnosis of intraductal pathology in patients with abnormal nipple discharge. Clin Imaging. 2015;39:587–91.
[53] Cilotti A, Campassi C, Bagnlesi P, et al. Pathologic nipple discharge. High resolution versus conventional ultrasound in the evaluation of ductal disease. Breast Dis. 1996;9: 1–13.
[54] Ballesio L, Maggi C, Savelli S, et al. Adjunctive diagnostic value of ultrasonography evaluation in patients with suspected ductal breast disease. Radiol Med. 2007;112: 354–65.
[55] Sardanelli F, Imperiale A, Zandrino F, et al. Breast intraductal masses. Ultrasound-guided fine needle aspiration after galactography. Radiology. 1997;204:143–8.
[56] Govindarajulu S, Narreddy SR, Shere MH, et al. Sonographically guided mammotome excision of ducts in the diagnosis and management of single duct nipple discharge. EJSO. 2006;32:725–8.
[57] Torres-Tabanera M, Alonso-Bartolome P, Vega-Bolivar A, Sanchez-Gomez SM, et al. Percutaneous microductectomy with directional vacuum-assisted system guided by ultrasonography for the treatment of breast discharge: experience in 63 cases. Acta Radiol. 2008;49(3):271–6.
[58] Yoshimoto M, Kasumi F, Iwase T, Takahashi K, Tada T, Uchida Y. Magnetic resonance galactography for a patient with nipple discharge. Breast Cancer Res Treat. 1997; 42:87–90.
[59] Ballesio L, Maggi C, Savelli S, et al. Role of breast magnetic resonance imaging (MRI) in patients with unilateral nipple discharge: preliminary study. Radiol med. 2008;113:249–64.
[60] Morrogh M, Morris E, Liberman L, et al. The predictive value of ductography and magnetic resonance imaging in the management of nipple discharge. Ann Surg Oncol. 2007;14(12):3369–77.
[61] Bahl M, Baker J, Greenup R, et al. Evaluation of pathologic nipple discharge: What is the added diagnostic value of MRI? Ann Surg Oncol. 2015;22:S435–41.
[62] Hirose M, Nobusawa H, Gokan T. MR ductography: comparison with conventional ductography as a diagnostic method in patients with nipple discharge. Radiographics. 2007;27:S183–96.
[63] Hirose M, Otsuki N, Hayano D, Shinjo H, Gokan T, et al. Multi-volume fusion imaging of MR ductography and MR mammography for patients with nipple discharge. Magn Reson Med Sci. 2006;5(2):105–12.
[64] Nicholson B, Harvey J, Patrie J, Mugler J. 3D-MR Ductography and contrast-enhanced MR mammography in patients with suspicious nipple discharge; a feasibility study. Breast J. 2015;21(4):352–62.
[65] Takeda T, Matsui A, Sato Y, et al. Nipple discharge cytology in mass screening for breast cancer. Acta Cytol. 1990;34(2): 161–4.
[66] Dunn JM, Lucarotti E, Wood SJ, et al. Exfoliative cytology in the diagnosis of breast disease. Br J Surg. 1995;82: 789–91.
[67] Florio M, Manganaro T, Pollicino A, et al. Surgical approach to nipple discharge: a ten-year experience. J Surg Oncol. 1999;71:235–8.
[68] Knight DC, Lowell D, Heimann A, Dunn E. Aspiration of the breast and nipple discharge cytology. Surg Gynecol Obstet. 1986;163:415–20.
[69] Moriarty A, Schwartz M, Laucirica R, et al. Cytology of spontaneous nipple discharge- is it worth it? Performance of nipple discharge preparations in the college of American pathologists interlaboratory comparison progrogram in nongynecologic cytopathology. Arch Pathol Lab Med. 2013; 137:1039–42.

[70] Ranieri E, Virno F, D'Andrea M, et al. The role of cytology in differentiation of breast lesions. Anticancer Res. 1955;15:607–12.
[71] Kawamoto M. Breast cancer diagnosis by lactate dehydrogenase isoenzymes in nipple discharge. Cancer. 1994;73:1836–41.
[72] Imayama IS, Mori M, Ueo H, et al. Presence of elevated carcinoembryonic antigen on absorbent disks applied to nipple area of breast cancer patients. Cancer. 1996;78(6):12229–34.
[73] Inaji H, Yayoi E, Maeura Y, Matsuura N, Tominaga S, Koyama H, et al. Carcinoembryonic antigen estimation in nipple discharge an adjunctive tool in the diagnosis of early breast cancer. Cancer. 1987;60:3008–13.
[74] Nishiguchi T, Hishimoto T, Funahashi S, et al. Clinical usefulness of carcinoembryonic antigen measurement in nipple discharge as an adjunctive tool for diagnosis of breast cancer. Jpn J Clin Path. 1992;40(1):67–72.
[75] Fortova L, Garber JE, Sadowsky NL, et al. Carcinoembryonic antigen in breast nipple aspirate fluid. Cancer Epidemiol Biomark Prev. 1998;7(3):195–8.
[76] Liu Y, Wang JL, Chang H, et al. Breast-cancer diagnosis with nipple fluid bFGF (letter). Lancet. 2000;356(9229):567.
[77] Sauter E, Shan S, Hewett J, et al. Proteomic analysis of nipple aspirate fluid using SELDI-TOF-MS. Int J Cancer. 2005;114:791–6.
[78] Baker KS, Davey DD, Stelling CB. Ductal abnormalities detected with galactography: frequency of adequate excisional biopsy. Am J Roentgenol. 1994;162:821–4.
[79] Van Zee KJ, Perez GO, Minnard E, Cohen M. Preoperative ductography increases the diagnostic yield of major duct excision for nipple discharge. Cancer. 1998;82(10):1874–80.
[80] Rongione AJ, Evans BD, Kling KM, McFadden DW. Ductography is a useful technique in evaluation of abnormal nipple discharge. Am Surg. 1996;62:785–8.
[81] Cardenosa G, Doudna C, Eklund GW. Ductography of the breast: techniques and findings. Am J Roentgenol. 1994;162:1081–7.
[82] Saarela AO, Kiviniemi HO, Rissanen TJ. Preoperative methylene blue staining of galactographically suspicious breast lesions. Int Surg. 1997;82(4):403–5.
[83] Hussain S, Lui DM. Ultrasound-guided percutaneous galactography. Eur J Radiol. 1997;24:163–5.
[84] Urban JA. Excision of the major duct system of the breast. Cancer. 1963;16:516–20.
[85] Jardines L. Management of nipple discharge. Am Surg. 1996;62:119–22.
[86] Tan W, Lim TC. Transareolar dye-injection microdochectomy. Am Surg. 1992;58(7):404–8.
[87] Sharma N, Huston T, Simmons R. Intraoperative intraductal injection of methylene blue dye to assist in major duct excision. Am J Surg. 2006;191:553–4.
[88] Matsunaga T, Ohta D, Misaka T, et al. Mammary ductoscopy for diagnosis and treatment of intraductal lesions of the breast. Breast Cancer. 2001;8:213–21.
[89] Shen KW, Wu J, Lu J, Han Q, Shen Z, Nguyen M, et al. Fiberoptic ductoscopy for patients with nipple discharge. Cancer. 2000;89:1512–9.
[90] Escobar PF, Crowe JP, Matsunaga T, Mokbel K. The clinical applications of mammary ductoscopy. Am J Surg. 2006; 191(2):211–5.
[91] Al Sarakbi W, Salhab M, Mokbel K. Does mammary ductoscopy have a role in clinical practice? Int Semin Surg Oncol. 2006;3:16.
[92] Louie LD, Crowe JP, Dawson AE, Lee KB, et al. Identification of breast cancer in patients with pathologic nipple discharge: does ductoscopy predict malignancy? Am J Surg. 2006;192:530–3.
[93] Hunerbein M, Dubowy A, Raubach M, Gebauer B, Topalidis T, Schlag P. Gradient index ductoscopy and intraductal biopsy of intraductal breast lesions. Am J Surg. 2007;194: 511–4.
[94] Pereira B, Mokbel K. Mammary ductoscopy: past, present, and future. Int J Clin Oncol. 2005;10:112–6.
[95] Hunerbein M, Raubach M, Gebauer B, Wolfgang S, Schlag P. Ductoscopy and intraductal vacuum-assisted biopsy in women with pathologic nipple discharge. Breast Cancer Res Treat. 2006;99:301.
[96] Balci F, Feldman S. Interventional ductoscopy for pathologic nipple discharge. Ann Surg Oncol. 2013;20:3352–4.
[97] Kamali S, Bender O, Harman Kamali G, et al. Diagnostic and therapeutic value of ductoscopy in nipple discharge and intraductal proliferations compared with standard methods. Breast Cancer. 2014;21:154–61.
[98] Solin LJ, Recht A, Fourquet A, et al. Ten-year results of breast-conserving surgery and definitive irradiation for intraductal carcinoma of the breast. Cancer. 1991;68:2337–44.
[99] Fowable BL, Solin LJ, Goodman RL. Results of conservative surgery and radiation for intraductal noninvasive breast cancer. Am J Clin Oncol. 1987;10:110–1.
[100] Recht A, Danoff B, Solin LJ, et al. Intraductal carcinoma of the breast: results of treatment with excisional biopsy and radiation. J Clin Oncol. 1985;3:1339–43.
[101] Ito Y, Tamaki Y, Nakano Y, et al. Nonpalpable breast cancer with nipple discharge: how should it be treated? Anticancer Res. 1997;17(1B):791–4.
[102] Dupont S, Boughey J, Jimenez R, et al. Surgery. 2015; 158(4):988–95.
[103] Foulkes R, Heard G, Boyce T, et. al. (2011) Int J Br Cancer 2011; article ID 495315.
[104] Sabel M, Helvie M, Breslin T, et al. Is duct excision still necessary for all cases of suspicious nipple discharge? Breast J. 2011;18(2):157–62.
[105] Ashfaq A, Senior D, Pockaj B, et al. Validation study of a modern treatment algorithm for nipple discharge. The Am J Surgery. 2014;208:222–7.

第 4 章 乳腺疼痛

Mastalgia

Amit Goyal，Robert E. Mansel 著

郁凯健 译

乳腺痛是一种常见症状，高达 70% 的女性可能在一生中会经历到[1]，多见于 30—50 岁的女性。乳腺痛可以是双侧的、单侧的，也可以出现在乳房的局部。虽然大多数患者乳腺痛为轻度或中度疼痛，并认为这种疼痛与月经周期相关，但有一部分（10% ～ 20%）的患者表现为严重的乳腺痛，这种疼痛影响日常生活，并且导致她们寻求治疗[2]。与周期性乳腺痛相关的疼痛，其程度可能与慢性癌症疼痛程度相似，略低于类风湿关节炎的疼痛程度[3]。

在一项研究对象为在妇科门诊就诊的 1171 名绝经前妇女的研究中，69% 的人报告经常出现月经前不适，11% 的人有中度至重度的周期性乳腺痛，36% 的人曾就此症状咨询过医生。乳腺痛干扰了平时的性生活（48%）、体育活动（37%）、社交活动（12%）和学校活动（8%）[4]。

一、病因学

周期性乳腺痛的病因尚未明确。一些证据表明雌激素水平升高、黄体酮水平低或雌激素 / 孕酮异常[5]可能与之相关。绝经后乳腺疼痛、肿胀、压痛和结节等症状减轻或消失，表明这些症状与雌激素作用之间存在关系[6, 7]。然而，雌激素、黄体酮和催乳素水平的检测未显示出同时异常。水潴留、心理因素或咖啡因摄入与乳腺痛无关。碘缺乏症、乳房中脂肪酸水平的改变以及饮食中的脂肪摄入的作用仍不清楚。

二、分类

乳腺痛可分为四大类，即周期性乳腺痛、非周期性乳腺痛、胸壁疼痛和非胸壁疼痛[8]（表 4–1）。询问病史通常会发现周期性乳腺痛与月经周期的时间关联，但评估疼痛是否是周期性的最佳方法是让患者完成乳腺痛图表（图 4–1）。这对于接受过子宫切除术的患者特别有用。疼痛图可以量化患者的症状，并具有评估治疗有效性的额外优势。2/3 的女性患有周期性疼痛，其余 1/3 患有非周期性疼痛。

三、周期性乳腺痛

周期性乳腺痛通常发生在月经周期的黄体期后期，并在月经开始时消退（表 4–1）。根据定义，患有周期性乳腺痛的通常是 30 多岁的绝经前女性。许多女性通常在每次月经前 3 ～ 7 天经历与月经周期相关的经前不适、饱腹感、压痛或沉重感。此期间乳房变大，有团块感，在月经期后退缩，恢复正常。患有周期性乳腺痛的患者通常在周期中期开始感到疼痛程度的增加，直到月经期疼痛缓解。疼痛通常是双侧的，表现为乳房触诊时有沉重感，并且通常出现在乳房的外上象限。疼痛可能会向腋窝和上臂的内侧方向辐射。每个周期中疼痛的严重程度可能不同，但可持续多年。直到更年期周期性乳腺痛方可缓解。体力活动可能加重疼痛，这点对于长期从事体力劳动的妇女尤为明显。乳腺痛对生活质量的影响经常被低估。周期性乳腺痛不同于经前综合征（premenstrual syndrome，PMS），其特征在于与月经周期相关的身体、心理和情绪症状。这两者可以单独或伴随发生。尽管乳腺痛是 PMS 的常见症状之一，但 PMS 不一定存在于患有周期性乳腺痛的女性中[9]。

表 4–1　乳腺疼痛分类

乳腺疼痛	病　因
周期性疼痛	月经前正常乳腺小叶的激素刺激
非周期性疼痛	Cooper 韧带的伸展 胸罩的压力 外伤引起的脂肪坏死 化脓性汗腺炎 局灶性乳腺炎 导管周围型乳腺炎 囊肿 Mondor 病（乳腺静脉硬化外周炎）
非乳腺疼痛	
胸壁疼痛	Tietze 综合征（肋软骨炎） 局限性胸壁侧壁痛 弥漫性胸壁侧壁痛 颈关节炎引起的牙根痛
非胸壁疼痛	胆囊疾病 局灶缺血性心脏病

四、非周期性乳腺痛

非周期性乳腺痛与月经周期无关，在绝经前和绝经后的女性中都可出现。患者通常是 40 多岁的女性。疼痛可能是持续性的，但通常表现为无时间规律的。疼痛通常是局部的并被描述为“灼烧样（burning）”或“牵拉样（drawing）”。疼痛可能是由于囊肿、导管周围炎、Cooper 韧带受牵拉、创伤（包括乳房活检或手术）、硬化性腺病、Mondor 病（Mondor 病）和癌症[8]。然而，尽管进行了彻底的检查，但大多数患者的乳腺痛都找不到明确原因。

此图帮助你的医生和护士了解你的乳腺疼痛从什么时候开始，
通过画图记录你每天乳腺疼痛的程度

例如你这个月的第五天感觉到了剧烈的乳腺疼痛那么将当天的
方格涂满，每个月疼痛周期开始前用字母 P 标记。

MONTH	DATE																														
	1	2	3	4	5	6	7	8	9	10	11	12	13	14	15	16	17	18	19	20	21	22	23	24	25	26	27	28	29	30	31

▲ 图 4–1　Cardiff 乳腺疼痛量表

五、胸壁疼痛

肌肉骨骼疼痛大多是单侧的，由活动引起，可以表现为胸壁特定区域压痛。已知患有脊柱疾病或骨关节炎的女性更容易患有肌肉骨骼疼痛，而不是真正的乳腺痛。胸壁产生的疼痛可能会被误认为乳腺痛。仅限于特定区域，并且在性质上表现为灼烧或刀割样的疼痛可能来自胸壁。胸壁疼痛有几种不同类型需要鉴别，包括局部或弥漫性侧胸壁疼痛，颈椎关节炎引起的根性疼痛和 Tietze 综合征（肋软骨炎）引起的疼痛。在 Tietze 综合征中，疼痛通常发生在覆盖肋软骨的乳房内侧象限中。这种症状会慢性加重，在体检时可发现一根或几根肋软骨有触痛，范围随时间逐渐扩大。

六、非胸壁疼痛

这部分患者的疼痛并非由乳房引起，例如患有胆结石和心绞痛。

七、乳腺痛和乳腺癌

癌症很少引起乳腺痛。与癌症相关的乳房疼痛是非周期性的、单侧的，多为局限性的。在以疼痛为首发症状的患者中，2% ～ 7% 发现乳腺癌 [10-14]。目前尚不清楚乳腺痛是否会增加乳腺癌后续风险。两项病例对照研究和一项队列研究 [15-17] 显示，患有周期性乳腺痛的女性乳腺癌风险显著增加。Plu-Bureau 等 [17] 研究了 210 名被诊断患有乳腺癌的绝经前妇女，对照组选择了 210 名来自相同地域，并且在年龄、教育程度和首次足月妊娠年龄方面相匹配的妇女。研究显示周期性乳腺痛病史与乳腺癌风险增加有相关性［根据乳腺癌家族史、既往良性乳腺疾病、月经初潮年龄、使用口服避孕药等因素调整过的相对风险（relative risk，RR）＞ 2.12］。作者在另一项纳入 247 名被诊断患有良性乳腺疾病的绝经前女性的队列研究中报道了类似的发现 [15]。上述研究表明乳腺癌风险随着周期性乳腺痛持续时间的增加而增加。Goodwin 等 [16] 研究了 192 例患有淋巴结阴性乳腺癌的绝经前妇女和 192 例年龄匹配的绝经前对照，结果显示绝经前乳腺癌患者的乳房触痛评分明显较高，乳腺癌患者出现严重压痛的比值比（odds ratio，OR）为 3.32。然而，因症状明显而就医的妇女通常会接受乳房 X 线检查和活检等医学干预，这可能导致上述研究中的诊断偏倚。

与之相反，Khan 等 [18] 发现经历过乳腺痛的女性患乳腺癌的可能性较小。他们分析了纽约乳腺关怀中心收录的 5463 名女性的数据。在初次就诊时报告乳腺痛的 1532 名女性中，有 861 名被诊断患有乳腺癌。调整年龄和其他风险因素后的 OR 为 0.63。乳腺痛和乳腺癌之间的关联尚需更多证据证实。乳腺癌的临床检查和患者个体乳腺癌风险评估应作为乳腺痛患者是否接受诊断性乳腺影像学检查的主要决定因素。

八、心理社会因素

传统的外科观点认为，乳腺痛主要是精神神经症状的表现，这种观点正受到 Preece 等的挑战 [19]，他们发现患有乳腺痛的女性和患有静脉曲张的女性表现出相似的焦虑、抑郁和恐惧。除了少数对乳腺痛治疗无反应的患者外，大多数患有静脉曲张和乳腺痛患者的心理疾病发病率明显低于精神病患者。

其他研究发现，与无症状女性相比，患有乳腺痛的女性患焦虑和抑郁的情绪增加[20]。目前尚不清楚心理因素是否与乳腺痛存在因果关系，但患有严重乳腺痛患者的情绪症状发生率明显较高。严重乳腺痛患者的焦虑和抑郁程度与新近被诊断为乳腺癌的且在当天上午刚刚接受手术的女性相当[21]。对治疗反应良好的患者在心理社会功能方面有显著改善，但难以治愈的患者则非常痛苦[21]。

Colegrave 等[22]近期发现，与仅患有乳房肿块的女性相比，患有乳房疼痛的女性患焦虑、抑郁、情绪躯体化和情绪失控等表现增加，这表明心理社会因素会导致乳腺痛。通过收听令人放松的录音进行放松治疗可以改善乳腺痛的症状[23]。

九、临床评估和调查

非乳房疾病需要仔细排查病史。需进行临床检查以排除乳房肿块，并鉴别乳房触痛和胸壁压痛。乳房肿块应通过“三重评估”进行评估，包括触诊、影像学和经皮穿刺活检或细针穿刺细胞学检查。胸壁体检应该用一只手托起乳房，同时用另一只手触诊下面的肌肉和肋骨（图 4–2）。通过让患者在检查床上翻身，使乳房从胸壁上垂落，可以引出胸壁内或外侧压痛（图 4–2）。如果没有发现肿块，则不会进行进一步的检查，此时患者的症状无须过于担心。然后应评估疼痛对患者生活质量的影响，严重的乳腺痛往往会影响工作、抱孩子和性生活。如果患者考虑治疗，应要求其完成疼痛图表（图 4–1）至少 2 个月，以确定疼痛模式并评估每个月经周期的疼痛天数。

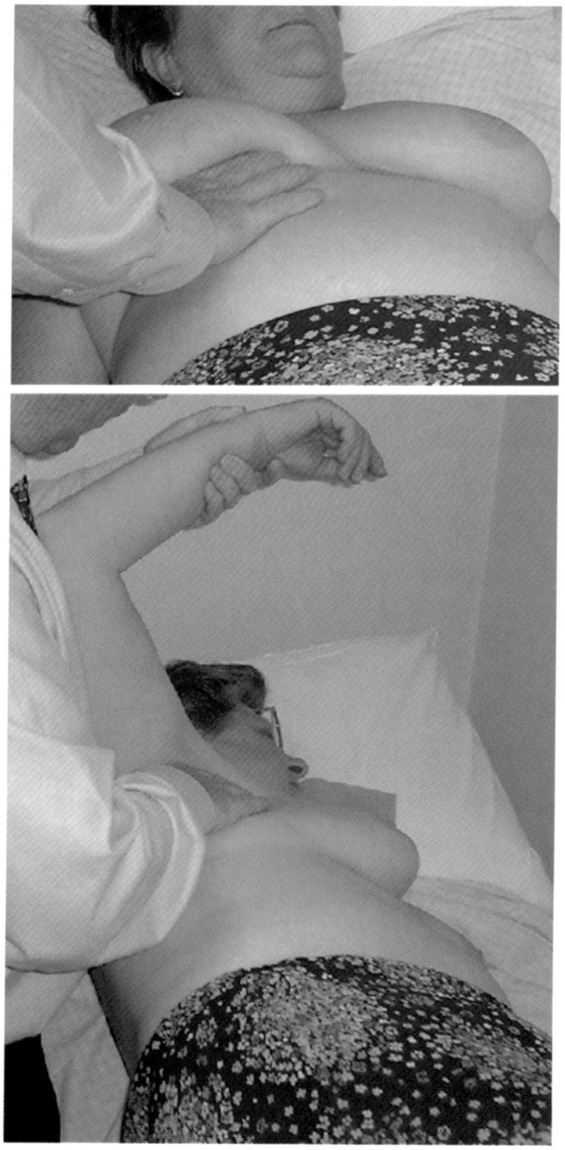

▲ 图 4–2　通过体检鉴别胸壁疼痛

十、治疗

（一）周期性乳腺痛

治疗的主要指征是疼痛程度影响日常生活。许多到医院就诊的女性是因为乳腺痛担心患有乳腺癌。对于患有周期性乳腺痛的女性，只需鉴别乳腺痛与乳腺癌，85% 的患者无须特殊治疗[24]。有效管理乳腺痛患者的关键是拥有一位能够理解乳腺痛对女性生活的影响并给予同情的“善于倾听的医生”。有些女性可以通过简单的措施来改善疼痛，例如穿着合身的胸罩来支撑下垂的乳房。抗生素对乳腺痛无效，只有确诊乳腺导管周围炎或哺乳期感染引起的乳腺炎时才应使用抗生素。利尿药、维生素 E、维生素 B_6，减少咖啡因摄入，以及应用孕激素（口服或局部）尚未被证明与周期性乳腺痛有关[25-31]。开始口服避孕药或进行激素替代疗法的女性可能会报告乳腺痛，坚持治疗通常可治愈。一些使用口服避孕药的患者在停用避孕药并改为物理避孕法后，其乳腺痛有所改善，但没有发现某种口服避孕药会特异性地引起乳腺痛。口服避孕药和激素替代疗法尚无系统性研究，但对于疼痛持续者，使用含有低剂量雌激素的替代制剂或停用药物可能会缓解症状。

先前认为每天口服月见草油 1 ～ 3g 对缓解乳腺痛有作用。然而，最近的两项随机对照试验发现其疗效与安慰剂无差异[31, 32]。英国月见草油的处方许可证于 2002 年 10 月因与安慰剂相比缺乏疗效而被撤销。一项小型随机对照试验发现低脂肪（食物总热量的 15%）和高碳水化合物饮食有助于改善经前乳房肿胀和压痛[33]。这种饮食模式可能难以维持，并且低脂饮食能否减轻乳房疼痛尚需进一步研究证实。人们对能治疗乳腺痛的植物雌激素、草药和营养补充剂越来越感兴趣。一项小型随机对照试验发现异黄酮对周期性乳腺痛有效[34]。一项纳入 97 例患有周期性乳腺痛的女性，设有安慰剂组的随机对照试验显示，圣洁莓（Agnus castus）具有良好的耐受性，可有效控制周期性乳腺痛的症状[35]。尚需大量重复试验来阐明这些替代方案的对乳腺痛的治疗价值。

局部非甾体抗炎药（non-steroidal anti-inflammatory drugs，NSAIDs）具有良好的耐受性，可有效治疗乳腺痛。在一项随机对照试验中，发现双氯芬酸凝胶在用于患有周期性或非周期性乳腺痛的绝经前妇女时效果优于安慰剂[36]。

溴隐亭（多巴胺受体激动药）的功效已经在随机试验和近期的 Meta 分析[37]中得到证实，但由于频发和无法耐受的不良反应（恶心、头晕、头痛和体位性低血压），目前几乎不再使用。

戈舍瑞林（Zoladex®）是一种强力的黄体激素释放激素（luteinizing hormone-releasing hormone，LHRH）合成类似物，可在 72h 内使卵巢激素降低至去势水平，诱导可逆性卵巢抑制[38-40]。在一项随机对照试验中，研究发现戈舍瑞林注射液在治疗严重乳腺痛方面效果优于假注射[41]。然而，不良反应（阴道干燥、潮热、性欲减退、皮肤或头发油腻，以及乳房变小）较为常见，因此，对于难以进行其他形式治疗的患者，才考虑用戈舍瑞林。戈舍瑞林可使严重乳腺痛患者的症状快速缓解，并且可通过替代疗法维持疗效。

达那唑是一种合成雄激素，对垂体有抗促性腺激素作用。它可以阻止促黄体激素大量生成并抑制卵巢类固醇的生成。达那唑能减轻乳腺痛和压痛，通常在 3 个月内见效[42, 43]。然而，30% 的患者出现不良反应，导致很多患者停止用药[44]。与溴隐亭相比，达那唑疗效更强[45]。可以通过在起效后减少剂量来限制达那唑的不良反应（体重增加、声音变低、月经不调或闭经、潮热、抑郁、头痛和肌肉痉挛），可在月经周期的第 14 ～ 28 天给予每日 100mg 的维持剂量[42]。

他莫昔芬在随机对照试验中被证实可以有效治疗周期性和非周期性乳腺痛[46, 47]。与每日 20mg 剂量相比，他莫昔芬每天 10mg 具有相同的疗效且不良反应更少[48]。由于他莫昔芬未在美国或英国获得乳腺痛的治疗适应证许可，因此在专业指导下其使用时间不得超过 6 个月。每日 10mg 方案的常见不良反应是月经不调、潮热、体重增加、阴道干燥和腹胀。血栓事件、子宫内膜癌和白内障在短期治疗乳腺痛过程中的发生率尚不清楚。与达那唑相比，他莫昔芬更便宜，有效率更高，不良反应更少[49]。

4- 羟基三苯氧胺（4-hydroxytamoxifen，4-OHT）是他莫昔芬的强力抗雌激素代谢产物，对 ER 的亲和力比他莫昔芬高得多。在Ⅱ期随机试验中，已经发现 4-OHT（Afimoxifene®）的经皮凝胶制剂在治疗周期性乳腺痛方面优于安慰剂[50]。与口服他莫昔芬相比，局部应用可降低全身副作用风险。尚需进一步研究才能将 4–OHT 推荐用于乳腺痛治疗。

没有足够的证据证明手术在治疗乳腺痛中的作用，应谨慎看待手术干预。来自 Cardiff 的回顾性数据发现，需要进行乳房切除术，而非局部切除术，才能缓解症状[51]。手术仅适用于少数患有顽固性乳腺痛并且排除非乳房原因疼痛的女性。在为这些女性进行手术时，需要一个包括外科医生、心理学家和乳房护理护士的多学科团队。同时应告知患者潜在的并发症和症状持续存在的风险。

（二）非周期性乳腺痛

当疼痛确实源自乳房时，可用上述针对周期性乳腺痛的方法处理。肌肉骨骼疼痛通常可用口服或局部应用 NSAIDs 制剂。通过将局部麻醉药和类固醇的组合注射到触痛部位，可以有效地治疗胸壁局部持续疼痛的患者。通过注射局部麻醉药使疼痛完全消失可以正确定位疼痛区域。

十一、管理算法

Cardiff Breast Unit 遵循的步骤如图 4–3 所示。如果乳房体检正常，大多数患者可以放心并出院随访。根据患者的乳腺癌风险和检查结果选择影像学检查（乳房 X 线摄影 / 超声检查）。给予要求治疗的患者生活方式的建议（例如穿着合身的胸罩），并让患者在 Cardiff 乳房疼痛图表中记录患者的疼痛并在 3 个月后返院复查。一线治疗包括使用局部应用或口服不良反应较小的止痛药，例如对乙酰氨基酚和

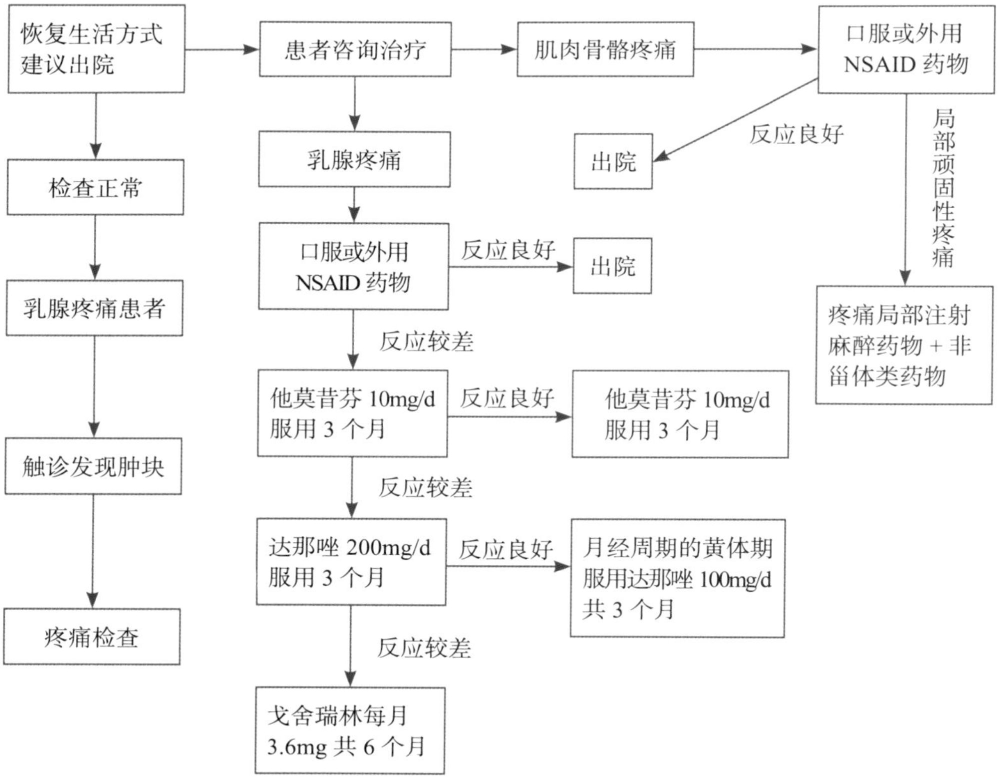

▲ 图 4–3　乳腺疼痛的治疗流程

NSAID。治疗 3 个月后症状持续的患者考虑服用他莫昔芬，剂量为每日 10mg，持续 3 ～ 6 个月。治疗失败者考虑应用达那唑，每日剂量为 200mg（症状缓解后每天减少至 100mg）或仅在月经周期的黄体期使用。严重疼痛治疗无效者考虑使用戈舍瑞林长效注射液，剂量为每月 3.6mg，持续 6 个月。根据此治疗计划，70% ～ 80% 的患者症状会有显著缓解。非激素类避孕药是必不可少的，因为他莫昔芬和达那唑对胎儿都有不良影响，治疗时应避免妊娠。

推荐阅读

[1] Ader DN, South-Paul J, Adera T, Deuster PA. Cyclical mastalgia: prevalence and associated health and behavioral factors. J Psychosom Obstet Gynaecol. 2001;22:71–6.
[2] Cyclical breast pain-what works and what doesn't. Drug Ther Bull. 1992;30:1–3.
[3] Khan SA, Apkarian AV. The characteristics of cyclical and non-cyclical mastalgia: a prospective study using a modified McGill Pain Questionnaire. Breast Cancer Res Treat. 2002;75:147–57.
[4] Ader DN, Shriver CD. Cyclical mastalgia: prevalence and impact in an outpatient breast clinic sample. J Am Coll Surg. 1997;185:466–70.
[5] Rose DP, Boyar AP, Cohen C, Strong LE. Effect of a low-fat diet on hormone levels in women with cystic breast disease. I. Serum steroids and gonadotropins. J Natl Cancer Inst. 1987;78:623–6.
[6] Wang DY, Fentiman IS. Epidemiology and endocrinology of benign breast disease. Breast Cancer Res Treat. 1985; 6:5–36.
[7] Wisbey JR, Kumar S, Mansel RE, Peece PE, Pye JK, Hughes LE. Natural history of breast pain. Lancet. 1983;2: 672–4.
[8] Santen RJ, Mansel R. Benign breast disorders. N Engl J Med. 2005;353:275–85.
[9] Ader DN, Shriver CD, Browne MW. Cyclical mastalgia: premenstrual syndrome or recurrent pain disorder? J Psychosom Obstet Gynaecol. 1999;20:198–202.
[10] Barton MB, Elmore JG, Fletcher SW. Breast symptoms among women enrolled in a health maintenance organization: frequency, evaluation, and outcome. Ann Intern Med. 1999;130:651–7.
[11] Lumachi F, Ermani M, Brandes AA, Boccagni P, Polistina F, Basso SM, Favia G, D'Amico DF. Breast complaints and risk of breast cancer. Population-based study of 2,879 self-selected women and long-term follow-up. Biomed Pharmacother. 2002;56:88–92.
[12] Fariselli G, Lepera P, Viganotti G, Martelli G, Bandieramonte G, Di Pietro S. Localized mastalgia as presenting symptom in breast cancer. Eur J Surg Oncol. 1988;14:213–5.
[13] Smallwood JA, Kye DA, Taylor I. Mastalgia; is this commonly associated with operable breast cancer? Ann R Coll Surg Engl. 1986;68:262–3.
[14] Preece PE, Baum M, Mansel RE, Webster DJ, Fortt RW, Gravelle IH, Hughes LE. Importance of mastalgia in operable breast cancer. Br Med J (Clin Res Ed). 1982;284: 1299–300.
[15] Plu-Bureau G, Le MG, Sitruk-Ware R, Thalabard JC. Cyclical mastalgia and breast cancer risk: results of a French cohort study. Cancer Epidemiol Biomarkers Prev. 2006;15:1229–31.
[16] Goodwin PJ, DeBoer G, Clark RM, Catton P, Redwood S, Hood N, Boyd NF. Cyclical mastopathy and premenopausal breast cancer risk. Results of a case-control study. Breast Cancer Res Treat. 1995;33:63–73.
[17] Plu-Bureau TJC, Sitruk-Ware R, Asselain B, Mauvais-Jarvis P. Cyclical mastalgia as a marker of breast cancer susceptibility: results of a case-control study among French women. Br J Cancer. 1992;65:945–9.
[18] Khan SA, Apkarian AV. Mastalgia and breast cancer: a protective association? Cancer Detect Prev. 2002;26:192–6.
[19] Preece PE, Mansel RE, Hughes LE. Mastalgia: psychoneurosis or organic disease? Br Med J. 1978;1:29–30.
[20] Jenkins PL, Jamil N, Gateley C, Mansel RE. Psychiatric illness in patients with severe treatment-resistant mastalgia. Gen Hosp Psychiatry. 1993;15:55–7.
[21] Ramirez AJ, Jarrett SR, Hamed H, Smith P, Fentiman IS. Psychosocial adjustment of women with mastalgia. Breast. 1995;4:48–51.
[22] Colegrave S, Holcombe C, Salmon P. Psychological characteristics of women presenting with breast pain. J Psychosom Res. 2001;50:303–7.
[23] Fox H, Walker LG, Heys SD, Ah-See AK, Eremin O. Are patients with mastalgia anxious, or does relaxation therapy help? Breast. 2009;6:138–42.
[24] Barros AC, Mottola J, Ruiz CA, Borges MN, Pinotti JA. Reassurance in the treatment of mastalgia. Breast J. 1999; 5:162–5.
[25] Smallwood J, Ah-Kye D, Taylor I. Vitamin B6 in the treatment of pre-menstrual mastalgia. Br J Clin Pract. 1986; 40:532–3.
[26] Ernster VL, Goodson WH III, Hunt TK, Petrakis NL, Sickles EA, Miike R. Vitamin E and benign breast "disease": a double-blind, randomized clinical trial. Surgery. 1985;97: 490–4.
[27] Parazzini F, La Vecchia C, Riundi R, Pampallona S, Regallo M, Scanni A. Methylxanthine, alcohol-free diet and fibrocystic breast disease: a factorial clinical trial. Surgery. 1986;99:576–81.
[28] Allen SS, Froberg DG. The effect of decreased caffeine consumption on benign proliferative breast disease: a randomized clinical trial. Surgery. 1987;101:720–30.
[29] McFadyen IJ, Raab GM, Macintyre CC, Forrest AP. Progesterone cream for cyclic breast pain. BMJ. 1989;298:931.
[30] Maddox PR, Harrison BJ, Horobin JM, Walker K, Mansel

RE, Preece PE, Nicholson RI. A randomised controlled trial of medroxyprogesterone acetate in mastalgia. Ann R Coll Surg Engl. 1990;72:71–6.
[31] Goyal A, Mansel RE. A randomized multicenter study of gamolenic acid (Efamast) with and without antioxidant vitamins and minerals in the management of mastalgia. Breast J. 2005;11:41–7.
[32] Blommers J, de Lange–De Klerk ES, Kuik DJ, Bezemer PD, Meijer S. Evening primrose oil and fish oil for severe chronic mastalgia: a randomized, double–blind, controlled trial. Am J Obstet Gynecol. 2002;187:1389–94.
[33] Boyd NF, McGuire V, Shannon P, Cousins M, Kriukov V, Mahoney L, Fish E, Lickley L, Lockwood G, Tritchler D. Effect of a low–fat, high–carbohydrate diet on symptoms of cyclical mastopathy. Lancet. 1988;2:128–32.
[34] Ingram DM, Hickling C, West L, Mahe LJ, Dunbar PM. A double–blind, randomized controlled trial of isoflavones in the treatment of cyclical mastalgia. Breast. 2002;11:170–4.
[35] Halaska M, Beles P, Gorkow C, Sieder C. Treatment of cyclical mastalgia with a solution containing a Vitex agnus castus extract: results of a placebo–controlled double–blind study. Breast. 1999;8:175–81.
[36] Colak T, Ipek T, Kanik A, Ogetman Z, Aydin S. Efficacy of topical nonsteroidal anti–inflammatory drugs in mastalgia treatment. J Am Coll Surg. 2003;196:525–30.
[37] Srivastava A, Mansel RE, Arvind N, Prasad K, Dhar A, Chabra A. Evidence–based management of mastalgia: a metaanalysis of randomised trials. Breast. 2007;16:503–12.
[38] Thomas EJ, Jenkins J, Lenton EA, Cooke ID. Endocrine effects of goserelin, a new depot luteinising hormone releasing hormone agonist. Br Med J (Clin Res Ed). 1986;293:1407–8.
[39] Shaw RW. An open randomized, comparative study of the effect of goserelin depot and danazol in the treatment of endometriosis. Zoladex endometriosis study team. Fertil Steril. 1992;58:265–72.
[40] Fraser HM, Sandow J. Suppression of follicular maturation by infusion of a luteinizing hormone–releasing hormone agonist starting during the late luteal phase in the stumptailed macaque monkey. J Clin Endocrinol Metab. 1985;60:579–84.
[41] Mansel RE, Goyal A, Preece P, Leinster S, Maddox PR, Gateley C, Kubista E, von Fournier D. European randomized, multicenter study of goserelin (Zoladex) in the management of mastalgia. Am J Obstet Gynecol. 2004;191:1942–9.
[42] O'Brien PM, Abukhalil IE. Randomized controlled trial of the management of premenstrual syndrome and premenstrual mastalgia using luteal phase–only danazol. Am J Obstet Gynecol. 1999;180:18–23.
[43] Mansel RE, Wisbey JR, Hughes LE. Controlled trial of the antigonadotropin danazol in painful nodular benign breast disease. Lancet. 1982;1:928–30.
[44] Gateley CA, Miers M, Mansel RE, Hughes LE. Drug treatments for mastalgia: 17 years experience in the Cardiff mastalgia clinic. J R Soc Med. 1992;85:12–5.
[45] Hinton CP, Bishop HM, Holliday HW, Doyle PJ, Blamey RW. A double–blind controlled trial of danazol and bromocriptine in the management of severe cyclical breast pain. Br J Clin Pract. 1986;40:326–30.
[46] Fentiman IS, Caleffi M, Brame K, Chaudary MA, Hayward JL. Double–blind controlled trial of tamoxifen therapy for mastalgia. Lancet. 1986;1:287–8.
[47] Messinis IE, Lolis D. Treatment of premenstrual mastalgia with tamoxifen. Acta Obstet Gynecol Scand. 1988;67:307–9.
[48] Fentiman IS, Caleffi M, Hamed H, Chaudary MA. Dosage and duration of tamoxifen treatment for mastalgia: a controlled trial. Br J Surg. 1988;75:845–6.
[49] Kontostolis E, Stefanidis K, Navrozoglou I, Lolis D. Comparison of tamoxifen with danazol for treatment of cyclical mastalgia. Gynecol Endocrinol. 1997;11:393–7.
[50] Mansel R, Goyal A, Nestour EL, Masini–Eteve V, O'Connell K. A phase II trial of Afimoxifene (4–hydroxytamoxifen gel) for cyclical mastalgia in premenopausal women. Breast Cancer Res Treat. 2007;106:389–97.
[51] Davies EL, Cochrane RA, Stansfield K, Sweetland HM, Mansel RE. Is there a role for surgery in the treatment of mastalgia? Breast. 1999;8:285–8.

第 5 章 常见哺乳期和母乳喂养问题的管理

Management of Common Lactation and Breastfeeding Problems

Lisa H. Amir，Verity H. Livingstone 著

郦凯健 阮胜男 译

哺乳是受神经内分泌调节的生理过程。母乳喂养是母乳从母体乳房转移到婴儿体内的过程。成功的哺乳取决于母体健康、乳房发育良好、乳汁正常生成、正常泌乳、有效的乳汁转移，以及每日适当的乳汁摄入数量和质量。哺乳期和母乳喂养的每个阶段都受到多种引发、促进或阻碍性生物心理社会因素的影响：青春期、怀孕、分娩、乳房刺激和引流、母乳排出反射、母婴哺乳技术、哺乳频率、对吸吮的耐受，以及对乳房的利用方法。所有这些因素都受到其他因素的影响，如母婴知识、态度、动机、情绪和健康程度，婴儿健康程度和婴儿行为，以及是否得到家人、朋友和医疗保健专业人士的支持。

Livingstone 提出的母乳喂养动力学概念传达了母乳喂养过程中母亲与婴儿之间存在动态相互作用的观点 [1]。很多哺乳期疾病是医源性的，比如人为阻止哺乳或对乳房不恰当的刺激和乳汁引流。大多数母乳喂养困难是由于缺乏知识、技术能力差或缺乏支持。几乎所有问题都是可逆的。预防、早期发现和管理应成为妇幼保健的常规组成。

一、产前期

产前母乳喂养的目标是帮助家庭在婴儿喂养方面做出明智的选择，让女性从认知和情感上做好母乳喂养准备，认识和改善哺乳期和母乳喂养的风险因素，并提供预先指导。以上可以通过提供产前母乳喂养教育和进行产前泌乳评估来实现 [2, 3]。

（一）知情选择

卫生专业人员要通过与产妇家庭讨论推荐的婴儿喂养指南，包括母乳喂养的益处和母乳替代品的

风险，帮助产妇家庭做出明智的决定[4-6]。世界卫生组织建议在婴儿出生后的前6个月进行纯母乳喂养，然后引入辅食和继续母乳喂养长达2年或更长时间[7, 8]。Dettwyler[9]研究了断奶年龄与生活史中各种变量之间的关系，如非人类灵长类动物的妊娠长度、体重和臼齿萌出。据她估测，如果人类遵循灵长类动物喂养模式而非文化习俗，那么母乳喂养时间将长达2.5～7年[9]。

（二）母乳喂养的益处

1. 对于婴儿

- 人乳具有物种特异性，是理想的营养来源，因为母乳的蛋白质和脂肪含量特别适合婴儿的需要，能提供婴儿所需的铁和维生素[10]。
- 母乳含有100多种生物活性成分。母乳能为一些新生儿提供保护使他们免于免疫缺陷[11]。肠道－乳房吸吮（entero-mammary）免疫环路为婴儿提供特异性母源抗体[12]，可以预防中耳炎、肠胃炎、呼吸道感染、尿路感染、其他细菌和病毒性疾病以及坏死性小肠结肠炎[13-20]。
- 母乳喂养可提供母婴之间的密切互动，帮助两者建立强大、积极的情感联系，具有长期的心理优势[21]。
- 吸吮乳头的动作有助于下颌和牙齿发育[22]。
- 母乳喂养可以预防儿童和成人的超重和肥胖[19, 23, 24]，并与降低血压有关[25]。

2. 对于母亲

- 母乳喂养提供了母亲和婴儿之间的心理满足感和亲密的母婴关系[26]。在令人疲惫的早期育儿期，母乳喂养提供了一个让母亲坐下来放松的机会[27]。
- 不进行母乳喂养的女性发生绝经前乳腺癌的风险增加[28]，卵巢癌风险也有可能增加[29]。
- 把母乳喂养作为唯一喂养方式可导致哺乳期闭经，这是一种有效可靠的避孕和生育间隔方法[30]。
- 母乳喂养可以减少产后贫血。

3. 对于社会

- 母乳是一种在哺乳期间可再生的自然资源，不应浪费大自然的馈赠。
- 社会的未来取决于下一代的健康。
- 母乳喂养是母亲可以做的促进健康、预防疾病最具成本效益的活动。

（三）婴儿配方奶粉的危害

营养不足：婴儿配方奶粉可能存在微量营养素不足或过量，缺乏对髓鞘形成和大脑、视网膜发育至关重要必需脂肪酸。一些品牌的配方奶粉含有过量的维生素D[31]。

细菌污染：婴儿配方奶粉不是无菌产品[32, 33]。最严重的细菌污染物：阪崎肠杆菌，可引起罕见但危及生命的新生儿脑膜炎、菌血症和坏死性小肠结肠炎[32, 34]。

污染物：各种其他污染物，包括过量的铝、铅和碘。许多品牌的配方奶粉因此被撤回[35-37]。

认知发育受限：一些具有严格对照的研究表明，在饮食中缺乏母乳的儿童智商评分显著降低，发育较差[38-41]。

过敏：配方奶喂养的婴儿有更大的机会患特应性皮炎[42]。

发病率和死亡率：非母乳喂养可使婴儿因呼吸道感染住院的风险增加7%，而在美国，配方奶喂养的婴儿住院风险是因任何细菌感染住院风险的10倍。这部分婴儿患下呼吸道感染的风险翻了1倍以上，而中耳炎的发病率高达 3 ～ 4 倍[43, 44]。配方奶喂养的婴儿在日后罹患儿童癌症以及成年后炎症性肠病的发病率较高[45–47]。配方奶粉喂养的儿童占儿童胰岛素依赖型糖尿病的 2% ～ 26%[48, 49]。

花费：婴儿配方奶喂养 12 个月（取决于所用配方奶粉的类型）花费为 1000 ～ 2300 美元[50]。因此，许多低收入家庭只能用廉价或不适当的替代性液体食物或选择提前增加成人辅食来喂养婴儿。购买和配制配方奶粉也很费时。非母乳喂养会导致总体医疗费用增加[51, 52]。

（四）胎教

母乳喂养是一种应该在产前就训练学习的技巧。医生可以在院内使用模型来帮助女性加强学习训练[53]。不提倡阅读有关带有商业性质的婴儿喂养的文献，因为这会给选择母乳喂养的家庭带来了信息干扰[54]。

（五）产前哺乳评估

哺乳对大多数哺乳动物的生存至关重要，可以认为是繁殖周期的最后阶段。乳腺发育起始于胚胎并持续一生，在青春期和怀孕期间生长发育旺盛，由复杂的体内激素环境控制调节。正常的乳房发育的临床表现是乳房生长，乳房敏感性增加，以及妊娠结束时可分泌初乳样液体（乳汁生成第一阶段[55]）。乳房发育异常在临床上表现为青春期或怀孕期间乳房生长和发育的缺失或异常。

（六）筛选风险因素

在产前期，医生有机会筛查女性是否存在可能干扰乳房发育、哺乳或母乳喂养的某些生理、心理和社会风险因素。正常的产前哺乳评估应作为所有女性产前保健的常规组成部分，在妊娠晚期进行。

1. 影响哺乳的母体生物学风险因素

• 乳房存在解剖学异常，包括乳房发育不全或幼稚型乳房，因为乳房发育期间腺体发育不良，可能无法分泌充足的乳汁[56, 57]。

• 乳房手术，特别是缩乳成形术，可能会影响腺体或输乳管功能[58, 59]。

• 某些内分泌疾病，包括甲状腺、垂体和卵巢功能障碍，以及相对不孕，可能会干扰哺乳[60, 61]。

• 慢性疾病，如糖尿病、系统性红斑狼疮和高血压，可能会导致产妇感觉疲劳，但通常不会影响哺乳。

• 身体残疾的妇女通常可以进行母乳喂养，但需要安全的护理和指导。

• 妊娠并发症如妊娠期糖尿病、妊娠高血压和早产可能导致婴儿过早离开母体，这可能会干扰哺乳期的开始。当婴儿存在潜在的新生儿低血糖风险时，产前促使初乳分泌是很有必要的[62]。

• 母体感染如乙型肝炎和丙型肝炎、人类免疫缺陷病毒（艾滋病病毒）或巨细胞病毒可能会造成胎儿宫内感染，但通过母乳增加的病毒载量在临床上意义不大[63]。在发达国家，不建议艾滋病病毒阳性的妇女进行母乳喂养[64]。

• 对于使用违禁药物（如安非他明、可卡因或海洛因）的妇女，应告知风险并提供有关停药的帮助[65]。如果无法停药，应建议女性不要母乳喂养。吸烟是不推荐的，然而，人工喂养者吸烟的风险大于母乳喂养者吸烟的风险[66, 67]。因此即使吸烟，也更加推荐母乳喂养。适度饮酒不是母乳喂养的禁忌证[65]。

• 既往母乳喂养失败的经历预示着未来母乳喂养也可能失败。

• 既往或慢性精神疾病，包括抑郁症，可能在产后复发，影响母亲养育婴儿的能力。这些母亲应在产后早期接受额外的咨询和帮助。

2. 影响哺乳的婴儿生物风险因素

一些婴儿因素会影响母乳喂养，如新生儿疾病，主要包括早产以及吸吮、吞咽或呼吸障碍。有些风险因素可以在产前诊断或预测。

3. 心理危险因素

许多因素的相互作用影响着女性选择喂养方法[68-70]。

信心和观念：关于婴儿的喂养，许多女性都有先入为主的想法。她们可能对自己的母乳喂养能力感到焦虑和担忧，她们可能认为自己的乳房太小或乳头太大，或者担心哺乳后乳房外观改变。她们可能曾经有过不成功的母乳喂养经历，或家庭成员提供了负面建议。建立母乳喂养的信心和观念非常重要。

态度：医生应该就女性对母乳喂养、重返工作岗位以及在公共场所哺乳的态度进行探讨。在产前在这些领域与女性进行交流探讨，将有助于她的家庭树立自己的态度。

知识和技能：医生应该通过询问女性对婴儿喂养的了解程度以及她计划如何喂养婴儿，探讨和交流相关知识。

4. 社会风险因素

如果得到家人和朋友的支持，女性更有可能在母乳喂养方面取得成功。在产前期应注重在家庭，朋友和社区之间营造积极的情感环境。

家庭支持：一直以来，女性进行母乳喂养的决定一直得到祖母、姐妹或朋友的支持。如今，随着传统家庭结构的解体，缺乏相应支持往往最终导致女性放弃母乳喂养[71, 72]。

伴侣支持：青少年单身母亲因为没有伴侣而承受很大压力，为了继续无忧无虑的青少年生活，她们可能选择更自由的人工喂养而非母乳喂养。伴侣的支持已被证明是帮助增加母乳喂养持续时间的有效方法[73]。

社区支持：许多女性在公共场合对母乳喂养感到尴尬。产前进行关于公共场所母乳喂养问题的讨论会有所帮助。在外工作未必是停止母乳喂养的理由。有计划、灵活的和良好的儿童关怀可以让母亲在面对长达数小时的分离时仍能保持哺乳。

（七）产前乳房检查

在回顾了女性的病史后，应该进行仔细的乳房检查。

1. 大小和对称性

乳腺直到怀孕才会完全发育成熟。生乳激素包括雌激素、孕激素、催乳素、胰岛素、甲状腺和生长激素，可激发乳腺上皮细胞、腺泡和输乳管的发育。到妊娠16周时，可以发生泌乳。在怀孕期间或产后第1个月，乳房体积通常会增大约200ml，或至少一个罩杯尺寸[74, 75]。乳房外观改变或不对称增大可能表明哺乳异常，应予以关注，密切监测之后的乳汁生成情况。瘢痕可以帮助诊断潜在的腺体、导管或神经损伤。

2. 乳头的可抓握性

婴儿衔住和吸吮的前提，是他们能够抓住乳头和乳晕组织并形成奶嘴（teat）。可以轻轻地挤压乳晕以评估其弹性和可抓握性。女性的乳头可能是突出的、假性突出的、扁平的、假性回缩或完全回缩的，大小因人而异。尚无证据支持产前乳头准备，如用手或工具牵拉乳头，因为乳头和乳晕的解剖结构不会因此改变[76]。婴儿吸吮的动作有助于在母乳喂养过程中"激活"乳头并形成奶嘴。只有完全回缩的乳头才会妨碍婴儿衔咬和吸吮。Niplette 机构（Avent，Suffolk，England）旨在产前帮助矫正回缩乳头[77]。简易辅助工具是将 20ml 注射器的针筒在靠近针头的一端截断[78]。注射器的断端可以放置在乳头上，并且施加温和的吸力以缓慢地抽出乳头。没有数据证实注射器对乳头矫形有效，但临床经验表明它可能有助于使乳头区域更易于婴儿抓握[78]。没有必要在乳房上涂抹乳液或油脂来软化皮肤，建议每天用肥皂正常沐浴。

（八）预期指导

在完成仔细的病史和体格检查后，应提供以下预期指导。

- 分娩时尽量避免使用药物或其他介入手段。在自然分娩后不久，婴儿会本能地寻找并衔咬乳房。药物及其并发症可能会干扰这种神经发育行为[79, 80]。
- 在胎盘完全分娩后尽快开始母乳喂养或人工吸乳，因为人们认为早期刺激乳房会引发泌乳[27, 81]，尽管各种证据相互矛盾[75]。
- 每 2 ～ 3h 哺乳或按需哺乳，因为定期乳汁引流和乳房刺激有助于乳汁生成[82, 83]。
- 试着 24h 在室内陪着婴儿。母婴分离会阻碍定期的乳汁引流和乳房刺激[84-86]。
- 母婴护理相结合，以患者为中心[87]。
- 尽早缓解涨奶，防止乳腺细胞退化萎缩[88]。
- 避免给婴儿日常加餐，因为这会通过消除婴儿的饥饿感导致哺乳不规律，从而减少乳房刺激和乳汁引流[89, 90]。
- 避免使用橡胶仿真奶嘴和安抚奶嘴。如果婴儿通过吸吮来表达饥饿，那他就是真的饿了。提供安抚奶嘴不是母亲的最佳选择。婴儿应经常吮吸乳房以建立成功的哺乳行为[81, 91]。
- 纯母乳喂养能确保婴儿获得足够的初乳，包括分泌型免疫球蛋白 A（immunoglobulin A，IgA）和其他促成婴儿健康、生长和发育的特有的激素因子[12]。
- 避免使用配方奶粉，因为它易引起新生儿过敏，也存在其他与人工食品相关的危险因素。婴儿未成熟的肠道难以消化牛奶或豆奶[92]。
- 产后社区资源的可及性：产后的密切随访对母乳喂养的成功至关重要[4]。

二、产期间

（一）哺乳期的建立

母乳喂养应被视为第四产程。直到婴儿衔咬乳房并开始吸吮，从而引发乳汁生成，分娩才告完成。分娩后不久，新生儿表现出自然的寻乳反射，可以自己找到乳头。一旦找到乳头，新生儿就会抓握并衔咬它，然后本能地吸吮。研究表明，这个过程可能需要 60 ～ 120min，如果在出生后不久将异物插入新生儿的口腔，或如果新生儿受到母体应用的镇定药物的影响，那么寻乳反射和吸吮反射的本能可能会受损[93, 94]。

四个原因使早期哺乳显得至关重要。首先，这会促成一个印记行为，即新生儿在乳头和乳晕仍然柔软并容易抓握的时候，学会抓握并把乳头乳晕塑造成利于吸吮的奶嘴形态，以利于摄取乳汁。其次，新生儿摄取的少量初乳具有高含量的母体分泌型 IgA，可作为免疫尚未成熟的新生儿的第一次免疫获得。再次，在分娩和胎盘完整剥离之后，妊娠激素的抑制作用被消除，乳腺中的催乳素受体变得敏感。最后，早期哺乳会刺激催乳激素的释放，包括催乳素，从而引发乳汁合成。频繁的乳房刺激导致催乳素的大量分泌，维持乳汁生成。正常乳汁生成的临床表现包括产后乳房丰满和初乳的产生，然后乳汁在 36 ～ 48h 内逐渐变为过渡乳和成熟乳 [95]。

产乳是母乳持续合成的过程，基于正常的乳房发育和顺利的乳汁生成。乳汁合成的速度因人而异，在一天中不同时段也有变化，由定时和完全的乳汁排空控制，主要受自分泌（如局部）调节。最近的研究表明，乳汁的持续合成受到一种被称为哺乳反馈抑制药（feedback inhibitor of lactation，FIL）的局部抑制性肽的抑制 [96]，规律哺乳可消除这种抑制作用 [97, 98]。催乳素激增刺激乳房腺泡积极分泌乳汁，催产素导致腺体周围的肌上皮细胞和小管收缩，并将乳汁从导管中排挤到乳头。这种收缩运动有效地将脂质分子挤过细胞膜进入导管。随着哺乳的进行，产乳的质量和数量也会发生变化。哺乳开始时分泌的乳汁叫前乳，主要由哺乳间期积累的乳汁组成，此后乳脂肪含量更低，乳清含量更高。随着“乳房丰满程度”降低，乳汁脂肪含量增加 [99]。哺乳后血清催乳素水平应增加数倍，缺乏这种反应的后果很严重。催乳素水平在前 4 ～ 6 周内下降，哺乳诱导的催乳素激增在第 3 个月时明显减弱，第 6 个月时几乎消失，但哺乳期仍可持续 [100, 101]。目前认为血催乳素对乳汁生成和泌乳过程是必要的，表现为允许作用，而非调节作用 [102]。

（二）有助于哺乳期建立的因素

分娩后，母亲和新生儿应保持亲密接触，以便开始母乳喂养。新生儿本能地知道如何寻找乳房和吃奶，但母亲必须接受相关指导。

世界卫生组织和联合国儿童基金会认识到在医院内推行母乳喂养的重要性，并于 1992 年启动了全球婴儿友好医院倡议（Global Baby Friendly Hospital Initiative）。这是一项基于“保护、支持和促进母乳喂养，是服务女性的重要举措”理念的医疗教育项目，其中概述了 10 个简单步骤来更好的实行母乳喂养 [103]（图 5-1）。

从以下方面为新生儿提供全面的服务和照顾。
① 有书面的母乳喂养政策，并定期与所有健康儿童工作人员沟通。
②对所有医护人员进行必要的技能培训，使其了解这一政策的重要性。
③ 告知所有孕妇母乳喂养的好处和管理。
④ 帮助母亲在分娩后一小时内开始母乳喂养。
⑤ 向母亲们展示如何哺乳和如何保持分泌乳汁，即使他们应该与婴儿分开。
⑥ 除非有医学指示，不要给新生儿除混合乳处的任何食物或饮品。
⑦ 实行母婴同室允许妈妈们每天 24h 待在一起。
⑧ 鼓励按需哺乳。
⑨ 不给母乳喂养的婴儿人造皮革或奶嘴（也叫杜米米或安抚剂）。
⑩ 从医院或诊所出院后向他们提供母乳喂养支持团队和针对母亲的帮助。

▲ **图 5-1　成功哺乳的 10 条建议**

（三）干扰哺乳的因素

产妇乳汁不足是过早停止母乳喂养的最常见原因。乳汁原因通常是由于在哺乳早期关键阶段的医疗管理不善。许多母婴因素导致哺乳失败，包括乳腺前性、乳腺性和乳腺后性原因。

1. 乳房发育异常

正常的乳房发育起始于胚胎期，贯穿整个生命过程，在青春期和怀孕期间生长发育迅速。乳房发育过程由复杂的激素环境控制，本章不作深入探讨。所涉及的激素包括垂体激素：催乳素、促肾上腺皮质激素、生长激素、促甲状腺激素、促卵泡激素和促黄体激素等。此外，来自卵巢、肾上腺和胎盘的类固醇激素，以及甲状腺激素和胰岛素，都直接或间接地影响乳腺生长和功能[75]。

乳房发育异常在临床上表现为青春期，成年后或怀孕期间乳房生长和发育的缺失或异常，可能由于以下因素中的一种或多种造成。

(1) 哺乳前乳腺发育失败的原因：乳腺发育失败的哺乳前因素中最常见的是缺乏刺激乳腺生长发育的激素，也可能是存在无生物学活性的激素或激素抗体，阻碍其正常作用[104]。源于下丘脑或垂体的病理学因素也会造成发育受阻。下丘脑的破坏可能是脑炎，淋巴细胞性垂体炎继发肿瘤浸润或特发性原因引起的[105]。垂体因素包括占位性病变、增生、空蝶鞍综合征、肢端肥大症、垂体柄切断和希恩综合征[106]。研究发现，黄体酮刺激产生的妊娠特异性乳腺核因子（pregnancy-specific mammary nuclear factor，PMF），可能抑制参与乳腺发育的基因[107]。

(2) 乳腺性原因：乳腺性乳房发育失败的定义是在怀孕期间乳腺缺乏对催乳激素的正常反应。可能由于 PMF 失衡或靶器官受体异常，例如乳腺雌激素或催乳素受体缺陷。哺乳期前有关肌上皮细胞发育涉及的调节因子作用尚不清楚。

2. 乳汁生成失败

接近分娩时进入乳汁生成第二阶段，也就是大量乳汁分泌的开始。脑垂体通过催乳素和其他产乳激素对该过程进行内分泌调节。胎盘完整剥离后，胎盘激素尤其是黄体酮水平下降，是早期乳汁合成的主要诱因。乳汁生成第二阶段的临床表现是乳房变大，可发生在胎儿娩出后 24 ～ 102h 范围内，通常在产后约 60h[108]。乳汁生成失败在临床上表现为乳房不充盈，无初乳产生。

(1) 乳腺前性原因：乳汁生成失败的乳腺前性原因包括缺乏内源性生乳激素、催乳素无生物学活性或存在相应抗体[109]。除垂体和下丘脑病变外，服用溴隐亭和胎盘残留等原因也可导致产后期垂体激素产生减少，特别是催乳素减少[110]。胎盘因素证明了雌激素和黄体酮对乳汁生成的抑制作用。

(2) 乳腺性原因：乳腺性原因包括乳腺缺乏对生乳激素的反应，包括细胞膜受体缺陷或基因转录错误[111]。

(3) 乳腺后性原因：乳腺后性原因与母乳喂养延迟有关。延迟母乳喂养的重要性尚未明确，但无疑有所影响。顺利和充足的母乳喂养可以在前 2 周内增加母乳摄入量，促进婴儿生长[112]。一些医院常规使用配方奶作为补充，这可能会对计划纯母乳喂养的母亲日后的乳汁生成产生不利影响[113]。乳房充盈不得到缓解会对乳汁合成产生负反馈作用。这种情况可能是由于乳汁中抑制因子的累积或乳汁蓄积产生的压力作用。

3. 产乳失败

哺乳需要许多激素的作用来维持。产乳失败在临床上表现为产乳量不足，产乳失败的原因如下。

(1) 乳腺前性原因：原因之一是缺乏内源性生乳激素。影响乳汁合成的因素包括应用某些药物（例如含雌激素的避孕药、伪麻黄碱[114]），以及大量吸烟或重叠妊娠。

(2) 乳腺性原因：包括对生乳激素无反应或继发于乳房发育或乳汁生成失败的其他原因。

(3) 乳腺后性原因：哺乳失败的最常见原因是没有进行早期和频繁的乳房刺激及乳汁引流不当，这通常发生在母亲和婴儿由于现有或可能出现的健康问题而分离时。新生儿本能寻找到乳房时就会开始吸吮，但是如果在分娩后乳房没有马上得到刺激并且每 2 或 3h 排空一次，那么母体哺乳的生理能力会迅速下降。开始哺乳的时机有一个窗口期，研究表明，哺乳期持续时间与第一次乳房刺激的早晚成反比。缺乏催乳激素高峰将无法激发和维持泌乳[115]。

由于不经常哺乳或不当的母乳喂养技术导致的乳汁排空不足，使得残留的乳汁积累产生局部抑制因子，会阻碍新的乳汁合成，于是腺体开始退化，导致过早断奶。分娩后，乳房组织中存在大量血管和淋巴充盈，导致导管内压力升高。如果得不到缓解，会阻碍乳汁在导管内流动，血液循环也将受阻，迅速导致腺泡压力性萎缩并阻碍乳汁供应。尽管较新的外科手术技术试图保持乳腺导管的完整性[59, 116, 117]，但乳房成形术或乳房外科手术重建后乳房引流阻塞导致的乳汁排空障碍仍可能发生。Neifert 等[58]发现，与未接受手术的妇女相比，接受过乳房手术的妇女的哺乳不足风险增加了 3 倍。在有乳晕切口的情况下，风险是没有乳房手术史患者的 5 倍[58]。

乳房过于充盈可能会妨碍婴儿有效衔咬。婴儿舔咬、乳房刺激不当、引流不足以及婴儿摄入的乳汁不足会引起乳头疼痛。如果母乳摄入不足，婴儿仍感到饥饿，配方奶可能会被作为补充。最终结果是母体乳汁淤滞，乳汁生成受阻和母体的不适感。在婴儿衔咬之前用热敷或按摩法有助于帮助婴儿附着在乳房上，冷敷可以减少哺乳后的乳房肿胀[118, 119]。

健康新生儿生后最初几天液体需求量很小。新生儿最初每次需 7 ～ 20ml 初乳，并且不需要额外的液体补充。哺乳前喂食或给予辅食会消除新生儿的饥饿感，减少乳房刺激和引流的频率，干扰乳汁的生成[90, 120]。夜间给婴儿用镇静药物能让家长得到暂时休息，但会造成不规律的乳房刺激和乳汁引流，夜间不进行母乳喂养会阻碍乳汁生成。

如果不能频繁有效地进行母乳喂养，例如，如果母亲必须与生病的婴儿分开，应该教会母亲如何手动或使用吸奶器定期排出乳汁，以确保乳汁完全排空，防止乳汁淤积。与普遍看法相反，这不会导致乳汁过量合成，而会阻止早发和不可逆转的乳腺退化。这种情况下应该每天人工排乳至少 6 次[121]。

（四）乳汁转移

在母乳喂养期间，乳汁在母体射乳反射调节下从乳房转移到婴儿体内。乳汁从乳房转移到婴儿的速度取决于各种因素，包括乳汁合成和存储量、射乳反射的强度和频率，以及母乳喂养的技术过程[122]。直接刺激乳头后，下丘脑触发垂体后叶释放催产素引发射乳反射或排乳。这会导致平滑肌收缩，并推动乳汁通过乳导管到达乳头的导管开口。反射的特征因人而异，也会随时期而变，一些人射乳反射灵敏，而另一些人的反射较慢且不够规律。通过条件反射的建立，催产素会在婴儿哭闹或母亲准备喂养时释放[100]。母亲自信有助于射乳反射，焦虑可能会阻碍反射[123, 124]。

1. 促进乳汁转移的因素

基本母乳喂养技巧：母乳喂养是从乳房转移乳汁给婴儿的技术过程。这取决于婴儿对正确寻找乳房、依附乳房，以及婴儿完好的吸乳能力。育儿过程从出生即开始，因此，医务人员应鼓励母亲尽快进入角色，并教授母亲如何科学母乳喂养[87, 125]。

(1) 寻找乳房：母亲取舒适坐位，双臂和腰背支撑身体，双脚放在小凳子上。将婴儿放在膝盖上，面向乳房，可用枕头协助扶起婴儿。使婴儿紧贴母体，婴儿的身体会得到很好的支撑和伸展[126]（图5-2）。双手配合会使哺乳更加容易。用一只手从下面托起乳房，用手指将乳房轻轻捏成一个与嘴巴形状相似的椭圆形，将乳房略微抬起，同时将乳头抬向婴儿的嘴巴。另一只手支撑婴儿的背部和肩部。婴儿的手臂应该可以自由地拥抱乳房，身体紧贴母亲。

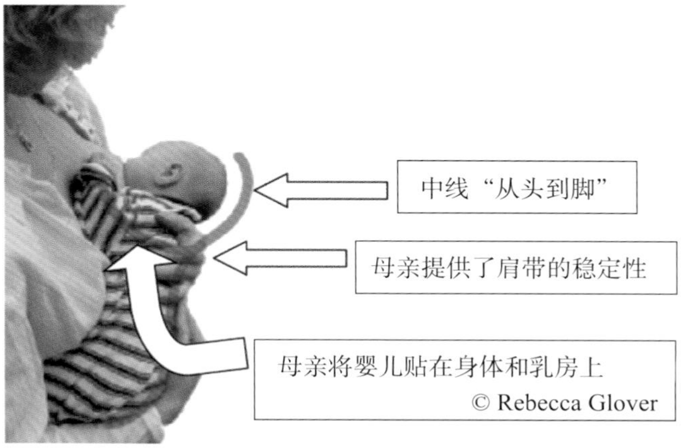
中线“从头到脚”
母亲提供了肩带的稳定性
母亲将婴儿贴在身体和乳房上
© Rebecca Glover

▲ 图 5-2　定位稳定的婴儿（© **Rebecca Glover**，允许转载）

(2) 依附乳房：帮助衔咬的技巧包括将乳头在婴儿的上唇上轻刷，待婴儿有所反应，抬起其头部并协助其张嘴。这通常需要“逗弄婴儿”并鼓励婴儿把嘴巴张大。当婴儿张开嘴巴，母亲应该迅速将婴儿的嘴从乳头向乳晕拉近。把婴儿的下唇、下腭和下巴首先贴入乳房，这样他就更容易张口衔咬乳房[126]。不要认为整个乳晕都会被衔咬，可衔咬的乳晕范围取决于乳晕的大小和新生儿张口大小。婴儿的嘴唇应外翻吸附在乳头基部后方，下巴埋入乳房，鼻子贴近乳房。小婴儿无法自己保持与乳房的相对位置，整个哺乳期间需要母亲一直用手轻捏乳房保持形状和位置，另一手支撑婴儿的背部和肩部。年龄较大的婴儿能够更容易地保持姿势，并在母亲肘弯处舒适地吮吸。

(3) 哺乳：正确衔咬并大口含住柔软乳房组织后，婴儿将乳头和乳晕组织吸到硬腭和软腭的交界处，形成奶嘴，然后开始吸乳。乳房组织越有弹性和可伸展性，就越利于婴儿吃奶。固定、回缩或过于胀满的乳头和乳晕组织会给婴儿增加难度。婴儿下腭抬起，牙床挤压乳房组织，舌头垫住下牙床和牙槽上并做协调的起伏运动，脸颊和舌头有助于在口内包裹“一团”乳汁，随后下腭下垂，软腭抬高，闭合鼻咽，产生轻微的负压，并以协调而有效地吞咽乳汁[127, 128]（图5-3）。

2. 阻碍乳汁转移的因素

射乳反射是一种原始反射，不易受阻。如果母亲遭受突然的不愉快或极度痛苦的身心刺激，该反射可在肾上腺素的作用下暂时削弱。比如尴尬或恐惧可引起应激反应，肾上腺素释放，导致血管收缩并阻断催产素的作用。然而随着时间的推移，这种抑制变得愈发次要。垂体后叶受到垂体来源的刺激和婴儿吸乳给输乳管造成的压力导致催产素释放，这更能影响射乳反射的频率和强度。两次哺乳间期积聚的乳汁越多，哺乳开始时射乳量就越多[100, 123]。

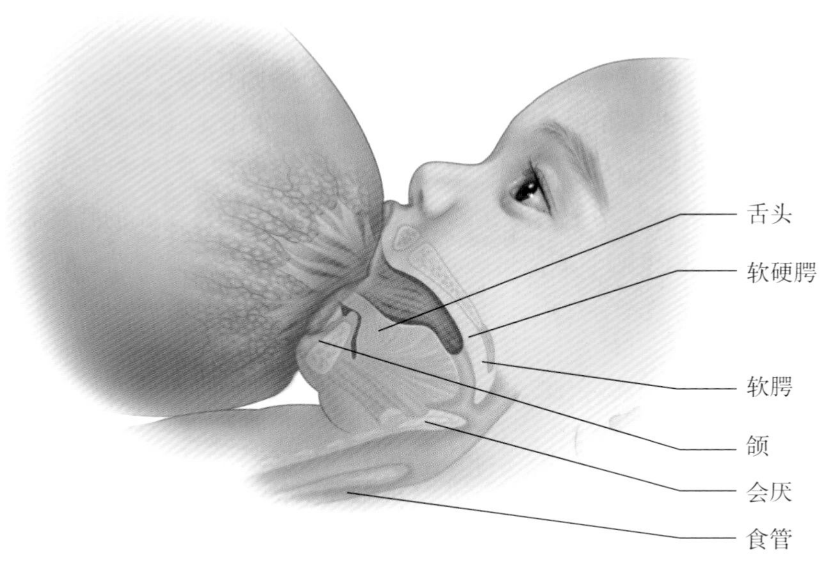

◀图 5-3　大口含住乳头才能有效吸吮乳汁

由于缺乏相关知识或母婴身体残疾，婴儿寻找乳房不顺利或促进其依附乳房等喂养技术不良，会导致母乳喂养效率低下。此外，寻找乳房和附着乳房失败会导致乳房刺激减少和排空不足，从而导致产乳减少和婴儿母乳摄入量减少。简单地改进寻找乳房和衔咬方法往往就可以改善哺乳质量。

婴儿无法正确抓握乳头，婴儿吸吮、吞咽或呼吸障碍等原因可能导致低效的乳汁转移。新生儿直接在乳头上吮吸可能导致母亲因乳头疼痛影响哺乳。下颌后缩、唇裂或腭裂，以及舌头运动无力、不协调、颤动或蜷缩等原因会对吸吮动力造成影响，这通常是因为下颌不能压在乳房上，或舌头和脸颊无法配合产生吃奶所必要的负压[129]。但临床经验表明，吸吮训练可以锻炼下颌骨伸长和加强面部肌肉，改善吸吮动力[130]。舌系带过短（结舌）是哺乳困难的重要原因，患者舌头不能突出于牙床也不能向上移动，无法有效地吸吮乳头，摄入母乳量少，母亲乳头也经常受伤和疼痛。婴儿无法茁壮成长，乳汁排泄也不足，产乳量就会减少。临床上一旦发现，需要尽快进行简单的手术松解舌系带。如果生后几周之后再干预，通常就很难改善这些婴儿吮吸的方式了[131-133]。最近，舌根系带过短已被认为是乳头疼痛的原因之一[134]。除了舌头运动和抬高受限外，舌根部触诊有阻力也提示舌根系带过短[135]。

（五）母乳摄入量

生后最初几天，婴儿每次摄食需要 7 ～ 20ml 初乳。母乳需求量会迅速增加至 760 ～ 840ml/d，每天需要进行大约七八次哺乳，每次哺乳量为 80 ～ 120ml。乳房有很大的产乳潜能，可以产生需求量 2 倍的乳汁。如有必要，女性可以只用一侧乳房哺乳[136]。

1. 频率

婴儿能表达饥饿，母亲应该根据他们的表现适时哺乳。大多数新生儿每 2 ～ 3h 需要哺乳 1 次，频繁哺乳使催乳素激增，这有助于确保泌乳完全。应鼓励乳汁产生较少的母亲经常母乳喂养，以确保良好的乳房刺激和乳汁引流。

2. 持续时间

研究表明，母乳喂养的持续时间因母婴个体而异[137]。哺乳的效率因人而异，上一次哺乳之后乳房中又能生成并存储大量母乳，加以灵敏的射乳反射，使得一些母婴之间乳汁转移效率高，因此哺乳时间非常短。另一些人哺乳时间较长是因为乳汁排出不良，母乳喂养技巧不佳，或者产乳速率慢，乳汁存储少，因此导致乳汁转移效率低下。

3. 乳房使用模式

婴儿摄入母乳的质量和数量取决于乳房使用的模式。在哺乳间期，乳房合成乳汁并收集在输乳管中。每次哺乳开始时，乳汁中脂肪含量较低，随着哺乳的进行，婴儿摄入的母乳量将减少，但随着母乳脂肪将增加而能提供更多能量。推荐先用一侧乳房哺乳，直到单侧乳房产乳量不足以满足婴儿需求，然后再用另一侧乳房哺乳。

4. 帮助母乳摄入的因素

每次哺乳都用到两侧乳房，有利于建立规律哺乳。初乳分泌的结束有助于持续的乳汁生成。哺乳开始后，先将一侧乳房的乳汁自然排空再换到另一侧乳房，这样可以防止乳汁淤滞，从而实现均衡的产乳，促进婴儿生长。产乳量高的母亲可以单侧喂养，而乳汁合成速度慢的母亲则应该双侧喂养。如果乳汁分泌过快，婴儿可能会呕吐，窒息并挣扎离开乳房，在这种情况下建议经常为婴儿拍背，或者在哺乳之前先手动排出一些乳汁。

5. 乳汁摄入量不足的因素

睡眠时间太长的婴儿可能由于每日乳汁摄入量不足无法茁壮成长。婴儿在吸吮几分钟后暂停吸吮，可能会被母亲错误地认为已经吃饱，导致提前终止哺乳。婴儿一直啼哭，可以给予安慰奶嘴以延长哺乳间歇的时间。母亲可能还会认为每次哺乳只应使用一侧乳房，即使新生儿仍然饥饿，也不用另一侧乳房哺乳。新生儿经常在吃奶时暂停，停顿可持续数分钟。母亲提前停止哺乳或过早地切换到另一侧乳房可能会改变婴儿摄入乳汁质量和数量。

（六）产妇心理社会健康

在母乳喂养的整个过程中，母亲的心理和社会健康至关重要。一位对母乳喂养感到纠结并且缺乏支持的母亲可能会减少她的婴儿吃奶的机会，从而抑制乳汁生成和泌乳。缺乏信心或知识的母亲可能会将遇到的任何问题解释为由于乳汁不足，然后进行奶瓶喂养，使遇到的问题更加复杂化。缺乏家人和朋友的支持会对母亲产生负面影响[72, 138]。

（七）院内风险评估

有些母亲和婴儿在哺乳和喂养上面临很大困难。如前所述，可以在产前对几种生物心理社会风险因素进行识别，并存储在医院信息库中。常规的院内母乳喂养风险评估很有必要[139]（图 5–4）。

新生儿在生后最初几天内经常会由于生理性液体流失而减重[140]。如果母乳喂养成功建立，这种体重减轻不应超过约 7%。减重过多可能意味着营养摄入不足，应进行详细的临床母乳喂养评估。根本原因通常很明确，临床管理可以针对提高母乳合成率，改善乳汁转移，或增加每日乳汁摄入量或质量进行[1, 141]。

如果新生儿的体重继续下降，则必须提供额外的营养支持，可以是母乳、巴氏杀菌的供体母乳或配方奶。一些新生儿存在抓握乳房和吸吮的先天困难，此时，宽基底的橡胶奶嘴和薄硅胶奶嘴护罩可作为吸吮训练装置，可以促进下颌进行正常的生物力学运动。

（八）出院后管理计划

住院时间是短暂的，出院后管理计划使医生能够监督哺乳期和母乳喂养的各个阶段，并及早发现潜在或存在的问题。医疗机构应教授母亲判断其婴儿是否接受了合适的母乳喂养，并告诉她们在有任何疑问时前来咨询（图 5-5）。如果婴儿在预定出院日时减少了超过 7% 的出生体重，或者已知母亲或婴儿存在喂养困难的风险因素，则应适当延迟出院或早期在社区给予母乳喂养的辅助措施。母亲和婴儿应在出生后 1 周内应接受重新评估 [142]。

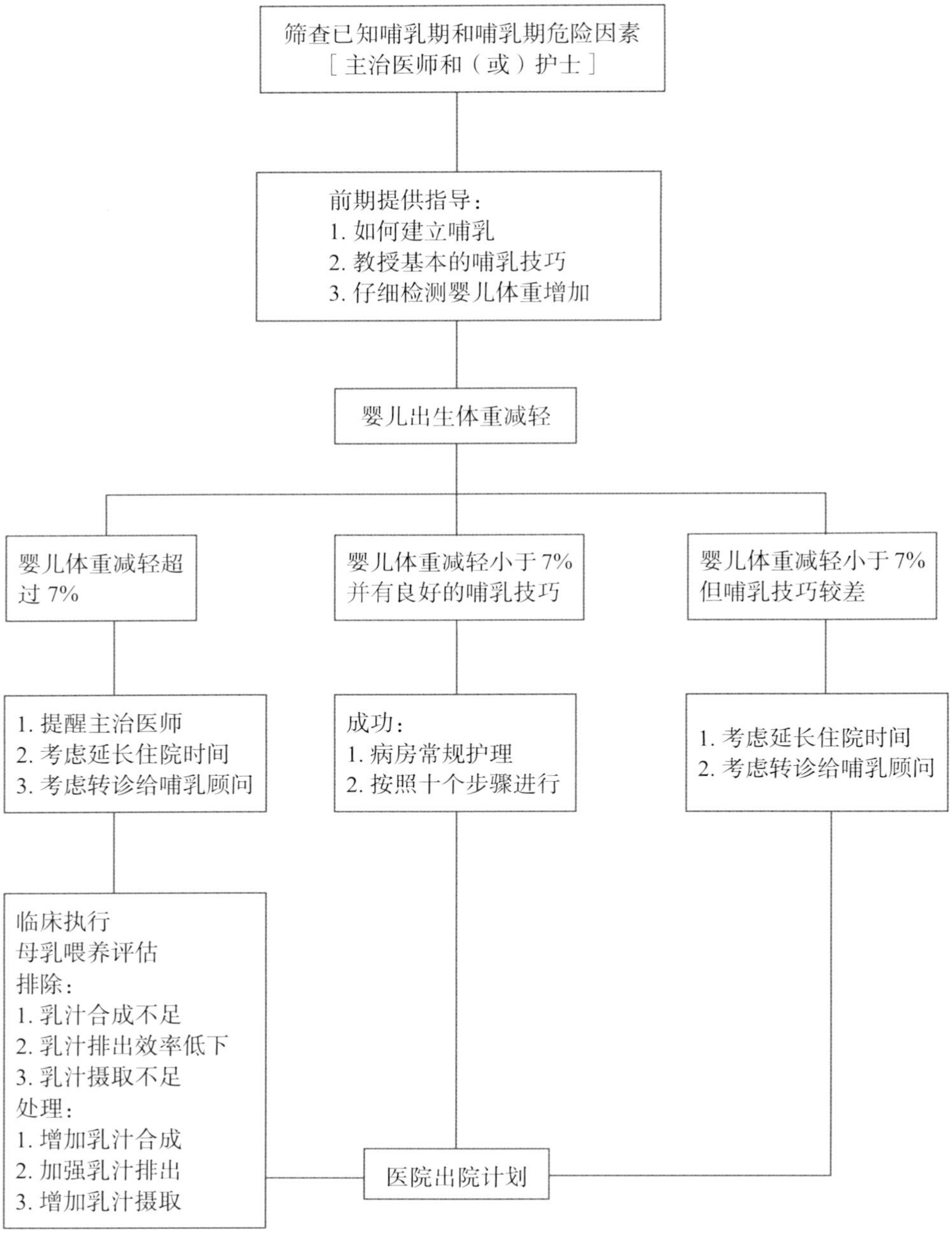

▲ 图 5-4 住院母乳喂养评估

你的宝宝 3 ～ 4d 大的时候：
- 尿布湿：24h 内至少 4 ～ 5 次（看起来湿或感觉湿）（尿色苍白无味）
- 24h 内肠蠕动 2 ～ 3 次（颜色由褐色逐渐变暗，呈芥末黄色）
- 24h 哺乳次数至少 8 次
- 大部分喂养后能满足

其他迹象表明你的宝宝母乳喂养得很好：
- 在喂养时可以听到宝宝的吞咽声
- 你的乳腺在喂养前很丰满喂养后很松软
- 宝宝只喝母乳

如果你的宝宝 3 ～ 4d 大的时候没有以上任何症状或你有其他问题，请寻求帮助 医师 / 助产士______________　　　　社区卫生护士______________

如果你的宝宝喂养得很好，在第 1 周内为你和宝宝预约一次你的家庭医生、助产士或社区卫生护士。

出生体重______________　　　　出院体重______________

1 周后体重______________

▲ 图 5-5　宝宝母乳喂养良好的迹象

三、产后期

（一）临床母乳喂养评估

哺乳和母乳喂养的困难会在许多方面表现出来，包括婴儿症状，如生长缓慢、疝气、烦躁、营养补充剂的过早引入；或母亲症状，如乳房不适、乳头疼痛、乳腺炎或产后抑郁症。不同的临床症状体征或综合征反映了母亲哺乳能力和婴儿摄入母乳能力的差异。这些症状和体征无法用于诊断，诊断和治疗需要母亲和婴儿的详细病史和体格检查，包括母乳喂养史和随访观察。除了掌握病因学和病理生理学，成功的母乳喂养管理有赖于对乳房解剖学、哺乳期生理学、婴儿摄食机制以及对母乳喂养动力学的深入理解[126, 143]。

母乳合成速率因人而异，在一天中随时间变化，取决于各种全身和局部因素，包括直接乳房刺激和乳汁引流[95, 144]。在临床实践中，大约 15% 的母亲母乳合成速率高达 60ml/h 或更高（过度产乳），约 15% 的母亲母乳合成速率低于 10ml/h 或更低（过低产乳）（图 5-6）。

（二）母乳不足综合征

在产后早期放弃母乳喂养的最常见原因是母乳不足，其病因是多因素的。但如果母亲在产后早期接受正确的母乳喂养管理建议，大多数病因都是可逆的，只有小部分是不可逆转的（图 5-7）。

如果母亲母乳喂养困难或婴儿体重持续下降或比出生体重低 7% 以上，则需要仔细评估。这包括详细的临床母乳喂养评估，包括母婴病史和母乳喂养史，并进行仔细的母婴体检。需要观察母乳喂养，

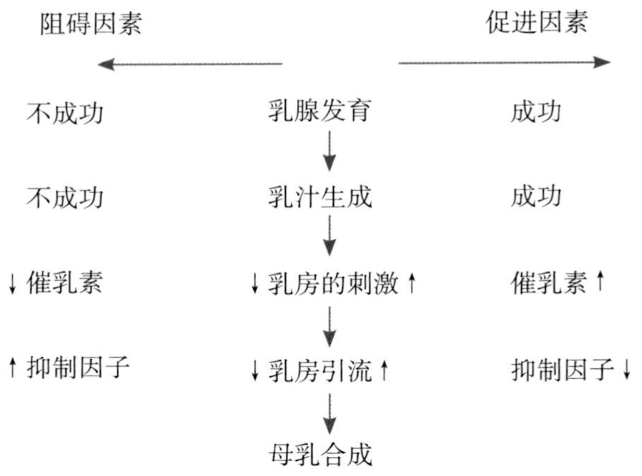

▲ 图 5-6　母乳的合成

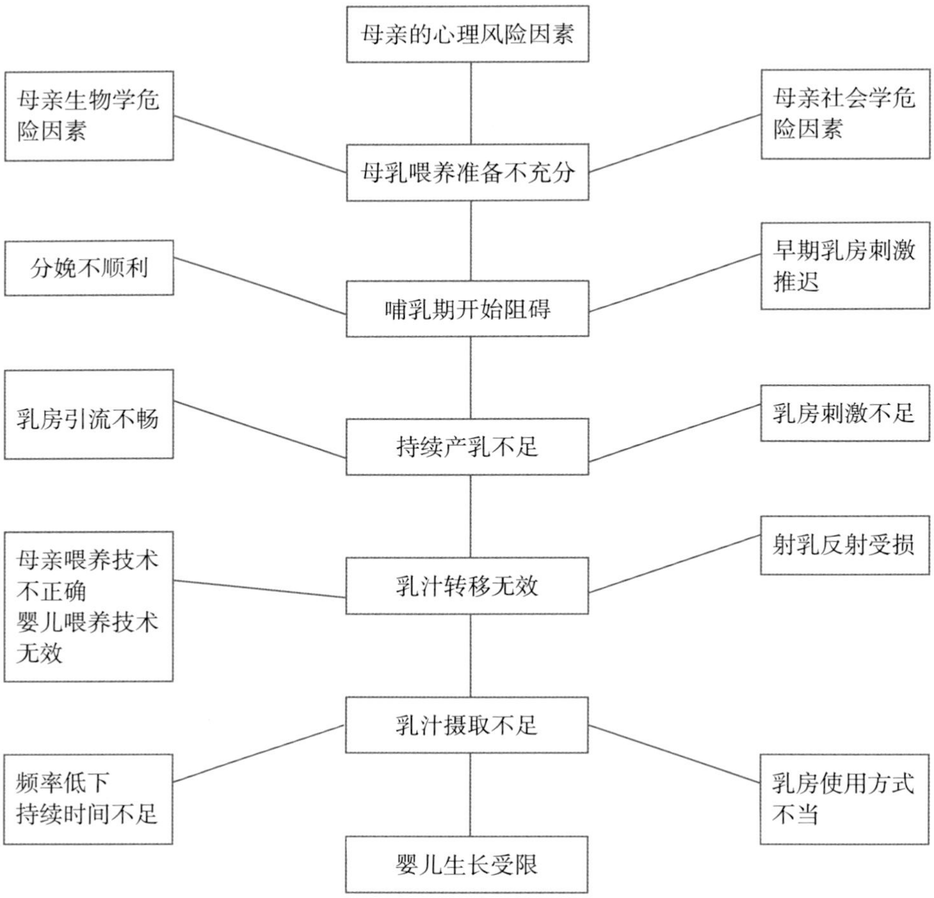

▲ 图 5-7　新生儿母乳不足综合征

以评估婴儿寻乳、衔咬、吸吮和吞咽的能力。可以在喂养后通过抽出残余乳汁来准确估计母乳产量和婴儿摄入母乳量。使用一般的秤或天平时需注意它们在测量小的体积变化时不够可靠[145]。心脏或呼吸系统疾病都会影响婴儿成长。

广义的母乳喂养管理包括避免致病因素，通过增加乳房刺激和乳汁引流来改善母乳合成，通过指导母乳喂养技术改善哺乳，以及增加母乳喂养的频率和持续时间来增加婴儿的每日乳汁摄入量。小部分新生儿需要补充额外营养。当需要增加催乳素刺激时，甲氧氯普胺（10mg，每天 3 次）和多潘立酮（20mg，每天 3 次）可作为有效的催乳剂[146, 147]。母亲需要咨询专业人士以确保半母乳喂养或混合喂养是有益可行的。

（三）乳汁过多综合征

乳汁过多可能导致母婴症状和体征的特征性累加，以乳汁淤滞、导管阻塞、深度放射性乳房疼痛、输乳管绞痛、炎性乳腺炎、感染性乳腺炎和乳房脓肿为常见。临床经验表明，大多数经历过一种或多种上述症状的母亲都有很高的乳汁合成速率，她们的婴儿往往比较壮实；抑或她们已经开始断奶但没有经常排空乳房，这些症状和体征都是由于乳汁排空不完全引起的乳汁合成速度快和乳汁滞留的结果。它们代表了母体乳汁过多综合征的临床谱[148, 149]（图 5–8）。在病理生理学上与泌尿系统疾病类似：由于膀胱排空不全，尿液滞留可导致下尿路疾病和上尿路疾病，如膀胱膨胀、痉挛、输尿管绞痛和肾积水。病情可能因尿路逆行感染而加重，引起膀胱三角区炎、尿道炎、膀胱炎、肾盂肾炎和肾脓肿。

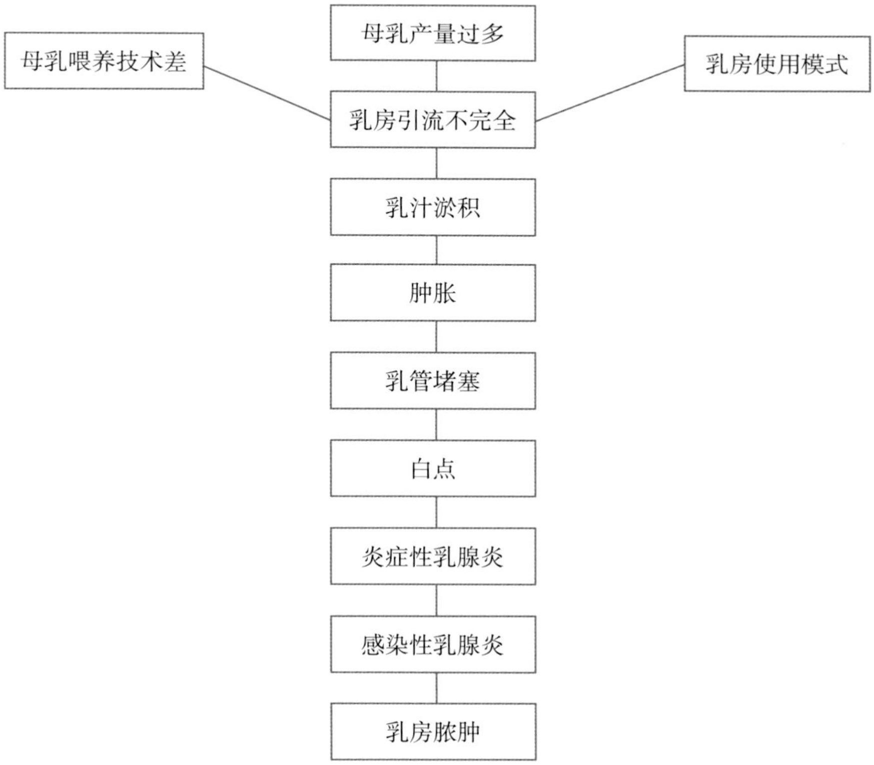

▲ 图 5–8 母体高泌乳

当母乳输出量高的母亲在一侧乳房尚未充分排空之前就用另一侧乳房喂养时，强烈的射乳反射导致大量先前存储的乳汁快速排出，在所有输乳管排空之前婴儿就会迅速变得饱足。婴儿寻乳和衔咬不顺利也会导致乳汁排空不完全[150]，使得一些导管和小叶一直保持充盈状态。

1. 白点

乳头上可见一个小白点，这样的白点说明有水肿的上皮阻塞乳头孔和乳汁流动。在某些情况下，导管阻塞是由于小颗粒的酪蛋白乳沉淀[151]。输乳管开口阻塞可导致逆行性压力增加。由于肌上皮平滑肌收缩，母亲可能感到导管抽搐或绞痛，或乳房深处出现尖锐的“刀割样”抽搐和疼痛。

2. 乳汁淤滞

如果这个区域乳汁没有被排空，来自乳汁的细胞因子可能渗入间质组织，导致其红肿发炎，即自身免疫性乳腺炎[152, 153]。

3. 急性乳腺炎

1940 年时人们认识到，当黏膜发生破溃时，如乳头破溃，浅表皮肤感染等可导致更深层的蜂窝织炎、腺炎和乳腺炎[154]。Livingstone 等[155]发现 50% ～ 60% 的疼痛破溃的乳头被金黄色葡萄球菌或其他微生物污染。随后的研究表明，25% 乳头感染的女性如果没有使用全身性抗生素进行积极治疗，就会患上乳腺炎[156]。高速率的乳汁合成以及乳房局部的持续性乳汁排空不良，可能导致停滞的乳汁通过输乳管上行感染常见的皮肤病原体，并导致急性乳腺炎。感染性乳腺炎也可能由血源性感染引起。然而这种情况并不常见，且更可能发生于非化脓性乳腺炎[157]。产褥期乳腺炎波及大约 17% 的母乳喂养女性，症状为乳房疼痛、红肿、全身不适、发冷或出汗、发热等[158]。

4. 慢性乳腺炎

慢性乳腺炎，类似慢性尿路感染，可能是由于再次感染或复发感染。再次感染较少发生，因为这通常因为母体清除原病原体后再次暴露于婴儿来源的新发病原体。复发感染发生于治疗结束后不久，原因是初始治疗不当，未能根除病原体。需排除潜在病因，例如乳房组织深处感染的病灶。据推测，输乳管感染可能导致狭窄形成、导管扩张和引流不畅。残留的乳汁仍然可能被感染。

5. 乳房脓肿

未充分治疗的乳腺炎和持续的乳汁潴留可发展成乳房脓肿。表现为寒战高热，全身不适，伴有质硬，边界清晰，触痛，波动感的肿块，皮肤常常红肿，表明脓肿形成，但在某些情况下，可能无全身症状。在局部麻醉下进行乳房穿刺抽吸的超声检查，可识别液体或脓液聚积，这是鉴别化脓性乳腺炎与乳腺囊肿或自身免疫性乳腺癌的常用诊断技术[159–161]。

6. 管理目标

通过改善泌乳和乳汁排空来降低乳汁合成速率和防止乳汁滞留，可以预防乳汁过多综合征。

(1) 降低乳汁合成速率：减少乳房刺激和乳汁引流可降低乳汁合成的速度。减少母乳喂养的频率和持续时间会降低催乳素水平增幅，乳汁合成还会通过中枢抑制因子阻断。减少乳汁排空频率会导致输乳管道中的乳汁滞留，抑制肽通过局部负反馈调节抑制正在进行的乳汁生成。婴儿最好在每次吃奶时保持先吃一侧乳房，直到吃饱并自己放开乳房。通过这种方式，摄入的母乳量较少，但随着哺乳的进展，乳汁脂肪含量和热量会增加[162]。较高的脂肪摄入量通常会使婴儿长时间饱足并减少其饥饿感。两次哺乳的间隔延长，乳汁合成减少，而另一侧乳房保持更长时间的乳汁充盈，局部抑制因子进一步减少乳汁合成。在少数母亲中，单侧乳房喂养可能导致过度排空和持续的高速率的乳汁合成。在这些情况下，双侧乳房喂养和不完全排空可能导致整体乳汁合成速率下降（例如，一侧喂 2 ～ 3min，给婴儿拍背，然后另一侧再喂 3 ～ 5min）。如果通过单侧乳房喂养不能提供足量乳汁，母亲用两侧乳房哺乳，一个乳房哺乳一段时间（例如 4 ～ 6h）再换另一侧乳房哺乳 [163]。

(2) 减少乳汁潴留：定期母乳喂养有助于乳汁排空。当婴儿找到乳房并正确衔咬时，可以有效使乳汁排空。改良的摇篮抱姿让母亲可以用手托住乳房并在外象限上施加稳定的压力，并在婴儿吮吸时将储存的乳汁压向乳头。如果乳汁快速流出，母亲应该停止挤压乳房。母乳喂养应该从最充盈的乳房开始，婴儿应该保持先吃这一侧乳房，直到该乳房所有区域都触诊柔软。随着乳管中的压力降低，乳房疼痛和不适随之减轻。

(3) 去除阻碍：如果乳头上可见小白点，表明乳头乳导管开口堵塞，轻轻摩擦或用无菌针头去除上皮组织可缓解阻塞。有时会有一个小结石或颗粒突然弹出，阻塞随之缓解。施力挤压后，会有浓稠乳汁喷出，说明导管通畅。少数情况下，挤出浓稠的乳汁也不能使母乳喂养顺利进行，需要手动或机械方法帮助乳汁分泌。应教会母亲如何用杯形手稳定挤压她的乳房，轻轻挤向乳头，同时抽出或挤出乳汁或结石。尝试在肿块前方向乳头方向按摩可能有用，作用类似“扫清道路”（Smillie CM [164]）。如果泌乳阻塞段仍无法通畅，可以使用手动辅助技术 [165]。用拇指和其他四指包握住乳房，并在触痛区域上方施加稳定的压力，从乳房周边胸壁开始，拇指和其他四指一起缓慢地推压向乳头，并揩去挤压出的浓稠乳汁或脓液，该过程应重复多次。在这样做之前，必须对皮肤进行良好的润滑。这可能需要镇痛，但即使患有乳腺炎，随着手法的进行，不适也会减轻。当乳汁或脓液缓慢挤出时，乳导管内压力降低。母亲有必要学会这种技巧，并每隔几个小时重复一次，淋浴时可用涂有肥皂的手指按摩，直到乳房感觉更柔软，有利于乳汁顺畅流动。

如果乳房脓肿形成，首选局麻或全麻下行注射器抽吸，次选切开引流 [160, 161]。抽吸可能需要重复多次 [166]。切开引流适用于较大或包裹性的脓肿。切口应该是径向辐射状的，而不是圆周的，以最大程度避免切断导管。应插入引流管引流，每天冲洗脓腔直至脓腔关闭。敷料的施用方式应使婴儿能够继续吃奶或让母亲能有效使用吸乳器。定期排空乳汁可防止乳汁进一步潴留并保持良好泌乳。

(4) 感染的治疗：正确的母乳喂养技术和乳汁排空是治疗的必要条件，抗生素治疗也是必要的。自身免疫性乳腺炎发生在乳汁堵塞的 12 ～ 24h 内，并在 24 ～ 48h 内导致感染性乳腺炎。正常情况下，乳汁白细胞计数低于 10^6/ml，细菌数量低于 10^3/ml。在乳腺炎症状出现 48h 内，白细胞计数增加到超过 10^6/ml 乳汁，但细菌数量仍然很低。这被认为是乳房的非感染性炎症，乳汁排泄情况改善将迅速解决这一问题 [152]。感染性乳腺炎定义为细菌计数超过 10^6/ml 乳汁。在临床实践中，治疗是经验性的。伴随有流感样全身症状和发热的乳房疼痛和红肿高度提示感染性乳腺炎，如果不能在 24h 内缓解，则需要抗生素治疗 [167]。常见的细菌病原体包括金黄色葡萄球菌、大肠埃希菌、A 组 β- 溶血性链球菌，偶见粪链球菌和肺炎克雷伯菌。相反，非脓性乳房感染是与主要厌氧成分的混合感染。可选择的抗生素包括青霉素酶抗性青霉素，如双氯西林或氟氯西林、头孢菌素、磺胺和克林霉素。疗程可能需要 10 ～ 14d。这些抗生素的母乳排泄量很小，继续母乳喂养可认为是安全的。临床症状改善通常出现在 24 ～ 48h 内，红肿消退，发热缓解，乳房疼痛改善 [167]。持续可触及的波动感包块可能提示脓肿形成。

(5) 复发的预防：正确的母乳喂养技术可以防止过多的乳汁淤滞，包括确保正确的衔咬、定期排空乳汁，而不是不去哺乳。应避免乳房受到外力（例如手、安全带或紧身衣服），因为乳管容易被压迫 [168]。睡过时间，工作太忙，使用母乳替代品，如配方奶，食用成人食物和断奶，这些都可能导致错过母乳喂养的最好时机，由此导致的不规律哺乳可导致乳汁排空不足和乳汁潴留。产乳量高的母亲应学会熟练触诊乳房肿块，建议在喂奶前取下胸罩。母乳喂养后持续存在的乳房肿块或结块可能表明乳汁淤滞或导管堵塞，需彻底排出这种残留的乳汁才能缓解症状，防止继发性并发症。

(6) 支持措施：乳腺炎是一种炎性过程，可能因感染而并发，并在已经筋疲力尽的母亲身上产生全身症状。建议家人陪护，卧床休息，并可能需要镇痛药物例如布洛芬或对乙酰氨基酚。在母乳喂养或乳汁排出之前，对乳房施加热敷，可促进血液流动和平滑肌松弛，从而有助于乳汁排出。哺乳后冷敷可减轻炎症和水肿。

母体中毒性休克综合征的病例已有报道，在极少数情况下，婴儿可摄入葡萄球菌毒素[169]，但母乳喂养始终是建议的首选。断奶可能导致乳汁淤滞和脓肿形成。如果母亲选择突然断奶或有断奶的临床指征，可以使用哺乳抑制药如卡麦角林（0.25mg，每日 2 次，连续 2d）[114, 170]。

（四）乳头疼痛

乳头疼痛，特别是在母乳喂养的最初几天，是大约 80% 的母乳喂养母亲会常出现的症状，普遍认为短暂的乳头疼痛属于正常范畴。母乳喂养的频率和持续时间、人种以及哺乳前的乳头准备等因素似乎对预防疼痛没有作用。持续或加重的不适是病理性的，需要仔细评估。对婴儿吮吸乳房的详细研究表明，由不适当的衔咬引起的舌头摩擦或牙床挤压会导致皮肤表面擦伤和乳头疼痛[171, 172]。在许多情况下，移开婴儿并让其重新衔咬可以产生立竿见影的效果，可立即消除疼痛和不适[173, 174]。然而最近的研究表明，一些婴儿的口内负压吸力高于平均值，导致母亲乳头疼痛[175]。

小部分女性乳头本身敏感，尽管采用了各种哺乳技术，但在整个母乳喂养期间仍然不适。即使非哺乳状态下她们的乳头也很敏感。尽管遵循细致的母乳喂养技术，仍可发生乳头疼痛、脱皮、皮炎或溃疡，这需要详细的病史和体格检查来阐明继发乳头疼痛的原因。

1. 乳头创伤

为了有效吸吮，婴儿必须抓住足够多的乳房组织来把乳头塑造成奶嘴状，并将其吸到咽后部，并利用下颌和舌头有节奏的协调的挤压运动吃奶。许多母亲的乳头和婴儿口腔解剖异常会干扰有效的衔咬和哺乳，导致乳头创伤和疼痛。常见的解剖异常包括母体乳头无弹性、扁平、假性回缩或完全回缩的乳头以及婴儿唇裂、腭裂等临床表现，还包括婴儿颌后缩，表现为小而向后缩的下颌骨，又称 Pierre Robin 畸形，常伴发严重的小颌畸形、舌后垂以及舌肌相对无力导致舌头伸长，或舌系带过短[129, 176]。

处理包括使用半直立的母乳喂养体位，重力有助于颌下伸并将咬合和摩擦程度最小化。在整个哺乳过程中持续托住和塑形乳房，并用手支撑婴儿头部和肩部，稳定颈部和下腭肌肉。给乳头适度加以温和的手法可以使其充分拉长以助于婴儿正确衔咬。如果有手术指征，系带切开术可以松解过短的舌系带[177]。在婴儿生后几周的时间内，发育不良的下颌骨迅速伸长，面部肌肉增强，乳头组织变得更有延展性，衔咬改善，乳头创伤和疼痛消退。

2. 乳头皲裂

持续的干湿交替暴露加上摩擦，乳头皮肤角质层中的湿度屏障的破坏会导致乳头干燥皲裂。处理旨在通过改变母乳喂养技术，避免过度干燥和恢复湿度屏障来避免进一步的创伤。湿润环境下的伤口愈合过程中上皮细胞可以向内迁移并愈合裂口和溃疡[178]。保湿剂和润肤剂如 USP- 改良无水羊毛脂在每次哺乳后施用于乳头和乳晕，便宜又有效。在大多数情况下，在治疗期间应继续母乳喂养。如果让婴儿重新衔咬无法缓解疼痛不适，建议停止母乳喂养 48 ～ 72h 以利愈合。应每 3 ～ 4h 排空一次乳房，并采用其他喂养方法。不推荐冰敷或使用强镇痛药等方法缓解疼痛，这将掩盖病因并可能导致进一步的乳头创伤。

3. 乳头细菌感染

金黄色葡萄球菌常分布在皮肤上。婴儿皮肤的天然屏障例如角质层，皮肤相对干燥，细胞快速更新和 5 ～ 6 的酸性 pH 通常可预防感染。已存在的组织损伤或炎症对发病起重要作用。与其他临床情况一样，当表皮破溃时，由于细菌或真菌污染，存在二次感染的倾向，这可能导致伤口愈合延迟。皲裂、溃疡等皮肤破损很可能被微生物污染，导致乳头疼痛。乳头和乳晕的局部红斑、脓肿、脓性渗出物和压痛等临床表现提示凝固酶阳性金黄色葡萄球菌的定植。Livingstone 等 [155] 研究显示，患有中度至重度乳头疼痛且出现皲裂、溃疡或渗出物的小婴儿的母亲有 54% 的可能性在乳头区域发现金黄色葡萄球菌。在一些临床情况下，阻塞的乳头孔呈现白色，可以培养出金黄色葡萄球菌。大多数蜂窝织炎、乳腺炎和乳房脓肿病例涉及金黄色葡萄球菌或 β- 溶血性链球菌的输乳管逆行感染。处理方法包括用肥皂水仔细清洗以去除结痂和适当使用抗生素。对于青霉素过敏患者，外用抗生素软膏如夫西地酸或莫匹罗星与口服耐青霉素酶抗生素，如双氯西林。头孢菌素或红霉素联合使用可能有效 [156]。治疗应持续 7 ～ 10d，直至皮肤完全愈合。感染源通常来自婴儿的口咽或眼部菌群。母体持续性或复发性感染，需要同时对婴儿进行治疗 [179]。

4. 念珠菌病

念珠菌病通常由白色念珠菌引起，其他念珠菌属较少见，可能是原发性或继发性皮肤感染。白色念珠菌属于胃肠道和黏膜皮肤区域内源性，正常皮肤不应存在白色念珠菌。然而，几乎任何由创伤或环境变化引起的皮肤损伤都可能导致白色念珠菌快速定植。从患病皮肤中分离出病原体可能只是巧合，并不能认定病因。白色念珠菌可以是已有疾病的继发感染，并加重病情。当存在持续的乳头不适，例如轻微触摸时的烧灼感和哺乳过程中严重的乳头疼痛，但乳头无明显客观体征时，应该怀疑念珠菌感染 [180]。典型症状包括乳头和乳晕的光泽或片状外观伴有乳头和乳房疼痛 [181]。乳房外观可以正常，没有与乳腺炎相关的炎症表现和饱胀感。患有念珠菌性外阴阴道炎的母亲，经阴道分娩后的新生儿口腔黏膜皮肤念珠菌病的发病率更高。乳头或乳房念珠菌病通常与母体使用抗生素相关 [182, 183]。婴儿必须接受相关临床检查，因为白色念珠菌可以通过婴儿的口咽传染母亲的乳头，乳头皮肤是一种温暖、湿润，经常被浸软的表皮，很容易被病原体定植，当表皮破溃时更容易被感染。诊断主要依靠临床症状和体征 [184, 185]。

皮肤念珠菌病的治疗包括注意卫生，改善潮湿环境，以及用广谱抗真菌药物如制霉菌素、克霉唑、咪康唑或 2% 酮康唑进行局部治疗，母乳喂养中每 10 ～ 14d 将乳膏涂在乳头和乳晕上。此外，母婴双方其他可发生念珠菌病的情况，包括母体外阴阴道炎、皮损部位或婴儿尿布皮炎，应用局部抗真菌药膏治疗。婴儿鹅口疮应采用口服抗真菌制剂，如制霉菌素悬浮液 100 000U/g 进行积极治疗。每次哺乳后，应仔细用药涂抹口腔，然后用滴管将 0.5ml 制霉菌素悬浮液滴入口中，疗程 14d。在能买到口服咪康唑凝胶的国家，可将该药用于婴儿的口腔和母亲的乳头 [186]。每天口服氟康唑 3mg/kg，持续 14d，或每天口服酮康唑 5mg/kg，持续 7d，可治疗新生儿口咽念珠菌病。0.5% ～ 1% 甲紫水溶液便宜且有效，每天涂抹婴儿的口腔和母亲的乳头，5 ～ 7d 通常见效，过度使用可能导致口腔溃疡 [187]，因此必须在医疗监督下谨慎使用。患者自身原因可能导致真菌感染不能根除，而非药物原因。一些患者存在更严重的潜在疾病，如糖尿病或免疫缺陷，这可能需要全身性抗真菌药。氟康唑给药剂量区间从隔天 3 次，每次 150mg[186]，到先给 200mg 负荷剂量，然后每天 100mg，持续 14d [143] 之间根据情况可变。此外，外用皮质类固醇可减轻乳头瘙痒和红斑 [188]。被酵母菌污染过的物品，包括奶嘴和橡胶乳头，尽可能不要再次使用以防止再度感染。民间流传有不少针对念珠菌病的非药物治疗偏方，其疗效鲜有临床证据支持。医生应避免把治疗变得复杂化。对于健康人来说，皮肤表面完整并保持干燥，其自身免疫防御机制可以控制念珠菌的生长。

5. 皮炎

乳头皮炎可能是内源性特应性湿疹，刺激性接触性皮炎或过敏性接触性皮炎 [189, 190]。乳头中的接触性皮炎是对皮肤接触或摩擦异物发生的湿疹样反应，可能是过敏性或刺激性的。症状包括乳头皮肤干燥，瘙痒或灼热，体征为乳头炎症表现，如红肿、脱皮、脱屑或慢性斑块形成。典型表现为瘙痒，散布的皮疹。处理包括远离所有刺激物，如面霜、防腐剂、洗涤剂和香水。预先在乳头和乳晕上使用润滑剂（例如纯羊毛脂）可以减少频繁哺乳对乳头的刺激。哺乳后可以将强效局部皮质类固醇，如糠酸莫米松，在乳头和乳晕上薄薄地涂抹一层，最多用 10d [189, 190]。定期使用润肤剂可以预防皮炎复发。慢性皮炎通常继发金黄色葡萄球菌定植，需要局部或口服抗生素治疗。

6. Paget 病

Paget 病是一种表皮内癌，最常见的部位是乳头和乳晕。它通常表现为单侧乳头和乳晕上的红斑或鳞屑，看起来像湿疹 [191]。该病通常是导管内癌的一部分，治疗期间需要停止母乳喂养。

7. 血管痉挛或雷诺现象

乳头的血管痉挛或雷诺现象表现为乳头尖端变白，在哺乳时或哺乳后有乳房放射样疼痛不适 [192]，可能与乳头擦伤和感染有关。患者可能有寒冷诱发的手指血管痉挛病史（雷诺现象）。乳头因不正确的衔咬而导致反复创伤，加上局部炎症或感染和寒冷刺激，可引发特征性的疼痛性血管痉挛反应。在整个哺乳过程中改变衔咬位置可防止乳头损伤加重。避免寒冷环境暴露并注意哺乳过程中乳头保温也有积极作用。标准药物治疗可有效减少血管痉挛，口服镁补充剂和硝苯地平通常有效 [193, 194]。应积极治疗局部感染，必要时暂停母乳喂养几天，以利伤口愈合。

8. 银屑病

银屑病可由皮肤创伤引起，表现为乳晕上的粉红色片状斑块，患者通常有银屑病史。标准治疗包括氟化类固醇软膏和角质层分离剂，应在哺乳后使用，然后在下次哺乳前小心地洗掉。

长期以来，医学和护理文献推荐过各种乳头疼痛的处理方法，从局部应用冷敷袋，胡萝卜和涂擦维生素 E，再到羊毛脂、乳霜、杀菌剂，酊剂和空气干燥法 [195]，但这些方法的有效性尚未得到证实。并且，空气干燥法现在被认为是有害的，使皮肤干燥缺水和蛋白质沉淀，使皮肤不那么柔韧，更容易皲裂。医生应避免使用未经验证的方法治疗乳头疼痛以避免医源性损害。

（五）诱导泌乳和重新哺乳

人们对母乳喂养在营养和育儿方面的价值认识愈发深入，更多收养孩子的家庭愿意去了解母乳喂养的相关知识 [26]。早至希波克拉底 [196]，人们对非妊娠妇女的诱导泌乳就有了科学上或经验上的记载。Auerbach 和 Avery 的研究囊括了 240 名试图给收养儿童给予母乳喂养的女性 [197]。民间流传有诱导泌乳和为母乳喂养做准备的方法，其中一些可以在婴儿出生之前开始。据说直接刺激乳头是诱导泌乳和准备母乳喂养的最重要方法之一 [197]。乳头刺激可以通过手动或通过诸如电动吸乳器等机械手段来进行。手动刺激简单易行，机械抽吸可刺激哺乳期妇女产乳量增加 [198]。

多种催乳激素制剂和催乳剂已被用于诱导泌乳 [199, 200]。雌激素和孕激素通过刺激腺泡和输乳管增殖来促进乳房发育，它们通过阻断催乳素对乳腺的作用来抑制乳汁合成，因此用于母乳喂养的准备。已报道的催乳剂有吩噻嗪、舒必利和多潘立酮等 [114]，它们是多巴胺拮抗药，可解除催乳素的抑制，催乳素是一种有效的催乳激素。甲氧氯普胺和氯丙嗪是常用的催乳剂，但有许多潜在的不良反应，包括镇静、锥体外系症状和迟发性运动障碍 [201]。多潘立酮对中枢神经系统影响不大，不良反应较少 [146]，母乳中的药物排泄量非常有限，母乳产量低的情况下几乎不会对婴儿造成风险。重新哺乳（relactation）通常比诱导泌乳更容易成功 [202]。

（六）药物和母乳喂养

大多数药物会进入母乳，但通常是很低的亚临床剂量 [203]。一般来说，如果药物对婴儿是安全的，那么对母乳喂养的母亲来说也是安全的 [204]。在母乳喂养期间，只有少数药物是禁忌的，包括抗肿瘤药，如麦角胺、甲氨蝶呤、环孢素和放射性药物 [205]。医生和母亲需要考虑用药的风险和获益。一般建议是尽可能局部用药，选择半衰期较短的药物，并使用先前有用于哺乳期妇女经验的药物。有关在母乳喂养期间安全使用药物的信息请参见图 5-9。

结论

随着母乳喂养的普及率不断提高，医务人员将在哺乳的整个过程中通过提供适当的指导、诊断和管理，为母乳喂养的母亲提供更多保障和支持。母乳喂养的女性相关用药信息可供查阅 [206]。有关资源请参见图 5-9。

参考书

- Briggs GG, Freeman RK, Yaffe SJ. *Drugs in Pregnancy and Lactation*, 9th ed. Philadelphia: Lippincott Williams & Wilkins, 2011.
- Hale TW, Rowe HE. *Medication and Mothers' Milk*, 16th ed. Texas: Pharmasoft Medical Publishing, 2014. Available from http://neonatal.ttuhsc.edu/lact/

网站

- A searchable website (LactMed) is available via the US National Library of Medicine at: http://toxnet.nlm/nih.gov/cgi-bin/sis/htmlgen?LACT
- World Health Organization. Breastfeeding and maternal medication http://www.who.int/child-adolescent-health/New_Publications/NUTRITION/BF_Maternal_Medication.pdf

电话咨询

- Pharmacy departments of tertiary maternity hospitals

▲ 图 5-9 关于哺乳妇女药物的信息来源

推荐阅读

[1] Livingstone V. Breastfeeding kinetics: a problem solving approach to breastfeeding difficulties. World Rev Nutr Diet. 1995;78:28–54.
[2] Livingstone V. Prenatal lactation assessment. J SOGC. 1994;16:2351–9.
[3] O'Campo P, Faden RR, Gielen AC, et al. Prenatal factors associated with breastfeeding duration: recommendations for prenatal interventions. Birth. 1992;19:195–201.
[4] Britton C, McCormick FM, Renfrew MJ, et al. Support for breastfeeding mothers. Cochrane Collab. 2007; CD001141.
[5] Miracle DJ, Fredland V. Provider encouragement of breastfeeding: efficacy and ethics. J Midwifery Womens

Health. 2007;52:545–8.
[6] Berry NJ, Gribble KD. Breast is no longer best: promoting normal infant feeding. Matern Child Health. 2008;4:74–9.
[7] World Health Organization. Expert consultation on the optimal duration of exclusive breastfeeding. Conclusions and recommendations. 2001 [cited; Available from: http://www.who.int/inf–pr–2001/en/note2001–07.html.
[8] World Health Organization. Global strategy for infant and young child feeding. 2003 [cited; Available from: http://www.who.int/child–adolescent–health/NUTRITION/global_strategy.html.
[9] Dettwyler KA. When to wean: biological versus cultural perspectives. Clin Obstet Gynecol. 2004;47:712–23.
[10] Pisacane A, De Vizia B, Valiante A, et al. Iron status in breast–fed infants. J Pediatr. 1995;127:429–31.
[11] Newburg DS. Innate immunity and human milk. J Nutr. 2005;135:1308–12.
[12] Hanson LA. Session 1: feeding and infant development breast–feeding and immune function. Proc Nutr Soc. 2007;66:384–96.
[13] Kramer MS, Chalmers B, Hodnett ED, et al. Promotion of breastfeeding intervention trial (PROBIT): a randomized trial in the republic of Belarus. JAMA. 2001;285:413–20.
[14] Kramer MS, Guo T, Platt RW, et al. Infant growth and health outcomes associated with 3 compared with 6 months of exclusive breastfeeding. Am J Clin Nutr. 2003;78:291–5.
[15] Quigley MA, Cumberland P, Cowden JM, et al. How protective is breast feeding against diarrhoeal disease in infants in 1990s England? A case–control study. Arch Dis Child. 2006;91:245–50.
[16] Dewey KG, Heinig MJ, Nommsen–Rivers LA. Differences in morbidity between breast–fed and formula–fed infants. J Pediatr.1995;126:696–702.
[17] Oddy WH, Sly PD, de Klerk NH, et al. Breast feeding and respiratory morbidity in infancy: a birth cohort study. Arch Dis Child. 2003;88:224–8.
[18] Marild S, Hansson S, Jodal U, et al. Protective effect of breastfeeding against urinary tract infection. Acta Pediatr. 2004;93:164–8.
[19] Horta BL, Bahl R, Martines JC, et al. Evidence on the long–term effects of breastfeeding: systematic reviews and meta–analyses. Geneva: World Health Organization; 2007.
[20] McGuire W, Anthony MY. Donor human milk versus formula for preventing necrotising enterocolitis in preterm infants: systematic review. Arch Dis Child Fetal Neonatal Ed. 2003;21:249–54.
[21] Baumgartner C. Psychomotor and social development of breast–fed and bottle–fed babies during their first year of life. Acta Paediatr Hung. 1984;25:409–17.
[22] Davis DW, Bell PA. Infant feeding practices and occlusal outcomes: a longitudinal study. J Can Dent Assoc. 1991; 57:593–4.
[23] Owen CG, Martin RM, Whincup PH, et al. Effect of infant feeding on the risk of obesity across the life course: a quantitative review of published evidence. Pediatrics. 2005;115:1367–77.
[24] Harder T, Bergmann R, Kallischnigg G, et al. Duration of breastfeeding and risk of overweight: a meta–analysis. Am J Epidemiol. 2005;162:397–403.
[25] Martin RM, Gunnell D, Davey Smith G. Breastfeeding in infancy and blood pressure in later life: systematic review and meta–analysis. Am J Epidemiol. 2005;161:15–26.
[26] Gribble KD. Mental health, attachment and breastfeeding: implications for adopted children and their mothers. Int Breastfeed J. 2006;1:5.
[27] Widstrom AM, Wahlberg V, Matthiesen AS, et al. Short–term effects of suckling and touch of the nipple on maternal behavior. Early Hum Dev. 1990;21:153–63.
[28] Collaborative Group on Hormonal Factors in Breast Cancer. Breast cancer and breastfeeding: collaborative reanalysis of individual data from 47 epidemiological studies in 30 countries, including 50,302 women with breast cancer and 96,973 women without the disease. Lancet. 2002;360:187–95.
[29] Ip S, Chung M, Raman G, et al. Breastfeeding and maternal and infant health outcomes in developed countries, in evidence report/technology assessment No. 153. Prepared by Tufts–New England Medical Center Evidence–based Practice Center, under Contract No. 290–02–0022. AHRQ Publication No. 07–E007. Rockville, MD: Agency for Healthcare Research and Quality; 2007.
[30] Kennedy KI, Visness CM. Contraceptive efficacy of lactational amenorrhoea. Lancet. 1992;339:227–30.
[31] Walker M. A fresh look at the risks of artificial infant feeding. J Hum Lact. 1993;9:97–107.
[32] Forsythe SJ. Enterobacter sakazakii and other bacteria in powdered infant milk formula. Matern Child Nutr. 2005;1: 44–50.
[33] Morais TB, Sigulem DM, Maranhao HS, et al. Bacterial contamination and nutrient content of home–prepared milk feeding bottles of infants attending a public outpatient clinic. J Trop Pediatr. 2005;51:87–92.
[34] FAO/WHO. Expert meeting, Enterobacter sakazakii and other microorganisms in powdered infant formula: meeting report, in Microbiological Risk Assessment Series 10; 2006.
[35] Frank JW, Newman J. Breast–feeding in a polluted world: uncertain risks, clear benefits. Can Med Assoc J. 1993;149: 33–7.
[36] Walker M. Summary of the hazards of infant formula: part 2. International Lactation Consultant Association; 1998.
[37] Walker M. Summary of the hazards of infant formula: monograph 3. International Lactation Consultant Association; 2004.
[38] Lucas A, Morley R, Cole T, et al. Breast milk and subsequent intelligence quotient in children born preterm. Lancet. 1992;339:261–4.
[39] Pollock JI. Long–term associations with infant feeding in a clinically advantaged population of babies. Develop Med Child Neurol. 1994;36:429–40.
[40] Lanting CI, Fidler V, Huisman M, et al. Neurological differences between 9–year–old children fed breast–milk or formula–milk as babies. Lancet. 1994;344:1319–22.
[41] Elwood PC, Pickering J, Gallacher JE, et al. Long term effect of breast feeding: cognitive function in the Caerphilly cohort. J Epidemiol Commun Health. 2005;59:130–3.
[42] Gdalevich M, Mimouni D, David M, et al. Breastfeeding and the onset of atopic dermatitis in childhood: a systematic review and meta–analysis of prospective studies. J Am Acad Dermatol. 2001;45:520–7.
[43] Howie PW, Forsyth JS, Ogston SA, et al. Protective effect of breast feeding against infection. Br Med J. 1990;300: 11–6.
[44] Quigley MA, Kelly YJ, Sacker A. Breastfeeding and hospitalization for diarrheal and respiratory infection in the United Kingdom millennium cohort study. Pediatrics.

2007;119:e837–42.
[45] Martin RM, Gunnell D, Owen CG, et al. Breastfeeding and childhood cancer: a systematic review with meta–analysis. Int J Cancer. 2005;117:1020–31.
[46] Klement E, Cohen RV, Boxman J, et al. Breastfeeding and risk of inflammatory bowel disease: a systematic review with meta–analysis. Am J Clin Nutr. 2004;80:1342–52.
[47] Akobeng AK, Ramanan AV, Buchan I, et al. Effect of breastfeeding on risk of coeliac disease: a systematic review and meta–analysis of observational studies. Arch Dis Child. 2006;91:39–43.
[48] Taylor JS, Kacmar JE, Nothnagle M, et al. A systematic review of the literature associating breastfeeding with type 2 diabetes and gestational diabetes. J Am Coll Nutr. 2005;24:320–6.
[49] Owen CG, Martin RM, Whincup PH, et al. Does breastfeeding influence risk of type 2 diabetes in later life? A quantitative analysis of published evidence. Am J Clin Nutr. 2006;85:1043–54.
[50] The Breastfeeding Center or Ann Arbor. Cost of formula feeding. c2009–2013 [cited 2015 May 16]. Available from: http://bfcaa. com/cost–of–formula–feeding/.
[51] Cattaneo A, Ronfani L, Burmaz T, et al. Infant feeding and cost of health care: a cohort study. Acta Paediatr. 2006;95: 540–6.
[52] Smith JP, Thompson JF, Ellwood DA. Hospital system costs of artificial infant feeding: estimates for the Australian capital territory. Aust NZ J Public Health. 2002;26:543–51.
[53] Su LL, Chong YS, Chan YH, et al. Antenatal education and postnatal support strategies for improving rates of exclusive breastfeeding: randomised controlled trial. Br Med J. 2007;335:596.
[54] Minchin MK. Who is responsible for breastfeeding failure? Breastfeeding matters: what we need to know about infant feeding. Melbourne: Alma; 1998. p. 45–79.
[55] Kulski JK, Hartmann PE. Changes in human milk composition during the initiation of lactation. Aust J Exp Biol Med Sci. 1981;59:101–14.
[56] Neifert M, Seacat J, Jobe WE. Lactation failure due to insufficient glandular development of the breast. Pediatrics. 1985;76:823–8.
[57] Huggins KE, Petok ES, Mireles O. Markers of lactation insufficiency: a study of 34 mothers. In: Auerbach K, editor. Current issues in clinical lactation. MA: Jones and Bartlett; 2000.p. 25–35.
[58] Neifert M, DeMarzo S, Seacat J, et al. The influence of breast surgery, breast appearance and pregnancy–induced breast changes on lactation sufficiency as measured by infant weight gain. Birth. 1990;17:31–8.
[59] Johansson AS, Wennborg H, Blomquist L, et al. Breastfeeding after mammaplasty and augmentation mammaplasty. Epidemiology. 2003;14:127–9.
[60] Marasco L, Marmet C, Shell E. Polycystic ovary syndrome: a connection to insufficient milk supply? J Hum Lact. 2000;16:143–8.
[61] Buhimschi CS. Endocrinology of lactation. Obstet Gynecol Clin N Am. 2004;31:963–79.
[62] Cox SG. Expressing and storing colostrum antenatally for use in the newborn period. Breastfeed Rev. 2006;14:11–6.
[63] ACOG committee opinion. Breastfeeding and the risk of hepatitis C virus transmission. Int J Gynecol Obstet. 1999;66:307–8.
[64] WHO HIV and Infant Feeding Technical Consultation. Held on behalf of the Inter–agency Task Team (IATT) on prevention of HIV infections in pregnant women, mothers and their infants, Geneva, consensus statement; 2006 Oct 25–27.
[65] Howard C, Lawrence RA. Breast–feeding and drug exposure. Obstet Gynecol Clin N Am. 1998;25:195–216.
[66] Woodward A, Douglas RM, Graham NMH, et al. Acute respiratory illness in Adelaide children: breastfeeding modifies the effect of passive smoking. J Epidemiol Commun Health. 1990;44:224–30.
[67] Nafstad P, Jaakola JJK, Hagen JA, et al. Breastfeeding, maternal smoking and lower respiratory tract infections. Eur Respir J. 1996;9:2623–9.
[68] Bottorff JL, Morse JM. Mothers' perceptions of breast milk. J Obstet Gynecol Neonatal Nurs. 1990;19:518–27.
[69] Sheehan A, Schmied V, Cooke M. Australian women's stories of their baby–feeding decisions in pregnancy. Midwifery. 2003;19:259–66.
[70] Wells KJ, Thompson NJ, Kloeben–Tarver AS. Intrinsic and extrinsic motivation and intention to breastfeed. Am J Health Behav. 2002;26:111–20.
[71] Bryant CA. The impact of kin, friend and neighbor networks on infant feeding practices. Cuban, Puerto Rican and Anglo families in Florida. Soc Sci Med. 1982;16(20):1757–65.
[72] Baranowski T, Bee D, Rassin DK, et al. Social support, social influence, ethnicity and the breastfeeding decision. Soc Sci Med. 1983;17:1599–611.
[73] Rossman B. Breastfeeding peer counselors in the United States: helping to build a culture and tradition of breastfeeding. J Midwifery Womens Health. 2007;52:631–7.
[74] Kent JC, Mitoulas L, Cox DB, et al. Breast volume and milk production during extended lactation in women. Exp Physiol. 1999;84:435–47.
[75] Czank C, Henderson JJ, et al. Hormonal control of the lactation cycle. In: Hale TW, Hartmann P, editors. Textbook of human lactation. Amarillo, TX: Hale, L.P.; 2007. p. 89–111.
[76] Alexander JM, Grant AM, Campbell MJ. Randomised controlled trial of breast shells and Hoffman's exercises for inverted and non–protractile nipples. Br Med J. 1992; 304:1030–2.
[77] McGeorge DD. The "Niplette": an instrument for the non–surgical correction of inverted nipples. Br J Plast Surg. 1994;47:46–9.
[78] Kesaree N, Banapurmath CR, Banapurmath S, et al. Treatment of inverted nipples using a disposable syringe. J Hum Lact. 1993;9:27–9.
[79] Righard L, Alade MO. Effect of delivery room routines on success of first breast–feed. Lancet. 1990;336:1105–7.
[80] Smith LJ. Impact of birthing practices on the breastfeeding dyad. J Midwifery Womens Health. 2007;52:621–30.
[81] Murray EK, Ricketts S, Dellaport J. Hospital practices that increase breastfeeding duration: results from a population–based study. Birth. 2007;34:202–11.
[82] Klaus MH. The frequency of suckling. Obstet Gynecol Clin N Am. 1987;14:623–33.
[83] Yamauchi Y, Yamanouchi I. Breastfeeding frequency during the first 24 hours after birth in full–term neonates. Pediatrics. 1990;86:171–5.
[84] Yamauchi Y, Yamanouchi I. The relationship between rooming–in/not rooming–in and breastfeeding variables. Acta Paediatr Scand. 1990;79:1017–22.

[85] Elander G, Lindberg T. Short mother–infant separation during first week of life influences the duration of breastfeeding. Acta Paediatr Scand. 1984;73:237–40.

[86] Ball HL, Ward–Platt MP, Heslop E, et al. Randomised trial of infant sleep location on the postnatal ward. Arch Dis Child. 2006;91:1005–10.

[87] Royal College of Midwives. Successful breastfeeding. New York: Churchill Livingstone; 1991. p. 25–33.

[88] Moon JL, Humenick SS. Breast engorgement: contributing variables and variables amenable to nursing intervention. J Obstet Gynecol Neonatal Nurs. 1989;18:309–15.

[89] Newman J. Breastfeeding problems associated with the early introduction of bottle and pacifiers. J Hum Lact. 1990;6:59–63.

[90] Shrago L. Glucose water supplementation of the breastfed infant during the first three days of life. J Hum Lact. 1987;3:82–6.

[91] Woolridge MW. Baby–controlled breastfeeding: biocultural implications in breastfeeding. In: Stuart–Macadam P, Dettwyler KA, editors. Breastfeeding: biocultural perspectives. New York: Aldine de Gruyter; 1995. p. 217–42.

[92] Newburg DS, Walker WA. Protection of the neonate by the innate immune system of developing gut and of human milk. Pediatr Res. 2007;61:2–8.

[93] Widström AM, Ransjö–Arvidson AB, Christensson K, et al. Gastric suction in healthy newborn infants. Effects on circulation and developing feeding behaviour. Acta Paediatr Scand. 1987;76:566–72.

[94] Nissen E, Lilja G, Matthiesen AS, et al. Effects of maternal pethidine on infants' developing breastfeeding behaviour. Acta Paediatr. 1995;84(2):140–5.

[95] Hartmann PE, Prosser CG. Physiological basis of longitudinal changes in human milk yield and composition. Fed Proc. 1984;43:2448–53.

[96] Wilde CJ, Addey CV, Boddy LM, et al. Autocrine regulation of milk secretion by a protein in milk. Biochem J. 1995;305:51–8.

[97] Prentice A, Addey CVP, Wilde CJ. Evidence for local feedback control of human milk secretion. Biochem Soc Trans. 1989;17:122–4.

[98] Wilde CJ, Addey CV, Bryson JM, et al. Autocrine regulation of milk secretion. Biochem Soc Symp. 1998;63:81–90.

[99] Czank C, Mitoulas LR, Hartmann PE. Human milk composition —fat. In: Hale TW, Hartmann P, editors. Textbook of human lactation. Amarillo, TX: Hale, L.P.; 2007. p. 49–67.

[100] McNeilly AS, Robinson IC, Houston MJ, et al. Release of oxytocin and prolactin in response to suckling. Br Med J. 1983;286:257–9.

[101] Cox DB, Owens RA, Hartmann PE. Blood and milk prolactin and the rate of milk synthesis in women. Exp Physiol. 1996;81: 1007–20.

[102] Cregan MD, Hartmann PE. Computerized breast measurement from conception to weaning: clinical implications. J Hum Lact. 1999;15:89–96.

[103] WHO/UNICEF. Protecting, promoting and supporting breast-feeding: the special role of maternity services. Geneva: World Health Organization; 1989.

[104] Djiane J, Houdebine LM, Kelly P. Prolactin–like activity of anti–prolactin receptor antibodies on casein and DNA synthesis in the mammary gland. Proc Natl Acad Sci. 1981;78:7445–8.

[105] Pestell RG, Best JD, Alford F. Lymphocytic hypophysitis: the clinical spectrum of the disorder and evidence for an autoimmune pathogenesis. Clin Endocrinol. 1990;33:457–66.

[106] Imura H. The pituitary gland. New York: Raven; 1994. p. 1–28.

[107] Rillema JA. Development of the mammary gland and lactation. Trends Endocrinol Metab. 1994;5:1469–540.

[108] Kent JC. How breastfeeding works. J Midwifery Womens Health. 2007;52:564–70.

[109] Livingstone VH, Gout PW, Crickmer SD, et al. Serum lactogens possessed normal bioactivity in patients with lactation insufficiency. Clin Endocrinol. 1994;41:193–8.

[110] Neifert MR, McDonough SL, Neville MC. Failure of lactogenesis associated with placental retention. Am J Obstet Gynecol. 1981;140:477–8.

[111] Kelly PA, Djiane J, Pastel–Vinay MC, et al. The prolactin/growth hormone receptor family. Endocr Rev. 1991;12:235–51.

[112] De Carvalho M, Robertson S, Friedman A, et al. Effect of frequent breastfeeding on early milk production and infant weight gain. Pediatrics. 1983;72:307–11.

[113] Forster D, McLachlan H, Lumley J. Factors associated with continuing to feed any breast milk at six months postpartum in a group of Australian women. Int Breastfeed J. 2006;1:18.

[114] Hale TW. Medications that alter milk production. In: Hale TW, Hartmann P, editors. Textbook of human lactation. Amarillo, TX: Hale, L.P.; 2007. p. 479–89.

[115] Aono T, Shioji T, Shoda T, et al. The initiation of human lactation and prolactin response to suckling. J Clin Endocrinol Metab. 1977;44:1101–6.

[116] Widdice L. The effects of breast reduction and breast augmentation surgery on lactation: an annotated bibliography. J Hum Lact. 1993;9:161–7.

[117] Ramsay DT. The anatomy of the lactating breast: latest research and clinical implications. Infant. 2007;3:59–63.

[118] Newton M, Newton NR. Postpartum engorgement of the breast. Am J Obstet Gynecol. 1951;61:664–7.

[119] Shrago LC. Engorgement reconsidered. Breastfeed Abstr. 1991;11:1–2.

[120] Lennon I, Lewis BR. Effect of early complementary feeds on lactation failure. Breastfeed Rev. 1987;11:24–6.

[121] Hill PD, Aldag JC, Chatterton RT. Effects of pumping style on milk production in mothers of non–nursing preterm infants. J Hum Lact. 1999;15:209–16.

[122] Drewett RF, Woolridge MW. Milk taken by human babies from the first and second breast. Physiol Behav. 1981;26:327–9.

[123] Newton M, Newton NR. The let–down reflex in human lactation. J Pediatr. 1948;33:698–704.

[124] Prime DK, Geddes DT, Hartmann PE. Oxytocin: milk ejection and maternal–infant well–being. In: Hale TW, Hartmann P, editors. Textbook of human lactation. Amarillo, TX: Hale, L.P.;2007.p. 141–55.

[125] Neifert MR. Breastmilk transfer: positioning, latch–on, and screening for problems in milk transfer. Clin Obstet Gynecol. 2004;47:656–75.

[126] Glover R, Wiessinger D. The infant–maternal breastfeeding conversation: helping when they lose the thread. In: Watson Genna C, editor. Supporting sucking skills in breastfeeding infants. Sudbury: Jones and Bartlett; 2008. p. 97–129.

[127] Woolridge MW. The 'anatomy' of infant sucking. Midwifery. 1986;2:164–71.
[128] Righard L, Alade MO. Sucking technique and its effect on success of breastfeeding. Birth. 1992;19:185–9.
[129] Watson Genna C. The influence of anatomical and structural issues on sucking skills. In: Watson Genna C, editor. Supporting sucking skills in breastfeeding infants. Sudbury: Jones and Bartlett; 2008. p. 181–226.
[130] McBride MC, Danner SC. Sucking disorders in neurologically impaired infants: assessment and facilitation of breastfeeding. Clin Perinatol. 1987;14:109–31.
[131] Hogan M, Westcott C, Griffiths M. Randomized, controlled trial of division of tongue–tie in infants with feeding problems. J Paediatr Child Health. 2005;41:246–50.
[132] Amir LH, James JP, Beatty J. Review of tongue–tie release at a tertiary maternity hospital. J Paediatr Child Health. 2005;41:243–5.
[133] Dollberg S, Botzer E, Grunis E, et al. Immediate nipple pain relief after frenotomy in breast–fed infants with ankyloglossia: a randomized, prospective study. J Pediatr Surg. 2006;41:1598–600.
[134] Coryllos E, Genna CW. Congenital tongue–tie and its impact on breastfeeding. Elk Grove Village: American Academy of Pediatrics: Section on Breastfeeding; 2004. p. 1–6.
[135] Coryllos EV, Watson Genna C, Fram JLV. Minimally invasive treatment for posterior tongue–tie (the hidden tongue–tie). In: Watson Genna C, editor. Supporting sucking skills in breastfeeding infants. Sudbury: Jones and Bartlett; 2008. p. 227–34.
[136] Daly SEJ, Di Rosso A, Owens RA, et al. Degree of breast emptying explains changes in the fat content, but not fatty acid composition, of human milk. Exp Physiol. 1993;78:741–55.
[137] Woolridge MW, Baum JD, Drewett RF. Individual patterns of milk intake during breastfeeding. Early Hum Dev. 1982;7:265–72.
[138] Anderson AK, Damio G, Himmelgreen DA, et al. Social capital, acculturation, and breastfeeding initiation among Puerto Rican women in the United States. J Hum Lact. 2004; 20:39–45.
[139] Livingstone V. In–hospital lactation assessment. J SOGC. 1996;18:19–28.
[140] Dewey KG, Heinig MJ, Nommsen LA, et al. Growth of breast–fed and formula–fed infants from 0 to 18 months: the DARLING study. Pediatrics. 1992;89:1035–41.
[141] Livingstone VH. Problem–solving formula for failure to thrive in breast–fed infants. Can Fam Physician. 1990;36:1541–5.
[142] Evans A, Marinelli KA, Taylor JS, The Academy of Breastfeeding Medicine Protocol Committee. ABM clinical protocol #2: guidelines for hospital discharge of the breastfeeding term newborn and mother: "the going home protocol," revised 2014. Breastfeed Med. 2014;9:3–8.
[143] Lawrence RA, Lawrence RM. Breastfeeding: a guide for the medical profession, vol. 6. St Louis: Mosby; 2005.
[144] Daly SE, Owens RA, Hartmann PE. The short–term synthesis and infant–regulated removal of milk in lactating women. Exp Physiol. 1993;78:209–20.
[145] Meier PP. The accuracy of test weighing for preterm infants. J Pediatr Gastroenterol Nutr. 1990;10:62–5.
[146] Da Silva OP, Knoppert DC, Angelini MM, et al. Effect of domperidone on milk production in mothers of premature newborns: a randomized, double–blind, placebo–controlled trial. CMAJ. 2001;164:17–21.
[147] The Academy of Breastfeeding Medicine Protocol Committee. ABM clinical protocol #9: use of galactogogues in initiating or augmenting the rate of maternal milk secretion (First Revision January 2011). Breastfeed Med. 2011; 6:41–9.
[148] Livingstone V. Too much of a good thing: maternal and infant hyperlactation syndromes. Can Fam Physician. 1996;42:89–99.
[149] Daly S. The short–term synthesis and infant regulated removal of milk in lactating women. Exp Physiol. 1986;78: 208–20.
[150] Fetherston C. Risk factors for lactation mastitis. J Hum Lact. 1998;14:101–9.
[151] Inch S. Breastfeeding problems: prevention and management. Commun Pract. 2006;79:165–7.
[152] Thomsen AC, Espersen T, Maigaard S. Course and treatment of milk stasis, noninfectious inflammation of the breast, and infectious mastitis in nursing women. Am J Obstet Gynecol. 1984;149:492–5.
[153] Fetherston C. Mastitis in lactating women: physiology or pathology? Breastfeed Rev. 2001;9:5–12.
[154] Walsh A. Acute mastitis. Lancet. 1949;2:635–9.
[155] Livingstone VH, Willis CE, Berkowitz J. Staphylococcus aureus and sore nipples. Can Fam Physician. 1996;42: 654–9.
[156] Livingstone V, Stringer LJ. The treatment of Staphylococcus aureus infected sore nipples: a randomized comparative study. J Hum Lact. 1999;15:241–6.
[157] Hughes LE, Mansel RE, Webster DJT. Infection of the breast. In: Hughes LE, Mansel RE, Webster DJT, editors. Benign disorders and diseases of the breast: concepts and clinical management. London: Bailliere Tindall; 1989. p. 143–50.
[158] Amir LH, Forster DA, Lumley J, et al. A descriptive study of mastitis in Australian breastfeeding women: incidence and determinants. BMC Public Health. 2007;7:62.
[159] Hayes R, Michell M, Nunnerley HB. Acute inflammation of the breast—the role of breast ultrasound in diagnosis and management. Clin Radiol. 1991;44:253–6.
[160] Christensen AF, Al–Suliman N, Nielson KR, et al. Ultrasoundguided drainage of breast abscesses: results in 151 patients. Br J Radiol. 2005;78:186–8.
[161] Ulitzsch D, Nyman MKG, Carlson RA. Breast abscess in lactating women: US–guided treatment. Radiology. 2004; 232:904–9.
[162] Woolridge MW, Ingram JC, Baum JD. Do changes in pattern of breast usage alter the baby's nutrient intake? Lancet. 1990;336:395–7.
[163] van Veldhuizen CGA. Overabundant milk supply: an alternative way to intervene by full drainage and block feeding. Int Breastfeed J. 2007;2:11.
[164] Campbell SH. Recurrent plugged ducts. J Hum Lact. 2006; 22:340–3.
[165] Bertrand H, Rosenblood LK. Stripping out pus in lactational mastitis: a means of preventing breast abscess. Can Med Assoc J. 1991;145:299–306.
[166] Dixon JM. Repeated aspiration of breast abscesses in lactating women. Br Med J. 1988;297:1517–8.
[167] World Health Organization. Mastitis: causes and manage-

ment. Geneva: WHO/FCH/CAH/00.13; 2000.
[168] Ramsay DT, Kent JC, Owens RA, et al. Ultrasound imaging of milk ejection in the breast of lactating women. Pediatrics. 2004;113:361–7.
[169] Arsenault G. Toxic shock syndrome associated with mastitis. Can Fam Physician. 1992;38:399, 401, 456.
[170] Ferrari C, Piscitelli G, Crosignani PG. Cabergoline: a new drug for the treatment of hyperprolactinaemia. Hum Reprod. 1995;10:1647–52.
[171] Langton D, Ramsay D, Jacobs S, et al. Efficacy of frenulotomy for ankyloglossia in breast-fed infants. Perinatal Society of Australia and New Zealand 8th annual congress. Sydney, Australia; 2004. p. 44.
[172] Watson Genna C, Sandora L. Normal sucking and swallowing. In: Watson Genna C, editor. Supporting sucking skills in breastfeeding infants. Sudbury: Jones and Bartlett; 2008. p. 1–41.
[173] Woolridge MW. Aetiology of sore nipples. Midwifery. 1986;2:172–6.
[174] Gunther M. Sore nipples: causes and prevention. Lancet. 1945;2:590–3.
[175] McClellan H, Geddes D, Kent J, et al. Infants of mothers with persistent nipple pain exert strong sucking vacuums. Acta Paediatr. 2008;97(9):1205–9.
[176] Danner SC. Breastfeeding the infant with a cleft defect. NAACOGS Clin Issu Perinat Womens Health Nurs. 1992;3:634–9.
[177] Lalakea ML, Messner AH. Ankyloglossia: does it matter? Pediatr Clin N Am. 2003;50:381–97.
[178] Sharp DA. Moist wound healing for sore or cracked nipples. Breastfeed Abstr. 1992;12:1.
[179] Amir L. Breastfeeding and Staphylococcus aureus: three case reports. Breastfeed Rev. 2002;10:15–8.
[180] Amir LH, Pakula S. Nipple pain, mastalgia and candidiasis in the lactating breast. Aust NZ J Obstet Gynaecol. 1991;31:378–80.
[181] Francis-Morrill J, Heinig MJ, Pappagianis D, et al. Diagnostic value of signs and symptoms of mammary candidosis among lactating women. J Hum Lact. 2004;20:288–95.
[182] Morrill JF, Heinig MJ, Pappagianis D, et al. Risk factors for mammary Candidosis among lactating women. JOGNN. 2005;34:37–45.
[183] Dinsmoor MJ, Viloria R, Lief L, et al. Use of intrapartum antibiotics and the incidence of postnatal maternal and neonatal yeast infections. Obstet Gynecol. 2005;106:19–22.
[184] Amir LH, Garland SM, Dennerstein L, et al. Candida albicans: is it associated with nipple pain in lactating women? Gynecol Obstet Invest. 1996;41:30–4.
[185] Brent NB. Thrush in the breastfeeding dyad: results of a survey on diagnosis and treatment. Clin Pediatr (Phila). 2001;40:503–6.
[186] The Royal Women's Hospital. Clinical guideline, breast and nipple thrush. c2013 [cited 2016 May 16]. Available from:https://www.thewomens.org.au/health-professionals/clinicalresources/clinical-guidelines-gps/.
[187] Utter AR. Gentian violet treatment for thrush: can its use cause breastfeeding problems. J Hum Lact. 1990;6: 178–80.
[188] Huggins KE, Billon SF. Twenty cases of persistent sore nipples: collaboration between lactation consultant and dermatologist. J Hum Lact. 1993;9:155–60.
[189] Amir LH. Eczema of the nipple and breast: a case report. J Hum Lact. 1993;9:173–5.
[190] Whitaker-Worth DL, Carlone V, Susser WS, et al. Dermatologic diseases of the breast and nipple. J Am Acad Dermatol. 2000;43:733–51.
[191] Webster DJT. Disorders of the nipple and areola. In: Hughes LE, Mansel RE, Webster DJT, editors. Benign disorders and diseases of the breast. Concepts and clinical management. London: WB Saunders; 2000. p. 199–208.
[192] Lawlor-Smith L, Lawlor-Smith C. Raynaud's phenomenon of the nipple: a preventable cause of breastfeeding failure? Med J Aust. 1996;166:448.
[193] Anderson JE, Held N,Wright K. Raynaud's phenomenon of the nipple: a treatable cause of painful breastfeeding. Pediatrics. 2004;113:e360–4.
[194] Garrison CP. Nipple vasospasms, Raynaud's syndrome, and nifedipine. J Hum Lact. 2002;18:382–5.
[195] Riordan J, Auerbach KG. Breastfeeding and human lactation, 2nd edn. Boston: Jones and Bartlett; 1999.
[196] Jelliffe DB, Jelliffe EFP. Non-puerperal induced lactation (Letter). Pediatrics. 1972;50:170–1.
[197] Auerbach KG, Avery JL. Inducted lactation: a study of adoptive nursing by 240 women. Am J Dis Child. 1981;135: 340–3.
[198] Walker M, Auerbach KG. Breast pumps and other technologies. In: Riordan J, Auerbach KG, editors. Breastfeeding and human lactation. Boston: Jones and Bartlett; 1999. p. 279–332.
[199] Goldfarb L. Induced lactation and the Newman-Goldfarb protocols for induced lactation [Internet]. c2002–2015 [cited 2016 May 16]. Available from: http://www.asklenore.info/breastfeeding/induced_lactation/gn_protocols.shtml.
[200] Newman J, Goldfarb L. Newman-Goldfarb protocols for induced lactation: decision tool (Poster). Perth, Australia: International Society for Research in Human Milk and Lactation; 2008.
[201] Jiménez-Jiménez JR, García-Ruiz PJ, Molina JA. Drug-induced movement disorders. Drug Saf. 1997;16: 180–204.
[202] Phillips V. Relactation in mothers of children over 12 months. J Trop Pediatr. 1993;39:45–8.
[203] Hale TW, Kristensen JH, Ilett KF. The transfer of medications into human milk. In: Hale TW, Hartmann P, editors. Textbook of human lactation. Amarillo, TX: Hale, L.P.; 2007. p. 465–77.
[204] Spencer JP, Gonzalez LSI, Barnhart DJ. Medications in the breast-feeding mother. Am Fam Physician. 2001;64: 119–26.
[205] American Academy of Pediatrics Committee on Drugs. Transfer of drugs and other chemicals into human milk. Pediatrics. 2001;108:776–89.
[206] Amir LH, Pirotta MV, Raval M. Breastfeeding—evidence based guidelines for the use of medicines. Aust Fam Physician. 2011;40:684–90.

第 6 章 乳房肿块的评估

Evaluation of a Breast Mass

Alastair M. Thompson，Andrew Evans 著
许 霞 赵馨惠 译

乳房肿块在所有年龄段的女性中均较常见，临床上有以下几种表现形式。

- 患者或其伴侣发现的乳房肿块。
- 临床医生检查时发现的乳房肿块。
- 筛查时发现的乳房肿块。

男性乳房肿块、男性乳房发育症，继发于全身性激素紊乱、药物治疗以及较少见的男性乳腺癌[1]。

乳房是特化的汗腺。在成年女性中，乳腺在雌激素、黄体酮和其他激素的影响下做出周期性反应，因此，乳房在一个女性的一生中会发生变化，并且在生育期间的每月都会发生变化。乳房的内部结构包括腺体、基质（胶原蛋白、成纤维细胞和浸润性骨髓细胞）和附着于前胸壁的脂肪组织。乳房的动脉血液供应来自腋窝血管、胸廓内动脉和肋间血管穿支，淋巴主要引流至腋窝淋巴结。

乳房肿块的诊断应称为三重评估，即临床诊断（病史和体检）、影像学诊断［通常是乳腺 X 线检查和（或）超声检查］以及组织病理学诊断（粗针穿刺活检或真空辅助活检）。应用三重评估的目的是最大限度地减少任何一种诊断模式的片面影响，这种模式在乳房肿块的诊断或乳腺癌的排除中具有接近 100% 的敏感性和 100% 的特异性，结合三种不同方式诊断意味着仅有 1/500 的乳腺癌患者在初诊中漏诊。

本章的重点是对女性乳房肿块进行评估，从“假设女性乳房肿块通常是恶性肿瘤，直到证明其错误”这个观点出发。在组织完善的医疗机构中，可以通过简单的“一站式”服务实现全面评估和确诊。该流程应先致力于确立或排除乳腺癌的诊断，然后确定乳房肿块的特点，并对需要处理的良性肿块给予治疗。这种乳房肿块评估模型需要多学科的投入，需要乳腺科临床医生、放射科医生、病理科医生和技术 / 行政人员进行团队协作。

一、发现方式

（一）有症状的乳房肿块

最常见的是女性患者或其伴侣发现的个别乳房肿块。由于对乳腺疾病的高度宣传，患者常常担心自己患有乳腺癌，因此寻求快速检查：在某些医疗机构中，检查由有资格的医生和其他经过适当培训的专家进行。然而，无论患者采取何种自我表述方式，应及时进行检查并将其持续的焦虑最小化。一些国家有官方指标来规定哪些女性符合到乳房专科诊所检查的标准，例如，与医疗专家见面后的 2 周以内的患者。这种方法的效果尚未得到证实，实际上还可能使医疗服务供给分配不均。同样，鼓励定期乳房自检可能无法提高乳腺癌早期发现率，但在许多西方媒体中仍在继续推广。相反，许多机构组织提高了女性对乳房的意识，希望乳腺癌能够通过外观的改变、感觉以及知觉等在早期被发现。

（二）筛查

基于欧洲和北美 30 年的经验，许多国家目前正在进行乳腺癌筛查计划，通常采用乳腺钼靶 X 线片的形式进行筛查。国家筛查计划可以从平衡效力和财务方面考虑。一般而言，影像学检查包括每 1 ～ 2 年进行一次乳腺钼靶 X 线片，国家乳腺疾病筛查计划的目标群体为从 40—50 岁到 70—74 岁或以上的女性。然而，对于乳腺钼靶 X 线片筛查，仍然存在围绕风险与益处的争议。其益处是，受邀就诊的女性乳腺癌死亡率降低至少 20%，定期就诊的女性降低至少 30%。应当权衡其与过度诊断和过度治疗惰性导管病变的危害，因为这些病变几乎不会影响患者的生命[2]。

在具有乳腺癌家族史以及具有已知乳腺癌相关基因的被认为高风险的年轻女性中，使用 MRI 检查越来越多，并且 MRI 具有可早期检测乳腺癌的证据基础。然而，并没有 MRI 明显地降低死亡率的证据，特别是在携带 BRCA1 基因突变的侵袭性三阴性乳腺癌患者中，早期诊断可能不会影响死亡率。

（三）临床检查中偶发的乳房肿块

这通常是老年妇女乳房肿块的发现方式。因此，作为年度健康体检的一部分，50 岁以上接受一般体检的女性应该常规进行乳房检查，这是一种较好的做法。当然，在入院时，所有女性都应接受临床乳房检查，因为可能会偶然发现乳腺癌，也可能是身体其他部位出现症状的原因。

二、乳房肿块的病史

乳房肿块或结节的病理学诊断的最佳独立风险预测因子是患者的年龄（表 6–1）。良性乳房肿块在年轻女性中最常见，随着年龄的增长乳腺癌日益普遍，特别是在 65 岁以上的女性中。

女性患者或其体检医师所指出的，肿块的特点（表 6–2）应该包括许多关键特征，这些特征可以对可能的病理学诊断提供一些提示，包括肿块是单发还是多发，自首次发现以来肿块的任何变化（例如：伴随月经周期的变化）和任何创伤 / 淤血史。

医生应当注意观察以下特征（表 6–3），如果存在，通常意味着肿块较大或较晚期的乳腺癌：乳头溢血（图 6–1）、乳头回缩（皮肤被侵犯束缚在 Cooper 韧带上，表现为对乳头的牵拉）（图 6–2）、乳头或乳晕湿疹（可能是乳头湿疹或上皮内恶性肿瘤——Paget 病）（图 6–2）、皮肤改变（红斑、橘皮样变：

由于皮肤水肿，乳房皮肤呈现橘皮样的改变）。皮肤病变（图 6-3）和腋窝淋巴结肿大（图 6-3）在乳房筛查期可能不太常见，但重要的是要寻求这些特征来指导临床诊断、分期和未来的治疗。

表 6-1　患者年龄与乳房肿块性质的关系

年龄（岁）	特　征	诊　断	处　理
15—70	不明确的团块，随月经周期改变（经常为双侧）	良性改变“纤维囊性增生”	安慰
15—30	光滑可移动的肿块，通常单发	纤维腺瘤	如果患者要求则切除
35—55	边界清楚的肿块，通常多发，可能为双侧	囊肿	如果有症状则穿刺抽液
20—55	具有红、肿、痛的肿块	脓肿	切除 / 抗生素
40—90	边界不清、形状不规则的肿块	癌	由肿瘤分期决定

表 6-2　乳房肿块的特征——问与答

单发还是多发肿块？ 肿块位置在哪？ 肿块多大？ 肿块是否破溃、易碎或伴有疼痛？ 肿块质软还是质硬？
肿块是否伴随月经周期而改变？
肿块是否具有其他特征 皮肤改变 乳头内陷 乳头溢液——单导管还是多导管 •腋窝溢液的颜色 •腋窝是否血染 是否可以在乳房内移动？ 肿块是否固定于皮肤或者胸壁？
另一侧乳房是否有问题？ 在此之前是否发现乳房肿块？ 身体其他部位是否有肿块？

表 6-3　乳房肿块的相关特点

皮肤改变：红斑 •橘皮样改变 •皮肤牵拉 / 起皱 •湿疹表现 •溃疡
乳头溢液 乳头回缩 / 扁平 疼痛（不在触诊时，持续性疼痛） 明显的腋窝淋巴结——腋窝 •锁骨下 •锁骨上 •颈

其他相关病史，有内分泌治疗史，包括激素替代治疗或避孕药使用、妇科病史、家族史和其他疾病 / 手术史。使用特定的临床模板（图 6-4）可以很好地记录患者病史的相关特征，更容易地了解患者的现病史和既往史的关键特征。

三、临床体检

临床体检旨在辨别肿块的数量、肿块的性质以及其他相关特征（表 6-3）。对从业者来说，征求女性患者对乳房检查的同意很重要，特别是男性从业者，应有女性监督者的陪同。一些监督部门认为乳房检查是一种亲密的身体检查，每个女性都应得到应有的尊重。优化乳房检查的方式对于乳房疾病的检查很重要[3]。

患者应该在温暖、私密的房间里暴露腰部以上。以合理的顺序和方式进行乳房检查，以便患者和医生都感到舒适，并且可以检查出所有存在的异常。必须注意应连续检查每个乳房，注意两者之间的

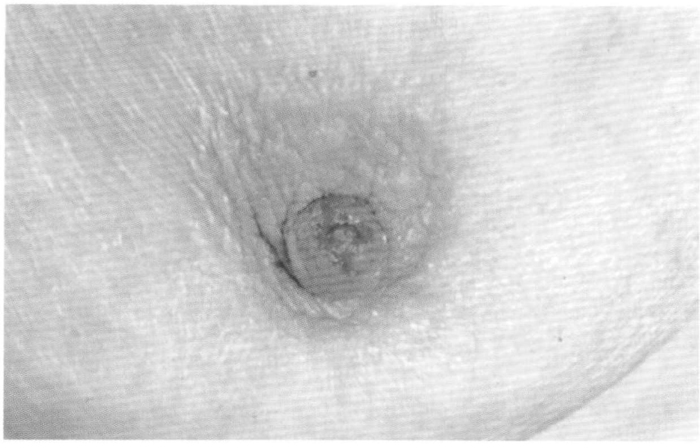

▲ 图 6–1　乳头血性溢液

应对溢液来源的导管数量进行检查，并对溢液进行细胞学检查以及对血液进行相应检验

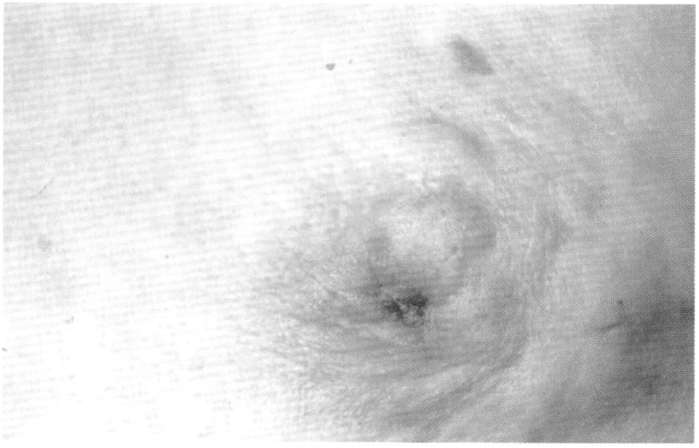

▲ 图 6–2　乳晕 Paget 病导致的乳头回缩

注意乳晕右侧空芯针活检所留下的瘢痕

对称性差异。通常，最好先检查正常乳房，因为每个女性乳房的外观和质地可能与其他女性相当不同，但很可能与对侧相似。初步检查以寻找皮肤凹陷或乳房形状的变化可以检查出病变，例如，纤维腺瘤、囊肿以及乳腺癌。如果没有直接检查到明显异常，可适当让女性患者指出其自行发现的肿块。

初步检查应嘱患者取直立坐位，双臂自然下垂身体两侧（图 6–5）。通过要求患者上举双臂来观察临床异常，例如癌肿侵犯导致的皮肤牵拉或乳头内陷等可能会在上举时加剧（图 6–6）。接下来，要求女性患者将双手放在臀部并按压（收缩胸肌）可能会加重深部癌肿的牵拉，从而注意到肿瘤的存在。

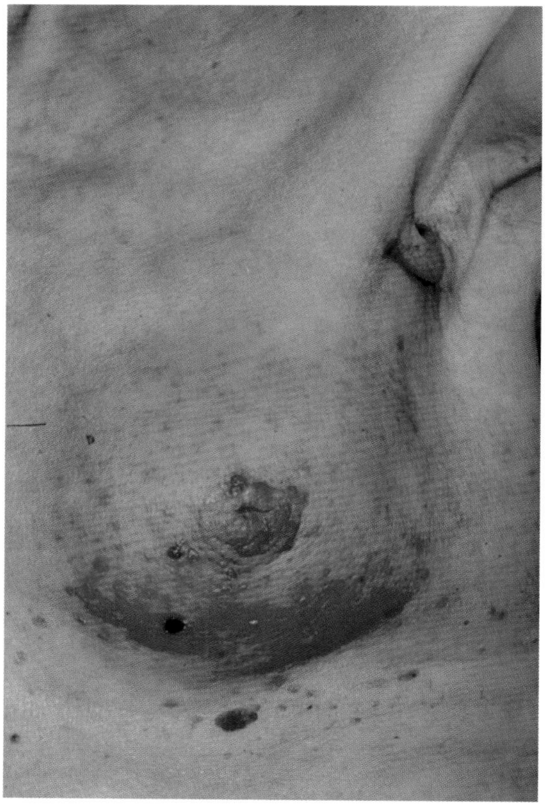

▲ 图 6–3　进展期乳腺癌的皮肤结节

皮肤结节覆盖在肿块上，腋窝也可见一结节性肿块

虽然明显的异常（图 6–2、图 6–3 和图 6–5）可以在患者直立坐位的视诊和触诊中发现，但最好在舒适的检查床上放置一个枕头，使患者处于平卧位时进行更详细的触诊。要求患者将手臂抬起放到头后，使乳房位置相对固定。通过使用手指平坦的轻柔旋转运动进行触诊，这种方法甚至可以检查到较小的肿块，使用不同程度的压力来检查位于乳房组织中不同深度的肿块[4]。使用一只手并拢的手指轻柔的旋转运动，可以在移动到临床异常的一侧之前触摸正常侧（包括后间隙组织）的整个乳房。应注意同时记录病变的位置、形状并用卡尺测量肿块大小，以及其他特征（易碎、红肿、单发或多发）。临床体检对发现（排除）乳腺癌的敏感性为 54%，特异性为 94%[4]。

在有乳头溢液病史的患者中，应要求患者通过按压乳头或乳晕使溢液排出，避免医生对患者的损伤。观察产生溢液的管道数量（单个或多个？），溢液的颜色（是否乳白色，是否有明显血染？图 6–1），

乳腺临床初步调查表

1/4 页

个人基本信息

姓名及地址

转诊医院：
Ninewells ❑ PRI ❑ Well Woman ❑ Screening❑
会诊医生 ________ 诊察 __________
转诊医生 ________
筛查患者：是 / 否 转诊日期 ____ / ____ / ____
末次乳腺筛查日期 ____ / ____ / ____
就诊日期 ____ / ____ / ____

主 诉

	右	左	其他
持续时间 周期 其他特征			

现病史

乳腺疾病史 是 / 否
诊断 ________________________________
既往乳腺门诊患者 是 / 否 日期 ____ / ____ / __

既往乳腺开放手术		既往乳腺穿刺抽吸	
没有		没有	
右侧		右侧	
左侧		左侧	
双侧		双侧	
多次		多次	

既往史

其他恶性肿瘤 是 / 否 位置 ______________
疾病 是 / 否 何种 ______________

____

近期药物治疗 是 / 否
何种 ________________________________

____

药物过敏 是 / 否 何种______________
吸烟或既往吸烟史 是 / 否

家族史

乳腺癌家族史 是 / 否
如果是 发病年龄 发病年龄

	发病年龄		发病年龄
母亲		姨妈	
姐妹 1		外婆	
姐妹 2		姑母	
其他		祖母	

列举

____

月经史

更年期状态		妊娠	
更年期前		口服避孕药	
更年期后		雌激素替代治疗	
更年期中			

手术史

子宫切除术 是 / 否 病因 ______________
双侧卵巢切除术 是 / 否
单侧卵巢切除术 是 / 否
其他手术 是 / 否 何种 ______________

▲ **图 6–4** 日常实践所使用的记录相关临床病史的表格

注意社区健康指数是唯一可以推算患者年龄的标识符

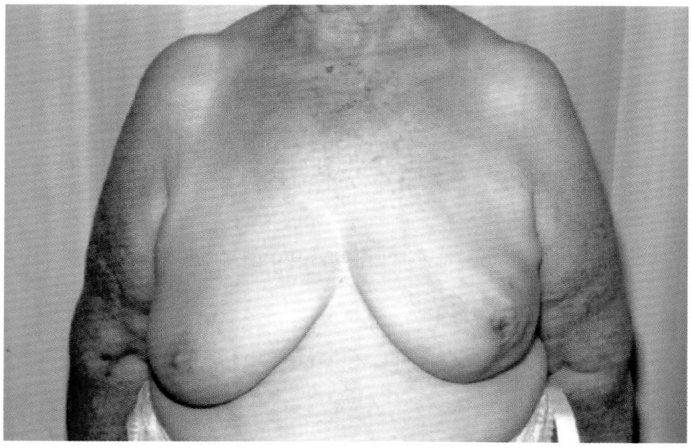

▲ 图 6-5　左乳癌：乳头回缩及皮肤牵拉

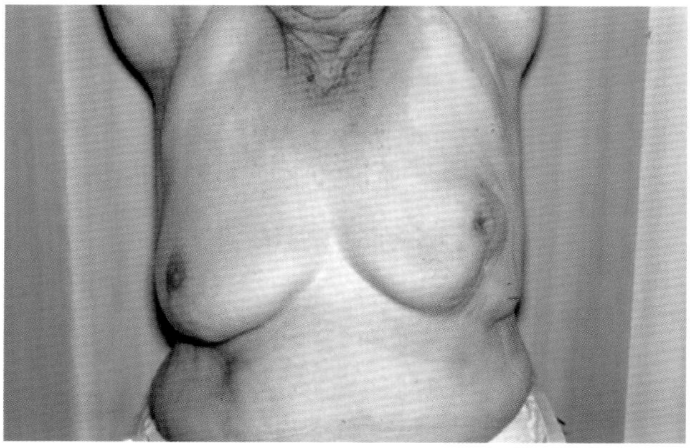

▲ 图 6-6　左乳癌

图 6-5 所显示的皮肤改变在双臂上举后更加显著

并且可以使用棉签取溢液样本进行检测。

乳房检查后，应依次对双侧腋窝进行检查。要求患者采取坐位最容易进行检查，为便于检查右腋窝，医生可握持患者的右前臂，支撑前臂的重量以放松腋窝。使用检查者左手的手指，轻轻触摸腋窝各壁和腋窝顶端，并记录发现的肿块及其特征。然后，用相同的手法检查左侧腋窝（医生用左手握持患者的左前臂并用右手的手指检查左腋窝）。接下来，应检查锁骨下、锁骨上和颈部淋巴结是否肿大，这种方法通常对于患者和临床医生都是最舒适的，并且便于在临床检查表上记录检查发现（图 6-7）。

四、检查报告

询问病史和体格检查后乳房肿块的检查报告需要在空芯针活组织检查或真空辅助活检实施之前记录（图 6-7），因为这些后续干预可能导致淤青，反过来使得临床和影像征象难以解释。例如，活检后的不适、血肿和皮肤水肿可能提示炎症性乳腺癌，但实际可能是活检后的变化。

五、影像学检查

对于年龄在 35 岁及以上的女性患者，标准的首选影像学检查是双侧乳腺钼靶 X 线摄影［头尾位（图 6-8）和中 – 外侧斜位（图 6-9）视图］，在特殊病变需要的情况下追加锥形或放大视图（图 6-10）。将乳腺超声作为 35 岁以下女性患者的主要影像学评估方法。这种在一定程度上较随意的年龄分段（一些医疗系统选择 40 岁作为分界）是基于年轻女性的乳房密度较高，很难发现癌灶，即使病灶已经相对较大。随着年龄的增长，乳房实质被脂肪组织所取代，在老年人乳房中乳腺癌变得更容易被发现。绝经前妇女应该在进行乳腺钼靶 X 线摄影检查之前确认没有怀孕，尽管乳腺钼靶 X 线摄影对胎儿造成伤害的可能性很低。超声检查应在高龄女性中作为乳腺钼靶 X 线摄影的附加手段，同样，如果超声检测到年轻女性恶性肿瘤的征象或存在临床怀疑，则应进行乳腺钼靶 X 线摄影检查。通常，超声检查比乳腺钼靶 X 线摄影更能明确表现可触及的肿块。乳腺钼靶 X 线摄影检查的优点是可以在乳腺癌患者中检出乳腺导管内原位癌。临床医生在皮肤上标记可触及的异常部位很重要，可以帮助超声检查者确定超声异常征象与可触及的异常的潜在关联。

乳腺临床初步调查表

2/4 页

正常	炎性乳癌	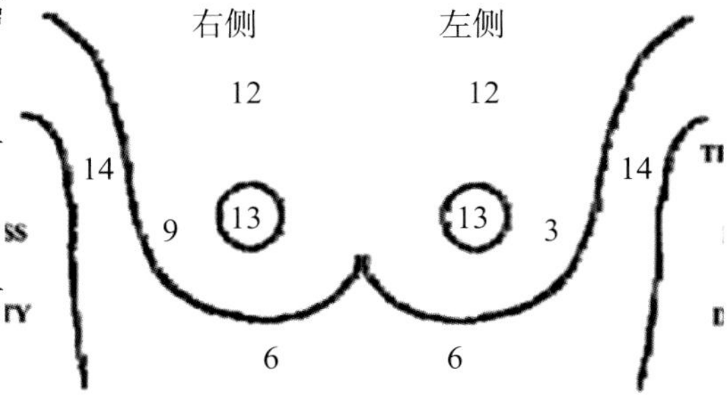	正常	炎性乳癌
孤立结节	凹陷		孤立结节	凹陷
增生	皮肤结节		增生	皮肤结节
乳头转移	敏感		乳头转移	敏感
乳头溢液	一般结节		乳头溢液	一般结节
其他			其他	

腋窝淋巴结 不可触及 ☐ 可触及 ☐ 固定 ☐	乳头溢液　是 / 否 颜色 ________ 单发 ☐ 多发 ☐ 血染（棉棒测试） 阳性 / 阴性	腋窝淋巴结 不可触及 ☐ 可触及 ☐ 固定 ☐	乳头溢液　是 / 否 颜色 ________ 单发 ☐ 多发 ☐ 血染（棉棒测试） 阳性 / 阴性
锁骨上淋巴结 不可触及 ☐ 可触及 ☐		锁骨上淋巴结 不可触及 ☐ 可触及 ☐	

细针穿刺检查				**细针穿刺检查**			
#	大小	位置	体积 / 特征	#	大小	位置	体积 / 特征
1 2				1 2			

细胞学检查		细胞学检查	
C1 ☐ C2 ☐ C3 ☐ C4 ☐ C5 ☐	报告	C1 ☐ C2 ☐ C3 ☐ C4 ☐ C5 ☐	报告

乳腺 X 线钼靶检查			**乳腺 X 线钼靶检查**		
正常 ☐	良性 ☐	恶性 ☐	正常 ☐	良性 ☐	恶性 ☐
R1 ☐ R2 ☐ R3 ☐ R4 ☐ R5 ☐	N1 ☐ P1 ☐ P2 ☐ PDY ☐ DY ☐	报告	R1 ☐ R2 ☐ R3 ☐ R4 ☐ R5 ☐	N1 ☐ P1 ☐ P2 ☐ PDY ☐ DY ☐	报告

乳腺 B 超检查		**乳腺 B 超检查**	
U1 ☐ U2 ☐ U3 ☐ U4 ☐ U5 ☐ U6 ☐	报告	U1 ☐ U2 ☐ U3 ☐ U4 ☐ U5 ☐ U6 ☐	报告

▲ **图 6-7**　记录相关检查和调查发现的表格（图 **6-4** 中所展示的表格的后续部分）

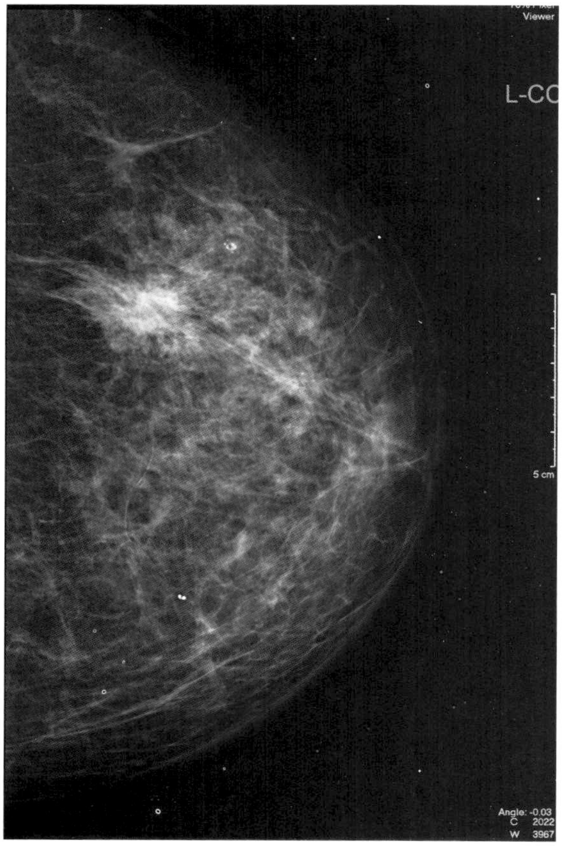

▲ 图 6-8　头尾位的乳腺 X 线摄影片

图示一个可以触及的星状肿块的左侧乳癌，水平的标记线可协助比较双侧乳房

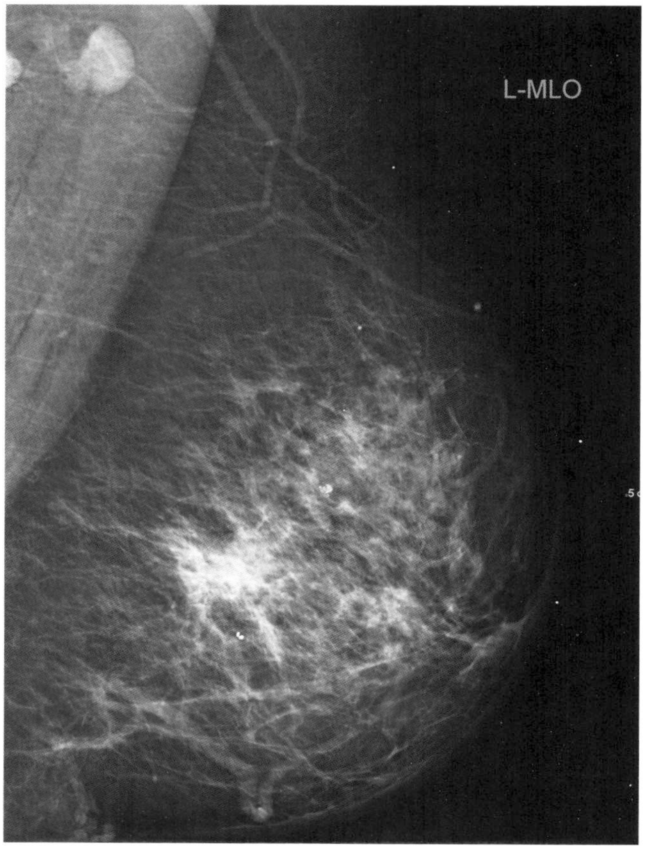

▲ 图 6-9　中外斜位视图

与图 6-8 中为同一患者

六、乳腺超声检查

使用耦合剂进行超声检查，以确保探头与患者乳房之间接触紧密和传输良好，超声可以精确地测量多个维度的乳房肿块，并且可以识别乳房肿块是囊性的（图 6-11）还是实性的（图 6-12），还可以识别多种病变，例如囊内癌（图 6-13），也可以用来测量血流量（使用多普勒）和乳房肿块内及周围组织的硬度（使用弹性成像）（图 6-14）。可以对超声波征象分类进行报告（表 6-4）。

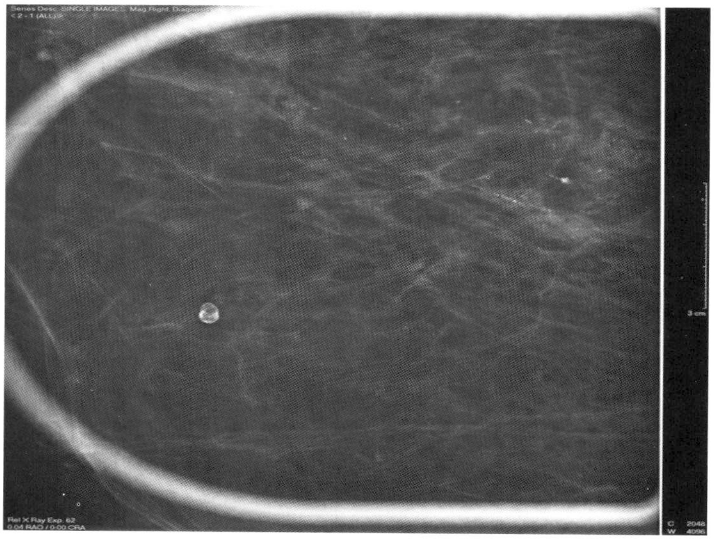

▲ 图 6-10　乳房肿块的放大视图

图示与导管内原位癌相关的细小钙化；其余的粗大钙化区域是非恶性的

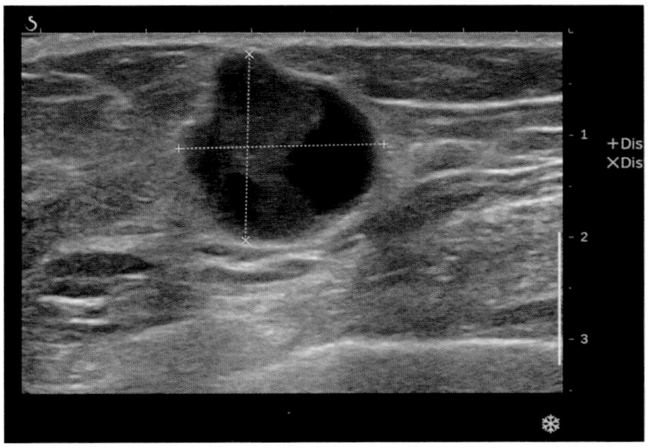

▲ **图 6-11**　乳房囊肿的超声影像

注意边缘光滑，充以流体的肿块

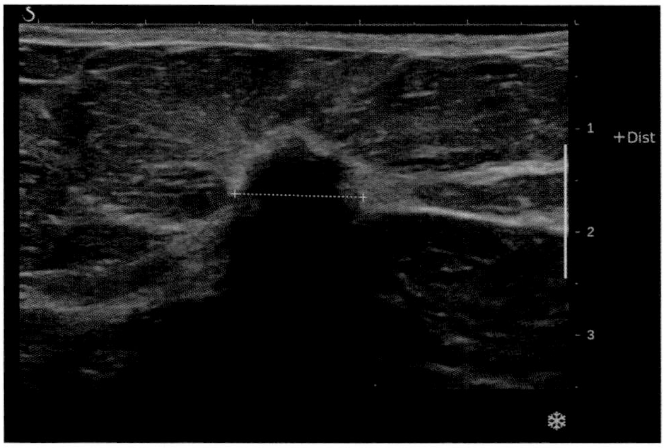

▲ **图 6-12**　乳腺癌的超声影像

注意不规整的边缘和浓密的声影，与图 6-11 和图 6-15 对比

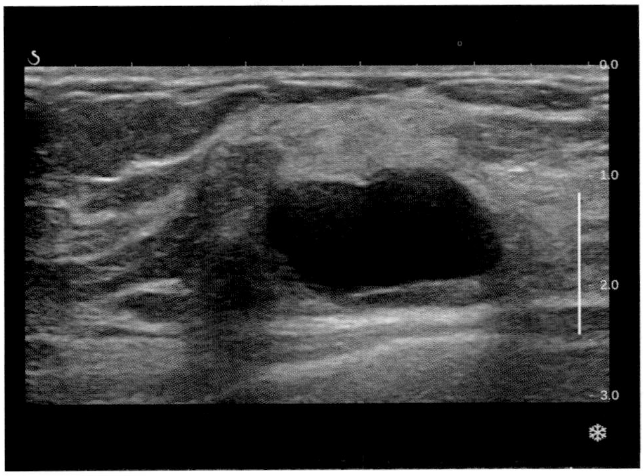

▲ **图 6-13**　具有囊内肿瘤的乳房囊肿的超声影像

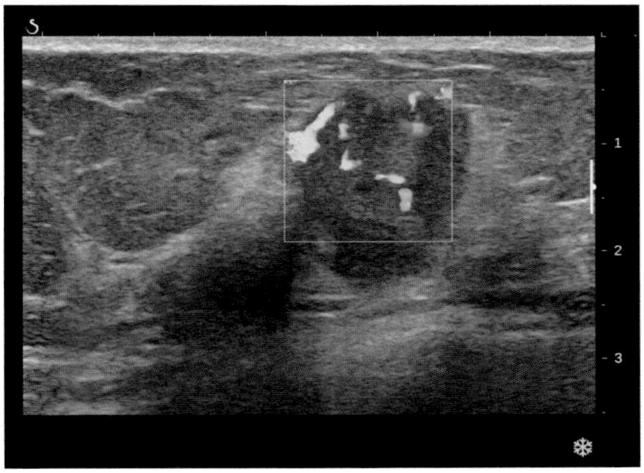

▲ **图 6-14**　展示肿瘤血流信号的乳腺癌的超声影像

超声特别适合描述囊肿（图 6-11），并且可用于指导和定位囊肿的穿刺引流。超声对于描述纤维腺瘤也非常有用（图 6-15）。边界不清且回声不均的癌肿的典型图片（图 6-12）通常与纤维腺瘤（图 6-15）和囊肿（图 6-11）完全不同，这使得超声在临床辨别肿块可能的病理诊断中特别有用。然而，区分癌和纤维腺瘤通常需要对这些病变进行穿刺取样。

超声常规用于检查有可疑乳房肿块的女性患者的腋窝和区域淋巴结（图 6-16），并结合细针穿刺细胞学检查或空芯针穿刺活组织检查（见下文）可诊断腋窝转移肿瘤，具有高达 90% 阳性率，且多数为腋窝肿瘤负担高的患者[5]。腋窝肿块明显异常的女性患者应检查锁骨下和锁骨上淋巴结，并在必要时进行活检。

表 6-4　乳房肿块的超声分类

编　码	描　述
U1	正常良性弥散
U2	单发囊肿
U3	良性实体瘤
U4	可疑恶性肿瘤
U5	恶性肿瘤
U6	多发囊肿

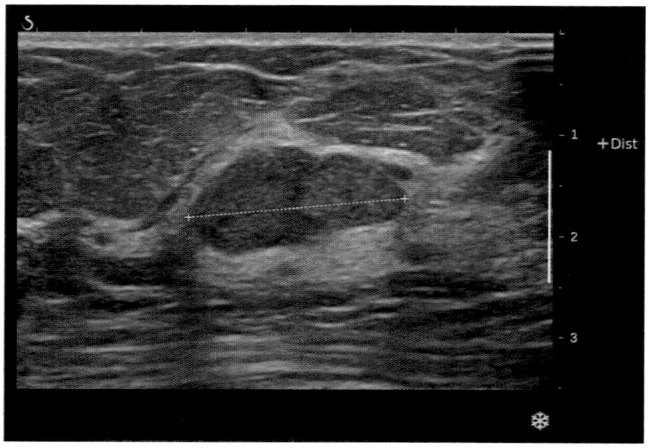

▲ 图 6-15　乳腺纤维腺瘤的超声影像

注意长轴平行于皮肤表面的卵圆形外观和边界清晰的肿块。与图 6-12 中的征象对比

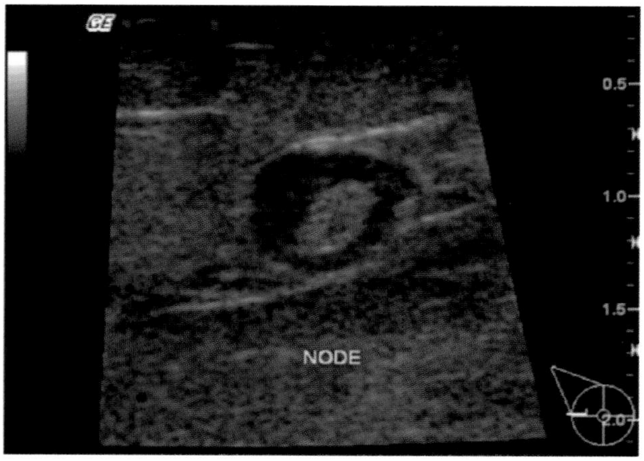

▲ 图 6-16　恶性腋窝淋巴结的超声影像

七、乳腺 X 线摄影检查

乳腺 X 线摄影检查可显示乳房肿块的性质为良性（例如乳腺囊肿：多个边缘光滑的肿块，见图 6-17）或恶性（具有不规则轮廓的星状肿块，见图 6-8 和图 6-9）。乳腺 X 线摄影检查随着患者年龄的增长，即乳腺密度的下降和脂肪组织的增加而变得更加敏感。

乳腺 X 线片上的异常通常在乳腺钼靶 X 线摄影中可见（图 6-8 和图 6-9），但更精细的细节，如：微钙化可能需要放大视图（图 6-10），并且可能或可能不对应于可触及的异常。虽然这些细节可能表明良性或恶性（图 6-10）病理，但还需要进一步的定位和检查。使用真空辅助活检装置对钙化灶进行活组织检查最佳，无论结果如何，都可以记录下来以供将来参考（表 6-5）。数字乳房层析 X 线照相组合提供了计算机生成的乳房三维重建，可以在检测腺体密集的乳腺钼靶 X 线中会模糊不清的小的低级别恶性叶状肿瘤方面发挥特殊作用。但其对于乳腺癌死亡率的评估价值是未知的。

表 6-5　乳腺 X 线摄影征象

编　码	描　述
R1	正常
R2	良性
R3	交界性
R4	可疑恶性
R5	恶性

乳腺超声和乳腺钼靶 X 线摄影是乳房肿块影像学评估的主要方法，可以在临床病史采集和检查时进行，以便进行病灶的穿刺活检，作为医疗机构一站式诊断乳腺疾病的一部分。

八、磁共振成像检查

MRI 越来越多地被应用[6]，特别是在有乳房假体（有机硅植入物）存在的情况下对乳房的成像，筛查具有明显家族史或检测遗传乳腺癌高风险的女性，并监测接受新辅助化疗的女性。

MRI 还可用于评估寻求保乳手术的乳腺癌患者，尤其是小叶癌患者的肿块大小；MRI 也可以检测乳腺钼靶 X 线中不可见的乳腺导管内原位癌（图 6-18 至图 6-20）。

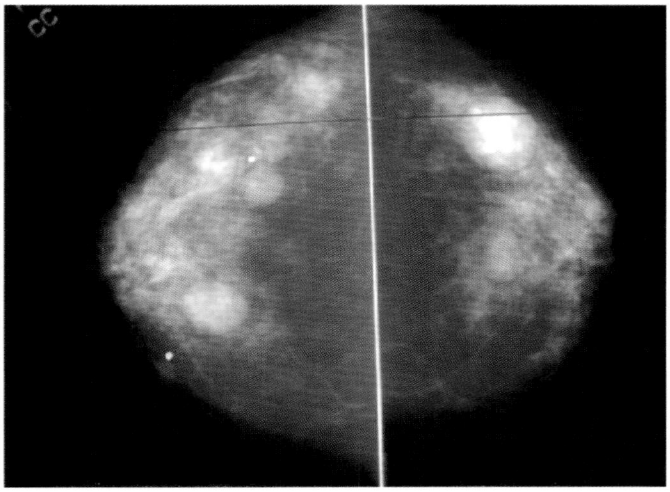

▲ 图 6-17 双侧乳房囊肿的乳腺 X 线摄影片

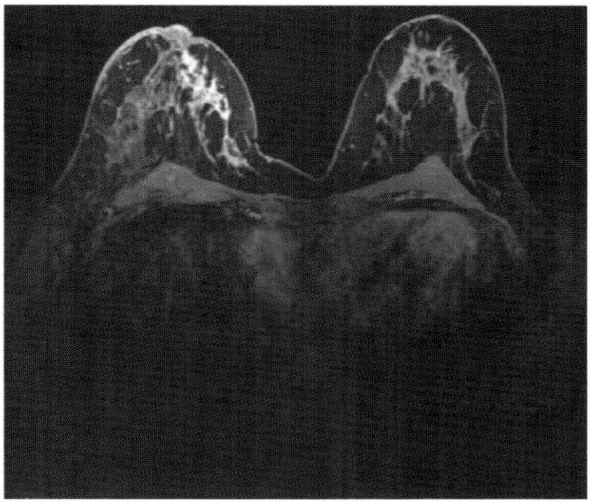

▲ 图 6-18 MRI 显示继乳腺导管原位癌的肿块（图片的左侧）

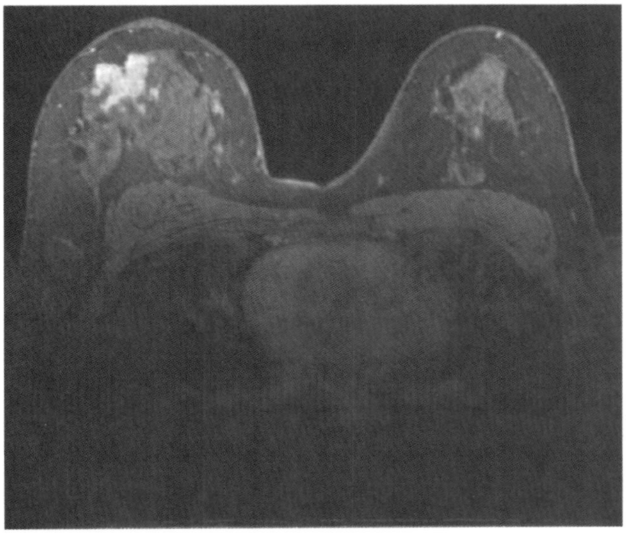

▲ 图 6-19 浸润性乳腺癌的 MRI 图像（图片的左侧）

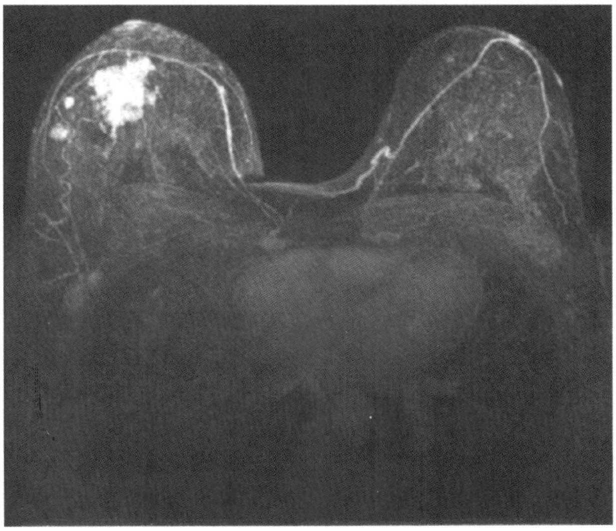

▲ 图 6-20 图 6-19 中患者的早期增强 MRI 图像

图示多发病灶

九、其他影像学检查

正电子发射断层扫描结合计算机断层扫描（positron emission computed tomography/computed tomography，PET/CT）或 MRI 可用于乳腺癌检查，既可以获得功能性成像作为后续治疗的参考，又可以作为转移性疾病全身显像的一部分。尽管辐射剂量（对于 PET 来说）或应用的设备可能限制其使用，但未来 PET 可能在评估转移性乳腺癌患者的局部晚期乳腺癌癌灶或评估区域淋巴结（包括内乳淋巴结和纵隔淋巴结）中发挥作用。

十、病理诊断

病理诊断是继临床病史 / 体检和影像学检查之后，三重评估中的第三部分。在乳腺疾病的诊断中，细胞学的价值不如空芯针活检，因此，应该避免使用细胞学检查。目前为止，细胞学仅被广泛用于评估异常的腋窝结节，但是，近期的对比研究认为空芯针活检在评估腋窝结节上同样具有优势[5]。

虽然空芯针活检对一个可触及的实性肿块可能会出现阴性结果，但仍优先选择超声引导下穿刺活检，因为更准确。局部麻醉后，用 14G 针头进行活检，可以用于确诊 25 岁以上女性的良性病变，如纤维腺瘤（图 6–21），从而避免病变局部切除。立体定位引导的空芯针活检能够通过具有影像学特征的病变中（例如微钙化）获取非常准确的重要样本，随后可以把样本进行 X 线拍照，证实微钙化灶已被充分取材（图 6–22）。空芯针活检还具有显示组织结构的优点，从而区分导管原位癌和浸润性乳腺癌。

最近，在影像学引导下真空辅助活组织检查（vacuum–assisted biopsies，VAB）具有来自相同较小区域的多块相对较空芯针组织的优点，实际上，在某些情况下可以完全切除病变。11G 或 9G VAB 是诊断微钙化的合适方法。在美国，如果患者要求切除病变，7G 或 9G VAB 可以用于经皮乳头状瘤、放射状瘢痕和纤维腺瘤的切除。如果病变为恶性，通常需要标记夹来定位。

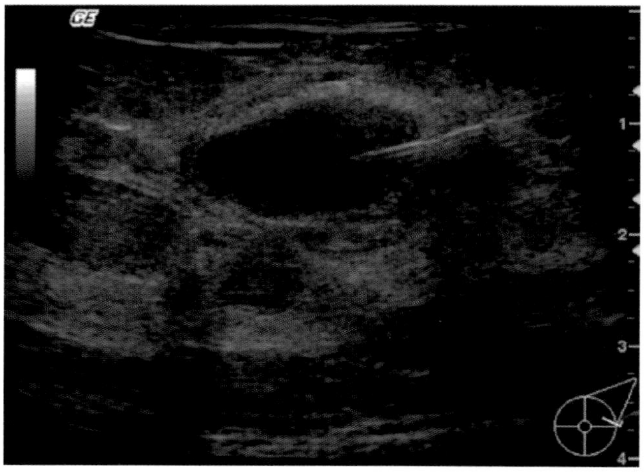

▲ 图 6–21　在超声引导下将空芯针插入纤维腺瘤中选取组织用于病理诊断

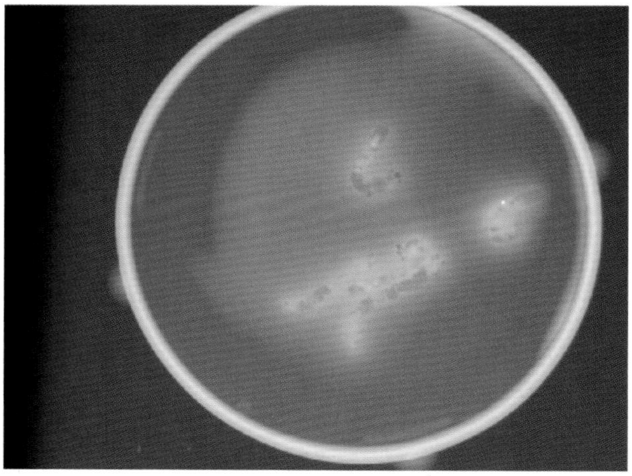

▲ 图 6–22　空芯针活检组织的 X 线影像：证实活检组织中存在目标肿块中的钙化

极少数情况下，即使重复空芯针活检或 VAB，也不能明确诊断。这种情况下，为了明确诊断，可以考虑肿块的局部切除；这将需要在影像学引导下定位（特别存在多个乳腺肿块时）来确保切除正确的肿块以明确诊断（图 6–23）。因此，可触及肿块的外科局部切除活检（并且通常是不完整的）将不再是标准做法。

十一、治疗计划

在三重评估之后，与患者沟通是否切除或留下某个肿块，如果已经诊断为癌症应在最终治疗之前进行分期检查，这些都非常重要。并将这些决定正式记录在病历中（图 6–24）。

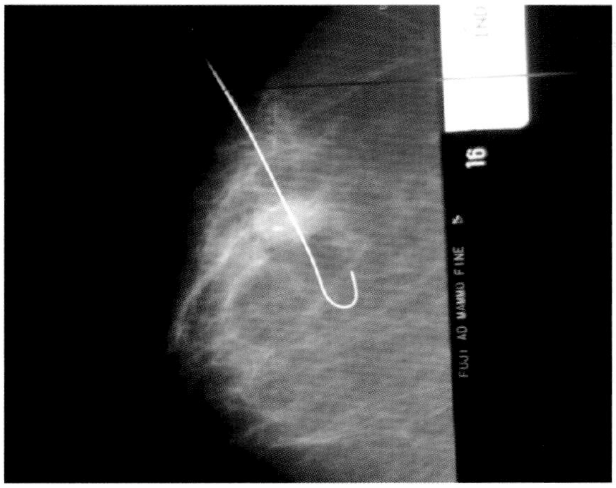

▲ **图 6-23** 乳房肿块的标记针定位以确保在手术时切除正确的肿块

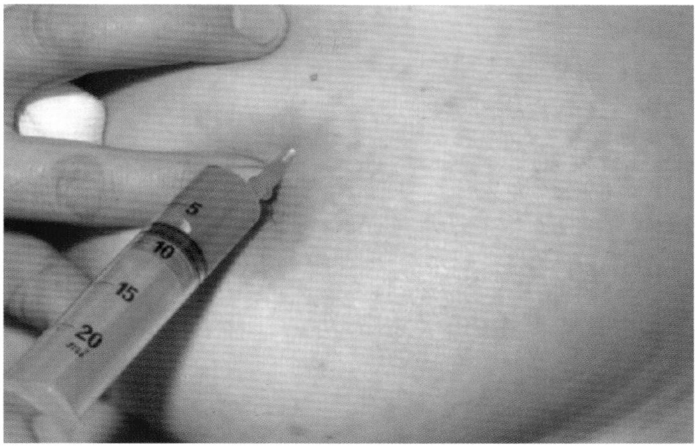

▲ **图 6-24** 注射器抽吸乳房囊肿产生典型的乳腺囊肿液

十二、良性乳房肿块

本章重点关注恶性乳房肿块，反映了患者对排除癌症和临床医生希望不漏诊癌症的重视。然而，良性乳房病变和肿块比乳腺癌更常见。只有大约 1/20 的参与有症状乳房诊疗的女性患有恶性肿瘤，因此良性乳房肿块的管理是临床实践的重要组成部分。

适用于恶性肿块的三重评估原则同样也适用于所有良性乳房肿块。良性乳房肿块的特征也可以用类似的方式描述，并注明相关特征（表 6-1 至表 6-3）。在确诊良性乳房肿块后，如果不需要进一步干预，描述乳房良性病变的书面信息小册子有助于加强对患者的安慰。如果患者将来出现任何新的乳房肿块或症状，仍然应该鼓励其寻求重新评估，曾经寻求乳腺检查的女性患者，获得适当的对乳房良性肿块的安慰，一段时间之后发现一个新的肿块且证明是其是恶性的，也不是不可能的。

（一）良性结节

许多女性每个月经周期都会注意到乳房的变化，但如果结节或乳房肿块持续超过 2 个月经周期（6 ～ 8 周），患者可能会很担心，特别是当肿块与双侧乳房不对称相关，即使肿块有一些周期性的改变。病史和临床检查通常会指出乳房的这种正常变化，这与绝经前女性每月对内分泌波动的反应一致。经前不适或疼痛也可能突出这种变化的“正常性”。然而，即使病史和临床检查偏差较低，也需要影像学检查辅助（将超声或乳腺钼靶 X 线作为首选检查取决于患者的年龄），如果必要，可以通过空芯针活检来使患者和临床医生安心。如果存在乳腺癌家族史或者患者对她所注意到的变化感到焦虑，空芯针活检意义较大。

（二）与妊娠和哺乳相关的变化

在怀孕的早期阶段，乳房会经历巨大的生理和形态变化（确实是女性怀孕时可能注意到的首发症状之一），并随着怀孕的发展而变化，在产后进入哺乳期乳房。良性肿块是孕期乳房和哺乳期乳房的常见特征。然而，也可能会发生病理变化，如乳腺癌，可能会出现自身免疫性乳癌，与脓肿表现相似（见下文），但较罕见，新发的局灶性乳房肿块应进行三重评估检查（因为患者怀孕，应使用超声而非乳腺钼靶 X 线摄影检查）。泌乳囊肿并不少见，穿刺抽吸可以解决问题，如果囊肿再填充需重复抽吸。

（三）纤维腺瘤

纤维腺瘤是乳房发育和退化的异常（aberration of normal development and involution，ANDI），这种平滑、无触痛的可移动肿块可能是单个、分叶状或偶尔多个。作为三重评估中一部分的超声检查可以识别其典型的外观（图 6–15）。在 25 岁以下，典型的超声影像可以提供足够的证据，即某些临床患者不需要穿刺取样。在 25 岁以上的女性中，空芯针活检是首选的诊断方法，可以避免手术切除。如果患者愿意，可以进行肿块切除（通过手术或真空装置）或冷冻消融。

（四）叶状肿瘤

叶状肿瘤（基质和上皮双相病变）可能在临床和影像学证据上与纤维腺瘤非常相似。然而，组织学（空芯针活组织检查）将展示其（每个高倍视野的有丝分裂细胞的数量、形态学外观）从良性，到交界组织学，再到纯粹的肉瘤（因此前者称为乳腺叶状囊肉瘤）的特征，或者也可被归类为高或者低分化级别。需要切除正常组织边缘并随后进行 5 年局部复发随访。

（五）囊肿

1/12 的女性在其一生中出现过症状性囊肿。囊肿可以是单个或多个，乳腺钼靶 X 线摄影（图 6–17）和超声（图 6–11）在诊断上都是有用的。穿刺抽吸既可以确诊也可以治疗囊肿。然而，囊肿吸出物或残留肿块中有血液可能是由囊内癌导致（图 6–13），因此剩余的病变需要进行空芯针活检。囊肿可以再充满，特别是没有完全吸出时，需要反复抽吸，或者很少情况下，如果囊肿很大，并且在反复抽吸后再次复发，则需要切除。

（六）乳房脓肿

乳房脓肿是由轻微的红斑性蜂窝织炎（乳腺炎）发展为疼痛的红肿、触摸时温热、可能占据部分或整个乳房的肿块。脓肿主要发生在两种女性中。在年轻的母乳喂养的母亲中，金黄色葡萄球菌是常见的病原体；脓肿通常位于乳晕附近，并且早期使用阿莫西林（如果青霉素过敏则用红霉素）干预可预防脓肿的形成。鉴别诊断包括炎性乳癌，因此超声评估对于识别局灶性脓液是有用的。一旦脓肿形成，在局部麻醉下可以通过超声引导和抗生素保护下大口径针进行抽吸来排出脓肿，或者较少见的是在可定位的情况下正规切开和引流。脓肿形成后，乳腺导管瘘可能出现在乳晕和乳房皮肤的交界处，需要手术切除。如果可能的话，应该鼓励母亲继续母乳喂养以减少乳房肿胀。

在 35—55 岁的女性中，常见于吸烟者，双侧乳房可能会形成多个脓肿（图 6–25），并且可能不限于乳头乳晕区域。导管扩张的过程中伴有炎性浸润，被包围的扩张的导管可能导致狭缝状的乳头回缩（与癌症所见的回缩相反）和血染的乳白色乳头溢液。伴随导管周围乳腺炎的后续炎症可能会发展为脓肿形成。如果早期开始治疗，厌氧菌可能对阿莫西林（或红霉素和甲硝唑）有反应，反复发展需要正规切排的脓肿会留下瘢痕，常导致乳房皮肤着色（图 6–25）。

（七）导管内乳头状瘤

导管内乳头状瘤可以表现为单个导管出现血染的乳头溢液，与乳腺癌十分相似（图 6–1）。用三重

▶ 图 6-25　烟龄 50 年的导管周围乳腺炎患者的多发性脓肿和瘢痕

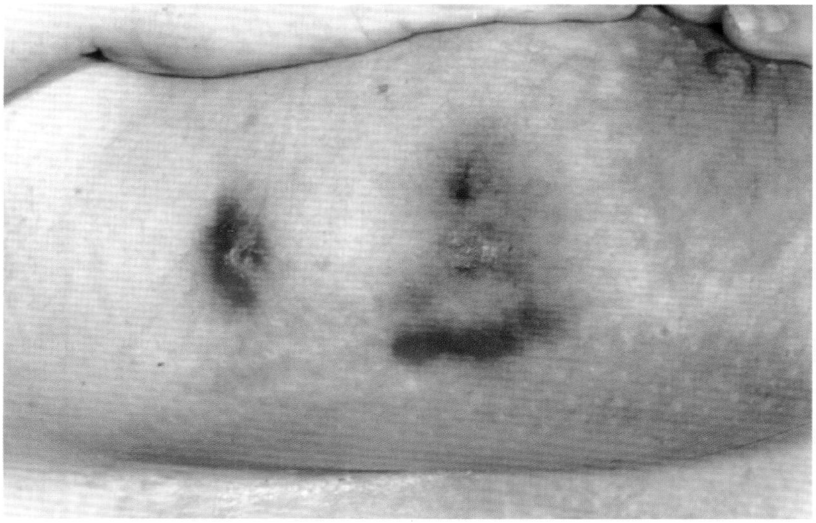

评估排除其他病变，超声检查可见乳头状瘤。如果这样，应该进行空芯针活组织检查。如果空芯针活检显示没有异型性的乳头状瘤，真空辅助穿刺活检是手术切除的良好替代方法，通常可以治愈溢液。乳头溢液的细胞学检查可显示乳头状上皮细胞簇，尽管乳管镜检查有一些支持者，但是在全身麻醉下切除相关导管可以明确诊断并排除所有可能是乳头状的恶性肿瘤。

（八）皮肤病变

皮肤病变可能发生在乳房和身体其他部位。表皮样囊肿（以前称为皮脂腺囊肿）可能会给人一种小的（通常＜ 1cm）乳房肿块的印象；通常可被证明定位在皮内，有可见的斑点并可产生乳脂状物质。表皮样囊肿通常位于胸骨附近或乳房下皱褶中。相比之下，脂肪瘤的大小通常为 1 ～ 4cm，深入皮肤，可能需要三重评估才能将其与其他乳房肿块区分开来。副乳形式的附加乳房组织可被作为腋窝或皮下肿块，但其仅出现在锁骨中线的乳房下方，超声评估可以确定诊断。除非出现症状，否则副乳组织很少需要干预。

（九）脂肪坏死

一名患有继发脂肪坏死的乳房肿块的女性患者通常有创伤和淤伤的病史，可触及的肿块，需要几个星期才能消退。在乳腺钼靶 X 线检查中，脂肪坏死（如果是陈旧的）可能具有与星状外观的乳腺癌相似的特征。大多数有脂肪坏死的女性患者乳腺钼靶 X 线检查正常。超声常表现为中央油性囊肿的特征性皮下高回声。从油性囊肿中抽吸出油脂可确认诊断，如果需要，还可以进行空芯针活检。

（十）其他病变

其他乳房病变，通常是通过筛查检出，例如，硬化性腺病或反应性瘢痕，可能在成像时与小灶乳腺癌相似，但很少表现为可触及的乳房肿块。

一般而言，无论是在局部麻醉还是全身麻醉下，手术切除良性肿块应尽量使用最小化乳房瘢痕形成的方法。这包括使用沿乳晕弧形切口（如果需要可打隧道至病灶），以及乳房下部或腋窝入路肿块切除术。在较大的乳房中，可能需要直接切开覆盖乳房肿块表面的皮肤及组织，然后使用皮肤张力线来确保瘢痕愈合良好，并且最小化瘢痕。

推荐阅读

[1] Niewoehner CB, Schorer AE. Gynaecomastia and breast cancer in men. Brit Med J. 2008;336:709–13.
[2] Independent UK Panel on Breast Cancer Screening. The benefits and harms of breast cancer screening: an independent review. Lancet. 2012;380(9855):1778–86. doi:10.1016/S0140–6736(12)61611–0 PMID:23117178.
[3] Saslow D, Hannan J, Osuch J, et al. Clinical breast examination: practical recommendations for optimising performance and reporting. CA Cancer J Clincians. 2004;54: 327–44.
[4] Barton MB, Harris R, Fletcher SW. Does this patient have breast cancer?: the screening clinical examination: should it be done? How? JAMA. 1999;282:1270–80.
[5] Rautiainen S, Masarwah A, Sudah M, Sutela A, Pelkonen O, Joukainen S, Sironen R, Kärjä V, Vanninen R. Axillary lymph node biopsy in newly diagnosed invasive breast cancer: comparative accuracy of fine–needle aspiration biopsy versus core–needle biopsy. Radiology. 2013;269(1):54–60. doi:10.1148/radiol.13122637 Epub 2013 Jun 14.
[6] Bluemke DA, Gatsonis CA, Chen MH, et al. Magnetic resonanceimaging of the breast prior to biopsy. JAMA. 2004;292:2735–42.

第 7 章 乳腺癌的流行病学

Breast Cancer Epidemiology

Alicia Brunßen, Joachim Hübner, Alexander Katalinic, Maria R. Noftz,Annika Waldmann　著
王　石　译

一、流行病学

尽管乳腺癌影响着全世界的女性，但疾病的负担并不均匀。哪个国家的乳腺癌负担很重？每年有多少女性患乳腺癌，有多少女性死于乳腺癌？随着时间的推移，发病率和死亡率如何变化？在过去的 5 年里，生活在现今的妇女中有多少人患了乳腺癌？以下关于乳腺癌的发病率、死亡率和患病率，本小节给出了这些问题的答案。

（一）发病率

根据世界卫生组织估计，2012 年全世界女性中有 170 万例乳腺癌病例[1]。乳腺癌占女性所有癌症的 25%，因此是全世界 140 个国家女性中最常见的癌症[2]。在总人群中，乳腺癌是第二常见的癌症，仅肺癌的发病率更高[1]。

乳腺癌在发达国家更为常见。全球发病率的总体分布如图 7–1A 所示。在发达地区，女性的年龄标准化（世界标准）发病率为 73.4/100 000，而在不发达地区为 31.3/100 000。全世界女性的发病率为 43.1/100 000（世界标准）。北美（91.6/100 000）、西欧（91.1/100 000）以及北欧（89.4/100 000）的发病率最高，而最低发病率为中非（26.8/100 000）、东亚（27.0/100 000）和中南亚（28.2/100 000）[1]。在东亚，韩国和日本的发病率分别为 52.1/100 000、51.5/100 000。全球的新发病例中，欧洲和北美约占 43%，亚洲约 39%（图 7–2A）[1]。

如图 7–3A 所示，在世界大部分地区，发病率一直在上升，但在一些发达国家，发病率已达到峰值，并在过去 10 年中有所下降[2]。根据人口变化趋势预测，预计新乳腺癌病例数将从全球 170 万例（2012 年）增加到 260 万例（2035 年）[1]。

乳腺癌发病率随年龄增长而增加。世界范围内 15—39 岁女性的发病率为 14/100 000，而 65—69 岁女性的乳腺癌发病率更高（159.1/100 000）[1]。在美国，乳腺癌患者诊断时的平均年龄是 61 岁。大多数西方国家的诊断年龄中位数为 55—60 岁[3, 4]。相比之下，中国的乳腺癌患者确诊的平均年龄较低，

为 50—54 岁[5]。

乳腺癌也发生在男性身上，但男性乳腺癌是一种罕见的疾病，约占欧洲和美国所有乳腺癌病例的 1%[6-10]。出现 1 例男性乳腺癌的同时，有 100 ～ 140 例女性乳腺癌出现[8, 10, 11]。

（二）死亡率

纵观全球，乳腺癌不仅是女性的最常见的癌症，也是肿瘤相关死亡的最常见原因[2]。据估计，2012 年全世界有 52.2 万女性死于乳腺癌，占女性癌症死亡人数的 15%[1, 2]。

在发达和不发达地区，乳腺癌的年龄标准化死亡率（世界标准）高于所有其他癌症（乳腺癌死亡率分别为 14.9/100 000 和 11.5/100 000）。然而，在发达的地区，肺癌（21 万人死亡，16.3%）的绝对死

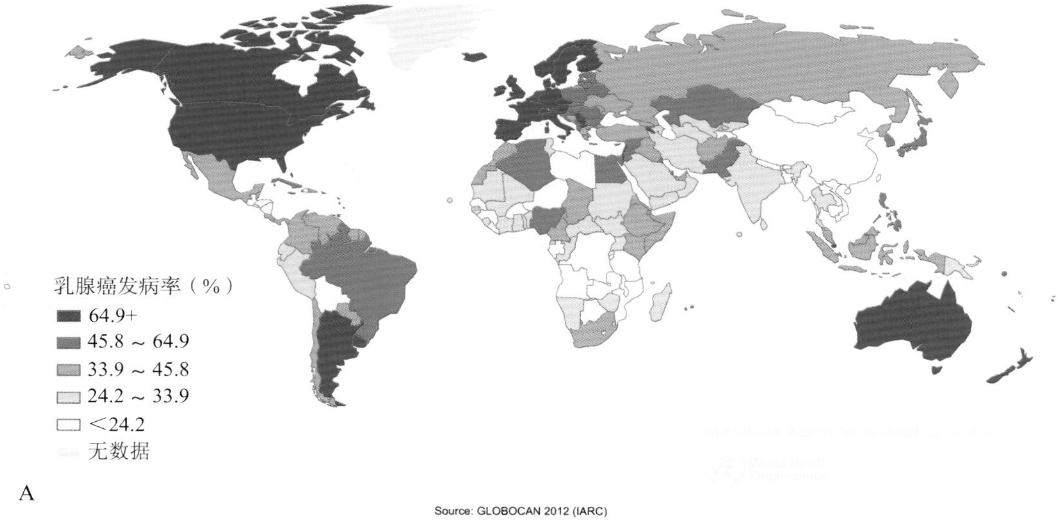

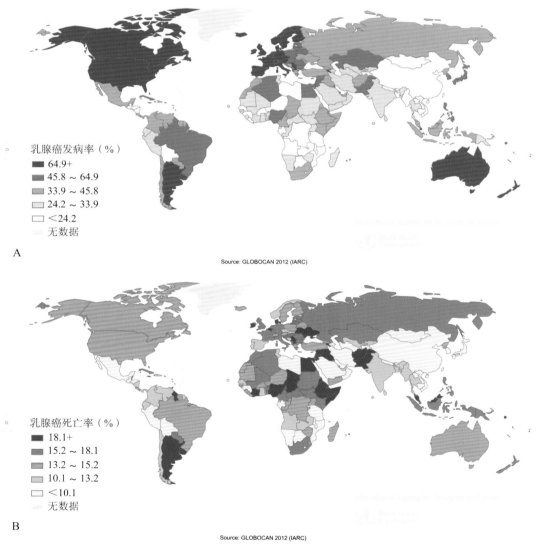

▲ **图 7-1　2012 年估计年龄标准化乳腺癌发病率和死亡率全球分布图**

A. 发病率［/100 000 名妇女（世界标准）］；B. 死亡率［/100 000 名妇女（世界标准）］

（经由 Ferlay J, Soerjomataram I, Ervik M, Dikshit R, Eser S, Mathers C,Rebelo M, Parkin DM, Forman D,Bray, F. GLOBOCAN 2012 v1.0, Cancer Incidence and Mortality Worldwide: IARC CancerBase No. 11 [Internet]. Lyon, France: International Agency for Research on Cancer; 2013. Available from: http://globocan.iarc.fr, accessed on 19 February 2016.[1]）

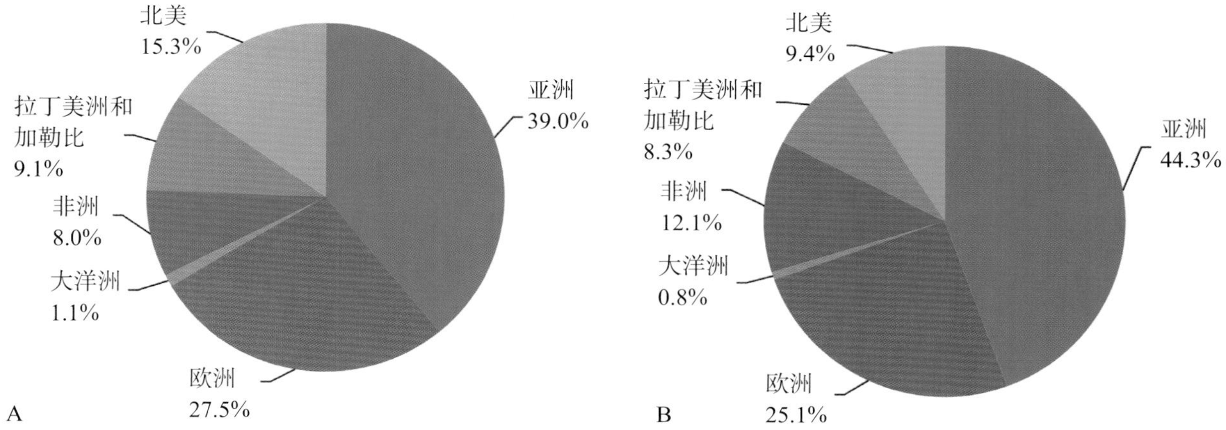

▲ 图 7-2 **2012 年按世界主要地区分列的 170 万例乳腺癌病例和 52.2 万例乳腺癌死亡病例在妇女人群中的比例图**

A. 乳腺癌病例占比；B. 乳腺癌死亡病例占比

（经由 Ferlay J, Soerjomataram I, Ervik M, Dikshit R, Eser S,Mathers C, Rebelo M, Parkin DM, Forman D, Bray, F. GLOBOCAN 2012 v1.0, Cancer Incidence and Mortality Worldwide: IARC CancerBase No. 11 [Internet]. Lyon, France: International Agency for Research on Cancer; 2013. Available from: http://globocan.iarc.fr, accessed on 19 February 2016.[1] 允许复制和修改）

亡人数和癌症死亡比例高于乳腺癌（19.8 万人死亡，15.4%）。同时考虑到男性和女性，乳腺癌是癌症相关死亡的第五大最常见原因[1]。

乳腺癌死亡率全球分布的差异没有发病率差异那么大（图 7-4）。东亚（6.1/100 000）和中美洲（9.5/100 000）的死亡率最低，而西非（20.1/100 000）的死亡率最高[1]。世界各国的死亡率有 2 ～ 5 倍的变化。

约 35% 的乳腺癌死亡发生在欧洲和北美，约 44% 发生在亚洲（图 7-2B）。非洲（17.3）的年龄标准化死亡率（世界标准）高于欧洲（16.1）和北美（14.8），而非洲（11.8）的粗死亡率（CR）则远低于欧洲（34.2）和北美（27.5）。非洲的乳腺癌死亡人数仅占全世界的 12%[1]。

如图 7-3B 所示，过去 25 年，一些发达国家的乳腺癌死亡率下降了。这种下降归因于基于人群的筛查检测技术的提高和早期诊断以及更好的乳腺癌治疗方案[2]。据预测，到 2035 年，全世界大约有 84.7 万女性死于乳腺癌[1]。

为了充分了解健康风险的相对大小，将乳腺癌死亡风险与其他主要死亡原因联系起来是很重要的。卒中和缺血性心脏病占全世界妇女死亡总数的 26%，而乳腺癌占死亡人数的 2%[12]。2012 年，美国约有 44 000 人死于乳腺癌[1]。在英国，乳腺癌死亡率最高的年龄段为 25—49 岁[13]。

乳腺癌死亡率随年龄增长而上升。大多数女性死于乳腺癌的年龄在 55—59 岁以及 75 岁或以上，全世界女性死于乳腺癌的平均年龄为 60—64 岁[1]。虽然美国的乳腺癌死亡年龄中位数较高（68 岁），但中国的乳腺癌患者死亡年龄较年轻（中位数为 55—59 岁）[1, 3]。

（三）流行病学

据估计，2012 年有 620 万（15 岁或以上）在过去 5 年中被诊断出患有乳腺癌的成年女性仍然健在。在世界范围内，女性的 1 年、3 年和 5 年患病率分别为 56.3/100 000、154.8/100 000 和 239.9/100 000。在较发达地区，5 年患病率是非发达地区（593.6 vs 147.3）的 4 倍，西欧（767.1）和北美（744.5）的

5 年患病率最高。约 46% 的 5 年患病率的人群生活在欧洲和北美，近 37% 生活在亚洲。拉丁美洲和加勒比地区（9%）以及非洲（7%）和大洋洲（1%）；大洋洲占 5 年流行病例的比例要低得多[1]。

二、危险因素

对乳腺癌危险因素的深入研究已有 100 多年的历史。这项工作的成果提高了人们对乳腺癌生物学的理解，并有助于设计出最佳的预防和筛查策略。以下描述了最相关的因素，并对可能的风险因素进行了更广泛的概述。

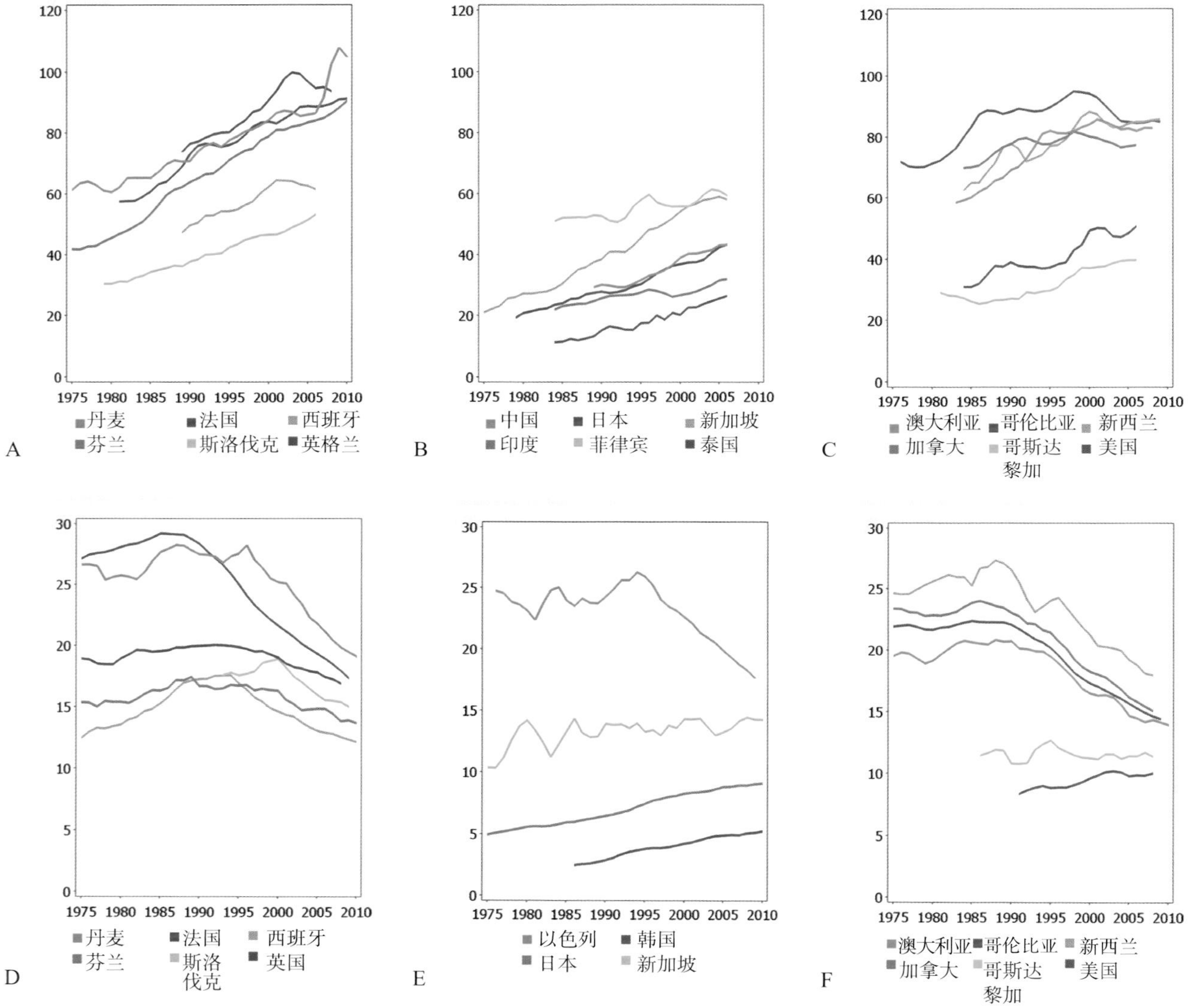

▲ 图 7-3　选定国家的每 10 万妇女年龄标准化乳腺癌发病率和死亡率趋势图（世界标准人口）

A ～ C. 发病率；D ～ F. 死亡率

（经由 Ferlay J, Soerjomataram I,Ervik M, Dikshit R, Eser S, Mathers C, Rebelo M, Parkin DM, Forman D, Bray, F. GLOBOCAN 2012 v1.0, Cancer Incidence and Mortality Worldwide: IARC CancerBase No.11 [Internet]. Lyon, France: International Agency for Research on Cancer; 2013. Available from: http://globocan.iarc.fr, accessed on 19 February 2016.[1] 允许复制和修改）

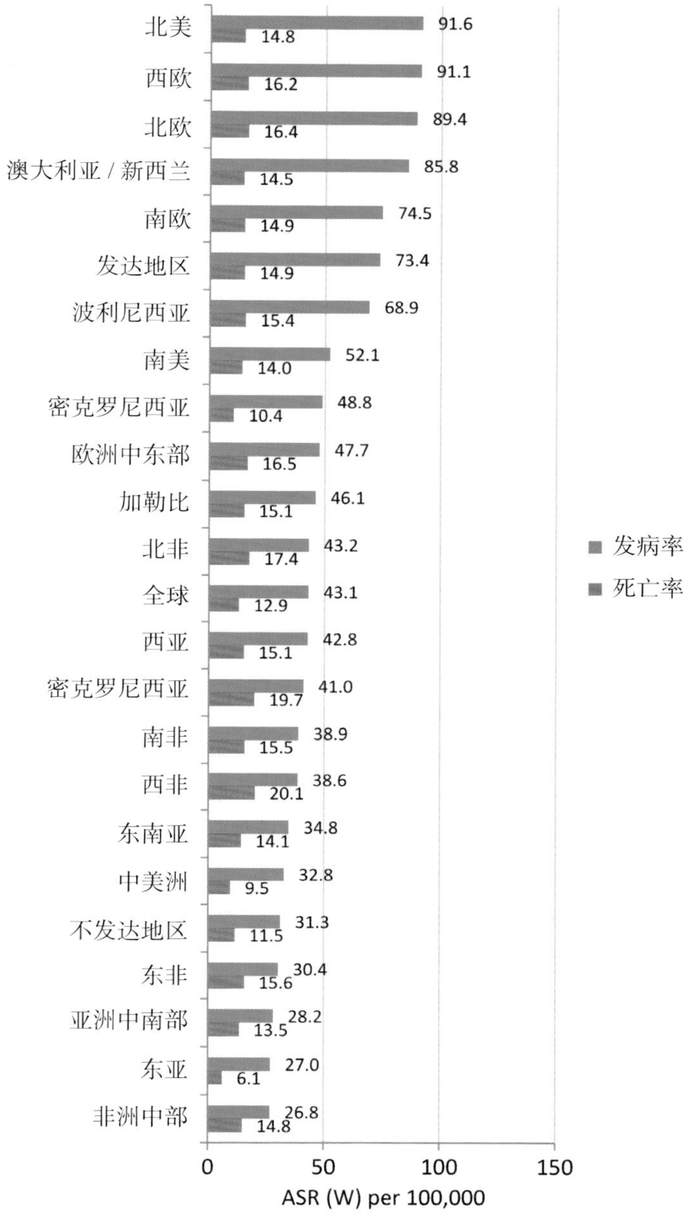

◀图 7-4 世界卫生组织各区域 2012 年每 10 万女性人群年龄标准化乳腺癌发病率和死亡率（世界标准人口）柱状图

（经由 Ferlay J, Soerjomataram I,Ervik M, Dikshit R, Eser S, Mathers C, Rebelo M, Parkin DM, Forman D, Bray, F. GLOBOCAN 2012 v1.0, Cancer Incidence and Mortality Worldwide: IARC CancerBase No.11 [Internet]. Lyon, France: International Agency for Research on Cancer; 2013. Available from: http://globocan.iarc.fr, accessed on 19 February 2016.[1] 允许复制和修改）

（一）性别和年龄

虽然乳腺癌影响男性和女性，但它基本上是一种妇科疾病（见本章“流行病学”中有关发病率”的介绍），女性是主要的危险因素。根据其压倒性的流行病学相关性，以下概述仅关注女性乳腺癌。

考虑到女性的整个寿命，年龄是乳腺癌的第二大危险因素。乳腺癌在绝经前女性中是罕见的，在 25 岁之前是罕见的。发病率随年龄增长而上升。65 岁及以上的女性比年轻女性的风险高 6 倍[14]。

（二）遗传倾向

1. 家族史

长期以来，女性乳腺癌的家族性聚集被认为是遗传性疾病的存在，这种遗传性疾病容易导致乳腺癌。一项大型 Meta 分析表明，至少有一个受影响的一级亲属（母亲、女儿、姐妹）的女性的相对风险为 2.1［95% 置信区间（confidence interval，CI）2.0 ～ 2.2］[15]。风险比随着受影响的一级亲属数量的增加而增加。与没有受影响亲属的女性相比，一个、两个和三个及三个以上受影响一级亲属的比率分别为 1.80（99% CI 1.69 ～ 1.91）、2.93（99% CI 2.36 ～ 3.64）和 3.90（99% CI 2.03 ～ 7.49）[16]。风险的强度随女性年龄和亲属年龄的不同而不同。年轻时的风险比最大，对于特定年龄的女性，相对年轻的诊断风险比更大。当两人年龄均小于 40 岁时，其相对风险分别为 5.7（99% CI 2.7 ～ 11.8）和 1.4（99% CI 1.2 ～ 1.7），当两人年龄均大于 60 岁时，其相对风险分别为 5.7（99% CI 2.7 ～ 11.8）[16]。较远亲属患乳腺癌的风险也会增加。如果最近受影响的亲属是二级或三级亲属，估计的 RR 分别为 1.82（95% CI 1.39 ～ 2.24）和 1.35（95% CI 1.07 ～ 1.64）[17]。

2. 分子遗传底物

近 20 年来，人们对遗传因子的分子遗传底物的鉴定进行了大量的研究。迄今为止，已发现约 90 个基因或基因座与乳腺癌易感性有关 [18]。虽然大多数基因变异导致乳腺癌的风险较低，但仍有一小部分高外显率基因具有临床相关性。尽管这些基因中的致病性突变很罕见，但对其进行检测已证明其在基因咨询、确定强化筛查和预防策略的资格以及作为靶向治疗的标志物方面的价值。最著名和最重要的高危基因是 BRCA1 和 BRCA2，它们都与维持 DNA 完整性有关。其病理突变仅占总人群约 0.1%，乳腺癌的风险增加了 10 ～ 20 倍，分别导致 60% ～ 85% 和 40% ～ 85% 的女性终生患病 [19]。其他种系突变更为罕见。据估计，TP53 突变携带者的癌症终生风险男性为 73%，女性为近 100%，乳腺癌风险较高 [20]。在家族性乳腺癌病例的临床治疗中，其他具有中高风险并值得关注的基因是 CDH1、STK11 和 PTEN。对于这些和其他临床上不太重要的乳腺癌易感性基因，参见 Coach 等的研究 [21]。

然而，考虑到这些基因，部分遗传性仍无法解释。目前，人们认识到乳腺癌易感性在很大程度上是“多基因的”，即易感性是由大量基因座赋予的，每个基因座对乳腺癌风险的影响都很小 [22]。通过全基因组关联研究（genome-wide association studies，GWAS），迄今为止已鉴定出近 80 种与乳腺癌风险相关的常见遗传变异（单核苷酸多态性或 SNP）[21, 23]。目前的研究旨在揭示基因控制下的表型风险因子和与乳腺癌风险相关的单核苷酸多态性之间的重叠。

（三）人体测量指标

1. 身高

在许多流行病学研究中，成人身高与乳腺癌风险呈正相关。在最近一项前瞻性研究的Meta分析中，每增加 10cm 身高，乳腺癌的总相对风险为 1.17（95% CI 1.15 ～ 1.19）[24]。这种联系与共享的潜在遗传途径、环境因素（例如童年和青春期的能量摄入和社会经济地位）、青春期的激素活性以及有致癌风险的细胞数量有关。

2. 体重指数和体脂分布

体重指数（body mass index，BMI）与乳腺癌风险之间的关系是复杂的，并因更年期的不同而不同。对 7 项队列研究数据的汇总分析发现，绝经前妇女的体重指数与乳腺癌风险呈负非线性关系。与 BMI 小于 21kg/m^2 的女性相比，BMI 超过 31kg/m^2 的女性的相对风险为 0.54（95% CI 0.34 ～ 0.85）。绝经后女性的乳腺癌风险随着体重指数的增加而增加，但当 BMI 超过 28kg/m^2 时，没有进一步增加；这些女性的相对风险为 1.26（95%CI 1.09 ～ 1.46）[25]。采用不同的方法研究了脂肪分布对乳腺癌风险的影响。绝经后女性队列研究的结果最为一致。中心体脂肪分布与乳腺癌的风险约为 2 倍，相比之下，中心体脂肪分布更为外围，与 BMI 无关 [26]。

（四）生殖因素

乳腺癌的风险很大程度上受内分泌因素的影响。初潮早和绝经期晚会延长女性接触雌激素和其他女性激素的时间。根据这一点，我们发现，初潮时年龄较小的每一年乳腺癌风险增加 1.050 倍（95% CI 1.044 ～ 1.057），绝经时年龄较大的每一年乳腺癌风险独立增加 1.029 倍（95% CI 1.025 ～ 1.032）[27]。

分娩和母乳喂养可降低患乳腺癌的风险。产下至少一个孩子的女性比未生育的女性患乳腺癌的风险低 30%[28]。风险随着分娩次数的增加而降低。对 30 个国家 47 项流行病学研究的个体数据重新分析表明，母乳喂养每 12 个月，乳腺癌的相对风险降低 4.3%（95% CI 2.9 ～ 5.8），此外，每分娩一次，乳腺癌的相对风险降低 7.0%（95% CI 5.0 ～ 9.0）。年轻女性初生时的年龄是另一个保护因素，与母乳喂养无关。第一个孩子出生时的年龄，女性年龄每减少 1 岁的相对风险下降 3.0%[29]。

（五）激素

1. 内源性激素

与大量有关生殖且主要是激素相关因素和乳腺癌风险的证据相比，对特定内源性激素水平与乳腺癌之间直接相关的数据是有限的。复杂的研究发现，当比较最高的五分位数和最低的五分位数时，雌激素和雄激素的高水平几乎是风险的 2 倍 [28]。在绝经前妇女中，IGF-1 也有类似的作用 [30]。其他内源性激素水平（如催乳素和黄体酮）的相关性尚不清楚。

2. 外源性激素

一项对 44 项乳腺癌研究的 Meta 分析发现，与从不口服避孕药相比，口服避孕药有轻微但显著增加乳腺癌风险（OR 1.08，95% CI 1.00 ～ 1.17）。近期或当前使用的风险更高；过去 5 年内使用的优势比为 1.21（95% CI 1.04 ～ 1.41）[31]。

激素替代疗法（hormone replacement therapy, HRT）对乳腺癌风险的影响已在大量研究中得到证明。广泛的证据表明，目前使用联合（雌激素 – 黄体酮）激素替代疗法的人比从未使用过的人患乳腺癌有更高的风险，尤其是在接近绝经的时候。随着使用时间的延长，风险增加，并在停止治疗后 2 年内消失 [32]。与 HRT 相关的风险增加的估计在不同的研究中有所不同，其范围从不足 1.2 倍到 2 倍不等 [28]。仅用雌激素治疗，证据不一致 [33]。

（六）乳腺密度与良性乳腺疾病

乳腺 X 线密度定义为乳腺密度的百分比（乳腺质量占总乳腺面积的一小部分），是乳腺癌最严重的危险因素之一。乳腺密度≥ 75% 的女性与乳腺密度小的女性相比，前者患病风险约高 5 倍（＜ 5%）[34]。乳腺良性疾病史是另一个与器官相关的危险因素。与无良性乳腺疾病史的女性相比，有或无非典型增生性乳腺疾病史的女性患乳腺癌的风险分别增加约 4 倍或 2 倍。非增殖性乳腺疾病的风险很小 [35]。

（七）电离辐射

暴露在电离辐射下可能导致体细胞 DNA 突变，并导致乳腺癌。流行病学证据主要基于对暴露于原子弹爆炸的女性和接受过时诊断措施和治疗的女性的研究。辐射剂量越大影响越大，暴露年龄越大影响越小。尽管先进的医疗技术会降低电离辐射的暴露，但有必要限制使用，尤其是儿童和青少年。

（八）饮食和生活方式

有一致的证据表明，饮酒与乳腺癌之间存在正剂量风险关系。每天增加10g乙醇的风险增加约10%[36]。至于其他饮食因素，证据是有限的。Meta分析报告，水果摄入量较高[37]和膳食中的海洋n-3多不饱和脂肪酸[38]与乳腺癌风险较低相关。摄入类胡萝卜素可能有轻微的保护作用[39]。叶酸的作用尚未最终阐明。高叶酸摄入量可能会降低经常饮酒的女性患乳腺癌的风险[40]。

有大量证据表明，体力活动可以降低绝经后乳腺癌的风险。一项对48个队列和病例对照研究的系统性回顾报告显示，体力活动与绝经后乳腺癌的发病率呈负相关，风险降低范围为20%～80%。对于绝经前乳腺癌，证据要弱得多[41]。

（九）总结

表7-1概述了上述因素和其他因素。

表7-1　女性乳腺癌危险因素及保护因素总结

危险因素	作用方向和强度
年龄（65岁以上或＜65岁）	↑↑
家族史 ≥1名受影响的一级亲属（母亲、女儿、姐妹） ≥1个受影响的二级或三级亲属	 ↑↑ ↑
高外显率基因突变	↑↑
身高	↑
高BMI值（绝经前）	↓
高BMI值（绝经后）	↑
初潮年龄较小	↑
更年期年龄较大	↑
等价（相对于未生育）	↓
第一胎年龄较小	↓
母乳喂养	↓
雌激素和雄激素的高内源性激素水平（前五分位vs后五分位）	↑↑
目前或最近HRT	↑
乳房X线检查乳腺密度（5%和75%之间）	↑↑
增生性良性乳腺疾病伴非典型史	↑↑
无非典型增生性良性乳腺疾病史	↑
电离辐射，尤其是20岁之前	↑↑

（续表）

危险因素	作用方向和强度
乙醇的摄入（≥ 10g/d）	↑
体力活动（绝经后乳腺癌）	↓
基于大量数据，可能存在关系	
IGF-1 的内源性激素水平（75% vs 25%）	↑
目前或最近口服避孕药的使用	↑
高摄取类胡萝卜素、海洋 n-3 多不饱和脂肪酸和水果	↓
经常饮酒的女性体内叶酸摄入量高	↓
基于大量数据的弱关系（如果有关系）	
非增殖性乳腺疾病史	
吸烟	
咖啡和咖啡因摄入量	
过去口服避孕药和激素替代疗法（HRT ＞ 2 年）	
不一致的发现或现今有限的研究	
不喝酒的妇女叶酸摄入量高	
仅雌激素的 HRT	
催乳素和黄体酮的高内源性激素水平	
夜班工作	

资料来源：由Hankinson等人修订[82]，经英国牛津大学出版社许可、箭头指示关系的近似大小：↑. 风险轻至中度增加（RR 1.01～1.99）；↑↑. 风险中度至高度增加（RR≥2.00）；↓. 风险降低（RR＜1.00）

三、预防

（一）一级预防

乳腺癌一级预防的主要策略包括：改变，尽量避免危险因素。生活方式的改变（控制体重、维持体力活动和减少饮酒）起着决定性的作用[42, 43]。由于生活方式的改变可以推荐给所有的女性，其他的预防性干预措施，如选择性雌激素受体调节药或芳香化酶抑制药的化学预防，只建议给乳腺癌高危女性（乳腺癌家系，BRCA1/2 基因，通过风险评估模型增加风险）[44]。在一些随机对照试验中，研究了 SERMs 和 AIs 联合化疗对一级预防的效果，结果发现高危女性的浸润性乳腺癌发病率（50%）显著降低[45, 46]。尽管如此，化学预防并不是没有风险的，因为像三苯氧胺这样的 SERM 与子宫内膜癌、血栓栓塞事件和白内障的发生概率增加有关，而对生活质量有潜在影响[45]。只有在遗传易感性高的乳腺 / 卵巢癌患者，尤其是 BRCA1/ 2 突变的患者，才应考虑降低风险手术的概念。尽管研究报告乳腺癌发病率显著降低，但接受这种积极手术的决定仍然复杂[43, 47, 48]，需要广泛而详细的咨询[48]。

女性个体患病风险的风险评估模型经常用于临床环境，如盖尔模型（Gail model）、克劳斯模型（Claus model）和蒂勒－库齐克模型（Tyrer–Cuzick model）[49–51]。除任何风险评估外，对处于风险中的女性的个人预防可能性进行全面的咨询应该是至关重要的。

（二）二级预防

乳腺癌的二级预防措施包括乳腺造影筛查、临床乳腺检查和乳腺自我检查。在这些措施中，只有乳房 X 线检查被证明对乳腺癌死亡率有影响[52]。

正确应用临床乳腺检查是乳腺癌筛查的一种简便、廉价的方法，有足够的证据表明临床乳腺检查与早期小肿瘤的检测有关，但没有足够的数据说明对乳腺癌死亡率的影响[53]。由于来自随机对照试验的数据仍然不足，因此只有在观察性研究中才报道乳腺自我检查降低乳腺癌死亡率[54]。然而，在乳腺自我检查中的训练可以导致较小肿瘤被发现，从而对延长生存期产生可能的影响[55]。

乳腺癌筛查项目在全球范围内以有组织或机会主义的方式存在，主要针对 50—69 岁的女性。一些专家组，如 Cochrane 协作组织[56]、英国专家组[57]、荷兰卫生委员会[58]和美国预防服务工作队[53]评估了随机对照试验和观察试验对乳腺癌筛查的益处和危害的证据。50—69 岁年龄组乳腺癌死亡率显著降低（约 20%）。2015 年，国际癌症研究机构（the International Agency for Research on Cancer，IARC）发布了一份基于随机对照试验的乳腺造影筛查的独立评估报告[52]，尤其是观察性研究，因为上述一些随机对照试验因其年龄和筛查技术和质量的进一步改进而备受批评。总之，IARC 提出了充分的证据，乳腺造影筛查对乳腺癌死亡率的降低有影响，50—69 岁年龄段女性的死亡率高达 40%。此外，据报道，70—79 岁年龄组的乳腺癌死亡率也有所下降；然而，40—49 岁女性乳腺癌死亡率下降的影响有限。就绝对数而言，文献中关于乳腺癌筛查预防乳腺癌死亡的结果存在很大差异，这取决于所用的随访时间[59]：10 年随访、25 年随访、30 年随访中，每 1000 名女性中分别有 1 ～ 2 名[60]、4 名[57]以及 7 ～ 9 名[61]。

关于筛查可能带来的危害，IARC 还提出了充足的证据，证明乳腺 X 线筛查导致过度诊断、假阳性结果和辐射性乳腺癌风险增加，由于不同的研究设计和统计模型，结果范围广泛。IARC 得出的结论是，50—69 岁年龄组妇女的乳腺造影筛查（降低乳腺癌死亡率）的显著净效益大于可能的危害和不良反应[52]。这符合英国专家组[57]、荷兰卫生委员会[58]和美国预防服务工作队[53]的先前建议。

由于其他成像技术如断层合成、超声或 MRI 以及乳腺造影筛查降低乳腺癌死亡率的证据仍然不足。为筛查目标群体中的女性提供咨询应包括平衡讨论乳房 X 线检查的潜在益处和危害。对于未来，风险适应筛查项目的结果可能有助于改善筛查参与或反对筛查参与的决策。

四、预后

近几十年来，世界范围内乳腺癌患者的生存率显著提高。2005—2009 年，34 个国家中，被诊断为乳腺癌的女性的标准化 5 年净生存率为 80% 或更高。在大多数发达国家，5 年生存率提高了❶。北美和大洋洲的存活率较高（84% ～ 89%），但欧洲的存活率一般较低，地理差异较大。南非（53%）、蒙古

❶ 5 年净存活率是指当背景死亡率被排除，且在比较中未输入人群死亡率差异时，癌症患者在诊断后 5 年或更长时间内存活的累积概率。

（57%）、印度（60%）和马来西亚（68%）的净存活率较低[62]。

乳腺癌是一种复杂的异质性疾病，其形态、分子特征、临床行为和对治疗的反应各不相同，肿瘤特征、人口统计学信息和生物标志物等预后因素在个体化肿瘤患者护理中对预测复发结局具有重要意义[63]。

在乳腺癌中，最有用的预后因素主要是基于临床的，包括传统因素，如肿瘤大小、淋巴结状况、转移的存在、肿瘤组织学、肿瘤周血管浸润的存在和分子标记物的表达，如ER、PR状况和膜结合酪氨酸激酶受体（HER2）[64, 65]。一些预后因素结合在预后指标中，如众所周知的肿瘤分类或其他有效工具，如最近引入的评分系统，以结合年龄、肿瘤分期、激素受体状态和肿瘤分级等临床参数，作为复发和死亡的预测模型。例如诺丁汉预后指数（the Nottingham Prognostic Index，NPI）和在线辅助治疗（辅助治疗）[66-68]。

肿瘤大小和淋巴结受累（包括肿瘤分类和转移的存在）是乳腺癌患者复发率和生存率的强有力的预后指标[68]。虽然无转移乳腺癌患者的5年相对生存率很高（99%），但局部或区域晚期乳腺癌患者的生存率较低（80%），转移性乳腺癌患者的5年相对生存率甚至更低（23%）[69]。欧洲和美国标准化的5年淋巴结阴性的乳腺癌净生存率为92%～98%，而肿块大、淋巴结阴性的乳腺癌存活率较低（84%～93%）[70]。

尽管受观察者间高度变异性的限制，肿瘤分级是另一个公认的预后标志[71]。与肿瘤分类无关，组织学分级与无病和总生存率相关[72]。最常用的分级系统是对Scarff-Bloom-Richardson分类法的半定量Elston和Ellis修改，其范围从分化良好到低分化（Ⅰ～Ⅲ级），到对肿瘤的小管形成、核多形性和有丝分裂率进行评分[65, 72, 73]。

与ER阴性/PR阴性肿瘤相比，ER阳性和PR阳性的浸润性乳腺癌具有更好的预后和更长的无病生存期。ER是最重要的分子标记物之一，于75%～80%的乳腺癌中存在[74]。尽管激素受体的预后价值只是弱到中等[71, 75, 76]，但它是激素治疗反应的一个强有力的预测因子，尤其是在ER和PR阳性肿瘤中[65]。

20%～30%的乳腺癌中存在Her2过度表达[74]。尽管HER2的存在与侵袭性行为、高复发率和死亡率增加有关[65, 77]，但它是一个弱到中度的独立预测患者生存率的指标，至少对于淋巴结阴性的患者是如此[78, 79]。

除了乳腺癌患者的传统临床病理预后因素外，使用固有分子亚型还可以改善乳腺癌异质性的预后和治疗决定[71, 80]。固有亚型结合常规组织学和免疫组化评价，分为四个亚型[64, 74, 81]：

- 管腔A（Luminal A）型：ER阳性，HER2阴性，Ki-67低且PR高
- 管腔B（Luminal B）型：

  （HER2阴性）——ER阳性，HER2阴性以及Ki-67高或者PR低

  （HER2阳性）——ER阳性，HER2过表达或者扩增，任意Ki67或PR
- HER2过表达型：HER2过表达或者扩增，ER和PR缺失
- 三阴型：ER、PR缺失以及HER2阴性

管腔型肿瘤表现出了不同的特性，管腔A型侵袭性较小，但是更多出现化疗抵抗和更高的晚期复发风险；相对的，管腔B型具有更高的侵袭性，但是对化疗的敏感性较高；HER过表达型和基底亚型对化疗最为敏感，但是这个类型具有最高的增殖率，侵袭性最强，容易出现疾病的早起复发（＜5年）[74]。

推荐阅读

[1] World Health Organization, International Agency for Research on Cancer. GLOBOCAN 2012: Estimated Cancer Incidence, Mortality and Prevalence Worldwide in 2012. 2012 [December 9, 2012]; Available from: http://globocan.iarc.fr/.

[2] Stewart EW, Wild CP. World cancer report 2014. Lyon: International Agency for Research on Cancer; 2014.

[3] Howlader N, Noone AM, Krapcho M, Garshell J, Miller D, Altekruse SF, et al. SEER cancer statistics review 1975–2012 Bethesda, MD: National Cancer Institute; 2015 [updated based on November 2014 SEER data submission, posted to the SEER web site, April 2015, January 6, 2016]; Available from: http://seer.cancer.gov/csr/1975_2012/.

[4] Youlden DR, Cramb SM, Yip CH, Baade PD. Incidence and mortality of female breast cancer in the Asia–Pacific region. Cancer biol Med. 2014;11(2):101–15 Epub 2014/07/11.

[5] Song Q–K, Li J, Huang R, Fan J–H, Zheng R–S, Zhang B–N, et al. Age of diagnosis of breast cancer in China: almost 10 years earlier than in the United States and the European Union. Asian Pac J Cancer Prev. 2015;15(22):10021.

[6] Fentiman IS, Fourquet A, Hortobagyi GN. Male breast cancer. Lancet. 2006;367(9510):595–604 Epub 2006/02/21.

[7] Robert Koch–Institute. Cancer in Germany 2009/2010 [Krebs in Deutschland 2009/2010]. 9th ed. Berlin 2013.

[8] Cancer Research UK 2014. Breast cancer in men. 2014 [updated July 30, 2014, December 16, 2015]; Available from: http://www.cancerresearchuk.org/about–cancer/type/rare–cancers/rare–cancersname/breast–cancer–in–men.

[9] Association of the Nordic Cancer Registries (NORDCAN). NORDCAN, Cancer stat fact sheets. 2015 [updated December 11, 2015, December 16, 2015]; Available from: http://www–dep. iarc.fr/NORDCAN/english/StatsFact.asp?cancer=200&country=0.

[10] American Cancer Society. What are the key statistics about breast cancer? 2015 [updated October 6, 2015 December 16, 2015]; Available from: http://www.cancer.org/cancer/breastcancer/detailedguide/breast–cancer–key–statistics.

[11] GEKID. [GEKID Atlas – Tabellenabfrage]. 2012 [January 05,2016]; Available from: http://www.gekid.de/Atlas/Tabellen/Tabellen_D.php?Method=INCIDENCE_EU&ICD10=C50&Year_from=2012&Year_to=2012&Men=on&Women=on&Cases=on.

[12] World, Health, Organization. Global Health Observatory, Visualizations, Causes of death – Ten leading causes of death. 2012 [December 10, 2015]; Available from: http://www.who.int/gho/mortality_burden_disease/causes_death/top_10/en/.

[13] Cancer Research UK 2013. Cancer mortality by age. 2013 [updated December 4, 2013 January 6, 2016]; Available from:http://www.cancerresearchuk.org/content/cancer–mortality–by–age#heading–Two.

[14] Singletary SE. Rating the risk factors for breast cancer. Ann Surg. 2003;237(4):474–82 Epub 2003/04/05.

[15] Pharoah PD, Day NE, Duffy S, Easton DF, Ponder BA. Family history and the risk of breast cancer: a systematic review and meta–analysis. Int J Cancer J Int du Cancer. 1997;71(5):800–9 Epub 1997/05/29.

[16] Collaborative Group on Hormonal Factors in Breast Cancer. Familial breast cancer: collaborative reanalysis of individual data from 52 epidemiological studies including 58,209 women with breast cancer and 101,986 women without the disease. Lancet. 2001;358(9291):1389–99 Epub 2001/11/14.

[17] Slattery ML, Kerber RA. A comprehensive evaluation of family history and breast cancer risk. The Utah Population Database. JAMA. 1993;270(13):1563–8 Epub 1993/10/06.

[18] Dossus L, Benusiglio PR. Lobular breast cancer: incidence and genetic and non–genetic risk factors. Breast Cancer Res: BCR. 2015;17:37 Epub 2015/04/08.

[19] Lalloo F, Evans DG. Familial breast cancer. Clin Genet. 2012;82 (2):105–14 Epub 2012/02/24.

[20] Chompret A, Brugieres L, Ronsin M, Gardes M, Dessarps–Freichey F, Abel A, et al. P53 germline mutations in childhood cancers and cancer risk for carrier individuals. Br J Cancer. 2000;82(12):1932–7 Epub 2000/06/23.

[21] Couch FJ, Nathanson KL, Offit K. Two decades after BRCA: setting paradigms in personalized cancer care and prevention. Science. 2014;343(6178):1466–70 Epub 2014/03/29.

[22] Easton DF, Pooley KA, Dunning AM, Pharoah PD, Thompson D, Ballinger DG, et al. Genome–wide association study identifies novel breast cancer susceptibility loci. Nature. 2007;447 (7148):1087–93 Epub 2007/05/29.

[23] Stone J, Thompson DJ, Dos Santos Silva I, Scott C, Tamimi RM, Lindstrom S, et al. Novel associations between common breast cancer susceptibility variants and risk–predicting mammographic density measures. Cancer Res. 2015;75(12):2457–67 Epub 2015/04/12.

[24] Zhang B, Shu XO, Delahanty RJ, Zeng C, Michailidou K, Bolla MK, et al. Height and breast cancer risk: evidence from prospective studies and mendelian randomization. J Natl Cancer Inst. 2015;107(11). Epub 2015/08/25.

[25] van den Brandt PA, Spiegelman D, Yaun SS, Adami HO, Beeson L, Folsom AR, et al. Pooled analysis of prospective cohort studies on height, weight, and breast cancer risk. Am J Epidemiol. 2000;152(6):514–27 Epub 2000/09/21.

[26] McTiernan A. Behavioral risk factors in breast cancer: can risk be modified? Oncologist. 2003;8(4):326–34 Epub 2003/08/05.

[27] Collaborative Group on Hormonal Factors in Breast Cancer. Menarche, menopause, and breast cancer risk: individual participant meta–analysis, including 118 964 women with breast cancer from 117 epidemiological studies. Lancet Oncol. 2012;13 (11):1141–51 Epub 2012/10/23.

[28] National Breast and Ovarian Cancer Centre (NBOCC). Breast cancer risk factors: a review of the evidence. 2009.

[29] Collaborative Group on Hormonal Factors in Breast Cancer. Breast cancer and breastfeeding: collaborative reanalysis of individual data from 47 epidemiological studies in 30 countries, including 50302 women with breast cancer and 96973 women without the disease. Lancet. 2002;360(9328):187–95 Epub 2002/07/23.

[30] Renehan AG, Zwahlen M, Minder C, O'Dwyer ST, Shalet SM, Egger M. Insulin–like growth factor (IGF)–I, IGF binding protein–3, and cancer risk: systematic review and meta–regression analysis. Lancet. 2004;363(9418):1346–

53 Epub 2004/04/28.
[31] Gierisch JM, Coeytaux RR, Urrutia RP, Havrilesky LJ, Moorman PG, Lowery WJ, et al. Oral contraceptive use and risk of breast, cervical, colorectal, and endometrial cancers: a systematic review. Cancer Epidemiol Biomark Prev. 2013;22(11):1931–43 Epub 2013/09/10, A Publication of the American Association for Cancer Research, Cosponsored by the American Society of Preventive Oncology.
[32] Narod SA. Hormone replacement therapy and the risk of breast cancer. Nat Rev Clin Oncol. 2011;8(11):669–76 Epub 2011/08/03.
[33] Friis S, Kesminiene A, Espina C, Auvinen A, Straif K, Schuz J. European code against cancer 4th edition: medical exposures, including hormone therapy, and cancer. Cancer Epidemiol. 2015;39(Suppl 1):S107–19 Epub 2015/09/24.
[34] McCormack VA, dos Santos Silva I. Breast density and parenchymal patterns as markers of breast cancer risk: a meta-analysis. Cancer Epidemiol Biomark Prev. 2006;15(6):1159–69 Epub 2006/06/16, A Publication of the American Association for Cancer Research, cosponsored by the American Society of Preventive Oncology.
[35] Dyrstad SW, Yan Y, Fowler AM, Colditz GA. Breast cancer risk associated with benign breast disease: systematic review and meta-analysis. Breast Cancer Res Treat. 2015;149(3):569–75 Epub 2015/02/01.
[36] Seitz HK, Pelucchi C, Bagnardi V, La Vecchia C. Epidemiology and pathophysiology of alcohol and breast cancer: Update 2012. Alcohol and alcoholism (Oxford, Oxfordshire). 2012;47(3):204– 12. Epub 2012/03/31.
[37] Aune D, Chan DS, Vieira AR, Rosenblatt DA, Vieira R, Greenwood DC, et al. Fruits, vegetables and breast cancer risk: a systematic review and meta-analysis of prospective studies. Breast Cancer Res Treat. 2012;134(2):479–93 Epub 2012/06/19.
[38] Zheng JS, Hu XJ, Zhao YM, Yang J, Li D. Intake of fish and marine n-3 polyunsaturated fatty acids and risk of breast cancer: meta-analysis of data from 21 independent prospective cohort studies. BMJ. 2013;346:f3706 Epub 2013/07/03.
[39] Hu F, Wang Yi B, Zhang W, Liang J, Lin C, Li D, et al. Carotenoids and breast cancer risk: a meta-analysis and meta-regression. Breast Cancer Res Treat. 2012;131(1):239–53 Epub 2011/09/09.
[40] Zhang YF, Shi WW, Gao HF, Zhou L, Hou AJ, Zhou YH. Folate intake and the risk of breast cancer: a dose-response meta-analysis of prospective studies. PloS One. 2014;9(6):e100044. Epub 2014/06/17.
[41] Monninkhof EM, Elias SG, Vlems FA, van der Tweel I, Schuit AJ, Voskuil DW, et al. Physical activity and breast cancer: a systematic review. Epidemiology. 2007;18(1):137–57 Epub 2006/11/30.
[42] Colditz GA, Bohlke K. Priorities for the primary prevention of breast cancer. CA Cancer J Clin. 2014;64(3):186–94 Epub 2014/03/22.
[43] Hartmann LC, Schaid DJ, Woods JE, Crotty TP, Myers JL, Arnold PG, et al. Efficacy of bilateral prophylactic mastectomy in women with a family history of breast cancer. New Engl J Med. 1999;340(2):77–84 Epub 1999/01/14.
[44] Howell A, Anderson AS, Clarke RB, Duffy SW, Evans DG, Garcia-Closas M, et al. Risk determination and prevention of breast cancer. Breast cancer research: BCR. 2014;16(5):446. Epub 2014/12/04.
[45] Fisher B, Costantino JP, Wickerham DL, Redmond CK, Kavanah M, Cronin WM, et al. Tamoxifen for prevention of breast cancer: report of the national surgical adjuvant breast and bowel project P-1 study. J Natl Cancer Inst. 1998;90(18):1371–88 Epub 1998/09/25.
[46] Visvanathan K, Hurley P, Bantug E, Brown P, Col NF, Cuzick J, et al. Use of pharmacologic interventions for breast cancer risk reduction: American Society of Clinical Oncology clinical practice guideline. J Clin Oncol. 2013;31(23):2942–62 Epub 2013/07/10, Official journal of the American Society of Clinical Oncology.
[47] Domchek SM, Friebel TM, Singer CF, Evans DG, Lynch HT, Isaacs C, et al. Association of risk-reducing surgery in BRCA1 or BRCA2 mutation carriers with cancer risk and mortality. JAMA. 2010;304(9):967–75 Epub 2010/09/03.
[48] Rebbeck TR, Friebel T, Lynch HT, Neuhausen SL, van 't Veer L, Garber JE, et al. Bilateral prophylactic mastectomy reduces breast cancer risk in BRCA1 and BRCA2 mutation carriers: the PROSE Study Group. J Clin Oncol. 2004; 22(6):1055–62 Epub 2004/02/26, Official journal of the American Society of Clinical Oncology.
[49] Claus EB, Risch N, Thompson WD. The calculation of breast cancer risk for women with a first degree family history of ovarian cancer. Breast Cancer Res Treat. 1993;28(2):115–20 Epub 1993/11/01.
[50] Gail MH, Brinton LA, Byar DP, Corle DK, Green SB, Schairer C, et al. Projecting individualized probabilities of developing breast cancer for white females who are being examined annually. J Natl Cancer Inst. 1989;81(24):1879–86 Epub 1989/12/20.
[51] Tyrer J, Duffy SW, Cuzick J. A breast cancer prediction model incorporating familial and personal risk factors. Stat Med. 2004;23 (7):1111–30 Epub 2004/04/02.
[52] Lauby-Secretan B, Scoccianti C, Loomis D, Benbrahim-Tallaa L, Bouvard V, Bianchini F, et al. Breast-cancer screening-viewpoint of the IARC Working Group. New Engl J Med. 2015;372(24):2353–8 Epub 2015/06/04.
[53] U.S. Preventive Task Force. Screening for breast cancer: U.S. Preventive Services Task Force recommendation statement. Annals of internal medicine. 2009;151(10):716–26, W-236. Epub 2009/11/19.
[54] Kosters JP, Gotzsche PC. Regular self-examination or clinical examination for early detection of breast cancer. The Cochrane database of systematic reviews. 2003(2):CD003373. Epub 2003/06/14.
[55] Weiss NS. Breast cancer mortality in relation to clinical breast examination and breast self-examination. Breast J. 2003;9(Suppl 2):S86–9 Epub 2003/04/26.
[56] Gotzsche PC, Jorgensen KJ. Screening for breast cancer with mammography. The Cochrane database of systematic reviews. 2013;6:CD001877. Epub 2013/06/06.
[57] Independent UK. Panel on breast cancer screening. The benefits and harms of breast cancer screening: an independent review. Lancet. 2012;380(9855):1778–86 Epub 2012/11/03.
[58] The Hague, Netherlands HCot. Health Council of the Netherlands. Population screening for breast cancer: expectations and developments. 2014;publication no. 2014/01.
[59] Fügemann H, Kääb-Sanyal V. Mammographie-Screening: Nutzen-Schaden-Abwägung im internationalen Vergleich. Deutsches Ärzteblatt. 2016;113(3).
[60] Gesundheitswesen IfQuWi. Einladungsschreiben und Merkblatt zum Mammographie-Screening. Rapid Report.

IQWiG–Berichte – Nr. 288. 2015.
[61] Paci E, Group EW. Summary of the evidence of breast cancer service screening outcomes in Europe and first estimate of the benefit and harm balance sheet. J Med Screen. 2012;19(Suppl 1):5–13 Epub 2012/11/08.
[62] Allemani C, Weir HK, Carreira H, Harewood R, Spika D, Wang XS, et al. Global surveillance of cancer survival 1995–2009: analysis of individual data for 25,676,887 patients from 279 population–based registries in 67 countries (CONCORD–2). Lancet. 2015;385(9972):977–1010 Epub 2014/12/04.
[63] Clark GM. Prognostic and Predictive Factors for Breast Cancer. Breast Cancer (Tokyo, Japan). 1995;2(2):79–89. Epub 1995/10/31.
[64] Senkus E, Kyriakides S, Ohno S, Penault–Llorca F, Poortmans P, Rutgers E, et al. Primary breast cancer: ESMO clinical practice guidelines for diagnosis, treatment and follow–up. Ann Oncol. 2015;26(Suppl 5):v8–30 Epub 2015/09/01, Official journal of the European Society for Medical Oncology/ESMO.
[65] Ly ALS, Dillon D. Prognostic factors for patients with breast cancer: traditional and new. Surg Pathol. 2012;5: 775–85.
[66] Blamey RW, Pinder SE, Ball GR, Ellis IO, Elston CW, Mitchell MJ, et al. Reading the prognosis of the individual with breast cancer. Eur J Cancer. 2007;43(10):1545–7 Epub 2007/02/27.
[67] Ravdin PM, Siminoff LA, Davis GJ, Mercer MB, Hewlett J, Gerson N, et al. Computer program to assist in making decisions about adjuvant therapy for women with early breast cancer. J Clin Oncol. 2001;19(4):980–91 Epub 2001/02/22, Official Journal of the American Society of Clinical Oncology.
[68] Soerjomataram I, Louwman MW, Ribot JG, Roukema JA, Coebergh JW. An overview of prognostic factors for long–term survivors of breast cancer. Breast Cancer Res Treat. 2008;107(3):309–30 Epub 2007/03/23.
[69] Holleczek B, Brenner H. Provision of breast cancer care and survival in Germany—results from a population–based high resolution study from Saarland. BMC Cancer. 2014;14:757 Epub 2014/10/12.
[70] Allemani C, Sant M, Weir HK, Richardson LC, Baili P, Storm H, et al. Breast cancer survival in the US and Europe: a CONCORD high–resolution study. Int J Cancer J Int du Cancer. 2013;132 (5):1170–81 Epub 2012/07/21.
[71] Subramaniam DS, Isaacs C. Utilizing prognostic and predictive factors in breast cancer. Curr Treat Options Oncol. 2005;6(2):147– 59 Epub 2005/02/19.
[72] Elston CW, Ellis IO. Pathological prognostic factors in breast cancer. I. The value of histological grade in breast cancer: experience from a large study with long–term follow–up. Histopathology. 1991;19(5):403–10 Epub 1991/11/01.
[73] Bloom HJ, Richardson WW. Histological grading and prognosis in breast cancer; a study of 1409 cases of which 359 have been followed for 15 years. Br J Cancer. 1957;11(3):359–77 Epub 1957/09/01.
[74] Kos Z, Dabbs DJ. Biomarker assessment and molecular testing for prognostication in breast cancer. Histopathology. 2016;68(1):70–85 Epub 2016/01/16.
[75] Tinnemans JG, Beex LV, Wobbes T, Sluis RF, Raemaekers JM, Benraad T. Steroid–hormone receptors in nonpalpable and more advanced stages of breast cancer. A contribution to the biology and natural history of carcinoma of the female breast. Cancer. 1990;66 (6):1165–7 Epub 1990/09/15.
[76] Fisher B, Redmond C, Fisher ER,CaplanR.Relativeworth of estrogen or progesterone receptor and pathologic characteristics of differentiation as indicators of prognosis in node negative breast cancer patients: findings from National Surgical Adjuvant Breast and Bowel Project Protocol B–06. J Clin Oncol. 1988;6(7):1076–87 Epub 1988/07/01, Official Journal of the American Society of Clinical Oncology.
[77] Weigel MT, Dowsett M. Current and emerging biomarkers in breast cancer: prognosis and prediction. Endocr Relat Cancer. 2010;17(4):R245–62 Epub 2010/07/22.
[78] Reed W, Hannisdal E, Boehler PJ, Gundersen S, Host H, Marthin J. The prognostic value of p53 and c–erb B–2 immunostaining is overrated for patients with lymph node negative breast carcinoma: a multivariate analysis of prognostic factors in 613 patients with a follow–up of 14–30 years. Cancer. 2000;88(4):804–13 Epub 2000/02/19.
[79] Menard S, Balsari A, Casalini P, Tagliabue E, Campiglio M, Bufalino R, et al. HER–2–positive breast carcinomas as a particular subset with peculiar clinical behaviors. Clin Cancer Res. 2002;8 (2):520–5 Epub 2002/02/13, An official journal of the American Association for Cancer Research.
[80] Toss A, Cristofanilli M. Molecular characterization and targeted therapeutic approaches in breast cancer. Breast Cancer Res: BCR. 2015;17:60 Epub 2015/04/24.
[81] Coates AS, Winer EP, Goldhirsch A, Gelber RD, Gnant M, Piccart–Gebhart M, et al. Tailoring therapies–improving the management of early breast cancer: St Gallen International Expert Consensus on the Primary Therapy of Early Breast Cancer 2015. Ann Oncol. 2015;26(8):1533–46 Epub 2015/05/06, Official journal of the European Society for Medical Oncology/ESMO.
[82] Hankinson S, Tamini R, Hunter D. Breast cancer. In: Adami HO, Hunter D, Trichopoulos D, editors. Textbook of cancer epidemiology. 2nd ed 2008.

第 8 章 乳腺癌的筛查
Breast Cancer Screening

Ismail Jatoi 著
王梦怡 译

乳腺癌筛查是公共卫生的一个主要议题。尽管乳腺癌的筛查对乳腺癌死亡率的潜在影响已引起很大关注，但它对生活质量和医疗保健支出仍产生了巨大的全球性影响。在本章中，我们将回顾乳腺癌筛查相关的证据。考虑进行乳腺癌筛查的女性不仅应知道其益处，还应了解其潜在的危害。

乳腺癌筛查一直是现代医学中最具争议的话题之一。例如，对于什么年龄应该开始乳腺癌筛查（40岁或50岁），什么年龄应该停止，甚至总体益处是否超过风险，都存在相当大的争议。虽然我们通常将乳腺癌筛查与乳房X线筛查联系起来，但目前有几种乳腺癌筛查方法可供选择。重要的是，我们要依据充足的证据而非假设来衡量这些关键的基础筛查措施。在我们的社会中，有一种根深蒂固的信念，即早期发现癌症总是有益的，相反的证据往往被怀疑。

多年来，一些研究人员坚定地认为乳腺癌在开始时是全身性的，并且筛查对降低死亡率几乎没有影响[1, 2]。这种观点的支持者认为，早期发现和及时摘除原发性乳腺肿瘤不会改变疾病的自然史。事实上，一位著名的医生曾经认为我们错过了森林（系统性问题），因为我们的努力主要针对树木（乳腺肿瘤）[3]。然而，大多数临床医生不接受这种观点。多年来，人们普遍认为乳腺癌起源于一个或一群克隆细胞的生长和增殖[4]。在肿瘤生长的某个时刻，转移就会发生，并且由此产生的转移性病灶导致患者死亡。这种模式使人们相信乳腺癌的早期发现和治疗（在症状出现之前）可以显著降低死亡率。因此，筛查被认为是降低乳腺癌死亡率的手段，使人们具有相当大的兴趣。

如今有5种常用的乳腺癌筛查方法：乳腺X线摄影检查、临床乳腺检查、乳房自我检查、MRI和超声检查[5]。很多研究已经验证了筛查在降低乳腺癌死亡率方面的效果，本章将回顾这些研究（表8-1）。需要注意的是，乳房筛查计划针对的是大型健康（无症状）人群，接受筛查的女性实际上很少被诊断患有乳腺癌。因此，必须权衡乳腺癌筛查的潜在风险与其潜在的益处。本章将强调乳腺癌筛查的风险和益处。

表 8-1　乳腺癌筛查方式在死亡率方面获益的证据

筛查方式	评估死亡率获益的随机对照试验		显著降低乳腺癌死亡率
乳腺 X 线摄影	HIP Malmo Two-country Stockholm	Gothenburg Edinburg CNBSS Ⅰ CNBSS Ⅱ UK age trial	50 岁及以上女性：25%（7～9 年随访） 40—49 岁女性：18% （超过 12 年随访）
乳腺自检	St.Petersburg, Russia Shanghai, China		无证据
临床体检	India		尚未得出结果
超声	Japan		尚未得出结果
MRI			无相关随机对照试验

HIP. 健康保险计划；CNBSS. 加拿大国家乳腺筛查研究

一、癌症筛查原则

癌症治疗通常针对有症状的患者。然而，筛查的支持者们一直认为，癌症自然史中的无症状期代表了治疗的“机会窗”[6]。总临床前阶段（The total preclinical phase，TPCP）是指从癌症开始到症状发作的时间段[7]。通常，TPCP 的开头是未知的。可检测的临床前阶段（the detectable preclinical phase，DPCP）是 TPCP 的组分，是指通过筛查手段可检测到癌症的时期。DPCP 的起点取决于所使用的筛查方法。与后来检测到癌症的检测相比，在其自然病史的早期检测癌症的筛查试验将与更长的 DPCP 相关联。筛查试验的敏感性是指筛查结果呈阳性的患者实际患该疾病的比例（真阳性率），特异性是指筛查结果呈阴性的患者没有患该疾病的比例（真阴性率）[8]。较长的 DPCP 与更敏感的筛查测试有关。患病率是指在特定时间患病的总人数，发病率是指在一段时间内发病的人数[9]。在任何筛选程序中，第一轮筛选被称为普遍筛查，被检测到的癌症被称为流行癌症。在普遍筛查期间检测到的癌症的数量取决于 DPCP（即较长的 DPCP 与更多的流行病例相关联）。在普查之后，随后的筛选轮次被称为发病筛查，检测到的癌症被称为发病癌症。在筛选期间诊断出的癌症通常作为症状性病例出现，被称为间隔癌[9]。Anderson 等[9]表明，作为一个群体，流行癌症通常比在发病筛查中检测到的癌症具有更有利的肿瘤生物学特征和更好的预后。间隔癌通常预后最差[10]。

Cole 和 Morrison 认为，在开始筛查任何癌症之前，必须满足 3 个条件[7]。首先，必须有对这种癌症有效的治疗，并且在筛查检测的病例中治疗必须比在临床检测的病例中更有效。显然，如果没有可用于癌症的治疗，那么筛查将不会提供生存优势。此外，如果治疗在筛查检测和临床检测的病例中同样有效，筛查将同样不会提供生存优势。其次，接受筛查的人群中应该有很高的患病率。高流行率是证明筛查费用合理的必要条件。最后，该癌症应该具有严重后果（即高死亡率或显著的发病率）。

许多研究人员认为，乳腺癌符合 Cole 和 Morrison 概述的 3 个条件。已经进行了大量研究以确定乳腺癌筛查在降低死亡率方面的效能。然而，在讨论这些乳腺癌筛查研究之前，我们必须首先考虑这些研究中固有的偏倚，有三个偏倚值得特别关注：提前偏倚、长度偏倚和选择偏倚。

（一）提前偏倚

筛查能在“早期”检测到癌症，但仅凭这一点无法证明筛查的合理性。筛查只有被证明能防止或延迟癌症死亡时才是合理的。生存是指从诊断癌症到死亡的时期。“提前偏倚”是指通过筛查和通常的临床检测诊断癌症之间的间隔[11]。筛查将乳腺癌诊断的时间点提前了，因此即使筛查对延迟死亡没有任何作用，筛查检出的癌症患者的存活率看上去比临床检测到的癌症患者更高。由于提前期偏倚，筛查可能会延长寿命，因为它只是延长了观察癌症的时间。提前期偏倚的效应如图 8–1 所示。

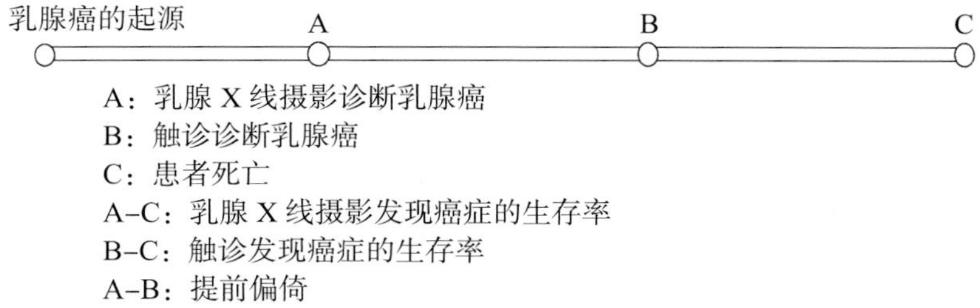

▲ **图 8–1　乳腺癌筛查时间线**

（二）长度偏倚

生长缓慢的癌症在临床前阶段存在较长时间，并且更可能通过筛查检测到。相比之下，生长速度更快的肿瘤在临床前阶段存在的时期较短，更有可能在筛查试验的间隔中检测到。这种现象被称为长度偏差[12]。实际上，我们现在知道乳腺 X 线摄影检测（筛查检测）的乳腺癌和临床检测的乳腺癌的生物学特性存在差异。将组织学分化、肿瘤坏死、有丝分裂计数、ER 和 PR、组织学类型、DNA 倍性和 S 期分数进行比较时，乳腺 X 线摄影检测的癌症通常被发现具有更好的肿瘤生物学特征[13]。

（三）选择偏倚

具有健康意识的女性更有可能自愿参加定期乳腺癌筛查。一般来说，这些女性更有可能吃营养食品，经常运动，并保持健康的生活方式。因此，与没有自愿进行乳腺癌筛查的女性相比，志愿者所有原因的死亡率都较低。这有时被称为健康—筛选效应[14]。因此，将乳腺癌筛查志愿者与非志愿者对照进行比较的研究易受到选择偏倚的影响。接受筛查的女性死亡率较低可能不一定是由于筛查，而是由于与健康志愿者相关的其他因素。在英国的病例对照研究中提出了选择偏倚的影响。Moss 等比较了来自两个不同社区的妇女的志愿者和非志愿者进行乳腺癌筛查[15]。在一个社区，妇女有机会接受定期筛查（筛查区），而在另一个社区，没有筛查方案（比较区）。这些作者发现，与对照区的女性相比，筛查区的非志愿者的乳腺癌死亡率更高。这种死亡率差异归因于选择偏倚。

各种病例对照，回顾性和前瞻性研究检验了乳腺癌筛查的有效性；然而，排除这里讨论的偏差的最佳方法是进行随机前瞻性临床试验，将全因死亡率作为终点。不幸的是，使用全因死亡率作为终点的临床试验需要大量的受试者，因此不实用。因此，乳腺癌筛查试验使用疾病特异性（乳腺癌）死亡率作为替代终点。这些随机前瞻性试验将在以下章节中讨论。

二、乳腺摄影筛查

应该强调的是，诊断性乳腺 X 线摄影和筛查性乳腺 X 线摄影之间是有区别的[16]。诊断乳腺 X 线摄影术用于评估患有乳房症状的患者（例如乳房肿块）。相比之下，乳腺 X 线摄影筛查的目标是无症状的女性。在本章中，我们将回顾乳腺 X 线摄影筛查的优点，乳腺 X 线摄影诊断将在本书其他章节探讨。

对无症状女性进行乳腺 X 线摄影筛查的概念已经发展多年。外科医生 Salomon 在 1913 年使用乳房切除术标本[17]开始乳腺 X 线摄影检查。随后在 1930 年，Warren 报道了在患者中使用乳腺 X 线摄影[18]。Gershon-Cohen 等在 20 世纪 50 年代提出了无症状女性乳腺 X 线摄影筛查的概念[19]。在 20 世纪 50 年代和 60 年代，Gershon-Cohen 和 Egan[20, 21] 报道了乳腺 X 线摄影可以检测到无症状女性无法治愈的癌症。不久之后随机前瞻性试验开始进行，以确定乳腺 X 线摄影筛查在降低乳腺癌死亡率方面的效果。

9 项随机前瞻性试验研究了乳腺 X 线摄影筛查的疗效[22]，包括纽约、瑞典两省、哥德堡、斯德哥尔摩、马尔默、爱丁堡、加拿大国家乳腺筛查研究 Ⅰ、研究 Ⅱ 和英国年龄试验的健康保障计划试验，共有约 661 000 名女性被招募参加这些试验，约有 331 000 名女性开始试验时未满 50 岁。

这些试验的设计存在相当大的异质性（表 8-2）。一些试验评估了乳腺 X 线摄影联合临床乳腺 X 线摄影筛查的效果，而其他试验评估了单用乳腺 X 线摄影检查的效果。一些乳腺 X 线摄影筛查对每一侧乳房仅进行一次检查，而另一些试验对每侧乳房进行两次检查。检查的间隔从 12 个月到 33 个月不等，而这些患者的年龄从 39 到 74 岁不等。此外，随机化方法也有各不相同（例如群体或个体）。

表 8-2　乳腺癌筛查相关随机对照试验的特征

试验	时间	入组年龄（岁）	筛查方法	随机化	筛查频率	人数（例）
HIP	1963—1969	40—64	2 次乳腺 X 线摄影 + 体检	个体随机	每年，4 轮	60 696
Malmo	1976—1986	45—69	1～2 次乳腺 X 线摄影	分组随机：按生日	18～20 个月，5 轮	41 478
Two-County	1977—1985	40—74	1 次乳腺 X 线摄影	分组随机：按地域	24～33 个月，4 轮	133 065
Stockholm	1981—1985	40—64	1 次乳腺 X 线摄影	分组随机：按生日	28 个月，2 轮	59 176
Gothenburg	1982—1988	40—59	2 次乳腺 X 线摄影	个体随机（50 岁以下） 组群随机（50 岁以上）	18 个月，4 轮	49 553
Edinburg	1978—1985	45—64	1～2 次乳腺 X 线摄影 + 体检	分组随机：按医师	24 个月，4 轮	54 671
CNBSS Ⅰ	1980—1987	40—49	2 次乳腺 X 线摄影 + 体检	个体随机：志愿者	每年，5 轮	50 430
CNBSS Ⅱ	1980—1987	50—59	2 次乳腺 X 线摄影 + 体检对比单纯体检	个体随机：志愿者	每年，5 轮	39 405
UK age trial	1991—1997	40—41	第一年 2 次乳腺 X 线摄影；后续 1 次乳腺 X 线摄影	个体随机	每年	160 921

（一）健康保障计划试验

健康保障计划试验于 1963 年在纽约启动，60 696 名年龄在 40—64 岁之间的女性参与[23]。这些女性随机接受定期筛查或接受常规医疗护理。筛查包括乳腺 X 线摄影和临床乳腺检查。对健康保障计划试验中通过筛查检测到的癌症分析之后得出：45% 的癌症通过单独的临床乳腺检查检测到，33% 仅通过乳腺 X 线摄影检测到，22% 通过两者联合检测到。因此，筛查组中乳腺癌死亡率的降低不能仅归因于乳腺 X 线摄影检查。实际上，研究组的任何死亡率降低也可能意味着临床乳腺检查是一种有效的筛查方式。

在 10 年的随访中，健康保障计划试验显示筛查组的乳腺癌死亡率降低了 29%[24]。该结果也可以用 RR 降低来描述（RR 为 1.0 表示筛选组和对照组之间没有差异）。经过 10 年的随访，研究组中乳腺癌死亡的 RR 为 0.71（95%CI 0.55 ～ 0.93）。CI 未跨越 1.0，表明结果差异具有统计学意义。

人们对比较年龄在 50 岁前和 50 岁后的女性的筛查效果有相当大的兴趣[25]。如果分别检查这两个子集，则会出现不同的结果。在健康保障计划试验 10 年的随访中，筛查组中 50 岁以下女性乳腺癌死亡的 RR 为 0.77（95%CI 0.50 ～ 1.16），而 50 岁以上的 RR 是 0.68（95%CI 0.49 ～ 0.96）。因此，筛查 50 岁以下的女性没有显著的益处，但对于 50 岁以上的女性，定期筛查可显著降低乳腺癌死亡率。然而，随着 18 年的进一步随访，在健康保障计划试验中筛查年轻女性的益处开始接近有统计学意义，与对照相比，乳腺癌死亡的 RR 为 0.77（95%CI 0.53 ～ 1.11）。这种趋势也可以在其他试验中看到，并在下面进一步讨论。

（二）瑞典试验

4 项关于乳腺癌筛查的随机前瞻性试验在瑞典进行：两省（Kopparberg 和 Ostergotland）、马尔默、斯德哥尔摩和哥德堡试验[26]。这些试验于 1976—1982 年开始，包含了大约 283 000 名年龄在 40—74 岁之间的女性。在这些试验中，女性被随机分配接受单独的乳腺 X 线摄影定期筛查或接受常规护理。临床乳腺检查在健康保障计划、爱丁堡和加拿大试验中被用作筛查方式，但在任何瑞典试验中都没有。

1993 年，Nystrom 等[26]根据 5 ～ 13 年对 4 项瑞典试验的随访发表了综述。对于所有年龄段的女性，筛查组乳腺癌死亡率显著降低，RR 为 0.76（95%CI 0.66 ～ 0.87）。然而，对于试验开始时处于 40—49 岁的女性，研究组的乳腺癌死亡率没有显著降低，RR 为 0.87（95%CI 0.63 ～ 1.20）。1996 年，又一个 4 年的随访之后，另一篇综述发表了[27]。在该综述中，40—49 岁时开始筛查的女性的获益接近有统计学意义，RR 为 0.77（95%CI 0.59 ～ 1.01）。1997 年 Hendrick 等报道了瑞典试验的进一步后续综述[28]。在该研究中，年龄在 40—49 岁时开始筛查的女性乳腺癌死亡 RR 为 0.71（95%CI 0.57 ～ 0.89）。综上，通过长期随访，瑞典试验中最终说明了对年轻女性进行筛查具有显著的益处。

（三）爱丁堡试验

1978—1981 年，爱丁堡乳腺癌筛查随机试验招募了 44 288 名年龄在 45—64 岁之间的女性[29, 30]。最初的招募包括 11 391 名年龄在 45—49 岁之间的女性（第一组）。随后，在 1982—1983 年（第二组）和 1984—1985 年（第三组）[31]期间，在两个队列中又招募了 10 383 名妇女。因此，爱丁堡的试验包括共 54 671 名女性，研究开始时年龄在 45—64 岁之间。

该试验的设计与健康保障计划试验的设计相似。妇女被随机分配接受乳腺 X 线摄影和临床乳腺检查的定期筛查或接受常规护理。对于所有年龄段的女性，经过 10 年的随访，筛查组乳腺癌死亡的 RR 为 0.82（95%CI 0.61 ～ 1.11）。对于入组时 50 岁以下的女性，RR 为 0.78（95%CI 0.46 ～ 1.31）。Alexander 等 [31] 报道了所有参加爱丁堡试验的女性的 14 年随访结果。与对照组相比，筛查组的死亡 RR 为 0.87（95%CI 0.70 ～ 1.06）。对参与者的一般社会经济状况后进行调整后，RR 为 0.79（95%CI 0.60 ～ 1.02）。

（四）加拿大试验

加拿大试验由两个独立的随机前瞻性试验（CNBSS Ⅰ和 CNBSS Ⅱ）组成，均于 1980 年开始 [32, 33]。CNBSS Ⅰ专门用于评估筛查 50 岁以下女性的疗效，其中包括 50 430 名年龄在 40—49 岁之间的女性。妇女被随机分配接受定期检查或接受常规护理，筛查包括年度乳腺 X 线摄影和临床乳腺检查。平均随访 7 年后，筛查组乳腺癌死亡率显著升高，RR 为 1.36（95%CI 0.84 ～ 2.21）。即使经过 10.5 年的随访，这种显著升高的死亡率仍然存在，RR 为 1.14（95%CI 0.83 ～ 1.56）。

CNBSS Ⅱ研究了开始筛查年龄在 50—59 岁之间的女性的疗效。CNBSS Ⅱ研究的设计与 CNBSS Ⅰ的设计不同。女性随机接受年度乳腺 X 线摄影筛查和临床乳腺检查（研究组）或单独临床乳腺检查（对照组）筛查。令人惊讶的是，经过 7 年的随访，两组的乳腺癌死亡率几乎相同，研究组的死亡率 RR 为 0.97（95%CI 0.62 ～ 1.52）。13 年的随访结果与之类似：研究组和对照组乳腺癌死亡人数分别为 107 例和 105 例，累积率为 1.02（95%CI 078 ～ 1.33）[34]。最近，加拿大全国乳腺癌筛查研究的 25 年随访结果公布，发现年度乳腺 X 线摄影筛查并未降低 40—59 岁女性的乳腺癌死亡率 [35]。这些结果可能意味着，乳腺 X 线摄影筛查对降低乳腺癌死亡率没有意义，在可以免费获得辅助治疗的前提下，单独使用临床乳腺检查筛查就能达到同样的效果。临床乳腺检查作为筛查方法的潜在用途将在本章后面讨论。

（五）英国试验

为了进一步评估 40—49 岁女性乳腺 X 线摄影筛查的效果，在英国进行了一项随机前瞻性试验 [36]。该试验涉及 160 921 名妇女，其中 1/3 接受年度筛查邀请，2/3 接受常规护理。在试验开始时，女性年龄为 40 或 41 岁，以确保所有结果仅基于 50 岁以前女性的乳腺 X 线摄影筛查。随访 17 年，筛查组的乳腺癌死亡率没有显著降低，死亡 RR 为 1.02（95%CI 0.80 ～ 1.30）[37]。因此，该研究的结果与之前的试验结果一致，显示乳腺 X 线摄影筛查对年轻女性的乳房没有显著益处。

三、乳腺 X 线摄影筛查试验的 Meta 分析

关于乳腺 X 线摄影筛查试验的几个综述（Meta 分析）已经发表。许多人关注的是开始试验时年龄在 40—49 岁之间的女性的结果，但没有包括最近的英国年龄试验的结果，该研究也不太可能实质性地逆转前期分析的结论。1995 年，Kerlikowske 等 [38] 发表了 8 项随机对照试验和 4 项乳腺 X 线摄影筛查病例对照研究的 Meta 分析，该研究已经在此时终止。这项 Meta 分析显示，对于开始试验时年龄在 50—74 岁之间的女性，经过 7 ～ 9 年的随访，筛查组的乳腺癌死亡率明显降低，RR 为 0.74（95%CI 0.66 ～ 0.83）。更长时间的随访并没有改变获益的程度。相比之下，对于研究开始时年龄在 40—49 岁之间的女性，随访时间确实会影响乳腺癌死亡的风险。对于这些年轻女性，筛查组中乳腺癌死亡 RR 在随访 7 ～ 9 年后为 1.02（95%CI 0.73 ～ 1.27），10 ～ 12 年后 RR 为 0.83（95%CI 0.65 ～ 1.06）。同年，

Smart 等报道了对 8 项乳腺 X 线摄影筛查试验的所有已发表和呈现数据的 Meta 分析[39]。筛查组中年龄在 40—49 岁之间的女性，乳腺癌死亡的 RR 为 0.84（95%CI 0.69 ～ 1.02）。

1996 年，瑞典法伦报道的 8 项乳腺 X 线摄影筛查试验的最新 Meta 分析中[27]，与对照组相比，入组时 40—49 岁女性乳腺癌死亡的 RR 为 0.85（95%CI 0.71 ～ 1.01）。次年，Hendrick 等[28]发表了 8 项平均随访时间为 12.7 年的乳腺 X 线摄影筛查试验的 Meta 分析，对于 40—49 岁的女性，筛查组乳腺癌死亡率显著降低，RR 为 0.82(95%CI 0.71 ～ 0.95）。随后的 Meta 分析表明，对 40—49 岁的女性每 1 ～ 2 年进行乳腺 X 线摄影检查，14 年随访后乳腺癌死亡率降低 15%(RR 0.85，95%CI 0.73 ～ 0.99)[40]。因此，各种综述表明，随着随访时间的延长，年轻女性的筛查会出现显著的统计学益处。

显然，这些结果表明乳腺 X 线摄影筛查的影响因女性年龄而异。对于在筛查开始时年龄超过 50 岁的女性，在 7 ～ 9 年的随访后，乳腺癌死亡率显著降低，而更长的随访时间并未改变获益程度。相比之下，对于筛查开始时 50 岁以下的女性，筛查的益处逐渐显现，随访 12 年或更长时间后乳腺癌死亡率显著降低。

Gotzsche 和 Olsen 仔细检查了 8 项关于乳腺 X 线摄影筛查的随机对照试验的数据，并认为这些试验大多数都存在缺陷（加拿大试验和瑞典马尔默试验除外）[41]。这些作者报道了随机分配到筛查组和对照组的人数的差异，以及两组研究中女性平均年龄的差异。在他们的 Meta 分析中，作者仅包括他们认为充分随机化的试验，并得出结论，乳腺 X 线摄影筛查对乳腺癌死亡率没有影响（总 RR 1.04，95%CI 0.84 ～ 1.27），该分析受到广泛批评[42, 43]。2006 年，Gotzsche 和 Nielsen 更新了这一有争议的综述，并在他们的 Meta 分析中纳入了 6 项试验（2 项试验被认为其随机化程度较高，另外 4 项被认为具有次优随机化）[44]。在他们更新的概述中，作者得出结论，乳腺 X 线摄影筛查可将乳腺癌死亡率降低约 20%（RR ＞ 0.80，95%CI 0.73 ～ 0.88）。然而作者指出，乳腺 X 线摄影筛查的风险相当大，假阳性结果远比真阳性结果更常见，许多接受乳腺 X 线摄影筛查的女性可能“过度诊断”为患有乳腺癌（“过度诊断”将在本章后面讨论）。

美国预防服务工作组最近进行的一项系统评价和 Meta 分析报告，39—49 岁女性归因于乳腺 X 线摄影筛查的乳腺癌死亡率的 RR 为 0.92(95%CI 0.75 ～ 1.02)，50—59 岁者为 0.86(95%CI 0.68 ～ 0.97)，60—69 岁者为 0.67（95%CI 0.54 ～ 0.83），70—74 岁为 0.80（95%CI 0.51 ～ 1.28）[45]。因此，虽然乳腺 X 线摄影筛查可能降低乳腺癌死亡率，但在所有年龄段都没有统计学意义，并且获益的程度很小。

四、年龄对乳腺癌筛查的影响

40—49 岁女性乳腺 X 线摄影筛查的有效性多年来一直是激烈争论的话题。一些医疗组织通过发布乳腺 X 线摄影检查指南进一步加剧了这种争议[46]。尽管少数医疗团体反对，但在美国广泛推荐对年轻女性进行乳腺 X 线摄影检查。然而，在欧洲并非如此。在主要的工业化国家中，多年来仅有美国鼓励对 40—49 岁的女性进行乳腺 X 线摄影筛查。美国和欧洲立场存在差异的原因有多种[47]。例如，美国的“服务费”医疗保健系统可能会鼓励对年轻女性使用乳腺 X 线摄影检查。此外，美国的医疗法律环境可能有助于美国医生更愿意为 50 岁以下的女性推荐乳腺 X 线摄影筛查。尽管美国年轻女性广泛使用乳腺 X 线摄影筛查，美国乳腺癌死亡率仍然居高不下，这也反映出为何一些工业化国家不建议对这个年龄组进行筛查[48]。

为什么 50 岁以下的女性在乳腺 X 线摄影筛查获益需要更长的时间？有几种可能的解释[49]。一种可能性是筛查可以检测年轻女性中生长缓慢（惰性）的肿瘤。因此，乳腺癌死亡率的降低可能需要更长时间才能显现。然而，Kerlikowske认为，如果是这种情况，那么在50岁之后检测这些生长缓慢的肿瘤在降低死亡的风险方面可能效果相同[50]。或者，筛查对年轻女性可能不是很有效。筛查年轻女性的延迟获益实际上可能归因于在50岁之后对这些女性进行筛查。这种可能性由de Koning等通过名为MISCAN的计算机模拟模型（微观模拟筛选分析）研究[51]。他们的研究表明，筛查开始时年龄在40—49岁之间的女性乳腺癌死亡率的降低，实际上大部分是这些女性在50岁以后筛查的结果。

另一个重要的问题是为什么50岁以下和50岁以上的女性乳腺X线摄影筛查的效果不同。一些研究者认为50岁时乳腺X线摄影筛查效果的突然变化缺乏合理解释[52]。然而，50岁大致相当于绝经年龄，乳腺癌的生物学和流行病学在绝经前和绝经后的女性中有所不同[53]。50岁左右，乳腺癌发病率急剧上升，在该年龄后增长较慢[54]。我们已经指出，乳腺癌的病因、预后和治疗方面存在重要的年龄定性作用，这些相互作用可能表明年轻和年长女性的乳腺癌是不同的疾病，来自不同的途径[55]。定性年龄相互作用定义为RR或率发生逆转时的诊断年龄。曾经认为罕见，但现在定性年龄相互作用在研究乳腺癌的病因、预后和治疗的研究中被普遍报道[56]。例如，未生育、肥胖和口服避孕药会降低年轻女性的乳腺癌风险，但会增加老年女性的风险[50]。此外，高风险肿瘤在年轻女性中很常见，而低风险肿瘤在老年人中更常见，双峰峰值频率分别为50和70岁。即绝经前妇女的绝大多数肿瘤（> 2cm），淋巴结阳性肿瘤和ER阴性肿瘤的比例高于绝经后妇女[55, 57]。因此，乳腺X线摄影筛查试验的结果与其他研究的结果一致，这些研究显示了年轻和年长女性乳腺癌的生物学和流行病学的差异。Baines已经引起人们对年轻女性乳腺X线摄影筛查相关的“死亡悖论”的关注[58]。Baines指出，在最初的随访期间，许多筛查试验显示，年轻女性乳腺X线摄影筛查死亡人数增加，随访时间较长，死亡人数明显减少。相比之下，老年妇女的乳腺X线摄影筛查与死亡率的立即降低有关。

为什么乳腺X线摄影筛查在绝经前女性中的效果要低于绝经后女性？目前无法以任何程度的确定性回答这个问题，但应考虑几种可能性。随着筛查进展到乳腺癌诊断的时间并允许早期开始治疗，人们推测可能绝经后妇女从早期治疗中获益比绝经前妇女更多。另一种可能性是乳腺X线摄影的敏感性可能在绝经前妇女中较低，使其作为筛查试验的效果较差。最后，Tabar等[59]指出，绝经前妇女的肿瘤比绝经后妇女的肿瘤生长更快。事实上，间隔癌的发生率（在筛选期间诊断）似乎在绝经前比绝经后妇女更大。因此，Tabar等指出缩短筛查间隔（从2年缩短至1年）可以提高年轻女性乳腺X线摄影筛查的效果。

老年女性的乳腺X线摄影筛查

很多兴趣都集中在开始乳腺X线摄影筛查的最佳年龄（40岁 vs 50岁），而筛查的年龄上限受到的关注较少。虽然美国的组织可能会建议对70岁及以上的女性进行乳腺X线摄影检查，但很少有数据支持这些建议[60]。瑞典试验数据的分析可能推断70岁以上女性的乳腺X线摄影检查无效[61]；然而，由于很少有70岁以上的女性被纳入这些试验，因此无法得出有意义的结论。由于女性患乳腺癌的风险随着年龄的增长而增加，因此对老年女性进行乳腺X线摄影检查筛查的效果仍然是一个重要问题。Kerlikowske等[62]用数学模型（马尔可夫模型）研究了乳腺X线摄影筛查对老年女性的影响。他们的分析表明，69岁以后的乳腺X线摄影筛查具有中等成本效益，并且对于骨密度（bone mineral density，BMD）高的女性，预期寿命略有增加，但对于BMD低的女性则更为昂贵。这些研究人员计算，1064

名 BMD 高的女性或 7143 名 BMI 低的女性从 69 岁到 79 岁进行经常筛查，才能防止 1 人死亡。显然，在推荐老年女性筛查之前应仔细权衡乳腺 X 线摄影筛查的风险和获益。筛选的风险将在本章后面讨论。

在检查乳腺 X 线摄影筛查效果的 9 项随机试验中，只有瑞典两城市试验包括 70 岁及以上的女性（女性入组时年龄为 40—74 岁），但参加该年龄组的人数较少，并且亚组分析入组时 70—74 岁的人没有死亡率[26]。事实上，老年妇女似乎不太可能从乳腺 X 线摄影筛查中获益，并且危害（本章稍后讨论）可能超过任何潜在的小益处[63]。特别是，过度诊断的风险（在本章后面讨论）在老年妇女中非常显著，这可能会增加不必要治疗的死亡风险[63]。此外，在人群中，乳腺 X 线摄影筛查的死亡率益处大约需要 10 年，并且由于老年妇女因其他原因死亡的风险增加，预计很少有人会从这种延迟的筛查效果中受益[64]。此外，随着治疗方法的改善，筛查的益处也会减少（本章后面会讨论），在现代有效辅助全身治疗的时代，乳腺 X 线摄影筛查不太可能为老年人提供任何额外的益处[65]。

五、乳腺超声筛查

乳房超声（超声检查）主要用于评估在临床乳腺检查或乳腺 X 线摄影中发现的特定异常。然而，近年来，人们越来越关注对于乳腺癌高风险和乳房致密的女性使用超声筛查作为乳腺 X 线摄影检查的补充[66]。有人建议，对于有致密乳腺组织的女性，乳腺 X 线摄影的敏感性会降低，可能需要进行超声筛查。美国放射学成像网络（The American College of Radiology Imaging Network，ACRIN）对大约 2809 名乳腺癌高风险并且至少在一个乳房象限中具有异质致密或极其密集的乳腺实质的女性，进行了大规模乳腺 X 线摄影筛查和超声检查的前瞻性评估[67]。在这项研究中，乳腺 X 线摄影和超声检查与单纯乳腺 X 线摄影筛查相比，乳腺癌检出率提高了 55%。然而，超声筛查的增加与假阳性结果的数量的增加显著相关。迄今为止，超声筛查对乳腺癌死亡率的影响尚不清楚。日本目前正在进行一项大规模的随机对照试验，以评估乳腺 X 线摄影和超声检查对乳腺癌死亡率的影响[68]。在日本战略性抗癌随机试验（the Japan Strategic Anti-cancer Randomized Trial，J-START）中，2007—2011 年期间的 72 998 名年龄在 40—49 岁的无症状女性被随机分配接受 2 年 2 次乳腺 X 线摄影筛查和超声检查（干预组）与单用乳腺 X 线摄影（对照组）[69]。最近报道的结果表明，干预组的敏感性显著高于对照组，但特异性较低[69]。需更长时间的随访来确定筛查超声检查是否对降低乳腺癌特异性死亡率有影响。

六、乳腺磁共振成像筛查

一些非随机前瞻性研究对乳腺癌发病高危的女性的年度 MRI 筛查（结合乳腺 X 线摄影筛查）进行了评估[70]。这些研究已在全世界的几个国家进行。参与这些研究的女性是 BRCA 1 和 BRCA 2 突变携带者以及其他具有强烈乳腺癌家族史的女性。在其中一些研究中，女性有时也会接受乳腺 X 线摄影检查、乳房超声和（或）临床乳腺检查筛查。这些研究表明 MRI 的灵敏度范围为 77% ～ 100%，而乳腺 X 线摄影或超声的灵敏度范围为 16% ～ 40%。尽管 MRI 的敏感性大于乳腺 X 线摄影，但其特异性较低。Kriege 等[71] 报道 MRI 的特异性为 88%，乳腺 X 线摄影为 95%。此外，没有数据表明 MRI 筛查对敏感性的改善是否可以转化为乳腺癌死亡率的降低。2007 年 4 月，美国癌症协会（the American Cancer Society，ACS）发布了使用 MRI 作为乳腺癌数字摄影筛查辅助手段的指南[72]。ACS 小组建议对 BRCA

突变携带者进行乳腺 MRI 检查，已知 BRCA 突变携带者的未进行基因检测的一级亲属，接受胸部放射治疗的女性，如霍奇金病，以及 20% ～ 25% 或更高的终生患乳腺癌风险的女性。

七、临床乳腺检查筛查

临床乳腺检查可用于筛查（检测无症状妇女的癌症）或诊断（评估乳房疾病）。临床乳腺检查筛查与乳腺自我检查筛查的不同之处在于它需要使用经过培训的人员。自乳腺 X 线摄影筛查出现以来，临床乳腺检查作为筛查方式的作用已经减弱。事实上，美国乳腺 X 线摄影筛查的使用增加通常伴随着临床乳腺检查作为筛查方式的使用减少[73]。然而，一些有影响力的医疗组织，如美国放射学会、ACS 和美国医学协会，建议除了乳腺 X 线摄影之外还要用临床乳腺检查进行筛查[74]。值得注意的是，5% ～ 10% 的乳腺癌可通过临床乳腺检查检测到，但不能通过乳腺 X 线摄影检测到[74]。尽管临床乳腺检查筛查对乳腺癌死亡率的影响尚未完全阐明，但放弃临床乳腺检查筛查似乎为时过早。此外，应培训筛查人员执行适当的临床乳腺检查。

临床乳腺检查可以很容易地检测到＞ 1cm 的癌症[75]。此外，在美国乳腺癌检测和示范项目中，39% 的乳腺 X 线摄影检测小于 1cm 的癌症也可被临床乳腺检查检测到[76]。Mittra 等[75]表明，仔细的临床乳腺检查无法检测到原位癌症，22% 的乳腺 X 线摄影检查检测到小于 1cm 的侵袭性癌症。他们认为，乳腺 X 线摄影优于临床乳腺检查的优势不太可能具有临床意义。

20 世纪 90 年代末，菲律宾启动了一项大型随机前瞻性试验以评估临床乳腺检查筛查对乳腺癌死亡率的影响[77]。女性被随机分配接受临床乳腺检查筛查和乳房自我检查或常规护理技术的指导。女性入组时年龄在 35—64 岁之间，共有 404 947 名女性被随机分配（其中 216 884 名为干预组，188 063 名为对照组）。计划每隔 1 ～ 2 年进行五轮筛查，研究的主要终点是死亡率。然而，该研究于 1997 年 12 月终止（在第一轮筛选后），因为筛查阳性妇女的依从性差（许多在临床乳腺检查检测到异常的妇女拒绝进一步调查或治疗）。

值得注意的是，4 项乳腺 X 线摄影筛查试验还将临床乳腺检查作为筛查方式：健康保障计划、Edinburgh 和加拿大 NBSS Ⅰ和Ⅱ[25, 30, 33, 34]。这 4 项试验的结果表明，用临床乳腺检查筛查可以有效地检测乳腺癌。Barton 等[78]计算出临床乳腺检查筛查的灵敏度约为 54%，特异性约为 94%。

在健康保障计划试验中，女性被随机分配到乳腺 X 线摄影和临床乳腺检查筛查或不进行筛查[25]。这项研究是在乳腺 X 线摄影技术发展的早期阶段进行的，临床乳腺检查检测到不成比例的大量癌症。总体而言，在健康保障计划试验中，筛查人群中 67% 的癌症被临床乳腺检查检测到。其中，45% 仅通过临床乳腺检查检测，22% 通过临床乳腺检查和乳腺 X 线摄影检测到。仅乳腺 X 线摄影仅检测到 33% 的癌症。在健康保障计划试验中，年龄似乎影响了临床乳腺检查检测乳腺癌的有效性。对于 50—59 岁的女性，40% 的癌症仅通过临床乳腺检查检测，42% 通过乳腺 X 线摄影检测到；然而，对于年龄在 40—49 岁之间的女性，临床乳腺检查在检测肿瘤方面比乳腺 X 线摄影更有效，61% 的癌症仅通过临床乳腺检查检测，19% 通过乳腺 X 线摄影检测。因此，临床乳腺检查可能对健康保障计划试验筛查组中观察到的乳腺癌死亡率降低做出了很大贡献。

在爱丁堡的试验中，女性被随机分配到乳腺 X 线摄影检查和临床乳腺检查筛查或没有筛查[30]。在该研究中，筛查组中 74% 的癌由临床乳腺检查的筛查发现，其中 3% 仅通过临床乳腺检查检测，71%

通过乳腺 X 线摄影和临床乳腺检查共同检测。乳腺 X 线摄影检查仅筛查出人群中 26% 的癌症。因此，爱丁堡试验还表明，临床乳腺检查筛查在检测癌症方面是有效的。

在 CNBSS Ⅰ中，40—49 岁的女性被随机分配到乳腺 X 线摄影和临床乳腺检查筛查或无筛查[33]。CNBSS Ⅰ试验的结果与其他试验的结果一致，显示在随访的前 7 ～ 9 年内筛查年轻女性没有益处。在 CNBSS Ⅱ中，入组时年龄在 50—59 岁的女性被随机分配到单独临床乳腺检查或联合临床乳腺检查和乳腺 X 线摄影[34]。虽然其他试验显示该年龄组的乳腺 X 线摄影筛查有益，但 CNBSS Ⅱ发现它没有显示生存优势。这一结果可能被解释为乳腺 X 线摄影筛查对乳腺癌死亡率降低的贡献，超过单独使用临床乳腺检查筛查时可实现的辅助全身治疗。在 CNBSS 中，临床乳腺检查检测到 40—49 岁女性中 59% 的癌症。其中，32% 仅通过临床乳腺检查检测，27% 通过临床乳腺检查和乳腺 X 线摄影检测到。对于 50—59 岁的女性，44% 的癌症通过临床乳腺检查检测，其中 18% 仅通过临床乳腺检查检测，26% 通过临床乳腺检查和乳腺 X 线摄影检测到。因此，CNBSS 的结果与健康保障计划试验的结果一致，表明临床乳腺检查筛查在检测年轻女性癌症方面更有效。

尽管临床乳腺检查筛查在检测乳腺癌方面是有效的，但其对乳腺癌死亡率的影响尚不清楚。如果通过临床乳腺检查筛查可以降低乳腺癌死亡率，那么在发展中国家可能特别有用，因为乳腺 X 线摄影筛查不普及，乳腺癌死亡率正在上升。如前所述，在 20 世纪 90 年代末菲律宾开始了一项大型试验，以评估筛查临床乳腺检查对乳腺癌死亡率的疗效，但由于依从性差导致终止[77]。然而，1998 年在印度 Indraneel Mittra 博士的指导下开始了另一项大型试验[79]。在印度的试验中，120 000 名年龄在 30—60 岁之间的女性被随机分配到一个干预组（包括筛查临床乳腺检查、乳腺自我检查筛查教学，以及由受过训练的女性卫生工作者对子宫颈进行目视检查）或常规护理。随机分入干预组的妇女每 18 个月接受一次为期 6 年的筛查，总随访期为 10 年。Mittra 等[80]已经报道了试验筛查组中发现肿瘤分期显著下降。2006 年，在印度喀拉拉邦的特里凡得琅地区开展的一项集群随机对照试验报告了类似的肿瘤分期的下降[81]。该试验包括 115 652 名年龄在 30—69 岁之间的女性，随机接受临床乳腺检查筛查或无筛查。

Mittra 等[75]认为还需要一项临床试验，让女性随机接受乳腺 X 线摄影检查或临床乳腺检查筛查。他们认为，有充足的证据表明，使用临床乳腺检查进行筛查是一种潜在有效的筛查方式，因此需要与乳腺 X 线摄影筛查直接比较。

八、乳房自检筛查

乳房自我检查筛查自 20 世纪以来就一直在被倡导[82]。今天，它被各种医学协会、乳腺癌团体和媒体广泛宣传为有效的筛查工具（通常与乳房摄影筛查相结合）。美国各地的许多医院和诊所赞助了女性接受乳房自我检查技术教学的课程。乳房自我检查是一种非常吸引人的筛查方法，因为它价格低廉，可自我完成且非侵入性。然而，它在降低乳腺癌死亡率方面的功效从未得到证实。

两项随机对照试验研究了乳房自我检查筛查对乳腺癌死亡率的疗效，其中第一项是世界卫生组织在俄罗斯圣彼得堡进行的乳房自我检查试验[83]。这项研究中的女性招募于 1985—1989 年，来自 14 家随机选择的门诊医院的女性共 5712 名，并接受乳房自我检查教育。来自另外 14 家门诊医院的另外 64 759 名妇女作为对照组。Semiglazov 等[83]报道了 1992 年该试验的初步结果。在该研究的两组中检测到的乳腺癌数量几乎相同（乳房自我检查组 190 例，对照组 192 例），两组死亡率方面的差异无统计学意义。另外，在原发肿瘤的大小或淋巴结转移的发生率方面，两组之间没有发现显著差异。值得注意的是，乳房自我检查训练组对良性病变的切除活检组织数量较多，乳房自我检查组与对照组相比，RR 为 1.5（95%CI 1.1 ～ 1.9）。Semiglazov 等 [84] 报道了 1999 年该研究的进一步更新，并再次发现乳房自我检查和对照组之间的死亡率没有显著差异。

另一项乳房自我检查试验于 1989—1991 年在中国上海启动 [85]。在该试验中，267 040 名女性在工作场所（520 家纺织工厂）的基础上被随机分配接受强化乳房自我检查指导（研究组）或预防腰痛的课程（对照组）。经过 5 年的随访，两组乳腺癌病例数和乳腺癌死亡率几乎相同。然而，与对照组相比，乳房自我检查组的乳房活检数量增加了 2 倍多。Kosters 和 Gotzsche [79] 从北欧 Cochrane 中心报道了对俄罗斯和上海试验的 Meta 分析。乳房自我检查筛查组和对照组之间乳腺癌死亡率无统计学差异，RR 为 1.05（95%CI 0.90 ～ 1.24）。然而，与对照组相比，在乳房自我检查组中进行了几乎两倍的良性结果乳房活检，RR 为 1.88（95%CI 1.77 ～ 1.99）。因此，乳房自我检查筛查并非没有风险。证据表明，这可能会给女性带来相当大的焦虑。此外，假阳性和假阴性结果可能会产生相当大的成本和风险。

九、治疗进展对筛查效果的影响

乳腺癌治疗进展可能会削弱乳腺癌筛查的益处 [65]。9 项乳腺 X 线摄影筛查试验的历史综述似乎支持这一观点。1963 年开始的纽约健康保障计划试验表明，尽管乳房成像技术有所改善，乳腺 X 线摄影筛查可将乳腺癌死亡率降低约 30%，但随后的乳腺 X 线摄影筛查试验均未与这些结果相匹配 [65]。最近的三项试验（加拿大国家乳腺筛查研究以及英国年龄试验）发现乳腺 X 线摄影筛查没有任何益处 [35, 37]，有两个因素可能导致筛查获益减弱。首先，随着时间的推移，对乳腺癌认识的增强导致筛查试验的对照组中的肿瘤变小。例如，据报道，瑞典两城市试验对照组的平均肿瘤大小为 2.8cm，而最近的加拿大试验仅为 1.9cm [65]。其次，也许更重要的是，治疗的改善可能大大降低了筛查的益处。乳腺癌辅助全身治疗在 20 世纪 80 年代开始实施，并且对于参加加拿大国家乳腺癌筛查研究以及英国年龄试验的患者免费提供，但在早期的乳腺 X 线摄影筛查试验中没有。乳腺 X 线摄影筛查未能在这 3 个最近的试验中显示出任何益处，这可能至少部分归因于参加这些试验的女性可以进行辅助全身治疗。

癌症筛查的好处与癌症治疗的益处密切相关 [65]。为了使筛查有效，筛查检测的癌症的获益必须比临床检测的更有效。如果乳腺癌在每个临床阶段都可以治愈，或者，如果治疗无效，那么筛查将没有任何优势。此外，随着治疗的改善，筛查的相对和绝对益处都将下降。因此，预计乳腺癌治疗的进展会降低乳腺癌筛查的有效性。例如，考虑乳房摄影筛查在 20 年内将乳腺癌死亡风险从 40% 降低到 30%（25% 的相对收益和 10% 的绝对收益）。现在假设可获得具有 20% 相对益处的辅助治疗方案。接受这种治疗的患者在 20 年内将患乳腺癌的风险从 40% 降低到 32%。现在应该考虑筛查的效果，在 20 年期间死亡风险为 32%，筛查（如果假设其相对效益保持不变为 25%）将死亡风险从 32% 降低到 24%。因此，在这种特定的辅助治疗方案出现之前，筛查的绝对益处将是 10%，但在其引入后，筛查的绝对益处将降低至 8%。

然而，随着治疗的改善，筛查的相对益处也将减少。考虑到乳腺癌患者分为三类：仅通过筛查可治愈的患者，通过临床检测可治愈的患者，以及通过筛查或临床检测均无法治愈的患者。治疗的进展将因为减少了仅通过筛查可治愈的患者数量或不可治愈的数量来增加临床检测可治愈的患者数量。因此，筛选的相对益处将减少。

十、筛查的潜在危害

本章讨论的随机对照试验表明，乳腺X线摄影筛查可以将绝经后妇女的乳腺癌死亡率降低约25%。另外，筛选检测到的癌症通常小于临床检测到的癌症，因此比临床检测到的癌症更适合用保守手术（即乳房肿瘤切除术、四肢切除术或节段切除术）进行治疗。此外，乳腺MRI可能是乳腺癌高风险女性（如突变携带者）特别有用的筛查工具，因为它的敏感性高于乳腺X线摄影检查。然而，乳腺癌筛查存在某些危害。筛查的五个潜在有害后果值得考虑：提前、假阳性、辐射暴露、过度诊断和成本（表8-3）。

表8-3 筛查的潜在危害

提前	提前通知一个癌症诊断，没有半点获益
放射暴露（钼靶）	对易受低剂量辐射影响的患者可能增加患乳腺癌的风险
假阳性	导致不必要的乳腺活检
过度诊断	错误标记为癌症患者的不良财务/情感后果
成本	乳腺癌筛查的成本可能会使资源远离更平常的医疗保健需求

（一）提前

筛查可以提前乳腺癌的诊断时间，但这对所有女性都没有好处。随机对照试验表明，绝经后妇女的乳腺X线摄影筛查可将乳腺癌死亡率降低约25%。因此，对于大多数女性而言，通过乳腺X线摄影筛查推进乳腺癌诊断的时间并未改变结果。作为筛查的结果，许多女性只是获得了癌症诊断的预先通知，没有任何实际收益。筛查的这种“提前”效应（在没有任何实际利益的情况下）可能对生活质量产生不利影响。

（二）假阳性

假阳性是在筛查时被报告为可疑或恶性的病例，在进一步评估（例如并行活检）时证明是良性的。假阳性对生活质量有不利影响，导致额外的医疗保健支出。对于乳腺X线摄影筛查，美国的假阳性率远高于欧洲，其原因可能是美国担心诉讼，导致美国放射科医生更不愿意做出良性诊断[86]。Elmore等[87]计算出，在10次乳腺X线摄影后，美国一名女性的假阳性结果累积风险约为49%。总体而言，美国所有筛查乳腺X线摄影中约有10.7%导致假阳性结果。对于年龄在40—49岁之间的女性，累积风险约为56%，而对于50—79岁的女性，10次乳腺X线摄影后的假阳性结果的累积风险约为47%。相比之下，挪威乳腺癌筛查计划中假阳性乳腺X线摄影的累积10年风险约为21%[88]。来自CNBSS Ⅱ的证据表明，与临床乳腺检查筛查相关的假阳性较少[76]。在该研究中，50—59岁的女性被随机分配到临床乳腺检查筛查或联合乳腺X线摄影和临床乳腺检查筛查。研究的两组之间的死亡率没有显著差异。与单独使用临床乳腺检查相比，联合筛查时良性乳房肿块的活检率高3倍。

一项研究发现，女性普遍意识到乳腺X线摄影筛查会产生假阳性结果[89]。该研究还表明，大多数女性认为假阳性是乳腺X线摄影筛查的可接受后果，并愿意容忍这种结果。事实上，调查发现，63%的女性认为每个生命豁免500个或更多的假阳性是合理的，37%愿意容忍每个生命节省多达10 000个假阳性。然而，对美国全国健康访谈调查数据的分析表明，假阳性乳腺X线摄影对生活质量有不利影响[90]。

在美国人口的随机抽样中，之前经历过假阳性乳腺 X 线摄影的女性更有可能报告焦虑和抑郁症状。

（三）辐射暴露

Bailar 是第一个提出乳腺 X 线摄影筛查的低剂量辐射可能诱发乳腺癌的人之一[91]。随后，Beemsterboer 等[92]开发了一种计算机模拟模型，用于估计因接触低剂量辐射引起的乳腺癌死亡以及乳腺 X 线摄影筛查导致的生命数量。这些估计数据来自瑞典乳腺摄影筛查试验和荷兰乳腺癌筛查计划的数据。在他们的模型中，预防乳腺癌死亡人数与 50—69 岁女性乳腺 X 线摄影筛查结果之间的比例为 242：1，假设 2 年筛查间隔，平均腺体剂量为 4mGy 至每个乳房来自两个视图的乳腺 X 线摄影。当乳腺 X 线摄影筛查扩大到包括 40—49 岁的女性时，该比例为 97：1。因此，根据该模型，如果在 50 岁以下开始进行乳腺 X 线摄影筛查，则低剂量辐射的潜在危害会大大增加。Swift 等[93]提出注意乳腺 X 线摄影筛查对共济失调基因携带者的潜在危害——毛细血管扩张症。在暴露于相对低剂量的辐射后，这些携带者患乳腺癌的风险增加。所有个体中大约 1.4% 是毛细血管扩张症基因的杂合子携带者，因此可能存在低剂量辐射有害影响风险的人群很多。在乳腺 X 线摄影筛查之前识别这些人将是一项巨大而昂贵的工作，并且可能不可行。在毛细血管扩张症基因的杂合子载体中诱导乳腺癌所需的辐射量尚不清楚。一些研究人员推测，总剂量需要 20mGy[94]。由此，毛细血管扩张症基因的载体每 2 年进行一次乳腺 X 线摄影检查，可能会在 10 年内累积一剂危险剂量的电离辐射，假设从两视图乳腺 X 线摄影中每个乳房的平均腺体剂量为 4mGy。

携带 BRCA1 和 BRCA2 基因突变的女性患乳腺癌的风险增加。多年来，医疗组织一直建议 BRCA1 和 BRCA2 突变携带者在 25—30 岁时开始进行年度乳腺 X 线摄影筛查[95]。然而，这些建议未考虑与乳腺 X 线摄影筛查相关的低剂量辐射的潜在危害。DNA 修复需要 BRCA1 和 BRCA2 基因，并且有人认为携带这些基因突变的女性可能对低剂量辐射的影响非常敏感[96, 97]，年轻女性的辐射诱发乳腺癌死亡率的累积终生风险更高，一项研究表明，年龄小于 35 岁的 BRCA 突变携带者乳腺 X 线摄影筛查没有净效益[98]。这些问题使乳房 MRI 成为携带 BRCA1 或 BRCA2 突变的年轻女性特别有吸引力的筛查选择。与乳腺 X 线摄影术相比，没有与 MRI 筛查相关的辐射暴露。

（四）过度诊断

在过去的 30 年中，美国的乳腺癌发病率急剧上升，部分原因是乳腺 X 线摄影筛查造成的“过度诊断”。Peeters 及其同事将过度诊断定义为“组织学确定的导管内或浸润性癌症的诊断，如果没有进行筛查，则在患者的正常预期寿命期间永远不会发展成临床表现的肿瘤”[99]。马尔默筛查试验的长期随访表明，乳腺 X 线摄影筛查中检测到的乳腺癌中约有 1/4 表示过度诊断[100]。最近的一项研究表明，在美国没有乳腺 X 线摄影筛查的情况下，将近 1/3 的乳腺癌永远不会被诊断出来[101]。这种惊人的过度诊断率可能对生活质量产生不利影响，甚至可能对死亡率产生不利影响。实际上，乳腺 X 线摄影筛查对乳腺癌的过度诊断会使女性面临不必要治疗的风险，这可能会导致治疗相关死亡率的过度减少。

要了解筛查如何导致浸润性乳腺癌的过度诊断，请考虑以下假设情况。一名患有严重冠状动脉疾病的 65 岁女性接受常规乳腺 X 线摄影筛查。作为筛查的结果，发现了隐匿性（不可触及的）侵袭性乳腺癌。该癌症通过手术、放射疗法和他莫昔芬治疗。1 年后，该患者死于心肌梗死。由于乳腺 X 线摄影筛查将乳腺癌诊断的时间提前了 2 ～ 4 年，如果没有筛查，这名患者的乳腺癌可能不会被发现。她可能会死于心肌梗死，从不知道自己患有乳腺癌，并且可以免于因癌症诊断而导致的治疗。这个例子说明了筛查如何揭示侵袭性癌症，这些癌症不会成为临床症状或对女性的正常预期寿命构成威胁。Zahl 等 [102] 表明，通过乳腺 X 线摄影筛查检测到的一些隐匿性浸润性乳腺癌最终可能已经发生自发性消退。然而，与乳腺 X 线摄影筛查相关的更大问题是无创（原位）癌症的过度诊断 [103]。自乳腺 X 线摄影筛查出现以来，DCIS 的发病率急剧增加 [104]。DCIS 很少可触及，因此很少通过临床检查发现。大多数 DCIS 病例是通过乳腺 X 线摄影筛查来诊断的。事实上，在乳腺 X 线摄影筛查出现之前，DCIS 仅占美国所有乳腺癌病例的 1% ～ 2%[105]。近年来，DCIS 占所有乳腺癌病例的 12% 以上，其中约 30% 是通过乳腺 X 线摄影发现的 [106]。

许多临床医生长期以来一直认为 DCIS 是一种侵袭性癌症，如果不及时治疗，会不断发展为浸润性乳腺癌。该假设基于两个观察结果。首先，在简单切除 DCIS 后，经常发生复发，其中许多是浸润性乳腺癌。其次，DCIS 通常与浸润性乳腺癌相邻，这表明 DCIS 是侵袭性肿瘤的前兆。然而，现在的证据表明，大多数 DCIS 病例在一个女性的一生中不会在临床上表现为乳腺癌。Nielsen 等 [107] 报道了在丹麦哥本哈根弗雷德里克斯堡医院进行的 110 次医学法律解剖的结果。这些尸检是对死于事故的妇女进行的。在这些女性中，15% 的女性偶然发现了 DCIS，这一发病率是预计在 20 年内发展的明显癌症数量的 4 ～ 5 倍。此外，在两项独立的研究中，Rosen 等 [108] 和 Page 等 [109] 回顾了良性乳腺活检，并发现了许多初始病理学家忽视 DCIS 的情况。在这两项研究中，只有约 25% 的患者在随访 15 ～ 18 年后出现临床表现为浸润性乳腺癌。最后，在先前诊断为乳腺癌的女性中，Alpers 和 Wellings 在尸检时发现大约 48% 的对侧乳房患有 DCIS，但这些女性中只有约 12.5% 会在 20 年内发生对侧乳腺癌 [110]。总之，这些研究表明在女性一生中，乳腺 X 线摄影检查中每 4 ～ 5 例 DCIS 中只有 1 例会发展为临床表现的乳腺癌。

（五）成本

医疗保健资源往往有限，特别是在发展中国家。理想情况下，这些资源应在各种医疗保健计划中公平分配，以获得最大利益。同样，重要的是要强调，被邀请参加乳腺癌筛查计划的女性不是“患者”，大多数患者不会成为患者。然而，乳腺癌筛查计划通常使用昂贵的技术，旨在维持乳腺癌筛查计划的资源可能会占用可用于更紧迫和平凡的医疗保健计划的资源，从而对整个社区的健康产生不利影响。为了解决这个问题，Kattlove 等 [111] 估计，在 1995 年，通过乳腺 X 线摄影筛查可以在 10 年内挽救一个生命的成本。对于 40—49 岁的女性，与 50—59 岁女性的筛查成本相比，估计的筛查成本要高得多，而这一成本高于 60—69 岁女性的成本。如果医疗资源有限，那么在决定如何最好地利用稀缺资源时应考虑年龄。此外，重要的是要考虑到，印度等发展中国家的乳腺癌临床乳腺检查筛查的成本效益可能与发达国家乳腺 X 线摄影筛查的成本效益相当 [112]。

结论

关于乳腺癌的筛查比任何其他类型的癌症更为人所知。本章讨论了常用的乳腺癌筛查方法。包括乳腺 X 线摄影检查、经过培训的人员的临床乳腺检查、乳腺自我检查，超声和 MRI。随机对照试验表明，绝经后妇女进行乳腺 X 线摄影筛查可使乳腺癌死亡率降低约 25%，然而，它对绝经前妇女的影响存在争议。迄今为止，没有来自随机前瞻性试验的数据 ，比较临床乳腺检查筛查的效果与未筛查乳腺癌死亡率。然而，一些乳腺X线摄影筛查试验将临床乳腺检查纳入筛查方式，这些试验的结果表明临床乳腺检查可能是一种有效的筛查工具。一项大型、随机、前瞻性研究已在印度启动，以进一步研究这种可能性。到目前为止，来自两项大型随机前瞻性试验的数据表明，乳腺自我检查筛查对降低乳腺癌死亡率没有影响。在非专业媒体中，相当重视乳腺癌筛查的潜在益处，并且很少关注其潜在风险。自愿进行乳腺癌筛查的妇女通常是健康的，绝大多数妇女不会从筛查中获得实际收益。许多女性似乎对筛查对乳腺癌的死亡风险的影响知之甚少。Black 等[113]调查了200名年龄在40—50岁之间且没有乳腺癌病史的女性，发现这些女性高估了她们死于乳腺癌的可能性超过20倍，而且筛查的有效性降低了6倍。因此，有必要更加平衡地介绍乳腺癌风险和筛查的有效性。在筛选之前，不仅应该与每个女性讨论获益的可能性，还要概述潜在的风险。然而，值得注意的是，最近的几项研究表明，乳腺癌筛查导致基于人群的乳腺癌死亡率下降[114, 115]。使用筛查的不平等（以及筛查有效性的差异）也可能部分地解释了美国乳腺癌死亡率的种族差异扩大[116]。显然，需要对基于人群的统计数据进行更仔细的审查，以更好地识别乳腺癌筛查的总体影响。

推荐阅读

[1] MacDonald I. Biological predeterminism in human cancer. Surg Gynecol Obstet. 1951;92:443–52.
[2] Black MM, Speer FD. Biological variability of breast carcinoma in relation to diagnosis and therapy. NY State J Med. 1953;53:1560–3.
[3] Devitt JE. Breast cancer: have we missed the forest because of the tree? Lancet. 1994;344:734–5.
[4] Haagensen CD. Diseases of the breast. Philadelphia: WB Saunders; 1956.
[5] Jatoi I. Breast cancer screening. Am J Surg. 1999;177:518–24.
[6] Jatoi I. Breast cancer: a systemic or local disease? Am J Clin Oncol. 1997;20:536–9.
[7] Cole P, Morrison AS. Basic issues in population screening for cancer. J Natl Cancer Inst. 1980;64:1263–72.
[8] Nielsen C, Lang RS. Principles of screening. Med Clin North Am. 1999;83:1323–37.
[9] Anderson TJ, Lamb J, Alexander F, et al. Comparative pathology of prevalent and incident cancers detected by breast cancer screening: Edinburgh breast screening project. Lancet. 1986;1:519–23.
[10] Gilliland FD, Joste N, Stauber PM, et al. Biologic characteristics of interval and screen–detected breast cancer. J Natl Cancer Inst. 2000;92:743–9.
[11] Xu IL, Prorok PC. Non–parametric estimation of the post–lead–time survival distribution of screen–detected cancer cases. Stat Med. 1995;14:2715–25.
[12] Black WC, Welch HG. Advances in diagnostic imaging and overestimation of disease prevalence and the benefits of therapy. N Engl J Med. 1993;328:1237–43.
[13] Kiemi PJ, Joensuu H, Toikkanen S, et al. Aggressiveness of breast cancers found with and without screening. Br Med J. 1992;304:467–9.
[14] Schmidt JG. The epidemiology of mass breast cancer screening—a plea for a valid measure of benefit. J Clin Epidemiol. 1990;43:215–22.
[15] Monsees BS, Destouet JM. A screening mammography program: staying alive and making it work. Radiol Clin North Am. 1992;30:211–9.
[16] Hurley SF, Kaldor JM. The benefits and risks of mammographic screening for breast cancer. Epidemiol Rev. 1992;14:101–30.
[17] Salomon A. Beitrage zur pathologie und klinik der maminacrcinome. Arch f klin Chir. 1913;101:573–668.
[18] Warren SL. A roentgenologic study of the breast. Am J Roentgenol. 1930;24:113–24.
[19] Gershon–Cohen I, Ingleby H, Moore L. Can mass X–ray surveys be used in detection of early cancer of the breast? JAMA. 1956;161:1069–71.
[20] Gershon–Cohen I, Hermel MB, Berger SM. Detection of breast cancer by periodic X–ray examinations. JAMA. 1961;176:1114–6.
[21] Egan RL. Mammography, an aid to diagnosis of breast carcinoma. JAMA. 1962;182:839–43.
[22] Fletcher SW, Black W, Harris R, et al. Report of the international workshop on screening for breast cancer. J Natl Cancer Inst. 1993;85:1644–56.
[23] Shapiro S, Venet W, Strax P, et al. Ten–to fourteen–year effect of screening on breast cancer mortality. J Natl Cancer Inst. 1982;69:349–55.
[24] Eddy DM, Hasselblad V, McGivney W, et al. The value of mammography screening in women under age 50 years. JAMA. 1988;259:1512–9.
[25] Shapiro S, Venet W, Strax P, et al. Periodic screening for breast cancer: the health insurance plan project and its Sequelae, 1963–1986. Baltimore: Johns Hopkins University; 1988.
[26] Nystrom L, Rutqvist LE, Wall S et al. Breast cancer screening with mammography: overview of Swedish randomized trials. Lancet. 1993;34(l):973–8.
[27] Organizing Committee and Collaborators. Breast cancer

screening with mammography in women aged 40–49 years: report of the Organizing Committee and Collaborators, Falun Meeting, Falun, Sweden (21 and 22 March 1996). Int J Cancer. 1996;68:693–9.
[28] Hendrick RE, Smith RA, Rutlege JH, et al. Benefit of screening mammography in women aged 40–49: a new meta–analysis of randomized controlled trials. Monogr Natl Cancer Inst. 1997;22:87–92.
[29] Alexander FE, Anderson TI, Brown H, et al. The Edinburgh randomised trial of breast cancer screening: results after 10 years of follow–up. Br J Cancer. 1994;70:542–8.
[30] Alexander FE. The Edinburgh randomized trial of breast cancer screening. Monogr Natl Cancer Inst. 1997;22:31–5.
[31] Alexander FE, Anderson TI, Brown HK, et al. 14 years of follow–up from the Edinburgh randamised trial of breast cancer screening. Lancet. 1999;353:1903–8.
[32] Miller AB, Baines CI, To T, et al. Canadian national breast screening study I. Breast cancer detection and death rates among women aged 40 to 49 years. Can Med Assoc J. 1992;147:1459–76.
[33] Miller AB, Baines CJ, To T, et al. Canadian national breast screening study II. Breast cancer detection and death rates among women aged 50 to 59 years. Can Med Assoc J. 1992;147:1477–88.
[34] Miller AB, To T, Baines CI, Wall C. Canadian national breast screening study–2: 13–year results of a randomized trial in women aged 50–59 years. J Natl Cancer Inst. 2000;92:1490–9.
[35] Miller AB, Wall C, Baines CJ, Sun P, To T, Narod SA. Twenty five year follow–up for breast cancer incidence and mortality of the Canadian National Breast Screening Study: randomised screening trial. Br Med J. 2014;348:g366.
[36] Mosss SM, Cuckle H, Evans A, Johns L, Waller M, Bobrow L. Trial management group. Effect of mammographic screening from age 40 years on breast cancer mortality at 10 years' follow–up: a randomized controlled trial. Lancet. 2006;368(9552):2053–60.
[37] Moss SM, Wale C, Smith R, Evans A, Cuckle H, Duffy SW. Effect of mammographic screening from age 40 years on breast cancer mortality in the UK Age trial at 17 years' follow–u: a randomised controlled trial. Lancet Oncology. 2015;16:1123–32.
[38] Kerlikowske K, Grady D, Rubin SM, et al. Efficacy of screening mammography. A meta–analysis. JAMA. 1995;273: 149–54.
[39] Smart CR, Hendrick RE, Rutledge JH III, et al. Benefit of mammography screening in women ages40 to 49 years: current evidence from randomized controlled trials. Cancer. 1995;75:1619–25.
[40] Humphrey LL, Helfand M, Chan BK, Woolf SH. Breast cancer screening: a summary of the evidence for the U.S. preventive services task force. Ann Intern Med. 2002;137:347–60.
[41] Gotzsche PC, Olsen O. Is screening for breast cancer with mammography justifiable? Lancet. 2000;355:129–34.
[42] Duffy SW, Tabar L. Screening mammography re–evaluated. Lancet. 2000;355:747–8.
[43] Dean PB. Final comment. The articles by Gotzsche and Olsen are not Official Cochrane reviews and lack scientific merit. Lakartidningen. 2000;97:3106.
[44] Gotzsche PC, Nielsen M. Screening for breast cancer with mammography. Cochrane Database Syst Rev. 2006;(4):CD001877.
[45] Nelson HD, Fu R, Cantor A, Pappas M, Daeges M, Humphrey L. Effectiveness of breast cancer screening: systematic review and meta–analysis to update the 2009 U.S. preventive services task force recommendation. Ann Intern Med. 2016;164(4):1–12.
[46] Jatoi I. The case against mammographic screening for women in their forties. In: Jatoi I, editor. Breast cancer screening. Austin: Landes Biosciences; 1997. p. 35–49.
[47] Jatoi I, Baum M. American and European recommendations for screening mammography in younger women: a cultural divide? RMJ. 1993;307:1481–3.
[48] Davis DL, Love SM. Mammographic screening. JAMA. 1994;271:152–3.
[49] Fletcher SW. Breast cancer screening among women in their forties: an overview of the issues. Monogr Natl Cancer Inst. 1997;22:5–9.
[50] Kerlikowske K. Efficacy of screening mammography among women aged 40 to 49 years and 40 to 69 years: comparison of relative and absolute benefit. Monogr Natl Cancer Inst. 1997;22:79–86.
[51] de Koning HJ, Boer R, Warmerdam PG, et al. Quantitative interpretations of age–specific mortality reductions from the Swedish breast cancer screening trials. J Nati Cancer Inst. 1995;87:1217–23.
[52] Kopans DB. The case in favor of mammographic screening for women in their forties. In: Jatoi I, editor. Breast cancer screening. Austin: Landes Biosciences; 1997. p. 9–34.
[53] Elwood JM, Cox B, Richardson AK. The effectiveness of breast cancer screening by mammography in younger women. Online J Curr Clin Trials. 1993 (Doc No. 32).
[54] Clemmensen J. Carcinoma of the breast: results from statistical research. Br J Radiol. 1948;21:583.
[55] Jatoi I, Anderson WF, Rosenberg PS. Qualitative age–interactions in breast cancer: a tale of two diseases? Am J Clin Oncol. 2008;31:504–6.
[56] Willett W. Nutritional epidemiology. New York: Oxford University; 1990.
[57] Henderson IC. Biologic variations of tumors. Cancer. 1992;69:1888–95.
[58] Baines CJ. Mammography screening: are women really giving informed consent? J Natl Cancer Inst. 2003; 95(20):1512–3.
[59] Tabar L, Fagerberg G, Day NE, et al. What is the optimum interval between mammographic screening examinations? An analysis based on the latest results of the Swedish two–county breast cancer screening trial. Br J Cancer. 1987;55: 547–51.
[60] Leitch AM, Dodd GD, Constanza M, et al. American cancer society guidelines for the early detection of breast cancer: update 1997. CA Cancer J Clin. 1997;47:150–3.
[61] Larsson LG, Nystrom L, Wall S, et al. The Swedish randomized mammography screening trials. J Med Screen. 1996;3:129–32.
[62] Kerlikowske K, Salzmann P, Phillips KA, et al. Continuing screening mammography in women aged 70 to 79 years: impact on life expectancy and cost–effectiveness. JAMA. 1999;282:2156–63.
[63] Jatoi I, Miller AB. Breast cancer screening in elderly women: primum non nocere. JAMA Surgery. 2015;150(12): 1107–8.
[64] Jatoi I, Miller AB. Why is breast cancer mortality declining?

Lancet Oncology. 2003;4:251–4.
[65] Jatoi I. The impact of advances in treatment on the efficacy of mammography screening. Prev Med. 2011;53:103–4.
[66] Kuhl CK. The "coming of age" of nonmammographic screening for breast cancer. JAMA. 2008;299(18):2203–5.
[67] Berg WA, Blume JD, Cormack JB. Combined screening with ultrasound and mammography vs mammography alone in women at elevated risk of breast cancer. JAMA. 2008;299(18):2151–63.
[68] Tohno E, Ueno E, Watanabe H. Ultrasound screening of breast cancer. Breast Cancer. 2009;16(1):18–22.
[69] Ohuchi N, Suzuki A, Sobue T, et al. Sensitivity and specificity of mammography and adjunctive ultrasonography to screen for breast cancer in the Japan Strategic Anti-cancer Randomized Trial (J-START): a randomised controlled trial. Lancet. 2016;387:341–8.
[70] Jatoi I, Anderson WF. Management of women who have a genetic predisposition for breast cancer. Surg Clin North Am. 2008;88(4):845–61.
[71] Kriege M, Brekelmans CT, Boetes C, et al. Efficacy of MRI and mammography for breast cancer screening in women with a familial or genetic predisposition. N Engl J Med. 2004;351(5):427–37.
[72] Saslow D, Boetes C, Burke W, et al. American cancer society guidelines for breast screening with MRI as an adjunct to mammography. CA Cancer J Clin. 2007;57(2): 75–89.
[73] Bums RB, Freund KM, Ash AS, et al. As mammography use increases, are some providers omitting clinical breast examination? Arch Intern Med. 1996;156:741–4.
[74] Saslow D, Hannan J, Osuch J, et al. Clinical breast examination: practical recommendations for optimizing performance and reporting. CA Cancer J Clin. 2004; 54:327–44.
[75] Mittra I, Baum M, Thornton H, et al. Is clinical breast examination an acceptable alternative to mammographic screening? BMJ. 2000;321:1071–3.
[76] Report of the Working Group to review the National Cancer Institute-American Cancer Society breast cancer detection demonstration projects. J Nati Cancer Inst. 1979;62: 639–709.
[77] Pisani P, Parkin DM, Ngelangel C, Esteban D, et al. Outcome of screening by clinical examination of the breast in a trial in the Philippines. Int J Cancer. 2006;118(1): 149–54.
[78] Barton MB, Harris R, Fletcher SW. Does this patient have breast cancer? The screening clinical breast examination: should it be done? How? JAMA. 1999;282:1270–80.
[79] Kosters JP, Gotzsche PC. Regular self-examination or clinical examination for early detection of breast cancer. Cochrane Database Syst Rev. 2003;2(CD003373). doi:10.1002/14651858.CD003373.
[80] Mittra I, Mishra GA, Singh S, et al. A cluster randomized, controlled trial of breast and cervix cancer screening in Mumbai, India: methodology and interim results after three rounds of screening. Int J Cancer. 2010;126:976–84.
[81] Sankaranarayanan R, Ramadas K, Thara S, et al. Clinical breast examination: preliminary results from a cluster randomized controlled trial in India. J Natl Cancer Inst. 2011;103:1–5.
[82] Adair FE. Clinical manifestations of early cancer of the breast— with a discussion on the subject of biopsy. N Engl J Med. 1933;208:1250–5.
[83] Semiglazov VF, Moiseyenko VM, Bavli JL, Migmanova N, et al. The role of breast self-examination in early breast cancer detection (results of the 5-year USSR/WHO randomized study in Leningrad). Eur J Epidemiol. 1992;8(4):498–502.
[84] Semiglazov VF, Moiseyenko VM, Manikhas AG, Protsenko SA, Kharikova RS, Ivanow VG, et al. Role of breast self-examination in early detection of breast cancer: Russia/ WHO prospective randomized trial in St. Petersburg. Cancer Strategy. 1999;1:145–51.
[85] Thomas DB, Gao DL, Ray RM, Wang WW, Allison CJ, Chen FL, et al. Randomized trial of breast self-examination: final results. J Natl Cancer Inst. 2002;94(19):1445–57.
[86] Fletcher SW, Elmore JG. False-positive mammograms—can the USA learn from Europe? Lancet. 2005;365:7–8.
[87] Elmore JG, Barton MB, Moceri VM, et al. Ten-year risk of false-positive screening mammograms and clinical breast examinations. N Engl J Med. 1998;338:1089–96.
[88] Hofvind S, Thorsen S, Tretli S. The cumulative risk of a false-positive recall in the Norwegian breast cancer screening program. Cancer. 2004;101:1501–7.
[89] Schwartz LM, Woloshin S, Sox HC, et al. U.S. women's attitudes to false-positive mammography results and detection of ductal carcinoma in situ: cross sectional survey. BMJ. 2000;320:1635–40.
[90] Jatoi I, Zhu K, Shah M, Lawrence W. Psychological distress in U. S. women who have experienced false-positive mammograms. Breast Cancer Res Treat. 2006;101:191–200.
[91] Bailar JC. Mammography: a contrary view. Ann Intern Med. 1976;84:77–84.
[92] Beemsterboer PM, Warmerdam PG, Boer R, et al. Radiation risk of mammography related to benefit in screening programmes: a favourable balance? J Med Screen. 1998;5: 81–7.
[93] Swift M, Morrell D, Massey RB, et al. Incidence of cancer in 161 families affected by ataxia-telangiectasia. N Engl J Med. 1991;325:1831–6.
[94] Werneke U. Ataxia telangiectasia and risk of breast cancer. Lancet. 1997;350:739–40.
[95] Robson M, Offit K. Clinical practice. Management of an inherited predisposition to breast cancer. N Engl J Med. 2007;357(2):154–62.
[96] Vaidya JS, Baum M. Benefits and risks of screening mammography in women with BRCA1 and BRCA2 mutations. JAMA. 1997;278:290.
[97] Pijpe A, Andrieu N, Easton DF, et al. Exposure to diagnostic radiation and risk of breast cancer among carriers of BRCA ½ mutations: retrospective cohort study (GENE-RAD-RISK). Br Med J. 2012;345:1–15.
[98] de Gonzalez AM, Berg CD, Visvanathan K, Robson M. Estimated risk of radiation-induced breast cancer from mammographic screening for young BRCA mutation carriers. J Natl Cancer Inst. 2009;101:205–9.
[99] Peeters PH, Verbeek AL, Straatman H, et al. Evaluation of over-diagnosis of breast cancer in screening with mammography: results of the Nijmegen programme. Int J Epidemiol. 1989;18:295–9.
[100] Zackrisson S, Andersson I, Janzon L, Manjer J, Garne JP. Rate of over-diagnosis of breast cancer 15 years after end of Malmo mammographic screening trial: follow-up study. Br Med J. 2006;332(7543):689–92.

[101] Bleyer A, Welch HG. Effect of three decades of screening mammography on breast cancer incidence. N Engl J Med. 2012;367:1998–2005.
[102] Zahl P, Maehlen J, Welch HG. The natural history of invasive breast cancers detected by screening mammography. Arch Intern Med. 2008;168(21):2311–6.
[103] Jatoi I, Baum M. Mammographically detected ductal carcinoma in situ: are we overdiagnosing breast cancer? Surgery. 1995;118:118–20.
[104] Welch HG, Woloshin S, Schwartz LM. The sea of uncertainty surrounding ductal carcinoma in situ—the price of screening mammography. J Natl Cancer Inst. 2008;100(4):228–9.
[105] Moore MM. Treatment of ductal carcinoma in situ of the breast. Semin Surg Oncol. 1991;7:267–70.
[106] Emster VL, Barclay J, Kerlikowske K, et al. Incidence of and treatment for ductal carcinoma in situ of the breast. JAMA. 1996;275:913–8.
[107] Nielsen M, Thomsen JL, Primdahl S, et al. Breast cancer and atypia among young and middle aged women: a study of 110 medicolegal autopsies. Br J Cancer. 1987;56: 814–9.
[108] Rosen PR, Braun DW Jr, Kinne DE. The clinical significa-nce of pre–invasive breast carcinoma. Cancer. 1980;46: 919–25.
[109] Page DL, Dupont WD, Rogers LW, et al. Intraductal carcinoma of the breast: follow–up after biopsy only. Cancer. 1982;49:751–8.
[110] Alpers CE, Wellings SR. The prevalence of carcinoma in situ in normal and cancer–associated breasts. Hum Pathol. 1985;16:796–807.
[111] Kattlove H, Liberati A, Keeler B, et al. Benefits and costs of screening and treatment for early breast cancer: development of a basic benefit package. JAMA. 1995;273: 142–8.
[112] Okonkwo QL, Draisma G, der Kinderen A, Brown ML, de Koning HJ. Breast cancer screening policies in developing countries: a cost–effectiveness analysis for India. J Natl Cancer Inst. 2008;100:1290–300.
[113] Black WC, Nease RF, Tosteson AN. Perceptions of breast cancer risk and screening effectiveness in women younger than 50 years of age. J Natl Cancer Inst. 1995;87:720–31.
[114] Berry DA, Cronin KA, Plevritis SK, et al. Effect of screening and adjuvant therapy on mortality from breast cancer. N Engl J Med. 2005;353(17):1784–92.
[115] Jatoi I, Chen BE, Anderson WF, Rosenberg PS. Breast cancer mortality trends in the United States according to estrogen receptor status and age at diagnosis. J Clin Oncol. 2007;25 (13):1683–90.
[116] Jatoi I, Anderson WF, Rao SR, Devesa SS. Breast cancer trends among black and white women in the United States. J Clin Oncol. 2006;23(31):7836–41.

第 9 章 乳腺影像学

Breast Imaging

Anne C. Hoyt，Irene Tsai 著
阎　语　阮胜男　译

乳腺放射性检查的目的包括筛查和诊断，是目前筛查和诊断乳腺癌的主要影像学手段。诊断性 X 线技术应用于存在乳腺疾病症状的患者。近年来，数字乳腺断层摄影技术（digital breast tomosynthesis，DBT）一跃成为乳房成像最为重要的检查手段之一。根据美国食品和药物管理局截至 2016 年 7 月 1 日统计的数据，美国 97% 经过认证的乳腺 X 射线摄影设备均应用了数字成像技术，其中 29% 可提供 DBT 检查。这种整体性的突破性进展离不开社会专业机构的努力和政府的支持，美国放射协会（the American College of Radiology，ACR）1987 年 [1] 的乳腺放射检查认证计划和 1994 年 [2] 的乳腺放射检查质量标准法是其中标志性的两项进步。除此之外，ACR 乳腺成像报告和数据系统（breast imaging reporting and data system，BI-RADS）也持续促进着全球乳腺放射性检查技术的交流、患者的跟踪随访与质量监控 [3]。鉴于 BI-RADS 的专业性及传播度，一些 BI-RADS 指南中的专业词汇将会在本章出现。最新的第 5 版 BI-RADS 指南不仅涵盖了乳腺放射性检查，也包含着乳腺超声检查和 MRI 的内容 [3]。

乳腺超声检查是乳腺放射性检查最重要的辅助手段。同放射性检查一样，乳腺超声检查也经历了重大技术改革，并为乳腺成像技术做出了突出贡献。乳腺影像学的进步使超声引导下的乳房立体定位活检技术成为现实并广泛应用，超声引导下立体定位的乳腺粗针穿刺活检技术（core needle biopsy，CNB）也成为目前乳房活检最主要的检查方法。此外，乳腺其他成像方式还包括 MRI 和放射性核素成像等。

一、乳腺 X 线摄影检查

（一）乳腺 X 线摄影筛查技术

乳腺 X 线摄影筛查技术是针对无明显乳房症状的患者开展的检查，其主要目的在于发现隐匿性乳腺癌。乳腺 X 线摄影的标准筛查方式包括两个视野的检查：乳房内外斜位方向摄影（mediolateral oblique，MLO）和作为其补充的头尾方位摄影（craniocaudal，CC）（图 9-1）[4]，该技术也是目前被研究最多的乳腺疾病筛查手段。通过乳腺 X 线摄影筛查以降低乳腺癌死亡率的做法目前已通过随机临床

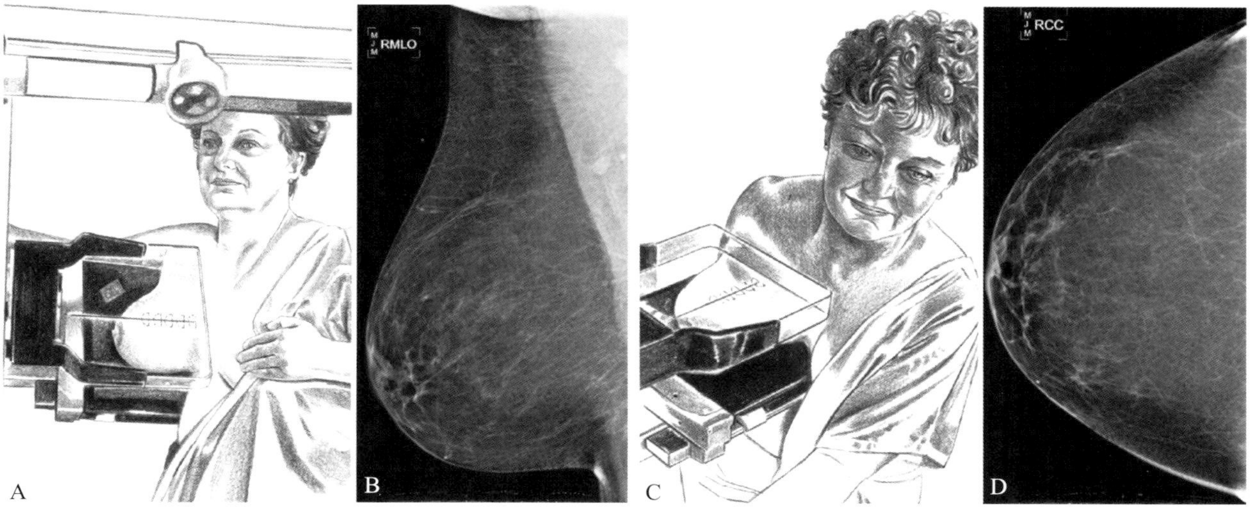

▲ 图 9-1 乳腺 X 线摄影筛查技术

A. 右侧内外斜位方向摄影姿势；B. 右全域乳腺 X 线摄影右侧内外斜位方向 MLO 图像；C. 右侧头尾方位摄影（CC）姿势；D. 右全域乳腺 X 线摄影照相术 CC 位图像

试验评估确证有效[5]。虽然普遍说法认为，50 岁以上女性才值得利用乳腺 X 线摄影筛查来降低乳腺癌死亡率，但也有研究认为该项检查对于 40—49 岁女性的效果同样显著[6]。在哈佛大学一项针对进行了乳腺 X 线摄影筛查的女性展开的研究中，有 1/6 被诊断为乳腺癌的患者在 40—49 岁发病，18% 因乳腺癌造成死亡的患者在 40—49 岁被确诊患有乳腺癌，而在这个年龄段被诊断出患有乳腺癌并因乳腺癌死亡的患者占到乳腺癌总死亡率的 27%，同时，在因乳腺癌死亡的女性患者中，70% 患者的生命终止于 40—49 岁[7, 8]。一项全面的研究乳腺癌发病率的调查中，对于 40—49 岁的女性，接受了乳腺 X 线摄影筛查的妇女因乳腺癌造成的死亡率较未进行筛查的女性降低了 29%[9]。

有组织通过对瑞典 7 个城市的调研证实，造成乳腺癌死亡率下降的主要原因是越来越多的人接受了乳腺 X 线摄影筛查，而不仅仅是因为各项技术手段的进步[10]。这个大型试验参与者占据了瑞典人口的 33%。调查结果显示，没有接受过乳腺癌筛查的妇女在接受了筛查后因乳腺癌造成的死亡率降低了 40% ~ 45%，因瑞典实际参与乳腺癌筛查的女性实际比例为 30%，且被诊断为乳腺癌的病例在参与调研的同时接受着诊断和治疗，因此该调查结果并不受治疗手段进步的影响，由此推断，大部分患者入组后死亡率降低的原因只能归因于其接受了乳腺 X 线摄影筛查。

进行乳腺 X 线摄影筛查已被确切证明可以降低乳腺癌死亡率，许多研究设计中的癌症死亡率包括随机分组、对照试验、病例对照研究、基于发病率的死亡率研究和基于计算机的筛查服务模型等。在分析不同的研究类型时，区分女性接受邀请而参与筛查和实际主动接受筛选之间的相对死亡率的区别至关重要。随机对照研究中，被邀请而接受筛选的非女性患者与未接受邀请的被诊断为乳腺癌，但并未进行过乳腺 X 线摄影检查的患者均不符合入组标准。研究也需要剔除那些被邀请进行筛选、实际未进行检查，却因乳腺癌而死亡的女性患者（由此推断不顺从组）。同时，那些被邀请进行筛选而实际却选择了 MRI 等其他检查形式的患者也不能被纳入实验组（由此推断污染组）[11, 12]。因此与其他研究设计与临床试验相比，随机对照试验对乳腺 X 线摄影筛查在降低乳腺癌死亡率方面所起到的作用会出现一定程度的低估。随机对照试验的 Meta 分析显示，接受了筛查的乳腺癌患者死亡率与对照组相比降低了 18% ～ 22%[13-17]。相比之下，病例控制研究显示，接受了筛查的患者死亡率与对照组相比降低了 31%（受邀筛选）[18] 和 48% ～ 49%（筛选）[18, 19]。发病为主的死亡率研究显示，接受了筛查的患者死亡率与对照组相比降低了 25%（受邀筛选）和 38%（筛选）[18]。加拿大和欧洲服务筛查研究显示，实际参与了筛查的乳腺癌妇女死亡率较对照组降低 38% ～ 40%[18, 20]。基于计算机的研究（CISNET）显示接受了筛查的患者死亡率与对照组相比降低 40%[21, 22]。

表 9-1 列举了目前世界各主要组织针对乳腺癌发病中等风险妇女的筛查指南。所有指南均认为女性应从 40 岁开始接受乳腺 X 线摄影检查，每年的常规检查可以降低乳腺癌死亡率。此外，所有组织一致认为，在所有年龄段，乳腺 X 线摄影筛查利大于弊。因此了解乳腺癌乳腺 X 线摄影筛查的好处和局限性是至关重要的。然而不同的建议也反映出各组织对乳腺 X 线摄影筛查的益处与潜在危害的相对重要性持有不同意见，对于假阳性的乳腺 X 线摄影筛查的回访频率、良性肿块是否活检、哪些操作属于潜在的过度诊断等，各指南尚未达成统一意见。ACR、乳房成像学会、国家综合癌症网络（National Comprehensive Cancer Network，NCCN）和美国妇产科学院（American College of Obstetrics and Gynecology，ACOG）均建议女性应从 40 岁开始每年进行乳腺 X 线摄影筛查。美国癌症协会的指南从 2015 年开始便提出，建议年龄在 45—54 岁之间的女性每年进行一次乳腺检查，40—44 岁的女性或年龄 55 岁以上的女性每年或每 2 年进行一次乳腺 X 线摄影筛查。且如果患者的预期寿命超过 10 年，该检查需要一直持续。ACR 提出根据乳腺癌的 5 年绝对风险选择开始筛查的年龄，45—49 岁和 50—54 岁的女性风险相似，大于 40—44 岁女性的患病风险。ACR 认为传统的 10 岁分组法（40—49 岁和 50—59 岁）掩盖了从 45 岁开始而不是 50 岁开始的患病率递增的变化 [23]。2016 年，美国预防工作组（United States Preventative Task Force，USPSTF）发布了关于乳腺癌筛查的新建议，建议 50—74 岁的妇女每 2 年进行一次筛查，年龄在 40—49 岁之间的女性进行筛查的决定因人而异。不管各组织的建议如何，对于 40 多岁的女性来说，进行乳腺癌筛查的好处远大于其潜在的危害，但这种平衡可能比年长女性更受个人价值观和偏好的影响。那些认为益处大于潜在危害的女性可能会选择在 40—49 岁之间便主动开始接受筛查 [24]，根据 USPSTF 的建议，这种筛查应持续到 74 岁。但 USPSTF 的研究并没有足够的证据提倡或反对 75 岁以上的女性进行乳腺 X 线摄影的筛查。

在美国，乳腺 X 线摄影筛查的广泛应用可以发现更小、更早期的肿瘤。这也影响了美国癌症联合委员会（American Joint Committee on Cancer，AJCC）乳腺癌分期系统 [25] 的修订，因为大多数乳腺癌在 1 期便可以被发现。于是 AJCC 将直径≤ 2cm 的侵入性肿瘤的 1 期细分为：① Tis：原位癌；② T_1 mic：肿瘤直径＜ 1mm；③ T_{1a}：1mm ＜肿瘤直径＜ 5mm；④ T_{1b}：5mm ＜肿瘤直径＜ 1cm；⑤ T_{1c}：1cm ＜肿瘤直径＜ 2cm。AJCC 委员会主席称，由于乳腺癌诊断和管理方面的持续发展，筛查性乳腺 X 线摄影检查的广泛应用，对于 30 岁以上的女性乳腺癌患者，大多数肿瘤均在极小的时候便被首次发现，因而未来还需对乳腺癌分期系统进行重大改革。

（二）诊断性乳腺 X 线摄影技术

诊断性乳腺 X 线摄影技术，有时会被称为问题解决型乳腺 X 线摄影技术，是当患者存在有如可触及的肿块、局部疼痛、乳头溢液等临床表现时所需要的额外检查 [26]。其诊断对象应包括临床表现有症状的患者或在乳腺筛查中发现异常的患者。

表 9-1 2016 年乳腺癌筛查指南

组织机构	开始年龄	筛查间隔	终止年龄
ACR ACOG NCCN NCBC	40 岁	每年 1 次	ACR：只要健康并且愿意接受额外的检测，预期寿命至少 5 ～ 7 年就应继续筛查； ACOG：75 岁以上考虑其他因素决定； NCCN：考虑疾病和治疗决定
ACS ASBS ASCO	45 岁，可从 40 岁开始	45—54 岁每年 1 次；55 岁以后可每 2 年 1 次或每年 1 次	只要身体健康，预期寿命大于 10 年，就继续进行筛查
USPSTF AAFP ACP	50 岁，40—49 岁根据风险和价值个性化选择	40 岁以上两年 1 次	74 岁，支持或反对筛查的证据不足

注：表格修改自 Smith RA 乳腺癌筛查指南：放射科医生的启示；洛杉矶放射学会乳房成像夏季研讨会（2016 年 7 月 16 日）。ACR. 美国放射学院；ACOG. 美国妇产科学大会；NCCN. 全国综合癌症网；NCBC. 全国乳房中心联合会；ACS. 美国癌症协会；ASBS. 美国乳房外科医生协会；ASCO. 美国外科肿瘤学会；USPSTF. 美国预防服务工作组；AAFP. 美国家庭医生学会；ACP. 美国医师学会

诊断性乳腺 X 线摄影技术多应用于 30 岁以上女性，体检时有可触及的肿块并需要进一步进行活检时进行。活检前进行诊断性乳腺 X 线摄影的目的是为了更好地明确病变性质并发现筛查时未发现的病变，包括多灶癌或浸润性癌的导管内成分。诊断性乳腺 X 线摄影也可用于进一步明确良性结节，从而避免过度活检、典型的纤维腺瘤或由于之前的手术导致的脂肪坏死。为了将临床和影像学发现联系起来，在进行乳腺 X 线摄影检查前，通常会在临床关注的区域放置一个标记物，例如不透光的黑色板子等。诊断检查可能包括乳房的额外视图、点压缩和或放大技术、断层合成视图、相关的临床乳房检查和超声波检查（图 9–2）。但放射科医生在现场监督检查的执行情况并在检查结束时与患者直接讨论结果时，这种条件并不成立。

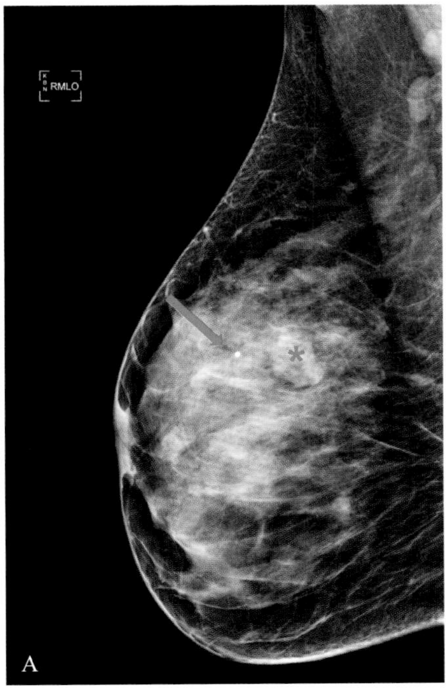

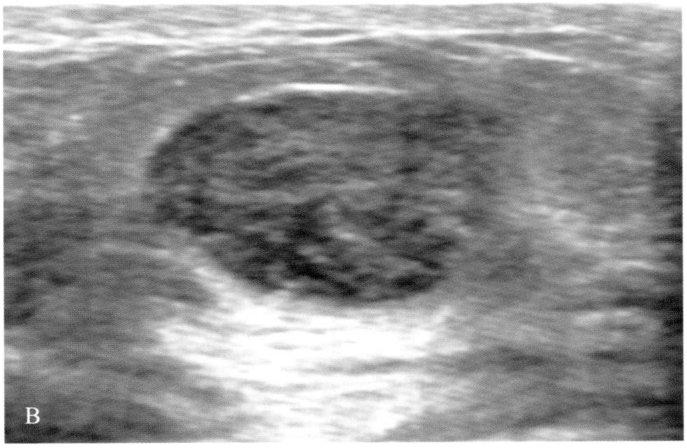

▲图 9–2 触诊肿块

A. 数字左侧内外斜位方向视图。在摄取图像之前，一个金属的“BB”标记（箭头所示）会被放置在可触摸的肿块上，与可触及的呈椭圆形，边缘部分局限部分模糊肿块（星号 * 所示）相对应；B. 可触及肿块的超声图像显示为椭圆形边缘清晰的实性肿块，与皮肤平行，长大于宽，符合纤维腺瘤表现

（三）数字化乳腺 X 线摄影

2011 年，美国食品和药物管理局批准 DBT 与传统钼靶联合在临床使用。在 DBT 中，乳房定位和压缩的方式与传统的乳腺 X 线摄影相同，但 DBT 图像的获取并不仅仅是靠单一的曝光，而是利用多个极低剂量的投影图像而得到 X 射线，穿过一个弧度为 10° ～ 20° 的显像管获得。所有投影图像的总剂量基本上与单次曝光持平，在采集过程中 DBT 将获得的各层投影图像合成处理成一叠 1mm 厚的层合成像图像，放射科医生可以通过检查这些断层照片从而达到逐层检查乳腺组织的目的，同时也可以排除乳腺重叠的纤维腺体组织的影响，这个过程类似于翻阅一本书，可以更为准确地检测到被重叠的乳房组织所掩盖的乳房肿瘤（图 9–3）。

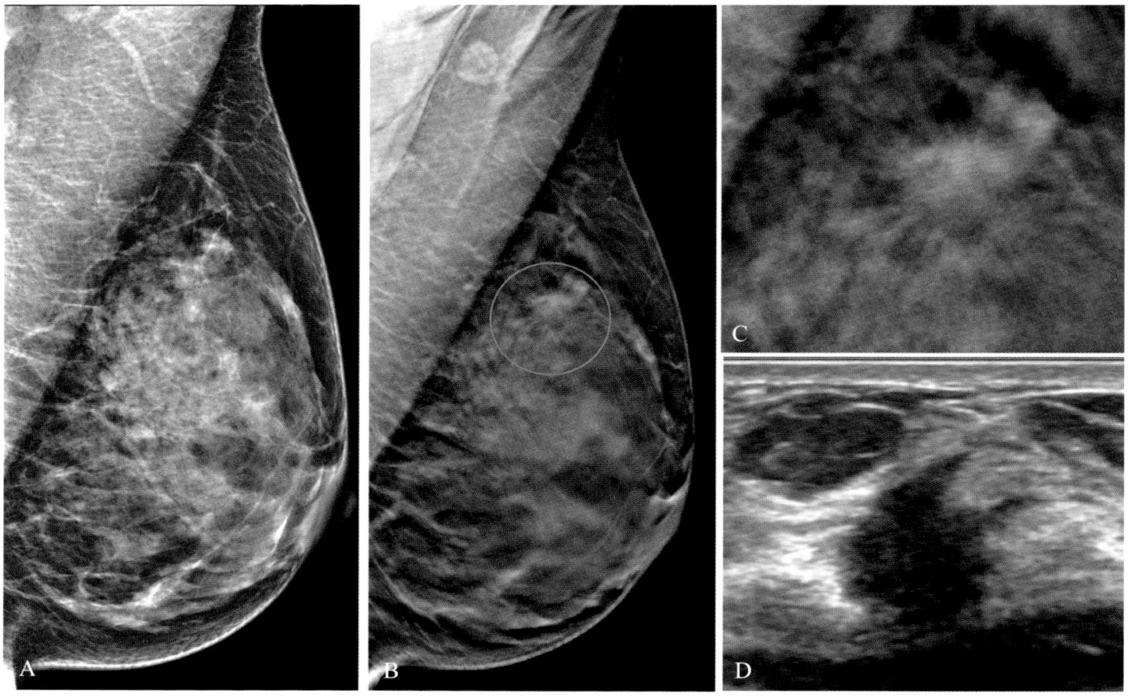

▲ 图 9–3　数字乳房断层成形术识别潜在性的乳腺癌

A. 传统的二维乳腺 X 线摄影照片显示没有可疑发现；B. 断层图像显示，乳房上部有高度可疑的针状肿块，在二维乳腺 X 线摄影中被覆盖的乳房组织遮盖；C. 异常区域放大后显示为针状肿块；D. 相应的乳房超声证实存在不规则形状的具有角边缘的实性肿块，超声引导下穿刺活检显示为浸润性小叶癌

多项研究表明，与单独传统的乳腺 X 线摄影相比，DBT 联合 X 线技术可使浸润性乳腺癌的检出率提高 40% 左右，并使召回率（更低的假阳性率）降低约 15%。这些发现适用于所有年龄段，所有乳房密度的女性 [27–32]。但 DBT 也有其局限性，包括更高的成本、更长的阅片时间等。当美国食品和药物管理局首次批准该项技术时，指南要求其必须与传统钼靶检查联合应用，这也使得患者接受的辐射剂量增加了 1 倍。2013 年，用于替代传统钼靶的合成乳腺 X 线摄影技术获得了美国食品药品管理局的批准，终于使辐射剂量减半，基本与传统钼靶检查辐射相当。这个技术能够将 DBT 获得的 1mm 断层影像合成为一个综合图像，从而有效地消除了常规 X 线的需要 [33]。

（四）乳腺 X 线摄影报告

在 1990 年之前，许多放射科医生和不同机构都具有自己的习惯用语和不同的报告方式来报告乳腺 X 线摄影检查。这使得临床医生经常抱怨术语混乱、结论模棱两可、建议不明确。ACR 的 BI-RADS 便是一个为了解决这些问题应运而生的一个报告系统[3]。

BI-RADS 报告系统中使用标准化的描述符号，并给出与推荐管理协议直接相关的最终评估类别。美国外科医师学会、美国病理学家学会、美国医学会、美国国家癌症研究所、美国疾病控制与预防中心、美国食品及药物管理局和美国癌症协会都对它的产生做出了贡献。一份 BI-RADS 标准化报告包括 6 个部分：①检查的原因；②乳房组织的总体组成；③使用 BI-RADS 标准化语言描述检查发现；④与之前检查对比的不同；⑤最终评审类别；⑥医师建议。

1. 检查原因

例如“筛查”“可触及的肿块”“筛查检测到异常的额外检查”和“可能是良性，发现后 6 个月随访”等。

2. 乳腺组织组成

由于乳腺 X 线摄影的敏感性直接与患者乳房中脂肪和纤维腺体组织的相对量有关，因此对于转诊医生来说，了解整个乳房组织的组成是非常有必要的。整个乳房组织的组成可以由大量脂肪组织构成，也可能几乎都是密度极高的腺体组织。在乳腺 X 线摄影检查中，乳腺癌倾向于白色的高密度影（放射密度），这时脂肪组织提供了很好的背景（黑色）。但如果乳房腺体含量极高，致密组织（白色）便有可能掩盖乳腺癌癌灶（白色）。一般来说，乳腺组织组成可分为如下 4 种：A 型：几乎全是脂肪；B 型：纤维腺体密度较低且分散；C 型：中度致密，可能掩盖小肿块；D 型：高度致密，可能降低乳腺 X 线摄影的灵敏度（图 9-4）。

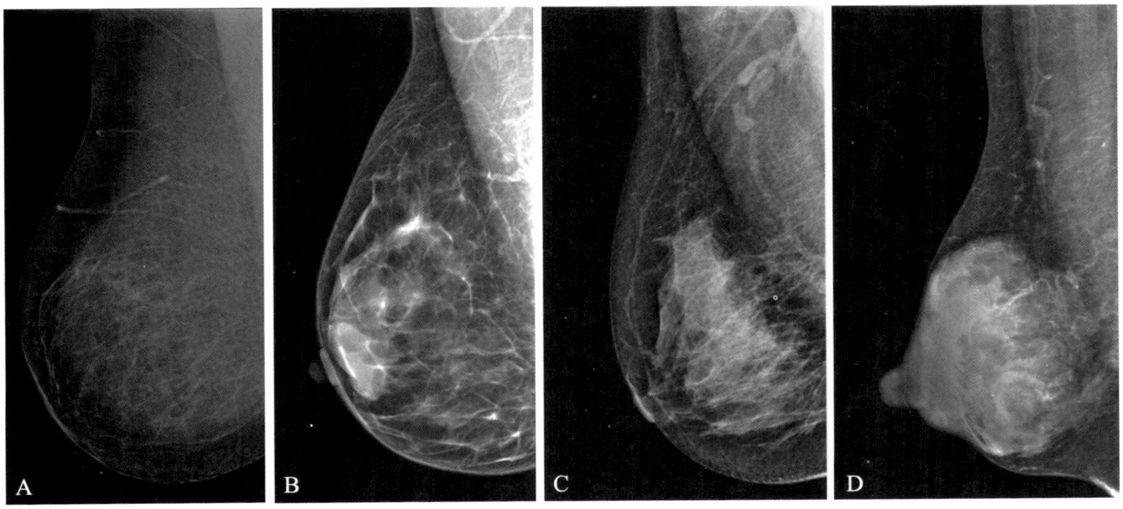

▲ **图 9-4　BI-RADS 关于乳腺密度的 4 种描述（均为右侧内外斜位方向乳腺 X 线摄影图片）**

A. A 型：大部分由脂肪组织构成；B. B 型：存在散在的较高密度的腺体区域区；C. C 型：中度致密的腺体，密度不均，可能掩盖小的病变；D. D 型：密度极高，降低了乳腺 X 线摄影的灵敏度

3. 描述发现

“正常、良性的”和“可疑的发现”是标准词汇描述。描述词汇反映了恶性肿瘤发生的概率。肿块

和钙化是在乳腺 X 线摄影检查中发现的最常见的异常发现，BI–RADS 的标准描述词汇会在本章的最后出现。

4. 与以前的检查的相比

有时只有与以前的检查进行比较，评估发现的变化或稳定性，才能对肿块性质进行最终评估。但当一项发现具有明确的良性特征或明确的可疑特征时，与先前的研究进行比较可能是无用的。

5. 评估类别

乳腺 X 线摄影检查报告一般以最终评估和相关建议结束。如果报告同时包括乳腺 X 线摄影检查和超声波检查，那么应有一个全面的总结来说明这两种检查中级别更高的 BI–RADS 分类，即如果乳腺 X 线摄影检查是“阴性”（BI–RADS 1 类），但超声波检查显示肿块“可疑”，那么总体评估将是“4 类 – 可疑”。

BI–RADS 最终评估目前分为 7 类（0–6 类）：

BI–RADS 0 类——图像不完整，需要额外的影像学评估和对比。额外的检查通常包括诊断性乳腺 X 线摄影检查和（或）乳房超声检查。这个类别也可以指需要与以前的图像进行比较，在最后的评估发布之前评估间隔变化。

BI–RADS 1 类——乳腺摄影显示乳腺结构清楚而没有病变显示。

BI–RADS 2 类——肯定的乳腺良性肿块（如纤维腺瘤、纤维脂肪腺瘤、脂肪瘤、单纯囊肿、积乳囊肿、积油囊肿）、肯定的良性钙化（如环状钙化、边界清楚的短条状钙化、粗的斑点状钙化、稀疏的大小较单一的圆点状钙化、新月形的沉积性钙化等）均属此类。

BI–RADS 3 类——可能良性被保留，其发现几乎为肯定良性。此类并非是不确定的类型，但是对于乳腺 X 线摄影来说，它的恶性概率小于 2%（亦即几乎都是良性的）。

BI–RADS 4 类——用来表示需要做从复杂囊肿抽吸到多形性钙化的活检的介入放射程序。BI–RADS 将第 4 类再细分类，以说明介入处理和恶性危险度的不同。

4A 类：2% ～ 10% 恶性可能，需要介入处理但恶性度较低的病变；4B 类：10% ～ 50% 恶性可能，包括中等疑似恶性的病变；4C 类：50% ～ 94% 恶性可能，表示稍强拟似恶性的病变[3]。

BI–RADS 5 类——用来表述几乎肯定是乳腺癌的病变（≥ 95%）。

BI–RADS 6 类——用来描述已被活检证实为乳腺癌但先前仅仅进行了有限的治疗（如外科切除、放疗、化疗或乳腺切除术）的病例。

BI–RADS 评估分类分配为每一份乳腺 X 线摄影检查报告，以及需要追踪和监控乳腺 X 线摄影检查变化的患者提供了用户友好的机制，读懂这份报告并不需要了解过多医学术语。因此，医疗服务监督的办公室工作人员就可以更为便捷地验证医师的建议是否得到了执行。同时，对每次检查进行最终评估也有助于结果分析，例如对乳腺 X 线摄影的医学审计项目或社区筛查项目。医学审计是 MQSA 授权的年度质量保证活动，用于确定乳腺 X 线摄影检查计划的有效性。该审计将乳腺 X 线摄影结果与活检或 2 年随访[34]的结果进行比较。因此，乳腺 X 线摄影检查对于癌症阳性或阴性的最终评估，会影响活检或临床随访的结果，以验证癌症是否存在。

如果筛查性乳腺 X 线摄影检查的最终评估结果为阴性（第 1 类）或良性（第 2 类），则在医学审计中归类为阴性。如果最终的评估为良性可能性大（3 类）、可疑恶性（4 类）或高度提示恶性（5 类），则该结果被认为是阳性。临床随访或活检将决定影像学解释是否正确。

（五）异常征象位置的描述

当乳腺有可触及的发现需要影像学评估时，医疗服务提供者描述临床检查中可触及发现的确切位置是非常重要的（图 9–5）。通常患者做检查时并不知道临床医生所关心的异常位置，根据临床医生的检查和乳房成像报告相结合才能准确地确定异常所在。一份专业乳腺的影像报告位置描述应明确指出病变位于左胸和（或）右胸；病变所处象限位置，如右上外侧、右上内侧等；病变的钟面位置如 10 点钟方向，2 点钟方向等；除此之外，如果报告能够提供异常与乳头的距离是非常有用的。例如：一个明显的结节位于左乳房外上象限 2 点钟方向，距乳头 1 ～ 10cm。

表 9–2　BI–RADS 最终报告类别评估

分　类	定　义
0 级	影像学评估不完全，需进一步评估
1 级	阴性
2 级	良性
3 级	良性可能
4 级	可疑恶性： 4A：低度可疑 4B：中度可疑 4C：高度但不肯定
5 级	高度恶性
6 级	病理证实恶性

（六）肿块

肿块被定义为至少在两个乳腺 X 线摄影投影上可见的占位病变。“不对称”是指只能在一个视图中看到的纤维腺密度组织区域。在 BI–RADS 中，肿块的性质主要由其形状和边缘描述（图 9–6）。肿块形状可以是椭圆形、圆形或不规则。椭圆形和圆形的肿块通常是良性的，不规则的形状意味着恶性肿瘤的可能性更大。肿块边缘是恶性[35]肿瘤发生可能性的最重要指征。

肿块边缘可以被描述为局限性的、局部浸润的、被遮挡的（大于 25% 的肿块可能被乳腺组织遮挡）、模糊的（不明确）或尖锐的。局限性边缘有利于做出良性诊断，局限肿块恶性的可能性非常低，可能小于 2%[36–38]，但边界是否局限可能需要进行额外的检查进行验证，这种验证通常包括质量更高或者图片更为清晰的额外投影。在确定一个圆形或椭圆形的肿块是囊性还是实性的时候，超声常常是必要的。如果肿块是一个简单的囊肿，则不需要进一步的检查。如果它是实性肿块，形状、边缘和临床性质应该进一步评估。一个孤立、无法触及、完全受限的实体肿块，通常需要 6 个月的随访来确定它是稳定的（不生长的），如果可能，应该对比之前的检查。如果病情稳定，建议至少还应持续 2 年的乳腺 X 线摄影

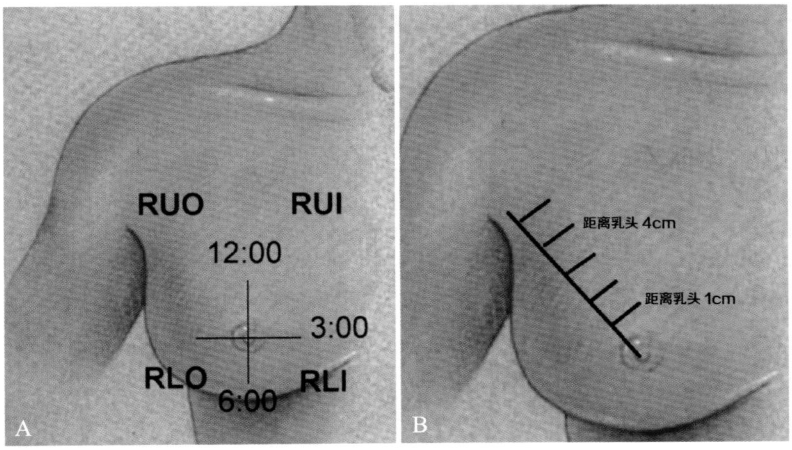

◀图 9–5　描述临床或影像学发现的确切位置

A. 侧面、象限与钟面位置；B. 距离乳头的距离；RUO. 右上外；RUI. 右上内；RLO. 右下外；RLI. 右下内

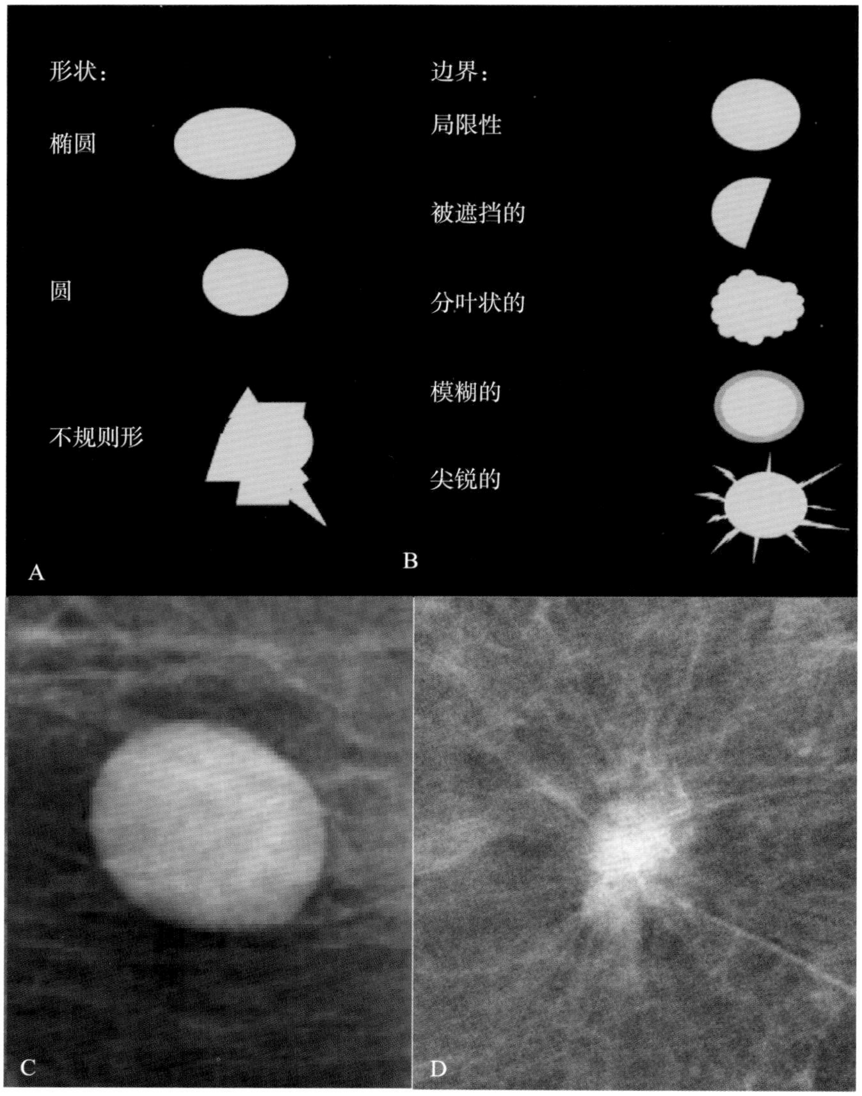

◀ **图 9-6　BI-RADS 对肿块的标准化描述**

A. 形状：从椭圆形和圆形（最可能是良性）到不规则（最可能是恶性）；B. 边界：光滑（最可能是良性的）到针状的（最可能是恶性的）；C. 边缘局限的圆形肿块；D. 边缘针状的不规则肿块，活检显示浸润性导管癌

检查随访[39]。多发局限性肿块的存在是良性肿块的有力佐证，提示多发囊肿、纤维腺瘤或良性瘤内淋巴结的可能[40]，随访 1 年即可。如果发现其中一个肿块可疑，则仍需要活检。可疑的肿块包括那些明显增大、不受限制的肿块。微叶状边缘增加了恶性肿瘤的可能性。如果肿块被附近的纤维腺组织部分遮挡，额外的成像检查应该尽可能完整地显示边缘。不清楚边缘提升了恶性肿瘤的可能性。针状边缘有从边缘放射出的线条，这一发现高度提示恶性。在没有明显肿块但出现辐射针状体的区域称为腺体扭曲。

将一个肿块的密度与正常的纤维腺组织相比，为良恶性鉴别提供了另一个线索。一般来说，良性肿块的密度比恶性低。但肿块的密度并不是区分肿块良性和恶性的可靠指标[41]。

（七）钙化

在乳腺 X 线摄影照片上，钙化是通过形态和分布来描述的（图 9-7）。根据其形态，钙化可分为两种：①典型的良性钙化：包括皮肤、血管、粗大或“罂粟状”、大棒状、圆形、弧形、营养性、缝合线和乳钙型；②可疑的形态学钙化：包括无定型、粗细不均、细多形性、细线或细线分枝、粗糙不均匀

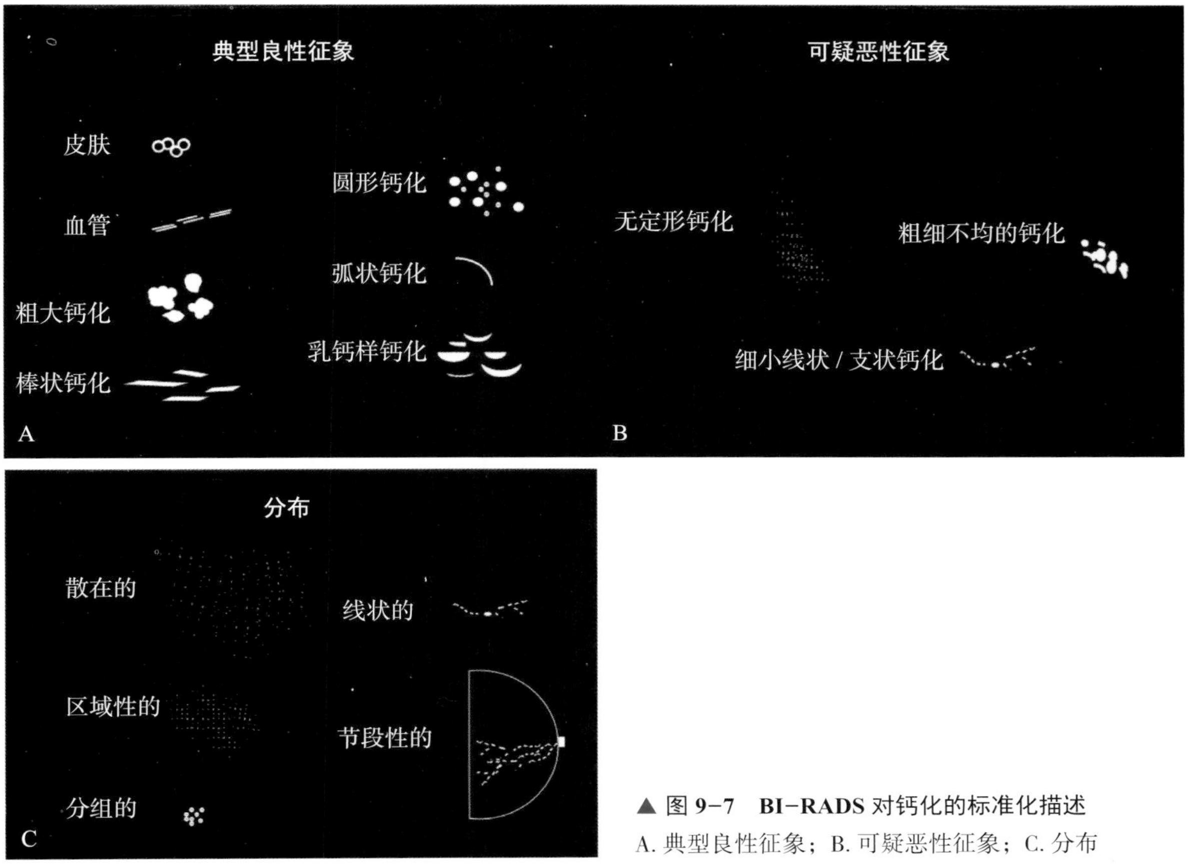

▲ **图 9-7　BI-RADS 对钙化的标准化描述**
A. 典型良性征象；B. 可疑恶性征象；C. 分布

等，其中细小的点状钙化的恶性概率为 13% ～ 29%，因此，出现细小点状钙化的报告应被划分为 4B 类。细线或细线分支钙化的恶性概率为 70%，应被划分至 4C 类。

钙化也以其分布为特征，包括弥漫性、区域性、分组性、线状和节段性等。弥漫性钙化在双乳中随机分布，几乎均是良性的。局部钙化占据较大体积的乳房组织，跨度 2cm 或以上也可能是良性的。分组钙化可以是良性的也可以是恶性的，小到 1cm 内的 5 个钙化，大到 2cm 内的大于 5 个钙化 [3, 42]。线性钙化排列成一条直线，这种分布提示导管内位置，从而增加了恶性肿瘤的可能性。节段钙化呈三角形分布，先端朝向乳头，这种分布提示在导管及其分支中有沉积物，进一步提高了包括多灶癌在内的恶性肿瘤的可能性（图 9-8）。

（八）间接和二次征象的恶性肿瘤

BI-RADS 报告中描述的其他重要发现包括间接或可疑的恶性症状，如新的或发展中的不对称或腺体扭曲 [43, 44]。恶性肿瘤的其他次级迹象包括皮肤增厚、乳头回缩和腋窝淋巴结肿大。

与以前的检查相比，新的报告中如果出现一种全新的或正在发展中的征象，则需要额外的检查，包括额外的乳腺 X 线摄影检查、超声、活检等。非对称分布的纤维腺组织可能是一种正常的变异，但可能是潜在恶性肿瘤的微妙迹象（图 9-9）。

腺体扭曲被描述为没有中心团的辐射针状体，一般难以察觉（图 9-10）。良性和恶性肿块均可能出现，包括手术瘢痕、放射状瘢痕和浸润性癌均可能在乳腺 X 线摄影检查中表现为腺体扭曲。

皮肤增厚也可见于良性情况，包括放射后损伤、乳腺炎、炎性乳腺癌、淋巴管梗阻和体液超载状态，如充血性心力衰竭和肾衰竭等。

橘皮样变或乳头内陷通常是潜在恶性肿瘤的迹象。此外，单侧腋窝淋巴结肿大可由乳腺癌原发癌、其他癌症转移或炎症引起。

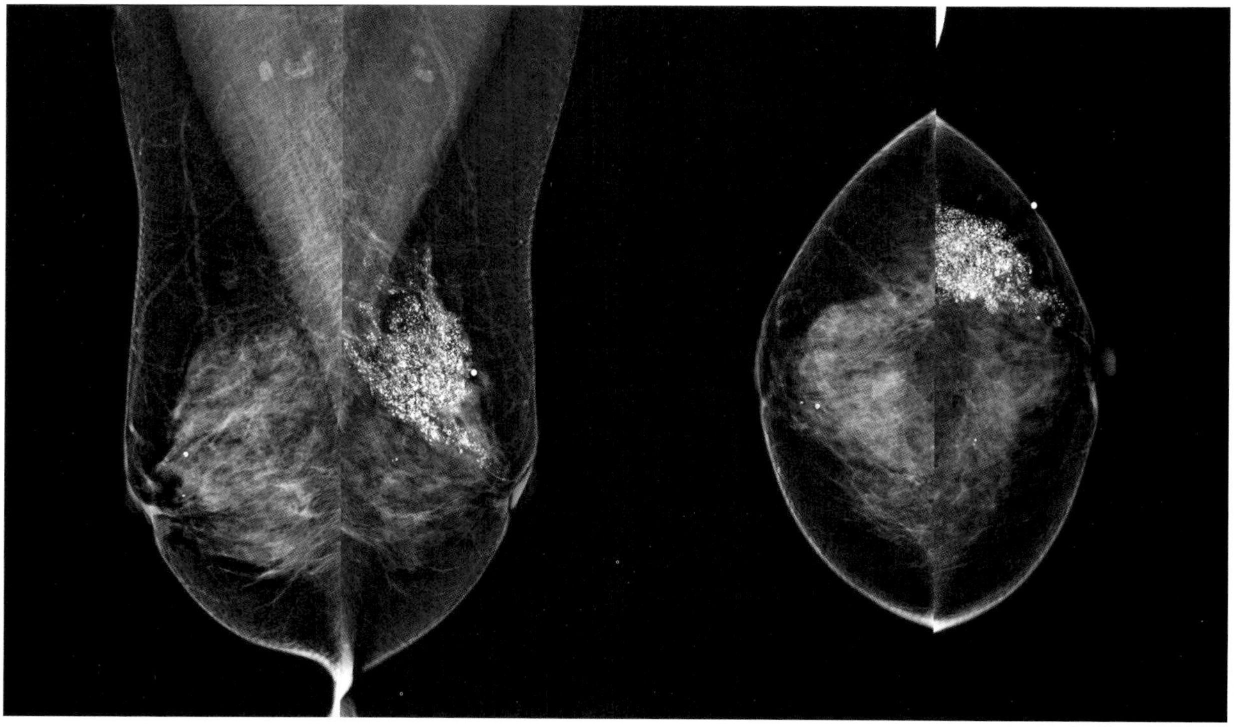

▲ 图 9-8　乳腺癌特征图

图示广泛的细线分支微钙化呈节段性分布，活检提示原位导管癌

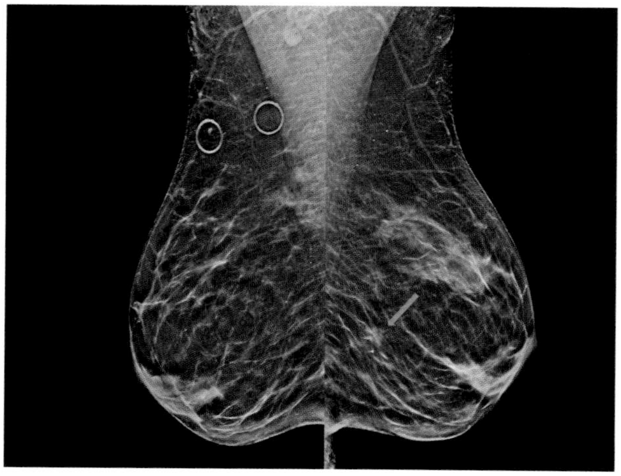

▲ 图 9-9　左侧内外斜位方向和右侧内外斜位方向合成乳腺 X 线摄影

图示左下乳房不对称表现（箭头示），额外的检查证实这种不对称表现为正常的不对称乳房组织，稳定随访 8 年余

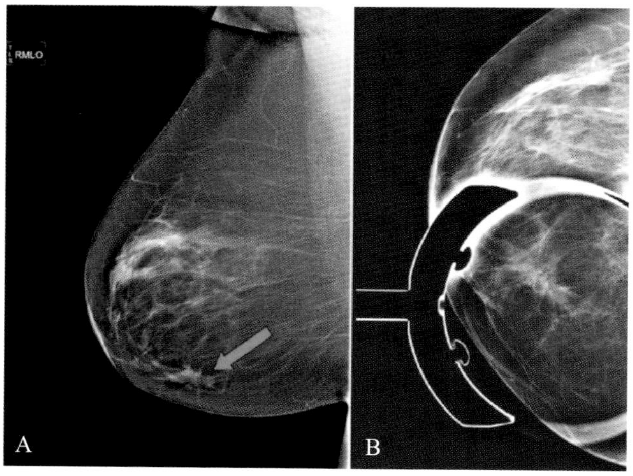

▲ 图 9-10　腺体扭曲

A. 右侧内外斜位方向乳腺 X 线摄影示乳房下部有一个腺体扭曲区域（箭头示）；B. 点压缩视图证实了腺体扭曲的持久性，活检提示为浸润性乳腺癌

（九）潜在不良后果的筛选

医疗保健提供者应该了解检查中可能出现的各种情况，包括乳腺 X 线摄影筛查的不良后果，然后为每种可能性提供策略并降低其发生的可能。乳腺 X 线摄影的潜在不良后果包括：过度活检，结果沟通不足，患者的焦虑与需要额外的建议，痛苦和其他不适，错误的保证和延误诊断等。

在检测早期乳腺癌的过程中有可能会进行一定数量的假阳性活检，积极地预测对乳腺 X 线摄影检查异常的价值（检测到的癌症数量 / 活检次数）可能会有所不同。经验丰富的医生的推荐活检阳性率为 25% ～ 40%[34]。美国的平均水平接近 20%[45]。在过去，临床医生与影像科医生无法交流乳腺 X 线摄影检查结果是一个相对常见的问题[46]，这会导致乳腺癌诊断和治疗的延迟，也会导致患者不必要的焦虑。除了向医疗服务提供者提交正式报告外，乳腺 X 线摄影质量标准法案要求医疗机构应直接（没有中介）向患者提供影像报告，且报告需以书面形式提供、以非专业语言解读[2]。当患者不得不再次进行乳腺 X 线摄影检查或重复乳腺 X 线摄影检查时，一般会产生巨大的焦虑，因此这些额外的检查应该尽快完成，以减少患者的焦虑。检查过程中，工作人员应予以支持，并随时回答任何问题。即使操作得当，乳腺 X 线摄影检查也可能会引发少许不适，但很少引起患者痛苦。如果患者自觉有不必要的疼痛和严重的不适，她们可能不会回来进行未来的检查。因此，乳腺 X 线摄影应该使用适当的乳房压迫，使患者感到尽可能少的疼痛和不适。对于有月经导致的乳房疼痛的妇女，在乳房发软或月经前 1 周不应进行常规乳腺 X 线摄影检查[47-49]。

当一名女性因为之前的乳腺 X 线摄影阴性而忽略了明显的异常时，就会产生假阴性结果。30 岁或 30 岁以上女性乳腺的明显异常应通过诊断性乳腺 X 线摄影和乳房超声来评估。当临床发现影像学研究的改变却不采取临床措施时，就会出现诊断延迟。

（十）假阴性乳腺 X 线摄影检查

假阴性乳腺 X 线摄影检查是指那些影像报告提示阴性，但患者在 1 年内被诊断出癌症的检查。在 87% 的乳腺癌医疗事故索赔中，5 个医学专业尤为明显，包括放射学、妇科、产科、内科和普外科。在所有完成索赔的病例中（闭合索赔），43% 的索赔病例是由放射科医生承担的，最常见的原因便是诊断错误。外科医生的结案索赔比例位居第二，为 16%。涉及放射科医生和外科医生的索赔平均赔偿金额分别为 43 668 美元和 44 458 美元[50]。

造成假阴性乳腺 X 线摄影报告的原因包括乳腺组织致密、技术质量不佳、阅片错误和沟通失败[51]。假阴性乳腺 X 线摄影照片最常见的原因是致密纤维腺组织影响[52]。乳腺 X 线摄影的灵敏度随着组织密度的增加而降低，尽管这种影响可能通过使用 DBT 而部分减轻，但假阴性率仍然存在（图 9-3）。

使用适当的技术因素对检测乳腺癌尤其重要。尤其是在评估乳腺组织致密的女性时，定位不当、曝光不足会增加假阴性乳腺 X 线摄影结果的风险。使用专用设备、适当的压缩和适当的曝光可以优化乳腺 X 线摄影检查。

二、乳腺超声

乳腺超声是乳腺 X 线摄影检查的重要辅助检查手段。它可以诊断可触及的和乳腺 X 线摄影图像检测异常的病灶。历史上乳房超声被用来区分实性肿块和囊性肿块。但在过去的 15 年里超声技术的进步，使得高分辨率超声设备可以帮助区分良恶性实体肿块[53-55]。除了病变特征外，乳腺超声还用于指导介入乳腺手术，包括囊肿抽吸、CNB、细针抽吸和术前定位等。

（一）技术进步

最先进的乳房超声设备系统利用线性阵列、高分辨率传感器与先进的处理算法，提供优越的图像质量。创新的技术包括剪切波弹性成像（shear-wave elastography，SWE）、空间合成和组织谐波成像。弹性成像提供了关于病灶硬度的数据，结合其他诊断超声技术，可用于鉴别良恶性病灶。空间合成以不同的角度获得多个同时存在的图像，然后叠加到单个复合图像中以减少伪影，在临床上，这意味着囊性内容更清晰，增强了对比度和组织分化，增强了对解剖边缘的描绘，改善了实体病变内部结构的描绘[54, 55]。与传统超声成像相比，组织谐波成像可使伪影最小化，从而更好地描述病灶性质与边界[56, 57]。功率多普勒技术允许血管结构的可视化，包括微小、低流量的血管，也包括包围或穿透乳房组织和肿块。病变血管的知识在指导介入手术方面极为重要，有助于描述实性乳房肿块和特定的乳房状况（如乳腺炎和蒙多病）。

（二）乳腺正常解剖

乳腺超声显示从皮肤表面到胸壁的乳腺解剖结构（图 9-11）。正常皮肤厚度不到 3mm，由两条平行的回声（白色线）组成，由细的低回声（深色）带隔开，皮下脂肪在皮肤的深处，后面是纤维腺体组织和乳房脂肪的交织带。皮下脂肪和乳房脂肪都是轻度低回声（灰色），而纤维腺组织是高回声（浅灰色到白色）。在纤维腺组织的深处是腺体后脂肪，它靠近胸壁。胸壁由胸肌较浅的带组成，肋骨深至胸肌、胸膜壁层。胸肌、肋骨和胸膜有特征的超声特征，能够容易、可靠地识别。由于超声波不能很好地在空气中传播，肺实质在超声上是不可见的。

（三）囊性肿块

乳腺超声能够可靠地鉴别囊性肿块。三种类型囊性肿块的 BI-RADS 描述如下：①单纯性囊性肿块；②复杂性囊性囊肿；③复杂性囊性肿块和实性肿块。

单纯性囊肿的声像图特征为圆形或椭圆形，无回声（黑色，无内部回声）肿块，边缘受限，后部回声增强（图 9-12）。增强的后部增强意味着囊肿看起来像一个手电筒放置于囊肿后部。由于囊肿是在乳腺终管小叶单元内形成的，所以囊肿成簇或合并的情况并不少见。单纯性囊肿无须进一步检查，除非需要穿刺抽吸。吸出囊肿的适应证包括：疼痛、囊肿过大、影响乳腺 X 线摄影、患者过度焦虑等。一个充满碎片的复杂囊肿也需要抽吸，以排除固体肿块的可能。超声引导下的穿刺抽吸如发现肿块含有固体成分，应采用显微标记置入术或手术切除肿块。

内部存在细微回声的囊肿是很常见的，例如充满碎片的囊肿。这些囊性肿块不符合单纯性囊肿的标准，称为复杂囊肿。当有复杂囊肿时，可能需要进一步评估。超声引导下的抽吸出液体可以证实其囊性，首先排除固体肿块，再确认抽吸后的肿块完全消除。一个复杂囊肿的描述应包括其囊性和实性部分的性质。通常固体成分被描述为壁结节或囊内肿块。一个复杂的囊性和实性肿块也可以由厚壁和消声中心组成。囊肿中含有固体成分是可疑恶性的表现，如乳头状癌或坏死浸润性癌。良性乳头状瘤也可表现为复杂的囊状和实性肿块。复杂囊性病变的诊断需要由超声引导下的细针穿刺结果所决定。

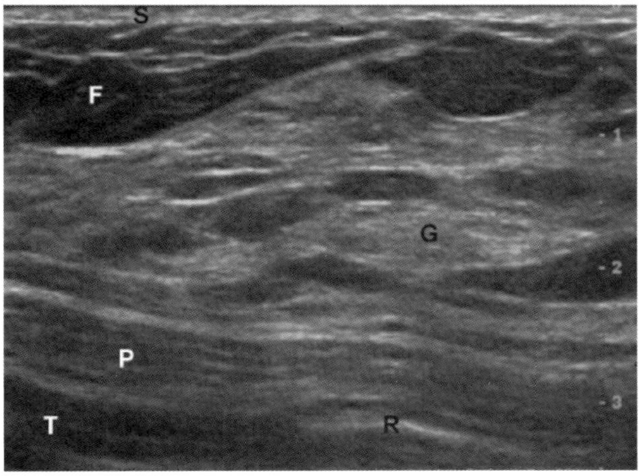

▲ **图 9-11　正常乳房解剖**

皮肤（S）用水平回声线表示，下层为低回声的皮下脂肪（F），然后是纤维腺组织的交替带（G），后脂肪间隙位于胸壁前，胸肌（P）、肋骨（R）和胸腔（T）在腺体后脂肪间隙深处

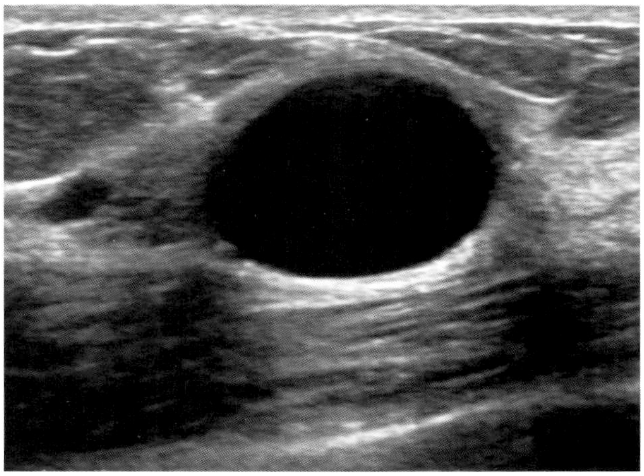

▲ **图 9-12　单纯囊肿**

超声表现为圆形或椭圆形、无回声肿块，边界清晰，后部回声增强

（四）固体肿块

鉴别良、恶性实体肿块的标准已经被广泛认可。一些研究已经定义了标准来帮助鉴别良恶性实性乳房肿块[53, 54]。虽然对良性肿块，没有单一或联合的超声特征是能够100%诊断的，但谨慎使用现有标准，已经可以很好地区分良性和恶性实体肿块，并避免对某些实体肿块进行活检。肿块的形状、边缘、相对于皮肤表面的方向、回声和后回声都是评估中应考虑的一些初步特征。

典型的良性实体肿块超声特征包括椭圆形（可以包含2～3个囊腔），与皮肤表面平行，边界清晰，没有任何恶性特征（图9-13）。

实性肿块的恶性声像图特征包括形状不规则、棱角模糊、微分叶或针状边缘、与皮肤表面不平行、明显的低回声（暗回声）后阴影（肿块后的黑影）以及相关的钙化（图9-14）等。

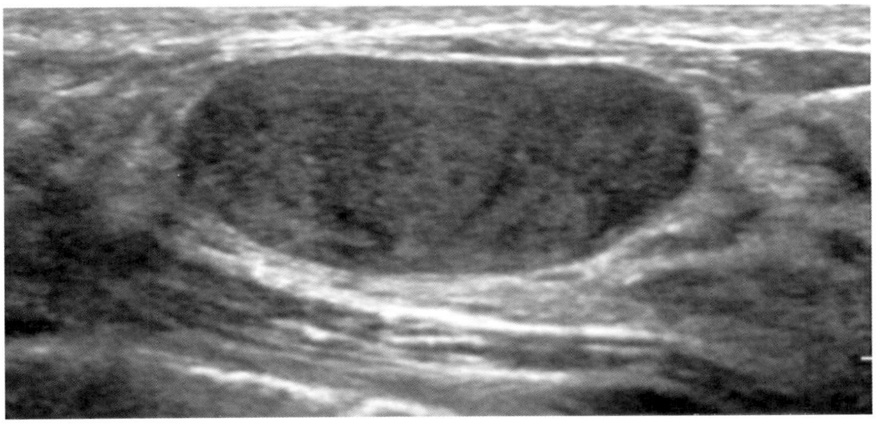

▲ **图 9-13　良性实体肿块的典型超声特征**

肿块呈椭圆形，与皮肤平行，边界清晰，符合纤维腺瘤的典型表现

综上所述，鉴别实性肿块的良、恶性时，超声检查是必要的，超声报告可以有效减少良性实体肿块的活检次数。但研究表明，在评估肿块特征并做出最终诊断时[58]，观察者差异仍然存在。此外，一些良恶性肿块的超声特征可能存在重叠，一些恶性肿块可能具有良性特征，这也能对恶性实体肿块的假阴性做出解释。因此，超声诊断标准并不应作为是否实施实体肿块活检的唯一标准。

任何具有可疑的乳腺 X 线摄影或超声表现的实体肿块都应进行活检。任何可触到的或呈良性增长的实体肿块都需要至少应进行穿刺活检。但偶然发现、无法触及、显示为良性乳腺 X 线摄影和超声特征的实体肿块可以通过 6 个月的随访检查来处理。

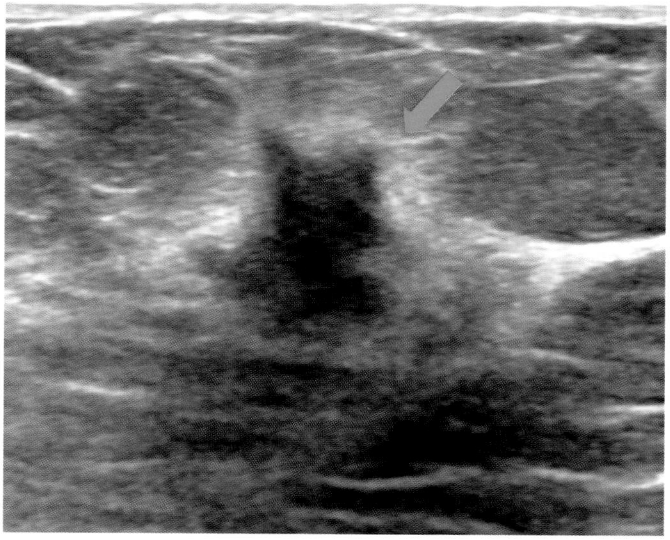

▲ 图 9-14 恶性肿块的典型超声特征

低回声肿块（箭头示）呈不规则状，边缘呈角状且模糊，与皮肤不平行，活检提示浸润性导管癌

（五）超声筛查

筛查超声被定义为无症状妇女所行的双侧全乳超声检查，应始终与筛查性乳腺 X 线摄影检查联合进行。乳腺致密组织可能掩盖潜在病变，因此乳腺致密组织对筛查性乳腺 X 线摄影的敏感性降低。一些研究表明，在乳腺组织致密的女性中，通过筛查超声可以检测出微小的临床和乳腺 X 线摄影检查阴性的乳腺癌[59-63]。这是因为超声波能够透视致密的乳房组织，并识别其他隐匿的良性和恶性肿块。

尽管这些研究得出了令人鼓舞的结果，但超声筛查仍有许多缺陷。其中，筛查过程中会出现的大量附带的良性肿块这点尤为突出。对于其中一些肿块，医生会建议活检、抽吸或短时间随访超声检查。而对于可能是良性、偶然发现的肿块，目前研究缺乏经证实的短期随访超声标准。几项大样本量的超声筛查在 37 085 次乳腺超声中发现了 127 例确诊的乳腺癌，使乳腺癌检出率增加了 0.34%（每 1000 例增加 3.4 例癌症）[59-61, 63-65]。然而，26% 的接受超声检查的患者会得到医师的建议而进行穿刺活检，但活检的阳性预测值仅为 5% ～ 16%[65]。此外 3% ～ 16% 的患者会被建议接受短期超声随访[59-65]。其他问题包括对 DCIS 检测能力的有限，造成患者焦虑以及增加额外的活检程序，增长额外的成本，冗长的检查时间以及执业技术人员和放射科医师的参差不齐的技术水平等。

美国放射学成像网络和雅芳基金会在 2008 年发表了一项关于高危女性乳房超声盲检的大样本量研究，这是第一项独立评估超声筛查与筛查性乳腺 X 线摄影检查的研究[65, 66]。研究发现，高危妇女经过 1 年的超声和乳腺 X 线摄影检查后，超声检查的补充有效率为 42/1000。此外，大多数超声仅能检测出中位大小为 10mm、淋巴结阴性的侵袭性肿瘤。筛查超声有着较高的假阳性风险［良性活检结果和（或）短时间随访］和较低的阳性预测值 8.9%，乳腺 X 线摄影为 22.6%。2015 年的一项研究分析了对乳腺密度较高的女性进行超声筛查的好处、坏处和成本效益，结果发现，辅助超声筛查将大幅增加成本，同时带来的益处相对较小[67]。

三、穿刺活检

对于影像学发现可疑征象的患者，可进一步实施乳房活检术。在1990年以前，对于影像学发现的乳腺病变的活检仅限于切除活检。在1990年以后，CNB已经成为替代切除活检的理想选择，它成本更低，并发症更少，并且不留瘢痕。乳腺CNB克服了细针穿刺的局限性，降低了因样本量不足而无法诊断的风险，而且阅片人员无须经过细胞病理学方面的专门培训即可进行操作。此外，CNB可以区分浸润性乳腺癌和原位乳腺癌，并提供足够的组织来确定肿瘤生物标志物（ER、PR、HER2/neu等）[68, 69]。

CNB是使用大口径（7～14规格）的穿刺针结合影像学指导对临床或影像学发现的异常进行取样。成像导引可以通过超声、乳腺X线摄影、常规数字摄影、DBT或MR提供。立体导引的CNB利用从不同角度获得的两张乳腺X线摄影照片来确定乳房内病变的位置。超声与立体导向CNB的选择是基于哪种方式最能显示乳房异常和异常位置。但超声通常是首选，因为它更快、更舒适（图9-15）。MR引导下的活检仅应用于可疑的影像学检查结果只能在MR上明确显示时进行。

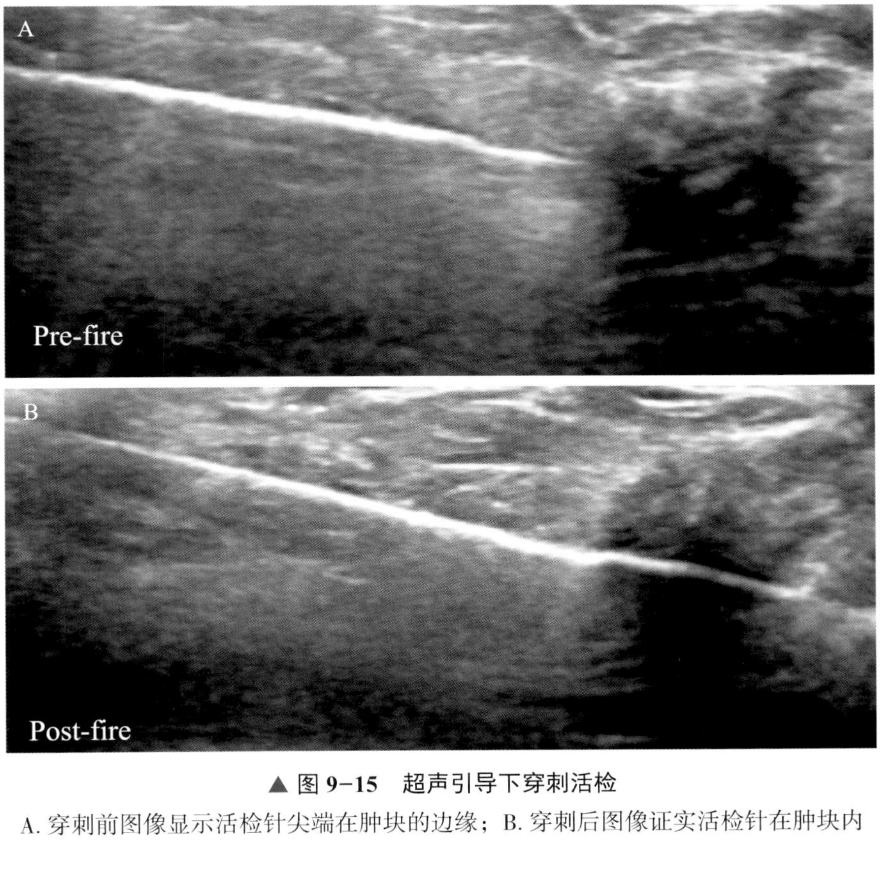

▲ **图9-15 超声引导下穿刺活检**

A. 穿刺前图像显示活检针尖端在肿块的边缘；B. 穿刺后图像证实活检针在肿块内

（一）适应证、相对禁忌证与并发症

超声引导下的CNB可用于大多数难以察觉的乳腺X线摄影可疑异常[70]。分类为“可能是良性的”（BI-RADS 3）、“可疑的”（BI-RADS 4）和高度提示恶性（BI-RADS 5）的异常可以进行活检。但对可能是良性的BI-RADS 3类肿块采用CNB可能会增加筛查的成本，可通过6个月的随访来处理这些异

常[71]。高度提示恶性病变（BI-RADS 5）的 CNB 可以通过在确定手术治疗前进行术中冰冻切片分析来验证恶性肿瘤性质，从而加快手术计划。

立体定向性 CNB 的禁忌是那些超过活检重量限制的肿块、乳房腺体过少导致无法安全发射活检装置的患者，此外，肿块如果位于皮肤下、乳晕或胸壁深处，CNB 可能是无法接近的。无法俯卧或静止的患者，有出血障碍的患者，正在进行康宁治疗的患者也是 CNB 的禁忌证。除此之外，乳房植入物在女性乳房中的异常位置也决定着活检是否可行。

乳腺 CNB 已被证实几乎没有并发症。潜在的并发症包括与患者定位、出血、感染和血管迷走神经反应有关的颈部、背部、手臂和肩膀疼痛。对于凝血功能正常且无感染倾向的患者，严重出血或感染的风险极小（＜ 1%）。

（二）适当的随访

CNB 是一种活检采样技术，因此，CNB 后应有适当的随访以确保病灶的稳定性，这对活检结果为良性的患者至关重要。假阴性 CNB 结果的发生率尚不确定，目前研究表明约为 2%[72]。在进行大量活检的医院，以及那些定期将其放射学和病理结果联系起来的中心，这个比例可能要低得多。可以采取以下几个步骤来减少假阴性活检结果：活检时获得足够数量的核心样本，以避免取样错误；在所有进行钙化取样的病例中进行标本放射线检查，以验证活检核心样本中包含了足够数量的目标钙化灶。CNB 后应评估其病理结果与放射结果的一致性，如果一致意味着病理结果充分解释了影像学的发现，不一致意味着病理结果不能充分解释成像。在我们的实践中，任何放射病理不一致的患者都要接受进一步的切除活检。

一些有争议的 CNB 组织学诊断可能需要切除活检。有共识认为 CNB 诊断为非典型导管增生需要切除活检。CNB 诊断为放射状瘢痕、乳头状瘤、原位小叶癌和非典型小叶增生后是否需要切除活检仍存在争议[73-78]。最新研究表明，依据 CNB 诊断的原位小叶癌和非典型小叶增生病例，切除活检中恶性肿瘤的发生率为 17% ～ 19%，这接近于 ADH 患者的升级率[79, 80]。因此，实践中建议在 CNB 中发现放射状瘢痕、乳头状瘤或原位小叶癌 / 非典型小叶增生时进行手术切除。

有明确良性 CNB 结果的患者可以根据年龄选择随访方案。良性的 CNB 病理肿块大概率为良性，这点可由 6 个月的短间隔影像学随访验证。任何异常生长、影像学或临床提示可疑恶性的变化都需要手术切除。如果多项检查结果不一致，则应在 CNB 检查后进行切除活检。

四、乳腺磁共振

乳腺 MR 最早的研究于 20 世纪 80 年代进行，目的是确定 MR 检测乳腺癌的潜在价值。这些研究表明，没有对比剂的 MR 对于乳腺癌的检测或诊断是不可靠的[81]。后来使用静脉注射磁共振造影剂进行的研究表明，MR 对乳腺癌的检测具有很高的敏感性[82-86]。然而，MR 造影检查有时在良性肿块和乳腺癌中均可增强，这影响了 MR 检查的特异性（图 9-16）。目前，MR 已成功应用于硅胶乳房植入物在胸膜腔内和胸膜腔外破裂的评估，但在没有造影剂的情况下，仍无法评估其对乳腺癌的影响[87]。

乳腺 MR 造影增强适应证目前已有几种：①高危妇女筛查；②评估新诊断乳腺癌患者同侧病变程

度及对侧筛查；③鉴别多病灶和多源性病灶；④评估女性转移情况腋窝淋巴结和隐匿性原发性乳房恶性肿瘤（图 9-17）；⑤识别复发性病灶。

用于乳腺癌高危人群的乳腺 MR 造影

磁振造影技术在乳腺癌高危妇女筛查中的应用已广泛应用于临床实践。多项评估表明，对于高危女性，乳腺 MRI 筛查有着 77% ～ 100% 的敏感性和 81% ～ 99% 的特异性。也有证据表明，这与报告医生的经验、描述语言的丰富度、培训的规范度相关 [88-93]。一项由 Lehman 等 [88] 进行的一项多机构研究表明，乳腺 MRI 筛查对乳腺癌高危妇女有利。在该研究中，高危人群包括年龄在 25 岁或以上、遗

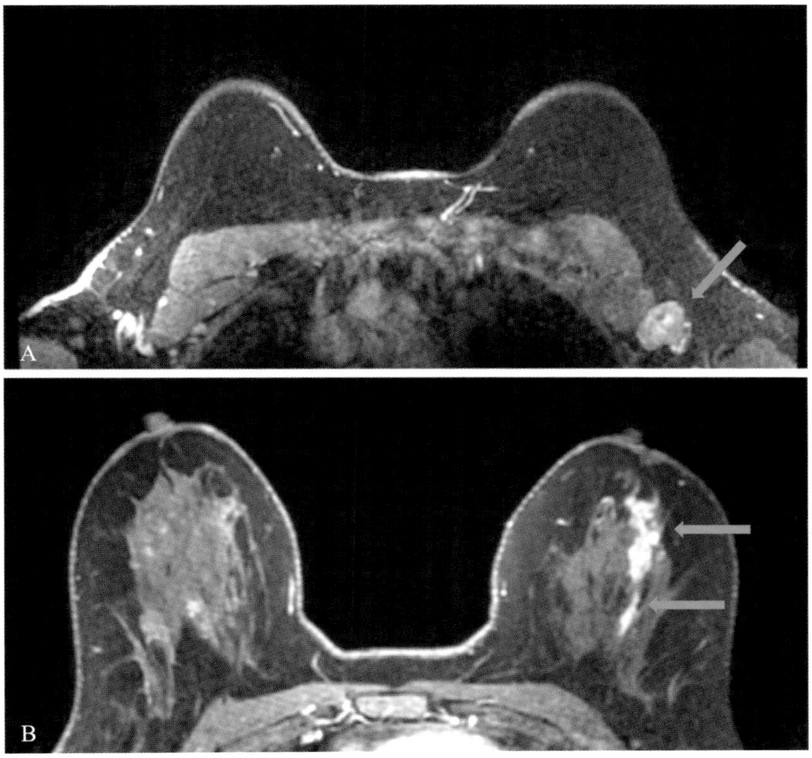

◀图 9-16　一名 35 岁 BRAC-2 阳性的妇女建议进行高危 MRI 筛查

增强 MRI 冠状位（从前到后看）图像显示纤维腺瘤典型的小叶肿块伴暗内分隔（箭头示），根据患者要求进行活检，确诊为纤维腺瘤

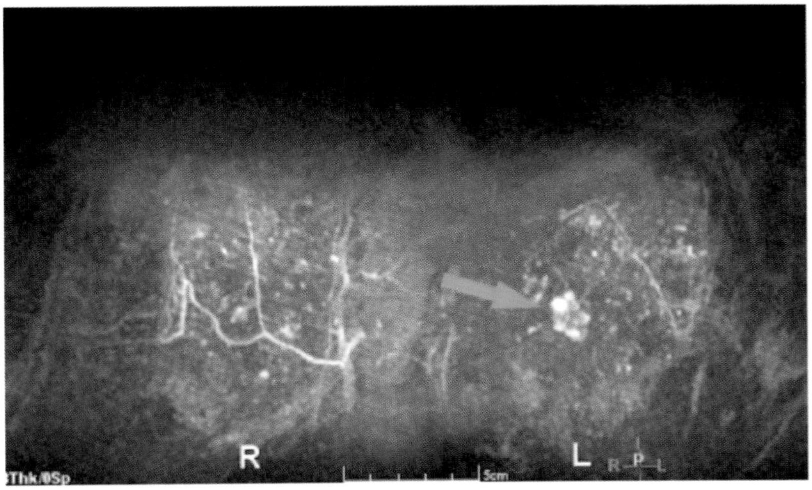

◀图 9-17　一名 51 岁女性，腋窝淋巴结肿大，经穿刺活检证实为转移性乳腺癌

乳腺 X 线摄影和超声波检查均为阴性，轴向增强乳腺 MRI 显示腋窝水平 2.5cm 左腋窝淋巴结（箭头示）肿大，淋巴门消失，与转移性疾病一致。中央乳晕后乳平面的轴向对比增强 MRI 显示节段性非肿块增强（箭头示），这在乳腺 X 线摄影和超声检查中是不可见的。MRI 引导下的穿刺活检显示浸润性乳腺癌，具有小叶特征

传上高风险的女性，定义为 BRCA1/ BRCA2 携带者，或至少有 20% 的概率携带这种突变的患者。研究发现，MRI 筛查具有更高的活检检出率，活检的阳性预测值为 43%；MRI 筛查与乳腺 X 线摄影或超声检查相比，有助于发现更多的癌症，ACS 建议结合年度筛查性乳腺 X 线摄影检查结果来补充乳房核磁共振筛查。女性乳腺癌高危因素包括：BRAC1/BRCA2 突变，或直系亲属中被证明携带有这种突变；20% ～ 25% 或更高的患乳腺癌高风险患者；在 10—30 岁之间有过胸壁放射性物质接触史的患者、李法美尼症候群的患者、Cowden 综合征或 Bannayan–Riley–Ruvalcaba 综合征或直系亲属存在这些疾病的患者[94]。

由于担心筛查 MRI 的成本过高、扫描获取时间和解释时间过长，研究人员对简化的乳腺 MRI 筛查方案进行了研究，使筛查成本越来越低，可以在 3 分钟内获得图像[95]。专家放射学家解释，即使时间迅速，MRI 的阴性预测值仍为 99.8%，灵敏度为 100%，额外的癌症发生率为 18.2/1000。相当于更耗时的完整 MRI，筛查方案的特异性为 94.3%，阳性预测值为 24.4%。简化 MRI 筛查方案目前仍在做进一步的实践，经验将最终决定这种技术能否取代完整的 MRI 检查。

五、放射性核素成像

乳腺影像学检查另一个研究领域是注射放射性核素标记物质后对乳腺进行放射性核素扫描。^{99m}Tc–二甲氧基异丁基异丁腈（methoxyisobutyl isonitrile，MIBI）应用于乳腺内膜造影技术研究已进行多年。早期报道提示其具有高敏感性（＞ 90%）和特异性（略低于 90%）[96]。然而后续报道表明，对于癌灶较小的乳腺癌，包括通过乳腺 X 线摄影发现的病灶（56%）、1cm 或更小的乳腺癌癌灶（39%），其敏感性相对较低[97, 98]。

乳腺癌特异性 γ 成像（Breast–specific gamma imaging，BSGI）利用放射性核素 ^{99m}Tc–sestamibi，已用于心脏研究和乳腺癌的评估。BSGI 的敏感性较高，为 96.4%，敏感性中等，为 59.5%。此外，BSGI（以及所有乳腺放射性核素成像）的敏感性与乳腺密度无关。然而，BSGI 的空间分辨率限制了它检测小于 1cm 大小病变的能力[99]。当 BSGI 作为致密乳房和阴性乳房造影检查的辅助筛查工具时，癌症检出率仅为 7.7%，召回率为 8.4%[100]。BSGI 的缺点之一是其相关的辐射剂量增加，大约是常规乳腺 X 线摄影的 4 倍，对人体的总有效剂量约为 2.3mSv[100]。考虑到 ^{99m}Tc–sestamibi 成像对人体的辐射剂量较高，可能需要进一步研究以降低辐射剂量。

使用 FDG（fluorine–18–2–deoxy–2–fluoro–D–glucose）的正电子发射断层扫描（positron emission tomography，PET）也被用于乳腺癌的评估，因为大多数乳腺癌已被证明显示了对 FDG 的摄取（图 9–18）[101]。FDG 还能到达腋窝淋巴结，提供乳腺癌淋巴结受累的信息。PET–CT 联合 CT 是评估转移性疾病和分期的有力工具。

^{99m}Tc 硫胶体已被广泛用于前哨淋巴结的鉴别[102, 103]。在手术前，该同位素被注射到活检证实的乳腺癌癌灶附近，注入的同位素通过淋巴链排出，识别初始或前哨淋巴结。在手术中，用放射性同位素探头识别前哨淋巴结，然后取出并进行组织学评估。如果前哨淋巴结对肿瘤呈阴性，腋窝淋巴结清扫及其相关并发症就可以有效地避免。

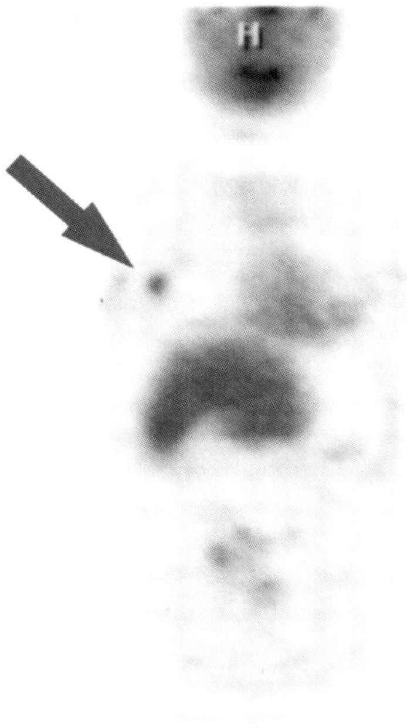

◀图 9-18 正电子发射断层摄影图像
图示右侧乳房浸润性癌区域的放射性核素增强（箭头）

推荐阅读

[1] McLelland R, Hendrick RE, Zinninger MD, et al. The American college of radiology mammography accreditation program. Am J Roentgenol. 1991;157:497.
[2] Mammography Quality Standards Act of 1992. Public Law 102539.
[3] D'Orsi CJ, Sickles EA, Mendelson EB, Morris EA, et al. ACR BI-RADS Atlas, breast imaging reporting and data system. Reston, VA: American College of Radiology; 2013.
[4] American College of Radiology. Standards for the performance of screening mammography. [Adopted by the ACR Council 1990, Revised 1994]. In: ACR digest of official actions. Reston, VA: ACR; 1994.
[5] Tabar L, Fagerberg CJ, Gad A, et al. Reduction in mortality from breast cancer after mass screening with mammography: randomized trial from the breast cancer screening working group of the Swedish National Board of Health and Welfare. Lancet. 1985;1:829–32.
[6] National Institutes of Health Consensus Development Panel. National Institutes of Health Consensus Development Panel: breast cancer screening for women 40–49. J Natl Cancer inst. 1997;39:1015–26.
[7] Howlander N, Noone A, Krapcho M, et al. SEER cancer statistics review, 1975–2012. Bethesda, MD: National Cancer Institute; 2015.
[8] Webb ML, Cady B, Michaelson JS, Bush DM, Calvillo KZ, Kopans DB, Smith BL. A failure analysis of invasive breast cancer: most deaths from disease occur in women not regularly screened. Cancer. 2014;120(18):2839–46. doi:10. 1002/cncr. 28199.
[9] Hellquist BN, Duffy SW, Abdsaleh S, et al. Effectiveness of population-based service screening with mammography for women ages 40–49 years: evaluation of the Swedish mammography screening in young women (SCRY) cohort. Cancer. 2011;117 (4):714–22. doi:10.1002/cncr.25650 (Epub 2010 Sep 29).
[10] Duffy SW, Tabar L, Chen HH, et al. The impact of organized mammography service screening on breast carcinoma mortality in seven Swedish counties. Cancer. 2002;95: 458–69.
[11] Freer P, Moy L, Demartini WB. Breast cancer screening: understanding the randomized controlled trial. SBI News. 2015;3:25–7.
[12] Joe B, Price E, Parkinson B. Screening in the 40–49 age group. SBI News. 2016;1:12–4.
[13] Independent UK. Panel on breast cancer screening. The benefits and harms of breast cancer screening: an independent review. Lancet. 2012;380:1778–86.
[14] Smith RA, Duffy SW, Gabe R, Tabar L, Yen AM, Chen TH. The randomized trials of breast cancer screening: what have we learned? Radiol Clin North Am. 2004;42:793–806.
[15] Tabar L, Yen AM, Wu WY, et al. Insights from the breast cancer screening trials: how screening affects the natural history of breast cancer and implications for evaluating service screening programs. Breast J. 2015;21:13–20.
[16] Duffy SW, Yen AMF, Chen THH, et al. Long-term benefits of breast screening. Breast Cancer Manage. 2012;1:31–8.
[17] Gotzsche PC, Jorgensen KJ. Screening for breast cancer with mammography. Cochrane Database Syst Rev. 2013;6: CD001877.
[18] Broeders M, Moss S, Nystrom L, et al. The impact of mammographic screening on breast cancer mortality in Europe: a review of observational studies. J Med Screen.

2012;19(suppl 1):14–25.
[19] Nickson C, Mason KE, English DR, Kavanagh AM. Mammographic screening and breast cancer mortality: a case–control study and meta–analysis. Cancer Epidemiol Biomark Prev. 2012;21:1479–88.
[20] Coldman A, Phillips N, Wilson C, et al. Pan–Canadian study of mammography screening and mortality from breast cancer. J Natl Cancer Inst. 2014;106(11):dju261.
[21] Cancer Intervention and Surveillance Modeling Network. (CISNET) Collaborators. Effect of screening and adjuvant therapy on mortality from breast cancer. N Engl J Med. 2005;353:1784–92.
[22] Hendrick RE, Helvie MA. Mammography screening: a new estimate of number needed to screen to prevent one breast cancer death. AJR Am J Roentgenol. 2012;198(3):723–8.
[23] Oeffinger KC, Fontham ETH, Etzioni R. Breast cancer screening for women at average risk 2015 guideline update from the American Cancer Society. JAMA. 2015;314(15):1599–614.
[24] Siu AL. Screening for breast cancer: U.S. preventive services task force recommendation statement. Ann Intern Med. 2016;164:279–96.
[25] Singletary SE, Allred C, Ashley P, et al. Staging system for breast cancer: revisions for the 6th edition of the AJCC cancer staging manual. Surg Clin North Am. 2003;83(4):803–19.
[26] American College of Radiology (ACR). Clinical Practice Guideline for the performance of diagnostic mammography and problem–solving breast evaluation [Adopted by the ACR Council 1994]. In: ACR digest of official actions. Reston, VA: ACR; 1994.
[27] Destounis SV, Morgan R, Arieno A. Screening for dense breasts: digital breast tomosynthesis. AJR Am J Roentgenol. 2015;204:261–4.
[28] McDonald ES, Oustimov A, Weinstein SP, et al. Effectiveness of digital breast tomosynthesis compared with digital mammogram: outcome analysis from 3 years of breast cancer screening. JAMA Oncol. 2016;6:737–43.
[29] Rose SL, Tidwell AL, Gujnoch LJ, et al. Implementation of breast tomosynthesis in a routine screening practice: an observational study. AJR Am J Roentgenol. 2013;200(6):1401–8.
[30] Skaane P, Bandos AI, Gullien R, et al. Comparison of digital mammography alone and digital mammography plus tomosynthesis in a population–based screening program. Radiology. 2013;267(1):47–56.
[31] Friedewald SM, Rafferty EA, Rose SL, et al. Breast cancer screening using tomosynthesis in combination with digital mammography. JAMA. 2014;311(24):2499–507.
[32] Ciatto S, Houssami N, Bernardi D, et al. Integration of 3D digital mammography with tomosynthesis for population breast–cancer screening (STORM): a prospective comparison study. Lancet Oncol. 2013;14(7):583–9.
[33] Skaane P, Bandos AI, Eben EB, et al. Two–view digital breast tomosynthesis screening with synthetically reconstructed projection images: comparison with digital breast tomosynthesis with full–field digital mammographic images. Radiology. 2014;271(3):655–63. doi:10.1148/radiol.13131391 (Epub 2014 Jan 24).
[34] Linver MN, Osuch JR, Brenner RJ, et al. Mammography medical audit: primer for the mammography quality standards act (MQSA). AJR Am J Roentgenol. 1995;165:19–25.
[35] Gold RH, Montgomery CK, Rambo ON. Significance of margination of benign and malignant infiltrative mammary lesions: roentgenologic–pathologic correlation. Am J Roentgenol. 1973;118:881–94.
[36] Hall FM, Storella JM, Silverstone DZ, et al. Nonpalpable breast lesions: recommendations for biopsy based on suspicion of carcinoma at mammography. Radiology. 1988;167:353–8.
[37] Moskowitz M. The predictive value of certain mammographic signs in screening for breast cancer. Cancer. 1983;51:1007–11.
[38] Sickles EA. Nonpalpable, circumscribed, noncalcified solid breast masses: likelihood of malignancy based on lesion size and age of patient. Radiology. 1994;192:439–42.
[39] Brenner RJ, Sickles EA. Acceptability of periodic follow–up as an alternative to biopsy for mammographically detected lesions interpreted as probably benign. Radiology. 1989;171:645–6.
[40] Feig SA. Breast masses: mammographic and sonographic evaluation. Radiol Clin North Am. 1992;30:67–92.
[41] Jackson VP, Dines KA, Bassett LW, et al. Diagnostic importance of radiographic density of noncalcified breast masses: analysis of 91 lesions. AJR Am J Roentgenol. 1991;157:25–8.
[42] Bassett LW. Mammographic analysis of calcifications. Radiol Clin North Am. 1992;30:93–105.
[43] Sickles EA. Mammographic features of 300 Consecutive nonpalpable breast cancers. Am J Roentgenol. 1986;146:661–3.
[44] Sickles EA. Mammographic features of "early": breast cancer. Am J Roentgenol. 1984;143:461–4.
[45] Brown ML, Houn F, Sickles EA, et al. Screening mammography in community practice: positive predictive value of abnormal finding and yield of follow–up diagnostic procedures. Am J Roentgenol. 1995;165:1373–7.
[46] Robertson CL, Kopans DB. Communication problems after mammographic screening. Radiology. 1989;172:443–4.
[47] Brew MD, Billings JD, Chisholm RJ. Mammography and breast pain. Australas Radiol. 1989;33:335–6.
[48] Jackson VP, Loex AM, Smith DJ. Patient discomfort during screen–film mammography. Radiology. 1998;168:421–3.
[49] Stomper PC, Kopans DB, Sadowsky NL, et al. Is mammography painful? A multicenter patient study. Arch Intern Med. 1988;148:521–4.
[50] Physician Insurer's Association of America. PIAA breast cancer study, MPL cancer claims mini series: volume 1. Washington, DC: Physician Insurers Association of America; 2013.
[51] Feig SA, Shaber GS, Patchefsky A, et al. Analysis of clinically occult and mammographically occult breast tumors. Am J Roentenol. 1977;128:403–8.
[52] Mann BD, Giuliano AE, Bassett LW, et al. Delayed diagnosis of breast cancer as a result of normal mammograms. Arch Surg. 1983;118:23–4.
[53] Fornage BD, Lorigan JG, Andry E. Fibroadenoma of the breast:sonographic appearance. Radiology. 1989;172:671–5.
[54] Stavros AT, Thickman D, Rapp CL, et al. Solid breast nodules: use of sonography to distinguish between benign and malignant lesions. Radiology. 1995;196:123–34.
[55] Entrekin R, Jackson P, Jago JR, Porter BA. Compound Imaging in breast ultrasound: technology and early clinical experience. Medicamundi. 1999;43(3):35–43.

[56] Rosen EL, Soo MS. Tissue harmonic imaging sonography of breast lesions: improved margin analysis, conspicuity and image quality compared to conventional ultrasound. Clin Imaging. 2001;25(6):379–84.
[57] Mesurolle B, Helou T, El–Khoury M, et al. Tissue harmonic imaging, frequency compound imaging and conventional imaging: use and benefit in breast sonography. J Ultrasound Med. 2007;26(8):1041–51.
[58] Rahbar G, Sie AC, Hansen GC, et al. Benign versus malignant solid breast masses: US differentiation. Radiology. 1999;213:889–94.
[59] Gordon PB, Goldenberg SL. Malignant breast masses detected only by ultrasound: a retrospective review. Cancer. 1995;76: 626–60.
[60] Buchberger W, Niehoff A, Obrist P, et al. Clinically and mammographically occult breast lesions: detection and classification with high resolution sonography. Semin Ultrasound CT MR. 2002;21:325–36.
[61] Kaplan SS. Clinical utility of bilateral whole–breast US in the evaluation of women with dense breast tissue. Radiology. 2001;221:641–9.
[62] Crystal P, Strano SD, Shcharynski S, et al. Using sonography to screen women with mammographically dense breasts. Am J Roentgenol. 2003;181:177–82.
[63] Kolb TM, Lichy J, Newhouse JH. Occult cancer in women with dense breasts: detection with screening US—diagnostic yield and tumor characteristics. Radiology. 1998;207:191–9.
[64] Kolb TM, Lichy J, Newhouse JH. Comparison of the performance of screening mammography, physical examination, and breast US and evaluation of factors that influence them: an analysis of 27, 825 patient evaluations. Radiology. 2002;225:165–75.
[65] Berg WA. Rationale for a trial of screening breast ultrasound: American college of radiology imaging network (ACRIN) 6666. Am J Roentgenol. 2003;180:1225–8.
[66] Berg WA, Blume JD, Cormack JB et al. ACRIN 6666 Investigators. Combined screening with ultrasound and mammography vs mammography alone in women at elevated risk of breast cancer. JAMA. 2008;299(18):2151–63. doi:10.1001/jama. 299.18.2151.
[67] Sprague BL, Stout NK, Schechter C, et al. Benefits, harms, and cost–effectiveness of supplemental ultrasonography screening for women with dense breasts. Ann Intern Med. 2015;162(3):157–66. doi:10.7326/M14–0692.
[68] Parker SH, Lovin JD, Jobe WE, et al. Stereotactic breast biopsy with a biopsy gun. Radiology. 1990;176:741–7.
[69] Jackson VP, Bassett LW. Stereotactic fine–needle aspiration biopsy for nonpalpable breast lesions. Am J Roentgenol. 1990;154:1196–7.
[70] Bassett LW, Winchester DP, Caplan RB, et al. Stereotactic core–needle biopsy of the breast.CACancer J Clin. 1997;47:171–90.
[71] Sickles EA, Parker SH. Appropriate role of core breast biopsy in the management of probably benign lesions. Radiology. 1993;199:315.
[72] Lee CH, Philpotts LE, Horvath LJ, et al. Follow–up of breast lesions diagnosed as benign with stereotactic coreneedle biopsy: frequency of mammographic change and false negative rate. Radiology. 1999;212:189–94.
[73] Brem RF, Behrndt VS, Sanow L, et al. Atypical ductal hyperplasia: histologic underestimation of carcinoma in tissue harvested from impalpable breast lesions using 11–G stereotactically guided directional vacuum–assisted biopsy. Am J Roentgenol. 1999;172:1405–7.
[74] Jackman RJ, Nowels W, Rodriguez–Soto J, et al. Stereotactic, automated, large–core needle biopsy of nonpalpable breast lesions: false–negative rates and histologic underestimation rates after long–term follow–up. Radiology. 1999;210: 799–805.
[75] Liberman L, Bracero N, Vuolo MA, et al. Percutaneous large–core biopsy of papillary breast lesions. Am J Roentgenol. 1999;172:331–7.
[76] Liberman L, Sama M, Susnik B, et al. Lobular carcinoma in situ at percutaneous breast biopsy: surgical biopsy findings. Am J Roentgenol. 1999;173:291–9.
[77] Philpotts LE, Shaheen NA, Carter D, et al. Comparison of rebiopsy rates after stereotactic core–needle biopsy of the breast with 11–G vacuum suction probe vs. 14–G automatic gun. Am J Roentgenol. 1999;172:683–7.
[78] Brenner RJ, Jackman RJ, Parker SH, et al. Percutaneous core needle biopsy of radial scars of the breast: when is excision ecessary? Am J Roentgenol. 2002;179:1179–84.
[79] Foster MC, Helvie MA, Gregory NE, et al. Lobular carcinoma in situ or atypical lobular hyperplasia at coreneedle biopsy: is excisional biopsy necessary? Radiology. 2004;231:813–9.
[80] Mahoney MC, Robinson–Smith TM, Shaughnessy EA. Lobular neoplasia at 11–gauge vacuum–assisted stereotactic biopsy: correlation with surgical excisional biopsy and mammographic follow–up. Am J Roentgenol. 2006;187: 949–54.
[81] El Yousef SJ, O'Connell DM, Duchesneau RH, et al. Benign and malignant breast disease: magnetic resonance and radiofrequency pulse sequences. Am J Roentgenol. 1985; 145:1–8.
[82] Heywang SH, Hahn D, Schmidt H, et al. MR imaging of the breast using gadolinium–DTPA. J Comput Asst Tomogr. 1986;10:199–204.
[83] Kaiser WA (1992) MRM promises earlier breast cancer diagnosis. Diagn Imaging Int. 11:44–50.
[84] Heywang–Kobrunner SH. Contrast–enhanced MRI of the breast–overview after 1250 patient examinations. Electromedica. 1993;2:43–52.
[85] Harms SE, Flamig DP, Hesley KL, et al. MRI of the breast with rotating delivery of excitation off resonance: clinical experience with pathologic correlation. Radiology. 1993; 186:493.
[86] Gilles R, Guinebretiere JM, Lucidarme O, et al. Nonpalpable breast tumors: diagnosis with contrast–enhanced subtraction dynamic MRI. Radiology. 1994;191:625–31.
[87] Gorczyca DP, Sinha S, Ahn CY, et al. Silicone breast implants in vivo: MR imaging. Radiology. 1992;185:407–10.
[88] Lehman CD, Blume JD, Weatherall P, et al. Screening women at high risk for breast cancer with mammography and magnetic resonance imaging. Cancer. 2005;103:1898–905.
[89] Kriege M, Brekelmans CT, Boetes C, et al. Efficacy of MRI and mammography for breast–cancer screening in women with a familial or genetic predisposition. N Engl J Med. 2004;351:427–37.
[90] Kuhl CK, Schrading S, Leutner CC, et al. Mammography, breast ultrasound, and magnetic resonance imaging for surveillance of women at high familial risk for breast cancer. J Clin Oncol. 2005;23:8469–76.
[91] Leach MO, Boggis CR, Dixon AK, et al. Screening with

magnetic resonance imaging and mammography of a UK population at high familial risk of breast cancer: a prospective multicentre cohort study (MARIBS). Lancet. 2005;365:1769–78.

[92] Sardanelli F. Breast MRI imaging in women at high risk of breast cancer. Is something changing in early breast cancer detection? Eur Radiol. 2007;73: 873–87.

[93] Warner E, Plewes DB, Hill KA, et al. Surveil–lance of BRCA1 and BRCA2 mutation carriers with magnetic resonance imaging, ultrasound, mammography, and clinical breast examination. JAMA. 2004;292:1317–25.

[94] Saslow D, Boetes C, Burke W, et al. American cancer society guidelines for breast screening with MRI as an adjunct to mammography. CA Cancer J Clin. 2009;57:75–89. doi:10.3322/canjclin.57.2.75.

[95] Kuhl CK, Schrading S, Strobel K, et al. Abbreviated breast magnetic resonance imaging (MRI): first postcontrast subtracted images and maximum–intensity projection–a novel approach to breast cancer screening with MRI. Clin Oncol. 2014;32 (22):2304–10. doi:10.1200/JCO.2013.52.5386 (Epub 2014 Jun 23).

[96] Khalkhali I, Mena I, Jouanne E, et al. Prone scintimammography in patients with suspicion of carcinoma of the breast. J Am Coll Surg. 1994;178:491–7.

[97] Tolmos J, Cutrone JA, Wang B, et al. Scintimammographic analysis of non palpable breast lesions previously identified by conventional mammography. J Natl Cancer Inst. 1998;90:846–9.

[98] Prats E, Carril J, Herranz R, et al. Spanish multicenter scintigraphic study of the breast using ^{99m}Tc MIBI: report of results. Rev Esp Med Nucl. 1998;17:338–50.

[99] Brem RF, Floerke AC, Rapelyea JA, et al. Breast–specific gamma imaging as an adjunct imaging modality for the diagnosis of breast cancer. Radiology. 2008;247(3):651–7.

[100] Shermis RB, Wilson KD, Doyle MT, et al. Supplemental breast cancer screening with molecular breast imaging for women with dense breast tissue. AJR Am J Roentgenol. 2016;17:1–8.

[101] Adler LP, Crowe JP, Al–Kasisi NK, et al. Evaluation of breast masses and axillary lymph nodes with (F–18) 2–Deoxy–2–fluro–D–glucose PET. Radiology. 1993;187: 743–50.

[102] Winchester DJ, Sener SF, Winchester DP, et al. Sentinel lymphadencotomy for breast cancer: experience what 180 consecutive patients: efficacy of filtered technetium 99 m sulphur colloid with overnight migration time. J Am Coll Surg. 1999;188:597–603.

[103] Schwartz GF, Guiliano AE, Veronesi U. Consensus conference committee. Proceeding of the consensus conference of the role of sentinel lymph node biopsy in carcinoma or the breast scr; 2002.

第 10 章
乳腺恶性肿瘤及其前驱病变的病理诊断
Premalignant and Malignant Breast Pathology

Hans-Peter Sinn 著
许 霞 译

近年来，人们对于分子生物学理解上的进步明显地影响了乳腺恶性肿瘤及其前驱病变的概念，以及其对辅助、新辅助治疗及风险评估。然而，乳腺癌的分子分型尚未取代传统的形态学分类，因为乳腺癌的很多方面最准确的描述仍然是在经典组织病理学上。诊断乳腺癌的方法正在缓慢、稳定地从对疾病的描述性形态学观点转变为对定量的分子病理的评估。这在很大程度上是由肿瘤科医生的需要所促使的，即需要肿瘤生物学的精确信息，以便更精确指导辅助和新辅助治疗。因此，如今的乳腺病理学在形态学和分子生物学上都是以乳腺癌这两个方面的统一为导向的。

本章节不可能全面地涵盖乳腺恶性肿瘤及其前驱病变的各个方面，因此，本章将对一些乳腺病理的重要性、创新性和转化研究进行综述。对于前驱病变，主要涉及风险评估和疾病管理的建议；对于浸润性癌，则涉及形态学分类、手术及非手术标本的评估。

一、前驱疾病

在本节中，将会简要地回顾一下包括 DCIS 的非浸润性疾病。在乳腺癌筛查和诊断的欧洲指南中[1]，恶性潜能未定的病变（B3 类）的分类包括开放切除会导致恶性风险增加的病变。这些病变通常是在乳腺癌筛查或预防性乳腺 X 线片中用超声引导或真空辅助（立体定位）CNB 中检测到的，诊断后可以切除也可以不切除。B3 类包括良性病变，这些病变由于其异质性（例如乳头状瘤或叶状肿瘤）能增加患 DCIS 或浸润性癌的风险，同时也包括低级别肿瘤性病变，例如小叶肿瘤、平坦上皮非典型增生。这一区分对于 B3 类病变是重要的，因为并不是所有的 B3 类病变具有低度恶性潜能。B3 类前驱病变的恶性潜能通常低于低级别 DCIS（被分为 B5a）、中级别 DCIS 及高级别 DCIS。

是否切除这些前驱病变不仅需要结合临床病史、病理类型、病变范围，同时还需要结合个体差异及病变相关指征。在过去几年里，由于用于指导乳腺钼靶检测到的低级别和恶性潜能的前驱性病变的循证医学证据增多了，导致了总体上使用更加保守的治疗方案（表 10–1）[2]。如何处理这些病变需要放射科和病理科医师密切合作，并且最好在筛查或术前进行多学科病例讨论。CNB 标本的病理诊断并不能指导进一步的治疗，原因在于它可能代表影像学上的病变，也可能不能代表影像学上的病变，即使具有代表性，最重要的病理发现 [如小叶原位癌（lobular carcinoma in–situ, LCIS）] 可能不是影像学上见到的病变。绝大多数关于前驱病变（DCIS 除外）的文献是单中心性、非随机性、回顾性研究，通常缺乏严格的病理学与影像学的关联性，同时存在活检样本选择的偏倚。这就可以解释在局部切除标本中非浸润性癌或浸润性癌风险增加的比例是不同的，另外一部分原因是不同机构对前驱病变的处理方式不同。

表 10–1　空芯针活检标本中诊断前驱性病变后推荐的治疗方案

• 非典型导管增生 所有患者应接受外科咨询及切除病灶
• 非典型小叶增生 偶然发现的非典型小叶增生患者接受定期随访
• 小叶原位癌 偶然发现的经典型 LCIS 患者可接受定期随访；非经典型 LCIS 患者应该切除病灶

引自 Calhoum[2]

（一）导管原位癌

1. 术语

“原位癌”这一术语在过去几年中备受争议，特别是乳腺钼靶筛查经常检出恶性潜能不能确定的低风险病变。患者患有不具有转移能力的病变不应该被诊断为“癌”[3]，更明确地说：这种情况经常被认为是“过度诊断”[4, 5]。然而，对于临床医生来说这是不幸的，因为“过度诊断”表明被“误诊”。因此，在乳腺癌筛查中 DCIS 合适的处理方式应该集中在可能被过度治疗的问题上，而不是包括过度诊断在内的术语问题上[6]。实际上，乳腺的非浸润性肿瘤（包括 DCIS 和小叶非典型增生）在组织学和分子生物学上均具有非浸润性癌的特点，因此真正代表原位恶性肿瘤。

2. 发病率和临床表现

DCIS 是具有侵袭性能力的一种状态，但不一定会发展成为浸润性乳腺癌。在过去几十年里，DCIS 的发病率显著增加。一项系统性回顾性研究估算了 1973—1975 年间 DCIS 的发病率为 1.87/100 000，2004 年在美国 DCIS 的发病率为 32.5/100 000[7]。1983 年 SEER 乳腺癌数据库中 DCIS 的发病率仅 0.3%，而 1992 年为 12%[8]，2014 年为 21%[9]。据报道，导致发病率上升的主要原因是在无症状患者和基于人群的筛查计划中，常规使用钼靶筛查。在英国，乳腺癌钼靶筛查中女性人群 DCIS 的标准检出率是 1.60/1000[10]，而国际报道的数据较低[11]。临床上，80% 的 DCIS 是无症状的，仅仅只有 20% 病例具有症状[7]。

3. 导管原位癌的自然病程和死亡率

近年来，关于早诊断、早治疗 DCIS 的价值存在争议[6]，因为在 SEER 癌症登记中 20 年乳腺癌死亡率中纯 DCIS 死亡率非常低，仅 3.3%。这比美国人群中年龄相匹配对照研究的预期死亡率高 1.8

倍[12]。这一研究经常被引用来证明DCIS的低度恶性潜能，死亡率低，尤其是低级别DCIS。术语“DCIS”本身备受争议，并且建议改为“乳腺交界性病变”[13]。然而，必须承认SEER登记中的绝大多数病例经过了充分的外科切除，有或没有放射治疗，所以上述登记病例DCIS的低死亡率更可能代表了隐匿性浸润性癌所致的死亡率。因此，使用这种流行病学数据衡量DCIS的自然病程是不合适的。只有未经治疗的DCIS患者的随访才能提供自然病程的证据。在护理健康研究中，13名DCIS中有6名被误诊为良性疾病，随后同侧乳腺发展为浸润性癌。基于这些病例，未发现或未经治疗的DCIS发展为浸润性乳腺癌比率大约为13.5，平均间隔时间是9年[14]。作者得出结论，未经治疗的DCIS患者发展为浸润性乳腺癌的风险非常高。其他研究表明，如果DCIS未治疗或治疗不充分，14%～53%被诊断为DCIS的女性患者随后会发展为浸润性导管癌（invasive ductal carcinoma，IDC）[15]。

4. 导管原位癌的分级和风险评估

DCIS临床处理的许多不确定性是由于DCIS是一组具有不同恶性程度的异质性肿瘤，并且在病理学上只有当病变广泛取材才能排除浸润性癌。因此，病理评估是确定进展风险的重要方法，并用于指导临床治疗。在病理学上，DCIS的恶性程度由组织学分级、结构模式（图10–1）及肿瘤大小决定，免疫表型在一定程度上也能决定DCIS的恶性程度。最近，还提出了基因表达分析能够更精确地评估DCIS的侵袭性。在所有这些预测因素中，结构模式是最弱的预测因子，仅次于分级和粉刺型坏死。分级是DCIS最重要的预测因子之一[16]。目前在世界卫生组织对乳腺癌的分类（WHO分类）中，DCIS的分级是基于其核的特点，与之前的WHO分类相比，局灶性点状或粉刺型坏死的存在并不排除低核级DCIS的诊断，该分级系统取代了先前报道的分级系统，包括DCIS的Silverstein分类[17]，以及1997年对DCIS分类的共识[18]。在高级别DCIS中，经常见到粉刺型坏死，但不是一定的。细胞核分级是同侧浸润性癌和导管原位癌复发的一个较强的风险预测因子，特别是超过50%的导管中具有广泛浸润的粉刺型坏死的导管原位癌[19]。

5. 导管原位癌的分子分型和特殊亚型

其中一个争论点是尽管DCIS并非是浸润性乳腺癌的必须经过的前期病变，但DCIS的分子亚型与浸润性乳腺癌相似，然而，DCIS的分子分型各组比例并不同于其浸润性癌。在一组病例中[20]，大约76% DCIS为luminal型［ER阳性和（或）PR阳性］，14%为HER2过表达，激素受体阴性，13%为HER2阳性和ER阳性。在这一组病例中[20]，HER2阳性的DCIS占27%，而HER2阳性的浸润性癌仅占12.7%。相似的比例也在其他病例中报道过[21, 22]。文献上一致报道在单纯DCIS病例中，HER2阳性比例远远高于浸润性癌，但是在浸润性癌中，90%以上病例的浸润性癌及其导管原位癌表达HER2的状态是一致的。因此，推测HER2在导管原位癌发展为浸润性癌的过程中并没有发挥很大作用[23]。特殊类型的DCIS包括大汗腺型DCIS、高分泌型DCIS和基底样亚型DCIS。基底样亚型DCIS非常罕见（＜10%），这种类型被认为是基底样亚型浸润性癌的前驱病变[24]。导致DCIS进展为浸润性癌的分子机制仍然不清楚，DCIS的分子亚型与复发之间的关系也没有明确的建立，所以DCIS的分型还没有很好的实践性。

6. 导管原位癌标本的病理处理

必须强调病理科处理（包括DCIS）标本的方法对于疾病的正确评估是非常重要的。包括疾病的大小、边界，同时也包括发现最重要的隐匿性浸润性癌。鉴于此，目标区域的所有病变均应该行显微镜下观察，在实践中，所有标本均应该按照连续的方式取材后行组织学观察[25, 26]。如果病变未被触诊到，

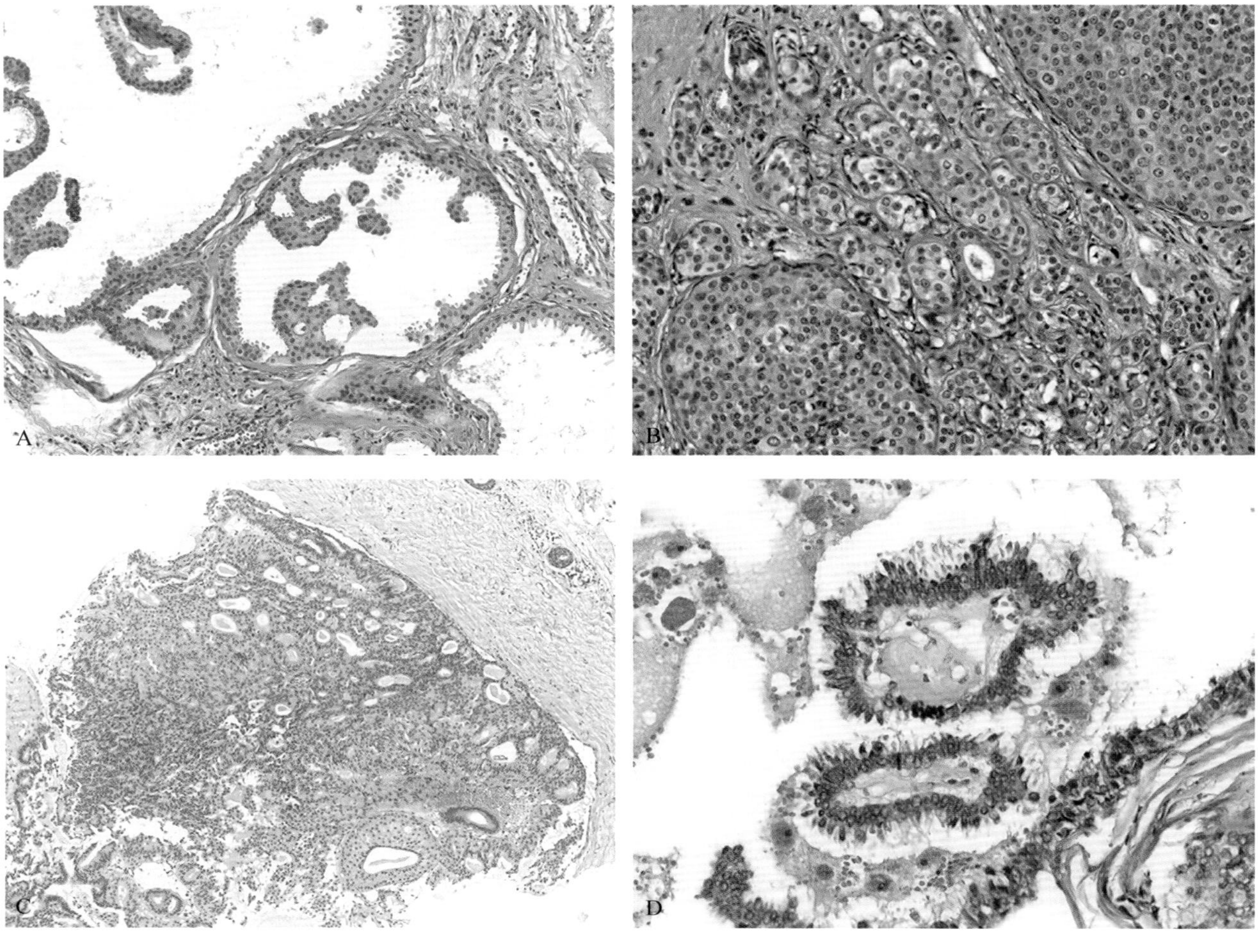

▲ 图 10-1 导管原位癌的几种生长模式

A. DCIS G_1，微乳头型；B. DCIS G_2，实体型；C. DCIS G_1，包裹型；D. DCIS G_1，高分泌型

仅影像学发现，则需要对标本拍影像学片来识别病变 [25]，最直接的方法是对保乳或乳房切除标本切开后进行影像学检查。实际上，推荐所有乳房切除标本行影像学检查，以确保有合适的组织用于组织学检查 [27]，这不仅有利于病变的识别，而且还有助于根据影像学片获取足够的组织确定边缘情况。最好的方法是连续取样。如果不拍影像学片和广泛取材，浸润性癌的隐匿灶和切缘上的浸润性癌可能很容易被遗漏，尤其是较大的手术切除标本，如保留皮肤或保留乳头的乳房切除术。

DCIS 的大小不是分期必需的，但是毫无疑问，对于患者的病理—影像学相关性和治疗仍然很重要 [28]。DCIS 病灶越大，肿瘤残留、边缘阳性，局部复发以及发展为浸润性癌的可能性越大 [29-34]。根据乳腺钼靶评估或标本 X 线检查，DCIS 的大小经常被低估，但在低级别 DCIS 和伴有良性微钙化的乳腺增生性病变的情况下也可能被高估。除非 DCIS ＜ 1cm，DCIS 通常不能在切片上测量大小，但可以通过连续取材样本中组织学上 DCIS 的范围来估算大小。必须记住，可能存在导管受累的间隙，特别是在低级别 DCIS 中，推荐病理报告计算包括这些间隙在内的总体大小，而不是每个病灶的大小 [26]。此外，如果 DCIS 被分成多块切除，病理科医生应该尝试测量每个标本来估算 DCIS 的大小 [25]。

当单个或多个浸润灶大小均不超过 0.1cm 时，即为微小浸润癌 [35]。必须注意不要在 CNB 组织或切除标本中过度诊断微小浸润癌，因为DCIS累及小叶或硬化性腺病时，可能会非常类似于微浸润。肌上皮的免疫组织化学标记（尤其是p63）可以常规用来排除或确认这些疑难病例中的微浸润[36, 37]。在一组21例微小浸润癌患者、15例腋窝分期中，其中2例发现一个阳性淋巴结[38]。在另一组46例微小浸润癌患者中，9例出现腋窝淋巴结转移[39]。这强调了DCIS中微小浸润的临床意义。

（二）非典型导管增生

1. 诊断术语

“非典型导管增生”被定义为病变小的非典型导管病变，这些病变不够诊断DCIS的标准。在近期的护理健康研究更新中，乳腺非典型导管增生的女性患乳腺癌的RR为4.5，而没有患增殖性乳腺疾病的女性患乳腺癌的RR为1.6[40]。目前还没有一个统一的标准将非典型导管增生与病变较小的低级别DCIS区分开，但已经有不同的标准被使用。通常，非典型导管增生要么被定义为末端导管–小叶单位的部分受累，低级别非典型的导管上皮，具有紊乱的结构，例如僵硬的拱桥或微乳头，但没有完全填充导管[41]，或者除了最大径为2或3mm外，其他符合低级别DCIS的标准[42]。非典型导管增生不常见变异包括非典型的大汗腺化生和非典型的导管上皮增生，这些增生发生在先前存在的良性增生性病变中，如硬化性腺病、平坦型导管上皮增生或乳头状瘤[43]。非典型导管增生可使用基底型细胞角蛋白(特别是CK5/6）来区分平坦型导管上皮增生[44]。

非典型导管增生有2个术语问题：首先非典型导管增生肯定不是增生性病变，但是具有早期肿瘤过程的所有特征，因此，非典型导管增生也被认为是导管上皮内瘤变分级系统的一部分[45]。其次，术语“导管型非典型上皮增生”优于欧洲筛查乳腺影像学指南中的术语“非典型导管增生”[1]，因为有作者认为在CNB中，非典型导管增生病变可能是局部切除标本上病变较大的低级别DCIS的一部分，因此在CNB标本中，不应该诊断非典型导管增生。另一方面，术语“导管型的非典型上皮增生”的使用可能会对低风险和非肿瘤性的病变给人产生假象，这将会导致误诊。因此，我们更倾向于在CNB组织中继续使用术语“非典型导管增生”，即使在活检组织中，有较高比例的病例最终升级成低级别DCIS。

2. 非典型导管增生和导管原位癌分子生物学的相似性

目前作为低级别DCIS的直接前驱病变非典型导管增生，不仅基于两种病变之间的形态学相似性，而且还基于基本相同类型的染色体失衡的高度遗传学相似性[46–48]。当比较非典型导管增生和DCIS病变时，同时观察到染色体16q和17p的缺失[46, 47]，在另外一组9例非典型导管增生的研究中，总共有18个核苷酸拷贝数的变化被确认，重复检测到16q和17p的缺失，以及染色体1q扩增[46]，这些发现类似于低级别DCIS。低级别DCIS和非典型导管增生的遗传学的相似性可以用来质疑那些认为这两种病变是不同的。然而，由于非典型导管增生和低级别DCIS存在预后差异，基于分子生物学数据的支持，可以认为非典型导管增生不仅仅是病灶小的低级别DCIS，而且是一个密切相关的前驱病变[49]。

3. 空芯针活检标本中诊断非典型导管增生的重要性

在CNB标本中诊断非典型导管增生，比其他具有不确定恶性潜能的病变具有更高的升级为“更严重”病变的风险。原因有几个，其中一个原因是大约30年前切开活检确定了非典型导管增生的诊断标准，这一标准现在被应用于空芯针和真空辅助活检组织。鉴于诊断非典型导管增生的标准是定量的，非典型导管增生的升级风险通常存在于对DCIS诊断不足。最近的一项研究表明诊断为非典型导管增生的病例，在随后的切开切除活检组织中82%的病例升级为DCIS[50]。

临床上，在CNB或真空辅助活检标本中确定为非典型导管增生时，建议进行局部切除活检[1, 51, 52]。这是因为在CNB组织中，存在相当高比例对于DCIS或浸润性癌的诊断不足。一些研究报道了在CNB中诊断的非典型导管增生病变存在升级为"更严重"病变的风险，其范围在22%～56%之间。这些"更严重"病变比率的高度可变性归因于不同的活检技术（例如CNB与真空辅助活检的区别）以及这些研究中使用的病理学标准。显然，不仅CNB针的直径是发现更严重病变概率的最重要的决定因素之一，而且非典型导管增生病灶的数量也是发现更严重病变概率的最重要的决定因素之一。然而，也有报道既不使用11G或9G针头，也不计算非典型导管增生病灶，有一组患者获得了足够精确的诊断，不需要进一步切除活检[53]。

（三）小叶瘤变及其变异型

小叶瘤变或小叶上皮内瘤变是指具有小叶表型的非浸润性肿瘤。包括累及程度较小的非典型小叶增生和几种形式的LCIS[54]。这是一组形态上具有异质性，但临床和生物学上相关的病变谱系（表10–2）。有作者指出，由于小叶瘤变包含范围很广，术语"小叶瘤变"在临床诊断中并不是十分有用，应该使用更具体的术语，如小叶上皮内瘤变、LCIS及其变异型[55]。所有类型的小叶瘤变都被认为是浸润性乳腺癌的非必需的前驱病变，或者更具体地说是浸润前的病变，同时小叶瘤变会增加患者患同侧和对侧乳腺癌的风险。LCIS的少见类型（多形性或旺炽性小叶原位癌）应该与经典型LCIS区分开来，并且在CNB中诊断的上述少见类型更容易升级为"更严重"病变的风险[71]。小叶瘤变的形态学特征是指终末导管小叶单位不同程度的扩张，以松散、一致的上皮细胞异型增生为特点。

表10–2　小叶瘤变的分类

(1) 非典型小叶增生
(2) 小叶原位癌 (a) 经典型 (b) 高风险变异型 (i) 多形性小叶原位癌和多形性大汗腺小叶原位癌 (ii) 旺炽性小叶原位癌 (iii) 印戒细胞状小叶原位癌

1. 发病率和临床表现

小叶瘤变的发病率相对较低，但文献报道在过去几十年中其发病率增加了，从2000年到2009年增加了39%[56]。这种发生率的增加不仅与乳房钼靶筛查的检出率增加有关，与使用CNB来评估隐匿性病变有关，而且也可能与HRT的使用增加有关[57]。没有特殊的临床症状或影像学异常提示为小叶瘤变，小叶瘤变通常在乳房钼靶筛查中发现的微钙化灶中被看到。在这种情况下，小叶瘤变经常出现在可能会出现微钙化的柱状上皮病变、平坦型上皮非典型增生或硬化性腺病中，小叶瘤变本身是被偶然发现的。小叶瘤变很少出现粉刺样坏死，也很少表现为肿块，只有出现上述病变时，可以解释影像学结果[58]。在CNB检查诊断为小叶瘤变时，切开活检存在升级为"更严重"病变（DCIS或浸润性癌）的风险估计为 13%[59]，但这一数据非常依赖于临床症状和影像学结果。当组织学和影像学结果一致时，这一风险仅为 3%，如果不一致，这一风险会高达 38%[60]。在 CNB 中，隐匿性小叶上皮内瘤变病变升级为“更严重”病变的概率＜ 10%[61, 62]。小叶瘤变被归类为恶性潜能未定的病变（B3）[1]，但是多形性 LCIS 或者具有混合导管和小叶特征的 LCIS 被归类为原位癌(B5a)。LN 的治疗应该根据个体情况而定，并考虑各种危险因素。

2. 非典型小叶增生

非典型小叶增生在 CNB 中被偶然发现，通常出现在良性微钙化病灶中。组织学上，非典型小叶增生与 LCIS 的区别在于受累腺泡单位的膨胀程度小于 50%[63] 或 75%[55]，但仍具有相似的组织学特征。区分非典型小叶增生与实体型盲管腺病或微腺型腺病是非常重要的。非典型小叶增生可以作为其他病变的一部分，例如乳头状瘤、纤维腺瘤或放射状瘢痕，在这种情况下，非典型小叶增生不属于这些病变的恶性潜能病变，除了局部切除这些病变外，不需要行其他治疗。非典型小叶增生具有恶性潜能病变的特征，而不属于前驱病变，而 Page 等 [64] 报道，与那些没有增生性病变的妇女相比，非典型小叶增生发生乳腺癌的 RR 是 5.8，与非典型导管增生（RR 4.7）相似。

3. 小叶原位癌（LCIS 经典型）

与非典型小叶增生相比，经典型 LCIS 的特征是轻微到显著扩张的终末导管小叶单位，完全由单一的异型细胞填充，代替正常的腺泡细胞。LCIS 可以沿着导管派杰样扩散，破坏和替换导管上皮细胞。但是在这种情况下，“派杰样”一词是一个令人遗憾的误称，因为 LCIS 与乳头的 Paget 病没有任何关系，而且形态学上也无相似之处。LCIS 累及良性增生性病变并不少见，例如硬化性腺病，形成复杂的结构，容易误诊为浸润性癌。

Page 等 [65] 回顾了 1950—1985 年间 252 名乳腺活检诊断为小叶瘤变的女性患者的随访数据后，表明在同一侧乳腺中患浸润性乳腺癌是对侧乳腺的 3 倍，并且肿瘤类型更可能是小叶而不是导管。此外，分子生物学研究表明，同时存在小叶瘤变和浸润性小叶癌的分子生物学特征相似 [66, 67]，这表明小叶瘤变确实是浸润性癌的前驱病变。LCIS 作为非癌前病变更有说服力的证据是浸润性小叶癌与多年前发生的小叶瘤变的克隆性相关 [68]。随着大量的随访资料，在病变初次活检 35 年后，发生浸润性癌的风险估算为 35%[69]。

小叶瘤变被推荐分为不同的级别（LIN1、LIN2、LIN3），但未获得广泛接受。这种分类基于腺泡扩张程度、坏死和核多形性（图 10–2）。高级别，尤其是 LIN3，更常与浸润性癌相关 [70]，但缺乏其他数据证实这一分类的临床价值，尤其是 CNB 组织的管理。然而，这种 LIN 分类在临床上可能是有用的，因为 LCIS 具有更具侵袭性的亚型，例如多形性 LCIS 或旺炽性 LCIS 属于 LIN3 类别，因此 LIN 分级系统与 LCIS 亚型之间存在重叠。低级别 LIN1 是指累及腺泡最少，这与非典型小叶增生有重叠。

4. LCIS 的高危变异型

LCIS 的一些组织学变异型与风险程度的增加密切相关，包括多形性 LCIS 和旺炽性 LCIS。多形性 LCIS 和多形性大汗腺型 LCIS 的特点是细胞高度异型增生，并且可以蔓延至小叶内，形成坏死和钙化 [71]。导管受累是多形性 LCIS 的一个突出特征，在组织学上类似于 DCIS，但可以通过 E– 钙蛋白的表达缺失来区分 [72]。在某些病例中，部分区域 E– 钙蛋白阳性，部分 E– 钙蛋白缺失，可使用混合性导管小叶原位癌。

另外一种高风险型 LCIS 是旺炽性 LCIS[73–75]，与多形性 LCIS 相反，它由经典型 LCIS 细胞组成，但许多邻近导管和小叶单元最大限度地扩张，几乎达到了融合的程度。粉刺样坏死常见于旺炽性LCIS，并且在分子生物学基础上可以重复检测到遗传学改变，包括染色体区域 $11q^-$、$17p^-$ 和 $8p^-$ 的缺失以及11q13.3区域的扩增[75]。17q21（涉及HER2基因）的扩增并不少见，在免疫组织化学上见到HER2过度表达。在临床上，旺炽性小叶瘤变也可能出现广泛的微钙化或形成肿块（肿块样小叶瘤变）[76]。旺炽性LCIS，建议完全切除病灶，保证边缘阴性；如果病灶紧邻切缘或者切缘处有大量腺泡扩张，建议扩大切除病灶[77, 78]。

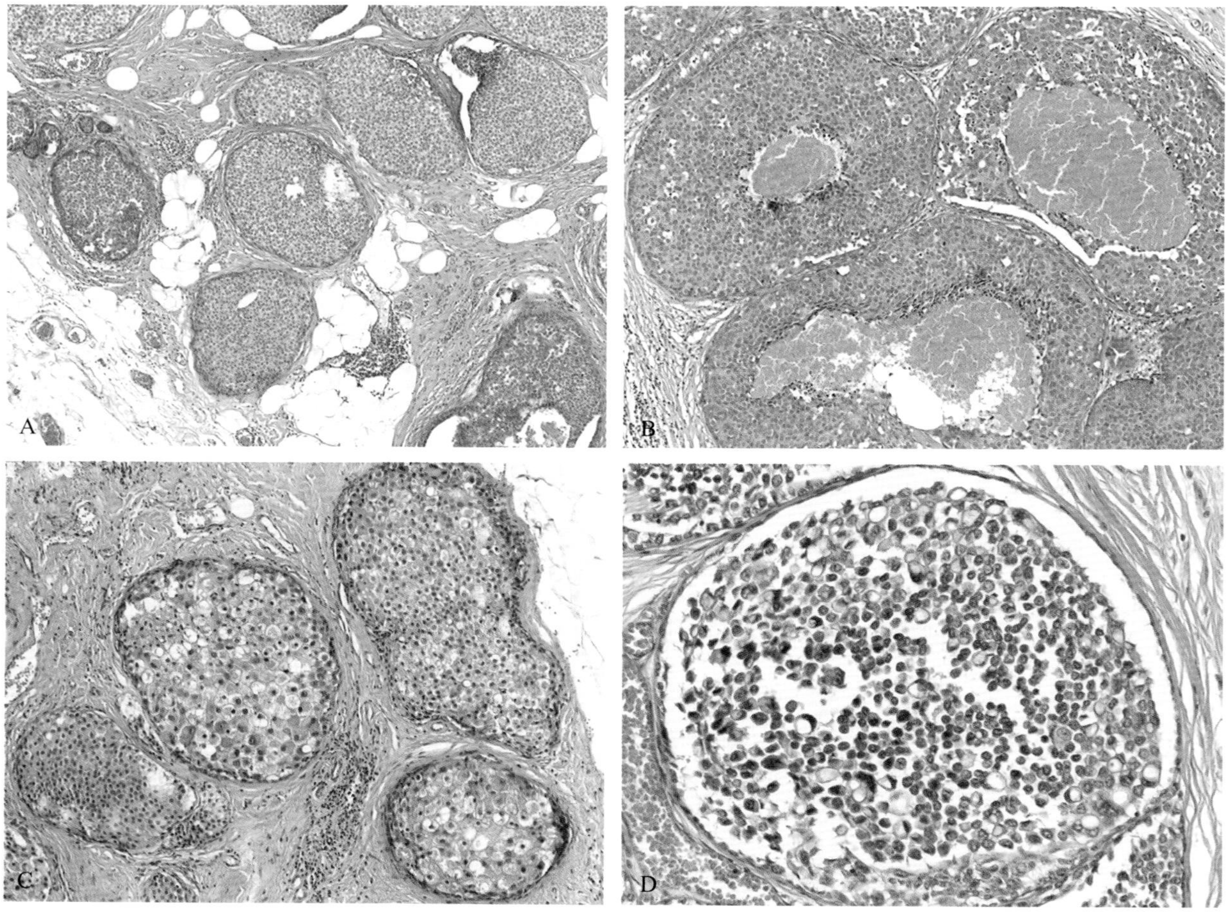

▲ 图 10-2 导管原位癌的高级别变异型

A. 旺织性 LCIS：经典型伴灶性浸润；B. LCIS：多形性伴有融合及粉刺样坏死；C. 多形性大汗腺型 LCIS；D. 高级别 LCIS：印戒细胞型

高风险LCIS可能含有印戒细胞簇[73, 79]，但纯印戒细胞变异型LCIS非常罕见，并且通常与浸润性小叶癌伴有明显的印戒细胞分化相关。微浸润在高风险LCIS中并不少见[80]，因此在高风险LCIS中需要特别注意排除微浸润。与经典型DCIS一样，包括全部取材和连续切片。

（四）免疫组织化学和分子生物学

由于LCIS与DCIS的治疗方式不一样，区分两者或者诊断混合性导管－小叶原位癌非常重要。如果H & E组织学不明确，免疫组织化学染色E-Cadherin是有帮助的，可联合使用p120或β-catenin[81]。通常，小叶瘤变的特征是E-Cadherin表达缺失，表达p120[81]。HER2过表达和基因扩增可能存在于多形性 LCIS，特别是在多形性－大汗腺 LCIS 或旺炽性 LCIS 中，因此不是否定小叶瘤变的诊断。对于混合性导管和 LCIS，与单纯 DCIS 的治疗方式一样。值得注意的是，E–Cadherin 表达的缺失并不是小叶肿瘤存在的依据，因为三阴性 DCIS 也可出现 E–Cadherin 表达降低 [81]。因此，小叶肿瘤的诊断总是依靠传统的组织学标准，并不鼓励常规行 E–Cadherin 染色。

二、浸润性癌

（一）乳腺癌分类和分级

目前世界卫生组织对乳腺癌的分类 [42] 是基于肿瘤类型的形态学定义，包括 30 多种浸润性癌，其中大多数是非常罕见的类型（表 10–3）。最常见的肿瘤类型是非特殊型浸润性癌和浸润性小叶癌。这两种肿瘤类型占所有乳腺癌的 80% ～ 90%，其他肿瘤类型非常罕见。因此，目前依据形态学的肿瘤分类不能充分反映乳腺癌的分子和临床异质性（图 10–3）。除了罕见的特殊亚型外，世界卫生组织分类的临床意义有限，必须通过肿瘤分级、免疫组织化学和分子分型来补充，以便更适用于临床 [82]。

表 10–3　乳腺癌分类和 ICD–0–3 编码

非特殊型浸润性癌	8500/3
多形性癌	8022/3
伴破骨细胞样间质巨细胞的癌	8035/3
伴绒癌特征的癌	
伴黑色素细胞特征的癌	
浸润性小叶癌	8520/3
经典型小叶癌	
实性型小叶癌	
腺泡型小叶癌	
多形性小叶癌	
小管小叶癌	
混合型小叶癌	
小管癌	8211/3
筛状癌	8201/3
黏液癌	8480/3
伴髓样特征的癌	
髓样癌	8510/3
不典型髓样癌	8513/3
伴髓样特征的非特殊型浸润性癌	8500/3
伴大汗腺分化的癌	
伴印戒细胞分化的癌	
浸润性微乳头状癌	8507/3
非特殊型化生性癌	8575/3
低级别腺鳞癌	8570/3
纤维瘤病样化生性癌	8572/3
鳞状细胞癌	8070/3
梭形细胞癌	8032/3
伴间叶分化的化生性癌	
软骨分化	8571/3
骨分化	8571/3
其他间叶分化	8575/3
混合性花生性癌	8575/3
肌上皮癌	8982/3
上皮－肌上皮性癌	
腺肌上皮瘤伴癌	8983/3
腺样囊性癌	8200/3
少见类型	
伴神经内分泌特征的癌	
高分化神经内分泌肿瘤	8246/3
低分化神经内分泌癌（小细胞癌）	8041/3
伴神经内分泌分化的癌	8574/3
分泌型癌	8502/3
浸润性乳头状癌	8503/3
腺泡细胞癌	8550/3
黏液表皮样癌	8430/3
多形态癌	8525/3
嗜酸细胞癌	8290/3
富脂癌	8314/3
富于糖原透明细胞癌	8315/3
皮脂腺癌	8410/3

（二）非特殊型浸润性癌

这组乳腺癌包括所有没有特殊分化特征的肿瘤，适用于超过 70% 的乳腺癌。诊断非特殊型浸润性癌需排除特殊类型的乳腺癌。

最常见乳腺癌类型的术语在世界卫生组织的分类中已从“浸润性导管癌，非特殊类型”（2003）[83] 转变为“非特殊型浸润性癌”（2012）[42]。非特殊型浸润性癌的定义与前一版本的世界卫生组织乳腺癌分类相同；仅在新术语中省略了“导管”。其基本原理是特殊类型和非特殊类型肿瘤的组织学发生没有明显不同，并且非特殊型肿瘤是一组异质性癌。由于这些原因，术语“导管”并不能区分特殊类型或非特殊类型的乳腺癌。术语“浸润性导管癌”或“导管，NOS”仍可选择使用，但更倾向使用“非特殊型癌”。非特殊型浸润性癌的罕见形态变异包括多形性癌，伴破骨细胞样间质巨细胞的癌，伴绒癌特征的癌和伴黑色素细胞特征的癌。混合型癌中特殊成分至少占 50%，非特殊成分占 10% ～ 49%。这些肿瘤被归为混合性非特殊型浸润性癌 – 特殊型，例如混合性非特殊型浸润性癌 – 小叶癌。

在非特殊型浸润性癌中评估病理和分子分化特征对于恰当的外科和辅助治疗是非常重要的，包括肿瘤分级和特殊特点的识别，如广泛的导管内癌成分、血管侵犯，以及多灶性或多中心病灶。对于导管内癌成分和（或）多灶性疾病，仍可行保乳手术 [84]，但乳房内复发率增加 [85, 86]。同样的，淋巴管和血管侵犯被认为是局部复发预后因子，并且与淋巴结转移相关 [87]。非特殊型浸润性癌的分子病理学特征在本书中其他章节介绍。

（三）浸润性小叶癌

1. 临床表现

浸润性小叶癌是最常见的特殊型浸润性癌，占浸润性乳腺癌的 15%[88, 89]，它具有独特的生物学、流行病学和临床特征 [90–93]。浸润性小叶癌患者的中位年龄比非特殊型浸润性癌高出 4 年 [92, 93]，平均年龄高出约 10 年，LCIS 患者的平均年龄为 52 岁 [94]。大多数浸润性小叶癌患者可触及肿瘤 [95]，在乳房 X 线片中，结构紊乱是最常见的发现。然而，6% ～ 16% 的患者乳房 X 线片未见异常 [96, 97]。与非特殊型浸润性癌相比，HRT 使患浸润性小叶癌的风险高出 2 ～ 3 倍 [98]。

在临床和放射学上，描述了在浸润性小叶癌中多中心和双侧性患病的趋势增加 [99]。上述原因以及确定浸润性小叶癌大小和范围的困难，促使了推荐在浸润性小叶癌中常规进行乳房 X 线检查 [100]。然而，这一措施并未使生存获益或使再切除率降低 [101, 102]。大约 25% 的浸润性小叶癌检测到多病灶 [103]。在浸润性小叶癌的手术治疗中，必须考虑到多病灶和肿瘤大小被低估的情况 [104]。根据 SEER 数据库，浸润性小叶癌的平均肿瘤直径更大，为 2.0cm，而非特殊型浸润性乳腺癌的肿瘤直径仅 1.6cm[92]。

2. 经典型浸润性小叶癌及其变异型

经典型浸润性小叶癌的特征是细胞质稀少的小细胞弥漫性浸润 [42]。核分级和 Nottingham 分级 [105] 通常是 G_2。导管周围和小叶周围生长模式很常见，相邻的 LCIS 生长模式一样。浸润性小叶癌通常由非黏附性细胞构成，并且可能缺少促纤维结缔组织反应。这可以解释临床上肿块边界不明确和乳房钼靶结果。浸润性小叶癌的组织学变异型包括实体型、多形性、印戒细胞、小管 – 小叶或腺泡状生长模式 [106, 107]，以及混合性，通常与经典型混合存在。在这些变异型中，浸润性小叶癌的多形性和实体变异型与较高的复发风险相关 [108, 109]，而小管 – 小叶变异型预后较好 [110]（图 10–4）。

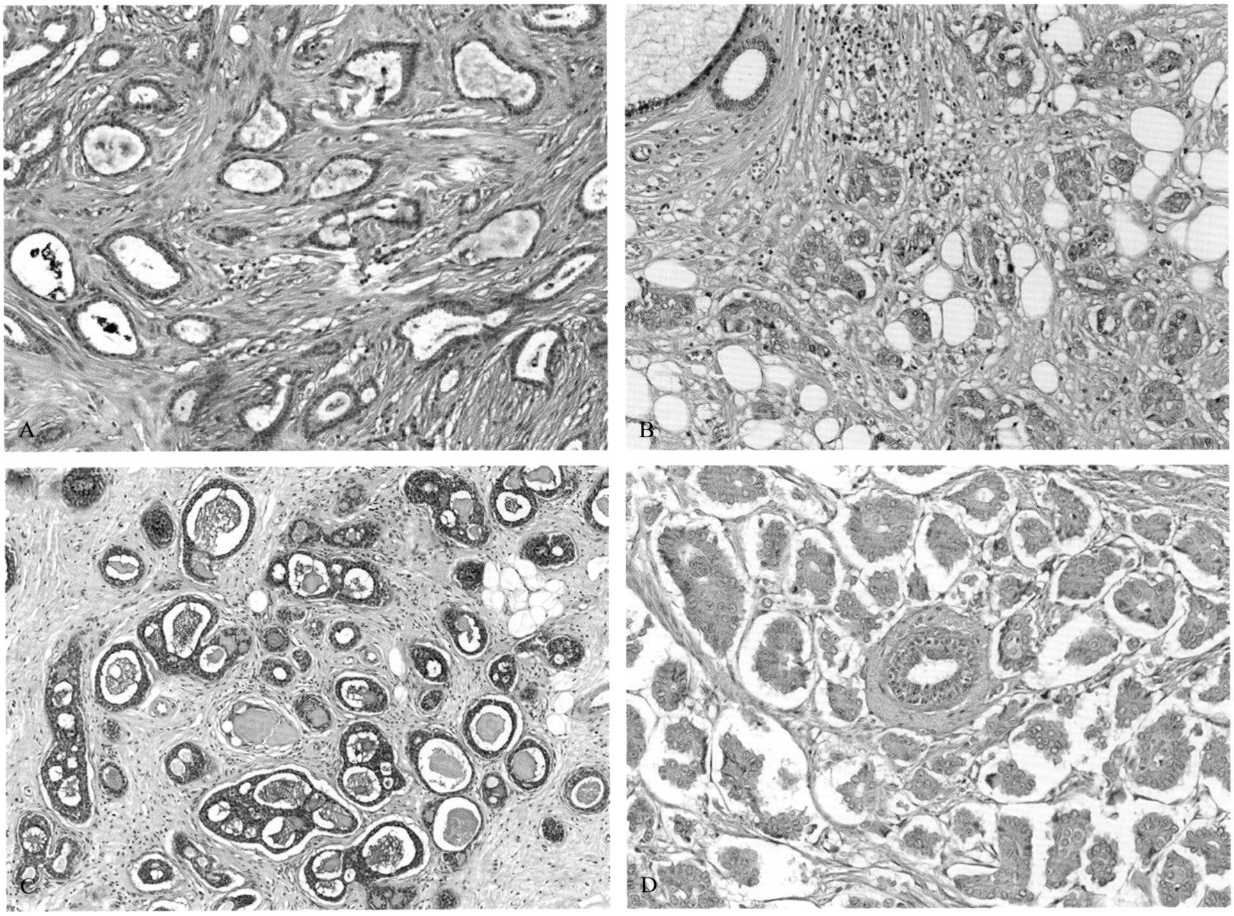

▲ 图 10-3 低级别浸润性癌

A. 浸润性小管癌；B. 非特殊型浸润性癌（G_1）；C. 腺样囊性癌；D. 浸润性微乳头状癌

3. 预后因素

尽管浸润性小叶癌通常具有预后良好的特征（ER 和 PR 阳性，HER2 阴性和二倍体 [111]），但更容易发生在老年患者和肿块体积更大的患者。尽管如此，浸润性小叶癌的长期存活率与非特殊性浸润性癌相似 [111-113]，但是与阶段分析相匹配时，浸润性小叶癌预后更好 [114]。关于肿瘤分级，在浸润性小叶癌中最常见的是中分化，并且报道 G_1、G_2、G_3 所占的比例分别为 12%、76%、12%，G_3 主要是多形性浸润性小叶癌 [115]。在绝大多数病例中，浸润性小叶癌分子分型是管腔 A 型和管腔 B 型，独立于经典或变异型，并且比浸润性小叶癌变异型更具有预后意义 [110]。浸润性小叶癌容易通过血行转移至骨、胃肠道、子宫、脑膜、卵巢和腹膜浆膜，但较少转移到肺、胸膜或中枢神经系统 [116-121]。

（四）其他特殊类型的乳腺癌

乳腺癌形态学分类的主要优势在于有助于对罕见肿瘤类型的正确诊断，这为临床提供了重要的预后和其他有用的信息，如淋巴结转移的趋势 [82]。浸润性小管癌约占所有新诊断乳腺癌的 4%（G_1）[122]，研究显示其预后较好，优于非特殊性浸润性癌。Colleoni 等 [123] 对 7372 例管腔型浸润性乳腺癌患者的大型研究表明，仅浸润性筛状癌与浸润性小管癌一样，具有良好的预后。在过去，浸润性黏液性癌通常被归为预后更好的组织学类型中，但是 Colleoni 等 [123, 124] 和其他研究显示，其与非特殊型浸润性乳腺癌具有相似的预后。浸润性髓样癌是一种特殊类型的乳腺癌，通常预后较好。然而，只有当诊断标准严格时，浸润性髓样癌的预后才较好[125]。这样经典型髓样癌非常罕见，目前的WHO分类推荐使用伴髓样特征的癌，以避免与严格意义上的髓样癌相混淆[42]。具有与非特殊性浸润性癌相似或更差的预后的特殊亚型包括浸润性大汗腺癌[126]和浸润性微乳头状癌。后者的特征是具有淋巴管、血管侵犯和淋巴结转移[127]。化生性癌是一种混合性浸润性癌，大多数病例具有基底细胞样的免疫表型[128]，包括具有间叶分化的肿瘤，如梭形细胞癌、软骨样或骨质分化，也包括乳腺鳞状细胞癌[42]。除低级别化生性梭形细胞癌和低级别腺鳞癌外，化生性癌往往伴有侵袭性过程，绝大多数病例不出现淋巴结转移[129]。

（五）肉瘤和恶性叶状肿瘤

乳腺血管肉瘤是乳房最常见的肉瘤，必须区分三种不同形式的血管肉瘤：①原发性血管肉瘤，发生于年轻患者，其发病年龄为30—50岁；②继发性血管肉瘤，患者行乳房保乳手术后接受放射治疗，初始乳腺癌治疗后中位间隔时间约为10年；③与慢性淋巴水肿（Stewart-Treves综合征）相关的乳房切除术和放射治疗后上肢发生血管肉瘤[130]，目前非常罕见。通常，血管肉瘤预后不良，需要积极的外科治疗[131]。原发性血管肉瘤的辅助治疗的作用并未得到充分证实，但有证据表明紫杉醇[132]和辅助放疗[133]有用。其他乳房肉瘤较少见，此处不再讨论。恶性叶状肿瘤是一种不常见的具有恶性、肉瘤样间质的叶状肿瘤。最近有文献综述了其生物学和临床行为[134]。广泛的局部切除被推荐作为其首选治疗方法，由于肿瘤的大小和乳房内卫星结节形成的倾向，这意味着大多数病例需要进行乳房切除术。因此，需要1cm或更宽的手术切缘[135]，辅助放疗是有益的[136]，但没有明确的辅助化疗指征。

（六）肿瘤分级

Nottingham分级系统（NGS）最初由Elston和Ellis于1992年提出[105]，是对Scarff-Bloom-Richardson分级系统[137]的修改，适用于所有类型的浸润性乳腺癌，包括特殊类型浸润性乳腺癌。NGS是使用最广泛的分级系统，并被WHO[42]、UICC[138]、AJCC[35]和皇家病理学家联盟[139]等认可。它基于三种形态特征的评估：小管或腺体分化程度、细胞核多形性和核分裂计数。分级是乳腺癌中第二个最强的预后因素，仅次于淋巴结的状态。在SEER数据库[140]中，G_1、G_2和G_3肿瘤的非特殊性浸润性癌的5年生存率分别为98.1%、94.4%和84.3%，并且NGS与肿瘤大小和淋巴结状态无关[141]。这三种形态学定义的预后参数与广泛使用的预后评分相结合，Nottingham预后指数（NPI）[142]，NPI也是Adjuvant! Online的一部分[143]。

当乳腺癌的分子特征与肿瘤分级进行比较时，很明显低级别和高级别的乳腺癌在基因组学、基因表达和免疫组织学水平上表现为不同的疾病，导致两种不同的乳腺癌进化途径的假设：低级别和高级别途径[144]。直接比较组织学分级和分子特征，引申出分子肿瘤分级概念的研究支持了这种双层分级方案的概念[145, 146]。由此得出的基因等级指数不仅可以预测预后，而且对新辅助化疗的效果具有预测性[147, 148]，类似于传统的组织学肿瘤分级[149]。毫无疑问，分子预测相关指标与组织学分级密切相关，如Oncotype DX[150-153]。

诚然，有批评肿瘤分级是过于主观、缺乏一致性和可重复性的预后因素[154]，但有几项研究表明观察者的可重复性和观察者间的差异[155-157]是可以接受的，并且可以通过培训来改进这种差异[158]。回顾肿瘤分级，观察者的可重复性和观察者间的一致性[159]，作者得出结论，组织学分级仍然与分子水平相关。

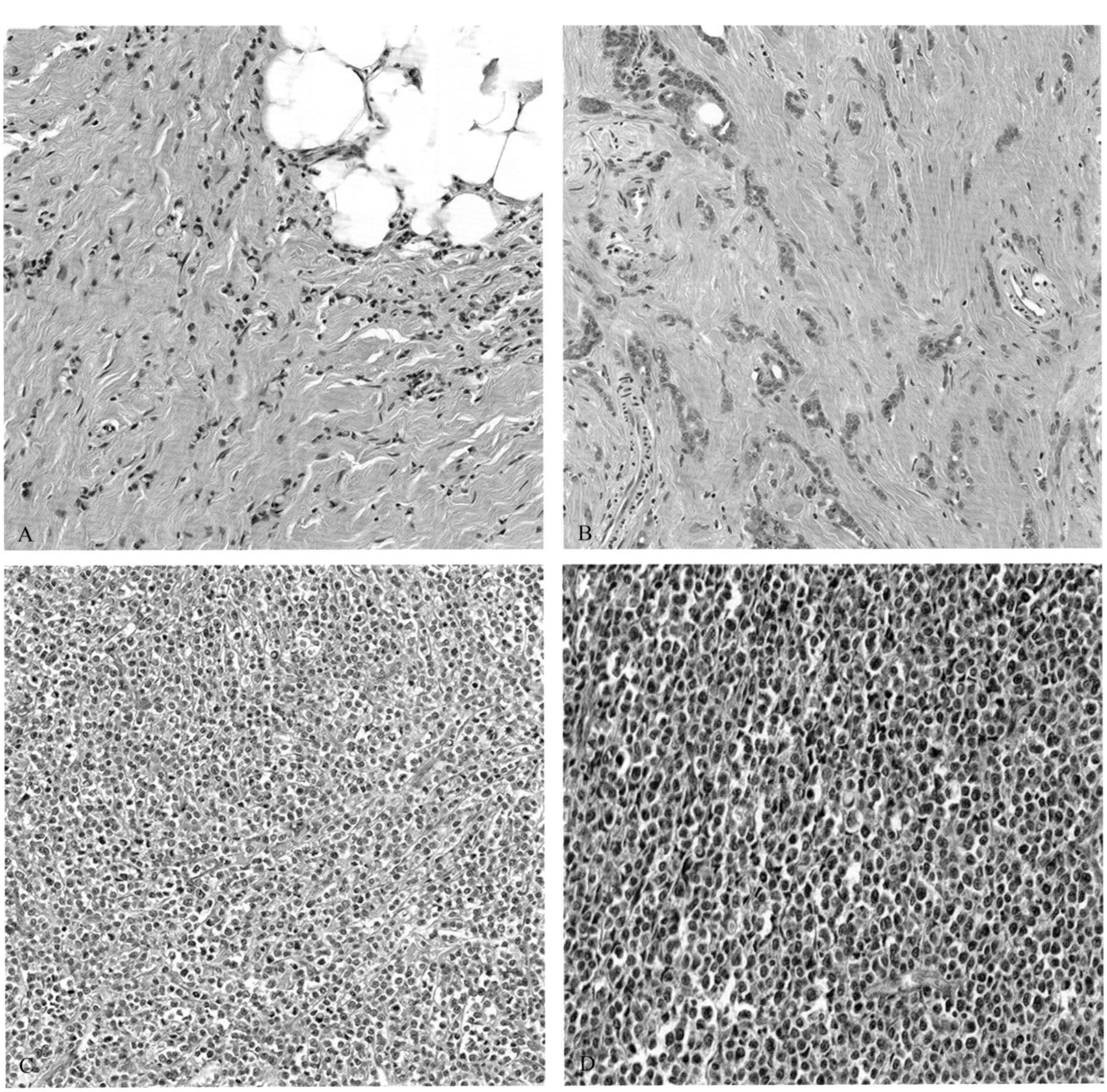

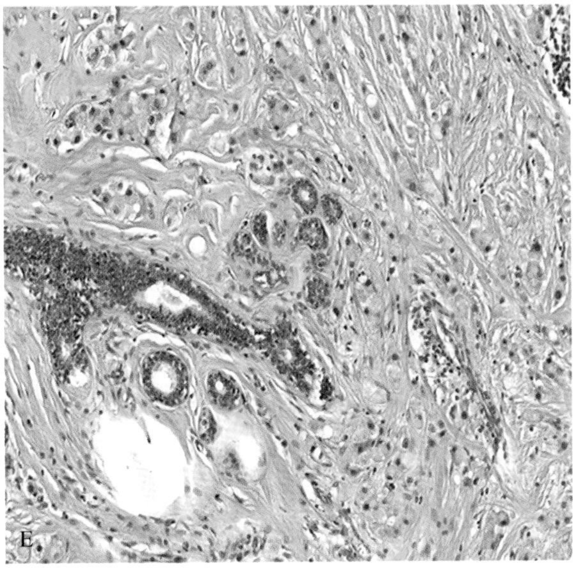

◀图 10-4　浸润性小叶癌的变异型

A. 经典型（G_2）；B. 小管小叶亚型（G_1）；C. 实性型（G_2）；D. 多形性（G_3）；E. 组织细胞样大汗腺型

推荐阅读

[1] Perry N, Broeders M, Wolf C. European guidelines for quality assurance in breast cancer screening and diagnosis. Luxembourg: European Commission; 2006. 416 p.

[2] Calhoun BC, Collins LC. Recommendations for excision following core needle biopsy of the breast: a contemporary evaluation of the literature. Histopathology. 2016;68(1): 138–51.

[3] Wells CJ, O'Donoghue C, Ojeda-Fournier H, Retallack HE, Esserman LJ. Evolving paradigm for imaging, diagnosis, and management of DCIS. J Am Coll Radiol. 2013;10(12):918–23.

[4] Drukker CA, Schmidt MK, Rutgers EJ, Cardoso F, Kerlikowske K, Esserman LJ, et al. Mammographic screening detects low-risk tumor biology breast cancers. Breast Cancer Res Treat. 2014;144(1):103–11.

[5] Esserman LJ, Thompson IM Jr, Reid B. Overdiagnosis and overtreatment in cancer: an opportunity for improvement. JAMA. 2013;310(8):797–8.

[6] Morrow M, Katz SJ. Addressing overtreatment in DCIS: what should physicians do now? J Natl Cancer Inst. 2015;107(12): djv290.

[7] Virnig BA, Tuttle TM, Shamliyan T, Kane RL. Ductal carcinoma in situ of the breast: a systematic review of incidence, treatment, and outcomes. J Natl Cancer Inst. 2010;102(3):170–8.

[8] Ernster VL, Barclay J, Kerlikowske K, Grady D, Henderson C. Incidence of and treatment for ductal carcinoma in situ of the breast. JAMA. 1996;275(12):913–8.

[9] Siegel R, Ma J, Zou Z, Jemal A. Cancer statistics, 2014. CA Cancer J Clin. 2014;64(1):9–29.

[10] Duffy SW, Dibden A, Michalopoulos D, Offman J, Parmar D, Jenkins J, et al. Screen detection of ductal carcinoma in situ and subsequent incidence of invasive interval breast cancers: a retrospective population-based study. Lancet Oncol. 2016;17(1):109–14.

[11] Lynge E, Ponti A, James T, Majek O, von Euler-Chelpin M, Anttila A, et al. Variation in detection of ductal carcinoma in situ during screening mammography: a survey within the International Cancer Screening Network. Eur J Cancer. 2014;50(1):185–92.

[12] Narod SA, Iqbal J, Giannakeas V, Sopik V, Sun P. Breast cancer mortality after a diagnosis of ductal carcinoma in situ. JAMA Oncol. 2015;1(7):888–96.

[13] Masood S. New insights from breast pathology: should we consider low grade DCIS NOT a cancer? Eur J Radiol. 2012;81(Suppl 1):S93–4.

[14] Collins LC, Tamimi RM, Baer HJ, Connolly JL, Colditz GA, Schnitt SJ. Outcome of patients with ductal carcinoma in situ untreated after diagnostic biopsy—Results from the nurses' health study. Cancer. 2005;103(9):1778–84.

[15] Erbas B, Provenzano E, Armes J, Gertig D. The natural history of ductal carcinoma in situ of the breast: a review. Breast Cancer Res Treat. 2006;97(2):135–44.

[16] Shamliyan T, Wang SY, Virnig BA, Tuttle TM, Kane RL. Association between patient and tumor characteristics with clinical outcomes in women with ductal carcinoma in situ. J Natl Cancer Inst Monogr. 2010;2010(41):121–9.

[17] Silverstein MJ, Poller DN, Waisman JR, Colburn WJ, Barth A, Gierson ED, et al. Prognostic classification of breast ductal carcinoma-in-situ. Lancet. 1995;345(8958):1154–7.

[18] Committee TC. Consensus conference on the classification of ductal carcinoma in situ. Hum Pathol. 1997;28(11): 1221–5.

[19] Pinder SE, Duggan C, Ellis IO, Cuzick J, Forbes JF, Bishop H, et al. A new pathological system for grading DCIS with improved prediction of local recurrence: results from the UKCCCR/ANZ DCIS trial. Br J Cancer. 2010;103(1): 94–100.

[20] Tamimi RM, Baer HJ, Marotti J, Galan M, Galaburda L, Fu Y, et al. Comparison of molecular phenotypes of ductal carcinoma in situ and invasive breast cancer. Breast Cancer Res. 2008;10(4):R67.

[21] Livasy CA, Perou CM, Karaca G, Cowan DW, Maia D, Jackson S, et al. Identification of a basal-like subtype of breast ductal carcinoma in situ. Hum Pathol. 2007;38(2): 197–204.

[22] Clark SE,Warwick J, Carpenter R, Bowen RL, Duffy SW, Jones JL. Molecular subtyping of DCIS: heterogeneity of breast cancer reflected in pre-invasive disease. Br J Cancer. 2011;104(1):120–7.

[23] Park K, Han S, Kim HJ, Kim J, Shin E. HER2 status in pure ductal carcinoma in situ and in the intraductal and invasive components of invasive ductal carcinoma determined by fluorescence in situ hybridization and immunohistochemistry. Histopathology. 2006;48(6):702–7.

[24] Bryan BB, Schnitt SJ, Collins LC. Ductal carcinoma in situ with basal-like phenotype: a possible precursor to invasive basal-like breast cancer. Mod Pathol. 2006;19(5):617–21.

[25] Lester S, Bose S, Chen Y, Connolly J, de Baca M, Fitzgibbons P, et al. Protocol for the examination of specimens from patients with ductal carcinoma in situ of the breast. Arch Pathol Lab Med. 2009;133(1):15–25.

[26] Pinder SE. Ductal carcinoma in situ (DCIS): pathological features, differential diagnosis, prognostic factors and specimen evaluation. Mod Pathol. 2010;23(Suppl 2):S8–13.

[27] Kallen ME, Sim MS, Radosavcev BL, Humphries RM, Ward DC, Apple SK. A quality initiative of postoperative radiographic imaging performed on mastectomy specimens to reduce histology cost and pathology report turnaround time. Ann Diagn Pathol. 2015;19(5):353–8.

[28] Silverstein MJ, Lagios MD, Recht A, Allred DC, Harms SE, Holland R, et al. Image-detected breast cancer: state of the art diagnosis and treatment. J Am Coll Surg. 2005;201(4): 586–97.

[29] Dillon MF, Mc Dermott EW, O'Doherty A, Quinn CM, Hill AD, O'Higgins N. Factors affecting successful breast conservation for ductal carcinoma in situ. Ann Surg Oncol. 2007;14(5):1618–28.

[30] Maffuz A, Barroso-Bravo S, Najera I, Zarco G, Alvarado-Cabrero I, Rodriguez-Cuevas SA. Tumor size as predictor of microinvasion, invasion, and axillary metastasis in ductal carcinoma in situ. J Exp Clin Cancer Res. 2006;25(2): 223–7.

[31] Sigal-Zafrani B, Lewis JS, Clough KB, Vincent-Salomon A, Fourquet A, Meunier M, et al. Histological margin assessment for breast ductal carcinoma in situ: precision

and implications. Mod Pathol. 2004;17(1):81–8.
[32] Cheng L, Al–Kaisi NK, Gordon NH, Liu AY, Gebrail F, Shenk RR. Relationship between the size and margin status of ductal carcinoma in situ of the breast and residual disease. J Natl Cancer Inst. 1997;89(18):1356–60.
[33] MacDonald HR, Silverstein MJ, Mabry H, Moorthy B, Ye W, Epstein MS, et al. Local control in ductal carcinoma in situ treated by excision alone: incremental benefit of larger margins. Am J Surg. 2005;190(4):521–5.
[34] Asjoe FT, Altintas S, Huizing MT, Colpaert C, Marck EV, Vermorken JB, et al. The value of the Van Nuys Prognostic Index in ductal carcinoma in situ of the breast: a retrospective analysis. Breast J. 2007;13(4):359–67.
[35] American–Joint–Committee–on–Cancer. AJCC cancer staging manual. 7th ed. New York; London: Springer; 2010. xiv, 648 p.
[36] Bianchi S, Vezzosi V. Microinvasive carcinoma of the breast. Pathol Oncol Res. 2008;14(2):105–11.
[37] Werling RW, Hwang H, Yaziji H, Gown AM. Immunohistochemical distinction of invasive from noninvasive breast lesions: a comparative study of p63 versus calponin and smooth muscle myosin heavy chain. Am J Surg Pathol. 2003;27(1):82–90.
[38] Prasad ML, Osborne MP, Giri DD, Hoda SA. Microinvasive carcinoma (T1mic) of the breast: clinicopathologic profile of 21 cases. Am J Surg Pathol. 2000;24(3):422–8.
[39] Lee SK, Cho EY, Kim WW, Kim SH, Hur SM, Kim S, et al. The prediction of lymph node metastasis in ductal carcinoma in situ with microinvasion by assessing lymphangiogenesis. J Surg Oncol. 2010;102(3):225–9.
[40] Collins LC, Aroner SA, Connolly JL, Colditz GA, Schnitt SJ, Tamimi RM. Breast cancer risk by extent and type of atypical hyperplasia: An update from the nurses' health studies. Cancer. 2016;122(4):515–20.
[41] Page D, Rogers L. Combined histologic and cytologic criteria for the diagnosis of mammary atypical ductal hyperplasia. Hum Pathol. 1992;23(10):1095–7.
[42] Lakhani SR, Ellis I, Schnitt S, Tan PH, Vijver M. WHO classification of tumours of the breast. 4th ed. Lyon: IARC Press; 2012.240 p.
[43] Böcker W. Preneoplasia of the breast. A new conceptual approach to proliferative breast disease. Munich: Saunders, Elsevier; 2006. XIX, 587 S p.
[44] Nofech–Mozes S, Holloway C, Hanna W. The role of cytokeratin 5/6 as an adjunct diagnostic tool in breast core needle biopsies. Int J Surg Pathol. 2008;16(4):399–406.
[45] Bratthauer GL, Tavassoli FA. Assessment of lesions coexisting with various grades of ductal intraepithelial neoplasia of the breast. Virchows Arch. 2004;444(4):340–4.
[46] Gong G, DeVries S, Chew KL, Cha I, Ljung BM, Waldman FM. Genetic changes in paired atypical and usual ductal hyperplasia of the breast by comparative genomic hybridization. Clin Cancer Res. 2001;7(8):2410–4.
[47] Amari M, Suzuki A, Moriya T, Yoshinaga K, Amano G, Sasano H, et al. LOH analyses of premalignant and malignant lesions of human breast: frequent LOH in 8p, 16q, and 17q in atypical ductal hyperplasia. Oncol Rep. 1999;6(6):1277–80.
[48] Lakhani SR, Collins N, Stratton MR, Sloane JP. Atypical ductal hyperplasia of the breast: clonal proliferation with loss of heterozygosity on chromosomes 16q and 17p. J Clin Pathol. 1995;48(7):611–5.
[49] Reis–Filho J, Lakhani S. The diagnosis and management of pre–invasive breast disease: genetic alterations in pre–invasive lesions. Breast Cancer Res. 2003;5(6):313–9.
[50] Menes TS, Rosenberg R, Balch S, Jaffer S, Kerlikowske K, Miglioretti DL. Upgrade of high–risk breast lesions detected on mammography in the breast cancer surveillance consortium. Am J Surg. 2014;207(1):24–31.
[51] Arpino G, Laucirica R, Elledge R. Premalignant and in situ breast disease: biology and clinical implications. Ann Intern Med. 2005;143(6):446–57.
[52] Yeh IT, Dimitrov D, Otto P, Miller AR, Kahlenberg MS, Cruz A. Pathologic review of atypical hyperplasia identified by image–guided breast needle core biopsy. Correlation with excision specimen. Arch Pathol Lab Med. 2003;127(1):49–54.
[53] Kohr JR, Eby PR, Allison KH, Demartini WB, Gutierrez RL, Peacock S et al. Risk of upgrade of atypical ductal hyperplasia after stereotactic breast biopsy: effects of number of foci and complete removal of calcifications. Radiology. 2010;255(3):723–30.
[54] Jorns J, Sabel MS, Pang JC. Lobular neoplasia: morphology and management. Arch Pathol Lab Med. 2014;138(10): 1344–9.
[55] Hoda SA, Brogi E, Koerner FC, Rosen PP. Rosen's breast pathology, 4nd ed. Philadelphia: Lippincott Williams & Wilkins; 2014.1399 p.
[56] Portschy PR, Marmor S, Nzara R, Virnig BA, Tuttle TM. Trends in incidence and management of lobular carcinoma in situ: a population–based analysis. Ann Surg Oncol. 2013;20 (10):3240–6.
[57] Li CI, Malone KE, Porter PL, Lawton TJ, Voigt LF, Cushing–Haugen KL, et al. Relationship between menopausal hormone therapy and risk of ductal, lobular, and ductal–lobular breast carcinomas. Cancer Epidemiol Biomarkers Prev. 2008;17(1):43–50.
[58] Hussain M, Cunnick GH. Management of lobular carcinoma in–situ and atypical lobular hyperplasia of the breast—a review. Eur J Surg Oncol. 2011;37(4):279–89.
[59] Lewis JL, Lee DY, Tartter PI. The significance of lobular carcinoma in situ and atypical lobular hyperplasia of the breast. Ann Surg Oncol. 2012;19(13):4124–8.
[60] Murray MP, Luedtke C, Liberman L, Nehhozina T, Akram M, Brogi E. Classic lobular carcinoma in situ and atypical lobular hyperplasia at percutaneous breast core biopsy: outcomes of prospective excision. Cancer. 2013;119(5): 1073–9.
[61] Rendi MH, Dintzis SM, Lehman CD, Calhoun KE, Allison KH. Lobular in–situ neoplasia on breast core needle biopsy: imaging indication and pathologic extent can identify which patients require excisional biopsy. Ann Surg Oncol. 2012;19(3):914–21.
[62] D'Alfonso TM, Wang K, Chiu YL, Shin SJ. Pathologic upgrade rates on subsequent excision when lobular carcinoma in situ is the primary diagnosis in the needle core biopsy with special attention to the radiographic target. Arch Pathol Lab Med. 2013;137 (7):927–35.
[63] Page DL, Kidd TE Jr, Dupont WD, Simpson JF, Rogers LW. Lobular neoplasia of the breast: higher risk for subsequent invasive cancer predicted by more extensive disease. Hum Pathol. 1991;22(12):1232–9.
[64] Page DL, Dupont WD, Rogers LW, Rados MS. Atypical hyperplastic lesions of the female breast. A long–term

follow-up study. Cancer. 1985;55(11):2698–708.
[65] Page DL, Schuyler PA, Dupont WD, Jensen RA, Plummer WD Jr, Simpson JF. Atypical lobular hyperplasia as a unilateral predictor of breast cancer risk: a retrospective cohort study. Lancet. 2003;361(9352):125–9.
[66] Hwang E, Nyante S, Yi Chen Y, Moore D, DeVries S, Korkola J, et al. Clonality of lobular carcinoma in situ and synchronous invasive lobular carcinoma. Cancer. 2004;100(12):2562–72.
[67] Vos CB, Cleton-Jansen AM, Berx G, de Leeuw WJ, ter Haar NT, van Roy F, et al. E-cadherin inactivation in lobular carcinoma in situ of the breast: an early event in tumorigenesis. Br J Cancer. 1997;76(9):1131–3.
[68] Aulmann S, Penzel R, Longerich T, Funke B, Schirmacher P, Sinn HP. Clonality of lobular carcinoma in situ (LCIS) and metachronous invasive breast cancer. Breast Cancer Res Treat. 2008;107(3):331–5.
[69] Bodian CA, Perzin KH, Lattes R. Lobular neoplasia. Long term risk of breast cancer and relation to other factors. Cancer. 1996;78 (5):1024–34.
[70] Bratthauer GL, Tavassoli FA. Lobular intraepithelial neoplasia: previously unexplored aspects assessed in 775 cases and their clinical implications. Virchows Arch. 2002;440(2):134–8.
[71] Khoury T, Karabakhtsian RG, Mattson D, Yan L, Syriac S, Habib F, et al. Pleomorphic lobular carcinoma in situ of the breast: clinicopathological review of 47 cases. Histopathology. 2014;64(7):981–93.
[72] Reis-Filho JS, Simpson PT, Jones C, Steele D, Mackay A, Iravani M, et al. Pleomorphic lobular carcinoma of the breast: role of comprehensive molecular pathology in characterization of an entity. J Pathol. 2005;207(1):1–13.
[73] Alvarado-Cabrero I, Picon Coronel G, Valencia Cedillo R, Canedo N, Tavassoli FA. Florid lobular intraepithelial neoplasia with signet ring cells, central necrosis and calcifications: a clinicopathological and immunohistochemical analysis of ten cases associated with invasive lobular carcinoma. Arch Med Res. 2010;41(6):436–41.
[74] Fadare O, Dadmanesh F, Alvarado-Cabrero I, Snyder R, Stephen Mitchell J, Tot T, et al. Lobular intraepithelial neoplasia [lobular carcinoma in situ] with comedo-type necrosis: a clinicopathologic study of 18 cases. Am J Surg Pathol. 2006;30(11):1445–53.
[75] Shin SJ, Lal A, De Vries S, Suzuki J, Roy R, Hwang ES, et al. Florid lobular carcinoma in situ: molecular profiling and comparison to classic lobular carcinoma in situ and pleomorphic lobular carcinoma in situ. Hum Pathol. 2013;44(10):1998–2009.
[76] Stein LF, Zisman G, Rapelyea JA, Schwartz AM, Abell B, Brem RF. Lobular carcinoma in situ of the breast presenting as a mass. AJR Am J Roentgenol. 2005;184(6):1799–801.
[77] Masannat YA, Bains SK, Pinder SE, Purushotham AD. Challenges in the management of pleomorphic lobular carcinoma in situ of the breast. Breast. 2013;22(2):194–6.
[78] Brogi E, Murray MP, Corben AD. Lobular carcinoma, not only a classic. Breast J. 2010;16(Suppl 1):S10–4.
[79] Middleton LP, Palacios DM, Bryant BR, Krebs P, Otis CN, Merino MJ. Pleomorphic lobular carcinoma: morphology, immunohistochemistry, and molecular analysis. Am J Surg Pathol. 2000;24(12):1650–6.
[80] Ross DS, Hoda SA. Microinvasive (T1mic) lobular carcinoma of the breast: clinicopathologic profile of 16 cases. Am J Surg Pathol. 2011;35(5):750–6.
[81] Dabbs DJ, Schnitt SJ, Geyer FC, Weigelt B, Baehner FL, Decker T, et al. Lobular neoplasia of the breast revisited with emphasis on the role of E-cadherin immunohistochemistry. Am J Surg Pathol. 2013;37(7):e1–11.
[82] Viale G. The current state of breast cancer classification. Ann Oncol. 2012;23(Suppl 10):x207–10.
[83] Tavassoli FA, Devilee P. Tumours of the breast and female genital organs. Pathology and genetics. 3rd ed. Lyon: IARC Press; 2003. 432 p.
[84] Eggemann H, Kalinski T, Ruhland AK, Ignatov T, Costa SD, Ignatov A. Clinical implications of growth pattern and extension of tumor-associated intraductal carcinoma of the breast. Clin Breast Cancer. 2015;15(3):227–33.
[85] Sinn H, Anton H, Magener A, von Fournier D, Bastert G, Otto H. Extensive and predominant in situ component in breast carcinoma: their influence on treatment results after breast-conserving therapy. Eur J Cancer. 1998;34(5):646–53.
[86] Tot T, Gere M, Pekar G, Tarjan M, Hofmeyer S, Hellberg D, et al. Breast cancer multifocality, disease extent, and survival. Hum Pathol. 2011;42(11):1761–9.
[87] Gujam FJ, Going JJ, Edwards J, Mohammed ZM, McMillan DC. The role of lymphatic and blood vessel invasion in predicting survival and methods of detection in patients with primary operable breast cancer. Crit Rev Oncol Hematol. 2014;89(2):231–41.
[88] McCart Reed AE, Kutasovic JR, Lakhani SR, Simpson PT. Invasive lobular carcinoma of the breast: morphology, biomarkers and 'omics. Breast Cancer Res. 2015;17:12.
[89] Ellis IO, Galea M, Broughton N, Locker A, Blamey RW, Elston CW. Pathological prognostic factors in breast cancer. II. Histological type. Relationship with survival in a large study with long-term follow-up. Histopathology. 1992;20(6): 479–89.
[90] Bertucci F, Orsetti B, Negre V, Finetti P, Rouge C, Ahomadegbe JC, et al. Lobular and ductal carcinomas of the breast have distinct genomic and expression profiles. Oncogene. 2008;27(40):5359–72.
[91] Gruel N, Lucchesi C, Raynal V, Rodrigues MJ, Pierron G, Goudefroye R, et al. Lobular invasive carcinoma of the breast is a molecular entity distinct from luminal invasive ductal carcinoma. Eur J Cancer. 2010;46(13):2399–407.
[92] Anderson WF, Pfeiffer RM, Dores GM, Sherman ME. Comparison of age distribution patterns for different histopathologic types of breast carcinoma. Cancer Epidemiol Biomarkers Prev. 2006;15(10):1899–905.
[93] Li CI, Uribe DJ, Daling JR. Clinical characteristics of different histologic types of breast cancer. Br J Cancer. 2005;93(9):1046–52.
[94] Claus EB, Stowe M, Carter D, Holford T. The risk of a contralateral breast cancer among women diagnosed with ductal and lobular breast carcinoma in situ: data from the Connecticut tumor registry. Breast. 2003;12(6):451–6.
[95] Winchester DJ, Chang HR, Graves TA, Menck HR, Bland KI, Winchester DP. A comparative analysis of lobular and ductal carcinoma of the breast: presentation, treatment, and outcomes. J Am Coll Surg. 1998;186(4):416–22.
[96] Hilleren DJ, Andersson IT, Lindholm K, Linnell FS. Invasive lobular carcinoma: mammographic findings in a 10-year experience. Radiology. 1991;178(1):149–54.
[97] Newstead GM, Baute PB, Toth HK. Invasive lobular and ductal carcinoma: mammographic findings and stage at

diagnosis. Radiology. 1992;184(3):623–7.
[98] Slanger TE, Chang-Claude JC, Obi N, Kropp S, Berger J, Vettorazzi E, et al. Menopausal hormone therapy and risk of clinical breast cancer subtypes. Cancer Epidemiol Biomarkers Prev. 2009;18(4):1188–96.
[99] Weinstein SP, Orel SG, Heller R, Reynolds C, Czerniecki B, Solin LJ, et al. MR imaging of the breast in patients with invasive lobular carcinoma. AJR Am J Roentgenol. 2001;176(2):399–406.
[100] Mann RM, Veltman J, Barentsz JO, Wobbes T, Blickman JG, Boetes C. The value of MRI compared to mammography in the assessment of tumour extent in invasive lobular carcinoma of the breast. Eur J Surg Oncol. 2008;34(2):135–42.
[101] Houssami N, Turner R, Morrow M. Preoperative magnetic resonance imaging in breast cancer: meta-analysis of surgical outcomes. Ann Surg. 2013;257(2):249–55.
[102] Turnbull L, Brown S, Harvey I, Olivier C, Drew P, Napp V, et al. Comparative effectiveness of MRI in breast cancer (COMICE) trial: a randomised controlled trial. Lancet. 2010;375(9714):563–71.
[103] Mitze M, Meyer F, Goepel E, Kleinkauf-Houcken A, Jonat W. Besonderheiten in Klinik und Verlauf beim invasiven lobulären Mammakarzinom. Geburtshilfe Frauenheilkd. 1991;51(12):973–9.
[104] Sakr RA, Poulet B, Kaufman GJ, Nos C, Clough KB. Clear margins for invasive lobular carcinoma: a surgical challenge. Eur J Surg Oncol. 2011;37(4):350–6.
[105] Elston CW, Ellis IO. Pathological prognostic factors in breast cancer. I. The value of histological grade in breast cancer: experience from a large study with long-term follow-up. Histopathology. 1991;19(5):403–10.
[106] Hanby A, Hughes T. In situ and invasive lobular neoplasia of the breast. Histopathology. 2008;52(1):58–66.
[107] Orvieto E, Maiorano E, Bottiglieri L, Maisonneuve P, Rotmensz N, Galimberti V, et al. Clinicopathologic characteristics of invasive lobular carcinoma of the breast: results of an analysis of 530 cases from a single institution. Cancer. 2008;113(7):1511–20.
[108] Talman ML, Jensen MB, Rank F. Invasive lobular breast cancer. Prognostic significance of histological malignancy grading. Acta Oncol. 2007;46(6):803–9.
[109] Monhollen L, Morrison C, Ademuyiwa FO, Chandrasekhar R, Khoury T. Pleomorphic lobular carcinoma: a distinctive clinical and molecular breast cancer type. Histopathology. 2012;61(3):365–77.
[110] Iorfida M, Maiorano E, Orvieto E, Maisonneuve P, Bottiglieri L, otmensz N, et al. Invasive lobular breast cancer: subtypes and outcome. Breast Cancer Res Treat. 2012;133(2):713–23.
[111] Arpino G, Bardou VJ, Clark GM, Elledge RM. Infiltrating lobular carcinoma of the breast: tumor characteristics and clinical utcome. Breast Cancer Res. 2004;6(3):R149–56.
[112] Pestalozzi BC, Zahrieh D, Mallon E, Gusterson BA, Price KN, Gelber RD, et al. Distinct clinical and prognostic features of infiltrating lobular carcinoma of the breast: combined results of 15 international breast cancer study group clinical trials. J Clin Oncol. 2008;26(18):3006–14.
[113] Rakha EA, El-Sayed ME, Powe DG, Green AR, Habashy H, Grainge MJ, et al. Invasive lobular carcinoma of the breast: response to hormonal therapy and outcomes. Eur J Cancer. 2008;44(1):73–83.
[114] Wasif N, Maggard MA, Ko CY, Giuliano AE. Invasive lobular vs. ductal breast cancer: a stage-matched comparison of outcomes. Ann Surg Oncol. 2010;17(7):1862–9.
[115] Rakha EA, El-Sayed ME, Menon S, Green AR, Lee AH, Ellis IO. Histologic grading is an independent prognostic factor in invasive lobular carcinoma of the breast. Breast Cancer Res Treat. 2008;111(1):121–7.
[116] Borst MJ, Ingold JA. Metastatic patterns of invasive lobular versus invasive ductal carcinoma of the breast. Surgery. 1993;114(4):637–41.
[117] Harris M, Howell A, Chrissohou M, Swindell RI, Hudson M, Sellwood RA. A comparison of the metastatic pattern of infiltrating lobular carcinoma and infiltrating duct carcinoma of the breast. Br J Cancer. 1984;50(1):23–30.
[118] Jain S, Fisher C, Smith P, Millis RR, Rubens RD. Patterns of metastatic breast cancer in relation to histological type. Eur J Cancer. 1993;29A(15):2155–7.
[119] Sastre-Garau X, Jouve M, Asselain B, Vincent-Salomon A, Beuzeboc P, Dorval T, et al. Infiltrating lobular carcinoma of the breast. Clinicopathologic analysis of 975 cases with reference to data on conservative therapy and metastatic patterns. Cancer. 1996;77(1):113–20.
[120] Silverstein MJ, Lewinsky BS, Waisman JR, Gierson ED, Colburn WJ, Senofsky GM, et al. Infiltrating lobular carcinoma. Is it different from infiltrating duct carcinoma? Cancer. 1994;73(6):1673–7.
[121] Toikkanen S, Pylkkanen L, Joensuu H. Invasive lobular carcinoma of the breast has better short- and long-term survival than invasive ductal carcinoma. Br J Cancer. 1997;76(9):1234–40.
[122] Rakha EA, Lee AH, Evans AJ, Menon S, Assad NY, Hodi Z, et al. Tubular carcinoma of the breast: further evidence to support its excellent prognosis. J Clin Oncol. 2010;28(1): 99–104.
[123] Colleoni M, Rotmensz N, Maisonneuve P, Mastropasqua MG, Luini A, Veronesi P, et al. Outcome of special types of luminal breast cancer. Ann Oncol. 2012;23(6):1428–36.
[124] Bae SY, Choi MY, Cho DH, Lee JE, Nam SJ, Yang JH. Mucinous carcinoma of the breast in comparison with invasive ductal carcinoma: clinicopathologic characteristics and prognosis. J Breast Cancer. 2011;14(4):308–13.
[125] Jensen ML, Kiaer H, Andersen J, Jensen V, Melsen F. Prognostic comparison of three classifications for medullary carcinomas of the breast. Histopathology. 1997;30(6):523–32.
[126] Dellapasqua S, Maisonneuve P, Viale G, Pruneri G, Mazzarol G, Ghisini R, et al. Immunohistochemically defined subtypes and outcome of apocrine breast cancer. Clin Breast Cancer. 2013;13 (2):95–102.
[127] Chen L, Fan Y, Lang RG, Guo XJ, Sun YL, Cui LF, et al. Breast carcinoma with micropapillary features: clinicopathologic study and long-term follow-up of 100 cases. Int J Surg Pathol. 2008;16(2):155–63.
[128] Weigelt B, Kreike B, Reis-Filho JS. Metaplastic breast carcinomas are basal-like breast cancers: a genomic profiling analysis. Breast Cancer Res Treat. 2009;117(2): 273–80.
[129] Tse GM, Tan PH, Putti TC, Lui PC, Chaiwun B, Law BK. Metaplastic carcinoma of the breast: a clinicopathological review. J Clin Pathol. 2006;59(10):1079–83.
[130] Hui A, Henderson M, Speakman D, Skandarajah A. Angiosarcoma of the breast: a difficult surgical challenge.

Breast. 2012;21 (4):584–9.
[131] Vorburger SA, Xing Y, Hunt KK, Lakin GE, Benjamin RS, Feig BW, et al. Angiosarcoma of the breast. Cancer. 2005;104 (12):2682–8.
[132] Farid M, Ong WS, Lee MJ, Jeevan R, Ho ZC, Sairi AN, et al. Cutaneous versus non–cutaneous angiosarcoma: clinicopathologic features and treatment outcomes in 60 patients at a single Asian cancer centre. Oncology. 2013;85(3): 182–90.
[133] Penel N, Marreaud S, Robin YM, Hohenberger P. Angiosarcoma: state of the art and perspectives. Crit Rev Oncol Hematol. 2011;80(2):257–63.
[134] Tan BY, Acs G, Apple SK, Badve S, Bleiweiss IJ, Brogi E, et al. Phyllodes tumours of the breast: a consensus review. Histopathology. 2016;68(1):5–21.
[135] Mitus J, Reinfuss M, Mitus JW, Jakubowicz J, Blecharz P, Wysocki WM, et al. Malignant phyllodes tumor of the breast: treatment and prognosis. Breast J. 2014;20(6): 639–44.
[136] Gnerlich JL, Williams RT, Yao K, Jaskowiak N, Kulkarni SA. Utilization of radiotherapy for malignant phyllodes tumors: analysis of the National Cancer Data Base, 1998–2009. Ann Surg Oncol. 2014;21(4):1222–30.
[137] Bloom HJ, Richardson WW. Histological grading and prognosis in breast cancer; a study of 1409 cases of which 359 have been followed for 15 years. Br J Cancer. 1957;11(3):359–77.
[138] Sobin LH, Gospodarowicz MK, Wittekind C, International Union against Cancer. TNM classification of malignant tumours, 7th ed. Chichester,West Sussex, UK; Hoboken, NJ: Wiley; 2010, xx, 309 p.
[139] NHS. Pathology reporting of breast disease 2005 [A joint document incorporating the third edition of the NHS breast screening programme's guidelines for pathology reporting in breast cancer screening and the second edition of the royal college of pathologists' minimum dataset for breast cancer histopathology]. Available from: http://www.cancerscreening. nhs.uk/breastscreen/publications/nhsbsp58.html.
[140] Wachtel MS, Halldorsson A, Dissanaike S. Nottingham grades of lobular carcinoma lack the prognostic implications they bear for ductal carcinoma. J Surg Res. 2011;166(1):19–27.
[141] Schwartz AM, Henson DE, Chen D, Rajamarthandan S. Histologic grade remains a prognostic factor for breast cancer regardless of the number of positive lymph nodes and tumor size: a study of 161 708 cases of breast cancer from the SEER Program. Arch Pathol Lab Med. 2014;138(8):1048–52.
[142] Galea MH, Blamey RW, Elston CE, Ellis IO. The Nottingham prognostic index in primary breast cancer. Breast Cancer Res Treat. 1992;22(3):207–19.
[143] Mook S, Schmidt MK, Rutgers EJ, van de Velde AO, Visser O, Rutgers SM, et al. Calibration and discriminatory accuracy of prognosis calculation for breast cancer with the online Adjuvant! program: a hospital–based retrospective cohort study. Lancet Oncol. 2009;10(11):1070–6.
[144] Simpson PT, Reis–Filho JS, Gale T, Lakhani SR. Molecular evolution of breast cancer. J Pathol. 2005; 205(2):248–54.
[145] Sotiriou C, Wirapati P, Loi S, Harris A, Fox S, Smeds J, et al. Gene expression profiling in breast cancer: understanding the molecular basis of histologic grade to improve prognosis. J Natl Cancer Inst. 2006;98(4):262–72.
[146] Loi S, Haibe–Kains B, Desmedt C, Lallemand F, Tutt AM, Gillet C, et al. Definition of clinically distinct molecular subtypes in estrogen receptor–positive breast carcinomas through genomic grade. J Clin Oncol. 2007;25(10):1239–46.
[147] Liedtke C, Hatzis C, Symmans WF, Desmedt C, Haibe–Kains B, Valero V, et al. Genomic grade index is associated with response to chemotherapy in patients with breast cancer. J Clin Oncol. 2009;27(19):3185–91.
[148] Metzger Filho O, Ignatiadis M, Sotiriou C. Genomic grade index: an important tool for assessing breast cancer tumor grade and prognosis. Crit Rev Oncol Hematol. 2011;77(1):20–9.
[149] Schneeweiss A, Katretchko J, Sinn H, Unnebrink K, Rudlowski C, Geberth M, et al. Only grading has independent impact on breast cancer survival after adjustment for pathological response to preoperative chemotherapy. Anticancer Drugs. 2004;15(2):127–35.
[150] Allison KH, Kandalaft PL, Sitlani CM, Dintzis SM, Gown AM. Routine pathologic parameters can predict Oncotype DX recurrence scores in subsets ofERpositive patients: who does not always need testing? Breast Cancer Res Treat. 2012;131(2):413–24.
[151] Mattes MD, Mann JM, Ashamalla H, Tejwani A. Routine histopathologic characteristics can predict oncotype DX(TM) recurrence score in subsets of breast cancer patients. Cancer Invest. 2013;31(9):604–6.
[152] Auerbach J, Kim M, Fineberg S. Can features evaluated in the routine pathologic assessment of lymph node–negative estrogen receptor–positive stage I or II invasive breast cancer be used to predict the Oncotype DX recurrence score? Arch Pathol Lab Med. 2010;134(11):1697–701.
[153] Klein ME, Dabbs DJ, Shuai Y, Brufsky AM, Jankowitz R, Puhalla SL, et al. Prediction of the Oncotype DX recurrence score: use of pathology–generated equations derived by linear regression analysis. Mod Pathol. 2013;26(5):658–64.
[154] Gilchrist KW, Kalish L, Gould VE, Hirschl S, Imbriglia JE, Levy WM, et al. Interobserver reproducibility of histopathological features in stage II breast cancer. An ECOG study. Breast Cancer Res Treat. 1985;5(1):3–10.
[155] Longacre TA, Ennis M, Quenneville LA, Bane AL, Bleiweiss IJ, Carter BA, et al. Interobserver agreement and reproducibility in classification of invasive breast carcinoma: an NCI breast cancer family registry study. Mod Pathol. 2006;19(2):195–207.
[156] Fisher ER, Redmond C, Fisher B. Histologic grading of breast cancer. Pathol Annu. 1980;15(Pt 1):239–51.
[157] Robbins P, Pinder S, de Klerk N, Dawkins H, Harvey J, Sterrett G, et al. Histological grading of breast carcinomas: a study of interobserver agreement. Hum Pathol. 1995;26(8):873–9.
[158] Ellis IO, Coleman D, Wells C, Kodikara S, Paish EM, Moss S, et al. Impact of a national external quality assessment scheme for breast pathology in the UK. J Clin Pathol. 2006;59(2):138–45.
[159] Rakha EA, Reis–Filho JS, Baehner F, Dabbs DJ, Decker T, Eusebi V, et al. Breast cancer prognostic classification in the molecular era: the role of histological grade. Breast Cancer Res. 2010;12(4):207.

第 11 章
乳腺癌预后和疗效预测相关的分子检测
Breast Cancer Molecular Testing for Prognosis and Prediction

Nadia Harbeck　著
钟晶敏　译

一、生物标志物

在肿瘤学中，生物标志物是可以在组织或血液中检测到的，可以反映肿瘤或患者特性的分子标记，有助于治疗方案的制订。

（一）预后标志物

无论是在未行治疗的情况下反映疾病的自然病程，还是在接受相同治疗的患者群体中，预后标志物都与临床预后有关。它们的临床用途主要在于确定一个患者群体，预后良好，可能不需要额外的治疗；或者预后不良，可能需要额外的治疗。在乳腺癌中，早期乳腺癌最需要预后标志物来识别那些侵袭性很强的管腔型乳腺癌，这类乳腺癌除了内分泌治疗之外，还需要进行辅助性化疗。

（二）疗效预测标志物

预测标志物是一类与特定治疗方式的获益或无效相关的生物标志物。预测生物标志物指导医生选择治疗方案，即选择一种疗法而不是另一种。在某些情况下，生物标志物本身即是治疗的靶点。

到目前为止，乳腺癌最重要的生物标志物是 ER 和 PR 以及 HER2。在临床日常工作中，通过免疫组化的方法来检测这些标志物。这些标志物在一定程度上与预后相关，但更重要的是，它们是治疗靶点，因此可以预测患者对各个靶点药物的治疗反应。

在临床常规应用新的生物标志物之前，需要对这些标志物进行分析验证和临床验证，并证明其临床实用性[1]。最高水平的证据（the highest level of evidence，LOE ⅠA）最好是来自于验证生物标志物的前瞻性试验或是荟萃或是汇总分析[2]。由于前瞻性试验可能需要几年时间才能获得结果，因此随后提出了生物标志物修订证据水平，使前瞻性计划的回顾性验证成为可能。这些回顾性验证是在来自于对照良好的临床试验或特征鲜明的肿瘤库的福尔马林固定石蜡包埋（formalin-fixed paraffin-embedded，

FFPE）组织标本中进行的。在这一分类中，一级证据也可以通过对档案标本的几次前瞻性计划分析获得[3]。

二、乳腺癌的分子亚型与治疗理念

当前认为乳腺癌是一种异质性疾病，包括几个分子亚型，这一理解依据的是 Perou 和 Sørlie 在 2000 年初期的开创性工作。他们发现至少有 4 种临床相关亚型：管腔 A 型和 B 型、HER2 过表达型和基底样型[4, 5]。由于在大多数中心不能进行分子亚型分类，临床常规利用免疫组化标记来分型[6]。激素受体阳性肿瘤［ER 和（或）PR 阳性］被认为是管腔型，ER 和（或）PR 阳性伴低增殖的肿瘤被定义为管腔 A 型，而伴高增殖者被定义为管腔 B 型。通常是通过免疫组化检测 Ki-67 来明确增殖情况。到目前为止，还没有可用于临床决策的前瞻性验证过的国际标准来界定低和高 Ki-67 的临界值。用免疫组化染色和原位杂交的方法评估 HER2 状态。最后同样重要的是，基底亚型和三阴性肿瘤之间多存在重叠，其特征都是缺乏 ER、PR 和 HER2 表达[7]。

由于 2016 年 ASCO 会议推荐了适用于指导早期乳腺癌治疗决策的生物标志物，因此有人对此进行了广泛的文献检索。除了已确立的标志物 ER、PR 和 HER2 外，仅有 4 种多基因检测（Oncotype DX、EndoPredict、PAM50 和乳腺癌指数）和 1 种蛋白检测（uPA/PAI-1）具有足够的临床应用价值[8]。这些推荐的新开发的检测方法大多只有预后作用；只有少数具有对辅助化疗反应的预测潜力。然而，这些新标志物对特定的药物或治疗方案都没有预测作用。

三、早期乳腺癌的多基因检测

在早期乳腺癌中，根据不同的肿瘤亚型进行不同的系统治疗[6]。尽管存在 HER2 阳性病变（化疗 + 抗 HER2 治疗）和三阴性病变（化疗）的系统治疗标准，但是管腔型病变的关键临床问题在于，是否在指南推荐的内分泌治疗前也进行辅助化疗。对于这个问题，现有的临床 – 病理因素不足以进行充分的风险评估，因此我们需要更多的生物标志物（图 11-1）。

在早期乳腺癌的风险评估方面，在过去 10 年中已经开发了几种多基因检测方法。它们都包含特定的预后特征，即将一些病例与临床标准结合可以提供更多的预后信息。在某些情况下，也存在关于辅助化疗反应的预测影响的数据。虽然大多数特征已经在档案队列中得到了彻底的验证，但是只有两个特征已经通过了前瞻性临床试验的验证，这些临床试验专门设计用于将这一特征作为主要或次要终点进行验证。到目前为止，其中一些结果仍然悬而未决。

2016 年，ASCO 会议仅推荐了 4 种多基因检测方法（Oncotype DX，EndoPredict，PAM50 和乳腺癌指数）用于早期乳腺癌的常规检测，这是因为这些方法的临床效用已经得到了验证[8]。此外，第 5 种多基因检测——MammaPrint，也在本章中讨论，因为妇科肿瘤乳腺委员会工作组（Working Group for Gynecological Oncology Breast Commission，AGO）指南推荐了这一检测方法[9]。在 2016 年 AACR 上发表了 MammaPrint 的前瞻性临床试验数据，即在 ASCO 推荐发表之后。

用于临床验证和现有证据的质量和数量的患者群体不同，检测方法也不同（表 11-1）。

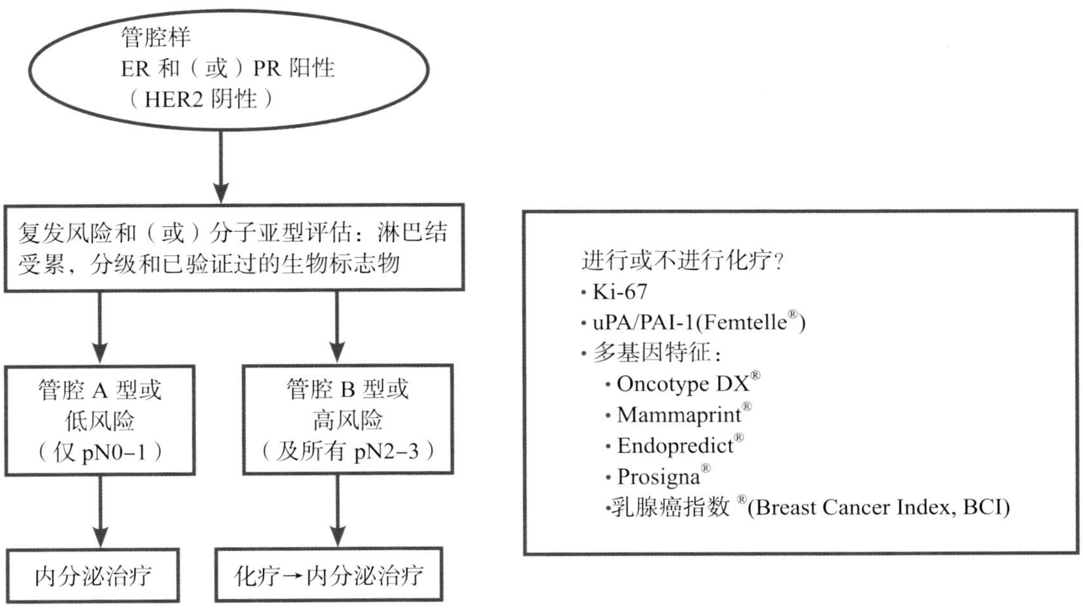

▲ 图 11–1　管腔型早期乳腺癌的治疗理念

表 11–1　2016 年 ASCO[8] 和 2016 年 AGO[9] 推荐的早期乳腺癌的多基因检测

多基因检测	Oncotype DX	MammaPrint	EndoPredict	Prosigna（PAM50）	Breast cancer index（BCI）
厂家	Genomic health	Agendia	Sividon	Nanostring	BioTheranostics
分析	21 基因复发评分(RS)	70 基因分析	11 基因分析	50 基因分析（PAM50，ROR 评分）	HoxB13/IL17BR（H/I）分子分级指数（MGI）
检测	中心实验室（USA）	中心实验室(荷兰，美国)	分散的	分散的	中心实验室（USA）
资格认证	CLIA，CAP	FDA（IVDMIA）	CE 认证	FDA（510k），CE 认证	不适用
分子亚型	无	有（蓝图）	无	有（在 USA 未报道）	无
预后信息	有	有	有	有	有
预测信息	有（化疗）	有（化疗）	目前尚无数据	目前尚无数据	有（长期内分泌治疗）
回顾性验证	NSABP B14&B20 TransATAC ECOG 9127 SWOG 8814	多中心	ABCSG 6&8 TransATAC GEICAM 9906	ABCSG 8 TransATAC NCIC CTG MA.21	Stockholm 试验 NCIC CTG MA.14 多中心
前瞻性临床验证试验	WSG-plan B WSG ADAPT TAILORx RxPONDER	MINDACT	无	无	无

注：所有检测均适用于 FFPE 组织标本

（一）21 个基因特征（Oncotype DX，复发评分）

采用定量反转录酶聚合酶链反应（quantitative reverse transcriptase polymerase chain reaction，qRT-PCR）技术对 21 个基因进行定量分析［Oncotype DX™ 乳腺癌检测（Genomic Health Inc.，雷德伍德城，美国）］。FFPE 组织的检测是在单一中心分析平台上进行的，其 qRT-PCR 检测条件已被验证，检测结果可重复且具有质量保证[10]。本实验由 15 个基因组成，主要代表了增殖、ER 调节、HER2 通路和侵袭，并与 5 个对照基因一同进行分析。检测结果是数值分数（复发评分），范围在 0 ～ 100 之间。根据复发风险评分将肿瘤分为 3 类：低风险（复发评分＜ 18）、中度风险（复发评分 18 ～ 30），或高风险（复发评分≥ 31）。在 NSABP B14 试验中，在经他莫昔芬治疗而淋巴结阴性患者的存档组织中进行了初步的试验[11]。另一项使用 NSABP B20 试验存档组织的分析显示，辅助化疗对复发评分高的患者的益处最大，而复发评分低的患者无获益，复发评分中等的患者的获益情况不明[12]。随后，对 SWOG 8814 试验档案组织中淋巴结阳性患者的复发评分的预后和预测影响也进行了回顾性验证。复发评分在他莫昔芬单独组中具有预后意义。虽然低复发评分患者辅助化疗无获益，但化疗组中高危复发评分患者的无病生存期（disease-free survival，DFS）确实有所改善[13]。TransATAC 显示，经辅助性他莫昔芬或芳香化酶抑制药治疗的淋巴结阴性和阳性患者的复发评分提供了类似的预后信息[14]。最重要的是，这一回顾性分析显示，虽然复发评分对淋巴结阳性患者的预后作用与受累淋巴结数量无关，但对于 4 个或 4 个以上淋巴结受累的患者，即使复发评分较低，基线风险也过高，不能考虑放弃辅助化疗。然而，在多达 3 个淋巴结受累的患者中，复发评分达 11 分时，其 9 年远期复发率约为 10%。由于这一复发率在化疗上的绝对获益可能不会超过潜在严重不良反应的范围，因此可以考虑免除患者辅助化疗的额外毒性。这些数据构成了 Oncotype DX 的前瞻性临床试验的基础，该试验使用复发评分 11 分作为低危组和中危组的临界值，而不是商业临界值 18。

大型基于人群的注册研究，如 Kaiser Permanente 病例对照研究（n=790）[15]、SEER 数据库（n=38 568）[16]或以色列 Clalit 登记处（n=1594）[17]，进一步验证了 Oncotype DX 检测的临床实用性。

此外，有 3 个前瞻性国际临床试验使用前瞻性 Oncotype DX 检测结果将患者进行分层或随机分组：TAILORx（pN0）、PxPONDER（pN1）和 WSG-Plan B（pN0-1）。在 TAILORx 和 RxPONDER 中，中危患者（复发评分 11 ～ 25）被随机分为化学内分泌治疗和单独内分泌治疗。虽然 RyPONDER 仍在进行中，但 TAILORx 的低风险组结果已有报道：仅行内分泌治疗的低（0 ～ 10）复发评分患者的 5 年侵袭性 DFS 为 93.8%，OS 为 98%[18]。WSG-Plan B 研究证实了低危（0 ～ 11）复发评分患者仅接受内分泌治疗，即使有多达 3 个淋巴结受累，其预后也很好，3 年 DFS 为 98%，而经辅助化疗中复发评分（12 ～ 25）和（复发评分＞ 25）患者的 DFS 分别为 98% 和 92%[19]（图 11-2）。低复发评分患者 5 年 DFS 为 94%，OS 为 99%，且 pN0 和 pN1 患者之间无显著差异[20]。

（二）70 个基因特征（MammaPrint）

70 个基因检测（MammaPrint ™；Agendia，阿姆斯特丹，荷兰）以 DNA 芯片技术为基础。该检测是利用档案冰冻组织和病例对照设计[21]开发的，随后在荷兰癌症研究所更大型的年轻（＜ 53 岁）、淋巴结阴性和淋巴结阳性的早期乳腺癌患者队列研究中进行了验证[22]。该测试给出了一个二分类的检测结果，从基因组上区分出低风险和高风险人群。为了便于诊断使用，70 个基因的预后谱被转化为自定义芯片（MammaPrint），该芯片被美国食品和药物管理局批准为体外诊断多变量指数分析（in vitro diagnostic multivariate index assay，IVDMIA）[23]。随后，经过调整，该平台可对临床常规 FFPE 组织样本进行分析，新鲜冰冻组织与 FFPE 的总符合率为 91.5%，> 97% 的 FFPE 分析结果具有较高的准确性和可重复性 [24]。一项 80 个基因特征检测现在也可以对 FFPE 乳腺癌标本进行分子分型 [25]。

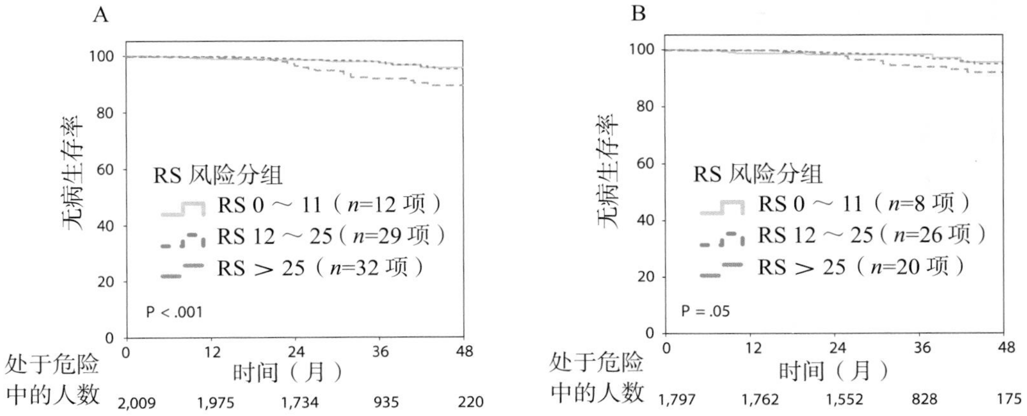

▲ **图 11-2　WSG 计划试验（pN0，pN1）中 Oncotype DX 的前瞻性临床验证**

低危患者（复发评分 0 ～ 11）仅行辅助性内分泌治疗（未行化疗）；中危（复发评分 12 ～ 25）和高危（复发评分> 25）在行辅助性内分泌治疗前接受了化疗

重印许可 ®2016 年美国临床肿瘤学会。Gluz 等 [19]

该检测通过一些回顾性研究，如 TransBIG[26]，或者前瞻性社区 RASTER 研究的临床验证 [27]。汇总病例（*n*=541）显示了该检测对辅助化疗反应的预测影响 [28]。而在 MammaPrint 低风险患者中，无论是否接受辅助化疗，其 5 年乳腺癌特异性生存率（breast cancer specific survival，BCSS）都是相似的，而在内分泌治疗前接受辅助化疗的患者中，5 年乳腺癌特异性生存率明显更高。

MINDACT（可能避免化疗的淋巴结阴性病变芯片分析）研究［欧洲癌症研究和治疗组织（EORTC）、乳腺国际组织（BIG）］旨在对 MammaPrint 检测> 6000 例早期乳腺癌患者进行前瞻性验证，评估辅助化疗对临床 - 病理和基因组风险评估结果不一致的患者的作用 [29]。MINDACT（*n*=6693）到达了其首个终点，结果显示临床高危早期乳腺癌患者的 5 年 OS 为 94.7%（95% CI 92.5% ～ 96.4%），而 MammaPrint 检测显示这些患者为低风险，且在随机分组后没有接受任何辅助化疗 [30]。

（三）Endopredict

Endopredict（Endopredict®；Sividon Diagnostics GmbH，科隆，德国；由 Myriad 推广）以 qRT-PCR 对选择的 8 个基因的 mRNA 水平进行定量分析为基础，另外还有 3 个对照基因。该检测结果为数值（Endopredict® 评分）并将其分为两类（低危和高危）；结合两个临床风险因素（淋巴结状态和肿瘤大小），从而得出一个综合风险评分，EPclin[31]。该检测是在奥地利乳腺癌和结肠直肠癌研究组（Austrian Breast and Colorectal Cancer Study Group，ABCSG）研究中的 6 和 8 接受辅助内分泌治疗的 ER 阳性、HER2 阴性的绝经后早期乳腺癌患者的存档标本中开发和验证的 [32]。Endopredict 不仅提供关于患者前 5 年的信息，而且还提供关于晚期复发的信息，这些信息可用于提示患者需要延长辅助治疗 [33]。GEICAM 9906 试验的回顾性分析也证实了 EndoPredict 也适用于接受辅助化疗的淋巴结阳性患者。

此外，它还表明该检测对绝经前和绝经后患者的预后有影响[34]。GEICAM 9906 另一项比较 EP 和 ROR 的子研究表明，两者间无显著差异。这两种特征提供了临床因素之外的预后信息，并可靠地预测了接受化疗和内分泌治疗的淋巴结阳性、ER 阳性及 HER2 阴性的早期乳腺癌患者的远处转移风险。在风险评分中加入临床参数可改善其预后影响[35]。

在 7 个不同的国际实验室进行的 10 种不同肿瘤的小型研究中，各处的检测结果取得了 100% 的良好一致性[36]。粗针穿刺活检和配对的外科标本之间也有极好的一致性，在风险分类上有 95% 的总体一致性[37]。

（四）Prosigna（PAM50）

Prosigna™（PAM50；乳腺癌预后基因特征分析：Nanostring 技术，西雅图，美国）于 2012 年 9 月获得欧盟监管许可（CE 认证），2013 年获得 FDA 的 510（k）许可。该检测基于乳腺癌原始分子内在亚型为基础，允许在 FFPE 组织中对最小基因集（PAM50）进行检测以明确其分子亚型。该检测得出一个 ROR 评分（低 / 中 / 高）和分子亚型（在美国没有报道）[38]。临床常规的 ROR 评分包含肿瘤大小和淋巴结状态的临床信息。Prosigna 使用 Nanostring nCounter 技术，分散检测已经得到了验证[39]。

在 ABCSG 8 中，所有患者均仅接受了辅助内分泌治疗，临床验证了 PAM50 评分（n=1478）对预后的影响。ROR 评分提供了临床危险因素之外的相关预后信息，管腔 A 型肿瘤 10 年复发风险显著低于管腔 B 型肿瘤[40]。此外，除了临床因素之外，PAM50 和 ROR 评分还为 5 ～ 15 年间的晚期复发提供了重要的预后信息[41]。在 TransATAC 队列中，与临床治疗评分（clinical treatment score，CTS）相比，PAM50 ROR 可提供更重要的预后信息。与复发评分相比，其中危组较小，相对于 CTS 而言，其所获得的预后信息似乎更多[42]。TransATAC 和 ABCSG 8（n=2137）联合分析证实，PAM50 ROR 对晚期复发的预后影响优于临床资料[43]，也证实了它对淋巴结阳性患者预后的影响[44]。

在 NCIC CTG MA.21（n=1094）的回顾性分析中，对于接受 AC- 紫杉醇（AC-T）化疗、剂量密集 CEF 化疗，或剂量密集化疗、剂量密集 EC- 紫杉醇（EC-T）化疗的淋巴结阳性或高危淋巴结阴性患者（＜ 60 岁），高 ROR 与不良预后和管腔 A 型无复发生存良好预后相关。虽然内在亚型不能预测治疗效果（AC-T vs 剂量密集化疗），但亚组分析表明亚型（非管腔型 vs 管腔型）可以预测紫杉烷的疗效[45]。

四、乳腺癌指数

乳腺癌指数™（breast cancer index，BCI）（bioTheranostics Inc，圣地亚哥，加利福尼亚州，美国）是一个基于基因表达的算法，包含了两个基因特征：HOXB13 与 IL17BR 比值（H/I）和分子分级指数（molecular grade index，MGI）。BCI 是通过实时 RT-PCR 检测 H/I、MGI 和 4 个正常化基因表达的方法。BCI 预后评分的计算值为 0 到 10 分，分为晚期（高 vs 低）和总体（高、中、低）远处复发的风险水平。另外，BCI 预测提示延长辅助内分泌治疗超过 5 年可能对患者有益。这一检测在 Stockholm 研究（淋巴结阴性、绝经后患者，317 例他莫昔芬治疗，283 例未治疗）及一个多中心队列研究（包括更多肿瘤、绝经前患者及进行了辅助化疗）的档案肿瘤样本进行了验证[46]。在这两组人群中，除了临床病理因素外，连续性 BCI 是早期（最多 5 年）和晚期（超过 5 年）复发的最重要的预后因素。在 TransATAC 研究中，BCI 提供了 CTS 和复发评分之外的预后信息。BCI 可将低、中复发评分风险组再分为远处复发率差异显著的亚组。相比之下，复发评分不能对 BCI 危险组进行具有临床意义的再分层 [47]。BCI，而非复发评分，预测了 TransATAC 队列的早期和晚期复发 [48]。在未行辅助化疗的 ER 阳性、淋巴结阴性的早期乳腺癌病例对照中，BCI 与 10 年 OS 显著相关 [49]。在 NCIC CTG MA.14 子研究中，BCI 为淋巴结阴性和阳性的患者提供了预后信息 [50]。

五、多基因分析在早期乳腺癌决策中的临床应用

一些检测方法已经在前瞻性试验的存档组织样本中进行了回顾性比较，以此了解它们对预后的影响，如 TransATAC 研究或前瞻性分析其对临床决策的影响。English OPTIMA 项目表明，目前的多基因检测倾向于提供类似的 ER 阳性早期乳腺癌患者的风险信息，但风险评估和分子亚型结果可能因人而异 [51]。在档案队列中比较几项检测方法时发现，风险组分类可能需要建立数学建模，因此风险组分类不能反映临床中使用的实际风险分组分层（例如三分法或四分法，而非二分法）。此外，来自这些档案群组的患者不一定总能反映那些临床风险通常高到足以考虑进行辅助化疗（pN0–1）的患者的前瞻性试验。因此，那些回顾性试验比较的结果不一定能充分反映每个检测的临床效用。

综上所述，有几种多基因检测可用于早期乳腺癌的风险评估。它们最适用于 HER2 阴性管腔型、最多累及 3 个腋窝淋巴结的早期乳腺癌患者。在这些患者中，基于多基因分析的准确风险评估可以预防辅助化疗的过度和不足。前瞻性临床试验现已验证了关于风险组评估的两项试验（Oncotype DX 和 MammaPrint）的回顾性分析证据：多达 3 个淋巴结受累且检测结果低风险，反接受辅助内分泌治疗的患者，5 年预后良好，因此可以安全地避免辅助化疗。目前仍然没有关于辅助化疗对中危患者疗效的预期结果。

在临床实践中，根据现有的证据选择针对个别患者，也针对特定的亚群，如淋巴结阳性或绝经前患者的检测。此外，提供分子亚型信息、检测物流、成本、报销政策以及当地和（或）国家指南也起着重要作用。由于观察到不同患者之间的结果不一致，所以强烈反对一个患者使用多个检测。特别是，如果一项已验证的检测显示高风险，那么肯定需要建议患者进行辅助化疗。

六、治疗预测的分子检测

到目前为止，除了 ER、PR 和 HER2 之外，还没有任何分子被证实在预测治疗反应或对特定药物或治疗方案耐药方面具有临床应用价值。在过去 10 年中，人们提出了多种预测治疗反应或耐药性的分子标记。然而，到目前为止，它们都没有显示出临床效用。

肝细胞色素 P450 2D2（CYP 2D6）是他莫昔芬转化为活性代谢物内西芬所必需的。一些文献已经将 CYP 2D6 多态性与辅助性他莫昔芬治疗疗效降低联系起来了。然而，一项涵盖 25 项研究（n=13 629）的 Meta 分析表明，没有足够的证据推荐用 CYP 2D6 基因表型来指导他莫昔芬的治疗 [52]。

拓扑异构酶Ⅱα 作为细胞内蒽环靶点之一，被认为是乳腺癌蒽环反应的标志物。该基因（TOP2A）位于染色体 17q12–21。虽然个别研究表明 TOP2A 扩增与蒽环类药物反应有关，但 5 项前瞻性随机试验的 Meta 分析无法验证这些观察结果 [53]。

PIK3CA 突变是乳腺癌最常见的突变。它们与新辅助治疗中抗 HER2 治疗的耐药性有关。在 5 项临床试验（*n*=967）的 Meta 分析中，接受曲妥珠单抗或拉帕替尼或两者联合紫杉醇化疗的患者，PIK3CA 突变体的 pCR 率明显低于 PIK3CA 野生型肿瘤（16.2% vs 29.6%，$P < 0.001$）。这一效果在管腔型 HER2 阳性肿瘤中最为明显。目前还不能对患者的生存情况做出明确的结论[54]。最近有关转移性乳腺癌的数据表明，PI3K 通路改变的患者可能获益于在曲妥珠单抗基础上增加依维莫司的治疗方案[55]。循环游离 DNA 已被认为是临床上有效的替代组织分析的方法。已证明其具有高度的诊断准确性[56]。

这些例子表明，尽管有一个令人信服的临床前的理论基础，但几个令人关注的生物标志物的临床效用并未得到证明。特别是在转移性乳腺癌中，目前尚未确定哪一种组织最适合进行分子标记分析。循环肿瘤 DNA（circulating tumor DNA，ctDNA）很容易获得，也可以一直进行重复性分析。因此，ctDNA 有望成为一种新型分子标记来源。

总结

到目前为止，除了 ER、PR 和 HER2 之外，很少有新的生物标志物用于乳腺癌的临床治疗。近年来，随着几种高效靶向药物的出现，个体化治疗的理念迫切需要新的分子生物标志物，尤其是用于预测治疗反应的标志物。分子分析方法和现代高通量技术为发现新的生物标志物提供了广阔的前景。ctDNA 作为一种新的组织来源，具有广阔的应用前景。然而，对患者而言，一个糟糕的生物标志物可能和一种糟糕的药物一样危险。因此，单单是技术上的可行性还不足以将一种标志物应用于临床处理。彻底的技术、临床验证以及无可争议的临床效应是将新标记引入临床的必要条件。

推荐阅读

[1] Hayes DF. Considerations for implementation of cancer molecular diagnostics into clinical care. Am Soc Clin Oncol Educ Book. 2016;35:292–6.

[2] Hayes DF, Bast RC, Desch CE, et al. Tumor marker utility grading system: a framework to evaluate clinical utility of tumor markers. J Natl Cancer Inst. 1996;88(20):1456–66.

[3] Simon RM, Paik S, Hayes DF. Use of archived specimens in evaluation of prognostic and predictive biomarkers. J Natl Cancer Inst. 2009;101(21):1446–52.

[4] Perou CM, Sørlie T, Eisen MB, et al. Molecular portraits of human breast tumours. Nature. 2000;406(6797):747–52.

[5] Sørlie T, Perou CM, Tibshirani R, et al. Gene expression patterns of breast carcinomas distinguish tumor subclasses with clinical implications. Proc Natl Acad Sci USA. 2001;98(19):10869–74.

[6] Coates AS, Winer EP, Goldhirsch A, et al. Tailoring therapies–improving the management of early breast cancer: St Gallen International Expert Consensus on the primary therapy of early breast cancer 2015. Ann Oncol. 2015;26(8):1533–46.

[7] Anders CK, Abramson V, Tan T, Dent R. The evolution of triple–negative breast cancer: from biology to novel therapeutics. Am Soc Clin Oncol Educ Book. 2016;35: 34–42.

[8] Harris LN, Ismaila N, McShane LM, et al. Use of biomarkers to guide decisions on adjuvant systemic therapy for women with early–stage invasive breast cancer: American Society of Clinical Oncology clinical practice guideline. J Clin Oncol. 2016;34 (10):1134–50.

[9] AGO recommendations 2016 for diagnosis and treatment of early and advanced breast cancer. Available from: www.ago–online.de.

[10] Cronin M, Sangli C, Liu ML, et al. Analytical validation of the Oncotype DX genomic diagnostic test for recurrence prognosis and therapeutic response prediction in node–negative, estrogen receptor–positive breast cancer. Clin Chem. 2007;53(6):1084–91.

[11] Paik S, Shak S, Tang G, et al. A multigene assay to predict recurrence of tamoxifen–treated, node–negative breast cancer. N Engl J Med. 2004;351(27):2817–26.

[12] Paik S, Tang G, Shak S, et al. Gene expression and benefit of chemotherapy in women with node–negative, estrogen

receptor-positive breast cancer. J Clin Oncol. 2006;24(23): 3726–34.
[13] Albain KS, Barlow WE, Shak S, et al. Breast Cancer Intergroup of North America. Prognostic and predictive value of the 21-gene recurrence score assay in postmenopausal women with nodepositive, oestrogen-receptor-positive breast cancer on chemotherapy: a retrospective analysis of a randomised trial. Lancet Oncol. 2010;11(1):55–65.
[14] Dowsett M, Cuzick J, Wale C, et al. Prediction of risk of distant recurrence using the 21-gene recurrence score in node-negative and node-positive postmenopausal patients with breast cancer treated with anastrozole or tamoxifen: a TransATAC study. J Clin Oncol. 2010;28(11):1829–34.
[15] Habel LA, Shak S, Jacobs MK, et al. A population-based study of tumor gene expression and risk of breast cancer death among lymph node-negative patients. Breast Cancer Res. 2006;8(3):R25.
[16] Shak S, Petkov VI, Miller DP, et al. Breast cancer specific survival in 38,568 patients with node negative hormone receptor positive invasive breast cancer and oncotype DX recurrence score results in the SEER database. SABCS 2015: P5-15-01.
[17] Stemmer SM, Steiner M, Rizel S, et al. Real-life analysis evaluating 1594 N0/Nmic breast cancer patients for whom treatment decisions incorporated the 21-gene recurrence score result: 5-year KM estimate for breast cancer specific survival with recurrence score results ≤30 is >98%. SABCS 2015: P5-08-02.
[18] Sparano JA, Gray RJ, Makower DF, et al. Prospective validation of a 21-gene expression assay in breast cancer. N Engl J Med. 2015;373(21):2005–14.
[19] Gluz O, Nitz U, Christgen M, et al. The WSG phase III PlanB trial: first prospective outcome data for the 21-gene recurrence score assay and concordance of prognostic markers by central and local pathology assessment. J Clin Oncol. 2016;34(20):2341–9.
[20] Gluz O, Nitz U, Christgen M, et al. Prognostic impact of 21 gene recurrence score, IHC4, and central grade in high-risk HR+/HER2− early breast cancer (EBC): 5-year results of the prospective Phase III WSG PlanB trial. J Clin Oncol. 2016;34:(suppl; abstr 556).
[21] van 't Veer LJ1, Dai H, van de Vijver MJ, et al. Gene expression profiling predicts clinical outcome of breast cancer. Nature. 2002;415(6871):530–6.
[22] van de Vijver MJ, He YD, van't Veer LJ, et al. A gene-expression signature as a predictor of survival in breast cancer. N Engl J Med. 2002;347(25):1999–2009.
[23] Glas AM, Floore A, Delahaye LJ, et al. Converting a breast cancer microarray signature into a high-throughput diagnostic test. BMC Genom. 2006;30(7):278.
[24] Sapino A, Roepman P, Linn SC, et al. MammaPrint molecular diagnostics on formalin-fixed, paraffin-embedded tissue. J Mol Diagn. 2014;16(2):190–7.
[25] Krijgsman O, Roepman P, Zwart W, et al. A diagnostic gene profile for molecular subtyping of breast cancer associated with treatment response. Breast Cancer Res Treat. 2012;133(1):37–47.
[26] Buyse M, Loi S, van't Veer L, et al. TRANSBIG consortium. Validation and clinical utility of a 70-gene prognostic signature for women with node-negative breast cancer. J Natl Cancer Inst. 2006;98(17):1183–92.
[27] Bueno-de-Mesquita JM, van Harten WH, Retel VP, et al. Use of 70-gene signature to predict prognosis of patients with node-negative breast cancer: a prospective community-based feasibility study (RASTER). Lancet Oncol. 2007;8(12):1079–87.
[28] Knauer M, Mook S, Rutgers EJ, et al. The predictive value of the 70-gene signature for adjuvant chemotherapy in early breast cancer. Breast Cancer Res Treat. 2010;120(3): 655–61.
[29] Cardoso F, Van't Veer L, Rutgers E, et al. Clinical application of the 70-gene profile: the MINDACT trial. J Clin Oncol. 2008;26(5):729–35.
[30] Piccart M, Rutgers E, van't Veer L, et al. On behalf of TRANSBIG consortium and MINDACT investigators. Primary analysis of the EORTC 10041/ BIG 3-04 MINDACT study: a prospective, randomized study evaluating the clinical utility of the 70-gene signature (MammaPrint) combined with common clinical-pathological criteria for selection of patients for adjuvant chemotherapy in breast cancer with 0–3 positive nodes. AACR 2016: CT039.
[31] Dubsky P, Filipits M, Jakesz R, et al. Austrian Breast and Colorectal Cancer Study Group (ABCSG). EndoPredict improves the prognostic classification derived from common clinical guidelines in ER-positive, HER2-negative early breast cancer. Ann Oncol. 2013;24(3):640–7.
[32] Filipits M, Rudas M, Jakesz R, et al. EP Investigators. A new molecular predictor of distant recurrence in ER-positive, HER2-negative breast cancer adds independent information to conventional clinical risk factors. Clin Cancer Res. 2011; 17(18):6012–20.
[33] Dubsky P, Brase JC, Jakesz R, et al. Austrian Breast and Colorectal Cancer Study Group (ABCSG). The EndoPredict score provides prognostic information on late distant metastases in ER+/HER2− breast cancer patients. Br J Cancer. 2013;109(12):2959–64.
[34] Martin M, Brase JC, Calvo L, et al. Clinical validation of the EndoPredict test in node-positive, chemotherapy-treated ER +/HER2− breast cancer patients: results from the GEICAM 9906 trial. Breast Cancer Res. 2014;16(2):R38.
[35] Martin M, Brase JC, Ruiz A, et al. Prognostic ability of EndoPredict compared to research-based versions of the PAM50 risk of recurrence (ROR) scores in node-positive, estrogen receptor-positive, and HER2-negative breast cancer. A GEICAM/9906 sub-study. Breast Cancer Res Treat. 2016;156(1):81–9.
[36] Denkert C, Kronenwett R, Schlake W, et al. Decentral gene expression analysis for ER+/Her2− breast cancer: results of a proficiency testing program for the EndoPredict assay. Virchows Arch. 2012;460(3):251–9.
[37] Müller BM, Brase JC, Haufe F, et al. Comparison of the RNA-based EndoPredict multigene test between core biopsies and corresponding surgical breast cancer sections. J Clin Pathol. 2012;65(7):660–2.
[38] Wallden B, Storhoff J, Nielsen T, et al. Development and verification of the PAM50-based Prosigna breast cancer gene signature assay. BMC Med Genomics. 2015;22(8):54.
[39] Nielsen T, Wallden B, Schaper C, et al. Analytical validation of the PAM50-based Prosigna Breast Cancer Prognostic Gene Signature Assay and nCounter Analysis System using formalin-fixed paraffin-embedded breast tumor specimens. BMC Cancer. 2014;13(14):177.
[40] Gnant M, Filipits M, Greil R, et al. Austrian Breast and

Colorectal Cancer Study Group. Predicting distant recurrence in receptor–positive breast cancer patients with limited clinicopathological risk: using the PAM50 Risk of Recurrence score in 1478 postmenopausal patients of the ABCSG–8 trial treated with adjuvant endocrine therapy alone. Ann Oncol. 2014;25(2):339–45.
[41] Filipits M, Nielsen TO, Rudas M, et al. Austrian Breast and Colorectal Cancer Study Group. The PAM50 risk–of–recurrence score predicts risk for late distant recurrence after endocrine therapy in postmenopausal women with endocrine–responsive early breast cancer. Clin Cancer Res. 2014;20(5):1298–305.
[42] Dowsett M, Sestak I, Lopez–Knowles E, Sidhu K, Dunbier AK, Cowens JW, Ferree S, Storhoff J, Schaper C, Cuzick J. Comparison of PAM50 risk of recurrence score with oncotype DX and IHC4 for predicting risk of distant recurrence after endocrine therapy. J Clin Oncol. 2013;31(22):2783–90.
[43] Sestak I, Cuzick J, Dowsett M, et al. Prediction of late distant recurrence after 5 years of endocrine treatment: a combined analysis of patients from the Austrian breast and colorectal cancer study group 8 and arimidex, tamoxifen alone or in combination randomized trials using the PAM50 risk of recurrence score. J Clin Oncol. 2015;33(8):916–22.
[44] Gnant M, Sestak I, Filipits M, et al. Identifying clinically relevant prognostic subgroups of postmenopausal women with node–positive hormone receptor–positive early–stage breast cancer treated with endocrine therapy: a combined analysis of ABCSG–8 and ATAC using the PAM50 risk of recurrence score and intrinsic subtype. Ann Oncol. 2015;26(8):1685–91.
[45] Liu S, Chapman JA, Burnell MJ, et al. Prognostic and predictive investigation of PAM50 intrinsic subtypes in the NCIC CTG MA.21 phase III chemotherapy trial. Breast Cancer Res Treat. 2015;149(2):439–48.
[46] Zhang Y, Schnabel CA, Schroeder BE, et al. Breast cancer index identifies early–stage estrogen receptor–positive breast cancer patients at risk for early– and late–distant recurrence. Clin Cancer Res. 2013;19(15):4196–205.
[47] Sestak I, Zhang Y, Schroeder BE, et al. Cross stratification and differential risk by breast cancer index and recurrence score in women with hormone receptor positive lymph–node negative early stage breast cancer. Clin Cancer Res. 2016.
[48] Sgroi DC, Sestak I, Cuzick J, et al. Prediction of late distant recurrence in patients with oestrogen–receptor–positive breast cancer: a prospective comparison of the breast–cancer index (BCI) assay, 21–gene recurrence score, and IHC4 in the TransATAC study population. Lancet Oncol. 2013;14(11): 1067–76.
[49] Habel LA, Sakoda LC, Achacoso N, Ma XJ, Erlander MG, Sgroi DC, Fehrenbacher L, Greenberg D, Quesenberry CP Jr. HOXB13:IL17BR and molecular grade index and risk of breast cancer death among patients with lymph node–negative invasive disease. Breast Cancer Res. 2013;15(2): R24.
[50] Sgroi DC, Chapman JA, Badovinac–Crnjevic T, et al. Assessment of the prognostic and predictive utility of the Breast Cancer Index (BCI): an NCIC CTG MA.14 study. Breast Cancer Res. 2016;18(1):1.
[51] Bartlett JM, Bayani J, Marshall A, et al. OPTIMA TMG. Comparing breast cancer multiparameter tests in the OPTIMA prelim trial: no test is more equal than the others. J Natl Cancer Inst. 2016;108(9).
[52] Lum DW, Perel P, Hingorani AD, Holmes MV. CYP2D6 genotype and tamoxifen response for breast cancer: a systematic review and meta–analysis. PLoS ONE. 2013; 8(10):e76648.
[53] Di Leo A, Desmedt C, Bartlett JM, et al. HER2/TOP2A Meta–analysis Study Group. HER2 and TOP2A as predictive markers for anthracycline–containing chemotherapy regimens as adjuvant treatment of breast cancer: a meta–analysis of individual patient data. Lancet Oncol. 2011;12(12):1134–42.
[54] Loibl S, Majewski I, Guarneri V, et al. PIK3CA mutations are associated with reduced pathological complete response rates in primary HER2–positive breast cancer: pooled analysis of 967 patients from five prospective trials investigating lapatinib and trastuzumab. Ann Oncol. 2016.
[55] André F, Hurvitz S, Fasolo A, et al. Molecular alterations and everolimus efficacy in human epidermal growth Factor receptor 2–overexpressing metastatic breast cancers: combined exploratory biomarker analysis from BOLERO–1 and BOLERO–3. J Clin Oncol. 2016;34(18):2115–24.
[56] Zhou Y, Wang C, Zhu H, et al. Diagnostic Accuracy of PIK3CA mutation detection by circulating free DNA in breast cancer: a meta–analysis of diagnostic test accuracy. PLoS ONE. 2016;11(6):e0158143.

第 12 章 乳腺癌分子分型

Molecular Classification of Breast Cancer

Maria Vidal，Laia Paré，Aleix Prat 著
钟晶敏，张浙濛 译

缩略语	英文全称	中文名称
ER	Estrogen receptor	雌激素受体
PR	Progesterone receptor	孕激素受体
HER2	Human epidermal growth factor 2	人类表皮生长因子 2
IHC	Immunohistochemistry	免疫组织化学
5NP	5 Negative Profile	五阴性
TN	Triple–negative	三阴性
pCR	Pathologic complete response	病理完全缓解
qRT–PCR	Quantitative reverse trouscriptase polymerase chain reaction	定量实时聚合酶链反应
CNAs	copy number aberrations	拷贝数异常
CDH1	E–cadherin	钙黏蛋白
ILC	Invasive lobular carcinoma	浸润性小叶癌
IDC	Invasive Ductal carcinoma	浸润性导管癌
TCGA	The Cancer Genome Atlas	癌症基因组图谱
METABRIC	Molecular Taxonomy of Breast Cancer International Consortium	乳腺癌国际协会分子分型
BL1	Basal–like 1	基底样 1 型
BL2	Basal–like 2	基底样 2 型
IM	Immunomodulatory	免疫调节
M	Mesenchymal	间充质的
MSL	Mesenchymal stem–like	间充质干细胞样
LAR	Luminal androgen receptor	管腔雄激素受体

BLIS	Basal–like immune–suppressed	基底样免疫抑制
BLIA	Basal–like immune–activated	基底样免疫激活
IntClust	Integrative cluster	综合集
EMT	Epithelial–to –mesenchymal	上皮 – 间充质转化

在欧洲和美国，乳腺癌仍旧是女性最常见的癌症。筛查计划、科普宣传和辅助治疗水平的提高已经降低了乳腺癌患者的死亡率。但是，据估计，全世界每年将有超过 450 000 的病例死于乳腺癌[1]。对于这一现状最合理的解释是缺乏关于乳腺癌生物学异质性的完整认识。重要的是，主要的临床参数（如肿瘤大小、淋巴结受累情况、组织学分级和年龄）和病理标志物（ER、PR 和 HER2）都没有完全地反映其复杂性，所有这些临床参数和病理标志物都常规用于患者预后的分层、治疗方案的选择以及临床试验的纳入。

基因表达谱对于了解乳腺癌的生物学特性至关重要，这使得研究者们在一个实验中发现同时表达的成千上万个基因，以此创建分子图谱。在过去的 15 年间，我们和其他学者确立并广泛描述了乳腺癌 5 种内在分子亚型（管腔 A 型、管腔 B 型、HER2 过表达型、基底样型和正常乳腺样型）的特点[2–6]。在 2000 年，Perou 及其同事发表了第一篇根据基因表达谱进行乳腺癌分型的文章[2]，通过对 38 位乳腺癌患者的标本进行芯片分析，研究者确立了 4 种分子亚型：管腔型、HER2 型、基底样型和正常乳腺样型。后续更大的队列研究表明，管腔亚型至少可以分为两类（管腔 A 和 B 型）[7]。

2009 年，Parker 等[8]提出了一个以基因表达为基础可应用于临床的预测方法，即 PAM50，该研究采用芯片和 qRT–PCR 方法分析了 189 例样本，并将其分为了 4 个主要内在亚型：管腔 A 型、管腔 B 型、HER2 过表达型、基底样型和正常乳腺样型。通过比较采用芯片和 qRT–PCR 方法分析所得的全基因表达数据，他们发现了一个包括 50 个基因的最小基因组，该基因组可以对每个病例进行可靠的内在亚型分类，准确率达 93%。在过去的 7 年里，PAM50 分类法比标准参数提供了更重要的预后和预测信息[9–12]。PAM50 检测采用 nCounter 平台，现在已经在全球范围内进行临床应用[13–19]。

强调乳腺癌内在亚型分类重要性的特定结论，来自于有史以来最完整的分子特性研究之一。该研究由癌症基因组图谱项目（The Cancer Genome Atlas Project，TCGA）主持，研究者应用最新的技术对超过 500 例的原发性乳腺癌标本进行了进一步的 DNA 水平（即甲基化、染色体拷贝数变化和体细胞及胚系突变）、RNA 水平（即 miRNA 和 mRNA 表达）和蛋白水平（即蛋白和磷酸化蛋白表达）的分析[6]。在一个 300 多例原发性肿瘤的特定分析中[6]，研究者将 5 种不同的数据类型（即除了 DNA 突变之外的所有数据）进行不同的组合，用以明确乳腺癌中有多少类生物学同一性的肿瘤。一致聚类结果显示乳腺癌存在 4 种主要类型，仅由 mRNA 表达所确立的 4 个主要内在亚型（管腔 A 型、管腔 B 型、HER2 过表达型和基底样型）很好地再现了这 4 个类型[8]。总而言之，这些结果表明内在亚型涵盖了乳腺癌大部分的生物学多样性。

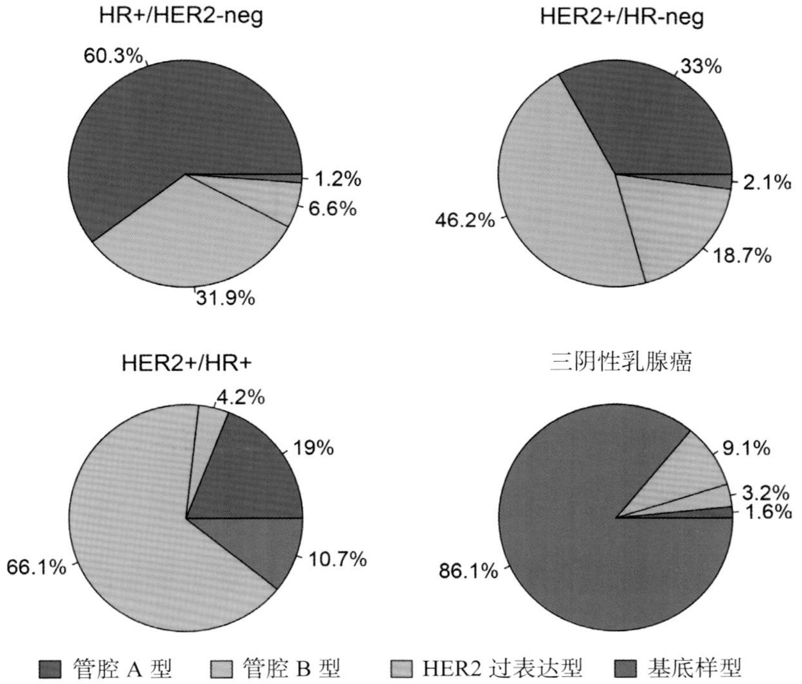

▲ 图 12-1　PAM50 内在亚型在每个病理分组中的分布情况

数据来源于不同的文献。一些研究已经对经过甲醛固定的石蜡包埋的肿瘤组织进行了标准 PAM50 检测（依据 RT-qPCR 或 nCounter）[11, 22, 25, 27-30]，而有些研究已经完成了芯片 PAM50 检测[6, 24, 26, 31-34]

一、基于基因表达与组织病理学的内在分型

迄今为止，许多研究已经对基于 PAM50 基因表达预测因子的肿瘤分类与基于病理学的替代定义进行了评估和比较[6, 11, 20-34]。为了更好地理解这两种分类法的一致性，我们整合了所有这些研究的数据，一共包括 5994 例独立样本（图 12-1）。绝大多数研究都是对基于病理的生物标志物进行集中测定，目前每个医院都是自行检测而未在临床工作中常规检测，我们应将这一点考虑在内。值得注意的是，ER、PR、Ki-67 和 HER2 的分散和集中检测结果存在较大差异（约 20%）[35-39]。

在这一联合分析中，这两种分类方法在所有患者中的不一致率几乎为 30.72%。根据免疫组化进行分类时，IHC- 管腔 A 型、IHC- 管腔 B 型、IHC- 管腔 B 型 /HER2+（对应 PAM50 管腔 B 型）、HR-/HER2+（对应 PAM50 HER2 过表达型）和三阴型（对应 PAM50 基底样型）的不一致率分别为 37.8%、48.9%、53.8%、33.9% 和 13.9%。最合理的解释是 3 或 4 种生物标志物不能完全体现乳腺癌的内在亚型。事实上，在临床应用 PAM50 内在亚型预测模型的发展过程中，研究者发现 50 个基因是能可靠识别 4 个主要的内在亚型，而不影响其准确性的最小基因数量[4]。

有研究表明，Ki-67 蛋白的表达已被研究作为一种潜在的免疫组化标志物，可以在激素受体阳性乳腺肿瘤中区分管腔 B 型和管腔 A 型。在 Cheang 等[40]发表的文章中，他们对 357 例乳腺肿瘤进行了分析，应用 50 基因 qRT-PCR“PAM50”亚型预测模型进行肿瘤亚型分类。通过结合有效的免疫组化数据和表达谱，作者们发现 HR+/HER2- 肿瘤中有 84 例管腔 A 型和 60 例管腔 B 型。因此，管腔 A 型被定义为 HR+/HER2-、Ki-67 低表达，而管腔 B 型被定义为 HR+/HER2-、Ki-67 高表达或 HR+/HER2+。在

4046 例肿瘤独立人群队列中研究者进一步验证了这一替代性的免疫组化组合，证明了管腔 B 型在治疗相同的患者亚群中的预后意义。但是，我们必须注意的是，尽管 HR+/HER2-/Ki-67 高表达 / 低表达的免疫组织化学组合可以区别大多数管腔 B 型和 A 型，但是这一定义仍不能明确所有的管腔 B 型病例，这是因为多达 20% 和 7% 的管腔 B 型肿瘤在临床上分别表现为 ER+/HER2+ 和 ER-/HER2-。

二、内在亚型的主要分子特征

（一）管腔型病变

在 RNA 和蛋白表达水平，管腔 A 型和管腔 B 型在很大程度上是通过两个主要的生物学过程的表达情况来区分：增殖 / 细胞周期相关通路和管腔 / 激素调节通路（图 12-2）。

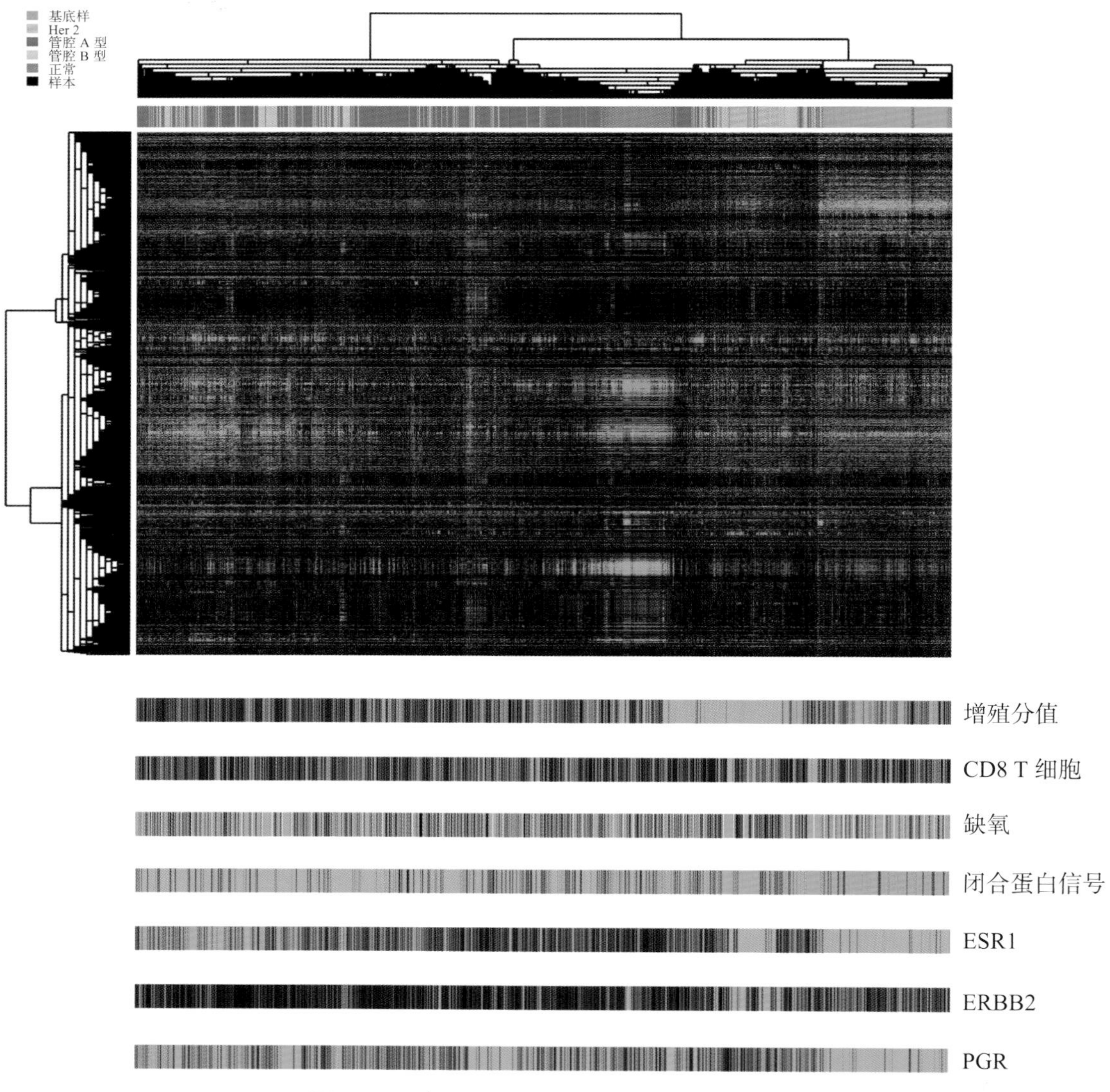

▲ 图 12-2　应用 **PAM50** 亚型预测模型识别内在亚型

下载于 TCGA 下载门户网站的 1197 例乳腺癌样本的 PAM50 无监督基因表达热图。下方的分析树展示了每个样本的亚型分类。每个方格代表了相对应的转录丰度管腔A型乳腺癌是最常见的亚型，占整体的50%～60%。其特征是ER转录因子激活的基因表达，这些基因通常表达于乳腺导管腔面上皮细胞，且低表达与细胞增殖相关的基因[41]。管腔A型免疫组化的特征是ER、PR、Bcl-2和CK8/18的表达，无HER2的表达，Ki-67低增殖，且组织学级别分低。另外，GATA3在管腔A型中表达水平最高。

与管腔A型肿瘤相比，管腔B型的增殖/细胞周期相关基因或蛋白（如MKI67和AURKA）表达水平较高且部分管腔相关基因或蛋白表达水平较低，如PR和FOXA1，但ER除外[30]，ER在两种管腔亚型中表达水平相似且仅有助于鉴别管腔型与非管腔型病变。在DNA水平，管腔A型肿瘤较B型基因组中体细胞突变少，染色体拷贝数变化小（如CCND1扩增率更低），TP53突变率低（12% vs 29%），GATA3突变率相似（14% vs 15%），且PIK3CA（45% vs 29%）和MAP3K1（13% vs 5%）突变率高[6]（表12–1）。有趣的是，管腔B型肿瘤的一个亚群存在高甲基化，且管腔A型（6.3%～7.8%）和B型的一个亚群（16.4%～20.8%）存在HER2扩增/过表达。

在HR+/HER2-的乳腺癌病例中，90%～95%的病例为管腔A型和B型。在早期乳腺癌病例中，与管腔A型相比，无论是否进行辅助性系统治疗，管腔B型的5年和10年无远处复发生存率基线都较差（图12–3）。关于预后，这些研究包括6个Ⅲ期临床试验（如CALGB9741[43]、GEICAM9906[44]、TransATAC[11]、ABCSG08、MA.5[45]和MA.12[25]试验），涵盖不同国家、人群和进行了不同辅助系统性治疗（如仅进行内分泌治疗、仅进行化疗和二者同时进行）的早期乳腺癌患者。

值得注意的是，研究绝大多数长期随访的研究表明，管腔B型与基底样型肿瘤患者的生存曲线在10年左右的随访中相交。因此，尽管在5年的随访过程中，基底样型较管腔B型患者的预后差，但在10年的随访后情况就不一样了。这一结果提示，我们需要注意寻找其他治疗管腔B型肿瘤的方法，因为管腔B型十分常见（即占所有乳腺癌病例的30%～40%），而且化疗和内分泌治疗对大多数管腔B型患者而言是不够的。

除了预测基本的预后情况，管腔A型和B型分类，连同肿瘤大小和淋巴结转移情况，预测了在5～10年的随访过程中远处复发的残留风险（所谓的晚期复发）[46–48]，这提示内在亚型有助于决定内分泌治疗时间的长短（如5年和10年），如果患者是低风险的管腔A型肿瘤且肿瘤负荷低（如肿瘤大小为1cm且无淋巴结转移），那么5年的内分泌治疗可能就足够了。

许多关于管腔A和B型的一般化疗敏感性的直接证据来源于新辅助化疗队列研究。例如，在208例接受蒽环类/紫杉醇化疗且病理完全缓解（pathologic complete response，pCR）的管腔型病变患者的队列研究数据显示，管腔A型和B型的pCR率分别为3%和16%（优势比=6.01，P=0.003）[4, 49–52]。总的来说，这些数据显示，在两种管腔亚型病变中，管腔A型

表12–1　3303例原发乳腺癌中突变频率较高的基因

基　因	频　率
PIK3CA	32.4
TP53	30.5
CDH1	11.2
GATA3	9.9
MAP3KI	7.1
KMT2C	7
MUC12	5.5
MUC4	5.4
FLG	4.6
SYNE1	4.4

注：数据来源于TCGA[110–112]

较 B 型肿瘤的化疗敏感性差。这一假设得到了进一步证实，即 pCR 对 IHC- 管腔 A 型肿瘤[51]和 HR+/HER2-/ 低级别[53]患者的生存预后没有预测性，但是对 IHC- 管腔 B 型 /HER2- 和 HR+/HER2-/ 高级别[53]患者的生存预后具有预测性。我们需要有进一步的研究来确定管腔 A 型肿瘤是否可以获益于化疗或是特定的化疗药物 / 方案，或者甚至是 CDK4/6 抑制药。这个答案在临床上尤其适用于那些肿瘤负荷高（中等或高风险）的腔内 A 型肿瘤患者。

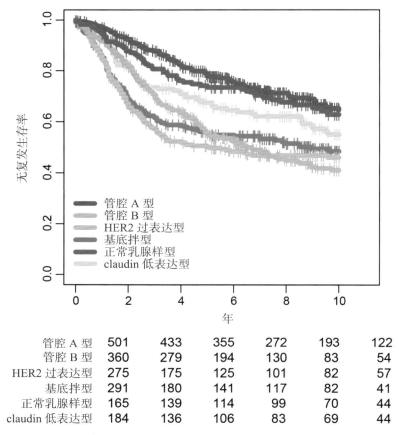

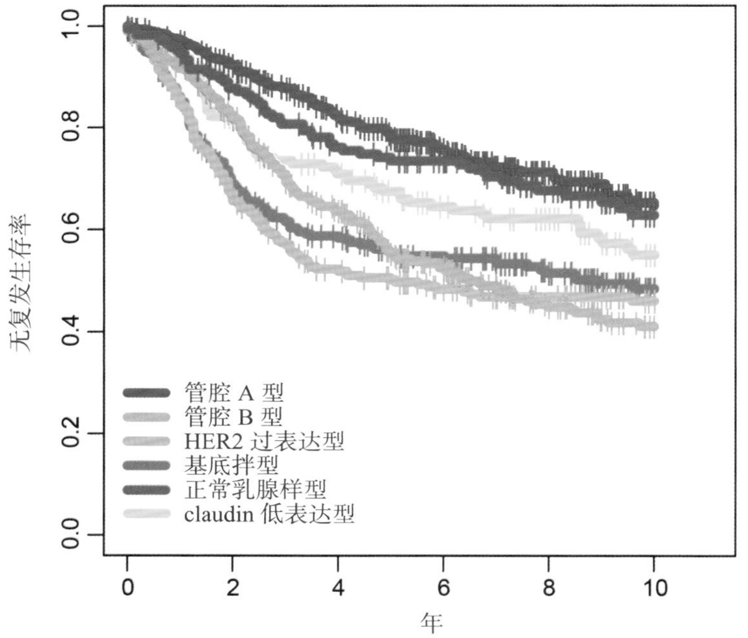

管腔 A 型	501	433	355	272	193	122
管腔 B 型	360	279	194	130	83	54
HER2 过表达型	275	175	125	101	82	57
基底拌型	291	180	141	117	82	41
正常乳腺样型	165	139	114	99	70	44
claudin 低表达型	184	136	106	83	69	44

▲ **图 12-3　2629 例不同亚型乳腺癌患者无复发生存的 Kaplan-Meier 曲线**

数据来自联合队列（GSE12276[113]、GSE18229[5]、GSE18864[114]、GSE2034[115, 116]、GSE22219[117]、GSE25066[118, 119]、GSE2603[120]、GSE2990[121]、GSE4922[122, 123]、GSE7390[124]和 GSE7849[125]）研究

关于内分泌治疗的获益，这两种肿瘤在新辅助化疗中使用芳香化酶抑制药后，通过观察到患者的增殖标志物 Ki-67 的表达比率下降[24]可以知道，两种肿瘤亚型的相对获益是类似的。但是，由于管腔 A 型肿瘤的增殖状态基线低于管腔 B 型肿瘤，更多的 A 型患者获得的治疗后效益较低。

（二）HER2 过表达型

HER2 过表达型的特征在于该亚型在 RNA 和蛋白水平高表达 HER2 相关和增殖相关基因和蛋白(例如 ERBB2/HER2 和 GRB7）、中等表达管腔相关基因和蛋白（例如 ESR1 和 PGR）以及低表达基底样型相关基因和蛋白（例如角蛋白 5 和 FOXC1）。在 DNA 水平，这些肿瘤的基因组中基因突变最多，在 HER2 过表达型肿瘤中，分别有 72% 和 39% 的肿瘤存在 TP53- 和 PIK3CA 突变（表 12-2）。尽管大多数（68%）HER2 过表达的肿瘤伴有 ERBB2/HER2 过表达 / 扩增，但是也有可能在 HER2 阴性的病例中发现 HER2 过表达型。有趣的是，HER2 过表达型是唯一富含具有 APOBEC3B 相关高频突变的肿瘤的一种亚型 [54]。APOBEC3B 是 APOBEC 胞嘧啶核苷脱氨酶的一个亚类，前者可以将胞嘧啶转化为尿嘧啶，并且被认为是多种癌症的基因突变来源 [55]。

与其他病理分类相似的是，所有的内在分子亚型都可以在临床 HER2 阳性的病例中鉴别出来，只是比例不同。在我们的 831 例 HER2 阳性肿瘤的联合分析中（图 12–1），HER2 过表达型、管腔 B 型、管腔 A 型和基底样型的比例分别为 44.6%、26.8%、17.6% 和 11.0%。

从生物学的角度来看，一个特别但没有回答的问题是，HER2 表达状态不同的内在亚型之间究竟存在多大的区别。例如，HER2+/ 管腔 A 型病变与经典的 HER2–/ 管腔 A 型病变之间有多大的区别？我们最近通过分析原发性乳腺癌的癌症基因组图谱（*n*=495）和乳腺癌国际联合会（METABRIC）数据（*n*=1730）的分子分类以获取 DNA、RNA 和蛋白等分子数据以及其确定的内在亚型来研究这一问题。在每个亚型中，HER2+ 和 HER2– 的肿瘤之间仅有 0.3% ～ 3.9% 的基因表达具有差异性。不出所料，绝大多数差异性表达基因源于 17q12 DNA 扩增子，该处是 ERBB2 基因所在之处。在 HER2+ 的肿瘤中，HER2 过表达型的 HER2 基因和蛋白表达显著高于任何一种管腔型肿瘤。因此，这一结果表明内在亚型决定了 HER2+ 和 HER2– 疾病中的生物学表型。

表 12–2　分子亚型基因组、临床和蛋白质组学特征

亚型	管腔 A 型	管腔 B 型	基底样	HER2 过表达
ER+/HER2–（%）	87	82	10	20
HER2+（%）	7	15	2	68
TNBCs（%）	2	1	80	9
TP53 通路	TP53 突变（12%）；MDM2 获得（14%）	TP53 突变（32%）；MDM2 获得（31%）	TP53 突变（84%）；MDM2 获得（14%）	TP53 突变（75%）；MDM2 获得（30%）
PIK3CA/PTEN 通路	PIK3CA 突变（49%）；PTEN 突变 / 丢失（13%）；INPP4B 丢失（9%）	PIK3CA 突变（32%）；PTEN 突变 / 丢失（24%）INPP4B 丢失（16%）	PIK3CA 突变（7%）；PTEN 突变 / 丢失（35%）；INPP4B 丢失（30%）	PIK3CA 突变（42%）；PTEN 突变 / 丢失（19%）；INPP4B 丢失（30%）
RB1 通路	Cyclin D1 扩增（29%）；CDK4 获得（14%）；CDKN2C 低表达；RB1 高表达	Cyclin D1 扩增（58%）；CDK4 获得（25%）	RB1 突变 / 丢失（20%）；Cyclin E1 扩增（9%）；CDKN2A 高表达；RB1 低表达	Cyclin D1 扩增（38%）；CDK4 获得（24%）
mRNA 表达	高 ER 簇；低增殖	较低 ER 簇；高增殖	基底特征；高增殖	HER2 扩增特征；高增殖
拷贝数	为多二倍体；多为沉默基因组；1q，8q，8p11 获得；8p，16q 丢失；11q13.3 扩增（24%）	多为非整倍体；多为局灶扩增；1q，8q，8p11 获得；8p，16q 丢失；11q13.3 扩增（51%）；8p11.23 扩增（28%）	多为非整倍体；基因组高不稳定性；1q，10p 获得；8p，5q 丢失；MYC 局灶获得（40%）	多为非整倍体；基因组高不稳定性；1q，8q 获得；8p 丢失；17q12 局灶 ERRB2 扩增（71%）

（续表）

亚型	管腔 A 型	管腔 B 型	基底样	HER2 过表达
DNA 突变	PIK3CA（49%）；TP53（12%）；GATA3（14%）；MAP3K1（14%）	TP53（32%）；PIK3CA（32%）；MAP3K1（5%）	TP53（84%）；PIK3CA（7%）	TP53（75%）；PIK3CA（42%）；PIK3R1（8%）
DNA 甲基化	-	亚群高甲基化表型	低甲基化	-
蛋白表达	高雌激素信号；高 MYB；RPPA 反应亚型	低雌激素信号；高 FOXM1 和 MYC；RPPA 反应亚型	DNA 修复蛋白高表达，PTEN 和 INPP4B 丢失（pAKT）	EGFR 和 HER2 蛋白和磷酸化蛋白高表达

注：百分率是根据 466 个肿瘤重叠表所得出

Macmillan 出版有限公司转载许可：Nature [93]，版权 2012

两个大型研究评估了 HER2 阳性的乳腺癌中激素受体的状态（即明确管腔型和非管腔型病变的替代方式）[56, 57]。

在 N9831 和将曲妥珠单抗应用于 HER2+ 疾病（*n*=4045）的国家乳腺与肠道外科辅助治疗研究项目 B-31（*n*=4045）的 4 年随访过程中，激素受体阳性者比阴性者延长了约 40% 的无瘤生存期和总体生存期 [38]。激素受体状态与生存期之间的关系独立于主要的临床 - 病理变量，包括曲妥珠单抗治疗。在一项前瞻性队列研究中，来自 NCCN 的 3394 例 Ⅰ ～ Ⅲ 期 HER2+ 乳腺癌患者也观察到了类似的结果 [57]。在这两项研究中，激素受体阴性患者在前 5 年较激素受体阳性患者更容易出现复发 [57]。有趣的是，与激素受体阳性肿瘤患者相比，激素受体阴性肿瘤患者首次复发少见于骨而常见于脑 [57]。NeoALTTO [58] 和 ALTTO [59] 临床试验同样发现，无论治疗方式如何，激素受体阳性组的预后都比激素受体阴性组的预后好。

关于内在亚型化，我们最近对来自英国和加拿大的 1730 名患者进行了大规模的回顾性队列研究，评估了这些亚型的预后意义，这些患者有或没有 HER2+，除了曲妥珠单抗外，在不同辅助治疗组中接受了不同治疗方案 [32]。这些结果显示内在亚型是独立于肿瘤大小和淋巴结状态的预后变量，且 HER2+ / 管腔 A 型肿瘤与 HER2–/ 管腔 A 型的预后相似 [31]。总体而言，这些数据提示，管腔 A 型病变在将来也许可连同肿瘤大小和淋巴结状态一起来帮助更好地识别那些复发风险低的患者，因而可安全地进行低强度化疗，例如最近推荐对于“小”（即＜ 3.0cm）且淋巴结阴性的 HER2 阳性乳腺癌患者进行紫杉醇和曲妥珠单抗联合治疗 [60]。

这些内在亚型可能有助于识别那些 HER2 阳性的早期乳腺癌患者，这类患者可成功地进行双重抗 HER2 治疗（内分泌治疗）而不用化疗，这是因为这类患者对抗 HER2 治疗敏感。有趣的是，在最近报道的新辅助研究 TBCRC023 中，研究者对比了 12 周和 24 周拉帕替尼 + 曲妥珠单抗治疗（如果激素受体阳性则同时进行激素治疗），发现激素受体阳性肿瘤的 pCR 率为 33.2%，这提示激素受体阳性的肿瘤患者进行较长的治疗也许可以达到与化疗加两种抗 HER2 药物治疗的患者相似的 pCR 率 [61]。但是，这些研究目前并没有关于内在亚型的数据。根据已有知识，我们可以推测，无论激素受体表达情况如何，HER2 过表达型的患者进行双重抗 HER2 治疗，而不进行化疗更有可能达到 pCR 状态。目前，我们正在一项名为 PAMELA（NCT01973660）的前瞻性新辅助临床试验中验证这一假设，该试验类似于

TBCRC006 和 TBCRC023 试验，但治疗持续 18 周。

（三）基底样型

基底样型乳腺癌在 RNA 及蛋白水平的分子表达特征是其高表达增殖相关基因（如 MKI67）和典型表达于皮肤基底层细胞的角蛋白（如角蛋白 5、14 和 17），中等表达 HER2 相关基因，极低表达管腔相关基因。在 DNA 水平，这些肿瘤在全基因组中的基因突变数量居于第二位，主要是低甲基化，80% 及 9% 的基底样型肿瘤细胞分别存在 TP53 和 PIK3CA 突变。BRCA1 突变的乳腺癌与基底样病变相关 [62, 63]。最后，在 2.1% ～ 17.4% 的基底样型肿瘤中发现了 ERBB2/HER2 过表达 / 扩增。

以往的研究（包括我们自己的研究）都试图用免疫组化这样的替代方式来定义基底样癌。例如，EGFR 和角蛋白 5/6 被认为是基于 ER–PR–HER2 定义（“五标记法”，也被称为核心基本组）的免疫组织化学阳性标志物。与芯片分类相比，这一定义以前已经被证明能够识别基底样肿瘤，其敏感性和特异性分别为 76% 和 100%[29]。此外，在 4046 例乳腺肿瘤中 [64]，17%（639/3744）为三阴性，而根据五标记法核心基本定义，9.0% 的肿瘤为基底样型。有趣的是，当我们将三阴性组分为乳腺癌核心基底型和 5 阴性时，核心基底型组比 5 阴性组的预后明显更差。

基底样型：生物学和流行病学的意义

乳腺癌 TCGA 复杂的分子特征表明在所有的内在亚型中，基底样型是最独特的一型 [6]。这一现象与以往的分子研究和临床数据相符，三阴性乳腺癌更易发生在年轻女性，与 BRCA1 突变有关，是一种高侵袭性病变 [65]。但是，基底样型与其他乳腺癌亚型到底有什么不同呢？

最近，有两个研究从生物学角度探讨了这个问题 [66, 67]。在第一个研究中，我们评估了 TCGA 项目（包括了 542 例原发性乳腺癌）中 6 种不同癌症类型所组成的数据集中全部芯片分析的基因表达谱 [66]。这一结果表明，所有根据 PAM50 法鉴别的基底样型乳腺癌，应当本身就是一种分子类型，就像卵巢癌或直肠癌一样，而且与管腔 A 型或 B 型病变相比，大于 70% 的基底样型乳腺癌更类似于肺鳞状细胞癌 [66]。在第二个研究中，全癌症 TCGA 研究涵盖了 12 种癌症的有效分子数据（除了基因突变数据），包括 845 例原发性乳腺癌 [67]。根据所有数据类型进行无监督分类的结果与第一个研究相似，即基底样型乳腺癌是一个独特的类型且与其他的乳腺肿瘤非常不同。有趣的是，另一具有显著生物学异质性的癌症类型是膀胱癌，膀胱癌可以重新分为 3 种完全不同的分子类型，其中一种与基底样型乳腺癌相似 [67]。

尽管临床前期的体内试验数据表明乳腺癌是由一种常见的管腔前体细胞转化而来 [68–70]，人类肿瘤的这一生物学结果有力地表明，乳腺中存在两种来源非常不同的细胞类型；一种转化为基底样型病变而另一种转化为非基底样型病变。

例如 Millikan 等 [71] 在非裔美国人和白人妇女人群中进行病例对照研究来探讨乳腺癌的危险因素。结果表明，管腔 A 型病变的危险因素可预防乳腺癌的发展，包括多产及首次足月妊娠时年龄更小；另一方面，基底样型与管腔 A 型的病变正好相反，包括多产和首次足月妊娠年龄更小会增加其危险性 [71]。另外，哺乳时间更长，哺育更多的婴儿，延长每个婴儿的哺乳时间都可以降低罹患基底样型乳腺癌的风险，但这些措施与管腔 A 型无关 [71]。总而言之，这些数据表明，在谈论乳腺癌时，应当明确地区分这两种类型。

在 HR+/HER2– 的早期病变中，也有可能通过基因表达来发现非管腔亚型的一个亚群（如 HER2 过表达型和基底样型）（图 12–1）。基底样型肿瘤大概占 1%。根据这两种非管腔亚型的分子特征，有望在 ER 低表达的肿瘤患者中发现这些肿瘤。实际上，一项研究对 25 个肿瘤样本进行了内在分型，其中 1% ～ 9% 的肿瘤细胞 ER+，而其中 80% 是非管腔型（48% 为基底样型，32% 为 HER2 过表达型）[72]。另一方面，对来自 MA.5、MA.12 和 GEICAM9906 的 48 例交界性病例（1% ～ 10% 肿瘤细胞 ER+）的研究表明，46.0% 为非管腔型（29% 为 HER2 过表达型，17% 为基底样型）[73]。此外，我们仍然可以在 ER 表达率非常高的肿瘤中发现 HER2 过表达型和基底样型肿瘤，例如在 Z1031 试验中，所有患者的 Allred ER 评分均为 6 ～ 8 分，但其中有 6 例为非管腔型（占整个队列的 2.9%）。

就生存率而言，我们通过几项回顾性研究评估了 1380 例 ER+/HER2 未知的早期乳腺癌患者的内在亚型的预后价值，这些患者仅接受了 5 年的他莫昔芬辅助治疗[74]。9% 的患者是非管腔型（7% 为 HER2 过表达型和 2% 基底样型），而且在淋巴结阴性和阳性的病例中，每一类非管腔型都比管腔 A 型预后明显更差。

过去，我们认为三阴性和基底样这两个词可以互换。但是，在三阴性疾病中，尽管绝大多数的病例都是基底样型（86%，范围为 56% ～ 95%），但所有的内在分子亚型均可鉴别区分。在我们的 868 例三阴性肿瘤的综合分析中，86.1%、9.1%、3.2% 和 1.6% 的病例分别为基底样型、HER2 过表达型、管腔 B 型和管腔 A 型。尽管病理和基因表达谱之间的相关性一般，但这一病理亚型是两种分类中一致性最高的一类。值得重视的是，我们没有评估 claudin 蛋白低表达亚型的情况[5]。

与此同时，这些年也出现了其他基于基因表达的三阴性病变的分类。例如，Lehmann 及其同事描述了 TN 乳腺癌 6 个分子亚型：基底样型（BL1 和 BL2）、免疫调节型（immunomodulatory，IM）、间充质型（mesenchymal，M）、间充质干细胞样型（mesenchymal stem–like，MSL）以及管腔雄激素受体型（luminal androgen receptor subtype，LAR）[75, 76]。正如预期，Lehmann 分类发现大多数三阴性肿瘤（80.6%）为基底样型[76]，根据 PAM50 法，除了 LAR 型之外，所有其他亚型大多数都是基底样型（BL1 型占 99%，BL2 型占 95%，IM 型占 84%，M 型占 97%，MSL 型占 50%）。有趣的是，LAR 型主要为 HER2 过表达型（74%）和管腔 B 型（14%）。最近，在另一个研究中，Burstein 等[77]将三阴性病变分为 4 个主要类型：LAR 型、间充质型（mesenchymal，MES）、基底样免疫抑制型（basal–like immune–suppressed，BLIS）和基底样免疫激活型（basal–like immune–activated，BLIA）。此外，根据这一分类法，许多 PAM50 非基底样肿瘤被认为是 LAR 型，且多数 PAM50 基底型基底样型为 BLIS 型和 BLIA 型。因此，我们可以得出这样一个结论，三阴性病变具有生物学异质性，尽管主要为基底样病变［免疫激活和（或）浸润］，仍有少数为非基底样型肿瘤（主要是 LAR 型或 HER2 过表达型）[23, 78]。非基底样型或 LAR 型的三阴性肿瘤可以从雄激素受体抑制治疗中获益。

目前并没有关于三阴性病变中 PAM50 定义的内在分子亚型的预后意义的数据。Lehmann 已对一些已发表的进行过不同辅助治疗的三阴性病变的队列研究进行了回顾性分析[75, 76, 78]。尽管没有获得明确的数据，但是我们可以在这些研究中观察到一定的趋势变化。例如，M 型预后更差，而 IM 型预后相对较好。至于 LAR 型，有研究表明其预后更差，而也有研究表达其预后最好。在 Burstein 等[77]的研究中，唯一一类预后与其他类型不同的是 BLIA 型，这与已知的三阴性病变中免疫浸润的预后意义一致[79–81]。但是，BLIA 型或者是伴免疫浸润的基底样型的复发风险高（约 20%）。因此，这些数据表明，由于任何类型的预后意义都不明显，所以三阴性内的分型不会对预后产生临床意义。

（四）claudin 低表达型

2007 年，Herschkowitz 等[82]采用半监督分层聚类法分析了 232 个人类乳腺样本，并且将其基因表达谱与 108 例多基因修饰小鼠模型的乳腺肿瘤进行了比较。这一研究报道了一个潜在的新内在亚型，在小鼠和人类数据中都很明显；这一 claudin 低表达型的特点在于低表达与紧密连接和细胞—细胞黏附相关的基因。有趣的是，claudin 低表达型的人类肿瘤的大多典型特征都保存在几个老鼠模型中，包括 3 个基因修饰过的 BRCA1 和（或）p53 缺陷模型。

此后，我们报道了这一少见内在亚型的更全面的特征[5]。我们利用 1900 个基因的内在列表对 320 例人类乳腺肿瘤和 17 例正常乳腺样本进行了分层聚类分析[8]，在这一分析中，claudin 低表达型紧邻基底样型之后，这一结果表明这两类肿瘤具有某些共同的基因表达特征。这些共同特征包括低表达 HER2 和管腔基因簇，以及 HER2、ESR1、GATA3 基因和管腔蛋白 8 和 18。但是，claudin 低表达型特征性地表达（或是不表达）两个内在基因簇。其中之一是富含细胞—细胞黏附蛋白基因，且这一基因簇在 claudin 低表达型肿瘤中低表达。在组成这一基因簇的 20 个基因中，claudin 3、4、7，cingulin 蛋白和 occludin 蛋白与紧密连接有关，钙黏蛋白是一个钙依赖性细胞黏附蛋白。相反的，另一个由 40 个基因组成的基因簇高度富含免疫系统反应基因并在 claudin 低表达型标本中高表达。这当中的许多基因都是由 T 或 B 淋巴样细胞表达的（如 CD4 和 CD79a），提示该肿瘤亚型有大量免疫细胞浸润。但是，其他免疫相关基因在 claudin 低表达型肿瘤高表达，如白细胞介素（interleukin，IL）–6 或是 CXCL2，这可能由实际的肿瘤细胞或免疫细胞或两者共同产生的。

在临床上，大多数 claudin 低表达型的肿瘤是预后不良的 ER–、PR– 及 HER2–（即三阴性）浸润性导管癌，伴高度化生或髓样分化。原有数据表明，这类肿瘤对标准新辅助化疗具有一定的反应性，介于基底样型和管腔型之间[5]。此外，claudin 低表达型有较多与乳腺干细胞相关的独特生物学特性[83]、核心上皮间充质转化特征[84]，以及肿瘤原始细胞［tumor–initiating cells, TICs；也被称为癌症干细胞（cancer stem cells, CSCs）］特征[85, 86]。基于这些的研究，关于不同乳腺癌亚型“细胞起源”新假说形成。

claudin 低表达型肿瘤与其他预后不良亚型（管腔 B 型、HER2 过表达型和基底样型）之间，甚至和其他所有类型的肿瘤之间，在生存率上没有差异。

化生性和髓样癌也与 claudin 低表达型有关[3, 86]。这两种特殊组织类型的肿瘤在所有乳腺癌病例中所占比例不足 5% ～ 7%，且通常是低分化的三阴性肿瘤。但是，尽管化生性癌预后不良且存在治疗耐受[87]，但即使髓样癌具有侵袭性的病理学特性，它仍倾向于预后良好[88]。

在 400 例肿瘤 / 患者的联合数据集中（UNC337[5] 和 MDACC133[89]），49% 的三阴性病例为基底样型，30% 为 claudin 低表达型，9% 为 HER2 过表达型，6% 为管腔 B 型，5% 为管腔 A 型和 1% 为正常乳腺样型；如果忽略 claudin 低表达型，那么三阴性肿瘤中有 72% 的病例为基底样型。相反的，基底样型肿瘤中，ER+ 和 HER2+ 分别占 6% ～ 29%[7, 90] 和 9% ～ 13%。因此，用三阴性代替基底样型犯下了两种错误，因为它包含了一些非基底样型的病例，同时未能识别出相当数量的基底样型病例。

总而言之，claudin 低表达型肿瘤是最少见的亚型（占比为 12% ～ 14%），大多是高级别，ER–/PR–/HER2–（即三阴性）肿瘤，与基底样型相似，这与这两类肿瘤低表达管腔和 HER2 内在基因簇的情况一致。但是，值得重视的是 15% ～ 25% 的 claudin 低表达型肿瘤激素受体阳性，10% 的基底样型肿瘤同样激素受体阳性。

三、乳腺癌的新亚类

2012 年，Curtis 等[91]提出了一个新的乳腺癌分子分型方法，该方法结合了两种不同的基因组观点，这些观点来自于包含 2000 例乳腺癌女性患者的原始新鲜冻存组织的 METABRIC 队列研究。作者分别对 997 例和 995 例原发性乳腺肿瘤的发现病例集和验证病例集进行了拷贝数变化和基因表达进行了综合分析，并进行了长期的临床随访。这一结果提出了总共 10 个不同的亚型[92]。

综合集（Integrative cluster，IntClust）1 型由 ER 阳性肿瘤组成，主要分为管腔 B 型。这一类肿瘤通常预后一般，与 IntClust 6 型和 9 型类似。所有这些都包含了高比例的高增殖 ER+/ 管腔 B 型肿瘤，且具有相对较高的基因组不稳定性。InClust 1 型有 17q23 位点的扩增，且在 10 个综合集中，IntClust 1 型的 GATA3 基因突变率最高。

IntClust 2 型由 ER+ 肿瘤组成，包括了管腔 A 型和 B 型肿瘤。引人注目的是，这一亚类在所有 ER 阳性肿瘤中预后最差，10 年疾病特异生存率仅约 50%。这一亚型明确存在 11q13/14 扩增。

IntClust 3 型主要由管腔 A 型肿瘤组成，且包括较多像浸润性小叶癌和小管癌等预后良好的组织病理学亚型。在分子水平，这一亚型具有低的基因组不稳定性，TP53 突变少，且拷贝数和顺行作用改变少。但是，值得注意的是，这一类肿瘤的 PIK3CA、CDH1 和 RUNX1 突变频率最高。重要的是，在 10 种综合集中，这一类肿瘤预后最好，10 年疾病特异生存率约 90%。

IntClust 4 型是一个独特类型，结合了 ER 阳性（n=238/343）和 ER 阴性（n=105/343）病例，包括 26% 的三阴性肿瘤和多种包括基底样型肿瘤在内的多种内在亚型。重要的是，这一亚型预后良好，10 年疾病特异生存率约 80%。与 IntClust 3 型相似，作为乳腺癌的最大亚型（高达 17% 的病例），IntClust 4 型具有低度基因组不稳定性以及“拷贝数异常（copy number aberration，CNA）缺乏”。这一类型中许多肿瘤具有广泛的淋巴细胞浸润，观察到的缺失是由这些浸润性 T 细胞的体细胞 TCR 重排所致。

IntClust 5 型包含了 ERBB2 扩增型癌症，由 HER2 过表达及 ER 阴性（58%）病例和管腔 ER 阳性的病例（42%）共同组成。在曲妥珠单抗普遍可用之前，METABRIC 研究纳入的女性患者正如所预期的，这一类患者的 10 年疾病特异生存率最差，约 45%。除了 17q12 上特异性 ERBB2 扩增外，这类肿瘤具有中度基因组不稳定性且具有高的 TP53 突变率（可见于＞ 60% 的病例）。

IntClust 6 型代表了 ER 阳性肿瘤的一个独特亚类，由管腔 A 型和 B 型病例组成。就临床而言，这一类病例的预后一般，且 10 年的疾病特异生存率约 60%。就分子特性而言，这一亚型具有 8p12 位点的特异性扩增及高度基因组不稳定性。值得注意的是，这一类肿瘤在所有 ER 阳性癌症病例中 PIK3CA 突变水平最低。

IntClust 7 型主要由 ER 阳性的管腔 A 型肿瘤组成，这一亚型预后良好，10 年疾病特异生存率约 80%。这一亚型基因组不稳定性居中，特异性 16p 获得、16q 丢失以及 8q 扩增频率更高。

IntClust 8 型与 IntClust 7 型相似，由 ER 阳性肿瘤构成，主要是预后良好的管腔 A 型。但这一亚型存在经典的 1q 获得 /16q 丢失。另外，还有 PIK3CA、GATA3 和 MAP2K4 的高水平突变。

IntClust 9 型包括了多种内在亚型，但也包括了大量 ER 阳性的管腔 B 型肿瘤病例。IntClust 9 型预后一般，10 年疾病特异生存率约 60%。这一类肿瘤具有基因组高度不稳定性，在 ER 阳性亚类中，其 TP53 突变水平最高。

IntClust 10 型主要由核心基底样内在亚型中的三阴性肿瘤（*n*=190/320 例被分入这一类）组成。尽管这一类在诊断后前 5 年内具有高风险性，但在 5 年之后其预后相对良好。尽管这一类乳腺癌的基因组不稳定性居中，但其 TP53 突变频率最高。

四、转移性乳腺癌的内在亚型

如果想要更好地了解乳腺癌转移过程中的生物学改变，那么需要找到新的生物标志物、靶点和新的治疗方法。尽管 TCGA 研究结果提供了具有重要意义的基因组 / 基因信息，但关键问题在于，TCGA 分析是在未经治疗的原发性乳腺肿瘤中进行的，而非治疗后、耐药或转移性肿瘤中进行的。这一点很重要是因为，最近有一些关于耐药和转移性肿瘤特性的研究发现了一些在 TCGA 数据中罕见的频发的基因组改变[93]。

例如在约 20% 的转移性管腔型肿瘤中发现了 ER 基因的分子改变[94]（即体细胞突变，基因扩增或基因融合），而且我们（与美国圣路易斯华盛顿大学合作）和其他学者发现这些改变可能在内分泌治疗耐受的发展中起着重要的作用[95, 96]。最近有研究发现 ESR1 突变，这影响了 ER-α 蛋白的配体结合域（ligand-biding domain，LBD）[97]。在多个临床前模型中，受体的突变导致在雌激素缺乏情况下的 ER 依赖性转录和增殖，并降低 ER 拮抗药的疗效，这表明 ER 的 LBD 的突变方式参与调节内分泌治疗的临床耐药，且更有效的 ER 拮抗药可能具有实质性的治疗益处。

关于原发肿瘤到转移肿瘤的内在变化，我们比较了 CONVERTHER 试验[98]中 30 对管腔型原发性和转移性肿瘤之间的一组 105 个基因的表达变化，所得数据表明管腔型病变（即高增殖）的治疗耐药性和侵袭性的潜在驱动因子是成纤维细胞生长因子受体 4（fibroblast growth factor receptor 4，FGFR4），我们发现酪氨酸激酶细胞表面受体在转移性肿瘤样本中明显上调。有趣的是，这一基因的上调是 HER2 过表达型的主要特征[99]，这一亚型具有高 RAS-/MAPK- 通路信号转导且存在内分泌耐药[26]。许多管腔 A 型和 B 型转移性肿瘤样本中，FGFR4 的表达水平高于这一基因在原发性 HER2 过表达肿瘤中的平均表达水平。相反的，转移性管腔型病变中并未发现 ERBB2 表达的上调。结果表明，除了在很多病例中原发性管腔 A 型病变转变成了非管腔 A 型以外，大多数肿瘤在转移进程中仍然维持其原有内在亚型。

在计划的工作之外，我们对 EFG30008 Ⅲ期试验[101]的 821 例肿瘤样本（85.7% 原发和 14.3% 转移）进行了回顾性分析[100]，在该试验中，绝经后乳腺浸润性癌患者，满足激素受体阳性且未接受晚期或转移性疾病治疗，被随机分为来曲唑组和来曲唑 + 拉帕替尼组。在此次回顾性研究中，我们发现在所有患者中，内在亚型是与无进展生存期和总体生存期独立相关的最强预后因子，本研究首次揭示了内在亚型与原激素受体阳性的转移性乳腺癌预后之间的关系。我们还需要进一步研究激素受体阳性转移性乳腺癌内在亚型的临床价值。

五、乳腺癌的频繁突变基因

PIK3CA 突变是 ER 阳性乳腺癌中最常见的基因事件，发生频率为 30% ～ 50%。正如我们在表 12–1 中所看到的，乳腺癌中还存在其他的频繁突变。较少见的有 PTEN（2% ～ 4%）、AKT1（2% ～ 3%）和磷脂酰肌醇 –3 激酶调节因子 α 亚基（PIK3R：1% ～ 2%）突变。在 HER2 阳性乳腺癌中也发现了相似的情况。相反的，三阴性乳腺癌中 PIK3CA 突变率（＜ 10%）较低。

PI3K 通路的频繁激活促使其成为一个具有吸引力的乳腺癌治疗靶点（表 12–1）。由于认识到该通路在肿瘤形成和进展过程中的重要性，所以已经开发了许多针对这一通路各种成分的药物来治疗癌症。这些药物在晚期 ER 阳性乳腺癌的治疗中效果显著。但是，单一 PI3K 通路抑制药的治疗效果可能被这一通路其他组成部位的反馈调节和与其他信号通路之间的相互沟通所限制。目前研究者正在研究联合 PI3K 通路抑制药和 RTKs 抑制药，或 MEK、MYC、PARP 或 STA 通路抑制药，或激活自噬和凋亡机制药物的治疗策略。另外，研究者们还在继续努力研究耐药机制和治疗反应预测因子。

大多数 Li–Fraumeni 癌症易感综合征患者都存在 p53 胚系突变，该综合征增加了乳腺癌的患病风险[102]。这暗示了乳腺癌发生过程中 p53 失活的重要性，且乳腺癌中 p53 的结构和表达已经被广泛研究过了。p53 基因杂合子的丢失常见于原发性乳腺癌[103]，在某些病例中，还伴随有残余等位基因突变。尽管 p53 在乳腺癌中的总体突变率约 20%，乳腺癌的某些特定类型的突变频率更高。例如，许多研究发现 BRCA1 和 BRCA2 胚系突变携带者所患癌症中 p53 的突变频率升高。另外，这些癌症具有独特的 p53 突变范围。值得注意的是，典型乳腺髓样癌的 p53 突变率为 100%。研究发现乳腺髓样癌与 BRCA1 相关病例具有相似的临床病理特征，这就变得十分有趣了。事实上，BRCA1 基因甲基化依赖性沉默的现象常见于乳腺髓样癌。p53 通路特定成分的分子病理分析可能对乳腺癌具有诊断和预后价值。另外，为了恢复肿瘤的 p53 功能，人们提出了许多创新的策略 。观察这些和其他针对 p53 通路的新治疗方法对乳腺癌临床预后的影响将非常有趣[104]。

在过去的几年里，人们已经对 HER2 体细胞突变进行了描述，乳腺癌 HER2 的总体突变率约 1.6%。有些是激活突变，包括 G309A、D769H、D769Y、V777L、P780ins、V842I 和 R896C，这可能是这些癌症的驱动因素[105]。需要重视的是，复发不能预测基因突变的类型（激活、耐药或新形态）。一些 HER2 靶向药物对这些基因突变进行了测试，发现奈拉替尼是一种对所有 HER2 突变非常有效的抑制药。乳腺小叶癌 HER2 体细胞突变频率可能有所增高，但迄今为止，进行测序的病例数较少（TCGA 研究的 39 例乳腺小叶癌中有 3 例发生了 HER2 体细胞突变，在 Shah 等[106]所研究的 113 例小叶癌中有 3 例发生了 HER2 突变）。复发和转移乳腺癌患者的 HER 突变频率目前并不清楚，有可能高于 1.6%。由于突变率低，使用 HER2 基因测序结果进行前瞻性临床试验需要筛选大量的患者，许多学术机构和治疗中心的合作也是必不可少的。

乳腺小叶癌

浸润性小叶癌是浸润性乳腺癌中第二常见的组织学亚型，占比 10% ～ 15%。经典型小叶癌[107]的特征在于小而散在的肿瘤细胞以单线排列方式在间质中呈浸润性生长。细胞散在分布是由细胞—细胞黏附失调所致，主要是约 90% 的浸润性小叶癌缺乏蛋白表达所致。这是浸润性小叶癌的重要特征，CDH1 表达的 IHC 评分常补用于区分具有交界性导管和小叶组织学特征的病变。还有多种类型的浸润性小叶癌，但都存在 E–cadherin 表达的缺失 [108]。

首次 TCGA 乳腺癌研究报道了在 6 种不同技术平台上分析的 466 例乳腺肿瘤的结果。浸润性小叶癌仅以 36 个样本为代表，除了 CDH1 的基因突变、mRNA 和蛋白表达的下调外，并未发现小叶特异性特征。2012 年，Ciriello 等 [109] 分析了 817 例乳腺肿瘤，包括 127 例浸润性小叶癌、490 例浸润性导管癌和 88 例混合性浸润性小叶癌 / 浸润性导管癌。正如所预期的，他们发现几乎所有浸润性小叶癌病例的 DNA、mRNA 和蛋白水平上出现 CDH1 的丢失。另外，12/27 例混合性非浸润性小叶癌病例中发生了 CDH1 基因突变，与浸润性小叶癌在分子水平上发生的情况非常类似。令人意外的是，他们并没有在任何乳腺肿瘤中发现 CDH1 启动子的 DNA 高甲基化，这表明钙黏蛋白丢失并非是表观遗传所致。除了钙黏蛋白丢失以外，他们还发现 PTEN、TBX3 和 FOXA1 的靶向突变是浸润性小叶癌富集的特征。在所有乳腺癌亚型中，AKT 磷酸化所致的 PTEN 丢失最常见于浸润性小叶癌。空间聚集的 FOXA1 突变与 FOXA1 表达和活性增加有关。相反的，GATA3 基因突变和高表达是管腔 A 型浸润性导管癌的特征，这提示浸润性小叶癌和浸润性导管癌中 ER 活性的差异性调节。增殖和与免疫相关的特征决定了与生存差异相关的三种浸润性小叶癌转录亚型。混合性浸润性导管癌 / 浸润性小叶癌在分子水平上被分为浸润性小叶癌样和浸润性导管癌样，表明没有真正的混合特性。多维的分子图谱提示了浸润性小叶癌的遗传基础并提供了潜在的临床选择。

总结

乳腺癌是一个具有临床和生物学异质性的疾病。但绝大多数生物多样性来自于 DNA、mRNA、miRNA 和蛋白质，仅由基因表达定义成四种亚型。同时，与人们普遍认为相反的是，目前乳腺癌标准的临床病理学分类并不能充分覆盖所有内在生物学类型。在这一章节中，我们讨论了基因表达分析所识别的内在生物学特性如何在今天，特别是在未来，提供超越当前基于病理学分类的临床相关信息。在接下来的几年里，我们应该期待更多关于内在分型在各种临床场景中的临床应用的丰富数据，结合其他生物标志物，如体细胞突变，将会使目前正进行临床试验的新靶向治疗方法得到发展。

这些研究使我们明白乳腺癌不只是一种疾病，而是多种，每个患者都需要个性化医疗，可以发挥关键作用的个性化药物。过去的 10 年改变了研究人员理解、分类和研究的方式，也改变了医生诊断和治疗乳腺癌的方式。此外，通过将分子研究和基于分子标记的研究人群选择纳入临床试验，这无疑改变了对替代疗法的探索。迄今为止的治疗进展是通过大型随机临床试验取得的。问题是，这些试验的目的是确定中位人群的最佳治疗方法，而不是针对特定的个体。再者，我们通过反复试验了解到必须在目标人群中开发新的靶向治疗方法，并根据给定的生物标志物进行选择。好消息是，过去 10 年内发展起来的的分子研究在癌症领域中开辟了广阔的天地，这使得基础研究人员能够寻找新的潜在的靶向治疗方法并在临床上进行验证。

推荐阅读

[1] La Vecchia C, Bosetti C, Lucchini F, Bertuccio P, Negri E, Boyle P, et al. Cancer mortality in Europe, 2000–2004, and an overview of trends since 1975. Ann Oncol. 2010;21(6): 1323–60.

[2] Perou CM, Sorlie T, Eisen MB, van de Rijn M, Jeffrey SS, Rees CA, et al. Molecular portraits of human breast tumours. Nature. 2000;406(6797):747–52.

[3] Prat A, Perou CM. Deconstructing the molecular portraits of breast cancer. Mol Oncol. 2011;5(1):5–23.

[4] Prat A, Parker JS, Fan C, Perou CM. PAM50 assay and the three–gene model for identifying the major and clinically relevant molecular subtypes of breast cancer. Breast Cancer Res Treat. 2012;135(1):301–6.

[5] Prat A, Parker JS, Karginova O, Fan C, Livasy C, Herschkowitz JI, et al. Phenotypic and molecular characterization of the claudin–low intrinsic subtype of breast cancer. Breast Cancer Res. 2010;12(5):R68.

[6] Cancer Genome Atlas. N. Comprehensive molecular portraits of human breast tumours. Nature. 2012;490(7418):61–70.

[7] Sorlie T, Perou CM, Tibshirani R, Aas T, Geisler S, Johnsen H, et al. Gene expression patterns of breast carcinomas distinguish tumor subclasses with clinical implications. Proc Natl Acad Sci USA. 2001;98(19):10869–74.

[8] Parker JS, Mullins M, Cheang MC, Leung S, Voduc D, Vickery T, et al. Supervised risk predictor of breast cancer based on intrinsic subtypes. J Clin Oncol. 2009;27(8):1160–7.

[9] Liu S, Chapman JA, Burnell MJ, Levine MN, Pritchard KI, Whelan TJ, et al. Prognostic and predictive investigation of PAM50 intrinsic subtypes in the NCIC CTG MA.21 phase III chemotherapy trial. Breast Cancer Res Treat. 2015; 149(2):439–48.

[10] Gnant M, Filipits M, Greil R, Stoeger H, Rudas M, Bago–Horvath Z, et al. Predicting distant recurrence in receptor–positive breast cancer patients with limited clinicopathological risk: using the PAM50 risk of recurrence score in 1478 postmenopausal patients of the ABCSG–8 trial treated with adjuvant endocrine therapy alone. Ann Oncol. 2014;25(2): 339–45.

[11] Dowsett M, Sestak I, Lopez–Knowles E, Sidhu K, Dunbier AK, Cowens JW, et al. Comparison of PAM50 risk of recurrence score with oncotype DX and IHC4 for predicting risk of distant recurrence after endocrine therapy. J Clin Oncol. 2013;31 (22):2783–90.

[12] Caan BJ, Sweeney C, Habel LA, Kwan ML, Kroenke CH, Weltzien EK, et al. Intrinsic subtypes from the PAM50 gene expression assay in a population–based breast cancer survivor cohort: prognostication of short– and long–term outcomes. Cancer Epidemiol Biomarkers Prev. 2014;23(5): 725–34.

[13] Sestak I, Cuzick J, Dowsett M, Lopez–Knowles E, Filipits M, Dubsky P, et al. Prediction of late distant recurrence after 5 years of endocrine treatment: a combined analysis of patients from the Austrian breast and colorectal cancer study group 8 and arimidex, tamoxifen alone or in combination randomized trials using the PAM50 risk of recurrence score. J Clin Oncol. 2015;33(8):916–22.

[14] Prat A, Galván P, Jimenez B, Buckingham W, Jeiranian HA, Schaper C, et al. Prediction of response to neoadjuvant chemotherapy using core needle biopsy samples with the Prosigna assay. Clin Cancer Res. 2016;22(3):560–6.

[15] Martin M, Prat A, Rodriguez–Lescure A, Caballero R, Ebbert MT, Munarriz B, et al. PAM50 proliferation score as a predictor of weekly paclitaxel benefit in breast cancer. Breast Cancer Res Treat. 2013;138(2):457–66.

[16] MartínM, González–Rivera M, Morales S, de la Haba–Rodriguez J, González–Cortijo L, Manso L, et al. Prospective study of the impact of the Prosigna assay on adjuvant clinical decision–making in unselected patients with estrogen receptor positive, human epidermal growth factor receptor negative, node negative early–stage breast cancer. Curr Med Res Opin. 2015;31(6):1129–37.

[17] Jorgensen CL, Nielsen TO, Bjerre KD, Liu S, Wallden B, Balslev E, et al. PAM50 breast cancer intrinsic subtypes and effect of gemcitabine in advanced breast cancer patients. Acta Oncol. 2014;53(6):776–87.

[18] Filipits M, Nielsen TO, Rudas M, Greil R, Stoger H, Jakesz R, et al. The PAM50 risk–of–recurrence score predicts risk for late distant recurrence after endocrine therapy in postmenopausal women with endocrine–responsive early breast cancer. Clin Cancer Res. 2014;20(5):1298–305.

[19] Boccia RV. Translating Research into Practice: the Prosigna® (PAM50) Gene Signature Assay. Clin Adv Hematol Oncol. 2015;13(6 Suppl 6):3–13.

[20] Prat A, Lluch A, Albanell J, Barry WT, Fan C, Chacon JI, et al. Predicting response and survival in chemotherapy–treated triple–negative breast cancer. Br J Cancer. 2014; 111(8):1532–41.

[21] Sikov W, Barry W, Hoadley K, Pitcher B, Singh B, Tolaney S, et al. Impact of intrinsic subtype by PAM50 and other gene signatures on pathologic complete response (pCR) rates in triple–negative breast cancer (TNBC) after neoadjuvant chemotherapy (NACT) +/– carboplatin (Cb) or bevacizumab (Bev): CALGB 40603/150709 (Alliance). San Antonio Breast Cancer Symp. 2014;2012:S4–05.

[22] Bastien RR, Rodriguez–Lescure A, Ebbert MT, Prat A, Munarriz B, Rowe L, et al. PAM50 breast cancer subtyping by RT–qPCR and concordance with standard clinical molecular markers. BMC Med Genomics. 2012;5(1):44.

[23] Prat A, Adamo B, Cheang MC, Anders CK, Carey LA, Perou CM. Molecular characterization of basal–like and non–basal–like triple–negative breast cancer. Oncologist. 2013;18(2):123–33.

[24] Dunbier AK, Anderson H, Ghazoui Z, Salter J, Parker JS, Perou CM, et al. Association between breast cancer subtypes and response to neoadjuvant anastrozole. Steroids. 2011;76(8):736–40.

[25] Chia SK, Bramwell VH, Tu D, Shepherd LE, Jiang S, Vickery T, et al. A 50–Gene intrinsic subtype classifier for prognosis and prediction of benefit from adjuvant tamoxifen. Clin Cancer Res. 2012;18(16):4465–72.

[26] Ellis MJ, Suman VJ, Hoog J, Lin L, Snider J, Prat A, et al. Randomized Phase II neoadjuvant comparison between letrozole, anastrozole, and exemestane for postmenopausal women with estrogen receptor–rich stage 2 to 3 breast cancer: clinical and biomarker outcomes and predictive value of the baseline PAM50–based intrinsic subtype—

ACOSOG Z1031. J Clin Oncol. 2011;29(17):2342–9.
[27] Gnant M, Filipits M, Greil R, Stoeger H, Rudas M, Bago-Horvath Z, et al. Predicting distant recurrence in receptor-positive breast cancer patients with limited clinicopathological risk: using the PAM50 risk of recurrence score in 1478 postmenopausal patients of the ABCSG-8 trial treated with adjuvant endocrine therapy alone. Ann Oncol. 2014;25(2):339–45.
[28] Martín M, González-Rivera M, Morales S, de la Haba J, González-Cortijo L, Manso L, et al. Prospective study of the impact of the Prosigna™ assay on adjuvant clinical decisionmaking in women with estrogen receptor-positive, HER2-negative, node-negative breast cancer: a GEICAM study. In: San Antonio Breast Cancer Symposium 2012; P6-08-10, 2014.
[29] Nielsen TO, Parker JS, Leung S, Voduc D, Ebbert M, Vickery T, et al. A comparison of PAM50 intrinsic subtyping with immunohistochemistry and clinical prognostic factors in tamoxifen-treated estrogen receptor-positive breast cancer. Clin Cancer Res. 2010;16(21):5222–32.
[30] Prat A, Cheang MC, Martin M, Parker JS, Carrasco E, Caballero R, et al. Prognostic significance of progesterone receptor-positive tumor cells within immunohistochemically defined luminal A breast cancer. J Clin Oncol. 2013;31(2):203–9.
[31] Prat A, Carey LA, Adamo B, Vidal M, Tabernero J, Cortés J, et al. Molecular features and survival outcomes of the intrinsic subtypes within HER2-positive breast cancer. J Natl Cancer Inst. 2014;106(8).
[32] Curtis C, Shah SP, Chin S-F, Turashvili G, Rueda OM, Dunning MJ, et al. The genomic and transcriptomic architecture of 2,000 breast tumours reveals novel subgroups. Nature. 2012;486(7403):346–52.
[33] Prat A, Bianchini G, Thomas M, Belousov A, Cheang MC, Koehler A, et al. Research-based PAM50 subtype predictor identifies higher responses and improved survival outcomes in HER2-positive breast cancer in the NOAH study. Clin Cancer Res. 2014;20(2):511–21.
[34] Carey L, Berry D, Ollila D, Harris L, Krop I, Weckstein D, et al. Clinical and translational results of CALGB 40601: a neoadjuvant phase III trial of weekly paclitaxel and trastuzumab with or without lapatinib for HER2-positive breast cancer. Proc Am Soc Clin Oncol: a500.2013.
[35] Prat A, Ellis MJ, Perou CM. Practical implications of gene-expression-based assays for breast oncologists. Nat Rev Clin Oncol. 2012;9(1):48–57.
[36] Dowsett M, Nielsen TO, A'Hern R, Bartlett J, Coombes RC, Cuzick J, et al. Assessment of Ki67 in breast cancer: recommendations from the international Ki67 in Breast Cancer Working Group. J Natl Cancer Inst. 2011.
[37] Hammond MEH, Hayes DF, Dowsett M, Allred DC, Hagerty KL, Badve S, et al. American society of clinical oncology/college of american pathologists guideline recommendations for immunohistochemical testing of estrogen and progesterone receptors in breast cancer. J Clin Oncol. 2010;28(16):2784–95.
[38] Wolff AC, Hammond MEH, Hicks DG, Dowsett M, McShane LM, Allison KH, et al. Recommendations for human epidermal growth factor receptor 2 testing in breast cancer: American Society of Clinical Oncology/College of American Pathologists Clinical practice guideline update. J Clin Oncol. 2013;31(31):3997–4013.
[39] McCullough A, Dell'Orto P, Reinholz M, Gelber R, Dueck A, Russo L, et al. Central pathology laboratory review of HER2 and ER in early breast cancer: an ALTTO trial [BIG 2-06/NCCTG N063D (Alliance)] ring study. Breast Cancer Res Treat. 2014;143(3):485–92.
[40] Cheang MC, Chia SK, Voduc D, Gao D, Leung S, Snider J, et al. Ki67 index, HER2 status, and prognosis of patients with luminal B breast cancer. J Natl Cancer Inst. 2009;101(10):736–50.
[41] Eroles P, Bosch A, Perez-Fidalgo JA, Lluch A. Molecular biology in breast cancer: intrinsic subtypes and signaling pathways. Cancer Treat Rev. 2012;38(6):698–707.
[42] Prat A, Cheang MCU, Martín M, Parker JS, Carrasco E, Caballero R, et al. Prognostic significance of progesterone receptor-positive tumor cells within immunohistochemically defined luminal A breast cancer. J Clin Oncol. 2013;31(2):203–9.
[43] Liu M, Pitcher B, Mardis E, Davies S, Snider J, Vickery T, et al. PAM50 gene signature is prognostic for breast cancer patients treated with adjuvant anthracycline and taxane based chemotherapy. In: San Antonio Breast Cancer Symposium 2012; P2-10-01.
[44] Martín M, Prat A, Rodríguez-Lescure Á, Caballero R, Ebbert MW, Munárriz B, et al. PAM50 proliferation score as a predictor of weekly paclitaxel benefit in breast cancer. Breast Cancer Res Treat. 2013;138(2):457–66.
[45] Cheang MC, Voduc KD, Tu D, Jiang S, Leung S, Chia SK, et al. Responsiveness of intrinsic subtypes to adjuvant anthracycline substitution in the NCIC.CTG MA.5 randomized trial. Clinical Cancer Res (an official journal of the American Association for Cancer Research). 2012;18(8):2402–12.
[46] Filipits M, Nielsen TO, Rudas M, Greil R, Stöger H, Jakesz R, et al. The PAM50 Risk-of-recurrence score predicts risk for late distant recurrence after endocrine therapy in postmenopausal women with endocrine-responsive early breast cancer. Clinical Cancer Res. 2014.
[47] Sestak I, Cuzick J, Dowsett M, Lopez-Knowles E, Filipits M, Dubsky P, et al. Prediction of late distant recurrence after 5 years of endocrine treatment: a combined analysis of patients from the austrian breast and colorectal cancer study group 8 and arimidex, tamoxifen alone or in combination randomized trials using the PAM50 risk of recurrence score. J Clin Oncol. 2015;33(8):916–22.
[48] Sestak I, Dowsett M, Zabaglo L, Lopez-Knowles E, Ferree S, Cowens JW, et al. Factors predicting late recurrence for estrogen receptor-positive breast cancer. J Natl Cancer Inst. 2013.
[49] Usary J, Zhao W, Darr D, Roberts PJ, Liu M, Balletta L, et al. Predicting drug responsiveness in human cancers using genetically engineered mice. Clin Cancer Res. 2013;19(17):4889–99.
[50] von Minckwitz G, Blohmer JU, Costa SD, Denkert C, Eidtmann H, Eiermann W, et al. Response-guided neoadjuvant chemotherapy for breast cancer. J Clinl Oncol. 2013.
[51] von Minckwitz G, Untch M, Blohmer J-U, Costa SD, Eidtmann H, Fasching PA, et al. Definition and impact of pathologic complete response on prognosis after neoadjuvant chemotherapy in various intrinsic breast cancer subtypes. J Clin Oncol. 2012;30(15):1796–804.
[52] Carey LA, Dees EC, Sawyer L, Gatti L, Moore DT, Collichio F, et al. The triple negative paradox: primary

tumor chemosensitivity of breast cancer subtypes. Clin Cancer Res. 2007;13(8): 2329–34.
[53] Cortazar P, Zhang L, Untch M, Mehta K, Costantino JP, Wolmark N, et al. Pathological complete response and long-term clinical benefit in breast cancer: the CTNeoBC pooled analysis. Lancet 384. 2014;(9938):164–72.
[54] Roberts SA, Lawrence MS, Klimczak LJ, Grimm SA, Fargo D, Stojanov P, et al. An APOBEC cytidine deaminase mutagenesis pattern is widespread in human cancers. Nat Genet. 2013;45 (9):970–6.
[55] Kuong KJ, Loeb LA. APOBEC3B mutagenesis in cancer. Nat Genet. 2013;45(9):964–5.
[56] Vaz-Luis I, Ottesen R, Hughes M, Marcom PK, Moy B, Rugo H, et al. Impact of hormone receptor status on patterns of recurrence and clinical outcomes among patients with human epidermal growth factor-2-positive breast cancer in the National Comprehensive Cancer Network: a prospective cohort study. Breast Cancer Res. 2012;14(5):R129.
[57] Perez EA, Romond EH, Suman VJ, Jeong J-H, Davidson NE, Geyer CE, et al. Four-year follow-up of trastuzumab plus adjuvant chemotherapy for operable human epidermal growth factor receptor 2-positive breast cancer: joint analysis of data from NCCTG N9831 and NSABP B-31. J Clin Oncol. 2011;29 (25):3366–73.
[58] de Azambuja E, Holmes AP, Piccart-Gebhart M, Holmes E, Di Cosimo S, Swaby RF, et al. Lapatinib with trastuzumab for HER2-positive early breast cancer (NeoALTTO): survival outcomes of a randomised, open-label, multicentre, phase 3 trial and their association with pathological complete response. Lancet Oncol. 2014;15(10):1137–46.
[59] Piccart-Gebhart M, Holmes A, Baselga J, De Azambuja D, Dueck A, Viale G, et al. First results from the phase III ALTTO trial (BIG 2-06; NCCTG [Alliance] N063D) comparing one year of anti-HER2 therapy with lapatinib alone (L), trastuzumab alone (T), their sequence (T → L), or their combination (T + L) in the adjuvant treatment of HER2-positive early breast cancer (EBC). Proc Am Soc Clin Oncol: LBA4. 2014.
[60] Tolaney SM, Barry WT, Dang CT, Yardley DA, Moy B, Marcom PK, et al. Adjuvant paclitaxel and trastuzumab for node-negative, HER2-positive breast cancer. N Engl J Med. 2015;372(2):134–41.
[61] Rimawi M, Niravath P, Wang T, Rexer B, Forero A, Wolff A, et al. TBCRC023: A randomized multicenter phase II neoadjuvant trial of lapatinib plus trastuzumab, with endcorine therapy and without chemotherapy, for 12 vs. 24 weeks in patients with HER2 overexpressing breast cancer. In: San Antonio Breast Cancer Symposium 2012;S6-02, 2014.
[62] Prat A, Cruz C, Hoadley K, Díez O, Perou C, Balmaña J. Molecular features of the basal-like breast cancer subtype based on BRCA1 mutation status. Breast Cancer Res Treat. 2014;147(1):185–91.
[63] Foulkes WD, Stefansson IM, Chappuis PO, Bégin LR, Goffin JR, Wong N, et al. Germline BRCA1 mutations and a basal epithelial phenotype in breast cancer. J Natl Cancer Inst. 2003;95 (19):1482–5.
[64] Cheang MC, Voduc D, Bajdik C, Leung S, McKinney S, Chia SK, et al. Basal-like breast cancer defined by five biomarkers has superior prognostic value than triple-negative phenotype. Clin Cancer Res. 2008;14(5):1368–76.
[65] Schneider BP, Winer EP, Foulkes WD, Garber J, Perou CM, Richardson A, et al. Triple-negative breast cancer: risk factors to potential targets. Clin Cancer Res. 2008;14(24): 8010–8.
[66] Prat A, Adamo B, Fan C, Peg V, Vidal M, Galvan P, et al. Genomic analyses across six cancer types identify basal-like breast cancer as a unique molecular entity. Sci Rep. 2013;3:3544.
[67] Hoadley KA, Yau C, Wolf DM, Cherniack AD, Tamborero D, Ng S, et al. Multiplatform analysis of 12 cancer types reveals molecular classification within and across tissues of origin. Cell. 2014;158(4):929–44.
[68] Lim E, Vaillant F, Wu D, Forrest NC, Pal B, Hart AH, et al. Aberrant luminal progenitors as the candidate target population for basal tumor development in BRCA1 mutation carriers. Nat Med. 2009;15(8):907–13.
[69] Molyneux G, Geyer FC, Magnay F-A, McCarthy A, Kendrick H, Natrajan R, et al. BRCA1 basal-like breast cancers originate from luminal epithelial progenitors and not from basal stem cells. Cell Stem Cell. 2010;7(3):403–17.
[70] Keller PJ, Arendt LM, Skibinski A, Logvinenko T, Klebba I, Dong S, et al. Defining the cellular precursors to human breast cancer. Proc Natl Acad Sci. 2012;109(8):2772–7.
[71] Millikan R, Newman B, Tse C-K, Moorman P, Conway K, Smith L, et al. Epidemiology of basal-like breast cancer. Breast Cancer Res Treat. 2008;109(1):123–39.
[72] Iwamoto T, Booser D, Valero V, Murray JL, Koenig K, Esteva FJ, et al. Estrogen receptor (ER) mRNA and ER-related gene expression in breast cancers that Are 1 % to 10 % ER-positive by immunohistochemistry. J Clin Oncol. 2012;30 (7):729–34.
[73] Cheang M, Martin M, Nielsen T, Prat A, Rodriguez-Lescure A, Ruiz A, et al. Quantitative hormone receptors, triple-negative breast cancer (TNBC), and molecular subtypes: a collaborative effort of the BIG-NCI NABCG. Proc Am Soc Clin Oncol: a1008. 2012.
[74] Prat A, Parker JS, Fan C, Cheang MCU, Miller LD, Bergh J, et al. Concordance among gene expression-based predictors for ER-positive breast cancer treated with adjuvant tamoxifen. Ann Oncol. 2012;23(11):2866–73.
[75] Lehmann BD, Bauer JA, Chen X, Sanders ME, Chakravarthy AB, Shyr Y, et al. Identification of human triple-negative breast cancer subtypes and preclinical models for selection of targeted therapies. J Clin Invest. 2011;121 (7):2750–67.
[76] Lehmann BD, Pietenpol JA. Identification and use of biomarkers in treatment strategies for triple-negative breast cancer subtypes. J Pathol. 2014;232(2):142–50.
[77] Burstein MD, Tsimelzon A, Poage GM, Covington KR, Contreras A, Fuqua S, et al. Comprehensive genomic analysis identifies novel subtypes and targets of triple-negative breast cancer. Clinical Cancer Res. 2014.
[78] Masuda H, Baggerly KA, Wang Y, Zhang Y, Gonzalez-Angulo AM, Meric-Bernstam F, et al. Differential response to neoadjuvant chemotherapy among 7 triple-negative breast cancer molecular subtypes. Clinical Cancer Res (An Official Journal of the American Association for Cancer Research). 2013;19(19): 5533–40.
[79] Loi S, Michiels S, Salgado R, Sirtaine N, Jose V, Fumagalli D, et al. Tumor infiltrating lymphocytes are prognostic in triple negative breast cancer and predictive for trastuzumab benefit in early breast cancer: results from the FinHER trial. Ann Oncol. 2014;25(8):1544–50.
[80] Ali HR, Provenzano E, Dawson S-J, Blows FM, Liu B, Shah M, et al. Association between CD8+ T-cell infiltration

and breast cancer survival in 12 439 patients. Ann Oncol. 2014;25(8): 1536–43.
[81] Rody A, Karn T, Liedtke C, Pusztai L, Ruckhaeberle E, Hanker L, et al. A clinically relevant gene signature in triple negative and basal-like breast cancer. Breast Cancer Res. 2011; 13(5):R97.
[82] Herschkowitz JI, Simin K, Weigman VJ, Mikaelian I, Usary J, Hu Z, et al. Identification of conserved gene expression features between murine mammary carcinoma models and human breast tumors. Genome Biol. 2007;8(5):R76.
[83] Lim E, Vaillant F, Wu D, Forrest NC, Pal B, Hart AH, et al. Aberrant luminal progenitors as the candidate target population for basal tumor development in BRCA1 mutation carriers. Nat Med. 2009;15(8):907–13.
[84] Taube JH, Herschkowitz JI, Komurov K, Zhou AY, Gupta S, Yang J, et al. Core epithelial-to-mesenchymal transition interactome gene-expression signature is associated with claudin-low and metaplastic breast cancer subtypes. Proc Natl Acad Sci USA. 2010;107(35):15449–54.
[85] Phillips JE, Petrie TA, Creighton FP, Garcia AJ. Human mesenchymal stem cell differentiation on self-assembled monolayers presenting different surface chemistries. Acta Biomater. 2010;6(1):12–20.
[86] Hennessy BT, Gonzalez-Angulo AM, Stemke-Hale K, Gilcrease MZ, Krishnamurthy S, Lee JS, et al. Characterization of a naturally occurring breast cancer subset enriched in epithelial-to-mesenchymal transition and stem cell characteristics. Cancer Res. 2009;69(10):4116–24.
[87] Hennessy BT, Krishnamurthy S, Giordano S, Buchholz TA, Kau SW, Duan Z, et al. Squamous cell carcinoma of the breast. J Clin Oncol. 2005;23(31):7827–35.
[88] Vu-Nishino H, Tavassoli FA, Ahrens WA, Haffty BG. Clinicopathologic features and long-term outcome of patients with medullary breast carcinoma managed with breastconserving therapy (BCT). Int J Radiat Oncol Biol Phys. 2005; 62(4):1040–7.
[89] Hess KR, Anderson K, Symmans WF, Valero V, Ibrahim N, Mejia JA, et al. Pharmacogenomic predictor of sensitivity to preoperative chemotherapy with paclitaxel and fluorouracil, doxorubicin, and cyclophosphamide in breast cancer. J Clin Oncol. 2006;24(26):4236–44.
[90] Nielsen TO, Hsu FD, Jensen K, Cheang M, Karaca G, Hu Z, et al. Immunohistochemical and clinical characterization of the basal-like subtype of invasive breast carcinoma. Clin Cancer Res. 2004;10(16):5367–74.
[91] Curtis C, Shah SP, Chin SF, Turashvili G, Rueda OM, Dunning MJ, et al. The genomic and transcriptomic architecture of 2,000 breast tumours reveals novel subgroups. Nature. 2012;486(7403):346–52.
[92] Dawson SJ, Rueda OM, Aparicio S, Caldas C. A new genome-driven integrated classification of breast cancer and its implications. EMBO J. 2013;32(5):617–28.
[93] Comprehensive molecular portraits of human breast tumours. Nature. 2012;490(7418):61–70.
[94] Robinson DR, Wu Y-M, Vats P, Su F, Lonigro RJ, Cao X, et al. Activating ESR1 mutations in hormone-resistant metastatic breast cancer. Nat Genet. 2013;45(12):1446–51.
[95] Liu Y, Colditz GA, Gehlert S, Goodman M. Racial disparities in risk of second breast tumors after ductal carcinoma in situ. Breast Cancer Res Treat. 2014;148(1): 163–73.
[96] Jeselsohn R, Yelensky R, Buchwalter G, Frampton G, Meric-Bernstam F, Gonzalez-Angulo AM, et al. Emergence of constitutively active estrogen receptor-α mutations in pretreated advanced estrogen receptor-positive breast cancer. Clin Cancer Res. 2014;20(7):1757–67.
[97] Segal CV, Dowsett M. Estrogen receptor mutations in breast cancer-new focus on an old target. Clin Cancer Res. 2014;20(7):1724–6.
[98] de Dueñas E, Hernández A, Zotano Á, Carrión R, López-Muñiz J, Novoa S, et al. Prospective evaluation of the conversion rate in the receptor status between primary breast cancer and metastasis: results from the GEICAM 2009-03 ConvertHER study. Breast Cancer Res Treat. 2014;143(3):507–15.
[99] Parker JS, Mullins M, Cheang MCU, Leung S, Voduc D, Vickery T, et al. Supervised risk predictor of breast cancer based on intrinsic subtypes. J Clin Oncol. 2009;27(8):1160–7.
[100] Prat A, Maggie C, Galván P, Nuciforo P, Paré L, Adamo B, Muñoz M, Viladot M, Press F, Gagnon R, Ellis C, Johnston S. Intrinsic subtype, prognosis, and benefit of lapatinib therapy in first line hormone-receptor positive metastatic breast cancer treated with letrozole. JAMA Oncol. 2016;2(10).
[101] Johnston S, Pippen J, Pivot X, Lichinitser M, Sadeghi S, Dieras V, et al. Lapatinib combined with letrozole versus letrozole and placebo as first-line therapy for postmenopausal hormone receptor-positive metastatic breast cancer. J Clin Oncol. 2009;27(33):5538–46.
[102] Malkin D, Li FP, Strong LC, Fraumeni JF Jr, Nelson CE, Kim DH, et al. Germ line p53 mutations in a familial syndrome of breast cancer, sarcomas, and other neoplasms. Science. 1990;250(4985):1233–8.
[103] Davidoff AM, Kerns BJ, Pence JC, Marks JR, Iglehart JD. p53 alterations in all stages of breast cancer. J Surg Oncol. 1991;48(4):260–7.
[104] Gasco M, Shami S, Crook T. The p53 pathway in breast cancer. Breast Cancer Res. 2002;4(2):70–6.
[105] Bose R. A neu view of invasive lobular breast cancer. Clin Cancer Res. 2013;19(13):3331–3.
[106] Shah SP, Morin RD, Khattra J, Prentice L, Pugh T, Burleigh A, et al. Mutational evolution in a lobular breast tumour profiled at single nucleotide resolution. Nature. 2009;461(7265):809–13.
[107] Foote FW Jr, Stewart FW. A histologic classification of carcinoma of the breast. Surgery. 1946;19:74–99.
[108] Dabbs DJ, Schnitt SJ, Geyer FC, Weigelt B, Baehner FL, Decker T, et al. Lobular neoplasia of the breast revisited with emphasis on the role of E-cadherin immunohistochemistry. Am J Surg Pathol. 2013;37(7):e1–11.
[109] Ciriello G, Gatza ML, Beck AH, Wilkerson MD, Rhie SK, Pastore A, et al. Comprehensive molecular portraits of invasive lobular breast cancer. Cell. 2015;163(2):506–19.
[110] cBioportal for Cancer Genomics.
[111] Cerami E, Gao J, Dogrusoz U, Gross BE, Sumer SO, Aksoy BA, et al. The cBio cancer genomics portal: an open platform for exploring multidimensional cancer genomics data. Cancer Discov. 2012;2(5):401–4.
[112] Gao J, Aksoy BA, Dogrusoz U, Dresdner G, Gross B, Sumer SO, et al. Integrative analysis of complex cancer genomics and clinical profiles using the cBioPortal. Sci Signal. 2013;6(269):pl1.
[113] Bos PD, Zhang XH, Nadal C, Shu W, Gomis RR, Nguyen DX, et al. Genes that mediate breast cancer metastasis to

the brain. Nature. 2009;459(7249):1005–9.

[114] Silver DP, Richardson AL, Eklund AC, Wang ZC, Szallasi Z, Li Q, et al. Efficacy of neoadjuvant Cisplatin in triple-negative breast cancer. J Clin Oncol. 2010;28(7):1145–53.

[115] Li Y, Zou L, Li Q, Haibe-Kains B, Tian R, Li Y, et al. Amplification of LAPTM4B and YWHAZ contributes to chemotherapy resistance and recurrence of breast cancer. Nat Med. 2010;16(2):214–8.

[116] Juul N, Szallasi Z, Eklund AC, Li Q, Burrell RA, Gerlinger M, et al. Assessment of an RNA interference screen-derived mitotic and ceramide pathway metagene as a predictor of response to neoadjuvant paclitaxel for primary triple-negative breast cancer: a retrospective analysis of five clinical trials. Lancet Oncol. 2010;11(4):358–65.

[117] Buffa FM, Camps C, Winchester L, Snell CE, Gee HE, Sheldon H, et al. microRNA-associated progression pathways and potential therapeutic targets identified by integrated mRNA and microRNA expression profiling in breast cancer. Cancer Res. 2011;71(17):5635–45.

[118] Hatzis C, Pusztai L, Valero V, Booser DJ, Esserman L, Lluch A, et al. A genomic predictor of response and survival following taxane-anthracycline chemotherapy for invasive breast cancer. JAMA. 2011;305(18):1873–81.

[119] Itoh M, Iwamoto T, Matsuoka J, Nogami T, Motoki T, Shien T, et al. Estrogen receptor (ER) mRNA expression and molecular subtype distribution in ER-negative/progesterone receptor-positive breast cancers. Breast Cancer Res Treat. 2014;143(2):403–9.

[120] Minn AJ, Gupta GP, Siegel PM, Bos PD, Shu W, Giri DD, et al. Genes that mediate breast cancer metastasis to lung. Nature. 2005;436(7050):518–24.

[121] Sotiriou C, Wirapati P, Loi S, Harris A, Fox S, Smeds J, et al. Gene expression profiling in breast cancer: understanding the molecular basis of histologic grade to improve prognosis. J Natl Cancer Inst. 2006;98(4):262–72.

[122] Ivshina AV, George J, Senko O, Mow B, Putti TC, Smeds J, et al. Genetic reclassification of histologic grade delineates new clinical subtypes of breast cancer. Cancer Res. 2006;66(21):10292–301.

[123] Desmedt C, Piette F, Loi S, Wang Y, Lallemand F, Haibe-Kains B, et al. Strong time dependence of the 76-gene prognostic signature for node-negative breast cancer patients in the TRANSBIG multicenter independent validation series. Clin Cancer Res. 2007;13(11):3207–14.

[124] Patil G, Valliyodan B, Deshmukh R, Prince S, Nicander B, Zhao M, et al. Soybean (Glycine max) SWEET gene family: insights through comparative genomics, transcriptome profiling and whole genome re-sequence analysis. BMC Genom. 2015;16:520.

[125] Anders CK, Acharya CR, Hsu DS, Broadwater G, Garman K, Foekens JA, et al. Age-specific differences in oncogenic pathway deregulation seen in human breast tumors. PLoS ONE. 2008;3(1):e1373.

第 13 章 导管原位癌

Ductal Carcinoma in Situ

Ian H. Kunkler 著

阮胜男 译

导管原位癌（ductal carcinoma in situ，DCIS）可定义为一种由末端导管小叶的恶性上皮细胞积聚引起的乳房疾病。它是正常乳腺组织由非典型增生进展为浸润性乳腺癌的一种侵袭前病变[1]。DCIS 对生命的威胁远低于浸润性乳腺癌。活检确诊 DCIS 的患者患浸润性乳腺癌的概率是正常人的 10 倍以上[2]。不考虑治疗因素导管原位癌合并浸润性癌的这部分患者 10 年的死亡风险是 1.1% ～ 2.6%[3-6]。DCIS 可以因遗传、分子、细胞学特征和结构方面的差异而分为不同类型。虽然还没有普遍接受的 DCIS 分类，基于核等级以及是否合并粉刺样坏死，可将其分为低、中、高三类。

影像学的发展和近些年来降低乳腺癌风险的药物研究提高了 DCIS 的临床重要性[7]。在乳房筛查出现之前，DCIS 通常的首发表现为乳房肿块。乳房筛查的普及增加了 DCIS 的诊断，通常表现为乳腺钼靶 X 线上发现的乳腺钙化。DCIS 的处理仍然存在很大争议，实际治疗起来个体差异较大，包括局部保乳手术可合并术后放疗，也可选择单侧或双侧乳房切除术。ER 阳性患者可选择使用他莫昔芬进行辅助内分泌治疗。一般不建议 DCIS 患者化疗。所有患者都应综合性考虑各种治疗意见，并对医生提供的各种建议有充分时间考虑并最终做出决定，应告知患者仔细考虑 1 ～ 2 周并不会对她们的治疗产生影响。

13% ～ 35% 的 DCIS 在局部保乳术后 10 年内复发[8]。其中有一半的复发在第二次手术后发现变为侵袭性的[9, 10]。虽然术后辅助内分泌治疗可以降低 DCIS 的复发和进展为浸润性乳腺癌的风险，但目前还没有可靠的临床病理分子可以预测哪些 DCIS 可能会在初次治疗后复发或进展为浸润性乳腺癌，所以临床治疗的结果往往会过度治疗或治疗不足，具体治疗起来差异很大[1, 11-16]。手术切除导致人们对 DCIS 的自然病程变化了解较少[7]。有一项非粉刺型 DCIS 的女性患者 28 例的小型纵向研究，活检后不做任何处理随访超过 30 年，其中转变为侵袭性癌的约占 40%，5 例患者出现了远处转移[17]。

一、生物学

在从增生性病变向 DCIS 和浸润性癌进展过程中，会出现多位点染色体丢失和获得。与 35% ～ 40% 非典型增生乳腺组织和正常乳腺组织相比，70% 高级别 DCIS 乳腺组织会出现杂合性丢失 [18-20]。过半数的 DCIS 存在 HER2 过表达，超过 70% 的 DCIS 表达 ER。1/4 的 DCIS 可发现 p53 突变，这在正常乳腺组织或良性增殖性病变中罕见。大部分临床相关因素（ER 状态、癌基因表达和组织学分级）可能在形成 DCIS 时就决定了 [21-24]。这可能是乳腺癌异质性与 DCIS 相似的原因。

通过研究非典型增生、DCIS 的组织学进展和突变分析，结果表明肿瘤细胞相对较晚才获得侵袭潜能 [25]。目前尚不清楚具体是什么原因导致 DCIS 的发生发展。如果我们可以发现这些原因，就可能想办法抑制它们。基因组数据相关分析表明，在正常组织转变为 DCIS 的过程中发生了肿瘤细胞基因表达的变化，而在 DCIS 进展为浸润性乳腺癌过程中，基因发生的变化相对较少 [26, 27]。非上皮性细胞参与了侵袭性病变的进展 [28, 29]。在正常的乳腺组织中，有一层具有收缩性的肌上皮细胞围绕在导管和小叶结构上皮细胞周围。这些肌上皮细胞是排乳和正常乳腺腺体发育所必需的，这是因为肌上皮除了影响乳汁产生外，还影响导管的分支和极性 [30]。DCIS 向浸润性乳腺癌进展的特征之一是肿瘤细胞突破肌上皮细胞层和基底膜。目前认为肌上皮细胞可以通过下调金属蛋白酶 [31, 32]、分泌蛋白酶抑制因子和合成肿瘤抑制蛋白 [如乳腺丝氨酸蛋白酶抑制药（maspin）][33] 在肿瘤抑制中发挥积极作用 [25]。Russell 等 [25] 提出了一个研究肌上皮完整性的临床前模型。肌上皮缺失的早期、中期和后期标志分别为 p63、calponin 和 α-SMA 的丢失。

导管内的缺氧微环境可能影响癌前细胞的存活和适应，这可能导致基因不稳定，并选择出具有侵袭潜能的恶性细胞 [34]。在乏氧和营养应激状态下，自噬通路被激活以促进细胞的生存。在上皮性肿瘤模型中，自噬与缺氧应激发生在同一部位 [35]。自噬可能是 DCIS 细胞在充满应激的导管空间中生存和增殖的主要生存机制。我们假设自噬可能通过处理迁移细胞吞噬的基质分解产物来协助细胞通过基质降解区域迁移。

二、临床表现

超过 90% 的 DCIS 可以在乳房筛查中发现，其中有 6% 具有明显乳房体征的患者是侵袭性的 [36]，包括 Paget 病的乳头病变、乳头溢液或可触及的乳房肿块。有临床症状的 DCIS 可能病变范围更加广泛且具有侵袭性成分 [37]。男性患者可表现为血性的乳头溢液或乳晕后肿块。

三、诊断

乳房 X 线钼靶筛查发现乳腺微钙化是最常见的诊断方式，也可合并周围组织结构扭曲变形、肿块、导管不对称等。建议采用影像学引导下活检或者真空辅助活检。一项 Meta 分析显示，使用 14 号空芯针活检可将合并侵袭性癌症的漏诊风险降低一半（P=–0.006）[38]。MRI 在评估 DCIS 程度及范围方面的作用越来越大 [39]，MRI 可以检测出隐匿性的多灶性或对侧性病变。

四、手术

对所有患者可建议的手术方式包括保乳手术和乳房切除手术，因为DCIS的穿刺活组织诊断不能排除是否存在侵袭性癌，因此不建议穿刺确诊后不手术仅观察。许多DCIS在显微镜下的病变范围比X线片中显示的范围要广泛，并且往往没有明确的边界。在英国，大约35%的DCIS患者接受了乳房切除术，72%的患者选择保乳手术[36]。对于一些高危患者，可考虑预防性对侧乳房切除术。一般不建议行腋窝前哨淋巴结活检，除非患者具有很高的风险合并侵袭性癌[40]；也不建议行腋窝淋巴结清扫，因为腋窝受累率非常低[41]。进行保乳手术还是乳房切除术取决于DCIS病变的范围及患者的选择。局部手术切除后，应对标本行X线检查以保证所有的微钙化都已切除干净。然而，许多DCIS保乳术后不能达到令人满意的乳房外形。进行乳房切除术后，标本的病理学检验有助于确定病变的范围及程度[37]。患有广泛DCIS的患者可以考虑即时乳房重建术。

DCIS的手术切缘范围仍然是具有争议的问题，它们是复发的重要预后因素。足够的切除范围取决于局部处理的方法，但仅依赖于切缘情况难以精确评估[42]。NSABP B-17研究显示术后辅助全乳放疗可有效减少局部复发，但该研究没有提供足够的切缘情况的数据。大约有1/4的病例切缘阳性或未确定。对切缘的处理，临床实际处理起来各不相同。一些临床医生会标记切缘直到将所有的微钙化全部切除才满意，并配合术后辅助放疗。通常的建议是，保证切缘2～3mm并辅助术后放疗[43]，也有研究显示切缘可以更窄，1～2mm即可[42]，甚至有研究认为保证1mm切缘即可[37]。病理学诊断在确定切缘方面起着关键作用。如果切缘边距＜1mm，则应行进一步扩大切缘的手术。

五、辅助放射治疗

有4项随机试验（表13-1）评估保乳术后全乳房照射的作用：NSABPB-17[9]，EORTC 108[44, 45, 53]，UK/ANZ[46, 47]和SweDCIS[48]。所有这些试验表明，辅助全乳房放疗可显著降低局部复发的风险。首先是NSABP B-17，将818例患者随机分配为广泛切除组和广泛切除加全乳房放疗组；平均随访90个月，试验组的局部复发率显著低于对照组，单纯手术的局部复发率为13.4%，联合放疗的局部复发率为8.2%（P=0.007）。如果合并侵袭性癌，联合放疗后局部复发率更是从13.4%降低至3.9%（P＜0.0001）。辅助放疗可以让所有病理亚型的患者都有获益，尤其是合并病理粉刺样坏死的患者[5]。也有一些批判NSABP B-17试验，认为该研究缺乏严格的乳房X线检查和病理学质量保证，并且各机构关于无肿瘤累及切缘的定义存在差异，以及缺乏病理检查亚型[49, 50]。

在EORTC 10853试验中，1002名患者被随机分组为广泛切除组和广泛切除加全乳房放疗组。初始报道[44]中位随访为4.25年，单纯手术组的4年无复发生存率为84%，术后辅助放疗组的无复发生存率为91%（P=0.005）。放疗可降低DCIS局部术后35%复发率（P=0.06），降低程度类似于侵袭性癌40%（P=0.04）。该试验更新后[45]，中位随访为10.5年，发现放疗可减少DCIS局部术后48%复发率，高于对侵袭性癌复发率的降低（放疗可降低侵袭性癌42%复发率，P=0.001）。从随机对照研究中的受益程度略微大于原始报告［4.25年风险比（hazard ratio，HR）为0.62，10.5年HR为0.53］。多因素分析显示，与风险增加的相关性因素包括：局部复发年龄小（≤40岁），临床症状的显著程度，病理学中高度分级，肿瘤生长形态呈筛状或肿块状，切缘是否有可疑，是否仅单纯局部切除。放疗的效果在所有评估的风险因素中都是相同的。所有亚组仅行局部切除手术的复发风险都超过 10%，除外具有贴壁或微乳头状病理结构的患者。分化良好的且不合并浸润性癌的 DCIS 具有较低的复发风险。病理学低分级 DCIS 的放疗获益小于病理学中高分级的 DCIS。NSABP B–17 和 EORTC 10853 的随机对照研究都显示 10 年的局部复发率为 15%。两个试验都没有使用局部肿瘤床加强放疗。在侵袭性癌症中的结果已经表明，局部手术加每日全乳房照射 50Gy 分割 25 次后，再增加局部肿瘤床加强照射 16Gy 分割 8 次可进一步降低了局部复发的风险（HR 0.59）[51]。中位随访 17.2 年发现，同侧“无加强”组乳腺肿瘤复发率为 13%，局部肿瘤床“加强”组中的局部复发率为 9%（HR 0.65，99%CI 0.52 ～ 0.81，$P < 0.0001$）[52]。TROG 肿瘤项目正在研究局部肿瘤床加强放疗在“非低风险”DCIS 中的作用。这是一项 2×2 期的Ⅲ期试验，研究肿瘤床加强放疗的作用（16Gy，8 分割），有 4 个分组：①全乳房随机单独使用较短的分割（42.6Gy，16 分割）；②单纯全乳房照射，标准分割（50Gy，25 分割）；③全乳房照射较短的分割，然后肿瘤床加强；④全乳房标准照射后肿瘤床加强。主要研究终点是局部复发率。其目标已累计 1600 名多国患者，现处于研究后续阶段。一个法国人的Ⅲ期试验——BONBIS，目前正在招聘保乳手术后使用常规分割全乳房照射的 DCIS 患者，增加肿瘤床加强放疗的作用。主要研究终点是局部复发率，目标是 1950 名患者。

没有证据表明病理分级高级的 DCIS 进展为侵袭性癌症的速度比低级别的 DCIS 更快。然而，在高级别的 DCIS 中更多的女性患者（n=12）由于侵袭性癌死亡，高于 2 名死于低级别 DCIS 和 3 名死于中级别 DCIS。照射组和非照射组之间没有生存差异。远处转移的致死率两组均为 2%，与乳房切除术后死亡率相似[4]。

表 13–1　乳腺导管原位癌保乳手术及放射治疗的疗效

研究	时间	病人数	筛查比（%）	切缘阴性比（%）	中位随访时间（月）	局部复发率（%）	局部复发进展为浸润性比率（%）
Bijker 等[45] EORTC	1986—1996	507	71	84	126	15	53
Cuzick 等[47] UK/ANZ DCIS	1990—1998	267	>90	100	152	9	42
Holmberg 等[54] SweDCIS	1987—1999	526	79	80	101	12	59
Wapnir 等[10] NSABP B-17 and B-24	1985—1990	410	80	87	207	20	54
Solin 等[56] J of Clin Onc	1998—2006	636	—	100	85	0.9	42

原始数据来自 Boxer 等[57]

在英国 UK/ANZ 肿瘤床加强放射试验[47]中，1701 名患者随机分为保乳术后放疗加他莫昔芬组、放疗组、他莫昔芬组、均不使用组。结果显示，放射治疗可降低 DCIS 术后的同侧复发率（$P < 0.0001$）和侵袭性疾病的同侧复发率（$P < 0.0001$）。他莫昔芬可减少所有新的乳腺癌事件包括对侧乳腺癌发病，但是没有减少同侧侵袭性疾病。他莫昔芬的效果似乎只发生在没有接受放疗的患者身上。尽管如此，只有 523 名患者既接受了放疗又接受了他莫昔芬治疗。测试治疗之间的相互作用并不显著。然而在 NSABP B–24 试验[53]中，观察到了放疗后患者他莫昔芬的治疗作用。放疗的效果略高于未放疗组（HR 0.32），原始报告中该数值为（HR 0.38）[46]。放疗的影响与患者是否接受他莫昔芬无关。

在瑞典 DCIS 试验[49]中，1046 名患者被随机分组为区段切除术后加放疗及术后没有进一步辅助治疗，主要观察终点是局部复发率。由外科医生根据手术情况及标本造影和病理报告决定是否需要尝试进一步的切除，并不强制要求镜下切缘阴性。术后进行全乳房照射（50Gy，25 分割）或 54Gy，2 个周期中间休息 2 周，没有进行瘤床加强放疗。

局部的 5 年累计复发率为对照组 7%（95%CI 5% ～ 10%）和 22% 非照射组（95%CI 18% ～ 26%）。没有证明放疗对 DCIS 和浸润性癌的局部复发率影响有差异。在随后的报告试验中[54]，中位随访时间为 8.4 年，10 年同侧乳房局部复发率对照组比非照射组降低 16%（95%CI 10.3% ～ 21.6%）。复发时合并侵袭性疾病比例为 59.4% 照射组和 45.4% 对照组。放疗的影响随着年龄增加。对照组中年轻组累计复发率为 20%，65 岁或以上复发率下降到 8%。作者无法确定低风险非照射患者的局部复发风险，因为这些患者年复发风险小于 1%，过低而难以统计。

牛津大学关于 DCIS 的辅助放疗试验概述汇集了 3729 名妇女的数据[8]。辅助放疗可以降低 10 年的绝对复发风险 15.2%（SE 1.6%，12.9% vs 28.1%，$2P < 0.00001$）。在所有四项试验中，放疗可以使同侧乳房事件大致减半（图 13–1）。放射治疗可以减少局部复发，无论年龄和手术类型（局部或区段切除）以及是否给予他莫昔芬。老年妇女的放疗效果更高。

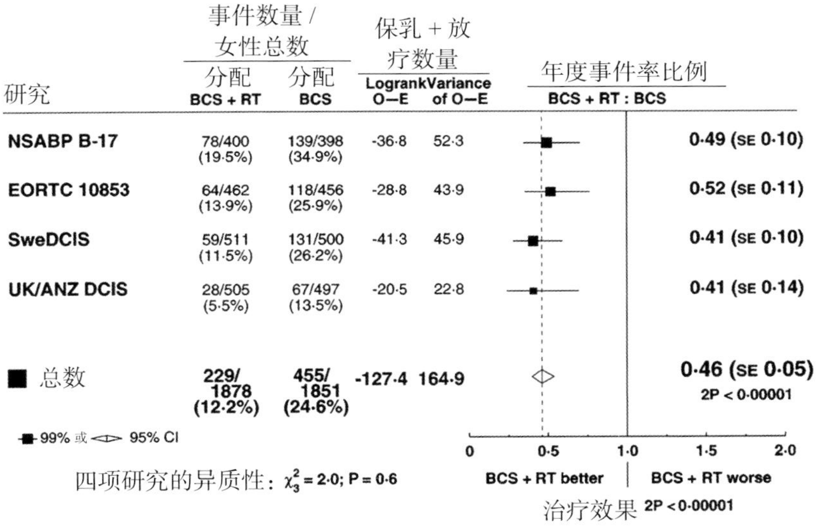

▲ **图 13–1　乳腺导管原位癌放射治疗的随机试验综述**

（经牛津大学出版社许可，转载自 Abe 等[64]）

保乳手术后（BCS）放疗（RT）的效果。SE. 标准差；CI. 置信区间

随着乳房筛查越来越普遍，自四个试验招募期以来共同结果是 DCIS 病变越来越小。此外，现在人们越来越关注切缘问题。照射组对比未照射组的死亡风险没有差异。

术后是否有一类患者可以省去放疗呢？

鉴于 DCIS 几乎没有死亡率，而放射治疗却有急性和延迟的各类不良反应，因此确定哪些 DCIS 患者风险足够低可免去放射治疗是重要的课题。在 ECOG-ACRIN E5194 研究[55]中，患者被分为两组，第一组有 1561 名女性 1 或 2 级 DCIS，肿块大小＜ 2.5cm，通过保乳手术治疗，边缘≥ 1mm（或在复查时没有残留疾病）。第二组由高级别 DCIS ≤ 1cm 组成（104 名患者），没有使用他莫昔芬治疗。在最初报告[55]中位数为 3.3 年内，局部复发的数量达到了研究定义的阈值后停止。5 年局部复发率为 12%。在最近发表的一篇后续文章中该试验[56]的中位随访时间为 12.3 年，99 例同侧乳房事件，其中 51 例（52%）侵袭性病变复发。同侧乳房事件概率在第一组中为 14.4%，第二组为 24.6%。两组 12 年侵袭性病变复发的概率分别为 7.5% 和 13.4%。在 12 年期间，侵袭性病变风险的复发增加没有明显高峰。第一组的同侧乳房事件发生率为 1.2%，其中 0.6% 为侵袭性复发。正如 Boxer 等（2013）在综述中指出的那样[57]，在 E5194 研究中 DCIS 的中位数大小在低中级别组为 6mm，在高级别组则是 5mm。他们认为此结果不能外推至一般患者群体，因为 E5194 研究中的患者被筛选过。

牛津研究[8]中显示 291 名妇女，DCIS 范围小（1 ～ 20mm）、核级低、边缘清晰，他们仅行保乳术后 5 年和 10 年局部复发风险分别为 20.6% 和 30.1%。

TROG9804 RCT 研究，旨在比较保乳术后放疗如何控制“低风险”DCIS。符合条件的患者通过乳房 X 线检测，包括病变范围＜ 2.5cm、低级或中级 DCIS、至少 3mm 切缘阴性。他莫昔芬是允许的，但不是先决条件。

总的来说，仍然没有很确定能定义出“真正的低风险”组，可以免去术后放射治疗。这种不确定性很大程度上是由于有预测价值的临床病理危险因素在前瞻性实验和观察性实验中的不一致[58]。

六、部分乳房照射

部分乳房照射在 DCIS 中没有明确的作用，非常有限的 1 级证据。非随机的高剂量部分乳房照射的前瞻性研究，由 Mammosite[59]进行的保乳术后近距离放射治疗（34Gy，超过 5d）的 41 例患者，显示出令人担忧的高的局部复发率 9.8%，中位随访 5.3 年。最近发表的来自 GEC-ESTRO 的多中心Ⅲ期非劣效性试验[60]，比较了保乳术后全乳房照射与多导管近距离放射治疗在 1134 例低侵袭性癌和导管原位癌患者中的作用。辅助加速部分乳房放疗（ABPI）结果不低于全乳房放疗。然而，只有 36 例（6%）DCIS 患者入选 ABPI 组，全乳房照射组为 24 例（4%）。由于 DCIS 患者数量太少，无法得出任何确切关于此设置中 ABPI 安全性的结论。部分乳房照射在 DCIS 中的作用仍处于研究性阶段。

七、辅助内分泌治疗

与术后全乳房照射相反，辅助他莫昔芬在 DCIS 中的表现较差。没有已显示的辅助他莫昔芬治疗对生存率帮助，所以它的使用是可选的、非强制性的[7]。大多数 DCIS 病变是 ER 阳性。在 NSABP B-24 试验的一个亚组分析中，72% 的病例观察到 ER 阳性[61]。

在 NSABP B-24 试验中，佐剂他莫昔芬（20mg）联合保乳手术后和乳房放疗可减少 37% 所有乳房事件，虽然 ER 状态未知，中位数随访 6.2 年。在回顾性分析中 40% 患者的组织可用于评估 ER 状态，且有 14.5 年的长期随访，他莫昔芬可降低患乳腺癌事件的风险［同侧 DCIS 和侵袭性复发和对侧疾病从 31% 降至 20.5%（HR 0.38，P=0.0015）］。ER 阴性患者得不到他莫昔芬的益处。这些发现与之前讨论过的 UK / ANZ DCIS 试验[47]的结果一致。两项试验的 Meta 分析[62]显示他莫昔芬联合或不联合放疗的死亡率没有降低。他莫昔芬使所有乳腺癌事件减少了 33%（绝对值减少 5%）。他莫昔芬的主要益处是在减少对侧非侵袭性疾病（RR 0.41，95%CI 0.20 ～ 0.82），对侧侵袭性疾病没有降低。他莫昔芬使侵袭性复发减少了 1%，但是对复发性 DCIS 没有影响。两项试验均以此为基础辅助他莫昔芬治疗 5 年，必须考虑到他莫昔芬导致血栓栓塞的不良反应，特别是在 50 岁以上的女性中。在 DCIS 中，长期使用他莫昔芬是否有如同侵袭性癌中已显示出的优势[63]尚不确定。

推荐阅读

[1] Burstein HJ, Polyak K, Wong JS, Lister SC, Kaelin CM. Ductal carcinoma of the breast. N Eng J Med. 2004;350:1430–41.

[2] Page DL, Dupont WD, Rogers LW, Jenson RA, Schuyler PA. Continued local recurrence of carcinoma 15–25 years after a diagnosis of low grade ductal carcinoma in situ of the breast treated only by biopsy. Cancer. 1995;76:1197–200.

[3] Kerlikowske K. Epidemiology of ductal carcinoma in situ. J Natl Cancer Inst Monogr. 2010;41:139–41.

[4] Ernster VL, Barclay J, Kerlikowske K, Wilkie H, Ballard–Barbash R. Mortality among women with ductal carcinoma in situ of the breast in the population based surveillance epidemiology and end results program. Arch Intern Med. 2000;160:953–8.

[5] Fisher B, Dignam J, Wolmark N, Mamounas E, Costantino J, Poller W. Lumpectomy and radiation therapy for the treatment of intraductal breast cancer: finding from national surgical adjuvant breast and bowel project. B–17. J Clin Oncol. 1998;16:441–52.

[6] Kerlikowske K, Molinero A, Cha I, Ljung BM, Ernster VL, Stewart K. Characteristics associated with recurrence among women with ductal carcinoma In situ treated by lumpectomy. J Natl Cancer Inst. 2003;95:1692–702.

[7] Morrow M, Schnitt S, Norton L. Current management of lesions associated with an increased risk of breast cancer. Nat Rev Clin Oncol. 2015;12:227–38.

[8] Early Breast Cancer Trialists Collaborative Group (EBCTCG), Correa C, McGale P, Taylor C, Wang Y, Clarke M et al. Overview of the randomised trials of radiotherapy in ductal carcinoma in situ of the breast. J Nat Inst Monogr. 2010;41:162–7.

[9] Fisher ER, Dignam J, Tan–Chiu E, Costantino J, Fisher B, Paik S, et al. Pathologic findings from the National Surgical Adjuvant Breast Project (NSABP): eight year update of Protocol B–1.7. Cancer. 1999;86:429–38.

[10] Wapnir I, Dignam J, Fisher B, Mamounas E, Anderson S, Julian T, et al. Long term outcomes of invasive ipsilateral breast tumor recurrence after lumpectomy in NSABP B–7 and B–24 randomised clinical trials for DCIS. J Nati Cancer Inst. 2011;103:478–88.

[11] Allegra CJ, Aberle DR, Ganschow P, Hahn SM, Lee CN, Millon–Underwood S et al. National Institutes of Health State–of the–Science conference statement: diagnosis and management of ductal carcinoma in situ. September 22–24 2009. J Inst Natl Caner Inst. 2010;102:161–9.

[12] Schwartz GF, Solin LJ, Olivotto IA, Ernster V, Pressman PI. The Consensus Conference Committee. Consensus conference on the treatment of in situ ductal carcinoma in situ of the breast. April 22–25, 1999. Cancer 2000;88:946–54.

[13] Zujewskin JA, Harlan LC, Morrell DM, Stevens JL. Ductal carcinoma in situ: trends in treatment over time in the US. Breast Cancer Res Treat. 2011;127:251–7.

[14] Dodwell D, Clements K, Lawrence G, Kearins O, Thomson CS, Dewar J, et al. Radiotherapy following breast–conserving surgery for screen–detected ductal carcinoma in situ: indications and utilization in the UK—interim findings from the Sloane Project. Br J Cancer. 2007;97:725–9.

[15] Baxter NN, Virnig BA, Durham SB, Tuttle TM. Trends in the treatment of ductal carcinoma in situ of the breast. J Natl Cancer Inst. 2004;96:228–443.

[16] Smith GL, Smith BD, Haffty BG. Rationalization and regionalization of treatment for ductal carcinoma of the breast. Int J Rad Oncol Biol Phys. 2006;65:1397–403.

[17] Sanders MD, Schuyter PA, Dupont WD, Page DL. The natural history of low–grade ductal carcinoma in situ of the breast in women treated by biopsy only revealed over 30 years of long–term follow–up. Cancer. 2005;103:2481–4.

[18] O'Connell P, Pekkel V, Fuqua SA, Osborne CK, Clark GM, Allred RC. Analysis of loss of heterozygosity in 300 premalignant breast lesions at 15 genetic loci. J Natl Cancer Inst. 1998;90:697–703.

[19] Aubele MM, Cummings MC, Mattis AE, Zitzelsberger HF, Walch AK, Kremer M, et al. Accumulation of chromosomal imbalances from intraductal proliferative lesions to adjacent in situ and invasive ductal breast cancer. Diagn Mo Pathol. 2000;9:14–9.

[20] Farabegoli F, Champene M, Bieche I, Santini D, Ceccarelli C, Derenzini M, et al. Genetic pathways in the evolution of breast ductal carcinoma in situ. J Pathol. 2002;196:280–6.

[21] Lampejo OT, Barnes DM, Smith P, Millis RR. Evaluation

of infiltrating ductal carcinoma with a DCIS component: correlation with the histological type of the in situ component with grade of the infiltrating component. Semin Diag Pathol. 1994;11:15–22.

[22] Gupta AK, Douglas-Jones AG, Fenn N, Morgan JM, Mansel RE. The clinical behaviour of breast carcinoma is probably determined at the preinvasive stage (ductal carcinoma in situ). Cancer. 1997;85:869–74.

[23] Warnberg F, Norgren H, Bergkvist L, Holmberg L. Tumour markers in breast carcinoma correlate with grade rather than with invasiveness. Br J Cancer. 2001;869–74.

[24] Buerger H, Otterbach F, Simon R, Schafer KL, Poremba C, Diallo R et al. Different genetic pathways in the evolution of invasive breast cancer are associated with distinct morphological subtypes. J Pathol. 199;189:521–6.

[25] Russell TD, Sonali J, Agunbiade S, Gao D, Troxell M, Borges VF et al. Myoepithelial cell differentiation markers in ductal carcinoma in situ progression. Am J Pathol. 2015; pii: S0002-9440(15)00430-7. doi:10.1016/j.ajpath.2015.07.004. [Epub ahead of print].

[26] Ma XL, Salunga R, Tuggle JT, Gaudet J, Enright E, McQuary P et al. Gene expression profiles of human breast cancer progression. Proc Nat Sci USA. 2003;100:5974–9.

[27] Lee S, Stewart S, Nagtegaal I, Luo J, Wu Y, Colditz G, et al. Differentially expressed genes regulating the progression of ductal carcinoma in situ to invasive breast cancer. Cancer Res. 2012;72:4574–86.

[28] Allincn M, Beroukhim R, Cai L, Brennan C, Lahti-Domenici J, Huang H, et al. Molecular characterization of the tumor microenvironment in breast cancer. Cancer Cell. 2004;6:17–32.

[29] Bombonati A, Sgroi DC. The molecular pathology of breast cancer progression. J Pathol. 2011;223:307–17.

[30] Moumen M, Chiche A, Cagnet S, Petit V, Raymond K, Faraldo MM, et al. The mammary myoepethial cell. Int J Dev Biol. 2011;55:763–71.

[31] Barsky SH, Karlin NH. Myoepithelial cells: autocrine and paracrine suppressors of breast cancer progression. J Mammary Gland Biol Neoplasia. 2005;10:249–60.

[32] Hu M, Yao J, Carroll DK, Weremowicz S, Chen H, Carrasco D, et al. Regulation of in situ to invasive breast carcinoma transition. Cancer Cell. 2008;13:394–406.

[33] Zou Z, Anisowicz A, Hendrix MJ, Thor A, Neven M, Sheng S. Maspin. A serpin with tumor-suppressing activity in human mammary epithelial cells. Science. 1994;263:526–9.

[34] Espina V, Liotta L. What is the malignant nature of human carcinoma in situ? Nat Rev Cancer. 2011;11:68–75.

[35] Matthew R, Karantza-Wordsworth B, White E. Assessing metabolic stress and autophagy: status in epithelial tumours. Meth Enzymol. 2009;453:53–81.

[36] NHS cancer screening programmes. All breast cancer report. An analysis of all symptomatic patients and screen detected breast cancers diagnosed in 2006. NHS Breast Screening Programme Oct 2009.

[37] Barnes NP, Ooi L, Yarnold J, Bundred NJ. Ductal carcinoma in situ of the breast. BMJ. 2012;344:e797.

[38] Brennan ML, Turner RM, Ciatto S, Marinovich ML, French JR, Macaskill P, et al. Ductal carcinoma in situ at core-needle biopsy meta-analysis of underestimation and predictors of invasive breast cancer. Radiology. 2011;260:119–28.

[39] Lehman CD. Magnetic resonance imaging in the evaluation of ductal carcinoma in situ. J Natl Cancer Monogr. 2010; 2010:150–1.

[40] Francis AM, Haugen CE, Grimes LM, Crow JR, Yi M, Mittendorf EA et al. is sentinel lymph node dissection warranted for patients with a diagnosis of ductal carcinoma in situ. Ann Surg Oncol. 2015. [Epub ahead of print].

[41] Silverstein MJ, Rosser RJ, Gierson ED, Waisman JR, Gamagami P, Hoffman RS, et al. Axillary lymph node dissection for intraductal breast carcinoma—is it indicated. Cancer. 1987;69:1819–24.

[42] Vaidya Y, Vaidya P, Vaidya T. Ductal carcinoma in situ of the breast. Indian J Surg. 2015;77:141–6.

[43] Boughey JC, Gonzalez RJ, Bonner E, Kuere HM. Current treatment and clinical trial development for ductal carcinoma of the breast. Oncologist. 2007;11:1276–87.

[44] Julien J-P, Bijker N, Fentiman IS, Peterse JL, Delledonne V, Rouanet P, et al. Radiotherapy in breast-conserving treatment for ductal carcinoma in situ: first results of the EORTC randomised phase III trial 10853. EORTC Breast Cancer Cooperative Group and EORTC Radiotherapy Group. Lancet. 2000;355:528–33.

[45] Bijker N, Maijnon P, Peterse JL, Bogaerts J, Van Hoorebeek I, Julien P, et al. Breast conserving treatment with or without radiotherapy in ductal carcinoma in situ. Ten year results of European Organisation for Research and Treatment of Cancer Randomised phase 111 trial 10852—Study by the EORTC breast cancer cooperative group and EORTC Radiotherapy Group. J Clin Oncol. 2006;24:3381–7.

[46] Houghton J, George WD, Cuzick J, Duggan C, Fentiman IS, Spittle M, et al. Radiotherapy and tamoxifen in women with completely excised ductal carcinoma in situ of the breast in UK, Australia and New Zealand. Lancet. 2003;362:95–102.

[47] Cuzick J, Sestak I, Pinder SE, Ellis IO, Forsyth S, Bundred NJ, et al. Effect of tamoxifen and radiotherapy in women with locally excised ductal carcinoma in situ: long-term results from the UK/ANZ DCIS trial. Lancet Oncol. 2011;12:21–9.

[48] Emdin SO, Bengt G, Ringberg A, Sandelin K, Arnession L-G, Nordgren J, et al. SweDCIS: Radiotherapy after sector resection for ductal carcinoma in situ of the breast. Results of a randomised trial in a population offered mammography screening. Acta Oncol. 2006;45:536–43.

[49] Page DL, Lagios MD. Pathologic analysis of the National Surgical Adjuvant Breast Project (NSABP) B-17 trial Unanswered questions remaining unanswered considering current concepts of ductal carcinoma in situ. Cancer. 1995; 75:1219–22.

[50] Morrow M. Understanding carcinoma in situ: a step in the right direction. Cancer. 1999;86:375–7.

[51] Bartelink H, Horiot JC, Poortmans P, Struikmans H, Van de Bogaert W, Barillot I, et al. Recurrence rates after treatment of breast cancer with standard radiotherapy with or without an additional radiation. N Eng J Med. 2001;345:1378–87.

[52] Bartelink H, Maingnon P, Poortmans P, Weitens C, Fourquet A, Jager J, et al. Whole breast irradiation with or without a boost for patients treated with breast-conserving surgery for early breast cancer. 20-year follow-up of a randomised phase 3 trial. Lancet Oncol. 2015;16:47–56.

[53] Fisher B, Land S, Mamounas E, Dignam J, Fisher ER, Wolmark N. Prevention of invasive breast cancer in women with ductal carcinoma in situ: an update of the National Surgical Adjuvant Breast and Bowel Project experience.

Semin Oncol. 2001;28:400–18.

[54] Holmberg L, Garmo H, Granstrand B, Ringberg A, Arnesson L–G, Sandelin PK, et al. Absolute risk reductions for local recurrence after postoperative radiotherapy after sector resection for ductal carcinoma in situ. J Clin Oncol. 2008;8:1247–52.

[55] Wong JS, Kaelin CM, Troyan SL, Gadd MA, Gelman R, Lester SC et al. Prospective study of wide excision alone for ductal carcinoma in situ. J Clin Oncol. 2006;24:1031–6.

[56] Solin LJ, Gray R, Hughes LL, Wood WC, Lowen MA, Badwe SS et al. Surgical excision without radiation for ductal carcinoma in situ of the breast: 12 year results from the ECOG–ACRIN E5194 study. J Clin Oncol. published ahead of print on Sept 14, 2015 as 10.1200/JCO.2015.60.8588.

[57] Boxer MM, Delaney GP, Chua BH. A review of the management of ductal carcinoma in situ following breast conserving surgery. Breast. 2013;22:1019–25.

[58] Cutuli B, Bernier J, Poortmans P. Radiotherapy for DCIS: an underestimated benefit? Radiother Oncol. 2014;112:1–8.

[59] Abbott AM, Portschy PR, Lee C, Le Chap T, Han LK, Washington T, et al. Prospective multicentre trial evaluating balloon catheter partial breast irradiation for ductal carcinoma in situ. Int J Rad Oncol. 2013;87:494–8.

[60] Strnad V, Ott OJ, Hildebrandt G, Kauer–Dorner D, Knauerhase H, Major T. 5–year results of accelerated partial breast irradiation using sole interstitial multicatheter brachytherapy versus whole–breast irradiation with boost after breast–conserving surgery for low–risk invasive and in–situ carcinoma of the female breast: a randomised, phase 3, non–inferiority trial. Lancet. 2016;387:229–38.

[61] Allred DC, Anderson SJ, Paik S, Wickerham DL, Naqtegaal ID, Swain SM, et al. Adjuvant tamoxifen reduces subsequent breast cancer in women with oestrogen receptor positive ductal carcinoma in situ: a study based on NSABP protocol B–24. J Clin Oncol. 2012;30:1268–73.

[62] Petrelli F, Barni S. Tamoxifen added to radiotherapy and surgery for the treatment of ductal carcinoma in situ of the breast: a meta–analysis of 2 randomized trials. Radiother Oncol. 2011;10:195–9.

[63] Davies C, Pan H, Godwin J, Gray R, Arriagada R, Raina V, et al. Adjuvant Tamoxifen: Longer against Shorter. (ATLAS) Collaborative Group. Longterm effects of continuing adjuvant tamoxifen to 10 years versus stopping at 5 years after diagnosis of oestrogen receptor positive breast cancer. ATLAS, a randomised trial. Lancet. 2013;381:805–16.

[64] Abe O, et al. Overview of the randomized trials of radiotherapy in ductal carcinoma in situ of the breast. JNCI Monogr. 2010;41:162–77.

第 14 章 原发浸润性乳腺癌的外科治疗

Surgical Considerations in the Management of Primary Invasive Breast Cancer

Carissia Calvo，Ismail Jatoi 著
阮胜男 译

自 19 世纪初以来，随着乳腺癌知识和治疗的发展和进步，乳腺癌治疗中的外科处理和护理标准发生了变化。虽然由于保乳手术、放疗和全身治疗的结合，原发性乳腺癌的现代治疗取得了重大进展，但手术仍然是乳腺癌整体管理的主要基石。本章的主要目的是突出原发性乳腺癌外科治疗的历史背景、现代建议和持续发展。

一、历史背景

19 世纪，德国病理学家 Rudolf Virchow（图 14–1）研究了乳腺癌的病理解剖。他进行了一系列的尸检解剖，并假设乳腺癌沿着筋膜平面和淋巴管[1]扩散。很少有人重视癌症的血源性传播。Virchow 的假设影响了美国外科医生 William Halsted 的工作（图 14–2）。19 世纪晚期，Halsted 描述了根治性乳房切除术，这是一种治疗乳腺癌[2]的手术。手术切除了乳房、胸下的肌肉，以及同侧腋窝淋巴结。因此，按照 Virchow 的假设，连接乳房和腋窝淋巴结的淋巴管被整体切除。Halsted 认为，淋巴结阴性乳腺癌的切除是有疗效的，他认为这样肿瘤在通过淋巴管扩散之前就被切除了。Halsted 还认为乳房切除术和腋窝清扫的范围是决定预后的重要因素。因此，乳腺癌的复发和远处转移往往是由于手术不足造成的。

到 20 世纪初，根治性乳房切除术已被广泛接受为乳腺癌的标准治疗方法。与其他现代手术相比，根治性乳房切除术的局部复发风险要小得多。在 20 世纪早期[3]，激进的乳房切除术也被认为提高了乳腺癌患者的生存率。存活率的提高很大程度上可能是由于前置时间偏差的影响，而不是手术技术的进步。事实上，到了世纪之交，患者（肿瘤较小）寻求医疗救助的时间也越来越早。

一个重要的观察结果与 Halsted 模式所认为的不一致，约 30% 的淋巴结阴性乳腺癌患者在术后 10 年内死于转移性疾病[4]。这一发现表明淋巴管不是癌症远程传播的唯一来源。然而，20 世纪早期的大多数外科医生都不愿意抛弃 Halsted 的观念，即乳腺癌的远距离传播仅仅通过淋巴管发生。有

人提出，腋窝无淋巴结累及的女性，其远处复发的原因可能是通过内乳和锁骨上淋巴结链的转移扩散[5, 6]。然而，切除这些额外的淋巴结链并没有改善预后，这些范围更广的淋巴结切除术很快就被放弃了[7, 8]。

在20世纪前3/4的时间里，乳腺癌根治术一直是乳腺癌治疗的基石。此后，该行动失去了支持。到了20世纪下半叶，许多外科医生认为根治性乳房切除术会使患者身体太过虚弱，一些中心报道较小的手术范围也可以收获良好效果[9, 10]。这些较小的手术包括改良的根治术乳房切除术（保留胸肌）和简单的原发性乳腺肿瘤切除。减少根治性手术的趋势可归因于两个重要因素[11]。首先，20世纪下半叶的外科医生看到了很多小肿瘤患者，这些小肿瘤通常可以接受局部切除。第二，放疗技术有所改进，能够有效地提供杀伤肿瘤剂量，而不会对周围组织造成重大损害。因此，许多外科医生对与乳房放疗联合进行的保乳手术产生了兴趣。

1962年，Bloom等报道了250名没有接受治疗的原发性乳腺癌患者的生存率[12]。这些患者在1805—1933年间在英国伦敦的Middlesex医院被临床诊断，组织诊断是通过尸检确定的。这些未接受治疗的患者的生存率几乎与接受根治性乳房切除术治疗的Halsted的患者相同。这似乎表明，手术对降低乳腺癌死亡风险的作用微乎其微，但100年前手术的影响可能与今天大不相同。19世纪晚期的患者通常处于癌症晚期。在许多情况下，远处转移可能已经存在，因此，手术可能对疾病的自然史影响甚微。相比之下，今天的患者通常表现为早期疾病。因此，在没有转移的情况下，局部治疗可以单独治愈一些患者。

在过去的25年中，Halsted模式的原则在几个大型随机前瞻性试验中得到了验证。这些试验检验了各种外科手术治疗乳腺癌的效果。这些试验都没有将手术治疗与任何治疗进行比较，因此，手术对乳腺癌死亡率的真正影响从未得到证实。然而，这些试验的结果表明，保乳疗法（保乳手术联合放疗）

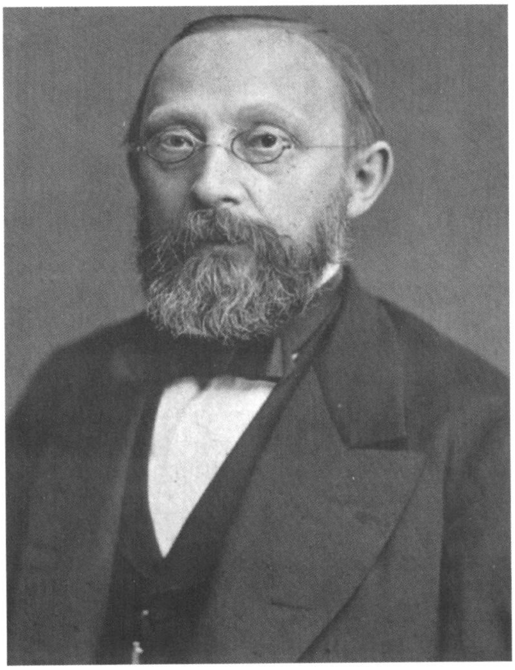

▲ 图 14-1 **Rudolph Virchow 博士**
（国家医学档案馆提供）

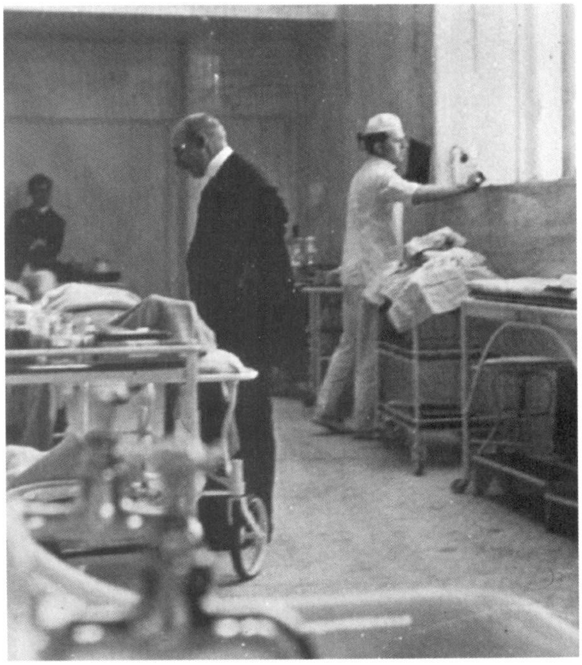

▲ 图 14-2 **William Halsted 博士**
（由国家医学档案馆提供）

是大多数乳腺癌患者的可行选择。

美国国立乳腺外科辅助治疗项目 –04（The National Surgical Adjuvant Breast and Bowel Project–04，NSABP–04）和 King/Cambridge 临床淋巴结阴性乳腺癌患者，随机选择腋窝早期或延迟治疗[13, 14]。在 NSABP–04 试验中，临床淋巴结阴性的 1665 名女性要么没有接受腋窝初始治疗，要么接受腋窝淋巴结清扫或放疗的初始治疗[13]。在未接受腋窝治疗的患者中，约有 18% 发展为腋窝淋巴结转移，随后接受腋窝淋巴结清扫治疗。然而，在试验的 3 个部分中，乳腺癌患者的死亡率没有显著差异。在 King/Cambridge 试验中，2243 名临床淋巴结阴性的乳腺癌患者被随机分为两组，一组乳房切除术术后立即腋窝放疗，另一组乳房切除术术后未进行腋窝放疗仅随访观察[14]。在观察组中，放疗延迟至腋窝疾病进展或复发。然而，两组患者的乳腺癌死亡率并无显著差异。NSABP–04 和 King/Cambridge 试验表明，延迟治疗腋窝不会对乳腺癌死亡率产生不利影响。这一发现表明，腋窝淋巴结不是癌症进一步扩散的起源，这一发现与 Halsted 假说不一致。

Halsted 还提出，乳腺癌是一种局部进展性疾病。他认为转移是由乳腺癌原发肿瘤的连续和离心扩散引起的。如果这是真的，那么乳房切除术的范围应该会影响生存。在过去的 30 年中，这个假设在 6 个大型随机前瞻性试验中得到了验证。这些研究包括 Milan Ⅰ、Gustave–Roussy 研究所、NSABP–06、美国国家癌症研究所、欧洲癌症研究与治疗组织（European Organization for the Research and Treatment of Cancer，EORTC）和丹麦小组试验[15–20]（图 14–3）。这些试验比较了与腋窝淋巴结清扫联合进行的根治性乳房切除术或改良根治性乳房切除术与范围较小的手术（不同标记为节段切除术、局部切除术、肿瘤切除术、象限切除术或广泛的局部切除术）。所有这些试验表明，乳房切除术的范围对乳腺癌死亡率没有影响。

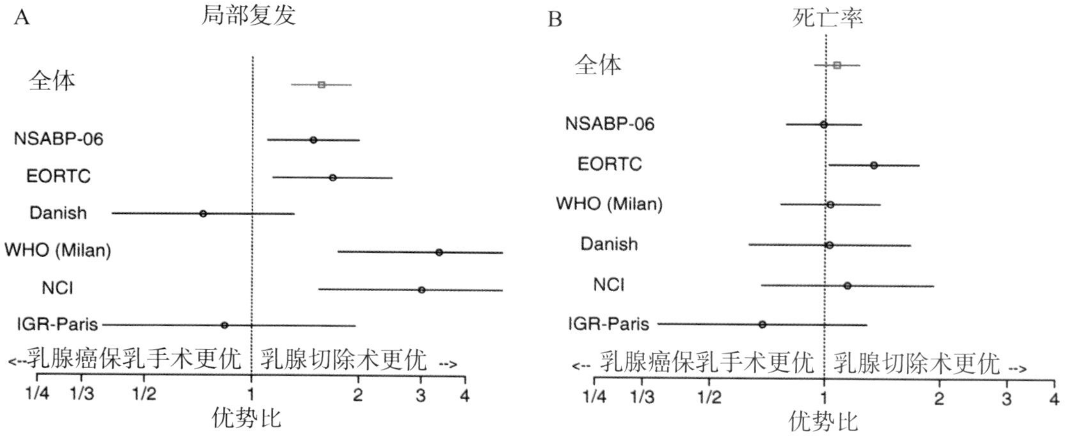

▲ 图 14–3　影像学显示局部复发率和死亡率结果比较

图示早期乳腺癌保乳治疗和乳腺切除术的 6 个随机试验的优势比和置信区间。A. 复发率；B. 死亡率

经 Jatoi 和 Proschan 许可重制[28]

NSABP–06 是这六次试验中[17]最大的一次。1843 例患者随机分为三组：乳房全切加腋窝淋巴结清扫（改良根治性乳房切除术）、乳房区段切除加腋窝淋巴清扫术后合并放疗。NSABP–06 发现在研究的 3 个分组中，患者的存活率没有差异；然而，乳房区段切除加放疗组局部乳房肿块复发的发生率明显低于未接受放疗组。因此，在原发性乳腺癌的治疗中，放疗通常与乳腺癌保乳手术联合使用。

二、局部复发

全乳切除术后局部复发可能发生在胸壁、覆盖胸壁的皮肤，或者腋窝、内乳、锁骨上、锁骨下淋巴结[21]。然而，接受乳腺癌保乳手术治疗的妇女也有同侧乳腺复发的风险[22]。因此，总的来说，接受乳腺癌保乳手术的患者比接受全乳切除术的患者有更大的局部复发风险。多年来，Fisher 认为保乳手术术后同侧乳腺肿瘤复发是已经存在的远处疾病的征象[23]。他认为这种复发是不良预后的标志，但不是不良预后的原因。研究表明，在保乳手术之后，同侧乳腺肿瘤复发的女性发生远处转移的风险是未复发女性的 3 倍以上[24]。而且，在保乳手术术后 3 ～ 5 年内出现同侧乳腺复发的患者似乎比之后复发的患者预后更差[25]。

放疗可以降低同侧乳腺肿瘤复发的风险。在 NSABP-06 研究中，肿瘤切除后同侧乳腺肿瘤复发的风险约为 40%，肿瘤切除加放疗复发的风险约为 10%[17]。对于接受全乳切除术治疗的患者，同侧乳腺肿瘤复发的风险基本上为 0。对于同侧乳腺肿瘤复发患者，一般采用挽救乳房切除术（全乳切除术）治疗，这些患者的 10 年精算生存率约为 58%[21]。相反，胸壁、同侧腋窝、锁骨上窝和锁骨下窝的局部复发预后较差。超过 90% 的患者会发生远处转移，大多数患者会在复发后 10 年内死亡[26]。

哪些因素影响乳腺癌术后同侧复发的风险？一些调查人员已经回答了这个问题。Borger 等研究了在荷兰癌症研究所接受保乳手术和放疗的 1026 名患者[27]。单因素分析显示，有 7 个因素与同侧乳腺肿瘤复发风险的增加有关：年龄、再次切除时残留肿瘤、肿瘤组织学类型、任何原位癌成分的存在、血管浸润、镜检边缘累及以及全乳腺放疗剂量。经过比例危险回归分析，只有两个因素保持独立的显著性：年龄和血管浸润的存在。因此，40 岁以下患者的 5 年同侧乳腺肿瘤复发率为 6%，有血管浸润的患者 5 年复发率为 8%。在没有这些因素的情况下，保乳手术术后 5 年复发的风险仅为 1% 左右。

对 6 项主要随机试验［乳房切除术与保乳疗法（保乳手术联合放疗）］比较的综述证实，与保乳手术联合放疗相关的局部复发风险显著增加，合并优势比 1.561，95% CI 1.289 ～ 1.890，$P < 0.001$[28]（图 14-3A）。但在本分析中，两组间死亡率无显著差异，优势比 1.070，95% CI 0.935 ～ 1.224，$P > 0.33$（图 14-3B）。然而，这项 Meta 分析可能缺乏统计指标，无法识别局部复发对乳腺癌死亡率的微小但显著的影响。或者，在 Meta 分析中，相互竞争的死亡原因（心脏病、卒中等）可能掩盖了局部复发对死亡率小的潜在影响。值得注意的是，在这些试验中，患者被密切随访，那些在保乳手术联合放疗后出现同侧乳腺肿瘤复发的患者立即接受乳房切除术（解救乳房切除术）治疗。

近年来，越来越多的证据表明局部复发确实与乳腺癌死亡率的增加有关。一项对 15 项保乳手术术后放疗与无放疗的比较试验的汇总分析显示，未行放疗可能导致同侧乳腺肿瘤复发增加 3 倍，并略微增加死亡率（8.6%）[29]。此外，早期乳腺癌临床研究协作组（the Early Breast Cancer Trialists' Collaborative Group，EBCTCG）报告了一项关于早期乳腺癌各种手术方式和放疗的随机试验的合作 Meta 分析结果[30]。比较有无放疗、手术范围大与手术范围小（有或无放疗）、手术范围大无放疗与手术范围小有放疗等。这些研究人员发现，避免局部复发——无论是乳房或其他地方（胸壁、区域淋巴结等），都是降低乳腺癌死亡率的重要因素。在 15 年期间，每避免 4 次局部复发就可预防 1 例乳腺癌死亡。

Turner 等报道，携带 BRCA 突变（BRCA1 或 BRCA2）的女性在保乳手术和放疗后更有可能发生同侧乳腺肿瘤复发[31]。然而，BRCA1 或 BRCA2 突变患者同侧乳腺肿瘤复发的中位时间为 7.8 年，而未突变的患者为 4.7 年。这些突变携带者复发的时间反而更长，表明这些是第二次原发性肿瘤。BRCA 基因在 DNA 修复中发挥着重要作用，一些研究似乎表明，携带这些基因突变的人对放疗的影响极为敏感[32]。因此，有人可能会推测，保乳手术术后放疗可能在 BRCA 突变携带者的同侧二次乳腺癌的发展中发挥作用。Pierce 和他的同事跟踪了 160 名 BRCA 携带者和 445 名匹配的对照组，这些人在诊断出乳腺癌后接受了保乳手术治疗。这些作者报道，未行卵巢切除术的突变携带者患同侧乳腺肿瘤复发的风险增加，而行卵巢切除术的突变携带者无增加[33]。然而，BRCA 突变携带者也面临着对侧乳腺癌发生的高风险，许多人在乳腺癌初诊时就选择了对侧预防性乳房切除术。最近的一项研究发现，北美的 BRCA 突变携带者在诊断出乳腺癌后，比欧洲的突变携带者更愿意接受对侧预防性乳房切除术[34]。据报道，对侧预防乳房切除术的接受程度存在很大差异，从挪威的 0 到美国的 49.3% 不等。

三、手术选择

目前，原发性乳腺癌患者可考虑三种手术方式：改良根治性乳房切除术、改良根治性乳房切除术加对侧预防性乳房切除术、保乳手术（表 14–1）。改良的根治性乳房切除术指的是切除乳房和同侧淋巴结（首先切除前哨淋巴结，如果有明显的淋巴转移，那么患者一般会接受腋窝淋巴结清扫术）。如果患者选择了这个选项，她通常可以避免放疗，虽然对于大肿瘤（＞ 5cm）和（或）广泛淋巴结累及的患者，乳腺切除术后放疗是推荐的[35]。经改良的乳腺癌根治术治疗的患者一般应行乳房再造手术，这一问题将在后面讨论。此外，一些患有单侧乳腺癌的妇女可能会选择改良的根治性乳房切除术和对侧预防性乳房切除术（即双侧乳房切除术），特别是如果他们携带 BRAC1 或 BRAC2 基因突变，或对另一侧乳房可能发生新癌症感到明显焦虑的患者。最后，单侧乳腺癌患者可以选择在切除腋窝淋巴结的同时进行保乳手术。这通常是首选，因为它产生了最好的美容和触觉效果。如果患者选择这种方式，她通常需要放疗来降低同侧乳腺肿瘤复发的风险。然而，对于 70 岁以上早期且 ER 阳性乳腺癌患者，肿瘤切除加辅助内分泌治疗（无放疗）可能是一个更合适的选择[36]。

各种术语被用来描述保乳方式，包括节段性乳房切除术、肿块切除术、肿瘤切除术、广泛的局部切除、象限切除术。本质上，这些术语指的是在正常乳腺组织的不同边缘切除乳腺肿瘤。节段性乳房切除术和肿块切除术这两个术语可以互换使用。这些术语指的是切除的乳腺肿瘤周围有足够的正常组织，导致显微镜下手术边缘无肿瘤的残留组织。根据定义，肿瘤细胞可以接近手术边缘的一个细胞的宽度。在伦敦的 Guy 医院，人们用“肿瘤扩大切除术”来描述乳房肿瘤的切除，以及肿瘤肿块周围 3cm 范围内的乳腺组织[37]。显微镜下的手术边缘状态尚未确定。在意大利米兰肿瘤研究所的 Veronesi 等描述的 1/4 切除术中，包含肿瘤的整个乳腺象限被切除[15]。在 6 个比较保乳手术联合放疗和乳房切除术的随机试验中，关于同侧乳腺肿瘤复发的风险有相当大的异质性，这很可能是由于手术方式的巨大不同[28]。例如，在 Milan 的试验中，接受保乳手术联合放疗治疗的患者接受了象限切除（切除肿瘤周围正常组织的 2 ～ 3cm 边缘），而在丹麦和美国国家癌症研究所的试验中，只进行了肿瘤的简单切除（不涉及边缘）。

表 14-1　原发性浸润性乳腺癌的手术选择

改良根治性乳房切除术	切除整个乳房
	前哨淋巴结活检 / 腋窝清扫
	乳房重建
	必要时行放疗
改良根治性乳房切除术加对侧预防性乳房切除术	切除两侧整个乳房
	前哨淋巴结活检 / 有肿瘤侧行腋窝清扫
	两侧乳房重建
	必要时行放疗
保乳手术	切除肿瘤至切缘为正常组织
	前哨淋巴结活检 / 腋窝清扫
	放疗一般都需要做

在任何保乳手术后，放疗通常用于消除残留在同侧乳腺的隐匿性肿瘤灶。乳房放疗可在术后 10 ～ 14d 开始。如果还计划化疗，放疗被推迟到一次或多次化疗后再进行。本书的另一章将讨论放疗。

大多数原发性乳腺癌患者都适合保乳手术，但也有少数禁忌 [31]（表 14–2）。然而，这些只是相对禁忌证，每个患者的情况都应该仔细检查 [38]。例如，一般孕妇不建议保乳手术，因为放疗对胎儿有很大的风险。然而，重要的是放疗前通常还要进行几个月的化疗，因此，如果在分娩后进行放疗，保乳手术是一个可接受的选择。曾接受过乳房放疗的患者通常也被建议不要接受保乳手术，然而，放射肿瘤学家可能会综合考虑以前给予的放射剂量，其中一些患者可能可以考虑接受保乳手术和放疗。此外，某些共存的医学问题，如胶原血管疾病，可能会对放疗后的美容效果产生不利影响，从而增加并发症的风险。胶原血管疾病只有在活动性疾病时才会出现。

表 14–2　影响原发性乳腺癌手术选择的因素（保乳手术 vs 乳房切除手术）

患者需求	肿瘤多灶
怀孕	突变携带者
有过放疗史	
活性胶原血管病	
肿瘤大小与乳房大小的关系	
多中心性疾病	

肿瘤较大的患者通常被建议接受改良的根治术乳房切除术，而不是保乳手术 [39]。然而，保乳手术适合的肿瘤大小尚未明确，不同的临床试验使用不同的标准来招募保乳手术患者。在 Milan 的试验中，保乳手术仅对小于 2.5cm 的肿瘤患者可选择，这些患者接受了包含肿瘤的整个乳腺象限的切除 [15]。在

NSABP-06 试验中，小于 4cm 的肿瘤患者都符合保乳手术（肿块切除）的条件，而随后的 NSABP 试验更是接受了大于 5cm 的肿瘤患者 [17]。一个重要的考虑是肿瘤的大小相对于乳房的大小。今天，在一些中心，术前化疗被用来缩小这些大肿瘤的大小，使得保乳手术对更多的女性是可行的 [40]。因此，一个肿瘤大、乳腺小的患者可能可以考虑保乳手术如果她愿意接受术前化疗。

一些外科医生认为，如果肿瘤靠近或涉及乳头乳晕复合体，应禁忌使用保乳手术。然而，乳头乳晕复合体可以很容易地与肿瘤一起切除。虽然牺牲乳头乳晕复合体可能会导致美容畸形，但许多女性更愿意这样做，而不是失去整个乳房。因此，应考虑患者的意愿。

多灶癌（涉及乳房的 1/4 以上）患者通常不适合保乳手术。仔细的乳房检查和术前乳房 X 线检查有助于确定是否存在肿瘤多灶。可疑乳房肿块的患者应在进行任何诊断活检之前进行乳房 X 线检查。乳房活检后立即获得的乳房 X 线片往往由于活检后的变化而难以解释。因此，如果通过活检确诊癌症，活检后的乳腺 X 线摄影检查可能难以确定患者是否适合进行保乳手术。

近年来，乳腺 MRI 已广泛应用于新诊断乳腺癌的妇女，以帮助确定保乳手术联合放疗的适用范围。MRI 偶尔会在同侧或对侧乳房中发现在临床检查或数字 X 线摄影中不明显的额外肿瘤灶 [41]。基于 MRI 检查结果，乳房切除术（甚至双侧乳房切除术）可能被推荐给那些本来可以行保乳手术联合放疗的患者。因此，乳房 MRI 在原发性乳腺癌妇女的初始评估中的应用引起了相当大的争议。许多研究人员认为，在 MRI 上发现的额外的肿瘤病灶可以通过放疗和全身治疗得到充分的治疗，乳房 MRI 的使用不必要地增加乳房切除率。宾夕法尼亚大学的一项回顾性研究将接受术前评估的早期乳腺癌患者当中接受或不接受乳房 MRI 的患者进行了比较 [42]。在本研究中，所有的女性都接受了保乳手术联合放疗检查，但在某些情况下，保乳手术联合放疗的合格率是由 MRI 和常规乳房 X 线检查决定的，而在其他情况下，则仅由常规乳房 X 线检查决定。作者发现，最初诊断时的乳房 MRI 检查与预后改善无关。

保乳手术联合放疗是一种比改良根治术更为复杂的治疗方法。该手术通常需要两个单独的切口，一个是切除原发乳腺肿瘤，另一个是切除腋窝淋巴结。此外，接受保乳手术治疗的患者需要进行术后放疗。Nattinger 等分析了美国国家监测、流行病学和最终结果肿瘤登记处，发现随着保乳手术术式使用的增加，越来越多的患者接受了不合适的原发性乳腺癌手术治疗 [43]。适当的外科治疗应定义为全乳房切除术加腋窝淋巴结清扫（改良根治性乳房切除术）或保乳手术加腋窝淋巴结清扫和放疗。1983—1995 年期间，妇女接受不适当形式的改良根治性乳房切除术的比例稳定在 2.7%。然而，在此期间，接受不适当形式的保乳手术的比例（不包括放疗或腋窝淋巴结清扫或两者）从 1989 年的 10% 增加到 1995 年底的 19%。

NSABP-06 结果出版以来，在美国保乳手术使用已经逐渐增加。然而，接受这一方式有相当大的地理差异。几年前，Nattinger 等报道了保乳手术在不同状态下的频率范围为 3.5% ～ 21.2%[44]。大西洋中部（20%）和新英格兰州（17%）的发病率最高，东部（5.9%）和中南部西部州（7.3%）的发病率最低。在对美国国防部医疗系统内接受治疗的患者进行分析时，报告了使用保乳手术的类似的地理差异 [45]。在国防部系统中，医生在美国和国外的不同医院轮流工作。然而，保乳手术使用的地理差异仍然存在。因此，美国不同地区的患者偏好可能会有所不同，从而导致对一种手术的接受程度不同于另一种。

在美国，原发性乳腺癌患者单侧乳房切除术的使用从 1988 年的 76.5% 左右下降到 2004 年的 38%，而同期保乳手术的使用则显著增加 [46]。但这项研究也发现，在保乳手术之后的放疗常常被忽略，尤其是在少数民族和年轻及老年妇女中。矛盾的是，在美国，使用双侧乳房切除术治疗早期单侧乳腺癌在1998—2004年期间增加了1倍多[47]。

到1990年，18个州通过了要求医生公开乳腺癌治疗方案的立法。Nattinger等研究了该立法对保乳手术使用的影响[48]。他们发现这样的立法对保乳手术的使用率只有很小的、短暂的影响。Dolan等报道，与在私立医院接受治疗的较富裕患者相比，在公立医院接受治疗的贫困妇女较少会接受保乳手术[49]。最近的一项研究表明，当充分了解治疗原发性乳腺癌的两种可用选择时（保乳手术或乳房切除术），许多女性会选择乳房切除术[50]。因此，不仅仅是保险范围，其他一些复杂的因素，似乎正在影响原发性乳腺癌外科治疗的趋势。

（一）对侧预防性乳房切除术

对侧预防性乳房切除术是指在诊断为单侧乳腺癌的女性中，对侧非受累乳房的手术切除。20世纪90年代末（2007年首次报道），美国开始出现对侧预防性乳房切除术使用增加的惊人趋势，并在全球范围内显著增加。这一趋势是矛盾的，因为尽管对侧乳腺癌发展的风险总体上降低了，但它仍然存在，这可以归因于早期乳腺癌的辅助全身治疗的广泛使用。因此，近年来，美国乳腺癌的外科治疗似乎出现两极分化，越来越多的女性选择保乳手术或更积极的手术（双侧乳房切除术），而单侧乳房切除术的使用减少。

有几个因素可以归因于对侧预防性乳房切除术的使用增加。首先，对BRCA1/BRCA2等突变基因的基因检测得到了更广泛的应用，这些突变基因大大增加了患对侧乳腺癌的风险[51]。对侧预防性乳房切除术常被推荐用于携带这些突变的女性，因为相对于平均风险患者，对侧乳腺癌的风险增加了3～4倍。其次，术前乳腺MRI的广泛应用提高了对侧乳腺潜在可疑病变检测的敏感性，可能促使对侧预防性乳房切除术的选择[52]。最近有证据表明，接受术前乳腺MRI检查的女性选择对侧预防性乳房切除术的可能性是不接受MRI的2倍[53]。此外，对侧预防性乳房切除术的使用增加可能部分归因于乳房重建技术的改进，一些女性选择双侧乳房切除术进行重建，而不是单侧乳房切除术进行重建，前提是获得更好的美容对称性[54]。最后，尽管自实施辅助全身治疗以来，对侧乳腺癌的整体发病率有所下降（每年的风险为0.1%），但患者自身对侧乳腺癌发展风险的过高估计可能是导致近期对侧预防性乳房切除术趋势的原因之一。

对侧预防性乳房切除术对乳腺癌死亡率的影响从未在随机前瞻性试验中进行过研究。然而，大量的观测研究表明，对侧预防性乳房切除术在对侧乳腺癌的风险增加的患者（BRCA1和BRCA2突变以及ER阴性）当中与减少乳腺癌特定和全因素死亡率（例如，死于任何原因）有关，以及对侧乳腺癌的平均风险发展有关（年度风险每年0.1%）。值得注意的是，构成观察性研究基础的数据集往往忽略了重要的协变量，如总体健康和社会经济地位/背景，因此这些研究可能产生对治疗效果的偏差估计。仔细检查对侧预防性乳房切除术和非癌死亡率之间的关系，利用1998—2010年监测、流行病学和成果（SEER）数据集[55]，证实对侧预防性乳房切除术和减少乳腺癌的特定和全因死亡率相关，但更明显的是对侧预防性乳房切除术和减少非癌症死亡率（例如，死于别的原因而非癌症）之间更相关[56]。对侧预防性乳房切除术与非癌症死亡率之间总体上较强的相关性暗示了选择偏差的存在，因为未测量的混杂因素可能促成了先前确定的对侧预防性乳房切除术与较低的乳腺癌特定和全因死亡率之间的相关性。可能影响对侧预防性乳房切除术优先选择的潜在混杂因素包括通常更健康的女性（更能忍受长时间的外科手术）或来自更高社会经济背景的女性。

因此，在大多数情况下，增加对侧预防性乳房切除术（双侧乳腺切除术治疗单侧乳腺癌）的使用是难以证明的。对侧预防性乳房切除术在发生突变的女性（如 BRCA1 或 BRCA2）或之前接受过乳腺放疗，这些对侧乳腺癌风险较高的女性中可能是合理的，但除此之外，对侧预防性乳房切除术通常应被劝阻。

（二）乳房重建手术

对于一些原发性乳腺癌患者，保乳手术不是一个合适的选择。如前所述，对于一些孕妇、肿块较大或多灶癌患者，既往接受过乳房放疗的患者，活动性胶原血管疾病患者，保乳手术可能不适合。这些患者通常被建议进行改良的根治性乳房切除术（全乳房切除和腋窝淋巴结清扫）。这些患者中的大多数都是乳房重建手术的良好候选者，可以在原发性乳腺癌手术时（立即重建）或稍后（延迟重建）进行乳房重建手术。几年来，人们一直担心即刻的重建手术可能会掩盖局部复发，从而导致更糟糕的结果[57]。因此，许多研究人员建议推迟重建。然而，研究表明，即刻重建并不会对预后产生不利影响[58, 59]。此外，立即重建允许使用一种麻醉药进行两种手术（癌症手术和重建），甚至可能与较低的心理社会发病率有关[60]。

乳房重建有多种选择，包括植入物或建立背阔肌肌皮瓣、横腹直肌肌皮瓣（transverse rectus abdominis myocutaneous，TRAM）和游离皮瓣。此外，腹壁下深动脉穿支（deep inferior epigastric artery perforator，DIEP）皮瓣近年来越来越受欢迎[61]。乳房重建的详细回顾可在本文的另一章和外科图集中找到[62]。

乳房假体重建被广泛应用[63]。目前有几种方法，包括永久性植入体、永久性可扩张植入体和连续可扩张植入体后进行植入体交换。组织扩张器被放置在胸肌下方，然后通过皮下注射盐水在数周内逐渐膨胀，一旦皮肤扩张至足够大时就会植入永久性植入物。组织扩张器只适用于没有接受过皮肤辐射的中、小型乳房的女性。硅胶和生理盐水植入物都被使用过。有人担心硅胶植入物可能会增加结缔组织疾病的风险。事实上，这种担忧已经导致了大量的诉讼和辩论[64]。然而，一些研究未能证明硅胶植入物与结缔组织疾病之间有任何联系[65, 66]。皮肤丘可以用肌皮瓣重建，其中皮肤和肌肉从一个解剖区域转移到胸壁，血管蒂保持附着。背阔肌肌皮瓣是目前比较流行的一种肌皮瓣，适用于胸大或既往接受过放疗的患者[67]。因此，它常用于保乳手术当中接受过放疗的一部分妇女复发后再使用乳房切除术的情况。遗憾的是它通常因为组织不够，而需要在皮瓣下加入植入物。

与背阔肌皮瓣相比，TRAM 皮瓣有更大的潜在并发症风险[62]。然而，它也有几个优点，是目前在美国最常用的皮瓣。TRAM 皮瓣提供了足够大的组织，因此没有必要在皮瓣下植入。TRAM 皮瓣用于那些有中等或过量的下腹部脂肪且又需要软组织填充胸壁的患者，因此，它不仅为乳房重建提供了足够的组织，还导致了腹部成形术。

最后，可以用游离皮瓣重塑乳房，游离 TRAM 皮瓣是最受欢迎的[68]。在游离皮瓣中，皮肤和皮下肌肉与血管蒂分离，一旦皮瓣被放置在胸壁上，微血管技术被用来重建血液供应。与标准 TRAM 皮瓣相比，游离 TRAM 皮瓣有几个优点。需要较少的腹直肌，因为不需要血管蒂的隧道乳房的中间轮廓看起来会更好看，然而需要外科医生在微血管手术方面有专门知识。

在接受乳房切除术治疗的女性中，不到 20% 的人会进行乳房再造[69]。1999 年，《妇女健康和癌症权利法案》（the Women's Health and Cancer Rights Act）实施，规定 MT 术后乳房重建的保险范围，并于 2001 年通过了附加立法，对不合规的保险公司进行处罚[70]。然而，这项立法并没有显著增加美国乳房再造的总体使用，也没有减少不同地理区域和患者亚群之间的差异。

四、腋窝的处理

自 19 世纪晚期以来，乳腺癌手术一直与腋窝手术密切相关。今天，腋窝手术仍然是保乳手术和改良根治术的重要组成部分。尽管如此，腋窝的手术治疗仍然是一个争议很大的话题。腋窝淋巴结转移不再被认为是远处转移的先决条件。因此，腋窝手术对患者生存、局部控制和分期的影响常被讨论。

腋窝淋巴结清扫术是指腋窝淋巴结的清扫，根据腋窝淋巴结与胸小肌的解剖关系，腋窝淋巴结分为 3 个分组[71]。胸小肌外侧淋巴结为第Ⅰ组淋巴结，胸小肌外侧和内侧边界后方淋巴结为第Ⅱ组淋巴结，胸小肌内侧淋巴结为第Ⅲ组淋巴结。完整的腋窝淋巴结清扫术是指将所有 3 组淋巴结全部清扫干净，部分腋窝淋巴结清扫术仅指第Ⅰ组和第Ⅱ组淋巴结的切除，腋窝淋巴结活检仅指第Ⅰ组淋巴结切除。

腋窝淋巴结转移一般以有序的方式发生。因此，第Ⅰ组淋巴结一般先累及，然后累及第Ⅱ组淋巴结，再累及第Ⅲ组淋巴结。跳跃性转移表明淋巴结转移至第Ⅱ组或第Ⅲ组，但没有第Ⅰ组的转移，这种情况很少发生。Veronesi 等研究了 539 例全腋窝淋巴结清扫术患者的淋巴结转移分布[72]。58% 的患者出现第Ⅰ组淋巴结转移，22% 的患者出现第Ⅰ组和第Ⅱ组淋巴结转移，16% 的患者出现 3 组淋巴结转移。在他们的研究当中，跳跃性转移仅占 4%。目前，大多数权威机构建议行第Ⅰ组和第Ⅱ组（部分腋窝淋巴结清扫术）淋巴结切除；通常需要移除 10 个或更多的淋巴结[73]。部分腋窝淋巴结清扫术可以将 96% 的原发性乳腺癌淋巴结阳性或阴性患者正确分期，且很少引起上肢明显的淋巴水肿。与部分腋窝淋巴结清扫术相关的 4% 的假阴性率可归因于跳跃转移。这种假阴性率可以通过第Ⅰ～Ⅲ组淋巴结切除术（全腋窝淋巴结清扫术）进一步降低，但这可能增加上肢淋巴水肿的风险。

部分腋窝淋巴结清扫术技术在外科图集中进行了讨论[62]。从本质上讲，这个手术包括切除淋巴结上至腋窝静脉水平，外侧至背阔肌，中至胸小肌内侧边缘。手术中应特别注意鉴别胸长神经和胸背神经。胸长神经（钟状神经）沿胸壁外侧延伸，支配前锯肌。胸长神经的损伤会导致翼状肩。胸背神经伴随肩胛下动脉沿着腋窝后部支配背阔肌。

腋窝淋巴结清扫术对原发性乳腺癌患者的生存、局部控制和分期有什么影响？近年来，一些临床试验已经阐明了这个问题。腋窝淋巴结清扫术对原发性乳腺癌患者管理的影响仍然是一个有争议的问题。

（一）生存率

多年来，腋窝淋巴结清扫术被认为是原发性乳腺癌患者生存的重要决定因素。Halsted 和他的门徒们在 100 多年前就提出了这个观点，他们认为乳腺癌首先会扩散到局部淋巴结，然后扩散到远处。随后，一些研究人员提供了回顾性数据，表明腋窝淋巴结清扫术的程度确实影响原发性乳腺癌患者的生存。然而这些数据具有一定误导性，因为没有考虑分期迁移效应。以一个 1.5cm 的肿瘤和腋窝转移淋巴结为例。外科医生 A 可以进行广泛的淋巴结清扫并切除了转移淋巴结。另一方面，外科医生 B 可能会做一个范围较小的淋巴结清扫，而无法发现转移淋巴结。因此，如果由 A 外科医生治疗，该患者将被诊断为Ⅱ期乳腺癌。如果由 B 外科医生治疗，同一患者将被诊断为Ⅰ期疾病。当比较任意一个阶段的生存率时，似乎外科医生 A 治疗的患者更好，但这可能是由于分期迁移效应，而不是更广泛的淋巴结清扫的治疗效果。

确定腋窝淋巴结清扫术是否对死亡率有影响的最佳方法是在随机前瞻性试验中比较有无腋窝淋巴结清扫术治疗。尽管已经讨论过的 NSABP-04 和 King/Cambridge 试验的结果表明，延迟治疗腋窝对乳腺癌死亡率没有影响，但这样的研究从未进行过 [13, 14]。这些试验的结果可能被解释为腋窝淋巴结不是癌症进一步扩散的一个起源。尽管如此，一些研究人员认为 NSABP-04 和 King/Cambridge 试验中没有足够的患者数量来检测早期或延迟腋窝治疗的患者在生存率上的微小差异 [74]。此外，随机试验的 Meta 分析似乎表明，与腋窝淋巴结清扫术相关的生存益处，但在接受辅助系统治疗的妇女中，这种益处可能会减少 [30, 75]。

（二）腋窝复发

可触诊的乳腺癌患者中有 35% ～ 40% 的腋窝淋巴结转移 [76]。在许多病例中，当患者首次出现原发性乳腺癌时，淋巴结受累在临床上并不明显。事实上，多达 30% 的临床淋巴结阴性患者在腋窝淋巴结清扫术后发现有淋巴结累及 [77]。在缺乏腋窝淋巴结清扫的情况下，许多患者最终会出现淋巴结累及的临床证据。NSABP-04 和 King/Cambridge 试验为临床淋巴结阴性患者腋窝治疗效果提供了重要信息。这些试验表明放疗和腋窝淋巴结清扫术在腋窝局部控制方面同样有效。在 NSABP-04 试验中，临床淋巴结阴性的原发性乳腺癌患者要么腋窝未接受治疗，要么接受腋窝淋巴结清扫术或放疗治疗 [13]。在没有接受腋窝治疗的患者中，约 18% 的患者在 5 年内发展为腋窝复发。相比之下，在接受腋窝治疗的患者中腋窝复发只有 2%。类似的结果在 King/Cambridge 试验中也有报道，临床淋巴结阴性的患者随机接受全乳房切除术和腋窝放疗，或者全乳房切除术和仅腋窝观察 [14]。综上所述，这些研究表明腋窝治疗（腋窝淋巴结清扫术或放疗）可将腋窝复发的 5 年风险降低约 90%。

在回顾性研究中也报道了腋窝治疗对局部控制的重要性。Baxter 等回顾了 112 例行肿瘤切除术但未行腋窝淋巴结清扫术的乳腺癌患者的资料 [78]。当这些患者首次出现乳腺癌时，在临床检查中没有腋窝淋巴结受累的证据。在随后的 10 年，大约 28% 的患者发展为腋窝复发。腋窝复发在直径小于 1cm 的患者中占 10%，在直径 1.1 ～ 2.0cm 的患者中占 26%，在直径大于 2.1cm 的原发性肿瘤患者中占 33%。

腋窝淋巴结清扫术的程度似乎影响腋窝复发的风险。Graverson 等回顾了 3128 例原发性乳腺癌患者初次临床表现为淋巴结阴性的记录 [79]。腋窝复发的 5 年风险范围从无淋巴结转移时的 19% 到 5 个以上淋巴结转移时的 3%。在 NSABP-04 研究中，切除 6 个以上淋巴结的患者腋窝没有复发。因此，对于减少腋窝复发的风险，充足的腋窝淋巴结清扫术是必不可少的。

腋窝复发通常被认为是肿瘤生物学的标志，表明远处转移和死亡的风险增加。这些复发不被认为是不良预后的原因。然而，许多女性在腋窝复发后情绪崩溃。此外，腋窝复发可引起显著的发病率。腋窝的主要血管和神经有时被肿瘤侵犯，引起淋巴水肿或疼痛。在这种情况下，腋窝很难管理。手术清除这种腋窝淋巴结往往与发病率增加有关。因此，在初次诊断原发性乳腺癌时对腋窝进行适当的治疗是很重要的。

（三）分期

对于原发性乳腺癌患者，腋窝的临床评估是出了名的不准确。在可触及腋窝淋巴结的患者中，约有 30% 在腋窝淋巴结清扫术后发现淋巴结阴性，另外临床上约有 30% 的淋巴结阴性患者在术后被证实有淋巴结累及[77]。因此，传统上腋窝淋巴结清扫术在原发性乳腺癌患者的分期中扮演着重要的角色（无论是淋巴结阴性还是淋巴结阳性）。

淋巴结转移的预后意义尚不清楚。多年来，医生们一直认为淋巴结状态只是一个时间变量。因此，有人认为淋巴结阳性的患者比淋巴结阴性的患者病情更糟，因为其癌症是在其自然史的后期才被发现的。然而，圣安东尼奥肿瘤登记处的一项研究似乎表明，淋巴结状态也是肿瘤生物学的一个标志，因为最初诊断时的淋巴结状态也可以预测复发后的预后[80]。在该研究中，与淋巴结阴性的患者相比，初次诊断时有 4 个或 4 个以上淋巴结的患者复发后的预后明显更差。此外，淋巴结阳性高危肿瘤（＞ 2cm，ER 阴性、分期高、淋巴结阳性）在年轻患者更常见（发病高峰年龄在 50 年），而淋巴结阴性、低风险肿瘤（＜ 2cm，雌激素受体阳性、分期低、淋巴结阴性）倾向于发生在老年人中（发病高峰年龄为 70 年）[81]。这一观察结果也与以下观点一致：淋巴结状态是肿瘤生物学的预测因子，而不仅仅是肿瘤年代学的预测因子。

法国巴黎居里研究所的一项研究强调了腋窝淋巴结清扫术作为肿瘤分期的重要性[82]。在这项研究中，658 名接受乳房肿瘤切除术和乳房放疗的乳腺癌患者被随机分为腋窝淋巴结清扫术或腋窝放疗。

其中一些患者根据淋巴结状况决定是否进行辅助治疗。然而，在接受放射治疗的腋窝患者中，并没有评估淋巴结状态，因此这些患者均未接受辅助化疗。与腋窝放疗组（92.6%）相比，腋窝淋巴结清扫术组（96.6%）的 5 年总生存率（$P > 0.014$）虽小，但明显高于腋窝放疗组（92.6%）。许多研究人员将这种小的益处归因于辅助化疗。因此，如果淋巴结状态会影响辅助全身治疗的决定，腋窝应采用腋窝淋巴结清扫术而不是放疗治疗。

淋巴结阳性患者预后较淋巴结阴性患者差。然而，淋巴结状态并不能预测对治疗的反应。的确，对于淋巴结阴性和淋巴结阳性患者，辅助全身治疗分别将每年复发和死亡的概率降低约 30% 和 25%[83]，并且在淋巴结阳性患者中，辅助全身治疗的绝对收益更大，因为他们复发和死亡的风险更大。例如，考虑两组乳腺癌患者：一组淋巴结阳性，在未来 10 年内死于乳腺癌的风险为 60%；另一组淋巴结阴性，死于乳腺癌的风险为 20%。对这两组人来说，适当的全身治疗可将乳腺癌死亡风险降低约 25%。然而，对于这个淋巴结阳性组，绝对收益是 15%（60%×25%=15%），而对于淋巴结阴性组，绝对收益只有 5%（20%×25%=5%）。因此，淋巴结状态不仅为预后提供重要信息，也为辅助系统治疗的影响提供重要信息。与预后较差且淋巴结阳性的年轻女性相比，预后较好的老年女性，淋巴结阴性肿瘤患者可能不太愿意接受系统治疗的不良反应。然而，近年来，乳腺癌的辅助治疗越来越多地依赖于肿瘤预测因子（ER 状态和 HER2 状态），它们决定了特定肿瘤对特定治疗的反应性[84]。例如，内分泌治疗（他莫昔芬或芳香化酶抑制药）用于 ER 阳性肿瘤患者，赫赛汀用于 HER2 阳性肿瘤患者。

五、前哨淋巴结活检

腋窝淋巴结清扫术并非没有风险。该手术与伤口感染和上肢的并发症有关。据报道，伤口感染率在 8% ～ 19% 之间，但其原因尚不清楚[85-87]。一些研究者推测腋窝伤口感染的高发生率可能是由于带血管蒂皮瓣下方的无效腔或由于局部淋巴管中断而引起的局部免疫应答改变所致。腋窝淋巴结清扫术也与上肢的并发症显著有关。在一个研究中，报道了以下上肢并发症：70% 的患者感觉异常，33% 的患者疼痛，25% 的患者虚弱，10% 的患者手臂淋巴水肿，10% 的患者僵硬[88]。如今，超过一半的原发性乳腺癌患者的淋巴结阴性。如果正确识别，这些患者可以避免与腋窝淋巴结清扫术相关的潜在发病率。近年来，前哨淋巴结活检已成为实现这一目标的一种手段。

前哨淋巴结是第一个接受肿瘤淋巴引流的淋巴结。对于任何一个淋巴结，人们可能会假设如果前哨淋巴结没有转移瘤，那么该淋巴结内的所有其他淋巴结也应该没有肿瘤。另外，前哨淋巴结的累及可能意味着相关的其他淋巴结也累及。因此，前哨淋巴结活检是一种诊断性测试，有助于确定区域淋巴结的状态。这种技术使外科医生能够确定局部淋巴结的状态，避免因更广泛的淋巴结清扫而引起的上肢并发症。对于原发性乳腺癌患者，前哨淋巴结活检的禁忌证包括临床可触及的腋窝淋巴结转移，以及既往的乳腺或腋窝手术可能干扰淋巴引流[89]。

1977 年，Cabanas 首次将前哨淋巴结活检技术描述为一种可评估腹股沟 – 髂骨清扫术的阴茎癌患者的方法[90]。随后，Morton 等证明了前哨淋巴结活检用于黑色素瘤淋巴结分期的可行性和准确性[91]。近年来，前哨淋巴结活检被广泛应用于原发性乳腺癌分期，目的是降低腋窝淋巴结清扫术的使用率[92]。一旦确定，前哨淋巴结将被切除并送去进行组织病理学评估。多项研究表明，前哨淋巴结活检在预测腋窝淋巴结状态方面相当准确[93, 94]。外科医生可以通过在原发肿瘤周围皮下注射蓝色染料或放射性胶体来识别第一个引流（前哨）淋巴结。乳晕下注射似乎与瘤周注射一样准确[95]。事实上，对于不易触及、经 X 线检查发现的癌症，乳晕下注射可能是更好的选择。对于用放射性胶体和蓝色染料注射是否比单独用蓝色染料注射更准确，也存在争议。Morrow 等在一项随机试验中比较了这两种方法，发现它们同样有效[96]。因此，外科医生的偏好决定了使用哪种方法。

Giuliano 等将 134 例接受标准腋窝淋巴结清扫的原发性乳腺癌患者与 164 例接受前哨淋巴结活检后又行腋窝淋巴结清扫的患者进行对比[97]。报道的淋巴结转移的发生率分别为 29% 和 42%。因此，与标准腋窝淋巴结清扫相比，前哨淋巴结活检报告的淋巴结阳性病例发生率更高。腋窝淋巴结清扫术后，常规苏木精、伊红（hematoxylin and eosin，HE）染色检查每个非前哨淋巴结 1 ～ 2 节段。然而，病理学家更关注前哨淋巴结。这些淋巴结通常通过多次切片，HE 染色和细胞角蛋白免疫组化染色来评估。因此，前哨淋巴结活检可以对单个淋巴结进行集中的组织病理学评估，从而提高了识别微转移的可能性。

前哨淋巴结活检的假阴性率可能高达 10%，而第 Ⅰ 和 Ⅱ 组腋窝淋巴结清扫的假阴性率为 4%[98]。假阴性率是指淋巴结转移患者被错误地定义为淋巴结阴性的百分比。假阴性可能导致关于辅助治疗的错误决定，从而影响预后。在比较前哨淋巴结活检或腋窝淋巴结清扫治疗后的长期结果的持续试验中，将解决这些和其他有关前哨淋巴结活检的问题。然而，随机试验表明，前哨淋巴结活检可显著降低腋窝淋巴结清扫相关的发病率[99-101]。因此，前哨淋巴结活检在早期乳腺癌的治疗中已被广泛接受。

（一）前哨淋巴结活检与腋窝淋巴结清扫

前哨淋巴结活检现已成为早期乳腺癌保守治疗的重要组成部分。多项已发表的单机构、多机构和前瞻性随机对照研究表明，在确定为前哨淋巴结活检阴性（无转移性疾病）的女性中，省略腋窝淋巴结清扫是安全的。直到最近，在那些被确认患有单纯性脊髓炎转移性疾病的患者中实现区域间控制的金标准一直是腋窝淋巴结清扫。然而，在临床淋巴结阴性的患者中，有 40% ～ 60% 的患者仅发现前哨淋巴结参与其中[102]。因此，在绝大多数临床淋巴结阴性患者中，腋窝淋巴结清扫可能被视为治疗过度，尤其是考虑到淋巴水肿、疼痛和上肢活动减少等潜在的长期并发症时。

美国肿瘤外科学会（American College of Surgeons Oncology Group，ACOSOG）Z0011 试验检测了接受全腋窝淋巴结清扫治疗的早期乳腺癌患者和未接受腋窝治疗的前哨淋巴结活检阳性患者对局部区域控制的影响[103]。本研究随机选取 856 例 T_1 或 T_2 N_0 M_0 病灶行前哨淋巴结活检和肿瘤切除术的患者，在发现前哨淋巴结转移性疾病后，行腋窝淋巴结清扫全切除术或不进行腋窝手术。临床上淋巴结阳性（可触及淋巴结病）、融合淋巴结、淋巴结外侵犯的妇女被排除在前哨淋巴结活检研究范围之外，因为患者被证实往往有高肿瘤负担（3 个或 3 个以上的前哨淋巴结阳性）。仅接受前哨淋巴结活检（无腋窝进一步手术）的患者中，仅有 1.8% 的患者在中位随访 6.3 年中发现局部复发，而接受标准腋窝淋巴结清扫的患者中，这一比例为 3.6%（P=0.11）。两组间局部复发相似，无腋窝手术的前哨淋巴结活检组 0.9%，腋窝淋巴结清扫组 0.5%（P=0.45）。两组间局部复发无生存率无显著差异。ACOSOG Z0011 研究表明，保乳、全乳照射以及辅助全身治疗的早期乳腺癌患者，在未完成腋窝淋巴结清扫的情况下，前哨淋巴结活检可提供良好的区域控制性。随着前哨淋巴结活检技术的发展，评价前哨淋巴结疾病的方法也越来越多。肿瘤相关的前哨淋巴结现在可以进一步分为宏转移（直径＞ 2mm），微转移（直径≥ 0.2 ～ 2mm）和孤立的肿瘤细胞群（isolated tumor cells，ITCs）（直径＜ 0.2mm）[104]。虽然微转移和 ITCs 的整体预后 / 临床意义仍不确定，但对于前哨淋巴结肿瘤负担如此低的患者，完成腋窝淋巴结清扫仍是一个有争议的话题。其中 ACOSOG Z0011 试验评估了宏转移患者的前哨淋巴结活检，而国际乳腺癌研究组（International Breast Cancer Study Group，IBCSG）试验 23-01 则试图比较随机化前哨淋巴结微转移患者和接受标准腋窝淋巴结清扫和未接受进一步治疗的 ITCs 的结果[105]。这项研究评估 931 名临床淋巴结阴性的女性原发性乳腺肿瘤最大直径＜ 5cm 被发现有一个或多个为转移（≥ 0.2 ～ 2mm）前哨淋巴结病灶，没有宏转移疾病。接受腋窝淋巴结清扫的患者 5 年无病生存率为 84.4%（95%CI 80.7% ～ 88.1%），未接受腋窝进一步治疗的患者 5 年无病生存率为 87.8%（95%CI 84.4% ～ 91.2%）。另外，腋窝淋巴结清扫组 5 年总生存率为 97.6%（95%CI 96.0% ～ 99.2%），前哨淋巴结活检组 5 年总生存率为 97.5%（95%CI 95.8% ～ 99.1%）。两组间无病生存期和总生存期均无显著差异。研究进一步表明，在不接受腋窝进一步治疗的随机分组中，局部复发率低于 1%。

AATRM 试验还评估了前哨淋巴结活检和单独密切临床随访用于早期乳腺癌前哨微转移的安全性[106]。前瞻性临床试验随机选取 233 例新诊断的早期乳腺癌（原发肿瘤直径＜ 3.5cm，N_0 M_0）患者，经证实在前哨淋巴结活检上有微转移灶，接受标准完成腋窝淋巴结清扫和临床随访（无进一步腋窝治疗）。在 5 年的时间里，共有 4 名患者被确诊为复发：一名来自 108 名（1%）女性随机分为的腋窝淋巴结清扫组中，3 名来自 119 名女性随机分为的前哨淋巴结活检组和未接受腋窝治疗组中。根据 IBCSG 23-01 试验结果，两组间无病生存差异无统计学意义（P=0.325）。

综上所述，IBCSG 23-01 和 AATRM 试验为 ACOSOG Z0011 近期的研究结果提供了进一步的证据，该研究发现，在接受传统的全乳照射和全身辅助治疗的早期乳腺癌淋巴结阴性、前哨淋巴结转移阳性率低的患者中，单用前哨淋巴结活检是安全的。总的来说，ACOSOG Z0011、IBCSG 23–01、AATRM 和 AMAROS（下文讨论）试验已经改变了早期前哨淋巴结活检阳性乳腺癌患者的临床管理。

在美国临床肿瘤学会建议腋窝淋巴结清扫可以安全地避免患者 1 ～ 2 前哨淋巴结宏转移在乳腺保乳术后行全乳放疗，只要他们接受传统的基于 Z0011 试验的结果，其他专业的社会批评研究二级缺乏普遍性和缺乏放射治疗质量保证。具体来说，Z0011 研究的结果并不适用于乳房切除术患者。一项正在进行的随机、多中心、非劣性试验，被称为 UK–Austria New Zealand（UK–ANZ）“阳性前哨淋巴结：单独辅助治疗对比辅助治疗加清除或腋窝放疗”试验（POSNOC），旨在通过评估同时接受保乳手术和乳房切除术的患者，明确解决 Z0011 研究的局限性 [107]。1900 名参与者与单灶或多灶浸润性乳腺癌（主要病变≤ 5cm）确认有 1 ～ 2 阳性前哨淋巴结宏转移的患者被随机分配接受辅助治疗［化疗和（或）内分泌治疗；没有进一步的腋窝特异性治疗］与辅助治疗加 ALND 或腋窝放疗。POSNOC 的试验还将包括放射治疗质量保证计划。研究的主要指定终点为腋窝 5 年复发，次要终点包括腋窝发病率、生活质量、局部复发和生存 / 经济评价。本研究的结果有望为阐明 Z0011 研究结果的安全性和通用性提供进一步的证据。

（二）腋窝放疗

NSABP–04 试验的证据显示，与腋窝淋巴结清扫相比，腋窝放疗的腋窝复发率（4%）相当。然而，本研究的主要目的，如前所述，是评估腋窝的早期和延迟治疗。多中心，第三阶段非 EORTC 10981–22023 AMAROS（映射腋窝放射治疗或手术后）试验，试图进一步评估在实现区域控制随机化 $T_{1\sim2}$ 临床淋巴结阴性乳腺癌患者中，腋窝放疗与腋窝淋巴结清扫疗效相比，以及前哨淋巴结活检阳性患者是行腋窝淋巴结清扫或腋窝放疗的比较 [108]。研究结果显示腋窝放疗组 5 年复发率为 1.19%（95%CI 0.31% ～ 2.08%），ALND 组为 0.43%（95%CI 0.00% ～ 0.92%）。两组间无病生存期和总生存期无显著差异。研究因此证明那些推荐进一步腋窝治疗的女性早期乳腺癌和临床淋巴结阴性腋患者［根据肿瘤大小、分期、血管侵犯、肿瘤细胞和（或）包膜外侵犯］，腋窝放疗可以考虑代替腋窝淋巴结清扫因为它提供了相当的腋窝控制率，却大大减弱二级淋巴水肿的发生（表 14–3）。

表 14–3　评价前哨淋巴结活检的研究

试　验	患者（例）	研究设计	前哨淋巴结转移评估
ACOSOG Z0011	856	前哨淋巴结阳性：随机分为 ALND 组和非 ALND 组	微转移，宏转移
AMAROS	1425	前哨淋巴结阳性：随机分为 ALND 和腋窝放疗	微转移，宏转移
AATRM	233	前哨淋巴结阳性：随机分为 ALND 组和非 ALND 组	微转移
IBCSG 23-01	931	前哨淋巴结阳性：随机分为 ALND 组和非 ALND 组	微转移，ITCs
POSNOC	计划 1900	前哨淋巴结阳性：随机分为单独辅助全身治疗与辅助全身治疗 + 腋窝治疗（ALND 或放疗）	宏转移

ALND. 腋窝淋巴结清扫；ITCs. 肿瘤细胞群

（三）腋窝手术在新辅助化疗中的应用

新辅助化疗越来越多地应用于早期乳腺癌的治疗，因为它通常可以降低原发肿瘤的分期，从而增加保乳手术的可能性。在临床淋巴结阳性并接受新辅助化疗的患者中，仅有 50% ～ 60% 的患者存在腋窝淋巴结残留。虽然前哨淋巴结活检已被确立为腋窝分期的可靠手段，且其发病率远低于腋窝淋巴结清扫术，但对于接受新辅助化疗的患者，SLNB 的使用时机仍存在争议。前瞻性多中心队列“前哨新辅助治疗”（SENTINA）研究旨在评估临床淋巴结阳性的女性和临床淋巴结阳性前哨结果阴性女性在接受新辅助化疗后前哨淋巴结活检的假阴性率[109]。本研究将患者分为 4 个治疗组：A 组为临床淋巴结阴性，新辅助化疗前前哨淋巴结活检阴性，未进一步腋窝治疗的患者；B 组包括新辅助化疗前临床淋巴结阴性，前哨淋巴结阳性，新辅助化疗结束后再次行前哨淋巴结活检的患者；C 组为临床淋巴结阳性（N_1 或 N_2）患者，新辅助化疗后腋窝变为临床阴性，同时行前哨淋巴结活检和腋窝淋巴结清扫；而 D 组包括淋巴结阳性的患者，这些患者在新辅助化疗后仍保持淋巴结阳性，因此接受了标准的完全腋窝淋巴结清扫。临床淋巴结阴性的妇女在接受新辅助化疗前行前哨淋巴结活检（A 组和 B 组）发现前哨淋巴结的检出率为 99.1%（95%CI 98.3% ～ 99.6%），而在新辅助化疗后行前哨淋巴结活检的检出率显著降低至 80.1%（95%CI 76.6% ～ 83.2%）。此外，不超过 2/3 的前哨淋巴结［检出率 60.8%（95%CI 55.6% ～ 65.9%，360 例中检出 219 例）］在新辅助化疗（B 组）后再次行前哨淋巴结活检的患者中被检测出。新辅助化疗后（C 组）腋窝由临床淋巴结阳性转为临床淋巴结阴性的患者假阴性率为 14.2%（95%CI 9.9% ～ 19.4%）。

ACOSOG Z1071（Alliance）试验通过测定前哨淋巴结活检的假阴性率，进一步评估前哨淋巴结活检是否可以用于初次淋巴结阳性乳腺癌患者新辅助化疗后的腋窝分期[110]。可接受假阴性率一直被公认为≤ 10%，基于临床淋巴结阴性的妇女接受前哨淋巴结活检。研究招募了 701 名淋巴结分期 N_1 或 N_2 的女性，她们在完成新辅助化疗后同时接受了前哨淋巴结活检和腋窝淋巴结清扫。淋巴结 pCR 率为 41%（95%CI 36.7% ～ 45.3%）。从 SENTINA 试验一致的发现，第二阶段临床研究证明 12.6% 的假阴性率（Bayesian 90%CI 9.85% ～ 16.05%）的 cN1 疾病女性患者至少有 2 个或更多的前哨淋巴结被检出，这表明前哨淋巴结活检不能可靠地检测新辅助化疗后所有的腋窝淋巴结转移。有人可能会推测，化疗后前哨淋巴结活检的准确性下降可能是由于纤维化增加，而纤维化反过来又干扰淋巴引流，使示踪剂更新 / 手术切除更加困难。另一种可能的推测是，在新辅助化疗后，前哨淋巴结的肿瘤细胞优先被消融，而其他淋巴结则完好无损。另外值得注意的是，ACOSOG 研究发现，切除 3 个或更多前哨淋巴结进行评估时假阴性率显著降低［9.1%（95%CI 5.6% ～ 13.7%）≥ 3 枚前哨淋巴结，对比假阴性率 21.1%（95% CI 13.2% ～ 31.0%）2 枚前哨淋巴结］，蓝色染料的结合和利用放射性标记的胶体（10.8%，95%CI 7.2% ～ 15.3%）与单一方案（20.3%，95%CI 11.0% ～ 32.8%）对比，假阴性率也明显降低（P=0.05）。

前瞻性、多中心的“新辅助化疗后前哨淋巴结活检”（SN FNAC）研究也评估了活检证实的淋巴结阳性乳腺癌患者化疗后 SLNB 的准确性[111]。在本研究中，我们采用标准苏木精和伊红染色对前哨淋巴结进行了评估，如果结果为阴性，则必须进一步使用免疫组织化学方法进行评估。在 ACOSOG Z1071 研究中，只有转移灶＞ 0.2mm 的前哨淋巴结被认为是阳性，而在 SN FNAC 研究中，任何大小的前哨淋巴结转移都被认为是阳性。通过使用免疫组织化学方法对前哨淋巴结活检进行更为敏感的病理分析，并纳入任何大小的转移，该研究报告了新辅助化疗后前哨淋巴结活检的可接受假阴性率为 8.4%（95%CI 2.4% ～ 14.4%）。然而，该研究的一个显著局限性是样本量相对较小（153 名患者）。

SENTINA、ACOSOG Z1071 和 SN FNAC 研究共同提示，对于临床接受新辅助化疗的淋巴结阳性患者，患者选择前哨淋巴结评估的敏感性更高但可能会降低假阴性率。在新辅助化疗的早期临床淋巴结阳性乳腺癌患者中使用前哨淋巴结活检替代腋窝淋巴结清扫最终需要假阴性率≤ 10% 才可以接受。

结论

原发性乳腺癌的现代外科治疗可追溯到 19 世纪晚期，Halsted 对根治性乳房切除术的描述。然而，根治性乳房切除术目前很少用于乳腺癌的治疗。目前，保乳手术加放疗是大多数原发性乳腺癌患者的首选方案。对于那些不适合接受保乳手术的患者，改良根治性乳房切除术是一种可接受的选择，近年来，越来越多的女性选择改良根治性乳房切除术和对侧预防性乳房切除术（即双侧乳房切除术）。然而，几乎没有理由使用双侧乳腺切除术来治疗单侧乳腺癌，除非患者是突变携带者或有乳房放疗史，因为在这两种情况下，对侧乳腺癌的风险显著增加。接受改良根治性乳房切除术或双侧乳房切除术的患者一般会寻求乳房再造手术。还应该指出的是，现在看来，局部复发可能增加乳腺癌死亡的风险，在 15 年期间，4 次局部复发导致 1 次额外的乳腺癌死亡。因此，对于大多数选择保乳手术的女性，应考虑术后放疗。多年来，腋窝的管理一直是一个相当有趣的话题。今天，前哨淋巴结活检被认为是标准腋窝淋巴结清扫的首选替代法。最近发表的几项随机研究提供了额外的证据，证明对于腋窝疾病负担较轻的早期乳腺癌患者，单用前哨淋巴结活检是腋窝淋巴结清扫的安全替代方案，特别是如果这些患者将接受辅助放疗和辅助全身治疗。

推荐阅读

[1] Virchow R. Cellular pathology. Philadelphia: JB Lippincott; 1863.
[2] Halsted WS. The results of operations for the cure of cancer of the breast performed at the Johns Hopkins hospital from June 1889 to January 1894. Ann Surg. 1894;20:55–497.
[3] Margoles RG. Surgical considerations for invasive breast cancer. Surg Clin North Am. 1999;79:1031–46.
[4] Bonnadonna G, Valagussa P. The contribution of medicine to the primary treatment of breast cancer. Cancer Res. 1988;48:2314–24.
[5] Urban JA, Marjoni MA. Significance of internal mammary lymph node metastases in breast cancer. AJR Am J Roentgenol. 1971;111:130–6.
[6] Wagensteen OH. Another look at supraradical operation for breast cancer. Surgery. 1957;41:857–61.
[7] Andreassen M, Dahl-Iversen E, Sorensen B. Extended exeresis of regional lymph nodes at operation for carcinoma of breast and the result of a 5-year follow-up of the first 98 cases with removal of the axillary as well as the supraclavicular glands. Acta Chir Scan. 1954;107:206–13.
[8] Lacour J, Bucalossi P, Cacers E, et al. Radical mastectomy versus radical mastectomy plus internal mammary dissection. Cancer. 1976;37:206–14.
[9] McWhirter R. Simple mastectomy and radiotherapy in treatment of breast cancer. Br J Radiol. 1955;28:128–39.
[10] Mustakalio S. Conservative treatment of breast carcinoma—review of 25-year follow-up. Clin Radiol. 1972;23:110–6.
[11] Margolese R. Surgical considerations in selecting local therapy. J Natl Cancer Inst Monogr. 1992;11:41–8.
[12] Bloom HJG, Richardson WW, Harries EJ. Natural history of untreated breast cancer (1805–1933). BMJ. 1962;2:213–21.
[13] Fisher B, Redmond C, Fisher ER, et al. Ten-year results of a randomized clinical trial comparing radical mastectomy and total mastectomy with or without radiation. N Eng J Med. 1985;312:674–81.
[14] Cancer Research Campaign Working Party. Cancer research campaign (King's/Cambridge) trial for early breast cancer. Lancet. 1980;2:55–60.
[15] Veronesi U, Cascinelli N, Mariani L, et al. Twentyyear

follow-up of a randomized study comparing breastconserving surgery with radical mastectomy for early breast cancer. N Engl J Med. 2002;347:1227–32.
[16] Arriagada R, Le MG, Rochard F, et al. Conservative treatment versus mastectomy in early breast cancer: patterns of failure with 15 years of follow-up data. J Clin Oncol. 1996;14:1558–64.
[17] Fisher B, Anderson S, Bryant J, et al. Twenty-year follow-up of a randomized trial comparing total mastectomy, lumpectomy, and lumpectomy plus irradiation for the treatment of invasive breast cancer. N Engl J Med. 2002;347:1233–41.
[18] Poggi MM, Danforth DN, Sciuto LC, et al. Eighteen-year results in the treatment of early breast carcinoma with mastectomy versus breast-conservation therapy. Cancer. 2003;98:696–702.
[19] van Dongen JA, Voogd AC, Fentiman IS, et al. Longterm results of a randomized trial comparing breastconserving therapy with mastectomy: European organization for research and treatment of cancer 10801 trial. J Natl Cancer Inst. 2000;92:1143–50.
[20] Bilchert-Toft M, Rose C, Anderson JA, et al. Danish randomized trial comparing breast-conservation therapy with mastectomy. J Natl Cancer Inst Monogr. 1992;11:19–25.
[21] Lonning PE. Treatment of early breast cancer with conservation of the breast: a review. Acta Oncol. 1991;30:779–92.
[22] Fowble B. Ipsilateral breast tumor recurrence following breast-conserving surgery for early stage invasive breast cancer. Acta Oncol. 1999;13(Suppl):9–17.
[23] Fisher B. Personal contributions to progress in breast cancer research and treatment. Semin Oncol. 1996;23:414–27.
[24] Fisher B, Anderson S, Fisher ER, et al. Significance of ipsilateral breast tumor recurrence after lumpectomy. Lancet. 1991;338:327–31.
[25] Kurtz JM, Spitalier JM, Amalric R, et al. The prognostic significance of late local recurrence after breastconserving therapy. Int J Radiat Oncol Biol Phys. 1990;18:87–93.
[26] Donegan WL, Perez-Mesa CM, Watson FR. A biostatistical study of locally recurrent breast carcinoma. Surg Gynecol Obstet. 1966;122:529–40.
[27] Borger J, Kemperman H, Hart A, et al. Risk factors in breast-conservation therapy. J Clin Oncol. 1994;12:653–60.
[28] Jatoi I, Proschan MA. Randomized trials of breastconserving therapy versus mastectomy for primary breast cancer: a pooled analysis of updated results. Am J Clin Oncol. 2005;28(3):289–94.
[29] Ving-Hung V, Verschraegen C. Breast-conserving surgery with or without radiotherapy: pooled analysis for risks of ipsilateral breast tumor recurrence and mortality. J Natl Cancer Inst. 2004;96:114–21.
[30] Early Breast Cancer Trialists' Collaborative Group. Effects of radiotherapy and of differences in the extent of surgery for early breast cancer on local recurrence and 15-year survival: an overview of the randomized trials. Lancet. 2005;366:2087–106.
[31] Turner BC, Harrold E, Matloff E, et al. BRCA1/BRCA2 germline mutations in locally recurrent breast cancer patients after lumpectomy and radiation therapy: implications for breast-conserving management in patients with BRCA1/ BRCA2 mutations. J Clin Oncol. 1999;17:3017–24.
[32] Kinzler KW, Vogelstein B. Gatekeepers and caretakers. Nature. 1997;386:761–3.
[33] Pierce LJ, Strawderman M, Narod SA, et al. Effect of radiotherapy after breast-conservig treatment in women with breast cancer and germline BRCA ½ mutations. J Clin Oncol. 2000;18(19):3360–9.
[34] Metcalfe KA, Lubinski J, Ghadirian P, et al. Prediction of contralateral prophylactic mastectomy in women with a BRCA 1 or BRCA 2 mutation: the hereditary breast cancer clinical study group. J Clin Oncol. 2008;26(7):1093–7.
[35] Benson J, Jatoi I. Management options breast cancer: case histories, best practice, and clinical decision-making. London: Informa Healthcare; 2009.
[36] Hughes KS, Schnaper LA, Berry D, et al. Lumpectomy plus tamoxifen with or without irradiation in women 70 years of age or older with early breast cancer. NEngl J Med. 2004;351(10):971–7.
[37] Atkins H, Hayward JL, Klugman OJ, et al. Treatment of early breast cancer: a report after ten years of a clinical trial. BMJ. 1972;2(5811):423–9.
[38] Winchester O, Cox J. Standards for breast-conservation treatment. CA Cancer J Clin. 1992;42:134–62.
[39] Foster RS, Wood WC. Alternative strategies in the management of primary breast cancer. Arch Surg. 1998;133:1182–6.
[40] Veronesi D, Bonadonna G, Zurrida S, et al. Conservation surgery after primary chemotherapy in large carcinomas of the breast. Ann Surg. 1995;222:609–11.
[41] Lehman CD, Gatsonis C, Kuhl CK, et al. MRI evaluation of the contralateral breast in women with recently diagnosed breast cancer. N Engl J Med. 2007;356:1295–303.
[42] Solin LJ, Orel SG, Hwang SG, et al. Relationship of breast magnetic resonance imaging to outcome after breastconservation treatment with radiation for women with early stage invasive breast carcinoma or ductal carcinoma in situ. J Clin Oncol. 2008;26:386–91.
[43] Nattinger AB, Hoffmann RG, Kneusel RT, et al. Relation between appropriateness of primary therapy for early stage breast carcinoma and increased use of breast conserving surgery. Lancet. 2000;356:1148–53.
[44] Nattinger AB, Gottlieb MS, Veum J, et al. Geographic variation in the use of breast-conserving treatment for breast cancer. N Engl J Med. 1992;326:1147–9.
[45] Kelemen JJ, Poulton T, Swartz MT, et al. Surgical treatment of early stage breast cancer in the department of defense healthcare system. J Am Coll Surg. 2001;192:293–7.
[46] Freedman RA, He Y, Winer EP, Keating NL. Trends in racial and age disparities in definitive local therapy of early stage breast cancer. J Clin Oncol. 2009;27(5):713–9.
[47] Tuttle TM, Haberman EB, Grund EH, et al. Increasing use of contralateral prophylactic mastectomy for breast cancer patients: a trend toward more aggressive surgical treatment. J Clin Oncol. 2007;25(33):5203–309.
[48] Nattinger AB, Hoffmann RG, Shapiro R, et al. The effect of legislative requirements on the use of breastconserving surgery. N Engl J Med. 1996;335:1035–40.
[49] Dolan J, Granchi TS, Miller CC, et al. Low use of breast-conservation surgery in medically indigent populations. Am J Surg. 1999;178:470–4.
[50] Collins ED, Moore CP, Clay KF, et al. Can women with early stage breast cancer make an informed decision for mastectomy? J Clin Oncol. 2009;27(4):519–25.
[51] Jatoi I, Benson JR, Liau SS, Chen Y, Cisco RM, Norton JA, et al. The role of surgery in cancer prevention. Curr Probl Surg. 2010;47(10):750–830.
[52] Jatoi I, Benson JR. The case against routine preoperative

breast MRI. Future Oncol. 2013;9(3):347–53.
[53] Sorbero ME, Dick AW, Beckjord EB, Ahrendt G. Diagnostic breast magnetic resonance imaging and contralateral prophylactic mastectomy. Ann Surg Oncol. 2009;16(6):1597–605.
[54] Murphy JA, Milner TD, O'Donoghue JM. Contralateral risk–reducing mastectomy in sporadic breast cancer. Lancet Oncol. 2013;14(7):e262–9.
[55] Institute nc. surveillance epidemiology and end results program (2014) Available from: http://seer.cancer.gov.
[56] Jatoi I, Parsons HM. Contralateral prophylactic mastectomy and its association with reduced mortality: evidence for selection bias. Breast Cancer Res Treat. 2014;148(2):389–96.
[57] Dowden RV, Rosato FE, McGraw JB. Reconstruction of the breast after mastectomy for cancer. Surg Gynecol Obstet. 1979;149:109–15.
[58] Johnson CH, van Heerden JA, Donohue JH, et al. Oncological aspects of immediate breast reconstruction following mastectomy for malignancy. Arch Surg. 1989;124:819–23.
[59] Vinton AL, Traverso W, Zehring RD. Immediate breast reconstrution following mastectomy is as safe as mastectomy alone. Arch Surg. 1990;125:1303–8.
[60] Dean C, Chetty D, Forrest APM. Effects of immediate breast reconstruction on psychosocial morbidity after mastectomy. Lancet. 1983;1:459–62.
[61] Damen TH, Mureau MA, Timman R, et al. The pleasing end result after DIEP flap breast reconstruction: a review of additional operations. J Plast Reconstr Aesthet Surg. 2009;62(1):71–6.
[62] Jatoi I, Kaufmann M, Petit JY. Atlas of breast surgery. Heidelberg: Springer; 2006.
[63] Corral CJ, Mustoe TA. Special problems in breast cancer therapy: controversy in breast reconstruction. Surg Clin North Am. 1996;76:309–26.
[64] Hulka BS, Kerkvliet NL, Tugwell P. Experience of a scientific panel formed to advise the federal judiciary on silicone breast implants. N Engl J Med. 2000;342:812–5.
[65] Nyren O, Yin L, Josefsson S, et al. Risk of connective tissue disease and related disorders among women with breast implants: a nation–wide retrospective cohort study in Sweden. BMJ. 1998;316:417–22.
[66] Janowsky EC, Kupper LL, Hulka BS. Meta–analyses of the relation between silicone breast implants and the risk of connective tissue diseases. N Engl J Med. 2000;342:781–90.
[67] Schneider WJ, Hill HL Jr, Brown RG. Latissimus dorsi myocutaneous flap for breast reconstruction. Br J Plast Surg. 1977;30:277–81.
[68] Amez Z, Smith R, Eder R. Breast reconstruction by the free lower transverse rectus abdominis muscular cutaneous flap. Br J Plast Surg. 1988;41:500–7.
[69] Alderman AK, McMahon L, Wilkins EG. The national utilization of immediate and early delayed breast reconstruction and the impact of sociodemographic factors. Plast Reconstr Surg. 2003;111:695–703.
[70] Alderman AK, Wei Y, Birkmeyer JD. Use of breast reconstruction after mastectomy following the Women's Health and Cancer Rights Act. JAMA. 2006;295(4):387–8.
[71] Jatoi I. Management of the axilla in primary breast cancer. Surg Clin North Am. 1999;79:1061–73.
[72] Veronesi U, Rilke R, Luini A, et al. Distribution of axillary node metastases by level of invasion. Cancer. 1987;59:682–7.
[73] Morrow M. Axillary dissection: when and how radical? Semin Surg Oncol. 1996;12:321–7.
[74] Harris JR, Osteen RT. Patients with early breast cancer benefit from effective axillary treatment. Breast Cancer Res Treat. 1985;5:17–21.
[75] Samphao S, Eremin JM, El–Sheemy M, Eremin O. Management of the axilla in women with breast cancer: current clinical practice and a new selective targeted approach. Ann Surg Oncol. 2009;15 (5):1282–96.
[76] Epstein RI. Routine or delayed axillary dissection for primary breast cancer? Eur J Cancer. 1995;31A:1570–3.
[77] Sacks NPM, Baum M. Primary management of carcinoma of the breast. Lancet. 1993;342:1402–8.
[78] Baxter N, McCready DR, Chapman JA, et al. Clinical behavior of untreated axillary nodes after local treatment for primary breast cancer. Ann Surg Oncol. 1996;3:235–40.
[79] Graverson HP, Bilchert–Toft M, Andersen J, et al. Danish breast cancer cooperative group. Breast cancer: risk of axillary recurrence in node–negative patients following partial dissection of the axilla. Eur J Surg Oncol. 1988;14:407–12.
[80] Jatoi I, Hilsenbeck SG, Clark GM, et al. The significance of axillary lymph node metastasis in primary breast cancer. J Clin Oncol. 1999;17:2334–40.
[81] Jatoi I, Anderson WF, Rosenberg PS. Qualitative age interactions in breast cancer: a tale of two diseases? Am J Clin Oncol. 2008;31:504–6.
[82] Cabanes PA, Salmon RI, Vilcoq JP, et al. Value of axillary dissection in addition to lumpectomy and radiotherapy in early breast cancer. Lancet. 1992;339:1245–8.
[83] Gelber RD, Goldhirsch A, Coates AS. Adjuvant therapy for breast cancer: understanding the overview. J Clin Oncol. 1993;11:580–5.
[84] Lonning PE. Breast cancer prognostication and prediction: are we making progress? Ann Oncol. 2007;18(Suppl 8):viii 3–7.
[85] Bold RI, Mansfield PF, Berger DH, et al. Prospective, randomized, double–blind study of prophylactic antibiotics in axillary lymph node dissection. Am J Surg. 1998;176:239–43.
[86] Coit DG, Peters M, Brennan MF. A prospective randomized trial of perioperative cefazolin treatment in axillary and groin dissection. Arch Surg. 1991;126:1366–72.
[87] Rotstein C, Ferguson R, Cummings KM, et al. Determinants of clean surgical wound infections for breast procedures at an oncology center. Infect Control Hosp Epidemiol. 1992;13:207–14.
[88] Ivens D, Hoe AL, Podd TJ, et al. Assessment of morbidity from complete axillary dissection. Br J Cancer. 1992;66:136–8.
[89] Lyman GH, Giuliano AE, Somerfield MR, et al. American society of clinical oncology guideline recommendations for sentinel lymph node biopsy in early stage breast cancer. J Clin Oncol. 2005;23:7703–20.
[90] Cabanas RM. An approach for the treatment of penile carcinoma. Cancer. 1977;39:456–66.
[91] Morton DL, Wen DR, Wong JR, et al. Technical details of intraoperative lymphatic mapping for early stage melanoma. Arch Surg. 1992;127:392–9.
[92] Chen AY, Halpern MT, Schrag MM, et al. Disparities and trends in sentinel lymph node biopsy among early stage breast cancer patients (1998–2005). J Natl Cancer Inst.

2008;100(7):462–74.
[93] Giuliano AE, Jones RC, Brennan M. Sentinel lymphadenectomy in breast cancer. J Clin Oncol. 1997;15:2345–50.
[94] Veronesi D, Paganelli G, Galimberti V. Sentinel node biopsy to avoid dissection in breast cancer with clinically negative lymph nodes. Lancet. 1997;349:1864–7.
[95] Smith LF, Cross MJ, Klimberg VS. Subareolar injection is a better technique for sentinel node biopsy. Am J Surg. 2000;180:434–7.
[96] Morrow M, Rademaker AW, Bethke KP, et al. Learning sentinel node biopsy: results of a prospective trial of two techniques. Surgery. 1999;126:714–20.
[97] Giuliano AE, Dale PS, Turner RR, et al. Improved axillary staging of breast cancer with sentinel node lymphadectomy. Ann Surg. 1995;222:394–9.
[98] McMasters KM, Giuliano AE, Ross MI, et al. Sentinel lymph node biopsy for breast cancer—not yet standard of care. N Engl J Med. 1998;339:990–5.
[99] Veronesi U, Paganelli G, Viale G, et al. A randomized comparison of sentinel node biopsy with routine axillary dissection in breast cancer. N Engl J Med. 2003;349(6):546–53.
[100] Lucci A, McCall LM, Beitsch PD, et al. Surgical complications associated with sentinel lymph node dissection (SLND) plus axillary lymph node dissection compared with SLND alone in the American College of Surgeons Oncology group trial Z0011. J Clin Oncol. 2007;25:3657–63.
[101] Mansel RE, Fallowfield L, Kissin M, et al. Randomized multicenter trial of sentinel node biopsy versus standard axillary treatment in operable breast cancer: the ALMANAC trial. J Natl Cancer Inst. 2006;98(9):599–609.
[102] Albertini JJ, Lyman GH, Cox C, et al. Lymphatic mapping and sentinel node biopsy in the patient with breast cancer. JAMA. 1996;276:1818–22.
[103] Giuliano AE, McCall L, Beitsch P, et al. Locoregional recurrence after sentinel lymph node dissection with or without axillary dissection in patients with sentinel lymph node metastases: the American College of Surgeons Oncology Group Z0011 randomized trial. Ann Surg. 2010;252:426–32.
[104] American Joint Committee on Cancer Breast Cancer Staging 7th edition. Available from: https://cancerstaging.org/. Accessed 28 May 2016.
[105] Galimberti VV. Axillary dissection versus no axillary dissection in patients with sentinel–node micrometastases (IBCSG 23–01): a phase 3 randomised controlled trial. Lancet Oncol. 2013;14:297.
[106] Solá MM. Complete axillary lymph node dissection versus clinical follow–up in breast cancer patients with sentinel node micrometastasis: final results from the multicenter clinical trial AATRM 048/13/2000. Ann Surg Oncol. 2013;20:120.
[107] Goyal AA, Dodwell D. POSNOC: a randomised trial looking at axillary treatment in women with one or two sentinel nodes with macrometastases. J Clin Oncol (Royal College of Radiologists (Great Britain)). 2015;27:692.
[108] Donker MM. Radiotherapy or surgery of the axilla after a positive sentinel node in breast cancer (EORTC 10981–22023 AMAROS): a randomised, multicentre, open–label, phase 3 non–inferiority trial. Lancet Oncol. 2014;15:1303.
[109] Kuehn TT. Sentinel–lymph–node biopsy in patients with breast cancer before and after neoadjuvant chemotherapy (SENTINA): a prospective, multicentre cohort study. Lancet Oncol. 2013;14:609.
[110] Boughey JCJ. Sentinel lymph node surgery after neoadjuvant chemotherapy in patients with node–positive breast cancer: the ACOSOG Z1071 (Alliance) clinical trial. JAMA. 2013;310:1455.
[111] Boileau JJ. Sentinel node biopsy after neoadjuvant chemotherapy in biopsy–proven node–positive breast cancer: the SN FNAC study. J Clin Oncol. 2015;33:258.

第 15 章 腋窝的处理

Management of the Axilla

John R. Benson，Vassilis Pitsinis 著
赵向旺 译

腋窝手术是早期乳腺癌局部治疗的重要组成部分。在过去 30 年间，乳腺实质和腋窝淋巴结清扫的范围已经越来越小。尽管保乳手术（breast conservation surgery，BCS）已被广泛采用，但直到最近，无论其原发肿瘤的特性如何，正规的腋窝淋巴结清扫（axillary lymph node dissection，ALND）仍是大多数患者腋窝治疗的标准选择。乳腺的筛查项目和公众意识的提高使得肿瘤被发现时体积较小，且淋巴结受累的患者比例较低。与 20 年前 50% 的患者在诊断时伴有淋巴结受累的状况相比，目前在诊断时淋巴结受累的比例为 25% ～ 30%[1]。对于淋巴结阳性的患者，切除含有肿瘤灶的腋窝淋巴结可以最大限度地减少局部区域复发的机会，并为指导系统辅助治疗提供重要信息。此外，腋窝淋巴结状态仍然是乳腺癌单一的最重要的预后因素，尚未被更新的分子指标所取代[1, 2]。然而，对于原发肿瘤参数良好的淋巴结阴性患者，腋窝淋巴结清扫代表过度治疗，可能与显著的并发症有关[3, 4]。淋巴结阴性率的增加促使了腋窝淋巴结影像学的无创性检查方法的探究。然而，由于无法明确微小肿瘤病灶，将其单独作为分期方式是值得商榷的。术前常规腋窝超声检查联合经皮淋巴结活检提供了重要的局部淋巴结分期信息[5]。乳腺癌患者腋窝治疗的最佳方法仍然存在争议，但有必要对所有浸润性癌患者实施分期手术。上述分期变化外加腋窝淋巴结清扫手术未能带来任何明确的生存益处[6, 7]，这促使人们探索创伤性较小的腋窝分期手术的方法。这些替代方法包括盲抽样或目标抽样，在这种抽样中，尽管切除的淋巴结数量有限（通常＜ 4 ～ 5 个淋巴结），但变量仍然是一个变量。尽管少数外科医生已经支持腋窝淋巴结的非靶向取样好些年了，但是这项技术现在已经发展成为一种单独使用蓝色染料进行靶向取样的方式，即所谓的蓝色染料辅助性淋巴结取样（blue dye-assisted node sampling，BDANS）[8]。前哨淋巴结活检（sentinel lymph node biopsy，SLNB）作为一种标准的乳腺癌患者的治疗方式已被世界各地所接受，并与蓝色染料和放射性同位素定位的双重定位技术完美结合。然而，尽管前哨淋巴结活检是临床上淋巴结阴性患者腋窝分期的主要方法，但技术方面仍有待标准化，且一直存在实践细节方面的差异。乳腺癌是一种具有病理生物学异质性的疾病，因此任何对腋窝的综合治疗方法都是不合适的。基于淋巴结受累概率的阈值的选择性策略不仅可以包括腋窝淋巴结清扫，还可以包括前哨淋巴结活检、BDANS 和仅进行随访。值得注意的是，重要的不是淋巴结受累的绝对发生率本身，而是这些转移灶发展成为

临床相关性疾病的比例，这不仅取决于手术切除，也取决于辅助治疗。后者可以表现为局部区域复发，也可以表现为由腋窝存留病灶引起的远处转移，后者是第三次播散源。

本章将讨论乳腺癌淋巴结解剖和淋巴播散模式，以及潜在的生物学模式。本章也会讨论一些基本的临床问题，包括腋窝淋巴结清扫的适应证和不需要将腋窝淋巴结清扫作为主要或延迟处理方式的患者的腋窝最佳处理方式。

一、腋窝淋巴结的解剖

对淋巴结解剖的了解在乳腺癌的外科治疗中很重要。在根据临床、解剖学或外科标准进行淋巴结群分类时常常存在困惑。

- 临床分群：内侧、外侧、前、后、尖。
- 解剖学分群：外侧、前（胸肌）、后（肩胛下）、中央、锁骨下、胸肌间（Rotter）。
- 外科分群：根据腋窝淋巴结与胸小肌之间关系，可以将它们分为3组[9]。

第一组淋巴结：淋巴结位于胸小肌下方和外侧。

第二组淋巴结：淋巴结在胸小肌深处并位于其内侧和外侧缘后方。

第三组淋巴结：淋巴结位于胸小肌上方和内侧。

完全性腋窝淋巴结清扫是指切除第一、二和三组腋窝淋巴结，而部分腋窝淋巴结清扫意味着仅切除更有限范围内的第一、二组。抽样这一术语描述的是对可变数量的淋巴结进行盲目或有针对性的切除，通常切除的是第一组淋巴结；切除的淋巴结数量通常与目标化的程度呈负相关（图15–1）。

二、乳腺的淋巴系统

转移至区域淋巴结是实体上皮性肿瘤的一种常见的播散模式，实体上皮性肿瘤通常侵袭局部结构，从原发肿瘤病灶以循序渐进的方式播散。局部区域扩散途径有赖于在解剖学上与淋巴管相连，而淋巴管是连接肿瘤和区域淋巴结的纽带。尽管目前认为大多数乳腺癌在发生时就是一个系统性疾病，这是肿瘤细胞在肿瘤发展的早期阶段进入血流的结果，但是乳腺癌的转移性播散主要通过淋巴系统，这与Halstedian模式一致。此外，这种血源性播散不依赖于淋巴结的累及，肿瘤细胞可以通过区域淋巴结内的淋巴管—静脉沟通和肿瘤新血管的“渗漏”内皮细胞进入血液循环。

乳腺淋巴管形成了一个广泛而复杂的导管和小叶周围脉管网，主要引流入腋窝淋巴结。乳腺起源于外胚层，由前胸壁结构发育而来。如Haagensen[10]所述，乳腺的皮肤与实质组织的淋巴管之间是相互沟通的，这使得皮肤恶性肿瘤优先引流至腋窝淋巴结。此外，目前在前哨淋巴结活检实践过程中，在真皮内注射指示剂的做法有赖于乳腺淋巴系统作为一个生物单位进行运作。淋巴在这一无瓣脉管网内的流动是被动的，这导致脉管网具有一定程度的可塑性，与恶性浸润有关；单向流动的淋巴液的流向由于肿瘤栓子阻塞了近端淋巴管而有可能改变。乳腺皮肤的上皮下淋巴管是颈部、胸部和腹部浅表脉管系统的一部分。这些脉管在体表汇合，上皮下淋巴管丛与真皮下血管直接相通，形成皮肤脉管丛。在乳头乳晕复合体区域内，其与Sappey乳晕下脉管丛相连，接收来自乳腺腺体组织的淋巴液，在调节泌乳时激增的淋巴液时起关键作用[11, 12]。来自乳晕下及相关的乳晕周围脉管丛的淋巴主要经由外侧淋

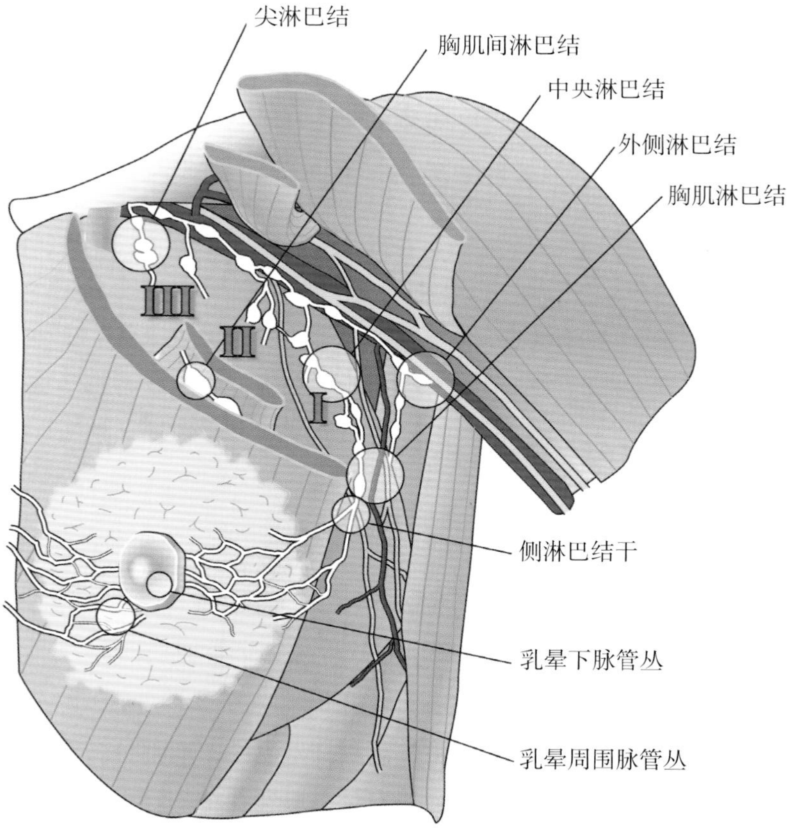

▲ 图 15-1　乳腺及腋窝淋巴解剖示意图

第一、二和三组腋窝淋巴结，这是一个手术分类和意味着淋巴结分别位于胸小肌以下 / 外侧，深 / 后方和上 / 内侧。乳房的淋巴系统是一个由树枝状血管组成的复杂网络。皮肤脉管丛与乳晕下脉管丛相连，后者引流来自乳腺腺体组织的淋巴。来自乳晕下及相关乳晕周脉管丛的淋巴主要通过外侧淋巴干引流入腋窝淋巴结

巴干流入腋窝淋巴结。它连同小的下方和内侧淋巴干引流的淋巴液沿乳房表面，穿过筛状筋膜，到达腋窝各群淋巴结（图 15-1）。

虽然 Handley 认为内乳淋巴结是乳腺内侧和中央区淋巴引流的主要途径 [13]，但大多数乳腺癌都转移到腋窝淋巴结，与所在象限无关 [14]。只有不到 10% 的淋巴结阳性肿瘤只影响内乳淋巴结，而且这种转移的临床情况罕见。此外，内乳腺淋巴结受累的生物学意义尚不确定 [15]，手术切除这些淋巴结会导致大量的并发症，而更积极地切除这些淋巴结对整体生存率并没有好处 [16]。Veronesi 检查了乳腺扩大根治术的影响，在该手术中切除了内乳淋巴结链。在 737 名患者中，53.2% 腋窝淋巴结阳性，估计 20.5% 的患者内乳腺淋巴结阳性。对照组的患者在 20 世纪 60 年代行根治性乳房切除术，而未接受辅助性治疗（放疗、化疗或内分泌治疗）。在世纪之交发表的这项研究中，内乳淋巴结清扫并没有明显的生存获益 [17]。

内乳链（internal mammary chain，IMC）是乳腺的一种辅助引流通路，可接受多达乳腺 1/4 的淋巴液。然而，先前基于产后注射胶体金的评估表明，只有 3% 的乳腺淋巴流向内乳链。约 15% 的病例在前哨淋巴结定位过程中，通过常规淋巴显像可以明确内乳链 [14]。当腋窝主要引流通路受阻时，淋巴引流的辅助通路在疾病进展较晚的情况下具有更大的重要性 [14, 18]。除了内乳链以外，这些辅助通路还包括以下途径。

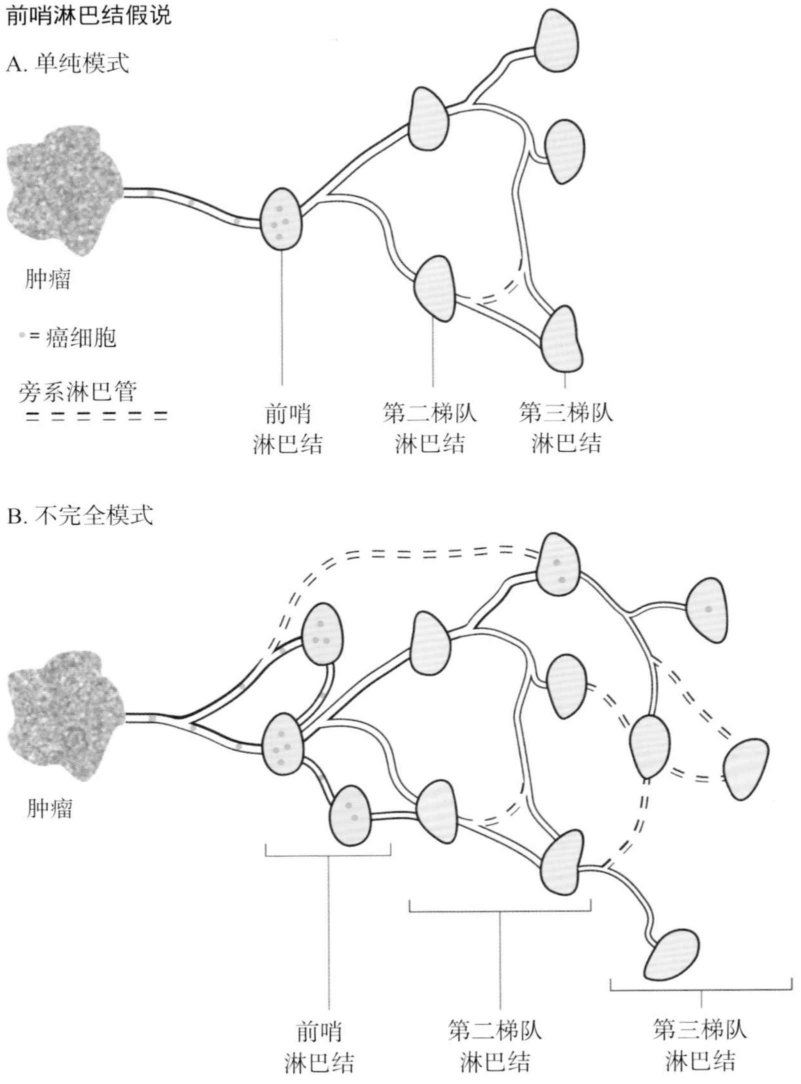

▲ 图 15-2　前哨淋巴结假说

A. 根据前哨淋巴结假说的"单纯"模式，癌细胞从原发肿瘤病灶转移到第一个引流或前哨淋巴结，然后依次从前哨淋巴结转移到第二和第三梯队淋巴结。B. 实际上，癌细胞最初会转移到 3 ～ 5 个淋巴结，如果这些节淋巴结呈蓝色、发热或明显可疑，它们都是前哨淋巴结。淋巴系统的可塑性允许癌细胞通过旁系淋巴管转移到非前哨淋巴结。这就解释了前哨淋巴结活检有限的假阴性率

1. 胸骨下，交叉（对侧 IMC）[12, 19]。

2. 胸骨前交叉（乳腺对侧）[20]。

3. 纵隔的 [20]。

4. 腹直肌鞘至膈下和腹膜下丛（肝 / 腹膜淋巴结）。

有趣的是，随着淋巴成像作为前哨淋巴结图像的一部分出现时，当同位素注入乳房深处（接近胸肌筋膜）时，引流到内乳链的可能性更大，而当同位素注入乳晕周围时，引流则不常见 [21]。

前哨淋巴结的最初定义是"原发肿瘤部位直接引流通路上最先引流的淋巴结"[22]。在其最单纯的模式中，这一定义意味着癌细胞在转移到更高一级淋巴结之前，首先会转移到这个淋巴结。前哨淋巴

结假说即“Halstedian 假说”，它假定癌细胞从原发肿瘤有序地扩散到首先引流或前哨淋巴结（通常为第一组），然后从这里进入第二组，进而进入第三组淋巴结。这一假说已被证明存在一定的缺陷，它既不符合目前解剖学研究对淋巴引流模式的认识，也不符合无序淋巴流动的病理生理学规律[23]。淋巴管网向多个方向广泛分支[24]，并向腋窝第一组淋巴结中的 3 ～ 5 个淋巴结聚集[25]（图 15–2）。20 世纪 50 年代进行的详细解剖学研究显示，没有证据表明在“腋窝的门”处有一个首先或“前哨”淋巴结，所有淋巴管都向这个“门”汇合，然后再进入更多远处的淋巴结。由于应用了几种不同的方法积累了有关于前哨淋巴结活检方面的经验，在获取多个前哨淋巴结时，切除的淋巴结的平均数量在 2 ～ 3 之间时，假阴性率可以最小化[26]。事实上，当可触及的可疑淋巴结在手术中也被切除并被归类为“前哨”时，许多研究报告的平均切除个数为 4 个[23, 27]。这组前哨淋巴结可能因此与第一组的 3 ～ 5 个淋巴结相对应，从这些淋巴结可以预测第二、三组淋巴结的引流通路。淋巴系统的“可塑性”可能导致跳跃性转移，即在未累及第一组淋巴结的情况下，第二、三组淋巴结可出现转移。

在一项对 500 多名患者淋巴结转移分布的研究中，Veronesi 及其同事表示，仅有 4% 的病例出现跳跃性转移[28]。在该研究中，58% 的病例仅第一组淋巴结受累，22% 的病例第一、二组淋巴结均受累，16% 的病例 3 组淋巴结均受累。虽然存在跳跃性病灶，但一般在第一组淋巴结至第二、三组淋巴结间存在有序的淋巴通道。当第一、二组淋巴结没有肿瘤病灶时，第三组淋巴结出现转移的机会只有 2% ～ 3%。因此，标准的腋窝淋巴结清扫只涉及第一、二组（部分腋窝淋巴结清扫）淋巴结的清扫。在部分腋窝淋巴结清扫中切除了至少 10 个淋巴结时，96% 的原发性乳腺癌患者的腋窝分期应当是正确的。当少于 10 个阴性淋巴结被切除时，对腋窝是否真正阴性的信心就会降低，因为在非靶向性淋巴结清扫过程中可能遗留了受累的淋巴结。相反地，当在第一、二组出现明显受累淋巴结时，通常采用包括第三组淋巴结在内的完整腋窝淋巴结清扫。当组织学证实存在广泛淋巴结受累时，可以对同侧锁骨上淋巴结进行放射治疗。腋窝淋巴结根治性切除越多，包括淋巴水肿、肩关节僵硬、疼痛和感觉异常等上肢病变的发病率就越高[3, 4]。腋窝淋巴结清扫在区域疾病控制、分期信息和预后方面的益处必须与这些潜在的后遗症保持平衡，其中淋巴水肿是最严重的问题。淋巴水肿的总发病率在 10% ～ 30% 之间[4, 29–31]。第二组腋窝淋巴结清扫（10% ～ 15%）的淋巴水肿发生率通常比第三组腋窝淋巴结清扫（25%）低。全腋窝淋巴结清扫联合腋窝照射可导致高达 40% 的患者出现淋巴水肿。目前，腋窝淋巴结清扫联合放疗的临床应用尚不成熟。此外，外科医生常常不严格地推荐阅读中描述的第二或第三组腋窝淋巴结清扫，这就影响了淋巴水肿形成率数据的准确性。有人评论说，最多再在第三组切除 3 ～ 4 个淋巴结，这不太可能显著地影响文献中淋巴水肿的发病率[32]。后者仍然是一种常见的并发症，其可导致主要的生理上和心理上疾病[33]，从长期来看，可导致淋巴管肉瘤这一罕见的并发症（Stewart–Treves 综合征）[34]。尽管通常影响的是非优势上肢（乳腺癌淋巴水肿更多地发生在左侧），但淋巴水肿会引起沉重和不适的症状，伴有相关的功能障碍和难看的外观。富含蛋白质的液体积聚在细胞外区域，这促使肢体容易发生反复的浅表感染，从而导致更多的伴有纤维化的慢性炎症性改变。淋巴管的破坏和阻塞会增加淋巴系统其他部分的静水压，并通过阻碍过多液体回流入淋巴管而进一步导致了组织的水肿。淋巴水肿的确切病因尚不清楚，但它与腋窝淋巴结切除程度有关。后者破坏了淋巴引流通路，因此当手术切除范围更广时，功能受损的可能性更大[33]。

三、腋窝淋巴结清扫术

（一）手术处理

腋窝是顶端朝向颈根部的椎体结构，底部位于胸大肌下缘，外侧缘为背阔肌及大圆肌肌腱，内侧缘为胸壁 [18]。腋窝主要组织为脂肪和淋巴结。Ⅱ区淋巴结清扫即切除腋静脉下方所有组织，外至背阔肌，内至胸小肌。手术消毒包扎上肢时不应妨碍上肢屈伸，同时松弛胸大肌以利于解剖至腋窝顶点。胸小肌予以切除或者解剖以利于清扫Ⅲ区淋巴结。在没有肿瘤侵犯时，胸长神经和胸背神经必须完整保留。损伤胸长神经会导致翼状肩，清扫前锯肌外侧缘时，不能横向牵拉以免损伤胸长神经。肋间壁神经为感觉神经，横穿腋窝朝向腋窝底部。肋间壁神经包绕在脂肪淋巴结组织内部，清扫过程中容易被切除。肋间壁神经曾被认为是作用非常小的感觉神经，手术时可以随意切除，只会引起短暂的感觉异常。最近，越来越多的研究关注残留肋间壁神经引起的慢性病理生理疾病，如果没有肿瘤侵犯，主张保留肋间壁神经。Temple 及其同时研究表明，超过 1/3 的患者在切除肋间壁神经后有感觉异常的症状，因此主张保留肋间壁神经以期改善长期的感觉异常 [35]。然而，肋间壁神经经常分为细小的分支，难以在手术中完整的保留。保留肋间壁神经的获益仍不明确，公开文献资料较少，不能完全消除潜在的感觉异常。一项保留肋间壁神经的随机对照研究表明，神经的保留并没有减少患者长期的疼痛和感觉异常。术后正常感觉神经主要分布在肩部和上臂周围，术后短期的疼痛可能与麻醉相关 [36, 37]。甚至有观点认为保留完整的神经术后瘢痕的形成会导致长期的不适感。

所有怀疑腋窝淋巴结转移的早期乳腺癌患者均需要规范的腋窝淋巴结清扫。另外，炎性乳癌以及肿瘤直径大于 5cm 的患者也需要行腋窝淋巴结清扫。腋窝淋巴结转移与肿瘤大小相关，较大者肿瘤有更高的淋巴结阳性率，因此不适用于前哨淋巴结活检。另外，由于假阴性率较高，目前还没有临床试验证实肿瘤直径大于 5cm 进行前哨淋巴结活检的可行性。临床检查腋窝的错误率为 30%，即临床检查腋窝阴性的患者有 30% 可能性病理结果为阳性，临床检查阳性的患者有 30% 可能性腋窝淋巴结为阴性。术前超声和淋巴结活检应用越来越多，以便证实淋巴结转移进行规范的腋窝淋巴结清扫或是化疗。总的来说，细针活检能筛选出 40% ～ 50% 淋巴结阳性的患者，以及 90% 涉及 4 枚以上淋巴结转移的患者 [5, 38]。对于肿瘤小于 5cm 的炎性乳癌患者，腋窝的外科处理有前哨淋巴结活检、BDANS 以及盲取等 [39]。结合目前的所有资料，尚不能断定对于肿瘤直径大于 5cm，超声和粗针活检阴性的患者是否适用于前哨淋巴结活检。

（二）总体生存率

腋窝淋巴结转移认为是远处转移的风险因素，但并不决定患者的临床预后 [40]。大部分临床研究尚没有证实腋窝淋巴结清扫的具体获益，NSABP–B04 研究证实局部复发后的淋巴结清扫获益率小于 7%[41]。其他研究表明获益来自于更加彻底的淋巴结清扫 [42–44]。一项超过 3000 例的 Meta 分析显示淋巴清扫的生存获益为 5.4%[45]。然而 Meta 分析并不能显示生存获益是来自于淋巴结清扫或是全身化疗。

EBCTCG 在 2005 年的研究中详细阐述了乳腺癌局部处理对长期预后的影响 [46]。该项研究统计了保乳以及全乳切除术后放疗对 15 年生存获益的影响。对于 5 年局部复发率小于 10% 的患者，生存获益没有影响。对于 5 年局部复发率大于 10% 的患者，局部放疗可以中等程度地减少乳腺癌特异和总死亡风险。其中5年局部复发风险下降19%，15年死亡风险下降5%。这意味着，每避免4位患者5年内局部复发，就有1例患者长期生存。

如果腋窝淋巴结清扫有明显的生存优势，这种处理应该成为乳腺癌患者的标准治疗。早期乳腺癌协作组的研究表明，对于一些亚型的患者，局部复发是远处转移的决定性因素。局部复发局限于乳腺或是淋巴结时，是可以完全治愈的。一些局部复发没有完全根治时，癌细胞甚至是微转移发展为远处转移。对于经过规范治疗的患者，局部复发是肿瘤恶性程度高的迹象，也是远处转移的高危因素[47]。

（三）腋窝复发

因此，局部复发的控制十分重要，甚至影响乳腺癌患者长期生存。腋窝淋巴结清扫是控制局部复发的有效手段。NSABP B-04及剑桥试验均证实这一结论，对于临床淋巴结阴性的乳腺癌患者，腋窝不处理相对于淋巴结清扫有6倍的局部复发率[41, 48]。NSABP B-04显示对应腋窝不处理的乳腺癌患者，10年腋窝复发率是17.8%，而行淋巴结清扫患者是1.4%，行放疗患者是3.1%[41]。剑桥试验也有相似的结论，该实验把临床淋巴结阴性的患者随机分为全乳切除加腋窝放疗和全乳切除两组。因此，腋窝放疗或是腋窝淋巴结清扫减少90%的5年局部复发。即便如此，腋窝淋巴结复发依旧无法避免，且进一步造成神经血管侵犯，引起局部疼痛和淋巴水肿。在根治术和改良根治术的时代，腋窝复发反映了肿瘤本身的恶性程度，通常伴有胸壁侵犯，那时没有很好的手术或者放疗手段[49]。大部分保乳术后腋窝复发的患者恶性程度较低，70%～90%患者接受了进一步手术或是放疗[50]。尽管一旦乳腺癌确诊，合适的处理腋窝是必要的。如今所有患者接受腋窝淋巴结清扫属于过度治疗，淋巴结可以精确评估，以期淋巴结阴性的患者避免腋窝淋巴结清扫。腋窝淋巴结清扫术后10年局部复发率为0.8%～2.5%不等，中位复发时间为19个月，取决于淋巴结清扫数量[51]。

那些没经过腋窝淋巴结清扫只单纯腋窝取样的患者腋窝复发率尚不明确[52-57]。尽管研究表明腋窝复发取决于腋窝清扫程度及淋巴结清扫数量[51]，精确活检能最大程度降低假阴性率。前哨淋巴结活检短期局部复发率波动于0%～1.4%[52-57]，一项接近15 000例患者随访34个月的系统评价表明局部复发率为0.3%，大部分复发在术后20个月以内[58]。一项单中心、长时间随访研究表明，前哨淋巴结活检局部复发率为0.26%，一半以上复发进一步跟踪5年以上[59]。

表15-1　前哨淋巴结活检阴性后腋窝复发率

作　者	患者（例）	中位随访时间（个月）	腋窝复发率［例（%）］
Chung 等[54]	206	26	3（1.4）
Blanchard 等[55]	685	29	1（0.1）
Naik 等[53]	2340	31	3（0.13）
Veronesi 等[56]	953	38	3（0.31）
Bergkvist 等[57]	2246	37	27（1.2）
Kiluk 等[59]	1530	59	4（0.26）

四、腋窝淋巴结取样

腋窝淋巴结清扫伴随着各种并发症，外科医生不断地寻找新的淋巴结处理方法，这些方法包括腋窝淋巴结取样以及前哨淋巴结活检。相对于淋巴结清扫需要取出 10 ～ 20 枚淋巴结，新的方法只需取出 3 ～ 5 枚淋巴结[38]。前哨淋巴结活检是一种精确的淋巴结取样，盲取逐渐发展为 BDANS。一般认为，取样越精确，需要取出的淋巴结数目越少，比如 BDANS、同位素或者联合应用。联合应用可以降低假阴性率。

（一）四枚淋巴结取样法

所有淋巴结取样基于淋巴结的依序转移的前提，即从Ⅰ区淋巴结依序转移至Ⅲ区淋巴结，很少出现跳跃转移[27]。Rosen 注意到超过一半的淋巴结阳性 T_1 期乳腺仅转移到Ⅰ区淋巴结，为 1 ～ 2 枚[60]。20 年以前，来自爱丁堡大学的 Sir Patrick Forrest 提出淋巴结取样理念[61]。最初的研究表明，盲取Ⅰ区四枚淋巴结精确性为 97%[62]。四枚淋巴结取样与腋窝淋巴结清扫的随机对照研究正在进行中[63, 64]。超过 4 枚的淋巴结取样并没有增加淋巴结阳性比率[63]。四枚淋巴结取样不会造成局部不适[62]，也不会影响总体生存[65]。一旦有 1 ～ 2 枚淋巴结转移，患者接着放疗，3 ～ 4 枚淋巴结转移，接着予以患者手术[62]。对于淋巴结阴性的患者，10 年局部复发率是 5%，患者也无相应手术并发症[62]。

（二）蓝色染料辅助淋巴结取样

盲取四枚淋巴结最大的缺点是不可控，随机性太强，依赖于术者的手术经验和技巧[66]。盲取四枚淋巴结取样逐渐发展为精确性和可控性更好的 BDANS[8, 38]。英国外科医生四枚淋巴结取样开展率由 1999 年 47% 上升为 2001 年 64%[67]。在缺少同位素设备的医院，标准的四枚淋巴结取样即 BDANS。即使在前哨淋巴结活检开展的今天，部分外科医生仍然喜欢取出 3 ～ 4 枚淋巴结，亦可称为前哨淋巴结 + 方法。

五、前哨淋巴结活检

前哨淋巴结假说来源于淋巴结转移的有序性，即从哨兵淋巴结依序转移至其他淋巴结。如果前哨淋巴结阴性，非前哨淋巴结也认为是阴性的。如果前哨淋巴结有肿瘤转移，非前哨淋巴结也有转移可能，需要行腋窝淋巴结清扫术。前哨淋巴结假阴性率为 5% ～ 10%，略高于淋巴结清扫术。

实际上，四枚淋巴结取样法已经能协助腋窝分期。McCarter 研究表明超过 15% 的患者行前哨淋巴结活检时取出的淋巴结数量超过 4 枚，并且认为取出 3 枚以上淋巴结才能鉴别出 99% 淋巴结阳性的患者。前哨淋巴结只取出 1 枚时，假阴性率为 16.5%，淋巴结取出数量越多，假阴性率越低[68]。Goyal 及其同事研究表明，99.6% 的淋巴结转移位于前面 4 枚淋巴结内，因此取出 4 枚以上淋巴结是没有必要的[26]。2 ～ 4 枚前哨淋巴结是合适的。前哨淋巴结常规应行免疫组织化学检查以尽可能检出阳性淋巴结进一步腋窝淋巴结清扫。值得注意的是，前哨淋巴结微转移时出现非前哨淋巴结转移，表明此时非前哨淋巴结有更优先的转移顺序[69]。超过 3 枚以上前哨淋巴结取出时，假阴性率可以控制在可以接受的低水平[70]。大部分研究数据来源于前哨淋巴结阴性的患者进一步进行腋窝淋巴结清扫，很少有单独前哨淋巴结不伴清扫的数据。NSABP B-32 是一项超过 5000 例临床淋巴结阴性的患者，分为前哨淋巴结活检和腋窝淋巴结清扫两组[71]。研究结果表明，前哨淋巴结活检假阴性率为 9.8%，是一种准确、安全的腋窝处理方法。省略了免疫组化可能漏掉了一些前哨淋巴结阳性的患者，这部分患者总生存受损无法鉴别是疾病本身影响抑或是淋巴结残留的影响。NSABP B-32 研究平均随访 96 个月的结果表明，总生存期、无疾病生存期和局部复发无明显差异。腋窝淋巴结清扫有改善生存的趋势，可能归于那些跳跃转移的患者因行腋窝淋巴结清扫发现阳性的非前哨淋巴结进一步行化疗所致。NSABP B-32 研究表明前哨淋巴结活检是安全有效的，然而并不适用于 T_2 期肿瘤和多灶肿瘤患者[71, 72]。

（一）前哨淋巴结活检方法

最初前哨淋巴结活检以亚甲蓝等蓝色染料为指示剂，随后 Krag 等引入锝 -99（^{99m}Tc）为指示剂[73]。有些医生联合应用蓝色染料和同位素。Morrow 及同事比较蓝色染料或者联合蓝色染料和同位素，两者具有相似的作用[74]。也有国际协作研究表明双染法有更好的效果。美国临床肿瘤协会统计的假阴性率是 8.4%，波动于 0 ～ 29%[75]。NSABP B32 报道的假阴性率为 9.8%[71, 76]。NSABP B32[71]、SNAC[77] 和 EIO[78] 研究比较前哨淋巴结活检与前哨淋巴结活检加腋窝淋巴结清扫，UK ALMANAC 研究随机分为前哨淋巴结活检与腋窝淋巴结清扫，前哨淋巴结活检与淋巴结取样[79]。所有的研究中，前哨淋巴结阳性患者均施以腋窝淋巴结清扫。蓝色染料联合同位素有最高的准确率（> 90%），较高的阴性预测值（> 95%）[80]。对于初学者，淋巴管显影也值得推荐[81, 82]。淋巴管显影对内乳淋巴结活检帮助更大[83]，对外象限肿瘤的前哨淋巴结活检意义不大[84, 85]。

表 15-2　前哨淋巴结活检的随机试验

试　验	研究人群	研究分组
ALMANAC（UK）[79]	任何侵袭性肿瘤，临床 N_0（n=1260）	ALND or ANS vs SLNB（若 SLN 阳性则行 ALND 或 RT，若阴性则观察）
NSABP-B32（USA）[71]	临床分期 $T_{1\sim3}$，N_0（n=4000）	SLNB + ALND vs SLNB（若 SLN 阳性则行 ALND，若阴性则观察）
SNAC（Australia/New Zealand）[77]	≤ 30 mm 侵袭性肿瘤，临床 N_0（n=1060）	SLNB + ALND vs SLNB（若 SLN 为阳性则行 ALND，若阴性则观察）
European Institute of Oncology（Milan）[78]	T_1，N_0（n=516）	SLNB + ALND vs SLNB（若 SLN 为阳性则行 ALND，若阴性则观察）
Cambridge[80]	≤ 30 mm 侵袭性肿瘤，临床 N_0（n=1060）	ALND vs SLNB（若 SLN 阳性则行 ALND，若阴性则观察）

ANS. 腋窝淋巴结抽样；RT. 放射治疗；ALMANAC. 腋窝淋巴图对比腋窝淋巴结清扫；SNAC. 前哨淋巴结对腋窝清扫；SLNB. 前哨淋巴结活检；ALND. 腋窝淋巴结清扫

现在肿瘤内注射显示剂已经不被使用，主要是肿瘤周围、皮下、皮内及乳晕周围注射。基于所有乳腺淋巴管汇聚于前哨淋巴结，越来越多选择乳晕区域注射。乳晕区注射需要长时间按压促进染料扩散，此过程会导致肿瘤细胞按压性转移[86]。良性上皮细胞亦可能按压迁移，造成前哨淋巴结假阳性[87]。一项随机对照研究表明肿瘤周围注射蓝色染料比乳晕区注射染料获得更多的前哨淋巴结[88]。对于内乳淋巴结，乳晕周围注射显影较差，需要联合应用淋巴管显影。^{99m}Tc- 或者放射性同位素亦可于术前 2h 注射。应用较大分子量物质如硫胶体可以在淋巴管内保留更长时间。注射放射性同位素最好由放射科医师完成。注射后需要揉按乳房 2 ～ 5min。注射量可以是 1 ～ 2ml 未稀释染料，或经生理盐水稀释至 5ml。大量的染料可以使手术视野或者乳腺皮肤着色，小体积的乳房应该减少注射量。前哨淋巴结应该取出所有着色和（或）热点淋巴结以及触诊可疑的淋巴结。有时甚至追踪蓝染淋巴管至特定淋巴结，此时淋巴结不一定染色但是为热点淋巴结，需要一并取出。前哨淋巴结何时取完是困难的决定，部分外科医生认为任何放射性淋巴结均为热点淋巴结，一般认为放射强度：背景强度为 3：1（体内）或者 10：1（体外）为热点淋巴结。在 NSABP 32 研究中，放射性超过最强淋巴结 10% 均被取出 [71]。蓝色染料的不良反应为皮肤和乳腺组织着色。ALMANAC 研究统计蓝色染料过敏反应发生率为 0.1%[79, 89]。1975—2012 年，共有 70 例过敏反应患者。2007 年以来，共有 58 例过敏反应和 26 例严重过敏反应。过敏反应使得部分外科医生放弃使用蓝色染料，尤其腋窝放射信号强烈的时候。

荧光染料吲哚菁绿由于其有效性和安全性逐渐成为前哨淋巴结活检的指示剂 [90]。吲哚菁绿与淋巴管细胞膜接触激发荧光，当荧光染料顺着淋巴管蔓延时便可显影。目前技术上不能显影 1cm 以下的淋巴结构。荧光染料由于其独特的光学结构，可以取代放射性同位素。并且同位素和蓝色染料均存在过敏反应、皮肤乳腺组织着色、放射暴露等不良反应，因此需要新的替代产品 [91]。吲哚菁绿与蓝色染料和同位素有一致的准确性 [92-95]。吲哚菁绿和同位素检出前哨淋巴结一致率为 93.5%[96]，甚至蓝色染料和同位素显影的淋巴结吲哚菁绿均能检测 [97]。吲哚菁绿检出率与其他指示剂相当，过敏反应更少，并能呈现淋巴结构，也不用担心淋巴结取出过多，1.5 ～ 3.7 枚，甚至有研究少于 2 枚 [94, 95, 98]。吲哚菁绿正在成为前哨淋巴结活检的独特试剂，长期来看，需要更多的吲哚菁绿和磁性粒子等产品 [99]。

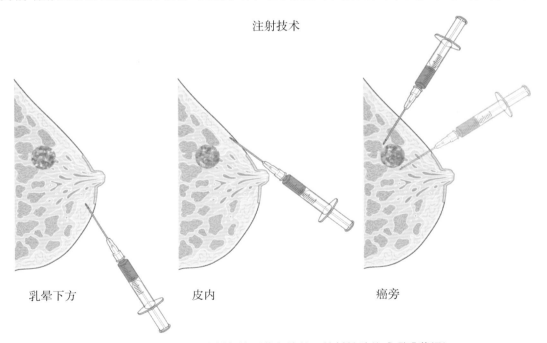

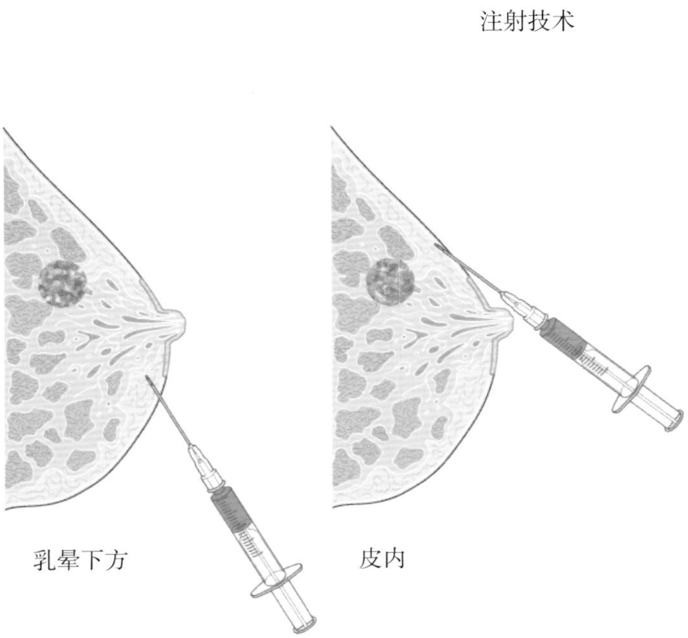

▲ 图 15-3　示踪剂注射部位（蓝色染料、放射性胶体或吲哚菁绿）

前哨淋巴结活检的卫生经济学尚未得到证实，考虑到活检设备，试剂等，预计与腋窝淋巴结清扫相当。有些医院很早就可以拔出淋巴结清扫患者引流管，节省了患者花费 [100]。术中评估前哨淋巴结可以避免部分二期进行的淋巴结清扫，但也会引起额外的费用 [101, 102]。RT-PCR 技术的发展可以检测出大于 2mm 的淋巴结转移[103]，并且可以定量反映肿瘤负荷。微转移的定义并没有定量反映肿瘤的负荷，淋巴结转移是远处转移的影响因素。然而，60% 淋巴结阳性的患者只有一个淋巴结转移，并且一半的患者是微转移。冰冻切片阴性而进一步的 HE 染色或免疫组化证实微转移并不影响患者的预后。NSABP B32 研究证实前哨淋巴结阴性的患者与微转移患者有着相同的预后，然而淋巴转转移的患者有更差的预后[104]。

（二）腋窝淋巴结清扫

前哨淋巴结少量转移是否进行腋窝淋巴结清扫和化疗仍有争议。非前哨淋巴结转移与前哨淋巴结肿瘤转移量相关。Cserni 研究表明前哨淋巴结巨转移（＞ 2mm）时，非前哨淋巴结转移概率为 50%，微转移时（＞ 0.2mm ≤ 2mm）时概率为 15%，孤立肿瘤细胞（≤ 0.2mm）时概率为 9%[105]。原发肿瘤大小和分级亦是非前哨淋巴结转移的危险因素[106]。美国指南推荐对所有前哨淋巴结宏转移和微转移的患者进一步施以淋巴结清扫术[75]。

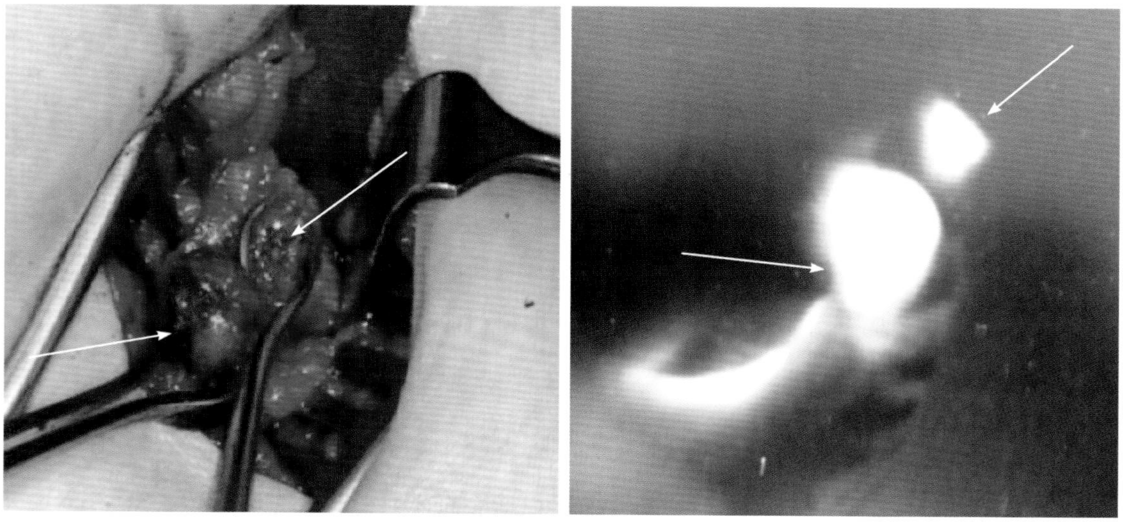

▲ **图 15-4　吲哚菁绿（结合蓝色染料）荧光成像原位观察前哨淋巴结**

从图中可以看到传入淋巴管向较大的淋巴结流动

[经许可转载，引自 European Journal of Surgical Oncology, Volume 38, Wishart GC, Loh S-W, Jones L, Benson JR. A feasibility study (ICG-10) of indocyanine green (ICG) fluorescence mapping for sentinel lymph node detection in early breast cancer. Pages 651–656. © 2012 Elsevier，版权所有]

但越来越多的证据显示部分前哨淋巴结阳性的患者能避免腋窝淋巴结清扫[107, 108]。手术取出肿瘤累及的腋窝淋巴结可以避免局部复发和潜在的远处转移可能，辅助治疗比如放疗和化疗亦能消除残余的腋窝淋巴结病灶[109, 110]。用原发肿瘤和前哨淋巴结等因素预测非前哨淋巴结转移目前不太精确[111, 112]。美国肿瘤外科协作组把 T_1 和 T_2 期并伴有 1 ～ 2 枚前哨淋巴结宏转移或微转移的肿瘤患者随机分为腋窝淋巴结清扫组和观察组，即 Z0011 试验。所有患者均接受放疗以及全身治疗，中位随访时间为 6.3 年，两组患者 5 年局部复发率和总生存期未见差异[113]。当然一部分专科医生认为过早推定 Z0011 结论会改变目前手术治疗方式，另一部分专科医生认为即使再延长观察时间也不能转化为患者生存期的延长，也并不能推翻目前的结论[113]。

IBCSG 也设计了名为 23-01 的临床试验，旨在研究前哨淋巴结微转移的患者是否需要行淋巴结清扫术 [114]。1 枚以上前哨淋巴结微转移的患者随机分为腋窝淋巴结清扫组和观察组，中位随访时间为 5.4 年，两组无疾病生存期和总生存期无明显差异。联合 Z0011 的试验结果，理论上可以改变目前手术治疗策略。

虽然延迟淋巴结清扫并未增加淋巴水肿的概率，延迟淋巴结清扫技术难度更大，尤其是 I 期乳房重建的患者 [115]。延迟淋巴结清扫不一定增加患者获益，因此决定淋巴清扫应综合取决于肿瘤特点，前哨淋巴结转移量以及患者意愿。前哨淋巴结转移比率有可能是非前哨淋巴结转移的关键决定因素 [27]。

Z0011 和 23-01 临床试验具有里程碑意义，证实了来源于局部病灶的循环肿瘤细胞可经全身治疗来消除。对于任意数量的前哨淋巴结微转移，无论是保乳还是乳房全切，经过辅助治疗后可以避免腋窝淋巴结清扫。对于前哨淋巴结转移大于 3cm 或是Ⅲ期以上的肿瘤应常规行腋窝淋巴结清扫术。

无论选择什么样的治疗方案，必须充分保障患者的知情告知权力。POSNOC 是一项新的临床试验，拟招募英国 50 个医学中心约 1900 例患者，随访 7.5 年，排除前哨淋巴结微转移，1 ～ 2 枚前哨淋巴结巨转移患者随机分为进一步手术组和观察组，初始测量终点为腋窝淋巴结复发 [116]。

六、术中淋巴结评估

术中评估淋巴结主要为了避免二次行腋窝淋巴结清扫术，由于组织粘连和纤维化，二次手术技术难度更大，二次手术并发症和住院时间并没有较初次手术增加 [115]。一次完成所有手术节省患者花费，避免再次全麻。当前哨淋巴结呈现宏转移时，有时医生选择再次手术而不是单纯放疗，此时患者花费会更多 [102]。虽然 Z0011 研究证实前哨淋巴结 1 ～ 2 枚转移时选择放疗也是可以的，一旦术中评估前哨淋巴结有转移，毫无疑问会立即予以淋巴结清扫。对于术中评估淋巴结条件不够的医院，AMAROS 研究证实前哨淋巴结微量转移的患者，放疗可以取代进一步的淋巴结清扫 [117]。

评估术中前哨淋巴结情况常规应用冰冻切片或是触诊辅助的穿刺细胞学，这两种均不如 RT-PCR 精确。冰冻切片和穿刺细胞学只能反映不到 5% 的淋巴结全貌，并不能很好地判定是微转移还是宏转移，即转移的量，因此有可能造成某些微转移的患者立即施以淋巴结清扫。冰冻切片和细胞学的敏感度波动在 36% ～ 96%，特异度为 95% ～ 100%[118-121]。冰冻切片假阴性率为 25%，细胞学更准确一些。应用任意一半淋巴结进行术中检查准确性是一样的 [122]。一项 Meta 分析显示冰冻切片和细胞学敏感度分别为 75% 和 63%，细胞学检查对宏转移敏感度高达 81%，微转移低至 22%[123]。

检测只在乳腺组织中表达在正常淋巴结不表达的分子标记物如 CK19 等亦可应用于前哨淋巴结的术中检验 [124]。RT-PCR 技术可检测出前哨淋巴结宏转移。对比研究表明 RT-PCR 检测与常规组织学检测有一致的准确性 [125]。Veridex 方法与常规 HE 检测一致性为 93.7%，OSNA 方法与常规 HE 检测一致性 98.2%[126]。其中已经商业应用的 OSNA 检测一枚淋巴结需要 30min，每增加一枚淋巴结额外需要 5min，相对于冰冻切片或细胞学可以节省 18min[127]。这意味着每位患者手术时间至少延长 30min。

目前并不是所有的医院都有条件完成术中淋巴结评估，术中淋巴结评估的成本效益分析有待进一步研究。分子检测、冰冻切片与细胞学检测的成本效益分析也需进一步临床研究。

七、前哨淋巴结活检适应证

公开出版的大部分前哨淋巴结活检的临床研究限制肿瘤大小在2cm以下。随着肿瘤大小的增加，淋巴结转移的可能性随之增大，淋巴结内严重的转移甚至阻止染料和同位素等指示剂进入，指示剂随后进入非前哨淋巴结，造成假阴性的结果[23]。术前临床淋巴结阳性的患者通常伴随广泛的淋巴结受累，这些患者不建议行前哨淋巴结活检。对于一些临床阳性的患者而彩超/粗针活检/穿刺细胞学阴性的患者，排除炎性乳癌和局部晚期的前提下，仍然推荐行前哨淋巴结活检。一般来说，肿瘤超过5cm是前哨淋巴结活检的禁忌证，Guiliano也报道过大于5cm肿瘤成功行前哨淋巴结活检的应用[128]。目前也有临床试验评估肿瘤3～5cm时行前哨淋巴结活检的准确性[77]。澳大利亚SNAC Ⅱ期临床试验招募100例肿瘤大于3cm的乳腺癌患者，超过2/3的患者伴随腋窝淋巴结转移，超过60%的患者前哨淋巴结阳性，超过40%的患者非前哨淋巴结阳性，由于较高的非前哨淋巴结阳性率，因此类患者建议直接行腋窝淋巴结清扫术[129]。

（一）导管原位癌

前哨淋巴结活检适应证逐渐扩展到广泛病变行乳腺全切以及肿块性病变行部分切除的导管原位癌患者[130-132]。尽管对于导管原位癌是否行前哨淋巴结活检仍有争议[133]，目前共识是影像学上广泛病变以及扪及肿块的病变应该行前哨淋巴结活检。影像学上导管原位癌局部病变的患者占80%，不需要行前哨淋巴结活检。20%的导管原位癌患者伴随局部浸润，广泛病变是局部浸润的风险因素，因此需要行前哨淋巴结活检[134]。高级别核分裂象，粉刺样坏死和肿块＞4cm是局部浸润的高危因素[135, 136]。术前粗针活检为微小浸润的患者最终会伴随局灶浸润，10%的微小浸润患者前哨淋巴结阳性[130]。尽管报道显示高危导管原位癌患者及微浸润患者前哨淋巴结阳性率为15%[137]。大部分淋巴结受累为微转移或是孤立转移[131]。粗针活检区域为非钙化区域时，伴随浸润可能性更大，10%～15%的导管原位癌患者伴随浸润灶[138]。从卫生经济学和术后并发症的角度来讲，低危导管原位癌患者应该避免前哨淋巴结活检。

（二）多灶和多中心肿瘤

曾有观点认为多灶和多中心肿瘤假阴性率较高因而不适宜于前哨淋巴结活检[139]。这种观点的理论基础是不同象限的肿瘤引流至不同的淋巴结，造成前哨淋巴结活检不够准确[140]。随后研究表明，位于同侧乳腺同一象限的多灶肿瘤和不同象限的多中心肿瘤不会分别引流至不同的前哨淋巴结[140-142]。淋巴管显像技术亦证实不同象限的肿瘤通过共同的淋巴管道汇聚至乳晕区[143]。Meta分析显示排除肿瘤＞5cm以及排除新辅助化疗患者，多灶和多中心乳腺前哨淋巴结活检假阴性率为6.3%，肿瘤＞5cm和新辅助化疗后的患者前哨淋巴结活检假阴性率亦不到10%[144]。一项30例患者的小样本研究也证实多中心肿瘤行蓝色染料和同位素双染前哨淋巴结活检准确率高达100%[145]。此类患者淋巴结阳性率高达66.7%需要进一步行腋窝淋巴结清扫术。

（三）妊娠期乳腺癌

妊娠期乳腺癌应充分考虑患者情绪波动。早孕期妇女建议终止妊娠，手术治疗可以在任一妊娠期进行[146]。化疗和放疗等辅助治疗建议分娩后进行，尽管有观点认为孕中期化疗对胎儿相对安全[147, 148]。

孕期行放疗是绝对禁忌证，Tc-99m 放射量为 20MBq，对孕妇来讲是安全的剂量。蓝色染料能通过胎盘，不能应用于淋巴结染色。如果顾虑同位素的放射性，腋窝可暂不处理或直接盲取。

（四）老年患者

临床淋巴结阴性的大部分老年患者应予以前哨淋巴结活检，部分老年患者淋巴结转移受累可能性较低应避免行前哨淋巴结活检。目前争议较大的是一个前哨淋巴结阳性的老年乳腺癌患者是否行腋窝淋巴结清扫。即使在 ACOSOG Z0011 结论发表以前，部分老年患者特别是微转移的患者亦未行淋巴结清扫。Memorial Sloan-Kettering 医院一项研究显示，各类原因的前哨淋巴结阳性未行腋窝清扫的患者 3 年局部复发率为 2%[149]。考虑到获益，这部分患者应避免行腋窝淋巴结清扫，亦不会因局部复发影响长期生存。

（五）再次前哨淋巴结活检

目前乳腺癌外科的挑战是那些先前行保乳手术以及前哨淋巴结活检阴性的患者复发后腋窝的处理。最近逐渐意识到保乳术后复发并前哨淋巴结阴性的患者行淋巴结清扫是不对的[150]。早期研究证实对于先前已行腋窝非恶性手术的患者进行前哨淋巴结活检是可行的[151]。最近一系列研究证实，再次前哨淋巴结活检准确率与第一次手术取出的淋巴结呈负相关[152-154]。因此，初次就行腋窝淋巴结清扫的患者再次行前哨淋巴结活检失败可能性较大。尽管术后局部纤维化，新的肿瘤亦会建立新的淋巴管道引流至新的前哨淋巴结，即“总有新的前哨淋巴结”，而不是“永远就是那个前哨淋巴结”[152, 153]。Intra 和同事研究了 207 位保乳术后复发初次前哨淋巴结阴性的患者，应用淋巴管显像 196 位患者成功取出了前哨淋巴结，仅仅 9 位患者前哨淋巴结阳性，其中 8 位为微转移，1 位为孤立癌转移。一般专家共识认为，再次前哨淋巴结活检应在淋巴管显影辅助下进行，如果缺少淋巴管显影设备，应直接行腋窝淋巴结清扫术[155]。

八、新辅助化疗

新辅助化疗与前哨淋巴结活检的先后顺序也是一个值得关注的问题。部分医院选择化疗后行前哨淋巴结活检联合腋窝淋巴结清扫。部分医生仍然担心化疗引起腋窝淋巴系统的变化影响前哨淋巴结活检的准确性，因而建议先行前哨淋巴结活检再行化疗。实际上，化疗后行前哨淋巴结活检的确认率与假阴性率与化疗前一致。

（一）先前哨淋巴结活检后化疗

优点：可以把假阴性率降至最低，准确地评估腋窝淋巴结情况[156, 157]，准确率可达 98% ～ 100%，淋巴结阳性率波动在 29% ～ 67%，肿瘤越大，淋巴结阳性率越高[129]。前哨淋巴结阳性的患者可立即予以腋窝淋巴结清扫随后予以新辅助化疗，最终施以乳腺切除或 I 期重建时可以避免腋窝淋巴结清扫[70]。先于化疗的前哨淋巴结清扫提供重要的预后信息，用于指导随后的放疗、全身治疗以及进一步腋窝手术。除了临床病理指标，基因检测也可指导患者预后，比如 Oncotype DX 用于评估早期乳腺癌患者复发风险。对于肿瘤较大，前哨淋巴结阴性并且 Oncotype DX 评分较低的患者可以选择新辅助内分泌治疗而不是新辅助化疗。

缺点：对于需要行新辅助化疗的患者，先行前哨淋巴结活检额外增加一次手术，特别是对于前哨淋巴结阳性需要进一步行腋窝淋巴结清扫的情况。术后出现伤口感染会进一步应用抗生素，至少需要 1 周的时间，患者行新辅助化疗时间也随之延迟。

前哨淋巴结阴性的患者可以避免行腋窝淋巴结清扫，以及随后的锁骨上淋巴结放疗。通常，新辅助化疗的患者淋巴结转移可能性更大，清扫腋窝淋巴结不利于评估化疗对淋巴结降期的影响。对于部分淋巴结阴性就不需要新辅助化疗的患者，行前哨淋巴结活检是很好的手段，但是年龄、肿瘤大小和粗针活检结果就能推断出患者是否需要行新辅助化疗。

（二）新辅助化疗后行前哨淋巴结活检

优点：新辅助化疗后部分患者腋窝转移淋巴结降期避免进一步行腋窝淋巴结清扫[158]。特别是有术中评估淋巴结条件的医院一次即完成乳腺和腋窝的手术，降低了患者花费。细针证实的淋巴结阳性的患者行新辅助化疗淋巴结病理完全缓解率为 20% ～ 36%[159]。淋巴结病理缓解预示着患者有更好的预后，可以指导胸壁及锁骨上淋巴结放疗，乳房和腋窝淋巴结均为 pCR 预示更好的预后[160]。

缺点：新辅助化疗会改变淋巴系统结构[161]。肿瘤在化疗药物的作用下形成肿瘤栓塞阻塞淋巴管，增加前哨淋巴结活检假阴性率。然而这仅仅只是理论上的推测，没有数据支持这一论点[162]。由于前哨淋巴结肿瘤负荷更大，新辅助化疗更易消除非前哨淋巴结的肿瘤细胞[163]。然而，如果前哨淋巴结肿瘤先消除而非前哨淋巴结肿瘤细胞未消除，前哨淋巴结活检假阴性率随之增加。

Hunt 等研究指出新辅助化疗后前哨淋巴结活检假阴性率为 5.9%，未行新辅助化疗假阴性率是 4.1%[164]。也有研究显示新辅助化疗后前哨淋巴结活检假阴性率为 8% ～ 11%；Meta 分析显示新辅助化疗后前哨淋巴结活检假阴性率为 12%[165]。细胞学或粗针活检证实淋巴结阳性的患者新辅助化疗后亦会出现前哨淋巴结假阴性[167-169]。Mamounas 报道新辅助化疗后前哨淋巴结活检假阴性率是 11.1%[170]。Alvardo 报道新辅助化疗后前哨淋巴结活检假阴性率高达 20.8%[171]。

表 15-3　新辅助化疗后前哨淋巴结活检的准确性

研究 / 作者	发现率（%）	假阴性率（%）
NSAPB B-27[169]（428 人）	85	11% [8%（dye + RI）；14%（仅 dye）]
GANEA（French）[166]（195 人）	90	11% [9.4%（node-ve）；11.6%（node +ve）]
MD Anderson[164]（575 人）	97.4	5.9% [4.1%（化疗前）；*P*= 0.39]

dye. 蓝色染料；RI. 荧光染色；node-ve. 临床不可及淋巴结亚组；node+ve. 临床淋巴结可疑转移亚组

一般认为新辅助化疗后非前哨淋巴结残留肿瘤细胞更容易出现局部复发[172]。ACOSOG Z1071 临床试验旨在评价淋巴结粗针活检阳性的患者新辅助化疗后前哨淋巴结活检的假阴性率[173]。总体准确率为 84%，检出率为 92.5%，40% 的患者出现病理完全缓解，单示踪剂前哨淋巴结阴性率 20%，双示踪剂为 10.2%。根据 Z1071 的研究结果，新辅助化疗后前哨淋巴结活检应予以双示踪剂，至少取出 2 枚以上淋巴结。

德国 SENTINA 试验旨在评估前哨淋巴结活检后行新辅助化疗再次行前哨淋巴结活检的假阴性率[174]。患者分为四组：A 组和 B 组临床淋巴结评估为阴性，其中 A 组新辅助化疗前前哨淋巴结阴性，新辅助后腋窝淋巴结不予以处理，B 组为新辅助化疗前前哨淋巴结阳性，新辅助化疗后重复前哨淋巴结活检和腋窝淋巴结清扫。C 和 D 组临床淋巴结评估为阳性，其中 C 组新辅助化疗后临床淋巴结转阴，行前哨淋巴结活检和腋窝淋巴结清扫，D 组为新辅助化疗后临床淋巴结仍然为阳性，直接予以淋巴结清扫。B 组假阴性率为 50%，再次获取的前哨淋巴结数量较少。因此，新辅助化疗后再次前哨淋巴结活检不可取。新辅助化疗后临床转阴的 C 组假阴性率为 14.2%。

表 15-4　化疗前细胞学 / 活检证实阳性淋巴结的假阴性率

作　者	患者数	假阴性率（%）
Shen 等 [167]	69	25
Lee 等 [168]a	238	5.6
Newman 等 [169]	54	10.7
Alvarado 等 [171]	150	16.1
Boughy 等 [173]	649	12.6

a. 本研究根据超声 /PET 扫描可疑淋巴结，将部分患者分为淋巴结阳性

越来越多的证据表明，是否进行胸壁及锁骨上放疗应取决于对新辅助化疗的反应，而不是局部淋巴结状态。新辅助化疗后腋窝淋巴结病理完全缓解能否从化疗中获益有待进一步研究。因此新辅助化疗后前哨淋巴结活检及腋窝淋巴结清扫有助于评估淋巴结对新辅助化疗的反应性 [158, 170]。一项进行的大型随机Ⅲ期临床试验 NSABP-51/RTOG-1304 旨在评估新辅助化疗后淋巴结病理转阴行胸壁和腋窝放疗的临床获益 [175]。该试验旨在确定新辅助化疗后的放疗决定是否依赖于原始淋巴结状态，进而决定前哨淋巴结活检在新辅助化疗前还是新辅助化疗后。

对于那些新辅助化疗后前哨淋巴结微转移或孤立肿瘤转移的患者不行腋窝淋巴结清扫是不可行的，因为此时前哨淋巴结病理状态也有可能是宏转移经化疗后所致，行腋窝淋巴结清扫临床上更为安全。

九、内乳淋巴结活检

常规清扫内乳淋巴结没有显示生存获益，还有并发症风险 [16, 17]。腋窝淋巴结阴性的患者内乳淋巴结一般亦为阴性。内乳淋巴结临床意义尚不明确，因而行内乳淋巴结活检仍存在争议。伴随腋窝淋巴结转移的偏内侧乳腺肿瘤出现内乳淋巴结微转移有一定的临床意义。术后行包括内乳淋巴结在内的放疗有 10% 的生存获益 [176, 177]。EORTC 临床试验募集位于中间和内侧区域的肿瘤患者，予以总剂量 50Gy 的分次照射，5 年总生存略有获益 [178]。内乳淋巴结复发可能性较低，其放疗适应证尚不明确。基于 CT 的放疗可以最大限度地减少心脏和肺的暴露，降低心包炎和冠状动脉疾病等。一项来自法国的研究表明，内乳淋巴结放疗有一点肺毒性，有可能诱发心肌死亡，尤其是右侧，尽管案例极少没有统计学意义。对于腋窝淋巴结阴性肿瘤出现淋巴血管入侵的患者，内乳淋巴结受累的可能性为 2% ～ 20%。部分专家建议只有内乳淋巴结活检证实转移的患者才需要行内乳放疗，高危的腋窝淋巴结阴性的患者也可行内乳区放疗，此时才会有生存获益。

总结

腋窝淋巴结的临床管理是一个复杂的过程，特别是对于有限前哨淋巴结转移的患者。腋窝淋巴结清扫不仅协助治疗患者，也可协助肿瘤分期。我们既不能过度治疗患者也不能治疗不足。对于新辅助化疗后前哨淋巴结活检以及再次前哨淋巴结活检的病理解释更应谨慎。虽然新的示踪剂逐渐替代了蓝色染料，双示踪法对新辅助化疗后前哨淋巴结活检准确性更高。Z0011 和 IBCSG 23-01 正在改变美国外科医生的临床实践，欧洲国家正在进行相应的临床试验，如 POSNOC 等。Z0011 的试验结果适用于少部分淋巴结阳性的患者，不应轻易推广至其他国家。虽然目前大部分细针活检阳性的患者施以腋窝淋巴结清扫，但是其中一部分仅仅行前哨淋巴结活检也够了。对于那些前哨淋巴结阳性，肿瘤较大，局部晚期和炎性乳癌的患者应予以腋窝淋巴结清扫。腋窝处理应综合考虑患者的生存获益和手术风险，个体化应用腋窝淋巴结清扫，靶向摘取和观察等。

推荐阅读

[1] Carter CL, Allen C, Henderson DE. Relation of tumour size, lymph node status and survival in 24, 740 breast cancer cases. Cancer. 1989;73:505–8.
[2] Rosen PP, Groshen S, Saigo PE, et al. Pathologic prognostic factors in stage I ($T_1N_0M_0$) and stage II ($T_1N_1M_0$) breast carcinoma: a study of 644 patients with median follow up of 18 years. J Clin Oncol. 1989;7:1239–125.
[3] Kissin MW, Querci della Rovere G, Easton D, et al. Risk of lymphoedema following the treatment of breast cancer. Br J Surg. 1986;73:580–4.
[4] Ivens D, Hoe AL, Podd TJ, et al. Assessment of morbidity from complete axillary dissection. Br J Cancer. 1992;66: 136–8.
[5] Britton PD, Goud A, Godward S, et al. Use of ultrasound-guided axillary node core biopsy in staging of early breast cancer. Eur Radiol 2008. doi:10.1007/s00330-008-1177-5.
[6] Fisher B, Montague F, Redmond C, et al. Ten-year results of a randomized trial comparing radical mastectomy and total mastectomy with or without radiation. N Engl J Med. 1985;312:674–81.
[7] Baum M, Coyle PJ. Simple mastectomy for early breast cancer and the behaviour of the untreated nodes. Bull Cancer. 1977;64:603–10.
[8] Purushotham AD, MacMillan RD, Wishart G. Advances in axillary surgery for breast cancer—time for a tailored approach. Eu J Surg Oncol. 2005;31:929–31.
[9] Jatoi I. Management of the axilla in primary breast cancer. Surg Clin North Am. 1999;79:1061–73.
[10] Haagensen CD. Anatomy of the mammary glands. In Haagensen CD (ed): Diseases of the breast 3rd Edition, Philadelphia, 1986 WB Saunders.
[11] Sappey M. Traite d'Anatomie Descriptive. 2nd Edition. Paris, 1888.
[12] Rouviere H. Anatomie des lymphatiques de l'homme. Paris: Masson; 1932.
[13] Handley RS, Thackray AC. The internal mammary lymph chain in carcinoma of the breast. Lancet. 1949;2:276.
[14] Borgstein PJ, Meijer S, Pijpers RJ, et al. Functional lymphatic anatomy for sentinel node biopsy in breast cancer: echoes from the past and the periareolar blue dye method. Ann Surg. 2000;232:81–9.
[15] Mansel RE, Goyal A, Newcombe RG. Internal mammary node drainage and its role in sentinel node biopsy: the initial ALMANAC experience. Clin Breast Cancer. 2004;5: 279–84.
[16] Veronesi U, Cascinella N, Greco M, et al. Prognosis of breast cancer patients after mastectomy and dissection of internal mammary nodes. Ann Surg. 1985;202:702–7.
[17] Veronesi U, Marubini E, Mariou L, et al. The dissection of internal mammary nodes does not improve the survival of breast cancer patients. 30-year results of a randomized trial. Eur J Cancer. 1999;35:1320–5.
[18] McMinn RMH. Last's Anatomy (Regional and Applied). 18th Edition Churchill Livingstone 1990.
[19] Osborne MP, Jeyasingh K, Jewkes RF, et al. The pre-operative detection of internal mammary node metastases in breast cancer. Br J Surg. 1979;66:813.
[20] Thomas JM, Redding WH, Sloane JP. The spread of breast cancer: importance of the intrathoracic lymphatic route and its relevance to treatment. Br J Cancer. 1979;40:540.
[21] Tanis PJ, Neiweg OE, Valdes Olmos RA, et al. Anatomy and physiology of lymphatic drainage of the breast from the perspective of sentinel node biopsy. J Am Coll Surg. 2001;192:399–409.
[22] Morton DL, Wen DR, Wong JH, et al. Technical details of intra-operative lymphatic mapping for early stage melanoma. Arch Surg. 1992;127:392–9.
[23] Bleiweiss I. Sentinel lymph nodes in breast cancer after 10 years: rethinking basic principles. Lancet Oncol. 2006;7: 686–92.
[24] Romrell LJ, Bland KI. Anatomy of the breast, axilla, chest wall and related metastatic sites. Chapter 2. In: The Breast (Bland KI and Copeland EM Eds) Vol I 3rd Edition Saunders 2004. ISBN 0-7216-9490-X.

[25] Turner-Warwick RT. The lymphatics of the breast. Br J Surg. 1959;46:574–82.
[26] Goyal A, Newcombe RG, Mansell RE. Clinical relevance of multiple sentinel nodes in patients with breast cancer. Br J Surg. 2005;92:438–42.
[27] Rescigno J, Taylor LA, Aziz MS, et al. Predicting negative axillary lymph node dissection in patients with positive sentinel lymph node biopsy: can a subset of patients be spared axillary dissection? Breast Cancer Res Treat. 2005;94:S35.
[28] Veronesi U, Rilke R, Luini A, et al. Distribution of axillary node metastases by level of invasion. Cancer. 1987;59:682–7.
[29] Jacobsson S. Studies of the blood circulation in lymphoe-dematous limbs. Scan J Plast Recon Surg. 1967;3: 1–81.
[30] Schuneman J, Willich N. Lympheodema of the arm after primary treatment of breast cancer. Anticancer Res. 1998;18:2235–6.
[31] Mortimer PS, Bates DO, Brassington HD, et al. The prevalence of arm oedema following treatment for breast cancer. Q J Med. 1996;89:377–80.
[32] Morrow M. Miami breast cancer conference. Florida, USA: Orlando; 2008.
[33] Pain SJ, Purushotham AD. Lymphoedema following surgery for breast cancer. Br J Surg. 2000;87:1128–41.
[34] Stewart FW, Treves N. Lymphangiosarcoma in post-mastectomy oedema. Cancer. 1948;1:64–81.
[35] Temple WJ, Ketcham AS. Preservation of the intercostobrachial nerve during axillary dissection for breast cancer. Am J Surg. 1985;150:406–13.
[36] Abdullah TI, Iddon J, Barr L, Baildam AD, Bundred NJ. Prospective randomized controlled trial of preservation of the intercostobrachial nerve. Br J Surg. 1998;85:1443–5.
[37] Salmon RJ, Ansquer Y, Asselain B. Preservation versus section of the intercostobrachial nerve (ICBN) in axillary dissection for breast cancer—a prospective randomized trial. Eur J Surg Oncol. 1998;24:158–61.
[38] MacMillan RD, Blamey RW. The case for axillary sampling. Advances in Breast Cancer. 2004;1:9–10.
[39] Benson JR. Querci della Rovere G (and the Axilla Management Consensus Group). Management of the axilla in women with breast cancer. Lancet Oncology. 2007;8:331–48.
[40] Fisher B. The evolution of paradigms for the management of breast cancer: a personal perspective. Cancer Res. 1992;52:2371–83.
[41] Fisher B, Montague F, Redmond C, et al. Ten-year results of a randomized trial comparing radical mastectomy and total mastectomy with or without radiation. N Engl J Med. 1985;312: 674–81.
[42] Harris JR, Osteen RT. Patients with early breast cancer benefit form effective axillary treatment. Breast Cancer Res Treat. 1985;5:17–21.
[43] Gardner B, Feldman J. Are positive axillary nodes in breast cancer markers for incurable disease? Ann Surg. 1993;218: 270–8.
[44] Moffat FL, Sewofsky GM, Davis K, et al. Axillary node dissection for early breast cancer: some is good but all is better. J Surg Oncol. 1992;51:8.
[45] Orr RK. The impact of prophylactic axillary node dissection on breast cancer survival: a Bayesian meta-analysis. Ann Surg Oncol. 1999;6:109–16.
[46] Early Breast Cancer Trialists Collaborative Group. Effects of radiotherapy and of differences in the extent of surgery for early breast cancer on local recurrence and 15 year survival: an overview of the randomized trials. Lancet. 2005;366:2087–106.
[47] Benson JR, Querci della Rovere G. The biological significance of ipsilateral local recurrence of breast cancer: determinant or indicator of poor prognosis. Lancet Oncol. 2002;3:45–9.
[48] Cancer Research Campaign Working Party. Cancer research campaign (King's/Cambridge) trial for early breast cancer. Lancet. 1980;2:55–60.
[49] Epstein RJ. Routine or delayed axillary dissection for primary breast cancer? Eu J Cancer. 1995;31A:1570–3.
[50] Fowble B, Solin L, Schultz D, Goodman R. Frequency, sites of relapse and outcome of regional node failures following conservative surgery and radiation for early breast cancer. Int J Oncol Biol Phys. 1989;17:703–10.
[51] Graverson HP, Blichert-Toft M, Andersen J, et al. for the Danish Breast Cancer Cooperative Group. Breast cancer: risk of axillary recurrence in node negative patients following partial dissection of the axilla. Eur J Surg Oncol 1988;14:407–412.
[52] Veronesi U, Paganelli G, Viale G, et al. Sentinel lymph node biopsy as a staging procedure in breast cancer: update of a randomized controlled study. Lancet Oncol. 2006;7:983–90.
[53] Naik AM, Fey J, Gemignani M, Heerdt A, et al. The risk of axillary relapse after sentinel lymph node biopsy for breast cancer is comparable with that of axillary lymph node dissection. Ann Surg. 2004;240:462–71.
[54] Chung MA, Steinhoff MM, Cady B. Clinical axillary recurrence in breast cancer patients after a negative sentinel node biopsy. Am J Surg. 2002;184:310–4.
[55] Blanchard DK, Donohue JH, Reynolds C. Relapse and morbidity in patients undergoing sentinel lymph node biopsy alone or with axillary dissection for breast cancer. Arch Surg. 2003;138:482–8.
[56] Veronesi U, et al. Sentinel node biopsy in breast cancer: early results in 953 patients with negative sentinel lymph node and no axillary lymph node dissection. Eur J Cancer. 2005;41(2):231–7.
[57] Bergkvist L, et al. Axillary recurrence rate after negative sentinel node biopsy in breast cancer: three-year follow up of the Swedish Multicentre Cohort Study. Ann Surg. 2008;247(1):150–6.
[58] van der Ploeg IMC, Nieweg OE, van Rijk MC, et al. Axillary recurrence after a tumour negative sentinel lymph node biopsy in breast cancer patients: a systematic review and meta-analysis of the literature. Eur J Surg Oncol. 2008;34:1277–84.
[59] Kiluk JV, Ly QP, Meade T, et al. Axillary recurrence rate following negative sentinel lymph node biopsy for invasive breast cancer: Long term follow-up. Ann Surg Oncol. 2011;18: S339–42.
[60] Rosen PP, Siago PE, Braun DW, et al. Axillary micro- and macrometastases in breast cancer: prognostic significance of tumour size. Ann Surg. 1993;194:585–91.
[61] Forrest APM, Everington D, McDonald C, Steele RJC, Chetty U, Stewart HJ. The Edinburgh randomized trial of axillary sampling or clearance after mastectomy. Br J Surg. 1995;82:1504–8.
[62] Lambah A, Dixon JM, Prescott RJ, Jack W, Forrest APM, Rodger A. et al. Randomised study of axillary clearance versus four node sampling. Eur J Cancer. 2001; 37: (Suppl

5): 2.
[63] Steel RJ, Forrest APM, Chetty U. The efficacy of lower axillary sampling in obtaining lymph node status in breast cancer: a controlled randomized trial. Br J Surg. 1985; 72:368–9.
[64] Chetty U. Axillary node sampling to evaluate the axilla. World J Surg. 2001;25:773–9.
[65] Rampaul RS, Pinder SE, Morgan DAL, et al. Long term regional recurrence and survival after axillary node sampling for breast cancer. Eur J Cancer 2003; 39: (Suppl 1): 23.
[66] Kissin M. Debate entitled Management of the axilla in women with breast cancer: Which is the best way of staging the axilla?. London: The Royal Society of Medicine; 2005.
[67] Gaston MS, Dixon JM. A survey of surgical management of the axilla in UK breast cancer patients. Eur J Cancer. 2004;40:1738–42.
[68] McCarter MD, Yeung H, Fey J, et al. The breast cancer patients with multiple sentinel nodes: when to stop? J Am Coll Surg. 2001;192:692–7.
[69] Cserni G. Evaluation of sentinel nodes in breast cancer. Histopathology. 2005;46:697–702.
[70] Dabbs DJ, Johnson R. The optimal number of sentinel lymph nodes for focused pathological examination. Breast J. 2004;10:101–5.
[71] Krag D, Anderson SJ, Julian TB, et al. Sentinel lymph node resection compared with conventional axillary lymph node dissection in clinically node negative patients with breast cancer: overall survival findings from the NSABP B–32 randomised phase 3 trial. Lancet Oncol. 2010;11:927–33.
[72] Benson JR. An alternative to axillary lymph node dissection. Lancet Oncol. 2010;11:908–9.
[73] Krag D, Weaver D, Ashikaga T, et al. The sentinel node in breast cancer. A multicentre validation study. N Eng J Med. 1998;339:941–946.
[74] Morrow M, Rademaker AW, Bethke KP, et al. Learning sentinel node biopsy: results of a prospective randomized trial of two techniques. Surgery. 1999;126:714–22.
[75] Lyman GH, Guiliano AE, Somerfield MR, et al. The American society of clinical oncology guideline recommendations for sentinel lymph node biopsy in early stage breast cancer. J Clin Oncol. 2005;23:7703–20.
[76] Krag DN, Anderson SJ, Julian TB, et al. Technical outcomes of sentinel–lymph node resection and conventional axillary lymph node dissection in patients with clinically node negative breast cancer: results from the NSABP B–32 randomised phase III trial. Lancet Oncol. 2007;8:881–8.
[77] Gill PG. Sentinel lymph node biopsy versus axillary clearance in operable breast cancer. The RACS SNAC trial, A Multicenter randomised trial of the Royal Australian College of Surgeons (RACS) Section of Breast Surgery, in collaboration with the National Health and Medical Research Council Clinical Trials Center. Ann Surg Oncol. 2004;11:216S–21S.
[78] Veronesi U, Paganelli G, Viale G, et al. A randomized comparison of sentinel node biopsy with routine axillary dissection in breast cancer. NEJM. 2003;349:546–53.
[79] Mansel RE, Goyal A, Fallowfield L, et al. Sentinel node biopsy versus standard axillary treatment: results of the randomized multicentre UK ALMANAC trial. J Natl Cancer Inst. 2006;98:599–609.
[80] Benson JR, Querci della Rovere G. Management of the axilla in women with breast cancer. Lancet Oncol. 2007;8:331–48.
[81] Veronesi U. Sentinel node biopsy in breast cancer. Lancet. 1997;350:809.
[82] O'Hea BJ, Hill ADK, El–Shirbiny AM, et al. Sentinel lymph node biopsy in breast cancer: initial experience at Memorial Sloan–Kettering Cancer Center. J Am Coll Surg. 1998;186:423–7.
[83] Benamor M, Nos C, Freneaux P, Clough K. Impact of internal mammary sentinel node imaging in breast cancer. Clin Nucl Med. 2003;28:375–8.
[84] McMasters KM, Wong SL, Tuttle TM, et al. Preoperative lymphoscintigraphy for breast cancer does not improve the ability to identify axillary sentinel nodes. Ann Surg. 2000;231:724–31.
[85] Upponi SS, McIntosh SA, Wishart GC, et al. Sentinel lymph node biopsy in breast cancer—is lymphoscintigraphy really necessary. Eur J Surg Oncol. 2002;28(5):479–80.
[86] Rosser RJ. Safety of sentinel lymph node dissection and significance of cytokeratin micrometastases. J Clin Oncol. 2001;19:1882–3.
[87] Bleiweiss IJ, Legmann MD, Nagi CS, Jaffer S. Sentinel lymph nodes can be falsely positive due to iatrogenic displacement and transport of benign epithelial cells. J Clin Oncol. 2006;24:2013–8.
[88] Kaklamanos IG, Birbas K, Syrigos K, et al. Prospective comparison of peritumoral and subareolar injection of blue dye alone for identification of sentinel lymph nodes in patients with early stage breast cancer. J Surg Oncol. 2011;104:37–40.
[89] www.mhra.gov/Safetyinformation/DrugSafetyUpdate/.
[90] Ahmed M, Purushotham A, Douek M. Novel techniques for sentinel lymph node biopsy in breast cancer: a systematic review. Lancet Oncol. 2014;15:351–62.
[91] Benson JR. Evaluation of the clinical utility of the ICG fluorescence method in comparison to the radioisotope method for sentinel lymph node biopsy in breast cancer (commentary). Ann Surg Oncol. 2016;23:6–8.
[92] Nimura H, Narimiya N, Mitsumori N, et al. Laparoscopic sentinel node navigation achieved by infra–red ray electronic endoscopy system in patients with gastric cancer. Br J Surg. 2004;91:575–9.
[93] Kitai T, Inomoto T, Miwa M, Shikayama T. Fluorescence navigation with indocyanine green for detecting sentinel lymph nodes in breast cancer. Breast Cancer. 2005;12: 2111–215.
[94] Sugie T, Sawada T, Tagaya N, et al. Comparison of the Indocyanine green fluorescence and blue dye methods in detection of sentinel lymph nodes in early stage breast cancer. Ann Surg Oncol. 2012;. doi:10.1245/s10434–013–2890–0).
[95] Wishart GC, Jones LC, Loh S–W, Benson JR. Fluorescence mapping with indocyanine green (ICG) for sentinel lymph node detection in early breast cancer—results of the ICG–10 study. Eur J Surg Oncol. 2012;38:651–6.
[96] Ballardini B, Santoro L, Sangalli C, et al. The indocyanine green method is equivalent to the Tc–labelled radiotracer method for identifying the sentinel lymph node in breast cancer: a concordance and validation study. Eur J Surg Oncol. 2013;39:1332–6.
[97] Verbeek FP, Troyan SL, Mieog JS, et al. Near–infrared fluorescence sentinel lymph node mapping in breast: a

multicentre experience. Breast Cancer Res Treat. 2014;143:333–42.
[98] Schaafsma BE, Verbeek FP, Riebergen DD, et al. Clinical trial of combined radio– and fluorescence–guided sentinel lymph node biopsy in breast cancer. B J Surg. 2013;100: 1037–44.
[99] Douek M, Monneypenny I, Kothari, et al. on behalf of the SentiMAG Trialists Group. Sentinel node biopsy using a magnetic tracer versus standard technique: the SentiMAG multicentre trial. Ann Surg Oncol 2013: published online Dec10. doi:10.1245/s10434–013–3379–6.
[100] Chapman D, Purushotham A. Acceptability of early discharge with drains in situ after breast surgery. Br J Nursing. 2001;10:1447–50.
[101] Salem AA, Douglas–Jones AG, Sweetland HM, Mansel RE. Intra–operative evaluation of axillary sentinel lymph nodesusingtouchimprintcytologyandimmunohistochemistry. Eur J Surg Oncol. 2006;32:484–7.
[102] Benson JR, Wishart GC. In intraoperative node assessment essential in a modern breast practice? Eur J Surg Oncol. 2010;36:1162–4.
[103] Julian TB, Blumencranz P, Deck K, et al. Novel intraoperative molecular test for sentinel lymph node metastasesin patients with early stage breast cancer. J Clin Oncol. 2008;26:3338–45.
[104] Julian TB, Anderson SJ, Krag DN, et al. 10 year follow up of NSABP B–32 randomised phase III clinical trial to compare sentinel node resection to conventional axillary dissection in clinically node negative patients. J Clin Onco. 2013;31:(Suppl abstr 100).
[105] Cserni G, Gregori D, Merletti F, et al. Non–sentinel node metastases associated with micrometastatic sentinel nodes in breast cancer: metaanalysis of 25 studies. Br J Surg. 2004;91:1245–52.
[106] Van Zee KJ, Manasseh DM, Bevilacqua JL, et al. A nomogram for predicting the likelihood of additional nodal metastases in breast cancer patients with a positive sentinel node biopsy. Ann Surg Oncol. 2002;10:1140–51.
[107] Pal A, Provenzano E, Duffy SW, et al. A model for predicting non–sentinel lymph node metastatic disease when the sentinel lymph node is positive. Br J Surg. 2008;95:302–9.
[108] Greco M, Agresti R, Cascinella N, Casalini P. et al. Breast cancer patients treatedwithout axillary surgery.Ann Surg 2000;232(1):1–7.
[109] Cserni G, Gregori D, Merletti F, et al. Non–sentinel node metastases associated with micrometastatic sentinel nodes in breast cancer: metaanalysis of 25 studies. Br J Surg. 2004;91:1245–52.
[110] Fisher B, Joeng J–H, Anderson S, et al. Twenty–five year follow up of a randomized trial comparing radical mastectomy, total mastectomy and total mastectomy followed by irradiation. N Eng J Med. 2002;347:567–75.
[111] Hellman S. Stopping metastases at their source. N Eng J Med. 1997;337:996–7.
[112] Van Zee KJ, Manasseh DM, Bevilacqua JL, et al. A nomogram for predicting the likelihood of additional nodal metastases in breast cancer patients with a positive sentinel node biopsy. Ann Surg Oncol. 2002;10:1140–51.
[113] Giuliano AE, Hunt K, Ballman K, et al. Axillary dissection vs no axillary dissection in women with invasive breast cancer and sentinel node metastases: a randomized clinical trial. JAMA. 2011;305:569.
[114] Galimberti V, Cole BF, Zurrida S, et al. Update of International Breast Cancer Study Group Trial 23–01 to compare axillary dissection versus no axillary dissection in patients with clinically node negative breast cancer and micrometastases in the sentinel node. Cancer Res. 2011;71:102s.
[115] Goyal A, Newcombe RG, Chhabra A, Mansel RE. Morbidity in breast cancer patients with sentinel node metastases undergoing delayed axillary lymph node dissection (ALND) compared with immediate ALND. Ann Surg Oncol. 2008;15(1):262–7.
[116] Goyal A, Coleman RE, Dodwell D, et al. POSNOC: Positive sentinel node—adjuvant therapy alone versus adjuvant therapy plus clearance or axillary radiotherapy. A randomized trial looking at axillary treatment in early breast cancer (ISRCTN547652244). J Clin Oncol 2015; (Suppl; abstr TPS 1103).
[117] Donker M, van Tienhoven G, Straver ME, et al. Radiotherapy or surgery of the axilla after a positive sentinel node in breast cancer (EORTC 10981–22033 AMAROS): a randomized multicenter, open–labelled, phase 3 non–inferiority trial. Lancet Oncol. 2014;15(1): 1303–10.
[118] Dixon JM, Mammam U, Thomas J. Accuracy of intraoperative frozen–section analysis of axillary nodes. Edinburgh breast unit team. Br J Surg. 1999;86:392–5.
[119] Brogi E, Torres–Matundan E, Tan LK, Cody HS. The results of frozen section, touch preparation and cytological smear are comparable for intraoperative examination of sentinel lymph nodes: a study in 133 breast cancer patients. Ann Surg Oncol. 2005;12:173–8.
[120] Dowlatshahi K, Fan M, Anderson JM, Bloom KJ. Occult metastases in sentinel nodes of 200 patients with operable breast cancer. Ann Surg Oncol. 2001;8:675–81.
[121] Lambah PA, McIntyre MA, Chetty U, Dixon JM. Imprint cytology of axillary lymph nodes as an intraoperative diagnostic tool. Eur J Surg Oncol. 2003;29:224–8.
[122] Vanderveen KA, Ramsamooj R, Bold RJ. A prospective, blinded trial of touch prep analysis versus frozen section for intraoperative evaluation of sentinel lymph nodes in breast cancer. Ann Surg Oncol. 2008;15:2006–11.
[123] Tew K, Irwig L, Matthews A, et al. Meta–analysis of sentinel node imprint cytology in breast cancer. Br J Surg. 2005;92:1068–80.
[124] Notomi T, Okayama H, Masubuchi H, et al. Loop–mediated isothermal amplication of DNA. Nucleic Acids Res. 2000;28:E63.
[125] Mansel RE, Goyal A, Douglas–Jones A, et al. Detection of breast cancer metastasis in sentinel lymph nodes using intra–operative real time GeneSearch BLN Assay in the operating room: results of the Cardiff study. Breast Cancer Res Treat. 2009;115:595–600.
[126] Tsujimoto M, Nakabayashi K, Yoshidome K, et al. One–step nucleic acid amplification for intra–operative detection of lymph node metastases in breast cancer patients. Clin Cancer Res. 2007;13:4807–16.
[127] Bernet L, Martinez–Benaclocha M, Cano–Munoz R, et al. One–step nucleic acid amplification (OSNA) for sentinel node intra–operative diagnosis: advantages from the classical procedures. 7th European Breast Cancer Conference, Barcelona, 2010 [abstract 337].

[128] Chung MH, Ye W, Guiliano AE. Role for sentinel lymph node dissection in the management of large (≥5 cm) invasive breast cancer. Ann Surg Oncol. 2001;8(9): 668–92.
[129] Beumer JD, Gill G, Campbell I, et al. Sentinel node biopsy and large (≥3 cm) breast cancer. ANZ J Surg. 2014;84: 117–20.
[130] Intra M, Zurrida S, Maffini F, et al. Sentinel lymph node metastasis in microinvasive breast cancer. Ann Surg Oncol. 2003;10:1160–5.
[131] Klauber–DeMore N, Tan LK, Liberman L, et al. Sentinel lymph node biopsy: is it indicated in patients with high–risk ductal carcinoma in situ and ductal carcinoma in situ with microinvasion? Ann Surg Oncol. 2000;7:636–42.
[132] Benson JR, Wishart GC, Forouhi P, Hill–Cawthorne G, Pinder SE. The role of sentinel node biopsy in patients with a pre–operative diagnosis of carcinoma in situ. Eur J Cancer. 2007;6(7):131.
[133] Lagios MG, Silverstein MJ. Sentinel node biopsy for patients with DCIS: a dangerous and unwarranted direction. Ann Surg Oncol. 2001;8:275–7.
[134] Meyer JE, Smith DN, Lester SC, et al. Large–core needle biopsy of non–palpable breast lesions. JAMA. 1999;281: 1683–41.
[135] Yen TWF, Hunt KK, Ross MI, et al. Predictors of invasive breast cancer in patients with an initial diagnosis of ductal carcinoma in situ: a guide to selective use of sentinel lymph node biopsy in management of ductal carcinoma in situ. J Am Coll Surg. 2005;200:516–26.
[136] Tann JCC, McCready DR, Easson AM, Leong WL. Role of sentinel lymph node biopsy in ductal carcinoma in situ treated by mastectomy. Ann Surg Oncol. 2007;14:638–45.
[137] Zavotsky J, Hansen N, Brennan MB, et al. Lymph node metastasis from ductal carcinoma in situ with micro–invasion. Cancer. 1999;85:2439–43.
[138] Jackman RJ, Nowels KW, Rodriguez–Soto J, et al. Stereotactic, automated, large core needle biopsy of non–palpable breast lesions: false–negative and histologic underestimation rates after long–term follow up. Radiology. 1999;210:799–805.
[139] Veronesi U, Paganelli G, Galimberti V, et al. Sentinel node biopsy to avoid axillary dissection in breast cancer with clinically negative nodes. Lancet. 1997;349:1864–7.
[140] Goyal A, Newcombe RG, Mansell RE, et al. ALMANAC Trialist Group. Sentinel lymph node biopsy in patients with multifocal breast cancer. Eur J Surg Oncol. 2004; 30:475–9.
[141] Toumisis E, Zee KJV, Fey JV, et al. The accuracy of sentinel lymph node biopsy in multicentric and multifocal invasive breast cancers. J Am Coll Surg. 2003;197:529–34.
[142] Holwitt DM, Gillanders WE, Aft RL, et al. Sentinel lymph node biopsy in patients with multicentric/multifocal breast cancer: low false–negative rate and lack of axillary recurrence. Am J Surg 2008; [Epub ahead of print].
[143] Gentilini O, Trifiro G, Soleldo J, et al. Sentinel lymph node biopsy in patients with multicentric breast cancer. The experience of the European Institute of Oncology. Eur J Surg Oncol. 2006;32:507–10.
[144] Moody LC, Wen X, McKnight T, Chao C. Indications for sentinel lymph node biopsy in multifocal and multicentric breast cancer. Surgery. 2012;152(3):389–96.
[145] van la Parra RF, de Roos WK, Contant CM, et al. A prospective validation study of sentinel lymph node biopsy in multicentric breast cancer: SMMaC trial. Eur J Surg Oncol 2014;40(10):1250–1255.
[146] Theriault RL. Breast cancer during pregnancy. In: Singletary SE, Robb GL (Eds). Advanced therapy of breast disease. BC Decker Inc. Ontario 2000 Chapter 18, pp. 167–173.
[147] Berry DL, Theriault RL, Holmes FA, et al. Management of breast cancer during pregnancy using a standardized protocol. J Clin Oncol. 1999;17:855–61.
[148] Doll DC, Ringenberg QS, Yarbro JW. Antineoplastic agents and pregnancy. Semin Oncol. 1989;16:337–46.
[149] Naik AM, Fey J, Gemignani M, et al. The risk of axillary relapse after sentinel lymph node biopsy for breast cancer is comparable with that of axillary lymph node dissection: a follow up study of 4008 procedures. Ann Surg. 2004;240: 462–8.
[150] Burger AE, Pain SJ, Peley G. Treatment of recurrent breast cancer following breast conserving surgery. Breast J. 2013;19:310–8.
[151] Lyman GH, Temin S, Edge SB, et al. Sentinel lymph node biopsy for patients with early stage breast cancer: American society of clinical oncology clinical practice guideline update. J Clin Oncol. 2014;32:1365–83.
[152] Port ER, Garcia–Etienne CA, Park J, et al. Re–operative sentinel lymph node biopsy: a new frontier in the management of ipsilateral breast tumour recurrence. Ann Surg Oncol. 2007;14:2209–14.
[153] Taback B, Nguyen P, Hansen N, et al. Sentinel lymph node biopsy for local recurrence of breast cancer after breast conserving surgery. Ann Surg Oncol. 2006;13:1099–104.
[154] Maaskant–Braat AJ, Roumen RM, Voogd AC, et al. Repeat sentinel node biopsy in patients with locally recurrent breast cancer: a systematic review and meta–analysis of the literature. Breast Cancer Res Treat. 2013;138:13–20.
[155] Intra M, Viale G, Vila J, et al. Second axillary sentinel lymph node biopsy for breast tumour recurrence: Experience of the European Institute of Oncology. Ann Surg Oncol. 2015;22:2372–7.
[156] Menard J–P, Extra J–M, Jacquemier J, et al. Sentinel lymphadenectomy for the staging of clinical axillary node negative breast cancer before neoadjuvant chemotherapy. Eur J Surg Oncol. 2009;35:916–20.
[157] Straver ME, Rutgers EJT, Russel NS, et al. Towards rational axillary treatment in relation to neoadjuvant therapy in breast cancer. Eur J Cancer. 2009;45:2284–92.
[158] Fisher B, Brown A, Mamounas E, et al. Effect of preoperative chemotherapy on local–regional disease in women with operable breast cancer: findings from national surgical adjuvant breast and bowel project B18. J Clin Oncol. 1997;15:2483–93.
[159] Hennessy BT, Hortobagyi GN, Rouzier R, et al. Outcome after pathologic complete eradication of cytologically proven breast cancer axillary node metastases following primary chemotherapy. J Clin Oncol. 2005;23:9304–11.
[160] Klaube–Demore N, Ollia DW, Moore DT, et al. Size of residual lymph node metastasis after neoadjuvant chemotherapy in locally advanced breast cancer patients is prognostic. Ann Surg Oncol. 2006;13:685–91.
[161] Bleiweiss I. Sentinel lymph nodes in breast cancer after 10

years: rethinking basic principles. Lancet Oncol. 2007;7: 686–92.
[162] Sabel M. Sentinel lymph node biopsy before or after neoadjuvant chemotherapy: Pros and Cons. Surg Oncol Clin N Am. 2010;19:519–38.
[163] Torisu–Itakura H, Lee JH, Scheri RP, et al. Molecular characteristization of inflammatory genes in sentinel and non–sentinel nodes in melanoma. Clin Cancer Res. 2007;13:3125–32.
[164] Hunt KK, Yi M, Mittendorf EA, et al. Sentinel lymph node surgery after neoadjuvant chemotherapy is accurate and reduces the need for axillary dissection in breast cancer patients. Ann Surg. 2009;250:558–66.
[165] van Deurzen CH, Vriens BE, Tjan–Heijnen VC, et al. Accuracy of sentinel lymph node biopsy after neoadjuvant chemotherapy in breast cancer patients: a systematic review. Eur J Cancer. 2009;45:3124–30.
[166] Classe J–M, Bordes V, Campion L, et al. Sentinel lymph node biopsy after neoadjuvant chemotherapy for advanced breast cancer: results of Ganglion Sentinelle et Chimiotherapie Neoadjuvante, a French prospective multicentric study. J Clin Oncol. 2009;27:726–32.
[167] Shen J, Gilcrease MZ, Babiera GV, et al. Feasibility and accuracy of sentinel lymph node biopsy after preoperative chemotherapy in breast cancer patients with documented axillary metastases. Cancer. 2007;109:1255–63.
[168] Lee S, Kim EY, Kang SH, et al. Sentinel node identification rate, but not accuracy, is significantly decreased after pre–operative chemotherapy in axillary node positive breast cancer patients. Breast Cancer Res Treat. 2007;102:283–8.
[169] Newman EA, Sabel MS, Nees AV, et al. Sentinel lymph node biopsy performed after neoadjuvant chemotherapy is accurate in patients with documented node positive breast cancer at presentation. Ann Surg Oncol. 2007;14:2946–52.
[170] Mamounas EP, Brown A, Anderson S, et al. Sentinel node biopsy after neoadjuvant chemotherapy in breast cancer: results from national surgical adjuvant breast and bowel project protocol B–27. J Clin Oncol. 2005;23:2694–702.
[171] Alvarado R, Yi M, Le–Petross H, et al. The role for sentinel lymph node dissection after neoadjuvant chemotherapy in patients who present with node positive breast cancer. Ann Surg Oncol. 2012;19:3177–84.
[172] Sabel MS. Locoregional therapy of breast cancer: maximizing control, minimizing morbidity. Expert Rev Anticancer Ther. 2007;6:1261–79.
[173] Boughy JC, Sumen VJ, Mittendorf EA, et al. Sentinel lymph node surgery after neoadjuvant chemotherapy in patients with node positive breast cancer: the ACOSOG Z1071 (ALLIANCE) clinical trial. JAMA. 2013;310(14):1455–61.
[174] Kuehn T, Bauerfeind IGP, Fehm T, et al. Sentinel lymph node biopsy in patients with breast cancer before or after neoadjuvant chemotherapy (SENTINA): a prospective multicenter cohort study. Lancet Oncol. 2013;14(7):609–18.
[175] NSABP Clinical Trials Overview [Internet]. Pittsburgh: National Surgical Adjuvant Breast and Bowel Project at the University of Pittsburgh [cited 2015 November 13]. Available from: www. nsabp.pitt.edu/B–51.asp.
[176] Overgaard M, Hansen PS, Overgaard J, et al. Post–operative radiotherapy in high risk pre–menopausal women with breast cancer who receive adjuvant chemotherapy. N Eng J Med. 1997;337:949–55.
[177] Ragaz J, Jackson SM, Le N, et al. Adjuvant radiotherapy and chemotherapy in node positive pre–menopausal women with breast cancer. N Eng J Med. 1997;337:956–62.
[178] Poortmans P, Kouloulias VE, Venselaar JL, et al. Quality assurance of EORTC trial 22922/10925 investigating the role of internal mammary–medial supraclavicular irradiationnnnn in stage 1–111 breast cancer: the individual case review. Eur J Cancer. 2003;39(14):2035–42.

第 16 章 乳房重建手术

Breast Reconstructive Surgery

Yash J. Avashia，Amir Tahernia，Detlev Erdmann，Michael R. Zenn 著
易鹏飞 译

多种方式均可实现乳房切除术后的乳房重建，大体包括使用异体植入物、自体组织或两者同时使用。乳房重建的目标在于乳房切除术后重建一个尽可能对称的乳房。在过去的 30 年里，乳房重建从极少数患者的要求，逐渐成为乳腺癌患者常规诊疗的一部分。1963 年随着硅胶假体的推出，现代的乳房重建时代正式开始。1972 年，Radovon 描述了组织扩张在乳房再造中的作用[1]。Daniel 和 Taylor 于 1973 年早期引入游离皮瓣，丰富了自体乳房重建的手术方式[2]。这种技术让更多皮肤受到肿瘤侵犯的患者，同样有机会进行乳房重建。在 20 世纪 80 年代早期，Hartrampf 引入了 TRAM 皮瓣，这一技术革命性地改变了自体组织的乳房重建[3]。后来显微外科的进展对于转移皮瓣起到了极大的促进作用，开启了自体组织乳房再造的新纪元。穿支皮瓣的出现进一步细化了显微外科技术，同时由于不需要完全切断腹部肌肉组织，供给部位的术后不良事件发生率明显降低，如 DIEP 皮瓣 vs Free TRAM 皮瓣。穿支皮瓣让我们可以获得与血管蒂相连的皮肤 / 皮下组织。与 TRAM 皮瓣相比，腹壁的完整性得以更好地保留。此外，我们还可以增加供给部位的数量，毕竟能提供穿支皮瓣的身体部位更多。随着这些技术的发展，患者术后的美容效果，手术恢复以及治疗预期均获得明显的提高。

随着时间的推移，发现乳房重建对于乳腺癌的综合治疗来说是安全的。也许最重要的是，乳房再造可以为女性带来心理上的好处，提供正常的感觉，能够回归社会，忘记自己是一个肿瘤患者。患者可以自由穿着各种服装，无须使用外部假体，避免了尴尬。

从历史上看，几乎所有的乳房重建都是在乳房切除术后的数月或数年开展。人们担心即刻乳房重建会影响肿瘤术后的辅助治疗，并增加术后并发症，而且还担心对于乳腺局部复发的诊断和治疗也会产生不利影响。如今，研究表明，即刻乳房再造不仅没有增加术后治疗风险，而且能够产生更佳的心理收益，表现出更优的成本效益。在当下的临床诊疗中，患者可以进行即刻乳房再造，在几乎不影响肿瘤辅助治疗的情况下，获得最佳的治疗获益。

乳房重建已成为乳腺癌治疗中不可或缺的一部分。为了获得最优的治疗结果，患者的选择至关重要。在决定选择乳房重建之前需要考虑的因素包括肿瘤分级、患者的并发症、是否需要辅助放疗、自体组织的可用性，以及最重要的——患者自己的意愿[4]。部分早期的乳腺癌患者可以选择乳腺癌保乳

手术，而不是乳腺全切。手术方式的最终选择在于患者本身，肿瘤医生及整形医生需要对患者提供全面的咨询。

在本章中，我们将综合讨论关于手术适应证、手术时机选择、乳房全切术后乳房重建的原则和技术。我们还将探讨乳房重建后的放疗及化疗以及其对于手术决策的影响。

一、乳房重建的适应证

肿瘤治疗中，乳房切除术后的患者均适合乳房重建。而且，随着对乳腺癌的遗传基础理解的加深，以及对于BRCA1和BRCA2基因的鉴定技术的出现，更多有乳腺癌家族史的患者正在接受预防性乳房切除术。乳房重建不仅限于确诊为乳腺癌的患者。关于预防性乳房切除术的指导，肿瘤外科学会在2007年更新了他们的陈述，内容见表16-1。已经发生转移的乳腺癌患者不适合重建手术；有严重并发症的患者，乳房切除术可能是唯一合理的外科手术方式。而对于炎性乳腺癌，由于复发风险高，侵袭性强，以及需要迅速的辅助放疗，乳腺重建手术也并不适合。

表16-1 预防性乳房切除术的适应证

预防性乳房切除术的适应证（肿瘤外科学会提出）
无乳腺癌病史女性
非典型增生
乳腺癌家族史（绝经前双侧乳腺癌）
腺体致密乳房合并有非典型增生
或合并乳腺癌家族史（绝经前双侧乳腺癌）
或两者皆有
患有单侧乳腺癌女性
弥漫性微钙化
小叶原位癌
巨大乳房，难以评估
小叶原位癌之后再发单侧乳腺癌
非典型增生病史，乳腺癌家族史，且诊断年龄＜40岁

二、保留皮肤的乳房切除术

保留皮肤的乳房切除术显著改善了自体组织乳房重建的美学效果。对于肿瘤分期为Ⅰ期和Ⅱ期的乳腺癌患者而言，这种手术方式在肿瘤治疗上是安全的。可以保留大部分的乳房皮肤以及下皱襞。

保留皮肤的乳房切除术的切口选择通常为乳晕切口，包括或者不包括向周围的切口延长，用于暴露和切除乳腺组织（图16-1）。目标是尽量减少乳房上的手术瘢痕（美学目的），设计乳房切除术的切口时也要考虑乳房上原有的瘢痕。

这是因为在美国，乳房切除术之前通常已经做了乳腺肿物的活检，所以通常会有瘢痕存在。虽然比传统的手术方法更耗时，但这种技术可以最大限度地保留皮肤，并有很好的外观结果。一些研究证实了该手术方式在肿瘤治疗方面的安全性，没有研究显示保留皮肤的乳房切除术会导致肿瘤复发的概率增高或局部病情控制受限[5]。

使用完全保留皮肤的乳房切除术明显减少了瘢痕负担和肤色差异问题，更有利于恢复到术前乳房的最佳形态，更容易实现双侧乳房的对称性。

这一手术方式的成功开展取决于适当的患者选择和肿瘤外科医生的手术技巧，能够通过有限的切口切除所有乳腺组织并保留完整的皮瓣。既往局部放疗史，乳腺罩杯尺寸大于C的患者，或不熟悉该技术的外科医生不应该选择保留皮肤的乳房切除术[6]。

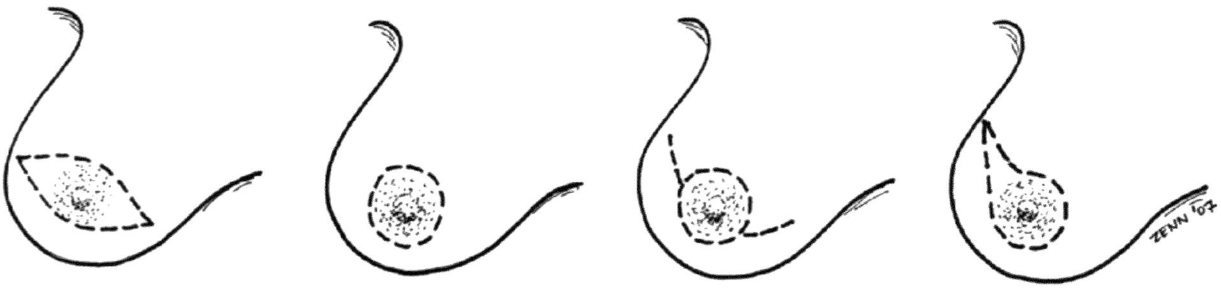

▲ 图 16-1　保留皮肤的乳房切除术切口

切口部分取决于以前活检的部位，目的是通过结合活检切口来减少皮肤瘢痕

对于乳房肿瘤切除术后的重建目前仍然存在争议。这些患者通常需要接受放射治疗，这使得修复手术复杂化。在大多数情况下，如果乳房的外观不可接受，患者需要完成乳房切除术并从头开始重建，切除有问题的辐射组织。

三、保留乳头的乳房切除术

保留乳头的乳房切除术（nipple-sparing mastectomy，NSM）可保留整个乳房的皮肤，包括乳头乳晕复合体。这通常需要术中病理评估乳头。虽然乳头肿瘤在 Paget 病中最为常见，但在 DCIS 或浸润性乳腺癌中，乳头也可能受累。随着疾病早期诊断的发展，患者通常肿瘤较小，同时随着预防性乳房切除术的增加，NSM 正在成为候选患者的手术金标准。

NSM 的适应证包括预防性乳房切除术和适合乳腺癌治疗的 NSM[7]。适合 NSM 的最佳候选者是肿瘤直径≤ 4cm，离乳头≥ 2cm，临床上腋窝评估为阴性或者前哨淋巴结阴性，没有皮肤累及，非炎性乳腺癌的肿瘤患者 [8]。最后决定是否能够保留乳头必须等待冰冻病理切片结果。考虑到术中冰冻切片的假阴性率，术后常规病理结果将在之后提供更加明确的信息。

整形外科医生应该筛选可能的 NSM 候选人并确保在技术上是可实现的。较大或明显下垂的乳房将更有可能发生乳头和（或）皮瓣坏死。为了防止皮瓣太长，例如罩杯尺寸大于 C、大于 2 级的乳房下垂（乳头乳晕复合体的位置位于下皱襞以下），则乳头不应该保留，而应该使用保留皮肤的乳房切除术方法。关于切口的选择，有报道建议切口设计包括横切口、放射状切口、乳腺侧皱襞切口以及乳房下皱襞切口。乳房下皱襞切口的外观效果最佳，但对于乳房上部的游离较为困难，略有难度 [9]。这些患者的乳房重建标准并没有不同，但是由于切口较小，在技术上可能更具挑战性。

四、乳房重建的时间选择

虽然大多数患者在完成乳腺癌的治疗后能够选择“延迟重建”，但事实上，很多患者在进行乳房切除术时就能够进行“即刻重建”。影响这一选择的因素包括患者、疾病和治疗相关因素。在过去，通常担心乳房切除术立刻开展乳房重建手术，可能会增加术后并发症和可能延误术后辅助治疗。然而，这些担心已被证明是没有根据的。在某些病例中，乳房重建可能会选择在乳房切除术后数周进行，以等待完整的病理检查结果，并且给缺血性皮瓣足够的恢复时间，这种方式被称为即刻分期乳房再造 [10]。

即刻乳房重建通常用于肿瘤分期为Ⅰ期以及部分Ⅱ期乳腺癌患者[11]。即刻乳房重建对患者来说更方便，因为麻醉次数更少，并且更有利于患者心理的恢复。通过即刻重建以及更小的切口、更多保留的皮肤，外观将得到明显改善。

对于没有做好乳房再造心理准备的患者，不应该选择即刻重建。部分患者对于肿瘤的诊断会有些难以接受，并且难于做出治疗方案的选择。

有皮肤溃疡或炎性乳腺癌的患者禁忌即刻乳房重建。此外，如果患者计划接受乳房切除术后放疗，应避免使用自体组织进行乳房重建，因为放疗会产生不利的影响（译者注：国内学者认为，放疗不应进行异体植入物重建，此处原著所说的“避免使用自体组织进行乳房重建”，可能有误）。放射治疗可能导致植入物或扩张器发生包膜挛缩并可能导致切口破裂，出现假体暴露。作为参考，一种常用的避免乳腺全切术后皮瓣压力的技术是在放疗前将扩张器体积缩小。这会使皮瓣上的压力在放疗期间明显减小。扩张器留在原位，放疗结束后仍然保留了扩张的功能[12]。

延迟重建可能是某些患者的唯一选择。也有部分患者可能初次手术时并没有遇到合适的乳房重建外科医生。另一部分患者考虑他们需要一步步地完成癌症治疗方案。这将使他们能够对于乳房重建方法和外科医生有足够的考虑和选择的机会。

如上所述，对于需要术后继续进行放疗的患者推荐延迟重建。放疗还可能产生一些问题，包括脂肪坏死、自体组织皮瓣收缩、胸壁皮肤变薄和假体周围包膜挛缩。这些患者应该相信，从长远来看，延迟乳房重建更符合患者的利益，而且和即刻重建相比能够产生相同的外观效果。大多数延迟重建在化疗结束后 4 个月或者放疗结束后 6 个月开始[13]。

五、异体与自体重建

（一）异体重建

今天，大多数乳房切除术患者适用组织扩张器 / 植入物进行乳房重建。一般来说，乳腺体积中等，没有乳房下垂（乳头乳晕复合体的下位移），乳房重建的效果最好。最适合基于假体的乳房再造的患者通常不肥胖，乳房中等大小，轻度或无乳房下垂[14]。这些患者也可以考虑采用对侧隆胸或乳房固定术作为乳房重建的一部分。

对于使用扩张器和植入物进行乳房重建来说，过度肥胖是相对禁忌证。在这些患者中，乳房基底面很宽，通常最大体积的假体也不足以填充。需要进行放疗也是一种相对禁忌证，但是随着放疗的改进，皮肤可能不会明显收缩。虽然偶尔成功，但尝试在乳房切除术后放疗的患者体内直接进行假体重建，可能导致严重的并发症，包括假体膨出、包膜挛缩或植入物移位[15]。

所有乳房重建都需要不止一次手术，并且该过程可能持续数月。超过 75% 的乳房再造患者选择使用扩张器 / 植入物的乳房再造，同时这也是乳房再造最简单的方法。相比于其余的乳房再造方式，使用扩张器 / 植入物的潜在优势包括以下内容：①手术过程相对简单；②使用具有相似颜色、质地和感觉的相邻组织；③消除了远处供体部位的损伤；④切口小；⑤和自体组织乳房重建相比，手术时间短，术后恢复快。许多女性会选择假体乳房重建，是因为可以更快地恢复正常活动。此外，如果假体植入失败或者有其他的个人考虑，这些患者还可以继续进行自体组织乳房重建。

对于乳房体积适中（500g 或以下）的患者，植入物重建能产生最好的结果，但同样可以用于对于大乳房的重建。对于乳房体积较大或明显下垂的患者，要想实现更好的对称性，对侧乳房手术是必不可少的。通过缩乳手术或乳房上提（乳房固定术）重塑对侧乳房。在某些病例中，双侧乳房均采用对称倒T形切口，能够同时完成乳房Ⅰ期再造和对侧乳房的缩乳手术，并实现对称性。

基于假体的乳房重建可以通过多种方式进行，最常见的包括：①使用假体Ⅰ期再造；②首先使用扩张器，然后二次手术使用永久性假体进行置换；③假体结合自体组织进行乳房再造[16]。在详细探讨这些手术方式之前，我们对假体放置技术进行简要回顾，解剖学位置的考虑对于达到最佳的重建效果至关重要。传统上乳房植入物或组织扩张器置于肌肉下方位置（图16–2）。这是由于乳房切除术后，既没有腺体组织，也没有供血充分的皮瓣进行覆盖。

所有植入物都会诱发异物反应并形成纤维膜性结构，也即纤维包膜。在多种因素的影响下，可能会出现包膜挛缩，进而明显影响乳房形状。将植入物放置在肌肉下方，有助于掩盖包膜挛缩对外观的影响，也可能有利于避免包膜挛缩的发生。导致包膜挛缩的因素有很多，包括植入物表面特征、植入物的放置位置、感染和局部放疗。关于包膜挛缩的问题，我们将在植入物乳房重建的并发症这一章节详细探讨。

不论任何方式的乳房再造，乳房下皱襞都是关键点。所有的努力都是希望能够重建一个能够与对侧乳房相匹配的自然褶皱，而且还要兼顾位置和对称性。乳房的基底直径是选择植入物的关键性指标。其他需要考虑的因素是乳房的高度和凸度。在开始手术之前，需要全面地评估这些指标，并在胸壁和乳房上画上相应的手术标记，以利于术中能够恰当地游离肌肉，构成假体植入的空间。乳房切除术完成后，需要评估皮瓣的血供是否良好，是否易于存活。对于可能坏死的皮瓣需要进行切除，如果无法保证充分的软组织覆盖，那么乳房重建需要推迟进行。如果顺利，需要将胸大肌下缘的肌肉切断，以形成肌肉下方的口袋状空间，植入假体。切断胸大肌下缘（第5肋位置）的目的是使胸肌外侧缘能够上提，减少肌肉张力。根据手术的需要，有时候也需要游离外侧的前锯肌，最终形成的口袋区域将决定乳房下皱襞的位置。

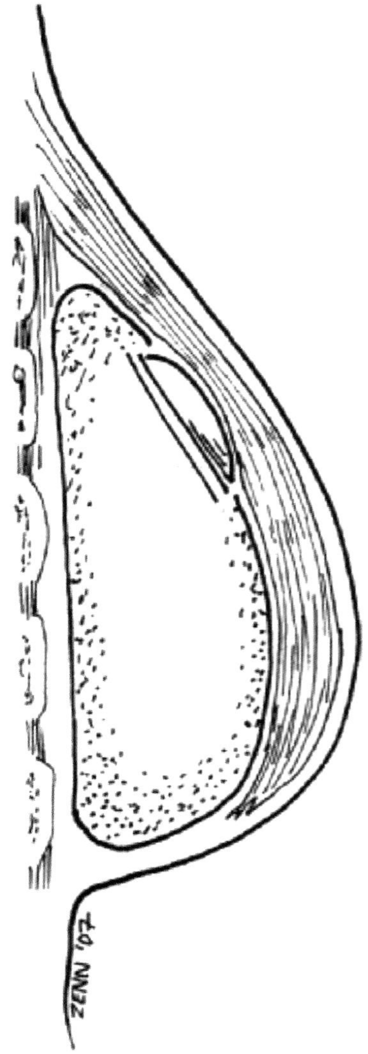

▲ **图16–2　植入物/扩张器放置：组织扩张器可以放置在胸大肌后**

图示为胸肌下假体，大部分假体由胸大肌覆盖。对于胸大肌下放置的假体，腹直肌和前锯肌可以分别覆盖假体的内下侧和外下侧

（二）植入物类型

1963年开发的硅胶假体，最初用于乳房较小女性的隆乳手术。后来开始应用于乳房切除术后乳房外观的重建与恢复。这类假体在形状、表面纹理、尺寸和填充材料上有很多不同的选择。这类假体填充物无论是盐水或硅凝胶，其外表面都是硅胶成分。最常见的形状是圆形和解剖形（泪滴形）假体。两种形状都很常用，效果也很好。如何选择主要取决于医生。对于泪滴形假体的放置和固定至关重要，因为一旦发生异位会更明显。相对而言，圆形假体

对于位置的改变容忍度更高，因为即使发生旋转它们看起来也一样。而对于泪滴形假体则不一样，一定要将其放置在合适的位置并避免旋转和移位。假体的表面纹理通常有利于具有更多的组织向其表面生长，有利于假体位置的固定。研究表明，假体的表面纹理与包膜挛缩关联性较小，发生包膜挛缩更重要的是由于假体周围结构紊乱的瘢痕收缩而产生。各种形状和表面纹理的假体都经常被使用，手术效果也很好。1992 年，美国食品药品监督管理局要求暂停使用硅胶填充假体，这一禁令到 2005 年才取消。

在此期间，只有要求乳房重建的患者才可以申请使用硅胶填充假体。这是因为之前推测硅胶假体可能与结缔组织疾病以及乳房继发肿瘤相关。针对过去 20 年数据的多项回顾性研究已经证明这种推测是站不住脚的，因此，美国食品药品监督管理局于 2005 年重新批准了硅胶假体的使用。

继 1992 年美国食品药品监督管理局暂停硅胶假体的使用之后，不出所料，盐水填充假体的使用明显增加。这种植入物的一个优点是在术中可以通过注入盐水以达到所需的体积。其余的优点还包括更小的手术瘢痕，体积可调整以适应个体化需求，假体破裂也不会导致硅胶泄漏。而随着盐水填充假体使用的增加而出现的新问题包括触感较硬、产生褶皱，假体破裂会导致外观完全塌陷。相比之下，新一代的硅胶植入物更柔软，外观更自然，其填充硅胶具有聚合能力，即使包膜破裂也能保持形状 [17]。

（三）基于扩张器 / 假体的二期乳房重建

初始使用扩张器，第二阶段手术更换为永久性假体的手术方式，是目前植入物乳房再造的金标准。特别是当乳房切除术后覆盖组织不足，或者所需的乳房大小和形状不能安全地通过一次手术完成时 [18]。两阶段的重建方式可以在第二次手术时对植入空间的包膜进行调整，对于中等尺寸，轻微下垂（或无明显下垂）的乳房重建能够达到更好的对称性。而对于大尺寸或者下垂明显的乳房，如果使用基于假体的乳房再造技术，通常需要同时对对侧乳房进行缩乳术或者乳房上提，以达到更好的对称性（穿衣后外观基本对称）。

放置扩张器的过程需要游离肌肉创建人造的口袋区域，有时还需要游离前锯肌。扩张器的选择基于希望达到的乳房高度和宽度。大多数整形外科医生喜欢表面带有纹理同时有注射基座的扩张器。可以经过皮肤的穿刺，通过这些基座直接向扩张器内注射液体，乳腺全切术后的皮肤通常不敏感，所以患者并不会痛苦。皮肤切口完全闭合后，可以用磁铁识别金属基座的位置并向内注射盐水以扩张体积，通常从 0 ～ 300ml 或者更大。扩张器植入术后 2 周，可以继续注射盐水扩张体积。患者定时来医院就诊，每 2 ～ 3 周注射一次，每次注射 50 ～ 100ml。经过 2 个月左右的时间，达到目标体积。大多数外科医生会过度扩张 10% 的体积，因为扩张器被永久性植入物代替后，软组织通常会有回缩。如果患者需要接受化疗，那么可以推迟第二次手术到化疗结束后 4 周，以免产生伤口愈合的问题。完成皮肤扩张后，使用永久性植入假体更换扩张器包括重新打开切口，取出扩张器，调整形成的包囊和乳房下皱襞，然后放入假体（图 16-3）。放置引流管，术后患者需要使用支撑胸罩 10 ～ 14d，以保持假体的位置不发生移位。如果后期需要放射治疗，则应该在扩张器达到目标体积后进行放疗，放疗结束后需要等待 4 ～ 6 个月才能考虑更换永久假体，主要取决于放疗引起的皮肤水肿及硬化的缓解情况。一些肿瘤放射医生要求扩张器完全放空，以达到最佳胸壁照射，并在 5 周放疗后，2 周内快速重新恢复扩张器体积，在第 9 个月完成第二阶段手术，更换永久假体。

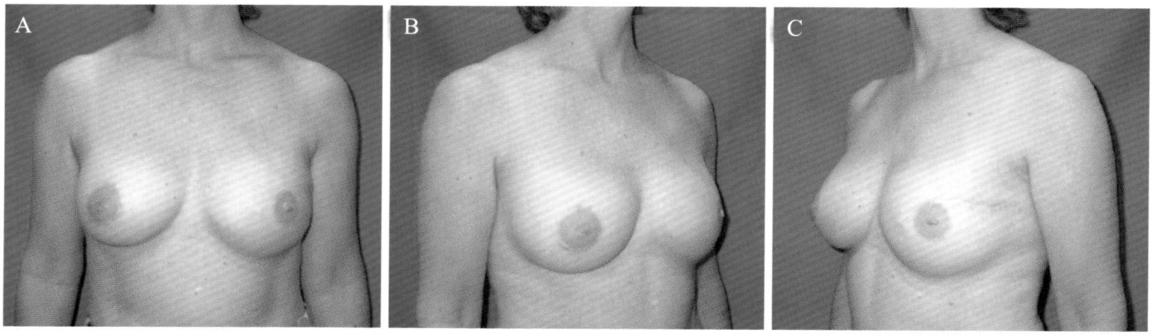

▲ 图 16-3　组织扩张 / 假体更换

这是一名 45 岁的患者，她接受了左侧组织扩张器的即刻放置、随后的扩张和假体更换。在假体更换时，她做了一个对侧乳房增大术以获得更好的对称性。这些是她术后 9 个月随访时的照片

（四）基于假体的一期乳房再造

当选择保留乳头的乳房切除术时，可以通过更换与乳房体积相当的假体来进行填充，一期完成乳房重建。根据乳头的存活能力，可以选择放置永久假体或扩张器。ICG 激光血管造影可以帮助外科医生评估组织存活能力[19]。对于高风险患者（比如之前接受过手术或者放射治疗的患者），使用延迟保留乳头的乳房切除术以改善乳头存活的能力。

对于小乳房的患者，使用保留皮肤的乳房切除术后，可以立即放置假体。手术的目标是保持乳房皮肤的状态并进行填充。由于乳房切除术后皮肤薄且相对缺血，需要带有血管的肌肉以避免组织坏死。在一期乳房再造中，由于没有进行组织扩张，因此要达到有效的肌肉覆盖必须另辟蹊径。通常，可以通过背阔肌转皮瓣或者脱细胞真皮基质（acellular dermal matrix，ADM）补片来实现。目前，大多数外科医生都会选择使用 ADM 补片而不是选择牺牲肌肉，因为那意味着在乳房切除术时，通过开放或内镜手术的方式取背阔肌皮瓣，并旋转到胸前壁，用于覆盖假体。即刻一期乳房再造特别适合乳房小而且圆的患者，切除的乳房重量在 300g 左右。假体通常放置在胸大肌后方。目前，更新的不需要肌肉覆盖的技术也在不断地发展之中（见下文“胸肌前假体放置”）。

（五）永久性组织扩张器 / 植入物重建

使用永久性扩张器进行一期乳房再造最早开始于 1984 年，这种扩张器具有双腔，可分别填充硅凝胶和盐水。这种技术目前看来在很大程度上只具有历史意义。植入物在重建手术时就已经部分填补，术后 3 ～ 6 个月继续填充，直到达到期望的对称性。该植入物的放置方式与之前所述的方式类似。主要缺点是使用解剖型扩张器植入物进行乳房再造很难让皮肤扩张到自然的乳房外观。而这个恰恰是二期乳房再造的优势——能够获得更好的形状。这种方法的缺点包括浅表感染以及与基座有关的不适感。另外，还需要再做个小手术取出基座。

（六）假体联合脱细胞真皮基质的乳房重建

实现假体的肌肉覆盖并达到自然的下垂效果是关键的技术挑战。在过去的研究中，已采用 ADM 用于补充胸大肌外侧缘和下缘，对植入物进行覆盖。使用 ADM 与单纯使用肌肉组织进行覆盖相比，优点包括：改善下端扩张，增加术中扩张器充盈的体积，减少了扩张皮肤的次数。随着时间的不断前进，ADM 的关注度明显增高。尽管研究设计和样本量存在差异，许多研究都试图评估在 ADM 辅助乳腺再

造技术中观察到的不良事件和并发症概况（感染和血肿）。直接植入假体和两阶段 ADM 辅助的即刻乳房再造技术均已经在目前广泛使用。而完全没有使用肌肉覆盖，使用 ADM 替代的“胸前 ADM 辅助乳房重建”技术逐渐成为流行。这一革新的明显优势包括没有肌肉功能障碍，术后疼痛减少，也没有胸大肌挛缩导致的动作畸形。

（七）植入假体乳房再造的并发症

和任何异物一样，使用假体会有相关的风险。感染、假体挤出、假体移位和包膜挛缩是其中最常见的。植入术后发生乳房感染的概率一般在 2% 左右，但研究表明，化疗、放疗和以前的腋窝淋巴结清扫术都会增加感染的风险[20]。所以，植入假体的乳房再造中，感染率相对较高，一些研究报道了高达 10% 的患者会发生术后感染。治疗植入物感染或假体破裂需要完全取出植入物，然后进行抗生素治疗。在开始二次重建之前，应该等待 4 ～ 6 个月的时间。植入物挤出可能继发于感染或软组织覆盖不良。正因为如此，许多外科医生手术时更喜欢“完整的肌肉”对植入物进行覆盖，认为用肌肉完整覆盖整个植入物会在皮肤裂开的情况下仍然能起到保护的作用，否则可能会暴露出植入物。有时由于组织覆盖不良，需要组织皮瓣进行覆盖。

所有植入物都会引起异物反应并形成纤维包囊或“包膜”。当包膜变厚并发生收缩时，就会发生植入物的变形，导致植入空间更小，并产生可见的皱褶。影响包膜挛缩发生的因素有很多，如植入物类型、表面纹理、填充物质、肌肉下放置位置，以及亚临床感染。根据包膜挛缩的严重程度可以进行分级。根据严重程度，Baker 将其分为以下几级。

1 级：乳房柔软，外观自然。

2 级：乳房不太柔软，触感不佳，但外观仍然很自然。

3 级：乳房坚硬，有明显的变形。

4 级：乳房坚硬，疼痛，明显变形。

使用此分类作为指导并评估每个患者，严重挛缩病例（3 级或者 4 级）可能需要手术切除包囊并更换假体（图 16-4）。能尽量减少这种并发症发生率的措施包括将植入物放置在肌肉下，使用表面有织纹的植入物。

另一种和植入物相关的，不太常见但令人担忧的并发症是间变性大细胞淋巴瘤。2011 年 1 月，美国食品药品监督管理局宣布了一项安全性声明，指出乳房植入物和间变性大细胞淋巴瘤之间可能存在关联[21]。乳房植入物导致的间变性大细胞淋巴瘤是独特的，与原发性乳腺淋巴瘤（B 细胞淋巴瘤）不同，乳房植入物导致的间变性大细胞淋巴瘤是一类 T 细胞淋巴瘤，可产生于乳房植入物周围的积液或瘢痕包膜中。自从 1997 年第一次报道以来，已报道超过 90 例病例。在过去 20 年中，对于乳房植入物导致的间变性大细胞淋巴瘤的发生和发展已经逐渐

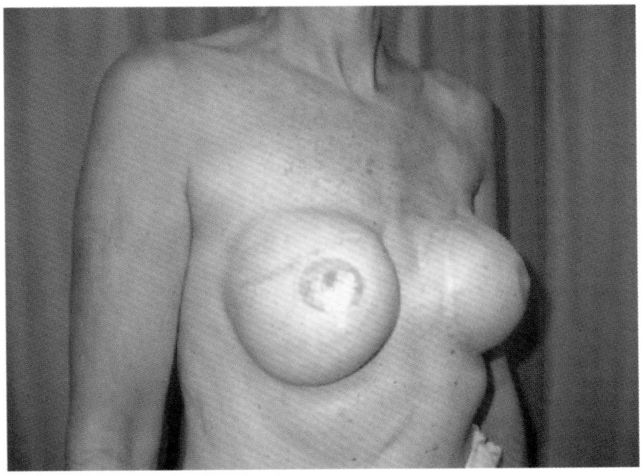

▲ **图 16-4　包膜挛缩**

患者，57 岁，右植体重建 5 年，左植体重建 5 年。注意乳房扭曲的形状和薄薄的皮肤包膜

有了深入了解。有相关症状的患者应该取标本（组织以及积液）送病理学检查。

手术治疗包括取出植入物和整个包囊组织，并进行淋巴结清扫。另外的辅助治疗方式目前还在进一步研究中，包括化疗、放疗、免疫治疗和干细胞移植。

六、自体组织乳房重建

近 30 年乳房重建的研究进展，为女性提供了更多乳房再造的选择，可以完全使用自体组织，而不依赖于植入物或扩张器。首例自体组织乳房重建见于 1977 年，使用了背阔肌皮瓣[22]。肌皮瓣可以利用另一部位的皮肤，皮下脂肪组织以及肌肉来重建乳房。最常见的自体组织供体部位包括下腹部、背部、大腿和臀部区域。通常认为这些区域组织过剩，同时弹性更好，更有利于重建乳房的外观。当乳房切除术后出现明显的皮肤缺损时，使用皮瓣重建特别有用。如果进行即刻乳房再造，使用皮瓣重建乳房可以达到良好的对称性，而且具有与对侧乳房相似的组织特征。由于可以通过肌皮瓣穿支血管为上覆皮肤和皮下组织提供血液供应，从而为皮瓣的存活提供了良好的条件。肌皮瓣转移可采用带蒂皮瓣或游离皮瓣的形式。带蒂皮瓣指从下腹部或背部转移的组织，从其供体部位上提到乳腺切除术的前胸壁缺损区域。皮瓣蒂是由动脉和静脉构成，血管可被游离，但完整性并未损坏，可作为皮瓣的旋转轴。游离组织瓣的转移依赖于显微外科技术，在乳房重建中从远处区域覆盖到乳腺区域。这涉及上提组织皮瓣，确定其主要的血管并游离血管蒂，然后将皮瓣牵拉至胸前缺损部位，并利用微血管吻合术吻合供体部位和受体部位血管。在乳房重建中，最常使用的受体区域血管是内乳血管和胸背血管。

自体组织乳房重建可以一期进行，也可以延迟开展。如今，如果患者接受放射治疗的可能性很高，那么自体组织乳房重建一般会延迟。如果考虑术后不需要进行放疗，比如前哨淋巴结活检提示没有淋巴结转移或者肿瘤较小，可以考虑采用即刻自体组织乳房重建。总的来说，自体乳房重建产生的外观比较自然，耐受性也较好，适用广泛。与依赖植入物重建乳房的方式相比，具有如下优点：

1. 患者本身组织供体部位充分。
2. 不需要假体，避免了诸如植入物感染、假体破裂、包膜挛缩等不良反应。
3. 可以产生自然的乳房下垂，并且能够对锁骨下及腋前区域进行填充。
4. 比起植入物重建，自体组织重建能更好地耐受术后放疗。
5. 自体组织的良好血供有利于伤口愈合，特别是经历过放疗的胸部。

自体组织按照使用频率递减排序，包括腹部皮瓣（带蒂 TRAM 瓣、游离 TRAM 瓣、DIEP、腹壁浅动脉皮瓣）、背阔肌皮瓣、臀肌上部皮瓣和臀肌下部皮瓣、股上部皮瓣、股外侧皮瓣、旋髂深动脉穿支皮瓣。这些皮瓣都既可以作为肌皮瓣也可以作为穿支皮瓣（分离肌肉组织，仅保留穿支血管），这些皮瓣的手术过程需要显微外科技术。在下文中，我们将介绍不同的皮瓣以及获得更佳重建效果的技巧。

（一）带蒂 TRAM 皮瓣 / 非带蒂皮瓣

Hartrampf 于 1982 年首次报道了带蒂 TRAM 皮瓣。从那时起，这种手术方式逐渐变得流行，到目前为止，它仍然是自体乳房再造最常用的方法[23]。在下腹部腹直肌皮肤表面设计皮岛。这一部位也是在腹部整形术中需要切除的部位。皮瓣的上覆皮肤及皮下组织接受来自腹直肌的穿孔血管的血液供应。

腹直肌接受来自上腹部和下腹部血管的双重血液供应。带蒂皮瓣以腹壁上血管为蒂，以方便更好地旋转到达胸壁。该血管是内乳血管的延续，与下腹距离较远。这意味着上覆皮肤和脂肪的血液灌注受到限制，必须仔细评估决定组织的面积。术者不需要显微手术技能，因此适用于大多数整形外科医生。简单地将覆盖有脂肪组织和皮肤的上腹部肌肉牵拉到胸壁，用以覆盖对侧或同侧乳房切除术缺损即可（图 16–5）。

在考虑皮瓣存活和“脂肪坏死”导致的部分皮瓣损失时，组织灌注这个概念就显得很重要了。脂肪坏死往往表现为皮下或深部组织显得僵硬，会损害重建的美学效果。此外，由于需要鉴别是否是肿瘤复发，这会导致患者和医生的焦虑。对于灌注问题的简单思考方式是脂肪坏死的风险随着距血管蒂的距离增加而变大。血管区的概念是 30 年前由 Taylor 首次提出的 [24]。血管区表示由主要的供养动脉支持的三维组织单位。由来源动脉直接提供血供的肌肉和皮肤区域称为初级血管区。其周边次要区域仍然可能从该滋养动脉获得血液供应，但通常是经由“阻力血管”，并不可靠，这些区域称为次级血管区。上腹部的血液供应主要来源于上腹动脉。下腹部通过上腹部系统（次级）和下腹部系统（主要是下腹部）之间的连接为带蒂的 TRAM 皮瓣提供血供（图 16–6）。直观地讲，在腹直肌的延续部分直接制作穿支皮瓣，血液供应最为良好，这被称为 TRAM 皮瓣的第Ⅰ区（图 16–7）。如图 16–7 所示，共有 4 个 TRAM 皮瓣的区域，区域Ⅱ代表了腹直肌内侧区域，区域Ⅲ代表腹直肌外侧的区域。区域Ⅳ距离腹直肌最远，该区域的血液供应也是 TRAM 皮瓣中最弱的。合并患有慢性阻塞性肺疾病、糖尿病、高血压以及肥胖和有吸烟史的患者发生脂肪坏死的概率更高。在这样的患者中，带蒂的 TRAM 可能不是

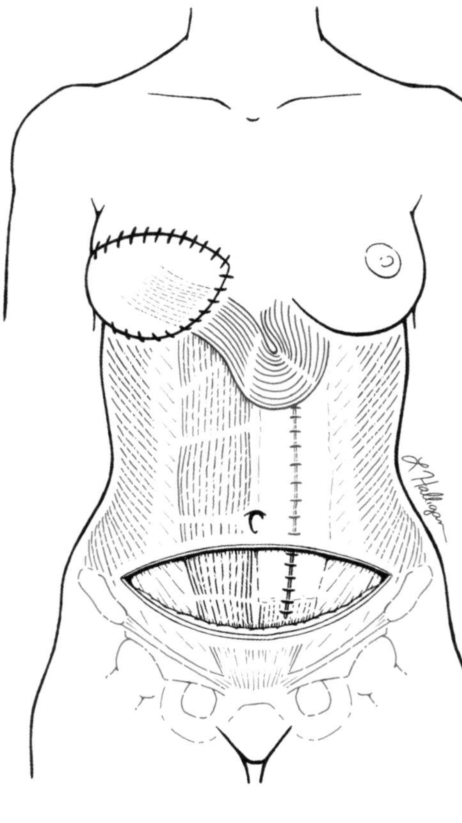

▲ **图 16–5　单侧 TRAM 皮瓣示意图**

这个皮瓣已转位到对侧胸部。带蒂 TRAM 皮瓣也可以移植到同侧胸部（Duke 大学外科）

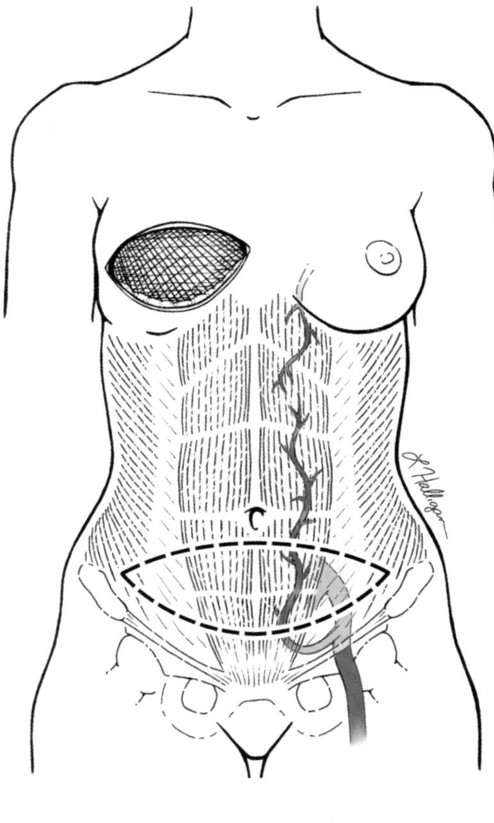

▲ **图 16–6　单侧 TRAM 皮瓣**

图示血管供应（上腹壁动脉）流向腹直肌筋膜表面（Duke 大学外科）

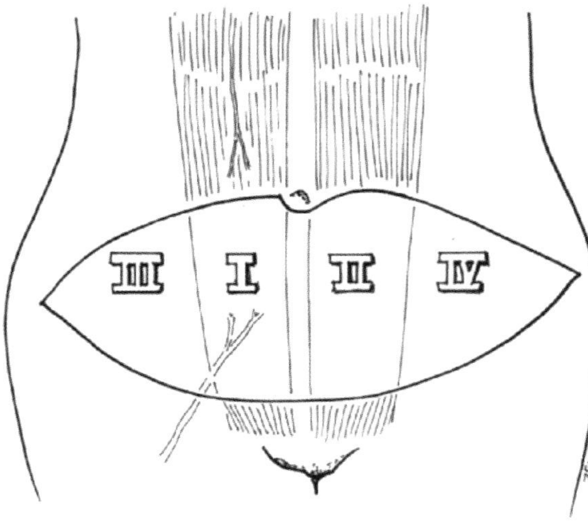

▲ 图 16-7　TRAM 血管区域

根据灌注程度，将下腹部分为 4 个区域。Ⅰ区灌注最好，因为它直接位于腹壁下深动脉上方。Ⅱ区是Ⅰ区内侧区域，灌注次之。Ⅲ区是Ⅰ区外侧的区域，血供不如Ⅱ区。Ⅳ区距离血管蒂最远，因此血液供应最脆弱。由于Ⅳ区灌注相对较差，如果在植入前需要对组织块进行修剪，则Ⅳ区是皮瓣移植中首先放弃的区域

重建的最佳选择。游离 TRAM 转移皮瓣、双蒂 TRAM 皮瓣、延迟使用带蒂 TRAM 皮瓣可能是更合适的选择。

将得到的皮瓣转移到乳房切除术后的缺损区域，TRAM 皮瓣就完成了使命。接下来注意力更多地集中在如何重建乳房的对称性，既要将乳房下皱襞保持于同一水平，乳房体积和凸度也要相似。通常，TRAM 皮瓣的体积略大于所需要的体积，在这种情况下，距离皮瓣蒂最远的区域由于血供最差，可以对其进行修剪以达到最佳的体积。皮瓣的皮肤也可以去上皮化，仅留下足够的表皮以供填补乳房切除术后的皮肤缺损。

皮瓣来源部位也需要特别注意，以避免形成疝。由于一侧的腹直肌被移除，疝气的发生概率约为 5%。出于此原因，当切口难以闭合或者是闭合组织薄弱时，应该考虑使用补片。尽管采取了这些辅助手术，腹直肌移除后仍有高达 30% 的患者在下腹部出现隆起或疝气。针对这一临床现状，目前尚有争议。

（二）双蒂 TRAM 皮瓣

使用两个蒂的腹直肌皮瓣增加了上覆的皮肤和脂肪的血供，从而可以增加皮瓣的尺寸，也更容易存活。但是，由于双侧腹直肌的缺损导致腹壁的损伤以及相关并发症，其适应证是严格限制的。它主要用于肥胖患者、吸烟者以及糖尿病患者，以增加皮瓣的血液循环。它也用于腹部组织较少的患者，所有 TRAM 皮瓣区都会用于重建，同时，不愿意接受对侧乳房缩小手术的患者也适用这一方式。现已经证明，使用单蒂 TRAM 皮瓣，腹部肌肉力量会下降 40%，而使用双蒂 TRAM 皮瓣，腹部肌肉力量会下降 64%。如果腹部中线区域有陈旧瘢痕，一些外科医生报道这些患者使用双蒂 TRAM 的结果是可以接受的。在较大的医疗中心，游离组织瓣已基本取代双蒂 TRAM 皮瓣。

（三）中腹部 TRAM 皮瓣

在病态肥胖患者中，采用标准下腹部 TRAM 皮瓣的风险很高，故而中腹部 TRAM 皮瓣是一种可接受的替代方案。在这个变种皮瓣中，腹部所取的椭圆形皮瓣的水平位置向中腹部靠近，以便增加皮瓣

上覆的皮肤及脂肪的血液供应。这样，距离上腹部滋养血管的距离不会太远，组织灌注（即初级血管区域）会改善。讽刺的是，具有明显的腹部血管瘤的肥胖患者是标准 TRAM 皮瓣手术方式的不良候选者。这是因为这类患者的组织血管化较差，而且容易发生水肿。使用中腹部或者上腹部皮瓣作为替代，避免使用这些较差的组织进行重建，能够降低并发症的发生。大的血管瘤有助于腹部切口闭合。该手术的主要缺点是腹部中上部区域有明显的瘢痕，但是病态肥胖患者由于能够获得减少腹部赘肉的好处，反而通常并不太关心瘢痕的问题。

（四）游离 TRAM 皮瓣

游离 TRAM 皮瓣的主要血液供应来源于下腹部深层血管。因此，周边区域皮瓣（腹部区域Ⅱ、Ⅲ、Ⅳ）具有更好的血管分布和更低的缺血风险。正因为组织灌注的改善，与带蒂的 TRAM 皮瓣相比，脂肪坏死的发生率较低。此外，与带蒂的TRAM皮瓣相比，游离TRAM皮瓣可以包含更多的皮肤和脂肪组织。由于难以基于上腹部血管构建血管蒂并进行皮瓣的翻转，所以需要分离滋养血管并且在显微镜下重新连接。

这些血管要么与胸背血管相连，要么与内乳血管相连（图 16–8）。在乳房即刻再造中，通常选择胸背血管，因为该血管在腋窝淋巴结清扫时会被肿瘤外科医生完全显露。而在延迟乳房再造中，更多地选择内乳血管用于微血管吻合术。选择内乳血管的优点在于这一部位通常没有手术瘢痕，更方便显微手术操作，而且更有利于皮瓣的位置选择。

多个肿瘤中心的研究显示，相比于带蒂 TRAM 皮瓣，游离 TRAM 皮瓣具有独特的优势，其发生脂肪坏死的概率不到 10%，而带蒂 TRAM 皮瓣则高达 30%[25]。和带蒂 TRAM 皮瓣相同，游离 TRAM 皮瓣也与腹壁凸起和疝气相关，但发生率更低。一项研究指出，疝气发生率在带蒂的 TRAM 皮瓣中为 12%，而在游离 TRAM 皮瓣中为 3% ～ 6%[26]。游离 TRAM 皮瓣避免了上腹部的凸起以及对于乳房下皱襞的破坏，因为不再需要像带蒂皮瓣那样形成隧道来完成皮瓣转移。

而正因为如此，使得在第一次手术时就获得更对称的乳房下皱襞成为可能。对于游离 TRAM 皮瓣，保留肌肉的方式也被描述过。在保留肌肉的 TRAM 皮瓣中（图 16–9），只有包绕下腹壁血管蒂的部分肌肉被游离，与需要全层游离肌肉的常规游离 TRAM 皮瓣相比，对于腹直肌的损伤更小。由于对肌肉保留的程度不同，从完全游离腹直肌的游离 TRAM 皮瓣到腹部穿支皮瓣，脂肪坏死的比率逐渐增加，因为腹部穿支皮瓣理论上可以不影响肌肉组织。这也与不同手术方式所使用的穿支血管数量有关，保留肌肉的皮瓣会尽量使用所有的穿支血管，而普通穿支皮瓣则仅会使用一部分。在保留肌肉的

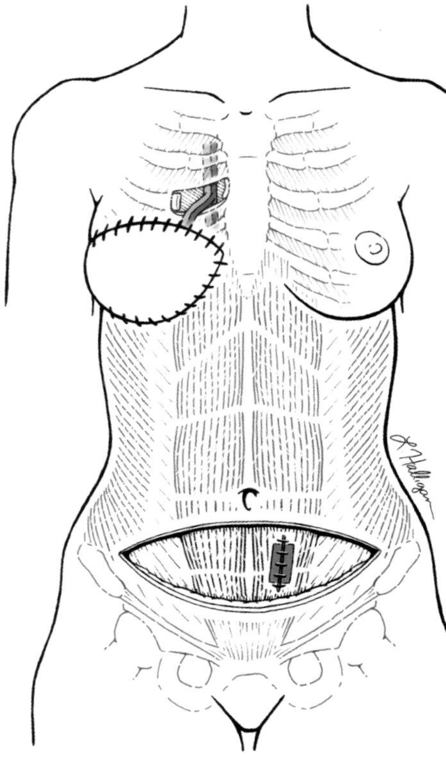

▲ **图 16–8　游离 TRAM 皮瓣**

图示一个保留肌肉的游离 TRAM 皮瓣，其中只有一小部分的腹直肌和筋膜周围的深下腹壁蒂包括在内。血管蒂可与胸背血管或内乳血管连接。这里，吻合术是在切除部分第 3 肋软骨后暴露的内乳血管（Duke 大学外科）

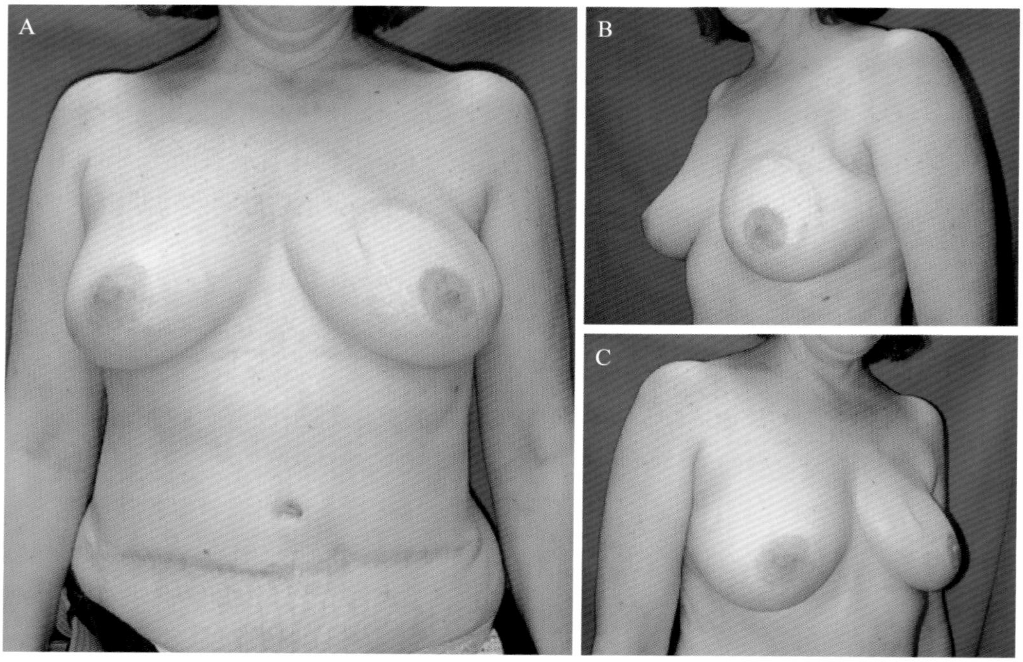

▲ 图 16-9　带蒂 TRAM 皮瓣

患者，43 岁，使用带蒂 TRAM 皮瓣进行了即刻乳房再造。这些是术后 1 年的照片。通过文身重建了乳晕，而乳头由对侧乳头部分移植而来

TRAM 皮瓣中，肌肉的神经分布及连续性都得到保留，因此疝气和腹部凸起的比率较低。相比而言，带蒂皮瓣重建过程中，需要将整个腹直肌游离并上移，所以下腹部区域往往需要补片进行加固。虽然牺牲腹直肌不会导致明显的功能失常，但患者可能会注意到腹部力量和外观的变化。对使用带蒂或游离 TRAM 皮瓣重建的患者腹壁强度进行客观的测量，会表现出腹部力量的不足，而且会持续很长时间。几项对比研究显示，在这两种手术方式之间，长期的腹壁功能并没有显著差异。

（五）腹部穿支皮瓣

穿支皮瓣代表了游离皮瓣重建的最新发展。穿支皮瓣重点强调的是血管，而不是肌肉。皮岛和伴随的脂肪以及供应的穿支血管被游离，保留下完整的受神经支配的肌肉。在乳房重建中，占主导地位的穿支皮瓣是腹壁下动脉穿支皮瓣。腹壁下动脉浅支皮瓣也被使用；然而，患者的解剖变异性导致其使用较少 [27]。

DIEP 皮瓣保留整个腹直肌及其鞘膜（图 16-10）。它可基于单个大血管或 4 ～ 5 个穿支血管（图 16-11）。当骨骼化穿支血管时，其周围的腹直肌鞘膜需要被切开一小段以明确穿支血管与腹壁下动脉的连接是否良好。DIEP 皮瓣的优点包括避免了切除肌肉和减少腹壁的不良事件，降低了术后疼痛，减少了住院时间。它同时也避免了闭合筋膜张力过大的问题并且不需要补片对腹壁进行加强。相比于游离 TRAM 皮瓣，即使有数支穿支血管，DIEP 皮瓣的灌注仍然相对较少，而与带蒂 TRAM 皮瓣相比，脂肪坏死的发生率相似，血流灌注更为优越。DIEP 的缺点之一是解剖技术上更具挑战性。

游离腹壁下动脉浅支皮瓣能提供与 DIEP 皮瓣相同的腹部皮肤和脂肪用于乳房重建。但腹壁下动脉浅支皮瓣并不是真正的“穿支”皮瓣，因为血管主要来源于股动脉系统 [28]。这两种皮瓣相对比，腹壁下动脉浅支导致的供体部位不良事件较低。由于浅表上腹部血管位于腹直肌筋膜的浅层，故不用切

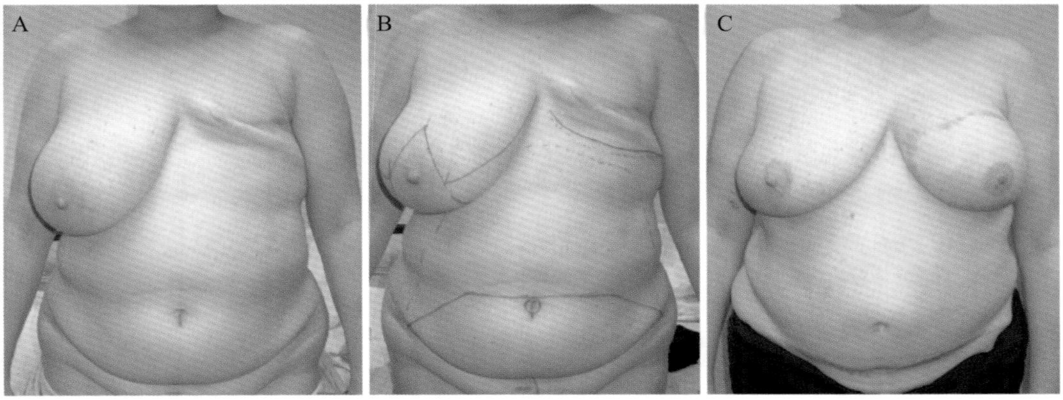

▲ **图 16-10　缩乳与游离 TRAM**

患者，40 岁，接受了延迟乳房重建。A、B. 术前缺陷和标记。她的右乳房太大，无法匹配，所以她在右侧做了一个缩小手术；C. 左侧做了一个保留肌肉的游离 TRAM 皮瓣重建乳房。这些是 1 年后的随访的照片

开腹部筋膜，也不需要对穿透腹直肌的血管进行解剖。然而，该皮瓣的使用受到血管解剖结构变异的限制。腹壁下动脉浅支和静脉的口径并不恒定，只有足够口径的血管才可以可靠地支撑用于乳房重建的组织。相比于 TRAM 皮瓣或者 DIEP 皮瓣，腹壁下动脉浅支皮瓣的缺点是较小的血管直径和较短的血管蒂长度。当所设计的皮瓣需要双蒂的方法（对单个皮瓣有两个腹部来源的血供）来保证血液供应时，腹壁下动脉浅支皮瓣可作为血管蒂的一个来源。如果手术顺利，腹壁下动脉浅支皮瓣乳房重建的美学效果，与 TRAM 皮瓣或 DIEP 皮瓣没有区别 [29]。

（六）背阔肌肌皮瓣

在前文中提到，背阔肌可以用于自体乳房再造。对于中等大小的乳房，它通常与植入物相结合用于重建，对于体积较小的乳房，也可以单独重建乳房。通过这种手术，来自背部的皮肤和肌肉转移到乳房切除后的缺损处。血液供应可靠，较为安全。带蒂的背阔肌皮瓣的血液供应来自胸背血管。如果胸背血管在手术过程中受损，背阔肌皮瓣的血供可以由胸背血管的前锯肌分支提供。在这种情况下，肋间血管系统向前锯肌分支的反流能够维持组织灌注。

使用背阔肌肌皮瓣用于乳房再造的适应证

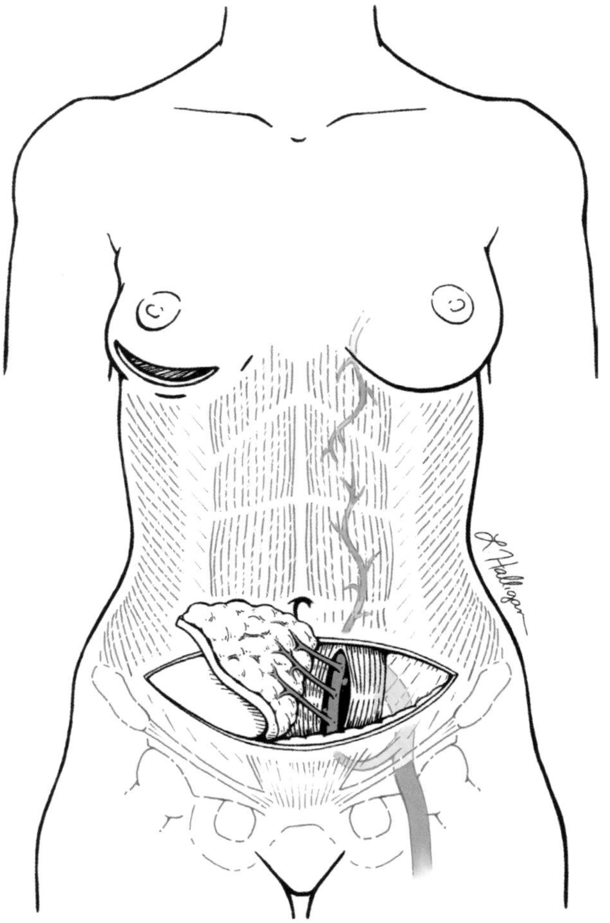

▲ **图 16-11　DIEP 皮瓣**

图示分离的腹直肌，从中发出腹壁下深动脉穿支，为腹部脂肪皮瓣供血。图中受体位置为左乳房（译者注：图中为右乳房，原著所说的“左乳房”有误），保留乳头的乳房切除术切口显示（Duke 大学外科学系）

包括：①一期乳房重建（不论是否使用假体 / 组织扩张器）；②腹部组织不足的患者，或不愿接受腹部瘢痕的患者；③接受放疗后，使用植入物的二期乳房重建；④当植入物或组织重建失败时，作为挽救方式。

覆盖于背阔肌（初级血管区）上的皮肤健康并且灌注良好。接受保留皮肤的乳房切除术的患者可能主要需要的是肌肉组织和只有一小圈皮肤来代替乳头乳晕复合体。背阔肌肌皮瓣通常用结合植入物 / 扩张器使用，以达到所需的乳房体积，尽量与对侧乳房相匹配。对于一些想要增加乳房体积，但不想植入假体的患者，可以使用延长的背阔肌皮瓣。通过这种方法，可以获得更大的皮瓣和更多的脂肪组织，以重建一个更大的乳房。这种方式的缺点包括供体部位容易发生血肿，并且背部瘢痕很大。

（七）臀肌肌皮瓣和穿支皮瓣

臀肌组织是自体乳房重建的第二或第三选择。由于腹部组织作为供体的普及以及臀部血管分离的困难，臀肌组织并非首选。臀大肌游离肌皮瓣首次报道于 1983 年。这种手术方式类似于穿支皮瓣，不需要游离肌肉组织。臀大肌上部肌皮瓣血供基于臀上血管，臀大肌下部肌皮瓣血供基于臀下血管 [30]。这种更长的血管蒂对于皮瓣的植入和微吻合具有额外的优势。对于任何皮瓣而言，皮岛的宽度最大不超过 13cm，以保证供体部位能够缝合，而长度可以在 10 ～ 30cm 之间变动。臀部虽然有足够的脂肪组织允许进行乳房重建，但是相比腹壁脂肪，臀部脂肪具有更多的纤维成分。这使得皮瓣的塑形更加困难，对于最终的重建效果也有影响。臀大肌上部皮瓣和臀大肌下部皮瓣在解剖上具有重要的差异（图 16–12）。臀上动脉更短，皮瓣转移到胸壁后，必须连接到内乳血管系统。臀下动脉较长，如果需要可以到达胸背血管。解剖臀下动脉可能会损伤臀下肌和股后侧皮神经，而解剖臀上动脉则不会有此风险。而且游离臀肌组织会导致臀部外观变形，上部臀肌皮瓣引起的外观改变更类似于臀部上提，患者的接受度更好。最重要的是，如何选择皮瓣取决于臀部脂肪的分布。与游离 TRAM 皮瓣相比，这两种臀大肌皮瓣血管蒂的解剖更加烦琐，对于皮瓣的游离和种植，通常还需要更换体位。

随着对于解剖学理解的加深以及对显微外科技术更好地掌握，更新的穿支皮瓣开始变得流行。这些皮瓣（如深动脉穿支皮瓣）及其他新发现的皮瓣，都是基于穿支血管的血供，将身体其他部位多余的组织移植到胸前以重建乳房外观，并尽量减少对于供体区域的影响 [31]。

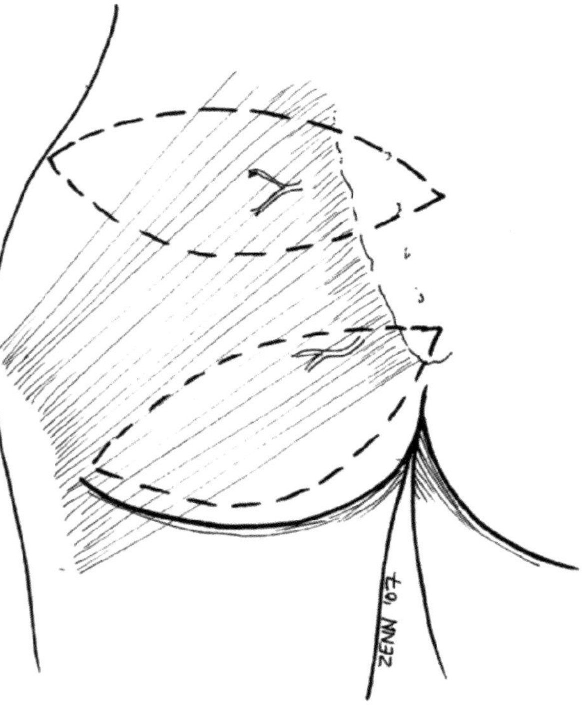

▲ 图 16–12　臀动脉瓣

图示臀上动脉瓣和臀下动脉瓣。这些皮瓣可以作为肌皮瓣或穿支皮瓣

七、二期乳房再造

（一）乳头乳晕复合体重建

重建乳头乳晕复合体是乳房再造中不可或缺的一部分。它增强了最终的美容效果，并且让重

建的乳房看起来更自然。它通常在乳房重建后 3 个月进行。在乳房重建中，延迟进行乳头乳晕的重建，是考虑到可能需要进行放疗照射。这是乳房全切后完成乳房再造康复的最后一步 [32]。

乳头可以用再造乳房的局部皮肤制造或从对侧乳头移植。当使用局部皮肤组织时，可以设计皮瓣，将皮肤和脂肪包裹成圆锥形状，以重建挺立的乳头。这种皮瓣的设计有很多，比如 Skate 皮瓣，C-V 皮瓣，bell 皮瓣和 tab 皮瓣等。所有由局部皮瓣所造的乳头都可能在愈合阶段发生收缩，与对侧乳头的外观可能不匹配 [33]。对于比较大的乳头，通常最好采用“乳头共享”方式，将对侧的乳头分成两瓣，其中一半用作乳头移植物进行患侧乳头重建。这样不仅减小了对侧乳头，也使重建的对称效果更佳。

乳晕的重建将在颜色和直径上都能和对侧乳房有更高的对称性。用于重建的方法包括皮肤移植、对侧乳晕移植和文身。文身是最常用的方法，因为它很简单并且避免了皮肤移植。如果进行皮肤移植，则进一步也需要皮内文身以实现乳头 – 乳晕复合体的对称性。

（二）自体脂肪移植

在过去的 10 年中，出于对重建乳房形状、轮廓和对称性更高的要求，自体脂肪移植已经被广泛采用，用于术后对再造乳房外观的再次调整。这一技术成熟可靠，不良反应少，美观效果明显，所以越来越流行。乳房再造后实施脂肪移植的适应证逐渐扩大，但主要涉及改进乳房的轮廓、形状和体积 [34]。获取和注射技术包括低压注射器吸脂术以及在必要的位置少量注射。基于假体的乳房重建可从脂肪注射中明显获益，使得植入物到上胸壁的过渡更为自然，亦可改善与植入物有关的皮肤褶皱。此外，基于腹部皮瓣重建的乳房可以利用这一技术改善轮廓的不规则及体积的不足。与所有自体脂肪移植一样，会有一定比例的自吸收发生。据报道，在最初的 4 ～ 6 个月内，损失的体积为 40% ～ 60%。但由于自体脂肪移植的不良事件较少，可根据需要重复进行以达到最佳效果。

（三）对侧乳房

虽然乳房重建可以很好地取代乳房切除术中失去的乳房，但仍然很难做到和未受影响的对侧乳房完全对称。所以，进行了单侧乳房重建的患者可能同时需要对对侧乳房进行调整以达到更好的对称性。可用于对侧乳房调整的方式包括乳房固定术、缩乳术、隆乳术、预防乳房切除术与重建 [35]。

乳房固定术，又称为乳房上提术，用于调整下垂乳房。手术包括乳头乳晕复合体的上提以及重塑乳房的大小与位置，从而达到和对侧重建乳房的对称性。缩乳术可以达到相同的效果，但同时也减少了对侧乳房的体积（图 16-9）。对于重建乳房比对侧乳房更大，而且患者更喜欢大尺寸的乳房时，可以进行对侧乳房的隆乳术。最后，对于要求进行对侧乳房切除的患者，必须告知重建可以达到正常的乳房外观，但并不能替代天然乳房。

八、辐射和乳房重建

众所周知，辐照会对参与伤口愈合的细胞造成永久性损伤，因此对于皮瓣或移植物的愈合也会产生负面影响。在丹麦和大不列颠哥伦比亚完成的一个随机对照试验的结果，发表于 1997 年《新英格兰》杂志，该文章是这一领域的里程碑。这一试验显示了乳房切除术后放疗对于患者的生存率有提升，在合适的情况下使用放射治疗已经成为治疗的标准。目前乳房切除术后放疗的适应证包括：①肿瘤切缘阳性；② T_3 或更大的肿瘤（＞ 5cm）；③ 4 个或更多阳性腋窝淋巴结。虽然乳房切除术后放疗在乳腺癌患者中的作用及意义已经十分明确，但是其对乳房重建的影响尚有争议。放射疗法使皮肤产生慢性炎症，从而对皮肤表面逐渐产生改变。早期表现发生在 90d 内，包括皮肤干燥、脱毛、色素沉着变化和红斑。晚期效应表现为皮肤渐进性硬化、变薄、纤维化和水肿。对于放射组织进行显微检查，显示出血管闭塞和慢性缺血的迹象。一些研究对于放射治疗对基于植入物和自体组织乳房重建的长期影响进行了观察。

Spear 等对 40 名接受了假体乳房再造并随后接受乳房切除术后放疗的患者进行了回顾性研究，显示约 45% 的患者（假体或自体组织重建）需要进行再造乳房的调整，而未接受放射治疗的患者中比例仅有 10%[16]。接受放射治疗组中，33% 的患者出现包膜挛缩，而对照组的比例为 0%。在接受了放射治疗后，再造乳房的外观效果也被认为较差。在接受乳房切除术后放疗后，植入物暴露的风险和感染率都较高。辐射对自体组织乳房重建也有负面影响。MD Anderson 的一项研究对比了即刻 TRAM 皮瓣乳房重建后接受放疗，与放疗完成后接受延迟 TRAM 皮瓣乳房重建。该研究证实了早期并发症的发生率没有明显差异。包括血管血栓形成、部分皮瓣缺损和皮瓣坏死。但是，即刻 TRAM 皮瓣组晚期并发症的发生率较高（脂肪坏死、体积减小和挛缩），约 28% 的患者需要修复手术。最近针对乳房全切术后照射对于游离 TRAM 皮瓣和 DIEP 皮瓣影响的研究显示，DIEP 皮瓣的脂肪坏死率更高，可能反映它们的相对血管分布 [36]。针对植入物重建乳房后需要进行乳房切除术后放疗，另一个担忧是放疗的效果。植入物 / 扩张器会引起放疗靶区设计的技术问题，特别是涉及内乳淋巴结照射时。因此，由于有植入物存在，需要更大的放射剂量来照射内乳淋巴结区域，而这会对心脏和肺部产生更多的辐射。

正是由于并发症的发生率很高，大多数重建外科医生对于需要接受放疗的患者都不会进行假体重建。大多数会选择在放疗完成后延迟重建。然而，术前往往很难评估哪些患者更适合即刻乳房重建，哪些患者需要接受放疗。对于接受预防性乳房切除术的患者，应该追求即刻乳房再造。对于肿瘤大于 5cm 的乳腺癌患者，通常需要 PMRT，应该避免即刻乳房重建。对于没有明确的乳房切除术后放疗适应证的患者，最终是否需要接受放疗是不确定的。在这种情况下，如果需要即刻重建时，应该进行前哨淋巴结活检。如果前哨淋巴结阴性，大多数医生会考虑到患者的意愿，进行即刻乳房重建。正如前面所提到，对于需要接受乳房切除术后放疗的患者，保留皮肤的乳房切除术后皮肤组织足够的话，是可以选择使用扩张器进行即刻乳房重建的，但是需要明确，在接受放疗之前，需要将扩张器排空。

随着乳房切除术后放疗以及其他治疗方式的不断发展，乳房重建的方式也应该与时俱进，在提高肿瘤的治疗效果和改善乳房外观之间取得最佳的平衡。延迟乳房重建通常在乳房切除术后放疗结束 6 个月后开展，这时胸壁基本恢复正常，更有利于术后愈合 [37]。

九、化疗

作为乳房切除术后治疗方案的一部分，乳腺癌患者可能需要接受化疗。众所周知，某些化疗药物可以阻碍伤口愈合进而影响即刻乳房重建的术后恢复。一旦伤口愈合（通常为 3 ～ 4 周），就可以开始化疗。从长期来看，化疗对乳房再造的影响是可以忽略不计的，而且之前接受过化疗的病史也不会产生不良影响。而如果即刻乳房重建后出现伤口愈合不良的情况，应该等待伤口完全愈合后再开始化疗。出于这个原因，对于需要接受化疗的乳房重建患者，如果需要接受二次手术，如更换扩张器或修整组织皮瓣，应该在化疗结束 2 ～ 3 个月后开展。

结论

现代乳房重建技术为患者的康复和恢复正常的生活提供了可靠的方式。它已经成为乳腺癌综合治疗的一个方面。作为多学科乳腺癌治疗团队的一员，乳房重建外科医生将决定重建的时机及方式。乳房再造可以在乳房切除术后即刻进行，也可延迟进行。

不考虑乳房重建的时机，有很多乳房重建的技术供患者和外科医生选择。这包括乳房植入物、自体组织或两者皆有。植入物重建是相对简单有效的重建方法，但可能并不适合所有患者，特别是那些需要接受放疗的患者。相反，自体组织重建，对手术要求更高，但美学效果更好，特别是与保留皮肤的乳房切除术相结合时。

乳房重建的目标是在乳房切除术后尽量恢复乳房的大小、形状和外观。这有助于恢复身体形象，并使患者可以自信地穿上各种衣服。随着显微外科技术的发展，乳房重建的创伤会更小，效果会更好。

推荐阅读

[1] Radovan C. Breast reconstruction after mastectomy using the temporary expander. Plast Reconstr Surg. 1982;69(2): 195–208.
[2] Taylor GI, Daniel RK. The free flap: composite tissue transfer by vascular anastomosis. Aust N Z J Surg. 1973;43(1):1–3.
[3] Elliott LF, Hartrampf CR Jr. Breast reconstruction: progress in the past decade. World J Surg. 1990;14(6):763–775 (Review).
[4] Bostwick J. Breast reconstruction following mastectomy. CA Cancer J Clin. 1995;45:289–304.
[5] Hidalgo D, Borgen P, Petrek J, Cody H, Disa J. Immediate reconstruction after complete skin–sparing mastectomy with autologous tissue. J Am Coll Sur. 1998;187(1):17–21.
[6] Chiu E, Ahn C. Breast reconstruction. In: McCarthy J, editor. Current therapy in plastic surgery. Philadelphia: Saunders; 2006. p. 352–61.
[7] Spear SL, Hannan CM, Willey SC, Cocilovo C. Nipple–sparing mastectomy. Plast Reconstr Surg. 2009;123(6): 1665–73.
[8] Tokin C, Weiss A, Wang–Rodriguez J, Blair SL. Oncologic safety of skin–sparing and nipple–sparing mastectomy: a discussion and review of the literature. Int J Surg Oncol. 2012;2012:921821.
[9] Rawlani V, Fiuk J, Johnson SA, Buck DW 2nd, Hirsch E, Hansen N, Khan S, Fine NA, Kim JY. The effect of incision choice on outcomes of nipple–sparing mastectomy reconstruction. Can J Plast Surg. 2011;19(4):129–33.
[10] Zenn MR. Staged immediate breast reconstruction. Plast Reconstr Surg. 2015;135(4):976–9.
[11] Malata C, Mc Intosh A, Purushotham A. Immediate breast reconstruction after mastectomy for cancer. Br J Surg. 2000;87:1455–72.
[12] Pomahac B, May J, Slavin S. New trends in breast cancer management: is the era of immediate breast reconstruction changing? Ann Surg. 2006;244(2):282–8.
[13] Kronowitz S, Kuerer H. Advances and surgical decision–making for breast reconstruction. Cancer. 2006;107(5): 893–907.
[14] Agha–Mohammadi S, De La Cruz C, Hurwitz D. Breast reconstruction with alloplastic implants. J Surg Oncol. 2006;94:471–8.
[15] Ascherman J, Hanasono M, Hughes D. Implant reconstruction in breast cancer patients treated with radiation therapy. Plastic Reconstr Surg. 2006;117(2):358–65.
[16] Spear S, Spittlet C. Breast reconstruction with implants and expanders. Plastic Reconstr Surg. 2001;107(1):177–87.
[17] Nahabedian MY, Mesbahi AN. Breast Reconstruction with Tissue Expanders and Implants. In Nahabedian MY, ed. Elsevier, 2009.1:1–19.
[18] Nava MB, Expander–implants breast reconstructions. In Neligan PC, eds. Plastic Surgery. Elsevier, 2013. 13: 336–369.
[19] Gurtner GC, Jones GE, Neligan PC, Newman MI, Phillips BT, Sacks JM, Zenn MR. Intraoperative laser angiography using the SPY system: review of the literature and recommendations for use. Ann Surg Innov Res. 2013;7(1):1.
[20] Alderman A, Wilkins E, Kim H, Lowery J. Complications in postmastectomy breast reconstruction: two–year results of the michigan breast reconstruction outcome study. Plastic

Reconstr Surg. 2002;109(7):2266–75.
[21] Aladily TN, Medeiros LJ, Amin MB, Haideri N, Ye D, Azevedo SJ, Jorgensen JL, de Peralta–Venturina M, Mustafa EB, Young KH, You MJ, Fayad LE, Blenc AM, Miranda RN. Anaplastic large cell lymphoma associated with breast implants: a report of 13 cases. Am J Surg Pathol. 2012;36(7): 1000–8.
[22] Shons A, Mosiello G. Postmastectomy breast reconstruction: current techniques. Cancer Control. 2001;8(5):419–4226.
[23] Neligan PC, Buck DW. Autologous breast reconstruction using abdominal flaps. In: Neligan PC, Buck DW, editors. Elsevier; 2014.18:278–308.
[24] Taylor GI, Palmer JH. The vascular territories (angiosomes) of the body: experimental study and clinical applications. Br J Plast Surg. 1987;40(2):113–41.
[25] Chevray P. Breast reconstruction with superficial inferior epigastric artery flaps: a prospective comparison with TRAM and DIEP flaps. Plastic Reconstr Surg. 2004;114(5): 1077–83.
[26] Wang H, Olbrich K, Erdmann D, Georgiade G. Delay of TRAM flap reconstruction improves flap reliability in the obese patient. Plastic Reconstr Surg. 2005;116(2):613–8.
[27] Granzow J, Levine J, Chiu E, LoTempio M, Allen R. Breast reconstruction with perforator flaps. Plastic Reconstr Surg. 2007;120(1):1–12.
[28] Elliot F. Breast reconstruction– free flap techniques. In: Thorne C, editor. Grabb & Smith Plastic Surgery. Philadelphia: Lippincott Williams & Wilkins; 2006. p. 648–56.
[29] Zenn MR. Insetting of the superficial inferior epigastric artery flap in breast reconstruction. Plastic Reconstr Surg. 2006;117(5):1407–11.
[30] Zenn MR, Millard JA. Free inferior gluteal harvest with sparing of the posterior femoral cutaneous nerve. J Reconstr Microsurg. 2006;22(7):509–12.
[31] Allen RJ, Haddock NT, Ahn CY, Sadeghi A. Breast reconstruction with the profunda artery perforator flap. Plast Reconstr Surg. 2012;129(1):16e–23.
[32] Jabor M, Shayani P, Collins D, Karas T, Cohen B. Nippleareola reconstruction: satisfaction and clinical determinants. Plastic Reconstr Surg. 2002;110(2):458–64.
[33] Zenn M, Garofalo J. Unilateral nipple reconstruction with nipple sharing: time for a second look. Plastic Reconstr Surg. 2009;123(6):1640–53.
[34] Losken A, Pinell XA, Sikoro K, Yezhelyev MV, Anderson E, Carlson GW. Autologous fat grafting in secondary breast reconstruction. Ann Plast Surg. 2011;66(5):518–22.
[35] Hsieh F, Kumiponjera D, Malata CM. An algorithmic approach to abdominal flap breast reconstruction in patients with pre–existing scars—results from a single surgeon's experience. J Plast Reconstr Aesthet Surg. 2009;62(12): 1650–60.
[36] Rogers NE, Allen RJ. Radiation effects on breast reconstruction with the deep inferior epigastric perforator flap. Plast Reconstr Surg. 2002;109(6):1919–24.
[37] Kronowitz S, Robb G. Breast reconstruction with postmastectomy radiation therapy: current issues. Plastic Reconstr Surg. 2004;114(4):950–60.

第 17 章
放射治疗在乳腺癌治疗中的作用
The Role of Radiotherapy in Breast Cancer Management

Mutlay Sayan，Ruth Heimann 著
董 芳 胡 婷 译

缩略语	英文全称	中文名称
CHF	Congestive heart failure	充血性心力衰竭
CT	Computed tomography	CT 检查
DCIS	Ductal carcinoma in situ	导管原位癌
DIBH	Deep inspiration breath-hold	深吸气屏住
EORTC	European Organization for Research and Treatment of Cancer	欧洲癌症研究和治疗组织
IMNs	Internal mammary nodes	内乳淋巴结
IMRT	Intensity-modulated radiation therapy	调强放疗
LINAC	Linear accelerator	直线加速器
MLC	Multileaf collimator	多叶准直器
MRI	Magnetic resonance imaging	磁共振成像
NIH	National Institutes of Health	国家卫生研究院
NSABP	National Surgical Adjuvant Breast and Bowel Project	国家外科辅助乳房和肠道项目
PET	Positron-emission tomography	正电子发射断层扫描
US	Ultrasound	超声

在 19 世纪末（1895 年），Wilhelm Roentgen 宣布发现“一种新的射线”，使得“不可见光的照片”成为可能。新发现的 X 射线的生物特性和治疗效果很快得到认可，特别是观察到它们可以导致皮炎和脱发。1896 年初，在 Roentgen 发表公告几周后，芝加哥的 Emil Grubbe 首次使用 X 射线治疗了一名复发乳腺癌患者；德国汉堡的 Herman Gocht 放射治疗了一位局部晚期无法手术的乳腺癌患者和另一位乳腺癌腋窝复发的患者[1]。尽管早期设备存在技术限制，但仍观察到了肿瘤缩小甚至完全消退。然而，由于当时对放射治疗分割方式、治疗技术知识了解并不深入，不确定如何计算组织剂量从而提供安全有效的剂量辐射，在早期阶段无法实现放射治疗的全部潜能。

（一）放疗物理学

X 射线和伽马射线属于电磁辐射，此外电磁辐射还包括无线电波、红外线、可见光和紫外线。它们被认为是光子的小能量包。X 射线在组织中沉积能量，因为能量非常高，使得核外电子脱离原子轨道产生电离，因此称为电离辐射。一旦能量沉积，就会发生许多相互作用，从而产生更多的自由电子和自由基。由于人体主要由水组成，能量的吸收导致链式反应，从而形成多个活性自由基中间体。任何细胞成分如蛋白质、脂质、RNA 和 DNA 都可能受损。由于辐射的直接或间接影响，细胞凋亡、信号转导和脂质过氧化都被改变；然而，DNA 双链断裂似乎是最关键的损害，如果未修复或错误修复将导致细胞死亡。

辐射剂量是根据每单位质量吸收的能量来测量的。目前，测量单位是 Gray（1Gy=1J/kg）。过去的测量单位是 Rad，100Rads = 1Gy。辐射剂量决定了它的医疗用途。电磁辐射的临床有效剂量范围是表面辐射 10 ～ 125keV，正电压 125 ～ 400keV 和超过 1000keV（＞ 1MeV）的超高压。随着剂量的增加，它的穿透力越强，并且可以更均匀地作用于组织，更好地保护皮肤。保护皮肤的原因是，光子和组织相互作用产生的电子在与组织分子相互作用并产生最大剂量效应之前会有一段时间的射程。在表面和正电压范围内，由于能量较低，最大剂量点在皮肤上或非常接近皮肤，大量能量被软组织和骨骼吸收，有效的能量无法达到超过几厘米的深部组织，易于散射，剂量分布差。高能 / 百万伏光子的巨大优势在于，随着能量的增加，X 射线的穿透能力更强，骨骼对能量的吸收不会高于周围组织，更好地保护皮肤。因此，最大剂量点不会落在皮肤上，而在组织的深处的靶区，剂量分布更加均匀。

现代放射治疗开始于 50 ～ 60 年前，当时由于对原子能研究，雷达的发展和计算技术的进步，高能 X 射线机得到广泛应用。高能 X 射线的运用彻底改变了放射肿瘤学。最初，原子研究产生了钴 60 加速器，随后出现了直线加速器，能量范围从 4MeV 到 24MeV 变得可及；目前，直线加速器使用最为广泛。直线加速器的照片如图 17-1 所示。在直线加速器中，电子被加速到非常高的速度。高速电子撞击钨靶产生 X 射线。

对于某些临床情况，优先选择电子线。电子在组织中沉积能量的方式不同。电子束最大剂量点位于皮肤表面附近；组织深度的辐射剂量较快跌落。可以根据电子束的能量谨慎选择治疗深度。电子束主要用于治疗浅表肿瘤或补充（加强）光子疗法。

质子是由回旋加速器产生的重荷电粒子。由于它们的质量相对较大，质子在组织中几乎没有侧向散射，光束不会扩大很多，会聚焦于肿瘤形状。该项目非常适合儿科脑肿瘤和靠近脊髓的肿瘤。在乳腺癌中质子没有确定的用途。

为符合肿瘤形状和解剖结构，通过使用放置在光束路径中的光束修改器，为每个患者定制个体化的放射治疗光束。它们包括诸如准直器、组织补偿器、单独构造块，或者最近的多叶片准直器之类的装置。多叶片准直器的图像如图 17-2 所示。早期是人工计算，剂量是根据治疗体积上的某个点来计算，最近计算技术的进步使得我们能以 3D 的计算方式算出肿瘤和周围组织剂量分布，阐明了组织密度（比如肺、骨）差异，并实现了通过“剂量涂抹”或调强放疗方式优化靶区剂量。我们现在能够提供更精确的放射治疗，并为患者定制个体化治疗方案，提高疗效并降低复发率。当剂量可以更准确地传递到肿瘤，同时更好地保护周围正常组织，可以尝试剂量增强以实现更高的治愈率而不增加并发症。均匀的剂量分布和周围组织中的剂量减少可以减少急性和远期不良反应。尽可能地减少正常组织被照射是非常重要的，因为许多患者同时也接受化疗，这可能导致晚期并发症发生率更高。

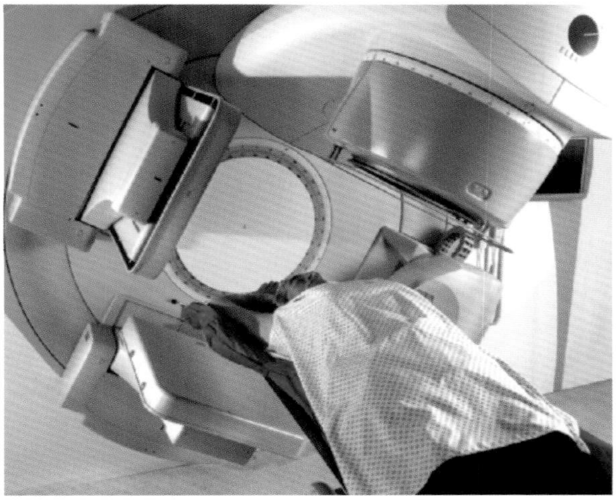

▲ 图 17-1　用于放射治疗的直线加速器
（照片由 Elekta 提供）

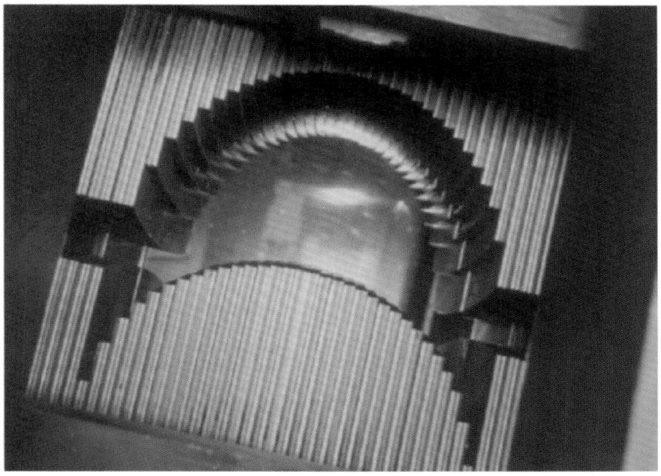

▲ 图 17-2　用于塑造治疗束的多叶准直器
（图片由 Elekta 提供）

（二）放疗、手术和化疗

放疗是一种局部治疗手段，可单独运用或与手术和化疗联合。手术和放疗联合运用，是因为它们的治疗失败模式是不同的。放疗对肿瘤中心部位的敏感性差，肿瘤中心的肿瘤细胞数目最多，部分肿瘤细胞已坏死或处于缺氧状态。放疗敏感性最高通常位于组织血管化良好、肿瘤细胞数目较少的肿瘤边缘区域。另一方面，手术的范围通常受到肿瘤附近的正常结构的限制。肿瘤大部分通常可以切除，但为了消灭所有亚临床病灶，有时手术范围可能需要过于广泛。因此，手术复发通常在切缘处，也就是放疗最有效的地方。为了提高治疗效果，放疗还可以与化疗和生物治疗联合。因为这些治疗方式具有不同的杀伤肿瘤机制并且作用于细胞周期的不同阶段，因此联合治疗可以产生协同效应。有时化疗药物还可以作为放疗增敏剂；然而，它也可能同时增加了不良反应。

（三）放疗的规划和技术实施方面

放疗是乳腺癌整体治疗方案的一部分。在放疗开始之前，必须制定详细的治疗计划，包括患者的治疗体位和体位固定。两者对于确保治疗的准确性至关重要，以确保日常的可重复性和患者的舒适度。治疗计划借助于模拟机完成，模拟机是具有与治疗机相同的几何特征的机器；然而，不同的是，模拟机不产生高能的治疗射线，它产生诊断 X 射线以对目标成像（即照射的体积）。最近，CT、超声、MRI 和 PET 已被纳入模拟器，使得在实际治疗中实现更准确的目标识别。在 3D 中描绘目标靶区和正常结构之后，制定并优化治疗方案。选择能够最大剂量区域覆盖靶区、最大限度保护周围组织、剂量均一性最好的计划。靶区剂量覆盖和均匀非常重要。必须尽量减少冷点和热点，因为靶区中的冷点会使肿瘤治疗不足，从而成为疾病复发的根源，而热点可能会增加并发症的发生风险。治疗计划是临床医生、物理学家、剂量师和技术人员之间的团队合作。这是一个交互式过程，通常会经历多次迭代，直到达到最佳计划。

在非转移性乳腺癌的治疗中，主要针对乳房 / 胸壁进行照射，某些临床情况下，也针对淋巴结引流区照射，例如锁骨上、腋窝和内乳淋巴结。治疗目标是根治肿瘤，并减少不良反应的发生。CT 可用于勾画目标靶区和需要限量的危急器官。选择最大限度保护危急器官的治疗计划。在完整的乳房或胸壁的治疗中，使用内侧和外侧切线野（图 17–3）。切线野允许覆盖乳房组织，同时覆盖一定范围的肺或心脏。使用 3D 或调强放疗治疗计划系统，计算整个乳房的剂量分布。通过调整射野来优化处方剂量，并使得皮肤表面的剂量最小化，同时确保皮肤下几毫米的腺体组织不被过度照射。调强放疗可以产生更优化的方案，从而减少急性不良反应，如潮湿脱屑、疼痛和乳房淋巴水肿 [2, 3]。图 17–4 显示了使用调强放疗实现的更均匀的剂量，消除了“热点”。

在许多情况下，调强放疗剂量分布更加均匀，从而减少对心脏、肺、对侧乳房和腋窝的损伤，散射剂量也更少 [4]。最近，深吸气屏气技术的发展已被证明可减少偶然的心脏照射。深层吸气能够使心脏在内侧、下侧和后侧（即远离胸壁）进行解剖学位移，从而减少偶然的心脏照射。治疗锁骨上或腋窝淋巴结引流区并限制脊髓的剂量，使用图 17–5 所示的技术。该射野通常

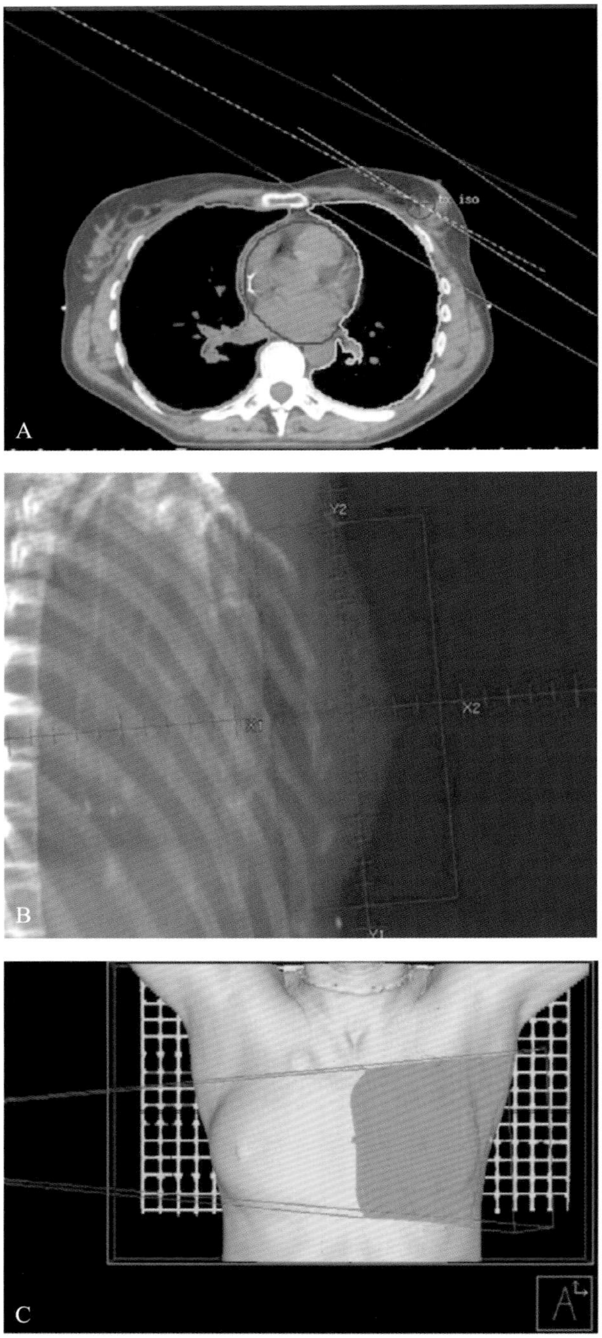

▲ 图 17–3 用于治疗完整乳房或胸壁的切线野布置

A. 轴向视图，显示覆盖乳房组织的内侧和外侧切线野；B. 光束方向的视图，“光束眼视图”。注意治疗体积中的少量肺或心脏；C. 切线野在患者皮肤上的投影。这些视图是从基于 CT 的模拟工作站获得的

是略微倾斜的前 / 后射野以排除上胸椎和下颈髓。使用各种技术来完美覆盖所有区域，以防止它们之间的重叠或产生间隙。根据临床情况，每天给

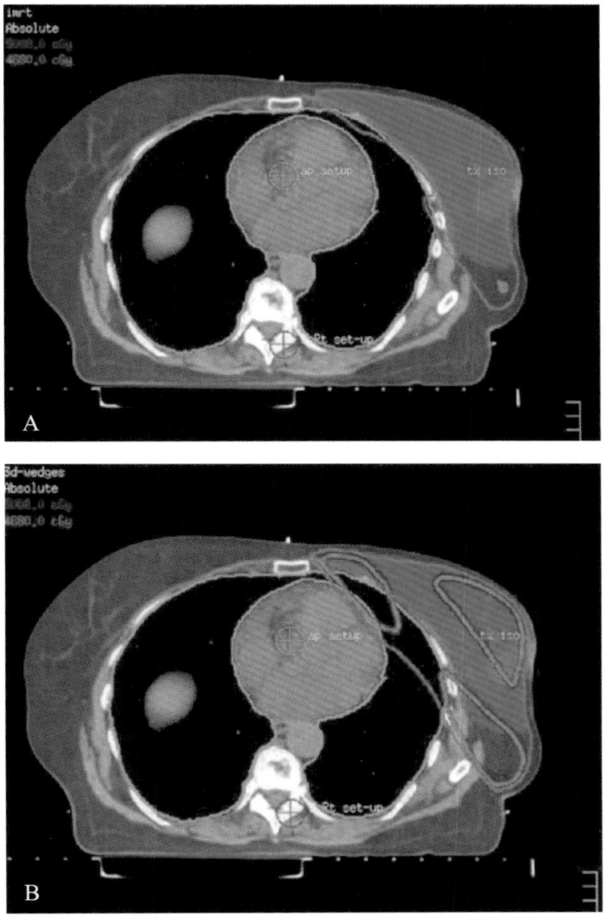

▲ **图 17-4 使用调强放疗计划和 3D 治疗计划在乳房中的剂量分布**

A. 调强放疗计划；B. 3D 治疗计划。标记调强放疗计划中消除的“热点”

予放疗，持续 5.5 ～ 6.5 周。在常规分割计划中，使用 1.8Gy 或 2.0Gy。分次是必要的，以保持正常组织损伤最小化，同时实现最大的肿瘤控制。在随机试验中测试了几个在 3 ～ 5 周内使用 15 次 2.66 ～ 3.20Gy 的高分次放疗时间表 [5, 6]。在选定的患者中，结果显示局部控制和美容效果的等效性为 5 周内 2.0Gy 的时间表。

目前正在研究的质子疗法作为一种实现剂量优化替代疗法的潜在策略 [7]。质子还没有被普遍用于乳腺癌的治疗。

（四）放疗对乳房的不良反应

乳腺癌放疗通常耐受良好。急性不良反应可能包括疲劳、乳房水肿、皮肤红斑、色素沉着，有时脱皮主要局限于乳房下皱褶和腋窝。急性皮肤不良反应通常应在治疗后 1 ～ 2 周内好转。更多次的分次治疗可能导致更多的乳房水肿和纤维

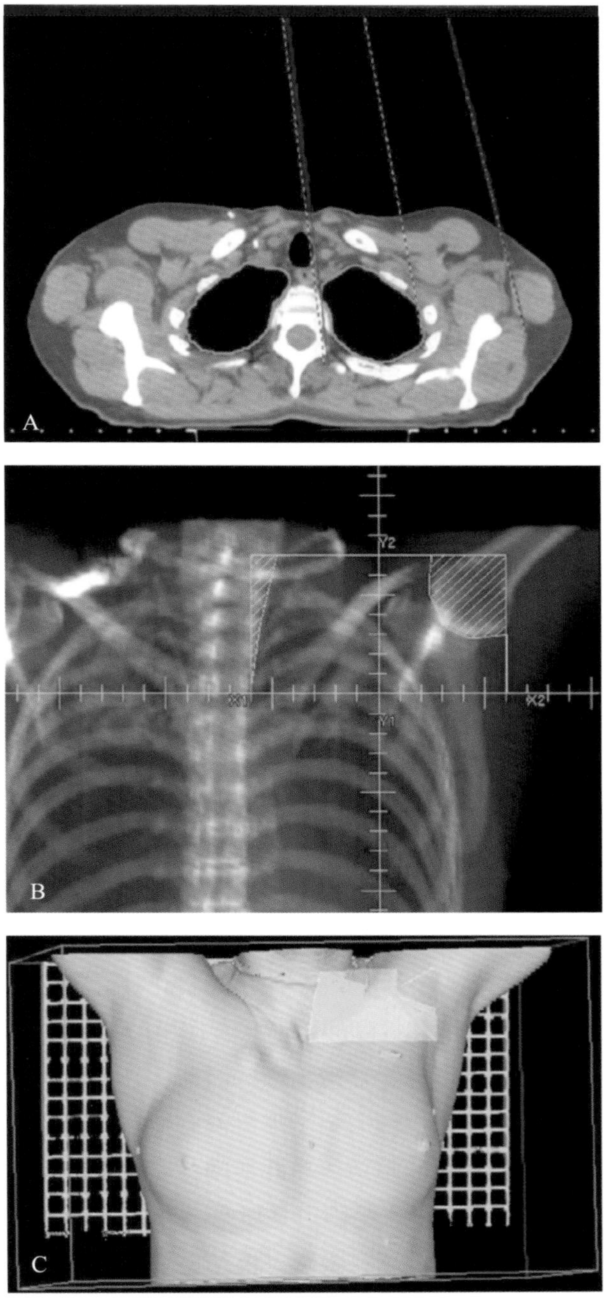

▲ **图 17-5 锁骨上和腋窝尖端区域的束布置**

A. 轴向视图，注意光束是如何被引导以避开脊髓的；B. 光束角度的视图，显示脊髓和肱骨头的阻塞；C. 光束投射在患者皮肤上

化，从而影响美容效果。在大多数患者中，治疗后的美容效果通常不错。然而，没有良好的客观定量标准来评估美容效果。治疗后，乳房外观逐渐好转，色素沉着好转，皮肤颜色恢复正常，乳房水肿消退。大多数患者能恢复乳房的正常颜色和质地[8]，但在某些情况下，恢复可能需要 2 年甚至 3 年。

在现代化的治疗模式下，远期不良反应很少发生，发生取决于辐射剂量、分割方式、射线能量和照射靶区的体积。通过适当的优化治疗计划可以避免大多数不良反应的发生。

有症状性放射性肺炎非常罕见，发生率不到 1%，特别是那些仅接受放疗但未接受化疗的患者。如果给予化疗并且需要接受锁骨上淋巴结引流区照射，则发生风险为 3% ～ 5%。有研究者指出，如果序贯治疗而不是同步给予化疗和放疗，则发生率较低。Lingos 等的一项研究显示，如果序贯给予化疗和放疗放射性肺炎的发生风险为 1%，如果同步治疗则可高达 9%[9]。风险还取决于化疗药物的类型、剂量和时间安排。通过使用 3D 或调强放疗技术能进一步降低风险。那些有症状放射性肺炎的患者，通常是轻微的，可自发地或在短期使用激素后恢复。在目前使用的剂量和分割治疗的女性中，不到 1% 的患者可能发生臂丛神经损伤。较大的分割剂量可能导致臂丛神经病变的风险增加。肋骨骨折的发生风险很小，软组织坏死极为罕见。在芝加哥大学中心治疗的 2000 多名患者[8]中，未发现肋骨骨折或软组织坏死。辐射可能会对心脏造成伤害。发生概率取决于所使用的辐射技术。乳房切除术后放射治疗的早期试验表明，长期存活患者心脏病死亡率增加[10]。然而，在以前，前后光子束用于治疗内乳淋巴结，导致大部分心脏的全剂量辐射[11]。更多最近的报道显示心脏病风险较低[12, 13]。对心脏的影响可能包括心包炎[14]、促进冠状动脉疾病进展、心肌病、充血性心力衰竭、心脏瓣膜病、心包疾病和传导阻滞[15-19]。尽管在照射后不久可能发生亚临床异常，例如微血管损伤和加速的动脉粥样硬化，但直到几十年后，所产生的症状都可能不明显。利用目前使用的基于 CT 的 3D 和调强放疗治疗计划系统，可以避免对大部分心脏的过量辐射。此外，利用深吸气屏气技术可以进一步减少偶然的心脏照射[20-22]。许多目前使用的化疗药物（阿霉素、紫杉醇）也可能对心脏产生有害作用。除极少数情况外，不同时使用放疗和这些化疗药物。使用序贯化疗和放疗未发现心脏相关并发症的风险显著增加。然而，心脏毒性化学治疗药和放疗的长期联合作用尚不完全清楚，因为新药尚没有使用那么长时间。治疗后 10 ～ 20 年，心脏病可能会显现出来。因此，在达成确定结论之前，需要更长时间的随访。曲妥珠单抗在乳腺癌治疗中的使用已大幅增加。没有数据显示联合辐射和曲妥珠单抗时心脏毒性增加，但更确切的数据需要更长时间的随访。在此期间，应特别注意使用心脏毒性化疗药物后左侧乳腺癌的放射治疗，如果需要治疗内乳淋巴结则更是如此。

淋巴水肿可能在腋窝淋巴结清扫术后发生，并可能因辐射而恶化。虽然没有生命危险，但它可以显著影响生活质量。淋巴水肿的风险取决于腋窝淋巴结清扫的程度和对腋窝的辐射程度。通过完整的腋窝淋巴结清扫，包括所有 3 组的腋窝淋巴结和放射治疗，淋巴水肿的风险可能超过 40%。然而，如果手术仅限于Ⅰ组和Ⅱ组并且腋窝未接受放疗，则约 30% 的女性可能出现轻微的淋巴水肿，但显著淋巴水肿的风险仅为 3% ～ 5%。如果手术仅限于前哨淋巴结活检，则淋巴水肿发生明显减少[23]。与腋窝淋巴结清扫术相比，腋窝淋巴结活检阳性后腋窝淋巴结引流区放疗导致淋巴水肿的风险降低（5 年内为 11% vs 23%）[24]。通过预防解剖侧手臂的创伤或感染可以降低风险。病情可能是慢性的。它可以通过物理治疗和手动淋巴减压来稳定，但有时很难消除。早期物理治疗和手动淋巴减压非常重要，可能会逆转淋巴水肿的早期阶段。

在接受放射治疗的乳腺癌长期存活患者中，第二次恶性肿瘤的发生风险很小[25]。一般而言，患有乳腺癌女性对侧乳腺癌的风险为每年 0.5% ～ 1%，其中 3% 或更少可归因于先前的放疗 [26, 27]。在 Boice 等的研究中，大多数风险发生在 45 岁以前经历过放疗的女性中。45 岁以后，辐射诱发的继发性乳腺癌的风险很小（如果有的话）。在超过 56 000 名大多数围绝经期和绝经后妇女的队列中，病例对照研究进一步证实了这一点。对侧乳房的剂量计算为 2.51Gy，并且接受放射治疗的患者的对侧乳腺癌的总体风险没有增加。继发性肿瘤均匀分布于乳房的各个象限，这也反对了对侧乳腺癌的发生与放疗相关 [28]。在 1927—1987 年间在芝加哥大学接受乳房切除术治疗的患者中，同时接受胸壁放射治疗的女性对侧乳腺癌发生没有增加 [29]。

其他治疗相关的恶性肿瘤包括肺癌、肉瘤和白血病。治疗相关肺癌的风险很小。康涅狄格州肿瘤登记处对 1945—1981 年间接受治疗的患者进行的研究表明，有着 10 年生存期的 10 000 名接受放射治疗的女性患者中，预计每年约有 9 例放射治疗引起的肺癌发生 [30]。吸烟会显著增加风险 [31]。在 10 年时，辐射区域中肉瘤的累计风险为 0.2%[32]。单纯放疗导致白血病发生风险最低；然而，与烷化剂结合使用时，风险可能更高 [33]。有关食管癌风险的报道有争议 [34, 35]。可能一些研究中增加的风险与使用前 / 后区治疗内乳淋巴结的放射技术有关。通常，在大多数现行的方案中，食管被排除在辐射之外。许多已发表的研究倾向于将第二次恶性肿瘤的风险报告为相对风险。重要的是要在阅读和评估临床文献时意识到，从患者和医生的角度来看，相对风险的概念并不是非常有用，因为与无辐射相比，辐射事件的相对风险可能非常高，但是如果绝对风险很低，则没有管理或实际临床价值。因此，风险的绝对数量或百分比更具相关性和信息量。

一、早期乳腺癌的放射治疗

（一）导管原位癌

DCIS、非浸润性导管癌或导管内癌是指恶性细胞的增殖限制在基底膜内。DCIS 是一种癌前病变，如果不加以治疗，很可能会发展为浸润性乳腺癌 [36, 37]。DCIS 的处理仍然是乳腺癌治疗中最具争议的方面之一。这是一种在乳腺钼靶时期的疾病，在过去 10 年中发病率显著增加。不可触诊的 DCIS 包含了目前已诊断的乳腺疾病中的大部分，在 25 ～ 30 年前几乎是不能被发现的。2015 年，超过 60 000 名女性被诊断患有 DCIS[38]。自然病程很长，尽管近年来发病率持续增加，但缺乏充分的论据和随访时间的替代治疗方案的研究以获得明确的答案。治疗选择包括单纯的乳房切除术或局部切除，包含或不包含放疗。有几个因素对 DCIS 患者的治疗决策至关重要。若有任何证据表明该疾病是广泛存在的，如弥散、可疑的或不确定性的微钙化或多中心性，以及难以用乳腺钼靶随访，或者患者不能确定是否可以遵守常规乳腺钼靶随访都是保乳手术的禁忌证。在做出治疗决策时，局部切除后的切缘状态和组织学亚型是重要的，并且一如既往地需要考虑患者的意愿和并发症。如果无法获得阴性边缘切除，则必须放弃保乳尝试。在组织学亚型中，高分级细胞核和粉刺状坏死似乎是更具攻击性的变异，并且似乎具有更高的复发或进展为浸润性乳腺癌的风险。然而，粉刺状 DCIS 复发的风险是否更高，或者复发是否更快出现，如果随访时间足够长，粉刺状或非粉刺状组织学患者的复发率是否相同均尚不清楚。

乳房切除术是 DCIS 传统的标准治疗。乳房切除术后复发率为 1% 或更低，癌症相关死亡率为 2%[39]。然而，在浸润性导管癌中保乳治疗被成功记录后，日常实践中向 DCIS 女性推荐乳房切除术变得越来越困难。矛盾的是，坚持严格的筛查方案并且被发现患有 DCIS 的女性可以通过乳房切除术“获益”，而如果她们只是等待几年的时间让疾病进展到浸润，她们就可以保留乳房手术。没有比较乳房切除术与保乳治疗的随机试验，然而，一个权衡决策分析表明，比较初始治疗是保乳 + 放射治疗或乳房切除术，10 年和 20 年的精算存活率可能只有 1% ～ 2% 的差异 [40]。微小的差异很可能是因为乳房保留后至少有一半的复发是 DCIS，另外一半是浸润性的，大多数在早期检测到。与乳腺癌治疗中的许多其他临床困境一样，国家外科辅助乳腺和肠道项目（the National Surgical Adjuvant Breast and Bowel Project，NSABP）研究人员对实践中的变化做出了重大贡献，并重新定义了 DCIS 的护理标准。NSABP-17 是一项针对 818 名女性的大型前瞻性随机试验，显示中位随访 8 年后，保乳手术后的放疗减少了浸润性和非浸润性同侧乳腺癌复发，并且特别减少浸润性乳腺癌的复发。非浸润性癌的发病率从 13% 降至 9%，浸润性乳腺癌从 13% 降至 4%[41]。无论肿瘤大小或病理特征如何，所有患者均受益于放疗。没有特征可以确定如何选择不做放疗的患者 [42, 43]。随着更长的随访时间，NSABP-17 和 NSABP-24 的联合数据证实了浸润性乳腺癌复发的显著减少和存活率的提高 [44]。在较早的 NSABP-06 试验中，单独分析放疗对 DCIS 的影响也表明局部放疗后失败减少 [45]。由 EORTC 乳腺癌合作组进行的一项随机试验证实了 NSABP-17 的发现 [46]。随着放疗，10 年的局部复发率从 26% 降至 15%。在多变量分析中，辐射的增加、结构、DCIS 分级和切缘状态是复发的独立预测因子。很明显，阴性切缘对于局部控制很重要；然而，关于足够的阴性切缘的定义存在争议。切缘宽度和辐射剂量都会影响局部控制。增强放疗已显示可显著降低年轻女性复发的风险 [47]。即使将切缘定义为 DCIS 不接触墨水，也可以在提供增强时实现出色的局部控制 [48]。虽然随访时间越来越长，有来自前瞻性和回顾性研究的更多信息，但数据可能会发生变化，目前从保乳候选患者中获得的信息，单纯切除后局部复发率为 20% ～ 30%，可以通过辐射减少到 10% ～ 15%。为了进一步改善结果，NSABP 开展了一项研究，其中所有保乳候选患者均接受局部切除，然后进行放射治疗，随机分为他莫昔芬或安慰剂组。这项研究，NSABP-24 招募了 1800 多名女性 [49]。与不使用他莫昔芬单纯放射治疗相比，他莫昔芬治疗使复发率降低 32%。

在一些回顾性研究中，还尝试筛选出可以不接受放疗的患者。Silverstein 等设计了一个结合 DCIS 大小、切缘、分级和坏死的评分系统 [50]，随后对该评分系统进行了修改，结果显示单独的切缘可预测局部复发 [51]。利用有关病理切缘的信息，作者试图制定标准，当 DCIS 可以通过局部切除得到满意的治疗，何时需要进行放射治疗以及何时需要进行乳房切除。然而，由于与患者数量相关的事件数量较少，因此差异无统计学意义，无法得出确切的结论 [52]。他们发现，在切除边缘超过 1cm 的低风险患者中，12 年局部复发率为 13.9%，而如果切除后进行放疗则为 2.5%[53]。边缘的宽度可以显著地影响外观。在保乳手术中，手术切缘的宽度与外观紧密相关。在进行手术切除时，外科医生正在仔细平衡手术，以获得足够的边缘和外观，因为宽切缘和大量组织的切除可能会对外观产生重大影响。同样重要的是要认识到，由于 DCIS 的病理特征，通常很难确定 DCIS 的确切大小，许多病理学家不愿意这样做。因此，由于很多时候病理大小不可或无法准确确定，一些研究报告 DCIS 大小以 mm 为单位，一些研究报告使用 DCIS 的切片数量，而一些研究报告使用其乳腺钼靶大小。这种异质性使得研究之间局部复发率的比较变得困难。Wong 等报道的一项前瞻性研究试图选择 DCIS 患者，其中可以在保乳手术后不做放疗 [54]。它们包括 1 级和 2 级 DCIS，大小≤ 2.5cm，切缘超过 1cm，局部复发率为每年 2.4%，相应的 5 年复发率为 12%。该研究提前结束，因为复发次数符合预定的终止规则。该研究表明，如何筛选出可以不做放疗的患者非常困难。RTOG 9804 证实即使在局部复发率低的低风险 DCIS 中，增加放疗能进一步降低复发风险 [55]。一些小的偶发的 DCIS 和一些小的低分级切缘＞ 1cm 的 DCIS 在局部切除后可不做放疗进行随访 [56]。DCIS 大小、切缘、组织学、乳房 X 线表现、年龄、并发症、预期寿命和患者偏好都是决定每个患者最佳处理方式的因素。

（二）浸润性乳腺癌

1. 保乳

1990 年，美国国立卫生研究院（National Institutes of Health，NIH）召开了一次共识会议，讨论了Ⅰ期和Ⅱ期乳腺癌保乳治疗的问题 [57]。参会者得出结论，保乳疗法与乳房切除术相当，可能更好。总结陈述如图 17–6 所示。结论基于六项随机试验，均显示接受保乳治疗的患者与接受乳房切除术的患者存活率相等。更进一步的随访和更新，结果得到了进一步的证实 [58–63]（表 17–1）。与乳房切除术相比，保乳后进行放疗甚至可以提高生存率 [64]。保乳疗法意味着局部切除大部分肿瘤，然后进行合适剂量的放疗以消除剩余乳房中肿瘤细胞的残余病灶。尽管有 NIH 共识会议的结论，保乳仍不能被统一接受，并且因地理区域的不同而有很大差异 [65, 66]。总体而言，保乳率从 60% 到 70% 不等。实施保乳治疗存在重大障碍 [67–70]。医疗禁忌证和患者选择似乎不是乳房保留手术应用不足的主要因素 [71]。超过 80% 的女性，如果有选择的话，不论年龄或种族，都会选择保乳。

NIH 共识会议（1990 年） 早期乳腺癌（38）
对于大多数Ⅰ期和Ⅱ期乳腺癌的女性而言，保乳术是一种适当的主要治疗方法，因为它可以提供相当于全乳切除术和腋窝淋巴结清扫术的生存，同时保留乳房

▲ 图 17–6　美国国立卫生研究院（NIH）的共识会议声明

表 17–1　在六项随机试验中保乳治疗与全切治疗的总生存率的比较（Ⅰ期和Ⅱ期乳腺癌）

治疗（参考）	乳房切除（%）	保乳（%）
NSABP B–06 [61]	47	46
NCI [62]	58	54
Milan [58]	59	58
IGR（Paris）[63]	65	73
EORTC [59]	73	71
DBCCG [60]	82	79

随访 6 ～ 20 年

DBCCG. 丹麦乳腺癌合作组织；EORTC. 欧洲癌症研究和治疗组织；IGR. 古斯塔夫·鲁西研究所；NCI. 国家癌症研究所；NSABP. 国家外科辅助乳房和肠道项目

放疗的作用是降低乳房局部复发的风险，同时它也提高生存率[34, 72–75]。它完成了乳房切除术所做的事情，即对整个乳房的治疗。通常对整个乳房进行照射，然后在乳房肿瘤切除部位进行额外的加强照射。对乳房切除标本进行仔细的病理学研究表明，远离原发性（目标）肿瘤存在微小残留病变；然而，最高的负担是在与原发肿瘤相距不到 4cm 的同一象限[76]。早期放疗研究的推断确立了消除范围内的微小病灶的适当剂量在 45 ～ 50Gy。这通常是给予整个乳房的剂量。有着较高负担的原发病灶周围的微小病变包含在“加强”范围中。在随机试验和回顾性研究中报道的局部控制率从 70% 到 97% 不等[8, 61, 77]。有人提出许多因素会对局部控制率产生影响。一些已经在多项研究中得到证实，而一些研究显示，在更长时间的随访和更多数据可用时并不重要。通过使用“加强”实现的对乳房肿瘤切除部位的更高辐射剂量已经显示出可以改善局部控制率[78]。乳房切除术后大多数局部复发发生在术后的前 3 ～ 5 年，然而，有记载的保乳治疗后复发可长达 20 年。从诊断后 5 ～ 8 年，大多数复发与原发灶在同一象限。随后，比例变化是由于乳房“其他部位”的肿瘤[79]。这些很可能是第二次原发。

确定患者是否适合保乳手术和放疗是一项多学科努力的结果，其中外科医生、乳房影像师、病理学家、肿瘤内科医生和放射肿瘤学家之间的密切沟通是必要的。保乳手术的禁忌证[80, 81]包括以下几种。

(1) 多中心病灶，即乳房不同的象限中的病灶。

(2) 弥漫性恶性表现或不确定的微钙化。

(3) 计划剂量加上先前的放射治疗剂量将超过组织耐受性。这种情况可能发生在较小年龄接受过放疗的淋巴瘤，尤其是霍奇金病患者。

(4) 尝试保乳手术后无法获得阴性手术切缘。阴性边缘似乎是影响局部控制的最重要因素。如果边缘为阳性，则局部复发的风险会增加[8, 82, 83]。可以通过放疗控制局部阳性边缘，但广泛累及的边缘通常是再次切除的指征。然而，数据也显示，证实增加放疗的加强剂量，局部复发率与切缘阴性的局部复发概率相近[8, 83]。

(5) 由于担心放疗对胎儿的影响，怀孕是保乳治疗的禁忌证。有时，可以在妊娠晚期进行手术，然后在分娩后进行放疗。后者只有在仔细考虑后才能完成，因为治疗的机会不应因为外观原因而受到损害。

保乳的相对禁忌证如下。

(1) 肿瘤大小：与乳房大小相比，肿瘤的大小可能会从远期外观的结果角度提出一些挑战。大多数保乳治疗的随机试验中肿瘤大小≤ 4cm。但是，肿瘤大小是主要的考虑因素是因为与外观结果有关。只有在可以获得可接受的外观效果的情况下才应该尝试保乳。如果由于肿瘤的大小导致的组织缺陷相对于乳房大小较大，则优选进行乳房切除术，然后进行乳房重建。肿瘤大小与患者乳房大小之间的比例决定了保乳治疗的可行性。

(2) 肿瘤位置：乳头附近的肿瘤位置可能需要切除乳头乳晕复合体。这可能导致不太理想的外观，但不影响结果。即使乳头被切除，许多女性也会选择乳房保留，因为它仍然会留下大部分乳房组织和原生皮肤。

(3) 乳房大小：乳房大的女性的放射治疗存在一些技术上的难度，但是如果可以将患者固定良好并且有很好的剂量分布均一性，则保乳优于将导致主要的不对称性的乳房切除术。

(4) 胶原血管疾病的历史：据报道，有胶原性血管疾病史，特别是狼疮或硬皮病的患者，发生并发症，特别是软组织和骨坏死的风险显著增加，这很可能是因为微血管受损。其他标准如患者年龄、家族史和腋窝淋巴结阳性，不是保乳治疗的禁忌证。

尽管乳腺癌在年轻女性中似乎更具侵袭性，但没有明确证据表明如果遵循目前使用的保乳治疗标准应该拒绝对年轻女性进行保乳。年龄在 35 岁或以下的年轻女性可能患有更具侵袭性的疾病，并且她们远期和局部复发的风险更高。有些人一直在倡导为这些女性进行乳房切除术；然而，到目前为止，尚未证明乳房切除术后有更好的生存率。在年龄谱的另一端，虽然人们认为癌症的侵袭性较小，而且老年妇女对乳房保留不感兴趣，但研究并不支持这一论点。一些报道实际上表明，老年妇女的乳腺癌存活率和无病生存率较低[84-86]。也没有迹象表明，与年轻女性相比，老年女性在耐受放疗方面的存在更多问题。

一个具有挑战性的问题是，两种乳腺癌的易感基因 BRCA1 和 BRCA2 的突变是否是放疗的禁忌证，因而需采用保乳治疗。尚未证实的假设是，对剩余乳房组织的放射，或对侧乳房的散射会增加第二次乳腺癌的风险。或相反，放疗对于已知突变的患者更有效，因为基因的正常功能是 DNA 修复，突变能够阻止肿瘤细胞逃避放疗的影响。如果不能修复受损的 DNA，则可以增强用放疗控制肿瘤的效果。在一项采用保乳手术和放疗的女性的病例对照研究中，早期结果显示，与没有突变的患者相比，放射后，已知 BRCA 突变患者的同侧乳房发生事件的风险没有增加[87]。随后的更新以及其他随访显示 BRCA1/2 突变是局部复发的独立预测因子。对于同时接受卵巢切除术的 BRCA1/2 突变女性，保乳手术和放疗后的局部复发率为 8%，而散发性乳腺癌的女性患者为 10%[88]。有趣的是，尽管进行了卵巢切除术，BRCA1/2 携带者 10 年内对侧乳腺癌的风险仍为 16%。在另一项研究中，当放疗后局部复发的患者与没有局部复发的组比较时，发现复发患者更常见突变，并且复发主要发生在年龄较小的女性，与原发肿瘤不同的象限，并且发生最近，很可能代表新的原发[89]。目前没有证据表明 BRCA1 或 BRCA2 突变或有乳腺癌家族史的女性如果提供包括放疗在内的保乳疗法，其存活率最差[90, 91]，特别是如果她们也进行卵巢切除术并接受全身辅助治疗[88]。

一些研究试图确定可能不需要放疗的患者亚群（表 17-2）。它们的随访时间、入选标准和治疗细节各不相同。在瑞典和加拿大的研究中，研究人员试图确定在小肿瘤患者中是否可以省略放疗。因此，他们把研究限制在对≤ 2cm 淋巴结阴性肿瘤患者[92, 93]。这些试验表明，给予放疗时局部失败率显著下降，但生存率无显著差异。然而，在接受放射治疗的组中存在总体生存获益的趋势[93, 95]。没有一项有足够患者数量的试验能检测到生存中的获益< 10%。在一项前瞻性单一机构研究中，尝试选择最有可能是复发风险最低的患者，并将她们纳入没有放疗的保乳手术的研究[94]。纳入的标准是肿瘤大小≤ 2cm，腋窝淋巴结阴性，没有淋巴管浸润，没有广泛的导管内蔓延，肿瘤周围正常乳房组织至少 1cm 切缘，乳房易于行乳房切除术。肿瘤直径大小中位数为 6mm。即使在这个非常有利的群体中，7 年的失败率也是 24%。试验过早关闭，因为观察到的失败率超过了试验停止规则预先确定的预期速率。该研究强调了选择可以不做放疗患者的困难。

表 17-2 比较 I 期乳腺癌行局部切除后与局部切除后行放疗的局部复发率（%）

研 究	切 除	切除加放疗	随访（年）
Liljergen 等[92]	24	8	10
Clark 等[93]	35	11	8
Lim 等[94]	23	N/A	7

N/A. 不适用

化疗或他莫昔芬可能有助于局部控制，但仅靠这些不够。例如，在 NSABP-06 试验中，仅接受局部切除而无放疗的患者局部失败约为 32%。在那些接受局部切除并接受化疗的患者中，接近 40%，表明化疗并未降低局部失败率。然而，在局部切除后接受化疗和放疗的对照组中，12 年累计风险仅为 5%[95]，而仅接受放射治疗的患者，局部失败率为 12%。这表明放疗降低了局部复发率，并且当与化疗联合时进一步降低。其他研究也证实了放射治疗联合化疗能达到更好的局部控制率[96, 97]。即使是作为骨髓移植计划一部分给予的超高剂量的化疗也不足以进行局部控制[98]。

为了增加保乳治疗的可行性，已尝试进行新辅助化疗，结果令人满意。一些因肿瘤大小而不能成为乳房保护候选人的女性如果首先接受化疗并且肿瘤缩小，可能会成为保乳候选者，而不会影响她们的生存[99]。

许多接受保乳治疗的女性也接受了辅助化疗，在这些女性中，需要确定化疗和放疗的顺序。一项前瞻性随机试验和几项回顾性研究结果有些矛盾。一些研究表明，在放疗前给予化疗会增加局部失败的风险，而另一些研究表明，首先给予化疗不会显著增加局部失败率，并且可能导致更好的远期无病生存率和总体生存率[100–102]。如果保乳患者局部切除后达到阴性切缘，她的生存不太可能因为化疗，特别是对于短剂量密集的化疗方案导致放疗延迟而受到影响。因此，一般而言，女性在进行放射治疗之前完成化疗。在某些情况下，化疗和放疗同时使用。然而，这可能增加不良反应的风险并且危害外观，没有显示出在结果上受益。

在临床上，部分患者需要对淋巴结引流区进行照射，包括腋窝、锁骨上淋巴结和内乳淋巴结。对淋巴结引流区的照射可改善远期无病生存率并降低局部区域复发率[103, 104]。如果没有清扫腋窝或进行了局限的清扫或前哨淋巴结活检有阳性结节，或者有较严重的病灶，特别是在靠近腋静脉的腋窝的顶点处，则指示腋窝放射。外科医生和放射肿瘤学家之间就手术结果进行沟通非常重要。如果已经解剖腋窝并且发现了阳性淋巴结，则应处理未被清扫的腋窝尖端节点和锁骨上淋巴结区域。在这种情况下应该尝试将腋窝的清扫部分从治疗路径上消除。随着基于 CT 的 3D 和调强放疗计划系统的出现，对淋巴结引流区的治疗可以根据解剖结构和疾病程度单独定制。如果原发病灶位于中间或中央位置并且腋窝淋巴结为转移性乳腺癌，则主要给予内乳淋巴结治疗。基于 CT 的 3D 治疗计划以及在选定的患者中，调强放疗计划是有利的，特别是对于左侧病变，需要远期护理以最小化心脏治疗剂量。用 DIBH 治疗可用于进一步减少对心脏的辐射。用 DIBH 治疗显著增加了治疗的复杂性。在治疗时需要给予生殖部位重点保护。除切向照射野外，局部淋巴管的治疗也增加了治疗的技术复杂性。如果需要多个光束角，应避免重叠或剂量不足。在这些情况下使用 IMRT 可以不必要去匹配放疗野。

当腋窝为临床阴性时，腋窝的良好疾病控制可以从腋窝放疗获得，而不用清扫[105]。因此，如果结果会改变治疗计划，则行腋窝清扫。如果前哨淋巴结活检阴性，则可不行腋窝放疗。如果 1 ～ 2 个淋巴结是阳性的，完整的腋窝清扫或放射治疗可能具有相同的功效[24, 105–107]。

保乳后的密切随访对于检测局部复发，新的原发灶和对侧疾病至关重要。一般而言，真正的局部复发较早发生，而发生于其他象限则较晚，即治疗后 5 年或更长时间。虽然乳房 X 线检查随访的制度政策各不相同，但合理的策略是常规的每年行乳房 X 线检查。

2. 乳房切除术后放射治疗

乳房切除术后，局部复发的风险取决于腋窝中阳性淋巴结的数量、肿瘤的大小、随访的长度以及局部复发的评分方式。随着腋窝转移性病灶数量的增加，胸壁复发的风险也随之增加。事实上，腋窝淋巴结阳性的数量对胸壁复发率的影响大于肿瘤的大小。随访的时间长短以及复发的评分方式也很重要。通常，如果患者出现转移，则倾向于忽视局部复发。大多数局部区域复发发生在乳房切除术后的前 3 ～ 5 年，但疾病可能在切除术后 10 ～ 15 年内复发 [108, 109]。因此，长期随访对评估复发风险很重要 [110]。局部复发对生存的影响也会对生活质量产生重大影响。胸壁复发可能溃烂并变得恶臭和疼痛。放射治疗可以显著降低乳房切除术后局部复发的风险，收益与风险成正比。一旦临床表现出来，控制复发的可能性仅为 50% ～ 60%。关于谁应该接受乳房切除术后照射，存在一些分歧。对于腋窝中有 4 个或更多阳性淋巴结或肿瘤大小超过 5cm 的患者，大多数人都同意。但是，这种困境始于如果一位女性有 3.5 ～ 4cm 的肿瘤和 3 个阳性淋巴结，特别是如果她年轻的话。当潜在的预期寿命为 20 ～ 30 年时，我们是否有足够的信息为这些年轻女性提供咨询？有足够数量的女性患者的肿瘤大小，腋窝淋巴结阳性数量和足够长的随访时间的数据很难获得，特别是那些接受化疗的患者。Recht 等回顾了各种东部合作组织中接受乳房切除术和无放疗化疗的患者的局部失败率 [111]。他们的结果如表 17–3 所示。Arriagada 等报道，未接受化疗的患者胸壁复发的累计率在具有 4 个或更多阳性淋巴结的女性中高达 30% ～ 35%，如果 1 ～ 3 个淋巴结为阳性则为 25% ～ 30%[112]。

表 17–3 乳房切除术和化疗后局部失败累计发生率（10 年）的百分比

阳性淋巴结（个）	大小（cm）					
	≤ 1	1.1 ～ 2	2.1 ～ 3	3.1 ～ 4	4.1 ～ 5	≥ 5
1	3	11	12	10	6	27
2	8	14	12	20	14	31
3	20	18	11	8	14	36
4	19	17	22	26	37	33
5 ～ 6	22	23	27	25	22	47
7 ～ 9	12	33	30	32	32	41
≥ 10	39	30	31	36	35	31

经许可转载，©1999 American Society of Clinical Oncology，版权所有，Recht 等 [111]

胸壁放射对生存的影响一直存在争议，因为乳腺癌的自然病程很长，放射技术不断改进，可以更好地覆盖靶区，并且因为目前在大多数女性中，也给予了化疗。较早的 Meta 分析和来自 3D 前治疗时代的报道显示，放疗可以减少乳腺癌死亡，但在一些研究中，注意到心血管疾病风险的增加 [10, 113, 114]。这些 Meta 分析中包含的研究很少使用 3D 放射治疗计划或进行化疗。目前存在设计针对个体解剖结构的 CT 引导计划系统。当使用 CT 引导计划系统设计治疗计划时，可以确定确切的目标位置，并且最大限度减少肺和心脏照射的体积，从而降低远期不良反应发生的风险。图像引导的辐射技术和呼吸门控有可能进一步减少远期并发症发生。

来自丹麦和加拿大的两项当代随机研究表明，除了全身治疗外，接受化疗同时接受胸壁放疗和淋巴结引流区放疗的女性表现了更好的无病和总生存率（表 17–4）[110, 115–117]。放疗对生存的益处实际上等同于女性从化疗中获得的益处 [118]。这些研究再次引发了有关乳房切除术后放射治疗益处的讨论，特别是有 1 ～ 3 个阳性淋巴结的女性患者的益处。提出的问题可能是将这一发现外推至美国实施，因为在丹麦乳腺癌合作组试验的一些女性中，解剖的淋巴结中位数只有 7 个。有人认为，通常在美国，腋窝淋巴结清扫术更为广泛。研究人员分别为具有 1 ～ 3 个阳性淋巴结的妇女以及清扫 10 个或更多淋巴结的妇女分别重新分析了她们的数据。他们证实了具有 1 ～ 3 个阳性淋巴结的妇女以及那些腋窝淋巴结清扫较多的妇女的生存显著受益 [117]。对丹麦和加拿大试验的第二个批评是使用的化学疗法是环磷酰胺、甲氨蝶呤和氟尿嘧啶。这种方案已经很少使用了。当代治疗方案的剂量强度更大，并且已经提出了一个问题，即放疗的益处是否通过更强烈的治疗方案得以维持。没有随机试验来回答这个问题。然而，Ragaz 等做了一个简单的分析，表明在所有化疗剂量强度水平下，放射治疗显著降低了复发风险 [110]。即使在骨髓移植研究中使用非常高剂量的化疗后，也需要放射治疗来减少局部复发 [98]。这些结果在早期乳腺癌试验协作组 [34, 75] 的最新更新中得到进一步证实，表明每 4 次局部复发可以避免 1 次乳腺癌死亡 [34, 74]。在美国开展了一项试验，专门回答了患有 1 ～ 3 个阳性淋巴结的妇女的乳房切除术后放疗的益处问题。但是，由于低增加率，该试验被结束。因为在加拿大和丹麦的试验中，以及在 EBCTCG[75] 的 Meta 分析所包含的试验中，妇女的内乳淋巴结也接受了治疗，这个问题也引起了新的兴趣。对内乳淋巴结的放射治疗可能使所有女性受益，尤其是那些患有多个腋窝淋巴结阳性的内侧或中央病变的女性。在左侧乳腺癌中包含内乳淋巴结无疑会增加心脏的治疗体积量，并且取决于所使用的技术可能也会增加食管的辐射剂量。因此，如果要包括内乳淋巴结，则应该使用基于 CT 的计划系统进行治疗，以便内乳淋巴结可以精确定位，并且肺、心脏和食管的受照射体积最小化。最近发表的两项针对淋巴结照射的随机试验 [103, 104] 没有具体解决内乳淋巴结照射的问题。目前唯一的现代临时随机试验证明内乳淋巴结照射在 OS 上没有受益 [119]。

表 17-4　乳房切除术后放射治疗对接受全身治疗的患者的总生存率的影响

文　献	随访（年）	CMF 和放疗（%）	CMF	*P*
Overgaard 等 [115]	18	39	29	0.015
Ragaz 等 [110]	20	52（他莫昔芬和放疗）	42（他莫昔芬）	0.02
Overgaard 等 [116]	10	45	36	0.03

CMF. 环磷酰胺 + 甲氨蝶呤 + 氟尿嘧啶

局部乳腺癌复发的处理取决于先前的治疗。保乳手术和放射治疗后复发的疾病通常通过乳房切除术治疗。已经尝试过非常早期复发的患者仅进行切除并获得满意的结果。然而，以这种方式治疗的患者数量很少，而且随访时间太短，无法实现这种处理策略的全面实施 [120]。由于存在远期并发症的风险，第二次完整的放疗很难实现。乳房可能变得纤维化并且在外观上没有吸引力。然而，最近一些关于再治疗可行性的数据已经出现，特别是如果自先前治疗以来已间隔很长时间并且仅进行了部分乳房治疗。如果可行，切除术后发生的复发应切除至阴性切缘。放疗，特别是如果以前未做过，将降低进一步复发的风险。放射区域需要包括胸壁和淋巴结引流区，而不仅仅是复发区域，因为似乎只使用一个小的靶区，复发可能发生在放射靶区之外 [121]。

3. 放疗和乳房重建

许多接受乳房切除术的女性也选择乳房重建。重建手术的技术一直在变化。硅胶或盐水植入物的使用显著减少，取而代之的是带蒂和显微吻合的自体组织。重建的血管化组织在最小化放疗并发症风险方面具有很大优势。据报道，接受重建和放射治疗的患者并发症风险从 18% 到 51% 不等。在最近发表的报道中，并发症的风险处于低范围，可能是因为手术和放疗技术的改进。放疗和重建手术的最优顺序尚未确定。因此，需要考虑多种因素，并且由于缺乏普遍共识，肿瘤团队所有成员之间的良好沟通至关重要。正在考虑的问题是如果在放疗后进行重建，则在先前照射的区域中进行操作。那么使用自体血管化组织的技术所需关注的问题则较少。另一方面，如果在乳房切除术后立即进行重建并且随后进行放疗，那么关注的则是关于放疗重建后的外观、紧致和脂肪坏死以及可能遮盖疾病复发。然而，有数据显示绝大部分复发不会被肌皮瓣遮挡 [122]。一般来说，大多数重建乳房后行放疗的女性正在实现良好至极好的外观效果。如果没有其他禁忌证，发生在隆胸后的乳房中的乳腺癌可以通过保乳来治疗。可能有一些并发症，如瘢痕或脂肪坏死，但风险似乎很低 [123]，外观效果非常好；因此，在放疗之前不需要去除隆胸物。在后来发生并发症的少数患者中，可能必须修改或移除重建。这种治疗方法将使大多数女性的乳房隆胸得以幸免。

二、局部晚期乳腺癌

局部晚期和炎症性乳腺癌、Ⅲ期乳腺癌，具有重大的治疗挑战。由于局部和远期失败的风险非常高，因此没有一种方法能够控制疾病，所有三种治疗方式，即化疗、放疗和手术都需要纳入管理计划。由于这种疾病的表现不是很常见，因为它的定义包括一系列症状，从大的原发性肿瘤伴有一些皮肤水肿，或小的有限的皮肤溃疡到巨大的坏死肿块或全乳炎症变化，因此，确定治疗方案的大型随机试验是缺乏的。如果患者是乳房切除术的候选者，可以预先进行手术，然后进行辅助全身治疗和放疗。单独放疗作为大肿瘤患者的局部治疗方式是次优的。只能在 50% 的患者中获得疾病的控制，并且需要大剂量，这可能导致长期后遗症，包括纤维化和组织坏死 [124]。然而，乳房切除术后放疗在降低局部失败率方面非常有效。在 50 ～ 60Gy 范围内，微小残留病灶可以很好地控制，失败率将从 30% ～ 40% 降低到 10% ～ 15%。由于转移性疾病的风险非常高，人们普遍认为需要进行全身治疗，尽管有几项小型随机试验未能证明化疗有益，这可能是因为患者人数较少且肿瘤异质性很强所致。与历史对照相比，回顾性研究显示出显著获益 [125, 126]。

尽管普遍认为需要积极控制局部和远处疾病，但对于各种疗法的顺序以及对局部控制的放疗和手术的需要存在一些争议。在大多数情况下，即使患者在技术上可手术，也首先给予新辅助化疗。对新辅助化疗的反应率通常很好，并且在多达 30% 的患者中可以实现临床完全缓解。反应最好的患者也有最好的生存机会。如果获得对化疗的良好反应，则进行乳房切除术，然后进行追加的化疗和放疗。照射区域包括针对解剖学和临床情况定制的胸壁和淋巴结引流区。如果对初始化疗没有反应，则需要改行放射治疗或不同的化疗方案。虽然没有明确确定，但回顾性研究表明，如果同时给予手术和放射治疗，局部控制效果优于单独采用任何一种方式 [127]。

炎症性乳腺癌具有非常高的转移可见风险，并且如果仅进行手术则具有非常高的局部失败风险。由于皮肤淋巴管的介入，这种疾病比临床上更为广泛，因此，即使可以获得阴性切缘，疾病很快就会复发。从历史上看，由于其全身性，5 年生存率最多为 10%。然而，随着化疗、手术和放疗的结合，5 年生存率接近 30% ～ 50%[126, 128, 129]。治疗顺序取决于对治疗的反应。尽快开始新辅助化疗，并在每个周期后评估反应。如果获得了良好的反应，则进行手术，然后进行额外的化疗和包括胸壁和淋巴结引流区的放疗。然而，如果对化学疗法的反应差，则添加放疗以使患者进入可手术阶段。由于局部和远处病灶的竞争风险，已经尝试了伴行的化疗和放疗方案，并且有了可期待的初步结果[130–132]。面临的挑战是同时给予足够的化学药物以对转移性病灶具有治疗效果以及足以控制局部疾病的辐射剂量，所有这些都没有严重的并发症。目前，研究靶向炎症介质和相关的信号传导途径以开发新的治疗策略。例如，Notch 抑制药 RO4929097 已经显示出下调炎性细胞因子 IL–6 和 IL–8 的表达并降低炎性乳腺癌干细胞的自我更新特性[133]。

三、姑息放疗

放疗通常是晚期和转移性疾病的姑息治疗计划的组成部分。可以通过放疗控制疼痛、抑郁、恶臭的胸壁复发，从而显著提高生活质量和恢复正常生活方式的能力。脑、骨、脊髓、臂丛、脉络膜和肝转移的症状作用可以通过放疗缓解，并且效果可以在患者的一生中持续。单发脑转移或相同邻近的少数转移可用立体定向放射外科治疗，显著改善预后，特别是如果主要部位的疾病受到控制，或其他地方没有疾病证据。当目标是姑息时，关于剂量、次数和治疗时间的决定是基于预期寿命和生活质量考虑来确定的。重要的是要始终牢记目标是姑息，不良作用应保持在最低限度，治疗过程应尽可能短。

在一项正在进行的随机试验中，正在研究局部治疗在转移性疾病患者中的作用。如果给予最佳局部区域治疗，回顾性研究显示预后更好[134, 135]。

总结

放射治疗是从 DCIS 到转移性乳腺癌的所有治疗阶段中的组成部分。治疗应根据每位患者的临床情况和解剖结构进行调整，以获得最佳的疾病控制、最小的不良反应。新的发展中的技术，如 3D 治疗计划系统、调强放疗和图像引导技术，为我们提供了实现这一目标的工具。

推荐阅读

[1] Moulin Dd. A short history of breast cancer. Boston: Martinus Nijhoff; 1983.
[2] Harsolia A, Kestin L, Grills I, Wallace M, Jolly S, Jones C, et al. Intensity–modulated radiotherapy results in significant decrease in clinical toxicities compared with conventional wedge–based breast radiotherapy. Int J Radiat Oncol Biol Phys. 2007;68(5):1375–80.
[3] Pignol J, Olivotto I, Rakovitch E, Gardner S, Ackerman I, Sixel K, et al. Plenary 1. Int J Radiat Oncol Biol Phys 66(3):S1.
[4] Woo TC, Pignol JP, Rakovitch E, Vu T, Hicks D, O'Brien P, et al. Body radiation exposure in breast cancer radiotherapy: impact of breast IMRT and virtual wedge compensation techniques. Int J Radiat Oncol Biol Phys. 2006;65(1): 52–8.
[5] Whelan TJ, Pignol JP, Levine MN, Julian JA, MacKenzie R, Parpia S, et al. Long–term results of hypofractionated radiation therapy for breast cancer. N Eng J Med. 2010;362(6):513–20.
[6] Haviland JS, Owen JR, Dewar JA, Agrawal RK, Barrett J,

Barrett-Lee PJ, et al. The UK Standardisation of Breast Radiotherapy (START) trials of radiotherapy hypofractionation for treatment of early breast cancer: 10-year follow-up results of two randomised controlled trials. Lancet Oncol. 2013;14(11):1086–94.
[7] MacDonald SM, Patel SA, Hickey S, Specht M, Isakoff SJ, Gadd M, et al. Proton therapy for breast cancer after mastectomy: early outcomes of a prospective clinical trial. Int J Radiat Oncol Biol Phys. 2013;86(3):484–90.
[8] Heimann R, Powers C, Halpem HJ, Michel AG, Ewing CA, Wyman B, et al. Breast preservation in stage I and II carcinoma of the breast. The University of Chicago experience. Cancer. 1996;78(8):1722–30.
[9] Lingos TI, Recht A, Vicini F, Abner A, Silver B, Harris JR. Radiation pneumonitis in breast cancer patients treated with conservative surgery and radiation therapy. Int J Radiat Oncol Biol Phys. 1991;21(2):355–60.
[10] Cuzick J, Stewart H, Rutqvist L, Houghton J, Edwards R, Redmond C, et al. Cause-specific mortality in long-term survivors of breast cancer who participated in trials of radiotherapy. J Clinic Oncol Off J Am Soc Clinic Oncol. 1994;12(3):447–53.
[11] Rutqvist LE, Lax I, Fornander T, Johansson H. Cardiovascular mortality in a randomized trial of adjuvant radiation therapy versus surgery alone in primary breast cancer. Int J Radiat Oncol Biol Phys. 1992;22(5):887–96.
[12] Vallis KA, Pintilie M, Chong N, Holowaty E, Douglas PS, Kirkbride P, et al. Assessment of coronary heart disease morbidity and mortality after radiation therapy for early breast cancer. J Clinic Oncol Off J Am Soc Clinic Oncol. 2002;20(4):1036–42.
[13] Giordano SH, Kuo YF, Freeman JL, Buchholz TA, Hortobagyi GN, Goodwin JS. Risk of cardiac death after adjuvant radiotherapy for breast cancer. J Natl Cancer Inst. 2005;97(6):419–24.
[14] Pierce SM, Recht A, Lingos TI, Abner A, Vicini F, Silver B, et al. Long-term radiation complications following conservative surgery (CS) and radiation therapy (RT) in patients with early stage breast cancer. Int J Radiat Oncol Biol Phys. 1992;23(5):915–23.
[15] Stewart JR, Fajardo LF, Gillette SM, Constine LS. Radiation injury to the heart. Int J Radiat Oncol Biol Phys. 1995;31(5):1205–11.
[16] Seddon B, Cook A, Gothard L, Salmon E, Latus K, Underwood SR, et al. Detection of defects in myocardial perfusion imaging in patients with early breast cancer treated with radiotherapy. Radiother Oncol J Eur Soc Ther Radiol Oncol. 2002;64(1):53–63.
[17] Taylor CW, Nisbet A, McGale P, Darby SC. Cardiac exposures in breast cancer radiotherapy: 1950s–1990s. Int J Radiat Oncol Biol Phys. 2007;69(5):1484–95.
[18] McGale P, Darby SC, Hall P, Adolfsson J, Bengtsson NO, Bennet AM, et al. Incidence of heart disease in 35,000 women treated with radiotherapy for breast cancer in Denmark and Sweden. Radiother Oncol J Eur Soc Ther Radiol Oncol. 2011;100(2):167–75.
[19] Darby SC, Ewertz M, McGale P, Bennet AM, Blom-Goldman U, Bronnum D, et al. Risk of ischemic heart disease in women after radiotherapy for breast cancer. N Eng JMed. 2013;368(11):987–98.
[20] Chen MH, Chuang ML, Bornstein BA, Gelman R, Harris JR, Manning WJ. Impact of respiratory maneuvers on cardiac volume within left-breast radiation portals. Circulation. 1997;96(10):3269–72.
[21] Lu HM, Cash E, Chen MH, Chin L, Manning WJ, Harris J, et al. Reduction of cardiac volume in left-breast treatment fields by respiratory maneuvers: a CT study. Int J Radiat Oncol Biol Phys. 2000;47(4):895–904.
[22] Sixel KE, Aznar MC, Ung YC. Deep inspiration breath hold to reduce irradiated heart volume in breast cancer patients. Int J Radiat Oncol Biol Phys. 2001;49(1):199–204.
[23] Warren LE, Miller CL, Horick N, Skolny MN, Jammallo LS, Sadek BT, et al. The impact of radiation therapy on the risk of lymphedema after treatment for breast cancer: a prospective cohort study. Int J Radiat Oncol Biol Phys. 2014;88(3):565–71.
[24] Donker M, van Tienhoven G, Straver ME, Meijnen P, van de Velde CJ, Mansel RE, et al. Radiotherapy or surgery of the axilla after a positive sentinel node in breast cancer (EORTC 10981-22023 AMAROS): a randomised, multicentre, open-label, phase 3 non-inferiority trial. Lancet Oncol. 2014;15(12):1303–10.
[25] Neugut AI, Weinberg MD, Ahsan H, Rescigno J. Carcinogenic effects of radiotherapy for breast cancer. Oncology (Williston Park, NY). 1999;13(9):1245–56; discussion 57, 61–5.
[26] Boice JD Jr, Harvey EB, Blettner M, Stovall M, Flannery JT. Cancer in the contralateral breast after radiotherapy for breast cancer. N Eng J Med. 1992;326(12):781–5.
[27] Gao X, Fisher SG, Emami B. Risk of second primary cancer in the contralateral breast in women treated for early-stage breast cancer: a population-based study. Int J Radiat Oncol Biol Phys. 2003;56(4):1038–45.
[28] Storm HH, Andersson M, Boice JD Jr, Blettner M, Stovall M, Mouridsen HT, et al. Adjuvant radiotherapy and risk of contralateral breast cancer. J Natl Cancer Inst. 1992;84(16):1245–50.
[29] Abdalla I, Thisted RA, Heimann R. The impact of contralateral breast cancer on the outcome of breast cancer patients treated by mastectomy. Cancer J (Sudbury, Mass). 2000;6(4):266–72.
[30] Inskip PD, Stovall M, Flannery JT. Lung cancer risk and radiation dose among women treated for breast cancer. J Natl Cancer Inst. 1994;86(13):983–8.
[31] Neugut AI, Murray T, Santos J, Amols H, Hayes MK, Flannery JT, et al. Increased risk of lung cancer after breast cancer radiation therapy in cigarette smokers. Cancer. 1994;73(6):1615–20.
[32] Taghian A, de Vathaire F, Terrier P, Le M, Auquier A, Mouriesse H, et al. Long-term risk of sarcoma following radiation treatment for breast cancer. Int J Radiat Oncol Biol Phys. 1991;21(2):361–7.
[33] Curtis RE, Boice JD Jr, Stovall M, Bernstein L, Greenberg RS, Flannery JT, et al. Risk of leukemia after chemotherapy and radiation treatment for breast cancer. N Eng J Med. 1992;326(26):1745–51.
[34] Clarke M, Collins R, Darby S, Davies C, Elphinstone P, Evans V, et al. Effects of radiotherapy and of differences in the extent of surgery for early breast cancer on local recurrence and 15-year survival: an overview of the randomised trials. Lancet. 2005;366(9503):2087–106.
[35] Kirova YM, Gambotti L, De Rycke Y, Vilcoq JR, Asselain B, Fourquet A. Risk of second malignancies after adjuvant radiotherapy for breast cancer: a large-scale, singleinstitution

review. Int J Radiat Oncol Biol Phys. 2007;68(2):359–63.

[36] Page DL, Dupont WD, Rogers LW, Jensen RA, Schuyler PA. Continued local recurrence of carcinoma 15–25 years after a diagnosis of low grade ductal carcinoma in situ of the breast treated only by biopsy. Cancer. 1995;76(7):1197–200.

[37] Betsill WL Jr, Rosen PP, Lieberman PH, Robbins GF. Intraductal carcinoma. Long-term follow-up after treatment by biopsy alone. JAMA. 1978;239(18):1863–7.

[38] Siegel RL, Miller KD, Jemal A. Cancer statistics, 2015. CA Cancer J Clin. 2015;65(1):5–29.

[39] Frykberg ER, Bland KI. Overview of the biology and management of ductal carcinoma in situ of the breast. Cancer. 1994;74(1 Suppl):350–61.

[40] Hillner BE, Desch CE, Carlson RW, Smith TJ, Esserman L, Bear HD. Trade-offs between survival and breast preservation for three initial treatments of ductal carcinoma-in-situ of the breast. J Clinic Oncol Off J Am Soc Clinic Oncol. 1996;14(1):70–7.

[41] Fisher B, Dignam J, Wolmark N, Mamounas E, Costantino J, Poller W, et al. Lumpectomy and radiation therapy for the treatment of intraductal breast cancer: findings from National Surgical Adjuvant Breast and Bowel Project B-17. J Clinic Oncol Off J Am Soc Clinic Oncol. 1998;16(2): 441–52.

[42] Fisher ER, Costantino J, Fisher B, Palekar AS, Redmond C, Mamounas E. Pathologic findings from the National Surgical Adjuvant Breast Project (NSABP) Protocol B-17. Intraductal carcinoma (ductal carcinoma in situ). The National Surgical Adjuvant Breast and Bowel Project Collaborating Investigators. Cancer. 1995;75(6):1310–9.

[43] Fisher ER, Dignam J, Tan-Chiu E, Costantino J, Fisher B, Paik S, et al. Pathologic findings from the National Surgical Adjuvant Breast Project (NSABP) eight-year update of Protocol B-17: intraductal carcinoma. Cancer. 1999;86(3):429–38.

[44] Wapnir IL, Dignam JJ, Fisher B, Mamounas EP, Anderson SJ, Julian TB, et al. Long-term outcomes of invasive ipsilateral breast tumor recurrences after lumpectomy in NSABP B-17 and B-24 randomized clinical trials for DCIS. J Natl Cancer Inst. 2011;103 (6):478–88.

[45] Fisher ER, Leeming R, Anderson S, Redmond C, Fisher B. Conservative management of intraductal carcinoma (DCIS) of the breast. Collaborating NSABP investigators. J Surg Oncol. 1991;47(3):139–47.

[46] Bijker N, Meijnen P, Peterse JL, Bogaerts J, Van Hoorebeeck I, Julien JP, et al. Breast-conserving treatment with or without radiotherapy in ductal carcinoma-in-situ: ten-year results of European Organisation for Research and Treatment of Cancer randomized phase III trial 10853–a study by the EORTC Breast Cancer Cooperative Group and EORTC Radiotherapy Group. J Clinic Oncol Off J Am Soc Clinic Oncol. 2006;24(21):3381–7.

[47] Omlin A, Amichetti M, Azria D, Cole BF, Fourneret P, Poortmans P, et al. Boost radiotherapy in young women with ductal carcinoma in situ: a multicentre, retrospective study of the Rare Cancer Network. Lancet Oncol. 2006;7(8):652–6.

[48] Sahoo S, Recant WM, Jaskowiak N, Tong L, Heimann R. Defining negative margins in DCIS patients treated with breast conservation therapy: The University of Chicago experience. Breast J. 2005;11(4):242–7.

[49] Fisher B, Dignam J, Wolmark N, Wickerham DL, Fisher ER, Mamounas E, et al. Tamoxifen in treatment of intraductal breast cancer: National Surgical Adjuvant Breast and Bowel Project B-24 randomised controlled trial. Lancet. 1999;353(9169):1993–2000.

[50] Silverstein MJ, Lagios MD, Craig PH, Waisman JR, Lewinsky BS, Colburn WJ, et al. A prognostic index for ductal carcinoma in situ of the breast. Cancer. 1996;77(11): 2267–74.

[51] Silverstein MJ, Lagios MD, Groshen S, Waisman JR, Lewinsky BS, Martino S, et al. The influence of margin width on local control of ductal carcinoma in situ of the breast. N Eng J Med. 1999;340(19):1455–61.

[52] Heimann R, Karrison T, Hellman S. Treatment of ductal carcinoma in situ. N Eng J Med. 1999;341(13):999–1000.

[53] Macdonald HR, Silverstein MJ, Lee LA, Ye W, Sanghavi P, Holmes DR, et al. Margin width as the sole determinant of local recurrence after breast conservation in patients with ductal carcinoma in situ of the breast. Am J Surg. 2006; 192(4):420–2.

[54] Wong JS, Kaelin CM, Troyan SL, Gadd MA, Gelman R, Lester SC, et al. Prospective study of wide excision alone for ductal carcinoma in situ of the breast. J Clinic Oncol Off J Am Soc Clinic Oncol. 2006;24(7):1031–6.

[55] McCormick B, Winter K, Hudis C, Kuerer HM, Rakovitch E, Smith BL, et al. RTOG 9804: a prospective randomized trial for good-risk ductal carcinoma in situ comparing radiotherapy with observation. J Clinic Oncol Off J Am Soc Clinic Oncol. 2015;33(7):709–15.

[56] Hughes LL, Wang M, Page DL, Gray R, Solin LJ, Davidson NE, et al. Local excision alone without irradiation for ductal carcinoma in situ of the breast: a trial of the Eastern Cooperative Oncology Group. J Clinic Oncol Off J Am Soc Clinic Oncol. 2009;27(32):5319–24.

[57] NIH Consensus Development Conference statement on the treatment of early-stage breast cancer. Oncology (Williston Park, NY). 1991;5(2):120–4.

[58] Veronesi U, Cascinelli N, Mariani L, Greco M, Saccozzi R, Luini A, et al. Twenty-year follow-up of a randomized study comparing breast-conserving surgery with radical mastectomy for early breast cancer. N Eng J Med. 2002;347(16):1227–32.

[59] van Dongen JA, Bartelink H, Fentiman IS, Lerut T, Mignolet F, Olthuis G, et al. Randomized clinical trial to assess the value of breast-conserving therapy in stage I and II breast cancer, EORTC 10801 trial. J Natl Cancer Inst Monogr. 1992;11:15–8.

[60] Blichert-Toft M, Rose C, Andersen JA, Overgaard M, Axelsson CK, Andersen KW, et al. Danish randomized trial comparing breast conservation therapy with mastectomy: six years of life-table analysis. Danish Breast Cancer Cooperative Group. J Natl Cancer Inst Monogr. 1992(11): 19–25.

[61] Fisher B, Anderson S, Bryant J, Margolese RG, Deutsch M, Fisher ER, et al. Twenty-year follow-up of a randomized trial comparing total mastectomy, lumpectomy, and lumpectomy plus irradiation for the treatment of invasive breast cancer. N Eng J Med. 2002;347(16):|1233–41.

[62] Poggi MM, Danforth DN, Sciuto LC, Smith SL, Steinberg SM, Liewehr DJ, et al. Eighteen-year results in the treatment of early breast carcinoma with mastectomy versus breast conservation therapy: the National Cancer Institute Randomized Trial. Cancer. 2003;98(4):697–702.

[63] Arriagada R, Le MG, Rochard F, Contesso G. Conservative treatment versus mastectomy in early breast cancer: patterns of failure with 15 years of follow–up data. Institut Gustave–Roussy Breast Cancer Group. J Clinic Oncol Off J Am Soc Clinic Oncol 1996;14(5):1558–64.
[64] Hwang ES, Lichtensztajn DY, Gomez SL, Fowble B, Clarke CA. Survival after lumpectomy and mastectomy for early stage invasive breast cancer. Cancer. 2013;119(7):1402–11.
[65] Farrow DC, Hunt WC, Samet JM. Geographic variation in the treatment of localized breast cancer. N Eng J Med. 1992;326(17):1097–101.
[66] Nattinger AB, Goodwin JS. Geographic and Hospital Variation in the Management of Older Women With Breast Cancer. Cancer Control J Moffitt Cancer Center. 1994;1(4): 334–8.
[67] Lazovich DA, White E, Thomas DB, Moe RE. Underutilization of breast–conserving surgery and radiation therapy among women with stage I or II breast cancer. JAMA. 1991;266(24): 3433–8.
[68] Lazovich D, Solomon CC, Thomas DB, Moe RE, White E. Breast conservation therapy in the United States following the 1990 National Institutes of Health Consensus Development Conference on the treatment of patients with early stage invasive breast carcinoma. Cancer. 1999;86(4): 628–37.
[69] Hiotis K, Ye W, Sposto R, Goldberg J, Mukhi V, Skinner K. The importance of location in determining breast conservation rates. Am J Surg. 2005;190(1):18–22.
[70] Hiotis K, Ye W, Sposto R, Skinner KA. Predictors of breast conservation therapy: size is not all that matters. Cancer. 2005;103(5):892–9.
[71] Morrow M, Bucci C, Rademaker A. Medical contraindications are not a major factor in the underutilization of breast conserving therapy. J Am Coll Surg. 1998;186(3):269–74.
[72] Joslyn SA. Radiation therapy and patient age in the survival from early–stage breast cancer. Int J Radiat Oncol Biol Phys. 1999;44(4):821–6.
[73] Whelan TJ, Julian J, Wright J, Jadad AR, Levine ML. Does locoregional radiation therapy improve survival in breast cancer? A meta–analysis. J Clinic Oncol Off J Am Soc Clinic Oncol. 2000;18(6):1220–9.
[74] Punglia RS, Morrow M, Winer EP, Harris JR. Local therapy and survival in breast cancer. N Eng J Med. 2007;356(23): 2399–405.
[75] McGale P, Taylor C, Correa C, Cutter D, Duane F, Ewertz M, et al. Effect of radiotherapy after mastectomy and axillary surgery on 10–year recurrence and 20–year breast cancer mortality: meta–analysis of individual patient data for 8135 women in 22 randomised trials. Lancet. 2014; 383(9935):2127–35.
[76] Holland R, Veling SH, Mravunac M, Hendriks JH. Histologic multifocality of Tis, T_{1-2} breast carcinomas. Implications for clinical trials of breast–conserving surgery. Cancer. 1985;56(5):979–90.
[77] Kurtz JM, Amalric R, Brandone H, Ayme Y, Jacquemier J, Pietra JC, et al. Local recurrence after breast–conserving surgery and radiotherapy. Frequency, time course, and prognosis. Cancer. 1989;63(10):1912–7.
[78] Recht A, Silen W, Schnitt SJ, Connolly JL, Gelman RS, Rose MA, et al. Time–course of local recurrence following conservative surgery and radiotherapy for early stage breast cancer. Int J Radiat Oncol Biol Phys. 1988;15(2):255–61.
[79] Winchester DP, Cox JD. Standards for breast–conservation treatment. CA Cancer J Clin. 1992;42(3):134–62.
[80] Winchester DP, Cox JD. Standards for diagnosis and management of invasive breast carcinoma. American College of Radiology. American College of Surgeons. College of American Pathologists. Society of Surgical Oncology. CA Cancer J Clin. 1998;48(2):83–107.
[81] Park CC, Mitsumori M, Nixon A, Recht A, Connolly J, Gelman R, et al. Outcome at 8 years after breast–conserving surgery and radiation therapy for invasive breast cancer: influence of margin status and systemic therapy on local recurrence. J Clinic Oncol Off J Am Soc Clinic Oncol. 2000;18(8):1668–75.
[82] Jones H, Antonini N, Colette L, Fourquet A, Hoogenraad WJ, Van den Bogaert W, et al. The impact of boost dose and margins on the local recurrence rate in breast conserving therapy: results from the EORTC boost–no boost trial. Int J Radiat Oncol Biol Phys. (2007);69(3):S2–S3.
[83] Jones HA, Antonini N, Hart AA, Peterse JL, Horiot JC, Collin F, et al. Impact of pathological characteristics on local relapse after breast–conserving therapy: a subgroup analysis of the EORTC boost versus no boost trial. J Clinic Oncol Off J Am Soc Clinic Oncol. 2009;27(30):4939–47.
[84] Mueller CB, Ames F, Anderson GD. Breast cancer in 3,558 women: age as a significant determinant in the rate of dying and causes of death. Surgery. 1978;83(2):123–32.
[85] Yancik R, Ries LG, Yates JW. Breast cancer in aging women. A population–based study of contrasts in stage, surgery, and survival. Cancer. 1989;63(5):976–81.
[86] Singh R, Hellman S, Heimann R. The natural history of breast carcinoma in the elderly: implications for screening and treatment. Cancer. 2004;100(9):1807–13.
[87] Pierce LJ, Strawderman M, Narod SA, Oliviotto I, Eisen A, Dawson L, et al. Effect of radiotherapy after breast–conserving treatment in women with breast cancer and germline BRCA1/2 mutations. J Clinic Oncol Off J Am Soc Clinic Oncol. 2000;18(19):3360–9.
[88] Pierce LJ, Levin AM, Rebbeck TR, Ben–David MA, Friedman E, Solin LJ, et al. Ten–year multi–institutional results of breast–conserving surgery and radiotherapy in BRCA1/2–associated stage I/II breast cancer. J Clinic Oncol Off J Am Soc Clinic Oncol. 2006;24(16):2437–43.
[89] Turner BC, Harrold E, Matloff E, Smith T, Gumbs AA, Beinfield M, et al. BRCA1/BRCA2 germline mutations in locally recurrent breast cancer patients after lumpectomy and radiation therapy: implications for breast–conserving management in patients with BRCA1/BRCA2 mutations. J Clinic Oncol Off J Am Soc Clinic Oncol. 1999;17(10): 3017–24.
[90] Hellman S. The key and the lamppost. J Clinic Oncol Off J Am Soc Clinic Oncol. 1999;17(10):3007–8.
[91] Pierce LJ, Phillips KA, Griffith KA, Buys S, Gaffney DK, Moran MS, et al. Local therapy in BRCA1 and BRCA2 mutation carriers with operable breast cancer: comparison of breast conservation and mastectomy. Breast Cancer Res Treat. 2010;121(2):389–98.
[92] Liljegren G, Holmberg L, Bergh J, Lindgren A, Tabar L, Nordgren H, et al. 10–Year results after sector resection with or without postoperative radiotherapy for stage I breast cancer: a randomized trial. J Clinic Oncol Off J Am Soc Clinic Oncol. 1999;17(8):2326–33.
[93] Clark RM, Whelan T, Levine M, Roberts R, Willan A,

McCulloch P, et al. Randomized clinical trial of breast irradiation following lumpectomy and axillary dissection for node-negative breast cancer: an update. Ontario Clinical Oncology Group. J Natl Cancer Inst. 1996;88(22):1659–64.
[94] Lim M, Bellon JR, Gelman R, Silver B, Recht A, Schnitt SJ, et al. A prospective study of conservative surgery without radiation therapy in select patients with Stage I breast cancer. Int J Radiat Oncol Biol Phys. 2006;65(4):1149–54.
[95] Fisher B, Anderson S, Redmond CK, Wolmark N, Wickerham DL, Cronin WM. Reanalysis and results after 12 years of follow-up in a randomized clinical trial comparing total mastectomy with lumpectomy with or without irradiation in the treatment of breast cancer. N Eng J Med. 1995;333(22):1456–61.
[96] Fisher B, Dignam J, Bryant J, DeCillis A, Wickerham DL, Wolmark N, et al. Five versus more than five years of tamoxifen therapy for breast cancer patients with negative lymph nodes and estrogen receptor-positive tumors. J Natl Cancer Inst. 1996;88(21):1529–42.
[97] Fisher B, Dignam J, Mamounas EP, Costantino JP, Wickerham DL, Redmond C, et al. Sequential methotrexate and fluorouracil for the treatment of node-negative breast cancer patients with estrogen receptor-negative tumors: eight-year results from National Surgical Adjuvant Breast and Bowel Project (NSABP) B-13 and first report of findings from NSABP B-19 comparing methotrexate and fluorouracil with conventional cyclophosphamide, methotrexate, and fluorouracil. J Clinic Oncol Off J Am Soc Clinic Oncol. 1996;14(7):1982–92.
[98] Carter DL, Marks LB, Bean JM, Broadwater G, Hussein A, Vredenburgh JJ, et al. Impact of consolidation radiotherapy in patients with advanced breast cancer treated with high-dose chemotherapy and autologous bone marrow rescue. J Clinic Oncol Off J Am Soc Clinic Oncol. 1999;17(3): 887–93.
[99] Fisher B, Bryant J, Wolmark N, Mamounas E, Brown A, Fisher ER, et al. Effect of preoperative chemotherapy on the outcome of women with operable breast cancer. J Clinic Oncol Off J Am Soc Clinic Oncol. 1998;16(8):2672–85.
[100] McCormick B, Begg CB, Norton L, Yao TJ, Kinne D. Timing of radiotherapy in the treatment of early-stage breast cancer. J Clinic Oncol Off J Am Soc Clinic Oncol. 1993;11(1):191–3.
[101] Heimann R, Powers C, Fleming G, Halpern HJ, Rubin SJ, Ewing C, et al. Does the sequencing of radiotherapy and chemotherapy affect the outcome in earlystage breast cancer: a continuing question. Int J Radiat Oncol Biol Phys 30:243.
[102] Recht A, Come SE, Henderson IC, Gelman RS, Silver B, Hayes DF, et al. The sequencing of chemotherapy and radiation therapy after conservative surgery for early-stage breast cancer. N Eng J Med. 1996;334(21):1356–61.
[103] Whelan TJ, Olivotto IA, Parulekar WR, Ackerman I, Chua BH, Nabid A, et al. Regional nodal irradiation in early-stage breast cancer. N Eng J Med. 2015;373(4):307–16.
[104] Poortmans PM, Collette S, Kirkove C, Van Limbergen E, Budach V, Struikmans H, et al. Internal mammary and medial supraclavicular irradiation in breast cancer. N Eng J Med. 2015;373(4):317–27.
[105] Fisher B, Redmond C, Fisher ER, Bauer M, Wolmark N, Wickerham DL, et al. Ten-year results of a randomized clinical trial comparing radical mastectomy and total mastectomy with or without radiation. N Eng J Med. 1985;312(11):674–81.
[106] Giuliano AE, Hunt KK, Ballman KV, Beitsch PD, Whitworth PW, Blumencranz PW, et al. Axillary dissection vs no axillary dissection in women with invasive breast cancer and sentinel node metastasis: a randomized clinical trial. JAMA. 2011;305(6):569–75.
[107] Jagsi R, Chadha M, Moni J, Ballman K, Laurie F, Buchholz TA, et al. Radiation field design in the ACOSOG Z0011 (Alliance) Trial. J Clinic Oncol Off J Am Soc Clinic Oncol. 2014;32(32):3600–6.
[108] Heimann R, Hellman S. Clinical progression of breast cancer malignant behavior: what to expect and when to expect it. J Clinic Oncol Off J Am Soc Clinic Oncol. 2000;18(3):591–9.
[109] Sugg SL, Ferguson DJ, Posner MC, Heimann R. Should internal mammary nodes be sampled in the sentinel lymph node era? Ann Surg Oncol. 2000;7(3):188–92.
[110] Ragaz J, Olivotto IA, Spinelli JJ, Phillips N, Jackson SM, Wilson KS, et al. Locoregional radiation therapy in patients with high-risk breast cancer receiving adjuvant chemotherapy: 20-year results of the British Columbia randomized trial. J Natl Cancer Inst. 2005;97(2):116–26.
[111] Recht A, Gray R, Davidson NE, Fowble BL, Solin LJ, Cummings FJ, et al. Locoregional failure 10 years after mastectomy and adjuvant chemotherapy with or without tamoxifen without irradiation: experience of the Eastern Cooperative Oncology Group. J Clinic Oncol Off J Am Soc Clinic Oncol. 1999;17(6):1689–700.
[112] Arriagada R, Rutqvist LE, Mattsson A, Kramar A, Rotstein S. Adequate locoregional treatment for early breast cancer may prevent secondary dissemination. J Clinic Oncol Off J Am Soc Clinic Oncol. 1995;13(12):2869–78.
[113] Effects of Radiotherapy and Surgery in Early Breast. Cancer—an overview of the randomized trials. N Engl J Med. 1995;333(22):1444–56.
[114] Correa CR, Litt HI, Hwang WT, Ferrari VA, Solin LJ, Harris EE. Coronary artery findings after left-sided compared with right-sided radiation treatment for early-stage breast cancer. J Clinic Oncol Off J Am Soc Clinic Oncol. 2007;25(21):3031–7.
[115] Nielsen HM, Overgaard M, Grau C, Jensen AR, Overgaard J. Study of failure pattern among high-risk breast cancer patients with or without postmastectomy radiotherapy in addition to adjuvant systemic therapy: long-term results from the Danish Breast Cancer Cooperative Group DBCG 82 b and c randomized studies. J Clinic Oncol Off J Am Soc Clinic Oncol. 2006;24(15):2268–75.
[116] Overgaard M, Jensen MB, Overgaard J, Hansen PS, Rose C, Andersson M, et al. Postoperative radiotherapy in high-risk postmenopausal breast-cancer patients given adjuvant tamoxifen: Danish Breast Cancer Cooperative Group DBCG 82c randomised trial. Lancet. 1999;353(9165): 1641–8.
[117] Overgaard M, Nielsen HM, Overgaard J. Is the benefit of postmastectomy irradiation limited to patients with four or more positive nodes, as recommended in international consensus reports? A subgroup analysis of the DBCG 82 b&c randomized trials. Radiother Oncol J Eur Soc Ther Radiol Oncol. 2007;82(3):247–53.
[118] Hellman S. Stopping metastases at their source. N Eng J Med.1997;337(14):996–7.
[119] Hennequin C, Bossard N, Servagi-Vernat S, Maingon P,

Dubois JB, Datchary J, et al. Ten-year survival results of a randomized trial of irradiation of internal mammary nodes after mastectomy. Int J Radiat Oncol Biol Phys. 2013;86(5):860–6.
[120] Salvadori B, Marubini E, Miceli R, Conti AR, Cusumano F, Andreola S, et al. Reoperation for locally recurrent breast cancer in patients previously treated with conservative surgery. Br J Surg. 1999;86(1):84–7.
[121] Halverson KJ, Perez CA, Kuske RR, Garcia DM, Simpson JR, Fineberg B. Isolated local-regional recurrence of breast cancer following mastectomy: radiotherapeutic management. Int J Radiat Oncol Biol Phys. 1990;19(4):851–8.
[122] Slavin SA, Love SM, Goldwyn RM. Recurrent breast cancer following immediate reconstruction with myocutaneous flaps. Plast Reconstr Surg. 1994;93(6):1191–204; discussion 205-7.
[123] Ryu J, Yahalom J, Shank B, Chaglassian TA, McCormick B. Radiation therapy after breast augmentation or reconstruction in early or recurrent breast cancer. Cancer. 1990;66(5):844–7.
[124] Spanos WJ Jr, Montague ED, Fletcher GH. Late complications of radiation only for advanced breast cancer. Int J Radiat Oncol Biol Phys. 1980;6(11):1473–6.
[125] Touboul E, Lefranc JP, Blondon J, Ozsahin M, Mauban S, Schwartz LH, et al. Multidisciplinary treatment approach to locally advanced non-inflammatory breast cancer using chemotherapy and radiotherapy with or without surgery. Radiother Oncol J Eur Soc Ther Radiol Oncol. 1992;25(3):167–75.
[126] Hortobagyi GN. Multidisciplinary management of advanced primary and metastatic breast cancer. Cancer. 1994;74(1 Suppl):416–23.
[127] Perez CA, Graham ML, Taylor ME, Levy JF, Mortimer JE, Philpott GW, et al. Management of locally advanced carcinoma of the breast. I. Noninflammatory. Cancer. 1994;74(1 Suppl):453–65.
[128] Gonzalez-Angulo AM, Hennessy BT, Broglio K, Meric-Bernstam F, Cristofanilli M, Giordano SH, et al. Trends for inflammatory breast cancer: is survival improving? Oncologist. 2007;12(8):904–12.
[129] Hance KW, Anderson WF, Devesa SS, Young HA, Levine PH. Trends in inflammatory breast carcinoma incidence and survival: the surveillance, epidemiology, and end results program at the National Cancer Institute. J Natl Cancer Inst. 2005;97(13):966–75.
[130] Masters GM, Heimann R, Skoog L. Concomitant chemoradiotherapy with vinorelbine and paclitaxel with filgrastim(G-CSF) support in patients with unresectable breast cancer. Breast Cancer Res Treat. 1997;46(75).
[131] Formenti SC, Symmans WF, Volm M, Skinner K, Cohen D, Spicer D, et al. Concurrent paclitaxel and radiation therapy for breast cancer. Seminars Radiat Oncol. 1999;9(2 Suppl 1):34–42.
[132] Kao J, Conzen SD, Jaskowiak NT, Song DH, Recant W, Singh R, et al. Concomitant radiation therapy and paclitaxel for unresectable locally advanced breast cancer: results from two consecutive phase I/II trials. Int J Radiat Oncol Biol Phys. 2005;61(4):1045–53.
[133] Debeb BG, Cohen EN, Boley K, Freiter EM, Li L, Robertson FM, et al. Pre-clinical studies of Notch signaling inhibitor RO4929097 in inflammatory breast cancer cells. Breast Cancer Res Treat. 2012;134(2):495–510.
[134] Fields RC, Jeffe DB, Trinkaus K, Zhang Q, Arthur C, Aft R, et al. Surgical resection of the primary tumor is associated with increased long-term survival in patients with stage IV breast cancer after controlling for site of metastasis. Ann Surg Oncol. 2007;14(12):3345–51.
[135] Harris E, Barry M, Kell MR. Meta-analysis to determine if surgical resection of the primary tumour in the setting of stage IV breast cancer impacts on survival. Ann Surg Oncol. 2013;20(9):2828–34.

第 18 章 乳腺癌系统性辅助治疗

Adjuvant Systemic Treatment for Breast Cancer: An Overview

Rachel Nirsimloo，David A. Cameron 著
辛 玥 译

人们很早就意识到，单靠局部治疗无法治愈乳腺癌。为了降低局部复发及远处转移的风险，患者往往需要接受系统性辅助治疗。系统性辅助治疗旨在消除临床上无法探及的微转移病灶。是否需要接受这一治疗，主要是基于对患者 5 年及 10 年总体生存率及无复发生存率的评估结果。这是根据肿瘤大小、肿瘤分级、受体状态、淋巴结受累情况和生物学因素（如患者年龄和伴随疾病）及多学科意见综合评估的。在考虑辅助治疗获益的同时，必须同时考虑治疗可能导致的急性和慢性并发症，并取得患者的知情同意。此外，一些类似于 Oncotype Dx 或 MammaPrint 的多参数检验也越来越多地应用于辅助治疗的决策评估中。

系统性辅助治疗主要包括内分泌治疗、化疗、抗体治疗及最新的免疫治疗。

一、辅助治疗的目的

（一）微转移灶

系统性辅助治疗的主要目的是根除那些将来有可能导致疾病复发的微转移病灶。有研究表明，即使完成了局部治疗，肿瘤细胞仍可以在体内潜伏数年后复发，即这种复发在诊断时往往已经造成转移。但由于这些病灶在临床上无法被有效检测到，因此证明哪些患者有残留病灶是十分困难的。可想而知，患者难以理解这种情况。目前还没有金标准或分子试验来评价是否需要辅助治疗，但是通过前面提到的预后特征，可以个体化评估每一位患者的复发风险。然而，不可避免地会有一些患者因此接受不适当的化疗，这些治疗不仅没有让患者生存获益，反而可能带来一些急性或慢性并发症。而即使能证明某位患者体内确实存在微转移病灶，又是否能证明治疗有效？比如说难治性乳腺癌或出现化疗耐药的患者，可能会再次经历数月不必要的治疗。由于肿瘤分子的复杂性和异质性，肿瘤的耐药性既可以是其固有的，也可以是在治疗过程中获得的。基因突变、微环境和癌症干细胞的存在都会使肿瘤产生耐药性[1]。

（二）干细胞

干细胞最早被证实存在于血液系统恶性肿瘤中，现在在乳腺癌等实体肿瘤中也有发现[2]。肿瘤干细胞能够通过自我修复、无尽繁殖和随机变异导致肿瘤异质性，这使得治疗变得复杂[2]。有证据表明，传统的化疗方案针对的是肿瘤负荷而非肿瘤干细胞，而这些干细胞可以产生新的耐药克隆。目前正在进行的研究，通过评估分子靶向治疗对肿瘤干细胞的疗效，认为分子靶向治疗是一种具有挑战性的，同时也是前景广阔的治疗手段。

（三）免疫治疗

免疫原性恶性肿瘤，如黑色素瘤，已经被证实可以通过诱发一个内在的抗肿瘤 T 细胞反应，导致肿瘤细胞凋亡。由于基因多样性，肿瘤细胞表面存在多种抗原[3]。这些抗原可以和肿瘤细胞特征性的 MHC1 相结合，产生的结合体通过患者自身产生的 $CD8^{+}T$ 细胞识别[4]，导致肿瘤免疫，或少数可导致细胞凋亡。目前有多种途径试图利用这种自然反应，包括疫苗、免疫节点疗法和单克隆抗体，都获得了 FDA 的批准。基于黑色素瘤的成功，其他实体性肿瘤也很快设立试验以评估免疫治疗的效果。乳腺癌曾一直被认为不存在免疫原性，但现阶段的研究表明，$CD8^{+}T$ 细胞的存在——尤其是在 HER2 阳性及三阴性类型乳腺癌中——确实降低了疾病相关死亡的相对风险[5–8]。虽然免疫治疗目前还不是乳腺癌系统性辅助治疗的重点，但在未来几十年内，其可能成为实体肿瘤新的辅助治疗手段。

二、辅助化疗：循证

多年以来，人们通过大量的试验研究，以评估辅助化疗中最优的化疗药物或药物组合、药物剂量及用药疗程。EBCTCG（Early Breast Cancer Trialists' Collaborative Group）成立于 20 世纪 80 年代中期，该组织每 5 年会对已有的随机对照试验进行一次系统评价，以提供最全面的证据基础[9]。

（一）单药化疗与联合化疗

乳腺癌的细胞毒性辅助化疗最开始于单一烷化基药物试验，之后发展出蒽环类与紫杉类联合用药。在此之前，乳腺癌根治手术一直作为乳腺癌治疗的金标准，但随后的研究发现，即使完成了根治性手术，术后的远处复发转移仍是一个巨大的问题[10, 11]。1968 年，由 NSABP 组织的第一个临床研究结果显示，烷化剂塞替派可以降低淋巴结阳性的绝经前乳腺癌患者在根治性手术后的复发风险[12]。同样的，人们发现在第二次世界大战期间开发的烷化剂，左旋苯丙氨酸氮芥，在作为辅助性治疗药物时同样可以降低癌症的复发风险[13]。

对于乳腺癌联合化疗的探索开始于 20 世纪 60 年代[14]。当时环磷酰胺、甲氨蝶呤和氟尿嘧啶作为首个联合化疗方案，在意大利米兰国立肿瘤研究所被试验性地用于乳腺癌的辅助治疗，并不断取得积极的结果[15]。研究最初的试验对象为淋巴结阳性的绝经前乳腺癌患者，但随着研究规模的扩大，在绝经后和（或）淋巴结阴性患者中也得出了类似的结论[16, 17]。随后，人们又发现 CMF（环磷酰胺、甲氨蝶呤、氟尿嘧啶）6 周期方案与 12 周期方案的疗效没有显著差异[18]。

（二）蒽环类

研究者们最初为了缩短传统 CMF 方案的化疗周期，减轻呕吐反应，引入了蒽环类药物。其中第一个被广泛应用的方案系多柔比星联合环磷酰胺（AC）。尽管该方案并没有显著优于 CMF 方案[19]，但由此开始了通过临床试验评估最有效方案的时代。到 2001 年，美国 NIH 推荐辅助化疗作为局部进展期乳腺癌患者的标准治疗手段[20]。

2005 年，EBCTCG 完成了第一篇关于（以蒽环类药物为基础的）联合化疗的 Meta 分析[21]。整个研究包含了 194 项随机试验，共涉及近 150 000 例患者。从他们的分析来看，有明确证据表明，单药化疗可降低复发风险；而联合化疗在此基础上还可进一步降低死亡率[10]。在未进行年龄分层的前提下，单药治疗的年复发率是对照组的 0.86 倍，而联合用药年复发率约为对照组的 0.77 倍；而在死亡风险方面，单药治疗死亡率是对照组的 0.96 倍，联合用药死亡率是对照组的 0.83 倍[21]。

无论的单药化疗还是联合用药，< 50 岁的年轻患者获益更明显；但在以年龄对复发率和死亡率进行标准化分析后，联合用药效果更优[21]。值得注意的是，研究中年龄超过 70 岁的患者比较少见。

图 18-1 显示，将 15 年复发率及死亡率根据年龄分成< 50 岁和 50—69 岁两组，二者都提示，联合化疗可以带来具有统计学意义（$2P < 0.000\ 01$）的显著获益[21]。

相对于年龄< 50 岁的对照组，联合化疗试验组的 15 年无复发生存率（relapse free survival，RFS）提高 12.3%，死亡率降低 10%。对于年龄位于 50—69 岁的女性患者，联合化疗在 15 年 RFS 和死亡率方面的获益分别为 4.1% 和 3%。且不论淋巴结是否受累及，这种获益仍然显著，因此，这可能与这两个年龄组的比例下降无关。对于< 50 岁的女性患者，淋巴结阴性与阳性患者 5 年 RFS 获益分别为 9.9%（$2P < 0.000\ 01$）和 14.6%（$2P < 0.000\ 01$）；对于 50—69 岁的患者，淋巴结阴性与阳性患者 5 年 RFS 获益分别为 5.3%（$2P < 0.000\ 01$）和 5.9%（$2P < 0.000\ 01$）[21]。

进一步对年龄和雌激素受体状态进行分层后，结果显示，雌激素受体阴性的患者在进行术后辅助化疗后，在 RFS 方面获益最大。对于< 50 岁的 ER 阴性患者（约 20% 患者淋巴结阳性），5 年 RFS 改善 13.2%（$2P < 0.000\ 01$），而对于同年龄段的 ER 阳性患者（约 34% 患者淋巴结阳性），5 年 RFS 改善 7.6%（$2P < 0.000\ 01$）。对于年龄处于 50—69 岁之间的 ER 阴性患者（66% 患者淋巴结阳性），5 年 RFS 获益 9.6%（$2P < 0.000\ 01$），而对于同年龄段的 ER 阳性患者（约 73% 患者淋巴结阳性），5 年 RFS 改善 4.9%（$2P < 0.000\ 01$）[21]。研究中对于两个年龄段的 ER 阳性患者分别分为联合化疗加他莫昔芬组和他莫昔芬单药治疗组。

在 CMF 方案试验中，治疗持续时间分为 6 个月、9 个月、12 个月，研究人员并没有在更长时间的治疗过程中观察到显著性差异。在以蒽环类药物为基础的试验中，治疗时间平均为 6 个月，但不同的研究中作为蒽环类的药物分为多柔比星和表柔比星（FAC 和 FEC）[21]。

在这篇 Meta 分析中，对于 ER 阳性患者，蒽环类药物相较于 CMF 方案，可降低< 50 岁年龄组患者 38% 的年死亡率，降低 50—69 岁年龄组患者 20% 的年死亡率。这不包括，但增加了辅助内分泌治疗可带来的额外获益，这将在后面的章节里进一步阐述。这些结果明显优于氟尿嘧啶方案[21]。

2008 年，EBCTCG 针对在联合辅助化疗中生存获益最大的 ER 阴性患者进行进一步的研究[22]。在这份 Meta 分析中共包括了 96 项试验。在< 50 岁患者中，联合化疗组的 RFS 10 年获益 12%（$P < 0.000\ 01$），死亡率降低 8%（$P=0.0002$）。在 50—69 岁患者中，联合化疗组的 RFS 获益 10%（$P < 0.000\ 01$），死亡率降低 6%（$P=0.0009$）[22]。

2011 年，EBCTCG 发表了关于辅助 CMF 化疗方案与无辅助化疗方案在总体生存率方面的进一步的 Meta 分析。辅助 CMF 化疗方案较对照组 10 年内降低约 30% 的复发风险（$P < 0.000\ 01$），实际获

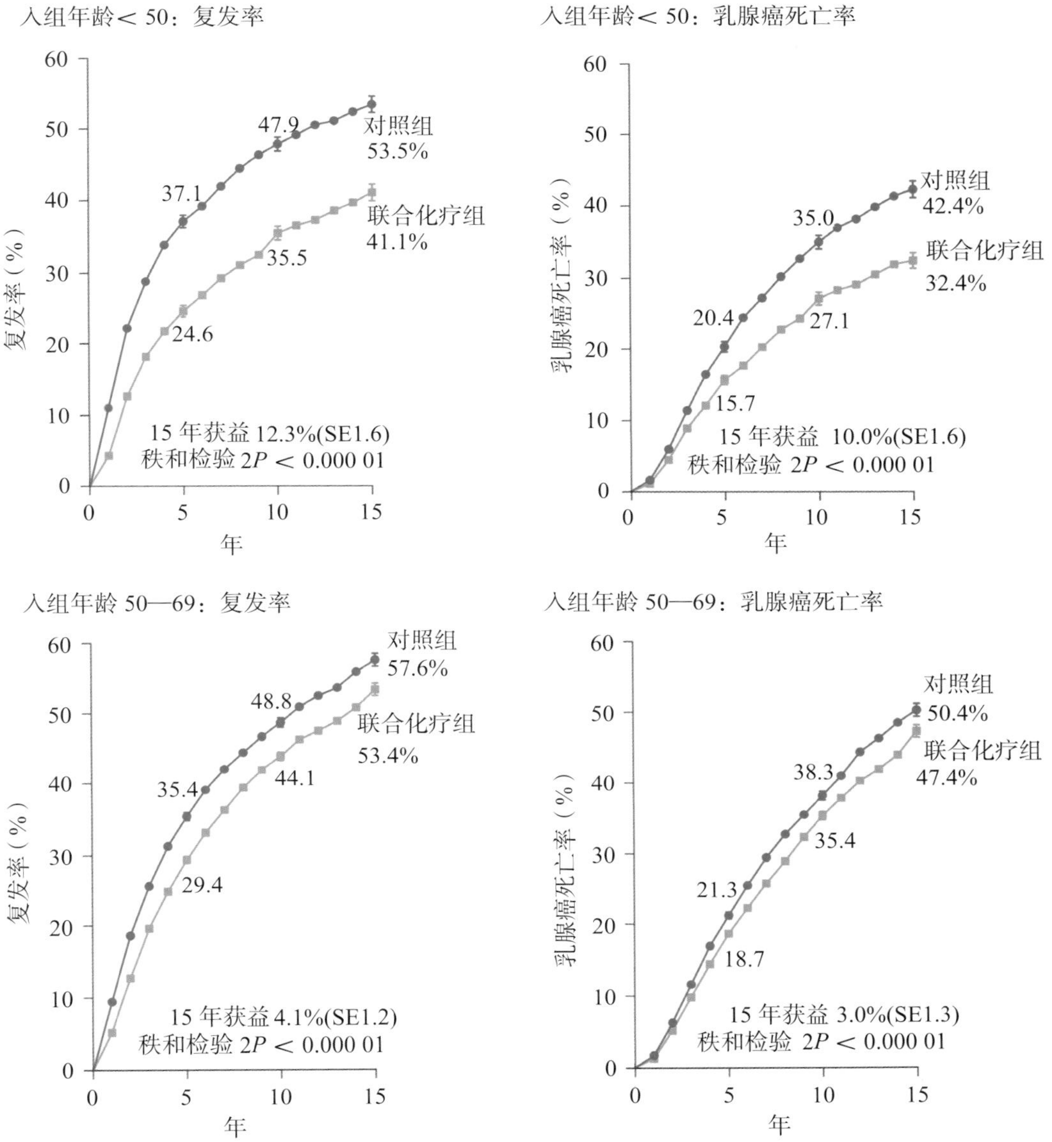

▲ 图 18-1　根据入组年龄＜ 50 或 50—69 分层，对联合化疗与非联合化疗对照两种治疗方案下的被试 15 年复发风险及乳腺癌死亡风险的对照：年轻女性被试中 35% 伴有淋巴结转移，高龄女性 70% 伴有淋巴结转移。误差条是 1 个标准误

[经许可转载，引自 The Lancet, Vol. 365, Early Breast Cancer Trialists' Collaborative Group (EBCTCG), Effects of chemotherapy and hormonal therapy for early breast cancer on recurrence and 15-year survival: An overview of the randomised trials, pp. 1687–1717, © 2005 Elsevier]

益 10.2%，10 年死亡率较对照组降低约 16%（$P < 0.0004$），实际获益 4.7%[23]。

另一种方案是将蒽环类药物加入到传统的 CMF 治疗方案中，这种疗法被称为块序设计（block-sequential design）。Bonadona 等研究者首次将这一治疗方案用于一项被试淋巴结均转移 3 枚以上的试验中。研究中患者接受多柔比星序贯 CMF 方案，或多柔比星与 CMF 方案交替进行。其中序贯组 10 年总生存率约 58%，而交替组 10 年总生存率为 44%（P=0.002），结果更倾向于序贯方案[24]。而 NEAT 研究在 2008 年报道，4 个周期 CMF 方案序贯于 4 周期表柔比星（E-CMF）相较于标准 CMF 治疗方案，在

RFS 方面获益 28%，OS 获益 30%[25]。药物毒性方面，E-CMF 亚组毫无意外地高于 CMF 方案，但总体仍然较低。有趣的是，CMF 方案亚组在治疗期间死亡事件相对更多，并且 E-CMF 亚组在治疗期间的死亡事件，均发生于 CMF 方案用药期间[25]。

（三）紫杉烷类

经过数十年的开发，在 20 世纪 70 年代，紫杉烷类化疗药物成为第一个新的细胞毒性药物。当时，紫杉烷类化疗药物已经被证明在对转移性乳腺癌的治疗中有很好的效果，下一步需要评估的是它们在辅助治疗中是否同样有效[26]。

同时给予多柔比星和紫杉醇，在增强蒽环类药物效果的同时，也增大了方案的心脏毒性[27]。各项理论认为序贯用药更为合适，并且能带来更好的抗肿瘤效果[28, 29]。多西他赛对多柔比星的药代动力学没有影响。

在 CALGB9344 研究中，人们对淋巴结阳性的乳腺癌患者增加多柔比星的剂量、联合环磷酰胺并序贯 4 个周期的紫杉醇，其结果显示，这些患者的无复发生存率（HR=0.83，P=0.0023）和总体生存率（HR=0.82，P=0.006）均能有所改善[30]。

而在 NSABP B-12 研究中，同样对淋巴结阳性患者使用 4 周期多柔比星加环磷酰胺，序贯 4 周期紫杉醇，研究结果显示该方案仅能提高无复发生存率，不能提高总体生存率[31]。这两个研究的区别主要在于研究设计，前者在化疗完成后使用内分泌治疗，而后者在化疗同时使用内分泌治疗[32]。

作为 2011 年 EBCTCG Meta 分析的一部分，其回顾了加入紫杉烷类化疗药物的联合化疗方案，以评估其获益情况。治疗方案根据具体使用的紫杉烷类化疗药物（紫杉醇或多西紫杉醇）、药物剂量及用药间隔时间（3 周方案或每周方案）区分。除了两项试验外，其他试验均以紫杉烷剂联合蒽环类化疗药物与蒽环类单药治疗对照组进行比较。结果分组为在标准方案基础上额外增加 4 个周期的紫杉烷，延长总体化疗时间，或在所有组中维持相同的化疗持续时间[23]。

在那些在标准化疗方案后加用紫杉烷类化疗药物的研究中，8 年 RFS 提高了 4.6%（$2P < 0.000\,01$），OS 提高了 3.2%（$2P$=0.0002），而对于那些有使用紫杉烷类化疗药物，但相比对照组并未延长化疗周期，5 年 RFS 改善 2.9%（$2P < 0.000\,01$），OS 改善 1.2%（$2P$ =0.008）[23]。

多柔比星联合环磷酰胺方案也被美国肿瘤研究组织直接用来与紫杉醇联合环磷酰胺方案进行比较。这是少数几项在试验中含有完全不采用蒽环类药物试验组的研究之一。在平均随访了 84 个月之后，紫杉醇联合环磷酰胺组的患者在 RFS（HR=0.74，P=0.033）和 OS（HR=0.69，P=0.0032）方面均有不同程度的获益。这些数据提示我们可以将单用紫杉烷类化疗药物作为一种合适的替代方案，尤其是对于那些原本可能就有心脏问题的患者[33, 34]。

正如前面提到的，在与多柔比星联合用药时，多西紫杉醇与紫杉醇的药代动力学不同。研究对比了 TAC（多西紫杉醇、多柔比星与环磷酰胺联合方案）与 FAC。BCIRG 001 研究与 GEICAM 9805 均观察到了在 RFS 方面的确切获益（BCIRG 001 中有 28% 的获益），并且有进一步改善 OS 的趋势（BCIRG 001 中显示这一改善具有统计学意义，但在 GEICAM 中并不显著）[35, 36]。当然，在两个研究中，TAC 方案均毋庸置疑具有更强的毒性作用。

至此，到底是新增的紫杉烷类化疗药物在改善预后，还是延长的化疗周期在起作用，这一问题仍然没有得到很好的解答。PACS01 试验通过 1999 名淋巴结阳性患者，比较了 6 周期 FEC（3 周方案）

与3周期FEC序贯3周期多西他赛（3周方案）[37]。经过93个月的中位随访时间后，人们观察到，含有紫杉烷类化疗药物的试验组的RFS（HR=0.85，*P*=0.036）和OS（HR=0.75，*P*=0.007）均得到了进一步的改善[38]。

英国的TACT研究为了保证有足够的权威性，同样也纳入了超过4000名淋巴结阴性的高危患者为被试。每一组被试都采用8周期化疗。其中研究组采用的是4周期的FEC（3周方案）序贯4周期的多西他赛（3周方案），对照组根据医生的意见，采取8周期FEC（3周方案）或8周期的E-CMF（3周方案），研究组与对照组随机分配。在经过62个月的随访之后，这些被试之间并没有统计学差异[39]。

化疗既可以根据规定剂量、规定的间隔时间给药，也可以更频繁的小剂量给药，又称为剂量密集方案。ECOG E11研究旨在解决序贯剂量密集的紫杉烷类化疗方案，效果是否优于3周方案[40]。其结果是，不管是紫杉醇或多西紫杉醇，3周方案和单周方案之间并无优劣之分。但当紫杉醇单周使用超过12周时，RFS（HR=0.73，*P*=0.0006）和OS（HR=0.68，*P*=0.01）均优于其4个周期的3周方案[40]。在经过12.1年的随访之后，最终得出结论，相比于标准的4周期紫杉醇3周方案，紫杉醇单周用药的RFS和OS（分别为HR=0.84，*P*=0.011；HR=0.87，*P*=0.09）和多西紫杉醇3周方案的RFS和OS（分别为HR=0.79，*P*=0.001；HR=0.86，*P*=0.054）均能得到不同程度的改善[41]。

三、辅助内分泌治疗

众所周知，只有雌激素受体阳性的乳腺癌患者才能从辅助内分泌治疗中获益[42]。EBCTCG的Meta分析得出结论，对于雌激素受体阳性的患者给予5年他莫昔芬治疗后，复发率及乳腺癌相关死亡率有显著降低。对于这些女性患者，年复发率为非用药患者的1/2，而乳腺癌相关死亡率降低了1/3。这一结果相比于仅1～2年他莫昔芬治疗的早期研究，获益更为明确[21]。对复发的影响是在5年的治疗期间内，但是对死亡率的影响将超持续更长时间。

ER阳性的患者在经过5年的他莫昔芬治疗后，15年的复发率获益为11.8%（2*P*＜0.000 01），乳腺癌相关死亡率获益为9.2%（2*P*＜0.000 01）[21]。这种风险的降低貌似与患者的年龄、淋巴结转移情况及是否接受过化疗等几个因素相互独立。绝对风险的降低，在所有年龄分组中较为相近，但在淋巴结阳性的患者中更为显著[21]。

NSABP B14试验将ER阳性、淋巴结阴性的患者随机分组，分别给以5年他莫昔芬及5年安慰剂。10年的随访结果显示，试验组在RFS和OS方面均有获益（试验组与对照组的RFS分别为69%、57%，*P*＜0.0001，OS分别为80%、76%，*P*=0.02）[43]。这一结果不受年龄的影响，并且显示对侧乳腺癌的发病风险有所降低（分别为4.0%、5.8%，*P*= 0.007）[43]。为了进一步了解辅助内分泌治疗的最佳持续时间，对于接受他莫昔芬治疗，并在试验期间未发生转移的患者，在试验末期再次随机分配，给予第二个5年的他莫昔芬治疗或5年的安慰剂治疗[43]。其结果显示内分泌治疗在5年后即应该结束，延长时间并没有额外获益。安慰剂组在RFS方面为82%，而试验组为78%（*P*=0.03）；在OS方面，安慰剂组为94%，而采用10年他莫昔芬的试验组为91%（*P*=0.07）[44]。这些数据结论似乎支持在5年内停止辅助内分泌治疗，然而，随后的更大规模试验表明这一结论是错误的。

在ATLAS研究中，共12 894名被试被随机分配于5年或10年的他莫昔芬组。结果显示，对于10年他莫昔芬治疗的患者，即使在治疗结束后，仍然存在生存获益[45]。其在第5～14年间的累计复发风险为 21.4%，而对照组为 25.1%；这期间的乳腺癌相关死亡风险分别为 12.2% 和 15%，相当于直接降低 2.8% 的死亡风险 [45]。

而在 aTTom 研究中，相对于 5 年他莫昔芬治疗的患者，10 年治疗的患者的复发风险较前者降低 25%，乳腺癌相关死亡率较前者降低 23%。延长治疗时间对非乳腺癌相关死亡率没有显著影响，但子宫内膜癌的发病率有所上升 [46]。

芳香化酶抑制药

ATAC 试验以绝经后的乳腺癌女性为被试，对比 5 年芳香化酶抑制药（aromatase inhibitor，AI）阿那曲唑治疗和 5 年他莫昔芬治疗。相较于他莫昔芬，给予阿那曲唑治疗的 ER 阳性患者 RFS 有所改善（HR=0.86，P=0.003），但在 OS 方面与他莫昔芬组没有显著差异。这一优势主要持续在治疗的第一个 5 年。进一步分析后发现，ER 阳性同时 PGR 阴性的患者获益最大。在接受治疗时，使用芳香化酶抑制药的患者骨折风险较高，但停药后两组间的风险没有显著差异。即使如此，他莫昔芬组在治疗期间出现治疗相关的严重不良事件更为普遍 [47]。BIG1–98 试验也证实了对于绝经后的 ER 阳性女性，使用来曲唑能显著改善 RFS（HR=0.82，P=0.007）[48]。

这使得芳香化酶抑制药被推荐成为多数情况下绝经后 ER 阳性乳腺癌患者的标准辅助治疗方案。

ARNO 95 研究则着眼于 ER 阳性的绝经后乳腺癌患者，在他莫昔芬治疗 2 年后更换为阿那曲唑治疗，能否从中获益。结果显示，更换为芳香化酶抑制药后，RFS（HR=0.66，P=0.049）和 OS（HR=0.45，P=0.045）均能得到改善 [49]。这表明对于绝经后的 ER 阳性乳腺癌患者，直接给予芳香化酶抑制药作为标准治疗，或序贯于他莫昔芬治疗之后，均能改善 RFS。

在关于依西美坦的组间试验中，也得出了相似的结论，即对于绝经后 ER 阳性乳腺癌患者，他莫昔芬治疗 2 ～ 3 年后序贯甾体类芳香化酶抑制药依西美坦，相对于 5 年他莫昔芬治疗，能更好地改善 RFS（HR=0.76，P=0.0001）[50]。

加拿大国立研究所（The National Institute of Canada，NCIC）MA17 试验评估了在完成 5 年他莫昔芬治疗后增加 5 年来曲唑治疗或 5 年安慰剂治疗之间的效果 [51]。对于淋巴结阴性和淋巴结阳性的患者，RFS 均有改善（HR 分别为 0.47 和 0.60）。在淋巴结阳性亚组中，第一次显示了来曲唑试验组相对于对照组在 OS 方面有显著获益（HR 0.61）。尽管只是亚组分析，但主要获益发生于 ER+/PGR+ 亚组 [52]。

基于上述研究，当前 ASCO 指南推荐，对于已经完成 5 年他莫昔芬治疗的绝经前或围绝经期的激素受体阳性患者，应将治疗持续时间延长至 10 年 [53]。如果此时她们已经处于绝经状态，可选择继续他莫昔芬治疗或改用芳香化酶抑制药以完成 10 年辅助内分泌治疗 [53]。至于在完成 5 年芳香化酶抑制药治疗之后，继续内分泌治疗是否有效，且如果有效，是应该继续芳香化酶抑制药的治疗，还是改用他莫昔芬，这两点仍在等待研究结果，目前尚不得而知。

四、单克隆抗体

在 15% ～ 20% 的乳腺癌中存在 HER/neu 基因过表达，这预示着这些患者无复发生存期及总体生存期相对较短 [54]。曲妥珠单抗作为一种专门针对 HER2 的人工合成抗体，已被证明能有效改善 HER2 阳性患者的生存率。它有一定的心脏毒性，尤其在与乳腺癌基础化疗药物——蒽环类药物联合应用时，这一毒性反应可进一步被放大，因此对于准备接受这一治疗的患者需充分评估风险 – 获益比。

NSABP–31 试验和 N9831 试验旨在评估曲妥珠单抗在淋巴结阳性 HER2 阳性乳腺癌辅助治疗中的效果。其中 NSABP–31 试验主要对比的是 AC–T（多柔比星、环磷酰胺、紫杉醇）3 周化疗方案，与在该化疗方案基础上自第一次紫杉醇用药同时加用曲妥珠单抗、并持续 52 周的化疗联合靶向治疗方案。而 N9831 在前一个试验的基础上增加一个试验组，即在全部紫杉醇治疗结束后开始序贯曲妥珠单抗并持续 52 周 [55]。鉴于这两个试验在设计上十分相似，因此对他们进行联合数据分析以评估生存获益。最终结果显示，在 OS 方面，加入曲妥珠单抗的试验组较对照组相对改善了 37%（HR=0.63，$P < 0.001$），10 年 OS 上升了 8.8%。而在 RFS 方面，试验组较对照组改善了 40%（HR=0.60，$P < 0.001$），10 年 RFS 上升了 11.5%[55]。

随后的研究还将淋巴结阳性的 Her 阳性乳腺癌术后患者分为 AC–T 三周方案化疗，以及相同化疗方案同时联合曲妥珠单抗治疗（其中曲妥珠单抗开始于第一次紫杉醇治疗）两组，分别评估两组患者的心功能。总体而言，充血性心力衰竭的总发生率为 19%，其中Ⅲ～Ⅳ级充血性心力衰竭发生率为 4.1%[56]。

曲妥珠单抗的标准治疗疗程为 1 年。HERA 试验为了研究是否可以通过延长治疗时间改善生存，将完成全部化疗的被试按照化疗后序贯 1 年曲妥珠单抗、序贯 2 年曲妥珠单抗以及不接受后续曲妥珠单抗治疗（观察）分组。与那些在北美进行的在蒽环类药物用药结束 3 周即开始使用曲妥珠单抗的研究相比，HERA 试验中严重的心脏毒性发生率较低，1 年组与 2 年组的发生率相近，约 1%。然而，相较于 1 年曲妥珠单抗患者，2 年组的非严重心脏毒性发生率相对较高，而在 DFS 和 OS 方面并没有显著改善。而正如所预料那样，使用 1 年曲妥珠单抗在 DFS（HR=0.76，$P < 0.001$）和 OS（HR=0.76，P=0.0005）方面均优于观察组 [57]。

而关于 6 个月的曲妥珠单抗是否能在保证足够疗效的同时减少心脏毒性事件的试验研究还在进行当中。目前，PHARE 试验的初步结果表明，12 个月的曲妥珠单抗治疗效果更好，因此目前的辅助靶向治疗标准仍然是持续 12 个月 [58]。而规模相对较小的 Fin Her 研究采用的是 3 周期 FEC 序贯 3 周期多西他赛或长春瑞滨的化疗方案，在化疗结束后，HER2 阳性患者再通过随机分配，进行 9 次曲妥珠单抗单周治疗或不继续治疗 [59]。有趣的是，即使仅经过 9 周的治疗，3 年 RFS 仍从 78% 提高到 89%[59]。

BCIRG 006 试验对所有患者的 HER2 状态进行 FISH 检测，并且和 HERA 试验一样，也包括了淋巴结阴性的患者 [60]。该试验将 AC–TH（多柔比星、环磷酰胺序贯多西他赛联合曲妥珠单抗）与 TCH（多西他赛、卡铂、曲妥珠单抗）和 AC–T（多柔比星、环磷酰胺序贯多西他赛）进行对比研究。使用曲妥珠单抗的研究组 5 年 RFS 明显更好——AC–T 组为 75%，AC–TH 组为 84%，TCH 组为 81%，而 AC–TH 组的心脏毒性风险更高 [60]。

五、辅助双膦酸盐治疗

多年来，双膦酸盐一直被用于骨转移患者，以治疗高钙血症、骨痛并降低骨折风险；然而，越来越多的证据表明，双膦酸盐在辅助治疗中可能也具有一定价值。ABCSG–12 和 AZURE 试验中提出了这样的假设：辅助双膦酸盐治疗可以降低绝经后或卵巢功能抑制后的骨转移风险及乳腺癌相关死亡率，而月经状态可能是该治疗是否有效的重要的预测因子[61, 62]。此前在这方面的研究结果好坏参半，但随后由 EBCTCG 进行的一项包括超过 18 000 位被试的 Meta 分析，提供了在这种情形下使用双膦酸盐的Ⅰ类证据[63]。这项 Meta 分析包括了来自 24 项试验的共 18 766 名患者的数据。其结果表明，对于所有女性患者，无论绝经状态，双膦酸盐的使用可以明确降低骨转移率（RR 0.83，95%CI 0.73 ～ 0.94，$2P=0.004$）。而对于绝经后女性患者的亚组分析显示，总复发率（RR 0.86，95%CI 0.78 ～ 0.94，$2P=0.002$）、远处转移率（RR 0.82，95%CI 0.74 ～ 0.92，$2P=0.003$）、骨转移率（RR 0.72，95%CI 0.60 ～ 0.86，$2P=0.0002$）及乳腺癌相关死亡率（RR 0.82，95%CI 0.73 ～ 0.93，$2P=0.002$）均有所降低。另一个重要的影响是可以显著降低骨折风险（RR 0.85，95%CI 0.75 ～ 0.97，$2P=0.02$）[63]。

研究中，辅助双膦酸盐治疗的 10 年乳腺癌死亡率绝对获益 3.3%（95%CI 0.8 ～ 5.7），10 年骨转移率降低 2.2%（95%CI 0.6 ～ 3.8）。这一结论与 ER 状态、淋巴结是否转移、肿瘤分级或伴随化疗无关。使用的双膦酸盐类别或治疗持续时间对这一结果也没有显著影响[63]。尽管如此，辅助性使用双膦酸盐作为治疗标准仍存在争议，并且对于药物的适应证，目前尚缺乏相关许可或批准。

六、卵巢抑制治疗

1896 年，George Beatson 第一次在《柳叶刀》杂志上报道，通过卵巢切除手术治疗乳腺癌[64]。虽然在当时机制尚不清楚，但它仍然是现代乳腺癌治疗的一个组成部分。如今，由于促性腺激素释放激素激动药可以下调雌激素的产生，化学抑制的出现使手术去势变得并非必要。

1996 年，EBCTCG 在《柳叶刀》杂志上发表了一篇关于一系列乳腺癌卵巢切除治疗随机研究的相关综述，综述里新增了一些长期随访数据。超过 2000 名 50 岁以下女性患者的观察数据显示，接受卵巢切除的患者相对于未接受手术的患者，15 年生存率及 RFS 均有所提高（生存率分别为 52.4% vs 46.1%，$2P=0.001$；RFS 分别为 45% vs 39% $2P=0.0007$）。这种预后的改善与淋巴结状态无关，但在同时接受化疗及卵巢切除的患者中获益相对较小[65]。

在一次包括了 16 项随机对照试验、涉及 11 906 名绝经前女性的 Meta 分析中，当促黄体生成激素释放激素（luteinizing hormone-releasing hormone，LHRH）激动药作为单一辅助治疗时，并未显著减少复发或死亡[66]。而在它与他莫昔芬、化疗或两者联合使用时，复发风险降低 12%（$P=0.02$），死亡率下降 15.1%（$P=0.03$）。当然，LHRH 激动药对激素受体阴性的乳腺癌无效。试验中，LHRH 激动药显示出与化疗相似的效果，两组的复发风险（HR 1.04，$P > 0.25$）与死亡风险（HR 0.89，$P > 0.37$）没有显著差异。然而需要注意的是，试验所涉及的化疗药物中并没有包括紫杉烷类，因此只能得出结论，LHRH 疗效与基于蒽环类药物的系统治疗相似[66]。

我们已经确定，以芳香化酶抑制药进行辅助内分泌治疗可以改善绝经后 ER 阳性乳腺癌患者的预后。如果可以抑制卵巢功能，让绝经前的女性患者使用芳香化酶抑制药来替代他莫昔芬，是否也能进一步获益？ TEXT 和 SOFT 试验为了研究这一问题，对 ER 阳性的绝经前女性患者进行随机分组，分为芳香化酶抑制药依西美坦联合卵巢去势，或他莫昔芬联合卵巢去势两组，内分泌治疗均持续 5 年[67]。这其中卵巢去势治疗可以通过使用促性腺激素释放激素激动药曲普瑞林进行药物抑制，也可以进行卵巢切除手术或卵巢照射。最终，芳香化酶抑制药联合卵巢去势治疗的 5 年 DFS 为 91.1%，而他莫昔芬联合卵巢去势治疗的结果为 87.3%。总体生存率方面两组之间没有显著差异，不良反应方面也基本相似[67]。

七、基因检测技术

乳腺癌有多种基因组测试技术，其中最有效的是 Oncotype Dx。这项技术通过从石蜡包埋的乳腺癌组织分离提取 RNA，利用 RT-PCR，以分析原发肿瘤特定的 21 个基因，从而得出复发风险评分，为临床医生及患者决定是否需要进行系统性辅助治疗提供参考依据。低分提示预后较好，一些证据表明对于这类患者进行辅助化疗并不能带来更多获益。因此，它可以预测并估计化疗的反应性，从而避免对那些没有临床获益的患者进行化疗[68]。SWOG8814 研究结果曾显示，在他莫昔芬之前使用 CAF（环磷酰胺、多柔比星和氟尿嘧啶）能带来一定的生存获益。随后在对于该研究中 367 份 ER 阳性、淋巴结阳性的绝经后患者的肿瘤样本进行回顾性研究时发现，复发评分对于单用他莫昔芬的患者的预后具有预测性（HR 2.64，95%CI 1.33 ～ 5.27，P=0.006）。当复发评分较低时（＜ 18 分），无论淋巴结是否转移，使用 CAF 方案进行化疗并没有显著获益（log-rank P=0.97，HR 1.02，95%CI 0.54 ～ 1.93），但当复发评分较高(≥ 31 分)，在对淋巴结转移个数进行修正后，进行 CAF 化疗能够改善无复发生存率(log-rank P=0.033，HR 0.59，95%CI 0.35 ～ 1.01)（该值对淋巴结转移个数进行修正）[68]。Oncotype Dx 已经作为临床医生决策是否进行辅助化疗的辅助手段，被纳入美国临床肿瘤学会（American Society of Clinical Oncology，ASCO）和 NCCN，ESMO 和 St Gallen 指南[69-72]。

MammaPrint 分析是利用微阵列技术分析 70 个基因表达谱，识别具有转移风险的乳腺癌[73]。该测试用于鉴定 T_1 大小的肿瘤在没有辅助治疗的情况下，有多少人具有远处转移的风险。该方法作为 10 年乳腺癌疾病相关生存率(breast cancer-specific survival,BCSS)的独立预后因素(HR 3.25,P ＜ 0.001)，并有效预测 139 例 $T_{1a/b}$ 期癌症患者的 10 年无远处转移生存率（distant disease-free survival,DDFS）(HR 3.45，P=0.04)[74]。

在一项汇集了多项试验、旨在评估 MammaPrint 检测对辅助化疗意义的预测价值的研究中[75]，测试将 253 名患者列为低风险，289 名患者列为高风险。在低风险组中，单纯辅助内分泌治疗组的 5 年 BCSS 为 97%，而对于内分泌治疗前加用辅助化疗的被试组，5 年 BCSS 为 99%（HR 0.58，P=0.62）；两组 DDFS 分别为 93% 和 99%（HR 0.26，P=0.20）。在高风险组中，单纯内分泌治疗组与在内分泌治疗前加用辅助化疗的被试，5 年 BCSS 分别为 81% 和 94%（HR 0.21，P ＜ 0.01），5 年 DDFS 分别为 76% 和 88%（HR 0.35，P ＜ 0.01）。这一检测评估了辅助化疗对于高危患者可以带来显著生存获益，而在低危患者中无明显获益[75]。

前瞻性 RASTER 研究报道了被 MammaPrint 检测分为低风险的患者，其 5 年内无远处转移率为 97%，这其中有 85% 的患者未接受辅助化疗[76]。美国食品药品管理局（FDA）已批准使用 MammaPrint 以帮助鉴别低危患者，或鉴别那些虽具有高复发风险，但可能从辅助化疗中无法获益的患者。

PAM50（Prediction Analysis of Microarray 50）得出的复发风险评分可以通过区分乳腺癌亚型（LuminalA 型、LumianlB 型，HER2 阳性型及基底细胞亚型），来预测 ER 阳性的绝经后乳腺癌患者的预后。在一项比较 PAM50 与 Oncotype Dx 的研究中，相较于后者，更多的患者被 PAM50 评为高风险，而被评为中度风险的则较少，这表明 PAM50 可以提供更多的预后信息，并且更好地区分高风险和中等风险的患者[77]。

那么，中危患者是否仍应接受辅助化疗？ TAILORx 试验试图通过对那些被评定为中等风险的患者随机分配进行化疗，以回答这个问题。该研究正在通过 Oncotype Dx 检测筛选能够避免化疗的患者，进行前瞻性试验[78]。到目前为止，仅针对低风险组发布了结果，证实该部分患者在未经化疗的前提下预后依然良好[79]。

MINDACT 试验将 70 个基因检测与临床工作者通常用来进行辅助化疗临床决策的病理学指标进行比较。同样的，该试验主要关注于被认为是中危的患者，并且将进一步评估 MammaPrint 检测的预测价值[80]。

显然，这是一个不断发展的领域，可能会在未来数年内显著影响临床实践与决策。目前，所有这些检测似乎都是良好的预后工具，但还没有足够的依据证明他们能足够安全地识别出不需要化疗的患者。迄今为止，没有哪一项检测被证实优于市场上的其他检测。

八、老年患者的相关试验

作为一个新领域，如何设计并实施一项旨在评估 70 岁以上老年乳腺癌患者治疗效果的试验研究，正作为人们探索的新的领域。目前，许多患者处于这一年龄段，并且适合全身治疗；然而，研究者们对于这一人群的用药疗效罕有明确的证据。在历史上，由于老年人存在潜在的并发症、器官功能下降以及对不良反应的易感性增加，人们一直不愿将这一人群纳入研究试验。少数包含有老年女性被试的研究发现，对于 65 岁以上或以下的患者，某些并发症的发生率是相当的[81-83]。然而，这些研究中的老年女性被试是经过健康筛选的，没有其他的伴随疾病，因此并不能真正代表整个老年人群。上述的那些试验中几乎都没有包括 80 岁以上的女性，这意味着我们没有关于这个人群对治疗的耐受性或疗效的可靠信息[84]。越来越多的人认为老年病学家应该从最初的肿瘤学咨询开始参与进来，通过完善对老年患者的综合评估，以帮助决策过程，并得以校准与年龄相关的并发症对研究结论的影响[85]。

本章回顾的数据清楚地表明，辅助全身治疗可改善患者的预后。具体选择使用哪种疗法或多种疗法联合使用，取决于肿瘤生物学、患者特征，以及对于获益与所受损害的评估。

推荐阅读

[1] Dawood S, Austin L, Cristofanilli M. Cancer stem cells: implications for cancer therapy. Oncology (Williston Park) 2014;28(12):1101–7, 1110.
[2] Zhang S, Balch C, Chan MW, et al. Identification and characterizationof ovarian cancer-initiating cells from primary human tumors. Cancer Res. 2008;68:4311–20.
[3] Tian T, Olson S, Whitacre JM, Harding A. The origins of cancer robustness and evolvability. Integr Biol (Camb). 2011;3:17–30.
[4] Boon T, Cerottini JC, Van den Eynde B, et al. Tumor antigens recognized by T lymphocytes. Annu Rev Immunol. 1994;12:337–65.
[5] Adams S, Gray RJ, Demaria S, et al. Prognostic value of tumor-infiltrating lymphocytes in triple-negative breast cancers from two phase III randomized adjuvant breast cancer trials: ECOG 2197 and ECOG 1199. J Clin Oncol. 2014;32(27):2959–66.
[6] Ali HR, Provenzano E, Dawson SJ, et al. Association between $CD8^+$ T-cell infiltration and breast cancer survival in 12,439 patients. Ann Oncol. 2014;25(8):1536–43.
[7] Loi S, Michiels S, Salgado R, et al. Tumor infiltrating lymphocytes are prognostic in triple negative breast cancer and predictive for trastuzumab benefit in early breast cancer: results from the FinHER trial. Ann Oncol. 2014;25(8):1544–50.
[8] Loi S, Sirtaine N, Piette F, et al. Prognostic and predictive value of tumor-infiltrating lymphocytes in a phase III randomized adjuvant breast cancer trial in node-positive breast cancer comparing the addition of docetaxel to doxorubicin with doxorubicin-based chemotherapy: BIG 02-98. J Clin Oncol. 2013;31(7):860–7.
[9] Anon. Review of mortality results in randomized trials in early breast cancer. Lancet 1984; 2:1205.
[10] Fisher B, Jeong JH, Anderson S, et al. Twenty-five year

follow-up of a randomized trial comparing radical mastectomy, total mastectomy, and total mastectomy followed by irradiation. N Engl J Med. 2002;347:567–75.
[11] Fisher B, Anderson S, Bryant J, et al. Twenty-year follow-up of a randomized trial comparing total mastectomy, lumpectomy, and lumpectomy plus irradiation for the treatment of invasive breast cancer. N Engl J Med. 2002;347:1233–41.
[12] Fisher B, Ravdin RG, Ausman RK, et al. Surgical adjuvant chemotherapy in cancer of the breast: results of a decade of cooperative investigation. Ann Surg. 1968;168:337–56.
[13] Fisher B, Carbone P, Economou SG, et al. 1-Phenylalanine mustard (L-PAM) in the management of primary breast cancer. A report of early findings. N Engl J Med. 1975;292:117–22.
[14] Greenspan EM, Fieber M, Lesnick G, Edelman S. Response of advanced breast cancer to the combination of the anti-metabolite methotrexate and the alkylating agent thiotepa. J Mt Sinai Hosp. 1963;30:246–67.
[15] Bonadonna G, Brusamolino E, Valagussa P, et al. Combination chemotherapy as an adjuvant treatment in operable breast cancer. N Engl J Med. 1976;294:405–10.
[16] Albain KS, Barlow WE, Ravdin PM, et al. Breast Cancer Intergroup of North America. Adjuvant chemotherapy and timing of tamoxifen in postmenopausal patients with endocrine-responsive, node-positive breast cancer: a phase 3, open-label, randomised controlled trial. Lancet Oncol. 2009;374:2055–63.
[17] Mansour EG, Gray R, Shatila AH, et al. Efficacy of adjuvant chemotherapy in high-risk node-negative breast cancer. An intergroup study. N Engl J Med. 1989;320:485–90.
[18] Tancini G, Bonadonna G, Valagussa P, et al. Adjuvant CMF in breast cancer: comparative 5-year results of 12 versus 6 cycles. J Clin Oncol. 1983;1:2–10.
[19] Fisher B, Brown AM, Dimitrov NV, et al. Two months of doxorubicin-cyclophosphamide with and without interval reinduction therapy compared with 6 months of cyclophosphamide, methotrexate, and fluorouracil in positive-node breast cancer patients with tamoxifen-nonresponsive tumors: results from the National Surgical Adjuvant Breast and Bowel Project B-15. J Clin Oncol. 1990;8:1483–96.
[20] Abrams JS. Adjuvant therapy for breast cancer–results from the USA consensus conference. Breast Cancer. 2001;8:298–304.
[21] Early Breast Cancer Trialists' Collaborative Group. Effects of chemotherapy and hormonal therapy for early breast cancer on recurrence and 15-year survival: an overview of the randomised trials. Lancet Oncol. 2005;365:1687–717.
[22] Early Breast Cancer Trialists' Collaborative Group. Adjuvant chemotherapy in oestrogen receptor poor breast cancer: patient level meta-analyses of randomized trials. Lancet Oncol. 2008;371(9606):29–40.
[23] Early Breast Cancer Trialists' Collaborative Group. Comparisons between different polychemotherapy regimens for early breast cancer: meta-analyses of long-term outcome among 100,000 women in 123 randomised trials. Lancet Oncol. 2012;379:432–44.
[24] Bonadonna G, Zambetti M, Valagussa P. Sequential or alternating doxorubicin and CMF regimens in breast cancer with more than three positive nodes. Ten year results. JAMA. 1995;273(7):542–7.
[25] Earl HM, Hiller L, Dunn JA, et al. NEAT: National Epirubicin Adjuvant Trail—toxicity, delivered dose intensity and quality of life. Br J Cancer. 2008;99:1226–31.
[26] Wani MC, Taylor HL, Wall ME, et al. Plant antitumor agents VI. Isolation and structure of taxol, a novel antileukemic and antitumour agent from taxus brevifolia. J Am Chem Sco 197196: 2325–7.
[27] Sparano JA. Doxorubicin/taxane combinations: cardiac toxicity and pharmacokinetics. Semin Oncol. 1999;26:14–9.
[28] Norton L. Theoretical concepts and the emerging role of taxanes in adjuvant therapy. Oncologist. 2001;6:30–5.
[29] Simon R, Norton L. The Norton-Simon hypothesis: designing more effective and less toxic chemotherapeutic regimens. Nat Clin Pract Oncol. 2006;3:406–7.
[30] Henderson IC, Berry DA, Demetri GD, et al. Improved outcomes from adding sequential Paclitaxel but not from escalating Doxorubicin dose in an adjuvant chemotherapy regimen for patients with node-positive primary breast cancer. J Clin Oncol. 2003;21:976–83.
[31] Mamounas EP, Bryant J, Lembersky B, et al. Paclitaxel after doxorubicin plus cyclophosphamide as adjuvant chemotherapy for node-positive breast cancer: results from NSABP B-28. J Clin Oncol. 2005;23:3686–96.
[32] Anampa J, Makower D. Sparano J Progress in adjuvant chemotherapy for breast cancer: an overview. BMC Med. 2015;13:195.
[33] Jones S, Holmes FA, O'Shaughnessy J et al. Extended follow up and analysis by age of the US Oncology Adjuvant Trial 9735: docetaxel/cyclophosphamide is associated with an overall survival benefit compared to doxorubicin/cyclophosphamide and is well tolerated in women 65 or older. Breast Cancer Res Treat. 2007:106(suppl 1).
[34] Jones S, Holmes FA, O'Shaughnessy J, et al. Docetaxel with cyclophosphamide is associated with an overall survival benefit compared with doxorubicin and cyclophosphamide: 7-year follow up of US Oncology Research Trial 9735. J Clin Oncol. 2009;27:1177–83.
[35] Martin M, Pienkowski T, Mackey J, et al. Breast Cancer International Research Group 001 Investigators. Adjuvant docetaxel for node-positive breast cancer. N Engl J Med. 2005;352:2302–13.
[36] Martin M, Seguí MA, Antón A, et al. GEICAM 9805 Investigators. Adjuvant docetaxel for high-risk, node-negative breast cancer. N Engl J Med. 2010;363:2200–10.
[37] Roche H, Fumoleau P, Spielmann M, et al. Sequential adjuvant epirubicin-based and docetaxel chemotherapy for node-positive breast cancer patients: the FNCLCC PACS 01 Trial. J Clin Oncol. 2006;24:5664–71.
[38] Coudert B, Asselain B, Campone M, et al. UNICANCER Breast Group. Extended benefit from sequential administration of docetaxel after standard fluorouracil, epirubicin, and cyclophosphamide regimen for node-positive breast cancer: the 8-year follow-up results of the UNICANCER-PACS01 trial. Oncologist. 2012;17:900–9.
[39] Ellis P, Barrett-Lee P, Johnson L, et al. TACT Trial Management Group; TACT Trialists. Sequential docetaxel as adjuvant chemotherapy for early breast cancer (TACT): an open-label, phase III, randomised controlled trial. Lancet Oncol. 2009;373:1681–92.
[40] Sparano JA, Wang M, Martino S, et al. Weekly paclitaxel in the adjuvant treatment of breast cancer. N Engl J Med. 2008;358:1663–71.
[41] Sparano JA, Zhao F, Martino S, et al. Long-term follow-up of the E1199 phase III trial evaluating the role of taxane and schedule in operable breast cancer. J Clin Oncol. 2015;20,

33(21):2353–60.
[42] Early Breast Cancer Trialists' Collaborative Group. Tamoxifen for early breast cancer: an overview of the randomised trials. Lancet Oncol. 1998;351:1451–67.
[43] Fisher B, Dignam J, Bryant J, et al. Five versus more than five years of tamoxifen therapy for breast cancer patients with negative lymph nodes and estrogen receptor–positive tumors. J Natl Cancer Inst. 1996;88:1529–42.
[44] Fisher B, Dignam J, Bryant J, et al. Five versus more than five years of tamoxifen for lymph node–negative breast cancer: updated findings from the National Surgical Adjuvant Breast and Bowel Project B–14 randomized trial. J Natl Cancer Inst. 2001;93:684–90.
[45] Davies C, Pan H, Godwin J, et al. Long term effects of continuing adjuvant tamoxifen to 10 years versus stopping at 5 years after diagnosis of oestrogen receptor–postitive breast cancer: ATLAS, a randomised trial. Lancet Oncol. 2013;381(9869):805–16.
[46] Gray R, Rea D, Handley K et al. aTTom: long–term effects of continuing adjuvant tamoxifen to 10 years versus stopping at 5 years in 6,953 women with early breast cancer. J Clin Oncol, 2013 ASCO Annual Meeting Abstracts. Vol 31, No 18_suppl (June 20 Supplement), 2013:5.
[47] Cuzick J, Sestak I, Baum M, et al. Effect of anastrozole and tamoxifen as adjuvant treatment for early–stage breast cancer: 10–year analysis of the ATAC trial. Lancet Oncol. 2010;11(12):1135–41.
[48] Mourisden H, Gershanovich M, Sun Y et al. Superior efficacy of letrozole versus tamoxifen as first line therapy for post menopausal women with advanced breast cancer: results of a phase III study of the International Letrozole Breast Cancer Group. J Clin Oncol. 200119 (10): 2596–606.
[49] Kaufmann M, Jonat W, Hilfrich JJ, et al. Improved overall survival in postmenopausal women with early breast cancer after anastrozole initiated after treatment with tamoxifen compared with continued tamoxifen: the ARNO 95 study. J Clin Oncol. 2007;25(19):2664–70.
[50] Coombes RC, Kilburn LS, Snowdon CF et al. Survival and safety of exemestane versus tamoxifen after 2–3 years' tamoxifen treatment (Intergroup Exemestane Study): a randomised controlled trial. Lancet Oncol. 2007;369(9561): 559–570.
[51] Goss PE, Ingle JN, Martino S, et al. A randomised trial of letrozole in postmenopausal women after five years of tamoxifen therapy for early stage breast cancer. N Engl J Med. 2003;349(19):1793–802.
[52] Goss P, Ingle JN, Martino S, et al. Randomized trial of letrozole following tamoxifen as extended adjuvant therapy in receptor–positive breast cancer: updated findings from NCIC CTG MA.17. J Natl Cancer Inst. 2005;97(17):1262–71.
[53] Burstein HJ, Temin S, Anderson A, et al. Adjuvant endocrine therapy for women with hormone receptor–positive breast cancer: American society of clinical oncology clinical practice guideline focused update. J Clin Oncol. 2014;32(21): 2255–69.
[54] Slamon DJ, Clark GM, Wong SG. Human breast cancer: correlation of relapse and survival with amplification of the HER–2/neu oncogene. Science. 1987;235:177–82.
[55] Perez EA, Romond EH, Suman VJ, et al. Trastuzumab plus adjuvant chemotherapy for human epidermal growth factor receptor 2–positive breast cancer: planned joint analysis of overall survival from NSABP B–31 and NCCTG N9831. J Clin Oncol. 2014;32(33):3744–52.
[56] Tan–Chiu E, Yothers G, Romond E et al. Assessment of cardiac dysfunction in a randomized trial comparing doxorubicin and cyclophosphamide followed by paclitaxel, with or without trastuzumab as adjuvant therapy in node–positive, human epidermal growth factor receptor 2–overexpressing breast cancer: NSABP B–31 J Clin Oncol. 23(31):7811–9.
[57] Goldhirsch A, Gelber RD, Piccart–Gebhart MJ, et al. 2 years versus 1 year of adjuvant trastuzumab for HER2–positive breast cancer (HERA): an open–label, randomised controlled trial. Lancet Oncol. 2013;382(9897):1021–8.
[58] Pivot X, Romieu G, Debled M, et al 6 months versus 12 months of adjuvant trastuzumab for patients with HER2–positive early breast cancer (PHARE): a randomised phase 3 trial. Lancet Oncol. 2013;14(8):741–48.
[59] Joensuu H, Kellokumpu–Lehtinen P–L, Bono P. Adjuvant docetaxel or vinorelbine with or without trastuzumab for breast cancer. N Engl J Med 2006;354:809–820.
[60] Slamon D, Eiermann W, Robert N. Phase III randomized trial comparing doxorubicin and cyclophosphamide followed by docetaxel (ACT) with doxorubicin and cyclophosphamide followed by docetaxel and trastuzumab (AC TH) with docetaxel, carboplatin and Trastuzumab (TCH) in HER2 positive early breast cancer patients: BCIRG 006 study. Cancer Res. 2009; 69–62.
[61] Gnant M, Mlineritsch B, Schippinger W, et al. Endocrine therapy plus zoledronic acid in premenopausal breast cancer. N Engl J Med. 2009;360:679–91.
[62] Coleman R, Cameron D, Dodwell D, et al. Adjuvant zoledronic acid in patients with early breast cancer: final efficacy analysis of the AZURE (BIG 01/04) randomised open–label phase 3 trial. Lancet Oncol. 2014;15(9):997–1006.
[63] Early Breast Cancer Trialists' Collaborative Group. Adjuvant bisphosphonate treatment in early breast cancer: meta–analyses of individual patient data from randomised trials. Lancet Oncol. 2015;386(10001):1353–61.
[64] Beatson GT. On the treatment of inoperable cases of carcinoma of the mamma: suggestions for a new method of treatment with illustrative cases. Lancet Oncol. 1896;2: 104–7.
[65] Breast Cancer Trialists' Collaborative Group. Ovarian ablation in early breast cancer: overview of the randomised trials. Lancet Oncol. 1996;348(9036):1189–96.
[66] Cuzick J, Ambrosine L davidosn N et al. Use of luteinising–hormone–releasing hormone agonists as adjuvant treatment in premenopausal patients with hormone–receptor–positive breast cancer: a meta–analysis of individual patient data from randomised adjuvant trials. Lancet Oncol. 2007;369(9574):1711–23.
[67] Pagani O, Regan MM, Walley BA, et al. Adjuvant exemestane with ovarian suppression in premenopausal breast cancer. N Engl Med. 2014;371:107–18.
[68] Albain KS, Barlow WE, Shak S, et al. Prognostic and predictive value of the 21–gene recurrence score assay in postmenopausal women with node positive, oestrogen receptor positive breast cancer on chemotherapy: a retrospective planned analysis of a randomised trial. Lancet Oncol. 2010;11:55–65.
[69] Harris L, Fritsche H, Mennel R, et al. American Society of Clinical Oncology 2007 update recommendations for the use of tumour markers in breast cancer. J Clin Oncol.

2007;25:5287–312.
[70] NCCN Clinical Practice Guidelines in Oncology Breast Cancer (version 1 2011). http://www.nccn.org/professionals/physician_gls/PDF/breast.pdf. Accessed 15 Jan 2016.
[71] Aebi S, Davidson T, Gruber G, Castiglione M. Primary breast cancer: ESMO Clinical Practice Guidelines for diagnosis, treatment and follow up. Ann Oncol. 21(suppl 5):v9–v14.
[72] Goldhirsch A, Wood WC, Coates AS, et al. Strategies for subtypes—dealing with the diversity of breast cancer: highlight of the St Gallen international expert consensus on the primary therapy of early breast cancer. Ann Oncol. 2011;22(8):1736–47.
[73] Glas AM, Floore A, Delahaye LJMJ, et al. Converting a breast cancer microarray signature into a high–throughput diagnostic test. BMC Genom. 2006;7:278.
[74] Mook S, Knauer M, Bueno–de–Mesquita JM, et al. Metastatic potential of T_1 breast cancer can be predicted by the 70–gene MammaPrint signature. Ann Surg Oncol. 2010;17:1406–13.
[75] Knauer M, Mook S, Rutgers EJ, et al. The predictive value of the 70–gene signature for adjuvant chemotherapy in early breast cancer. Breast Cancer Res Treat. 2010;120:655–61.
[76] Drukker CA, Bueno–de–Mesquita JM, Retel VP, et al. A prospective evaluation of a breast cancer prognosis signature in the observational RASTER study. Int J Cancer. 2013;133:929–36.
[77] Dowsett M, Sestak I, Lopez–Knowles E, et al. Comparison of PAM50 risk of recurrence score with onctotype DX and IHC4 for predicting risk of distant recurrence after endocrine therapy. J Clin Oncol. 2013;31:2783–90.
[78] Hormone Therapy with or without combination chemotherapy in treating women who have undergone surgery for node negative breast cancer (The TAILORx trial. Clinical Trial ID:NCTT00310180.
[79] Sparano JA, Gray RJ, Makower DF, et al. Prospective Validation of a 21–gene expression assay in breast cancer. N Engl J Med. 2015;2015(373):2005–14.
[80] MINDACT (Microarray in node negative and 1 to 3 positive lymph node disease may avoid chemotherapy): A prospective, randomized study to compare the 70–gene signature assay with the common clinical–pathological criteria in selecting patients for adjuvant chemotherapy in breast cancer. Clinical Trial ID: NCT00433589.
[81] Gelman RS, Taylor SG. Cyclophosphamide, methotrexate and 5–fluorouracil chemotherapy in women more than 65 years old with advanced breast cancer: the elimination of age trends in toxicity by using doses based on creatinine clearance. J Clin Oncol. 1984;2:1404–13.
[82] Christman K, Muss HB, Case LD, Stanley V. Chemotherapy of metastatic breast cancer in the elderly. JAMA. 1992; 268:57–62.
[83] Ibrahim N, Buzdar A, Frye D, Hortobagyi G. Should age be a determinant factor in treating breast cancer patients with combination chemotherapy? Proc Am Soc Clin Oncol. 1993;12:A74.
[84] Balducci L, Phillips DM. Breast Cancer in older women. Am Fam Physician. 1998 Oct 1;58(5):1163–72.
[85] Markopoulos C, Van de Water W. Older patients with breast cancer; is there bias in the treatment they receive? Adv Med Oncol. 2012;4(6):321–7.

第 19 章 内分泌治疗

Endocrine Therapy

Olivia Pagani，Rosaria Condorelli　著
辛　玥　译

缩略语	英文全称	中文名称
BC	Breast cancer	乳腺癌
ET/ETs	Endocrine therapy/endocrine therapies	内分泌治疗
ER+	Oestrogen receptor–positive	雌激素受体阳性
PR+	Progesterone receptor–positive	孕激素受体阳性
EBCTCG	Early Breast Cancer Trialists' Collaborative Group	早期乳腺癌试验者协作组
RR	Relative risk	相对危险度
OFS	Ovarian function suppression	卵巢功能抑制
GnRHa	Gonadotropin–releasing hormone analogues	促性腺激素释放激素类似物
IBCSG	International Breast Cancer Study Group	国际乳腺癌研究组
SOFT	Suppression of Ovarian Function Trial	卵巢功能抑制试验
DSF	Disease–free survival	无病生存期 / 无病生存率
HR	Hazard ratio	相对危险度
CI	Confidence interval	可信区间
AI/AIs	Aromatase inhibitor/aromatase inhibitors	芳香化酶抑制药
TEXT	Tamoxifen and Exemestane Trial	他莫昔芬 vs. 依西美坦试验
OS	Overall survival	总体生存期 / 总体生存率
HR–	Hormone receptor–negative	激素受体阴性
DDFS	Distant DFS	远处无转移存活率
ER–	Oestrogen receptor–negative	雌激素受体阴性

HER2+	Human epidermal growth factor receptor 2–positive	人上皮生长因子受体 –2 阳性
pCR	Pathologic complete response	病理完全缓解
NeoCENT	Neoadjuvant Chemotherapy versus ENdocrine Therapy	
BCS	Breast conservative surgery	乳腺癌保乳根治术
ORR	Overall response rate	总体缓解率
PEPI	Preoperative endocrine prognostic index	
RFS	Relapse–free survival	无复发生存期 / 无复发生存率
PROACT	Preoperative Arimidex Compared to Tamoxifen	
LABC	Locally advanced breast cancer	局部晚乳腺癌
ABC	Advanced breast cancer	晚期乳腺癌
TTP	Time to progression	进展时间
OA	Ovarian ablation	卵巢切除术
CBR	Clinical benefit rate	临床获益率
LD	Low–dose	低剂量
HD	High–dose	高剂量
HR+	Hormone receptor–positive	激素受体阳性
mTOR	PI3K/Akt/mammalian target of rapamycin	
NSAI	Non–steroidal aromatase inhibitor	非甾体类芳香化酶抑制药
CDK4 and CDK6	Cyclin–dependent kinases 4 and 6	

乳腺癌是一种具有不同免疫组化特征和分子特征的异质性疾病，这些不同导致了它具有不同的风险特征和预后。

内分泌反应性乳腺癌（endocrine responsive BC）在绝经前和绝经后乳腺癌女性中所占据比例最高，占总数的 65%[1]。这意味着内分泌治疗可广泛应用于不同年龄乳腺癌患者的各个疾病阶段中。

本文将总结内分泌治疗在绝经前及绝经后女性患者的新辅助治疗、辅助治疗，以及转移性乳腺癌的解救治疗中的适应证和疗效。

一、辅助治疗

当 ER 受体和（或）PR 受体阳性肿瘤细胞≥ 1% 时，即可定义为内分泌反应性乳腺癌，这一类型乳腺癌无论是否需要辅助化疗或靶向治疗，都具有进行辅助内分泌治疗的指征。

不同内分泌治疗之间的选择取决于绝经状态、复发风险、并发症、潜在药物毒性和患者意愿，并且应该在专门的乳腺癌治疗小组中进行个体化讨论。

（一）绝经前患者

1. 他莫昔芬

在过去的几十年中，5 年的他莫昔芬治疗一直是绝经前乳腺癌患者内分泌治疗的金标准。

他莫昔芬通过与雌激素竞争结合受体位点，从而抑制雌激素依赖性乳腺癌的发展。此外，他莫昔芬具有部分雌激素激动作用，一方面可以预防骨质脱钙，同时也增加子宫癌和血栓事件的风险。EBCTCG 更新了针对 ER 阳性乳腺癌的研究的回顾，得出结论：5 年辅助他莫昔芬治疗可使得乳腺癌年死亡率降低 31%，且不受年龄、化疗与否以及淋巴结是否转移的影响 [2]。这一治疗效果随着观察时间的推移而延续(0 ～ 4 年、5 ～ 14 年)，并证实了先前报道中提到的 0 ～ 9 年的数据。Meta 分析还强调，在降低乳腺癌复发率和死亡率方面，他莫昔芬 5 年治疗的效果显著优于 1 ～ 2 年治疗。

对于个体患者，目前他莫昔芬的最佳持续治疗时间尚未完全明确。在 ATLAS 随机试验中，12 894 名完成 5 年他莫昔芬辅助治疗的绝经前和绝经后患者被随机安排继续第二个 5 年治疗或停止治疗。在对 6846 名 ER 阳性患者分析后显示，治疗时间较长的试验组相较于对照组，在乳腺癌复发率（21.4% vs 25.1%）、乳腺癌相关死亡率（12.2% vs 15%）和总体死亡率等方面的风险可显著降低，并具有统计学意义。同时，这些延长治疗的患者也经历了更多的药物相关不良反应，包括子宫内膜癌（RR 1.74）和肺栓塞（RR 1.87）[3]。而 aTTom 试验通过对 2755 名 ER 阳性乳腺癌女性分析后也同样证实，延长使用他莫昔芬可以降低乳腺癌复发和死亡率 [4]。再结合他莫昔芬 5 年治疗与未服用他莫昔芬治疗的研究结果，这些数据表明，10 年的他莫昔芬辅助治疗与未服用他莫昔芬相比，可在诊断后的第一个 10 年内降低近 1/3 的乳腺癌死亡率，并在之后的观察时间里降低一半。尽管在 ALTAS 试验中只有 9% 的被试在入组时处于绝经前状态，而在 aTTom 试验中绝经前被试所占的比例不得而知，但这一证据对于高复发风险患者和年轻患者来说尤为重要，她们将是考虑进行 10 年他莫昔芬辅助治疗的最主要人群。

2. 卵巢功能抑制

对于绝经前女性，通过卵巢对外源性和内源性雄激素进行芳构化，是循环内雌激素的主要来源。通过手术切除或放射线照射进行卵巢功能抑制，是有史以来最古老的内分泌治疗手段，而现如今这一手段正逐渐被促性腺激素释放激素类似物（the administration of gonadotropin-releasing hormone analogues，GnRHa）所取代。今天，卵巢切除在发展中国家仍然是一种低成本选择，对于已完成生育计划并携带 BRCA 1/2 基因突变的乳腺癌患者也是一种有效的替代方案。而长期使用 GnRHa，通过与垂体中的受体相结合，先引起卵泡刺激素和促黄体生成素水平的急剧上升，随后导致促性腺激素和性类固醇的分泌下降，以达到与手术去势相近的效果。

研究者对卵巢功能抑制治疗（ovarian function suppression，OFS）在绝经前乳腺癌患者内分泌治疗中的意义进行了研究，并得到不同的结果。2007 年 EBCTCG 对包括了 11 906 名乳腺癌患者的 16 项随机对照研究进行了 Meta 分析，这些研究涉及单独使用 GnRHa、GnRHa 加他莫昔芬与单独使用他莫昔芬，GnRHa 加化疗与单独化疗，GnRHa 加化疗联合他莫昔芬与化疗联合他莫昔芬等多种治疗方案。这其中 GnRHa 治疗持续时间从 18 个月到 5 年不等。该分析显示，单独使用 GnRHa 并不能显著降低复发率或复发后的死亡率，但当 GnRHa 分别联合他莫昔芬、联合化疗或三者相结合使用时，复发率可降低 12.7%，而复发后死亡率可下降 15.1%[5]。无论化疗结束后是否联用他莫昔芬，这种获益对于辅助化疗后≤ 40 岁的女性患者尤其明显，这可能与此类患者单独化疗后无法达到永久性闭经有关。

目前 IBCSG（International Breast Cancer Study Group）的 SOFT 研究的最新结果显示，在经过中位随访 67 个月后，他莫昔芬联合 OFS 的 5 年治疗与单用他莫昔芬 5 年治疗相比，前者 DFS 为 86.6%，后者为 84.7%，二者相比 HR 0.83（95%CI 0.66 ～ 1.04，P=0.10）。在进一步对接受辅助化疗的患者队列进行亚组分析后，人们发现，他莫昔芬联合卵巢功能抑制与单用他莫昔芬相比，在降低 5 年乳腺癌复发风险方面有明显获益（DFS 分别为 82.5% 和 78.0%，HR 0.78，95%CI 0.60 ～ 1.02）；值得注意的是，这一亚组中的患者的复发风险往往高于未化疗组，她们可能更年轻、肿瘤直径更大、肿瘤的组织学分级为中高级别，可能更容易出现淋巴结转移。该结果在非常年轻的乳腺癌（＜ 35 岁）患者人群中得到进一步证实，即相对于单用他莫昔芬，OFS 联合他莫昔芬在这一人群中获益最大（分别为 67.7% 和 78.9%），这表明患者的复发风险越高，加用 OFS 对预后的改善越明显 [6]，这一点已在所有最新指南中得到共识 [7-10]。

目前尚未确定辅助 GnRHa 治疗的最佳持续时间。在不同的试验中，给予 GnRHa 治疗的持续时间包括 2 年、3 年或 5 年，彼此之间没有进行直接比较。根据现有数据，治疗持续时间不应超过 5 年，还应考虑到治疗不良反应、患者意愿和家庭生育计划。

3. 芳香化酶抑制药

芳香化酶作用于雄激素底物可以合成雌激素，芳香化酶抑制药（aromatase inhibitors，AIS）通过抑制或灭活芳香酶，几乎可以完全抑制绝经后妇女的血浆雌激素水平。而对于绝经前患者，芳香化酶抑制药可以通过垂体反馈机制间接刺激卵巢功能，反而造成循环中雌激素的异常增加，因此不能单独使用。

对于绝经前女性，TEXT 和 SOFT 已经对 4690 位患者进行了综合分析，其中主要涉及 AI 依西美坦联合 OFS，与他莫昔芬联合 OFS 间的比较。在经过 68 个月的中位随访时间后，依西美坦组的 DFS 达到 91.1%，而他莫昔芬组为 87.3%（HR 0.72，95%CI 0.60 ～ 0.85，P ＜ 0.001），绝对收益率为 3.8%，与芳香化酶抑制药在绝经后患者中的获益相当。在 OS 方面，两组目前并没有显著差异，但对于可能发生晚期复发的患者群体，还需要随访更长时间。总体而言，两个治疗组中任何级别的不良事件发生率相似，其毒性特征也与各自使用的药物种类一致。接受他莫昔芬治疗的患者更多出现潮热、阴道分泌物和出汗，而服用依西美坦的患者有更多的骨关节疼痛、阴道干燥和更严重的性兴趣缺失 [11]。尽管如此，在治疗期间，两种治疗方式对生活质量的改变较为相似 [12]。

而在 ABCSG-12 试验中报道了与之前不同的结果，该试验将 1803 名女性被试随机分为两组，分别为 3 年 OFS 联合他莫昔芬治疗，或 3 年 OFS 联合 AI 阿那曲唑治疗，整个过程中含或不含唑来膦酸。在经过 94.4 个月的中位随访时间后，两个治疗组之间 DFS 无明显差异，但观察到阿那曲唑治疗组的死亡风险较高（HR 1.63，95%CI 1.05 ～ 1.45，P=0.03）[13]。

这些不同的结果可以部分解释为 ABCSG-12 和 SOFT/TEXT 研究之间的一些差异：奥地利试验中患者数量较少且统计功效较小，被试主要为低风险人群（接受新辅助化疗的患者仅占 5%），治疗时间较短（仅 3 年）以及唑来膦酸的使用。

目前，SOFT 和 TEXT 的研究结果支持依西美坦联合 OFS 作为针对有 OFS 治疗指征的绝经前的 ER 阳性早期乳腺癌患者的一种新的治疗方案。

（二）GnRHa 的卵巢保护作用

不同的研究和 Meta 分析试图探讨 GnRHa 在辅助化疗期间为预防卵巢衰竭所起到的作用，其结果之间形成对比，这主要是由于这些研究在对卵巢衰竭的定义和对患者的选择方面不同质。

最近，POEMS 随机试验对 257 名激素受体阴性的绝经前乳腺癌女性，在接受标准化疗的前提下，随机分配为接受或不接受 GnRHa 戈舍瑞林（Goserelin）。2 年后，接受戈舍瑞林治疗的试验组卵巢衰竭率为 8%，对照组为 22%。在 218 名可评估的患者中，戈舍瑞林组的患者妊娠率高于对照组（21% vs 11%）[14]。

尽管缺乏普遍共识，我们仍建议与患者单独讨论该策略，讨论中应充分权衡该疗法的不良反应和获益。

（三）绝经后女性

芳香化酶抑制药（甾体类及非甾体类）和他莫昔芬是针对绝经后的内分泌反应性早期乳腺癌的有效辅助治疗手段。其中芳香化酶抑制药在不同试验中，可显著改善 DFS，并轻微改善 OS。

BIG 1–98，一项临床Ⅲ期随机双盲试验，对比了 5 年他莫昔芬及来曲唑作为单药治疗或序贯给药（一种药物治疗 2 年，另一种药物治疗 3 年）的治疗效果。在经过了 8.7 年的中位随访时间后，来曲唑单药治疗在 DFS（HR 0.82）、OS（HR 0.79）、无远处复发间隔时间（HR 0.79）和无乳腺癌时间（HR 0.80）等主要或次要观察终点上均显著优于他莫昔芬单药治疗。相反，在中位随访 8.0 年时，双药序贯疗法和来曲唑单药治疗之间的任何观察终点在统计学上均没有显著差异，因此双药序贯策略是出现药物不良反应时的有效选择[15]。

同样，ATAC 试验比较了 5 年阿那曲唑与 5 年他莫昔芬治疗。在整个研究人群，特别是 ER 阳性患者中，在经过 120 个月的中位随访时间后，在 DFS（HR 0.86）、复发时间（HR 0.79）和远期复发时间（HR 0.85）等方面，阿那曲唑组较他莫昔芬组有显著改善。且对于 ER 阳性患者，这两者在“复发时间”上的绝对差异会随着时间的推移而越来越明显（5 年时差异 2.7%，10 年时差异 4.3%）；即使在治疗完成后，阿那曲唑组复发率较他莫昔芬组仍显著降低（HR 0.81），虽然 8 年后这些获益将有所下降。而在复发后死亡人数方面，阿那曲唑与他莫昔芬相比也有所减少（HR 0.87），但二者总体死亡率差异不大（HR 0.95）[16]。

其他几项大型随机试验比较了三种第三代芳香化酶抑制药（阿那曲唑、来曲唑或依西美坦）中的一种与 5 年他莫昔芬治疗，通常报道的结果都是芳香化酶抑制药治疗组的复发率较他莫昔芬组有所降低，但乳腺癌相关死亡率并没有明确减少。

最新的 EBCTCG Meta 分析纳入了来自不同随机试验的 31 920 名女性患者的数据，这些随机试验的用药流程有所不同，包括：5 年芳香化酶抑制药对比 5 年他莫昔芬治疗；5 年芳香化酶抑制药对比 2 ～ 3 年他莫昔芬序贯芳香化酶抑制药（共 5 年）；2 ～ 3 年他莫昔芬序贯芳香化酶抑制药（共 5 年）对比 5 年他莫昔芬单药治疗。

在 5 年芳香化酶抑制药治疗与 5 年他莫昔芬治疗的比较中，前者的复发风险在治疗期间显著低于后者（治疗 0 ～ 1 年 RR 0.64，2 ～ 4 年 RR 0.80），但在此之后这种优势就不再明显。而在 10 年乳腺癌相关死亡率方面，芳香化酶抑制药组也低于他莫昔芬组（12.1% vs 14.2%，RR 0.85）。在芳香化酶抑制药单药 5 年治疗，与他莫昔芬序贯芳香化酶抑制药的 5 年治疗的比较中，当前期两组治疗不同时，芳香化酶抑制药组的复发风险显著低于后者（0 ～ 1 年 RR 0.74），但是当后期两组都接受芳香化酶抑制药（第 2 ～ 4 年）以后，这种优势将不再明显；同时，乳腺癌相关死亡率的降低也并不显著（RR 0.89）。在他莫昔芬序贯芳香化酶抑制药的 5 年治疗，与他莫昔芬单药 5 年治疗相比时，前者的复发风险在 2 ～ 4 年进入芳香化酶抑制药阶段时明显降低（RR 0.56），但随后这一优势也不再明显；而在改用芳香化酶抑制药后，10 年乳腺癌死亡率也显著低于持续使用他莫昔芬的被试组（8.7% vs 10.1%）。总之，在集合了 3 种用药方案进行对比后，人们发现，当用药不同时，使用芳香化酶抑制药组的患者在复发率方面显著获益（RR 0.70），但此后获益并不显著（RR 0.93）。乳腺癌死亡率也会在治疗用药不同时显著降低（RR 0.79），在治疗结束后风险降低减少（RR 0.89），而就整体而言，芳香化酶抑制药治疗的乳腺癌死亡风险 RR 为 0.86。

在经过 Meta 分析之后，人们得出结论，芳香化酶抑制药与他莫昔芬相比，在治疗不同的情况下内，复发率按比例降低了约 30%，但在治疗结束之后没有显著差异。5 年芳香化酶抑制药治疗相较于 5 年他莫昔芬治疗，降低了 15% 的 10 年乳腺癌死亡率，而与没有进行内分泌治疗相比，死亡率按比例降低约 40%[17]。因此，根据所有最新的指南[7, 9]，芳香化酶抑制药应作为辅助治疗的一部分。而芳香化酶抑制药与他莫昔芬的整合，包括它们的先后顺序等问题，需要进一步进行个体化的讨论和计划。

同时，在绝经后的女性中，内分泌治疗的最佳持续时间仍然存在争议。

在 EBCTCG 的 Meta 分析中，排除了关于 5 年他莫昔芬治疗后继续芳香化酶抑制药治疗，与 5 年他莫昔芬治疗后停止内分泌治疗，二者之间的对比研究。这样的给药顺序已在 MA.17 试验中进行过研究，该试验是一项双盲、安慰剂对照试验，旨在确定完成 5 年他莫昔芬治疗后序贯 5 年来曲唑的有效性。该研究的主要研究终点是 DFS，次要终点包括 OS、DDFS（Distant DFS）和对侧肿瘤的发生率。由于中期分析显示来曲唑可以显著改善预后，该试验被提前终止：在经过 30 个月的中位随访后，序贯来曲唑的女性被试在 DFS、DDFS 和对侧乳腺癌发病率等方面显著优于安慰剂对照组；淋巴结阳性的女性患者可以通过来曲唑显著改善 OS，其他情况下两组间的 OS 大致相同。因此 MA.17 试验得出的结论是，来曲唑序贯他莫昔芬能有效改善 DFS 和 DDFS；除了对淋巴结阳性患者的 OS 有所改善，对于其他乳腺癌患者的 OS 改善不显著[18, 19]。

结合之前所提到的 ATLAS 试验的结果[3]，临床医生有必要在充分考虑到药物毒性及患者意愿的前提下，与伴有复发风险的患者适当讨论延长辅助内分泌治疗时间的问题。Ⅲ期临床随机对照研究 MA.17R 试验的近期结果显示，在接受 4.5 ～ 6 年辅助芳香化酶抑制治疗后（其中 79% 的患者是由他莫昔芬转为芳香化酶抑制药治疗），继续接受 5 年来曲唑治疗，与序贯安慰剂相比，可显著提高患者的 5 年 DFS（95% vs 91%，HR 0.66，P=0.01），且对侧乳腺癌发生率明显降低。而不同治疗组之间总体生存率的改善并不明显（HR 0.97，P=0.83）。来曲唑的优势在所有亚组中都可以观察到，且治疗之间没有相互作用的迹象，除了骨相关的副作用在来曲唑组中更为常见以外，两组之间大多数毒性反应的发生率相似。目前该试验仍在进行中，在后续结果出来之前，可以将 10 年芳香化酶抑制药治疗作为针对高复发风险患者的合理选择之一进行讨论。

（四）新辅助治疗

一直以来，与 ER 阴性或 HER2 阳性乳腺癌患者相比，新辅助化疗试验对于 ER 阳性的乳腺癌的缓解率较低[20]。德国乳腺组（The German Breast Group）证实了 ER 阳性肿瘤和 ER 阴性肿瘤经过新辅助化疗后的 pCR 分别为 6.2% 和 22.8%（P=0.0001）[21]。此外，在包含有 6377 名患者、以蒽环类和紫杉烷类药物为化疗方案的 7 项随机试验中，新辅助治疗后的 pCR 率可以很好地替代 DFS，成为 LuminalB/ HER2 阴性、HER2 阳性（非 Luminal 亚型）和三阴性乳腺癌患者的观察终点，但这种情况不适用于 LuminalA 型患者 [22]。而且直接比较新辅助化疗和新辅助内分泌治疗的研究比较少见。在 GEICAM / 2006-03 Ⅱ期临床试验中，95 名患者被随机分为 8 个周期的新辅助化疗（EC×4-T×4）或 24 周的内分泌治疗（依西美坦 25mg/d，绝经前患者与 Goserelin 联用）两组。总体而言，化疗的临床缓解率较高（66% vs 48%，P=0.075）。而研究者在基于 Ki-67 水平（以 10% 为分界）的亚组分析中探索性地发现了，两组中的低 Ki-67 患者获得相近的临床缓解（化疗组 63%，内分泌治疗组 58%，P=0.74），而高 Ki-67 患者对化疗的反应更好（67% vs 42%，P=0.075）。这些结果似乎提示低增殖指数的患者有可能避免新辅助化疗 [23]。NeoCENT（Neoadjuvant Chemotherapy versus ENdocrine Therapy）可行性试验中对比了 18 ～ 23 周的来曲唑新辅助内分泌治疗与 6 周期 FE（100）C 方案的新辅助化疗，该试验目前已满足被试招募和组织收集工作的初步要求；尽管两种治疗方案目前均表现出相当的有效性，但由于其获益缓慢，更大的Ⅲ期临床试验被视为不可行 [24]。因此，至少对于一些原发的 ER 阳性的局部晚期乳腺癌患者，在考虑新辅助治疗手段时，内分泌治疗可以成为化疗之外，另一个有吸引力的选择。由于新辅助内分泌治疗通常需要更长时间才会出现肿瘤缓解，因此治疗应至少持续 4 ～ 8 个月，或直至最大缓解程度出现 [7]。

（五）绝经前患者

目前，绝经前的 ER 阳性局部晚期乳腺癌患者，在通过新辅助治疗后达到保乳手术的条件，这一方面的临床证据还比较少。

STAGE 试验作为唯一的Ⅲ期临床随机多中心研究，将患者随机分为接受戈舍瑞林（每月）联合阿那曲唑治疗组，和接受戈舍瑞林（每月）联合他莫昔芬治疗组，两组均在手术前接受 24 周的新辅助内分泌治疗。其主要观察终点为最佳的整体肿瘤缓解情况（完全缓解或部分缓解）。在完成 24 周治疗的 185 名患者中，阿那曲唑治疗组中患者的完全或部分缓解率较他莫昔芬治疗组高（分别为 70.4% 和 50.5%）。因此试验的研究者们得出结论，鉴于其有利的风险 - 效益特征，阿那曲唑联合戈舍瑞林可以作为绝经前女性患者的新辅助治疗手段之一 [25]。然而，尽管有这些令人鼓舞的结果，当前的数据仍不足以支持该治疗方案被推荐使用在临床试验之外 [8]。

（六）绝经后患者

对于绝经后患者，一些随机试验表明芳香化酶抑制药优于他莫昔芬。

P024 研究作为一项对比研究来曲唑与他莫昔芬的跨国大型双盲试验，其结论显示，来曲唑相比于他莫昔芬，在总体缓解率（55% vs 36%，$P < 0.001$）和保乳手术率（45% vs 35%）有显著优势。而来曲唑在降低肿瘤增殖方面（Ki-67 指数）也较他莫昔芬更为有效（P=0.0009）[26]。此外，在经过 61.2 个月的中位随访时间后，当患者病理分期为 1 期或 0 期，并且手术标本的生物指标提示低风险（术前内分泌预后指数评分为 0）时，与分期较晚的肿瘤患者相比，其复发风险极低（几乎 100%RFS），因此不太可能从辅助化疗中额外获益 [27]。相反，PROACT（Preoperative Arimidex Compared to Tamoxifen）多中心随机试验认为，当被试肿瘤特征为可手术的（$T_{2\sim3}$，$N_{0\sim2}$，M_0）或存在手术可能（T_4，$N_{0\sim2}$，M_0）的较大肿瘤时，阿那曲唑与他莫昔芬之间的差异没有统计学意义。当患者接受阿那曲唑或他莫昔

芬治疗，联合或不联合 12 周的化疗时，在通过超声定期检测后发现，阿那曲唑组和他莫昔芬组分别有 39.5% 和 35.4% 的患者实现了客观缓解。这其中对于仅接受新辅助内分泌治疗的患者，47.2% 的阿那曲唑组被试与 38.3% 的他莫昔芬组被试最终缩小到可以进行手术的程度（P=0.15）[28]。

IMPACT 试验将可手术的或局部晚期的 ER 阳性乳腺癌患者随机分为阿那曲唑单药治疗、他莫昔芬单药治疗、他莫昔芬和阿那曲唑联合用药 3 组，治疗共 12 周。通过临床体检或超声检测所得出的客观缓解率在各个治疗组之间的差异没有统计学意义。试验中可以观察到接受阿那曲唑的患者相比于接受他莫昔芬的患者，保乳手术率有得到改善的趋势（分别为 44% 和 31%），然而这一趋势也没有统计学意义（P=0.23）。对这些试验的 Meta 分析进一步支持了这个观点，即芳香化酶抑制药比他莫昔芬能有效地推动保乳手术的成功[29]。

另一项随机双盲多中心研究对来曲唑与他莫昔芬的抗肿瘤活性进行了比较。在治疗 4 个月后，通过临床触诊评估，来曲唑组的总体客观缓解率明显优于他莫昔芬组（55% vs 36%，$P < 0.001$）。而作为次要观察终点的超声检测和乳房摄影检测结果，以及保乳手术率，进一步证实来曲唑相较于他莫昔芬更有优势[30]。

在Ⅱ期临床随机试验 ACOSOG Z1031 试验中，临床分期Ⅱ～Ⅲ期的 ER 阳性乳腺癌患者被随机分为接受依西美坦、来曲唑或阿那曲唑新辅助治疗共 16 周。试验的主要观察终点为临床缓解率，次要终点包括保乳手术率和 Ki–67 变化。尽管与依西美坦相比，来曲唑和阿那曲唑的临床缓解率较高，但在手术方式及 Ki–67 变化方面，三组之间并没有发现明显差异[31]。

根据这些数据可以得出结论：芳香化酶抑制药在缩小肿瘤大小和促进保守手术成功方面，比他莫昔芬更为有效。

二、转移性乳腺癌

大约 10% 新诊断的乳腺癌患者为局部晚期和（或）转移性乳腺癌，并且 30% 的早期乳腺癌女性在病史中发展为晚期。正如 ABC2 ESO–ESMO 国际共识指南中所指出的，内分泌治疗应该是 ER 阳性 / HER2 阴性乳腺癌的首选治疗方法，包括在伴有内脏转移的情况下[32]。可以多个内分泌治疗药物序贯治疗，直到出现疾病进展、药物毒性无法耐受，或有症状的内脏病变进一步发展。作用机制不同的多种内分泌治疗序贯使用可以延长缓解持续时间，降低耐药风险并延迟对化疗的需求[33]。只有在疾病负荷高、肿瘤危及生命并需要快速达到缓解，或存在内分泌抵抗的情况下，才需要优先选择化疗。内分泌耐药的定义如下：①在辅助内分泌治疗的前 2 年发生复发，或晚期乳腺癌一线内分泌治疗的前 6 个月内发生疾病进展，为原发性内分泌耐药；②在辅助内分泌治疗期间的前 2 年之后复发，在完成辅助内分泌治疗后 12 个月内复发，或在晚期乳腺癌开始内分泌治疗至少 6 个月以后出现疾病进展，为继发性（或获得性）耐药[32]。

在选择最合适的内分泌治疗方案时应综合考虑患者的绝经状态、所接受的辅助内分泌治疗的类型、既往病史或并发症，以及患者本人的意愿。尽管在一些试验中显示，联用化疗和内分泌治疗可以使得临床缓解率或进展时间得以增加或延长，但考虑到潜在的抵抗作用，仍不建议将二者同时联用。但目前在这一领域，还缺乏涉及新的内分泌治疗药物及化疗方案的临床研究还比较缺乏。

（一）绝经前患者

对于绝经前女性，卵巢功能抑制药或卵巢切除联合口服内分泌治疗药物是治疗的首选疗法，这其中以他莫昔芬作为标准的口服内分泌治疗药物，除非出现他莫昔芬耐药[8]。

卵巢切除术早已被确立为绝经前的晚期乳腺癌患者的有效治疗方法，在多项研究中，该治疗方法的有效率为14%～70%。激素受体的表达及表达程度可充分预测肿瘤细胞对这一操作的反应。当雌激素受体和孕激素受体同时为阳性时，近60%的患者有效；与之相对应的，在仅一项受体为阳性的患者人群中，仅30%的人对治疗有效[34]。

在引入了GnRHa之后，一些Ⅱ期临床试验研究了它们对于绝经前及围绝经期进展期乳腺癌患者的疗效。一项涉及228例患者、关于戈舍瑞林（Goserelin）每月治疗的Ⅱ期临床试验的Meta分析，报道了26.5个月的中位生存时间，约36%的总体缓解率（其中ER阳性患者占44%），约44周的中位持续缓解时间，其结果与历史上在类似患者人群中进行卵巢切除术的预后相当[35]。通过腹腔镜下双侧卵巢切除术，可确保绝对的雌激素抑制和避孕，可避免在GnRHa作用下原发肿瘤暴发的潜在风险，并且可以作为一种低成本—高获益的替代方案，尤其是在中低收入国家。因此，在治疗方案的讨论过程中，应向患者分别详细告知关于卵巢功能抑制药及卵巢切除术两种选择，并应根据具体情况做出治疗决策。

一项涉及4项临床试验的Meta分析总结比较了联合内分泌治疗（他莫昔芬联合GnRHa）和单药内分泌治疗，在这4项试验中，共将506名进展期乳腺癌患者随机分配为单独使用GnRHa治疗，以及GnRHa联合他莫昔芬治疗。研究中位随访时间为6.8年，联合用药在所有观察终点均优于单药治疗，其中在死亡率（相对减少22%）、疾病进展（相对减少30%）、客观临床缓解（39% vs 30%）和持续缓解时间（19个月 vs 11个月）等方面，联合用药显著获益[36]。

关于GnRHa和芳香化酶抑制药作为绝经前晚期乳腺癌一线和二线治疗的数据很少。

有两项小型的Ⅱ期临床试验评估了戈舍瑞林联合阿那曲唑对晚期或复发性乳腺癌患者的疗效。JMTO BC08-01试验招募了37名GnRHa联合他莫昔芬标准治疗失败的患者；主要观察终点为客观缓解率；次要终点包括无进展存活时间（progression free survival，PFS）、OS、临床获益率（clinical benefit rate，CBR）和安全性，其中CBR定义为疾病缓解加上疾病稳定≥6个月。该研究最终的结果：客观缓解率为18.9%，临床获益率为62.2%，中位无进展存活时间为7.3个月。其中有8名患者产生了不良药物反应，但并没有导致治疗中断[37]。另一项Ⅱ期临床研究是一项前瞻性的单组多中心试验，试验共纳入了35名患者，这些患者同时接受戈舍瑞林和阿那曲唑联合治疗，其中阿那曲唑在第一次注射GnRHa后21d开始服用。患者持续接受治疗，直至疾病进展或出现无法耐受的药物不良反应。研究结果显示，1例（3.1%）患者发生完全缓解，11例（34.4%）发生部分缓解，11例（34.4%）病情稳定至少6个月，因此临床获益率为71.9%。中位进展时间为8.3个月，并且在研究结果发表时仍未达到中位生存期。正如研究者们预期，最常见的不良事件是疲劳（50%）、关节疼痛（53%）和潮热（59%）；尚未出现关于4～5级毒性反应的报告[38]。

另一项关于戈舍瑞林与来曲唑联合用药的单中心研究也得出相似的结论。研究对52例接受戈舍瑞林联合来曲唑作为一线（36例）或二线（16例）解救治疗方案的患者进行了回顾性分析，经过11个月的中位治疗持续时间和31个月的中位随访时间，客观缓解率为21.1%，包括2例完全缓解（3.8%）

和 9 例部分缓解（17.3%）；临床获益率为 50.0%，总体临床获益为 71.1%，PFS 为 10 个月。该试验中，患者的治疗耐受性良好，没有关于 3 ～ 4 级毒性反应的报告[39]。

关于 GnRHa 和氟维司群（Fulvestrant）在同种情况下的联合使用，既往的数据也很少。在一项仅 26 例的小型研究中，符合内分泌治疗条件的患者接受低剂量的氟维司群（250mg/ 月）并联合戈舍瑞林每月治疗作为第一至第四线方案。研究的主要观察终点是临床获益率。其中 81% 的患者之前曾接受过他莫昔芬治疗，69% 的患者先前曾接受过芳香化酶抑制药联合戈舍瑞林治疗。多数患者（69%）伴有内脏转移。最终临床获益率为 58%，中位进展时间为 6 个月，总体存活时间为 32 个月[40]。尽管氟维司群确实在这种情况下具有一定作用，但它仍值得进一步评估，而这种评估却可能因其专利即将到期变得困难。

（二）绝经后患者

在绝经后患者中，主要的内分泌治疗药物包括芳香化酶抑制药、他莫昔芬、高剂量氟维司群（500mg/ 月）和醋酸甲地孕酮。具体的选择主要基于先前在辅助治疗和（或）疾病进展期间曾采用的内分泌治疗手段。

在一线治疗中，已有多项研究测试了芳香化酶抑制药相对于他莫昔芬具有显著优越性[41-44]。一份关于 6 项符合条件的试验（共涉及 2560 例患者）的 Meta 分析显示，在总体缓解率和临床获益方面，芳香化酶抑制药显著优于他莫昔芬（总体缓解率：HR 1.56，95%CI 1.17 ～ 2.07，P=0.002；临床获益率：HR 1.70; 95%CI 1.24 ～ 2.33），并且在 OS 方面，前者也表现出一个非显著性的改善趋势（HR 1.95，95%CI 0.88 ～ 4.30，P=0.10）。在药物毒性方面，两种治疗之间没有显著差异，除了与他莫昔芬有关的阴道出血和血栓栓塞事件有所增加[45]。在 FIRST Ⅱ期临床试验[46]中，高剂量氟维司群被证明在总体生存时间方面优于阿那曲唑，两个治疗组的中位 OS 分别为 54.1 个月和 48.4 个月（HR 0.70，95%CI 0.50 ～ 0.98;P=0.04）。但由于该试验最初并未计划以 OS 为观察终点，且并非所有患者都经过 OS 随访，因此在解读这些数据时必须谨慎，还需等待较大的 FALCON Ⅲ期试验（NCT01602380）进一步证实。而非甾体类芳香化酶抑制药和低剂量氟维司群的联合用药，在 2 个设计相似的Ⅲ期临床试验中得出不一致的结果[47, 48]。在对 SWOG 研究进行亚组分析后，研究者发现仅对于先前未采用他莫昔芬辅助内分泌治疗的患者，联合用药后在 PFS 和 OS 两方面均能获益，因此对于这部分患者人群可以提供该策略。另外在本试验中，阿那曲唑治疗同时添加氟维司群，可显著减少联合用药中阿那曲唑的血药浓度，这可能会影响治疗效果[49]。

除了一线治疗，内分泌药物的最佳用药过程是不确定的，这主要受既往辅助或新辅助治疗及晚期乳腺癌的一线治疗中曾使用过的药物决定。

在针对绝经后晚期乳腺癌的治疗中，所有将氟维司群与芳香化酶抑制药进行比较的试验，都是采用的低剂量氟维司群。试验中，两种治疗均有效且患者耐受性良好，可以根据药物毒性反应的差异，指导患者进行个体化的治疗选择；唯一的显著差异在于，在接受芳香化酶抑制药治疗的患者中，更加常见关节病变，即关节痛、关节病和关节炎[50-52]。氟维司群相对于芳香化酶抑制药的潜在优势在于，每月肠外给药可以增强患者的长期依从性[53]。

在 CONFIRM 多中心Ⅲ期临床研究中，736 名患者被随机分为高剂量或低剂量氟维司群每月治疗进行对照研究，而这一试验是基于以往的前期临床研究的观察结果：即术前短暂使用氟维司群，可导致

ER / PR 受体和 Ki-67 指数的下调，而这种临床和生物学效应可能是剂量依赖性的。其观察结果显示，高剂量氟维司群用药导致 PFS 显著延长，相当于进展风险降低 20%。且被试患者对氟维司群 500mg 耐受良好，没有剂量依赖性的不良事件[54]。高剂量组的中位总体生存时间为 26.4 个月，低剂量组为 22.3 个月（HR 0.81，95%CI 0.69 ～ 0.96，*P*=0.02），相当于死亡风险降低 19%。后续治疗的类型及后续治疗的客观缓解情况在两个治疗组之间基本平衡[55]。

（三）激素受体阳性 /HER2 阳性乳腺癌

大约 20% 的乳腺癌伴有 HER2 过表达，并且在这些肿瘤中，近 50% 同时表现出 ER 阳性和（或）PR 阳性。与激素受体阴性 /HER2 阳性肿瘤，或激素受体阳性 /HER2 阴性肿瘤相比，HR 和 HER2 途径的共同激活，可涉及不同的疾病发展史，导致不同的预后。特别是有前瞻性研究表明，与 HR 阳性 /HER2 阳性肿瘤相比，激素受体阴性 /HER2 阳性肿瘤的复发模式有所不同，比如更早的复发（而不是后期）和更多以脑转移（而不是骨）为首个复发部位。

此外，激素受体和 HER2 途径的共同表达似乎对治疗效果也有影响：HER2 过表达通常与低激素受体表达和内分泌治疗的低反应性相关，并且已经证实了 HER2 途径激活可能有助于形成内分泌抵抗性[56]。

在辅助治疗阶段，与激素受体阳性 /HER2 阴性肿瘤相比，激素受体阳性 /HER2 阳性肿瘤患者的预后更差。

对 ATAC 和 BIG1-98 试验进行的回顾性分析显示，无论治疗类型如何，绝经后的 HER2 阳性乳腺癌患者的临床预后较差，该研究证实了芳香化酶抑制药在亚组中相对于他莫昔芬有总体获益，但由于这些女性被试在入组期间未能接受靶向治疗，研究结果未能明确 HER2 状态、内分泌治疗与长期预后之间的关联性[57, 58]。而在 SOFT 试验[11]中，如他人之前的报道那样，对于纳入研究的绝经前的 HER2 阳性患者，卵巢功能抑制药与他莫昔芬联合治疗较单用他莫昔芬获益更明显（HR 0.78，95%CI 0.62 ～ 0.98，*P*=0.03）[59]。另一方面，在联合 TEXT-SOFT 分析[11]中，在使用卵巢功能抑制药的前提下，依西美坦与他莫昔芬相比没有任何显著优势（DFS：HR 1.25，95%CI 0.80 ～ 1.94）。然而，在将 HER2 状态用于绝经前妇女的口服内分泌治疗的选择之前，需要 HER2 中心进行评估和进一步分析。

而在晚期乳腺癌中，回顾性分析显示，对于激素受体阴性肿瘤，化疗联合抗 HER2 治疗的反应更好，而对于激素受体阳性 /HER2 阳性的乳腺癌患者，如果在化疗后加入曲妥珠单抗的同时持续内分泌治疗，则在 PFS 方面可以有显著获益[60]。相反，在一项回顾性观察研究中，当 HER2 阳性患者采用基于曲妥珠单抗的一线治疗方案时，在激素受体阳性患者中可以观察到更好的长期临床获益，可能是因为他们在一线治疗后持续曲妥珠单抗和（或）内分泌治疗[61]。

一项超过 1000 例 HER2 阳性乳腺癌患者的前瞻性观察研究显示，与仅接受抗 HER2 治疗的患者相比，接受双重靶向治疗（内分泌治疗药物和抗 HER2 药物，联合或不联合化疗）可以延长激素受体阳性 /HER2 阳性乳腺癌患者的 PSF 和 OS[62]。

所有这些数据表明，内分泌治疗联合抗 HER2 治疗可能对于激素受体阳性 /HER2 阳性乳腺癌患者来说意味着一种克服内分泌耐药和抗 HER2 药物耐药的策略。TAnDEM 试验是第一项旨在对比单药内分泌治疗（阿那曲唑）与内分泌治疗联合 HER2 靶向治疗（阿那曲唑加曲妥珠单抗）效果的Ⅲ期随机临床试验。该研究显示，相比于单药内分泌治疗，联合治疗可以更好地改善进展时间（分别为 2.4 个月和 4.8 个月，P=0.0016），且中位 PFS 分别为 3.8 个月和 5.6 个月，总体缓解率分别为 7% 和 20%，临床获益率分别为 28% 和 43%[63]。

eLEcTRA 试验研究了来曲唑与来曲唑 – 曲妥珠单抗联合用药。其研究结果倾向于联合用药比来曲唑单药更为有利，二者的 PFS 分别为 14.1 个月与 3.3 个月，总体缓解率分别为 27% 与 13%，临床获益率分别为 65% 对比 39%[64]。而另一项Ⅲ期临床试验将 1286 名绝经后乳腺癌患者随机分为来曲唑加安慰剂组或来曲唑联合拉帕替尼（1500mg，每日一次）组，以作为一线治疗 [65]。其中在对激素受体阳性 /HER2 阳性乳腺癌亚组（n=219）中位随访 1.8 年后，观察结果显示联合用药优于来曲唑单药治疗：在中位 PFS 方面，二者分别为 8.2 个月和 3.0 个月（HR 0.71，95%CI 0.53 ～ 0.96，P=0.019），而在临床获益率方面，二者分别为 48% 和 29%。联合用药对总体生存期并没有显著改善，但是，直到报告时，只有不到 50% 的患者发生了生存事件。

尽管这些试验均未能证实联合用药在 OS 方面的显著获益，但晚期乳腺癌指南仍建议，如果没有明确的化疗指征需要进行化疗，可以将曲妥珠单抗或拉帕替尼与芳香化酶抑制药联用作为绝经后女性激素受体阳性 /HER2 阳性乳腺癌的一线治疗方案 [32]。

三、克服内分泌治疗耐药

关于内分泌治疗耐药机制，当前的主要研究方向在于研究雌激素受体的改变，例如基因的突变，扩增或易位和（或）上调信号通路，例如 PI3K/Akt/mTOR 信号通路。

Ⅲ期临床试验 BOLERO–2 研究了依维莫司在绝经后 ER 阳性乳腺癌患者治疗中的作用。被试为既往在辅助治疗阶段曾使用非甾体类芳香化酶抑制药，或在出现转移后，在非甾体类芳香化酶抑制药作用下仍然出现进展的乳腺癌患者。试验将这些被试随机分组为依维莫司（每日 10mg）联合依西美坦（每日 25mg）治疗组与安慰剂联合依西美坦治疗组。被试既往所经历的治疗还包括他莫昔芬（48%）、低剂量氟维司群（16%）及化疗（68%）。在第一次中期分析中，在对中心病灶进行评估后，联合用药组合在 PFS 方面优于安慰剂组合，二者中位 PFS 分别为 10.6 个月和 4.1 个月（HR 0.36，P ＜ 0.001）。在最终分析中，经过 18 个月的中期随访，依维莫司联合依西美坦治疗，较安慰剂联合依西美坦治疗的中位 PFS 显著延长（中心评价：11.0 个月 vs 4.1 个月，HR 0.38，P ＜ 0.0001），这一优势在整体人群和所有前瞻性定义的亚组中具有体现，甚至包括伴有内脏转移的患者。依维莫司组中最常见的 3 ～ 4 级不良反应包括口腔炎、贫血、呼吸困难、高血糖、疲劳和肺炎。而 OS 分析作为次要终点，在依维莫司组中并未获得显著改善，试验组与安慰剂组的中位总体生存时间分别为 31.0 个月和 26.6 个月（HR 0.89，P=0.14）[66–68]。

依维莫司还在一项小型的随机Ⅱ期临床试验中与他莫昔芬联合用药进行研究，该研究主要针对芳香化酶抑制药耐药的绝经后转移性乳腺癌。符合条件的患者被随机分为他莫昔芬联合依维莫司组，或单用他莫昔芬组，其中他莫昔芬的用量为每日 20mg，依维莫司的用量为每日 10mg。试验的主要终点是临床获益率：联合用药组 6 个月临床获益率为 61%，他莫昔芬单药组 6 个月临床获益率为 42%。对于他莫昔芬联合依维莫司，相较于安慰剂组，进展时间从 4.5 个月增加到 8.6 个月，相当于进展风险降低 46%（HR 0.54）。同时，联合用药组的死亡风险也降低了 55%（HR 0.81）。试验中，与他莫昔芬联合依维莫司相关的主要药物毒性包括疲劳、口腔炎、皮疹、厌食和腹泻 [69]。

最近，研究者们收集到了关于细胞周期蛋白依赖性激酶 4 和 6（CDK4–6）在 ER 阳性乳腺癌疾病发展中所起的作用的相关证据，这一作用主要基于 CDK4–6 在细胞周期从 G_1 期进展到 S 期的促进作用。Ⅰ / Ⅱ期临床随机试验 PALOMA–1 研究显示，当 CDK4/6 抑制药 Palbociclib 与来曲唑联合用药时，相对于作为一线治疗的来曲唑单药治疗，患者的 PFS 可以得到显著改善，二者 PFS 分别为 20.2 个月和 10.2 个月（HR 0.488，P=0.0004）。在针对 OS 的初步分析中显示，联合用药组的总体生存期呈现出非统计学意义的延长趋势，从 33.3 个月延长至 37.5 个月（HR 0.813，P=0.2105）。基于这些结果，食品药品监督管理局加快批准了 Palbociclib 作为绝经后的激素受体阳性 /HER2 阴性晚期乳腺癌患者的一线治疗，这种药物也即将在欧洲国家上市 [70]。另一项双盲Ⅲ期临床试验 PALOMA3 中将 521 名患者随机分为 Palbociclib 联合高剂量氟维司群治疗组，或高剂量氟维司群加安慰剂治疗组。这 521 名被试无论月经状态如何，都在先前的内分泌治疗过程中出现复发或疾病进展。试验中对绝经前或围绝经期的女性患者同时给予戈舍瑞林治疗。试验的主要观察终点是研究者评估的 PFS。次要终点包括总体生存时间、客观缓解率、临床获益率以及患者预后和安全性。研究结果显示，Palbociclib– 氟维司群联合用药的中位 PFS 为 9.2 个月，而安慰剂 – 氟维司群组为 3.8 个月（HR 0.42）。值得注意的是，PFS 的相对差异与绝经状态无关，因此，为 ER 阳性的晚期乳腺癌的年轻患者提供了一种新的治疗选择。在总体客观缓解率方面，Palbociclib– 氟维司群联合用药组为 10.4%，安慰剂 – 氟维司群组为 6.3%（P=0.16）。而中期分析的临床获益率，Palbociclib– 氟维司群联合用药组为 34.0%，而与安慰剂 – 氟维司群组为 19.0%（$P < 0.001$）。在进行中期分析时，OS 数据尚不足以说明问题，共有 28 例死亡，其中 Palbociclib– 氟维司群组有 19 例（5.5%），安慰剂 – 氟维司群组有 9 例（5.2%）。在治疗期间，Palbociclib– 氟维司群组最常见的 3 ～ 4 级不良事件包括中性粒细胞减少、白细胞减少、贫血、血小板减少和疲劳 [71]。

四、展望

研究者们正在积极研究其他内分泌治疗耐药机制。目前已证实，与原发肿瘤细胞相比，转移性肿瘤细胞中的遗传异质性有所上升。有许多假设可以解释这一发现：耐药亚克隆在选择压力下更有优势，继发于治疗后的基因表达谱改变，以及遗传不稳定引起的随机突变。研究者们在研究这些耐药机制中所涉及的常见通路的同时，还致力于识别能够预测治疗反应的生物标志物。

Ⅱ期和Ⅲ期试验正在进一步研究 mTOR 抑制药的成本效益问题（在新辅助治疗中也有涉及），并探索不同的 CDK4–6 抑制药（ribociclib，abemaciclib）、组蛋白去乙酰化酶抑制药（恩替司他）、PI3K 抑制药（pictilisib，buparlisib）对治疗的影响。这些努力有望在对内分泌治疗耐药机制的理解和克服上取得进展。目前尚不清楚不同的内分泌治疗 – 生物制剂联合用药彼此之间如何比较，与单药化疗如何比较；是否应将针对耐药靶点的药物与内分泌药物相结合，使其恢复内分泌敏感性；且这种结合能否避免或者延迟治疗耐药的发生发展 [72]。为了使得这些新药与标准内分泌治疗相结合所产生的潜在获益最大化，基于既往治疗史和疾病特征选择适当的患者，将变得越来越重要。

推荐阅读

[1] Bentzon N, Düring M, Rasmussen B, et al. Prognostic effect of estrogen receptor status across age in primary breast cancer. Int J Cancer. 2008;122:1089–94.

[2] Early Breast Cancer Trialists' Collaborative Group. Effects of chemotherapy and hormonal therapy for early breast cancer on recurrence and 15–year survival: an overview of the randomised trials. Lancet. 2005;365:1687–717.

[3] Davies C, Pan H, Godwin J, et al. Long–term effects of continuing adjuvant tamoxifen to 10 years versus stopping at 5 years after diagnosis of oestrogen receptor–positive breast cancer: ATLAS, a randomised trial. Lancet. 2013;381: 805–15.

[4] Gray R, Rea D, Handley K, et al. aTTom: long–term effects of continuing adjuvant tamoxifen to 10 years versus stopping at 5 years in 6,953 women with early breast cancer. J Clin Oncol. 2013; 31(suppl; abstr 5).

[5] Cuzick J, Ambroisine L, et al. Use of luteinizing–hormonereleasing hormone agonists as adjuvant treatment in premenopausal patients with hormonereceptor–positive breast cancer: a meta–analysis of individual patient data from randomised adjuvant trials. Lancet. 2007;369:1711–23.

[6] Francis P, Regan M, Fleming G, et al. Adjuvant ovarian suppression in premenopausal breast cancer. N Engl J Med. 2015;372:436–46.

[7] Coates A, Winer E, Goldhirsch A, et al. Tailoring therapies–improving the management of early breast cancer: St Gallen International Expert Consensus on the Primary Therapy of Early Breast Cancer 2015. Ann Oncol. 2015;26(8):1533–46.

[8] Paluch–Shimon S, Pagani O, Partridge A, et al. Second international consensus guidelines for breast cancer in young women (BCY2). Breast. 2016;26:87–99.

[9] Burstein H, Lacchetti C, Anderson H, et al. Adjuvant endocrine therapy for women with hormone receptor–positive breast cancer: American Society of clinical oncology clinical practice guideline update on ovarian suppression. J Clin Oncol. 2016;pii:JCO659573.

[10] Gradishar W, Anderson B, Balassanian R, et al. Invasive breast cancer version 1.2016, NCCN clinical practice guidelines in oncology. J Natl Compr Canc Netw. 2016; 3(14):324–54.

[11] Pagani O, Regan M, Walley B, et al. Adjuvant exemestane with ovarian suppression in premenopausal breast cancer. N Engl J Med. 2014;371:107–18.

[12] Bernhard J, Luo W, Ribi K, et al. Patient–reported outcomes with adjuvant exemestane versus tamoxifen in premenopausal women with early breast cancer undergoing ovarian suppression (TEXT and SOFT): a combined analysis of two phase 3 randomised trials. Lancet Oncol. 2015;16:848–58.

[13] Gnant M, Mlineritsch B, Stoeger H, et al. Zoledronic acid combined with adjuvant endocrine therapy of tamoxifen versus anastrozol plus ovarian function suppression in premenopausal early breast cancer: final analysis of the Austrian Breast and Colorectal Cancer Study Group Trial 12. Ann Oncol. 2015;26 (2):313–20.

[14] Moore H, Unger J, Phillips K, et al. Goserelin for ovarian protection during breast–cancer adjuvant chemotherapy. N Engl J Med. 2015;372:923–32.

[15] Regan M, Neven P, Giobbie–Hurder A, et al. Assessment of letrozole and tamoxifen alone and in sequence for postmenopausal women with steroid hormone receptor–positive breast cancer: the BIG 1–98 randomised clinical trial at 8.1 years median follow–up. Lancet Oncol. 2011;12: 1101–8.

[16] Cuzick J, Sestak I,BaumM,et al. Effect of anastrozole and tamoxifen as adjuvant treatment for early–stage breast cancer: 10–year analysis of the ATAC trial. Lancet Oncol. 2010;11:1135–41.

[17] Dowsett M, Forbes J, Bradley R, et al. Aromatase inhibitors versus tamoxifen in early breast cancer: patient–level meta–analysis of the randomised trials. Early Breast Cancer Trialists' Collaborative Group (EBCTCG). Lancet. 2015;386(10001):1341–52.

[18] Goss P, Ingle J, Martino S, et al. A randomized trial of letrozole in postmenopausal women after five years of tamoxifen therapy for early–stage breast cancer. N Engl J Med. 2003;349:1793–802.

[19] Goss P, Ingle J, Martino S, et al. Randomized trial of letrozole following tamoxifen as extended adjuvant therapy in receptorpositive breast cancer: updated findings from NCIC CTG MA.17. J Natl Cancer Inst. 2005;97(17):1262–71.

[20] von Minckwitz G, Untch M, Nüesch E, et al. Impact of treatment characteristics on response of different breast cancer phenotypes: pooled analysis of the German neo–adjuvant chemotherapy trials. Breast Cancer Res Treat. 2011;125(1):145–56.

[21] von Minckwitz G, Raab G, Caputo A, et al. Doxorubicin with cyclophosphamide followed by docetaxel every 21 days compared with doxorubicin and docetaxel every 14 days as preoperative treatment in operable breast cancer: the GEPARDUO study of the German Breast Group. J Clin Oncol. 2005;23:2676–85.

[22] von Minckwitz G, Untch M, Blohmer J, et al. Definition and impact of pathologic complete response on prognosis after neoadjuvant chemotherapy in various intrinsic breast cancer subtypes. J Clin Oncol. 2012;30(15):1796–804.

[23] Alba E, Calvo L, Albanell J, et al. Chemotherapy (CT) and hormonotherapy (HT) as neoadjuvant treatment in luminal breast cancer patients: results from the GEICAM/2006–03, a multicenter, randomized, phase–II study. Ann Oncol. 2012;23(12):3069–74.

[24] Palmieri C, Cleator S, Kilburn L, et al. NEOCENT: a randomised feasibility and translational study comparing neoadjuvant endocrine therapy with chemotherapy in ER–rich postmenopausal primary breast cancer. Breast Cancer Res Treat. 2014;148(3):581–90.

[25] Masuda N, Sagara Y, Kinoshita T, et al. Neoadjuvant anastrozole versus tamoxifen in patients receiving goserelin for premenopausal breast cancer (STAGE): a double–blind, randomised phase 3 trial. Lancet Oncol. 2012;13:345–52.

[26] Ellis M, Ma C. Letrozole in the neoadjuvant setting: the P024 trial. Breast Cancer Res Treat. 2007;105(Suppl 1): 33–43.

[27] Ellis M, Tao J, Luo J, et al. Outcome prediction for estrogen receptor–positive breast cancer based on postneoadjuvant endocrine therapy tumor characteristics. J Natl Cancer Inst. 2008;100(19):1380–8.

[28] Cataliotti L, Buzdar A, Noguchi S, et al. Comparison of anastrozole versus tamoxifen as preoperative therapy in postmenopausal women with hormone receptor–positive breast cancer: the pre–operative 'Arimidex' compared to tamoxifen (PROACT) trial. Cancer. 2006;106:2095–103.
[29] Seo J, Kim Y, Kim J, et al. Meta–analysis of pre–operative aromatase inhibitor versus tamoxifen in postmenopausal woman with hormone receptor–positive breast cancer. Cancer Chemother Pharmacol. 2009;63:261–6.
[30] Eiermann W, Paepke S, Appfelstaedt J, et al. Preoperative treatment of postmenopausal breast cancer patients with letrozole: a randomized double blind multicenter study. Ann Oncol. 2001;12:1527–32.
[31] Ellis M, Suman V, Hoog J, et al. Randomized phase II neoadjuvant comparison between letrozole, anastrozole, and exemestane for postmenopausal women with estrogen receptor–rich stage 2 to 3 breast cancer: clinical and biomarker outcomes and predictive value of the baseline PAM50–based int. J Clin Oncol. 2011;29:2342–9.
[32] Cardoso F, Costa A, Norton L, et al. ESO–ESMO 2nd international consensus guidelines for advanced breast cancer (ABC2). Breast. 2014;23(5):489–502.
[33] Gluck S. Extending the clinical benefit of endocrine therapy for women with hormone receptor–positive metastatic breast cancer: differentiating mechanisms of action. Clin Breast Cancer. 2014;14:75–84.
[34] Prowell T, Davidson N. What is the role of ovarian ablation in the management of primary and metastatic breast cancer today? Oncologist. 2004;9:507–17.
[35] Blamey R, Jonat W, Kaufmann M, et al. Goserelin depot in the treatment of premenopausal advanced breast cancer. Eur J Cancer. 1992;28A:810–4.
[36] Klijn J, Blamey R, Boccardo F, et al. Combined tamoxifen and luteinizing hormone–releasing hormone (LHRH) agonist versus LHRH agonist alone in premenopausal advanced breast cancer: a meta–analysis of four randomized trials. J Clin Oncol. 2001;19:343–53.
[37] Nishimura R, Anan K, Yamamoto Y, et al. Efficacy of goserelin plus anastrozole in premenopausal women with advanced or recurrent breast cancer refractory to an LH–RH analogue with tamoxifen: results of the JMTO BC08–01 phase II trial. Oncol Rep. 2013;29:1707–13.
[38] Carlson R, Theriault R, Schurman C, et al. Phase II trial of anastrozole plus goserelin in the treatment of hormone receptor–positive, metastatic carcinoma of the breast in premenopausal women. J Clin Oncol. 2010;28:3917–21.
[39] Yao S, Xu B, Li Q, et al. Goserelin plus letrozole as first– or second–line hormonal treatment in premenopausal patients with advanced breast cancer. Endocr J. 2011;58(6):509–16.
[40] Bartsch R, Bago–Horvath Z, Berghoff A, et al. Ovarian function suppression and fulvestrant as endocrine therapy in premenopausal women with metastatic breast cancer. Eur J Cancer. 2012;48(13):1932–8.
[41] Mouridsen H, Gershanovich M, Sun Y, et al. Phase III study of letrozole versus tamoxifen as first–line therapy of advanced breast cancer in postmenopausal women: analysis of survival and update of efficacy from the International Letrozole Breast Cancer Group. J Clin Oncol. 2003;21: 2101–9.
[42] Paridaens R, Dirix L, Beex L, et al. Phase III study comparing exemestane with tamoxifen as first–line hormonal treatment of metastatic breast cancer in postmenopausal women: the European Organisation for Research and Treatment of Cancer Breast Cancer Cooperative Group. J Clin Oncol. 2008;26: 4883–90.
[43] Bonneterre J, Thürlimann B, Robertson J, et al. Anastrozole versus tamoxifen as first–line therapy for advanced breast cancer in 668 postmenopausal women: results of the Tamoxifen or Arimidex Randomized Group Efficacy and Tolerability study. J Clin Oncol. 2000;18:3748–57.
[44] Nabholtz J, Buzdar A, Pollak M, et al. Anastrozole is superior to tamoxifen as first–line therapy for advanced breast cancer in postmenopausal women: results of a North American multicenter randomized trial. J Clin Oncol. 2000;18:3758–67 (Arimidex Study Group).
[45] Xu H, Liu Y, Li L. Aromatase inhibitor versus tamoxifen in postmenopausal woman with advanced breast cancer: a literature–based meta–analysis. Clin Breast Cancer. 2011; 11(4):246–51.
[46] Ellis M, Llombart–Cussac A, Feltl D, et al. Fulvestrant 500 mg versus Anastrozole 1 mg for the first–line treatment of advanced breast cancer: overall survival analysis from the phase II FIRST study. J Clin Onco. 2015;133(32):3781–7.
[47] Johnston S, Kilburn L, Ellis P, et al. Fulvestrant plus Anastrozole or placebo versus exemestane alone after progression on non–steroidal aromatase inhibitors in postmenopausal patients with hormone–receptor–positive locally advanced or metastatic breast cancer (SoFEA): a composite, multicentr. Lancet Oncol. 2013;14(10):989–98.
[48] Mehta R, Barlow W, Albain K, et al. Combination Anastrozole and Fulvestrant in metastatic breast cancer. N Engl J Med. 2012;367(5):435–44.
[49] Hertz D, Barlow W, Kidwell K, et al. Fulvestrant decreases Anastrozole drug concentrations when taken concurrently by patients with metastatic breast cancer treated on SWOG study S0226. Br J Clin Pharmacol. 2016;. doi:10.1111/bcp. 12904.
[50] Robertson J, Osborne C, Howell A, et al. Fulvestrant versus Anastrozole for the treatment of advanced breast carcinoma in postmenopausal women: a prospective combined analysis of two multicenter trials. Cancer. 2003;98(2):229–38.
[51] Howell A, Pippen J, Elledge R, et al. Fulvestrant versus Anastrozole for the treatment of advanced breast carcinoma: a prospectively planned combined survival analysis of two multicenter trials. Cancer. 2005;104(2):236–9.
[52] Chia S, Gradishar W, Mauriac L, et al. Double–blind, randomized placebo controlled trial of Fulvestrant compared with exemestane after prior nonsteroidal aromatase inhibitor therapy in postmenopausal women with hormone receptor–positive, advanced breast cancer: results from EFECT. J Clin Oncol. 2008;26(10):1664–70.
[53] Ciruelos E, Pascual T, Arroyo Vozmediano M, et al. The therapeutic role of Fulvestrant in the management of patients with hormone receptor–positive breast cancer. Breast. 2014;23(3):201–8.
[54] Di Leo A, Jerusalem G, Petruzelka L, et al. Results of the CONFIRM phase III trial comparing Fulvestrant 250 mg with Fulvestrant 500 mg in postmenopausal women with estrogen receptor–positive advanced breast cancer. J Clin Oncol. 2010;28(30):4594–600.
[55] Di Leo A, Jerusalem G, Petruzelka L, et al. Final overall survival: Fulvestrant 500 mg vs 250 mg in the randomized CONFIRM trial. J Natl Cancer Inst. 2014; 106(1):djt337.
[56] Schettini F, Buono G, Cardalesi C, et al. Hormone receptor/

human epidermal growth factor receptor 2-positive breast cancer: where we are now and where we are going. Cancer Treat Rev. 2016;1(46):20–6.

[57] Dowsett M, Allred C, Knox J, et al. Relationship between quantitative estrogen and progesterone receptor expression and human epidermal growth factor receptor 2 (HER-2) status with recurrence in the Arimidex, Tamoxifen, alone or in combination trial. J Clin Oncol. 2008;26:1059–65.

[58] Rasmussen B, Regan M, Lykkesfeldt A, et al. Adjuvant letrozole versus tamoxifen according to centrally-assessed ERBB2 status for postmenopausal women with endocrine-responsive early breast cancer: supplementary results from the BIG 1-98 randomised trial. Lancet Oncol. 2008;9: 23–8.

[59] Love R, Duc N, Havighurst T, et al. Her-2/neu overexpression and response to oophorectomy plus tamoxifen adjuvant therapy in estrogen receptor-positive premenopausal women with operable breast cancer. J Clin Oncol. 2003;21:453–7.

[60] Montemurro F, Rossi V, Cossu Rocca M, et al. Hormone-receptor expression and activity of trastuzumab with chemotherapy in HER2-positive advanced breast cancer patients. Cancer. 2012;118:17–26.

[61] Vaz-Luis I, Seah D, Olson E, et al. Clinicopathological features among patients with advanced human epidermal growth factor-2-positive breast cancer with prolonged clinical benefit to first- line trastuzumab-based therapy: a retrospective cohort study. Clin Breast Cancer. 2013;12: 254–63.

[62] Tripathy D, Kaufman P, Brufsky A, et al. First-line treatment patterns and clinical outcomes in patients with HER2-positive and hormone receptorpositive metastatic breast cancer from regist HER. Oncologist. 2013;18:501–10.

[63] Kaufman B, Mackey J, Clemens M, et al. Trastuzumab plus Anastrozole versus Anastrozole alone for the treatment of postmenopausal women with human epidermal growth factor receptor 2-positive, hormone receptor-positive metastatic breast cancer: results from the randomized phase III TAnDEM study. J Clin Oncol. 2009;27(33):5529–37.

[64] Huober J, Fasching P, Barsoum M, et al. Higher efficacy of letrozole in combination with trastuzumab compared to letrozole monotherapy as firstline treatment in patients with HER2-positive, hormone-receptor-positive metastatic breast cancer—results of the eLEcTRA trial. Breast. 2012;21(1):27–33.

[65] Johnston S, Pippen P, Pivot X, et al. Lapatinib combined with letrozole versus letrozole and placebo as first-line therapy for postmenopausal hormone receptor-positive metastatic breast cancer. J Clin Oncol. 2009;27:5538–46.

[66] Baselga J, Campone M, Piccart M, et al. Everolimus in postmenopausal hormone receptor-positive advanced breast cancer. N Engl J Med. 2012;366(6):520–9.

[67] Yardley D, Noguchi S, Pritchard K, et al. Everolimus plus exemestane in postmenopausal patients with HR+ breast cancer: BOLERO-2 final progression free survival analysis. Adv Ther. 2013;30:870–84.

[68] Piccart M, Hortobagyi G, Campone M, et al. Everolimus plus exemestane for hormone receptor-positive, human epidermal growth factor receptor-2-negative advanced breast cancer: overall survival results from BOLERO-2. Ann Oncol. 2014;25(12):2357–62.

[69] Bachelot T, Bourgier C, Cropet C, et al. Randomized phase II trial of everolimus in combination with tamoxifen in patients with hormone receptor-positive, human epidermal growth factor receptor 2-negative metastatic breast cancer with prior exposure to aromatase inhibitors: a GINECO study. J Clin Oncol. 2012;30(22):2718–24.

[70] Finn R, Crown J, Lang I, et al. The cyclin-dependent kinase 4/6 inhibitor palbociclib in combination with letrozole versus letrozole alone as first-line treatment of oestrogen receptor-positive, HER2-negative, advanced breast cancer (PALOMA-1/TRIO-18): a randomised phase 2 study. Lancet Oncol. 2015;16(1):25–35.

[71] Turner N, Ro J, André F, et al. Palbociclib in hormone-receptor-positive advanced breast cancer. N Engl J Med. 2015;373(3):209–19.

[72] Jerusalem J, Bachelot T, Barrios C, et al. A new era of improving progression-free survival with dual blockade in postmenopausal HR(+), HER2(−) advanced breast cancer. Cancer Treat Rev. 2015;41(2):94–104.

第 20 章 系统性治疗
Systemic Therapy

Frederik Marmé　著
杨　瑞　张惠琼　黄晓庆　译

一、细胞毒性药物

细胞毒性制剂是治疗乳腺癌以及转移性乳腺癌最重要的辅助药物，尤其是对激素不敏感或者对内分泌治疗抵抗的患者。以下对已注册或已用于治疗乳腺癌的药物进行概述。

（一）拓扑异构酶Ⅱ抑制药

1. 蒽环类药物

拓扑异构酶Ⅱ（topoisomerase Ⅱ，Top Ⅱ）的生物学功能复杂，在 DNA 复制、转录以及染色体分离中起关键作用。Top Ⅱ通过水解 ATP 切割 DNA 的双螺旋结构，同时也参与 DNA 转录与复制过程中的解螺旋。

总体上，Top Ⅱ靶向药物分为两类，即 Top Ⅱ毒剂和 Top Ⅱ催化抑制药。第一类 Top Ⅱ毒剂包括大部分临床常用药物，如蒽环类，依托泊苷和米托蒽醌。这些药物产生临床疗效的确切模式尚不清楚，而且不同药物产生的主要疗效也不相同。

Top Ⅱ毒剂导致 DNA 裂解复合物持续共价捕获 Top Ⅱ并大量积累。在 Top Ⅱ破坏复制过程中的 DNA 链之后，蒽环类药物稳定拓扑异构酶Ⅱ –DNA 复合物。阻止 DNA 的双螺旋从复合物中释放，从而阻止 DNA 复制。Top Ⅱ毒剂导致 DNA 损伤，包括 DNA 双链断裂和 DNA 与蛋白质共价结合。另外，蒽环霉素和米托蒽醌作为嵌入剂起作用，而依托泊苷是一种非嵌入的 Top Ⅱ毒剂。诱导 DNA 双链断裂迅速导致 DNA 损伤反应，表现为 ATM 磷酸化，γH2AX 和 RAD51 焦点形成。蒽环类药物还引发多种 Top Ⅱ独立作用，包括形成自由基、细胞膜损伤和 DNA– 蛋白质交联 [1]。蒽环类是治疗乳腺癌最常用的药物，其中表柔比星和多柔比星应用最为广泛（表 20–1）。自 20 世纪 80 年代以来，欧洲一直用蒽环类药物治疗转移性乳腺癌，而美国食品和药品管理局也在 1990 年稍迟于欧洲批准了蒽环类药物的临床应用。蒽环类药物的最佳剂量尚未完全确定；目前的共识是多柔比星的治疗窗为每周 20 ～ 25mg/m^2（人体体表面积），表柔比星为每周 30 ～ 40mg/m^2。使用低剂量的方案效果显著降低。但是使用更高剂

表 20-1 乳腺癌治疗药物中有代表性的拓扑异构酶 II 抑制药

药物	商品名	剂量（mg/m^2）BSA	注意事项	药物相互作用	不良反应
表柔比星	Farmorubicin	辅助治疗方案：90 ～ 120，3 周 1 次 单药方案： 20 ～ 30，1 周 1 次，如转移性乳腺癌	谨慎使用静脉注射该药（外渗时发生严重的组织坏死）；监测心脏功能；不超过最大累计剂量；肝功能损伤时应当减少剂量	CYP3A4 和 p-GP 的抑制或诱导药，干扰素，H_2- 抗组胺药（例如西咪替丁）	左心室功能不全，慢性心力衰竭，表现为心律失常的急性心脏毒性，骨髓抑制，AML/MDS，黏膜炎，严重组织损伤 / 坏死，血栓性静脉炎 / 静脉硬化，呕吐，脱发
多柔比星	Adriamycin，Adriblastin	单剂 60 ～ 75，3 周 1 次；联合方案 40 ～ 60		CYP3A4 和 p-GP 的抑制或诱导剂，干扰素，H_2- 抗组胺药（例如西咪替丁）	左心室功能不全，慢性心力衰竭，表现为心律失常的急性心脏毒性，骨髓抑制，AML/MDS，黏膜炎，严重组织损伤 / 坏死，血栓性静脉炎 / 静脉硬化，呕吐，脱发
聚乙二醇化脂质体多柔比星	Caelyx，Doxil	40 ～ 50，4 周 1 次	监测心脏功能		骨髓抑制，黏膜炎，恶心和呕吐，左心室功能障碍和慢性心力衰竭（与非脂质体制剂相比风险较低），局部组织毒性，皮肤毒性，手掌足底红斑感觉异常 /（手足皮肤综合征），过敏反应
米托蒽醌		12 ～ 14，静脉注射，3 周 1 次	不超过最大累计剂量（160 ～ $200mg/m^2$） 根据骨髓毒性和肝脏损害调整剂量 如果既往行蒽环类治疗或有心血管危险因素需要监测心脏功能		骨髓抑制，充血性心力衰竭，继发性白血病，短暂性心电图改变，药物外渗引起的局部组织损伤，恶心和呕吐，黏膜炎，脱发，巩膜和尿液变蓝；累计最大剂量 160 ～ $200mg/m^2$
脂质体多柔比星	Myocet	60 ～ 75，3 周 1 次，与环磷酰胺（600）3 周 1 次联合应用	监测心脏功能肝脏损害时调整剂量		骨髓抑制，发热性中性粒细胞减少，心脏毒性，恶心和呕吐，黏膜炎，转氨酶升高，过敏反应，局部组织毒性，脱发，虚弱 / 疲劳

上述不包括安全有效使用各种药物所需的所有信息。有关安全使用这些药所需的所有信息，请参阅完整的处方信息。我们对内容的正确性不承担任何责任

量的方案，尤其对于多柔比星来说，效果并不增加但毒性更高。

单药序贯治疗被普遍视为标准治疗，因而蒽环类药物目前是转移性乳腺癌中最常用的单药治疗药物。联合化疗方案应限于内脏危象、快速疾病进展或显著负荷症状的情况[2]。蒽环类药物已经成为乳腺癌的标准辅助治疗药物，许多患者已在先前的治疗中使用过了蒽环类药物，因此蒽环类药物在转移性乳腺癌中的应用明显减少。蒽环类药物再次给药后是否出现不良反应取决于药物的最大累计量。

在（新）辅助治疗中，不论内分泌受体状态和HER2状态如何，蒽环类药物最初用于原发的淋巴结阳性乳腺癌患者。但是今天辅助化疗决策更有赖于肿瘤的生物学特性而非肿瘤分期。只要没有相关的并发症和心脏毒性风险，蒽环类药物也用于有化疗指征的淋巴结阴性的原发性乳腺癌患者。

蒽环类作为联合化疗方案中的一种药物，在（新）辅助化疗中，最常与环磷酰胺联合，然后序贯应用紫杉醇，或与氟尿嘧啶和环磷酰胺联合使用，或与多西紫杉醇和环磷酰胺联合使用（表20–2）。从历史上看，蒽环类药物不是基于疗效优势而取代CMF方案（环磷酰胺＋甲氨蝶呤＋氟尿嘧啶）。NSABP研究（B–15和B–23）表明AC×4［多柔比星（60mg/m^2），环磷酰胺（600mg/m^2）］与CMF×6的DFS和OS无区别。但是AC显著缩短治疗持续时间，减少治疗频率，提高患者耐受性[3, 4]。CALGB9344试验表明，将多柔比星剂量由60mg/m^{2}增加至90mg/m^{2}联合环磷酰胺（600mg/m^2）进行治疗，并不能进一步提高AC方案的疗效[5]。随后，一些研究表明含有蒽环类药物的联合方案疗效优于CMF方案，这些联合方案大都使用高剂量或者长疗程蒽环类药物。加拿大MA.5研究，使用FE120C×6方案（俗称“加拿大FEC”），即第1天和第8天给予表柔比星（60mg/m^2）和氟尿嘧啶（500mg/m^2），第1～14天口服环磷酰胺（75mg/m^2），一个治疗周期为28d，与经典的CMF方案相比较，FEC方案治疗的患者5年无事件生存率为63%，而CMF方案治疗的患者5年无事件生存率为53%（$P < 0.009$），相应的总生存率分别为77%和70%（$P < 0.03$）[6]。通过长期随访，患者从FEC方案中持续获益[7]。英国的两个Ⅲ期试验（NEAT和BR9601）将表柔比星（100mg/m^2）×4（3周1次）序贯CMF×4，与6个周期或者8个周期的CMF相比较。试验结果显示含有表柔比星的联合方案改善5年无复发和总生存率（76% vs 69%和82% vs 75%，两者均$P < 0.001$）[8]。西班牙乳腺癌研究小组进行的Ⅲ期试验（GEICAM）表明，淋巴结阴性患者，在DFS和OS方面，从6个周期的FAC（500/50/500）3周1次方案获益多于6个周期的CMF[9]。

表20–2 NCCN和（或）德国AGO指南[305, 306]推荐有代表性的（新）辅助化疗方案和常用方案

分 型	方 案		细胞毒性剂	剂量（mg/m^2）	疗程×周期
HER2阴性	AC–Tw	AC序贯每周1次紫杉醇	多柔比星 环磷酰胺	60 600	q3w×4
			紫杉醇	80	qw×12
	EC–Tw	EC序贯每周1次紫杉醇	表柔比星 环磷酰胺	90 600	
			紫杉醇	80	qw×12

（续表）

分 型	方 案		细胞毒性剂	剂量（mg/m²）	疗程 × 周期
HER2 阴性	AC-Doc	AC 序贯三周 1 次多西紫杉醇	多柔比星 环磷酰胺	60 600	q3w × 4
			多西紫杉醇	100	q3w × 4
	EC-Doc	EC 序贯三周 1 次多西紫杉醇	表柔比星 环磷酰胺	90 600	q3w × 4
			多西紫杉醇	100	q3w × 4
	TAC（DAC）	多西紫杉醇 / 表柔比星 / 环磷酰胺	多西紫杉醇 多柔比星 环磷酰胺	75 50 500	q3w × 6
	ddAC-ddT	剂量密集 AC 序贯剂量密集紫杉醇	多柔比星 环磷酰胺	60 600	q2w × 4
			紫杉醇	175	q2w × 4
	ddEC-ddT	剂量密集 EC 序贯剂量密集的紫杉醇	表柔比星 环磷酰胺	90 600	q2w × 4
			紫杉醇	175	q2w × 4
	ddAC-Tw	剂量密集 AC 序贯每周一次紫杉醇	多柔比星 环磷酰胺	60 600	q2w × 4
			紫杉醇	80	qw × 12
	ddEC-Tw	剂量密集 EC 序贯每周一次紫杉醇	表柔比星 环磷酰胺	90 600	q2w × 4
			紫杉醇	80	qw × 12
	DC	多西紫杉醇 / 环磷酰胺	多西紫杉醇 环磷酰胺	75 600	q3w × 4
	经典的 CMF	CMF	环磷酰胺 甲氨蝶呤 氟尿嘧啶	600 IV，第 1 天和第 8 天；或 100 p.o.，第 1～14 天 40 IV，第 1 天和第 8 天 600 IV，第 1 天和第 8 天	q4w × 6
	FEC-Doc	FEC 序贯多西紫杉醇	氟尿嘧啶 表柔比星 环磷酰胺	500 100 500	q3w × 3
			多西紫杉醇	100	q3w × 3
	iddETC	剂量加强密集治疗表柔比星序贯紫杉醇和环磷酰胺	表柔比星 紫杉醇 环磷酰胺	150 225 2000	q2w × 3 q2w × 3 q2w × 3

（续表）

分 型	方 案		细胞毒性剂	剂量（mg/m^2）	疗程 × 周期
HER2（+）	AC–T+Tras	AC 序贯紫杉醇 ** + 曲妥珠单抗	多柔比星 环磷酰胺	60 600	q3w × 4
			紫杉醇 曲妥珠单抗	80 2（4）[a]mg/kg （6mg/kg）	qw × 12 qw × 12 q3w 一年
	EC–T+Tras	EC 序贯紫杉醇 ** + 曲妥珠单抗	表柔比星 环磷酰胺	90 600	q3w × 4
			紫杉醇 曲妥珠单抗	80 2（4）[a]mg/kg （6mg/kg）	qw × 12 qw × 12 q3w 一年
	AC–T+Tras + Per*	AC 序贯紫杉醇 **+ 妥珠单抗 + 帕妥珠单抗	多柔比星 环磷酰胺	60 600	q3w × 4
			紫杉醇 曲妥珠单抗 （帕妥珠单抗）*	80 2（4）[a]mg/kg （6mg/kg） 420mg 绝对负荷剂量 （840mg[a] 初始剂量）	qw × 12 qw × 12 q3w 一年 新辅助治疗方案中为 q3w
	EC–T/Tras ± Per*	EC 序贯紫杉醇 **+ 曲妥珠单抗 + 帕妥珠单抗	表柔比星 环磷酰胺	90 600	q3w × 4
			紫杉醇 曲妥珠单抗 （帕妥珠单抗）*	80 2（4）[a]mg/kg （6mg/kg） 420mg 绝对负荷剂量 （840mg）[a]	qw × 12 qw × 12 q3w 一年 新辅助治疗方案中为 q3w
	TCH ± 帕妥珠单抗	多西紫杉醇 / 卡铂 / 曲妥珠单抗 / ± 帕妥珠单抗	多西紫杉醇 卡铂 曲妥珠单抗 （帕妥珠单抗）*	75 AUC6 2（4）[a]mg/kg （6mg/kg） 420mg 绝对负荷剂量 （840mg）[a]	q3w q3w qw × 12 q3w 一年 新辅助治疗方案中为 q3w
	紫杉醇 + 曲妥珠单抗	紫杉醇 / 曲妥珠单抗	紫杉醇 曲妥珠单抗	80 2（4）*mg/kg （6mg/kg）	qw × 12 qw × 12 q3w 一年

*. Pertuzumab 目前仅被批准用于复发风险高的 HER2 阳性乳腺癌患者的新辅助治疗。**. 紫杉醇可能被多西紫杉醇取代。q3w. 3 周 1 次；qw. 1 周 1 次；q2w. 2 周 1 次；q4w. 4 周 1 次；IV. 静脉注射；p.o.. 口服；a. 初始剂量

这些要点不包括安全有效使用各种药物所需的所有信息。有关安全使用这些代理所需的所有信息，请参阅完整的处方信息。我们对内容的正确性不承担任何责任

法国的随机Ⅲ期随机试验 FASG05 研究了剂量强度对表柔比星疗效的影响。他们比较了 FE50C × 6 与 FE100C × 6 的疗效。FE100C 患者的 DFS 和 OS 显著改善（5 年 OS 率：77.4% vs 65.3%，P=0.007）[10, 11]。在转移性乳腺癌的 2 个Ⅲ期试验中观察到类似的剂量 – 疗效关系，FE100C 改善治疗反应率，疾病进展

时间和 DFS [12, 13]。在紫杉醇时代之前，FE100C，也被称为“法国 FEC”，是欧洲早期乳腺癌辅助化疗流行的标准方案。在辅助联合方案中，表柔比星 50mg/m^2 被认为剂量不足。

总体而言，由于蒽环类的使用剂量、累计剂量不同，以蒽环类为基础的化疗方案与 CMF 方案进行比较，疗效也不相同。EBCTCG 进行了一项随机辅助试验的个体数据 Meta 分析，试验包括 14 000 名患者，比较基于蒽环类的方案与标准 CMF 方案。在这项 Meta 分析中，标准的四周期 AC 方案相当于标准 CMF 方案（总死亡率 RR 0.97，P=0.55）。然而，更高蒽环类药物累计剂量方案（每周期治疗中表柔比星≥ 90mg/m^2，或累计剂量＞ 360mg/m^2，每周期治疗中多柔比星≥ 60mg/m^2，累计剂量＞ 240mg/m^2。例如，FEC 或 FAC）相较于标准四周期 AC 方案，显著有效地缩小乳腺癌癌灶并降低总体死亡率（OS：RR 0.84，P=0.0002）。这种优势与年龄、激素受体状态、分化程度、他莫昔芬的使用及淋巴结状态无关 [14]。在实施基于紫杉醇的治疗方案之前，FAC 和 FEC 被认为是广泛使用的标准疗法。然而，考虑到目前已经证实紫杉醇在辅助治疗中使患者获益，基于蒽环类的不含紫杉醇的方案仅用于个别例外。表 20–2 总结了推荐辅助化疗方案和最常用的辅助化疗方案。

(1) 蒽环类药物的不良反应：如果药物外渗，蒽环类药物可引起严重的组织坏死。因此，必须谨慎静脉给药。如果怀疑药物外渗，则需要停止给药并密切观察，建议联系整形外科会诊。如果发生水疱或溃疡，则需要广泛切除并进行断层皮片移植。为期 3d，一天 4 次，一次 15min 的间歇性冰敷可能有效。局部给药［如 dexrazosan（Savene®，Totect ™）］的作用尚未明确。最常见的急性不良反应是中性粒细胞减少症，发热性中性粒细胞减少症的风险通常低于 20%，20% 是大多数指南在患者没有相关危险因素的情况下给予初始 G–CSF 预防的阈值。只有三种药物（TAC）联用时，发热性中性粒细胞减少的发生率高于 20%，需要初始 G–CSF（和有效抗生素）预防 [15]。脱发、黏膜炎、恶心和呕吐以及血栓性静脉炎 / 静脉硬化是蒽环类药物的进一步急性不良反应。我们已经注意到并持续关注蒽环类药物长期的不良反应，包括充血性心力衰竭、急性髓性白血病和骨髓增生异常综合征。

①心脏毒性：蒽环类药物的心脏毒性是由于自由基产生和氧化应激导致心肌细胞死亡。这种所谓的 I 型心脏毒性不同于曲妥珠单抗相关的 2 型心脏毒性，后者通常被认为是可逆，与剂量无关。收缩功能障碍和充血性心力衰竭的风险与终身累计剂量直接相关，目前标准剂量的多柔比星 240mg/m^2（例如，4 个周期的 AC）发生充血性心力衰竭的风险约为 1%，但对于累计剂量 400mg/m^2、500mg/m^2 和 550mg/m^2，发生充血性心力衰竭风险分别为约 5%、15% 和 25%[16]。在相同摩尔剂量下，表柔比星的心脏毒性低于多柔比星 [17]。在 8 项 FASG 试验的合并分析中，累计剂量约 300mg/m^2 的表柔比星治疗，患者 7 年后充血性心力衰竭的发生率为 1.4%，而 CMF 治疗组或对照组的患者充血性心力衰竭的发生率为 0.2%[18]。然而，在含表柔比星的辅助治疗方案中使用的累计剂量相当高，表柔比星中也存在与多柔比星相同的量效关系。当表柔比星累计剂量为 900mg/m^2 时，充血性心力衰竭的预期发生率为 4%，1000mg/m^2 时预期风险发生率上升至 15%[19]。在 MA.5 试验中，表柔比星累计剂量为 720mg/m^2（第 1、8 天：60mg/m^2，4 周 1 次），充血性心力衰竭的发生率为 1.1%，CMF 组为 0.3%[7]。FASG05 试验的长期随访报道，使用累计剂量为 600mg/m^2 的表柔比星并可获得评估的患者中 2.3% 发生充血性心力衰竭，FE50C 组为 0%[20]。左心射血分数降低超过 10% ～ 15% 或左心射血分数低于或接近 50%，被认为发生了心脏收缩功能障碍（没有充血性心力衰竭迹象），据报道心脏收缩功能障碍发生率更高。然而，这些观察结果的临床相关性尚不清楚。心脏毒性的风险因其他风险因素而增加，例如年龄、先前的纵隔放射（例如霍奇金淋巴瘤的曼特尔场）、高血压、糖尿病和其他心血管危险因素。除了 1 型心脏毒性的风

险之外，先前使用蒽环类药物治疗也会增加曲妥珠单抗相关的 2 型毒性风险 [21]。

多柔比星最大累计剂量 450mg/m^2 和表柔比星最大累计剂量 900mg/m^2 通常是根据包括制造商在内的不同来源给出。然而，最小化心脏毒性的最佳选择是将累计剂量分别限制在 360mg/m^2 和 720mg/m^2。当患者年龄超过 65 岁并且左心射血分数处于临界值（50% ～ 55%）时使用蒽环类药物应谨慎，应考虑不含蒽环类药物的替代方案。令人欣慰的是，所有现在广泛应用的包含蒽环类药物的辅助治疗方案仍然远低于这些严格的阈值，并且在没有危险因素的患者中充血性心力衰竭发生率为 1% ～ 2% 或更低。

②急性髓性白血病、骨髓增生异常综合征：引起关注的第二种远期不良反应是有低风险增加继发性急性髓性白血病和骨髓增生异常综合征的发生率。与原发性急性髓性白血病相比，化疗后发生的与治疗相关的急性髓性白血病 / 骨髓增生异常综合征与复杂的细胞遗传学、高风险核型和较差的预后相关 [22]。与充血性心力衰竭一样，风险与所用蒽环类药物的剂量成正比。此外，急性髓性白血病 / 骨髓增生异常综合征的累计风险也与环磷酰胺的剂量有关，其经常与蒽环类药物联合用于原发性乳腺癌的辅助治疗 [23]。

为了研究表柔比星化疗后急性髓性白血病 / 骨髓增生异常综合征的发生率，对来自 19 项试验的近 10 000 名患者的随访数据进行了回顾分析，结果显示，使用表柔比星治疗患者的 8 年累计急性髓性白血病 / 骨髓增生异常综合征风险为 0.55%。几乎所有人也接受了环磷酰胺治疗。在接受表柔比星和环磷酰胺累计剂量等于或低于当代（当时）方案（E：≤ 720mg/m^2，C：≤ 6300mg/m^2）治疗的患者中，累计风险仅为 0.37%，接近单独使用他莫昔芬或使用不含表柔比星化疗方案的患者发生急性髓性白血病 / 骨髓增生异常综合征的累计风险。相比之下，接受高剂量的两种药物治疗的患者发生急性髓性白血病 / 骨髓增生异常综合征的风险增加至 4.97%[24]。对六项研究不同强度的 AC 药物风险的 NSABP 试验进行联合分析，用四周期标准 AC 方案（60/600）治疗的患者 5 年累计急性髓性白血病 / 骨髓增生异常综合征率为 0.21%。与表柔比星的数据相似，随着环磷酰胺剂量的增加（风险高达 1%）和乳房照射的使用，急性髓性白血病 / 骨髓增生异常综合征风险增加 [23]。Wolff 等报道在 NCCN 治疗的 20 000 名 Ⅰ ～ Ⅲ 期乳腺癌患者中，51 名乳腺癌患者化疗后发生了急性白血病。只接受手术治疗的患者骨髓肿瘤的 5 年和 10 年发生率仅为 0.05% 和 0.2%，但接受辅助化疗的患者为 0.27% 和 0.49%。接受辅助化疗加放疗的患者骨髓肿瘤的 5 年和 10 年发生率比率相似（分别为 0.32% 和 0.51%）[25]。在一项基于源自 SEER 数据库的数据的观察性研究中，包括近 65 000 名非转移性乳腺癌女性，其中约 10 000 名接受了辅助化疗，通过索赔明确的急性髓性白血病 10 年绝对风险为 1.8%。而未接受辅助化疗的患者为 1.2%。本研究中的放射治疗并未增加急性髓性白血病的风险 [26]。该研究有其局限性，因为它仅包括 66 岁以上的患者，并且没有药物使用周期和剂量的数据，并且从医疗保险索赔中去除了急性髓性白血病和化疗使用的诊断。例如，骨髓增生异常综合征无法通过索赔来确认。在欧洲，淋巴结转移多的患者可能接受剂量密集、剂量强化的标准辅助治疗方案。该方案由 Moebus 等开发，对于有 4 个或更多淋巴结的患者，10% 的患者有 10 年 OS 受益。在中位随访 62 个月后，该试验报道了 658 名接受强化治疗（表柔比星累计剂量：450mg/m^2，环磷酰胺累计剂量：7500mg/m^2）的患者中，4 例（0.61%）发生了急性髓性白血病。而接受常规的 AC 方案治疗（表柔比星累计剂量：360mg/m^2，环磷酰胺累计剂量：2400mg/m^2）的患者中无急性髓性白血病发生。急性髓性白血病的终身风险估计为 0.4%。因此，目前基于蒽环类药物的辅助化疗方案对急性髓性白血病的绝对风险影响很小，患者从辅助化疗中的获益大大超过了这些风险 [27]。

(2) 蒽环类药物在辅助化疗中的持续作用和可选择的无蒽环类方案：紫杉醇在原发乳腺癌中的常规使用和它令人信服的效果，以及对蒽环类远期相关毒性（急性髓性白血病、骨髓增生异常综合征和充血性心力衰竭等）的担忧，引发了蒽环类药物是否为早期乳腺癌辅助化疗所必不可少的争论。两项著名的随机试验已经在 HER2 阴性和 HER2 阳性疾病中提出了这个问题。美国肿瘤学 9735 试验进行的Ⅲ期试验（n=1016）表明，4 个周期的 TC 治疗（多西紫杉醇、环磷酰胺）比四个周期的 AC 治疗（多柔比星、环磷酰胺）有更高的无病生存率和总生存率 [28]。试验中的大多数患者激素受体阳性，一半患者淋巴结阴性，只有少数患者（11%）有 4 个或更多淋巴结转移。因此，结果不能可靠地适用于高风险乳腺癌的患者。然而该试验的目的并不是比较不含蒽环类药物的化疗方案与蒽环类 / 紫杉醇联合应用的化疗方案的效果。Shulman 等在一项纳入少于 3 个腋窝淋巴结转移的患者（n=3871）的大型随机Ⅲ期试验中未能证明 4 ～ 6 个周期的每周紫杉醇方案疗效不比 AC 方案差 [29]。第二项试验为 HER2 阳性的患者使用不含蒽环类的化疗方案提供了支持。乳腺癌国际研究组 006 Ⅲ期试验（BCIRG006，n=3222）[21, 30] 将患者随机分为 AC–T（无曲妥珠单抗）治疗组，AC–T 与 AC–TH（曲妥珠单抗）治疗组或 TCbH（多西紫杉醇、卡铂和曲妥珠单抗）治疗组。就 DFS 而言，两个含曲妥珠单抗方案的治疗组均优于 AC–T 治疗组。AC–TH 方案较 TCbH 方案 DFS 稍高，这个差异数值很小，并且不显著，然而，AC–TH 方案 10 年充血性心力衰竭的风险增加 5 倍（n=21 vs n=4），并且治疗相关白血病风险增加（n=8 vs n=1）[30]。通过淋巴结转移分层的亚组分析表明，即使在 4 个或更多转移淋巴结的患者中，AC–TH 和 TCbH 具有相似的疗效。该试验未检测到 AC–TH 和 TCbH 亚组之间的差异。曲妥珠单抗也可以添加到其他非蒽环类药物治疗方案，如 TC 方案 [31, 32] 或每周紫杉醇方案，但到目前为止，只有单组试验的数据。曲妥珠单抗在 HER2 阳性疾病中非常有效，在这种情况下优化化疗方案并不那么重要。因此，这些结果不能推广到 HER2 阴性疾病，因其无法获得有效的靶向治疗（非内分泌治疗）。强有力的证据表明使用以蒽环类和紫杉醇为主的联合方案，并且使用当时蒽环类药物剂量的方案，较少发生该药物的累计剂量远期不良反应。然而，该数据支持有蒽环类药物不良反应风险的患者使用蒽环类药物以外的治疗方案，例如老年患者、有充血性心力衰竭危险因素的患者或复发风险较低的患者 [27]。事实上，在美国，过去几年蒽环类药物的使用已大幅减少 [33, 34]。在所有亚组患者可以使用除蒽环类药物以外的治疗方案之前，需要有关基于紫杉醇的不含蒽环类药物的方案比联合蒽环类药物和紫杉醇的方案的具有优越性或非劣效性的证据。正在进行的试验，如 WSG PlanB 试验（NCT01049425）和美国肿瘤学“TIC/TAC”试验（NCT00493870），均将 TC 与 TAC 进行了比较，这两个试验将回答这个问题，但目前尚无结果。在获得这些数据之前，对于许多原发乳腺癌女性，蒽环类药物仍然是辅助化疗不可或缺的部分。

2. 脂质体蒽环类药物

蒽环类被认为是治疗乳腺癌最有效的药物之一。然而，累计（心脏）毒性限制了它的使用。这是治疗转移性乳腺癌的主要限制因素，并且常常导致蒽环类无法再次使用，这对于紫杉醇来说并非罕见。尽管如此，脂质体多柔比星可以显著降低心脏毒性，并且在其毒性特征和药代动力学方面与非脂质体多柔比星显著不同。Ⅲ期试验证明其与多柔比星疗效相当，即使在较高的累计剂量下心脏毒性也显著降低，因此欧洲已批准聚乙二醇化脂质体多柔比星（PLD，Doxil /Caelyx®）用于治疗高心脏风险的转移性乳腺癌患者 [35]。PLD 的特征还在于较低的脱发率和骨髓抑制率，但黏膜炎和手足综合征的发生率较高（表 20–1）。由于手足综合征的比例相对较高，PLD 的使用剂量常常为 40mg/m^2，而药物标签的剂量为 50mg/m^2 [36]。在美国和欧洲，也批准其用于治疗复发性卵巢癌、艾滋病相关的卡波西肉瘤和多发性骨髓瘤。在欧洲和加拿大，因为Ⅲ期试验中更好地延长肿瘤进展时间，非聚乙二醇化脂质体多柔比星（Myocet®）被批准作为转移性乳腺癌的一线治疗药物与环磷酰胺联用治疗转移性乳腺癌[37]。与PLD一样，它显著降低心脏毒性，但由于其药代动力学特性不同，它较少发生手足综合征[38]。虽然数据有限，但脂质体多柔比星似乎在曾用过蒽环类药物治疗的患者中更有效，在某些情况下有依据再次使用脂质体蒽环类药物[38]。

3. 米托蒽醌和其他拓扑异构酶Ⅱ抑制药

德国等一些欧洲国家批准米托蒽醌用于治疗转移性乳腺癌以及治疗激素难治性前列腺癌和急性非淋巴细胞白血病的联合方案，而食品和药品管理局仅批准其用于前列腺癌和急性白血病。在早期试验中，作为单药的米托蒽醌与二线的单药多柔比星（n=325）[39]或一线的FE50C（n=260）相比，具有相似疗效或最多只是效果稍逊[40]。但是显著降低恶心和呕吐、黏膜炎、脱发以及心脏毒性方面的毒性（表20–1）。最常见的毒性是骨髓抑制和感染。心脏毒性即使比多柔比星和表柔比星发生率低，但也可能发生，应避免累计剂量＞160mg/m^2。既往已使用蒽环类药物、心血管疾病或有其他危险因素的患者应谨慎使用。尽管已经证明其疗效和部分地区批准使用，米托蒽醌在转移性乳腺癌的治疗中几乎没有发挥作用，这主要是由于在辅助治疗中频繁使用蒽环类药物以及几种经证实有效的且毒性较低单药。依托泊苷和其他拓扑异构酶Ⅱ抑制药未被批准用于治疗乳腺癌。

（二）微管蛋白抑制药

微管蛋白抑制药是一类与微管蛋白结合的药物。α–微管和β–微管蛋白是微管的主要成分，微管是细胞骨架的关键组分，在真核细胞中发挥重要作用。它们构建有丝分裂纺锤体，对细胞内细胞器运输、轴突运输和细胞运动非常重要。微管蛋白抑制药通过与β–微管蛋白结合干扰微管合成或分解，中断有丝分裂纺锤体的正常功能。第一代与微管蛋白结合的药物是从秋水仙中分离出来的秋水仙碱，但不用于癌症治疗。目前用作细胞毒性剂的微管蛋白抑制药代表有长春花生物碱、紫杉醇、埃坡霉素和halichondrins。它们最初都是从植物或微生物中分离出来的，它们的结合位点和抑制微管动力学的确切作用方式不同。

1. 紫杉醇类

紫杉醇类化疗药物通过在有丝分裂期间稳定微管从而抑制有丝分裂进程（M期），导致细胞周期停滞在G_2期。这可以防止进一步的细胞增殖或成熟[41]。直到20世纪90年代早期，紫杉醇类主要从太平洋紫杉（Taxus brevifolia）的树皮（紫杉醇）和针叶（多西紫杉醇）中分离出来。同时，采用半合成生产方法，避免了自然资源有限导致的供应短缺。由于两种物质的疏水行为，需要基于脂质的溶剂（Cremophor EL，Triton），以及特殊的静脉内输液管。紫杉类可以诱导超敏反应，紫杉醇化疗开始之前和之后需应用皮质类固醇和抗组胺药预防超敏反应。

nab–紫杉醇是一种不含蓖麻油的聚乙氧基化白蛋白结合紫杉醇，化疗前不需要预防用药。紫杉醇和多西紫杉醇被批准用于治疗原发性和转移性乳腺癌患者，nab–紫杉醇目前仅用于转移性乳腺癌。

(1) 多西紫杉醇和紫杉醇：无论原发性乳腺癌淋巴结状态和激素受体状态，如果有指征进行（新）辅助治疗，均可以优先考虑含有紫杉醇或多西紫杉醇的方案。它们可作为单药治疗用于蒽环类药物之后的序贯治疗（如联合环磷酰胺），例如EC–D（表柔比星/环磷酰胺–多西紫杉醇），A（E）C–P（表柔比星或多柔比星/环磷酰胺–紫杉醇），也可同时与蒽环类药物和（或）环磷酰胺联合应用（TC、

TAC，表 20–2）。由于紫杉醇较好的耐受性，临床可以应用剂量密集型紫杉醇方案。

几项关于淋巴结阳性和淋巴结阴性的早期乳腺癌的大型随机试验以及几项 Meta 分析的结果，有力证明患者从紫杉醇辅助治疗乳腺癌中可以获益。PACS–01 研究表明在淋巴结阳性的患者中，3 个周期的 FE100C 随后 3 个周期的多西紫杉醇（100mg/m^2）与 6 个 FE100C 的对照组相比，复发相对风险降低 18%（P=0.012），死亡相对风险降低 27%（P=0.017）。这个结果主要见于年龄大于 50 岁的亚组患者[42]。

BCIRG–001 比较采用 6 个周期 FA50C 与 6 个周期 DAC（75/50/500mg/m^2）治疗淋巴结阳性的原发性乳腺癌的疗效。随访 10 年后，含多西紫杉醇的方案无疾病进展（HR 0.8，P=0.004）和总生存率（HR 0.74，P=0.002）均有 7% 的绝对改善[43, 44]。同样，GEICAM9805 研究，对淋巴结阴性高风险早期乳腺癌采用相同的方案进行比较，中位随访时间 77 个月，DAC 比 FAC 的 DFS 高 6%（82% vs 88%）（HR 0.68，P=0.01）。GEICAM9805 尚未显示显著的 OS 获益，根据当时报道的结果，死亡事件数量很少，但可以观察到数据趋势支持 DAC 方案（死亡事件：DAC 26，FAC 34）[45]。WSG–AGO EC–Doc 试验表明，淋巴结阳性的中危乳腺癌患者（pN1），序贯 EC–Doc 比 6 个周期 FE100C 有更好的无事件生存率（event–free survival，EFS） 和 OS：5 年 EFS：89.8% vs 87.3%（P=0.038）；5 年 OS：94.5% vs 92.8%（P=0.034）。这些差异似乎很小。然而，根据 Ki–67（分界值为 20%）进行的亚组分析分层表明，luminal B 型获益明显更大，EFS 获益率为 89% vs 74%（HR 0.39，95%CI 0.18 ～ 0.80），而 luminal A 型完全没有任何获益。治疗方案与 Ki–67 之间是相关的[46]。

BCIRG005 研究表明，淋巴结阳性早期乳腺癌分组进行 EC–Doc 或 DAC 方案治疗，DFS 和 OS 一样。两组的 5 年无病生存率估计为 79%（HR 1.0，95%CI 0.86 ～ 1.16，P=0.98），5 年总生存率分别为 88% 和 89%（HR 0.91，95%CI 0.75 ～ 1.11，P=0.37）。在转移淋巴结数目或激素受体状态的亚组分层中，结果相似。然而，两种方案的不良反应不同，DAC 更易发生骨髓抑制，而 EC–Doc 更易发生外周多发性神经病变。

东部肿瘤协作组（The Eastern Cooperative Oncology Group，ECOG）的 E1199 试验解决了哪种紫杉类药物的哪种方案将获益最大的问题。为了解决这个问题，患者在接受 4 个周期 AC 方案治疗后随机接受每 3 周一次共 4 个周期或每周 1 次共 12 个周期紫杉醇或多西紫杉醇方案治疗，中位随访 12 年后，与 3 周紫杉醇方案相比，每周紫杉醇和 3 周多西紫杉醇均显著改善 DFS（HR 0.84，P=0.011 和 HR 0.79，P=0.001），并略微改善 OS（HR 0.87，P=0.09 和 HR 0.86，P=0.054）。一项探索性亚组分析表明，三阴性乳腺癌患者从每周紫杉醇方案中在 DFS（HR 0.69，P=0.01）和 OS（HR 0.69，P=0.02）[47] 方面极大获益。

因此，当紫杉醇作为单一药物用于蒽环类药物的序贯辅助治疗时，每周给药方案似乎比每 3 周紫杉醇方案更有效。另外，3 周 1 次的多西紫杉醇似乎比每周 1 次的多西紫杉醇更有效[47]。转移性疾病也有类似的结果[48, 49]。

CALGB–9344 研究的探索性亚组分析[5, 50] 质疑雌激素受体阳性，HER2 阴性患者是否从紫杉醇中受益，因为研究者无法证明该亚组有任何获益。然而，其他试验如 GEICAM 9805、BCIRG–001 和 PACS–01 研究证明无论任何 ER 状态都有获益[51]。WSG–AGO EC–Doc 研究表明，ER 阳性患者能从使用紫杉醇获益，且这类患者仅限于 Ki–67 ＞ 20%、luminal B 型[46]。从道理上来讲，低风险的 luminal A 型可能根本不会从化疗中受益，继而也不会因为在化疗中添加紫杉类药物而获益。

两个大型 Meta 分析提供的证据表明，在早期乳腺癌辅助治疗中增加紫杉醇的获益与淋巴结和激素受体状态无关[52, 53]。由 EBCTCG 进行的 Meta 分析证实了 ER 阳性患者可以从紫杉醇中获益[14]。

因此，早期淋巴结阴性或阳性乳腺癌如果有辅助化疗指征，优选含紫杉醇的联合方案或序贯方案。关键问题是确定雌激素受体阳性患者的亚组，该亚组应接受辅助化疗。目前，St. Gallen 国际共识专家小组为此目的推荐了通过多基因检测或联合分级和 Ki–67 来区别 luminal A 型和 B 型患者[54]。被认为可从辅助化疗中获益的患者，基于获益的目的，应被予以基于紫杉类（和蒽环类）的治疗方案。

今天，多西紫杉醇也常用于选择性无蒽环类药物辅助治疗方案，用于治疗 HER2 阴性和阳性的早期乳腺癌，尤其有心血管疾病或心脏毒性高风险的患者（表 20–1）。美国肿瘤学 9735 Ⅲ期试验提供的证据表明，与 4 个周期 AC 方案相比，4 个周期多西紫杉醇联合环磷酰胺方案可以提高总体存活率。然而，到目前为止，DC 方案尚未与当时的蒽环类或含紫杉醇的方案进行比较。BCIRG 006 探索性研究表明，在 HER2 阳性早期乳腺癌患者中，联合应用多西紫杉醇、卡铂和曲妥珠单抗作为一种疗效相当但不含蒽环类药物的治疗方案，心脏毒性和继发性白血病发生率显著降低。

紫杉类药物的不良反应见表 20–3，包括骨髓抑制、黏膜炎 / 口腔炎、手足皮肤反应、指甲病变、关节痛、肝酶升高、腹泻、便秘以及水钠潴留。其中一个最具危害的不良反应是外周多发性神经病变，其发生率超过 10%（E1199 中紫杉醇超过 20%[55]）。然而，严重的 3/4 级外周多发性神经病相对罕见，仅为 0 ～ 8%[55, 56]。在大多数情况下，停用紫杉类化疗后多发性神经病变症状会消失，但不幸的是，这可能需要数月甚至数年。然而，尚未见有大型随机试验对外周多发性神经病有正式的长期随访报道，关于长期持续的外周多发性神经病尽管未报道，但这个比例可能很高。

类似于辅助治疗，与 3 周紫杉醇方案相比，每周紫杉醇方案是转移性疾病的首选方案，因为已经证明后者具有更好的 DFS 和 OS[49]。每 3 周给予多西紫杉醇也显示出优于每 3 周给予紫杉醇，3 周多西紫杉醇方案仍然是多西紫杉醇最广泛的使用方案[28]。一些试验研究了基于紫杉的各种组合方案。O'Shaughnessy 等研究表明，多西紫杉醇和卡培他滨的联合应用比单用多西紫杉醇有更高的总体存活率[57]。然而，单药治疗组中很少有患者采用卡培他滨作为研究后的后续治疗[58]。另外，该组合引起相当大的毒性，并且其尚未广泛用于临床实践中。已经证实了紫杉醇和吉西他滨的组合有类似的结果[59]。今天，人们普遍认为紫杉类药物与转移性乳腺癌使用的其他药物一样，应该作为单一药物使用。到目前为止，没有一项试验能够证明在存活率方面联合方案优于序贯使用相同药物。联合方案提供更高的反应率和更长的 PFS，但也具有较差的治疗指数。联合方案应当用于疾病进展迅速，危及生命的患者，其主要目的是快速缓解和高反应率[2]。

(2) 白蛋白结合型紫杉醇：与传统的紫杉醇不同，纳米粒子白蛋白结合紫杉醇的这种无溶剂配方被认为利用天然白蛋白结合和运输途径，特别是 gp60 和小窝蛋白介导的转胞吞作用，加强药物向肿瘤递送的目的[59, 60]。

Ⅲ期试验比较了白蛋白结合型紫杉醇与常规紫杉醇在转移性乳腺癌患者中的疗效。将 454 名未手术的患者随机分配至静脉注射白蛋白结合型紫杉醇 260mg/m^2（3 周 1 次，n=229），无用药前预处理，或静脉注射标准紫杉醇 175mg/m^2（3 周 1 次，n=225），给予用药前预处理。结果显示，与常规溶剂型紫杉醇相比，白蛋白结合型紫杉醇组有显著的高反应率（33% vs 19%，$P > 0.001$），并且进展时间显著延长（23.0 周 vs 16.9 周，HR 0.75，$P > 0.006$）。尽管白蛋白结合型紫杉醇的剂量比标准紫杉醇高 49%，但是对于白蛋白结合型紫杉醇，4 级中性粒细胞减少的发生率显著降低（9% vs 22%，$P < 0.001$）。3 级感觉神经病变在白蛋白结合型紫杉醇组中比在标准紫杉醇组中更常见（10% vs 2%，$P < 0.001$），但可以迅速好转（中位数 22d）。尽管没有给予用药前预处理和更短的监管时间，白蛋白结合型紫杉醇

表 20-3 乳腺癌中选择的微管蛋白靶向细胞毒性剂的总结

药　物	商品名称®（示例）	剂量（mg/m^2 BSA）	注意事项	相互作用	部分不良反应
紫杉醇	Taxol	135 ～ 250，3 周 1 次；每周 80 ～ 90** 例如，联合贝伐单抗时紫杉醇就是在第 1、8、15 天 给药，4 周 1 次	给药前应用皮质类固醇、苯海拉明和 H_2 拮抗药预防严重的超敏反应，使用不含聚氯乙烯的静脉输液管等；肝功能损害时降低剂量	与 CYP3A4 和 CYP2C8 抑制药和诱导药的相互作用	多发性神经病、味觉障碍、骨髓抑制、口炎 / 黏膜炎、掌底红肿（手足皮肤综合征）、疲劳、关节痛、恶心、呕吐、腹泻、肌肉骨骼疼痛、肺毒性（间质性肺炎、肺纤维化、急性呼吸窘迫综合征）、肝毒性（高胆红素血症、转氨酶升高）。过敏反应（可能很严重）、皮肤和指甲变化、脱发、注射部位反应、液体潴留
多西紫杉醇	泰索帝	75 ～ 100，3 周 1 次	给药前应用皮质类固醇、苯海拉明和 H_2 拮抗药预防严重的超敏反应，使用不含聚氯乙烯的静脉输液管等；肝功能损害时降低剂量	与 CYP3A4 抑制药和诱导药的相互作用	多发性神经病、味觉障碍、骨髓抑制、发热性中性粒细胞减少、口炎 / 黏膜炎、掌跖红细胞感觉障碍（手足皮肤综合征）、肺毒性（间质性肺炎、肺纤维化、急性呼吸窘迫综合征）、肝毒性（高胆红素血症、转氨酶升高）、疲劳、关节痛、恶心、呕吐、腹泻、肌肉骨骼疼痛、过敏反应（可能很严重）、皮肤和指甲变化、脱发、注射部位反应、液体潴留
白蛋白紫杉醇	Abraxane	260，3 周 1 次；广泛使用每周方案（剂量范围 100 ～ 150，3 周或 4 周 1 次）	肝功能损害时降低剂量	与 CYP3A4 和 CYP2C8 抑制药和诱导药的相互作用	多发性神经病、味觉障碍、骨髓抑制、口炎 / 黏膜炎、手足皮肤综合征、肺毒性（间质性肺炎、肺纤维化、急性呼吸窘迫综合征）、肝毒性（高胆红素血症、转氨酶升高）、疲劳、关节痛、恶心、呕吐、腹泻、肌肉骨骼疼痛、超敏反应（比紫杉醇和多西紫杉醇发生率明显降低），皮肤和指甲的变化、脱发、液体潴留、注射部位的反应

（续表）

药　物	商品名称®（示例）	剂量（mg/m^2 BSA）	注意事项	相互作用	部分不良反应
伊沙匹隆	Imprexa	40，3周1次	用 H_1 和 H_2 拮抗药预先给药，在肝功能受损的情况下减少剂量；剂量应限制在 2.2mg/m^2 BSA；不得用于对用 cremophor（如紫杉醇）配制的药物过敏的患者，谷草转氨酶或谷丙转氨酶＞2.5倍正常上限或胆红素＞1倍正常上限的患者不能用伊沙匹隆联合卡培他滨治疗	与抑制药和 CYP3A4 诱导物的相互作用	周围神经病变，骨髓抑制，口腔炎/黏膜炎，手足综合征，疲劳/虚弱，脱发，恶心，呕吐，腹泻，肌肉骨骼疼痛（肌痛/关节痛），厌食，腹痛，指甲紊乱，过敏反应
长春瑞滨	诺维本	每周 30	保存静脉内应用，在肝功能受损的情况下减少剂量	与抑制药和 CYP3A4 诱导物的相互作用	骨髓抑制、多发性神经病、恶心和呕吐、便秘、肝酶升高、黏膜炎、注射部位反应和局部组织损伤（包括坏死），肺毒性（间质性肺炎、急性呼吸窘迫综合征、支气管痉挛）
艾日布林	Halaven	1.23mg/m^2，第1、8天，3周1次（相当于甲磺酸艾日布林：1.4mg/m^2，第1、8天，3周1次）	肝肾功能受损时减少剂量 心脏病患者监测 ECG	与延长 QT 间期的药物相互作用	中性粒细胞减少、周围神经病变、疲劳/虚弱、脱发、恶心

这些重点内容不包括安全有效使用各自药物所需的所有信息。有关安全使用这些制剂所需的所有信息，请参见完整的处方信息。我们不对内容的正确性负责

组患者无一发生超敏反应[61]。2005 年食品和药品管理局批准白蛋白紫杉醇作为单药用于治疗转移性疾病联合化疗失败或辅助化疗后 6 个月内复发的晚期乳腺癌患者。除非有临床禁忌，患者既往的治疗应该包括蒽环类药物。

在欧洲，2008 年欧洲药品管理局批准了白蛋白紫杉醇作为一线化疗失败后的单药治疗。患者应该在此之前已经接受过蒽环类药物治疗。基于传统的紫杉醇的每周方案[49]更有效[62]以及Ⅱ期试验数据的所见，尽管Ⅲ期临床试验尚未证实，白蛋白紫杉醇常用作每周 1 次。关于理想的每周剂量存在一些争论，但基于实践和证据的考虑认为，在每 4 周的 3 周内给予 100 ～ 125mg/m^2 之间的剂量[63]。在最近的随机新辅助Ⅲ期 GeparSepto 试验中，白蛋白结合型紫杉醇（12 × 125mg/m^2，周疗）序贯进行 4 个周期的 EC 比每周标准溶剂型紫杉醇（29%，P=0.001）有显著更高的 pCR 率（38%，ypT_0 ypN_0），这种效应在三阴性中更为明显，进一步支持白蛋白结合型紫杉醇具有更优越的疗效[64, 65]。

2. 埃博霉素（伊沙匹隆）

另一种微管蛋白靶向药是伊沙匹隆，一种埃博霉素 B 的半合成类似物。与紫杉醇类似，它可以稳定微管。然而，紫杉醇和伊沙匹隆在结构上是不相关的并且以不同的方式和不同的结合位点与微管蛋白结合。伊沙匹隆对紫杉醇耐药肿瘤细胞仍有活性。两项大型Ⅲ期临床试验显示，伊沙匹隆联合卡培他滨比单药卡培他滨有明显的反应率（分别为 35% vs 14% 和 43%vs 29%）以及 PFS（分别为 5.8 vs 4.2 个月和 6.2 vs 4.2 个月）。然而，该组合没有改善 OS 并且显著增加毒性，包括 70% 的 3 或 4 级中性粒细胞减少症和 20% ～ 24% 的 3 或 4 级周围神经病变。此外，在联合治疗组中观察到略多的治疗相关死亡（3% vs 1%）[66, 67]。其他常见的不良反应是贫血、白细胞减少、血小板减少、疲劳 / 虚弱、肌痛 / 关节痛、脱发、恶心、呕吐、口腔炎 / 黏膜炎，腹泻和肌肉骨骼疼痛[67–70]。

2007 年 10 月，食品和药品管理局批准伊沙匹隆用于治疗对目前可用的化疗方案无反应的侵袭性转移性乳腺癌或局部晚期乳腺癌。伊沙匹隆与卡培他滨联合或作为单一疗法用于治疗对蒽环类和紫杉类耐药的转移性或局部晚期乳腺癌患者，或作为对蒽环类、紫杉类和卡培他滨耐药患者的单药治疗。但是，由于其不利的治疗指数，欧洲药品管理局拒绝了对伊沙匹隆的上市许可[71]。

3. 长春花生物碱（长春瑞滨）

长春花生物碱最初是从马达加斯加长春花植物（长春花属植物）中分离出来的一类药物。

这类药物中使用最广泛的是长春碱、长春新碱、长春瑞滨、长春地辛和长春氟宁。长春瑞滨是目前唯一批准用于治疗乳腺癌的长春花生物碱（在欧盟）。与紫杉醇相比，长春花生物碱在不同的结合位点结合微管蛋白。与防止微管蛋白解聚的紫杉醇不同，长春花生物碱抑制微管蛋白聚合，从而防止微管形成和干扰有丝分裂纺锤体的正常功能。包括各自 45 ～ 157 名患者的一系列Ⅱ期单组试验已显示单剂长春瑞滨对晚期乳腺癌有效。在一线方案中，长春瑞滨给药剂量为 30mg/m^2（每周 1 次），客观反应率在 35% ～ 50% 之间，治疗失败的时间从 5 个月到 6 个月不等，中位反应时间为 9 个月。

试验报告的中位总生存期为 15 ～ 18 个月[72–76]。在预处理较多的患者中，反应率为 16% ～ 36%，中位反应持续时间为 5 ～ 8.5 个月，中位总生存期为 14.5 ～ 16 个月[73, 77, 78]。

在不论何种方案中关于长春瑞滨在乳腺癌中的作用的随机试验研究数量非常有限。90 年代早期的一项随机Ⅲ期临床试验比较了 183 例经过蒽环类药物预处理的患者应用长春瑞滨与美法仑的疗效，该试验证明了长春瑞滨优于美法仑，反应率为 16% vs 9%，并显著改善了疾病进展时间（time to progress，TTP）和 OS[79]。一项大型随机Ⅲ期临床试验将单药长春瑞滨与长春瑞滨和吉西他滨的组合进行了比较。

单剂长春瑞滨的 PFS 显著缩短（4 个月 vs 6 个月，P=0.0028）、较小的反应率（26% vs 36%，P=0.09）。然而，两个治疗组的总体存活率没有差异（16.4 个月 vs 15.6 个月，P=0.8）[80]。一项直接比较长春瑞滨与卡培他滨的试验在仅纳入 46 名患者后过早关闭，但两种具有显著不同毒性的药物的效果相似[81]。在 20 世纪 90 年代欧洲，批准长春瑞滨用于治疗非小细胞肺癌和既往使用过蒽环类和紫杉醇的转移性乳腺癌患者，在美国，长春瑞滨仅用于非小细胞肺癌。

长春瑞滨的主要剂量限制性毒性是中性粒细胞减少症，如果长春瑞滨用作单一药物，则在超过 50% 的患者中可发生 3 ～ 4 级中性粒细胞减少。（单药）患者周围神经病变通常是轻微的，并且较少发生 3 ～ 4 级的周围神经病变（约 3%）。长春瑞滨可能导致静脉注射部位的静脉炎。应该谨慎定位静脉导管或选择正确的针头，因为极少数情况下可能会出现严重的局部组织坏死。罕见的不良反应包括间质性肺病（在极少数情况下严重的急性呼吸窘迫综合征）、支气管痉挛、心肌缺血和腹泻。长春瑞滨很少引起明显的脱发。具有活性的口服制剂已经在欧洲销售和注册，用于相同治疗方案[82, 83]。长春瑞滨主要用于二线方案。此外，长春瑞滨联合曲妥珠单抗显示出良好的疗效[84]。

4. 艾日布林

艾日布林是一种海洋海绵 B 的合成结构类似物，海洋海绵 B 是一种从日本稀有海洋海绵中分离出来的天然化合物。与大多数微管蛋白靶向药一样，它损害有丝分裂纺锤体的正常功能，导致 G_2 ～ M 细胞周期停滞并抑制细胞增殖。然而，与其他抑制微管生长和缩短微管的抗有丝分裂药物如紫杉醇类和长春花生物碱不同，艾日布林主要抑制微管聚合，并导致微管蛋白螯合成非生产性聚集体。微管缩短基本上不受影响[85]。

2010 年食品和药品管理局首次批准艾日布林为单药治疗，2011 年欧洲药品管理局批准艾日布林治疗既往曾接受两次或更多次包括蒽环类和紫杉类在内的转移性乳腺癌晚期化疗患者。艾日布林的批准是基于随机Ⅲ期临床试验 EMBRACE 研究结果（研究 305；NCT00388726），研究纳入先前接受过 2 ～ 5 线化疗方案治疗晚期疾病的患者，该研究将艾日布林与医师选择的治疗（TPC）进行了比较。研究证明艾日布林显著改善总生存率（HR 0.81，P=0.041）[86]。第二项大型Ⅲ期临床试验直接将艾日布林与卡培他滨进行比较，作为先前用过蒽环类和紫杉类治疗的转移性乳腺癌的一线至三线治疗。该研究（E301；NCT00337103）未能证明艾日布林优于卡培他滨（OS：HR 0.88，P=0.056）。两种疗法的 PFS 和总体缓解率都不同[87]。两项试验的综合分析证实了艾日布林比对照组有更好的 OS，并表明 HER2 阴性和三阴性亚组有更明显的获益[88]。在欧盟，艾日布林的适应证已经扩展到既往曾接受一线化疗方案的晚期 / 转移性乳腺癌患者。艾日布林最常见的不良反应是中性粒细胞减少、疲劳 / 虚弱、脱发、周围神经病和恶心。

（三）烷化剂

1. 环磷酰胺

环磷酰胺是一种广泛使用的抗癌药物，被列入世界卫生组织的基本药物清单。它是芥子油烷基化剂的氧氮磷环类家族的成员，并于 1958 年由 Norbert Brock 首次合成，已被用于治疗一系列疾病[89]。环磷酰胺本身是一种前体药，需要被肝脏中的细胞色素 P_{450} 激活。得到的代谢物称为 4- 羟基环磷酰胺（4-OH-CPA）。它必须进行 β- 消除以产生磷酰胺芥和丙烯醛。磷酰胺芥使 DNA 和蛋白质烷基化，并在鸟嘌呤 N-7 位置的 DNA 链间和链内形成 DNA 交联。这些链间和链内的交联是不可逆的，最终导致细胞凋亡[90]。细胞内释放的活性烷化剂直接抑制 DNA 聚合酶[91]。环磷酰胺是该类中最著名的药物之一，并且在治疗各种癌症方面具有悠久的历史。即使今天，在它推出 50 多年后，它仍是最广泛使用的化学治疗剂之一。现在环磷酰胺是大多数乳腺癌（新）辅助化疗方案的一部分，但在转移情况下较少使用。它还用于治疗其他类型的癌症，例如白血病、多发性骨髓瘤或视网膜母细胞瘤。当用作治疗乳腺癌的单一药剂时，反应率为 10% ～ 50%。

最早成功实施的辅助化疗方案是由环磷酰胺、甲氨蝶呤和氟尿嘧啶组成的 CMF 方案，与观察相比，其显著降低了复发风险，并提高了总体生存率[92, 93]。今天已很少使用 CMF，环磷酰胺通常用于其他联合方案，主要是与蒽环类一起使用，例如多柔比星（AC）或表柔比星（EC），序贯紫杉醇，也可序贯多西紫杉醇（表 20–4）[4, 31, 94, 95]。

表 20–4　用于治疗乳腺癌的选定的烷化剂

药　物	商品名称®（示例）	剂量（mg/m² BSA）	注意事项	相互作用	部分不良反应
环磷酰胺	环磷酰胺	取决于几种不同的辅助方案，例如 500，静脉滴注，3 周 1 次，作为“CAF”方案的一部分 600，静脉滴注，第 1、8 天，4 周 1 次，q4w 作为“CMF”方案的一部分。 剂量密集方案高达 2000，剂量密集的 ETC（表 20-2）每日口服 50mg 与甲氨蝶呤联合使用（2 × 2.5 mg 口服），第 1、2 天，每周 1 次，作为口服方案的一部分	> 1000mg/m²：用 MESNA 保护，充分水合，排除尿路梗阻	请参阅处方信息	骨髓抑制、免疫抑制、闭经、卵巢功能衰竭、不育、脱发、恶心、呕吐、黏膜炎、出血性膀胱炎、肾毒性、心脏毒性（例如出血性心肌炎），肺毒性、继发性恶性肿瘤（例如，急性髓性白血病 / 骨髓增生异常综合征和膀胱癌）。会造成胎儿伤害
苯达莫司汀	Ribomustin	120 ～ 150，第 1、2 天静脉滴注，4 周 1 次；没有针对乳腺癌的标准剂量 / 方案	无	无	骨髓抑制、黏膜炎、口腔炎、恶心、呕吐、脱发。会造成胎儿伤害

这些要点不包括安全有效使用各种药物所需的所有信息。有关安全使用这些代理所需的所有信息，请参阅完整的处方信息。我们对内容的正确性不承担任何责任

环磷酰胺也参与节律化疗方案，通常与甲氨蝶呤联用。在经过大量预处理的患者中，这种节律方案的反应率约为 20%[96]。最近，随机期试验（IBCSG 22–00）已经证明，辅助化疗后给予 12 个月相同的方案作为维持治疗，至少在淋巴结阳性、三阴性患者的高风险亚群中有一些疗效[97]。这些低剂量环磷酰胺方案通过替代方式作用，诱导有益的免疫调节作用，例如通过消除调节性 T 细胞和在节律性给药方案中产生的抗血管生成作用[89, 98]。此外，高剂量环磷酰胺还可用作治疗严重和难治性自身免疫性疾病如狼疮，因为高剂量会引起广泛的淋巴细胞清除。

环磷酰胺的不良反应包括恶心和呕吐、骨髓抑制、脱发、疲劳、闭经、出血性膀胱炎、肾毒性和继发性恶性肿瘤。环磷酰胺的尿毒性作用是由丙烯醛（其代谢产物之一）引起的。通过确保充分的水化，排除尿路梗阻，避免夜间给药以及较高剂量的环磷酰胺时给予美司钠处理，以此将环磷酰胺的不良反

应降到最低。美司钠（2- 巯基乙酸钠）可结合并中和丙烯醛[99]。由于环磷酰胺显著增加了过早绝经和不孕的风险，开始相关治疗前，需要为要接受辅助治疗的年轻患者提供有关生育保护的咨询（与所有辅助化疗方案一样）。环磷酰胺还具有致癌作用，可导致继发性恶性肿瘤，包括白血病、骨髓增生异常综合征、皮肤癌、膀胱癌和其他恶性肿瘤。与治疗相关的急性髓系白血病的风险似乎是剂量依赖性的，但也受到其他因素的影响，包括其他药物例如蒽环类药物，它们也可以增加这种风险。治疗相关的急性髓系白血病发生于骨髓增生异常综合征之前，通常与复杂的细胞遗传学相关，并且预后更差。高剂量的环磷酰胺也可以诱导心脏毒性，其可以表现为一系列病症，包括出血性心肌炎。

2. 苯达莫司汀

该组的另一种物质是苯达莫司汀（表 20-4），其与烷化剂和嘌呤类似物具有结构相似性。它的功能尚不完全清楚，但已证明它与其他烷化药物具有非交叉抗性[100]。

它是一种有悠久历史的细胞毒性剂，其在东德广泛用于各种类型的癌症。它主要用于血液系统恶性肿瘤，如霍奇金病、非霍奇金病、多发性骨髓瘤，在乳腺癌患者中苯达莫司汀作为二线或三线化疗治疗有很好的结果[101]。在Ⅲ期临床试验中，将苯达莫司汀、环磷酰胺和氟尿嘧啶的联合方案与常规 CMF 作为转移性乳腺癌的一线治疗进行了比较，实现了更长的无进展生存期[102]。目前正在进行的研究正在评估新的方案，剂量和毒性管理以及与其他细胞毒性剂的组合（例如 NCT00661739、NCT00705250），以优化苯达莫司汀对癌症的治疗。苯达莫司汀似乎具有有利的不良反应范围，特别是对于经过大量预处理的转移性乳腺癌患者。在Ⅱ期研究中，报道的主要不良反应是骨髓抑制、感染、黏膜炎和腹泻。这些事件大多为 1 ～ 2 级，并且易于管理[100, 103]。然而，由于一系列有效替代药物和其他几个原因，苯达莫司汀目前不常用于治疗乳腺癌，也未被批准用于该适应证。

（四）基于铂类的化学治疗药物

顺铂和卡铂是广泛用于治疗各种类型癌症的药物，包括肉瘤、一系列癌（例如小细胞肺癌和卵巢癌）、淋巴瘤和生殖细胞肿瘤以及乳腺癌（表 20-5）。在细胞内形成基于铂的复合物，诱导链内和链间交联，这导致复制期间的双链断裂，最终诱导细胞凋亡。20 世纪 80 年代，几项小型试验首次证实了铂类在乳腺癌中有效，顺铂在先前未治疗的患者中的反应率达到 47% ～ 54%。然而，在严重的既往治疗的患者中观察到相当低的活性（RR 约 10%）[104-109]。这些数据表明疗效与剂量和预处理相关。随着引入蒽环类和紫杉类药物作为有效但毒性较低的疗法，对铂类治疗乳腺癌的研究兴趣下降。在 2000 年研究人员恢复了对铂类治疗乳腺癌的兴趣，几项临床前研究报道了铂类对 BRCA 突变癌细胞的显著效果，此外，还建立了治疗新方案以控制毒性。

铂类治疗的相关研究兴趣主要聚焦于三阴性乳腺癌，这是基于 BRCA1 相关乳腺癌和三阴性乳腺癌，或更确切地说是基底样亚型的表型相似性。大约 80% 的 BRCA1 相关肿瘤是基底亚型的。然而，大多数基底样肿瘤是散发性的，与 BRCA 无关，然而，共享表型导致人们推测，散发性基底样肿瘤也可能共享 BRCA 相关的同源物同源重组缺陷，但由不同的机制引起，因此可能对铂类具有相似的敏感性[110]。铂类诱导双链在复制过程中断裂需要同源重组作为无错误的 DNA 修复机制。如果细胞具有同源重组缺陷，则错误代偿修复机制参与进来，并导致高度的基因组不稳定性，最终导致肿瘤细胞死亡。临床前数据表明铂类药物对 BRCA 相关的乳腺癌和卵巢癌非常敏感。然而，过了很久，才有随机试验提供第一个证据表明铂类化疗对至少一个三阴性乳腺癌亚组患者可能特别受益。然而一些研究显示对于未经选择的三阴性乳腺癌，铂类的治疗效果令人沮丧[111-113]。最后，TNT 试验将 376 例三阴性转移性乳腺癌患者随机分为卡铂治疗组或多西紫杉醇治疗组，做更直观的比较。在整个研究人群中，总体缓解率、PFS 和 OS 方面没有显著差异。然而，一项探索性分析显示，BRCA1/2 突变携带者从卡铂获益比从多西紫杉醇获益显著，总体缓解率为 68% vs 33%，PFS 为 6.8 个月 vs 4.8 个月。BRCA 状态与铂类的治疗效果是相关的，这表明铂类对 BRCA 突变的乳腺癌有效，而非三阴性乳腺癌或基底细胞亚型[114]。

表 20-5 治疗乳腺癌铂类的细胞毒性剂

药　物	商品名（举例）	剂量（mg/m^2 BSA）	注意事项	相互作用（选定的例子）	部分不良反应
顺铂		30 ～ 75mg/m^2，例如 3 周 1 次，各种方案	根据 GFR 减少剂量，在顺铂输注之前和之后确保充足的水合作用（每次 1000 ～ 2000ml）	避免使用进一步的肾毒性药物	骨髓抑制，肾毒性，脱发，明显恶心和呕吐，神经毒性，耳毒性，电解质紊乱，过敏 / 过敏
卡铂		AUC，例如，通过“Calvert 公式”计算：总剂量（mg）=（目标 AUC）×（GFR + 25），例如，AUC 4 ～ 6，3 周 1 次或 AUC 2，每周 1 次作为单药治疗或联合方案	根据 GFR 减少剂量	没有	骨髓抑制，肾毒性（低于顺铂），脱发，恶心，呕吐，神经毒性和耳毒性（低于顺铂），电解质紊乱，过敏 / 过敏反应

AUC. 曲线下面积；GFR. 肾小球滤过率。这个表不包括安全有效使用各种药物所需的所有信息。有关安全使用这些药物所需的所有信息，请参阅完整的处方信息。我们对内容的正确性不承担任何责任

几项试验研究了卡铂在 TNBC 患者新辅治疗中的作用。除了一个研究，它们都显示出基于铂的方案的 pCR 增加。GeparSixto 试验和 CALGB 40603 试验表明，对于三阴性乳腺癌的患者，在蒽环类和紫杉类的治疗方案中加入卡铂，pCR 率（ypT_0 或 ypN_0）增加 10.5% 和 13%[115, 116]。最近，三阴性乳腺癌采用 4 个周期卡铂与白蛋白紫杉醇的新辅助治疗，比吉西他滨的 pCR 增加了 17.2%[117]。到目前为止，只有 GeparSixto 和 CALGB 40603 报道了初步生存数据。GeparSixto 研究表明，加入卡铂改善 10% 的 3 年 DFS（HR 0.56，P=0.035）[118]，而在 CALGB 40603 中，升高 pCR 并未提高生存率[119]。GeparSixto 试验表明，卡铂不仅提高 BRCA 突变患者 pCR 和无事件生存率，而且也提高野生型 BRCA 患者的 pCR 和无事件生存率[118]。在获得有关存活的额外数据之前，卡铂不能成为三阴性乳腺癌的标准（新）辅助治疗方案。到目前为止，卡铂仅用于 HER2 阳性乳腺癌，与多西紫杉醇和曲妥珠单抗（和帕妥珠单抗）联合的标准（新）辅助治疗方案。

在乳腺癌中没有数据表明一种铂类优于另一种。然而，为了降低毒性，特别是在肾和耳毒性方面，卡铂通常优于顺铂。卡铂和顺铂的不良反应包括抑制骨髓内所有造血细胞、严重血栓形成，肾毒性、神经毒性、耳毒性、恶心、呕吐和过敏。

与顺铂相比，卡铂除了显著较低的肾毒性和耳毒性，恶心和呕吐也比较轻微而且更容易治疗。但是，卡铂的骨髓抑制似乎更严重，包括 3 ～ 4 级的血小板减少发生率更高。

（五）抗代谢药物

甲氨蝶呤、氟尿嘧啶、卡培他滨和吉西他滨是经常用于治疗转移性乳腺癌的抗代谢物（表 20–6）。

1. 甲氨蝶呤（MTX）

甲氨蝶呤是一种广泛使用的抗代谢物，具有广泛的适应证，包括治疗多种类型的癌症，如乳腺癌、滋养细胞疾病、白血病、淋巴瘤，以及鞘内用药治疗脑膜癌或原发性中枢神经系统淋巴瘤。此外，它还用于宫外孕、严重的类风湿关节炎和牛皮癣的保守治疗。使用方式包括静脉滴注、鞘内给药、肌内注射以及口服。

甲氨蝶呤竞争性抑制二氢叶酸还原酶（DHFR），这是一种参与四氢叶酸合成的酶[120]。叶酸是胸腺嘧啶从头合成中的关键酶，其是 DNA 合成必需的。叶酸也是嘌呤和嘧啶碱合成的必要条件。因此，甲氨蝶呤抑制 DNA 以及 RNA 合成。

甲氨蝶呤主要联合环磷酰胺和氟尿嘧啶（CMF 方案），用于转移性乳腺癌或乳腺癌的辅助治疗。CMF 方案是成功用于治疗原发性乳腺癌的第一种辅助治疗方案。它已被“标准”AC 或 EC 取代，不是因为后者的优越性，而是因为后者的持续时间较短和耐受性较好。随后，EBCTCGMeta 分析证明更高累计剂量和更长持续时间的蒽环类治疗方案更有效[14]。现在，无蒽环类药物很少选择 CMF 方案。

甲氨蝶呤也可用于规律口服治疗方案，该方案由口服环磷酰胺（连续每天 50mg）和口服甲氨蝶呤（第 1 天和第 2 天 5mg，每周 1 次）组成。甲氨蝶呤并不单独应用。

为了防止高剂量的甲氨蝶呤（$>100mg/m^2$ 体表面积）导致严重的骨髓抑制和胃肠道毒性，必须在给予甲氨蝶呤后的适当时间给予四氢叶酸（四氢叶酸钙解救）。

2. 卡培他滨，氟尿嘧啶（5–FU）

卡培他滨是一种前药，其通过肝脏和肿瘤细胞中的羧酸酯酶、胞苷脱氨酶和胸苷磷酸化酶转化为氟尿嘧啶。氟尿嘧啶（和卡培他滨）通过抑制胸苷酸合酶，阻断胸腺嘧啶（DNA 复制所需的核苷）的合成而发挥细胞毒作用。

氟尿嘧啶在乳腺癌中具有悠久的历史，并且已经是氟尿嘧啶、表柔比星或多柔比星和环磷酰胺（FEC、FAC）方案的一部分。最近，一项大型随机Ⅲ期临床试验（GIM–2）证明，增加氟尿嘧啶对 EC–T 方案没有任何获益[121]。它已被现代的蒽环类 / 紫杉类药物替代（表 20–6）。

卡培他滨已被批准用于一系列Ⅱ / Ⅲ期试验，作为蒽环类和紫杉类治疗失败后转移性乳腺癌的单药治疗。在所有化疗方案后，卡培他滨单药治疗的反应率为 14% ～ 29%，TTP 和 OS 分别为 3.1 ～ 7.9 个月和 10.1 ～ 29.4 个月[122–124]。基于一线方案的Ⅲ期随机试验，在先前基于蒽环类药物的治疗后，卡培他滨也可与多西紫杉醇联合使用。该试验是为数不多的转移性乳腺癌化疗试验之一，该试验证明多西紫杉醇联合卡培他滨比单药紫杉醇显著提高总体生存率。然而，该方案有相当大的毒性，包括发热性中性粒细胞减少症发生率高，并且对于随后的治疗也存在一些疑问[57, 58]。因此，在需要快速有效治疗的情况下，它仍然是有价值的选择，否则通常优选顺序单一疗法，因为它们具有更好的治疗指数。

美国已批准卡培他滨与伊沙匹隆联合使用治疗耐其他药的转移性乳腺癌患者。然而，由于不利的治疗指数和严重毒性的风险，这种联合方案尚未获得欧洲药品管理局的批准。相反，欧洲而并非美国已批准卡培他滨联合贝伐单抗作为治疗转移性乳腺癌的一线方案。卡培他滨已可以与拉帕替尼或曲妥珠单抗联合用于治疗 HER2 阳性乳腺癌患者。它还用于治疗结肠直肠癌和胃癌。

表 20-6　用于治疗乳腺癌的抗代谢物

药　物	商品名（举例）	剂量（mg/m^{2}BSA）	注意事项	相互作用（选定的例子）	部分不良反应
甲氨蝶呤		例如，在每个周期的第 1 天和第 8 天，40mg/m^2 静脉滴注与环磷酰胺和氟尿嘧啶组合作为经典 CMF 方案的一部分 与连续口服环磷酰胺（50mg/d）组合，在第 1 天和第 2 天口服 5mg/d，每周 1 次，成为口服方案	在肾功能损害的情况下减少剂量，在患有腹水和胸腔积液的患者中 MTX 清除受限。更高剂量（>100mg/m^2）强制使用亚叶酸钙	据报道，与一些 NSAIDs 同时使用会出现严重的骨髓抑制、再生障碍性贫血和胃肠道毒性	骨髓抑制，黏膜炎，口腔炎，腹泻，肝毒性，肺毒性（包括间质性肺炎），皮肤毒性，肾衰竭可引起胎儿损害或死亡
氟尿嘧啶		作为经典 CMF 方案的一部分：600mg/m^2 静脉滴注，与环磷酰胺和甲氨蝶呤，4 周 1 次组合 作为 FAC 或 FEC 方案的一部分：500mg/m^2 与多柔比星或表柔比星和环磷酰胺组合，3 周 1 次 其他几种给药方案用于治疗其他恶性肿瘤		甲氨蝶呤，亚叶酸钙可增加有效性和毒性。溴呋啶和索立呋啶。氟尿嘧啶可能导致二氢嘧啶脱氢酶缺乏症患者严重毒性	骨髓抑制，手掌－足底红斑感觉，脱发，指甲变化，黏膜炎，口腔炎，腹泻，恶心，呕吐，中枢神经系统毒性，过敏反应，心脏毒性，包括心电图改变，肝毒性
卡培他滨	希罗达	每日 2×1000～1250 口服。第 1～14 天，3 周 1 次	肾功能损害的剂量减少（GFR 30～50 ml/min），GFR < 30 ml/min 的患者禁用	甲氨蝶呤，甲酰四氢叶酸，香豆素类抗凝药 可能导致二氢嘧啶脱氢酶缺乏症患者意外严重毒性	骨髓抑制，手掌足底红细胞感觉异常，腹泻，脱水，心脏毒性，肾功能损害
吉西他滨	健择	在每个周期的第 1 天和第 8 天给予 1250mg/m^2 剂量与紫杉醇（第 1 天给予 175mg/m^2）3 周 1 次治疗乳腺癌 其他给药方案，不是特别批准乳腺癌的，包括吉西他滨单药治疗，剂量为 1000mg/m^2，第 1、8、15 天，4 周 1 次；或剂量为 750mg/m^2，第 1、8 天，3 周 1 次，例如与顺铂联合使用		顺铂，放射增敏剂	骨髓抑制，恶心和呕吐，肺毒性（包括急性呼吸窘迫综合征病例），肝毒性，溶血性尿毒症综合征，皮疹，毛细血管渗漏综合征，外周性水肿，后部可逆性脑病。吉西他滨可能会加剧放射治疗的毒性

GFR. 肾小球滤过率。这些要点不包括安全有效使用各种药物所需的所有信息。有关安全使用这些药物所需的所有信息，请参阅完整的处方信息。我们对内容的正确性不承担任何责任

卡培他滨也被在以蒽环类和紫杉类为主的辅助治疗方案中进行了探索性研究。然而，没有一个研究能证明未经选择的患者加入卡培他滨治疗可以获益[125-128]。一些研究表明卡培他滨可能在特定的原发性乳腺癌患者中发挥作用。GeparTrio 试验表明，对 2 个周期的 TAC（多西紫杉醇、多柔比星和环磷酰胺）新辅助治疗无反应的管腔型乳腺癌患者，改用由卡培他滨和长春瑞滨组成的非交叉耐药方案可为

生存带来获益[129]。最近，一项Ⅲ期临床试验显示，使用含蒽环类和紫杉醇的新辅助化疗后未达到 pCR 的亚洲患者，再使用卡培他滨治疗总生存期可以获益 6 个月[130]。但不能确定在其他种族中是否可以推断出类似的结果。

最常见和危害最大的不良反应之一是手足综合征（手足综合征、手掌足底红斑感觉异常）（发病率高达 20%）和腹泻。手足综合征可能非常痛苦，并且严重损害日常活动和生活质量。手足综合征与疗效之间可能存在关联，但尚未得到证实。一般而言，不良反应可通过剂量中断或减少来控制，并且很少需要完全终止治疗。腹泻可能是严重的，并且在极少数情况下可能危及生命，特别是如果卡培他滨与拉帕替尼联合使用。ASCO[131] 已经制定了有效的化学治疗引起的腹泻管理指南。其他不良事件包括骨髓抑制、口腔炎、恶心和呕吐、腹痛、脱水和高胆红素血症。

卡培他滨被二氢 – 嘧啶 – 脱氢酶（DPD）代谢和灭活。该基因内的多态性可导致 DPD 缺陷，患者可能面临严重的，甚至危及生命的毒性。对于已知 DPD 缺陷的患者，应避免使用卡培他滨。

3. 吉西他滨

吉西他滨是另一种抗代谢化疗药。它是一种核苷类似物（2″，2′ 氟 – 脱氧胞苷，dFdC），它在细胞内被脱氧胞苷激酶磷酸化[132-134]并干扰 DNA 复制。二膦酸盐抑制核糖核苷酸还原酶，这对于正常 DNA 合成所需的脱氧核苷酸三磷酸的产生至关重要，而三磷酸盐被掺入 DNA 而不是脱氧胞苷三磷酸[132-134]。

一系列Ⅱ期实验，没有一个试验超过了 41 名可评估的患者，研究了吉西他滨作为单药治疗转移性乳腺癌的疗效。在未接受过化疗的患者中，反应率在 14.3% ～ 37% 之间变化，而在蒽环类和紫杉类预处理的患者中，反应率在 0 ～ 23% 之间。在预处理患者中，单一药物的疗效是有限的，但毒性特征是有利的[135]。

由于缺乏重叠毒性和非交叉抗性的预期，吉西他滨已经在联合方案中进行了研究，例如紫杉醇中。在Ⅲ期一线方案试验中，Albain 等将紫杉醇作为单一药剂（175mg/m^2，3 周 1 次）与紫杉醇和吉西他滨的组合方案（175mg/m^2，第 1 天用；或 1250mg/m^2，第 1、8 天用；3 周 1 次）进行比较。该试验显示，后者显著改善 3 个月的 OS，试验的主要终点（18.6 个月 vs 15.8 个月，P=0.048）以及反应率（41.4% vs 26.2%，$P < 0.001$）和 TTP[59, 136]。毒性主要是骨髓抑制，也显著增加。现在，3 周 1 次的紫杉类药物不再被认为是一种标准，因为每周方案显著改善反应率、TTP 和总体存活率[49]。在多西紫杉醇加吉西他滨与多西紫杉醇加卡培他滨的比较中，已经证实这两个方案比单药多西紫杉醇的方案显著改善 OS，在效果或毒性方面没有发现显著差异[136, 137]。根据Ⅲ期试验，食品和药品管理局和欧洲药品管理局已批准吉西他滨联合紫杉醇用于先前辅助蒽环类药物治疗失败的转移性乳腺癌的一线治疗，除非有蒽环类药物禁忌证的患者（表 20–6）。此外，吉西他滨也用于治疗卵巢癌、胰腺癌和非小细胞肺癌。

迄今为止，所有试图证明添加吉西他滨到辅助治疗方案能够获益的试验都失败了。

吉西他滨的不良反应包括恶心和呕吐、骨髓抑制、包含急性呼吸窘迫综合征的肺毒性、肝毒性（转氨酶异常）、血尿、皮疹、溶血性尿毒症综合征、毛细血管渗漏综合征和可逆性后部脑病。吉西他滨会加剧放疗的毒性，应在放疗后 7d 内避免给药。

二、靶向治疗

（一）人表皮生长因子受体 2（HER2）– 靶向治疗

1. 曲妥珠单抗

HER2 基因是 erbB 表皮生长因子受体酪氨酸激酶家族的成员，在 20 世纪 80 年代中期由几个研究小组独立描述[138–141]（表 20–7）。

HER2 也称为 HER2/neu 或 ErbB–2。此后不久，Slamon 及其同事表明 HER2 基因在 20% ～ 30% 的早期乳腺癌患者中过表达并扩增。他们进一步发现在这种情况下 HER2 过度表达 / 扩增是一个强大而独立的预后因素[142, 143]。包括 Genetech 公司研究人员在内的几个研究小组开发了针对 HER2 细胞外结构域的鼠单克隆抗体，这种抗体被证明是 HER2 过表达人乳腺癌异种移植物中细胞生长的有效抑制药。这些抗体中最有效的 muMAB 4D5 又被人源化，以最大限度地减少人类抗小鼠免疫反应的产生，中和其对人类的影响。得到的嵌合抗体称为曲妥珠单抗并进入临床试验。从那时起，开始了乳腺癌前所未有的治疗成功的故事[144]。在一项多国Ⅱ期试验中，222 名接受过一次或两次化疗的转移性乳腺癌患者接受了曲妥珠单抗单药治疗。治疗人群的预期反应率为 15%，反应持续中位时间为 9.1 个月。然而，HER2 扩增患者治疗的反应率为 19%，而荧光原位杂交（fluorescence in situ hybridization，FISH）发现阴性的患者为 0%[145]。在Ⅱ期实验的一线方案中，单药曲妥珠单抗的反应率达 26%（HER2 扩增的反应率为 35%）[146]。

一项关键的一线Ⅲ期试验将 469 名 HER2 过表达患者随机分为单独化疗或与曲妥珠单抗联合治疗。接受蒽环类药物治疗的患者每周 3 次接受紫杉醇 175mg/m^2，其余患者用多柔比星 / 环磷酰胺治疗，都是 6 个周期。添加曲妥珠单抗显著改善反应率（32% vs 50%，$P < 0.001$），PFS（4.6 个月 vs 7.4 个月，$P < 0.001$）和总生存率（20.3 个月 vs 25.1 个月，P=0.046）。超过 70% 的患者接受长期曲妥珠单抗作为后续疗法之一，这可能掩盖了曲妥珠单抗的真正生存益处。在用紫杉醇联合曲妥珠单抗治疗的患者亚组中，反应率从 17% 增加到 41%，PFS 从 3 个月增加到 6.9 个月[147]。另一项Ⅱ期研究（n=186）进一步证实了曲妥珠单抗联合多西紫杉醇的疗效。在 HER2 阳性乳腺癌患者的一线治疗中，曲妥珠单抗联合多西紫杉醇使反应率从 34% 提高到 61%（P=0.0002），总生存期从 22.7 个月提高到 31.2 个月。尽管 57% 的患者在进展过程中交叉使用曲妥珠单抗作为试验的一部分，但仍观察到有益 OS 的效果。事实上，未接受曲妥珠单抗治疗的患者 OS 仅为 16.6 个月[148]。随机Ⅲ期 HERNATA 试验证明曲妥珠单抗和长春瑞滨的组合与曲妥珠单抗加多西紫杉醇效果一样，其中前者具有良好的耐受性[84]。食品和药品管理局或欧洲药品管理局尚未批准该联合方案。

1998 年，食品和药品管理局通过这些试验，批准了曲妥珠单抗与紫杉醇联用作为一线治疗药物或单药使用作为二线或三线治疗药物，用于 HER2 阳性乳腺癌。2000 年，欧洲药品管理局批准曲妥珠单抗与紫杉醇或多西紫杉醇联用作为一线治疗药物，或在已使用包含蒽环及紫杉化疗两次转移性乳腺癌中，作为单药治疗方案。在欧洲，曲妥珠单抗被批准与阿那曲唑联合用于未使用过曲妥珠单抗的 HER2 阳性及激素受体阳性转移性乳腺癌。同时，亦被批准与拉帕替尼（一种酪氨酸激酶抑制药直接抑制 EGFR 和 HER2）联用，用于曾使用曲妥珠单抗联合化疗治疗失败的 HER2 阳性而激素受体阴性的乳腺癌患者[149, 150]。

表 20-7　HER2 靶向治疗

抗 Her2 药物	商品名	作用方式	剂　量	相互作用	不良反应
曲妥珠单抗	赫赛汀	人源单克隆抗体结合 Her2 蛋白胞外区，阻断该信号通路（抗体依赖细胞毒作用）	初始负荷 4mg/kg，之后 2mg/kg，每周 1 次；初始负荷 8mg/kg，之后 6mg/kg，每 3 周 1 次；600mg 缓释注射剂 5min 内全部皮下注射		心脏毒性，输液反应，皮疹，流感样症状，头痛，腹泻，恶心，呕吐，疲乏，腹痛，肺毒性，包括咳嗽，呼吸困难，间质性肺炎，ARDS，加重化疗诱发的中心粒细胞减少，贫血，肌痛。曲妥珠单抗可引起羊水过少及胎儿肺发育不良等
拉帕替尼	泰立沙 泰克伯	Her1 和 Her2 受体酪氨酸激酶抑制药，抑制 HER1 和 HER2 自体磷酸化及下游信号通路	1250mg 每日 1 次口服，与卡培他滨联用（2000mg/m^2 第 1～14 天，每 3 周 1 次）；1500mg 每日 1 次口服，与来曲唑联用；1000mg 每日 1 次口服，与曲妥珠单抗联用	与 CYP3A4 和 CYP2C8 抑制药或诱导药相互作用	腹泻，恶心，呕吐，皮疹，多形性红斑，疲乏，关节痛，心脏毒性，头痛，腹痛，体重减轻，肝脏毒性，间质性肺病，甲沟炎。拉帕替尼具有胎儿毒性。已出现或可能出现 QT 间期延长的患者需谨慎使用拉帕替尼
帕妥珠单抗	帕罗嘉	人源单克隆抗体结合 Her2 二聚结构域，抑制 HER2 与其他 HER 家族成员相互作用。抑制 HER2:HER1 和 HER2:HER3 异二聚化配体介导信号通路	初始负荷 840mg，之后 420mg，每 3 周 1 次		心脏毒性（左室功能异常），输液反应，过敏反应，腹泻，恶心，呕吐，疲乏，皮疹，体重减轻，中性粒细胞减少，粒细胞减少性发热，肝酶升高
曲妥珠单抗美坦新偶联药物（T-DM1）	Cadcyla	抗体药物偶联物由曲妥珠单抗共价结合抗微管抑制药美坦新 DM1 构成，TDM1 通过与 HER2 过表达细胞上的 HER2 受体结合而内化，将细胞毒性药物在细胞内释放	3.6mg/kg，每 3 周 1 次	CYP3A4 抑制药	血小板减少，肝毒性，肺毒性，输液反应，过敏反应，心脏毒性，外周神经病，可引起胚胎死亡或出生缺陷
阿法替尼	勃林格 Gilotrif		40mg，每日口服（最大剂量不超过 50mg/d）	P-gp 抑制药	腹泻，间质性肺病，大疱剥脱性皮肤病，肝毒性，角膜炎，胚胎毒性

这些重点内容不包括安全有效使用各自药物所需的所有信息。有关安全使用这些制剂所需的所有信息，请参见完整的处方信息。我们不对内容的正确性负责

一项随机三期试验，将曲妥珠单抗联合阿那曲唑用药与阿那曲唑单药用药比较，用于此前未接受

过治疗的 HER2 阳性及激素受体阳性的转移性乳腺癌，这些患者均为曲妥珠单抗初治患者。缓解率和无进展生存期在联合用药组有显著改善，但仍处于较低水平。客观缓解率在联合用药组及单药用药组分别为 20.3%、6.8%（*P*=0.018），PFS 分别为 4.8 个月、2.8 个月（*P*=0.0016）。OS 未显示有明显改善（23.9 vs 28.5，*P*=0.33）[150]。

关于出现疾病进展的正在进行或已完成曲妥珠单抗治疗的乳腺癌患者，已有一些相关处理方案的研究。一项由德国乳腺组牵头的Ⅱ期试验（*n*=156），将先前接受过紫杉醇和曲妥珠单抗一线方案治疗的进展期乳腺癌患者随机分组接受卡培他滨单药治疗或卡培他滨联合曲妥珠单抗治疗。这项研究因获益缓慢提前结束。不过，该研究仍证明卡培他滨联合曲妥珠单抗治疗组较卡培他滨单药组有较高的缓解率（48% vs 27%，*P*=0.01）和较长的 TTP（8.5 个月 vs 5.8 个月，HR 0.69，*P*=0.03）。联合用药组较单药组 OS 也更长，但这个结果没有达到统计显著性（25.5 个月 vs 20.4 个月，*P*=0.26）[151]。

一项Ⅲ期试验，纳入了 HER2 阳性、激素受体阴性乳腺癌进展患者。这些患者分别进行曲妥珠单抗联合拉帕替尼治疗或拉帕替尼单药治疗，前者总生存期较后者有获益。该研究为疾病进展后继续使用曲妥珠单抗提供了进一步证据[149, 152]。

正在进行或已完成曲妥珠单抗治疗的进展期乳腺癌患者，后续治疗药物如拉帕替尼、帕妥珠单抗和 TDM1 将会作为进一步治疗选择讨论。

基于曲妥珠单抗在 HER2 阳性转移性乳腺癌中的应用，一些研究对曲妥珠单抗在新辅助 / 辅助治疗中的获益情况进行了分析。

在早期随机新辅助治疗试验中，比如 NOAH 试验，曲妥珠单抗的使用使得病理完全缓解率前所未有地增加 2 倍，其他新辅助治疗试验，如 TECHNO 试验和 GeparQuattro 试验也证实了这一点[153-157]。以上试验报道的生存期也取得了和 pCR 相一致的结果。

HERA 试验是众多辅助治疗相关试验之一。该研究为多国合作多中心试验，开始于 2001 年，纳入样本数量 5099。该试验将已完成新辅助或辅助化疗的 HER2 阳性、淋巴结阳性或高危的淋巴结阴性乳腺癌患者随机分组后，分为观察组、1 年或 2 年曲妥珠单抗治疗组。中位随访 8 年后，该试验显示在有治疗意愿的人群中增加一年曲妥珠单抗治疗显著减少 24% 的死亡相对风险（82.7% vs 77.4%；HR 0.76，*P*=0.0005）。意向性分析 8 年无病生存期为 71.2% vs 64.8%（HR 0.76，$P < 0.0001$）。得出试验的第一个结果后，在无病生存期统计前，即便有 52.1% 的观察组患者转向曲妥珠单抗治疗组，仍能得出曲妥珠单抗组获益的结论[158, 159]。对比之下，2 年的曲妥珠单抗治疗并未较 1 年的曲妥珠单抗治疗获益更多[159]。

同时，北美两项大型辅助治疗随机试验，研究了采用曲妥珠单抗治疗 1 年的功效。试验中，化疗方案为 AC–T，分别为紫杉醇同时曲妥珠单抗周疗组（NCCTG N9831、NSABP B31）、3 周疗组（NSABP B31）、化疗结束后曲妥珠单抗治疗组（N9831）及 AC–T 化疗组。两项试验设计相似，食品和药品管理局及国家癌症研究所同意将两项试验合并进行分析。最终的生存期分析显示，辅助曲妥珠单抗治疗组可相对减少 37% 死亡率，同时可相对改善 40%DFS。10 年 OS 由 75.2% 提升至 84%（HR 0.63，$P < 0.001$），DFS 由 62.2% 提升至 73.7%（HR 0.60，$P < 0.001$）[160, 161]。N9831 试验显示紫杉醇同时曲妥珠单抗治疗组和序贯曲妥珠单抗组 5 年 DFS 分别为 84.4% 和 80.1%（HR 0.77，*P*=0.02）。然而，试验结果并未达到预先设计的统计标准，无统计学意义[162]。现在，基于这些实验数据紫杉醇同时曲妥珠单抗治疗已成为常规性实践及治疗标准。

BCIRG 006 Ⅲ期试验（n=3222）将患者随机分为 AC–TH 组、AC–T 组或 TCbH 组。包含曲妥珠单抗治疗方案的两组均在 DFS 方面优于 AC–T 组[21]。AC–TH 组较 TCbH 组在无病生存期上有小到无统计学意义的差异。然而，AC–TH 组 10 年充血性心力衰竭增加了 5 倍（21 vs 4），治疗相关白血病的发生风险也显著增加（8 vs 1）[21, 30]。这项试验不能有力证明 AC–TH 组和 TCbH 组之间存在差异。

FinHer 试验中 HER2 阳性患者（n=232）在接受 3 周期多西他赛或长春瑞滨治疗序贯 FE100C 治疗后随机接受或不接受 9 周曲妥珠单抗治疗。尽管治疗周期短，增加曲妥珠单抗的治疗方案将 3 年 DFS 由 78% 改善为 89%（HR 0.42，P=0.01），3 年总生存期无显著改善（89.7% vs 96.3%；HR 0.41，P=0.07）[163]。

PHARE 试验研究了短期曲妥珠单抗治疗是否有足够疗效。6 个月曲妥珠单抗治疗较 1 年曲妥珠单抗治疗未能符合证明非劣性的标准，而后者是目前的标准治疗方案。HERA 试验对 1 年期和 2 年期曲妥珠单抗治疗方案进行了对比，未显示增加 1 年曲妥珠单抗治疗可使治疗获益增加[164]。

基于这些数据得出的结果，2006 年食品和药品管理局第一次批准曲妥珠单抗辅助治疗。目前，曲妥珠单抗是作为 EC–TH、TCH、基于蒽环类药物的多种方案后单药用药等标志性治疗的一部分。2006 年，欧洲批准曲妥珠单抗用于早期乳腺癌的辅助治疗。另外，基于 HannaH 新辅助治疗Ⅲ期试验，欧洲药品管理局最近批准固定剂量的曲妥珠单抗皮下注射剂型[165]。

曲妥珠单抗的一项重要不良反应是心功能不良。曲妥珠单抗相关心脏毒性与蒽环类药物相关的 1 型心脏毒性不同，它没有剂量效应关系，并且中断治疗后大多数可逆。HER2 在心肌细胞上也有表达，并被认为与细胞损伤修复有关[166]。

心脏事件的定义轻微有别于大型随机辅助治疗试验。然而，这些试验报告结果在同一数量级内。HERA 试验随访 8 年后，报告严重充血性心力衰竭（心功能Ⅲ 和Ⅳ级）在曲妥珠单抗组为 0.8%（治疗 1 年组和治疗 2 年组），在对照组为 0%。左心射血分数显著下降率（＞ 10% 和＜ 50%）在 2 年组、1 年组和对照组分别为 7.2%、4.1% 和 0.9%。超过 80% 患者快速恢复[167]。NSABP B31 和 N9831 的长期安全性分析报告定义为心功能Ⅲ～Ⅳ级的充血性心力衰竭的心脏事件在曲妥珠单抗组分别为 4.0% 和 3.4%，而在对照组则分别为 1.3% 和 0.6%。停用曲妥珠单抗后，心功能很高概率可以自行恢复[168, 169]。值得注意的一点是 NSABP B31 试验中 6.9% 的患者未接受曲妥珠单抗治疗，AC 治疗后出现不可接受的低左心射血分数值[168]。这项试验中心源性死亡率极低，在实验组及对照组之间无显著区别。曲妥珠单抗治疗前必须预先评估左心室射血分数，同时治疗期间需定期复查。

曲妥珠单抗耐受性良好，其注射反应不常见且易于处理，特别是几乎没有血液毒性。其他少见但潜在的严重不良反应为肺毒性，例如间质性肺炎。

2. 拉帕替尼

拉帕替尼是一个小分子的双重酪氨酸激酶抑制药，作用于 HER1 和 HER2。拉帕替尼通过与 ATP 结合位点的 HER1/HER2 蛋白激酶域相结合，防止自磷酸化的发生及其下游的信号级联反应，从而抑制该受体信号通路。因此，它可以潜在抑制 HER2 受体参与活化的信号通路，例如，HER2 受体胞外域不参与的信号通路，该通路无法被曲妥珠单抗抑制，HER1/HER2 异二聚体也类似。

一项Ⅲ期研究，拉帕替尼和卡培他滨联合用药与卡培他滨单药用药相比，疾病进展时间延长，分别为 6.2 个月和 4.3 个月（HR 0.57，P ＜ 0.001），并且缓解率增加，分别为 23.7% 和 13.9%（OR 1.9，P=0.017），意向治疗人群的 OS 无明显改善，不过，这项试验早期终止了，因为试验预设标准已达到，联合用药组的优势明显。在无严重毒性反应和症状性心脏事件增加的情况下可获益[170-172]。基于该试验，2006年，拉帕替尼联合卡培他滨被批准用于已接受过蒽环类药物、紫杉类药物和曲妥珠单抗治疗的进展或转移性HER2阳性乳腺癌。CEREBEL为一项大型Ⅲ期随机试验，该试验直接将卡培他滨联合拉帕替尼或曲妥珠单抗进行比较，然而，拉帕替尼联合用药组劣于曲妥珠单抗联合用药组[173]。一项大型Ⅲ期随机试验，基于拉帕替尼同时抑制HER2和EGFR的特点，试图证明HER2阴性转移性乳腺癌患者使用拉帕替尼获益失败[174]。

随后，美国和欧洲扩大了拉帕替尼的适应证，可联合来曲唑用于HER2和激素受体阳性乳腺癌。不过，扩大该适应证的基础研究，是一项在一线治疗方案中选择性进行的Ⅲ期试验，该试验纳入的研究对象预先未行曲妥珠单抗和芳香化酶抑制药的治疗处理[175, 176]。拉帕替尼联合来曲唑组较来曲唑单独用药组显著改善总有效率和PFS，OS无改善。因在一线治疗方案中已明确证明生存获益，拉帕替尼或曲妥珠单抗联合芳香化酶抑制药与曲妥珠单抗联合化疗之间未进行比较。不适合或不需要进行化疗的患者，可将该联合治疗方案作为一种选择，尽管该方案与曲妥珠单抗联合化疗相比有效性较低。欧洲将拉帕替尼的适应证扩大到联合曲妥珠单抗治疗HER2阳性激素受体阴性的曲妥珠单抗耐受患者。一项随机Ⅲ期试验显示总生存期由9.5个月向14个月显著改善（HR 0.74，*P*=0.026），于激素受体阴性亚组更显著（HR 0.68，*P*=0.012）[149, 152]。对于曲妥珠单抗治疗进行中或治疗后进展的乳腺癌，现下有其他强制治疗方案选择。

腹泻是最常见并导致停用拉帕替尼的不良反应。皮疹及肝酶升高也是常见不良反应。尽管致命性的并发症罕见，但是这些皮肤病带来的身体和精神痛苦可能减少患者对EGFR抑制药的依从性[177-179]。有数据表明皮疹的发生及严重性可能与临床反应相关[180]，不过最终该相关性的证明还有待考证。基于曲妥珠单抗的相关数据，心脏毒性是HER2靶向药的一项重要不良反应。Perez等分析了Ⅰ～Ⅲ期试验中接受拉帕替尼治疗的3689例患者的心脏毒性。有症状和无症状性左室射血分数减少在拉帕替尼组和对照组中的发生率分别为1.3%和0.7%[181]。拉帕替尼的心脏毒性看起来似乎较小[182]。

在新辅助治疗方案中，NeoALTTO研究证明拉帕替尼联合曲妥珠单抗和化疗有更好的结果。HER2双抗联合化疗较曲妥珠单抗联合化疗的病理完全缓解率增加了2倍[181, 183]。令人失望的是，在与之相应的ALTTO研究中（$n>8000$），双抗治疗并未显著改善DFS或OS[184]。将数项新辅助治疗研究的数据合并分析，试验组中化疗联合拉帕替尼因劣于标准组中的化疗联合曲妥珠单抗，该组研究很早便终止[183, 185-187]。

3. 帕妥珠单抗

帕妥珠单抗是一种人源单克隆抗体，该抗体结合HER2二聚结构域，抑制同源HER2二聚体或异源HER2二聚体，包括EGFR、HER3和HER4[188]。因此，帕妥珠单抗抑制两个调节细胞生长和存活的关键信号通路的下游信号：MAPK通路和PI3K通路。抑制这些信号通路可以引起细胞生长停止和细胞凋亡[189]。另外，它被认为促进抗体依赖细胞介导的细胞毒作用。

两项Ⅱ期试验和一项Ⅲ期试验研究了转移性乳腺癌中使用帕妥珠单抗的有效性和安全性。Ⅱ期试验纳入之前接受过至少3种化疗药物治疗并在使用曲妥珠单抗时进展的乳腺癌患者。患者接受化疗治疗之外的帕妥珠单抗联合赫赛汀单抗治疗。BO17929证实（*n*=66）联合治疗的抗肿瘤活性显著，反应率24.2%，中位PFS 5.5个月[190]。一项队列研究最初给予帕妥珠单抗单药治疗，在疾病进展后加用曲妥珠单抗联合治疗，用以证明观察到的效果是帕妥珠单抗和曲妥珠单抗联合治疗还是主要是帕妥珠单抗作用的结果。帕妥珠单抗单药治疗的结果令人失望（客观缓解率为 3.4%），不过加用曲妥珠单抗后，联合用药方案的客观缓解率达到了 17.9%。该试验提供了仅有联合双抗治疗才有临床获益的坚实证据 [191]。

CLEOPATRA 试验很关键，获得了帕妥珠单抗联合曲妥珠单抗双抗治疗有效性的重要证据。在这项大型Ⅲ期随机试验中，设置了安慰剂对照组，HER2 阳性患者随机接受多西他赛联合曲妥珠单抗或帕妥珠单抗或安慰剂作为一线治疗方案。如果 DFS 超过 12 个月，纳入对象既往可曾接受包含或不包含曲妥珠单抗的辅助 / 新辅助化疗。帕妥珠单抗组反应率（69.3% 至 80.2%，$P=0.001$）及中位 DFS 都显著改善（Δ6.1 月；HR 0.62，$P < 0.001$）。既往接受曲妥珠单抗治疗的患者有效规模是相同的。不过，总生存率却有了空前的改善，由 15.7 个月改善至 40.8 个月和 56.6 个月（HR 0.68，$P < 0.001$）[192-194]。这些结果已经很明确地重新定义了 HER2 阳性转移性乳腺癌一线治疗方案的标准。欧洲和美国批准帕妥珠单抗联合多西他赛和曲妥珠单抗治疗既往未曾接受过抗 HER2 治疗或化疗治疗转移性疾病的 HER2 阳性进展期乳腺癌。

另外，两项新辅助治疗Ⅱ期试验，NeoSphere 和 TRYPHAENA 试验证明帕妥珠单抗和曲妥珠单抗联合的双抗治疗更好的 pCR。基于 pCR 作为可能的生存获益参考值，同时在转移性疾病中更大的生存获益，这些数据使得帕妥珠单抗联合曲妥珠单抗及化疗被批准作为新辅助治疗方案。在 Neosphere 试验，417 名 HER2 阳性原发乳腺癌及肿瘤大于 2cm 患者随机进行 4 周期多西他赛联合曲妥珠单抗或帕妥珠单抗或双抗。一项由曲妥珠单抗和帕妥珠单抗构成的无化疗治疗方案也被研究。患者接受了多西他赛联合帕妥珠单抗和曲妥珠单抗治疗，pCR 达到了 45.8%，显著高于多西他赛 / 曲妥珠单抗组（29%，$P=0.0063$）。无化疗治疗组的 pCR 率为 16.8%（HER2 阳性 / 激素受体阴性患者为 31%），多西紫杉醇 / 帕妥珠单抗组合为 23%[195]。

TRYPHAENA 试验旨在评估曲妥珠单抗和帕妥珠单抗联合基于蒽环类或卡铂的新辅助化疗的安全性和耐受性，将 225 名患者随机进行 3 个周期的 FEC，然后进行 3 个周期的多西紫杉醇和曲妥珠单抗或帕妥珠单抗，或从多西紫杉醇开始。第三组接受了多西紫杉醇（$75mg/m^2$），卡铂（AUC5），曲妥珠单抗和帕妥珠单抗的联合治疗。pCR 率（$ypT_0\ ypN_0$）范围为 45.3% ～ 51.9%，在无蒽环类治疗组中观察到最高的 pCR 率。食品和药品管理局和欧洲药品管理局现已批准帕妥珠单抗联合化疗用于 HER2 阳性具有高复发风险乳腺癌患者的新辅助治疗 [196]。

帕妥珠单抗（与曲妥珠单抗联合化疗）观察到的主要不良反应是腹泻、中性粒细胞减少、发热性中性粒细胞减少和虚弱。心脏安全性是 HER2 定向治疗的主要关注点，特别是 HER2 双抗治疗。然而，在现有试验中将帕妥珠单抗加入曲妥珠单抗仅仅会增加心脏事件的发生率。在 CLEOPATRA 试验里显示，联合治疗组中症状性充血性心力衰竭的发生率为 1.8%，而接受曲妥珠单抗治疗的患者为 1.0%。左心射血分数下降超过 10% 且低于 50% 阈值也略高（6.6% vs 3.8%），但大多数患者在停用帕妥珠单抗和曲妥珠单抗治疗后自发恢复 [197, 198]。

4. 曲妥珠单抗美坦新偶联药物，T-DM1

T-DM1（Kadcyla®）是一种新型抗体 – 药物偶联物，由美坦新共价连接曲妥珠单抗构成。美坦新，是一种美登素衍生物，是一种高效的抗微管剂。曲妥珠单抗特异性介导偶联的美坦新对抗 HER2 过表达细胞，从而最小化正常组织的暴露并增加治疗窗口。

EMILIA 试验随机将 991 例患者（曾使用紫杉类和曲妥珠单抗治疗）用于拉帕替尼 / 卡培他滨或 T-DM1 治疗。与拉帕替尼 / 卡培他滨相比，T-DM1 显著延长了中位 PFS，从 6.4 个月到 9.6 个月（HR

0.65，$P < 0.001$）以及从 25.1 个月到 30.9 个月的总生存期（HR 0.68，$P < 0.001$）。此外，T–DM1 还表现出较低的总体毒性，并且通常具有良好的耐受性。拉帕替尼 / 卡培他滨的≥ 3 级不良事件发生率高于接受 T–DM1 治疗的患者（57% vs 41%）[199, 200]。根据 EMILIA 研究，食品和药品管理局和欧洲药品管理局在 2013 年批准了 T–DM1 用于治疗先前接受过紫杉类和曲妥珠单抗治疗的 HER2 阳性转移性乳腺癌患者。患者必须接受过转移性疾病的既往治疗，或者必须在完成辅助治疗后 6 个月内复发。

另一项大型Ⅲ期临床试验（TH3RESA）将 T–DM1 与医生选择的治疗方案进行比较，这些患者之前曾接受过至少 2 种针对晚期疾病的 HER2 靶向治疗，包括曲妥珠单抗、拉帕替尼和紫杉类，提供 T–DM1 疗效和耐受性的进一步证据。在这个预处理严重的人群中，超过一半的患者接受过至少 3 种治疗晚期乳腺癌的药物治疗，T–DM1 显著延长了 PFS 从 3.3 个月到 6.2 个月（HR 0.528，$P < 0.0001$），以及 OS 从 15.8 个月至 22.78 个月（HR 0.68，P=0.0007）[201, 202]。

T–DM1 最显著的 3/4 级不良事件是血小板减少症和肝酶升高。两项试验的心脏事件均较低。

根据 EMILIA 和 TH3RESA 的数据，T–DM1 现在作为 HER2 阳性转移性乳腺癌的二线治疗标准，以及如果之前的治疗不包括 T–DM1 的后续治疗 [203]。

T–DM1 似乎也在中枢神经系统转移中具有一些活性。针对基线脑转移患者的 EMILIA 试验的亚组分析显示，接受 T–DM1 治疗的患者 OS 较长（26.8 个月 vs 12.9 个月；HR 0.38，P=0.008）[204]。此外，部分脑转移病案使用 T–DM1 有反应 [205, 206]。

鉴于在 CLEOPATRA 中观察到曲妥珠单抗加上多西紫杉醇加入帕妥珠单抗的益处，一项大型随机Ⅲ期试验，即 MARIANNE 试验，将研究 T–DM1 和帕妥珠单抗在一线治疗中的组合。MARIANNE 将 1095 名患有 HER2 阳性转移性乳腺癌的女性随机分配至曲妥珠单抗加紫杉类，或 T–DM1 加安慰剂或帕妥珠单抗。令人惊讶的是，没有一个治疗组显示出显著改善的 PFS（分别为 13.7、14.1 和 15.2 个月）[207]，并且 OS 数据仍然不成熟。因此，一线和二线治疗选择的标准不受影响 [208]。

5. 新的 HER2 介导药物和研究中的组合

T–DM1 在（新）辅助治疗中的作用目前正在几项试验中进行仔细研究。ADAPT 试验最近报道，仅用 4 个周期的 T–DM1（± 内分泌治疗）治疗的 HER2 和激素受体阳性患者的 pCR 率（ypT_0 / 原位癌 ypN_0）为 41%。

目前正在研究新一代 HER2 指导的 TKI。最广泛研究的成员是 neratinib 和 afatinib，两者都是不可逆抑制药，Neratinib 针对 HER1、2 和 4，Afatinib 是全 –HER 抑制药。对于这两种药物，腹泻是主要的剂量限制性毒性 [199]。

Afatinib 未能在乳腺癌（LUX–Breast 1 和 3）的Ⅱ期和Ⅲ期试验中获益，并且不太可能获得批准应用于 HER2 阳性转移性乳腺癌 [209, 210]。

Neratinib 在临床试验中获得了一些积极的数据，并且最近证实在 ExteNET 试验（NCT00878709）中延长了侵袭性无病生存期（invasive disease–free survival，iDFS），该试验在曲妥珠单抗完成后 1 年内随机分配 HER2 阳性原发性乳腺癌患者 1 年的 Neratinib 或安慰剂。在用 Neratinib 治疗组（HR 0.73，P=0.023）中 IDFS 显著改善，这种效应仅在激素受体阳性亚组中观察到（HR 0.57，P=0.004）[211]。这些数据与 HERA 试验中延长的（2 年）曲妥珠单抗组的数据相反 [159]。

基于这一假设，PI3K–Akt–mTOR 通路的下游活化可能是曲妥珠单抗耐药的原因，临床前数据表明，依维莫司（一种口服 mTOR 抑制药阻断 PI3K 路径）可以逆转对曲妥珠单抗的耐药性（表 20–8）[212]。

化疗，曲妥珠单抗和依维莫司的联合用药已在转移性乳腺癌、BOLERO-1 和 BOLERO-3 的两项Ⅲ期试验中进行了研究。这两项试验证明 DFS 没有或只有边际效益[213, 214]。尽管如此，有人指出激素受体阴性患者可能从依维莫司加入曲妥珠单抗中获得更多益处。然而，在这一点上，依维莫司在 HER2 阳性转移性乳腺癌的治疗中没有作用[65]。目前正在 HER2 阳性乳腺癌中研究几种 PIK3CA 抑制药，如 alpelisib（BYL719）、taselisib 和 pilaralisib。在两项大型随机Ⅲ期临床试验中，早期或转移性乳腺癌中，加入 bevacizumab（一种针对 VEGF 的重组人源化单克隆抗体）对曲妥珠单抗和化疗没有改善（AVAREL、BETH）[80, 81]。

表 20-8　内分泌治疗和内分泌治疗联合靶向治疗

药　物	商品名	作用模式	剂　量	相互作用	不良反应
他莫昔芬	Nolvadex	选择性雌激素受体调节药。是一种需要代谢为活性代谢产物的前药	20mg，每日 1 次，口服	与 CYP2D6 抑制药相互作用。避免与强效 CYP2D6 抑制药需避免使用，因可能减少活性代谢产物。可能增加香豆素类抗凝药活性	血栓栓塞事件，血液三酰甘油水平升高，阴道出血，子宫内膜增生，子宫内膜息肉和子宫内膜癌，头痛，阴道分泌物和干燥，外阴瘙痒，液体潴留，潮热，更年期症状，头发稀疏，情绪障碍，视力障碍，包括角膜变化，视网膜静脉血栓形成，视网膜病变和白内障，疲劳，肝酶升高，脂肪肝可能导致胎儿伤害
依西美坦 阿那曲唑 来曲唑	阿诺新 瑞宁得 氟隆	甾体不可逆芳香酶抑制药 非甾体芳香酶抑制药 非甾体芳香酶抑制药	25mg，每日 1 次，口服 1mg，每日 1 次，口服 2.5mg，每日 1 次，口服	CYP450 酶	骨密度下降，骨质疏松，骨折，疲劳，血三酰甘油升高，高胆固醇血症，阴道干燥，阴道流血，头痛，潮热，出汗增多，盗汗，更年期症状，关节痛，头痛，恶心，呕吐，皮疹，头发变薄，肝酶升高
戈舍瑞林 亮丙瑞林	诺雷德 抑那通	GnRH（促性腺激素释放激素）- 激动药	3.6mg，每 4 周 1 次，皮下注射（10.8mg；每 12 周一次只适用于前列腺癌的治疗） 3.75mg，每 4 周 1 次皮下或肌内注射		疲劳，潮热，出汗增多，骨密度下降，骨质疏松症，高血压，低血压，头痛，关节痛，更年期症状，性欲减退，阴道炎，皮脂溢，外周性水肿，情绪不稳定，抑郁，过敏反应
氟维司群	芙仕得	选择性雌激素受体下调	500mg，每 4 周 1 次，肌内注射，第 1 周期第 15 天需追加剂量		恶心，呕吐，便秘，腹泻，腹痛，头痛，背痛，潮热，喉咙痛，阴道流血，血栓栓塞事件 由于肌内注射，出血性疾病，血小板减少症或服用抗凝血药的患者应谨慎使用
伊维莫司	飞尼妥	口服 mTOR 抑制药，靶向 mTORC1，两种 mTOR 复合物之一	10mg，每日 1 次，口服	CYP3A4，p-GP 抑制药和激动药都应避免	高血糖，高三酰甘油血症，高胆固醇血症，非感染性肺炎，感染，口腔溃疡，肾功能损害，贫血，淋巴细胞减少，中性粒细胞减少，血小板减少，伤口愈合受损。避免接种活疫苗并与接种活疫苗的人密切接触 会造成胎儿伤害

（续表）

药　物	商品名	作用模式	剂　量	相互作用	不良反应
帕博西尼（其他发展临床应用的CDK4/6抑制药包括ribociclib和abemcaciclib）	爱博新	口服CDK4/6抑制药	125mg，每日1次，连续使用21d后停用7d	CYP3A抑制药和激动药应当避免	中性粒细胞减少，白细胞减少，感染，发热性中性粒细胞减少，疲劳，恶心，贫血，口腔炎，头痛，腹泻，血小板减少，便秘，脱发，呕吐，皮疹，食欲减退，肺栓塞，胎毒性

这些重点内容不包括安全有效使用各自药物所需的所有信息。有关安全使用这些制剂所需的所有信息，请参见完整的处方信息。我们不对内容的正确性负责

（二）抗血管生成药物

新血管生成是影响肿瘤生长、侵袭和转移的癌症的标志之一。这是实体瘤进展的先决条件。因此，抑制肿瘤血管生成是一个引人注意的治疗靶标。表20-9总结了在乳腺癌中使用或研究中的抗血管生成疗法。

表20-9　抗血管生成药

药　品	商品名	作用模式	剂　量	相互作用	不良反应
贝伐珠单抗	安维汀	人源化单克隆抗VEGF单克隆IgG1抗体	10mg/kg，每2周一次；或15mg/kg，每3周一次静脉注射（用于乳腺癌）联合紫杉醇或卡培他滨作为转移性乳腺癌的一线治疗 EMA批准，未经FDA批准用于乳腺癌或卵巢癌		蛋白尿，高血压，高血压危象，出血，动脉和静脉血栓栓塞事件，手术和伤口愈合并发症，胃肠穿孔和瘘管，可逆性后部白质脑病综合征，疲劳，恶心，呕吐，黏膜炎，口腔炎，疲劳，充血性心力衰竭，可能会增加下颌骨坏死的风险 贝伐单抗可能会导致胎儿伤害
索拉非尼	多吉美	具有抗增殖（RAF，c-KIT，Flt-3）和抗血管生成（VEGFR-2，PDGFR-β）作用的多酪氨酸激酶抑制药	800mg/d（400mg，每天两次）口服 未批准用于乳腺癌，未能在Ⅱ/Ⅲ期试验中提供疗效证据	与CYP3A4抑制药和诱导物相互作用	手掌足底红斑，皮疹，严重皮肤毒性，高血压，（高血压危象），出血，恶心，呕吐，腹泻，药物性肝炎（监测肝酶），骨髓抑制，电解质紊乱，包括低磷血症，QT间期延长，白内障，动脉和静脉血栓形成，胃肠穿孔 会造成胎儿伤害
舒尼替尼	索坦	具有抗增殖（c-KIT，CSF1R）和抗血管生成（VEGFR-R，PDGFR）作用的多酪氨酸激酶抑制药	GIST和RCC：每天口服50mg，可与或不必与食物同服，治疗4周，然后休息2周。pNET：37.5mg口服，每日1次，可与或不必与食物同服，连续服用。未批准用于治疗乳腺癌。Ⅱ/Ⅲ期试验结果阴性	与CYP3A4抑制药和诱导物相互作用	肝毒性，蛋白尿，出血，QT间期延长，高血压，伤口愈合和手术并发症，左心室功能障碍，甲状腺功能障碍，低血糖，皮肤病毒性包括多形性红斑和Stevens-Johnson综合征，下颌骨坏死，血栓栓塞事件 舒尼替尼可引起胎儿危害

（续表）

药　品	商品名	作用模式	剂　量	相互作用	不良反应
阿柏西普	Zaltrap	完全人可溶性VEGF受体融合蛋白靶向血管内皮生长因子（VEGF）	4mg/kg，2周1次静脉注射，与FOLFIRI联合批准用于mCRC。未批准用于乳腺癌		蛋白尿，高血压（高血压危象），疲劳，恶心，呕吐，黏膜炎，口腔炎，出血，鼻出血，伤口愈合紊乱，胃肠穿孔和瘘管，动脉和静脉血栓栓塞事件，中性粒细胞减少症（与化疗联合），输液和过敏反应，可逆性后部白质脑病综合征 可能会造成胎儿伤害
雷莫芦单抗	Cymraza	针对VEGFR-2细胞外结构域的完全人单克隆抗体，可阻断VEGF A、C、D和VEGFR-2之间的相互作用	8mg/kg，2周1次，静脉注射，作为单一药剂或联合每周紫杉醇；批准用于转移性胃癌，未被批准用于乳腺癌		高血压，动脉和静脉血栓栓塞事件，出血，胃肠穿孔和瘘管，伤口愈合受损，输液反应，可逆性后部白质脑病综合征，肝脏Child-Pugh B或C肝硬化的临床恶化 可能会造成胎儿伤害

EMA. 欧洲药监局；FDA. 美国药品食品监管局；GIST. 胃肠道间质肿瘤；RCC. 肾细胞癌；mCRC. 转移结肠癌。这些重点内容不包括安全有效使用各自药物所需的所有信息。有关安全使用这些制剂所需的所有信息，请参见完整的处方信息。我们不对内容的正确性负责

1. 贝伐单抗

Bevacizumab（Avastin®）是一种重组人源化单克隆IgG1抗体，可与血管内皮生长因子A（VEGF-A）结合，后者是最有效的促血管生成因子之一，并在体外和体内检测系统中抑制其生物活性[215]。贝伐单抗阻止VEGF与其受体（Flt-1和KDR）在内皮细胞表面上的相互作用，这种相互作用正常情况下导致内皮细胞增殖和新血管形成。将贝伐单抗施用于小鼠结肠癌的异种移植模型导致微血管生长减少和转移性疾病进展的抑制。抑制VEGF的疗法可能对血管生成和肿瘤生长产生多重影响，最重要的是，减少肿瘤的血液供应，阻止肿瘤中新血管的发展，促进化疗向肿瘤细胞的传递，这可以通过“肿瘤血管正常化”的概念解释[216-218]。

基于临床前研究结果证明贝伐单抗在乳腺癌中的活性，贝伐单抗在转移性乳腺癌中最初作为单一疗法进行了测试。Cobleigh等评估了先前治疗过的转移性乳腺癌患者的Ⅰ/Ⅱ期剂量递增试验的安全性和有效性[219]，总体反应率为9.3%（确诊反应率为6.7%），确诊反应的中位持续时间为5.5个月（2.3～13.7个月），OS为10.2个月。贝伐单抗耐受性良好，主要不良反应是头痛、恶心和呕吐、高血压、轻微出血（鼻出血）、静脉血栓栓塞事件和蛋白尿。剂量限制性毒性是与恶心和呕吐相关的头痛。这既不是由高血压引起的，也不是由脑转移引起的。

几项Ⅲ期试验随后研究了贝伐单抗联合化疗的疗效。关键的开放标签随机Ⅲ期试验，ECOG 2100证明向紫杉醇添加贝伐单抗使中位PFS从5.9个月增加到11.8个月（HR 0.6，$P < 0.001$），并使反应率增加1倍（25.2% vs 49.2%，$P < 0.001$）在一线未选择的转移性乳腺癌中。但是，OS没有显著改善[220、221]。

2008年，根据这些结果，食品和药品管理局批准加速批准bevacizumab与一线紫杉醇联合用于转

移性 HER2 阴性乳腺癌。欧洲药品管理局于 2009 年批准。

与 E2100 一致，所有在一线用药（AVADO，Ribbon-1）以及后期系列（Ribbon-2）中的Ⅲ期试验均显示出显著改善的总体反应率以及 PFS，甚至如果处于相当低的水平，但未能提供 bevacizumab 与一线化疗药物相结合延长了总生存期的证据 [123，222-224]。通过联合 TURANDOT 研究（PFS 11 个月，总体缓解率 44%）和 CALGB 40502 研究（PFS 10.6 个月）中观察到的结果进一步证实贝伐单抗联用每周紫杉醇的效用 [225，226]。

随后，对包括 2447 名患者在内的三项随机Ⅲ期一线药物试验的汇总分析也未能证明贝伐单抗对总体生存获益的任何迹象 [227]。三阴性乳腺癌有 VEGF-A 更高的表达和更频繁的扩增 [228-230]。这导致了三阴性乳腺癌中抗血管生成药活性特别高的假设。然而，在三阴性转移性乳腺癌中，无论是个体试验还是联合分析均未发现 bevacizumab 更显著甚至 OS 的益处。综合分析包括来自这些试验的 621 例三阴性乳腺癌患者，并确认总体缓解率增加（42% vs 23%）和 PFS（8.1 个月 vs 5.4 个月；HR 0.63；$P < 0.0001$），但没有改善 OS 的趋势（18.9 个月 vs 17.5 个月；HR 0.96）[227]。

2011 年 11 月，根据验证性试验的结果，食品和药品管理局取消了贝伐单抗加速批准用于治疗乳腺癌。因此，贝伐单抗不再被批准用于治疗转移性乳腺癌。其他适应证仍然没有受到这一决定的影响。相反，bevacizumab 在欧盟仍被欧洲药品管理局批准与紫杉醇和卡培他滨联合用于 HER2 阴性转移性乳腺癌的一线治疗。

在几个Ⅱ期和Ⅲ期试验中也研究了贝伐单抗在早期乳腺癌中的作用。来自新辅助试验的数据提供了从贝伐单抗添加到基于蒽环类和紫杉烷的新辅助化疗的中度改善 pCR 的证据。在德国新辅助性 GeparQuinto 试验（n=1948）中，加入贝伐单抗显著提高了 pCR（ypT_0 / 原位癌 ypN_0）从 16.5% 到 20.5%（P=0.03）。这种效应完全由三阴性乳腺癌患者驱动（27.9% vs 39.3%，P=0.003）[231]。在 GeparQuinto 中，bevacizumab 仅在新辅助治疗阶段给予。因此，不能研究更长的辅助贝伐单抗维持的效果。该试验报道没有改善生存率（DFS 和 OS）的趋势，无论是在整个研究人群中还是在三阴性乳腺癌亚组 [232]。与此同时，NSABP B40 Ⅲ期试验报道，加入贝伐单抗后，pCR 的数值增加但不显著，从 23% 增加到 27.9%（P=0.08）[233]。与 GeparQuinto 相反，在激素受体阳性亚组内观察到 pCR 率的显著差异（11.1% vs 16.8%，P=0.03）。最近，一项专门针对三阴性疾病进行的随机新辅助试验——CALGB 40603（联盟）试验（n=443），报道 pCR（ypT_0/ 原位癌 ypN_0）从 44% 增加到 52%（P=0.057），患者随机分配到贝伐单抗 [116]。因此，来自新辅助试验的数据仍然不确定。

至关重要的是，关于 pCR 率可否代表生存率仍有争议，并且 pCR 的增量必须达到多少才可视为生存获益。因此，在这方面，来自辅助化疗试验的数据必须更具信息性。迄今为止，两项大型辅助化疗随机Ⅲ期临床试验报告了除新辅助 NSABP B40 外的生存数据，其中患者接受了辅助贝伐单抗维持治疗 [234]。BEATRICE（n=2591）特别纳入三阴性疾病患者。该试验将患者随机分为标准辅助化疗联合或不联合贝伐单抗，然后维持贝伐单抗直至完成 12 个月或观察 [235]。中位随访 32 个月后，主要终点为 iDFS，无显著差异。观察组的 3 年 iDFS 为 82.7%，而随机接受贝伐单抗的患者为 83.7%（HR 0.87，P=0.18）。基于这种三阴性群体中的事件数量，尽管随访时间相对较短，如果存在任何临床上有意义的差异，可以被视作预期有效的信号。第二个大规模随机化的Ⅲ期试验研究了贝伐珠单抗的辅助治疗作用，ECOG 5103 试验（n=4950），也包括激素受体阳性患者。患者接受标准化疗，包括 AC 方案联合单周紫杉醇，或贝伐单抗单独联合该化疗方案及用于额外的维持期 [236]。化疗组与贝伐单抗维持组之间的

iDFS 无显著差异。仅接受化疗的 5 年 iDFS 为 77%，接受贝伐单抗维持治疗的患者为 80%（HR 0.87，*P*=0.17）。两组的 5 年 OS 率相同（90%）。在患有三阴性疾病的患者中，接受贝伐单抗治疗的患者似乎有更好的 iDFS 趋势（HR 0.77，95% CI 0.58 ～ 1.03）。在 NSABP B40（也包括激素受体阳性疾病患者）中，bevacizumab 显著改善 OS（HR 0.68，*P*=0.004）。然而，这种效应在激素受体阳性亚组中更为明显。因此，有关辅助化疗中贝伐单抗的数据是不一致的，并且贝伐单抗在原发性乳腺癌的治疗中不起作用。

迄今为止，排除了分离出从贝伐单抗确切获益或 OS 改善的亚组的可能性，没有临床上有用的预测性生物标志物证实贝伐单抗的益处。几项前瞻性试验的回顾性分析表明，血浆 VEGF-A 水平可能成为为患者提供选择的生物标志物。预期的 MERIDIAN 试验（NCT01663727）旨在验证血浆 VEGF-A 的预测价值。患者随机分为紫杉醇加安慰剂或贝伐单抗作为一线治疗，按基线血浆 VEGF-A 分层。该试验证实了贝伐珠单抗具有公认的 PFS 益处（HR 0.68，*P*=0.0007），但未能证明 pVEGF-A 作为预测生物标志物具有任何意义。贝伐珠单抗在 pVEGF-A 高剂量组与低剂量组没有差别。结果仅在 2015 年欧洲肿瘤医学协会会议上以抽象形式呈现 [237]。

基于贝伐单抗相关的唯一中度获益，欧洲卒中组织 - 欧洲肿瘤医学协会第二次国际进展期乳腺癌共识指南指出，这只是特定病例中一线（和二线）治疗的一种选择 [2]。这可能适用于某些情况，如机体可能有急速变化状态的情况（例如重度肿瘤负荷、内脏危象），或可考虑联合化疗方案进行治疗的情况。

贝伐单抗最重要的相关不良反应是高血压、蛋白尿、血栓栓塞事件、出血、手术和伤口愈合并发症、肠穿孔、瘘管和可逆性后部白质脑病综合征（一种非常罕见但严重的并发症）。Bevacizumab 还被怀疑与双膦酸盐合用时会增加颌骨坏死的风险，并且还会增加症状性充血性心力衰竭的风险。

2. 抗血管生成酪氨酸激酶抑制药（TKIs）和其他制剂（索拉非尼、舒尼替尼）

除单克隆抗体外，还开发了一系列针对促血管生成激酶如 VEGF- 和 PDGF- 受体的酪氨酸激酶抑制药（tyrosine kinase inhibitors，TKIs），包括舒尼替尼、索拉非尼和帕唑帕尼。由于这些 TKI 的脱靶效应增加，已经证明联合化疗是困难的。它们在转移性乳腺癌中作为单一疗法的功效有限，总体缓解率在 0 ～ 11% 之间 [238-241]。舒尼替尼和索拉非尼已在Ⅱ b / Ⅲ期计划中开发。

(1) 舒尼替尼（SUTENT®）：舒尼替尼是一种口服多靶点抗血管生成 TKI。它抑制 VEGFR、血小板衍生生长因子受体（platelet-derived growth factor receptor，PDGFR）、干细胞因子受体（stem cell factor receptor，KIT）和集落刺激因子 -1 受体（colony-stimulating factor-1 receptor，CSF1R）。目前，它在美国和欧盟被批准用作单药治疗胃肠道间质瘤、晚期肾细胞癌和胰腺神经内分泌肿瘤。对于曾接受蒽环类和紫杉类治疗的转移性乳腺癌患者，舒尼替尼在单组Ⅱ期试验中的总体反应率为 11%[242]。它已在一系列Ⅲ期临床试验中得到广泛研究，但未能证明单药治疗和联合化疗有任何益处。然而，它引起了相当大的额外毒性 [238，243-245]。舒尼替尼在乳腺癌中的进一步发展已经停止。

(2) 索拉非尼（NEXAVAR®）：索拉非尼是多种酪氨酸激酶的口服抑制药，目前适用于肝细胞癌、晚期肾细胞癌和分化型甲状腺癌。它抑制 RAF 激酶、c-KIT 和 Flt-3、VEGFR-2 以及 PDGFR-β，并具有抗增殖和抗血管生成作用、靶向肿瘤和内皮细胞 [246，247]。据推测，这种更广谱的活性可能有助于绕过在贝伐单抗所观察到的一些耐药机制，这些机制阻止了抗 VEGF-mAB 的活性。研究证实索拉非尼在曾接受贝伐单抗治疗的患者中，与卡培他滨或吉西他滨联合应用有作用，但伴有高比率的手掌 - 足底红斑（45% 3 级）[248, 249]。然而，在验证性安慰剂对照Ⅲ期试验中，索拉非尼与卡培他滨联用时未能改善 PFS（HR 0.97，P=0.46）或 OS（HR 1.19，P=0.93），但预计会引起广泛的毒性[250]。其他研究索拉非尼联合多西紫杉醇的随机试验也未能证明索拉非尼在化疗组合中的疗效[251, 252]。根据现有数据，索拉非尼在乳腺癌中的作用的进一步研究似乎并不合理。

其他几种抗血管生成多酪氨酸激酶抑制药，如帕唑帕尼（VOTRIENT®）和西地尼布，已在乳腺癌中进行了研究[253–256]。鉴于它们的中度的活性但相当大的毒性，这些抗血管生成 TKI 中的任何一种都不会在 MBC 的治疗中发挥作用。

3. Aflibercept，VEGF–Trap（ZALTRAP®）

Aflibercept（VEGF–Trap）是一种完全人可溶性 VEGF 受体融合蛋白，具有独特的作用机制。它是一种有效的血管生成抑制药，与 VEGF–A 结合的亲和力高于单克隆抗体。它阻断所有 VEGF–A 和 –B 亚型加上胎盘生长因子（placental growth factor，PIGF），这是另一种参与肿瘤血管生成的促血管生成因子。VEGF–Trap 通过肿瘤脉管系统的消退，存活的血管系统的重塑或正常化以及新肿瘤血管生长的抑制来发挥其抗血管生成作用。VEGF–Trap 具有约 2 周的相对长的半衰期。基于随机Ⅲ期试验中 OS 的显著延长，已经被批准与 FOLFIRI 联合用于治疗曾接受奥沙利铂治疗转移性结直肠癌[257，258]。北方中心癌症治疗组（The North Central Cancer Treatment Group，NCCTG）N0573 Ⅱ期临床试验探讨了单药阿柏西普在曾接受蒽环类药物和紫杉烷类药物治疗的转移性乳腺癌的疗效，并且仅表现出轻微活性，总有效率为 4.8%，中位 PFS 为 2.4 个月。由于该试验未达到其主要疗效目标，该研究在纳入 21 名患者后终止[259]。毒性与抗 VEGF 治疗的预期一致。目前在乳腺癌中没有进一步开发阿柏西普。

4. Ramucirumab（CYRAMZA®）

Ramucirumab 是一种完全人类单克隆抗体，针对 VEGFR–2 的细胞外结构域，可阻断 VEGF 和 VEGFR–2 之间的相互作用[260, 261]。它已被证明在转移性胃癌和晚期非小细胞肺癌中改善 OS。Ramucirumab 目前被批准用于治疗转移性胃癌。在乳腺癌中，ramucirumab 已在大型随机Ⅲ期试验（TRIO–012，n=1144）中进行了研究。患者被随机分配到多西紫杉醇加安慰剂或 ramucirumab。ramucirumab 的加入并未导致临床结果的有意义的改善（PFS：HR 0.88，P=0.08；OS：HR 1.01，P=0.92）[262]。目前还没有针对乳腺癌中 ramucirumab 临床开发的正在进行的试验。

5. Trebananib（AMG386）

除 VEGF 及其受体外，第二关键调节途径——血管生成素轴参与肿瘤血管生成的诱导和调节。血管生成素 –1 和血管生成素 –2（angiopoetin，Ang–1，Ang–2）通过与其专有的受体酪氨酸激酶 Tie–2 结合来调节脉管系统。血管重塑受 Ang–1 和 Ang–2 之间的平衡调节。Ang–1 主要由血管平滑肌细胞和周细胞分泌，导致血管正常化，而 Ang–2 增加血管不稳定和内皮细胞迁移[263–266]。尽管 VEGF/VEGFR 和血管生成素 /Tie–2 这两种途径都是截然不同的，它们相互作用并同时阻断这两种途径相比只阻断其中一个途径，可能对肿瘤生长控制更完全。Trebananib 是一种新型重组肽 –Fc 融合蛋白（肽体），选择性地靶向 Ang–1、Ang–2 与 Tie–2 受体的相互作用。在临床前研究中，与单独的每种药物相比，贝伐单抗和 trebananib 的组合显示出增强的抗肿瘤活性。在复发性卵巢癌的随机Ⅲ期试验（TRINOVA–1，n=919）中，当加入每周紫杉醇时，trebananib（15mg/kg）显示出活性，中位 PFS 显著延长（HR 0.66，$P < 0.0001$）。在中期分析中，总体存活率没有显著差异[267]。广泛性或局部性水肿以及胸腔积液和腹水是与 trebananib 特别相关的最显著的毒性。在乳腺癌中，在一项大型随机Ⅱ期试验中研究了 trebananib 的疗效。转移性 HER2 阴性乳腺癌患者每周接受紫杉醇联合贝伐单抗加两种不同剂量的 trebananib 或单

独联合贝伐单抗或 trebananib。该试验无法证明加入 trebananib 至紫杉醇和贝伐单抗后 PFS 显著延长[268]。

（三）内分泌治疗（ET）

60% ～ 80% 的乳腺癌是激素受体阳性。内分泌治疗在乳腺癌治疗中的概念已于 1896 年引入，当时 George Beatson 报道手术切除卵巢（现在称为雌激素的主要来源）可能使患有不能手术的乳腺癌的妇女受益。然而，当时既不知道雌激素也不知道它们的受体和功能。有关与内分泌治疗联合使用的抗激素药物和靶向药物的总结，请参见表 20–8。

1. 选择性雌激素受体调节药（SERMs），他莫昔芬

与完全 ER 拮抗药相比，选择性雌激素受体调节药（selective estrogen receptor modulators，SERMs）发挥不同的组织选择性，混合激动药 – 拮抗药作用。这些组织选择性效应在同类的不同成员之间变化。二聚化后，ER 易位到细胞核中并发挥其作为转录因子的大部分功能。此外，已经描述了 ER 的非基因组功能，但尚未很好地理解。

大多数 SERMs 对乳腺组织具有抗雌激素作用，并且这类药物的一些成员已被证明是有效的抗乳腺癌化学预防剂。然而，几种 SERM，例如他莫昔芬在子宫内膜中表现出激动活性，使用他莫昔芬使子宫内膜癌的风险显著增加（2 ～ 3 倍），这已在许多试验中观察到。相比之下，雷洛昔芬似乎对子宫内膜没有任何相关的刺激作用。此外，SERMs 通常在骨上表现出组织选择性激动药活性，雷洛昔芬临床上已被用于预防和治疗骨质疏松症[269]。单纯导致雌激素剥夺的疗法如芳香化酶抑制药没有观察到组织选择性激动活性，这解释了它们对骨矿物质密度的不利影响，但未改变子宫内膜癌的风险。虽然还没有完全理解，SERMs 大部分组织特殊拮抗 – 激动活性可解释为三种相互作用的机制：不同靶组织中 ER 和 ER 的差异性表达，配体结合的不同构象变化，以及 ER 共调节蛋白的差异表达和结合。

(1) 他莫昔芬：几十年来，他莫昔芬一直是治疗乳腺癌最常用的药物。无论分期和绝经状态如何，目前用于治疗激素受体阳性晚期和早期乳腺癌。他莫昔芬也是男性乳腺癌的标准内分泌治疗方法。

他莫昔芬本身被认为是对 ER 具有相对弱亲和力的前药，并且代谢广泛。为了将他莫昔芬转化为临床活性代谢物 4– 羟基 – 他莫昔芬和 endoxifen（4– 羟基 –N– 去甲基三苯氧胺），肝脏中的细胞色素 P_{450} 酶 CYP2D6 是限速步骤。活性代谢物对 ER 的亲和力高 30 ～ 100 倍，而 endoxifen 被认为是临床活性最高的代谢产物。CYP2D6 是一种高度多态性的基因，有人提出携带具有较低酶活性的变体（代谢不良）的患者可能从他莫昔芬中获益较少。endoxifen 血液水平确实根据 CYP2D6 基因型而变化，并且受到 CYP2D6 抑制药如帕罗西汀的影响。此外，一些回顾性研究表明，他莫昔芬在代谢不良者中的临床活性降低[270–274]。然而，随后的几项临床研究产生了相互矛盾的结果[275]。在辅助内分泌治疗（BIG 1–98 和 ATAC）的两项大型随机Ⅲ期试验中对 CYP2D6 变异进行的回顾性分析，未能提供 CYP2D6 基因检测对他莫昔芬益处的预测作用的任何证据[276, 277]。因此，目前 CYP2D6 测试没有指导个体化乳腺癌内分泌治疗的作用。

1971 年首次报道了他莫昔芬用作乳腺癌内分泌治疗的反应率为 22%[278]。值得注意的是，早期试验并非仅在激素受体阳性患者中进行，而是在未选择的人群中进行[279]。与当时可用的其他内分泌治疗方案相比，他莫昔芬具有良好的药物毒性反应。随后的试验证实了他莫昔芬在转移性乳腺癌中的临床活性，包括超过 5000 名来自临床试验的患者的 Meta 分析显示，30% ～ 34% 的患者的反应率为 19% ～ 34%，另外 19% 的患者病情稳定超过 6 个月[279, 280]。高于 20mg/d 的剂量不能提供更好的疗效[281-283]。

他莫昔芬于1977年首次获得食品和药品管理局批准，随后也在欧洲用于治疗晚期乳腺癌，后来也用于治疗绝经前和绝经后妇女的早期乳腺癌。根据EBCTCG的Meta分析，5年辅助他莫昔芬使乳腺癌死亡率降低了约1/3（HR 0.68，$P < 0.000\ 01$），与年龄、PR状态和化疗的使用无关。与他莫昔芬1～2年相比，5年的他莫昔芬在降低复发和乳腺癌死亡风险方面明显更有效。在ER阳性疾病中，年度乳腺癌死亡率在0～4年和5～15年期间相似。由于这种结转效应，15年后累计风险降低幅度是第5年的2倍[283, 284]。最近，两项大规模随机化Ⅲ期临床试验ATTOM和ATLAS证实，与5年相比，10年的他莫昔芬有显著的益处。在开始辅助内分泌治疗15年后，这些试验中乳腺癌死亡率的绝对降低约为3%，子宫内膜癌或肺栓塞导致的死亡率显著增加。因此，个体预期收益必须权衡潜在致命不良事件的风险[285, 286]。

在美国，根据NSABP B24和NSABP P1试验的结果，他莫昔芬还被批准用于DCIS女性，以降低晚年侵袭性癌症的风险，并用于预防乳腺癌高风险女性[283, 287-289]。

他莫昔芬是一种耐受性良好且被接受的药物，但是，有一些不良反应可能会影响耐受性，有些可能会致命。不良事件包括潮热、阴道分泌物、阴道干涩、外阴瘙痒、头痛、头晕、情绪改变/抑郁、头发稀疏和(或)部分脱发、液体潴留/水肿、视力障碍(如白内障、角膜紊乱和视网膜病变)、肝酶升高、三酰甘油水平升高、高钙血症和食欲不振。他莫昔芬的潜在危险不良反应包括深静脉血栓形成、肺栓塞和子宫内膜癌。通过子宫内膜对他莫昔芬的组织特异性激动作用，子宫内膜癌的风险增加了2～7倍。通常发生于绝经后女性，表现为临床显著的绝经后出血。连续超声扫描增厚的子宫内膜不能帮助诊断，因为很多患者使用他莫昔芬后出现子宫内膜下水肿，难以与恶变的子宫内膜相鉴别。

2. 芳香化酶抑制药

在绝经前的女性中，雌激素主要由卵巢产生，在绝经后的情况下，雌激素合成主要发生在外周组织中，肾上腺产生的雄激素通过一种叫作芳香酶的酶转化为雌激素。这可以被第三代芳香酶抑制药有效地和特异性抑制。目前临床上有3种第三代芳香酶抑制药用于治疗乳腺癌，即阿那曲唑、依西美坦和来曲唑。与非甾体类药物（来曲唑和阿那曲唑）相比，依西美坦（一种甾体芳香酶抑制药）与酶共价结合，导致不可逆的抑制。第三代芳香酶抑制药是最有效、特异性以及毒性最小的芳香酶抑制药，可使血清雌激素水平降低95%以上[290]。

几项随机Ⅲ期试验研究了3种芳香酶抑制药与他莫昔芬相比在绝经后妇女激素受体阳性晚期乳腺癌一线治疗中的疗效。当时，进行了试验，这些试验中只有少数患者接受了先前的辅助内分泌治疗（14%～19%）[291-293]。在所有这些试验中，芳香酶抑制药与他莫昔芬相比，客观缓解率从30%到46%，TTP从9.4到10.7个月不等。此外，芳香酶抑制药也在他莫昔芬治疗失败后证实了临床活性[294]。来曲唑、阿那曲唑和依西美坦已被批准用于治疗绝经后妇女的激素受体阳性转移性乳腺癌，并且已经在很大程度上取代他莫昔芬作为一线治疗。虽然甾体和非甾体芳香酶抑制药似乎不是完全交叉耐药，但没有证据表明任何这些药物优于其他药物[295, 296]。

芳香酶抑制药在辅助治疗中的作用已经在一系列Ⅲ期试验中进行了研究，这些试验采用了几种策略，包括前期芳香酶抑制药，在他莫昔芬服用2～3年后转换为芳香酶抑制药或在完成5年他莫昔芬治疗后延长芳香酶抑制药治疗。所有这些试验表明，在绝经后激素受体阳性乳腺癌的辅助治疗中，芳香酶抑制药优于单用他莫昔芬[297-302]。BIG 1-98直接比较了5年的来曲唑和5年的他莫昔芬，并且在8

年的随访中显示了来曲唑的显著总体生存优势，并进行了意向性分析（intention-to-treat analysis，ITT）和调整交叉分析（analysis adjusting for crossover，IPCW）（Ⅱ T：HR 0.87，P=0.048；IPCW：HR 0.79，P=0.0006）[299]。

在来自 EBCTCG 的大型患者水平 Meta 分析中，包括来自 9 个随机试验的 31 920 名女性，用 5 年芳香酶抑制药治疗的患者与 5 年的他莫昔芬相比，DFS（HR 0.8，$P < 0.0001$）和 OS（HR 0.89，P=0.1）显著改善，DFS 的绝对 10 年增长率为 3.6%，OS 为 2.7%。相反，与使用 Tamoxifen 2 ～ 3 年后序贯芳香酶抑制药相比，5 年的芳香酶抑制药在 DFS（RR 0.9，P=0.045，绝对差异 0.7%）方面仅稍微好一些，OS 无改善（RR 0.96，P=0.45）。与 5 年他莫昔芬治疗相比，序贯治疗策略显著更有效（DFS：RR 0.82，P=0.0001；OS：RR 0.82，P=0.0002）[303]。在辅助治疗中，没有证据表明一种芳香酶抑制药优于其他芳香酶抑制药。根据现有数据，一般建议在国际指南（如 NCCN、ASCO、AGO、St. Gallen）中，绝经后妇女的辅助内分泌治疗应包括芳香酶抑制药（如果耐受）[54, 304-306]。然而，最佳的顺序和持续时间仍然是无法确定。

这也是一个被广泛接受的概念，即向高风险患者提供芳香酶抑制药（例如腋窝淋巴结受累）可能是有益的。然而，在不能耐受的情况下，可以考虑在 2 ～ 3 年后转用他莫昔芬，因为接受 5 年芳香酶抑制药的患者与接受 2 ～ 3 年芳香酶抑制药后序贯他莫昔芬治疗相比，DFS 没有统计学差异[307]。这一概念主要得到了 BIG 1-98 的研究结果的支持，该研究还研究了来曲唑和他莫昔芬的逆序列。

由于超过一半的乳腺癌复发发生在初诊 5 年以上和完成他莫昔芬后。因此一些试验研究了用芳香酶抑制药延长内分泌治疗（MA.17、ABCSG 6a、NSABP B33）[308-311]。所有这些试验均显示乳腺癌复发率降低（HR 0.60 ～ 0.68）。MA.17 是这些试验中最大的一项，在完成 5 年他莫昔芬治疗后比较 5 年的来曲唑与安慰剂，也为淋巴结阳性患者的 OS 获益提供了证据（HR 0.61，P=0.04）[308, 309, 312]。

芳香酶抑制药通常耐受良好，其毒性特征与他莫昔芬显著不同。与他莫昔芬相比，芳香酶抑制药与子宫内膜癌和静脉血栓栓塞事件的风险增加无关。相反，它们导致更明显的骨质流失和更高的骨折率以及关节痛和骨关节炎等肌肉骨骼症状。估计肌肉骨骼症状在多达 50% 的患者中发生，导致治疗中止比例占 20%[313]。进一步常见的不良反应是血管舒缩症状（潮热）、出汗增加、抑郁、水肿、胆固醇水平升高，以及心脏缺血事件（心肌梗死、心绞痛）的风险增加。建议在服用芳香酶抑制药的女性中定期监测骨矿物质密度[307]。

在绝经前妇女中，芳香酶的抑制不会显著降低雌激素的产生和数量，但雌激素水平的初始轻微下降会激活下丘脑和垂体轴，从而增加促性腺激素的分泌，从而增加卵泡刺激素和促黄体生成素水平。芳香酶抑制药禁用于绝经前妇女。

3. 选择性雌激素受体下调因子（SERD）——氟维司群

氟维司群是一种选择性雌激素受体下调因子（selective estrogen receptor downregulator，SERD），它针对 ER 并发挥纯粹的拮抗作用。氟维司群是目前临床使用的该类药物的唯一代表。它与 ER 竞争结合的结合亲和力比他莫昔芬高 100 倍[314]。结合后，它阻断 ER 二聚化和 DNA 结合，抑制核吸收，并增加 ER 的转换和降解，从而抑制雌激素信号传导。

临床上，氟维司群首先以 250mg 的剂量开发，每月肌内注射 1 次。在内分泌治疗（主要是他莫昔芬）进展的患者中，氟维司群 250 与阿那曲唑同样有效[294]。基于这些结果，氟维司群在 2002 年被食品和药品管理局批准作为激素受体阳性晚期乳腺癌的进一步选择，2004 年在欧洲被批准用于治疗抗雌激素治疗后疾病进展的激素受体阳性绝经后女性转移性乳腺癌。

一项随机新辅助试验（最新试验），指出 500mg 与 250mg 相比，500mg 氟维司群的生物活性更高，包括显著降低 Ki-67 标记指数[315]。该数据和进一步的数据促使若干试验研究了这种应用较高剂量药物治疗的临床疗效。

FIRST 试验是一项随机Ⅱ期试验，将氟维司群 500 与阿那曲唑作为转移性乳腺癌的一线治疗进行了比较。虽然临床受益率（主要终点）或反应没有差异，但氟维司群组的 TTP 显著延长（23.5 个月 vs 13.1 个月；HR 0.66，P=0.01）以及总生存率增加（54.1 个月 vs 48.4 个月；HR 0.7，P=0.04）[316, 317]。正在进行Ⅲ期验证性试验——FALCON 试验的结果已在 2016 年发表（NCT01602380）。2016 年 5 月的新闻稿宣布 FALCON 试验通过显著增加 PFS 达到其主要终点。CONFIRM 试验（第三阶段）将患有激素受体阳性转移性乳腺癌的患者随机分组，这些患者在使用他莫昔芬或芳香酶抑制药内分泌治疗后疾病进展，随后进行了氟维司群 500mg（4 周 1 次）或 250mg（4 周 1 次）的治疗。接受 500mg 氟维司群治疗的患者 PFS 明显较长（6.5 个月 vs 5.5 个月；HR 0.81，P=0.0006）以及 OS 延长（26.4 个月 vs 22.3 个月；HR 0.81；P=0.016）[318, 319]。

氟维司群具有与阿那曲唑和芳香酶抑制药相似的耐受性特征，但具有明显较低的肌肉萎缩症状如关节痛的事件。与芳香酶抑制药一样，氟维司群不增加子宫内膜癌和血栓栓塞风险，因为它没有任何雌激素效应。在目前的临床试验中，氟维司群因其功效和耐受性已成为首选的内分泌联合治疗。

4. 联合内分泌治疗

由于目前可用的内分泌药物具有不同的作用模式并且部分非交叉耐药，因此一些试验旨在研究内分泌疗法的组合，以改善内分泌治疗的功效。然而，氟维司群（250mg）联合阿那曲唑与阿那曲唑作为单一药物治疗的比较报道了相互矛盾的结果。FACT 试验表明该组合没有优势，而 SWOG S0226 试验显示 TTP 和 OS 方面的优势[320, 321]。此外，与单独使用氟维司群或依西美坦作为二线内分泌治疗相比，SoFEA 试验认为氟维司群联合阿那曲唑有类似的疗效。因此，在有进一步的证据之前，联合内分泌治疗不应该被纳入常规临床实践[296, 322]。

5. 促性腺激素释放激素类似物

合成的 GnRH 或促黄体激素类似物与天然 GnRH 的不同之处在于，对垂体促性腺激素细胞上的 GnRH 受体的结合亲和力高 100 ～ 200 倍。合成的 GnRH/LHRH 类似物导致初始强烈释放储存的黄体生成素和促卵泡激素，称为突发效应，导致女性血清雌二醇短暂升高。然而，与天然发生的脉冲分泌相反，这些药物的长期应用导致 GnRH/LHRH 受体的下调和细胞内信号传导的失调，引起的促性腺激素细胞的脱敏[323]。这导致黄体生成素或促卵泡激素分泌的抑制并最终抑制雌二醇。GnRH/LHRH 类似物作为长效注射剂施用。相反，GnRH/LHRH 拮抗药，其在临床上不用于抗乳腺癌，通过直接竞争性受体阻断而非受体下调来抑制促性腺激素分泌。

在 Beatson 于 1896 年首次描述这一治疗原则后[324]，通过卵巢切除术或放射性消融术进行卵巢抑制治疗仍然是治疗绝经前晚期乳腺癌患者数十年的金标准[325, 326]。随后，GnRH/LHRH 类似物已经证明了类似的功效，提供了另一种选择。在早期试验中，他莫昔芬已显示出与卵巢消融相当的疗效。后来的试验以及 Meta 分析证明，就 PFS 和 OS 而言，他莫昔芬和 GnRH/LHRH 类似物的组合优于单独的任一种药物[327, 328]。因此，他莫昔芬联合卵巢抑制是当前国际指南推荐的标准（ABC2 共识；NCCN，指南，乳腺癌，版本 1.2016；AGO，v2016.1）[2, 305, 306]。在他莫昔芬治疗中或之后进展并且有进一步的内分泌治疗的指征，目前建议通过卵巢消融（通过 GnRH-A 或通过外科卵巢切除术）治疗绝经前和围绝经期患者，然后将其视为绝经后状态进行治疗[2, 296, 305]。

关于 GnRH 类似物的辅助治疗数据更不确定。在 6 个周期的 CAF 方案作为绝经前妇女乳腺癌的辅助治疗后，将他莫昔芬加入戈舍瑞林可显著改善 DFS[329]。

然而，多年来，缺乏来自随机试验的证据以证明在辅助治疗中增加戈舍瑞林联合他莫昔芬的获益，并且患者水平的 Meta 分析仅提供非常有限的信息[330]。最近，来自随机Ⅲ期试验（SOFT）的数据表明，添加卵巢消融（通过 GnRH 类似物、放射性消融或卵巢切除术）并未显著改善整个研究人群中的 DFS[331]。然而，一项亚组分析显示，对于有足够复发风险的妇女，常规进行辅助化疗，卵巢功能抑制可改善预后，但代价是耐受性[331]。基于这些数据，在权衡复发风险、预期收益、耐受性和生活质量后，GnRH 类似物在绝经前患者辅助内分泌治疗中的应用仍然作为一个个体化治疗的选择存在[332]。

不良反应包括潮热、出汗、情绪不稳定、抑郁、焦虑、骨密度下降、头晕、头痛、关节痛、肌肉骨骼症状、闭经、皮脂溢出、性欲减退、阴道炎、性功能障碍、乳房萎缩、外周水肿、体重增加和疲倦。

目前，戈舍瑞林（Zoladex®）是美国和欧洲唯一批准用于绝经前和围绝经期妇女晚期乳腺癌姑息治疗的药物。此外，亮丙瑞林已获得欧洲批准用于转移性乳腺癌。另外几种 GnRH/LHRH 类似物可用于治疗晚期前列腺癌。基于其作用模式，在绝经后患者中使用 GnRH 类似物没有证据。GnRH/LHRH 类似物也用于多种妇科疾病以及辅助生殖。

6. 与内分泌联合使用的其他靶向疗法

一些激素受体阳性转移性乳腺癌患者表现出对内分泌治疗的原发性耐药，其余患者最终会发展为继发性耐药并进展。此外，由于今天大多数患者接受辅助性内分泌治疗，有些甚至延长 10 年，我们今天在一线治疗的患者，与纳入大型Ⅲ期试验中使用芳香酶抑制药和氟维司群进行一线治疗的患者有本质区别，主要包括内皮素阳性患者，她们可能更快地产生内分泌抵抗。因此，内分泌抗性是一个主要的临床问题。

针对内分泌抗性机制，例如 PIK3CA/AKT/mTOR 途径、细胞周期机制，以及激素受体和生长因子受体信号传导之间的交叉对话，通过结合内分泌疗法与新型靶向药物以恢复内分泌治疗敏感性。使用依维莫司，一种 mTORC1 抑制药和帕博西尼，一种 CDK4/6 抑制药，两种这样的药物已经获得批准并记录了所取得的进展。

(1) mTOR 和 PIK3CA 抑制药：临床前研究提供了关于生长因子受体信号通路，尤其是那些聚集在 PI3K 和 MAPK/ERK 上的通路，涉及内分泌治疗抵抗的证据[333, 334]。PI3K 是乳腺癌中最常见的改变途径。PI3K 激活，实验上，与从头和获得性内分泌抗性相关，阻断通路可以恢复内分泌敏感性。基于这种理性，已开发出几种阻断不同水平的 PI3K-Akt-mTOR 的制剂，并且正在进行临床试验。

①依维莫司：依维莫司是一种针对 mTORC1 的口服 mTOR 抑制药，mTORC1 是两种 mTOR 复合物之一（mTORC1 和 2）。根据随机，双盲Ⅲ期 BOLERO-2 试验（n=724）的结果，依维莫司已被批准用于治疗绝经后妇女，与依西美坦联合应用于非甾体芳香酶抑制药失败的激素受体阳性转移性乳腺癌。在 BOLERO-2 中，随机接受依西美坦和依维莫司联合治疗的患者 PFS 显著增加（6.9 个月 vs 2.8 个月；HR 0.43，$P < 0.001$）[335]。然而，OS 没有显著改善（31.0 个月 vs 26.6 个月；HR，0.89，P=0.1426）[336]。

支持数据来自随机Ⅱ期试验（TAMRAD），比较他莫昔芬联用依维莫司和单独使用他莫昔芬，使 TTP 显著改善 4.5 个月至 8.6 个月（HR 0.54）[337]。

然而，依维莫司的毒性特征可能具有挑战性。在 BOLERO-2 中，与安慰剂相比，接受依维莫司治疗的患者 3/4 级不良事件的发生率显著升高（55% vs 33%），因不良事件而停止治疗的患者比例为 29% vs 5%[336]。依维莫司的不良反应包括口腔炎和口腔溃疡、非感染性肺炎、感染风险增加、高血糖、血脂水平升高、肝酶升高、肾衰竭、血液学毒性包括贫血、中性粒细胞减少、淋巴细胞减少、血栓减少、伤口愈合受损、皮疹、疲劳和胃肠道紊乱等。患者应避免接种活疫苗，并与接种活疫苗的人密切接触。

正在进行的转化研究一直试图对预测性生物标志物进行研究，但迄今为止尚未这样做。例如，激活 PIK3CA 突变，主要候选者，至少如果主要在原发肿瘤组织上进行测试，则没有提供任何预测信息[338]。

② PIK3CA 抑制药：PIK3CA 的改变是激素受体阳性乳腺癌中最常见的分子改变，luminal A 型和 luminal B 型肿瘤中分别在 45% 和 29%[296]。然而，PIK3CA 突变在 luminal 型乳腺癌中的作用是复杂的，且仍未完全了解。事实上，它们可能在早期与晚期乳腺癌中发挥着独特的作用。在原发性乳腺癌中，PIK3CA 突变的存在始终与良好预后的 luminalA 型乳腺癌（较低分级，较少淋巴结受累和孕酮受体阳性）相关[339]。在晚期 ER 阳性乳腺癌，通过初级内分泌治疗，PIK3CA 突变可能为内分泌抵抗的机制，值得联合治疗[340]。事实上，在体外，雌激素剥夺和 PI3K 抑制的有协同作用[341]。因此，PI3K 与乳腺癌内分泌治疗相结合是一个有吸引力的目标。

几种 PI3K 抑制药目前正在临床开发计划中，从非特异性泛 PI3K 抑制药（例如 buparlisib）到现代第三代，一个异构体特异性 PIK3CA 抑制药（例如 alpelisib、taselisib），保留脱靶效应，并且如所希望的那样，不存在不必要的毒性。大多数激活突变影响 PIK3CA 内的热点区域[342]。

第一个临床数据来自随机试验。在一项随机Ⅱ期临床试验（FERGI）中，piciisib（一种泛 PI3K 抑制药）加用于氟维司群时，其与非显著 PFS 改善相关（将 PFS 从 5.1 个月提升至 6.6 个月，HR 0.74；P=0.095）[343]。PIK3CA 突变状态不能预测结果。BELLE-2 试验，一项随机、双盲、安慰剂对照的Ⅲ期试验，正在采用芳香酶抑制药治疗或芳香酶抑制药治疗后进展的绝经后的患者，随机使用氟维司群加安慰剂或 buparlisib（BKM120），全级 PI3K 抑制药，针对所有四种 PI3K 同种型。该试验通过将完整研究人群的 PFS 从 5.0 增加到 6.9 个月（HR 0.78，$P < 0.001$）达到其主要终点为 1.9 个月。PI3K 激活由 PI3K 突变（主要在原发肿瘤中）和 PTEN 缺失决定，并未预测试验中的 buparlisib 的 PFS 益处。然而，在进入试验时在循环肿瘤 DNA 中测定的 PIC3CA 突变是 buparlisib 活性的重要预测因子。在 PIC3CA 循环肿瘤 DNA 突变患者中，PFS 从 3.2 个月改善到 7.0 个月（HR 0.58，$P < 0.001$），而在没有 PIK3CA 循环肿瘤 DNA 突变的患者中，PFS 治疗无差异（双臂均为 6.8 个月）[344]。Buparlisib 与相当大的毒性相关，使用 buparlisib 时，3/4 级不良事件的发生率显著增加（77.3% vs 32%）。主要不良反应为肝酶升高、皮疹、高血糖、抑郁和焦虑等情绪障碍[344]。ITT 人群的 PFS 收益充其量是适度的。如果该预测性生物标志物得到验证，则 PIK3CA 循环肿瘤 DNA 突变体亚组可以获得临床上有意义的益处。未来将告诉我们这是否会超过与这种泛 PI3K Ⅰ类抑制药相关的毒性。然而，很可能临床开发将转向另一类 PI3K 抑制药。

希望 PI3K 选择性抑制药可以提供改善的治疗指数，具有更高的活性和更低的毒性。Alpelisib（BYL719）和 Taselisib（GDC0032）是这类药物的例子。目前，大型随机研究其作用的Ⅲ期试验正在进行中，并将为激素受体阳性乳腺癌中 PIK3CA 抑制药的未来提供更明确的答案（SOLAR [Alpelis-ib]，

NCT02437318; SANDPIPER [Taselisib]，NCT02340221）。

(2) Palbociclib（IbranceTM）和 CDK4/6 抑制药：转化研究指出激素受体阳性乳腺癌中细胞周期蛋白 D1/CDK4/6/ 视网膜母细胞瘤通路的严重失调，细胞周期蛋白 D1 扩增频繁，CDK4 增加和过度表达 R 视网膜母细胞瘤 [345, 346]。细胞周期蛋白 D 激活 CDK4/6 导致视网膜母细胞瘤磷酸化和细胞周期进展为 S 期，并与内分泌治疗耐药相关 [296, 347]。体外研究表明，luminal ER 阳性细胞系（包括那些 HER2 扩增的细胞系）对 palbociclib 最敏感，palbociclib 是一种口服活性，高选择性的 CDK4 和 CDK6 抑制药，尽管非 luminal/ 基底样细胞系最具抗性。Palbociclib 在临床前表现出与内分泌疗法的协同作用 [348]。这些观察结果作为主要在激素受体阳性乳腺癌中发展 palbociclib 的理论基础。在随机Ⅱ期 PALOMA-1 试验中，palbociclib 联合来曲唑作为绝经后患者激素受体阳性转阴性乳腺癌的一线治疗，与单用来曲唑相比，PFS 显著改善，从 10.2 个月提升至 20.2 个月（HR 0.48，P=0.0004）[349]。根据这些结果，食品和药品管理局于 2015 年加速批准了 palbociclib 与来曲唑作为一线治疗方案。目前，欧洲药品管理局尚未批准 palbociclib 用于欧洲，但预计将于 2016 年批准。随后，随机、双盲数据、安慰剂对照Ⅲ期试验（PALOMA-3）证实了该活性。与 PALOMA-1 相比，PALOMA-3 招募了先前内分泌治疗期间复发或进展的晚期激素受体阳性、HER2 阴性乳腺癌患者。将患者随机分配至氟维司群联合 palbociclib 或安慰剂。中位 PFS 从安慰剂组的 3.8 个月增加到 palbociclib 的 9.2 个月（HR 0.42，$P < 0.001$）[350]。Palbociclib 的治疗效果非常好，由于不良事件仅为 2.6%，治疗中断率仍在下降。血液学毒性主要包括中性粒细胞减少和淋巴细胞减少，最常见的 3/4 级毒性。然而，尽管 3/4 级中性粒细胞减少率为 62%，但发热性中性粒细胞减少症是 PALOMA-3 中罕见的事件（0.6%），与安慰剂组相比没有差异 [350]。palboicicib 的其他常见不良反应是白细胞减少、贫血、血小板减少、疲劳、脱发和口腔炎。基于这些结果，食品和药品管理局已将 palbociclib 的适应证扩展联合氟维司群，治疗先前内分泌治疗进展或内分泌治疗之后进展进行的女性乳腺癌。最近，PALOMA-2 Ⅲ期试验联合使用来曲唑和 Palbociclib 作为一线治疗证实了来自 PALOMA-1 的数据。

与伊维莫司每日临床实践相比，Palbociclib 的毒性反应更轻，因此通常被优先选择。除了 palbociclib 之外，还在Ⅲ期临床试验（MONALEESA-2、MONARCH-2）中研究了另外两种 CDK4/6 抑制药——ribociclib（LEE011）和 abamaciclib（LY2853219）。此外，大型随机Ⅲ期试验目前正在招募患有激素受体阳性原发性乳腺癌的患者，以研究 palbociclib 在新辅助后期（PENELOPE-NCT01864746）和辅助治疗中的作用（PALLAS-NCT02513394）。

（四）聚腺苷二磷酸 – 核糖聚合酶抑制药

同源重组代表双链断裂的重要的无错误 DNA 修复机制。同源重组使用姐妹染色单体的同源序列，其用于精确修复双链断裂。BRCA1 和 BRCA2 基因是同源重组机制的重要组成部分。在 BRCA 相关肿瘤中，未突变的 BRCA1/2 等位基因被灭活。反过来，这些肿瘤累及双链断裂并且由基因组不稳定性表征。这种细胞中碱基切除修复的抑制导致复制过程中双链断裂的积累，由于同源重组缺乏而无法准确修复。聚腺苷二磷酸 – 核糖聚合酶（poly-adenosine-diphosphate-ribose-polymerase，PARP）是一种集中参与碱基切除修复的酶。抑制同源重组缺陷细胞中的 PARP 会导致特定的合成致死率 [351]。

基底样亚型与 BRCA 相关乳腺癌之间的表型相似性导致了通过其三阴性乳腺癌表型选择患者抑制 PARP 的策略。另一种策略是限制 PARP 抑制药向 BRCA 相关乳腺癌类型的发展。目前，几种 PARP

抑制药如 Olaparib、Veliparib、Rucaparib、Niraparib、Talazoparib（BMN673）等正在进行临床开发。Olaparib 是第一个获得食品和药品管理局和欧洲药品管理局批准用于复发性高级别浆液性卵巢癌的 PARP 抑制药。Olaparib 最初是在单臂Ⅱ期研究中开发的，该研究分别在 100mg（每天 2 次）和 400mg（每天 2 次）处理的两个连续队列中招募患有 BRCA 相关乳腺癌的患者。该试验表明，剂量依赖性 ORR 为 22%（100mg，每天 2 次）和 41%（400mg，每天 2 次），较高剂量的中位 PFS 为 5.7 个月[352]。对于 BRCA 相关的卵巢癌观察到类似的结果[353]。

Gelmon 等研究了 Olaparib 在未选择的三阴性乳腺癌中的疗效。但是，他们无法证明 26 例患者中任何确实的反应，与同一试验中卵巢癌的疗效相反[354]。最近的一项包括几项 BRCA 相关实体肿瘤的研究显示，在 62 例 BRCA 相关乳腺癌患者中，ORR 仅为 12.9%，PFS 仅为 3.7 个月，令人沮丧。没有铂类化疗的乳腺癌患者的 ORR 似乎更高（20% vs 9.5%）。然而，再次结果在卵巢癌队列中更有希望。总体而言，这些数据表明，至少 Olaparib 的 PARP 抑制在（BRCA 相关的）卵巢癌中比在 BRCA 相关的乳腺癌中更有效。

作为Ⅰ–Spy 2 试验的一部分，卡铂和 Veliparib 的组合加入每周紫杉醇，随后序贯多柔比星 / 环磷酰胺导致三阴性研究人群中 pCR 从 26% 增加到 52%。试验统计预测在Ⅲ期试验中该组合成功率为 90%[355]。目前，几种 PARP 抑制药正在用于辅助、新辅助和转移性环境中的乳腺癌的临床开发。表 20–10 总结了目前用于研究乳腺癌中 PARP 抑制药的Ⅲ期试验。Olaparib 通常耐受性良好，具有中度不良反应，包括恶心、呕吐以及厌食和疲劳。更值得关注的是长期不良事件，包括治疗相关的骨髓增生异常综合征和急性髓性白血病的发生率增加，特别是当这些药物用于辅助治疗时。

表 20–10 PARP 抑制药在乳腺癌中的当前Ⅲ期试验

赞　助	临床试验官方编号	试验名称	治疗方案	试验人群	标记物
Abbvie	NCT02032277	Brightness	卡铂为基础的 NAC + Veliparib / 安慰剂	三阴性早期乳腺癌	
AstraZeneca	NCT02032823	OlympiA	维持 Olaparib / 安慰剂	HER2 阴性早期乳腺癌	BRCA1/2 突变
AstraZeneca	NCT02000622	OlympiaD	Olaparib 与医生的选择	晚期 / 转移性 HER2 阴性乳腺癌	BRCA1/2 突变
Abbvie	NCT02163694	Brocade	卡铂 / 紫杉醇加 Veliparib / 安慰剂	晚期 / 转移性 HER2 阴性乳腺癌	BRCA1/2 突变
Tesaro	NCT01905592	BRAVO	Niraparib 与医生的选择	晚期 / 转移性 HER2 阴性乳腺癌	BRCA1/2 突变
BioMarin	NCT01945775	EMBRACA	Talazoparib 与医生的选择	晚期 / 转移性 HER2 阴性乳腺癌	BRCA1/2 突变

引自 Marmé 和 Schneeweiss[392]。电子出版 2015 年 6 月 24 日瑞士巴塞尔版权 ©2015 Karger 出版商，缩写：NAC 新辅助化疗

（五）骨靶向药

乳腺癌患者存在多种骨骼并发症的风险，包括治疗诱导的骨质流失导致骨质疏松症和骨折风险增加。此外，大多数晚期乳腺癌患者会发生骨转移，这可能导致疼痛、功能障碍、骨折和高钙血症，这

是一种肿瘤急症。骨靶向药用于预防或治疗这些病症。此外，有数据表明骨靶向药物在辅助治疗中具有潜在作用，可预防复发并降低死亡率（表 20–11）。

1. 双膦酸盐

双膦酸盐是骨基质中天然存在的焦磷酸盐的合成类似物。它们被细分为无氮和含氮（氨基）双膦酸盐，它们的作用方式不同，分别抑制破骨细胞和抑制骨吸收的能力 [356, 357]。双膦酸盐临床上用于治疗骨质疏松症、变形性骨炎（Paget 骨病）、骨转移、恶性肿瘤相关的高钙血症和多发性骨髓瘤。

(1) 非氮原子双膦酸盐：双膦酸盐通过内吞作用被破骨细胞摄取，然后进一步代谢成替代 ATP 的末端焦磷酸部分的化合物，形成在细胞能量代谢中与 ATP 竞争的非功能性分子。这些代谢物的积累抑制了吸收能力并诱导细胞凋亡，通过抑制 ATP 依赖的酶。这导致骨吸收的整体减少 [356、357]。

(2) 含氮双膦酸盐（氨基双膦酸盐）：第二代和第三代含氮双膦酸盐，进一步阻断法呢基二磷酸（farnesyl diphosphate，FPP）合成酶、甲羟戊酸途径的关键酶。FPP 合成及其代谢物的丧失阻止了小 GTP 酶（Ras、Rab、Rho 和 Rac）的翻译后修饰，这对于破骨细胞功能重要的各种过程的调节至关重要。甲羟戊酸途径的破坏导致破骨细胞中异戊烯焦磷酸（isopentenyl pyrophosphate，IPP）的积累，其转化为细胞毒性 ATP 类似物 [356]。在临床前实验中氨基 –BP（例如唑来膦酸）的效力显著高于第一代双膦酸盐如氯膦酸盐（表 20–12）[358]。

表 20–11　骨靶向药

药　品	商品名®	作用模式	剂　量	相互作用	不良反应和注意事项
唑来膦酸	择泰®	抑制破骨细胞	4mg，每 4 周或 3 周 1 次，静脉注射	如果与含钙、镁、铁的物质或抗酸药一起服用，吸收会减少，急性期反应伴有流感样症状和肌肉骨骼疼痛，电解质紊乱包括低钙血症、低磷血症、低镁血症、肾衰竭	急性期反应伴有流感样症状和肌肉骨骼疼痛，电解质紊乱包括低钙血症，低磷血症，低镁血症，肾衰竭，水肿，颌骨坏死和非典型股骨骨折。胃痛，消化不良，炎症和食道和腹泻的侵蚀主要是口服双膦酸盐预防充足的水合作用 维生素 D 和钙的替代口服（根据具体标签） 会造成胎儿伤害
伊班膦酸钠	Bondronate®		6mg，每 4 周或 3 周 1 次，静脉注射或 50mg，每日 1 次，口服		
氯膦酸	Bonefos®		1600mg，每日 1 次，口服		
帕米膦酸二钠	Aredia®		90mg，每 3 周或 4 周，静脉注射		
Denosumab	Xgeva® Prolia®（仅用于治疗和预防骨质疏松症）	完全人单克隆 IgG2- 抗 RANKL 抗体	Xgeva：120mg，皮下注射。每 4 周 1 次 Prolia：60mg 皮下注射，每 6 个月 1 次	无	颌骨坏死，低钙血症（严重和致命病例报告），低磷血症，急性期反应，非典型骨折，疲劳 / 虚弱 补充钙和维生素 D，以防止严重的低钙血症 会造成胎儿伤害

这些重点内容不包括安全有效使用各自药物所需的所有信息。有关安全使用这些制剂所需的所有信息，请参见完整的处方信息。我们不对内容的正确性负责

表 20-12 对不同种类的双膦酸酯及其相对的量的总结

不含氮双膦酸盐		相对于依替膦酸酯的效力[358]
第一代	依替膦酸	1
	氯膦酸	10
	替鲁膦酸	10
含氮双膦酸盐		
第二代	帕米膦酸	100
	奈立膦酸	100
	阿仑膦酸	500
	依班膦酸	1000
第三代	利塞磷酸	2000
	唑来膦酸	10 000

双膦酸盐的临床使用是为了防止骨转移患者所谓的骨转移相关事件，包括病理骨折、高钙血症、脊髓压迫，或需要进行手术干预或放射治疗，这已经在第三阶段的试验中及一项 Meta 分析中得到了证实[359-366]。它们也能有效地减少骨骼疼痛，改善全球生活质量[359, 362]。在一项随机的第三阶段试验中，将唑来膦酸与安慰剂相比较，唑来膦酸显著推迟了首次发生骨转移相关事件的时间，并将骨转移相关事件的总体比率降低了 41%（HR 0.59，*P*=0.019）[359]。

与临床前数据一致，唑来膦酸与其他双膦酸盐相比，在降低骨骼并发症的风险方面具有最高的功效[367-370]。它是在肿瘤环境中最常用的双膦酸盐。然而，与不那么强的双膦酸盐相比，颌骨的骨坏死等相关不良事件的风险也可能更高。

唑来膦酸、氯膦酸盐、依班膦酸盐和帕米膦酸被批准用于治疗（骨）转移性乳腺癌，而阿仑膦酸只被批准用于绝经后妇女的骨质疏松症。在美国使用的推荐药物是唑来膦酸（每 3 ～ 4 周 4mg 静脉滴注）和帕米膦酸（每 3 ～ 4 周 90mg 静脉滴注），如 NCCN，乳腺癌版本 1（2016）。除了唑来膦酸和帕米膦酸、依班膦酸在欧洲治疗骨转移的建议被推荐用于治疗骨转移。

根据其用药说明，唑来膦酸每 3 ～ 4 周 4mg 静脉滴注，同时补充钙和维生素 D。最近的证据表明，1 年的 3 ～ 4 周剂量治疗 1 年后延长给药间隔 12 周可能不会影响疗效，但不良反应可能较小[356, 371]。

双膦酸盐的毒性较小，最常见的不良反应是急性期反应，表现为发热、寒战和肌痛。在 372 名患者中，55% 的患者可以观察到[372]，并且通常发生在第一次注射的 24h 内，通常持续时间较短。抗热药和抗炎药能成功缓解症状。并不是所有的双膦酸盐都与相同频率的急性时相反应有关。与其他双膦酸盐相比，唑来膦酸有更高的趋势。此外，两种罕见但严重的不良事件引起了人们的关注：肾脏的毒性和颌骨坏死。颌骨坏死是一种罕见但严重的事件，大约有 1.3% 的患者在随机试验中使用唑来膦酸治疗骨转移[373]。在静脉注射氨基双膦酸酯治疗中，静脉注射氨苯酯治疗的风险要高得多，而不是口服的。大多数受影响的患者都有特定的危险因素，如口腔卫生不良、拔牙史、已存在的牙科或牙周病、牙科用具的使用、放射治疗以及伴随的抗血管生成制剂的使用[373]。在静脉注射疗法开始之前，患者应该被转诊到牙医或牙科医生那里进行检查。如果需要，牙科手术应该在治疗开始前完成，如果在双膦酸盐治疗期间有必要进行牙齿提取，必须采取特殊措施。其他的风险因素包括皮质类固醇的使用、糖尿病、吸烟，以及双膦酸盐的效力和使用的持续时间。对这些严重不良反应的耐心教育至关重要。

肾毒性（静脉注射）是双膦酸盐的另一个主要问题。在双膦酸盐治疗的患者中，大约有10%的患者出现了肌酐水平升高。不同双膦酸盐药物的代谢率各不相同。在静脉注射治疗中，对血清肌酐水平和肌酐清除率的监测是至关重要的，如果可能的话，应该尽量避免使用额外的肾毒性药物。值得注意的是，转移性癌症患者有肾衰竭的风险，这是由于大量的诱发因素，如频繁地使用造影剂、止痛药，包括但不限于肾毒性细胞毒性制剂。针对风险因素，使用denosumab可能解决此问题。进一步的不良反应包括水肿和电解质失衡，包括低磷血症、低钙血症和低血氧血症和非典型骨折[372]。因此，在双膦酸盐的治疗中，建议使用预防性替代维生素D和钙。像依班膦酸或氯膦酸盐这样的双膦酸盐口腔管理也会引起消化不良和胃食管刺激以及腹泻[356]。

2. 配体抑制药

Denosumab：Denosumab是一种完全人类的单克隆IgG2抗体，专门针对一种叫作RANKL的配体（NF–B配体的受体激活药），它是破骨细胞形成、功能和生存的关键介质。RANKL由成骨细胞自然表达，而骨整合素是维持骨周转平衡的天然抑制药。骨骼中的肿瘤细胞可以分泌细胞因子（例如，肿瘤坏死因子、IL–1、TGF–β），刺激成骨细胞中RANKL的表达和分泌。RANKL与未成熟破骨细胞上表达的RANKL受体结合后，可诱导破骨细胞分化、活化和存活，从而诱导骨吸收。Denosumab可以模仿骨整合素的内源性功能，以防止骨吸收。

Denosumab预防骨转移相关事件的临床活动在3个Ⅲ期注册试验中进行了评价，试验进行了相同的研究设计，对denosumab（120mg，皮下注射，28d 1次）和最有效的双膦酸盐——唑来膦酸（静脉滴注）应用于骨转移患者的效果进行了比较。在第三阶段试验中，研究denosumab应用于乳腺癌转移到骨的效果（n=2046），结果显示denosumab优于唑来膦酸，并显著地推迟了首次骨转移相关事件的时间（HR 0.82，P=0.01），达到了主要终点，以及骨转移相关事件的进展（RR 0.77，P=0.001）[374]。在其他试验中，报道了固体肿瘤骨转移患者的一致结果。然而，在多发性骨髓瘤[375–377]的患者中，denosumab并没有显示出优越性。一项综合分析表明，在预防骨痛和提高生活质量方面，denosumab表现出显著优势，同时能较好改善生活质量[377, 378]。

Denosumab（120mg，皮下注射，28天1次，XGeva）已被批准用于预防骨转移相关事件，并在2010年由美国食品和药品管理局和2011年欧洲药品管理局批注治疗骨转移的患者。

一项大型、随机Ⅲ期临床试验中，在美国，每6个月给予受试者denosumab（60mg，皮下注射）（Prolia®），结果也表明接受乳腺癌辅助芳香化酶抑制药治疗的骨折高危妇女的骨量增加[379]。此外，在美国和欧洲，每6个月使用60mg的denosumab治疗绝经后妇女骨质疏松症的治疗有很高的风险。在一项大型的随机化的第三阶段试验中，denosumab减少了68%的新脊椎骨折的风险（RR 0.32，$P<0.001$）[380]。

由于denosumab可以诱发严重、可能危及生命的低钙血症，补充钙和维生素D是必要的，监测血清钙水平和相关的体征和症状的教育也是必要的。其他相关的不良影响包括颌骨坏死，在第三阶段试验中，有1.8%的患者出现骨转移、急性期反应、疲劳/虚弱、低磷血症和恶心。股骨颈的非典型骨折是更罕见的事件。

3. 佐剂用于骨靶向制剂

(1) 辅助膦酸盐：除了在骨转移中抑制骨吸收的能力外，动物模型和早期临床前数据表明，双膦酸盐也可能在预防骨转移方面发挥作用[381]。因此，双膦酸盐已经被研究用于早期乳腺癌的辅助疗法。几项辅助试验已经报道了口服氯硝酸和静脉唑来膦酸[382, 383]可以改善骨转移、无病生存期以及总生存率。然而，其他的试验也没有证明辅助双膦酸盐的好处[384–386]。在这些试验中，预先指定和探索性的子群分析表明，获益仅限于绝经后或老年患者[387]。

最后，由 EBCTCG 进行的一项大型早期乳腺癌个体患者基于数据的 Meta 分析，包括在 26 个临床试验中治疗的 18 766 名患者，解决了辅助双膦酸盐治疗的作用问题。在这个 Meta 分析中，观察了复发的显著影响、远处复发、骨转移和乳腺癌死亡率的情况，但在总体人口中被证明是很小的，而且具有边缘意义。然而，在这些试验中，有 11 767 名绝经后的患者，在统计学上显著地减少了复发（RR 0.86，P=0.002）、远处复发（RR 0.82，P=0.0003）、骨复发（RR 0.72，P=0.0002）和乳腺癌死亡率（RR 0.82，P=0.002），而其他原因的死亡率没有变化。进一步的亚群分析并没有表现出双膦酸盐的类型或时间表、治疗的持续时间和激素受体状态的差异[388]。与此相反，在绝经前的患者中没有发现辅助双膦酸盐的益处。

尽管有可能的解释，为什么这种效果只出现在绝经后的妇女中仍然是假设的，有一些来自老鼠模型的临床前数据支持这一观察的有效性。在小鼠模型中，唑来膦酸只抑制了卵巢肿瘤中骨转移的形成[389]。

由于个别试验的结果相互冲突，专家们对佐剂双膦酸盐的数据有争议，并对此进行了讨论。目前，NCCN 的 2016 年版指南没有给出关于在佐剂设置中使用双膦酸盐的声明，而最新的（2016）年度更新的治疗指南则建议在后段时间内使用辅助双膦酸盐，2015 年关于早期乳腺癌初级治疗的国际专家协商一致意见小组在这个问题上存在分歧，少数人支持在绝经后患者中辅助使用双膦酸盐，只有少数人支持在绝经前接受 LHRH+ 他莫昔芬治疗的患者中使用双膦酸盐。

(2) Denosumab 辅助剂：最近，一项随机、安慰剂对照的第三阶段试验（ABCSG–18，NCT00556374）研究 denosumab 佐剂的作用（60mg，皮下注射，6 个月 1 次），报道了辅助芳香化酶抑制药治疗中临床骨折的预防数据，这是它的主要终点。在临床骨折的基础上增加了 50% 的临床骨折[390]。主要终点的巨大差异促使独立的数据监测委员会建议，如果患者接受安慰剂的话，应该向他们提供非盲治疗，并进行交叉治疗。因此，建议并执行了一个时间驱动的"过早"DFS 分析（次要端点）。DFS 分析的结果发表在 2015 年的圣安东尼奥乳腺癌研讨会上。目的分析表明 DFS（HR 0.816，P=0.051）有显著的改善，这在分析性分析中具有重要意义，对跨界（HR 0.81，P=0.042）进行了审查，并对肿瘤大小大于 2cm 的患者进行了分组分析（HR 0.66,P=0.017）[391]。由于上面提到的局限性，使用了 60mg 的辅助剂。到目前为止，还不能推荐 6 个月 1 次。然而，它确实是一种有价值的治疗方法，可以预防骨折和骨性骨折。在乳腺癌的辅助治疗中，有一种被称为 denosumab 的治疗方法，这是由随机、安慰剂对照的第三阶段治疗试验（NCT01077154）所引起的。这一研究调查了 denosumab 的有效性（高剂量的 120mg，皮下注射），以减少早期乳腺癌患者复发的复发率。

在获得进一步的数据之前，对个别患者的建议必须在个人基础上进行，考虑到骨矿物质密度、骨折风险、辅助治疗、绝经期、复发的风险，以及双膦酸盐和 denosumab 的潜在不良反应。

推荐阅读

[1] Nitiss JL. Targeting DNA topoisomerase II in cancer chemotherapy. Nat Rev Cancer. 2009;9(5):338–50.

[2] Cardoso F, Costa A, Norton L, Senkus E, Aapro M, Andre F, et al. ESO–ESMO 2nd international consensus guidelines for advanced breast cancer (ABC2)dagger. Ann Oncol (Official Journal of the European Society for Medical Oncology/ESMO). 2014;25(10):1871–88.

[3] Fisher B, Anderson S, Tan–Chiu E, Wolmark N, Wickerham DL, Fisher ER, et al. Tamoxifen and chemotherapy for axillary node–negative, estrogen receptor–negative breast cancer: findings from National Surgical Adjuvant Breast and Bowel Project B–23. J Clin Oncol (Official Journal of the American Society of Clinical Oncology). 2001;19(4): 931–42.

[4] Fisher B, Brown AM, Dimitrov NV, Poisson R, Redmond C, Margolese RG, et al. Two months of doxorubicin–cyclophosphamide with and without interval reinduction therapy compared with 6 months of cyclophosphamide, methotrexate, and fluorouracil in positive–node breast cancer patients with tamoxifen–nonresponsive tumors: results from the National Surgical Adjuvant Breast and Bowel Project B–15. J Clin Oncol (Official Journal of the American Society of Clinical Oncology). 1990;8(9):1483–96.

[5] Henderson IC, Berry DA, Demetri GD, Cirrincione CT, Goldstein LJ, Martino S, et al. Improved outcomes from adding sequential Paclitaxel but not from escalating Doxorubicin dose in an adjuvant chemotherapy regimen for patients with node–positive primary breast cancer. J Clin Oncol (Official Journal of the American Society of Clinical Oncology). 2003;21(6):976–83.

[6] Levine MN, Bramwell VH, Pritchard KI, Norris BD, Shepherd LE, Abu–Zahra H, et al. Randomized trial of intensive cyclophosphamide, epirubicin, and fluorouracil chemotherapy compared with cyclophosphamide, methotrexate, and fluorouracil in premenopausal women with node–positive breast cancer. National Cancer Institute of Canada Clinical Trials Group. J Clin Oncol (Official Journal of the American Society of Clinical Oncology). 1998;16(8): 2651–8.

[7] Levine MN, Pritchard KI, Bramwell VH, Shepherd LE, Tu D, Paul N. Randomized trial comparing cyclophosphamide, epirubicin, and fluorouracil with cyclophosphamide, methotrexate, and fluorouracil in premenopausal women with node–positive breast cancer: update of National Cancer Institute of Canada Clinical Trials Group Trial MA5. J Clin Oncol (Official Journal of the American Society of Clinical Oncology). 2005;23(22):5166–70.

[8] Poole CJ, Earl HM, Hiller L, Dunn JA, Bathers S, Grieve RJ, et al. Epirubicin and cyclophosphamide, methotrexate, and fluorouracil as adjuvant therapy for early breast cancer. N Engl J Med. 2006;355(18):1851–62.

[9] Martin M, Villar A, Sole–Calvo A, Gonzalez R, Massuti B, Lizon J, et al. Doxorubicin in combination with fluorouracil and cyclophosphamide (i.v. FAC regimen, day 1, 21) versus methotrexate in combination with fluorouracil and cyclophosphamide (i.v. CMF regimen, day 1, 21) as adjuvant chemotherapy for operable breast cancer: a study by the GEICAM group. Ann Oncol (Official Journal of the European Society for Medical Oncology/ESMO). 2003; 14(6):833–42.

[10] FASG fasg. Benefit of a high–dose epirubicin regimen in adjuvant chemotherapy for node–positive breast cancer patients with poor prognostic factors: 5–year follow–up results of French Adjuvant Study Group 05 randomized trial. J Clin Oncol (Official Journal of the American Society of Clinical Oncology). 2001;19(3):602–11.

[11] Bonneterre J, Roche H, Kerbrat P, Bremond A, Fumoleau P, Namer M, et al. Epirubicin increases long–term survival in adjuvant chemotherapy of patients with poor–prognosis, node–positive, early breast cancer: 10–year follow–up results of the French Adjuvant Study Group 05 randomized trial. J Clin Oncol (Official Journal of the American Society of Clinical Oncology). 2005;23(12):2686–93.

[12] Brufman G, Colajori E, Ghilezan N, Lassus M, Martoni A, Perevodchikova N, et al. Doubling epirubicin dose intensity (100mg/m^2 versus 50mg/m^2) in the FEC regimen significantly increases response rates. An international randomised phase III study in metastatic breast cancer. The Epirubicin High Dose (HEPI 010) Study Group. Ann Oncol (Official Journal of the European Society for Medical Oncology/ESMO). 1997;8(2):155–62.

[13] Focan C, Andrien JM, Closon MT, Dicato M, Driesschaert P, Focan–Henrard D, et al. Dose–response relationship of epirubicin–based first–line chemotherapy for advanced breast cancer: a prospective randomized trial. J Clin Oncol (Official Journal of the American Society of Clinical Oncology). 1993;11(7):1253–63.

[14] EBCTCG EBCTC, Group, Peto R, Davies C, Godwin J, Gray R, Pan HC, et al. Comparisons between different polychemotherapy regimens for early breast cancer: meta–analyses of long–term outcome among 100,000 women in 123 randomised trials. Lancet. 2012;379(9814):432–44.

[15] von Minckwitz G, Kummel S, du Bois A, Eiermann W, Eidtmann H, Gerber B, et al. Pegfilgrastim ± ciprofloxacin for primary prophylaxis with TAC (docetaxel/doxorubicin/cyclophosphamide) chemotherapy for breast cancer. Results from the GEPARTRIO study. Ann Oncol (Official Journal of the European Society for Medical Oncology/ESMO). 2008;19(2):292–8.

[16] Swain SM, Whaley FS, Ewer MS. Congestive heart failure in patients treated with doxorubicin: a retrospective analysis of three trials. Cancer. 2003;97(11):2869–79.

[17] Bird BR, Swain SM. Cardiac toxicity in breast cancer survivors: review of potential cardiac problems. Clin Cancer Rese (an Official Journal of the American Association for Cancer Research). 2008;14(1):14–24.

[18] Fumoleau P, Roche H, Kerbrat P, Bonneterre J, Romestaing P, Fargeot P, et al. Long–term cardiac toxicity after adjuvant epirubicin–based chemotherapy in early breast cancer: French Adjuvant Study Group results. Ann Oncol (Official Journal of the European Society for Medical Oncology/ESMO). 2006;17(1):85–92.

[19] Ryberg M, Nielsen D, Cortese G, Nielsen G, Skovsgaard T, Andersen PK. New insight into epirubicin cardiac toxicity: competing risks analysis of 1097 breast cancer patients. J Natl Cancer Inst. 2008;100(15):1058–67.

[20] Bonneterre J, Roche H, Kerbrat P, Fumoleau P, Goudier MJ, Fargeot P, et al. Long-term cardiac follow-up in relapse-free patients after six courses of fluorouracil, epirubicin, and cyclophosphamide, with either 50 or 100 mg of epirubicin, as adjuvant therapy for node-positive breast cancer: French adjuvant study group. J Clin Oncol (Official Journal of the American Society of Clinical Oncology). 2004;22(15): 3070–9.
[21] Slamon D, Eiermann W, Robert N, Pienkowski T, Martin M, Press M, et al. Adjuvant trastuzumab in HER2-positive breast cancer. N Engl J Med. 2011;365(14):1273–83.
[22] Nardi V, Winkfield KM, Ok CY, Niemierko A, Kluk MJ, Attar EC, et al. Acute myeloid leukemia and myelodysplastic syndromes after radiation therapy are similar to de novo disease and differ from other therapy-related myeloid neoplasms. J Clin Oncol (Official Journal of the American Society of Clinical Oncology). 2012.
[23] Smith RE, Bryant J, DeCillis A, Anderson S. Acute myeloid leukemia and myelodysplastic syndrome after doxorubicin-cyclophosphamide adjuvant therapy for operable breast cancer: the National Surgical Adjuvant Breast and Bowel Project Experience. J Clin Oncol (Official Journal of the American Society of Clinical Oncology). 2003;21(7):1195–204.
[24] Praga C, Bergh J, Bliss J, Bonneterre J, Cesana B, Coombes RC, et al. Risk of acute myeloid leukemia and myelodysplastic syndrome in trials of adjuvant epirubicin for early breast cancer: correlation with doses of epirubicin and cyclophosphamide. J Clin Oncol (Official Journal of the American Society of Clinical Oncology). 2005;23(18): 4179–91.
[25] Wolff AC, Blackford AL, Visvanathan K, Rugo HS, Moy B, Goldstein LJ, et al. Risk of marrow neoplasms after adjuvant breast cancer therapy: the national comprehensive cancer network experience. J Clin Oncol (Official Journal of the American Society of Clinical Oncology). 2015;33(4):340–8.
[26] Patt DA, Duan Z, Fang S, Hortobagyi GN, Giordano SH. Acute myeloid leukemia after adjuvant breast cancer therapy in older women: understanding risk. J Clin Oncol (Official Journal of the American Society of Clinical Oncology). 2007;25(25):3871–6.
[27] Turner N, Biganzoli L, Di Leo A. Continued value of adjuvant anthracyclines as treatment for early breast cancer. Lancet Oncol. 2015;16(7):e362–9.
[28] Jones S, Holmes FA, O'Shaughnessy J, Blum JL, Vukelja SJ, McIntyre KJ, et al. Docetaxel with cyclophosphamide is associated with an overall survival benefit compared with doxorubicin and cyclophosphamide: 7-year follow-up of US Oncology Research Trial 9735. J Clin Oncol (Official Journal of the American Society of Clinical Oncology). 2009.
[29] Shulman LN, Berry DA, Cirrincione CT, Becker HP, Perez EA, O'Regan R, et al. Comparison of doxorubicin and cyclophosphamide versus single-agent paclitaxel as adjuvant therapy for breast cancer in women with 0 to 3 positive axillary nodes: CALGB 40101 (Alliance). J Clin Oncol (Official Journal of the American Society of Clinical Oncology). 2014;32(22):2311–7.
[30] Slamon D, Eiermann W, Robert N, Giermek J, Martin M, Jasiowka M, et al. Abstract S5-04: Ten year follow-up of BCIRG-006 comparing doxorubicin plus cyclophosphamide followed by docetaxel (AC → T) with doxorubicin plus cyclophosphamide followed by docetaxel and trastuzumab (AC → TH) with docetaxel, carboplatin and trastuzumab (TCH) in HER2 + early breast cancer. Cancer Res. 2016;76(4 Suppl):S5-04.
[31] Jones SE, Collea R, Paul D, Sedlacek S, Favret AM, Gore I Jr, et al. Adjuvant docetaxel and cyclophosphamide plus trastuzumab in patients with HER2-amplified early stage breast cancer: a single-group, open-label, phase 2 study. Lancet Oncol. 2013;14(11):1121–8.
[32] Tolaney SM, Barry WT, Dang CT, Yardley DA, Moy B, Marcom PK, et al. Adjuvant paclitaxel and trastuzumab for node-negative, HER2-positive breast cancer. N Engl J Med. 2015;372(2):134–41.
[33] Giordano SH, Lin YL, Kuo YF, Hortobagyi GN, Goodwin JS. Decline in the use of anthracyclines for breast cancer. J Clin Oncol (Official Journal of the American Society of Clinical Oncology). 2012;30(18):2232–9.
[34] Li S, Blaes AH, Liu J, Hu Y, Hernandez RK, Stryker S, et al. Trends in the use of adjuvant anthracycline- and taxane-based chemotherapy regimens in early-stage breast cancer, by surgery type. ASCO Meet Abstr. 2014;32(15 suppl): e12017.
[35] O'Brien MER. Reduced cardiotoxicity and comparable efficacy in a phase III trial of pegylated liposomal doxorubicin HCl (CAELYX™/Doxil®) versus conventional doxorubicin for first-line treatment of metastatic breast cancer. Ann Oncol. 2004;15(3):440–9.
[36] Al-Batran SE, Meerpohl HG, von Minckwitz G, Atmaca A, Kleeberg U, Harbeck N, et al. Reduced incidence of severe palmar-plantar erythrodysesthesia and mucositis in a prospective multicenter phase II trial with pegylated liposomal doxorubicin at 40 mg/m^2 every 4 weeks in previously treated patients with metastatic breast cancer. Oncology. 2006;70(2):141–6.
[37] Chan S, Davidson N, Juozaityte E, Erdkamp F, Pluzanska A, Azarnia N, et al. Phase III trial of liposomal doxorubicin and cyclophosphamide compared with epirubicin and cyclophosphamide as first-line therapy for metastatic breast cancer. Ann Oncol (Official Journal of the European Society for Medical Oncology/ESMO). 2004;15(10):1527–34.
[38] Batist G, Harris L, Azarnia N, Lee LW, Daza-Ramirez P. Improved anti-tumor response rate with decreased cardiotoxicity of non-pegylated liposomal doxorubicin compared with conventional doxorubicin in first-line treatment of metastatic breast cancer in patients who had received prior adjuvant doxorubicin: results of a retrospective analysis. Anticancer Drugs. 2006;17(5):587–95.
[39] Henderson IC, Allegra JC, Woodcock T, Wolff S, Bryan S, Cartwright K, et al. Randomized clinical trial comparing mitoxantrone with doxorubicin in previously treated patients with metastatic breast cancer. J Clin Oncol (Official Journal of the American Society of Clinical Oncology). 1989;7(5):560–71.
[40] Heidemann E. Is first-line single-agent mitoxantrone in the treatment of high-risk metastatic breast cancer patients as effective as combination chemotherapy? No difference in survival but higher quality of life were found in a multicenter randomized trial. Ann Oncol. 2002;13(11):1717–29.
[41] Rowinsky EK. Clinical pharmacology of Taxol. J Natl Cancer Inst Monogr. 1993;15:25–37.
[42] Roche H, Fumoleau P, Spielmann M, Canon JL, Delozier T, Serin D, et al. Sequential adjuvant epirubicin-based and

docetaxel chemotherapy for node-positive breast cancer patients: the FNCLCC PACS 01 Trial. J Clin Oncol (Official Journal of the American Society of Clinical Oncology). 2006;24(36):5664–71.

[43] Martin M, Pienkowski T, Mackey J, Pawlicki M, Guastalla JP, Weaver C, et al. Adjuvant docetaxel for node-positive breast cancer. N Engl J Med. 2005;352(22):2302–13.

[44] Mackey JR, Martin M, Pienkowski T, Rolski J, Guastalla JP, Sami A, et al. Adjuvant docetaxel, doxorubicin, and cyclophosphamide in node-positive breast cancer: 10-year follow-up of the phase 3 randomised BCIRG 001 trial. Lancet Oncol. 2013;14(1):72–80.

[45] Martin M, Segui MA, Anton A, Ruiz A, Ramos M, Adrover E, et al. Adjuvant docetaxel for high-risk, node-negative breast cancer. N Engl J Med. 2010;363(23):2200–10.

[46] Nitz U, Gluz O, Huober J, Kreipe HH, Kates RE, Hartmann A, et al. Final analysis of the prospective WSG-AGO EC-Doc versus FEC phase III trial in intermediate-risk (pN1) early breast cancer: efficacy and predictive value of Ki67 expressiondagger. Ann Oncol (Official Journal of the European Society for Medical Oncology/ESMO). 2014; 25(8):1551–7.

[47] Sparano JA, Zhao F, Martino S, Ligibel JA, Perez EA, Saphner T, et al. Long-term follow-up of the E1199 Phase III trial evaluating the role of taxane and schedule in operable breast cancer. J Clin Oncol (Official Journal of the American Society of Clinical Oncology). 2015;33(21): 2353–60.

[48] Jones SE, Erban J, Overmoyer B, Budd GT, Hutchins L, Lower E, et al. Randomized phase III study of docetaxel compared with paclitaxel in metastatic breast cancer. J Clin ncol (Official Journal of the American Society of Clinical Oncology). 2005;23(24):5542–51.

[49] Seidman AD, Berry D, Cirrincione C, Harris L, Muss H, Marcom PK, et al. Randomized phase III trial of weekly compared with every-3-weeks paclitaxel for metastatic breast cancer, with trastuzumab for all HER-2 overexpressors and random assignment to trastuzumab or not in HER-2 nonoverexpressors: final results of Cancer and Leukemia Group B protocol 9840. J Clin Oncol (Official Journal of the American Society of Clinical Oncology). 2008;26(10):1642–9.

[50] Hayes DF, Thor AD, Dressler LG, Weaver D, Edgerton S, Cowan D, et al. HER2 and response to paclitaxel in node-positive breast cancer. N Engl J Med. 2007;357(15): 1496–506.

[51] Andre F, Broglio K, Roche H, Martin M, Mackey JR, Penault-Llorca F, et al. Estrogen receptor expression and efficacy of docetaxel-containing adjuvant chemotherapy in patients with node-positive breast cancer: results from a pooled analysis. J Clin Oncol (Official Journal of the American Society of Clinical Oncology). 2008;26(16): 2636–43.

[52] De Laurentiis M, Cancello G, D'Agostino D, Giuliano M, Giordano A, Montagna E, et al. Taxane-based combinations as adjuvant chemotherapy of early breast cancer: a meta-analysis of randomized trials. J Clin Oncol (Official Journal of the American Society of Clinical Oncology). 2008;26(1): 44–53.

[53] Jacquin JP, Jones S, Magne N, Chapelle C, Ellis P, Janni W, et al. Docetaxel-containing adjuvant chemotherapy in patients with early stage breast cancer. Consistency of effect independent of nodal and biomarker status: a meta-analysis of 14 randomized clinical trials. Breast Cancer Res Treat. 2012;134(3):903–13.

[54] Coates AS, Winer EP, Goldhirsch A, Gelber RD, Gnant M, Piccart-Gebhart M, et al. Tailoring therapies-improving the management of early breast cancer: St Gallen International Expert Consensus on the Primary Therapy of Early Breast Cancer 2015. Ann Oncol (Official Journal of the European Society for Medical Oncology/ESMO). 2015;26(8):1533–46.

[55] Sparano JA, Wang M, Martino S, Jones V, Perez EA, Saphner T, et al. Weekly paclitaxel in the adjuvant treatment of breast cancer. N Engl J Med. 2008;358(16):1663–71.

[56] Eiermann W, Pienkowski T, Crown J, Sadeghi S, Martin M, Chan A, et al. Phase III study of doxorubicin/cyclophosphamide with concomitant versus sequential docetaxel as adjuvant treatment in patients with human epidermal growth factor receptor 2-normal, node-positive breast cancer: BCIRG-005 trial. J Clin Oncol (Official Journal of the American Society of Clinical Oncology). 2011;29(29): 3877–84.

[57] O'Shaughnessy J, Miles D, Vukelja S, Moiseyenko V, Ayoub JP, Cervantes G, et al. Superior survival with capecitabine plus docetaxel combination therapy in anthracycline-pretreated patients with advanced breast cancer: phase III trial results. J Clin Oncol (Official Journal of the American Society of Clinical Oncology). 2002; 20(12):2812–23.

[58] Miles D, Vukelja S, Moiseyenko V, Cervantes G, Mauriac L, Van Hazel G, et al. Survival benefit with capecitabine/docetaxel versus docetaxel alone: analysis of therapy in a randomized phase III trial. Clin Breast Cancer. 2004;5(4): 273–8.

[59] Albain KS, Nag SM, Calderillo-Ruiz G, Jordaan JP, Llombart AC, Pluzanska A, et al. Gemcitabine plus Paclitaxel versus Paclitaxel monotherapy in patients with metastatic breast cancer and prior anthracycline treatment. J Clin Oncol (Official Journal of the American Society of Clinical Oncology). 2008;26(24):3950–7.

[60] Desai N, Trieu V, Yao Z, Louie L, Ci S, Yang A, et al. Increased antitumor activity, intratumor paclitaxel concentrations, and endothelial cell transport of cremophor-free, albumin-bound paclitaxel, ABI-007, compared with cremophor-based paclitaxel. Clin Cancer Res (An Official Journal of the American Association for Cancer Research). 2006; 12(4):1317–24.

[61] Gradishar WJ, Tjulandin S, Davidson N, Shaw H, Desai N, Bhar P, et al. Phase III trial of nanoparticle albumin-bound paclitaxel compared with polyethylated castor oil-based paclitaxel in women with breast cancer. J Clin Oncol (Official Journal of the American Society of Clinical Oncology). 2005;23(31):7794–803.

[62] Gradishar WJ, Krasnojon D, Cheporov S, Makhson AN, Manikhas GM, Clawson A, et al. Significantly longer progression-free survival with nab-paclitaxel compared with docetaxel as first-line therapy for metastatic breast cancer. J Clin Oncol (Official Journal of the American Society of Clinical Oncology). 2009;27(22):3611–9.

[63] Gebhart G, Gamez C, Holmes E, Robles J, Garcia C, Cortes M, et al. 18F-FDG PET/CT for early prediction of response to neoadjuvant lapatinib, trastuzumab, and their combination in HER2-positive breast cancer: results from Neo-ALTTO. J Nucl Med (Official Publication, Society of Nuclear

Medicine). 2013;54(11):1862–8.
[64] Untch M, Jackisch C, Schneeweiß A, Conrad B, Aktas B, Denkert C, et al. Abstract S2–07: a randomized phase III trialcomparing neoadjuvant chemotherapy with weekly nanoparticle–based paclitaxel with solvent–based paclitaxel followed by anthracyline/cyclophosphamide for patients with early breast cancer (GeparSepto); GBG 69. Cancer Res. 2015;75(9 Suppl):S2–07.
[65] von Minckwitz G, Untch M, Jakisch C, Schneeweiss A, Conrad B, Aktas B, et al. Abstract P1–14–11: nab–paclitaxel at a dose of 125 mg/m^2 weekly is more efficacious but less toxic than at 150 mg/m^2. Results from the neoadjuvant randomized Gepar–Septo study (GBG 69). Cancer Res. 2016;76(4 Suppl):P1–14–1.
[66] Sparano JA, Vrdoljak E, Rixe O, Xu B, Manikhas A, Medina C, et al. Randomized phase III trial of ixabepilone plus capecitabine versus capecitabine in patients with metastatic breast cancer previously treated with an anthracycline and a taxane. J Clin Oncol (Official Journal of the American Society of Clinical Oncology). 2010;28(20): 3256–63.
[67] Thomas ES, Gomez HL, Li RK, Chung HC, Fein LE, Chan VF, et al. Ixabepilone plus capecitabine for metastatic breast cancer progressing after anthracycline and taxane treatment. J Clin Oncol (Official Journal of the American Society of Clinical Oncology). 2007;25(33):5210–7.
[68] Baselga J, Zambetti M, Llombart–Cussac A, Manikhas G, Kubista E, Steger GG, et al. Phase II genomics study of ixabepilone as neoadjuvant treatment for breast cancer. J Clin Oncol (Official Journal of the American Society of Clinical Oncology). 2009;27(4):526–34.
[69] Thomas ES. Ixabepilone plus capecitabine for metastatic breast cancer progressing after anthracycline and taxane treatment. J Clin Oncol (Official Journal of the American Society of Clinical Oncology). 2008;26(13):2223.
[70] Perez EA, Lerzo G, Pivot X, Thomas E, Vahdat L, Bosserman L, et al. Efficacy and safety of ixabepilone (BMS–247550) in a phase II study of patients with advanced breast cancer resistant to an anthracycline, a taxane, and capecitabine. J Clin Oncol (Official Journal of the American Society of Clinical Oncology). 2007;25(23):3407–14.
[71] EMEA. Questions and answers on the withdrawal of the marketing authorisation for Ixempra 2009. Available from http://www.ema.europa.eu/docs/en_GB/document_library/Medicine_QA/2010/01/WC500062428.pdf.
[72] Vogel C, O'Rourke M, Winer E, Hochster H, Chang A, Adamkiewicz B, et al. Vinorelbine as first–line chemotherapy for advanced breast cancer in women 60 years of age or older. Ann Oncol (Official Journal of the European Society for Medical Oncology/ESMO). 1999;10(4):397–402.
[73] Weber BL, Vogel C, Jones S, Harvey H, Hutchins L, Bigley J, et al. Intravenous vinorelbine as first–line and second–line therapy in advanced breast cancer. J Clin Oncol (Official Journal of the American Society of Clinical Oncology). 1995;13(11):2722–30.
[74] Romero A, Rabinovich MG, Vallejo CT, Perez JE, Rodriguez R, Cuevas MA, et al. Vinorelbine as first–line chemotherapy for metastatic breast carcinoma. J Clin Oncol (Official Journal of the American Society of Clinical Oncology). 1994;12(2):336–41.
[75] Garcia–Conde J, Lluch A, Martin M, Casado A, Gervasio H, De Oliveira C, et al. Phase II trial of weekly IV vinorelbine in first–line advanced breast cancer chemotherapy. Ann Oncol (Official Journal of the European Society for Medical Oncology/ESMO). 1994;5(9):854–7.
[76] Fumoleau P, Delgado FM, Delozier T, Monnier A, Gil Delgado MA, Kerbrat P, et al. Phase II trial of weekly intravenous vinorelbine in first–line advanced breast cancer chemotherapy. J Clin Oncol (Official Journal of the American Society of Clinical Oncology). 1993;11(7): 1245–52.
[77] Gasparini G, Caffo O, Barni S, Frontini L, Testolin A, Guglielmi RB, et al. Vinorelbine is an active antiproliferative agent in pretreated advanced breast cancer patients: a phase II study. J Clin Oncol (Official Journal of the American Society of Clinical Oncology). 1994;12(10):2094–101.
[78] Degardin M, Bonneterre J, Hecquet B, Pion JM, Adenis A, Horner D, et al. Vinorelbine (navelbine) as a salvage treatment for advanced breast cancer.Ann Oncol (Official Journal of the European Society for Medical Oncology/ESMO). 1994;5(5):423–6.
[79] Jones S, Winer E, Vogel C, Laufman L, Hutchins L, O'Rourke M, et al. Randomized comparison of vinorelbine and melphalan in anthracycline–refractory advanced breast cancer. J Clin Oncol (Official Journal of the American Society of Clinical Oncology). 1995;13(10):2567–74.
[80] Martin M, Ruiz A, Munoz M, Balil A, Garcia–Mata J, Calvo L, et al. Gemcitabine plus vinorelbine versus vinorelbine monotherapy in patients with metastatic breast cancer previously treated with anthracyclines and taxanes: final results of the phase III Spanish Breast Cancer Research Group (GEICAM) trial. Lancet Oncol. 2007;8(3):219–25.
[81] Pajk B, Cufer T, Canney P, Ellis P, Cameron D, Blot E, et al. Anti–tumor activity of capecitabine and vinorelbine in patients with anthracycline– and taxane–pretreated metastatic breast cancer: findings from the EORTC 10001 randomized phase II trial. Breast. 2008;17(2):180–5.
[82] Baweja M, Suman VJ, Fitch TR, Mailliard JA, Bernath A, Rowland KM, et al. Phase II trial of oral vinorelbine for the treatment of metastatic breast cancer in patients > or = 65 years of age: an NCCTG study. Ann Oncol (Official Journal of the European Society for Medical Oncology/ESMO). 2006;17(4):623–9.
[83] Freyer G, Delozier T, Lichinister M, Gedouin D, Bougnoux P, His P, et al. Phase II study of oral vinorelbine in first–line advanced breast cancer chemotherapy. J Clin Oncol (Official Journal of the American Society of Clinical Oncology). 2003;21(1):35–40.
[84] Andersson M, Lidbrink E, Bjerre K, Wist E, Enevoldsen K, Jensen AB, et al. Phase III randomized study comparing docetaxel plus trastuzumab with vinorelbine plus trastuzumab as first–line therapy of metastatic or locally advanced human epidermal growth factor receptor 2–positive breast cancer: the HERNATA study. J Clin Oncol (Official Journal of the American Society of Clinical Oncology). 2011;29(3):264–71.
[85] Okouneva T, Azarenko O, Wilson L, Littlefield BA, Jordan MA. Inhibition of centromere dynamics by eribulin (E7389) during mitotic metaphase. Mol Cancer Ther. 2008;7(7):2003–11.
[86] Cortes J, O'Shaughnessy J, Loesch D, Blum JL, Vahdat LT, Petrakova K, et al. Eribulin monotherapy versus treatment of physician's choice in patients with metastatic breast cancer (EMBRACE): a phase 3 open–label randomised study. Lancet. 2011;377(9769):914–23.
[87] Kaufman PA, Awada A, Twelves C, Yelle L, Perez EA,

Velikova G, et al. Phase III open-label randomized study of eribulin mesylate versus capecitabine in patients with locally advanced or metastatic breast cancer previously treated with an anthracycline and a taxane. J Clin Oncol (Official Journal of the American Society of Clinical Oncology). 2015;33(6):594–601.
[88] Twelves C, Cortes J, Vahdat L, Olivo M, He Y, Kaufman PA, et al. Efficacy of eribulin in women with metastatic breast cancer: a pooled analysis of two phase 3 studies. Breast Cancer Res Treat. 2014;148(3):553–61.
[89] Madondo MT, Quinn M, Plebanski M. Low dose cyclophosphamide: mechanisms of T cell modulation. Cancer Treat Rev. 2016;42:3–9.
[90] Hall AG, Tilby MJ. Mechanisms of action of, and modes of resistance to, alkylating agents used in the treatment of haematological malignancies. Blood Rev. 1992;6(3):163–73.
[91] Brock N. Oxazaphosphorine cytostatics: past-present-future. Seventh Cain Memorial Award Lecture. Cancer Res. 1989;49(1):1–7.
[92] Bonadonna G, Moliterni A, Zambetti M, Daidone MG, Pilotti S, Gianni L, et al. 30 years' follow up of randomised studies of adjuvant CMF in operable breast cancer: cohort study. BMJ. 2005;330(7485):217.
[93] Bonadonna G, Valagussa P, Moliterni A, Zambetti M, Brambilla C. Adjuvant cyclophosphamide, methotrexate, and fluorouracil in node-positive breast cancer: the results of 20 years of follow-up. N Engl J Med. 1995;332(14):901–6.
[94] Piccart MJ, Di Leo A, Beauduin M, Vindevoghel A, Michel J, Focan C, et al. Phase III trial comparing two dose levels of epirubicin combined with cyclophosphamide with cyclophosphamide, methotrexate, and fluorouracil in node-positive breast cancer. J Clin Oncol (Official Journal of the American Society of Clinical Oncology). 2001;19(12):3103–10.
[95] Fisher B, Redmond C, Legault-Poisson S, Dimitrov NV, Brown AM, Wickerham DL, et al. Postoperative chemotherapy and tamoxifen compared with tamoxifen alone in the treatment of positive-node breast cancer patients aged 50 years and older with tumors responsive to tamoxifen: results from the National Surgical Adjuvant Breast and Bowel Project B-16. J Clin Oncol (Official Journal of the American Society of Clinical Oncology). 1990;8(6):1005–18.
[96] Colleoni M. Low-dose oral methotrexate and cyclophosphamide in metastatic breast cancer: antitumor activity and correlation with vascular endothelial growth factor levels. Ann Oncol. 2002;13(1):73–80.
[97] Colleoni M, Gray KP, Gelber SI, Lang I, Thurlimann BJK, Gianni L, et al. Low-dose oral cyclophosphamide-methotrexate maintenance (CMM) for receptor-negative early breast cancer (BC). ASCO Meet Abstr. 2015;33(15 suppl):1002.
[98] Sistigu A, Viaud S, Chaput N, Bracci L, Proietti E, Zitvogel L. Immunomodulatory effects of cyclophosphamide and implementations for vaccine design. Semin Immunopathol. 2011;33(4):369–83.
[99] Emadi A, Jones RJ, Brodsky RA. Cyclophosphamide and cancer: golden anniversary. Nat Rev Clin Oncol. 2009;6(11):638–47.
[100] Cheson BD, Rummel MJ. Bendamustine: rebirth of an old drug. J Clin Oncol (Official Journal of the American Society of Clinical Oncology). 2009;27(9):1492–501.
[101] Pirvulescu C, von Minckwitz G, Loibl S. Bendamustine in metastatic breast cancer: an old drug in new design. Breast care. 2008;3(5):333–9.
[102] von Minckwitz G, Chernozemsky I, Sirakova L, Chilingirov P, Souchon R, Marschner N, et al. Bendamustine prolongs progression-free survival in metastatic breast cancer (MBC): a phase III prospective, randomized, multicenter trial of bendamustine hydrochloride, methotrexate and 5-fluorouracil (BMF) versus cyclophosphamide, methotrexate and 5-fluorouracil (CMF) as first-line treatment of MBC. Anticancer Drugs. 2005;16(8):871–7.
[103] Reichmann U, Bokemeyer C, Wallwiener D, Bamberg M, Huober J. Salvage chemotherapy for metastatic breast cancer: results of a phase II study with bendamustine. Ann Oncol (Official Journal of the European Society for Medical Oncology/ESMO). 2007;18(12):1981–4.
[104] Decatris MP, Sundar S, O'Byrne KJ. Platinum-based chemotherapy in metastatic breast cancer: current status. Cancer Treat Rev. 2004;30(1):53–81.
[105] Kolaric K, Roth A. Phase II clinical trial of cis-dichlorodiammine platinum (cis-DDP) for antitumorigenic activity in previously untreated patients with metastatic breast cancer. Cancer Chemother Pharmacol. 1983;11(2):108–12.
[106] Sledge GW Jr, Loehrer PJ Sr, Roth BJ, Einhorn LH. Cisplatin as first-line therapy for metastatic breast cancer. J Clin Oncol (Official Journal of the American Society of Clinical Oncology). 1988;6(12):1811–4.
[107] Yap HY, Salem P, Hortobagyi GN, Bodey GP Sr, Buzdar AU, Tashima CK, et al. Phase II study of cis-dichlorodiammineplatinum(II) in advanced breast cancer. Cancer Treat Rep. 1978;62(3):405–8.
[108] Forastiere AA, Hakes TB, Wittes JT, Wittes RE. Cisplatin in the treatment of metastatic breast carcinoma: a prospective randomized trial of two dosage schedules. Am J Clin Oncol. 1982;5(3):243–7.
[109] Martino S, Samal BA, Singhakowinta A, Yoshida S, Mackenzie M, Jain J, et al. A phase II study of cis-diamminedichloroplatinum II for advanced breast cancer. Two dose schedules. J Cancer Res Clin Oncol. 1984;108(3):354–6.
[110] Marme F, Schneeweiss A. Targeted therapies in triple-negative breast cancer. Breast care. 2015;10(3):159–66.
[111] Baselga J, Gomez P, Greil R, Braga S, Climent MA, Wardley AM, et al. Randomized phase II study of the anti-epidermal growth factor receptor monoclonal antibody cetuximab with cisplatin versus cisplatin alone in patients with metastatic triple-negative breast cancer. J Clin Oncol (Official Journal of the American Society of Clinical Oncology). 2013;31(20):2586–92.
[112] Carey LA, Rugo HS, Marcom PK, Mayer EL, Esteva FJ, Ma CX, et al. TBCRC 001: randomized phase II study of cetuximab in combination with carboplatin in stage IV triple-negative breast cancer. J Clin Oncol (Official Journal of the American Society of Clinical Oncology). 2012;30(21):2615–23.
[113] Isakoff SJ, Mayer EL, He L, Traina TA, Carey LA, Krag KJ, et al. TBCRC009: a multicenter phase II clinical trial of platinum monotherapy with biomarker assessment in metastatic triple-negative breast cancer. J Clin Oncol (Official Journal of the American Society of Clinical Oncology). 2015;33(17):1902–9.

[114] Tutt A, Ellis P, Kilburn L, Gilett C, Pinder S, Abraham J, et al. Abstract S3–01: the TNT trial: a randomized phase III trial of carboplatin (C) compared with docetaxel (D) for patients with metastatic or recurrent locally advanced triple negative or BRCA1/2 breast cancer (CRUK/07/012). Cancer Res. 2015;75(9 Suppl):S3–4.
[115] von Minckwitz G, Schneeweiss A, Loibl S, Salat C, Denkert C, Rezai M, et al. Neoadjuvant carboplatin in patients with triple–negative and HER2–positive early breast cancer (Gepar–Sixto; GBG 66): a randomised phase 2 trial. Lancet Oncol. 2014;15(7):747–56.
[116] Sikov WM, Berry DA, Perou CM, Singh B, Cirrincione CT, Tolaney SM, et al. Impact of the addition of carboplatin and/or bevacizumab to neoadjuvant once–per–week paclitaxel followed by dose–dense doxorubicin and cyclophosphamide on pathologic complete response rates in stage II to III triple–negative breast cancer: CALGB 40603 (Alliance). J Clin Oncol (Official Journal of the American Society of Clinical Oncology). 2015;33(1): 13–21.
[117] Gluz O, Nitz U, Liedtke C, Christgen M, Sotlar K, Grischke E, et al. Abstract S6–07: comparison of 12 weeks neoadjuvant Nab–paclitaxel combined with carboplatinum vs. gemcitabine in triple– negative breast cancer: WSG–ADAPT TN randomized phase II trial. Cancer Res. 2016;76(4 Suppl):S6–07.
[118] von Minckwitz G, Loibl S, Schneeweiss A, Salat C, Rezai M, Zahm D–M, et al. Abstract S2–04: early survival analysis of the randomized phase II trial investigating the addition of carboplatin to neoadjuvant therapy for triple–negative and HER2–positive early breast cancer (GeparSixto). Cancer Res. 2016;76(4 Suppl):S2–04.
[119] Sikov W, Berry D, Perou C, Singh B, Cirrincione C, Tolaney S, et al. Abstract S2–05: event–free and overall survival following neoadjuvant weekly paclitaxel and dose–dense AC ± carboplatin and/or bevacizumab in triple–negative breast cancer: outcomes from CALGB 40603 (Alliance). Cancer Res. 2016;76(4 Suppl): S2–05.
[120] Goodsell DS. The molecular perspective: methotrexate. Oncologist. 1999;4(4):340–1.
[121] Del Mastro L, De Placido S, Bruzzi P, De Laurentiis M, Boni C, Cavazzini G, et al. Fluorouracil and dose–dense chemotherapy in adjuvant treatment of patients with early–stage breast cancer: an open–label, 2 × 2 factorial, randomised phase 3 trial. Lancet. 2015;385(9980):1863–72.
[122] O'Shaughnessy JA, Kaufmann M, Siedentopf F, Dalivoust P, Debled M, Robert NJ, et al. Capecitabine monotherapy: review of studies in first–line HER–2–negative metastatic breast cancer. Oncologist. 2012;17(4):476–84.
[123] Robert NJ, Dieras V, Glaspy J, Brufsky AM, Bondarenko I, Lipatov ON, et al. RIBBON–1: randomized, double–blind, placebo–controlled, phase III trial of chemotherapy with or without bevacizumab for first–line treatment of human epidermal growth factor receptor 2–negative, locally recurrent or metastatic breast cancer. J Clin Oncol (Official Journal of the American Society of Clinical Oncology). 2011;29(10):1252–60.
[124] Chan A, Verrill M. Capecitabine and vinorelbine in metastatic breast cancer. Eur J Cancer. 2009;45(13): 2253–65.
[125] Joensuu H, Kellokumpu–Lehtinen PL, Huovinen R, Jukkola–Vuorinen A, Tanner M, Asola R, et al. Adjuvant capecitabine in combination with docetaxel and cyclophosphamide plus epirubicin for breast cancer: an open–label, randomised controlled trial. Lancet Oncol. 2009;10(12):1145–51.
[126] Joensuu H, Gligorov J. Adjuvant treatments for triple–negative breast cancers. Ann Oncol (Official Journal of the European Society for Medical Oncology/ESMO). 2012;23 Suppl 6:vi40–vi5.
[127] J O'Shaughnessy. First efficacy results of a randomized, open–label, phase III study of adjuvant doxorubicin plus cyclophosphamide, followed by docetaxel with or without capecitabine, in high–risk early breast cancer. Cancer Res. 2010;72(24 suppl):S2–4.
[128] Jiang Y, Yin W, Zhou L, Yan T, Zhou Q, Du Y, et al. First efficacy results of capecitabine with anthracycline– and taxane–based adjuvant therapy in high–risk early breast cancer: a meta–analysis. PLoS ONE. 2012;7(3):e32474.
[129] von Minckwitz G, Blohmer JU, Costa SD, Denkert C, Eidtmann H, EiermannW, et al. Response–guided neoadjuvant chemotherapy for breast cancer. J Clin Oncol (Official Journal of the American Society of Clinical Oncology). 2013;31(29):3623–30.
[130] Toi M, Lee S–J, Lee E, Ohtani S, Im Y–H, Im S–A, et al. Abstract S1–07: a phase III trial of adjuvant capecitabine in breast cancer patients with HER2–negative pathologic residual invasive disease after neoadjuvant chemotherapy (CREATE–X, JBCRG–04). Cancer Res. 2016;76(4 Suppl):S1–07.
[131] Benson AB 3rd, Ajani JA, Catalano RB, Engelking C, Kornblau SM, Martenson JA Jr, et al. Recommended guidelines for the treatment of cancer treatment–induced diarrhea. J Clin Oncol (Official Journal of the American Society of Clinical Oncology). 2004;22(14):2918–26.
[132] Seidman AD. The evolving role of gemcitabine in the management of breast cancer. Oncology. 2001;60(3):189–98.
[133] Seidman AD. Gemcitabine as single–agent therapy in the management of advanced breast cancer. Oncology. 2001;15(2 Suppl 3):11–4.
[134] Hertel LW, Boder GB, Kroin JS, Rinzel SM, Poore GA, Todd GC, et al. Evaluation of the antitumor activity of gemcitabine (2′,2′–difluoro–2′–deoxycytidine). Cancer Res. 1990;50(14):4417–22.
[135] Ferrazzi E, Stievano L. Gemcitabine: monochemotherapy of breast cancer. Ann Oncol (Official Journal of the European Society for Medical Oncology/ESMO). 2006;17(Suppl 5):v169–72.
[136] Gudena V, Montero AJ, Gluck S. Gemcitabine and taxanes in metastatic breast cancer: a systematic review. Ther Clin Risk Manag. 2008;4(6):1157–64.
[137] Chan S, Romieu G, Huober J, Delozier T, Tubiana–Hulin M, Schneeweiss A, et al. Phase III study of gemcitabine plus docetaxel compared with capecitabine plus docetaxel for anthracycline–pretreated patients with metastatic breast cancer. J Clin Oncol (Official Journal of the American Society of Clinical Oncology). 2009;27(11): 1753–60.
[138] Schechter AL, Hung MC, Vaidyanathan L, Weinberg RA, Yang–Feng TL, Francke U, et al. The neu gene: an erbB–homologous gene distinct from and unlinked to the gene encoding the EGF receptor. Science. 1985;229(4717): 976–8.
[139] Coussens L, Yang–Feng TL, Liao YC, Chen E, Gray A, McGrath J, et al. Tyrosine kinase receptor with extensive

homology to EGF receptor shares chromosomal location with neu oncogene. Science. 1985;230(4730):1132–9.
[140] Schechter AL, Stern DF, Vaidyanathan L, Decker SJ, Drebin JA, Greene MI, et al. The neu oncogene: an erb–B–related gene encoding a 185,000–Mr tumour antigen. Nature. 1984;312(5994):513–6.
[141] Shih C, Padhy LC, Murray M, Weinberg RA. Transforming genes of carcinomas and neuroblastomas introduced into mouse fibroblasts. Nature. 1981;290(5803):261–4.
[142] Slamon DJ, Godolphin W, Jones LA, Holt JA,Wong SG, KeithDE, et al. Studies of the HER–2/neu proto–oncogene in human breast and ovarian cancer. Science. 1989;244(4905):707–12.
[143] Slamon DJ, Clark GM, Wong SG, Levin WJ, Ullrich A, McGuire WL. Human breast cancer: correlation of relapse and survival with amplification of the HER–2/neu oncogene. Science. 1987;235(4785):177–82.
[144] Harries M, Smith I. The development and clinical use of trastuzumab (Herceptin). Endocr Relat Cancer. 2002;9(2): 75–85.
[145] Cobleigh MA, Vogel CL, Tripathy D, Robert NJ, Scholl S, Fehrenbacher L, et al. Multinational study of the efficacy and safety of humanized anti–HER2 monoclonal antibody in women who have HER2–overexpressing metastatic breast cancer that has progressed after chemotherapy for metastatic disease. J Clin Oncol (Official Journal of the American Society of Clinical Oncology). 1999;17(9):2639–48.
[146] Vogel CL, Cobleigh MA, Tripathy D, Gutheil JC, Harris LN, Fehrenbacher L, et al. Efficacy and safety of trastuzumab as a single agent in first–line treatment of HER2–overexpressing metastatic breast cancer. J Clin Oncol (Official Journal of the American Society of Clinical Oncology). 2002;20(3): 719–26.
[147] Slamon DJ, Leyland–Jones B, Shak S, Fuchs H, Paton V, Bajamonde A, et al. Use of chemotherapy plus a monoclonal antibody against HER2 for metastatic breast cancer that overexpresses HER2. N Engl J Med. 2001; 344(11):783–92.
[148] Marty M, Cognetti F, Maraninchi D, Snyder R, Mauriac L, Tubiana–Hulin M, et al. Randomized phase II trial of the efficacy and safety of trastuzumab combined with docetaxel in patients with human epidermal growth factor receptor 2–positive metastatic breast cancer administered as first–line treatment: the M77001 study group. J Clin Oncol (Official Journal of the American Society of Clinical Oncology). 2005;23(19):4265–74.
[149] Blackwell KL, Burstein HJ, Storniolo AM, Rugo HS, Sledge G, Aktan G, et al. Overall survival benefit with lapatinib in combination with trastuzumab for patients with human epidermal growth factor receptor 2–positive metastatic breast cancer: final results from the EGF104900 study. J Clin Oncol (Official Journal of the American Society of Clinical Oncology). 2012;30(21):2585–92.
[150] Kaufman B, Mackey JR, Clemens MR, Bapsy PP, Vaid A, Wardley A, et al. Trastuzumab plus anastrozole versus anastrozole alone for the treatment of postmenopausal women with human epidermal growth factor receptor 2–positive, hormone receptor–positive metastatic breast cancer: results from the randomized phase III TAnDEM study. J Clin Oncol (Official Journal of the American Society of Clinical Oncology). 2009;27(33):5529–37.
[151] von Minckwitz G, du Bois A, Schmidt M, Maass N, Cufer T, de Jongh FE, et al. Trastuzumab beyond progression in human epidermal growth factor receptor 2–positive advanced breast cancer: a german breast group 26/breast international group 03–05 study. J Clin Oncol (Official Journal of the American Society of Clinical Oncology). 2009;27(12):1999–2006.
[152] Blackwell KL, Burstein HJ, Storniolo AM, Rugo H, Sledge G, Koehler M, et al. Randomized study of Lapatinib alone or in combination with trastuzumab in women with ErbB2–positive, trastuzumab–refractory metastatic breast cancer. J Clin Oncol (Official Journal of the American Society of Clinical Oncology). 2010;28(7):1124–30.
[153] Gianni L, Eiermann W, Semiglazov V, Lluch A, Tjulandin S, Zambetti M, et al. Neoadjuvant and adjuvant trastuzumab in patients with HER2–positive locally advanced breast cancer (NOAH): follow–up of a randomised controlled superiority trial with a parallel HER2–negative cohort. Lancet Oncol. 2014;15(6):640–7.
[154] Buzdar AU, Ibrahim NK, Francis D, Booser DJ, Thomas ES, Theriault RL, et al. Significantly higher pathologic complete remission rate after neoadjuvant therapy with trastuzumab, paclitaxel, and epirubicin chemotherapy: results of a randomized trial in human epidermal growth factor receptor 2–positive operable breast cancer. J Clin Oncol (Official Journal of the American Society of Clinical Oncology). 2005;23(16):3676–85.
[155] Buzdar AU, Valero V, Ibrahim NK, Francis D, Broglio KR, Theriault RL, et al. Neoadjuvant therapy with paclitaxel followed by 5–fluorouracil, epirubicin, and cyclophosphamide chemotherapy and concurrent trastuzumab in human epidermal growth factor receptor 2–positive operable breast cancer: an update of the initial randomized study population and data of additional patients treated with the same regimen. Clin Cancer Res (An Official Journal of the American Association for Cancer Research). 2007;13(1):228–33.
[156] Untch M, Fasching PA, Konecny GE, Hasmuller S, Lebeau A, Kreienberg R, et al. Pathologic complete response after neoadjuvant chemotherapy plus trastuzumab predicts favorable survival in human epidermal growth factor receptor 2–overexpressing breast cancer: results from the TECHNO trial of the AGO and GBG study groups. J Clin Oncol (Official Journal of the American Society of Clinical Oncology). 2011;29(25):3351–7.
[157] Untch M, Rezai M, Loibl S, Fasching PA, Huober J, Tesch H, et al. Neoadjuvant treatment with trastuzumab in HER2–positive breast cancer: results from the GeparQuattro study. J Clin Oncol (Official Journal of the American Society of Clinical Oncology). 2010;28(12): 2024–31.
[158] Piccart–Gebhart MJ, Procter M, Leyland–Jones B, Goldhirsch A, Untch M, Smith I, et al. Trastuzumab after adjuvant chemotherapy in HER2–positive breast cancer. N Engl J Med. 2005;353(16):1659–72.
[159] Goldhirsch A, Gelber RD, Piccart–Gebhart MJ, de Azambuja E, Procter M, Suter TM, et al. 2 years versus 1 year of adjuvant trastuzumab for HER2–positive breast cancer (HERA): an open–label, randomised controlled trial. Lancet. 2013;382(9897):1021–8.
[160] Perez EA, Romond EH, Suman VJ, Jeong JH, Sledge G, Geyer CE Jr, et al. Trastuzumab plus adjuvant

chemotherapy for human epidermal growth factor receptor 2–positive breast cancer: planned joint analysis of overall survival from NSABP B–31 and NCCTG N9831. J Clin Oncol (Official Journal of the American Society of Clinical Oncology). 2014;32(33):3744–52.

[161] Romond EH, Perez EA, Bryant J, Suman VJ, Geyer CE Jr, Davidson NE, et al. Trastuzumab plus adjuvant chemotherapy for operable HER2–positive breast cancer. N Engl J Med. 2005;353(16):1673–84.

[162] Perez EA, Suman VJ, Davidson NE, Gralow JR, Kaufman PA, Visscher DW, et al. Sequential versus concurrent trastuzumab in adjuvant chemotherapy for breast cancer. J Clin Oncol (Official Journal of the American Society of Clinical Oncology). 2011;29(34):4491–7.

[163] Joensuu H, Kellokumpu–Lehtinen PL, Bono P, Alanko T, Kataja V, Asola R, et al. Adjuvant docetaxel or vinorelbine with or without trastuzumab for breast cancer. N Engl J Med. 2006;354(8):809–20.

[164] Pivot X, Romieu G, Debled M, Pierga J–Y, Kerbrat P, Bachelot T, et al. 6 months versus 12 months of adjuvant trastuzumab for patients with HER2–positive early breast cancer (PHARE): a randomised phase 3 trial. Lancet Oncol. 2013;14(8):741–8.

[165] Goldhirsch A, Gelber RD, Piccart–Gebhart MJ, de Azambuja E, Procter M, Suter TM, et al. 2 years versus 1 year of adjuvant trastuzumab for HER2–positive breast cancer (HERA): an open–label, randomised controlled trial. Lancet. 2013.

[166] Ismael G, Hegg R, Muehlbauer S, Heinzmann D, Lum B, Kim S–B, et al. Subcutaneous versus intravenous administration of (neo) adjuvant trastuzumab in patients with HER2–positive, clinical stage I–III breast cancer (HannaH study): a phase 3, open–label, multicentre, randomised trial. Lancet Oncol. 2012;13(9):869–78.

[167] de Azambuja E, Procter MJ, van Veldhuisen DJ, Agbor–Tarh D, Metzger–Filho O, Steinseifer J, et al. Trastuzumab–associated cardiac events at 8 years of median follow–up in the Herceptin Adjuvant trial (BIG 1–01). J Clin Oncol (Official Journal of the American Society of Clinical Oncology). 2014;32(20):2159–65.

[168] Romond EH, Jeong JH, Rastogi P, Swain SM, Geyer CE Jr, Ewer MS, et al. Seven–year follow–up assessment of cardiac function in NSABP B–31, a randomized trial comparing doxorubicin and cyclophosphamide followed by paclitaxel (ACP) with ACP plus trastuzumab as adjuvant therapy for patients with node–positive, human epidermal growth factor receptor 2–positive breast cancer. J Clin Oncol (Official Journal of the American Society of Clinical Oncology). 2012;30(31):3792–9.

[169] Advani PP, Ballman KV, Dockter TJ, Colon–Otero G, Perez EA. Long–term cardiac safety analysis of NCCTG N9831 (Alliance) adjuvant trastuzumab trial. J Clin Oncol (Official Journal of the American Society of Clinical Oncology). 2015.

[170] Geyer CE, Forster J, Lindquist D, Chan S, Romieu CG, Pienkowski T, et al. Lapatinib plus capecitabine for HER2–positive advanced breast cancer. N Engl J Med. 2006;355(26):2733–43.

[171] Cameron D, Casey M, Oliva C, Newstat B, Imwalle B, Geyer CE. Lapatinib plus capecitabine in women with HER–2–positive advanced breast cancer: final survival analysis of a phase III randomized trial. Oncologist. 2010;15(9):924–34.

[172] Cameron D, Casey M, Press M, Lindquist D, Pienkowski T, Romieu CG, et al. A phase III randomized comparison of lapatinib plus capecitabine versus capecitabine alone in women with advanced breast cancer that has progressed on trastuzumab: updated efficacy and biomarker analyses. Breast Cancer Res Treat. 2008;112(3):533–43.

[173] Pivot X, Manikhas A, Zurawski B, Chmielowska E, Karaszewska B, Allerton R, et al. CEREBEL (EGF111438): a phase III, randomized, open–label study of lapatinib plus capecitabine versus trastuzumab plus capecitabine in patients with human epidermal growth factor receptor 2–positive metastatic breast cancer. J Clin Oncol (Official Journal of the American Society of Clinical Oncology). 2015;33(14):1564–73.

[174] Di Leo A, Gomez HL, Aziz Z, Zvirbule Z, Bines J, Arbushites MC, et al. Phase III, double–blind, randomized study comparing lapatinib plus paclitaxel with placebo plus paclitaxel as first–line treatment for metastatic breast cancer. J Clin Oncol (Official Journal of the American Society of Clinical Oncology). 2008;26(34):5544–52.

[175] Schwartzberg LS, Franco SX, Florance A, O'Rourke L, Maltzman J, Johnston S. Lapatinib plus letrozole as first–line therapy for HER–2+ hormone receptor–positive metastatic breast cancer. Oncologist. 2010;15(2):122–9.

[176] Johnston S, Pippen J Jr, Pivot X, Lichinitser M, Sadeghi S, Dieras V, et al. Lapatinib combined with letrozole versus letrozole and placebo as first–line therapy for postmenopausal hormone receptor–positive metastatic breast cancer. J Clin Oncol (Official Journal of the American Society of Clinical Oncology). 2009;27(33):5538–46.

[177] Mukherjee A, Dhadda AS, Shehata M, Chan S. Lapatinib: a tyrosine kinase inhibitor with a clinical role in breast cancer. Expert Opin Pharmacother. 2007;8(13):2189–204.

[178] Montemurro F, Valabrega G, Aglietta M. Lapatinib: a dual inhibitor of EGFR and HER2 tyrosine kinase activity. Expert Opin Biol Ther. 2007;7(2):257–68.

[179] Dhillon S, Wagstaff AJ. Lapatinib. Drugs. 2007;67(14):2101–8; discussion 9–10.

[180] Burris HA 3rd, Hurwitz HI, Dees EC, Dowlati A, Blackwell KL, O'Neil B, et al. Phase I safety, pharmacokinetics, and clinical activity study of lapatinib (GW572016), a reversible dual inhibitor of epidermal growth factor receptor tyrosine kinases, in heavily pretreated patients with metastatic carcinomas. J Clin Oncol (Official Journal of the American Society of Clinical Oncology). 2005;23(23):5305–13.

[181] de Azambuja E, Holmes AP, Piccart–Gebhart M, Holmes E, Di Cosimo S, Swaby RF, et al. Lapatinib with trastuzumab for HER2–positive early breast cancer (NeoALTTO): survival out–comes of a randomised, open–label, multicentre, phase 3 trial and their association with pathological complete response. Lancet Oncol. 2014;15(10):1137–46.

[182] Perez EA, Koehler M, Byrne J, Preston AJ, Rappold E, Ewer MS. Cardiac safety of lapatinib: pooled analysis of 3689 patients enrolled in clinical trials. Mayo Clin Proc. 2008;83(6):679–86.

[183] Baselga J, Bradbury I, Eidtmann H, Di Cosimo S, de Azambuja E, Aura C, et al. Lapatinib with trastuzumab for HER2–positive early breast cancer (NeoALTTO): a

randomised, open-label, multicentre, phase 3 trial. Lancet. 2012;379(9816):633–40.

[184] Piccart-Gebhart MJ, Holmes AP, Baselga J, De Azambuja E, Dueck AC, Viale G, et al. First results from the phase III ALTTO trial (BIG 2-06; NCCTG [Alliance] N063D) comparing one year of anti-HER2 therapy with lapatinib alone (L), trastuzumab alone (T), their sequence (T → L), or their combination (T + L) in the adjuvant treatment of HER2-positive early breast cancer (EBC). ASCO Meet Abstr. 2014;32(18 suppl):LBA4.

[185] Untch M, Loibl S, Bischoff J, Eidtmann H, Kaufmann M, Blohmer JU, et al. Lapatinib versus trastuzumab in combination with neoadjuvant anthracycline-taxane-based chemotherapy (GeparQuinto, GBG 44): a randomised phase 3 trial. Lancet Oncol. 2012;13(2):135–44.

[186] Guarneri V, Frassoldati A, Piacentini F, Jovic G, Giovannelli S, Oliva C, et al. Preoperative chemotherapy plus lapatinib or trastuzumab or both in HER2-positive operable breast cancer (CHERLOB Trial). Clin Breast Cancer. 2008;8(2):192–4.

[187] Robidoux A, Tang G, Rastogi P, Geyer CE Jr, Azar CA, Atkins JN, et al. Lapatinib as a component of neoadjuvant therapy for HER2-positive operable breast cancer (NSABP protocol B-41): an open-label, randomised phase 3 trial. Lancet Oncol. 2013;14(12):1183–92.

[188] Adams CW, Allison DE, Flagella K, Presta L, Clarke J, Dybdal N, et al. Humanization of a recombinant monoclonal antibody to produce a therapeutic HER dimerization inhibitor, pertuzumab. Cancer Immunol Immunother (CII). 2006;55(6):717–27.

[189] Attard G, Kitzen J, Blagden SP, Fong PC, Pronk LC, Zhi J, et al. A phase Ib study of pertuzumab, a recombinant humanised antibody to HER2, and docetaxel in patients with advanced solid tumours. Br J Cancer. 2007;97(10):1338–43.

[190] Baselga J, Gelmon KA, Verma S, Wardley A, Conte P, Miles D, et al. Phase II trial of pertuzumab and trastuzumab in patients with human epidermal growth factor receptor 2-positive metastatic breast cancer that progressed during prior trastuzumab therapy. J Clin Oncol (Official Journal of the American Society of Clinical Oncology). 2010;28(7):1138–44.

[191] Cortes J, Fumoleau P, Bianchi GV, Petrella TM, Gelmon K, Pivot X, et al. Pertuzumab monotherapy after trastuzumab-based treatment and subsequent reintroduction of trastuzumab: activity and tolerability in patients with advanced human epidermal growth factor receptor 2-positive breast cancer. J Clin Oncol (Official Journal of the American Society of Clinical Oncology). 2012;30(14):1594–600.

[192] Swain SM, Baselga J, Kim SB, Ro J, Semiglazov V, Campone M, et al. Pertuzumab, trastuzumab, and docetaxel in HER2-positive metastatic breast cancer. N Engl J Med. 2015;372(8):724–34.

[193] Swain SM, Kim SB, Cortes J, Ro J, Semiglazov V, Campone M, et al. Pertuzumab, trastuzumab, and docetaxel for HER2-positive metastatic breast cancer (CLEOPATRA study): overall survival results from a randomised, double-blind, placebo-controlled, phase 3 study. Lancet Oncol. 2013;14(6):461–71.

[194] Baselga J, Cortes J, Kim SB, Im SA, Hegg R, Im YH, et al. Pertuzumab plus trastuzumab plus docetaxel for metastatic breast cancer. N Engl J Med. 2012;366(2):109–19.

[195] Gianni L, Pienkowski T, Im YH, Roman L, Tseng LM, Liu MC, et al. Efficacy and safety of neoadjuvant pertuzumab and trastuzumab in women with locally advanced, inflammatory, or early HER2-positive breast cancer (NeoSphere): a randomised multicentre, open-label, phase 2 trial. Lancet Oncol. 2012;13(1):25–32.

[196] Schneeweiss A, Chia S, Hickish T, Harvey V, Eniu A, Hegg R, et al. Pertuzumab plus trastuzumab in combination with standard neoadjuvant anthracycline-containing and anthracycline-free chemotherapy regimens in patients with HER2-positive early breast cancer: a randomized phase II cardiac safety study (TRYPHAENA). Ann Oncol (Official Journal of the European Society for Medical Oncology/ESMO). 2013;24(9):2278–84.

[197] Moya-Horno I, Cortes J. The expanding role of pertuzumab in the treatment of HER2-positive breast cancer. Breast Cancer (Dove Med Press). 2015;7:125–32.

[198] Swain SM, Ewer MS, Cortes J, Amadori D, Miles D, Knott A, et al. Cardiac tolerability of pertuzumab plus trastuzumab plus docetaxel in patients with HER2-positive metastatic breast cancer in CLEOPATRA: a randomized, double-blind, placebocontrolled phase III study. Oncologist. 2013;18(3):257–64.

[199] Jiang H, Rugo HS. Human epidermal growth factor receptor 2 positive (HER2+) metastatic breast cancer: how the latest results are improving therapeutic options. Ther Adv Med Oncol. 2015;7(6):321–39.

[200] Verma S, Miles D, Gianni L, Krop IE, Welslau M, Baselga J, et al. Trastuzumab emtansine for HER2-positive advanced breast cancer. N Engl J Med. 2012;367(19):1783–91.

[201] Krop IE, Kim S-B, González-Martín A, LoRusso PM, Ferrero J-M, Smitt M, et al. Trastuzumab emtansine versus treatment of physician's choice for pretreated HER2-positive advanced breast cancer (TH3RESA): a randomised, open-label, phase 3 trial. Lancet Oncol. 2014.

[202] Wildiers H, Kim S-B, Gonzalez-Martin A, LoRusso P, Ferrero J-M, Yu R, et al. Abstract S5-05: trastuzumab emtansine improves overall survival versus treatment of physician's choice in patients with previously treated HER2-positive metastatic breast cancer: Final overall survival results from the phase 3 TH3RESA study. Cancer Res. 2016;76(4 Suppl):S5–6.

[203] Hurvitz SA, Dirix L, Kocsis J, Bianchi GV, Lu J, Vinholes J, et al. Phase II randomized study of trastuzumab emtansine versus trastuzumab plus docetaxel in patients with human epidermal growth factor receptor 2-positive metastatic breast cancer. J Clin Oncol (Official Journal of the American Society of Clinical Oncology). 2013;31(9):1157–63.

[204] Krop IE, Lin NU, Blackwell K, Guardino E, Huober J, Lu M, et al. Trastuzumab emtansine (T-DM1) versus lapatinib plus capecitabine in patients with HER2-positive metastatic breast cancer and central nervous system metastases: a retrospective, exploratory analysis in EMILIA. Ann Oncol (Official Journal of the European Society for Medical Oncology/ESMO). 2015;26(1):113–9.

[205] Bartsch R, Berghoff AS, Preusser M. Breast cancer brain metastases responding to primary systemic therapy with T-DM1. J Neurooncol. 2014;116(1):205–6.

[206] de Vries CL, Linn SC, Brandsma D. Response of

symptomatic brain metastases from HER-2 overexpressing breast cancer with T-DM1. J Neurooncol. 2016.
[207] Ellis PA, Barrios CH, Eiermann W, Toi M, Im Y-H, Conte PF, et al. Phase III, randomized study of trastuzumab emtansine (T-DM1) {±} pertuzumab (P) vs trastuzumab + taxane (HT) for first-line treatment of HER2-positive MBC: Primary results from the MARIANNE study. ASCO Meet Abstr. 2015;33(15 suppl):507.
[208] Harbeck N, Gluz O, Christgen M, Braun M, Kuemmel S, Schumacher C, et al. Abstract S5-03: final analysis of WSG-ADAPT HER2+/HR+ phase II trial: efficacy, safety, and predictive markers for 12-weeks of neoadjuvant TDM1 with or without endocrine therapy versus trastuzumab + endocrine therapy in HER2-positive hormone-receptor-positive early breast cancer. Cancer Res. 2016;76(4 Suppl):S5–03.
[209] Cortés J, Dieras V, Ro J, Barriere J, Bachelot T, Hurvitz S, et al. Abstract P5-19-07: randomized phase II trial of afatinib alone or with vinorelbine versus investigator's choice of treatment in patients with HER2-positive breast cancer with progressive brain metastases after trastuzumab and/or lapatinib-based therapy: LUX-Breast 3. Cancer Res. 2015;75(9 Suppl):P5-19-07.
[210] Harbeck N, Huang C-S, Hurvitz S, Yeh D-C, Shao Z, Im S-A, et al. Abstract P5-19-01: randomized phase III trial of afatinib plus vinorelbine versus trastuzumab plus vinorelbine in patients with HER2-overexpressing metastatic breast cancer who had progressed on one prior trastuzumab treatment: LUX-Breast 1. Cancer Res. 2015;75(9 Suppl):P5-19-01.
[211] Chan A, Delaloge S, Holmes F, Moy B, Iwata H, Harker G, et al. Abstract S5-02: neratinib after trastuzumab-based adjuvant therapy in early-stage HER2+ breast cancer: 3-year analysis from a phase 3 randomized, placebo-controlled, double-blind trial (ExteNET). Cancer Res. 2016;76(4 Suppl):S5–6.
[212] Lu CH, Wyszomierski SL, Tseng LM, Sun MH, Lan KH, Neal CL, et al. Preclinical testing of clinically applicable strategies for overcoming trastuzumab resistance caused by PTEN deficiency. Clin Cancer Res (An Official Journal of the American Association for Cancer Research). 2007;13(19):5883–8.
[213] Hurvitz SA, Andre F, Jiang Z, Shao Z, Mano MS, Neciosup SP, et al. Combination of everolimus with trastuzumab plus paclitaxel as first-line treatment for patients with HER2-positive advanced breast cancer (BOLERO-1): a phase 3, randomised, double-blind, multicentre trial. Lancet Oncol. 2015;16(7):816–29.
[214] Andre F, O'Regan R, Ozguroglu M, Toi M, Xu B, Jerusalem G, et al. Everolimus for women with trastuzumab-resistant, HER2-positive, advanced breast cancer (BOLERO-3): a randomised, double-blind, placebo-controlled phase 3 trial. Lancet Oncol. 2014; 15(6):580–91.
[215] Presta LG, Chen H, O'Connor SJ, Chisholm V, Meng YG, Krummen L, et al. Humanization of an anti-vascular endothelial growth factor monoclonal antibody for the therapy of solid tumors and other disorders. Cancer Res. 1997;57(20):4593–9.
[216] Jain RK, Duda DG, Clark JW, Loeffler JS. Lessons from phase III clinical trials on anti-VEGF therapy for cancer. Nat Clin Pract Oncol. 2006;3(1):24–40.
[217] Kerbel R, Folkman J. Clinical translation of angiogenesis inhibitors. Nat Rev Cancer. 2002;2(10):727–39.
[218] Jain RK. Normalizing tumor vasculature with anti-angiogenic therapy: a new paradigm for combination therapy. Nat Med. 2001;7(9):987–9.
[219] Cobleigh MA, Langmuir VK, Sledge GW, Miller KD, Haney L, Novotny WF, et al. A phase I/II dose-escalation trial of bevacizumab in previously treated metastatic breast cancer. Semin Oncol. 2003;30(5 Suppl 16):117–24.
[220] Gray R, Bhattacharya S, Bowden C, Miller K, Comis RL. Independent review of E2100: a phase III trial of bevacizumab plus paclitaxel versus paclitaxel in women with metastatic breast cancer. J Clin Oncol (Official Journal of the American Society of Clinical Oncology). 2009;27(30):4966–72.
[221] Miller K, Wang M, Gralow J, Dickler M, Cobleigh M, Perez EA, et al. Paclitaxel plus bevacizumab versus paclitaxel alone for metastatic breast cancer. N Engl J Med. 2007;357(26):2666–76.
[222] Miles DW, Chan A, Dirix LY, Cortes J, Pivot X, Tomczak P, et al. Phase III study of bevacizumab plus docetaxel compared with placebo plus docetaxel for the first-line treatment of human epidermal growth factor receptor 2-negative metastatic breast cancer. J Clin Oncol (Official Journal of the American Society of Clinical Oncology). 2010;28(20):3239–47.
[223] Brufsky A, Valero V, Tiangco B, Dakhil S, Brize A, Rugo HS, et al. Second-line bevacizumab-containing therapy in patients with triple-negative breast cancer: subgroup analysis of the RIBBON-2 trial. Breast Cancer Res Treat. 2012;133(3):1067–75.
[224] Brufsky AM, Hurvitz S, Perez E, Swamy R, Valero V, O'Neill V, et al. RIBBON-2: a randomized, double-blind, placebo-controlled, phase III trial evaluating the efficacy and safety of bevacizumab in combination with chemotherapy for second-line treatment of human epidermal growth factor receptor 2-negative metastatic breast cancer. J Clin Oncol (Official Journal of the American Society of Clinical Oncology). 2011;29(32): 4286–93.
[225] Lang I, Brodowicz T, Ryvo L, Kahan Z, Greil R, Beslija S, et al. Bevacizumab plus paclitaxel versus bevacizumab plus capecitabine as first-line treatment for HER2-negative metastatic breast cancer: interim efficacy results of the randomised, open-label, non-inferiority, phase 3 TURANDOT trial. Lancet Oncol. 2013;14(2):125–33.
[226] Rugo HS, Barry WT, Moreno-Aspitia A, Lyss AP, Cirrincione C, Leung E, et al. Randomized phase III trial of paclitaxel once per week compared with nanoparticle albumin-bound nab-paclitaxel once per week or ixabepilone with bevacizumab as first-line chemotherapy for locally recurrent or metastatic breast cancer: CALGB 40502/NCCTG N063H (Alliance). J Clin Oncol (Official Journal of the American Society of Clinical Oncology). 2015;33(21):2361–9.
[227] Miles DW, Dieras V, Cortes J, Duenne AA, Yi J, O'Shaughnessy J. First-line bevacizumab in combination with chemotherapy for HER2-negative metastatic breast cancer: pooled and subgroup analyses of data from 2447 patients. Ann Oncol (Official Journal of the European Society for Medical Oncology/ESMO). 2013;24(11): 2773–80.

[228] Andre F, Job B, Dessen P, Tordai A, Michiels S, Liedtke C, et al. Molecular characterization of breast cancer with high-resolution oligonucleotide comparative genomic hybridization array. Clin Cancer Res (An Official Journal of the American Association for Cancer Research). 2009;15(2):441–51.
[229] Linderholm BK, Hellborg H, Johansson U, Elmberger G, Skoog L, Lehtio J, et al. Significantly higher levels of vascular endothelial growth factor (VEGF) and shorter survival times for patients with primary operable triple-negative breast cancer. Ann Oncol (Official Journal of the European Society for Medical Oncology/ESMO). 2009;20(10):1639–46.
[230] Linderholm BK, Gruvbreger-Saal S, Ferno M, Bendahl PO, Malmstrom P. Vascular endothelial growth factor is a strong predictor of early distant recurrences in a prospective study of premenopausal women with lymph-node negative breast cancer. Breast. 2008;17(5):484–91.
[231] von Minckwitz G, Eidtmann H, Rezai M, Fasching PA, Tesch H, Eggemann H, et al. Neoadjuvant chemotherapy and bevacizumab for HER2-negative breast cancer. N Engl J Med. 2012;366(4):299–309.
[232] von Minckwitz G, Loibl S, Untch M, Eidtmann H, Rezai M, Fasching PA, et al. Survival after neoadjuvant chemotherapy with or without bevacizumab or everolimus for HER2-negative primary breast cancer (GBG 44-GeparQuinto)dagger. Ann Oncol (Official Journal of the European Society for Medical Oncology/ESMO). 2014;25(12):2363–72.
[233] Bear HD, Tang G, Rastogi P, Geyer CE Jr, Robidoux A, Atkins JN, et al. Bevacizumab added to neoadjuvant chemotherapy for breast cancer. N Engl J Med. 2012; 366(4):310–20.
[234] Bear HD, Tang G, Rastogi P, Geyer CE, Liu Q, Robidoux A, et al. Neoadjuvant plus adjuvant bevacizumab in early breast cancer (NSABP B-40 [NRG Oncology]): secondary outcomes of a phase 3, randomised controlled trial. Lancet Oncol. 2015;16(9):1037–48.
[235] Cameron D, Brown J, Dent R, Jackisch C, Mackey J, Pivot X, et al. Adjuvant bevacizumab-containing therapy in triple-negative breast cancer (BEATRICE): primary results of a randomised, phase 3 trial. Lancet Oncol. 2013;14(10):933–42.
[236] Miller K, O'Neill AM, Dang CT, Northfelt DW, Gradishar WJ, Goldstein LJ, et al. Bevacizumab (Bv) in the adjuvant treatment of HER2-negative breast cancer: final results from Eastern Cooperative Oncology Group E5103. ASCO Meet Abstr. 2014;32(15 suppl):500.
[237] David Miles LF, Yan V. Wang, Joyce O'Shaughnessy. MERiDiAN: a phase III, randomized, double-blind study of the efficacy, safety, and associated biomarkers of bevacizumab plus paclitaxel compared with paclitaxel plus placebo, as first-line treatment of patients with HER2-negative metastatic breast cancer. J Clin Oncol (Official Journal of the American Society of Clinical Oncology). 2013;31(suppl; abstr TPS1142).
[238] Barrios CH, Liu MC, Lee SC, Vanlemmens L, Ferrero JM, Tabei T, et al. Phase III randomized trial of sunitinib versus capecitabine in patients with previously treated HER2-negative advanced breast cancer. Breast Cancer Res Treat. 2010;121(1):121–31.
[239] Moreno-Aspitia A, Morton RF, Hillman DW, Lingle WL, Rowland KM Jr, Wiesenfeld M, et al. Phase II trial of sorafenib in patients with metastatic breast cancer previously exposed to anthracyclines or taxanes: North Central Cancer Treatment Group and Mayo Clinic Trial N0336. J Clin Oncol (Official Journal of the American Society of Clinical Oncology). 2009;27(1):11–5.
[240] Bianchi G, Loibl S, Zamagni C, Salvagni S, Raab G, Siena S, et al. Phase II multicenter, uncontrolled trial of sorafenib in patients with metastatic breast cancer. Anticancer Drugs. 2009;20(7):616–24.
[241] Taylor SK, Chia S, Dent S, Clemons M, Agulnik M, Grenci P, et al. A phase II study of pazopanib in patients with recurrent or metastatic invasive breast carcinoma: a trial of the Princess Margaret Hospital phase II consortium. Oncologist. 2010;15(8):810–8.
[242] Burstein HJ, Elias AD, Rugo HS, Cobleigh MA, Wolff AC, Eisenberg PD, et al. Phase II study of sunitinib malate, an oral multitargeted tyrosine kinase inhibitor, in patients with metastatic breast cancer previously treated with an anthracycline and a taxane. J Clin Oncol (Official Journal of the American Society of Clinical Oncology). 2008;26(11):1810–6.
[243] Crown JP, Dieras V, Staroslawska E, Yardley DA, Bachelot T, Davidson N, et al. Phase III trial of sunitinib in combination with capecitabine versus capecitabine monotherapy for the treatment of patients with pretreated metastatic breast cancer. J Clin Oncol (Official Journal of the American Society of Clinical Oncology). 2013; 31(23):2870–8.
[244] Bergh J, Bondarenko IM, Lichinitser MR, Liljegren A, Greil R, Voytko NL, et al. First-line treatment of advanced breast cancer with sunitinib in combination with docetaxel versus docetaxel alone: results of a prospective, randomized phase III study. J Clin Oncol (Official Journal of the American Society of Clinical Oncology). 2012;30(9):921–9.
[245] Robert NJ, Saleh MN, Paul D, Generali D, Gressot L, Copur MS, et al. Sunitinib plus paclitaxel versus bevacizumab plus paclitaxel for first-line treatment of patients with advanced breast cancer: a phase III, randomized, open-label trial. Clin Breast Cancer. 2011; 11(2):82–92.
[246] Wilhelm SM, Adnane L, Newell P, Villanueva A, Llovet JM, Lynch M. Preclinical overview of sorafenib, a multikinase inhibitor that targets both Raf and VEGF and PDGF receptor tyrosine kinase signaling. Mol Cancer Ther. 2008;7(10):3129–40.
[247] Wilhelm SM, Carter C, Tang L, Wilkie D, McNabola A, Rong H, et al. BAY 43-9006 exhibits broad spectrum oral antitumor activity and targets the RAF/MEK/ERK pathway and receptor tyrosine kinases involved in tumor progression and angiogenesis. Cancer Res. 2004;64(19): 7099–109.
[248] Schwartzberg LS, Tauer KW, Hermann RC, Makari-Judson G, Isaacs C, Beck JT, et al. Sorafenib or placebo with either gemcitabine or capecitabine in patients with HER-2-negative advanced breast cancer that progressed during or after bevacizumab. Clin Cancer Res (An Official Journal of the American Association for Cancer Research). 2013;19(10):2745–54.
[249] Baselga J, Segalla JG, Roche H, Del Giglio A, Pinczowski H, Ciruelos EM, et al. Sorafenib in combination with

capecitabine: an oral regimen for patients with HER2-negative locally advanced or metastatic breast cancer. J Clin Oncol (Official Journal of the American Society of Clinical Oncology). 2012;30(13):1484–91.
[250] Baselga J, Zamagni C, Gomez P, Bermejo B, Nagai S, Melichar B, et al. LBA8A PHASE III RANDOMIZED, DOUBLE-BLIND, TRIAL COMPARING SORAFENIB PLUS CAPECITABINE VERSUS PLACEBO PLUS CAPECITABINE IN THE TREATMENT OF LOCALLY ADVANCED OR METASTATIC HER2-NEGATIVE BREAST CANCER (RESILIENCE). Ann Oncol. 2014; 25(suppl 4).
[251] Marme F, Gerber B, Schmidt M, Moebus VJ, Foerster FG, Grischke E-M, et al. Sorafenib (SOR) plus docetaxel (DOC) as first-line therapy in patients with HER2-negative metastatic breast cancer (MBC): a randomized, placebo-controlled phase II trial. ASCO Meet Abstr. 2014;32(15 suppl):1072.
[252] Mariani G, Burdaeva O, Roman L, Staroslawska E, Udovitsa D, Driol P, et al. A double-blind, randomized phase lib study evaluating the efficacy and safety of sorafenib (SOR) compared to placebo (pl) when administered in combination with docetaxel and/or letrozole in patients with metastatic breast cancer (MBC): FM-B07-01 trial. Eur J Cancer. 47:10.
[253] Tan AR, Johannes H, Rastogi P, Jacobs SA, Robidoux A, Flynn PJ, et al. Weekly paclitaxel and concurrent pazopanib following doxorubicin and cyclophosphamide as neoadjuvant therapy for HER-negative locally advanced breast cancer: NSABP Foundation FB-6, a phase II study. Breast Cancer Res Treat. 2015;149(1):163–9.
[254] Hyams DM, Chan A, de Oliveira C, Snyder R, Vinholes J, Audeh MW, et al. Cediranib in combination with fulvestrant in hormone-sensitive metastatic breast cancer: a randomized Phase II study. Invest New Drugs. 2013; 31(5):1345–54.
[255] Amiri-Kordestani L, Tan AR, Swain SM. Pazopanib for the treatment of breast cancer. Expert Opin Investig Drugs. 2012;21(2):217–25.
[256] Taylor SK, Chia S, Dent S, Clemons M, Agulnik M, Grenci P, et al. A phase II study of pazopanib in patients with recurrent or metastatic invasive breast carcinoma: a trial of the Princess Margaret Hospital phase II consortium. Oncologist. 2010;15(8):810–8.
[257] Tabernero J, Van Cutsem E, Lakomy R, Prausova J, Ruff P, van Hazel GA, et al. Aflibercept versus placebo in combination with fluorouracil, leucovorin and irinotecan in the treatment of previously treated metastatic colorectal cancer: prespecified subgroup analyses from the VELOUR trial. Eur J Cancer. 2014;50(2):320–31.
[258] Van Cutsem E, Tabernero J, Lakomy R, Prenen H, Prausova J, Macarulla T, et al. Addition of aflibercept to fluorouracil, leucovorin, and irinotecan improves survival in a phase III randomized trial in patients with metastatic colorectal cancer previously treated with an oxaliplatin-based regimen. J Clin Oncol (Official Journal of the American Society of Clinical Oncology). 2012;30(28): 3499–506.
[259] Sideras K, Dueck AC, Hobday TJ, Rowland KM Jr, Allred JB, Northfelt DW, et al. North central cancer treatment group (NCCTG) N0537: phase II trial of VEGF-trap in patients with metastatic breast cancer previously treated with an anthracycline and/or a taxane. Clin Breast Cancer. 2012;12(6):387–91.
[260] Fuchs CS, Tomasek J, Yong CJ, Dumitru F, Passalacqua R, Goswami C, et al. Ramucirumab monotherapy for previously treated advanced gastric or gastro-oesophageal junction adenocarcinoma (REGARD): an international, randomised, multicentre, placebo-controlled, phase 3 trial. Lancet. 2014;383(9911):31–9.
[261] Garon EB, Ciuleanu TE, Arrieta O, Prabhash K, Syrigos KN, Goksel T, et al. Ramucirumab plus docetaxel versus placebo plus docetaxel for second-line treatment of stage IV non-small-cell lung cancer after disease progression on platinum-based therapy (REVEL): a multicentre, double-blind, randomised phase 3 trial. Lancet. 2014; 384(9944):665–73.
[262] Mackey JR, Ramos-Vazquez M, Lipatov O, McCarthy N, Krasnozhon D, Semiglazov V, et al. Primary results of ROSE/TRIO-12, a randomized placebo-controlled phase III trial evaluating the addition of ramucirumab to first-line docetaxel chemotherapy in metastatic breast cancer. J Clin Oncol (Official Journal of the American Society of Clinical Oncology). 2015;33(2):141–8.
[263] Augustin HG, Koh GY, Thurston G, Alitalo K. Control of vascular morphogenesis and homeostasis through the angiopoietin-Tie system. Nat Rev Mol Cell Biol. 2009;10(3):165–77.
[264] Falcon BL, Hashizume H, Koumoutsakos P, Chou J, Bready JV, Coxon A, et al. Contrasting actions of selective inhibitors of angiopoietin-1 and angiopoietin-2 on the normalization of tumor blood vessels. Am J Pathol. 2009;175(5):2159–70.
[265] Reiss Y, Knedla A, Tal AO, Schmidt MH, Jugold M, Kiessling F, et al. Switching of vascular phenotypes within a murine breast cancer model induced by angiopoietin-2. J Pathol. 2009;217(4):571–80.
[266] Thomas M, Augustin HG. The role of the Angiopoietins in vascular morphogenesis. Angiogenesis. 2009;12(2):125–37.
[267] Monk BJ, Poveda A, Vergote I, Raspagliesi F, Fujiwara K, Bae D-S, et al. Anti-angiopoietin therapy with trebananib for recurrent ovarian cancer (TRINOVA-1): a randomised, multicentre, double-blind, placebo-controlled phase 3 trial. Lancet Oncol. 2014;15(8):799–808.
[268] Dieras V, Wildiers H, Jassem J, Dirix LY, Guastalla JP, Bono P, et al. Trebananib (AMG 386) plus weekly paclitaxel with or without bevacizumab as first-line therapy for HER2-negative locally recurrent or metastatic breast cancer: a phase 2 randomized study. Breast. 2015; 24(3):182–90.
[269] Mirkin S, Pickar JH. Selective estrogen receptor modulators (SERMs): a review of clinical data. Maturitas. 2015;80(1):52–7.
[270] Lim HS, Ju Lee H, Seok Lee K, Sook Lee E, Jang IJ, Ro J. Clinical implications of CYP2D6 genotypes predictive of tamoxifen pharmacokinetics in metastatic breast cancer. J Clin Oncol (Official Journal of the American Society of Clinical Oncology) 2007;25(25):3837–45.
[271] Jin Y, Desta Z, Stearns V, Ward B, Ho H, Lee KH, et al. CYP2D6 genotype, antidepressant use, and tamoxifen metabolism during adjuvant breast cancer treatment. J Natl Cancer Inst. 2005;97(1):30–9.
[272] Stearns V, Johnson MD, Rae JM, Morocho A, Novielli A, Bhargava P, et al. Active tamoxifen metabolite plasma

concentrations after coadministration of tamoxifen and the selective serotonin reuptake inhibitor paroxetine. J Natl Cancer Inst. 2003;95(23):1758–64.

[273] Goetz MP, Rae JM, Suman VJ, Safgren SL, Ames MM, Visscher DW, et al. Pharmacogenetics of tamoxifen biotransformation is associated with clinical outcomes of efficacy and hot flashes. J Clin Oncol (Official Journal of the American Society of Clinical Oncology). 2005; 23(36):9312–8.

[274] Schroth W, Antoniadou L, Fritz P, Schwab M, Muerdter T, Zanger UM, et al. Breast cancer treatment outcome with adjuvant tamoxifen relative to patient CYP2D6 and CYP2C19 genotypes. J Clin Oncol (Official Journal of the American Society of Clinical Oncology). 2007;25(33): 5187–93.

[275] Higgins MJ, Stearns V. Pharmacogenetics of endocrine therapy for breast cancer. Annu Rev Med. 2011;62:281 – 93.

[276] Regan MM, Leyland–Jones B, Bouzyk M, Pagani O, Tang W, Kammler R, et al. CYP2D6 genotype and tamoxifen response in postmenopausal women with endocrine–responsive breast cancer: the breast international group 1–98 trial. J Natl Cancer Inst. 2012;104(6):441–51.

[277] Rae JM, Drury S, Hayes DF, Stearns V, Thibert JN, Haynes BP, et al. CYP2D6 and UGT2B7 genotype and risk of recurrence in tamoxifen–treated breast cancer patients. J Natl Cancer Inst. 2012;104(6):452–60.

[278] Cole MP, Jones CT, Todd ID. A new anti–oestrogenic agent in late breast cancer. An early clinical appraisal of ICI46474. Br J Cancer. 1971;25(2):270–5.

[279] Fossati R, Confalonieri C, Torri V, Ghislandi E, Penna A, Pistotti V, et al. Cytotoxic and hormonal treatment for metastatic breast cancer: a systematic review of published randomized trials involving 31,510 women. J Clin Oncol (Official Journal of the American Society of Clinical Oncology). 1998;16(10):3439–60.

[280] Litherland S, Jackson IM. Antioestrogens in the management of hormone–dependent cancer. Cancer Treat Rev. 1988;15(3):183–94.

[281] Bratherton DG, Brown CH, Buchanan R, Hall V, Kingsley Pillers EM, Wheeler TK, et al. A comparison of two doses of tamoxifen (Nolvadex) in postmenopausal women with advanced breast cancer: 10 mg bd versus 20 mg bd. Br J Cancer. 1984;50(2):199–205.

[282] Osborne CK. Tamoxifen in the treatment of breast cancer. N Engl J Med. 1998;339(22):1609–18.

[283] EBCTCG. Effects of chemotherapy and hormonal therapy for early breast cancer on recurrence and 15–year survival: an overview of the randomised trials. Lancet. 2005; 365(9472):1687–717.

[284] Davies C, Godwin J, Gray R, Clarke M, Cutter D, Darby S, et al. Relevance of breast cancer hormone receptors and other factors to the efficacy of adjuvant tamoxifen: patient–level meta–analysis of randomised trials. Lancet. 2011;378 (9793):771–84.

[285] Davies C, Pan H, Godwin J, Gray R, Arriagada R, Raina V, et al. Long–term effects of continuing adjuvant tamoxifen to 10 years versus stopping at 5 years after diagnosis of oestrogen receptor–positive breast cancer: ATLAS, a randomised trial. Lancet. 2012.

[286] Gray RG, Rea D, Handley K, Bowden SJ, Perry P, Earl HM, et al. aTTom: long–term effects of continuing adjuvant tamoxifen to 10 years versus stopping at 5 years in 6,953 women with early breast cancer. ASCO Meet Abstr. 2013;31(15 suppl):5.

[287] Cuzick J, Sestak I, Pinder SE, Ellis IO, Forsyth S, Bundred NJ, et al. Effect of tamoxifen and radiotherapy in women with locally excised ductal carcinoma in situ: long–term results from the UK/ANZ DCIS trial. Lancet Oncol. 2011;12(1):21–9.

[288] Fisher B, Costantino JP, Wickerham DL, Cecchini RS, Cronin WM, Robidoux A, et al. Tamoxifen for the prevention of breast cancer: current status of the National Surgical Adjuvant Breast and Bowel Project P–1 study. J Natl Cancer Inst. 2005;97(22):1652–62.

[289] Fisher B, Dignam J, Wolmark N, Wickerham DL, Fisher ER, Mamounas E, et al. Tamoxifen in treatment of intraductal breast cancer: National Surgical Adjuvant Breast and Bowel Project B–24 randomised controlled trial. Lancet. 1999;353(9169):1993–2000.

[290] Altundag K, Ibrahim NK. Aromatase inhibitors in breast cancer: an overview. Oncologist. 2006;11(6):553–62.

[291] Bonneterre J, Buzdar A, Nabholtz JM, Robertson JF, Thurlimann B, von Euler M, et al. Anastrozole is superior to tamoxifen as first–line therapy in hormone receptor positive advanced breast carcinoma. Cancer. 2001;92(9): 2247–58.

[292] Mouridsen H, Gershanovich M, Sun Y, Perez–Carrion R, Boni C, Monnier A, et al. Superior efficacy of letrozole versus tamoxifen as first–line therapy for postmenopausal women with advanced breast cancer: results of a phase III study of the International Letrozole Breast Cancer Group. J Clin Oncol (Official Journal of the American Society of Clinical Oncology). 2001;19(10):2596–606.

[293] Paridaens RJ, Dirix LY, Beex LV, Nooij M, Cameron DA, Cufer T, et al. Phase III study comparing exemestane with tamoxifen as first–line hormonal treatment of metastatic breast cancer in postmenopausal women: the European Organisation for Research and Treatment of Cancer Breast Cancer Cooperative Group. J Clin Oncol (Official Journal of the American Society of Clinical Oncology). 2008; 26(30):4883–90.

[294] Robertson JF, Osborne CK, Howell A, Jones SE, Mauriac L, Ellis M, et al. Fulvestrant versus anastrozole for the treatment of advanced breast carcinoma in postmenopausal women: a prospective combined analysis of two multicenter trials. Cancer. 2003;98(2):229–38.

[295] Miller WR, Bartlett J, Brodie AM, Brueggemeier RW, di Salle E, Lonning PE, et al. Aromatase inhibitors: are there differences between steroidal and nonsteroidal aromatase inhibitors and do they matter? Oncologist. 2008;13(8): 829–37.

[296] Reinert T, Barrios CH. Optimal management of hormone receptor positive metastatic breast cancer in 2016. Ther Adv Med Oncol. 2015;7(6):304–20.

[297] Cuzick J, Sestak I, Baum M, Buzdar A, Howell A, Dowsett M, et al. Effect of anastrozole and tamoxifen as adjuvant treatment for early–stage breast cancer: 10–year analysis of the ATAC trial. Lancet Oncol. 2010;11(12):1135–41.

[298] Breast International Group 1–98 Collaborative G, Thurlimann B, Keshaviah A, Coates AS, Mouridsen H, Mauriac L, et al. A comparison of letrozole and tamoxifen in postmenopausal women with early breast cancer. N Engl J Med 2005;353(26):2747–57.

[299] Regan MM, Neven P, Giobbie–Hurder A, Goldhirsch A,

Ejlertsen B, Mauriac L, et al. Assessment of letrozole and tamoxifen alone and in sequence for postmenopausal women with steroid hormone receptor-positive breast cancer: the BIG 1-98 randomised clinical trial at 8.1 years median follow-up. Lancet Oncology. 2011;12(12):1101–8.
[300] Bliss JM, Kilburn LS, Coleman RE, Forbes JF, Coates AS, Jones SE, et al. Disease-related outcomes with long-term follow-up: an updated analysis of the intergroup exemestane study. J Clin Oncol (Official Journal of the American Society of Clinical Oncology). 2012;30(7):709–17.
[301] Jakesz R, Jonat W, Gnant M, Mittlboeck M, Greil R, Tausch C, et al. Switching of postmenopausal women with endocrine-responsive early breast cancer to anastrozole after 2 years' adjuvant tamoxifen: combined results of ABCSG trial 8 and ARNO 95 trial. Lancet. 2005;366(9484):455–62.
[302] Kaufmann M, Jonat W, Hilfrich J, Eidtmann H, Gademann G, Zuna I, et al. Improved overall survival in postmenopausal women with early breast cancer after anastrozole initiated after treatment with tamoxifen compared with continued tamoxifen: the ARNO 95 Study. J Clin Oncol (Official Journal of the American Society of Clinical Oncology). 2007;25(19):2664–70.
[303] EBCTCG. Aromatase inhibitors versus tamoxifen in early breast cancer: patient-level meta-analysis of the randomised trials. Lancet. 2015;386(10001):1341–52.
[304] Burstein HJ, Temin S, Anderson H, Buchholz TA, Davidson NE, Gelmon KE, et al. Adjuvant endocrine therapy for women with hormone receptor-positive breast cancer: American society of clinical oncology clinical practice guideline focused update. J Clin Oncol (Official Journal of the American Society of Clinical Oncology). 2014;32(21):2255–69.
[305] National Comprehensive Cancer Network N. breast cancer 2016. Available from http://www.nccn.org/professionals/physician_gls/ f_guidelines.asp.
[306] Arbeitsgemeinschaft Gynaekologische Onkologie OM. Guidelines Breast Version 2016.1 2016. Available from http://www.agoonline. de/de/infothek-fuer-aerzte/leitlinienempfehlungen/mamma/.
[307] Chumsri S. Clinical utilities of aromatase inhibitors in breast cancer. Int J Womens Health. 2015;7:493–9.
[308] Goss PE, Ingle JN, Martino S, Robert NJ, Muss HB, Livingston RB, et al. Impact of premenopausal status at breast cancer diagnosis in women entered on the placebo-controlled NCIC CTG MA17 trial of extended adjuvant letrozole. Ann Oncol (Official Journal of the European Society for Medical Oncology/ESMO). 2013;24(2):355–61.
[309] Jin H, Tu D, Zhao N, Shepherd LE, Goss PE. Longer-term outcomes of letrozole versus placebo after 5 years of tamoxifen in the NCIC CTG MA.17 trial: analyses adjusting for treatment crossover. J Clin Oncol (Official Journal of the American Society of Clinical Oncology). 2012;30(7):718–21.
[310] Mamounas EP, Jeong JH, Wickerham DL, Smith RE, Ganz PA, Land SR, et al. Benefit from exemestane as extended adjuvant therapy after 5 years of adjuvant tamoxifen: intention-to-treat analysis of the National Surgical Adjuvant Breast And Bowel Project B-33 trial. J Clin Oncol (Official Journal of the American Society of Clinical Oncology). 2008;26(12):1965–71.
[311] Jakesz R, Greil R, Gnant M, Schmid M, Kwasny W, Kubista E, et al. Extended adjuvant therapy with anastrozole among postmenopausal breast cancer patients: results from the randomized Austrian Breast and Colorectal Cancer Study Group Trial 6a. J Natl Cancer Inst. 2007;99(24):1845–53.
[312] Goss PE, Ingle JN, Martino S, Robert NJ, Muss HB, Piccart MJ, et al. Randomized trial of letrozole following tamoxifen as extended adjuvant therapy in receptor-positive breast cancer: updated findings from NCIC CTG MA.17. J Natl Cancer Inst. 2005;97(17):1262–71.
[313] Niravath P. Aromatase inhibitor-induced arthralgia: a review. Ann Oncol (Official Journal of the European Society for Medical Oncology/ ESMO). 2013;24(6):1443–9.
[314] Wakeling AE, Dukes M, Bowler J. A potent specific pure antiestrogen with clinical potential. Cancer Res. 1991;51(15):3867–73.
[315] Kuter I, Gee JM, Hegg R, Singer CF, Badwe RA, Lowe ES, et al. Dose-dependent change in biomarkers during neoadjuvant endocrine therapy with fulvestrant: results from NEWEST, a randomized Phase II study. Breast Cancer Res Treat. 2012;133(1):237–46.
[316] Ellis MJ, Llombart-Cussac A, Feltl D, Dewar JA, Jasiowka M, Hewson N, et al. Fulvestrant 500 mg versus anastrozole 1 mg for the first-line treatment of advanced breast cancer: overall survival analysis from the phase II FIRST study. J Clin Oncol (Official Journal of the American Society of Clinical Oncology). 2015;33(32):3781–7.
[317] Robertson JF, Lindemann JP, Llombart-Cussac A, Rolski J, Feltl D, Dewar J, et al. Fulvestrant 500 mg versus anastrozole 1 mg for the first-line treatment of advanced breast cancer: follow-up analysis from the randomized 'FIRST' study. Breast Cancer Res Treat. 2012;136(2):503–11.
[318] Di Leo A, Jerusalem G, Petruzelka L, Torres R, Bondarenko IN, Khasanov R, et al. Final overall survival: fulvestrant 500 mg vs 250 mg in the randomized CONFIRM trial. J Natl Cancer Inst. 2014;106(1):djt337.
[319] Di Leo A, Jerusalem G, Petruzelka L, Torres R, Bondarenko IN, Khasanov R, et al. Results of the CONFIRM phase III trial comparing fulvestrant 250 mg with fulvestrant 500 mg in postmenopausal women with estrogen receptor-positive advanced breast cancer. J Clin Oncol (Official Journal of the American Society of Clinical Oncology). 2010;28(30):4594–600.
[320] Mehta RS, Barlow WE, Albain KS, Vandenberg TA, Dakhil SR, Tirumali NR, et al. Combination anastrozole and fulvestrant in metastatic breast cancer. N Engl J Med. 2012;367(5):435–44.
[321] Bergh J, Jonsson PE, Lidbrink EK, Trudeau M, Eiermann W, Brattstrom D, et al. FACT: an open-label randomized phase III study of fulvestrant and anastrozole in combination compared with anastrozole alone as first-line therapy for patients with receptor-positive postmenopausal breast cancer. J Clin Oncol (Official Journal of the American Society of Clinical Oncology). 2012;30(16):1919–25.
[322] Migliaccio I, Malorni L, Hart CD, Guarducci C, Di Leo A. Endocrine therapy considerations in postmenopausal patients with hormone receptor positive, human epidermal

growth factor receptor type 2 negative advanced breast cancers. BMC Med. 2015;13:46.

[323] Rody A, Loibl S, von Minckwitz G, Kaufmann M. Use of goserelin in the treatment of breast cancer. Expert Rev Anticancer Ther. 2005;5(4):591–604.

[324] Beatson. On the treatment of inoperable cases of carcinoma of the mamma: suggestions for a new method of treatment, with illustrative cases. Lancet. 1896;148(3802).

[325] Boccardo F, Rubagotti A, Perrotta A, Amoroso D, Balestrero M, De Matteis A, et al. Ovarian ablation versus goserelin with or without tamoxifen in pre–perimenopausal patients with advanced breast cancer: results of a multicentric Italian study. Ann Oncol (Official Journal of the European Society for Medical Oncology/ESMO). 1994;5(4):337–42.

[326] Buchanan RB, Blamey RW, Durrant KR, Howell A, Paterson AG, Preece PE, et al. A randomized comparison of tamoxifen with surgical oophorectomy in premenopausal patients with advanced breast cancer. J Clin Oncol (Official Journal of the American Society of Clinical Oncology). 1986;4(9):1326–30.

[327] Klijn JG, Blamey RW, Boccardo F, Tominaga T, Duchateau L, Sylvester R, et al. Combined tamoxifen and luteinizing hormone–releasing hormone (LHRH) agonist versus LHRH agonist alone in premenopausal advanced breast cancer: a meta–analysis of four randomized trials. J Clin Oncol (Official Journal of the American Society of Clinical Oncology). 2001;19(2):343–53.

[328] Klijn JG, Beex LV, Mauriac L, van Zijl JA, Veyret C, Wildiers J, et al. Combined treatment with buserelin and tamoxifen in premenopausal metastatic breast cancer: a randomized study. J Natl Cancer Inst. 2000;92(11):903–11.

[329] Davidson NE, O'Neill AM, Vukov AM, Osborne CK, Martino S, White DR, et al. Chemoendocrine therapy for premenopausal women with axillary lymph node–positive, steroid hormone receptor–positive breast cancer: results from INT 0101 (E5188). J Clin Oncol (Official Journal of the American Society of Clinical Oncology). 2005;23(25):5973–82.

[330] Cuzick J, Ambroisine L, Davidson N, Jakesz R, Kaufmann M, Regan M, et al. Use of luteinising–hormone–releasing hormone agonists as adjuvant treatment in premenopausal patients with hormone–receptor–positive breast cancer: a meta–analysis of individual patient data from randomised adjuvant trials. Lancet. 2007;369(9574):1711–23.

[331] Francis PA, Regan MM, Fleming GF, Lang I, Ciruelos E, Bellet M, et al. Adjuvant ovarian suppression in premenopausal breast cancer. N Engl J Med. 2014.

[332] Hershman DL. Perfecting breast–cancer treatment–incremental gains and musculoskeletal pains. N Engl J Med. 2015;372(5):477–8.

[333] Miller TW, Balko JM, Arteaga CL. Phosphatidylinositol 3–kinase and antiestrogen resistance in breast cancer. J Clin Oncol (Official Journal of the American Society of Clinical Oncology). 2011;29(33):4452–61.

[334] Lauring J, Park BH, Wolff AC. The phosphoinositide–3–kinase–Akt–mTOR pathway as a therapeutic target in breast cancer. J Natl Compr Canc Netw. 2013;11(6):670–8.

[335] Baselga J, Campone M, Piccart M, Burris HA 3rd, Rugo HS, Sahmoud T, et al. Everolimus in postmenopausal hormone–receptor–positive advanced breast cancer. N Engl J Med. 2012;366(6):520–9.

[336] Piccart M, Hortobagyi GN, Campone M, Pritchard KI, Lebrun F, Ito Y, et al. Everolimus plus exemestane for hormone–receptor–positive, human epidermal growth factor receptor–2–negative advanced breast cancer: overall survival results from BOLERO–2dagger. Ann Oncol (Official Journal of the European Society for Medical Oncology/ESMO). 2014;25(12):2357–62.

[337] Bachelot T, Bourgier C, Cropet C, Ray–Coquard I, Ferrero JM, Freyer G, et al. Randomized phase II trial of everolimus in combination with tamoxifen in patients with hormone receptor–positive, human epidermal growth factor receptor 2–negativemetastatic breast cancer with prior exposure to aromatase inhibitors: a GINECO study. J Clin Oncol (Official Journal of the American Society of Clinical Oncology). 2012;30(22):2718–24.

[338] Hortobagyi GN, Chen D, Piccart M, Rugo HS, Burris HA, Pritchard KI, et al. Correlative analysis of genetic alterations and everolimus benefit in hormone receptor–positive, human epidermal growth factor receptor 2–negative advanced breast cancer: results from BOLERO–2. J Clin Oncol. 2015.

[339] Sabine VS, Crozier C, Brookes CL, Drake C, Piper T, van de Velde CJ, et al. Mutational analysis of PI3K/AKT signaling pathway in tamoxifen exemestane adjuvant multinational pathology study. J Clin Oncol (Official Journal of the American Society of Clinical Oncology). 2014;32(27):2951–8.

[340] Mayer IA, Arteaga CL. PIK3CA activating mutations: a discordant role in early versus advanced hormone–dependent estrogen receptor–positive breast cancer? J Clin Oncol (Official Journal of the American Society of Clinical Oncology). 2014;32(27):2932–4.

[341] Crowder RJ, Phommaly C, Tao Y, Hoog J, Luo J, Perou CM, et al. PIK3CA and PIK3CB inhibition produce synthetic lethality when combined with estrogen deprivation in estrogen receptor–positive breast cancer. Cancer Res. 2009;69(9):3955–62.

[342] Engelman JA. Targeting PI3K signalling in cancer: opportunities, challenges and limitations. Nat Rev Cancer. 2009;9(8):550–62.

[343] Krop I, Johnston S, Mayer IA, Dickler M, Ganju V, Forero–Torres A, et al. Abstract S2–02: The FERGI phase II study of the PI3K inhibitor pictilisib (GDC–0941) plus fulvestrant vs fulvestrant plus placebo in patients with ER+, aromatase inhibitor (AI)–resistant advanced or metastatic breast cancer—Part I results. Cancer Res. 2015;75(9 Suppl):S2–02.

[344] Baselga J, Im S–A, Iwata H, Clemons M, Ito Y, Awada A, et al. Abstract S6–01: PIK3CA status in circulating tumor DNA (ctDNA) predicts efficacy of buparlisib (BUP) plus fulvestrant (FULV) in postmenopausal women with endocrine–resistant HR+/HER2– advanced breast cancer (BC): first results from the randomized, Phase III BELLE–2 trial. Cancer Res. 2016(Supplement): S6–01.

[345] Cadoo KA, Gucalp A, Traina TA. Palbociclib: an evidence–based review of its potential in the treatment of breast cancer. Breast Cancer (Dove Med Press). 2014;6:123–33.

[346] Ma CX, Ellis MJ. The Cancer Genome Atlas: clinical applications for breast cancer. Oncology. 2013;27(12):

1263–9, 74–9.

[347] Thangavel C, Dean JL, Ertel A, Knudsen KE, Aldaz CM, Witkiewicz AK, et al. Therapeutically activating RB: reestablishing cell cycle control in endocrine therapy-resistant breast cancer. Endocr Relat Cancer. 2011;18(3):333–45.

[348] Finn RS, Dering J, Conklin D, Kalous O, Cohen DJ, Desai AJ, et al. PD 0332991, a selective cyclin D kinase 4/6 inhibitor, preferentially inhibits proliferation of luminal estrogen receptor-positive human breast cancer cell lines in vitro. Breast Cancer Res (BCR). 2009;11(5):R77.

[349] Finn RS, Crown JP, Lang I, Boer K, Bondarenko IM, Kulyk SO, et al. The cyclin-dependent kinase 4/6 inhibitor palbociclib in combination with letrozole versus letrozole alone as first-line treatment of oestrogen receptor-positive, HER2-negative, advanced breast cancer (PALOMA-1/TRIO-18): a randomised phase 2 study. Lancet Oncol. 2015;16(1):25–35.

[350] Turner NC, Ro J, Andre F, Loi S, Verma S, Iwata H, et al. Palbociclib in Hormone-receptor-positive advanced breast cancer. N Engl J Med. 2015.

[351] Farmer H, McCabe N, Lord CJ, Tutt AN, Johnson DA, Richardson TB, et al. Targeting the DNA repair defect in BRCA mutant cells as a therapeutic strategy. Nature. 2005;434(7035):917–21.

[352] Tutt A, Robson M, Garber JE, Domchek SM, Audeh MW, Weitzel JN, et al. Oral poly(ADP-ribose) polymerase inhibitor olaparib in patients with BRCA1 or BRCA2 mutations and advanced breast cancer: a proof-of-concept trial. Lancet. 2010;376(9737):235–44.

[353] Audeh MW, Carmichael J, Penson RT, Friedlander M, Powell B, Bell-McGuinn KM, et al. Oral poly(ADP-ribose) polymerase inhibitor olaparib in patients with BRCA1 or BRCA2 mutations and recurrent ovarian cancer: a proof-of-concept trial. Lancet. 2010;376(9737):245–51.

[354] Gelmon KA, Tischkowitz M, Mackay H, Swenerton K, Robidoux A, Tonkin K, et al. Olaparib in patients with recurrent high-grade serous or poorly differentiated ovarian carcinoma or triple-negative breast cancer: a phase 2, multicentre, open-label, non-randomised study. Lancet Oncol. 2011;12(9):852–61.

[355] Rugo H, Olopade O, DeMichele A, van 't Veer L, Buxton M, Hylton N, et al. Abstract S5-02: Veliparib/carboplatin plus standard neoadjuvant therapy for high-risk breast cancer: First efficacy results from the I-SPY 2 TRIAL. Cancer Res. 2013;73(24 Suppl):S5-02.

[356] Gampenrieder SP, Rinnerthaler G, Greil R. Bone-targeted therapy in metastatic breast cancer—all well-established knowledge? Breast Care. 2014;9(5):323–30.

[357] Van Acker HH, Anguille S, Willemen Y, Smits EL, Van Tendeloo VF. Bisphosphonates for cancer treatment: mechanisms of action and lessons from clinical trials. Pharmacol Ther. 2016;158:24–40.

[358] Coleman RE. Metastatic bone disease: clinical features, pathophysiology and treatment strategies. Cancer Treat Rev. 2001;27(3):165–76.

[359] Kohno N, Aogi K, Minami H, Nakamura S, Asaga T, Iino Y, et al. Zoledronic acid significantly reduces skeletal complications compared with placebo in Japanese women with bone metastases from breast cancer: a randomized, placebo-controlled trial. J Clin Oncol (Official Journal of the American Society of Clinical Oncology). 2005;23(15):3314–21.

[360] Rosen LS, Gordon DH, Dugan W Jr, Major P, Eisenberg PD, Provencher L, et al. Zoledronic acid is superior to pamidronate for the treatment of bone metastases in breast carcinoma patients with at least one osteolytic lesion. Cancer. 2004;100(1):36–43.

[361] Rosen LS, Gordon D, Tchekmedyian NS, Yanagihara R, Hirsh V, Krzakowski M, et al. Long-term efficacy and safety of zoledronic acid in the treatment of skeletal metastases in patients with nonsmall cell lung carcinoma and other solid tumors: a randomized, Phase III, double-blind, placebo-controlled trial. Cancer. 2004;100(12):2613–21.

[362] Wong MH, Stockler MR, Pavlakis N. Bisphosphonates and other bone agents for breast cancer. Cochrane database of systematic reviews. 2012;2:CD003474.

[363] Tripathy D, Lichinitzer M, Lazarev A, MacLachlan SA, Apffelstaedt J, Budde M, et al. Oral ibandronate for the treatment of metastatic bone disease in breast cancer: efficacy and safety results from a randomized, double-blind, placebo-controlled trial. Ann Oncol (Official Journal of the European Society for Medical Oncology/ESMO). 2004;15(5):743–50.

[364] Body JJ, Diel IJ, Lichinitzer M, Lazarev A, Pecherstorfer M, Bell R, et al. Oral ibandronate reduces the risk of skeletal complications in breast cancer patients with metastatic bone disease: results from two randomised, placebo-controlled phase III studies. Br J Cancer. 2004;90(6):1133–7.

[365] Lipton A, Theriault RL, Hortobagyi GN, Simeone J, Knight RD, Mellars K, et al. Pamidronate prevents skeletal complications and is effective palliative treatment in women with breast carcinoma and osteolytic bone metastases: long termfollow-up of two randomized, placebo-controlled trials. Cancer. 2000;88(5):1082–90.

[366] Theriault RL, Lipton A, Hortobagyi GN, Leff R, Gluck S, Stewart JF, et al. Pamidronate reduces skeletal morbidity in women with advanced breast cancer and lytic bone lesions: a randomized, placebo-controlled trial. Protocol 18 Aredia Breast Cancer Study Group. J Clin Oncol (Official Journal of the American Society of Clinical Oncology). 1999;17(3):846–54.

[367] Rosen LS, Gordon D, Tchekmedyian S, Yanagihara R, Hirsh V, Krzakowski M, et al. Zoledronic acid versus placebo in the treatment of skeletal metastases in patients with lung cancer and other solid tumors: a phase III, double-blind, randomized trial–the Zoledronic Acid Lung Cancer and Other Solid Tumors Study Group. J Clin Oncol (Official Journal of the American Society of Clinical Oncology). 2003;21(16):3150–7.

[368] Rosen LS, Gordon D, Kaminski M, Howell A, Belch A, Mackey J, et al. Long-term efficacy and safety of zoledronic acid compared with pamidronate disodium in the treatment of skeletal complications in patients with advanced multiple myeloma or breast carcinoma: a randomized, double-blind, multicenter, comparative trial. Cancer. 2003;98(8):1735–44.

[369] Barrett-Lee P, Casbard A, Abraham J, Hood K, Coleman R, Simmonds P, et al. Oral ibandronic acid versus intravenous zoledronic acid in treatment of bone metastases from breast cancer: a randomised, open label, non-

inferiority phase 3 trial. Lancet Oncology. 2014;15(1): 114–22.

[370] Major P, Lortholary A, Hon J, Abdi E, Mills G, Menssen HD, et al. Zoledronic acid is superior to pamidronate in the treatment of hypercalcemia of malignancy: a pooled analysis of two randomized, controlled clinical trials. J Clin Oncol (Official Journal of the American Society of Clinical Oncology). 2001;19(2):558–67.

[371] Ibrahim MF, Mazzarello S, Shorr R, Vandermeer L, Jacobs C, Hilton J, et al. Should de–escalation of bone–targeting agents be standard of care for patients with bone metastases from breast cancer? A systematic review and meta–analysis. Ann Oncol (Official Journal of the European Society for Medical Oncology/ESMO). 2015;26(11): 2205–13.

[372] Mortimer JE, Pal SK. Safety considerations for use of bone–targeted agents in patients with cancer. Semin Oncol. 2010;37(Suppl 1):S66–72.

[373] Saad F, Brown JE, Van Poznak C, Ibrahim T, Stemmer M, Stopeck AT, et al. Incidence, risk factors, and outcomes of osteonecrosis of the jaw: integrated analysis from three blinded active–controlled phase III trials in cancer patients with bone metastases. Ann Oncol (Official Journal of the European Society for Medical Oncology/ESMO). 2012;23(5):1341–7.

[374] Stopeck AT, Lipton A, Body JJ, Steger GG, Tonkin K, de Boer RH, et al. Denosumab compared with zoledronic acid for the treatment of bone metastases in patients with advanced breast cancer: a randomized, double–blind study. J Clin Oncol (Official Journal of the American Society of Clinical Oncology). 2010;28(35):5132–9.

[375] Henry DH, Costa L, Goldwasser F, Hirsh V, Hungria V, Prausova J, et al. Randomized, double–blind study of denosumab versus zoledronic acid in the treatment of bone metastases in patients with advanced cancer (excluding breast and prostate cancer) or multiple myeloma. J Clin Oncol (Official Journal of the American Society of Clinical Oncology). 2011;29(9):1125–32.

[376] Fizazi K, Carducci M, Smith M, Damiao R, Brown J, Karsh L, et al. Denosumab versus zoledronic acid for treatment of bone metastases in men with castration–resistant prostate cancer: a randomised, double–blind study. Lancet. 2011;377(9768):813–22.

[377] Henry D, Vadhan–Raj S, Hirsh V, von Moos R, Hungria V, Costa L, et al. Delaying skeletal–related events in a randomized phase 3 study of denosumab versus zoledronic acid in patients with advanced cancer: an analysis of data from patients with solid tumors. Support Care Cancer (Official Journal of the Multinational Association of Supportive Care in Cancer). 2014;22(3):679–87.

[378] von Moos R, Body JJ, Egerdie B, Stopeck A, Brown JE, Damyanov D, et al. Pain and health–related quality of life in patients with advanced solid tumours and bone metastases: integrated results from three randomized, double–blind studies of denosumab and zoledronic acid. Support Care Cancer Official Journal of the Multinational Association of Supportive Care in Cancer). 2013;21(12): 3497–507.

[379] Ellis GK, Bone HG, Chlebowski R, Paul D, Spadafora S, Smith J, et al. Randomized trial of denosumab in patients receiving adjuvant aromatase inhibitors for nonmetastatic breast cancer. J Clin Oncol (Official Journal of the American Society of Clinical Oncology). 2008;26(30): 4875–82.

[380] Cummings SR, San Martin J, McClung MR, Siris ES, Eastell R, Reid IR, et al. Denosumab for prevention of fractures in postmenopausal women with osteoporosis. N Engl J Med. 2009;361(8):756–65.

[381] Hall DG, Stoica G. Effect of the bisphosphonate risedronate on bone metastases in a rat mammary adenocarcinoma model system. J Bone Miner Res. 1994;9(2):221–30.

[382] Gnant M, Mlineritsch B, Stoeger H, Luschin–Ebengreuth G, Knauer M, Moik M, et al. Zoledronic acid combined with adjuvant endocrine therapy of tamoxifen versus anastrozol plus ovarian function suppression in premenopausal early breast cancer: final analysis of the Austrian Breast and Colorectal Cancer Study Group Trial 12. Ann Oncol (Official Journal of the European Society for Medical Oncology/ESMO). 2014.

[383] Gnant M, Eidtmann H. The anti–tumor effect of bisphosphonates ABCSG–12, ZO–FAST and more. Crit Rev Oncol/Hematol. 2010;74(Suppl 1):S2–6.

[384] Paterson AH, Anderson SJ, Lembersky BC, Fehrenbacher L, Falkson CI, King KM, et al. Oral clodronate for adjuvant treatment of operable breast cancer (National Surgical Adjuvant Breast and Bowel Project protocol B–34): a multicentre, placebo–controlled, randomised trial. Lancet Oncol. 2012.

[385] von Minckwitz G, Mobus V, Schneeweiss A, Huober J, Thomssen C, Untch M, et al. German adjuvant intergroup node–positive study: a phase III trial to compare oral ibandronate versus observation in patients with high–risk early breast cancer. J Clin Oncol (Official Journal of the American Society of Clinical Oncology). 2013.

[386] Coleman R, Cameron D, Dodwell D, Bell R, Wilson C, Rathbone E, et al. Adjuvant zoledronic acid in patients with early breast cancer: final efficacy analysis of the AZURE (BIG 01/04) randomised open–label phase 3 trial. Lancet Oncol. 2014;15(9):997–1006.

[387] Knauer M, Thurlimann B. Adjuvant bisphosphonates in breast cancer treatment. Breast Care. 2014;9(5):319–22.

[388] Coleman R. Adjuvant bisphosphonate treatment in early breast cancer: meta–analyses of individual patient data from randomised trials. Lancet. 2015;386(10001):1353–61.

[389] Ottewell PD, Wang N, Brown HK, Reeves KJ, Fowles CA, Croucher PI, et al. Zoledronic acid has differential antitumor activity in the pre– and postmenopausal bone microenvironment in vivo. Clin Cancer Res (An Official Journal of the American Association for Cancer Research). 2014;20(11):2922–32.

[390] Gnant M, Pfeiler G, Dubsky PC, Hubalek M, Greil R, Jakesz R, et al. Adjuvant denosumab in breast cancer (ABCSG–18): a multicentre, randomised, double–blind, placebo–controlled trial. Lancet. 2015;386(9992):433–43.

[391] Gnant M, Pfeiler G, Dubsky P, Hubalek M, Greil R, Jakesz R, et al. Abstract S2–02: the impact of adjuvant denosumab on disease–free survival: Results from 3,425 postmenopausal patients of the ABCSG–18 trial. Cancer Res. 2016;76(4 Suppl):S2–02.

[392] Marmé F, Schneeweiss A. Targeted therapies in triple–negative breast cancer. Breast Care (Basel). 2015;10(3): 159–66. doi:10.1159/000433622.

第 21 章
HER2 靶向治疗
HER2-Targeted Therapy

Phuong Dinh，Martine J. Piccart　著
郭　辉　译

1987 年最早提出了 HER2 原癌基因阳性是乳腺癌的一项不良预后因素。2001 年，首次发布了针对 HER2 的单克隆抗体与化疗联合治疗转移性 HER2 阳性乳腺癌的随机临床试验的数据。2005 年，曲妥珠单抗在辅助治疗中的显著作用在 ASCO 年会中多次被展示，这对全世界的临床实践产生了重大影响。针对 HER2 的研究并未停止，新辅助策略的研究以及 HER 受体双重抑制新分子的开发仍在不断取得新的进展。

在乳腺癌的所有亚型中，HER2 阳性亚型的比例不到 25%，这一亚型通常被认为是具有高侵袭性的表型，有着更高的复发率和更低的存活率 [1, 2]。在过去几十年中，抗 HER2 治疗的巨大进展无疑改善了 HER2 阳性患者的长期预后。尽管如此，这些患者中仍有一部分疗效不佳，耐药仍然是一个棘手的问题。阐明耐药机制将有助于更好地针对患者制定个体化治疗方案并进一步改善患者的预后。

本章将讨论 HER2 靶向治疗的进展，从曲妥珠单抗取得的初步成功到仍然存在的争论，以及正在研究中的新的抗 HER2 治疗的方法。

一、HER2 靶向受体

HER2 属于由 EGFR（HER1、erbB1）、HER2（erbB2、HER2/neu）、HER3（erbB3）和 HER4（erbB4）组成的酪氨酸激酶的人表皮生长因子受体家族。所有这些受体都具有一个胞外结构域、一个跨膜结构域和一个酪氨酸激酶活性结构域，后者在 HER3 中不存在。配体与胞外结构域结合导致细胞质激酶结构域的同二聚体和异二聚体活化以及特异性酪氨酸的磷酸化 [3]，从而激活参与细胞增殖和存活的各种细胞内信号传导途径。

HER2 最初被鉴定为由化学诱导的大鼠神经母细胞瘤中的点突变激活的致癌基因 [4]，并且不久后发现其在乳腺癌细胞系中扩增 [5]。在临床上，HER2 基因扩增的乳腺癌患者不到 25%，这类患者的 DFS 较低 [1, 6–8]，并且对某些化疗药物也表现出耐药性 [9–11]。

随着支持 HER2 致癌基因假说证据的积累，HER2 受体成为抗癌治疗的理想靶点。通过靶向作用细

胞内或细胞外的 HER2 受体，可以间接抑制下游途径以诱导细胞周期停滞、细胞凋亡以及抑制肿瘤细胞侵袭和转移[12]。

近期，抗 HER2 药物曲妥珠单抗和拉帕替尼联合化疗已经成为乳腺癌治疗的主流方案。曲妥珠单抗（赫赛汀，基因泰克公司，美国南旧金山）是一种重组的人源化抗 HER2 单克隆抗体，主要通过以下几种机制发挥其作用，包括：①诱导受体下调 / 降解；②阻止 HER2 胞外域切割；③通过 ADCC 抑制 HER2 激酶信号转导；④抑制血管生成。拉帕替尼是一种小分子酪氨酸激酶抑制药，能够对 EGFR 和 HER2 进行双重受体抑制。它是一种 ATP 模拟物，在靶激酶的激活环上竞争性结合 ATP 结合裂缝，从而抑制两种激酶活性。

最近，已经批准了另外两种针对 HER2 阳性乳腺癌的 HER2 靶向疗法。帕妥珠单抗（Pertuzumab）是针对 HER2 的胞外二聚化结构域（亚结构域Ⅱ）的重组人源化单克隆抗体，除了介导抗体依赖细胞介导的细胞毒性[13]，还能够阻止 HER2 与 HER 家族的其他成员，例如 HER3、HER1 和 HER4 的二聚化，从而抑制下游信号传导的两个调节细胞存活和生长关键途径（MAPK 途径和 PI3K 途径）。Ado-trastuzumab emtansine（T-DM1）是 HER2 靶向的抗体 - 药物偶联物，由曲妥珠单抗、稳定联结子（MCC）和细胞毒性剂 DM1（mertansine，美登素的衍生物）组成。T-DM1 保留曲妥珠单抗的作用机制，但也作为选择性的微管蛋白抑制药，由抗原介导与肿瘤细胞结合后，T-DM1 被内吞并在细胞内分解代谢，导致其细胞毒性的释放[14]。

美国临床肿瘤学会 / 美国病理学家学会针对 HER2 检测的更新建议

HER2 阳性不仅是乳腺癌的不良预后标志，而且是抗 HER2 治疗反应的阳性预测标志。个体化治疗需要正确识别最有可能获益的患者，并且尽可能避免不必要的药物毒性。最近，ASCO 和美国病理学家学会（the College of American Pathologists，ACP）更新了 2007 年乳腺癌 HER2 检测临床实践指南（2013 年版）[15]。该更新不仅提供了检测参数的指南，旨在提高检测的准确性、可重复性和精确度，还提供了检测结果分析判读的全面建议，并要求加强医生之间的沟通。值得注意的是对原位杂交的解释，2013 年指南重新把先前的 HER2/CEP17 比值≥ 2.0 作为阳性阈值，并且取消了 1.8 ～ 2.2 这一可疑范围。此外，把 HER2 信号 / 核比值≥ 6.0 作为阳性，而 4.0 ～ 6.0 为可疑范围，即使在 HER2/CEP17 比值＜ 2.0 的情况下也是如此。

因此，HER2 状态的判读会有阳性、可疑、阴性或不确定四种结果。HER2 检测报告为阳性的情况为：（a）IHC 3+ 阳性或（b）使用单探针 ISH 或双探针 ISH 的 ISH 阳性。HER2 检测报告为可疑的情况为：（a）IHC 2+ 可疑阳性或（b）使用单探针 ISH 或双探针 ISH 的 ISH 可疑阳性。对于这种可疑的情况，应使用替代检测方法在同一样品上重复检测。HER2 检测报告为阴性的情况为：（a）IHC 1+ 阴性或 IHC 0 阴性或（b）使用单探针 ISH 或双探针 ISH 的 ISH 阴性。如果技术问题使得一种或两种测试（IHC 和 ISH）不能被报告为阳性、阴性或可疑，HER2 检测报告会被认定为不确定。如果样本处理不充分，或者伪影（挤压或边缘伪影）使判读变得困难，或者分析检测失败，则可能发生这种情况。

二、曲妥珠单抗在转移性乳腺癌的应用

自首次报道曲妥珠单抗在 HER2 阳性转移性乳腺癌中的作用以来，已经有很多研究探讨了这一类患者最佳的治疗方案，包括单药治疗和联合治疗。

（一）重症预处理患者的单药治疗

在一项早期临床试验中评估了 222 例经 1 周期或 2 周期化疗后进展的 HER2 阳性转移性乳腺癌女性在使用单周曲妥珠单抗方案后的疗效 [16]，意向治疗人群的缓解率为 15%，在 HER2 阳性过表达的患者中作用更为明显（IHC 3+ 和 2+ 的患者分别为 18% 和 6%）。中位缓解持续时间为 9.1 个月。心脏功能障碍是最常见的不良事件，发生在 5% 的患者中，其中多数患者先前接受过多柔比星治疗。在一项针对 105 例患者的Ⅱ期临床试验 [17] 中研究了曲妥珠单抗的 3 周方案，获得了类似的结果（总体缓解率为 19%，临床有效率为 33%）。中位 TTP 为 3.4 个月（范围 0.6 ～ 23.6 个月）。

（二）一线单药治疗

一项曲妥珠单抗单药治疗的研究纳入 114 例 HER2 阳性转移性乳腺癌患者 [18]，随机分为两组，一组接受曲妥珠单抗 4mg/kg 首负荷剂量的一线治疗，接下来每周为 2mg/kg；另一组为 8mg/kg 首负荷剂量，然后每周 4mg/kg。结果显示 111 名可评估的免疫组化 HER2 3+ 和 2+ 患者的缓解率分别为 35%（95%CI 24.4% ～ 44.7%）和 0%（95%CI 0% ～ 15.5%）。通过 FISH 检测，108 例有和没有 HER2 基因扩增的可评估患者的缓解率分别为 34%（95%CI 23.9% ～ 45.7%）和 7%（95%CI 0.8% ～ 22.8%）。有趣的是，总体缓解率几乎是之前患者的 2 倍 [19]，没有明确的证据表明治疗缓解率、生存率或不良反应存在剂量 - 反应关系。

（三）曲妥珠单抗联合化疗

1. 曲妥珠单抗和紫杉烷

临床前研究显示曲妥珠单抗与多种细胞毒性药物之间存在着协同作用，包括铂类似物、紫杉烷类、蒽环类、长春瑞滨、吉西他滨、卡培他滨和环磷酰胺 [19]。曲妥珠单抗的多项重要的随机组合临床试验 [20] 表明，曲妥珠单抗加紫杉烷的临床获益，要优于单用紫杉烷。

第一项临床试验招募了 469 名没有接受过治疗的 HER2 阳性的晚期转移性乳腺癌患者。把之前曾在辅助治疗中接受过蒽环类药物或不适合接受蒽环类药物治疗的患者（n=188），随机分到紫杉醇组和紫杉醇联合曲妥珠单抗组。其他患者（n=281）随机分到蒽环类加环磷酰胺组以及蒽环类加环磷酰胺加曲妥珠单抗组。化疗联合曲妥珠单抗组与单纯化疗组相比，有着较长的 TTP（中位数 7.4 个月 vs 4.6 个月，$P < 0.001$），较高的客观缓解率（50% vs 32%，$P < 0.001$），较长的缓解持续时间（中位数 9.1 个月 vs 6.1 个月，$P < 0.001$），较低的 1 年死亡率（22% vs 33%，P=0.008），并且生存期较长（中位生存期 25.1 个月 vs 20.3 个月，P=0.01；总死亡风险相对减少 20%）[21]。然而，联合治疗更容易出现心脏毒性，尤其是 AC 加曲妥珠单抗组（27%），因此不建议曲妥珠单抗与蒽环类药物联合使用。

在一项纳入 95 例 HER2 正常和 HER2 阳性转移性乳腺癌患者的Ⅱ期临床试验中，每周使用曲妥珠单抗和紫杉醇治疗 [21]，总体缓解率为 56.8%（95%CI 47% ～ 67%）。在 HER2 阳性的患者中，总缓解率

值高于 HER2 正常的患者（67% ～ 81% vs 41% ～ 46%）。6% 的患者治疗后出现 3/4 度中性粒细胞减少，3 名患者出现严重心脏并发症。

M77001 试验研究了 188 例转移性乳腺癌患者，曲妥珠单抗每周方案加上紫杉醇每周或 3 周方案，多西紫杉醇单药组的中位 OS 为 22.7 个月，而曲妥珠单抗加多西紫杉醇治疗组的 OS 为 31.2 个月。曲妥珠单抗加多西紫杉醇组的中位 TTP 同样要优于多西紫杉醇单药组[22]。

在一项纳入 101 例 HER2 阳性转移性乳腺癌患者的多中心Ⅱ期临床试验中，随机分为曲妥珠单抗加多西紫杉醇联合治疗组和曲妥珠单抗单药治疗出现疾病进展后序贯使用多西紫杉醇组[23]，中位 PFS 为 9.4 个月 vs 9.9 个月，1 年 PFS 率分别为 44% vs 35%。总体有效率为 79% vs 53%（*P*=0.016），OS 为 30.5 个月 vs 19.7 个月（*P*=0.11）。在序贯组中，曲妥珠单抗单药治疗和序贯多西紫杉醇的缓解率分别为 34% 和 39%，曲妥珠单抗单药治疗的平均 PFS 为 3.9 个月。联合用药组神经病变的发生率和严重程度明显较高。回顾分析显示疾病进展后的曲妥珠单抗的应用（联合组 46% 的患者应用曲妥珠单抗，序贯组为 37%）与两组患者较长的 OS 相关（分别为 36.0 个月 vs 18.0 个月；30.3 个月 vs 18.6 个月）。因此，与联合曲妥珠单抗和多西紫杉醇相比，先用曲妥珠单抗，序贯使用多西紫杉醇一线治疗有着相似的 PFS，但缓解率较低，OS 轻微缩短。

2. 曲妥珠单抗和铂类药物

除了可能的协同相互作用[24]，体外数据表明曲妥珠单抗还可以通过调节 HER2 活性来逆转原发性铂耐药性[25]。在一项Ⅲ期临床试验中显示了在基于曲妥珠单抗的联合治疗中添加铂类药物的益处，该试验比较了 194 名 HER2 阳性转移性乳腺癌女性中曲妥珠单抗和紫杉醇与卡铂联合应用和不联合应用的益处[26]。在曲妥珠单抗和紫杉醇中加入卡铂可显著提高缓解率（52% vs 36%）和中位 PFS（10.7 个月 vs 7.1 个月）。虽然三联疗法与较高的 3/4 级血液毒性发生率相关，但神经、心肺或发热并发症的发生率方面并没有差异。

相反，BCIRG 007 试验显示向曲妥珠单抗和紫杉烷治疗方案中添加卡铂并没有获益[27]，其中 263 名先前未治疗的 HER2 FISH 阳性的转移性乳腺癌患者被随机分配至曲妥珠单抗加 8 个疗程的多西紫杉醇（每 3 周 100mg/m^2）或多西紫杉醇（每 3 周 75mg/m^2）加卡铂［曲线下面积（area under curve，AUC）为 6］。在主要终点、进展时间（中位数分别为 11.1 个月和 10.4 个月；HR 0.914，95%CI 0.694 ～ 1.203，*P*=0.57），缓解率（两组均为 72%）及总生存期（中位数分别为 37.1 个月和 37.4 个月，*P*=0.99）方面均无显著差异。二联疗法与三联疗法 3 级或 4 级不良反应发生率分别为：中性粒细胞减少相关并发症:29% 和 23%；血小板减少症:2% 和 15%；贫血:5% 和 11%；感觉神经病变:3% 和 0.8%；疲劳：5% 和 12%；周围水肿：3.8% 和 1.5%；腹泻：2% 和 10%。因此，添加卡铂并不能增强多西他赛和曲妥珠单抗的抗肿瘤活性。

3. 曲妥珠单抗联合长春瑞滨

曲妥珠单抗和长春瑞滨是治疗 HER2 阳性转移性乳腺癌的有效且耐受性良好的一线治疗药物。在多中心Ⅱ期临床试验中，评估了这种联合疗法的 54 名女性患者[28]，缓解率为 68%（95%CI 54% ～ 80%）。两名患者经历 1 级以上的心脏毒性；一名患者出现了症状性心力衰竭。这种联合疗法对接受蒽环类抗生素和紫杉烷类药物治疗的进展期患者也同样有效[29-31]。在所有这些试验中，曲妥珠单抗与长春瑞滨联合的耐受性良好。没有证据表明与单用曲妥珠单抗相比，这种联合用药会增加心脏事件的发生率。

4. 曲妥珠单抗联合卡培他滨

一些研究已经证实，曲妥珠单抗和氟尿嘧啶的前药卡培他滨在人类乳腺癌模型中的抗肿瘤作用至少为相加作用[32]，这一点已经得到一些临床研究的支持。在27例对蒽环类和紫杉烷类耐药的转移性乳腺癌患者的Ⅱ期临床试验中，接受卡培他滨（1250mg/m^2，每天2次，治疗2周停药1周）和每周曲妥珠单抗治疗，其中12例患者有客观缓解(45%)，4例完全缓解[33]。9例患者(33%)病情稳定至少9周，中位PFS为6.7个月。3级或4级不良事件发生率较低[34]。这一高缓解率反映在曲妥珠单抗联合卡培他滨作为一线方案的Ⅱ期临床试验中，其中记录的客观缓解率为76%(5例完全缓解，14例部分缓解)。在这两个Ⅱ期研究中，曲妥珠单抗联合卡培他滨的耐受性良好，并没有证据表明这种联合用药有更大的心脏毒性。

5. 曲妥珠单抗加吉西他滨

曲妥珠单抗联合吉西他滨在一项Ⅱ期临床试验[35]中评估了64名患者，其中大多数患者（95%）之前已经使用过蒽环类和紫杉烷类的化疗药物。使用吉西他滨（1200mg/m^2，21d一周期，每周期第1天和第8天给药）加上每周曲妥珠单抗治疗，直到疾病进展。目标人群的缓解率为38%（61例中的23例），在39例HER2 3+患者中缓解率为44%。中位缓解时间为5.8个月，中位OS为14.7个月，中位TTP为5.8个月。曲妥珠单抗联合吉西他滨的耐受性良好，无临床充血性心力衰竭病例出现。

6. 曲妥珠单抗和艾日布林

甲磺酸艾日布林[36]是抗肿瘤药物中的一种非紫杉烷类微管动力学抑制药。艾日布林有一种不同于其他管蛋白靶向制剂的新型作用方式；它只与正在生长的正端结合，抑制微管的生长阶段而不影响缩短阶段，导致微管蛋白被隔离成无生产力的聚集体。

在一项多中心Ⅱ期单臂研究中，52例复发或转移HER2阳性乳腺癌患者[37]在每21天周期的第1天和第8天静脉注射甲磺酸艾日布林1.4mg/m^2，曲妥珠单抗首剂量为8mg/kg（静脉注射），随后是6mg/kg。曲妥珠单抗在每周期的第1天给药。总缓解率为71.2%（n=37），中位TTR为1.3个月，缓解持续时间（duration of overall response，DOR）为11.1个月，PFS为11.6个月。最常见的3/4级不良事件：中性粒细胞减少20例（38.5%），周围神经病变14例（26.9%，均为3级），疲劳4例（7.7%），发热性中性粒细胞减少4例（7.7%）。由于整体缓解率较高、中位PFS延长，并且安全性也在可接受范围内，艾日布林与曲妥珠单抗联用对于局部复发或转移的HER2阳性乳腺癌是一种可选择的治疗方案。

目前正在进行的一项Ⅱ期临床研究，针对转移性、不能切除的局部晚期或局部复发的HER2阳性乳腺癌来评估艾日布林、曲妥珠单抗和帕妥珠单抗的联合用药情况[38]。

7. 曲妥珠单抗联合化疗

曲妥珠单抗也被添加到转移性乳腺癌的联合化疗中。一些研究表明，三药的联合使用是有效的，并有着较高的缓解率[27, 39–44]，但必须慎重考虑累加毒性。

（四）曲妥珠单抗联合激素治疗

在ER阳性的患者中，HER2阳性率在11%～35%之间[45–47]。对激素治疗的耐药性，特别是他莫昔芬，似乎是ER阳性、HER2阳性肿瘤的特征[48]，已经有推论，在激素治疗中加入曲妥珠单抗有可能会改善这种耐药性。在前期的临床研究中，他莫昔芬与抗HER2抗体的联合应用可以比单独使用任何一种药物对细胞生长产生更大的抑制作用[49, 50]。还有一些证据表明，与他莫昔芬相比，芳香酶抑制药可能在 HER2 阳性肿瘤中起到更大的作用[51]。总之，这些发现为在 HER2 阳性 /ER 阳性的转移性乳腺癌患者中联合使用曲妥珠单抗与激素药物提供了明确的依据。

在一项多中心、开放的Ⅱ期临床试验中，评估了 31 名 HER2 阳性 /ER 阳性转移性乳腺癌患者的来曲唑和曲妥珠单抗联合用药情况[52]，其中缓解率为 26%，包括 1 例完全缓解。另有 8 名患者病情稳定。两名患者因毒性退出研究（1 名患者出现 3 级关节痛，1 名患者出现充血性心力衰竭）。

TAnDEM 试验是一项国际多中心的随机的Ⅲ期临床试验，该试验评估了 HER2 阳性 /ER 阳性转移性乳腺癌的绝经后妇女的一线和二线治疗中阿那曲唑联合或不联合使用曲妥珠单抗的情况[53]，并允许在疾病进展时进行交叉。共有 208 名患者被随机分组（103 名患者接受曲妥珠单抗联合阿那曲唑，104 名患者仅接受阿那曲唑治疗）。与仅接受阿那曲唑的患者相比，曲妥珠单抗加阿那曲唑组的患者 PFS 显著改善（HR 0.63，95%CI 0.47 ～ 0.84，中位 PFS 4.8 个月 vs 2.4 个月，P=0.0016）。在中心实验室确认的激素受体阳性（n=150）的患者中，曲妥珠单抗加阿那曲唑组和单独阿那曲唑组的中位 PFS 分别为 5.6 个月和 3.8 个月（P=0.006）。总的和经中心实验室确认的激素受体阳性患者的 OS 没有显著的统计学差异，然而 70% 单独使用阿那曲唑的患者在疾病进展后接受了曲妥珠单抗的交叉治疗。曲妥珠单抗联合阿那曲唑组的 3 级和 4 级不良事件发生率分别为 23% 和 5%，阿那曲唑单药组的发生率分别为 15% 和 1%，联合用药组中有 1 例患者发生了Ⅱ级充血性心力衰竭。

（五）疾病进展后曲妥珠单抗的应用

一个重要的临床问题是在一线曲妥珠单抗治疗后出现疾病进展的患者是否应该继续使用曲妥珠单抗治疗。前期临床试验和回顾性研究提示在疾病进展后继续使用曲妥珠单抗治疗依旧可以获益[54-56]。

把曲妥珠单抗与化疗作为一线治疗方案的一项重要的Ⅲ期临床试验的延伸试验评估了生物制剂单药治疗在疾病进展后的安全性[53]。虽然试验设计不是为了评估疗效，但是对于最初单独接受化疗的患者和那些最初接受化疗加曲妥珠单抗的患者，曲妥珠单抗作为二线药物应用的缓解率是相似的（分别为 14% 和 11%）、中位缓解时间（约 7 个月）也相似。在另一项回顾性分析中，80 例 HER2 阳性转移性乳腺癌[54]患者单独曲妥珠单抗或联合不同化疗出现疾病进展后继续使用曲妥珠单抗是安全的，32 例患者出现了缓解（4 例完全缓解）。

在一项对 105 例 HER2 阳性转移性乳腺癌患者进行的研究中，他们接受了 2 种或 2 种以上含曲妥珠单抗的治疗方案[55]，与一线治疗相比，缓解率在二线治疗中实际上是相似的，一些一线治疗无反应者最终在二线治疗中获得了缓解。22 名患者发生了非致死性心脏事件，大多数患者能够继续使用曲妥珠单抗。

两项关于这个问题的前瞻性试验提前结束。第一项是美国 Intergroup 研究，将经紫杉烷加曲妥珠单抗治疗后出现疾病进展的患者随机分为长春瑞滨组与长春瑞滨联合曲妥珠单抗组，该试验因获益率低而提前结束。另一项是 BIG 3-05 研究[57]，共纳入了 152 例经曲妥珠单抗治疗出现疾病进展的患者，随机分配至卡培他滨组和卡培他滨联合曲妥珠单抗组。由于获益慢，该试验也提前结束，但是对 119 例的患者的中期分析显示联合用药组有着较长的 TTP（33 周 vs 24 周，P=0.178），并且严重不良事件方面并无差异。

在一项 Meta 分析[58]中，共纳入 29 项研究，共 2618 例患者，这些患者在疾病进展后接受曲妥珠单抗治疗（4 项随机对照Ⅲ期试验，2 项观察性研究，8 项前瞻性非随机试验，15 项回顾性病例系列），中位缓解率、TTP 和 OS 分别是 28.7%、7 个月和 24 个月。该 Meta 分析证实，在含有曲妥珠单抗的一线方案治疗后出现疾病进展，继续使用曲妥珠单抗仍然是 HER2 阳性转移性乳腺癌患者有效且优先选择的一种治疗方案。

德国的一项大型观察研究纳入了 1843 例经曲妥珠单抗治疗的患者[59]，一个子队列的 418 名患者符合疾病进展后曲妥珠单抗使用的入选标准，其中 261 名患者继续使用曲妥珠单抗，157 名患者停用。在继续使用曲妥珠单抗治疗的患者中，生存率显著延长（中位数 22.1 个月 vs 14.9 个月，HR=0.64，*P*=0.000 21）。

（六）曲妥珠单抗和新药

1. 拉帕替尼

拉帕替尼是一种小分子酪氨酸激酶抑制药，能够对 EGFR 和 HER2 进行双重受体抑制。它是一种 ATP 模拟物，在靶激酶的激活环上竞争性结合 ATP 结合裂缝，从而抑制两种激酶活性。拉帕替尼还具有能够结合和抑制 p95HER2 的优点，p95HER2 是 HER2 的截短型，缺少胞外结构域但具有比野生型 HER2 更高的激酶活性。因为曲妥珠单抗既不能结合也不能抑制 p95HER2，其耐药性可能至少部分地通过 p95HER2 在疾病进展中的表达来介导。

在单药Ⅰ/Ⅱ期临床研究中，经含曲妥珠单抗的多种方案治疗后出现疾病进展的 HER2 阳性患者，在使用拉帕替尼治疗后的客观缓解率为 4.3% ～ 7.8%[60]，其中大量患者在 4 个月（34% ～ 41%）、6 个月（18% ～ 21%）时病情稳定。

一项随机研究评估了 296 例 HER2 阳性曲妥珠单抗难治性转移性乳腺癌的女性患者[61]，予以拉帕替尼单独或与曲妥珠单抗联合治疗，以研究无化疗方案。拉帕替尼与曲妥珠单抗的联合用药组在 PFS（HR=0.73，95%CI 0.57 ～ 0.93，*P*=0.008）和临床获益率（联合用药组为 24.7%，单药组为 12.4%，*P*=0.01）方面要优于拉帕替尼单药组。观察到联合用药组的 OS 有改善的趋势（HR=0.75，95%CI 0.53 ～ 1.07，*P*=0.106）。总缓解率无差异（联合用药组为 10.3%，单药组为 6.9%，*P*=0.46）。最常见的不良事件是腹泻、皮疹、恶心和疲劳；联合用药组腹泻的出现率较高（*P*=0.03）。有症状和无症状心脏事件的发生率较低（联合用药组分别为 2% 和 3.4%，单药组分别为 0.7% 和 1.4%）。

EGF10151 是一项评估拉帕替尼联合卡培他滨与单用卡培他滨的Ⅲ期临床随机对照研究，该试验共纳入了 399 名经曲妥珠单抗治疗后出现疾病进展的 HER2 阳性晚期乳腺癌患者。最新分析显示，加入拉帕替尼可延长 TTP，HR 为 0.57（95%CI 0.43 ～ 0.77，$P < 0.001$），OS 有改善趋势（HR=0.78，95%CI 0.55 ～ 1.12，*P*=0.177），在首次疾病进展中中枢神经系统受累者较少（4 vs 13，*P*=0.045）[62]。

一项关于 242 例 HER2 阳性乳腺癌脑转移患者的拉帕替尼多中心Ⅱ期临床试验[63]表明，6% 的患者使用拉帕替尼后有客观缓解。在探索性分析中，21% 的患者的中枢神经系统病灶体积缩小≥ 20%。体积缩小与无进展生存期和神经系统体征、症状改善之间存在关联。在进入拉帕替尼联合卡培他滨治疗的 50 名可评估患者的延伸试验中，20% 的患者出现了中枢神经系统客观缓解，40% 的患者中枢神经系统病灶体积缩小≥ 20%。该研究证实拉帕替尼具有适度的中枢神经系统抗肿瘤活性，并且拉帕替尼和卡培他滨联合用药可以提升缓解率。

2. 帕妥珠单抗

在临床前模型中，帕妥珠单抗可抑制 HER2 过表达细胞系的生长，并且曲妥珠单抗和帕妥珠单抗的联合用药有着有效的协同作用。当单独使用曲妥珠单抗出现疾病进展后进行帕妥珠单抗治疗，也会发生肿瘤消退[64, 65]。

在Ⅱ期单臂临床试验中，66例HER2阳性转移性乳腺癌患者在曲妥珠单抗使用后出现疾病进展，继而使用曲妥珠单抗联合帕妥珠单抗治疗。曲妥珠单抗的负荷剂量为8mg/kg（静脉注射），维持剂量为6mg/kg，每3周1次；或以4mg/kg为负荷剂量，继而按2mg/kg的维持剂量，每周给药1次；帕妥珠单抗的负荷剂量为840mg，维持剂量为420mg，每3周1次。观察到客观缓解率为24.2%，临床受益率为50%，包括5例（7.6%）完全缓解，11例（16.7%）部分缓解和17例（25.8%）疾病稳定，持续6个月或更长时间[66]。

CLEOPATRA是一项多中心、随机、双盲Ⅲ期临床试验[67]，这项研究共入组808例HER2阳性转移性乳腺癌患者，这些患者在转移性后未接受过曲妥珠单抗治疗。这些患者随机接受多西紫杉醇和曲妥珠单抗联合帕妥珠单抗或安慰剂的治疗。只有11%的患者在辅助或新辅助治疗中使用过曲妥珠单抗，因此本研究主要是评估双重HER2单克隆抗体治疗在未接受过曲妥珠单抗治疗人群中的作用。安慰剂组中位PFS为12.4个月，帕妥珠单抗组为18.5个月（HR=0.62，95%CI 0.51～0.75，$P<0.0001$）。在对PFS进行独立评估时，对OS的中期分析提示帕妥珠单抗组趋势良好，但这并不重要。随访30个月后，结果显示含帕妥珠单抗组的OS统计学有显著改善，死亡风险降低34%（HR：0.66，95%CI 0.52～0.84，P=0.0008）。在中位随访50个月后，帕妥珠单抗组的OS依然保持着统计学的显著改善（HR=0.68，95%CI 0.56～0.84，P=0.0002）。对照组中位OS为40.8个月，帕妥珠单抗组为56.5个月，差异为15.7个月。CLEOPATRA试验的客观缓解率在对照组为69.3%，在帕妥珠单抗组为80.2%。缓解率的差异为10.8%（95%CI 4.2～17.5，P=0.001）。由于中期分析的OS没有到达主要终点时间，因此客观缓解率的统计学结果被认为是探索性的。对CLEOPATRA试验患者中中枢神经系统转移的发生率和发展时间的分析[68]表明，中枢神经系统作为疾病进展的第一部位的患者比例在对照组（406例中的51例，12.6%）和帕妥珠单抗组（402例中的55例，13.7%）并无明显差异。对照组中枢神经系统进展的中位时间为11.9个月，帕妥珠单抗组为15.0个月（HR=0.58，95%CI 0.39～0.85，P=0.0049）。发生CNS转移患者的中位OS，帕妥珠单抗组的趋势较好，对照组和帕妥珠单抗组分别为26.3个月和34.4个月（HR：0.66，95%CI 0.39～1.11）。此差异的时序检验没有统计学意义（P=0.1139），而Wilcoxon检验却有显著差异（P=0.0449）。2012年6月，食品和药品管理局批准帕妥珠单抗联合曲妥珠单抗和多西紫杉醇治疗未接受HER2靶向治疗或化疗的HER2阳性转移性乳腺癌患者。欧洲药品管理局于2013年3月批准。

几项关于帕妥珠单抗的研究正在进行中。PHEREXA（NCT01026142）将评估帕妥珠单抗，曲妥珠单抗联合卡培他滨改善452名转移癌乳腺癌患者的PFS。PERUSE（NCT01572038）将评估帕妥珠单抗，曲妥珠单抗和紫杉烷类化疗药在1438名HER2阳性患者的一线治疗中的疗效。PERTAIN（NCT01491737）是一项250名患者入组的Ⅱ期随机临床试验，研究了在ER阳性和HER2阳性转移性乳腺癌中帕妥珠单抗、曲妥珠单抗和芳香酶抑制药的联合用药。VELVET（NCT01565083）是一项正在开展的单臂Ⅱ期临床试验，主要评估帕妥珠单抗、曲妥珠单抗和长春瑞滨在一线转移性或局部晚期HER2阳性乳腺癌中的疗效。

3. Ado-Trastuzumab Emtansine（T-DM1）

T-DM1是一种抗体－药物偶联物，由DM1（一种美登素抗微管制剂），通过不可还原的硫醚键与曲妥珠单抗结合。T-DM1 特异性地向 HER2 表达细胞提供这种高效细胞毒性剂。一旦 T-DM1 与细胞表面的 HER2 结合，T-DM1-HER2 复合物被内化，抗体成分被蛋白水解酶降解，将 DM1 释放到细胞质中[69]。重要的是，T-DM1 保留了曲妥珠单抗的生物活性（即 HER2 信号传导阻滞和 ADCC 的诱导）[70]。

鉴于在Ⅰ期临床试验中观察到了预期的效果，数个Ⅱ期临床研究已经完成，给药剂量为 3.6mg/kg，每 3 周给药 1 次。在一项单臂验证试验中，招募了 112 名 HER2 阳性转移性乳腺癌患者，这些患者在 HER2 靶向治疗后出现了疾病进展[71]［近 2/3 的患者（66/112）之前接受了拉帕替尼治疗］，客观缓解率为 25.9%（95%CI 18.4% ～ 34.4%）。在先前由于疾病进展而停用曲妥珠单抗的 75 名患者中，21 名达到了客观缓解（总体缓解率 28.0%，95%CI 18.2% ～ 38.9%）。在先前接受拉帕替尼治疗的 66 例患者中，客观 RR 为 24.2%（95%CI 14.5% ～ 36.0%）。中位 PFS 为 4.6 个月（95%CI 3.9 ～ 8.6 个月）。

一项 T-DM1 的确认性Ⅱ期临床试验纳入了 110 名先前接受过化疗和包括拉帕替尼和曲妥珠单抗在内的两种抗 HER2 治疗的患者[72]，客观缓解率为 32.7%（95%CI 24.1% ～ 42.1%），中位 PFS 为 7.2 个月。

一项随机Ⅱ期临床试验纳入了 137 例患者，这些患者距离之前的辅助化疗超过半年时间，在出现转移病灶之后未接受化疗。该试验头对头比较 T-DM1 与曲妥珠单抗联合多西紫杉醇（HT）治疗 HER2 阳性局部晚期转移性乳腺癌[73]。67 名患者接受 T-DM1 治疗，70 名患者接受 HT 治疗。T-DM1 组的中位 PFS 为 14.2 个月，HT 组为 9.2 个月（HR 0.59，95%CI 0.36 ～ 0.97，P=0.035）。HT 组中有 3 例完全缓解，T-DM1 组中有 7 例完全缓解（P=0.453）。接受 T-DM1 治疗的患者，总体缓解率为 64.2%（95%CI 51.8% ～ 74.8%），而 HT 组为 58.0%（95%CI 45.5% ～ 69.2%）。尽管在报道时，只发生了 13 例死亡，但两组的 OS 相似。与 HT 组相比，T-DM1 组中观察到较少的 3/4 级不良事件（TDM-1 组和 HT 组分别为 46.4% 和 90.9%）。总体而言，与 HT 组（34.8%）相比，T-DM1 导致较少的治疗中断（7.2%）和较少的严重不良事件（20.3% vs 25.8%）。

Ⅲ期随机 EMILIA 临床试验明确证实了 T-DM1 对接受过曲妥珠单抗治疗的 HER2 阳性转移性乳腺癌患者的疗效[74]。先前用紫杉烷和曲妥珠单抗治疗的总共 991 名 HER2 阳性晚期乳腺癌的患者被随机分配接受 TDM-1 或拉帕替尼加卡培他滨联合治疗。与拉帕替尼和卡培他滨相比，T-DM1 的总体缓解率有显著改善（43.6% vs 30.8%，P ＜ 0.001）。T-DM1 的中位 PFS 为 9.6 个月，拉帕替尼和卡培他滨组为 6.4 个月（HR 0.65，95%CI 0.55 ～ 0.77，P ＜ 0.001），二次中期分析得到的中位 OS 分别为 30.9 个月和 25.1 个月（HR 0.68，95%CI 0.55 ～ 0.85，P ＜ 0.001）。与拉帕替尼和卡培他滨联合治疗组相比，T-DM1 的 3 级或更高不良事件的发生率更低，分别为 41% 和 57%。T-DM1 组中血小板减少和转氨酶升高较常见，而拉帕替尼和卡培他滨组中腹泻、恶心、呕吐、手掌 - 足底感觉障碍更为常见。基于这一开创性的结果，食品和药品管理局和欧洲药品管理局都已批准 T-DM1 用于曾接受紫杉烷和曲妥珠单抗治疗的 HER2 阳性转移性乳腺癌[75]。

TH3RESA[76] 是一项随机、开放的临床试验，共纳入 602 名患者，这些患者先前接受过 2 种或 2 种以上 HER2 靶向治疗（包括曲妥珠单抗和拉帕替尼及紫杉烷化疗）。其中 404 名患者接受 T-DM1 治疗，198 名患者接受内科医生常用化疗。T-DM1 组的中位 PFS 为 6.2 个月，而 TPC 组为 3.3 个月（分层 HR 0.528，95%CI 0.422 ～ 0.661，P ＜ 0.001）。中期 OS 数据也显示出 T-DM1 组的优势（HR 0.552，95%CI 0.369 ～ 0.826，P=0.0034）。与 TPC 组相比，T-DM1 治疗组发生 3 级或 3 级以不良事件的概率较低：分别为 32% 和 43%。3 级血小板减少症是唯一在 T–DM1 组更常见的不良事件，T–DM1 组为 5%，TPC 组为 2%。TPC 组的 3 级中性粒细胞减少、腹泻和发热性中性粒细胞减少症比 T–DM1 组更常见。

目前有几项正在进行的有关 T–DM1 的Ⅱ期和Ⅲ期临床研究。MARIANNE（NCT01120184）是一项三臂Ⅲ期临床研究，随机分配 1095 名患有进展性或复发性局部晚期或既往未治疗的 HER2 阳性转移性乳腺癌患者接受 T–DM1 加帕妥珠单抗（363 例患者），T–DM1 加安慰剂（367 例患者）或 HT（多西紫杉醇或紫杉醇，365 名患者）。在试验开始时，对照组代表了该患者群体的护理标准。中位随访 35 个月后[77]，两种含 T–DM1 的方案均显示非劣效 PFS，但不优于 HT。T–DM1 加帕妥珠单抗组中位 PFS 为 15.2 个月（HR 0.87，95%CI 0.69 ～ 1.08，P=0.14），仅 T–DM1 为 14.1 个月（HR 0.91，95%CI 0.73 ～ 1.13，P=0.31），HT 组为 13.7 个月。尚未得到总体生存数据。T–DM1 加帕妥珠单抗组，T–DM1 单药组和 HT 组的客观反应率分别为 64.2%、59.7% 和 67.9%。然而，T–DM1 单药组和 T–DM1 加帕妥珠单抗组的中位缓解时间分别为 21.2 个月（95%CI 15.8 ～ 29.3）和 20.7 个月（95%CI 14.8 ～ 25.0），HT 组为 12.5 个月（95%CI 10.5 ～ 16.6）。含有 T–DM1 的治疗组中 3/4 级中性粒细胞减少，发热性中性粒细胞减少和腹泻的发生率较低。T–DM1 的脱发率也显著降低。健康相关生活质量评分从基线开始下降 5 个点以上的中位时间分别为：T–DM1 单药组 7.7 个月，T–DM1 加帕妥珠单抗组为 9.0 个月，HT 组为 3.6 个月。

（七）HER2 阳性转移性乳腺癌的治疗（ASCO 2014 年指南）

1. 一线治疗

与单独化疗相比，HER2 靶向治疗与一线化疗联合应用可改善缓解率、PFS、TTP 和 OS。推荐的方案是曲妥珠单抗、帕妥珠单抗和紫杉烷的组合，主要基于 CLEOPATRA[64] 的结果。

对于基于曲妥珠单抗辅助治疗超过 12 个月出现疾病复发的患者，临床医生应遵循一线治疗建议，予以帕妥珠单抗 / 曲妥珠单抗 / 紫杉烷治疗。

对于基于曲妥珠单抗辅助治疗的 12 个月内发生疾病复发的患者，临床医生应遵循二线治疗建议，予以 T–DM1 治疗。

2. 二线治疗

如果患者的 HER2 阳性晚期乳腺癌在一线 HER2 靶向治疗期间或之后出现疾病进展，临床医生应建议 T–DMI 作为二线治疗，主要基于 EMILIA 的结果[74]。

3. 三线治疗及其他

如果 HER2 阳性晚期乳腺癌患者在接受二线治疗方案或更强的 HER2 靶向治疗期间或之后出现疾病进展，临床医生应该建议进一步的 HER2 靶向治疗。如果患者未接受 TDM–1 或帕妥珠单抗，临床医生应分别提供 TDM–1（EMILIA[74]）或帕妥珠单抗（非官方共识）。如果患者同时接受了 TDM–1 和帕妥珠单抗，则有以下选择：拉帕替尼和卡培他滨，以及化疗和曲妥珠单抗，拉帕替尼和曲妥珠单抗或激素治疗等组合（仅在 ER 阳性和 HER2 阳性患者中）。

三、辅助治疗中的曲妥珠单抗

（一）曲妥珠单抗辅助治疗临床试验：疗效结果

目前的临床指南明确指出，2015 年版的标准治疗建议应在诊断为Ⅰ～Ⅲ期 HER2 阳性乳腺癌患者的辅助化疗中或在辅助化疗后联合使用抗 HER2 单克隆抗体，曲妥珠单抗。4 个具有里程碑意义的随机临床试验，包括 NSABP B-31 和北方癌症治疗中心（North Central Cancer Treatment Group，NCCTG）N9831[78]、HERA[79] 和乳腺癌国际研究组（Breast Cancer International Research Group，BCIRG）006[80] 研究了辅助应用曲妥珠单抗的益处。在他们的初步分析中报道了中位随访 24 ～ 36 个月的结果。随着超过 13 000 名女性的入组，曲妥珠单抗 DFS 的受益范围在 0.48 ～ 0.67 之间（$P < 0.0001$），OS 的受益范围在 0.59 ～ 0.67 之间（P 为 0 ～ 0.015）。DFS 的绝对改善范围为 6% ～ 11%，OS 相应的绝对差异为 1% ～ 2.5%。

随着这些试验更长时间随访（HERA[79] 的 8 年中位随访以及 NSABP B-31 和 NCCTG N9831 的综合分析 [78]），DFS 和 OS 在统计学上和临床上仍在继续改善。尽管随着更多不良事件（包括复发和死亡）的发生，且随着时间的推移，受益程度似乎在略微减少，但目前总体生存率的绝对增益比早期分析时更大。不幸的是，在曲妥珠单抗治疗组中，复发随着时间的推移以相对恒定的速率持续发生，NSABP B-31 和 NCCTG N9831 的联合分析显示，10 年 DFS 约为 73.7% [78]（表 21-1，表 21-2）。

表 21-1 曲妥珠单抗辅助治疗的大型临床试验的初期报告

临床试验	赫赛汀疗程	中位 F/U	治疗组	患者数（例）	DFS 风险比（95% CI）	2 ～ 3 年 DFS（%）	OS 风险比（95% CI）	2 年 OS（%）
HERA [79]	1 年	24 个月	化疗	1698		77.4		95.1
			化疗→ H	1703	0.64（0.64 ～ 0.76）	85.8	0.66（0.47 ～ 0.91）	96
NSABP B-31 [78]	1 年	24 个月	AC → P	1679		75.4		91.7
NCCTG N9831			AC → P → H	1672	0.48（0.39 ～ 0.59）	87.1	0.67（0.48 ～ 0.93）	94.3
BCIRG 006 [80]	1 年	36 个月	AC → T	1073		81		N/A
			AC → TH	1074	0.61（0.46 ～ 0.76）	88	0.59（0.42 ～ 0.85）	N/A
			TcarboH	1075	0.67（0.54 ～ 0.83）	87	0.66（0.47 ～ 0.93）	N/A

DFS. 无病生存率；OS. 总生存率；H. 曲妥珠单抗；NSABP. 美国乳腺和肠道外科辅助治疗计划；A. 多柔比星；C. 环磷酰胺；P. 紫杉醇；NCCTG. 北方癌症治疗中心；BCIRG. 乳腺癌国际研究组；T. 多西紫杉醇；carbo. 卡铂

表 21-2 曲妥珠单抗辅助治疗的大型临床试验的长期随访报告

临床试验	中位 F/U	治疗组	DFS 风险比（95% CI）	DFS（%）	OS 风险比（95% CI）	OS（%）
HERA [79]	8 年	化疗		76		N/A
		化疗→ H	0.76（0.67 ～ 0.86）		0.76（0.65 ～ 0.88）	N/A
NSABP B-31 [78]	8.4 年	AC → P		62.2		75.2

（续表）

临床试验	中位 F/U	治疗组	DFS 风险比（95% CI）	DFS（%）	OS 风险比（95% CI）	OS（%）
NCCTG N9831		AC → P → H	0.60（0.53 ～ 0.68）	73.7	0.63（0.54 ～ 0.73）	84
BCIRG 006 [80]	5.5 年	AC → T		75		87
		AC → TH	0.64（0.53 ～ 0.78）	84	0.63（0.48 ～ 0.81）	92
		TcarboH	0.67（0.54 ～ 0.83）	81	0.77（0.60 ～ 0.99）	91

DFS. 无病生存率；OS. 总生存率；H. 曲妥珠单抗；NSABP. 美国乳腺和肠道外科辅助治疗计划；A. 多柔比星；C. 环磷酰胺；P. 紫杉醇；NCCTG. 北方癌症治疗中心；BCIRG. 乳腺癌国际研究组；T. 多西紫杉醇；carbo. 卡铂

（二）曲妥珠单抗辅助治疗临床试验：安全性结果

超敏反应是曲妥珠单抗最常见的不良反应，主要发生于首次输注。除了 B-31 和 N9831 中的 9 例间质性肺炎外 [78]，其他任何试验都没有出现意外的短期不良反应，这 9 例间质性肺炎仍未能明确是否与曲妥珠单抗有关系。心脏毒性仍然是曲妥珠单抗最重要的不良反应。在辅助试验中，心脏事件的定义、心脏监测的时间表、心脏终点的分析和随访时间都不同。

尽管如此，曲妥珠单抗的心脏事件发生率并不高，BCIRG 006 试验的初期报告为 0.4%[80]，B-31 [78] 试验为 4.1%。在所有研究的对照组中，心脏事件的发生率为 0 ～ 0.8%。随着随访时间的延长，心脏不良事件的累计发生率达到稳定，在完成曲妥珠单抗治疗后很少发生心脏事件。在 HERA[79] 研究的 8 年随访中，只有 4.1% 的患者出现 NYHA Ⅰ / Ⅱ级心功能不全，左心室射血分数比基线下降 10% 或更多。曲妥珠单抗继发的大多数心脏事件在性质上是可逆的。

（三）曲妥珠单抗辅助治疗的顺序和时间安排

在 4 项临床试验中，曲妥珠单抗起始治疗的时间差异很大。在 HERA[79] 中，曲妥珠单抗在手术后的中位时间延迟了 8 个月；在 B-31 和 N9831 [78] 组合中持续 4 个月，在 BCIRG 006 的铂类 – 紫杉烷组中延迟了 1 个月 [80]。在 NCCTG N9831 研究中，直接比较 C 组（合用）和 B 组（序贯），早期分析显示 DFS 的数值增加（84.4% vs 80.1%），联合用药组的收益更多，尽管没有统计学意义。两组之间的毒性也没有差异。尽管有这些结果，但为了方便和早期完成治疗，将曲妥珠单抗与紫杉烷联合使用总体上是有利的 [81]。

（四）曲妥珠单抗辅助治疗的持续时间

目前，标准治疗是 1 年的辅助曲妥珠单抗治疗。FinHer[82] 是一项纳入了 1010 名乳腺癌患者的Ⅲ期随机临床试验，其中 232 名患有 HER2 阳性肿瘤。在 HER2 阳性队列中，患者被随机分配到 9 周的曲妥珠单抗和 12 个月的曲妥珠单抗，并联合化疗。FinHer 试验中短期的曲妥珠单抗治疗产生了可比较的 HR 数据，3 年的 RFS（HR 0.42，95%CI 0.21 ～ 0.83，*P*=0.001）和 OS（HR 0.41，95%CI 0.16 ～ 1.08，*P*=0.07），尽管两者的置信区间都很宽。这可以部分地通过曲妥珠单抗与长春瑞滨或多西紫杉醇联用的协同作用，或 FEC 本身的有效作用来解释。此外，FEC 和曲妥珠单抗之间可能发生协同作用，因为曲妥珠单抗的长半衰期在最后一次给药后几周内仍可发挥作用 [83]。这组研究人员已于 2014 年 11 月成功完成

2168 名患者的招募，直接比较曲妥珠单抗治疗 9 ～ 52 周的 SOLD 试验（NCT00593697），结果拭目以待。

其他研究包括 PHARE[84] 和 PERSEPHONE（不再招募，等待试验结果），也比较了短期的曲妥珠单抗治疗（6 个月）与标准的 1 年治疗。PHARE 是一项开放的随机Ⅲ期临床试验，随机分配 1691 名患者接受 12 个月的曲妥珠单抗治疗，1693 名患者接受 6 个月的曲妥珠单抗治疗。中位随访 42.5 个月后，12 个月组中有 175 例无病生存事件，6 个月组中有 219 例无病生存事件。12 个月组的 2 年无病生存率为 93.8%（95%CI 92.6 ～ 94.9），6 个月组为 91.1%（95%CI 89.7 ～ 92.4），HR 为 1.28（95%CI 1.05 ～ 1.56，P=0.29）。128 例心脏事件（临床或基于左心室射血分数评估）中有 119 例（93%）在患者接受曲妥珠单抗治疗时发生。12 个月组中的心脏事件显著多于 6 个月组，分别为 5.7%（96/1690）、1.9%（32/1690）（$P < 0.0001$）。该研究未能达其非劣效性终点，无法显示 6 个月的曲妥珠单抗治疗不亚于 12 个月。

在 HERA 研究[79] 中，2 年与 1 年曲妥珠单抗治疗的比较涉及对 3105 名患者进行里程碑式的分析，这些患者在随机抽取到其中一个曲妥珠单抗组 12 个月后无病生存，并且计划观察至少 725 例无疾病生存事件。1 年组 1552 例无病生存 367 例，2 年组 1553 例无病生存 367 例（HR 0.99，95%CI 0.85 ～ 1.14，P=0.86）。1 年的曲妥珠单抗治疗组与观察组相比，无病生存的 HR 为 0.76（95%CI 0.67 ～ 0.86，$P < 0.0001$），OS 为 0.76（95%CI 0.65 ～ 0.88，P=0.0005），尽管观察组有 884 例（52%）患者转用曲妥珠单抗治疗。最新的 HERA 结果证实，与观察组相比，1 年曲妥珠单抗治疗组的 DFS 和 OS 显著获益，并且与 1 年的曲妥珠单抗组相比，2 年曲妥珠单抗治疗并没有产生额外获益[85]。

（五）避免同时使用蒽环类化疗药

BCIRG 006[80] 的建议很有意思，即非蒽环类方案与曲妥珠单抗联合使用可能足以治疗 HER2 阳性早期乳腺癌患者。该研究随机分配了 3222 名患有 HER2 阳性早期乳腺癌的女性接受阿霉素和环磷酰胺，序贯多西紫杉醇的方案治疗（AC-T），以及相同的治疗方案加上 52 周的曲妥珠单抗（AC-T 加曲妥珠单抗），或多西紫杉醇和卡铂再加 52 周曲妥珠单抗的方案（TCH）。中位随访 65 个月[86]，接受 AC-T 治疗的患者中 5 年无病生存率为 75%，接受 AC-T 加曲妥珠单抗治疗的患者为 84%，接受 TCH 治疗的患者为 81%。估计总生存率分别为 87%、92% 和 91%。在两种含曲妥珠单抗方案之间未发现疗效（无病生存率或总生存率）的显著差异，而两者均优于 AC-T。接受 AC-T 加曲妥珠单抗治疗组的充血性心力衰竭和心功能不全发生率显著高于 TCH 组（$P < 0.001$）。共报道 8 例急性白血病：接受蒽环类药物治疗组中有 7 例，TCH 组有 1 例是在该研究之外接受了蒽环类药物治疗。加入 1 年的曲妥珠单抗辅助治疗可显著改善 HER2 阳性乳腺癌患者的无病生存率和总生存率。作者认为，TCH 方案的风险 - 效益比要优于 AC-T 加曲妥珠单抗的方案，因为它具有相似的疗效，却有着较少的急性不良反应，以及较低的心脏毒性和白血病发生风险。

（六）HER2 阳性小肿瘤

在涉及 8000 多名患者[78-80] 的 4 个Ⅲ期随机临床试验中，曲妥珠单抗与化疗联合或在化疗后给药，使复发风险降低约 50%，OS 有所改善。然而，所有这些试验主要集中在Ⅱ期或Ⅲ期 HER2 阳性乳腺癌患者，无法指导分期为 $T_{1a \sim b}N_0$ 的 HER2 阳性乳腺癌患者的治疗。目前，对于患有Ⅰ期 HER2 阳性乳腺癌的患者，并没有标准的治疗方案推荐。

一些研究已经检验了未接受曲妥珠单抗或大多数接受过化疗的 HER2 阳性小肿瘤的乳腺癌患者的

疾病复发风险。最大的研究集中于 NCCN[87] 数据库中 520 名患有 HER2 阳性乳腺癌（≤ 1cm）的患者。$T_{1b}N_0$ ER 阴性肿瘤患者的 5 年 DFS 为 94%，$T_{1a}N_0$ ER 阴性肿瘤患者为 93%，$T_{1a\sim b}N_0$ ER 阳性疾病患者为 94% ～ 96%。来自 MD 安德森癌症中心 [88] 的一项研究表明，在 98 例 $T_{1a\sim b}N_0$ HER2 阳性肿瘤患者中，5 年无复发生存率为 77.1%，5 年无远处复发生存率 86.4%。在加拿大不列颠哥伦比亚省肿瘤登记处对 117 例肿瘤直径达 2cm 的淋巴结阴性的 HER2 阳性肿瘤进行研究 [89] 发现，激素受体阳性患者 10 年无复发生存率为 77.5%，而受体阴性患者为 68.3%。虽然这些研究的复发率不同，但这一比例为 5% ～ 30%，肿瘤直径达 1cm 的患者远处复发率高达 20%。这些研究一致表明，ER 阴性组的复发风险（至少在前 5 年）要高于 ER 阳性组。

尽管 I 期的 HER2 阳性肿瘤患者从辅助治疗中的获益要小于具有较大病灶或淋巴结阳性的患者，但数据表明它们仍然保持着较低的复发风险，因此，对这些较小肿瘤的辅助治疗应积极考虑曲妥珠单抗。

在一项无对照的单组、多中心、研究者发起的紫杉醇和曲妥珠单抗的辅助治疗的研究 [90] 中，406 名早期 HER2 阳性乳腺癌患者（肿瘤≤ 3cm），每周接受紫杉醇和曲妥珠单抗治疗 12 周，随后接受 9 个月的赫赛汀单药治疗。中位随访期为 4 年，3 年的 DFS 为 98.7%（95%CI 97.6 ～ 99.8）。共有 13 名患者（3.2%，95%CI 1.7 ～ 5.4）出现至少有一次 3 级神经病变，2 名患者出现症状性充血性心力衰竭（0.5%，95%CI 0.1 ～ 1.8），两者停用曲妥珠单抗后左心室射血分数恢复正常。共有 13 名患者的射血分数无症状显著下降（3.2%，95%CI 1.7 ～ 5.4），但其中 11 名患者在短暂中断后能够恢复曲妥珠单抗治疗。

（七）曲妥珠单抗和（或）其他靶向治疗

1. 拉帕替尼

ALTTO［拉帕替尼和（或）曲妥珠单抗最优化辅助治疗］临床试验 [91] 是一项四臂随机辅助研究，比较曲妥珠单抗治疗 12 个月（T），拉帕替尼治疗 12 个月（L），曲妥珠单抗治疗 12 周，序贯拉帕替尼治疗 34 周（T → L），曲妥珠单抗和拉帕替尼联合用药治疗 12 个月（TL）。随机分配了 8381 名患者，其中 40% 淋巴结阴性，57% 激素受体阳性。尽管该研究设计的统计量为 850 例 DFS 事件，但该研究按照协议规定进行了 4.5 年（中位数）的随访，只有 555 例 DFS 事件。在第一次疗效中期分析中，L 与 T 的对比跨越了无效线，因此，L 组交叉了持续 12 个月的曲妥珠单抗疗程。在 2014 年 ASCO 年会上报告该试验主要终点的有效性时，T、T → L 和 TL 组的 4 年 DFS 分别为 86%、87% 和 88%。对比 TL 组和 T 组的 HR 为 0.84（95%CI 0.70 ～ 1.02，$P \leq 0.048$），并不显著，因为统计显著性需要 $P \leq 0.025$。激素受体状态和抗 HER2 治疗方案的交互作用不显著。然而，在数字上，抗 HER2 治疗的序贯给药组有一些差异（T vs T → L 4 年 DFS 分别为 83% 和 86%），而联合用药组则没有差异（T vs TL 4 年 DFS 分别为 90% 和 90%）。拉帕替尼也与较高的不良事件发生率相关，随后拉帕替尼治疗组中只有 60% ～ 78% 的患者接受至少 85% 的预期剂量强度的拉帕替尼治疗 12 个月。

TEACH（Tykerb® 化疗后评估）是一项安慰剂对照、多中心、随机Ⅲ期临床试验，评估了 12 个月拉帕替尼与安慰剂相比，HER2 阳性早期乳腺癌的即时或延迟治疗效果 [92]。该试验共招募了 3161 名妇女，3147 名妇女被分配到拉帕替尼组（n=1571）或安慰剂组（n=1576）。在拉帕替尼组中位随访 47.4 个月（0.4 ～ 60.0 个月）和安慰剂组 48.3 个月（0.7 ～ 61.3 个月）后，拉帕替尼组发生 210 例（13%）无病生存事件，而安慰剂组为 264 例（17%）（HR 0.83，95%CI 0.70 ～ 1.00，P=0.053）。HER2 状态的中心回顾显示，只有 2490 例（79%）的患者为 HER2 阳性。在拉帕替尼组中，1230 名 HER2 阳性患者中有 157 名（13%）为无病生存事件，安慰剂组中 1260 名 HER2 阳性患者中有 208 名（17%）为无病生存事件（HR 0.82，95%CI 0.67 ～ 1.00，P=0.04）。

接受拉帕替尼治疗的 1573 例患者中有 99 例（6%）发生严重不良事件，服用安慰剂的 1574 例患者中有 77 例（5%）发生严重不良事件，3 ～ 4 级腹泻［发生率较高，分别 6%（97 例）、＜ 1%（9 例）］、皮疹［5%（72 例）vs ＜ 1%（3 例）］和肝胆疾病［2%（36 例）vs ＜ 1%（1 例）］。在意向治疗人群中进行分析时，本研究未显示各组之间无病生存率的任何显著差异。

2. 帕妥珠单抗

APHINITY（NCT0135887- 帕妥珠单抗和赫赛汀在乳腺癌的初始辅助治疗）是一项大型辅助研究，将 4800 名Ⅰ～Ⅲ期 HER2 阳性乳腺癌患者随机分配至标准化疗组（非蒽环类或蒽环类）与帕妥珠单抗 / 曲妥珠单抗同时使用，或曲妥珠单抗与标准化疗同时使用。在两组中，在化疗后继续使用 HER2 靶向疗法用满 1 年。招聘工作已经完成，等待结果。实际上，如果这些结果是阳性的，那么在辅助治疗中向化疗 / 曲妥珠单抗中加入帕妥珠单抗可能会成为标准的治疗方法。

3. Neratinib

Neratinib 一种是可口服的，不可逆的 HER2 受体酪氨酸激酶抑制药，具有潜在的抗肿瘤活性。Neratinib 不可逆地结合 HER2 受体，通过靶向作用受体 ATP 结合域的半胱氨酸残基来减少细胞内的自磷酸化。用该试剂处理细胞导致下游信号转导事件和细胞周期调节途径的抑制，阻止细胞分裂周期的 G_1 ～ S（Gap 1/DNA 合成）相变，并最终减少细胞增殖。Neratinib 还抑制 EGFR 激酶和 EGFR 依赖性细胞的增殖 [93]。

ExteNET 是一个双盲Ⅲ期临床试验，在 2821 例早期 HER2 阳性（局部确诊）经曲妥珠单抗辅助治疗的乳腺癌患者中，用 Neratinib（口服 240mg，每天 1 次）与安慰剂对照，主要终点是 iDFS。在 24 个月 [94]，与安慰剂组的 91.6% 相比，接受格列替尼的患者 iDFS 率为 93.9%（HR 0.67，95%CI 0.50 ～ 0.91，P=0.009）。安慰剂组远处复发 73 例（5.1%），Neratinib 组 52 例（3.7%）。观察到激素受体阳性疾病患者使用 Neratinib 治疗获得更大的获益，Neratinib 组的 iDFS 率为 95.4%，安慰剂组为 91.2%（P=0.001）。激素受体阴性的患者无显著性差异（92% vs 92.2%）。腹泻是格列替尼最常见的不良反应，39.9% 的患者发生 3/4 级腹泻，而接受安慰剂的患者为 1.6%。在将格列替尼视为新的标准治疗之前，仍然需要总生存的数据，并且哪些人群将从该治疗中获益的问题仍然存在。

4. 贝伐单抗

在 HER2 阳性乳腺癌中，临床前模型已证实 HER2 扩增与 VEGF 基因表达增加相关 [95]。VEGF 受体家族在血管生成中发挥重要作用，因此在肿瘤转移扩散中也起着重要作用 [96]。以 VEGF 为靶点的主要药物是贝伐单抗，这是一种针对 VEGF 的人源化单克隆抗体，可以减少肿瘤血管生成 [97] 和肿瘤间质液压，从而更好地将大的治疗分子输送到实体肿瘤中。

在大型随机Ⅲ期 BETH 试验中，在辅助化疗加入贝伐单抗（avastin）并未改善 HER2 阳性乳腺癌高危患者的无侵袭性疾病生存率或总生存率 [98]。BETH 在两个队列中招募了 3509 名患有 HER2 阳性淋巴结阳性或高风险淋巴结阴性乳腺癌的女性患者。队列 1 包括随机分配接受非蒽环类方案 TCH（多西紫杉醇、卡铂和曲妥珠单抗）或 TCH 加贝伐单抗的 3231 名患者。在队列 2 中，278 名患者被随机分配到含有蒽环类药物的 T-FEC-H 方案（多西紫杉醇、氟尿嘧啶、表柔比星、环磷酰胺、加曲妥珠单抗），一组加入贝伐单抗，另一组不加贝伐单抗。

中位随访 38 个月，队列 1 中的无侵袭性疾病生存率在 TCH 组（有和没有贝伐单抗）中为 92%，在队列 2 中，含贝伐单抗组为 91%，不含贝伐单抗组为 89%。蒽环类和非蒽环类药物之间的差异无统计学意义。

四、HER2 阳性新辅助治疗方案

（一）曲妥珠单抗新辅助治疗

目前新辅助化疗的标准临床应用可分为两类患者：局部晚期乳腺癌和原发性可手术乳腺癌。新辅助化疗用于局部晚期乳腺癌的明确目的是将原本不能手术状态转换为可手术状态。在原发性可手术乳腺癌中，新辅助化疗有可能降低肿瘤的分期，从而使一部分原本需要做乳房全切的患者有机会选择保乳手术。新辅助治疗还有一些其他优点，包括能够研究新的药物，使用替代终点来获得结果；获得肿瘤组织用于药效学评估、了解其生物学特征和发现预测生物标志物；早期开始全身治疗，以及药敏检测。关于 pCR 状态与 DFS、EFS 和 OS 等远期临床结局之间的相关性，仍存在争论。多项研究已多次证明，对于获得 pCR 的患者队列，尤其是那些在乳房和淋巴结中获得 pCR 的患者，其预后良好。最近，食品和药品管理局（CTNeoBC Meta 分析）对 11 955 名接受术前化疗的患者进行了 12 项大型临床试验的联合分析，这些试验均具有 pCR 的可用数据，且至少有 3 年的 EFS 和 OS 随访数据[99]。该分析表明，三阴性乳腺癌和用曲妥珠单抗治疗的 HER2 阳性 /ER 阴性乳腺癌中，pCR 与临床结局之间的关联最强。德国乳腺组织也进行了类似的分析，其中 7 项临床试验共招募 6366 名患者[100]，结果与 CTNeoBC Meta 分析的结果相似（表 21-3）。

研究曲妥珠单抗新辅助治疗在局部晚期乳腺癌中益处的里程碑式的临床试验是 NOAH 试验[101]。NOAH 随机选择 228 名 HER2 阳性患者接受新辅助治疗方案，包括阿霉素、紫杉醇、环磷酰胺、甲氨蝶呤和氟尿嘧啶，同时使用或不使用曲妥珠单抗（贯穿整个化疗方案）。这是迄今为止对真正的局部晚期和炎性乳癌人群进行的最大的随机试验。曲妥珠单抗治疗组的乳腺和淋巴结 pCR 率明显高于对照组（总 pCR ：38% vs 19%，$P \leqslant 0.001$），最终转化为改善的 3 年无事件生存率（71% vs 56%，HR 0.59，95%CI 0.38 ～ 0.90）。虽然 NOAH 化疗方案的应用在当时看来并不常规，但新辅助曲妥珠单抗联合化疗同时使用的概念由此而生。

表 21-3　双重 HER2 靶向治疗的新辅助试验

临床试验	患者数（例）	治疗组	pCR（乳腺和结节，%）	P	3 年 EFS（%）
GeparQuinto	309	ECH → TH	31.3	＜ 0.05	N/A
	311	ECL →	21.7		N/A
NeoALTTO	149	H → HP	27.6		76
	154	L → LP	20	0.13	78
	152	HL → HLP	46.9	0.001	84

（续表）

临床试验	患者数（例）	治疗组	pCR（乳腺和结节，%）	*P*	3 年 EFS（%）
CHER-LOB	36	HP → FECH	25		N/A
	39	LP → FECL	26.3		N/A
	46	HLP → FECHL	46.7		N/A
NSABP B-41	177	AC → HP	52.5（breast）		N/A
	171	AC → LP	53.2（breast）	0.9852	N/A
	171	AC → HLP	62.0（breast）	0.095	N/A
CALGB 40601	120	HP	40（breast）		N/A
	67	LP	32（breast）		N/A
	118	HLP	51（breast）	0.11	N/A
NeoSphere	107	TH	29.0（breast）		N/A
	107	PerHT	45.8（breast）	0.0141	N/A
	107	PerH	24.0（breast）		N/A
	96	PerT	16.8（breast）		N/A
Tryphena	73	PerHFEC → PerTH	61.6（breast）		N/A
	75	FEC → PerTH	57.3（breast）		N/A
	77	TcarboHPer	66.2（breast）		N/A

pCR. 病理完全缓解；EFS. 无事件生存率；E. 表柔比星；C. 环磷酰胺；H. 曲妥珠单抗；T. 多西他赛；L. 拉帕替尼；P. 紫杉醇；F. 5-氟尿嘧啶；NSABP. 美国乳腺和肠道外科辅助治疗计划；A. 多柔比星；CALGB. 癌症和白血病研究组 B；Per. 帕妥珠单抗；carbo. 卡铂

（二）基于拉帕替尼新辅助治疗方案

GeparQuinto 研究[102] 比较了 615 例 HER2 阳性疾病患者使用曲妥珠单抗（负荷剂量 8mg/kg，然后每 3 周 6mg/kg，术前化疗同期进行）和拉帕替尼（1250mg/d 连续 12 周）联合表柔比星（90mg/m^2）和环磷酰胺（600mg/m^2）4 个周期，序贯使用 4 个周期多西紫杉醇（100mg/m^2）。在曲妥珠单抗组中观察到明显更高的 pCR（乳房和淋巴结）（30.3% vs 22.7%，OR 0.68，95%CI 0.47 ～ 0.97，$P \leqslant 0.04$）。此外，在这项研究中，近 1/3 接受拉帕替尼治疗的患者需要降低剂量，促使修订方案将拉帕替尼的剂量减少到 1000mg/m^2。规模较小的 CHER-LOB 研究[103] 使用每周紫杉醇（80mg/m^2）方案进行为期 12 周的化疗，然后是 3 周的氟尿嘧啶、表柔比星、环磷酰胺（FEC；分别为 500/75/500mg/m^2）与曲妥珠单抗（负荷剂量 4mg/kg，然后每周 2mg/kg）或拉帕替尼（1250mg/d）联合。本研究还检测了曲妥珠单抗 - 拉帕替尼联合的疗效（拉帕替尼的剂量调整为 750mg/d）。与单独的曲妥珠单抗或拉帕替尼相比，双重 HER2 靶向治疗显著改善 pCR（乳房和淋巴结）。pCR 率分别为 46%（90%CI 34.4% ～ 58.9%），25%（90%CI 13.1% ～ 36.9%）和 26.3%（90%CI 14.5% ～ 38.1%）。在 GeparQuinto 试验中发现，拉帕替尼引起的胃肠道毒性是一个显著的不良事件。即使在修订方案后，单药组的剂量从 1500mg/d 减少到 1250mg/d，联合用药组的剂量从 1000mg/d 减少到 750mg/d，在接受拉帕替尼治疗的患者中，仍有超过 50% 的人出现了 1 级或以上的腹泻。新辅助拉帕替尼和（或）曲妥珠单抗治疗的优化临床试验（NeoALTTO）[104] 是一项三臂试验，旨在比较单药与 HER2 双靶向治疗的疗效，单药组曲妥珠单抗负荷剂量 4mg/kg，然后每周 2mg/kg，拉帕替尼 1500mg/d，联合用药组（曲妥珠单抗标准剂量和拉帕替尼每天 1000mg），与每周紫杉醇化疗（80mg/m^2）同时使用。本试验计划在引入紫杉醇之前单独进行 6 周的靶向治疗，然后再进行 12 周的治疗。HER2 双靶向治疗组的总 pCR（乳腺和淋巴结）达到 46.8%，而曲妥珠单抗单药组为 27.6%（$P \leqslant 0.0007$）。曲妥珠单抗单药组和拉帕替尼单药组之间的 pCR 率没有显著的统计学差异（27.6% vs 20%，$P \leqslant 0.13$）。NSABP B-41 研究 [105] 随机选择 529 例 HER2 阳性患者，每 3 周接受阿霉素（60mg/m^2）和环磷酰胺（600mg/m^2）化疗，共 4 个周期，序贯紫杉醇（80mg/m^2）每周方案共 12 周，同时使用曲妥珠单抗（负荷剂量 4mg/kg，然后每周 2mg/kg），或拉帕替尼（1250mg/d）或每周曲妥珠单抗联合拉帕替尼（750mg/d）。HER2 双靶向治疗组中 62% 的患者达到 pCR，而曲妥珠单抗组为 52.5%（$P \leqslant 0.095$）。曲妥珠单抗和拉帕替尼单药组之间没有显著差异（52.5% vs 53.2%，$P \leqslant 0.990$）。癌症和白血病组 B40601 在 2013 年 ASCO 年会上发表了一项新辅助Ⅲ期临床试验，每周使用紫杉醇（T）和曲妥珠单抗（H）治疗 HER2 阳性乳腺癌，一组加入拉帕替尼（L），一组不加 [106]。本试验随机选取 305 例患者，其中 2/3 为临床Ⅱ期疾病。THL 组的乳腺 pCR 率为 51%（42% ～ 60%）；TH 组为 40%（32% ～ 49%），TL 组为 32%（22% ～ 44%）。THL 联合用药组与曲妥珠单抗和紫杉醇的标准组无显著差异（$P \leqslant 0.11$）。

（三）基于帕妥珠单抗的新辅助治疗方案

在 NeoSphere 临床试验中 [107]，417 名 HER2 阳性原发性可手术乳腺癌 / 局部晚期乳腺癌妇女被随机分配接收 4 个周期的新辅助曲妥珠单抗（8mg/kg 负荷剂量，然后每 3 周 6mg/kg），多西他赛（75mg/m^2 升级到 100mg/m^2）和帕妥珠单抗（负荷剂量 840mg，然后每 3 周 420mg），或曲妥珠单抗 + 多西他赛，或帕妥珠单抗加曲妥珠单抗，或帕妥珠单抗 + 多西他赛。HER2 双靶向联合多西他赛诱导 pCR（乳腺）的比例为 45.8%（95%CI 36.1 ～ 55.7），而曲妥珠单抗加多西他赛的比例为 29%（95%CI 20.6 ～ 38.5，$P \leqslant 0.0141$）。术后，所有患者均接受 3 个周期的 FEC 和 1 年的曲妥珠单抗。在没有化疗的情况下，接受帕妥珠单抗和多西他赛治疗的妇女中有 24.0% 达到 pCR，仅接受 HER2 双靶向治疗的妇女中有 16.8% 达到 pCR。NeoSphere 尚未报道短期或长期的临床结果（EFS 和 OS）。

TRYPHENA[108] 是一项以心脏安全为主要终点的Ⅱ期临床试验。所有 225 名参与者都接受了以曲妥珠单抗和帕妥珠单抗为靶点的 HER2 双靶向治疗。三个研究组被随机分配至 500mg/m^2 氟尿嘧啶、100mg/m^2 表柔比星、500mg/m^2 环磷酰胺（FEC100）3 个周期，随后多西他赛（75mg/m^2）与曲妥珠单抗和帕妥珠单抗联合应用，或在 3 个周期 FEC 后使用多西他赛分别联合曲妥珠单抗和帕妥珠单抗，或多西他赛、卡铂、曲妥珠单抗和帕妥珠单抗联合使用 6 个周期。在本试验中，pCR（乳腺）是次要终点，其发生率介于 57.3% ～ 66.2% 之间，与其他研究发表的结果一致。帕妥珠单抗的加入限制了将这些结果外推到其他研究和标准临床实践中。2013 年 9 月，美国食品和药品管理局批准帕妥珠单抗联合曲妥珠单抗和化疗作为 HER2 阳性局部晚期、炎症乳癌或早期疾病（肿瘤大小＜ 2cm 或淋巴结阳性）患者的新辅助治疗方案。

（四）基于 Neratinib 的新辅助治疗方案

作为 I-SPY 2 项目的一部分，Neratinib 以新辅助治疗的方式进行了研究，并且在一组患者中进行了为期 1 年的曲妥珠单抗辅助治疗的安慰剂对照试验。在 I-SPY 2 试验中，Neratinib 与 HER2 阳性和 HER2 阴性队列中的每周紫杉醇（80mg/m^2，12 周）联合用药[109]。所有患者随后接受阿霉素（60mg/m^2）和环磷酰胺（600mg/m^2）连续 4 个周期化疗，不加 Neratinib 或曲妥珠单抗，然后进行手术。在 HER2 阳性队列中，Neratinib 加紫杉醇组的 pCR 率为 39%，而曲妥珠单抗加紫杉醇组的 pCR 率为 23%。无论 HER2 阳性队列中的激素受体状态如何，pCR 的改善程度都相似。在 HER2 阴性组中未观察到 pCR 率的显著差异。然而，在 Neratinib 组中观察到显著的 2 ～ 3 级腹泻，导致 65% 的 Neratinib 病例剂量减少 / 维持（而对照组为 15%）。

五、其他探索性抗 HER2 阻断策略

曲妥珠单抗抗 HER2 治疗的主要耐药机制包括冗余、激活和逃逸。HER 受体层中的冗余指的是，尽管由于冗余配体和受体的存在而部分受到抑制，但该通路仍能继续发出信号。另一方面，再激活是指在受体层或受体层下游激活信号通路的能力，如激活 HER 或下游突变，或下游通路缺失负调控机制。逃逸指其他途径，这些途径可能在耐药时存在或获得，但当 HER2 不受抑制时通常不会驱动癌细胞[110, 111]。

目前已经提出了关于 HER 靶向治疗的内源和获得性耐药性的多种途径和机制，包括各种受体和细胞酪氨酸激酶（例如 MET、IGFR-1、c-SRC 和 EphA2）[112-114]、黏蛋白[115]、细胞周期和凋亡调节因子[116-118]和肿瘤微环境的各种元素和宿主免疫系统[119-121]。

结论

HER2 是一种冗余、强大的信号通路，通过了解介导 HER2 耐药的机制已经开辟了新的治疗途径，从而显著改善了患者的预后。已经探索了抗 HER2 治疗的不同组合，下一个挑战是寻找预测性的生物标志物针对不同患者予以不同的抗 HER2 联合治疗方案以及不同的治疗周期。HER2 阳性乳腺癌的治疗已经取得了长足的进展，曲妥珠单抗使 HER2 阳性亚型从预后最差的亚型转变为远期预后最好的亚型。随着 HER2 耐药机制的进一步阐明，进展仍在继续。

推荐阅读

[1] Slamon DJ, Clark GM, Wong SG, et al. Human breast cancer: correlation of relapse and survival with amplification of the HER-2/neu oncogene. Science. 1987;235:177–82.
[2] Slamon DJ, Godolphin W, Jones LA, et al. Studies of the HER-2/neu proto-oncogene in human breast and ovarian cancer. Science. 1989;244:707–12.
[3] Yarden Y. The EGFR family and its ligands in human cancer: signalling mechanisms and therapeutic opportunities. Eur J Cancer. 2001;37(Suppl 4):S3–8.
[4] Schechter AL, Stern DF, Vaidyanathan L, et al. The neu oncogene: an erb-B-related gene encoding a 185,000-M, tumour antigen. Nature. 1984;312:513–6.
[5] King CR, Kraus MH, Aaronsen SA. Amplification of a novel v-erb-related gene in a human mammary carcinoma. Science. 1985;229:974–6.
[6] Depowski P, Mulford D, Minot P, et al. Comparative analysis of HER-2/neu protein overexpression in breast cancer using paraffin-embedded tissue and cytologic

specimens. Mod Pathol. 2002;15:70A.
[7] Joensuu H, Isola J, Lundin M, et al. Amplification of erbB2 and erbB2 expression are superior to estrogen receptor status as risk factors for distant recurrence in $pT_1N_0M_0$ breast cancer: a nationwide population-based study. Clin Cancer Res. 2003;9:923–30.
[8] Press MF, Bernstein PA, Thomas LF, et al. HER-2/neu gene amplification characterized by fluorescence in situ hybridization: poor prognosis in node-negative breast carcinomas. J Clin Oncol. 1997;15:2894–904.
[9] Muss HB, Thor AD, Berry DA, et al. c-erbB-2 expression and response to adjuvant therapy in women with node-positive early breast cancer. New Engl J Med. 1994;330:1260–6.
[10] Paik S, Bryant J, Park C, et al. erbB-2 and response to doxorubicin in patients with axillary lymph node-positive, hormone receptor-negative breast cancer. J Natl Cancer Inst. 1998;90:1361–70.
[11] Thor AD, Berry DA, Budman DR, et al. erbB-2, p53, and efficacy of adjuvant therapy in lymph node-positive breast cancer. J Natl Cancer Inst. 1998;90:1346–60.
[12] Mendelsohn J, Baselga J. Status of epidermal growth factor receptor antagonists in the biology and treatment of cancer. J Clin Oncol. 2003;21:2787–99.
[13] Franklin MC, Carey KD, Vajdos FF, et al. Insights into ErbB signalling from the structure of the ErbB2-pertuzumab complex. Cancer Cell. 2004;5:317–28.
[14] Erickson HK, Park PU, Widdison WC, et al. Antibody-maytansinoid conjugates are activated in targeted cancer cells by lysosomal degradation and linker-dependent intracellular processing. Cancer Res. 2006;66:4426–33.
[15] Wolff AC, Hammond ME, Hicks DG, et al. Recommendations for human epidermal growth factor receptor 2 testing in breast cancer: American Society of Clinical Oncology/College of American Pathologists clinical practice guideline update. J Clin Oncol. 2013;31(31):3997–4013.
[16] Cobleigh MA, Vogel CL, Tripathy D, et al. Multinational study of the efficacy and safety of humanized anti-HER2 monoclonal antibody in women who have HER2-overexpressing metastatic breast cancer that has progressed after chemotherapy for metastatic disease. J Clin Oncol. 1999;17(9):2639–48.
[17] Baselga J, Carbonell X, Castaneda-Soto NJ, et al. Phase II study of efficacy, safety, and pharmacokinetics of trastuzumab monotherapy administered on a 3-weekly schedule. J Clin Oncol. 2005;23(10):2162–71.
[18] Vogel CL, Cobleigh MA, Tripathy D, et al. Efficacy and safety of trastuzumab as a single agent in first-line treatment of HER2-overexpressing metastatic breast cancer. J Clin Oncol. 2002;20(3):719–26.
[19] Pegram MD, Konecny GE, O'Callaghan C, et al. Rational combinations of trastuzumab with chemotherapeutic drugs used in the treatment of breast cancer. J Natl Cancer Inst. 2004;96(10):739–49.
[20] Slamon DJ, Leyland-Jones B, Shak S, et al. Use of chemotherapy plus a monoclonal antibody against HER2 for metastatic breast cancer that overexpresses HER2. N Engl J Med. 2001;344(11):783–92.
[21] Seidman AD, Fornier MN, Esteva FJ, et al. Weekly trastuzumab and paclitaxel therapy for metastatic breast cancer with analysis of efficacy by HER2 immunophenotype and gene amplification. J Clin Oncol. 2001;19(10):2587–95.
[22] Marty M, Cognetti F, Maraninchi D, et al. Randomized phase II trial of the efficacy and safety of trastuzumab combined with docetaxel in patients with human epidermal growth factor receptor 2-positive metastatic breast cancer administered as first-line treatment: the M77001 study group. J Clin Oncol. 2005;23(19):4265–74.
[23] Hamberg P1, Bos MM, Braun HJ et al. Randomized phase II study comparing efficacy and safety of combination-therapy trastuzumab and docetaxel vs. sequential therapy of trastuzumab followed by docetaxel alone at progression as first-line chemotherapy in patients with HER2+ metastatic breast cancer: HERTAX trial. Clin Breast Cancer. 2011;11(2):103–13.
[24] Pegram MD, Konecny GE, O'Callaghan C, et al. Rational combinations of trastuzumab with chemotherapeutic drugs used in the treatment of breast cancer. J Natl Cancer Inst. 2004;96(10):739–49.
[25] Pegram MD, Finn RS, Arzoo K, et al. The effect of HER-2/neu overexpression on chemotherapeutic drug sensitivity in human breast and ovarian cancer cells. Oncogene. 1997;15(5):537–47.
[26] Robert N, Leyland-Jones B, Asmar L, et al. Randomized phase III study of trastuzumab, paclitaxel, and carboplatin compared with trastuzumab and paclitaxel in women with HER-2-overexpressing metastatic breast cancer. J Clin Oncol. 2006;24(18):2786–92.
[27] Valero V1, Forbes J, Pegram MD, et al. Multicenter phase III randomized trial comparing docetaxel and trastuzumab with docetaxel, carboplatin, and trastuzumab as first-line chemotherapy for patients with HER2-gene-amplified metastatic breast cancer (BCIRG 007 study): two highly active therapeutic regimens BCIRG 007. J Clin Oncol. 2011;10;29(2):149–56.
[28] Burstein HJ, Harris LN, Marcom PK, et al. Trastuzumab and vinorelbine as first-line therapy for HER2-overexpressing meta-static breast cancer: multicenter phase II trial with clinical outcomes, analysis of serum tumor markers as predictive factors, and cardiac surveillance algorithm. J Clin Oncol. 2003;21(15):2889–95.
[29] Jahanzeb M, Mortimer JE, Yunus F, et al. Phase II trial of weekly vinorelbine and trastuzumab as first-line therapy in patients with HER2(+) metastatic breast cancer. Oncologist. 2002;7(5):410–7.
[30] Burstein HJ, Kuter I, Campos SM, et al. Clinical activity of trastuzumab and vinorelbine in women with HER2-overexpressing metastatic breast cancer. J Clin Oncol. 2001;19(10):2722–30.
[31] Chan A, Martin M, Untch M, et al. Vinorelbine plus trastuzumab combination as first-line therapy for HER 2-positive metastatic breast cancer patients: an international phase II trial. Br J Cancer. 2006;95(7):788–93.
[32] Fujimoto-Ouchi K, Sekiguchi F, Tanaka Y. Antitumor activity of combinations of anti-HER-2 antibody trastuzumab and oral fluoropyrimidines capecitabine/5′-dFUrd in human breast cancer models. Cancer Chemother Pharmacol. 2002;49:211–6.
[33] Schaller G, Fuchs I, Gonsch T, et al. Phase II study of capecitabine plus trastuzumab in human epidermal growth factor receptor 2 overexpressing metastatic breast cancer pretreated with anthracyclines or taxanes. J Clin Oncol. 2007;25(22):3246–50.
[34] Xu L, Song S, Zhu J, et al. Results of a phase II trial of Herceptin® plus Xeloda® in patients with previously untreated HER2-positive metastatic breast cancer. Breast

Cancer Res Treat. 2004;88(suppl 1):S128.
[35] O'Shaughnessy JA, Vukelja S, Marsland T, et al. Phase II study of trastuzumab plus gemcitabine in chemotherapy-pretreated patients with metastatic breast cancer. Clin Breast Cancer. 2004;5(2):142–7.
[36] Jordan MA, Kamath K, Manna T, et al. The primary antimitotic mechanism of action of the synthetic halichondrin E7389 is suppression of microtubule growth. Mol Cancer Ther. 2005;4:1086–95.
[37] Wilks S, Puhalla S, O'Shaughnessy J, et al. Phase 2, multicenter, single-arm study of eribulin mesylate with trastuzumab as first-line therapy for locally recurrent or metastatic HER2-positive breast cancer. Clin Breast Cancer. 2014;14(6):405–12.
[38] https://clinicaltrials.gov/ct2/show/NCT01912963.
[39] Wardley A, Antón-Torres A, Pivot X, et al. Trastuzumab plus docetaxel with or without capecitabine in patients with HER2-positive advanced/metastatic breast cancer: first efficacy results from the Phase II MO16419 (CHAT) study. Breast Cancer Res and Treat. 2006;100:abstract 2063.
[40] Perez EA, Suman VJ, Rowland KM, et al. Two concurrent phase II trials of paclitaxel/carboplatin/trastuzumab (weekly or every-3-week schedule) as first-line therapy in women with HER2-overexpressing metastatic breast cancer: NCCTG study 983252. Clin Breast Cancer. 2005;6(5):425–32.
[41] Polyzos A, Mavroudis D, Boukovinas J, et al. A multicenter phase II study of docetaxel, gemcitabine and trastuzumab administration as first-line treatment in patients with advanced breast cancer (ABC) overexpressing HER-2. J Clin Oncol (2004 ASCO Annual Meeting Proceedings, Post-Meeting Edition). 2004;22(No 14S):728 (July 15 Supplement).
[42] Fountzilas G, Christodoulou C, Tsavdaridis D, et al. Paclitaxel and gemcitabine, as first-line chemotherapy, combined with trastuzumab in patients with advanced breast cancer: a phase II study conducted by the Hellenic Cooperative Oncology Group (HeCOG). Cancer Invest. 2004;22(5):655–62.
[43] Venturini M, Bighin C, Monfardini S, et al. Multicenter phase II study of trastuzumab in combination with epirubicin and docetaxel as first-line treatment for HER2-overexpressing metastatic breast cancer. Breast Cancer Res Treat. 2006;95(1):45–53.
[44] Yardley DA, Greco FA, Porter LL, et al. First line treatment with weekly docetaxel, vinorelbine, and trastuzumab in HER2 over-expressing metastatic breast cancer (HER2+ MBC): A Minnie Pearl Cancer Research Network phase II trial. J Clin Oncol (ASCO Annual Meeting Proceedings, Post-Meeting Edition). 2004;22(No 14S):643 (July 15 Supplement).
[45] Arpino G, Green SJ, Allred DC, et al. HER-2 amplification, HER-1 expression, and tamoxifen response in estrogen receptor-positive metastatic breast cancer: a southwest oncology group study. Clin Cancer Res. 2004;10(17):5670–6.
[46] Fornier MN, Seidman AD, Panageas KS, et al. Correlation of ER/PR [immunohistochemistry (IHC)] status to HER2 status by IHC and gene amplification (GA) [fluorescent in-situ hybridization (FISH)], and response rate (RR) for weekly (W) trastuzumab (H) and paclitaxel (T) in metastatic breast cancer (MBC) patients (pts). Proc Am Soc Clin Oncol. 2002;21:56a.
[47] Pinto AE, Andre S, Pereira T, et al. C-erbB-2 oncoprotein overexpression identifies a subgroup of estrogen receptor positive (ER+) breast cancer patients with poor prognosis. Ann Oncol. 2001;12:525–33.
[48] Lipton A, Ali SM, Leitzel K, et al. Elevated serum Her-2/neu level predicts decreased response to hormone therapy in metastatic breast cancer. J Clin Oncol. 2002;20:1467–72.
[49] Benz CC, Scott GK, Sarup JC, et al. Estrogen-dependent, tamoxifen-resistant tumorigenic growth of MCF-7 cells transfected with HER2/neu. Breast Cancer Res Treat. 1993;24:85–95.
[50] Mackey JR, Kaufman B, Clemens M, et al. Trastuzumab prolongs progression-free survival in hormone-dependent and HER2-positive metastatic breast cancer. Breast Cancer Res and Treat. 2006;100:abstract 3.
[51] Ellis MJ, Coop A, Singh B, et al. Letrozole is more effective neoadjuvant endocrine therapy than tamoxifen for ErbB-1-and/or ErbB-2-positive, estrogen receptor-positive primary breast cancer: evidence from a phase III randomized trial. J Clin Oncol. 2001;19:3808–16.
[52] Marcom PK, Isaacs C, Harris L, et al. The combination of letrozole and trastuzumab as first or second-line biological therapy produces durable responses in a subset of HER2 positive and ER positive advanced breast cancers. Breast Cancer Res Treat. 2007;102(1):43–9.
[53] Kaufman B1, Mackey JR, Clemens MR, et al. Trastuzumab plus anastrozole versus anastrozole alone for the treatment of postmenopausal women with human epidermal growth factor receptor 2-positive, hormone receptor-positive metastatic breast cancer: results from the randomized phase III TAnDEM study. J Clin Oncol. 2009;27(33):5529–37.
[54] Tripathy D, Slamon DJ, Cobleigh M. Safety of treatment of metastatic breast cancer with trastuzumab beyond disease progression. J Clin Oncol. 2004;22(6):1063–70.
[55] Fountzilas G, Razis E, Tsavdaridis D, et al. Continuation of trastuzumab beyond disease progression is feasible and safe in patients with metastatic breast cancer: a retrospective analysis of 80 cases by the hellenic cooperative oncology group. Clin Breast Cancer. 2003;4(2):120–5.
[56] Gelmon KA, Mackey J, Verma S. Use of trastuzumab beyond disease progression: observations from a retrospective review of case histories. Clin Breast Cancer. 2004;52–8: discussion 59–62.
[57] Von Minckwitz G, Vogel P, Schmidt M, et al. Trastuzumab treatment beyond progression in patients with HER2 positive metastatic breast cancer—the TBP study (GBG 26/ BIG 3-05). In: San Antonio breast cancer symposium, San Antonio, 13th–16th Dec 2007; abstract 4056.
[58] Petrelli F, Barni S. A pooled analysis of 2618 patients treated with trastuzumab beyond progression for advanced breast cancer. Clin Breast Cancer. 2013;13(2):81–7.
[59] Jackisch C, Welslau M, Schoenegg W, et al. Impact of trastuzumab treatment beyond disease progression for advanced/metastatic breast cancer on survival—results from a prospective, observational study in Germany. Breast. 2014;23(5):603–8.
[60] Howard A, Burris HA III. Dual kinase inhibition in the treatment of breast cancer: initial experience with the EGFR/ErbB-2 inhibitor lapatinib. Oncologist. 2004;9(suppl 3):10–5.
[61] Blackwell KL1, Burstein HJ, Storniolo AM, et al. Randomized study of lapatinib alone or in combination with trastuzumab in women with ErbB2-positive, trastuzumab-refractory metastatic breast cancer. J Clin Oncol. 2010;28(7):1124–30.

[62] Cameron D1, Casey M, Press M, et al. A phase III randomized comparison of lapatinib plus capecitabine versus capecitabine alone in women with advanced breast cancer that has progressed on trastuzumab: updated efficacy and biomarker analyses. Breast Cancer Res Treat. 2008;112(3):533–43.
[63] Lin NU1, Diéras V, Paul D, et al. Multicenter phase II study of lapatinib in patients with brain metastases from HER2-positive breast cancer. Clin Cancer Res. 2009;15(4):1452–9.
[64] Scheuer W, Friess T, Burtscher H, et al. Strongly enhanced antitumor activity of trastuzumab and pertuzumab combination treatment on HER2-positive human xenograft tumor models. Cancer Res. 2009;69:9330–6.
[65] Nahta R, Hung MC, Esteva FJ. The HER-2-targeting antibodies trastuzumab and pertuzumab synergistically inhibit the survival of breast cancer cells. Cancer Res. 2004;64:2343–6.
[66] Baselga J, Gelmon KA, Verma S, et al. Phase II trial of pertuzumab and trastuzumab in patients with human epidermal growth factor receptor 2-positive metastatic breast cancer that progressed during prior trastuzumab therapy. J Clin Oncol. 2010;28:1138–44.
[67] Swain SM, Kim SB, Cortés J, et al. Pertuzumab, trastuzumab, and docetaxel for HER2-positive metastatic breast cancer (CLEOPATRA study): overall survival results from a randomised, double-blind, placebo-controlled, phase 3 study. Lancet Oncol. 2013;14(6):461–71.
[68] Swain SM, Baselga J, Miles D, et al. Incidence of central nervous system metastases in patients with HER2-positive metastatic breast cancer treated with pertuzumab, trastuzumab, and docetaxel: results from the randomized phase III study CLEOPATRA. Ann Oncol. 2014;25(6):1116–21.
[69] Erickson HK, Park PU, Widdison WC, et al. Antibody-maytansinoid conjugates are activated in targeted cancer cells by lysosomal degradation and linker-dependent intracellular processing. Cancer Res. 2006;66:4426–33.
[70] Lewis Phillips GD, Li G, Dugger DL, et al. Targeting HER2-positive breast cancer with trastuzumab-DM1, an antibody-cytotoxic drug conjugate. Cancer Res. 2008;68:9280–90.
[71] Burris HA 3rd, Rugo HS, Vukelja SJ, et al. Phase II study of the antibody drug conjugate trastuzumab-DM1 for the treatment of human epidermal growth factor receptor 2 (HER2)-positive breast cancer after prior HER2-directed therapy. J Clin Oncol. 2011;29:398–405.
[72] Krop IE, LoRusso P, Miller KD, et al. A phase II study of trastuzumab emtansine in patients with human epidermal growth factor receptor 2-positive metastatic breast cancer who were previously treated with trastuzumab, lapatinib, an anthracycline, a taxane, and capecitabine. J Clin Oncol. 2012;30:3234–41.
[73] Hurvitz SA, Dirix L, Kocsis J, et al. Phase II randomized study of trastuzumab emtansine versus trastuzumab plus docetaxel in patients with human epidermal growth factor receptor 2-positive metastatic breast cancer. J Clin Oncol. 2013;31:1157–63.
[74] Verma S, Miles D, Gianni L, et al. Trastuzumab emtansine for HER2-positive advanced breast cancer. N Engl J Med. 2012;367:1783–91.
[75] Amiri-Kordestani L, Blumenthal GM, Xu QC, et al. FDA approval: ado-trastuzumab emtansine for the treatment of patients with HER2-positive metastatic breast cancer. Clin Cancer Res. 2014;20:4436–41.
[76] Krop IE, Kim SB, González-Martín A, et al. Trastuzumab emtansine versus treatment of physician's choice for pretreated HER2-positive advanced breast cancer (TH3RESA): a randomised, open-label, phase 3 trial. Lancet Oncol. 2014; 15:689–99.
[77] Paul Anthony Ellis, Carlos H. Barrios, Wolfgang Eiermann et al. Phase III, randomized study of trastuzumab emtansine (T-DM1) ± pertuzumab (P) vs trastuzumab + taxane (HT) for first-line treatment of HER2-positive MBC: primary results from the MARIANNE study. J Clin Oncol. 2015;33(suppl; abstr 507).
[78] Romond EH, Perez EA, Bryant J, et al. Trastuzumab plus adjuvant chemotherapy for operable HER2-positive breast cancer. N Engl J Med. 2005;353:1673–84.
[79] Slamon D, Eiermann W, Robert N, et al. Adjuvant trastuzumab in HER-2 positive breast cancer. N Engl J Med. 2011;365:1273–83.
[80] Slamon D, Eiermann W, Robert N, et al. Adjuvant trastuzumab in HER-2 positive breast cancer. N Engl J Med. 2011;365:1273–83.
[81] Perez EA, Suman VJ, Davidson NE, et al. Sequential versus concurrent trastuzumab in adjuvant chemotherapy for breast cancer. J Clin Oncol. 2011;29:4491–7.
[82] Joensuu H, Kellokumpu-Lehtinen PL, Bono P, et al. Adjuvant docetaxel or vinorelbine with or without trastuzumab for breast cancer. N Engl J Med. 2006;354:809–0.
[83] Leyland-Jones B, Gelmon K, Ayoub JP, et al. Pharmacokinetics, safety, and efficacy of trastuzumab administered every three weeks in combination with paclitaxel. J Clin Oncol. 2003;21:3965–71.
[84] Pivot X, Romeiu G, Debled M, et al. 6 months versus 12 months of adjuvant trastuzumab for patients with HER-2 positive early breast cancer (PHARE): a randomised phase 3 trial. Lancet Oncol. 2013;14:741–8.
[85] Goldhirsch A, Gelber RD, Piccart-Gebhart MJ, et al. 2 year versus 1 year of adjuvant trastuzumab for HER2 positive breast cancer (HERA): an open label randomised controlled trial. Lancet. 2013;382:1021–8.
[86] Slamon D, Eiermann W, Robert N, et al. Adjuvant trastuzumab in HER2-positive breast cancer. N Engl J Med. 2011;365(14):1273–83.
[87] Vas-Luis I, Ottesen RA, Hughes ME, et al. Outcomes by tumor subtype and treatment pattern in women with small node negative breast cancer: a multi-institutional study. J Clin Oncol. 2014;32:2142–50.
[88] Gonzalez-Angulo AM, Litton JK, Broglio KR, et al. High risk of recurrence for patients with breast cancer who have human epidermal growth factor receptor 2-positive, node-negative tumors 1 cm or smaller. J Clin Oncol. 2009;27:5700–6.
[89] Chia S, Norris B, Speers C, et al. Human epidermal growth factor receptor 2 overexpression as a prognostic factor in a large tissue microarray series of node-negative breast cancers. J Clin Oncol. 2008;26:5697–704.
[90] Tolaney SM, Barry WT, Dang CT, et al. Adjuvant paclitaxel and trastuzumab for node negative HER2 positive breast cancer. N Engl J Med. 2015;372:134–41.
[91] Piccart-Gebhart M, Holmes AP, Baselga J, et al. First results from the phase III ALTTO trial (BIG 02-06; NCCTG 063D) comparing one year of anti-HER2 therapy with lapatinib alone (L), trastuzumab alone (T), their sequence (T then L) or their combination (L & T) in the adjuvant treatment of HER2-positive early breast cancer (EBC). 50th ASCO Annual Meeting. June 2014. Chicago, IL; 2014.

[92] Goss PE, Smith IE, O'Shaughnessy J, et al. Adjuvant lapatinib for women with early-stage HER2-positive breast cancer: a randomised, controlled, phase 3 trial. Lancet Oncol. 2013;14(1):88–96.
[93] http://www.cancer.gov/publications/dictionaries/cancer-drug? CdrID=453548.
[94] Chan A, Delaloge S, Holmes FA, et al. Neratinib after adjuvant chemotherapy and trastuzumab in HER2-positive early breast cancer: Primary analysis at 2 years of a phase 3, randomized, placebo-controlled trial (ExteNET). J Clin Oncol. 2015;33:(suppl; abstr 508).
[95] Petit AM, Rak J, Hung MC, et al. Neutralizing antibodies against epidermal growth factor and ErbB-2/neu receptor tyrosine kinases down-regulate vascular endothelial growth factor production by tumor cells in vitro and in vivo: angiogenic implications for signal transduction therapy of solid tumors. Am J Pathol. 1997;151:1523–30.
[96] Folkman J. Angiogenesis in cancer, vascular, rheumatoid and other disease. Nat Med. 1995;1:27–31.
[97] Kim KJ, Li B, Winer J, et al. Inhibition of vascular endothelial growth factor-induced angiogenesis suppresses tumour growth in vivo. Nature. 1993;362:841–4.
[98] Slamon DL, Swain SM, Buyse M, et al. Primary results from BETH, a phase 3 controlled study of adjuvant chemotherapy and trastuzumab ± bevacizumab in patients with HER2-positive, node-positive, or high-risk node-negative breast cancer. In: 2013 San Antonio breast cancer symposium. Abstract S1-03. Presented 11 Dec 2014.
[99] Cortazar P, Zhang L, Untch M, et al. Pathological complete response and long term clinical benefit in breast cancer: the CTNEOBC pooled analysis. Lancet. 2014;384:164–72.
[100] Von Minchwitz G, Untch M, Blohmer JU, et al. Definition and impact of pathologic complete response on prognosis after neoadjuvant chemotherapy in various intrinsic breast cancer subtypes. J Clin Oncol. 2012;30:1796–804.
[101] Gianni L, Eiermann W, Semiglazov V, et al. Neoadjuvant chemotherapy with trastuzumab followed by adjuvant trastuzumab versus neoadjuvant chemotherapy alone, in patients with HER2-positive locally advanced breast cancer (the NOAH trial): a randomised controlled superiority trial with a parallel HER2-negative cohort. Lancet. 2010;375:377–84.
[102] Untch M, Loibl S, Bischoff J, et al. Lapatinib versus trastuzumab in combination with neoadjuvant anthracycline-taxane-based chemotherapy (GeparQuinto, GBG 44): a randomised phase 3 trial. Lancet Oncol. 2012;13:135–44.
[103] Guarneri V, Frassoldati A, Bottini A, et al. Preoperative chemotherapy plus trastuzumab, lapatinib, or both in human epidermal growth factor receptor 2-positive operable breast cancer: results of the randomized phase II CHER-LOB study. J Clin Oncol. 2012;30:1989–95.
[104] Baselga J, Bradbury I, Eidtmann H, et al. Lapatinib with trastuzumab for HER2-positive early breast cancer (NeoALTTO): a randomised, open label, multicentre, phase 3 trial. Lancet. 2012;379:633–40.
[105] Robidoux A, Tang G, Rastogi P, et al. Lapatinib as a component of neo- adjuvant therapy for HER2+ operable breast cancer: NSABP protocol B-41: an open label, randomised phase 3 trial. Lancet Oncol. 2013;14:1183–92.
[106] Carey LA, Berry DA, Ollila D, et al. Clinical and translational results of CALGB 40601: a neoadjuvant phase III trial of weekly paclitaxel and trastuzumab with or without lapatinib for HER2-positive breast cancer. J Clin Oncol. 2013;31: (suppl; abstr 500).
[107] Gianni L, Pienkowski T, Im YH, et al. Efficacy and safety of neoadjuvant pertuzumab and trastuzumab in women with locally advanced, inflammatory, or early HER2-positive breast cancer (NeoSphere): a randomised multicentre, open-label, phase 2 trial. Lancet Oncol. 2012;13:25–32.
[108] Schneeweiss A, Chia S, Hickish T, et al. Pertuzumab plus trastuzumab in combination with standard neoadjuvant anthracycline-containing and anthracycline-free chemotherapy regimens in patients with HER2- positive early breast cancer: a randomized phase II cardiac safety study (TRYPHAENA). Ann Oncol. 2013;24:2278–84.
[109] Park JW, Liu MC, Yee D, et al. Neratinib plus standard neoadjuvant therapy for high risk breast cancer: efficacy results from the I-SPY 2 trial. 105th AACR annual meeting 2014, April 2014. San Diego, CA; 2014.
[110] Rimawi MF, Schiff R, Osborne CK. Targeting HER2 for the treatment of breast cancer. Annu Rev Med. 2015;66: 111–28.
[111] Rexer BN, Arteaga CL. Intrinsic and acquired resistance to HER2-targeted therapies in HER2 gene-amplified breast cancer: mechanisms and clinical implications. Crit Rev Oncog. 2012;17:1–16.
[112] Lu Y, Zi X, Pollak M. Molecular mechanisms underlying IGF-I-induced attenuation of the growth-inhibitory activity of trastuzumab (Herceptin) on SKBR3 breast cancer cells. Int J Cancer. 2004;108:334–41.
[113] Nahta R, Yuan LX, Zhang B, et al. Insulin-like growth factor-I receptor/human epidermal growth factor receptor 2 heterodimerization contributes to trastuzumab resistance of breast cancer cells. Cancer Res. 2005;65:11118–28.
[114] Maroun CR, Rowlands T. The Met receptor tyrosine kinase: a key player in oncogenesis and drug resistance. Pharmacol Ther. 2014;142:316–38.
[115] Chen AC, Migliaccio I, Rimawi M, et al. Upregulation of mucin4 in ER-positive/HER2-overexpressing breast cancer xenografts with acquired resistance to endocrine and HER2-targeted therapies. Breast Cancer Res Treat. 2012;134:583–93.
[116] Nahta R, Takahashi T, Ueno NT, et al. P27(kip1) down-regulation is associated with trastuzumab resistance in breast cancer cells. Cancer Res. 2004;64:3981–6.
[117] Giuliano M, Wang YC, Gutierrez C, et al. Parallel upregulation of Bcl2 and estrogen receptor (ER) expression in HER2+ breast cancer patients treated with neoadjuvant lapatinib. Cancer Res. 2012;72:24s (suppl; abstr S5-8).
[118] Xia W, Bacus S, Hegde P, et al. A model of acquired autoresistance to a potent ErbB2 tyrosine kinase inhibitor and a therapeutic strategy to prevent its onset in breast cancer. Proc Natl Acad Sci USA. 2006;103:7795–800.
[119] Clynes RA, Towers TL, Presta LG, et al. Inhibitory Fc receptors modulate in vivo cytotoxicity against tumor targets. Nat Med. 2000;6:443–6.
[120] Beano A, Signorino E, Evangelista A, et al. Correlation between NK function and response to trastuzumab in metastatic breast cancer patients. J Transl Med. 2008;6:25.
[121] Varchetta S, Gibelli N, Oliviero B, et al. Elements related to heterogeneity of antibody-dependent cell cytotoxicity in patients under trastuzumab therapy for primary operable breast cancer overexpressing Her2. Cancer Res. 2007;67:11991–9.

第 22 章 炎性乳腺癌和局部晚期乳腺癌 Inflammatory and Locally Advanced Breast Cancer

Tamer M. Fouad，Gabriel N. Hortobagyi，Naoto T. Ueno　著
张守鹏　阮胜男　译

局部晚期乳腺癌包括具有不同预后的各种乳腺肿瘤，从被忽视的缓慢生长肿瘤到侵袭性炎性乳腺癌。这些肿瘤由于其高复发率和随后的死亡而对临床医生一直具有挑战性。然而，通过包括术前全身治疗、手术和放疗在内的多学科方法，这些患者的预后有所改善。一般而言，肿瘤直径大于 5.0cm 的患者，肿瘤侵犯皮肤或胸壁的患者，或患者有固定的腋窝转移淋巴结，或腋窝淋巴结转移或任何锁骨上，锁骨下或内乳淋巴结转移的患者被定义为局部晚期乳腺癌。这包括Ⅱ B 期疾病（T_3N_0）和Ⅲ A 期至Ⅲ C 期疾病的患者。局部晚期乳腺癌的独特亚型侵袭性炎性乳腺癌是一种快速进展的疾病，其特征在于皮肤的水肿和红斑。

本章回顾了这些恶性肿瘤的流行病学、分期、诊断、预后因素、分子标志物和治疗方法。侵袭性炎性乳腺癌虽然包含在局部晚期乳腺癌的定义中，但由于其独特的临床表现和侵袭行为，将进行单独讲解。

一、流行病学

自乳腺钼靶筛查计划建立以来，诊断为局部晚期乳腺癌的患者比例显著下降。在参加常规乳腺钼靶筛查计划的女性中，不到 5% 患有Ⅲ期疾病 [1]。然而，全国（指美国）和世界范围内的比率仍然较高，这可能是因为许多来自美国和其他国家不被提供筛查服务的妇女无法获得初筛；因此，在美国诊断为乳腺癌的女性中局部晚期乳腺癌占 8% ～ 10%，而医疗资源有限的国家则接近 60%[2-4]。就年龄分布而言，相对于2003—2013 年期间在美国诊断为患有乳腺癌的所有患者，诊断为Ⅲ期的患者构成以下比例，22% 的患者为 29 岁或更小，15% 为 30—39 岁，10% 为 40—49 岁，10% 为 50—59 岁，8% 为 60—69 岁，7% 为 70—79 岁，20% 为 80 岁或以上，数据来源于美国外科医师学会国家癌症数据库 [4]。同一数据表明，患有Ⅲ期乳腺癌的患者的 5 年相对存活率为 54%，10 年相对存活率为 36%[4]。然而，局部晚期乳腺癌包括不同的肿瘤，其结果有很大变化，不仅取决于解剖阶段和生物肿瘤亚型，而且还受社会经济和种族特征的影响。

侵袭性炎性乳腺癌是一种罕见、独特的局部晚期乳腺癌流行病学形式。SEER 数据库的 Hance 等[5]的一份报道回顾了 1988—2000 年间诊断出的 180 224 例组织学证实的浸润性乳腺癌患者。在数据库中，侵袭性炎性乳腺癌约占所有乳腺癌病例的 2%。侵袭性炎性乳腺癌诊断时的平均年龄为 58.8 岁，这些患者比非侵袭性炎性乳腺癌、局部晚期乳腺癌患者年轻，患者平均年龄为 66.2 岁($P < 0.001$)。有趣的是，在侵袭性炎性乳腺癌女性中，非洲裔美国人的诊断年龄中位数比白人女性年轻。

在此期间，分析还显示白人女性侵袭性炎性乳腺癌发病率增加约 25%（每 100 000 名女性年 2.0 ～ 2.5 例）和黑人女性 19%（每 100 000 名女性年 2.6 ～ 3.1 例）[6]。在美国的不同州以及其他不同国家也观察到侵袭性炎性乳腺癌发病率的差异，分别占突尼斯和埃及所有乳腺癌约 6% 和 10%[7-9]。由于侵袭性炎性乳腺癌的罕见性，已经解决侵袭性炎性乳腺癌病因学的流行病学研究很少，主要是回顾性的。月经初潮年龄、绝经状态、吸烟和饮酒等因素并未与侵袭性炎性乳腺癌一致[6, 10]。在 Chang 等的一项小型回顾性研究中[10]，与非侵袭性炎性乳腺癌患者相比，高体重指数（BMI > 26.65kg/m^2）与侵袭性炎性乳腺癌风险增加相关（优势比> 2.40，95%CI 1.05 ～ 5.73）。研究侵袭性炎性乳腺癌患者临床结果的临床和流行病学研究一致表明，与局部晚期乳腺癌和非 T_4 乳腺癌相比，侵袭性炎性乳腺癌的结果更差[11-13]。在 Hance 等的 SEER 研究中[5]，侵袭性炎性乳腺癌占所有乳腺癌特异性死亡的 7%，中位生存期为 2.9 年，而局部晚期乳腺癌患者为 6.4 年。Anderson 等[14]显示，所有患有雌激素受体 ER 阳性或 ER 阴性肿瘤的乳腺癌患者的 5 年生存率分别为 91%（95%CI 90.8% ～ 91.2%）和 77%（95%CI 76.6% ～ 77.5%），与侵袭性炎性乳腺癌患者相比，其相应的存活率分别为 ER 阳性的 48.5%（95%CI 45.2% ～ 52.1%）和 ER 阴性的 25.3%（95%CI 22.1% ～ 28.5%）。

二、诊断与分期

像任何乳腺癌一样，可以通过乳腺钼靶检测局部晚期乳腺癌，但大多数病例很容易触及甚至可见，因为其中一些病例肿瘤被诊断前长时间地被忽视了。然而，一些局部晚期乳腺癌可以在没有显性肿块的情况下出现，需要诊断性乳腺 X 线摄影和超声检查评估，并且有时需要 MRI。空芯针穿刺活检是组织学诊断的首选方法，很少需要肿块切除活检，也可以通过细针抽吸确定诊断。虽然这种方式无法区分侵袭性和非侵袭性肿瘤，但它提供了有关肿瘤等级、雌激素、黄体酮和 HER2/ 神经受体状态的信息，以及其他标志物，如 p53 和 Ki-67。当通过超声引导时，细针抽吸还可用于确认淋巴结转移的存在。一旦确诊为浸润性癌，患者应进行完整的分期评估以确定疾病的程度。完整的体格检查补充了基线生化特征和肿瘤标志物。双侧乳腺钼靶对于排除同一或对侧乳房中的临床隐匿性病变至关重要。超声检查可用于测量肿瘤大小，但对于评估是否涉及腋窝、锁骨上或锁骨下淋巴结更为重要。MRI 主要用于确定患者的局部疾病程度，乳腺钼靶和超声检查均未提供明确的二维测量。此外，在进行新辅助治疗之前，在乳腺钼靶或超声引导下用钛夹或其他不透射线材料标记确切的肿瘤部位至关重要，特别是考虑到新方案改善的临床和病理完全缓解率。对于保乳手术的候选患者以及瘤床的准确病理评估，该程序是必需的[15]。一旦确定了局部受累程度，患者就应该对全身性疾病进行评估。通常获得胸部 X 线片，放射性核素骨扫描和腹部 CT 以排除远处转移。如果身体检查或症状表明需要进行这些检查，则进行其他检查，例如胸部、骨盆或大脑的 CT 扫描，以及身体 MRI。PET 越来越多地被用于局部晚期乳腺癌患者的初始分期，并确定其他器官中孤立性肿块的潜在恶性[16, 17]。侵袭性炎性乳腺癌的诊断是临床的。与通常无痛性肿块的其他形式的浸润性乳腺癌不同，侵袭性炎性乳腺癌具有多种临床表现，使得诊断有些困难。1956 年，Haagensen[18] 认识到了这个问题并建立了一套仍在使用的临床诊断标准。侵袭性炎性乳腺癌的临床特征包括疼痛、触痛、迅速扩大的乳房，以及乳房皮肤的水肿和红斑。通常情况下，乳房肿块是不可触及的。与侵袭性炎性乳腺癌相关的其他变化包括乳房橘皮样改变（橙样皮肤）外观[19]，其代表皮肤水肿继发的毛囊凹陷的夸张外观。随着疾病的进展，乳头的扁平化、结痂和收缩也会发生[20]。不幸的是，与侵袭性炎性乳腺癌相关的大多数临床特征是非特异性的，导致大量病例最初被诊断为乳腺炎或乳房脓肿。这导致进一步检查的延迟，以及侵袭性炎性乳腺癌的特征性的快速进展，相当多的侵袭性炎性乳腺癌患者被诊断时即为晚期。多项报告显示同侧腋窝和锁骨上淋巴结受累的频率很高，与非侵袭性炎性乳腺癌相比，多达 1/3 的患者在诊断时也表现出远处转移[5, 11, 13]。图 22-1 显示了侵袭性炎性乳腺癌的不同临床表现。侵袭性炎性乳腺癌的病理特征是皮肤淋巴管侵犯的存在，虽然这经常与临床发现相关，但并非总是如此，因此它不被认为是侵袭性炎性乳腺癌的特异性，但有助于确认临床诊断。来自 AJCC 的 TNM 系统将侵袭性炎性乳腺癌指定为 T_{4d} 肿瘤，其分期为Ⅲ B、Ⅲ C 或Ⅳ，取决于分期检查[21]。

与局部晚期乳腺癌一样，浸润性乳腺癌的组织学诊断可通过空芯针活检或细针抽吸进行，但强烈建议另外两次皮肤穿刺活检。基线评估与任何局部晚期乳腺癌建议相同，不幸的是，侵袭性炎性乳腺癌发展到高级阶段而不一定形成可触知的肿块，这种生长模式渗透到鞘中而不是形成肿块，这解释了为什么许多侵袭性炎性乳腺癌难以用传统的乳房 X 线成像。然而，正在研究新的成像技术用于该疾病的诊断和随访。在 MDAnderson 癌症中心的 80 名患者研究中，MRI 是检测侵袭性炎性乳腺癌患者原发性乳腺实质病变的最准确的成像技术。超声检查有助于诊断区域性淋巴结病。PET/CT 提供了关于远处转移的额外信息[22]。图 22-2 显示了通过 MRI 和 PET 扫描成像的侵袭性炎性乳腺癌的情况。

三、管理

局部晚期乳腺癌和侵袭性炎性乳腺癌应由多学科团队来治疗，包括所有感兴趣的专家（放射科医师、病理学家、肿瘤内科医生、外科医生和放射肿瘤学家）应共同查体和回顾检查资料，并在实施治疗前共同确定最佳治疗类型和顺序。

四、系统治疗

（一）新辅助化疗

术前全身治疗（化疗、HER2 定向治疗或激素治疗）是有利的，因为它具有体内评估肿瘤反应和减少原发肿瘤和区域淋巴疾病的程度的潜力，使保乳成为一种选择。应根据具体情况仔细考虑选择合适的术前治疗。

1. 术前蒽环类和紫杉类化疗

目前用于治疗局部晚期乳腺癌和侵袭性炎性乳腺癌的标准新辅助治疗方案包括蒽环类和紫杉

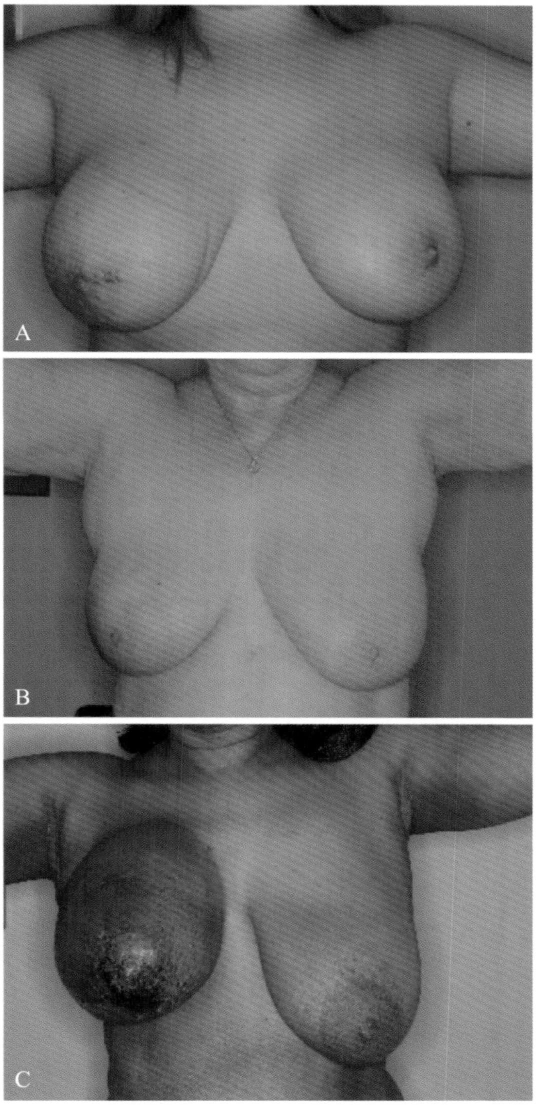

▲ 图 22-1　炎性乳腺癌的不同表现

A. 轻微的红斑；B. 水肿、皮肤变色；C. 经典的 "peau d'orange" 橘皮样变，乳头变平，结痂和收缩也会随着疾病的进展而发生

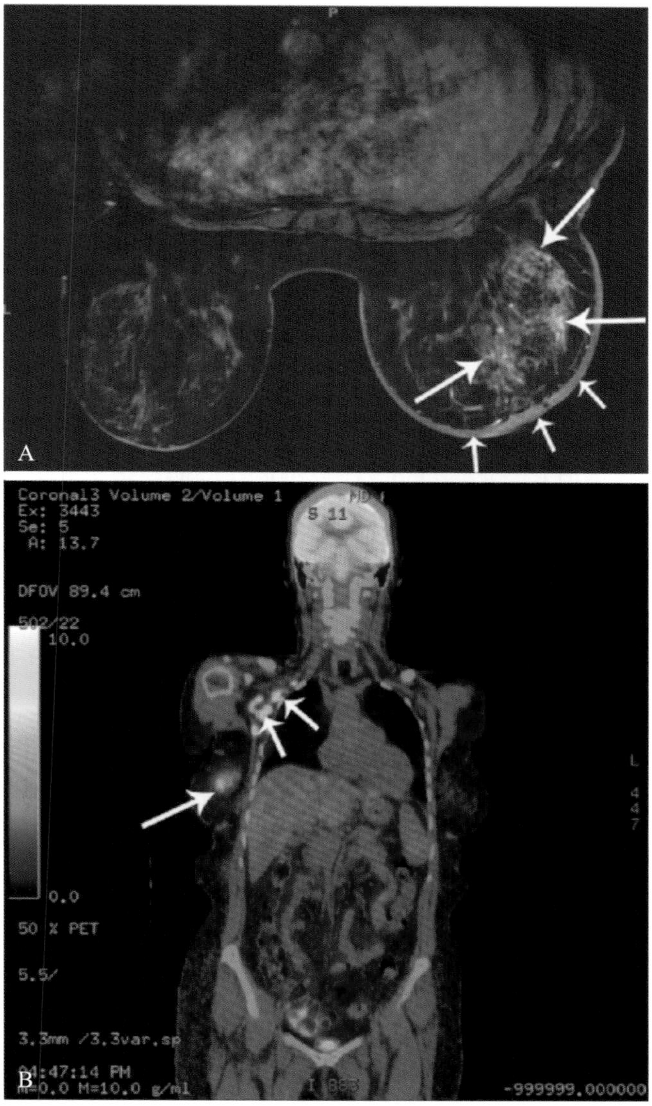

▲ 图 22-2　对比度增强的 T_1 加权脂肪饱和轴向图像

A. 右侧非对称非质量增强（长箭头），具有明显的全局皮肤增厚（短箭头）；B. 不同平面的冠状 PET/CT 显示高代谢乳腺肿块（长箭头）和右下肢腺病（短箭头）

类[23]。自 20 世纪 70 年代第一次新辅助化疗临床试验报道[24]以来，一些随机试验和大型 Meta 分析表明，新辅助和辅助化疗在可手术和局部晚期疾病患者中产生相同的结果。NSABP B-18 随机分配了 1523 例 $T_{1\sim3}$，$N_{1\sim0}$ 和 M_0 乳腺癌患者，接受术前或术后治疗方案，包括 4 个周期的阿霉素加环磷酰胺（AC）[25]。总体而言，35% 的患者出现临床完全缓解，但只有 17% 的患有局部晚期疾病且原发肿瘤直径大于 5cm 的患者有临床完全缓解。所有局部晚期乳腺癌患者的原发性化疗缓解率为 75%，而肿瘤直径为 2 ～ 5cm 的患者为 81%，肿瘤小于 2cm 的患者为 79%。在该试验中，辅助和新辅助组的比较显示 5 年 DFS（66.3% vs 66.7%）或 OS（80.0% vs 79.6%）无差异。T_3 肿瘤患者亚组未见生存差异。然而，在国家癌症研究所科学会议上提交的试验结果更新中，新辅化疗患者的无复发生存率

显著提高。虽然这种益处似乎仅限于绝经前组[25]。同样，NSABP B–27 研究包括患有 T_3 或 N_1 乳腺肿瘤的女性。所有患者术前均接受 4 个周期的 AC，并随机分为术前无化疗（第 1 组），术前多西他赛 100mg /m^2（第 2 组）的 4 个额外周期，或术后给予 4 个额外的多西他赛周期（第 3 组）。所有治疗组均显示相似的 OS 和 DFS 率[25]。此外，对包括Ⅲ期患者的 9 项随机试验的 Meta 分析显示，接受新辅助治疗和乳腺癌辅助治疗的患者死亡率、疾病进展或远处疾病复发方面没有差异[26]。在多项研究中证实了将紫杉类添加到标准的基于蒽环类的局部晚期乳腺癌新辅助方案中的益处。上文讨论的 NSABP–B27 试验表明术前 AC 序贯多西他赛，与术后治疗组的 DFS 和 OS 相当。此外，与单独术前 AC 相比，多西他赛的加入与 pCR 增加相关（26.1% vs 13.7%，$P < 0.0001$）[25]。MD Anderson 癌症中心的一项研究报道了类似的结果，该研究表明紫杉醇序贯氟尿嘧啶、多柔比星和环磷酰胺（FEC）使 pCR 从 15.7% 提高到 28.2%[27]，同时还发现作为单一药剂给予的紫杉烷不如剂量密集或序贯方案有效。在德国妇科肿瘤学组的“GeparDuo”研究中更详细地评估了联合与序贯紫杉类和剂量密集化疗的作用[28]。这项Ⅲ期研究调查了 913 名患有未经治疗的可手术乳腺癌（$T_{2\sim3}$，$N_{0\sim2}$ 和 M_0）的女性，随机分配她们接受每 14 天多柔比星和多西他赛（联合）治疗 4 个周期，给予非格司亭支持，或者每 21 天多柔比星加环磷酰胺，然后每 21 天多西他赛，各 4 个周期（序贯）。序贯多西他赛（14.3%，$n > 63$）实现 pCR 的可能性显著高于联合（7.0%，$n > 31$），优势比（odds ratio，OR）为 2.22（90%CI 1.52 ～ 3.24，$P < 0.001$）。

2. 铂类

卡铂用于局部晚期三阴性乳腺癌患者的新辅助治疗源于其治疗转移性三阴性乳腺癌的活性以及其在与 BRCA1 突变携带者相关的三阴性乳腺癌中的作用。在德国 GeparSixto 试验中，患者接受了 3 种药物骨干新辅助疗法包括紫杉醇和非聚乙二醇化脂质体多柔比星与贝伐单抗，然后随机分为附加的卡铂（每周）或无卡铂[29]。接受额外卡铂的患者 pCR 率显著提高（53% vs 37%）。然而，这也是伴随着在卡铂组中更高的毒性相关治疗中断率（49% vs 36%）。在 CALGB 40603 Ⅱ期试验中，患者每周接受紫杉醇加剂量密集的 AC，并被随机分配到同时使用卡铂和（或）贝伐单抗[30]。加入卡铂后，改善的 pCR 率（54% vs 41%）再次与更严重（3/4 级）的毒性相关。在这项研究中，由于治疗相关的不良反应，只有 80% 被分配接受卡铂的患者能够完成所有 4 种剂量。类似地，在自适应多队列Ⅱ期试验 I–SPY 2 中观察到改善的 pCR 率，其随机分配患有三阴性乳腺癌的患者以接受剂量密集的 AC/T 加或减卡铂和口服 PARP 抑制药（veliparib）的组合。这种改善是否归因于卡铂，veliparib 或其组合尚未确定[31]。尽管在这些试验中与卡铂相关的 pCR 率始终较高，但其代价是显著的治疗相关毒性和延迟，并且目前尚不清楚这是否会转化为长期益处。这使得许多人对治疗三阴性疾病患者的常规加入卡铂表示须谨慎。

3. 其他非交叉耐药试剂

GeparTrio 研究在多西他赛、多柔比星和环磷酰胺（TAC）2 个周期没有临床反应后测试了非交叉耐药化疗的作用[32]。组织学证实的侵袭性，单侧或双侧乳腺癌患者被纳入 GeparTrio 研究。局部晚期乳腺癌符合条件并被随机分配到不同的实验组。将 620 名无缓解的患者随机分组以继续 TAC 或接受长春瑞滨和卡培他滨的组合 4 个周期。在研究的两组中，pCR 率相似且非常低（5.3% vs 5.9%，$P > 0.7$）。本研究以及 Aberdeen 新辅助试验[33]显示 pCR 在初始化疗的临床无应答者中的概率较低。稍后在 GeparQuinto[34] 中证实了类似的结果。

（二）术前靶向 HER-2 治疗

1. 曲妥珠单抗

几项关于局部晚期乳腺癌的前瞻性研究已经解决了曲妥珠单抗与 HER2 阳性肿瘤患者的原发性全身化疗联合作用。第一项研究报道，48 名患者（包括一些侵袭性炎性乳腺癌患者）每 3 周使用多西他赛和顺铂联合治疗，每周使用曲妥珠单抗治疗 4 个周期。乳房和腋窝的 pCR 率为 17%，并且该方案耐受性良好[35]。第二项单臂研究在 22 名患者中使用了多西他赛和曲妥珠单抗的组合。

他们报道临床完全缓解率为 40%，其中包括 9 例侵袭性炎性乳腺癌患者[36]。NOAH（NeOAdjuvant Herceptin）试验[37, 38]是 HER2 阳性局部晚期乳腺癌患者中新辅助曲妥珠单抗联合化疗的最大国际Ⅲ期随机试验。所有患者接受新辅化疗，3 个周期的阿霉素–紫杉醇，4 个周期的紫杉醇和 3 个周期的环磷酰胺 / 甲氨蝶呤 / 氟尿嘧啶。HER2 阳性肿瘤患者（$n > 288$）随机接受联合曲妥珠单抗或仅化疗。曲妥珠单抗的加入显著提高了 pCR 率（43% vs 23%，$P > 0.002$）。作者得出结论，新辅助曲妥珠单抗联合化疗对于 HER2 阳性的局部晚期乳腺癌患者是可行且高度有效的。两项新辅助曲妥珠单抗随机研究的汇总分析，包括上述 NOAH 试验，证实了 pCR 率的提高、复发率的降低，以及与曲妥珠单抗给药相关的死亡率降低的趋势[37, 39, 40]。在局部晚期患者中观察到获益最大。

2. 帕妥珠单抗

帕妥珠单抗是一种重组的人源化单克隆抗体，其抑制 HER2 的二聚化，并且通过与 HER2 受体的不同表位结合而具有与曲妥珠单抗的互补作用机制。帕妥珠单抗与曲妥珠单抗和多西他赛作为新辅助治疗方案的组合在 HER2 阳性局部晚期肿瘤患者新辅助治疗中获得了加速批准。这是基于两个Ⅱ期试验中组合的较高 pCR 水平：NeoSphere 和 TRYPHAENA。两项研究均包括侵袭性炎性乳腺癌患者。NeoSphere 试验将患者随机分为四组：曲妥珠单抗加多西他赛，帕妥珠单抗加多西他赛，帕妥珠单抗和曲妥珠单抗，或三种药物的组合。与曲妥珠单抗加多西他赛相比，帕妥珠单抗联合曲妥珠单抗和多西他赛的组合与较高的 pCR 率相关（45.8% vs 29%，P=0.0063）[41]。最近公布的 5 年分析显示 PFS 和 DFS 的置信区间重叠[42]。同样，在 TRYPHAENA 试验中，223 名患有可手术，局部晚期或炎症性 HER2 阳性乳腺癌的女性被分配接受曲妥珠单抗加帕妥珠单抗并随机分配接受并发 FEC，然后同时接受多西他赛，单独使用 FEC，然后同时使用多西他赛，或同时接受多西他赛和卡铂[43]。不良心脏事件的发生率较低（≤ 5%），并且所有 3 组的 pCR 率相等（62%、57% 和 66%）。令人惊讶的是，即使在没有化疗的情况下进行双重 HER2 靶向治疗，这两项试验都报道了高 pCR 率，特别是在 ER 阴性疾病患者中。

3. 拉帕替尼

拉帕替尼是一种双酪氨酸激酶抑制药，靶向 HER2/neu 和 EGFR 通路。GeparQuinto 是一项Ⅲ期试验，将拉帕替尼或曲妥珠单抗加入 4 周期表阿霉素 / 环磷酰胺序贯多西他赛方案中进行比较。与接受拉帕替尼联合化疗的患者相比，接受曲妥珠单抗加化疗的患者的 pCR 率更高（30.3% vs 22.7%，P=0.04）[44]。拉帕替尼方案的耐受性较差，并且鉴于结果较差，不建议替代曲妥珠单抗。一些试验探索了在新辅助治疗中结合两种 HER2 靶向疗法的潜力。NeoALTTO 试验将患者随机分为 3 组：拉帕替尼加紫杉醇，曲妥珠单抗加紫杉醇，或拉帕替尼联合曲妥珠单抗加紫杉醇[45]。联合组的 pCR 率为 51.3% 或比曲妥珠单抗组高 21.1%（P=0.0001），而拉帕替尼组与曲妥珠单抗组之间无差异。与单独的曲妥珠单抗相比，联合组还具有更高等级（3/4）的毒性。NSABP B-41 以及最近 CALGB 4060 的结果发表之后，NeoALTTO 试验报道 非凡的 pCR 率成为多次辩论的主题，但未能表现出曲妥珠单抗联合拉帕替尼组和单药靶向 HER2 治疗的 pCR 率在统计学上显著差异[46, 47]。此外，NeoALTTO 的随访显示治疗组之间无事件生存率或总生存率无差异[48]。

（三）新辅助内分泌治疗

一些小型研究已经评估了新辅助激素治疗对激素受体阳性肿瘤的局部晚期乳腺癌患者的作用。Veronesi 等[49]治疗了 46 名患有局部晚期乳腺癌的绝经后妇女，其中没有他莫昔芬的炎症征象。在 6 周时，17% 的患者有客观缓解；通过进一步治疗，30% 的患者获得了缓解。虽然这些缓解率略低于通常报道的化疗缓解率，但本研究表明，激素治疗是绝经后妇女的一种安全有效的替代疗法，因为化疗可能不是一种选择。

MD Anderson 癌症中心对新辅助他莫昔芬的经验包括 47 例局部晚期乳腺癌患者的单臂试验，这些患者年龄大于 75 岁或患有严重的并发症，无法使用化疗。治疗 6 个月后，47% 的患者达到客观缓解，6% 的患者有全部缓解。在 40 个月的中位随访时，49% 的患者仍无病[50]。最近，美国国际医疗委员会（the Grupo Español de Investigación del Cáncer de Mama，GEICAM）进行了一项随机Ⅱ期研究，其中 95 名管腔乳腺癌患者被分配接受 4 个周期的新辅助 EC，接着是 4 个周期的多西他赛或 24 周的依西美坦（在绝经前患者中使用 LHRH 类似物）[51]。化疗组的临床缓解率较高（66% vs 48%）；然而，化疗组中只有 3 名患者达到了 pCR，而依西美坦组的患者均没有。在该研究中，化疗组的 3 级或 4 级毒性显著更高（47% vs 9%）。这些结果证实诱导激素疗法不如化疗有效。然而，对于不能耐受或拒绝化疗的绝经后患者，激素治疗是一种可行的替代方案。

在新辅助内分泌治疗的选择方面，有证据表明芳香酶抑制药的缓解率高于他莫昔芬（55% vs 36%）的激素受体阳性乳腺癌患者，这些患者不适合进行保乳手术[52]。PROACT 试验（术前阿那曲唑与他莫昔芬相比）随机分配了 451 名患有激素受体阳性乳腺癌的女性，接受了 3 个月的新辅助阿那曲唑或他莫昔芬治疗[53]。该研究包括患有可手术和不能手术的乳腺癌患者。两种治疗方案的总体缓解率相似。这些研究确定了未接受化疗的患者中新辅助激素治疗的益处。然而，对于能够耐受化疗的绝经后患者，这仍然是推荐的治疗方法。

（四）研究性治疗

1. 血管生成抑制药

将血管生成抑制药纳入局部晚期乳腺癌术前治疗的益处仍不清楚。关于在辅助环境中使用贝伐单抗的数据来自四项临床试验——GeparQuinto、CALGB 40603、NSABP B-40 和最近发表的 ARTemis。德国 GeparQuinto 试验将患有乳腺癌的患者（包括局部晚期 T_3 和 T_4 乳腺癌患者和侵袭性炎性乳腺癌患者）随机分入 5 个治疗组之一。初步报告发现，只有激素受体阴性患者的贝伐单抗组 pCR 率显著升高[54]。尽管 GeparQuinto 取得了令人鼓舞的结果，但最近的更新未能显示接受贝伐单抗治疗的患者的 DFS 或 OS 率有所改善[55]。在 CALGB 40603 Ⅱ期试验中，患者每周接受紫杉醇加剂量密集的 AC，并被随机分配到同时使用卡铂和（或）贝伐单抗[30]。贝伐单抗的加入改善了 pCR 率（59% vs 48%，*P*=0.0089）。然而，当 pCR 的定义包括在腋窝中存在残留肿瘤时，CALGB 40603 研究不支持在三阴性乳腺癌患者中添加贝伐单抗，并且不知道这种方法是否提高了存活率。与这些结果一致，Ⅲ

期 ARTemis 研究也证实，在 ER 阴性和最低 ER 阳性患者中，新辅助贝伐单抗相关的 pCR 率最高 [56]。与其他 3 项试验相比，NSABP B-40 报道 了在激素受体阳性而非阴性的肿瘤患者中最高 pCR 率与加入贝伐单抗相关 [57]。2015 年发表的 NSABP B-40 次要结果报道了与贝伐单抗相关的 OS 改善，这与其他研究相矛盾 [58]。目前，尚不清楚哪些患者最有可能从血管生成抑制药的添加中受益。鉴于严重不良事件的高发率及其在乳腺癌治疗中的使用的监管限制，贝伐单抗应仅在精心设计的临床试验中进行。

2. mTOR 抑制药

GeparQuinto 试验还评估了 m-TOR 抑制药依维莫司与紫杉醇联合用于对新辅助 EC 有或无贝伐单抗有缓解的患者。据报道，pCR 率没有差异（3.6% vs 5.6%），据报道联合组中近 50% 的患者因毒性而终止治疗 [54]。

3. PARP 抑制药

聚腺苷二磷酸核糖聚合酶（PARP）抑制药通过抑制 DNA 损伤修复中涉及的酶而导致 DNA 损伤。这被认为在具有缺陷的 BRCA1 或 BRCA2 基因的肿瘤中特别有效，所述 BRCA1 或 BRCA2 基因也参与 DNA 修复。口服 PARP 抑制药 veliparib 的作用在多组群适应性 Ⅱ 期试验中的三阴性乳腺癌新辅助治疗中进行了评估，I-SPY 2（通过成像和分子分析预测治疗反应的系列研究 2）。在新辅助剂量密集的 AC/T 基础上，接受了 veliparib 和卡铂治疗的三阴性乳腺癌患者的 pCR 率高于未接受过的患者（52% vs 26%）[59]。尽管令人鼓舞，但无法确定改善的 pCR 率是由卡铂、PARP 抑制药还是两者组合引起的。

（五）免疫疗法

检查点抑制药是阻断在肿瘤细胞上表达的免疫抑制性受体（例如，CTLA-4 或 PD-1）的抗体，因此使肿瘤更易受细胞毒性 T 细胞的攻击。由于它们在晚期黑色素瘤中的成功应用，人们对它们在局部晚期三阴性和炎性乳腺癌中的作用有相当大的兴趣。Keynote 173 是一项正在进行的试验（NCT02622074），其中 pembrolizumab 加上新辅助化疗治疗局部晚期三阴性乳腺癌。Pembrolizumab 是一种抗 PD1 抗体，其提供 PD-L1 和 PD-L2 的双重配体阻断，最近批准用于黑素瘤，且多种肿瘤类型中报道了其临床活性。类似地，MPDL3280A 是一种新型 PDL-1 抑制药，目前正在与局部晚期三阴性乳腺癌（NCT02530489）的新辅助治疗中与纳米紫杉醇联合进行测试。

（六）未实现病理完全缓解患者的全身治疗

对于已经完成新辅助化疗全程的局部晚期乳腺癌或侵袭性炎性乳腺癌患者，即使是那些未达到 pCR 的患者，也不建议进行额外的术后化疗 [60, 61]。尽管如此，一些正在进行的试验旨在评估新药对未达到 pCR 的患者的疗效。这些包括 KATHERINE 试验（NCT01772472），该试验比较了未显示 pCR 的 HER2 阳性肿瘤患者的 TDM-1 和曲妥珠单抗。OLYMPIA（NCT02032823）是一项 Ⅱ 期临床试验，旨在研究奥拉帕尼在新辅助化疗后为 BRCA1/2 携带者和残留肿瘤的三阴性乳腺癌患者中的疗效。PENELOPE（NCT01864746）研究了细胞周期蛋白 D 激酶 4/6 抑制药 palbociclib 与淋巴液中残留癌症的内分泌治疗相结合的作用节点（表 22-1 和图 22-3）。

表 22-1　联合治疗后Ⅲ期乳腺癌的临床和病理缓解

作　者	年　份	方　案	患者数	病理完全缓解（%）	临床缓解（%）
NSABP B-18[26]	2005	AC × 4	743	13	79
Estevez [62]	2003	每周 Doc	56	16	68
Buzdar [63]	1999	Pac × 4 对比 FAC × 4	174	8 16	80 80
Aberdeen trial [64]	2002	CVAP × 8 CVAP × 4 → Doc × 4	50 47	16 34	66 94
GeparDuo [28]	2005	A+Doc AC → Doc	455 458	8 16	77 87
NSABP B-27 [65]	2003	AC × 4 AC × 4 → Doc	762 752	9 19	86 91
AGO [66]	2002	E+Pac × 4 E × 3 → Pac × 4	232 242	N/A	临床完全缓解： 10 18
GeparQuattro study [66]		EC × 4 → Doc+Cap+Tz	456	19 45	N/A
TECHNO trial[66]		EC × 4 → Pac+Tz	217	39	N/A
Coudert [67]	2006	Doc × 6+Tz	33	42	88
Penault-Llorca[68]		各种方案 不含曲妥珠单抗	51 287	23 7	N/A
Buzdar [39]	2007	Pac × 4 → FEC × 4 Pac × 4 → FEC × 4+Tz	42	26 65	N/A
NOAH 试验 [37, 38]	2010	AP → Pac → CMF AP → Pac → CMF+Tz	235	19 38	N/A
NeoALTTO 试验 [45, 48]		Lap+Pac Tz+Pac Lap+Tz+Pac	450	24 29 51	53 30 67
NeoSphere[41, 42]	2012	TH THP HP TP	417	29 46 17 24	81 88 66 74
TRYPHAENA [43]	2013	Tz+Pz+FEC → Doc FEC → Doc+Tz+Pz Doc+Carbo+Tz+Pz	225	62 57 66	临床完全缓解： 50 28 40

N/A. 不可用；RT. 放射治疗；S. 手术；A. 多柔比星（adriamycin）；C. 环磷酰胺（cyclophosphamide）；Doc. 多西他赛（docetaxel）；P/Pac. 铂类化合物（platinum compounds）；F. 氟尿嘧啶；V. 长春新碱（vincristine）；E. 表柔比星（epirubicin）；Cap. 卡培他滨（capecitabine）；Tz. 曲妥珠单抗（trastuzumab）；M. 甲氨蝶呤（methotrexate）；Lap. 拉帕替尼（lapatinib）；H. 赫赛汀（herceptin）；Pz. 帕妥珠单抗（pastuzumab）；Carbo. 卡铂（carboplatin）

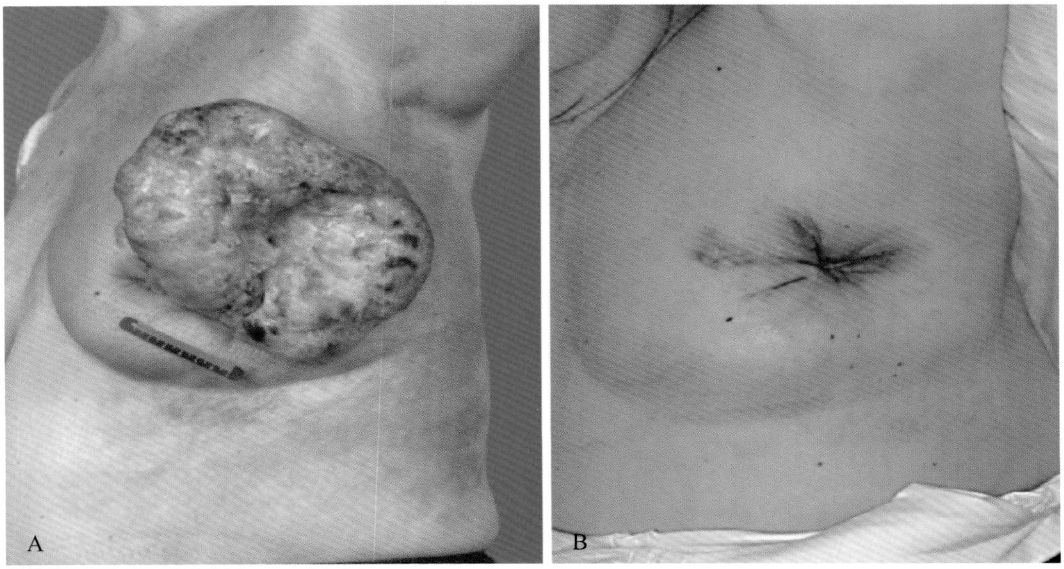

▲ **图 22-3 应用氟尿嘧啶、多柔比星和环磷酰胺治疗 4 个周期后对比图**

A. 局部晚期乳腺癌外生肿块；B. 应用氟尿嘧啶、多柔比星和环磷酰胺治疗 4 个周期后随访

（七）炎性乳腺癌的全身治疗

侵袭性炎性乳腺癌是一种具有挑战性的临床实体，其特征是快速进展和早期播散。在治疗模式引入联合化疗之前，侵袭性炎性乳腺癌是一个严重的致命性疾病，经过手术和（或）放疗治疗的存活超过 5 年的不到 5%，中位生存期少于 15 个月 [69]。过去 40 年侵袭性炎性乳腺癌的管理已经有所发展 [20]，目前的治疗指南强调采用多学科方法 [70]，采用新辅助全身治疗，然后进行局部治疗，包括手术和放疗。从历史上看，手术 [71]、放疗 [72] 或两者的结合 [73] 的使用改善了局部控制率，但对生存的影响很小，大多数患者死于远处疾病。最早的一项研究显示新辅助化疗治疗侵袭性炎性乳腺癌的效果是对 179 例Ⅲ期侵袭性炎性乳腺癌患者的回顾性分析，其中接受化疗，再接受手术和放疗的患者具有优越的 5 年无病生存率，接受手术和放疗的患者为 40%，而接受放射治疗的患者为 24%[74]。其他几项研究证实了新辅助化疗对局部治疗所带来的生存优势，以及实现临床完全缓解或 pCR 的患者的较高生存率 [75, 76]。已知使用基于蒽环类的化疗可改善乳腺癌患者的无病生存率和 OS[76]。MD Anderson 小组在总共 242 例侵袭性炎性乳腺癌患者中比较了 4 种含蒽环类药物的方案联合局部区域治疗 [77-80]。所有 4 种方案均具有相同的疗效，新辅助化疗后总有效率为 72%，pCR 率为 12%。达到完全或部分缓解的患者的 15 年 OS 分别为 51% 和 31%，而那些达到最小缓解率的患者为 7%。紫杉烷类药物加入蒽环类新辅助化疗治疗侵袭性炎性乳腺癌也有益处。MD Anderson 的一项研究比较了 FAC（氟尿嘧啶 / 多柔比星 / 环磷酰胺）单独与 FAC，然后是紫杉醇治疗侵袭性炎性乳腺癌患者，并显示更高的 pCR 率（25% vs 10%）和更高的中位 OS 和无进展生存期。虽然生存差异仅限于 ER 阴性肿瘤患者 [81]，但接受额外紫杉类治疗的人群仍然存在。

在治疗侵袭性炎性乳腺癌患者中观察到 HER2 过表达的高发病率，是使用曲妥珠单抗的适当背景。上述几项前瞻性研究包括治疗侵袭性炎性乳腺癌患者，已经解决了曲妥珠单抗联合新辅助化疗的问题。来自迈阿密大学的第一项试验在 33 例局部晚期乳腺癌和治疗侵袭性炎性乳腺癌患者中每 3 周使用多西他赛和顺铂联合治疗，每周使用曲妥珠单抗治疗 4 个疗程，实现 pCR 率为 22%[35]。来自休斯敦贝勒医学院的第二项研究将多西他赛与曲妥珠单抗联合应用于 22 名患者，其中 9 名患有治疗侵袭性炎性乳腺癌，40% 的患者具有完全的临床缓解 [36]。NOAH 试验侧重于局部晚期乳腺癌并包括侵袭性炎性乳腺癌患者，其中 235 人患有 HER2 阳性疾病，随机分为化疗或化疗加伴随的曲妥珠单抗。接受额外曲妥珠单抗治疗组的 pCR 率为 38%，单独接受化疗组为 19%。这些结果与早期乳腺癌患者中添加辅助曲妥珠单抗 [82, 83] 所观察到的生存优势相结合，表明曲妥珠单抗在治疗 HER2 过表达 /HER2- 扩增的侵袭性炎性乳腺癌患者中具有重要作用。此外，拉帕替尼是一种有效的双重（ErbB1 和 ErB2）可逆酪氨酸激酶抑制药，目前也在 HER2 过表达的侵袭性炎性乳腺癌患者中进行研究。Johnston 等完成了一项 45 例复发或蒽环类难治性侵袭性炎性乳腺癌患者Ⅱ期试验，以证实侵袭性炎性乳腺癌对拉帕替尼的敏感性以及确定缓解是否依赖 HER2 或 EGFR[84]。对于患有 HER2 阳性肿瘤的患者，拉帕替尼的缓解率为 50%；没有报道进展的时间。作者得出结论，拉帕替尼在经过充分抗 HER2 治疗过的 HER2 阳性但不是 EGFR 阳性 / HER2 阴性侵袭性炎性乳腺癌中耐受性良好并且具有临床活性。在这项研究中，pHER2 和 pHER3 在肿瘤中的共表达似乎预示着对拉帕替尼的有利反应。后来，Boussen 等报道了 42 例新诊断的 HER2 阳性侵袭性炎性乳腺癌患者的Ⅱ期临床试验 [85]。患者继续接受拉帕替尼单药治疗(第 1 ～ 14 天)，然后与每周紫杉醇联合使用另外 12 周。主要目标是评估在完成 14 周治疗后乳房和淋巴结中的 pCR。在可评估的患者中，78% 具有临床缓解，18% 具有 pCR。虽然在 NeoALTTO 研究中报道了除了新辅助化疗之外对拉帕替尼 – 曲妥珠单抗进行双重 HER2 阻断的令人鼓舞的结果，但在两项Ⅲ期试验未能显示 ALTTO 的统计学显著益处和结果后，这种组合的使用变得不太理想。研究未能显示除了在辅助治疗中化疗之外使用拉帕替尼 – 曲妥珠单抗的优势。治疗Ⅲ期侵袭性炎性乳腺癌最令人兴奋的进展是最近加速批准在 HER2 阳性侵袭性炎性乳腺癌中使用的新辅助疗法（氟尿嘧啶、多柔比星和环磷酰胺联合使用）。监管部门的批准是基于两个Ⅱ期试验中组合的较高 pCR 水平：NeoSphere 和 TRYPHAENA，本章前面已对此进行详细讨论。

在侵袭性炎性乳腺癌患者中已经探索了大剂量化疗与自体骨髓移植的作用，但没有明确的数据显示存活率提高。Arun 等报道了 24 例侵袭性炎性乳腺癌患者，除标准多学科治疗外，还接受了自体干细胞移植的高剂量化疗，2 年 OS 为 73%[86]。华盛顿大学的研究人员报道，47 名接受大剂量化疗和干细胞移植治疗的患者的 4 年 OS 为 52%[87]。另一项来自德国的侵袭性炎性乳腺癌骨髓移植试验涉及 56 名患者，其 3 年生存率为 72%[88]。这项干预的较大报道包括 120 名接受常规剂量化疗和手术的患者，并按顺序接受单剂量或序贯的剂量密集化疗方案。中位随访 61 个月（21 ～ 161 个月），估计 5 年 RFS 和 OS 分别为 44%（95%CI 34% ～ 53%）和 64%（ 95%CI 55% ～ 73%）[89]。最近发表的 PEGASE 07 试验评估了术后多西他赛 – 氟尿嘧啶对干细胞支持的剂量密集型 EC 的增加 [90]。中位随访 60 个月后，接受术后多西他赛 – 氟尿嘧啶治疗的患者在 5 年 DFS（55%）和 OS（70%）方面的结果相同。在试验组和对照组中使用非常规治疗方案使得该研究难以解释。虽然这些试验的生存数据似乎令人鼓舞，但患者人群被高度选择，并且在临床试验的背景下推荐使用干细胞移植的高剂量化疗之前，显然需要进一步的研究。目前正在研究用于治疗侵袭性炎性乳腺癌的其他药剂包括抗血管生成药和 Ras 途径抑制药。已知侵袭性炎性乳腺癌肿瘤是高度表达血管生成因子的肿瘤，例如 VEGF[91]。这促使许多研究关注抗 VEGF 药物，如贝伐单抗 [92] 和舒尼替尼 [93] 联合化疗在侵袭性炎性乳腺癌治疗中的作用，结果令人满意。在一项对 21 名侵袭性炎性乳腺癌和局部晚期乳腺癌患者的研究中，贝伐单抗降低了治疗后肿瘤活检组织和动态对比增强 MRI 的血管生成[92]。同样，针对 VEGF 途径的有效酪氨酸激酶抑制药 semaxanib（SU5416）的 I 期试验表明，该药物可能在侵袭性炎性乳腺癌患者中具有一些临床活性[93]。贝伐单抗在新辅助治疗中的临床应用数据来自 4 项临床试验。GeparQuinto 和 ARTemis 试验招募患有侵袭性炎性乳腺癌的患者，而 CALGB 40603 和 NSABP B-40 则没有。GeparQuinto 和 ARTemis 试验均报道了在激素受体阴性肿瘤患者中使用新辅助贝伐单抗的最高 pCR 率。然而，GeparQuinto[55] 的最新结果未能显示接受贝伐单抗治疗的患者的 DFS 或 OS 有所改善。

Tipifarnib 是一种靶向 RhoC 蛋白的法呢基转移酶抑制药，其在侵袭性炎性乳腺癌中过表达，已进入Ⅱ期临床试验，与侵袭性炎性乳腺癌的新辅助化疗相结合[94, 95]。一项Ⅱ期研究（NCT01036087）探讨了 panitumumab、nab-paclitaxel 和卡铂的作用，随后对原发性 HER2 阴性炎症性乳腺癌患者进行了 FEC 新辅化疗，报道了三阴性侵袭性炎性乳腺癌的高 pCR 率[96]。几种针对炎症途径的药物，如趋化因子受体拮抗药、前列腺素受体（EP4）拮抗药和新型选择性 COX 抑制药（apricoxib，曲尼司特），目前正在进行临床前和临床应用于侵袭性炎性乳腺癌患者的研究[97]。

五、局部治疗

从历史上看，如果技术上可行，已经有局部晚期乳腺癌患者接受了根治性乳房切除术。1943 年，纽约纪念医院的两位外科医生 Haagensen 和 Stout 公布了乳腺癌患者手术治疗的结果。他们回顾分析了 1040 名女性病情，其中 61.5% 接受了根治性乳房切除术；其中，36% 在 5 年内没有患病。作者回顾了疾病复发的病例，确定了 8 个与复发相关的因素：远处转移、炎性癌、锁骨上淋巴结受累、手臂水肿、乳房皮肤卫星结节、肋间或胸骨旁结节、广泛水肿乳房上方的皮肤，以及在怀孕或哺乳期间发生的癌症。其结论是，任何这些晚期疾病的迹象都使肿瘤“明显无法手术”。作者还定义了 5 个“严重迹象”：皮肤溃疡、有限程度的水肿、肿瘤固定到胸壁、腋窝淋巴结直径大于 2.5cm，固定腋窝淋巴结。任何患有 2 个或 2 个以上“严重征兆”的患者也被认为患有不能手术的疾病，因为这些患者中只有 1 例在 5 年内没有疾病复发。最后，作者建议不要对预后最差的局部晚期疾病患者进行手术[98]。在该文章发表之后，接受乳房切除术的局部晚期乳腺癌患者越来越少，外科治疗并没有产生很高的生存率，即使在那些根据参考标准被认为是可手术的患者中也是如此。。单独乳房切除术未能产生良好的存活率，由此促使使用原发性放疗治疗局部晚期肿瘤，特别是那些被认为无法手术的肿瘤。1965 年，Baclesse[99] 报道了 431 例接受原发性转移的患者。95 例患者的 5 年生存率为 41%，分类为哥伦比亚临床分类 C 期疾病，200 例 D 期患者为 13%。在 454 例 T_3 或 T_4 患者的回顾性研究中，接受原发性转移的非转移性乳腺癌，其中 133 例也接受了乳房切除术，中位生存期为 2.5 年，45% 的患者在 18 个月内复发。作者得出结论，单纯放疗对于局部晚期乳腺癌患者不适用[100]。对于接受原发性室速治疗的患者，需要高剂量的辐射来优化局部控制。最初在对 137 名患者的回顾性研究中描述了这一点，Harris 等[101] 发现总辐射剂量大于 60Gy 的治疗与改善局部控制和改善远端转移复发的自由度有关。同样，Sheldon 等[102] 发现在 192 名接受单独使用放疗的局部晚期乳腺癌患者中，接受总剂量大于 6000 cGy 的患者的局部控制率提高（83% vs 70%，$P > 0.06$）。然而，这种较高的剂量与长期并发症有关，包括胸壁纤维化、臂丛神经病、淋巴水肿、皮肤溃疡和肋骨坏死[103, 104]。

有证据认为对局部晚期乳腺癌进行适当手术和放疗的局部控制具有重要性。在 MD Anderson 癌症中心接受新辅助化疗，乳房切除术和放射治疗的 542 例患者与 134 例接受类似治疗但无放射治疗的患者进行了比较。放疗的患者局部区域复发率较低（10 年率：11% vs 22%，$P > 0.0001$），放疗减少了临床 T_3 或 T_4 肿瘤患者的局部区域复发，肿瘤直径大于2cm，或3个或更多正面节点（所有比较 $P < 0.002$）。在分期≥Ⅲ B、临床 T_4 肿瘤和 4 个或更多阳性淋巴结的患者中，放疗改善了病因特异性存活率（所有比较 $P < 0.007$）。在病因特异性生存率的多变量分析中，缺乏放疗的 HR 为 2.0（95%CI 1.4 ～ 2.9，$P < 0.0001$）。作者得出结论，在新辅助化疗和乳房切除术后，发现全面放射对于临床 T_3 肿瘤或Ⅲ期癌症患者以及具有 4 个或更多阳性淋巴结的患者的局部控制和生存均有益[105]。局部晚期乳腺癌患者进行新辅助疗法的一个好处是，它可以使肿瘤降期到足以允许保乳手术，否则这些患者不适合进行保乳手术。在一项对 143 例Ⅱ B 期至Ⅲ C 期患者的综述中，患者采用了新辅助化疗达到完全或部分缓解，并接受了乳房切除术和腋窝淋巴结清扫术，作者采用了严格的标准来确定这些患者中哪些可能是保乳手术候选人。33 名患者（32%）完全消退了皮肤水肿，残留肿瘤直径小于 5cm，没有已知的多中心病灶或广泛的淋巴管侵犯，并且有意愿进行保乳手术[106]。在手术时，42% 的患者有原发肿瘤的 pCR，45% 的淋巴结阴性；没有合格的患者患有多中心病灶，并且在乳房切除术后没有发生胸壁复发。在中位随访 34 个月时，3 名患者出现了转移性疾病，这表明对于严格挑选的局部晚期乳腺癌患者来说，保乳手术是一种合理的选择。Kuerer 等[107] 回顾了 MD Anderson 在 109 名Ⅱ期或Ⅲ期乳腺癌患者接受新辅助化疗后的保乳治疗经验。55% 的患者有临床完全缓解，其中一半患者达到 pCR。化疗将肿瘤中位直径从 4cm 减小到 1cm，并且由于高缓解率，作者建议如果原发肿瘤直径缩小至 2cm 或更小，则将金属肿瘤标志物置于患者体内。Calais 等[108] 接受对直径大于 3cm 的肿瘤新辅助化疗的患者进行乳房切除术，直径小于 3cm 的肿瘤新辅助化疗的患者进行肿块切除术。他们报道，49% 的患者可以接受保乳手术，并且乳房切除术与保乳手术的患者局部复发率没有差异。1978 年，De Lena 等[24] 证明局部晚期乳腺癌可以通过新辅助化疗、放疗，然后辅助化疗进行有效管理。采用这种方法，大多数患者实现保乳，局部复发率为 24%。其他研究者也有类似的报道，新辅助化疗后接受放疗的方案允许保乳，并且相关的局部复发率为 19% ～ 24%[109, 110]。一些作者建议通过乳房肿瘤切除术或放疗进行保乳仅适用于那些对新辅助化疗有缓解的患者，为化疗后未充分缓解的患者仍行乳房切除术[111, 112]。表 22-2 总结了 MD Anderson 选择标准和局部晚期乳腺癌患者保乳的禁忌证。

其他研究者已经证实，通过仔细选择患者，新辅化疗后保乳与 34% ～ 81% 局部晚期患者的乳房切除术一样有效[113, 114]。在 NSABP B-18 临床研究中，接受 4 个周期的多柔比星和环磷酰胺（AC）新辅助治疗的患者比用辅助 AC 治疗的女性具有更高的保乳率（67% vs 60%，$P > 0.002$）。然而，69 名女性最初被推荐行乳房切除术，但其接受 AC 治疗后肿瘤降期并行乳房肿瘤切除术治疗，其中 14.5% 的患者在同侧乳房中复发，与之相比的是初始治疗为乳房肿瘤切除术的女性仅有 6.9% 同侧乳房中复发（$P > 0.04$）[115]。EORTC 10902 的结果相似，新辅助化疗组中 23% 的患者最初只是乳房切除术的候选者，能够进行乳房肿瘤切除术[116]。一般而言，新辅助治疗后保乳适应证与新诊断乳腺癌未接受新辅助治疗的女性相似。2002 年，美国外科医师学会、ACR、ACP 和肿瘤外科学会发布了针对保留乳房治疗患者的适当选择的共识建议[117]。加拿大乳腺癌护理和治疗临床实践指南指导委员会制定了类似的指南[118]。ASCO 指南建议不要在患有大型或局部晚期（T_3/T_4）或炎性乳腺癌的女性中使用前哨淋巴结活检[119]。对于这些患者，即使淋巴结是临床阴性，腋窝淋巴结清扫仍然是不可避免的。这是基于前哨淋巴结活检在这种情况下不太可靠的假设，因为已知较大的肿瘤具有较高的腋窝淋巴结扩散风险（T_3：68%，

T_4：86%）[120]。然而，一些研究表明，在具有临床阴性淋巴结的 T_3 肿瘤中进行前哨淋巴结活检与相对较低的假阴性率相关[121, 122]。结果，一些外科医生没有意识到在这种情况下前哨淋巴结活检是禁忌证。对于希望进行乳房重建的局部晚期乳腺癌女性，尤其是那些可能需要接受乳房切除术后放疗的女性，应该优先使用自体组织进行延迟重建，因为这会产生较少的并发症，并且具有可接受的美容效果（表 22-2）。

表 22-2 MD Anderson 癌症中心选择标准和初次全身治疗后保乳手术的禁忌证

选择标准
患者希望保乳疗法
对新辅助全身治疗的完全缓解
能够用可接受的美容方案完全切除残留的疾病
放疗的可用性
禁忌
皮肤水肿
残留肿瘤≥ 5cm
皮肤或胸部固定
广泛的淋巴血管侵犯
广泛的可疑微钙化
多中心
放射线的医学禁忌证

用于治疗乳腺癌的辐射剂量和治疗区域不会随着新辅助治疗而改变。接受保乳手术的患者应接受术后全乳房照射。同样，接受乳房切除术治疗的患者应接受乳房切除术后放射至胸壁和区域淋巴结。虽然术前全身治疗可能使得疾病降期，但不应影响术后放疗的适应证，应根据术前临床分期决定。美国治疗放射肿瘤学会推荐对患有局部晚期疾病或 4 个或更多阳性腋窝淋巴结的乳房切除术患者进行辅助放疗[123]。Buchholz 等[124]研究了新辅助化疗后接受乳房切除术而无辅助放疗的患者的局部复发率。他们发现局部复发风险是与病理性残留病灶范围和初始临床分期有关[124, 125]。因此，在我们的机构中，目前的建议是对所有临床局部晚期乳腺癌（任何 T_3 或任何 $N_{2\sim3}$）患者进行乳房切除术后放疗，包括那些达到 pCR 的患者[126]。

根据定义，侵袭性炎性乳腺癌无法手术。该疾病的标准管理应该是多学科的，包括新辅助化疗、乳房切除术、局部区域放疗和内分泌治疗。对于患有侵袭性炎性乳腺癌的女性而言，保乳手术和前哨淋巴结活检不是一种选择，所有在新辅助治疗后患有可手术疾病的女性都应进行乳房切除术和腋窝淋巴结清扫术。在一项关于 26 例接受新辅化疗、转诊、手术和辅助化疗的侵袭性炎性乳腺癌患者的小型报道中，作者注意到 10 例接受乳房切除术的患者中有 2 例局部复发，13 例接受保乳治疗的患者中有 7 例[127]。对于侵袭性炎性乳腺癌患者，应避免手术后立即重建，因为这可能会导致放疗延迟和局部复发的高风险。对于没有较差风险因素的患者，在 60Gy 的总剂量下进行随后的放射治疗应该进行乳房切除术。对于同时具有复发危险因素的侵袭性炎性乳腺癌女性，升高的放射剂量可以实现更好的局部区域控制。即使采用最佳的局部治疗，侵袭性炎性乳腺癌的局部区域复发率仍然很高。在华盛顿大学 95 名患者的报道中，放射治疗患者的局部区域失败率为 73%[128]。即使采用综合方式，大多数报道显示 14% ～ 34% 的患者会出现局部复发[79, 128–130]。一些研究表明可通过使用每日 2 次分次放疗来改善局部控制[131, 132]。Chu 等[132]报道，这种治疗将局部复发率从 69% 降低到 33%。Barker 等的第二份报道[131]显示从 46% 减少到 27%。正在研究使用更新的放疗技术降低侵袭性炎性乳腺癌局部区域失败率的其他方法。

六、侵袭性炎性乳腺癌的分子生物学

与非炎症性局部晚期乳腺癌相比，侵袭性炎性乳腺癌肿瘤倾向于高组织学级别，具有阴性激素受体状态[133]，并过度表达 HER2[134]，这些因素预示着较差的预后[5]。侵袭性炎性乳腺癌的其他生物学特征包括主要炎症信号传导途径的组成型激活，p53 抑制基因的突变，E- 钙黏蛋白的过表达和促血管生成因子的表达增加。侵袭性炎性乳腺癌中“炎症”的命名源于乳房皮肤变化，类似于急性炎症过程。这些皮肤变化是由于癌栓侵入真皮淋巴管，而不是炎性细胞的浸润[135]，并且据悉这些侵入性肿瘤栓子为癌细胞创造了储库，然后通过身体进一步传播形成远处转移。虽然侵袭性炎性乳腺癌中没有真正的炎症状态，但是有证据表明侵袭性炎性乳腺癌中有主要炎症信号通路（JAK/STAT，NF-κB 和 COX-2）的组成性激活[97]。在最近的一项研究中，免疫检查点阻断药 PDL1 在 38% 侵袭性炎性乳腺癌样本中过表达[136]。这在具有 ER 阴性状态、基底型和 ERBB2 过表达型的侵袭性亚型的样品中被观察到。PDL1 过表达也与化疗反应中更高的 pCR 率相关。此外，炎性细胞因子如 IL-6、γ 干扰素、TGF-β 和 TNF-α 与侵袭性炎性乳腺癌中的肿瘤发生有关。因此，侵袭性炎性乳腺癌的治疗试图引入抗炎药，如选择性 COX-2 抑制药[97]。使用 cDNA 微阵列的高通量方法已被用于研究侵袭性炎性乳腺癌的表型特征。Van Laere 等[137]对 16 个侵袭性炎性乳腺癌和 18 个非阶段匹配的非 IBC 预处理样品进行全基因组表达谱分析。使用无监督的层次聚类，他们确定了一组 50 个基因，这些基因将侵袭性炎性乳腺癌样本与非侵袭性炎性乳腺癌样本分开，准确度为 88%。他们观察到与非侵袭性炎性乳腺癌样品相比，侵袭性炎性乳腺癌样品中有大量 NF-κB 相关基因。NF-κB 是细胞迁移、侵袭和转移的重要介质，可能有助于侵袭性炎性乳腺癌的侵袭性。Bertucci 等[138]确定了一组 109 个基因（来自 81 名患者，其中 31 名患有侵袭性炎性乳腺癌），正确预测了 79% 的侵袭性炎性乳腺癌标本和 89% 的非侵袭性炎性乳腺癌标本，以及一组 85 个基因，其预测 pCR 的准确率为 85%。在同一项研究[139]的扩展中，作者表明，用于分类非侵袭性炎性乳腺癌肿瘤[140]的亚型（管腔 A 和 B 型，基底型，ERBB2 过表达型和正常乳腺样型）也存在于其侵袭性炎性乳腺癌队列中。这表明尽管侵袭性炎性乳腺癌有侵袭性表型，但与其他乳腺癌无法区分。相比之下，Van Laere 等[137]能够将侵袭性炎性乳腺癌肿瘤分离成基底型和 ERBB2 过表达型，这些组可以与非侵袭性炎性乳腺癌肿瘤区分开来。这两项研究之间的差异可以用两种研究中侵袭性炎性乳腺癌的定义不同来解释，同时可以解释这如何影响到结果以及某些分子研究。使用 Affymetrix 谱数据（HGU133- 系列），同一组分析了来自 137 名侵袭性炎性乳腺癌患者和 252 名非 IBC 患者的全基因组表达数据。发现基因组特征的差异对应于分子亚型比例的差异[141]。类似地，使用基因表达分析和比较基因组杂交比较显微切割的侵袭性炎性乳腺癌与非侵袭性炎性乳腺癌样品的单独研究无法证明鉴定侵袭性炎性乳腺癌的有效数据集[142]，而基因表达分析比较三阴性侵袭性炎性乳腺癌与非侵袭性炎性乳腺癌没有报告亚型分布的差异[143]。

miRNA 是一类小的非编码 RNA 分子，已被发现在调节细胞增殖、凋亡、迁移和分化中起作用。将侵袭性炎性乳腺癌与非侵袭性炎性乳腺癌进行比较的 miRNA 分析显示，miRNA-205 的表达较低，其与较远的无转移生存率和总体生存率相关[144]。另一项研究表明，高血清 miR-19a 水平可预测转移性 HER2 阳性侵袭性炎性乳腺癌患者的有利临床结果[145]。p53 基因产物的功能是通过细胞周期停滞或诱导细胞凋亡来抑制肿瘤生长。p53 基因的突变或缺失与肿瘤进展相关，并且至少 50% 的散发性乳腺癌发生化疗反应降低；此外，细胞核中高水平的 p53 蛋白与不良临床结果相关[146]。在对 24 名侵袭性炎性乳腺癌患者的分析中，Riou 等[147]结果显示，与具有野生型 p53 的肿瘤患者相比，具有 p53 基因突变和 p53 蛋白核表达组合的肿瘤患者死亡风险高 8.6 倍。在 MD Anderson 癌症中心[148]对 48 例侵袭性炎性乳腺癌患者进行的分析证实了这些结果，显示核 p53 阳性患者（分别为 35% 和 55%）的 5 年无进展生存期和 OS 评估较 p53 阴性肿瘤低（分别为 44% 和 54%）。E– 钙黏蛋白是一种在正常乳腺上皮细胞中表达的钙调节的跨膜糖蛋白，对维持细胞间黏附接触至关重要，被认为是肿瘤抑制因子。E– 钙黏蛋白的缺失有助于增加增殖并促进侵袭和转移[149]。与非侵袭性炎性乳腺癌乳腺肿瘤相比，动物和人侵袭性炎性乳腺癌肿瘤模型都显示 E– 钙黏蛋白的表达增加。Tomlinson 等[150]观察到在 MARY–X 异种移植模型中，E– 钙黏蛋白过表达 10 ～ 20 倍，并且是裸鼠和 SCID 小鼠的真皮淋巴管中形成侵袭性炎性乳腺癌肿瘤栓子所必需的。此外，相同的侵袭性炎性乳腺癌异种移植模型也被证明表达唾液酸 –sialyl-LewisX/A 缺陷的 MUCI，该 MUCI 是一种作为细胞黏附受体 E– 选择蛋白的配体的糖蛋白，能促进淋巴血管侵袭[151]。Kleer 等[149]通过比较 20 个侵袭性炎性乳腺癌样本和 22 个阶段匹配的非侵袭性炎性乳腺癌肿瘤样本，证实了患者样本中的这些临床前发现。因此，似乎 E– 钙黏蛋白的过表达和唾液酸 – 路易斯 X/A 缺陷型 MUCI 的表达对于侵袭性炎性乳腺癌是独特的，并且当它们侵入真皮淋巴管时似乎有助于肿瘤栓子的完整性。已知侵袭性炎性乳腺癌肿瘤是呈高度表达血管化的，具有血管淋巴管侵犯的相关特征，包括增加的微血管密度、高内皮细胞增殖和血管生成因子的表达［基础成纤维细胞生长因子（bFGF）、VEGF、IL–6 和 IL–8］[91, 133]。与非炎性乳腺癌异种移植物（SK–BR3）相比，WIBC–9 动物异种移植物侵袭性炎性乳腺癌模型过表达其他血管生成因子，如 Ang–1、Tie–1 和 Tie–2[152]。淋巴管生成因子，包括 VEGF–C、VEGF–D、VEGFR–3、Prox–1 和淋巴管内皮受体 1，也已显示在侵袭性炎性乳腺癌中强烈表达[153]。

p27kip1 是一种细胞周期蛋白依赖性激酶抑制药，被认为参与诱导细胞凋亡、细胞黏附，促进细胞分化和调节耐药性[154, 155]。MD Anderson 研究人员评估了 38 例接受过新辅助化疗的侵袭性炎性乳腺癌患者中 p27kip1 的作用[156]。在这项研究中，p27kip1 在大多数患者中下调（84.2%），并与预后不良有关。

van Golen 等[157]完成了一项旨在鉴定侵袭性炎性乳腺癌遗传决定因素的临床前研究。作者发现 17 个转录物在侵袭性炎性乳腺癌细胞系 SAM149 和人乳腺上皮细胞之间差异表达，其中 9 个仅在肿瘤细胞系中表达。使用原位杂交技术，在 20 个侵袭性炎性乳腺癌和 30 个非侵袭性炎性乳腺癌局部晚期乳腺癌组织样品中进一步证实了所有 17 个转录物的表达模式。发现两种基因在侵袭性炎性乳腺癌标本中与非侵袭性炎性乳腺癌样本相比发生了独特的变化：Rho C GTP 酶在超过 90% 的侵袭性炎性乳腺癌肿瘤中过表达，而非侵袭性炎性乳腺癌标本的这一比例为 38%。发现 WNT–1 诱导的分泌蛋白 3（Wisp 3）在超过 80% 的侵袭性炎性乳腺癌标本中丢失，而在非侵袭性炎性乳腺癌肿瘤仅有 21% 丢失。之后，两种基因在侵袭性炎性乳腺癌中的作用得到了广泛的研究[157]。Rho C GTP 酶是小 GTP 结合蛋白 Ras 家族的成员[158]，被认为通过促进细胞运动和侵袭，细胞间连接的破坏和血管生成因子的上调来促进侵袭性炎性乳腺癌的转移特征（VEGF、bFGF）[159, 160]。WISP3 是一种编码胰岛素样生长因子结合相关蛋白（IGFBP–rP9）的基因，已被证明是一种肿瘤抑制基因[161]，可调节肿瘤细胞的生长、侵袭和血管生成。WISP 3 蛋白表达的丧失被认为与侵袭性炎性乳腺癌的侵袭性表型特征相关。体外证据还表明，WISP 3 与 Rho C GTPase 表达呈负相关[162]。

证据还表明，一些侵袭性炎性乳腺癌肿瘤可能表达干细胞表面标志物（$CD44^+/CD24^-$/ 低表达和醛脱氢酶 1 酶产生）[163]。这也见于 SUM149 IBC 细胞系和侵袭性炎性乳腺癌的 Mary-X 临床前模型，可能与预后不良有关 [163, 164]。

尽管大量研究已经研究了上述各种分子标志物的作用，但在侵袭性炎性乳腺癌中，需要更全面地了解侵袭性炎性乳腺癌的生物学。上述标志物不是侵袭性炎性乳腺癌的特异性，并且已经在小组患者中研究了它们的预后和预测作用。因此，它们不能被认为是有效的，并且进一步的研究对于在分子水平上区分局部晚期乳腺癌和侵袭性炎性乳腺癌是重要的。

七、局部晚期的预后因素

接受术前化疗的局部晚期乳腺癌患者的几种预后因素包括诊断的临床分期、化疗的病理反应、激素受体和 HER2 受体状态 [165]。在 MD Anderson 治疗的 340 名患者进行的分析，检查了新辅助化疗后接受保乳手术和放疗的局部区域复发和同侧乳腺肿瘤复发的模式。超过 40% 的患者在诊断时患有局部晚期疾病 [166]。发现诊断中的晚期淋巴结受累，大于 2cm 的残余肿瘤，多灶性残留疾病和淋巴血管空间侵袭被发现可预测更高的局部区域复发和同侧乳腺肿瘤复发发生率。

（一）病理完全缓解

尽管被广泛用作评估新辅助试验的主要终点，但 pCR 作为总体生存获益的替代指标的价值并非没有争议，因为较高的 pCR 率没有总是转化为改善的结局。在几项 Meta 分析中评估了 pCR 的预后意义，其中最大的一项是由新辅助乳腺癌工作组的协作试验进行的，其中包括来自 12 项随机试验的近 12 000 名患者 [167]。该研究包括患有局部晚期和可手术乳腺癌的患者的数据。达到 pCR 的患者与 EFS 和 OS 的显著改善相关。pCR 率因乳腺癌亚型而异。在患有三阴性乳腺癌的患者和接受曲妥珠单抗的 HER2 阳性和激素受体阴性肿瘤患者中，pCR 和长期预后之间的关联最强。虽然该研究结束了围绕 pCR 首选定义的争议（ypT_0/is ypN_0），但它无法验证 pCR 作为改善 EFS 和 OS 的替代终点。作者认为，这可能是由于研究人群接受治疗的异质性，尤其是在确定 pCR 后倾向于接受最有效治疗（内分泌治疗）的激素受体阳性亚组，从而削弱了 pCR 预后效果。von Minckwitz 等 [165] 还研究了 pCR 在各种内在乳腺癌亚型中的预后影响，分析了 6377 名接受新辅助蒽环类和紫杉烷类化疗治疗可手术或不可手术原发性乳腺癌的患者。在该研究中，pCR 与管腔 B/HER2 阴性（P=0.005），HER2 阳性 / 非阴性（$P < 0.001$）和三阴性（$P < 0.001$）肿瘤的改善 DFS 相关，但与管腔 A 无关（P=0.39）或管腔 B/HER2 阳性（P=0.45）乳腺癌。ALTTO 试验的结果未能将 NeoALTTO 中报道的使用双重抗 HER2 疗法(曲妥珠单抗和拉帕替尼）的突出 pCR 转化为 OS 获益，关于 pCR 作为 OS 获益的替代指标的价值再次引发争议 [168]。同样，29 项研究的 Meta 回归分析未能支持使用 pCR 作为替代指标 [169]。

（二）未达到病理完全缓解患者的预后

在接受新辅助全身治疗但未达到 pCR 的患者中，目前正在评估几种模型以更好地确定这些患者的预后。这些包括计算残余癌症负担（residual cancer burden，RCB）评分、乳腺癌指数（breast cancer index，BCI）、临床病理学阶段和生物学标记（the clinicopathological stage，and biological markers，CPS-EG）评分以及术前内分泌治疗患者［术前内分泌预后指数（preoperative endocrine prognostic index, PEPI）得分］[170–172]。RCB 评分需要收集几个非常规记录的病理学测量值，例如残留肿瘤中侵袭性癌细胞的百分比以及最大淋巴结转移沉积物的大小[173]。尽管发现 RCB 评分与接受新辅助蒽环类和紫杉烷类化疗的患者的结果相关，但在将其用于常规实践之前，局部晚期乳腺癌和侵袭性炎性乳腺癌需要进一步验证。RPCB 评分是 RCB 和 Ki-67 的综合评分，与单独使用任何一种变量相比，可以提供更准确的预后[174, 175]。

八、生存

患有局部晚期乳腺癌的患者由于转移性疾病而具有复发和死亡的高风险。国家癌症研究所进行的一项Ⅲ期临床试验报道使用联合治疗方法治疗的Ⅲ期侵袭性炎性乳腺癌和非侵袭性炎性乳腺癌患者的长期生存[176]。侵袭性炎性乳腺癌的 15 年存活率为 20%（中位 OS 为 3.8 年），而Ⅲ A 期为 50%，Ⅲ B 期非侵袭性炎性乳腺癌为 23%。没有发现病理反应和皮肤淋巴管侵入的存在影响侵袭性炎性乳腺癌的存活。同样，来自 MD Anderson 的回顾性分析研究了基于临床诊断为侵袭性炎性乳腺癌或非侵袭性炎性局部晚期乳腺癌的 2 组患者。局部晚期乳腺癌被定义为Ⅱ B 期、Ⅲ A 期、Ⅲ B 期或Ⅲ C 期乳腺癌（AJCC 系统）[21]。侵袭性炎性乳腺癌的临床诊断要求存在弥漫性红斑、发热、皱纹或橙样皮肤（对应于 AJCC 分类系统中的 T_{4d}）[21]。通过评估多学科团队确认所有患者的临床诊断，并且所有患者均采用单独但并行的方案进行治疗，采用类似的多学科方法，包括诱导化疗、局部治疗（手术和放疗）、辅助化疗和激素治疗（ER 阳性疾病）。中位随访期为 69 个月，侵袭性炎性乳腺癌和非侵袭性炎性局部晚期乳腺癌组的 pCR 率分别为 13.9% 和 11.7%（$P > 0.42$）。对于侵袭性炎性乳腺癌，累计复发率的 5 年估计值为 64.8%，非侵袭性炎性局部晚期乳腺癌为 43.4%（$P < 0.0001$）。侵袭性炎性乳腺癌患者的局部区域复发和远处软组织和骨病的累计发生率显著较高。侵袭性炎性乳腺癌组的 5 年 OS 率为 40.5%（95%CI 34.5% ～ 47.4%），非侵袭性炎性局部晚期乳腺癌组为 63.2%（95%CI 60.0% ～ 66.6%，$P < 0.0001$）（图 22-4）。作者得出结论，与局部晚期乳腺癌相比，侵袭性炎性乳腺癌与较差的预后和早期复发的独特模式相关[11]。

使用国家癌症研究所的监测，流行病学和最终结果（SEER）计划的数据，Schlichting 等[177]比较了 4441 名Ⅲ期侵袭性炎性乳腺癌患者和 32 867 名Ⅲ期非侵袭性炎性乳腺癌患者在 1990—2000 年间诊断的生存率。再次纳入Ⅲ期 A 期患者（非侵袭性炎性乳腺癌）的分析报告中位生存期为 4.75 年。Ⅲ期侵袭性炎性乳腺癌与Ⅲ期非侵袭性炎性乳腺癌患者的 13.4 岁（$P < 0.0001$）。Dawood 等还分析了来自 SEER 的数据，以比较在采用多学科管理和基于蒽环类 / 紫杉烷的多化疗作为标准治疗后，诊断的Ⅲ B 和Ⅲ C 期乳腺癌的阶段匹配患者中侵袭性炎性乳腺癌和非侵袭性炎性乳腺癌的结果（2004—2007 年）。在 2 年时，乳腺癌特异生存为 84%，侵袭性炎性乳腺癌与非侵袭性炎性乳腺癌相比分别为 91%（P=0.008）[178]。

不幸的是，尽管在乳腺癌的辅助治疗中取得了明显的进展，并且在乳腺癌的治疗中引入了新药（例如紫杉烷类、芳香酶抑制药和 HER2 靶向治疗），但这些疗法的影响仍然存在。对侵袭性炎性乳腺癌患者的预后尚不清楚[12]。在 MD Anderson 的一项研究中，398 名侵袭性炎性乳腺癌患者在 1974—2005 年间接受治疗，以评估过去 30 年内生存情况是否有所改善。将患者结果制成表格并在 40 年的诊断中进行比较。该研究无法确定不同 10 年诊断组之间复发或死亡风险的差异（中位 RFS=2.3 年，中位 OS=4.2 年）[12]。Panades 等报道[179]在比较 1980—1990 年期间治疗的侵袭性炎性乳腺癌患者与 1991—

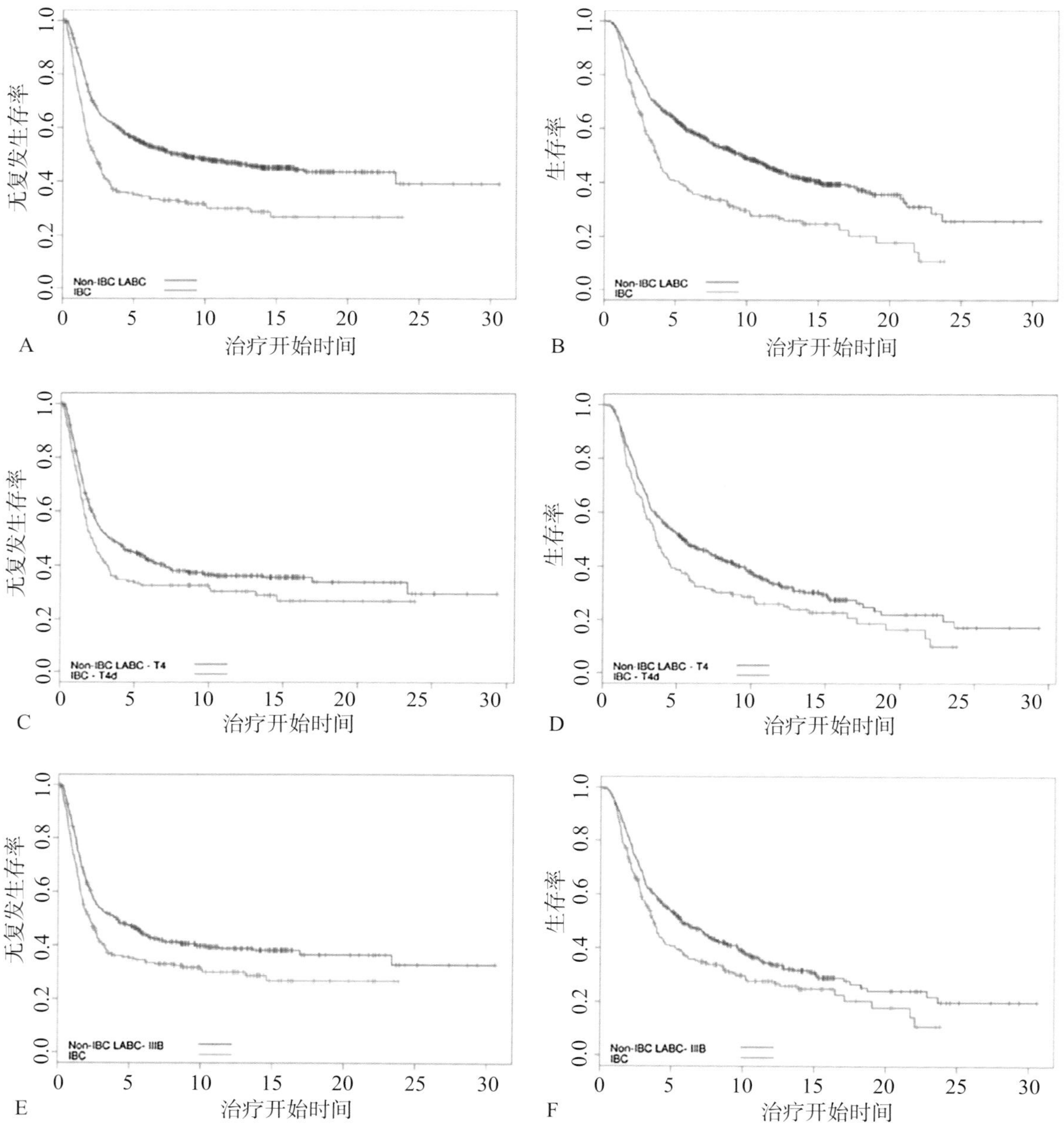

▲ 图 22-4　患者组无复发生存率的 **Kaplan-Meier** 分析

A. 红线：侵袭性炎性乳腺癌；蓝线：局部晚期乳腺癌；B. 相同的两组患者总生存率。C. 侵袭性炎性乳腺癌与非侵袭性炎性局部晚期乳腺癌（仅 T_4）无复发生存率；D. 两组患者总生存率；E. 侵袭性炎性乳腺癌与非侵袭性炎性局部晚期乳腺癌（Ⅲ B 期）无复发生存率；F. 两组患者总生存率（引自 Cristofanilli 等 [11]）

2000 年期间接受治疗的患者时，也未能显示乳腺癌特异性生存差异。10 年乳腺癌特异性生存率分别为 27.4%（95%CI 18.8% ～ 36.7%）和 28.6%（95%CI 20.3% ～ 37.5%）（$P > 0.37$）。

在最近使用国家癌症数据库数据的分析中，研究人员能够证明在Ⅲ期侵袭性炎性乳腺癌患者中使用三联疗法的全国性差异，每年波动率从 58.4% 降至 73.4%[180]。接受所有三种治疗方式的患者的生存率最高（5 年和 10 年 OS 分别为 55.4% 和 37.3%）。

总之，该证据表明侵袭性炎性乳腺癌应与非侵袭性炎性乳腺癌、局部晚期乳腺癌分开治疗，并且单独使用细胞毒性药物的标准组合将不会显著改变患有该疾病的患者的预后。想要提高全身治疗的疗效应该开发更敏感的诊断干预措施和新的治疗策略（表 22-3）。

表 22-3 用联合治疗方法治疗的炎性乳腺癌患者的结果

研 究	时间范围	分期和研究设计	样本量（例）	生 存
Low 等 [176]	1980—1988	前瞻性 （NCI） Ⅲ期 （IBC 对非 IBC）	总共：107 IBC：46 非 IBC：61	15 年 OS：IBC 与非 IBC（ⅢB）：20.0% vs 23.1%
Cristofanilli 等 [11]	1974—2000	回顾性 （单一机构）	总共：1071 IBC：240 非 IBC：831	5 年 OS： IBC 与非 IBC：40.5 vs 63.2 （$P < 0.0001$）
Dawood 等 [178]	2004—2007	回顾性 （SEER） Ⅲ期 （IBC 对非 IBC）	总共：4304 IBC：828 非 IBC：3476	2 年 BCSS： IBC 与 非 IBC：84% vs 91% （P=0.008）
Schlichting 等 [177]	1990—2008	回顾性 （SEER） Ⅲ期 （IBC 对非 IBC）	Ⅲ期：37 308 IBC：4441 非 IBC：32 867	中位数 BCSS： Ⅲ期，IBC 与非 IBC：4.75 年 vs 13.4 年（$P < 0.0001$）
Rueth 等 [180]	1998—2010	回顾性 （SEER） Ⅲ期 IBC	总共：10 197	5 年和 10 年生存率： 接受三联治疗患者分别是 55.4% 和 37.3%

IBC. 侵袭性炎性乳腺癌；OS. 总生存率；BCSS. 乳腺癌特异生存

最近，局部晚期乳腺癌和侵袭性炎性乳腺癌虽然是分子异质的，但是基于激素受体阳性、HER2 阳性和三阴性分组。这三组治疗方法部分重叠，“主要”治疗干预组分别为不同组、内分泌治疗、HER2 治疗和化疗，应辅以适当的局部区域治疗和重建手术（图 22-5）。

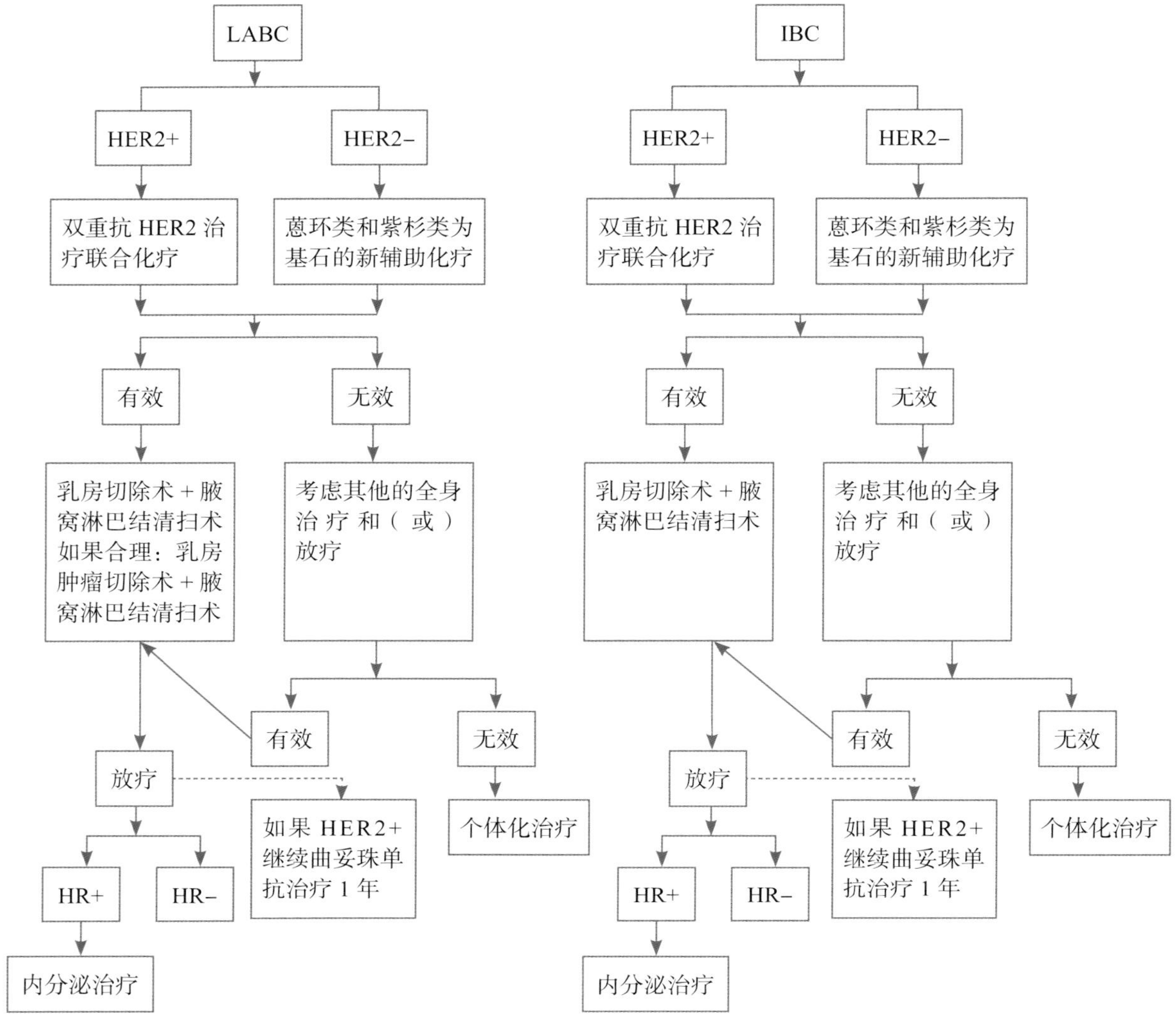

▲ **图 22-5　局部晚期乳腺癌和侵袭性炎性乳腺癌管理的流程图**

LABC. 局部晚期乳腺癌；IBC. 炎症性乳腺癌

推荐阅读

[1] Seidman H, Gelb SK, Silverberg E, LaVerda N, Lubera JA. Survival experience in the breast cancer detection demonstration project. CA Cancer J Clin. 1987;37(5): 258–90.

[2] Eniu A, Carlson RW, Aziz Z, Bines J, Hortobagyi GN, Bese NS, et al. Breast cancer in limited-resource countries: treatment and allocation of resources. Breast J. 2006; 12(Suppl 1):S38–53.

[3] Lee MC, Newman LA. Management of patients with locally advanced breast cancer. Surg Clin N Am. 2007;87(2):379–98, ix.

[4] http://www.facs.org/cancer/publicncdb.html [Internet]. 2013 [cited 16 June 2016].

[5] Hance KW, Anderson WF, Devesa SS, Young HA, Levine PH. Trends in inflammatory breast carcinoma incidence and survival: the surveillance, epidemiology, and end results program at the National Cancer Institute. J Natl Cancer Inst. 2005;97(13):966–75.

[6] Anderson WF, Schairer C, Chen BE, Hance KW, Levine PH. Epidemiology of inflammatory breast cancer (IBC). Breast Dis. 2005;22:9–23.

[7] Soliman AS, Banerjee M, Lo AC, Ismail K, Hablas A, Seifeldin IA, et al. High proportion of inflammatory breast cancer in the population-based Cancer Registry of Gharbiah, Egypt. Breast J. 2009;15(4):432–4.

[8] Schairer C, Soliman AS, Omar S, Khaled H, Eissa S, Ayed FB, et al. Assessment of diagnosis of inflammatory breast cancer cases at two cancer centers in Egypt and Tunisia.

Cancer Med. 2013;2(2):178–84.
[9] Boussen H, Bouzaiene H, Ben Hassouna J, Gamoudi A, Benna F, Rahal K. Inflammatory breast cancer in Tunisia: reassessment of incidence and clinicopathological features. Semin Oncol. 2008;35(1):17–24.
[10] Chang S, Buzdar AU, Hursting SD. Inflammatory breast cancer and body mass index. J Clin Oncol (Official Journal of the American Society of Clinical Oncology). 1998; 16(12):3731–5.
[11] Cristofanilli M, Valero V, Buzdar AU, Kau SW, Broglio KR, Gonzalez-Angulo AM, et al. Inflammatory breast cancer (IBC) and patterns of recurrence: understanding the biology of a unique disease. Cancer. 2007;110(7):1436–44.
[12] Gonzalez-Angulo AM, Hennessy BT, Broglio K, Meric-Bernstam F, Cristofanilli M, Giordano SH, et al. Trends for inflammatory breast cancer: is survival improving? Oncologist. 2007;12(8):904–12.
[13] Fouad TM, Kogawa T, Liu DD, Shen Y, Masuda H, El-Zein R, et al. Overall survival differences between patients with inflammatory and noninflammatory breast cancer presenting with distant metastasis at diagnosis. Breast Cancer Res Treat. 2015.
[14] Anderson WF, Chu KC, Chang S. Inflammatory breast carcinoma and noninflammatory locally advanced breast carcinoma: distinct clinicopathologic entities? J Clin Oncol (Official Journal of the American Society of Clinical Oncology). 2003;21(12):2254–9.
[15] Nadeem R, Chagla LS, Harris O, Desmond S, Thind R, Flavin A, et al. Tumour localisation with a metal coil before the administration of neo-adjuvant chemotherapy. Breast. 2005;14(5):403–7.
[16] Niikura N, Liu J, Costelloe CM, Palla SL, Madewell JE, Hayashi N, et al. Initial staging impact of fluorodeoxyglucose positron emission tomography/computed tomography in locally advanced breast cancer. Oncologist. 2011;16(6): 772–82.
[17] National Comprehensive Cancer Network. NCCN guidelines, version 2.2016, invasive breast cancer 2016 [BINV-14]. Available from: http://www.nccn.org/professionals/physician_gls/pdf/breast.pdf.
[18] Haagensen CD. Diseases of the female breast. Trans N Engl Obstet Gynecol Soc. 1956;10:141–56.
[19] Robertson FM, Bondy M, Yang W, Yamauchi H, Wiggins S, Kamrudin S, et al. Inflammatory breast cancer: the disease, the biology, the treatment. CA Cancer J Clin. 2010; 60(6):351–75.
[20] Jaiyesimi IA, Buzdar AU, Hortobagyi G. Inflammatory breast cancer: a review. J clin Oncol (Official Journal of the American Society of Clinical Oncology). 1992;10(6): 1014–24.
[21] Singletary SE, Allred C, Ashley P, Bassett LW, Berry D, Bland KI, et al. Revision of the American Joint Committee on Cancer staging system for breast cancer. J Clin Oncol (Official Journal of the American Society of Clinical Oncology). 2002;20(17):3628–36.
[22] Yang WT, Le-Petross HT, Macapinlac H, Carkaci S, Gonzalez-Angulo AM, Dawood S, et al. Inflammatory breast cancer: PET/CT, MRI, mammography, and sonography findings. Breast Cancer Res Treat. 2008;109(3):417–26.
[23] National Comprehensive Cancer Network. NCCN guidelines, version 2.2016, invasive breast cancer 2016 [BINV-K]. Available from: http://www.nccn.org/professionals/physician_gls/pdf/breast.pdf.
[24] De Lena M, Zucali R, Viganotti G, Valagussa P, Bonadonna G. Combined chemotherapy-radiotherapy approach in locally advanced (T_{3b}-T_4) breast cancer. Cancer Chemother Pharmacol. 1978;1(1):53–9.
[25] Rastogi P, Anderson SJ, Bear HD, Geyer CE, Kahlenberg MS, Robidoux A, et al. Preoperative chemotherapy: updates of national surgical adjuvant breast and bowel project protocols B-18 and B-27. J Clin Oncol (Official Journal of the American Society of Clinical Oncology). 2008;26(5): 778–85.
[26] Mauri D, Pavlidis N, Ioannidis JP. Neoadjuvant versus adjuvant systemic treatment in breast cancer: a meta-analysis. J Natl Cancer Inst. 2005;97(3):188–94.
[27] Green MC, Buzdar AU, Smith T, Ibrahim NK, Valero V, Rosales MF, et al. Weekly paclitaxel improves pathologic complete remission in operable breast cancer when compared with paclitaxel once every 3 weeks. J Clin Oncol (Official Journal of the American Society of Clinical Oncology). 2005;23(25):5983–92.
[28] von Minckwitz G, Raab G, Caputo A, Schutte M, Hilfrich J, Blohmer JU, et al. Doxorubicin with cyclophosphamide followed by docetaxel every 21 days compared with doxorubicin and docetaxel every 14 days as preoperative treatment in operable breast cancer: the GEPARDUO study of the German Breast Group. J Clin Oncol (Official Journal of the American Society of Clinical Oncology). 2005; 23(12):2676–85.
[29] von Minckwitz G, Schneeweiss A, Loibl S, Salat C, Denkert C, Rezai M, et al. Neoadjuvant carboplatin in patients with triple-negative and HER2-positive early breast cancer (Gepar-Sixto; GBG 66): a randomised phase 2 trial. Lancet Oncol. 2014;15(7):747–56.
[30] Sikov WM, Berry DA, Perou CM, Singh B, Cirrincione CT, Tolaney SM, et al. Impact of the addition of carboplatin and/or bevacizumab to neoadjuvant once-per-week paclitaxel followed by dose-dense doxorubicin and cyclophosphamide on pathologic complete response rates in stage II to III triple-negative breast cancer: CALGB 40603 (Alliance). J Clin Oncol (Official Journal of the American Society of Clinical Oncology). 2015;33(1):13–21.
[31] Rugo HS, Olopade O, DeMichele A, van't Veer L, Buxton M, Hylton N, et al., editors. Veliparib/carboplatin plus standard neoadjuvant therapy for high-risk breast cancer: first efficacy results from the I-SPY 2 TRIAL. The 36th annual San Antonio breast cancer symposium, San Antonio, TX, 10–14 Dec 2013.
[32] von Minckwitz G, Kummel S, Vogel P, Hanusch C, Eidtmann H, Hilfrich J, et al. Neoadjuvant vinorelbine-capecitabine versus docetaxel-doxorubicin-cyclophosphamide in early nonresponsive breast cancer: phase III randomized GeparTrio trial. J Natl Cancer Inst. 2008;100(8):542–51.
[33] Heys SD, Hutcheon AW, Sarkar TK, Ogston KN, Miller ID, Payne S, et al. Neoadjuvant docetaxel in breast cancer: 3-year survival results from the Aberdeen trial. Clin Breast Cancer. 2002;3(Suppl 2):S69–74.
[34] Huober J, Fasching PA, Hanusch C, Rezai M, Eidtmann H, Kittel K, et al. Neoadjuvant chemotherapy with paclitaxel and everolimus in breast cancer patients with non-responsive tumours to epirubicin/cyclophosphamide (EC) ± bevacizumab - results of the randomised GeparQuinto study (GBG 44). Eur J Cancer. 2013;49(10):2284–93.

[35] Hurley J, Doliny P, Reis I, Silva O, Gomez-Fernandez C, Velez P, et al. Docetaxel, cisplatin, and trastuzumab as primary systemic therapy for human epidermal growth factor receptor 2-positive locally advanced breast cancer. J Clin Oncol (Official Journal of the American Society of Clinical Oncology). 2006;24(12):1831–8.

[36] Van Pelt AE, Mohsin S, Elledge RM, Hilsenbeck SG, Gutierrez MC, Lucci A Jr, et al. Neoadjuvant trastuzumab and docetaxel in breast cancer: preliminary results. Clin Breast Cancer. 2003;4(5):348–53.

[37] Gianni L, Eiermann W, Semiglazov V, Manikhas A, Lluch A, Tjulandin S, et al. Neoadjuvant chemotherapy with trastuzumab followed by adjuvant trastuzumab versus neoadjuvant chemotherapy alone, in patients with HER2-positive locally advanced breast cancer (the NOAH trial): a randomised controlled superiority trial with a parallel HER2-negative cohort. Lancet. 2010;375(9712):377–84.

[38] Gianni L, Eiermann W, Semiglazov V, Lluch A, Tjulandin S, Zambetti M, et al. Neoadjuvant and adjuvant trastuzumab in patients with HER2-positive locally advanced breast cancer (NOAH): follow-up of a randomised controlled superiority trial with a parallel HER2-negative cohort. Lancet Oncol. 2014;15(6):640–7.

[39] Buzdar AU, Valero V, Ibrahim NK, Francis D, Broglio KR, Theriault RL, et al. Neoadjuvant therapy with paclitaxel followed by 5-fluorouracil, epirubicin, and cyclophosphamide chemotherapy and concurrent trastuzumab in human epidermal growth factor receptor 2-positive operable breast cancer: an update of the initial randomized study population and data of additional patients treated with the same regimen. Clin Cancer Res (Official Journal of the American Association for Cancer Research). 2007;13(1):228–33.

[40] Petrelli F, Borgonovo K, Cabiddu M, Ghilardi M, Barni S. Neoadjuvant chemotherapy and concomitant trastuzumab in breast cancer: a pooled analysis of two randomized trials. Anticancer Drugs. 2011;22(2):128–35.

[41] Gianni L, Pienkowski T, Im YH, Roman L, Tseng LM, Liu MC, et al. Efficacy and safety of neoadjuvant pertuzumab and trastuzumab in women with locally advanced, inflammatory, or early HER2-positive breast cancer (NeoSphere): a randomised multicentre, open-label, phase 2 trial. Lancet Oncol. 2012;13(1):25–32.

[42] Gianni L, Pienkowski T, Im YH, Tseng LM, Liu MC, Lluch A, et al. 5-year analysis of neoadjuvant pertuzumab and trastuzumab in patients with locally advanced, inflammatory, or early-stage HER2-positive breast cancer (NeoSphere): a multicentre, open-label, phase 2 randomised trial. Lancet Oncol. 2016;17(6):791–800.

[43] Schneeweiss A, Chia S, Hickish T, Harvey V, Eniu A, Hegg R, et al. Pertuzumab plus trastuzumab in combination with standard neoadjuvant anthracycline-containing and anthracycline-free chemotherapy regimens in patients with HER2-positive early breast cancer: a randomized phase II cardiac safety study (TRYPHAENA). Ann Oncol (Official Journal of the European Society for Medical Oncology/ESMO). 2013;24(9):2278–84.

[44] Untch M, Loibl S, Bischoff J, Eidtmann H, Kaufmann M, Blohmer JU, et al. Lapatinib versus trastuzumab in combination with neoadjuvant anthracycline-taxane-based chemotherapy (GeparQuinto, GBG 44): a randomised phase 3 trial. Lancet Oncol. 2012;13(2):135–44.

[45] Baselga J, Bradbury I, Eidtmann H, Di Cosimo S, de Azambuja E, Aura C, et al. Lapatinib with trastuzumab for HER2-positive early breast cancer (NeoALTTO): a randomised, open-label, multicentre, phase 3 trial. Lancet. 2012;379(9816):633–40.

[46] Robidoux A, Tang G, Rastogi P, Geyer CE Jr, Azar CA, Atkins JN, et al. Lapatinib as a component of neoadjuvant therapy for HER2-positive operable breast cancer (NSABP protocol B-41): an open-label, randomised phase 3 trial. Lancet Oncol. 2013;14(12):1183–92.

[47] Carey LA, Berry DA, Cirrincione CT, Barry WT, Pitcher BN, Harris LN, et al. Molecular heterogeneity and response to neoadjuvant human epidermal growth factor receptor 2 targeting in CALGB 40601, a randomized phase III trial of paclitaxel plus trastuzumab with or without lapatinib. J Clin Oncol (Official Journal of the American Society of Clinical Oncology). 2016;34(6):542–9.

[48] de Azambuja E, Holmes AP, Piccart-Gebhart M, Holmes E, Di Cosimo S, Swaby RF, et al. Lapatinib with trastuzumab for HER2-positive early breast cancer (NeoALTTO): survival outcomes of a randomised, open-label, multicentre, phase 3 trial and their association with pathological complete response. Lancet Oncol. 2014;15(10):1137–46.

[49] Veronesi A, Frustaci S, Tirelli U, Galligioni E, Trovo MG, Crivellari D, et al. Tamoxifen therapy in postmenopausal advanced breast cancer: efficacy at the primary tumor site in 46 evaluable patients. Tumori. 1981;67(3):235–8.

[50] Hoff PM, Valero V, Buzdar AU, Singletary SE, Theriault RL, Booser D, et al. Combined modality treatment of locally advanced breast carcinoma in elderly patients or patients with severe comorbid conditions using tamoxifen as the primary therapy. Cancer. 2000;88(9):2054–60.

[51] Alba E, Calvo L, Albanell J, De la Haba JR, Arcusa Lanza A, Chacon JI, et al. Chemotherapy (CT) and hormonotherapy (HT) as neoadjuvant treatment in luminal breast cancer patients: results from the GEICAM/2006-03, a multicenter, randomized, phase-II study. Ann Oncol (Official Journal of the European Society for Medical Oncology/ESMO). 2012;23(12):3069–74.

[52] Ellis MJ, Ma C. Letrozole in the neoadjuvant setting: the P024 trial. Breast Cancer Res Treat. 2007;105(Suppl 1): 33–43.

[53] Cataliotti L, Buzdar AU, Noguchi S, Bines J, Takatsuka Y, Petrakova K, et al. Comparison of anastrozole versus tamoxifen as preoperative therapy in postmenopausal women with hormone receptor-positive breast cancer: the Pre-Operative "Arimidex" Compared to Tamoxifen (PROACT) trial. Cancer. 2006;106(10):2095–103.

[54] Gerber B, von Minckwitz G, Eidtmann H, Rezai M, Fasching P, Tesch H, et al. Surgical outcome after neoadjuvant chemotherapy and bevacizumab: results from the GeparQuinto study (GBG 44). Ann Surg Oncol. 2014;21(8):2517–24.

[55] von Minckwitz G, Loibl S, Untch M, Eidtmann H, Rezai M, Fasching PA, et al. Survival after neoadjuvant chemotherapy with or without bevacizumab or everolimus for HER2-negative primary breast cancer (GBG 44-GeparQuinto) dagger. Ann Oncol (Official Journal of the European Society for Medical Oncology/ESMO). 2014;25(12):2363–72.

[56] Earl HM, Hiller L, Dunn JA, Blenkinsop C, Grybowicz L, Vallier AL, et al. Efficacy of neoadjuvant bevacizumab added to docetaxel followed by fluorouracil, epirubicin, and cyclophosphamide, for women with HER2-negative early

breast cancer (ARTemis): an open–label, randomised, phase 3 trial. Lancet Oncol. 2015;16(6):656–66.
[57] Bear HD, Tang G, Rastogi P, Geyer CE Jr, Robidoux A, Atkins JN, et al. Bevacizumab added to neoadjuvant chemotherapy for breast cancer. N Engl J Med. 2012;366(4):310–20.
[58] Bear HD, Tang G, Rastogi P, Geyer CE Jr, Liu Q, Robidoux A, et al. Neoadjuvant plus adjuvant bevacizumab in early breast cancer (NSABP B–40 [NRG Oncology]): secondary outcomes of a phase 3, randomised controlled trial. Lancet Oncol. 2015;16(9):1037–48.
[59] Rugo HS, Olopade O, DeMichele A, van't Veer L, Buxton M, Hylton N, et al. Veliparib/carboplatin plus standard neoadjuvant therapy for high–risk breast cancer: first efficacy results from the I–SPY 2 TRIAL. The San Antonio breast cancer symposium, San Antonio; 2013.
[60] Goldhirsch A, Winer EP, Coates AS, Gelber RD, Piccart–Gebhart M, Thurlimann B, et al. Personalizing the treatment of women with early breast cancer: highlights of the St. Gallen International Expert Consensus on the Primary Therapy of Early Breast Cancer 2013. Ann Oncol (Official Journal of the European Society for Medical Oncology/ ESMO). 2013;24(9):2206–23.
[61] National Comprehensive Cancer Network. NCCN guidelines, version 2.2016, invasive breast cancer 2016 [BINV–15]. Available from: http://www.nccn.org/professionals/physician_gls/pdf/breast.pdf.
[62] Estevez LG, Cuevas JM, Anton A, Florian J, Lopez–Vega JM, Velasco A, et al. Weekly docetaxel as neoadjuvant chemotherapy for stage II and III breast cancer: efficacy and correlation with biological markers in a phase II, multicenter study. Clin Cancer Res (Official Journal of the American Association for Cancer Research). 2003;9(2):686–92.
[63] Buzdar AU, Singletary SE, Theriault RL, Booser DJ, Valero V, Ibrahim N, et al. Prospective evaluation of paclitaxel versus combination chemotherapy with fluorouracil, doxorubicin, and cyclophosphamide as neoadjuvant therapy in patients with operable breast cancer. J Clin Oncol (Official Journal of the American Society of Clinical Oncology). 1999;17(11):3412–7.
[64] Smith IC, Heys SD, Hutcheon AW, Miller ID, Payne S, Gilbert FJ, et al. Neoadjuvant chemotherapy in breast cancer: significantly enhanced response with docetaxel. J Clin Oncol (Official Journal of the American Society of Clinical Oncology). 2002;20(6):1456–66.
[65] Bear HD, Anderson S, Brown A, Smith R, Mamounas EP, Fisher B, et al. The effect on tumor response of adding sequential preoperative docetaxel to preoperative doxorubicin and cyclophosphamide: preliminary results from National Surgical Adjuvant Breast and Bowel Project Protocol B–27. J Clin Oncol (Official Journal of the American Society of Clinical Oncology). 2003;21(22): 4165–74.
[66] Untch M, von Minckwitz G. Recent advances in systemic therapy: advances in neoadjuvant (primary) systemic therapy with cytotoxic agents. Breast Cancer Res BCR. 2009;11(2):203.
[67] Coudert BP, Largillier R, Arnould L, Chollet P, Campone M, Coeffic D, et al. Multicenter phase II trial of neoadjuvant therapy with trastuzumab, docetaxel, and carboplatin for human epidermal growth factor receptor–2–overexpressing stage II or III breast cancer: results of the GETN(A)–1 trial. J Clin Oncol (Official Journal of the American Society of Clinical Oncology). 2007;25(19):2678–84.
[68] Penault–Llorca F, Abrial C, Mouret–Reynier MA, Raoelfils I, Durando X, Leheurteur M, et al. Achieving higher pathological complete response rates in HER–2–positive patients with induction chemotherapy without trastuzumab in operable breast cancer. Oncologist. 2007;12(4):390–6.
[69] Bozzetti F, Saccozzi R, De Lena M, Salvadori B. Inflammatory cancer of the breast: analysis of 114 cases. J Surg Oncol. 1981;18(4):355–61.
[70] Shenkier T, Weir L, Levine M, Olivotto I, Whelan T, Reyno L, et al. Clinical practice guidelines for the care and treatment of breast cancer: 15. Treatment for women with stage III or locally advanced breast cancer. CMAJ. 2004;170(6):983–94.
[71] Lee BJ, Tannenbaum NE. Inflammatory carcinoma of the breast. Surg Gynecol Obstet. 1924;39:580–95.
[72] Atkins HL, Horrigan WD. Treatment of locally advanced carcinoma of the breast with roentgen therapy and simple mastectomy. Am J Roentgenol Radium Ther Nucl Med. 1961;85:860–4.
[73] Toonkel LM, Fix I, Jacobson LH, Bamberg N, Wallach CB. Locally advanced breast carcinoma: results with combined regional therapy. Int J Radiat Oncol Biol Phys. 1986; 12(9):1583–7.
[74] Perez CA, Graham ML, Taylor ME, Levy JF, Mortimer JE, Philpott GW, et al. Management of locally advanced carcinoma of the breast. I Noninflammatory. Cancer. 1994;74(1 Suppl):453–65.
[75] Bauer RL, Busch E, Levine E, Edge SB. Therapy for inflammatory breast cancer: impact of doxorubicin–based therapy. Ann Surg Oncol. 1995;2(4):288–94.
[76] Early Breast Cancer Trialists' Collaborative G. Effects of chemotherapy and hormonal therapy for early breast cancer on recurrence and 15–year survival: an overview of the randomised trials. Lancet. 2005;365(9472):1687–717.
[77] Ueno NT, Buzdar AU, Singletary SE, Ames FC, McNeese MD, Holmes FA, et al. Combined–modality treatment of inflammatory breast carcinoma: twenty years of experience at MD Anderson Cancer Center. Cancer Chemother Pharmacol. 1997;40(4):321–9.
[78] Singletary SE, Ames FC, Buzdar AU. Management of inflammatory breast cancer. World J Surg. 1994;18(1): 87–92.
[79] Buzdar AU, Singletary SE, Booser DJ, Frye DK, Wasaff B, Hortobagyi GN. Combined modality treatment of stage III and inflammatory breast cancer. M.D. Anderson Cancer Center experience. Surg Oncol Clin N Am. 1995;4(4): 715–34.
[80] Cristofanilli M, Buzdar AU, Sneige N, Smith T, Wasaff B, Ibrahim N, et al. Paclitaxel in the multimodality treatment for inflammatory breast carcinoma. Cancer. 2001;92(7): 1775–82.
[81] Cristofanilli M, Gonzalez–Angulo AM, Buzdar AU, Kau SW, Frye DK, Hortobagyi GN. Paclitaxel improves the prognosis in estrogen receptor negative inflammatory breast cancer: the MD Anderson Cancer Center experience. Clin Breast Cancer. 2004;4(6):415–9.
[82] Romond EH, Perez EA, Bryant J, Suman VJ, Geyer CE Jr, Davidson NE, et al. Trastuzumab plus adjuvant chemotherapy for operable HER2–positive breast cancer. N Engl J Med. 2005;353(16):1673–84.

[83] Piccart-Gebhart MJ, Procter M, Leyland-Jones B, Goldhirsch A, Untch M, Smith I, et al. Trastuzumab after adjuvant chemotherapy in HER2-positive breast cancer. N Engl J Med. 2005;353(16):1659–72.
[84] Johnston S, Trudeau M, Kaufman B, Boussen H, Blackwell K, LoRusso P, et al. Phase II study of predictive biomarker profiles for response targeting human epidermal growth factor receptor 2 (HER-2) in advanced inflammatory breast cancer with lapatinib monotherapy. J Clin Oncol (Official Journal of the American Society of Clinical Oncology). 2008;26(7):1066–72.
[85] Boussen H, Cristofanilli M, Zaks T, DeSilvio M, Salazar V, Spector N. Phase II study to evaluate the efficacy and safety of neoadjuvant lapatinib plus paclitaxel in patients with inflammatory breast cancer. J Clin Oncol (Official Journal of the American Society of Clinical Oncology). 2010;28(20): 3248–55.
[86] Arun B, Slack R, Gehan E, Spitzer T, Meehan KR. Survival after autologous hematopoietic stem cell transplantation for patients with inflammatory breast carcinoma. Cancer. 1999;85(1):93–9.
[87] Adkins D, Brown R, Trinkaus K, Maziarz R, Luedke S, Freytes C, et al. Outcomes of high-dose chemotherapy and autologous stem-cell transplantation in stage IIIB inflammatory breast cancer. J Clin Oncol (Official Journal of the American Society of Clinical Oncology). 1999;17(7):2006–14.
[88] Schwartzberg L, Weaver C, Lewkow L, McAneny B, Zhen B, Birch R, et al. High-dose chemotherapy with peripheral blood stem cell support for stage IIIB inflammatory carcinoma of the breast. Bone Marrow Transplant. 1999; 24(9):981–7.
[89] Somlo G, Frankel P, Chow W, Leong L, Margolin K, Morgan R Jr, et al. Prognostic indicators and survival in patients with stage IIIB inflammatory breast carcinoma after dose-intense chemotherapy. J Clin Oncol (Official Journal of the American Society of Clinical Oncology). 2004;22(10):1839–48.
[90] Goncalves A, Pierga JY, Ferrero JM, Mouret-Reynier MA, Bachelot T, Delva R, et al. UNICANCER-PEGASE 07 study: a randomized phase III trial evaluating postoperative docetaxel-5FU regimen after neoadjuvant dose-intense chemotherapy for treatment of inflammatory breast cancer. Ann Oncol (Official Journal of the European Society for Medical Oncology/ESMO). 2015;26(8):1692–7.
[91] Van der Auwera I, Van Laere SJ, Van den Eynden GG, Benoy I, van Dam P, Colpaert CG, et al. Increased angiogenesis and lymphangiogenesis in inflammatory versus noninflammatory breast cancer by real-time reverse transcriptase-PCR gene expression quantification. Clin Cancer Res (Official Journal of the American Association for Cancer Research). 2004;10(23):7965–71.
[92] Wedam SB, Low JA, Yang SX, Chow CK, Choyke P, Danforth D, et al. Antiangiogenic and antitumor effects of bevacizumab in patients with inflammatory and locally advanced breast cancer. J Clin Oncol (Official Journal of the American Society of Clinical Oncology). 2006;24(5): 769–77.
[93] Overmoyer B, Fu P, Hoppel C, Radivoyevitch T, Shenk R, Persons M, et al. Inflammatory breast cancer as a model disease to study tumor angiogenesis: results of a phase IB trial of combination SU5416 and doxorubicin. Clin Cancer Res (Official Journal of the American Association for Cancer Research). 2007;13(19):5862–8.
[94] Johnston SR, Hickish T, Ellis P, Houston S, Kelland L, Dowsett M, et al. Phase II study of the efficacy and tolerability of two dosing regimens of the farnesyl transferase inhibitor, R115777, in advanced breast cancer. J Clin Oncol (Official Journal of the American Society of Clinical Oncology). 2003;21(13):2492–9.
[95] Andreopoulou E, Vigoda IS, Valero V, Hershman DL, Raptis G, Vahdat LT, et al. Phase I-II study of the farnesyl transferase inhibitor tipifarnib plus sequential weekly paclitaxel and doxorubicin-cyclophosphamide in HER2/neu-negative inflammatory carcinoma and non-inflammatory estrogen receptor-positive breast carcinoma. Breast Cancer Res Treat. 2013;141(3):429–35.
[96] Matsuda N, Wang X, Krishnamurthy S, Alvarez RH, Willey JS, Lim B, et al., editors. Phase II study of panitumumab, nab-paclitaxel, and carboplatin followed by FEC neoadjuvant chemotherapy for patients with primary HER2-negative inflammatory breast cancer. American Society of Clinical Oncology;2016.
[97] Fouad TM, Kogawa T, Reuben JM, Ueno NT. The role of inflammation in inflammatory breast cancer. Adv Exp Med Biol. 2014;816:53–73.
[98] Haagensen CD, Stout AP. Carcinoma of the breast. II-criteria of operability. Ann Surg. 1943;118(6):1032–51.
[99] Baclesse F. Five-year results in 431 breast cancers treated solely by roentgen rays. Ann Surg. 1965;161:103–4.
[100] Zucali R, Uslenghi C, Kenda R, Bonadonna G. Natural history and survival of inoperable breast cancer treated with radiotherapy and radiotherapy followed by radical mastectomy. Cancer. 1976;37(3):1422–31.
[101] Harris JR, Sawicka J, Gelman R, Hellman S. Management of locally advanced carcinoma of the breast by primary radiation therapy. Int J Radiat Oncol Biol Phys. 1983; 9(3):345–9.
[102] Sheldon T, Hayes DF, Cady B, Parker L, Osteen R, Silver B, et al. Primary radiation therapy for locally advanced breast cancer. Cancer. 1987;60(6):1219–25.
[103] Fletcher GH, Montague ED. Radical irradiation of advanced breast cancer. Am J Roentgenol Radium Ther Nucl Med. 1965;93:573–84.
[104] Spanos WJ Jr, Montague ED, Fletcher GH. Late complications of radiation only for advanced breast cancer. Int J Radiat Oncol Biol Phys. 1980;6(11):1473–6.
[105] Huang EH, Tucker SL, Strom EA, McNeese MD, Kuerer HM, Buzdar AU, et al. Postmastectomy radiation improves local-regional control and survival for selected patients with locally advanced breast cancer treated with neoadjuvant chemotherapy and mastectomy. J Clin Oncol (Official Journal of the American Society of Clinical Oncology). 2004;22(23):4691–9.
[106] Singletary SE, McNeese MD, Hortobagyi GN. Feasibility of breast-conservation surgery after induction chemotherapy for locally advanced breast carcinoma. Cancer. 1992;69(11):2849–52.
[107] Kuerer HM, Singletary SE, Buzdar AU, Ames FC, Valero V, Buchholz TA, et al. Surgical conservation planning after neoadjuvant chemotherapy for stage II and operable stage III breast carcinoma. Am J Surg. 2001;182(6): 601–8.
[108] Calais G, Descamps P, Chapet S, Turgeon V, Reynaud-Bougnoux A, Lemarie E, et al. Primary chemotherapy and

radiosurgical breast-conserving treatment for patients with locally advanced operable breast cancers. Int J Radiat Oncol Biol Phys. 1993;26(1):37–42.
[109] Conte PF, Alama A, Bertelli G, Canavese G, Carnino F, Catturich A, et al. Chemotherapy with estrogenic recruitment and surgery in locally advanced breast cancer: clinical and cytokinetic results. Int J Cancer. 1987;40(4): 490–4.
[110] Hery M, Namer M, Moro M, Boublil JL, LaLanne CM. Conservative treatment (chemotherapy/radiotherapy) of locally advanced breast cancer. Cancer. 1986;57(9): 1744–9.
[111] Perloff M, Lesnick GJ. Chemotherapy before and after mastectomy in stage III breast cancer. Arch Surg. 1982;117(7):879–81.
[112] Touboul E, Lefranc JP, Blondon J, Ozsahin M, Mauban S, Schwartz LH, et al. Multidisciplinary treatment approach to locally advanced non-inflammatory breast cancer using chemotherapy and radiotherapy with or without surgery. Radiother Oncol (Journal of the European Society for Therapeutic Radiology and Oncology). 1992;25(3): 167–75.
[113] Bonadonna G, Veronesi U, Brambilla C, Ferrari L, Luini A, Greco M, et al. Primary chemotherapy to avoid mastectomy in tumors with diameters of three centimeters or more. J Natl Cancer Inst. 1990;82(19):1539–45.
[114] Schwartz GF, Birchansky CA, Komarnicky LT, Mansfield CM, Cantor RI, Biermann WA, et al. Induction chemotherapy followed by breast conservation for locally advanced carcinoma of the breast. Cancer. 1994;73(2): 362–9.
[115] Powles TJ, Hickish TF, Makris A, Ashley SE, O'Brien ME, Tidy VA, et al. Randomized trial of chemoendocrine therapy started before or after surgery for treatment of primary breast cancer. J Clin Oncol (Official Journal of the American Society of Clinical Oncology). 1995;13(3): 547–52.
[116] Mauriac L, MacGrogan G, Avril A, Durand M, Floquet A, Debled M, et al. Neoadjuvant chemotherapy for operable breast carcinoma larger than 3 cm: a unicentre randomized trial with a 124-month median follow-up. Institut Bergonie Bordeaux Groupe Sein (IBBGS). Ann Oncol (Official Journal of the European Society for Medical Oncology/ESMO). 1999;10(1):47–52.
[117] Morrow M, Strom EA, Bassett LW, Dershaw DD, Fowble B, Giuliano A, et al. Standard for breast conservation therapy in the management of invasive breast carcinoma. CA Cancer J Clin. 2002;52(5):277–300.
[118] Scarth H, Cantin J, Levine M. Steering Committee on Clinical Practice Guidelines for the C, Treatment of Breast C. Clinical practice guidelines for the care and treatment of breast cancer: mastectomy or lumpectomy? The choice of operation for clinical stages I and II breast cancer (summary of the 2002 update). CMAJ. 2002;167(2): 154–5.
[119] Lyman GH, Temin S, Edge SB, Newman LA, Turner RR, Weaver DL, et al. Sentinel lymph node biopsy for patients with early-stage breast cancer: American Society of Clinical Oncology clinical practice guideline update. J Clin Oncol (Official Journal of the American Society of Clinical Oncology). 2014;32(13):1365–83.
[120] Silverstein MJ, Skinner KA, Lomis TJ. Predicting axillary nodal positivity in 2282 patients with breast carcinoma. World J Surg. 2001;25(6):767–72.
[121] Chung MH, Ye W, Giuliano AE. Role for sentinel lymph node dissection in the management of large (> or =5 cm) invasive breast cancer. Ann Surg Oncol. 2001;8(9): 688–92.
[122] Wong SL, Chao C, Edwards MJ, Tuttle TM, Noyes RD, Carlson DJ, et al. Accuracy of sentinel lymph node biopsy for patients with T_2 and T_3 breast cancers. Am Surg. 2001;67(6):522–6; discussion 7–8.
[123] Harris JR, Halpin-Murphy P, McNeese M, Mendenhall NP, Morrow M, Robert NJ. Consensus statement on postmastectomy radiation therapy. Int J Radiat Oncol Biol Phys. 1999;44(5):989–90.
[124] Buchholz TA, Tucker SL, Masullo L, Kuerer HM, Erwin J, Salas J, et al. Predictors of local-regional recurrence after neoadjuvant chemotherapy and mastectomy without radiation. J Clin Oncol (Official Journal of the American Society of Clinical Oncology). 2002;20(1):17–23.
[125] Buchholz TA, Strom EA, Perkins GH, McNeese MD. Controversies regarding the use of radiation after mastectomy in breast cancer. Oncologist. 2002;7(6): 539–46.
[126] Buchholz TA, Hunt KK, Whitman GJ, Sahin AA, Hortobagyi GN. Neoadjuvant chemotherapy for breast carcinoma: multidisciplinary considerations of benefits and risks. Cancer. 2003;98(6):1150–60.
[127] Brun B, Otmezguine Y, Feuilhade F, Julien M, Lebourgeois JP, Calitchi E, et al. Treatment of inflammatory breast cancer with combination chemotherapy and mastectomy versus breast conservation. Cancer. 1988;61(6):1096–103.
[128] Fields JN, Perez CA, Kuske RR, Fineberg BB, Bartlett N. Inflammatory carcinoma of the breast: treatment results on 107 patients. Int J Radiat Oncol Biol Phys. 1989;17(2): 249–55.
[129] Perez CA, Fields JN. Role of radiation therapy for locally advanced and inflammatory carcinoma of the breast. Oncology (Williston Park). 1987;1(1):81–94.
[130] Attia-Sobol J, Ferriere JP, Cure H, Kwiatkowski F, Achard JL, Verrelle P, et al. Treatment results, survival and prognostic factors in 109 inflammatory breast cancers: univariate and multivariate analysis. Eur J Cancer. 1993;29A(8):1081–8.
[131] Barker JL, Montague ED, Peters LJ. Clinical experience with irradiation of inflammatory carcinoma of the breast with and without elective chemotherapy. Cancer. 1980;45(4):625–9.
[132] Chu AM, Wood WC, Doucette JA. Inflammatory breast carcinoma treated by radical radiotherapy. Cancer. 1980;45(11):2730–7.
[133] Kleer CG, van Golen KL, Merajver SD. Molecular biology of breast cancer metastasis. Inflammatory breast cancer: clinical syndrome and molecular determinants. Breast Cancer Res BCR. 2000;2(6):423–9.
[134] Turpin E, Bieche I, Bertheau P, Plassa LF, Lerebours F, de Roquancourt A, et al. Increased incidence of ERBB2 overexpression and TP53 mutation in inflammatory breast cancer. Oncogene. 2002;21(49):7593–7.
[135] Gruber G, Ciriolo M, Altermatt HJ, Aebi S, Berclaz G, Greiner RH. Prognosis of dermal lymphatic invasion with or without clinical signs of inflammatory breast cancer. Int J Cancer. 2004;109(1):144–8.

[136] Bertucci F, Finetti P, Colpaert C, Mamessier E, Parizel M, Dirix L, et al. PDL1 expression in inflammatory breast cancer is frequent and predicts for the pathological response to chemotherapy. Oncotarget. 2015;6(15):13506–19.
[137] Van Laere SJ, Van den Eynden GG, Van der Auwera I, Vandenberghe M, van Dam P, Van Marck EA, et al. Identification of cell–of–origin breast tumor subtypes in inflammatory breast cancer by gene expression profiling. Breast Cancer Res Treat. 2006;95(3):243–55.
[138] Bertucci F, Finetti P, Rougemont J, Charafe–Jauffret E, Nasser V, Loriod B, et al. Gene expression profiling for molecular characterization of inflammatory breast cancer and prediction of response to chemotherapy. Cancer Res. 2004;64(23):8558–65.
[139] Bertucci F, Finetti P, Rougemont J, Charafe–Jauffret E, Cervera N, Tarpin C, et al. Gene expression profiling identifies molecular subtypes of inflammatory breast cancer. Cancer Res. 2005;65(6):2170–8.
[140] Sorlie T, Perou CM, Tibshirani R, Aas T, Geisler S, Johnsen H, et al. Gene expression patterns of breast carcinomas distinguish tumor subclasses with clinical implications. Proc Natl Acad Sci USA. 2001;98(19): 10869–74.
[141] Van Laere SJ, Ueno NT, Finetti P, Vermeulen P, Lucci A, Robertson FM, et al. Uncovering the molecular secrets of inflammatory breast cancer biology: an integrated analysis of three distinct affymetrix gene expression datasets. Clin Cancer Res (Official Journal of the American Association for Cancer Research). 2013;19(17):4685–96.
[142] Woodward WA, Krishnamurthy S, Yamauchi H, El–Zein R, Ogura D, Kitadai E, et al. Genomic and expression analysis of microdissected inflammatory breast cancer. Breast Cancer Res Treat. 2013;138(3):761–72.
[143] Masuda H, Baggerly KA, Wang Y, Iwamoto T, Brewer T, Pusztai L, et al. Comparison of molecular subtype distribution in triple–negative inflammatory and non–inflammatory breast cancers. Breast Cancer Res BCR. 2013;15(6):R112.
[144] Huo L, Wang Y, Gong Y, Krishnamurthy S, Wang J, Diao L, et al. MicroRNA expression profiling identifies decreased expression of miR–205 in inflammatory breast cancer. Mod Pathol (Official Journal of the United States and Canadian Academy of Pathology, Inc.). 2016;29(4): 330–46.
[145] Anfossi S, Giordano A, Gao H, Cohen EN, Tin S, Wu Q, et al. High serum miR–19a levels are associated with inflammatory breast cancer and are predictive of favorable clinical outcome in patients with metastatic HER2+ inflammatory breast cancer. PLoS ONE. 2014;9(1):e83113.
[146] Faille A, De Cremoux P, Extra JM, Linares G, Espie M, Bourstyn E, et al. p53 mutations and overexpression in locally advanced breast cancers. Br J Cancer. 1994;69(6): 1145–50.
[147] Riou G, Le MG, Travagli JP, Levine AJ, Moll UM. Poor prognosis of p53 gene mutation and nuclear overexpression of p53 protein in inflammatory breast carcinoma. J Natl Cancer Inst. 1993;85(21):1765–7.
[148] Gonzalez–Angulo AM, Sneige N, Buzdar AU, Valero V, Kau SW, Broglio K, et al. p53 expression as a prognostic marker in inflammatory breast cancer. Clin Cancer Res (Official Journal of the American Association for Cancer Research). 2004;10(18 Pt 1):6215–21.
[149] Kleer CG, van Golen KL, Braun T, Merajver SD. Persistent E–cadherin expression in inflammatory breast cancer. Mod Pathol (Official Journal of the United States and Canadian Academy of Pathology, Inc.). 2001;14(5):458–64.
[150] Tomlinson JS, Alpaugh ML, Barsky SH. An intact overexpressed E–cadherin/alpha, beta–catenin axis characterizes the lymphovascular emboli of inflammatory breast carcinoma. Cancer Res. 2001;61(13):5231–41.
[151] Alpaugh ML, Tomlinson JS, Kasraeian S, Barsky SH. Cooperative role of E–cadherin and sialyl–Lewis X/A–deficient MUC1 in the passive dissemination of tumor emboli in inflammatory breast carcinoma. Oncogene. 2002;21(22):3631–43.
[152] Shirakawa K, Tsuda H, Heike Y, Kato K, Asada R, Inomata M, et al. Absence of endothelial cells, central necrosis, and fibrosis are associated with aggressive inflammatory breast cancer. Cancer Res. 2001;61(2):445–51.
[153] Van der Auwera I, Van den Eynden GG, Colpaert CG, Van Laere SJ, van Dam P, Van Marck EA, et al. Tumor lymphangiogenesis in inflammatory breast carcinoma: a histomorphometric study. Clin Cancer Res (Official Journal of the American Association for Cancer Research). 2005;11(21):7637–42.
[154] Katayose Y, Kim M, Rakkar AN, Li Z, Cowan KH, Seth P. Promoting apoptosis: a novel activity associated with the cyclindependent kinase inhibitor p27. Cancer Res. 1997;57(24):5441–5.
[155] Durand B, Gao FB, Raff M. Accumulation of the cyclin–dependent kinase inhibitor p27/Kip1 and the timing of oligodendrocyte differentiation. EMBO J. 1997;16(2): 306–17.
[156] Gonzalez–Angulo AM, Guarneri V, Gong Y, Cristofanilli M, Morales–Vasquez F, Sneige N, et al. Downregulation of the cyclin–dependent kinase inhibitor p27kip1 might correlate with poor disease–free and overall survival in inflammatory breast cancer. Clin Breast Cancer. 2006; 7(4):326–30.
[157] van Golen KL, Davies S, Wu ZF, Wang Y, Bucana CD, Root H, et al. A novel putative low–affinity insulin–like growth factor–binding protein, LIBC (lost in inflammatory breast cancer), and RhoC GTPase correlate with the inflammatory breast cancer phenotype. Clin Cancer Res (Official Journal of the American Association for Cancer Research). 1999;5(9):2511–9.
[158] Ridley AJ. The GTP–binding protein Rho. Int J Biochem Cell Biol. 1997;29(11):1225–9.
[159] van Golen KL, Wu ZF, Qiao XT, Bao LW, Merajver SD. RhoC GTPase, a novel transforming oncogene for human mammary epithelial cells that partially recapitulates the inflammatory breast cancer phenotype. Cancer Res. 2000;60(20):5832–8.
[160] van Golen KL, Wu ZF, Qiao XT, Bao L, Merajver SD. RhoC GTPase overexpression modulates induction of angiogenic factors in breast cells. Neoplasia. 2000;2(5): 418–25.
[161] Kleer CG, Zhang Y, Pan Q, van Golen KL, Wu ZF, Livant D, et al. WISP3 is a novel tumor suppressor gene of inflammatory breast cancer. Oncogene. 2002;21(20): 3172–80.
[162] Kleer CG, Zhang Y, Pan Q, Gallagher G, Wu M, Wu ZF, et al. WISP3 and RhoC guanosine triphosphatase cooperate in the development of inflammatory breast cancer. Breast

Cancer Res BCR. 2004;6(1):R110–5.

[163] Xiao Y, Ye Y, Yearsley K, Jones S, Barsky SH. The lymphovascular embolus of inflammatory breast cancer expresses a stem cell-like phenotype. Am J Pathol. 2008;173(2):561–74.

[164] Charafe-Jauffret E, Ginestier C, Iovino F, Tarpin C, Diebel M, Esterni B, et al. Aldehyde dehydrogenase 1-positive cancer stem cells mediate metastasis and poor clinical outcome in inflammatory breast cancer. Clin Cancer Res (Official Journal of the American Association for Cancer Research). 2010;16(1):45–55.

[165] von Minckwitz G, Untch M, Blohmer JU, Costa SD, Eidtmann H, Fasching PA, et al. Definition and impact of pathologic complete response on prognosis after neoadjuvant chemotherapy in various intrinsic breast cancer subtypes. J Clin Oncol (Official Journal of the American Society of Clinical Oncology). 2012;30(15): 1796–804.

[166] Chen AM, Meric-Bernstam F, Hunt KK, Thames HD, Oswald MJ, Outlaw ED, et al. Breast conservation after neoadjuvant chemotherapy: the MD Anderson Cancer Center experience. J Clin Oncol (Official Journal of the American Society of Clinical Oncology). 2004;22(12): 2303–12.

[167] Cortazar P, Zhang L, Untch M, Mehta K, Costantino JP, Wolmark N, et al. Pathological complete response and long-term clinical benefit in breast cancer: the CTNeoBC pooled analysis. Lancet. 2014;384(9938):164–72.

[168] Piccart-Gebhart M, Holmes E, Baselga J, de Azambuja E, Dueck AC, Viale G, et al. Adjuvant lapatinib and trastuzumab for early human epidermal growth factor receptor 2-positive breast cancer: results from the randomized phase III adjuvant lapatinib and/or trastuzumab treatment optimization trial. J Clin Oncol (Official Journal of the American Society of Clinical Oncology). 2016; 34(10):1034–42.

[169] Berruti A, Amoroso V, Gallo F, Bertaglia V, Simoncini E, Pedersini R, et al. Pathologic complete response as a potential surrogate for the clinical outcome in patients with breast cancer after neoadjuvant therapy: a meta-regression of 29 randomized prospective studies. J Clin Oncol (Official Journal of the American Society of Clinical Oncology). 2014;32(34):3883–91.

[170] Mathieu MC, Mazouni C, Kesty NC, Zhang Y, Scott V, Passeron J, et al. Breast Cancer index predicts pathological complete response and eligibility for breast conserving surgery in breast cancer patients treated with neoadjuvant chemotherapy. Ann Oncol (Official Journal of the European Society for Medical Oncology/ESMO). 2012; 23(8):2046–52.

[171] Jeruss JS, Mittendorf EA, Tucker SL, Gonzalez-Angulo AM, Buchholz TA, Sahin AA, et al. Combined use of clinical and pathologic staging variables to define outcomes for breast cancer patients treated with neoadjuvant therapy. J Clin Oncol (Official Journal of the American Society of Clinical Oncology). 2008;26(2): 246–52.

[172] Mittendorf EA, Jeruss JS, Tucker SL, Kolli A, Newman LA, Gonzalez-Angulo AM, et al. Validation of a novel staging system for disease-specific survival in patients with breast cancer treated with neoadjuvant chemotherapy. J Clin Oncol (Official Journal of the American Society of Clinical Oncology). 2011;29(15):1956–62.

[173] Symmans WF, Peintinger F, Hatzis C, Rajan R, Kuerer H, Valero V, et al. Measurement of residual breast cancer burden to predict survival after neoadjuvant chemotherapy. J Clin Oncol (Official Journal of the American Society of Clinical Oncology). 2007;25(28):4414–22.

[174] Jones RL, Salter J, A'Hern R, Nerurkar A, Parton M, Reis-Filho JS, et al. The prognostic significance of Ki67 before and after neoadjuvant chemotherapy in breast cancer. Breast Cancer Res Treat. 2009;116(1):53–68.

[175] Sheri A, Smith IE, Johnston SR, A'Hern R, Nerurkar A, Jones RL, et al. Residual proliferative cancer burden to predict long-term outcome following neoadjuvant chemotherapy. Ann Oncol (Official Journal of the European Society for Medical Oncology/ESMO). 2015; 26(1):75–80.

[176] Low JA, Berman AW, Steinberg SM, Danforth DN, Lippman ME, Swain SM. Long-term follow-up for locally advanced and inflammatory breast cancer patients treated with multimodality therapy. J Clin Oncology (Official Journal of the American Society of Clinical Oncology). 2004;22(20):4067–74.

[177] Schlichting JA, Soliman AS, Schairer C, Schottenfeld D, Merajver SD. Inflammatory and non-inflammatory breast cancer survival by socioeconomic position in the Surveillance, Epidemiology, and End Results database, 1990–2008. Breast Cancer Res Treat. 2012;134(3):1257– 68.

[178] Dawood S, Ueno NT, Valero V, Woodward WA, Buchholz TA, Hortobagyi GN, et al. Differences in survival among women with stage III inflammatory and noninflammatory locally advanced breast cancer appear early: a large population-based study. Cancer. 2011;117(9):1819–26.

[179] Panades M, Olivotto IA, Speers CH, Shenkier T, Olivotto TA, Weir L, et al. Evolving treatment strategies for inflammatory breast cancer: a population-based survival analysis. J Clin Oncol (Official Journal of the American Society of Clinical Oncology). 2005;23(9):1941–50.

[180] Rueth NM, Lin HY, Bedrosian I, Shaitelman SF, Ueno NT, Shen Y, et al. Underuse of trimodality treatment affects survival for patients with inflammatory breast cancer: an analysis of treatment and survival trends from the National Cancer Database. J Clin Oncol (Official Journal of the American Society of Clinical Oncology). 2014;32(19): 2018–24.

第 23 章
新辅助治疗
Neoadjuvant Systemic Treatment (NST)

Cornelia Liedtke，Achim Rody 著
梅 藜 钟晶敏 译

一、新辅助化疗的适应证

乳腺癌外科治疗（新辅助治疗或术前全身治疗、新辅助系统性治疗）之前的全身治疗已成为标准治疗，特别是在诊断时，化疗指征已经明确的患者。已经证实新辅助化疗的生存率与辅助化疗的预期相当。这是因为在新辅助治疗中，使用的细胞毒性药物或方案与应用于辅助治疗的细胞毒性药物或方案相同。新辅助系统性治疗具有基于治疗反应在治疗期间调整治疗方案的潜力，可以根据肿瘤负荷的减少而改进手术方法，并且可以提供基因检测的时间，从而使患者和医生能够相应地调整治疗计划。

许多非炎性的激素受体阳性和 HER2 阴性，低增殖性乳腺癌（Luminal A 亚型）的患者由于化疗反应较差而没有（新辅助）化疗的适应证，因此仅需内分泌治疗。相反，具有高细胞增殖率的高风险激素受体阳性，HER2 阴性的（Luminal B）型，肿瘤负荷高（例如肿瘤大小较大、广泛的淋巴结受累）或其他风险因素（例如高等级的分子检测 - 高危组）是细胞毒性治疗的适应人群。在 HER2 阳性和三阴性乳腺癌中使用化疗是必要的，因此，新辅助化疗似乎通常与靶向药物，如曲妥珠单抗和帕妥珠单抗或贝伐单抗联合使用。缺乏 ER、PR 的表达，HER2 的过度表达，以及所有受体均未表达（三阴性乳腺癌）和因高增殖活性而致的组织病理学分级差，Ki-67 高表达或基因组分级指数 [1]，是评估优选全身治疗的治疗反应最重要的预测因素 [2]。不太重要的预测因素是年轻，非小叶型肿瘤类型或治疗开始后的早期临床反应 [3]

（新）辅助化疗的适应证的影响因素如下。

- 不利的分子分型。
- 基于组织病理学和分子参数的不良预后。
- 高肿瘤负荷，不能手术的肿瘤扩散。
- 炎症性乳腺癌的表现。提示新辅助系统性治疗的绝对或相对适应证。

此外，初始可能需要接受全乳切除的患者，肿瘤与乳房的体积占比不利于保乳手术和乳房外观的保留，通过新辅助治疗，使肿瘤体积缩小，从而提高保乳手术的成功率和提高美容效果。

进一步（部分未来）的目标如下。

- 根据中段治疗效果的评估实现个体化治疗。
- 实现新辅助治疗和手术后的复发风险评估。
- 解释新辅助治疗后的概念。

二、病理完全缓解作为预示生存的替代标志物

（一）病理完全缓解的预后意义

近年来，新辅助系统性治疗作为治疗乳腺癌的重要方法获得了广泛认可。这不仅包括临床和治疗方面，还包括转化研究的特异性问题。在术前实现病理完全缓解是治疗的主要目标，并且许多研究表明 pCR 是独立的预后因子[4]，因此可以作为乳腺癌长期存活的替代标志物。然而，在所有（分子）肿瘤亚组中，实现 pCR 是否也是一个有效的预后因素是一个值得商榷的问题，因为分子分型是治疗反应的主要预测因子[5, 6]，特别是在三阴性或 HER2 阳性乳腺癌患者中观察到最高的 pCR 率。因此，一些大规模的分析表明，虽然 pCR 是高风险乳腺癌亚型(如三阴性乳腺癌或 HER2 阳性 / 激素受体阴性乳腺癌）患者的重要结果参数。其他乳腺癌亚型［如非侵袭性激素受体阳性（Luminal A 型）］可能具有独立于化疗反应的良好预后。例如，Cortazar 等[4]在一个来自 12 项新辅助研究的 11 955 名患者的 Meta 分析中证明，完全 pCR（定义为 ypT_0，ypN_0 或 ypT_0/ypN_0）与改善的总生存率相关。然而，pCR 尚未被证实为无事件生存或 OS 的替代终点。在整个队列的分析中，可以提示无事件生存（HR 0.48，95%CI 0.4 ～ 0.54）和 OS（HR 0.36，95%CI 0.31 ～ 0.42）方面的显著益处。特别是，在三阴性和 HER2 阳性 / 激素受体阴性亚型亚组中实现 pCR 与无事件生存（三阴性：HR 0.42，95%CI 0.18 ～ 0.33）和（HER2 阳性 / 激素受体阴性：HR 0.25，95%CI 0.18 ～ 0.34）方面的显著优势相关。这些数据尚未证实激素受体阳性 /HER2 阴性乳腺癌型。然而，大多数研究无法区分 Luminal A 和 B 型肿瘤。Von Minckwitz 等[7]在德国新辅助化疗的临床试验的 Meta 分析中，能够证明 pCR 仅为提示 Luminal B 型的无病生存的预后因素，而非 Luminal A 型。

在各种研究的整体分析中，Cortazar 等仅显示 pCR 的提高与无事件生存或 OS 的提高之间的关联较弱（和非数字化）。然而，实现 pCR 被认为是食品和药物管理局等监管机构的重要终点。

（二）病理完全缓解的定义

pCR 的实现及其与改善乳腺癌患者生存预后的关系与其定义密切相关。到目前为止，pCR 的最佳定义似乎尚不清楚。此外，关于残留的 DCIS 灶是否应该包括在 pCR 定义中（从而是否与预后相关）的问题仍然有争议的[7, 8]。同样，腋窝转移的相关性仍然存在争论。Hennessy 等[9]证明细胞水平可证实的腋窝转移患者的结局主要取决于腋窝淋巴结的治疗反应。在腋窝淋巴结中显示完全缓解而在原发肿瘤中没有显示完全缓解的患者，其临床结局与原发肿瘤腋窝淋巴结中病理完全缓解的患者相当。

此外，化疗反应作为 pCR 或残留肿瘤的简单二分法经常受到批判，因为对化疗的可能反应被认为是连续的而不是两个片断。例如，通过使用半定量评分系统，例如 RCB，可以实现化疗反应的优化量化[10]。该指数结合了组织病理学肿瘤直径、肿瘤细胞构成以及腋窝淋巴结转移的数量和直径，该值反

映了治疗反应的程度，范围为 0 ～ 3。这些值与患者的进一步预后显著相关。因而，RCB 评分越来越多地应用于美国或研究试验中。

三、新辅助系统性治疗相关生物标志物

鉴于 pCR 对新辅助系统性治疗患者的重要预后意义，人们特别是对可能预测 pCR 的决定性因素越来越感兴趣。在众多的因素中，有一些是特别重要的，例如以下几个因素。

– 肿瘤浸润性淋巴细胞（tumor–infiltrating lymphocytes，TILs）。

– 个体生物标志物。

– 反映肿瘤细胞增殖的参数。

（一）肿瘤浸润性淋巴细胞

最近有可靠数据表明，在临床试验中接受治疗的患者，肿瘤浸润性淋巴细胞能可靠地预测其治疗反应。这个参数与三阴性乳腺癌对卡铂的治疗反应之间的关系引发了人们特别的兴趣[11]。然而，肿瘤浸润性淋巴细胞能否预测药物特异性疗效，或者是否与整体化疗敏感性相关，目前尚不确定。此外，在将该生物标志物引入日常临床应用之前，我们还必须克服一些障碍，如缺乏肿瘤浸润性淋巴细胞分析的标准[12]。

（二）个体耐药分子生物标志物

研究者们已经分析了几个单独的基因对于预测新辅助治疗反应的重要性。例如，虽然前瞻性试验尚未证明 PIK3CA[13] 突变具有预测性，但最近对 4 个不同临床试验（GeparQuattro/GeparQuinto、GeparSixto、NeoALTTO 和 CHERLOB）进行的汇总分析表明，HER2 阳性乳腺癌中 PIK3CA 突变的存在与 pCR 率显著降低有关[14]。无论激素受体状态如何，HER2 阳性肿瘤中的 PIK3CA 突变通常在 20% 的范围内，即使联合使用拉帕替尼和曲妥珠单抗对 HER2 进行双重阻断治疗，也未见反应率增加。

（三）肿瘤细胞增殖

增殖标志物 Ki–67 的表达的意义，特别是在区分管腔型乳腺癌亚型（管腔 A 型和管腔 B 型）中的意义也得到了类似的热烈讨论。激素受体阳性乳腺癌患者 Ki–67 表达增高（管腔 B 型）与预后不良密切相关，但对新辅助化疗的反应率更高。Denkert 等研究了增殖标志物 Ki–67 的表达与个体乳腺癌亚型对新辅助化疗的反应和疾病预后之间的关系。该研究分析的是新辅助 GeparTrio 试验中 1166 例治疗前患者的肿瘤活检标本[15]。Denkert 等根据 Ki–67 表达情况将患者分成三组，截断值分别为低于 15%、15% ～ 35% 和高于 35%。Ki–67 在不同乳腺癌亚型中具有不同的预后和预测价值。

以三阴性乳腺癌患者为例，Ki–67 的免疫组化表达情况与 pCR 有显著相关性。Ki–67 表达率为≤ 15%、15% ～ 35% 和≥ 35% 时的 pCR 率分别为 15%、22% 和 38%（P=0.003）。然而，三组患者的总体生存率并无显著性差异。相反地，Ki–67 的表达与患者的预后无明显相关性。因此，Ki–67 是新辅助化疗反应的重要预测标志物，但不是三阴性乳腺癌患者预后的相关生物标志物。在解释三阴性乳腺癌患者 Ki–67 表达水平意外高时，应该考虑到这一点。

四、新辅助系统性治疗中化疗方案的选择

在决定新辅助化疗方案时，医生通常选择与该患者的辅助治疗时所选相同的方案。新辅助治疗方案包括序贯或同时含有紫杉类和蒽环类的联合化疗方案。然而，不含蒽环类化疗方案被认为是一种有价值的选择方案，特别是在考虑心脏毒性的情况下。

在德国 GeparTrio 试验中，两次 TAC 化疗后反应不佳的患者被随机分为继续 TAC 化疗或转用长春瑞滨和卡培他滨的非交叉耐药化疗。尽管反应率（即 pCR 率）没有差异[16]，但在改善无疾病生存率和总生存方面具有明显统计学意义（分别为 HR 0.71，95%CI 0.60 ～ 0.85，$P < 0.001$；HR 0.79，95%CI 0.63 ～ 0.99，$P < 0.048$）。然而，这种效应在不同的乳腺癌亚组中是不同的：三阴性乳腺癌患者并没有明显获益（HR 0.87，95%CI 0.61 ～ 1.27，P=0.464），而激素受体阳性患者显示出两个研究终点的显著改善[17]。

在新辅助系统性治疗期间的疗效评估尤为重要，特别是在系统化疗两个周期之后。对新辅助系统性治疗无反应且出现肿瘤进展的患者提示应停止治疗，立即手术或放疗。

（一）HER2 阳性乳腺癌治疗方案的选择

在辅助治疗中，应用曲妥珠单抗的抗 HER2 治疗可以显著改善该分子亚型的不良预后。在许多新辅助研究中，化疗联合抗 HER2 靶向治疗显著提高 pCR。此外，阳性 HER2 状态被定义为对新辅助化疗反应的预测性标志物。

迄今为止，有许多的抗 HER2 靶向药物可用，这意味着该亚组最佳治疗方案的可选性。

例如，关于使用拉帕替尼（单药或联合曲妥珠单抗）用于 HER2 阳性乳腺癌的新辅助治疗存在大量证据。在 Guarneri 等发表的一项基于紫杉类的化疗后序贯 4 个周期的 FEC 化疗，同时进行抗 HER2 靶向治疗，包括拉帕替尼单药或单用曲妥珠单抗或联合使用曲妥珠单抗和拉帕替尼的双重阻滞的小型Ⅱ期临床试验 CHER-LOB 试验中[18]，拉帕替尼或曲妥珠单抗单药治疗的 pCR 率分别为 25% 或 26.3%，但在双药联合组中加倍，为 46.7%。

Untch 等[19]在德国 GeparQuattro 试验中显示，与 HER2 阴性患者未使用曲妥珠单抗亚组新辅助治疗 pCR 未达到 15.7% 相比，化疗与曲妥珠单抗联合治疗 HER2 阳性乳腺癌的 pCR 率增加至 31.7%。在这种情况下，值得注意的是，在前 4 个 EC 周期中没有显示出良好反应的 HER2 阳性患者，通过改用含有紫杉类联合曲妥珠单抗的方案，仍然可以达到 16.6% 的 pCR 率，相比之下 HER2 阴性亚组仅为 3.3%。

在德国 GeparQuinto 试验中，患者被随机分配为接受 EC 序贯多西紫杉联合曲妥珠单抗组（ECH-TH）和拉帕替尼组（ECL-TL）。曲妥珠单抗组 pCR 率为 30.3%，与拉帕替尼组（22.7%）相比明显更高。然而，在不良事件上，拉帕替尼组腹泻率为 75%，曲妥珠单抗组为 33.1%[20]。

Von Minckwitz 等[21]在 GeparSixto 试验中证明，卡铂与聚乙二醇化脂质体多柔比星和紫杉醇联合拉帕替尼和曲妥珠单抗应用于 HER2 阳性乳腺癌患者并不能提高 pCR 率（含有卡铂组为 32.8%，而不含卡铂组为 36.8%）。因此，曲妥珠单抗联合新辅助化疗能提高 pCR 率从而显著改善疗效。

迄今为止，关于 HER2 阳性乳腺癌的新辅助治疗需要解决两个主要问题。

- 尚未确定哪些因素（如等级、药物、患者亚组）可提高 pCR 并可靠地转化为改善生存。
- 鉴于新的抗 HER2 靶向药物在临床试验中的不断进展和研究，最佳抗 HER2 靶向药物与曲妥珠单

抗相联合仍然存在争议。

关于 pCR 与预后之间的关联 NeoALTTO/ALTTO 试验中有涉及。NeoALTTO 这项前瞻性试验[22]（图 23–1）将 455 名 HER2 阳性乳腺癌患者随机分配为三组。所有患者接受 12 个周期的紫杉醇周疗方案新辅助化疗，分别联合拉帕替尼单药、曲妥珠单抗单药和双药联合。与单独联用曲妥珠单抗组（29.5%）和拉帕替尼组（24.7%）相比，拉帕替尼和曲妥珠单抗的双药联合组 pCR 率最高（51.3%）。曲妥珠单抗组与拉帕替尼组之间的差异无统计学意义。NeoALTTO 试验的随访数据表明这种联合疗法在 DFS 方面具有优势，然而，无法证明其统计学相关性，这是生存终点缺乏足够权威的结果[23]。此外，另一项相关的 8381 名女性 HER2 阳性乳腺癌辅助试验（即 ALTTO 试验）（图 23–2）中，与曲妥珠单抗标准治疗相比，联合拉帕替尼并未显著改善 DFS（4.5 年 DFS，曲妥珠单抗 86% vs 曲妥珠单抗 / 拉帕替尼为 88%）。正是研究设计方面的缺陷再次导致了这些令人失望的结果，例如包含大量低风险 HER2 阳性疾病的患者，因此缺乏足够数量的 DFS 事件从而导致无力的结果。

与拉帕替尼相比，帕妥珠单抗是用于新辅助治疗最有希望的抗 HER2 二聚化抑制药。Gianni 等[24]最近报道了 NeoSphere 试验的结果。在该试验中，将 417 例肿瘤大于 2cm 的 HER2 阳性乳腺癌患者随机分配至四个治疗组：曲妥珠单抗 / 多西他赛、帕妥珠单抗 / 曲妥珠单抗 / 多西他赛、帕妥珠单抗 / 曲妥珠单抗和帕妥珠单抗 / 多西他赛。通过向曲妥珠单抗和多西紫杉醇添加帕妥珠单抗，pCR 显著增加（45.8% vs 29.0%）。在 HER2 阳性 / 激素受体阴性患者的亚组中，观察到 pCR 率为 63.2%，并且在无化

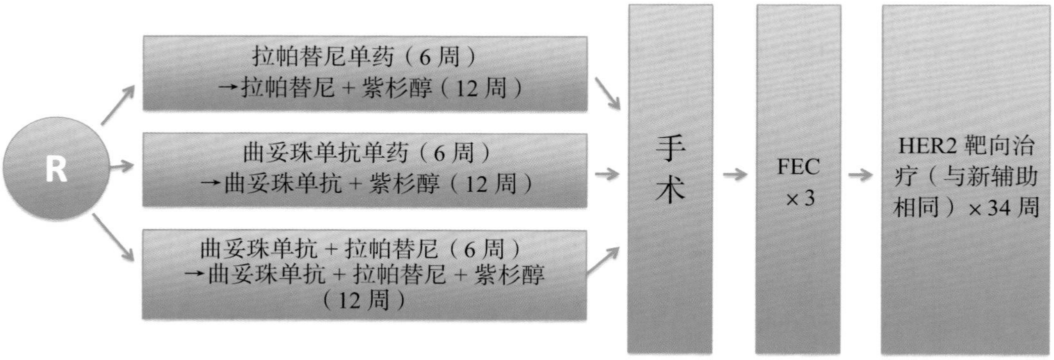

▲ 图 23–1　NeoALTTO 试验设计

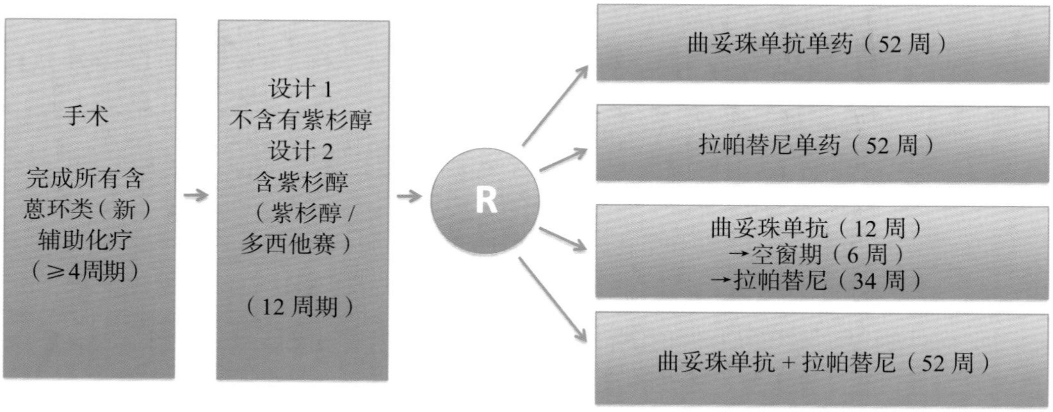

▲ 图 23–2　ALTTO 试验设计

疗组中也存在惊人的 pCR 率（帕妥珠单抗 / 曲妥珠单抗的组合为 16.8%）。此外，除曲妥珠单抗和帕妥珠单抗外，联合多西紫杉治疗改善了患者 DFS。这意味着帕妥珠单抗与曲妥珠单抗联合使用成为新辅助治疗的标志性进展。因此，帕妥珠单抗和曲妥珠单抗联合多西紫杉醇的双重 HER2 阻断可被定义为新的金标准。

NeoSpere (*n*=417)		pCR(ypT_0)	
	曲妥珠单抗 + 多西他赛	29.0%	
	帕妥珠单抗 + 曲妥珠单抗 + 多西他赛	45.8%	
	帕妥珠单抗 + 曲妥珠单抗	16.8%	
	帕妥珠单抗 + 多西他赛	24.0%	
Neo-ALTTO (*n*=455)		pCR(ypT_0/is ypN_0)	
	曲妥珠单抗→曲妥珠单抗 + 紫杉醇	29.5%	
	拉帕替尼→拉帕普尼 + 紫杉醇	24.7%	
	曲妥珠单抗 / 拉帕替尼→曲妥珠单抗 / 拉帕替尼 + 紫杉醇	51.3%	
TRYPHaena (*n*=225)		pCR(ypT_0/is)	pCR(ypT_0 ypN_0)
	FEC+ 帕妥珠单抗 + 曲妥珠单抗 *3 →帕妥珠单抗 + 曲妥珠单抗 + 多西他赛 *3	61.6%	50.7%
	FEC*3+ 帕妥珠单抗 + 曲妥珠单抗 + 多西他赛 *3	57.3%	45.3%
	TCbH+ 帕妥珠单抗 *6	66.2%	51.9%
GeparQuinto (*n*=620)		pCR(ypT_0 和 ypN_0)	
	表柔比星 + 环磷酰胺 + 曲妥珠单抗→多西他赛 + 曲妥珠单抗	30.3%	
	表柔比星 + 环磷酰胺 + 拉帕替尼→多西他赛 + 拉帕替尼	22.7%	
GeparSixto (*n*=137)		pCR(ypT_0 ypN_0)	
	每周紫杉醇 + 非聚乙二醇化阿霉素脂质体 + 曲妥珠单抗 + 拉帕替尼 *18	36.8%	
	每周紫杉醇 + 非聚乙二醇化阿霉素脂质体 + 曲妥珠单抗 + 拉帕替尼 *18 + 卡铂	32.8%	
GeparSepto (*n*=1.200)		pCR(ypT_0 ypN_0)	
	每周白蛋白结合型紫杉醇 *12 → EC*4 + 曲妥珠单抗 + 帕妥珠单抗	74.6%	
	每周紫杉醇 *12 → EC*4 + 曲妥珠单抗 + 帕妥珠单抗	66.7%	

▲ **图 23-3 在 HER2 阳性乳腺癌中涉及双重 HER2 阻断作用的最突出的临床试验的结果总结**

pCR. 病理完全缓解；ypT_0. 新辅助化疗后 T_0；ypN_0. 新辅助化疗后 N_0；F. 5- 氟尿嘧啶；E. 表柔比星；C. 环磷酰胺；T. 紫杉醇；Cb. 卡铂；H. 赫赛汀

（二）三阴性乳腺癌患者治疗方案的选择

三阴性乳腺癌尽管总体上预后不良，但具有新辅助化疗的反应率增加的特征，这可能与该乳腺癌亚型 pCR 率的增加相关[25-28]。这种现象在文献中通常被称为三阴性悖论[29]，可能主要通过以下方面来解释：

- 达到 pCR 的三阴性乳腺癌患者的预后最佳，并非明显低于未达到 pCR 的患者。
- 三阴性乳腺癌未达到 pCR 的患者明显预后不良，并显著劣于其他乳腺癌亚型患者的预后。这可能是因为：非三阴性乳腺癌亚型患者中与未达到 pCR 相关的不良预后可通过额外的（新辅助 / 辅助）全身治疗［如 HER2 靶向药物和（或）内分泌治疗］来弥补。

因此，迫切需要通过以下方式优化新辅助化疗的疗效，从而改善三阴性乳腺癌患者的预后：

- 优化化疗安排（即通过剂量密集 / 剂量强化方案）[30]。
- 将其他药物与标准化疗方案联合使用。
- 为三阴性乳腺癌患者开发新型靶向药物。
- 为三阴性乳腺癌患者个体化治疗定义新辅助化疗的生物标志物。

含有蒽环类和紫杉类的序贯或同时联合化疗方案长期以来被认为是三阴性乳腺癌患者的标准新辅助化疗方法。一些研究旨在通过添加新的药物如卡培他滨[31-33]或艾日布林[34]来提高化疗疗效；然而，尽管亚组分析显示通过这些方法在三阴性乳腺癌亚组中可以获益，但缺乏可靠的数据和验证研究。由于观察到三阴性和（或）BRCA1 相关的乳腺癌可能从添加含铂类药物化疗中获益改变了现状。虽然多年来历史数据表明，含铂化疗可能使三阴性乳腺癌患者获益[35]，但在以下两项重要的新辅助临床试验发表前，尚缺乏前瞻性证据：

- 德国乳腺组织（GBG）的 GeparSixto（NCT01426880）试验[31]（图 23-4）。
- 癌症和白血病 B 组（CALGB）的 CALGB / ALLIANCE-40603（NCT00861705）试验（图 23-5）。

在第一项研究（GeparSixto）[36]中，158 例三阴性乳腺癌患者中有 84 例（53.2%，95%CI 54.4 ～ 60.9）通过加入卡铂获得了 pCR（定义为 ypT_0 ypN_0），相比之下，未添加卡铂的 157 例患者中有 58 例（36.9%，95%CI 29.4 ～ 44.5，P=0.005）获得了 pCR。在 HER2 阳性患者中，添加卡铂无明显改善。对比这些研究结果，添加某些特定物质联合化疗以便达到更强的方案到底结果如何仍然一直存在争论。最重要的是，在 SABCS 2015 中，von Minckwitz 及其同事证实了添加卡铂不仅提高了 pCR，而且这种 pCR 的提高也转化为了三阴性乳腺癌患者的预后改善：中位随访 3 年后，患者的 DFS 率含有卡铂组为 85.5%，而不含卡铂组为 76.1%。这意味着三阴性乳腺癌患者新辅助化疗中接受卡铂治疗的患者与未接受卡铂治疗的患者相比，在接受治疗后 3 年内复发的概率几乎是其一半，而达到 pCR 的患者几乎没有复发[37]。

第二项研究（CALGB40603）分析了三阴性乳腺癌患者除蒽环类序贯紫杉化疗方案外添加卡铂（和贝伐单抗）的效果[38]。同样，加入卡铂使 pCR 率增加 41% ～ 54%（P=0.0018）。由于血液学毒性，特别是 SAE 与后一种方案相关性较低，因此多数人认为序贯使用卡铂是三阴性乳腺癌患者日常临床应用中更安全可行的方案。与 GeparSixto 中的观察结果相反，CALGB40603 加入卡铂未提示 DFS 的显著改善，3 年率分别为 74.1% 和 83.2%。仅观察到不显著的无事件生存 HR 为 0.84（95%CI 0.58 ～ 1.22，P=0.36），存活风险为 1.15（95%CI 0.74 ～ 1.79，P=0.53）[39]。

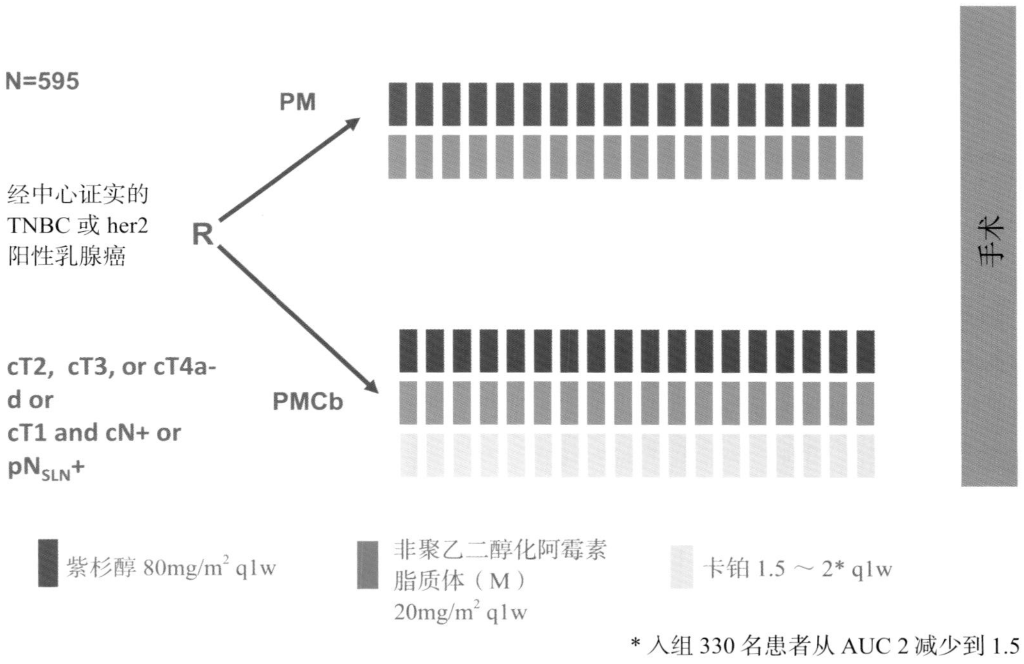

▲ 图 23–4　**GeparSixto Ⅱ期研究设计**

P. 紫杉醇；M. 非聚乙二醇化阿霉素脂质体；Cb. 卡铂

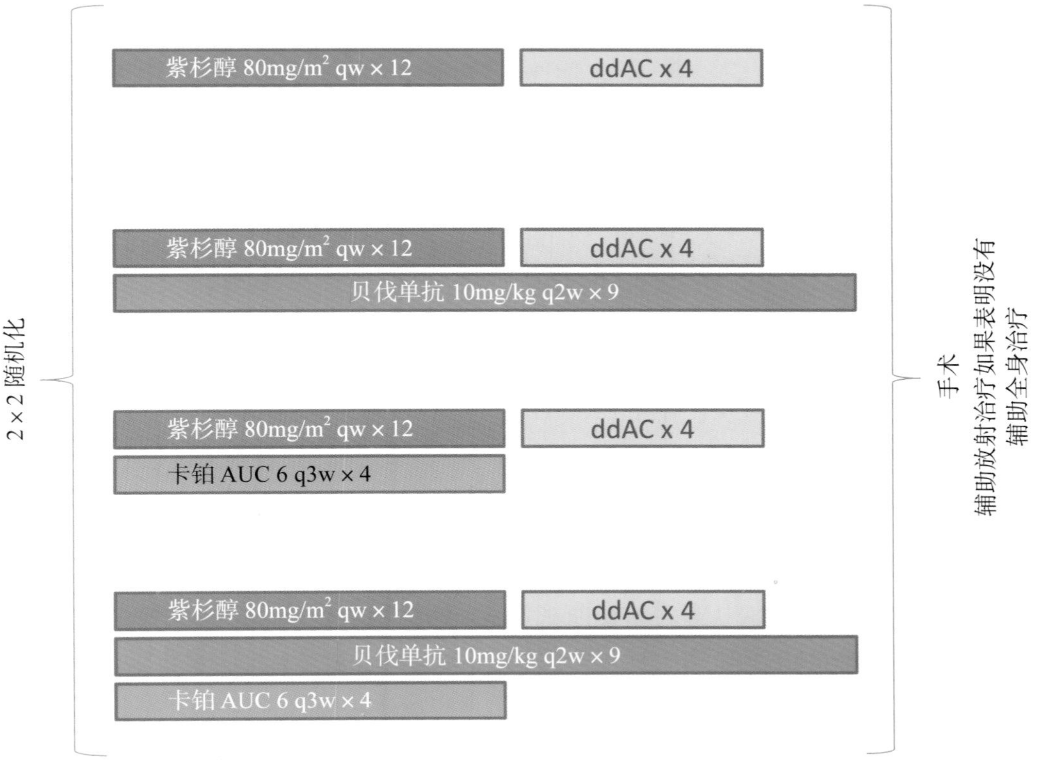

▲ 图 23–5　**CALGB 40603 Ⅱ期研究设计**

A. 阿霉素；C. 环磷酰胺

鉴于缺乏强有力的证据从而可能未观察到理想结果，两项分析都证实了卡铂在治疗原发性三阴性乳腺癌中起重要作用。总体而言，关于未来在三阴性乳腺癌患者中使用卡铂的两种不同情景似乎是可以想象的：

- 使用铂类作为治疗强化的一部分，旨在以增加毒性为代价而提高疗效。
- 使用铂类作为治疗弱化的一部分，通过替换紫杉类或更重要的蒽环类药物，从而提高治疗耐受性来改善治疗指数。

（三）预测三阴性乳腺癌中铂类效力的生物标志物

以下方面可能说明对三阴性乳腺癌患者常规使用铂类治疗的存疑：

- 加入卡铂可能会导致毒性增加。
- 许多患者（35%～40%）在没有卡铂的情况下使用蒽环类和紫杉类化疗可达到 pCR，并且在添加铂类的情况下会暴露于不必要的毒性。
- 关于将与卡铂相关的 pCR 益处转化为生存益处的数据是矛盾的。

因此，发现和验证能将三阴性乳腺癌患者分层为需要和不需要卡铂的生物标志物是迫切需要的。

体外数据和临床前分析表明乳腺癌中 BRCA1 对铂类具有特殊的敏感性[40]。由于三阴性乳腺癌可能在携带 BRCA1 突变的患者中常见，并且与遗传性乳腺癌共享许多组织学和分子特征，因此对于三阴性乳腺癌或遗传性乳腺癌（无论分子亚型如何）的诊断是否存在激烈（但尚未解决）的争论，意味着在新辅助治疗方案中急需使用卡铂的最佳预测因子。

虽然 GeparSixto 研究的转化分析无法证实三阴性乳腺癌患者 BRCA1 突变与卡铂疗效之间存在预测关联[41]，转移性乳腺癌的患者分析表明，卡铂的特殊优势在于转移性三阴性乳腺癌反应率为 68%，一线单药化疗中的多西紫杉醇仅为 33.3%（P=0.03）[42]。此外，鉴于在 GeparSixto 试验中，卡铂被用作标准化疗的补充而非替代，在分析来自该试验的数据时，必须承认，与卡铂的 pCR 机会增加有关的生物标志物可能反映：①铂类特异性效应；或②通过更强烈的治疗观察到的效果（不论其他化学疗法的类型）。将基于卡铂的联合方案与使用替代物质的类似强化方案进行比较的试验，可以提供关于 BRCA 是否具体预测铂效力的更好答案。德国 ADAPT TN 试验（图 23-6）将卡铂 / 白蛋白紫杉醇与吉西他滨 / 白蛋白紫杉醇的新辅助治疗方案进行了比较。在 SABCS 2015 上汇报的 pCR 率（$ypT_0/ypTis\ ypN_0$）分别为 45.9% 和 28.7%（$P < 0.001$）[41]。

一般而言，虽然卡铂有时建议仅在存在 BRCA1/2 突变时使用，但其目前并不仅限于遗传性乳腺癌中使用。尽管如此，考虑到添加卡铂增加治疗的毒性，应谨慎使用，并特别关注患者的表现状况，肿瘤的生物学特征及竞争风险。

（四）贝伐单抗在新辅助化疗中的应用

长期以来，临床前和转化数据认为在新辅助全身治疗中使用贝伐单抗可以获益，特别是在三阴性乳腺癌和（或）HER2 阳性的患者中。因此，一些研究分析了贝伐珠单抗加入标准新辅助化疗的价值。然而，这些研究在以下方面产生了相互矛盾的结果：①贝伐单抗在提高 pCR 率方面的能力；②贝伐单抗在分子乳腺癌亚组中的功效；③ pCR 率改变转化为预后效应[43, 44]。

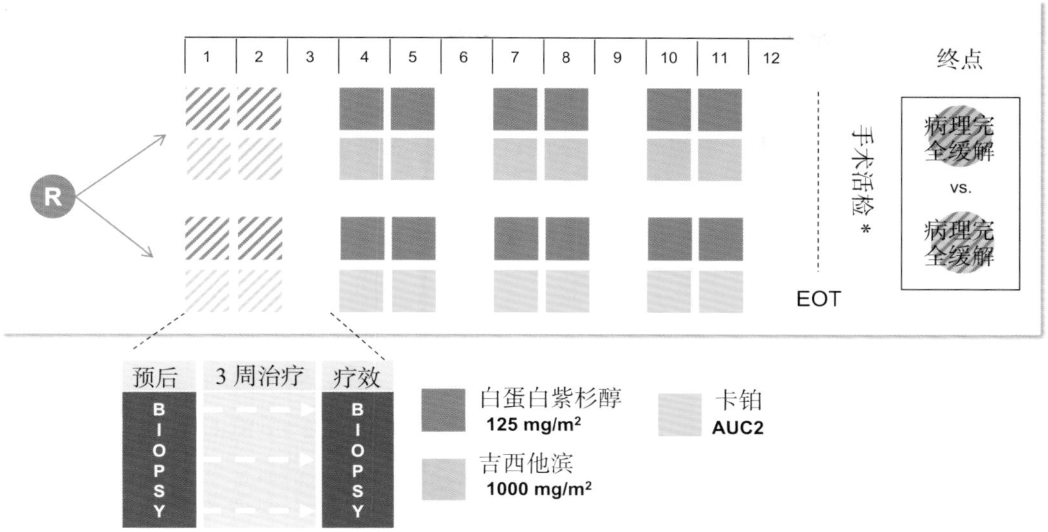

▲ 图 23-6 WSG ADAPT TN Ⅱ期研究设计

五、新辅助内分泌治疗

新辅助内分泌治疗主要适用于具有高度内分泌反应性乳腺癌的绝经后妇女，并且可能成为新辅助化疗的替代方案，特别是在化疗禁忌证的情况下。适合原发性内分泌治疗的患者应该出现具有高 ER/PR 敏感性，低核分级或低 Ki-67 的肿瘤 [45]。

在选定的患者中，与基于紫杉类的新辅助化疗（即 4 × AT）相比，3 个月的术前激素治疗（阿那曲唑和依西美坦）可能同样有效 [46]。

然而，必须承认，在初次内分泌治疗的情况下，pCR 率可能不代表最佳研究终点，因为新辅助内分泌治疗中的 pCR 率通常非常低。例如，在他莫昔芬治疗 3 个月后，pCR 率不超过 2%，甚至在用芳香酶抑制药的情况下，可能不会显著更高。

另一个关键问题是指初次内分泌治疗的最佳持续时间，因为延长的内分泌治疗（即 4 ～ 6 个月）可使反应率增加达 10%[47]。

总之，新辅助内分泌治疗方法可作为那些不适合新辅助或辅助化疗的患者，或一般状况差或年龄较大等手术禁忌证的患者的选择。

六、新的治疗概念：新辅助治疗后治疗、动态生物标志物和“窗期研究”

由于早期可行性和严格的定义，pCR 已成为流行的研究终点。

然而，这些不会从多种药物新辅助化疗中获益，并且在手术时有残余癌灶患者的治疗已经成为一项重大的挑战。对于这些患者，有必要采用其他 / 替代治疗方法。在这种情况下，新辅助治疗后治疗可能是一种额外的治疗选择。在未能实现 pCR 的情况下，使用额外的非交叉抗性疗法可以改善这些患者的预后。最近的分析（日本）表明，使用卡培他滨可能成为三阴性乳腺癌未来新辅助化疗后仍有残余癌灶患者的一种选择。除此之外，特别关注的是引入新物质，如激素受体阴性乳腺癌（Penelope B，NCT01864746）中选择性细胞周期蛋白依赖性激酶（CDK4/6）抑制药或 HER2 阳性乳腺癌（Katherine，NCT01772472）中 T–DM1。另一方面，高反应性疾病实现的 pCR 也可指导治疗强度的降低，例如在新辅助治疗中停止曲妥珠单抗治疗。不幸的是，目前没有足够的数据。然而，研究此类治疗概念的研究仍在招募或准备中。

其他使用新辅助治疗窗期来研究肿瘤细胞对 3 周初次全身治疗的生物学反应的研究，例如通过干预之前和之后的治疗确定肿瘤细胞增殖，并根据生物学行为调整进一步的全身治疗。在 ADAPT 研究（佐剂动态标记调整个性化治疗试验优化风险评估和早期乳腺癌治疗反应预测）中，西德研究组（WSG）的研究人员分析了激素受体阳性乳腺癌患者的治疗方法和意义在辅助化疗中可以免除 3 周内分泌治疗后 Ki–67 表达降低（http://www.wsg–online.com）。其他乳腺癌亚型（如 HER2 阳性或三阴性肿瘤）患者的可比研究概念正在进行中。

七、新辅助系统治疗背景下的手术注意事项

在进行新辅助化疗时，应在治疗过程中监测肿瘤的临床反应。因此，重要的是准确地标记肿瘤位置，特别是对于小体积的肿瘤或对治疗的反应非常好的肿瘤应用钛夹标记物。可以在超声辅助下放置夹子并在乳房 X 线辅助下取出夹子。在临床怀疑 pCR 的情况下，应该进行术前导丝定位。除了超声波和乳房 X 线照射之外，还可以通过 MRI 加强手术计划，特别是在 ACR3–4 乳房密度的情况下。此外，MRI 可以增加术前估计是否可以达到预期 pCR。在新辅助治疗期间肿瘤显著缩小的情况下，在其新边界切除肿瘤增加了最佳美容效果的机会。此外，一些情况，例如具有皮肤浸润、炎症和（或）多中心性的晚期乳腺癌，保乳手术可以考虑但可能难以实现。因此，需要严格指示并向患者详细说明。

系统化疗背景下的前哨淋巴结活检

所谓的前哨淋巴结切除（前哨淋巴结活检）被确立为临床上腋窝淋巴结（cN_0）的金标准，因为全腋窝淋巴结清扫术的并发症与手术范围相关。由于医源性神经损伤或手臂的淋巴水肿导致的手臂运动受损可能在很大程度上影响，并限制患者的生活质量。

在初始治疗中，ACOSOG 对 Z0011 研究结果的发表首次导致了按腋窝分期实施手术方式的转变。该试验能够证明，在某些条件下，即使检测到有限的淋巴结受累，也可以免除全腋窝淋巴结清扫。在这项前瞻性随机Ⅲ期试验中，445 名妇女在检测到相关的前哨淋巴结后接受了全腋窝淋巴结清扫术，而另外 445 名妇女仅接受了哨点淋巴结活检，即使该淋巴结显示肿瘤受累。其先决条件是肿瘤分期 cT_1 或 2 期，临床腋窝淋巴结阴性（cN_0），少于 3 个阳性淋巴结，保乳术后局部放疗和足够的系统性治疗。中位随访 6.3 年后，根据乳房内复发、腋窝复发、无病生存和总生存，两组间无显著差异。该研究在几个方面进行了非常有争议的讨论，例如，由于招募患者的困难，该试验已经提前停止。此外，乳房放射治疗是优先的，没有明确定义。尽管如此，鉴于这些研究结果并根据“原发性非原发性”原则，如果符合 Z0011 标准，则不能明确推荐腋窝淋巴结清扫术。这已经适当地引入指南。

因此，在系统化疗的背景下对腋窝淋巴结清扫的最佳时间进行了激烈的讨论，以便减少腋窝手术

的范围延伸相关的并发症。

具有临床腋窝淋巴结阴性的患者是前哨淋巴结活检的候选人群，类似于初次术前设置。如果在全身治疗之前进行前哨淋巴结活检（在全身未治疗的腋窝中），则患者将需要经历两次外科手术，即在前哨淋巴结活检之前的前哨淋巴结活检和在新辅助系统化治疗之后移除原发性肿瘤。如果在腋窝手术后进行前哨淋巴结活检，则关于新辅助系统化治疗定制方面存在关于手术的充分性以及新辅助系统化治疗之前腋窝状态的预后 / 预测信息的丢失的担忧。关于前哨淋巴结活检腋窝分期可靠性的数据是有限的。Classe 等分析了 195 例晚期乳腺癌患者发现，新辅助系统化治疗前临床淋巴结阴性的患者前哨淋巴结活检可靠，检出率为 94.6%，假阴性率为 9.4%。尽管还没有其他数据可用，但在选定的病例中，在新辅助系统化治疗之前临床上淋巴结阴性的患者可以在系统化疗之后进行前哨淋巴结活检[48]。

更多不同但更好的分析是前哨淋巴结活检在新辅助系统化治疗后的腋窝表现出从 cN 阳性到 ycN_0 转变。如果前哨淋巴结活检在这些患者中是可靠的，那么这些个体将受益于腋窝手术范围的缩减。这种乐观的想法面临着关于新辅助系统化治疗后前哨淋巴结活检假阴性率增加，以及系统化疗之前临床淋巴结状态可以在多大程度上被纳入特定决定（例如剂量密集化疗方案的不确定性所面临的问题）。

两项试图解决系统化疗背景下腋窝分期最佳时机问题的临床试验是德国 SENTINA 和美国 ACOSOG Z1071。

在 ACOSOG 的 Z1071 研究中[49]，637 例患者经新辅助化疗病理证实为腋窝淋巴结病变。在所有患者中，前哨淋巴结活检进行了二次腋窝淋巴结清扫术。检测率为 92.7%（95%CI 90.5 ～ 94.6）。在化疗期间，化疗前阳性腋窝状态的转换率在初次全身治疗后为 40% 时呈现淋巴结阴性。46 名（7.1%）患者无法确定前哨淋巴结，78 名（12.6%）患者仅切除了一枚前哨淋巴结。在剩余的 525 名患有 2 个或更多前哨淋巴结的患者中，215 名患者的腋窝淋巴结中未发现癌症，对应 41.0% 的淋巴结 pCR 率。在 39 名患者中，在前哨淋巴结中未发现癌转移，但在腋窝淋巴结清扫时获得的淋巴结中发现癌转移，对应 12.6% 的假阴性率。然而，仅前哨淋巴结活检，假阴性率为 31.5%。在这些数据的背景之前，本研究的作者得出结论，前哨淋巴结活检将在初次全身治疗后使用。

这些观察与德国的数据相矛盾。SENTINA 研究[50]探讨了在系统化疗背景下进行腋窝分期的最佳时间，并根据系统化疗前后的临床淋巴结状态在 4 个不同的研究组中招募患者。这相当于该研究的一个部分，主要是 ACOSOG Z1071 研究的研究人群，包含 592 名患者。该组显示转阴率（即全身治疗后临床上阴性腋窝的全身治疗之前的临床阳性腋窝）为 52.3%。该研究组中的假阴性率估计为 14.2%（进行二次前哨淋巴结活检）。在化疗前接受前哨淋巴结活检治疗的二次前哨淋巴结活检患者的研究组中，假阴性率是不可接受的 51.6%。因此，该研究的作者得出结论，假阴性率在系统化疗后重复前哨淋巴结活检是不可接受的。在前哨淋巴结活检的初步研究中，14.2% 的假阴性率远低于在初次手术（即没有新辅助化疗）研究中观察到的比例。

目前，在得出最终结论之前，应等待两份研究的进一步结果和方法的细节公布。在进行新辅助化疗后从 cN 阳性转换为 ycN_0 的患者中，前哨淋巴结活检腋窝分期的安全性无可置疑地得到证实，系统化疗后的前哨淋巴结活检不应常规使用。对于临床上正常腋窝（cN_0）的患者，应在系统化疗开始前进行前哨淋巴结活检。

八、NST 后的放射治疗

来自 106 名非炎症性乳腺癌患者回顾性分析 [51]，他们获得了 pCR，并且在新辅助系统性治疗后接受了乳房切除术和术后放射治疗，这表明晚期（Ⅲ期）患者的乳房切除术后放射治疗对局部区域复发和远处转移提供了显著的临床获益。

推荐阅读

[1] Liedtke C, Hatzis C, Symmans WF, et al. Genomic grade index is associated with response to chemotherapy in patients with breast cancer. J Clin Oncol. 2009;27(19):3185–91.

[2] Liedtke C, Mazouni C, Hess KR, et al. Response to neoadjuvant therapy and long–term survival in patients with triple–negative breast cancer. J Clin Oncol. 2008;26(8):1275–81.

[3] von Minckwitz G, Blohmer JU, Raab G, et al. German Breast Group. In vivo chemosensitivity–adapted preoperative chemotherapy in patients with early–stage breast cancer: the GEPARTRIO pilot study. Ann Oncol. 2005;16(1):56–63.

[4] Cortazar P, Zhang L, Untch M, et al. Pathological complete response and long–term clinical benefit in breast cancer: the CTNeoBC pooled analysis. Lancet. 2014;384(9938):164–72.

[5] Rouzier R, Perou CM, Symmans WF, et al. Breast cancer molecular subtypes respond differently to preoperative chemotherapy. Clin Cancer Res. 2005;11(16):5678–85.

[6] Rody A, Karn T, Solbach C, et al. The erbB2+ cluster of the intrinsic gene set predicts tumor response of breast cancer patients receiving neoadjuvant chemotherapy with docetaxel, doxorubicin and cyclophosphamide within the GEPARTRIO trial. Breast. 2007;16:235–40.

[7] von Minckwitz G, Untch M, Blohmer JU, et al. Definition and impact of pathologic complete response on prognosis after neoadjuvant chemotherapy in various intrinsic breast cancer subtypes. J Clin Oncol. 2012;30(15):1796–804.

[8] Mazouni C, Peintinger F, Wan–Kau S, et al. Residual ductal carcinoma in situ in patients with complete eradication of invasive breast cancer after neoadjuvant chemotherapy does not adversely affect patient outcome. J Clin Oncol. 2007;25(19):2650–5.

[9] Hennessy BT, Hortobagyi GN, Rouzier R, et al. Outcome after pathologic complete eradication of cytologically proven breast cancer axillary node metastases following primary chemotherapy. J Clin Oncol. 2005;23(36):9304–11.

[10] Symmans WF, Peintinger F, Hatzis C, et al. Measurement of residual breast cancer burden to predict survival after neoadjuvant chemotherapy. J Clin Oncol. 2007;25(28):4414–22.

[11] Denkert C, von Minckwitz G, Brase JC, et al. Tumor–infiltrating lymphocytes and response to neoadjuvant chemotherapy with or without carboplatin in human epidermal growth factor receptor 2–positive and triple–negative primary breast cancers. J Clin Oncol. 2015;33(9):983–91.

[12] Salgado R, Denkert C, Demaria S, et al. The evaluation of tumor–infiltrating lymphocytes (TILs) in breast cancer: recommendations by an International TILs Working Group 2014. Ann Oncol. 2015;26(2):259–71.

[13] Loibl S, von Minckwitz G, Schneeweiss A, et al. PIK3CA mutations are associated with lower rates of pathologic complete response to anti–human epidermal growth factor receptor 2 (her2) therapy in primary HER2–overexpressing breast cancer. J Clin Oncol. 2014;32(29):3212–20.

[14] Loibl S, Majewski I, Guarneri V, et al. Correlation of PIK3CA mutation with pathological complete response in primary HER2–positive breast cancer: combined analysis of 967 patients from three prospective clinical trials. J Clin Oncol. 2015;33(suppl; abstr 511).

[15] Denkert C, Loibl S, Müller BM, et al. Ki67 levels as predictive and prognostic parameters in pretherapeutic breast cancer core biopsies: a translational investigation in the neoadjuvant GeparTrio trial. Ann Oncol. 2013;24(11):2786–93.

[16] von Minckwitz G, Kümmel S, Vogel P, et al. German Breast Group. Neoadjuvant vinorelbine–capecitabine versus docetaxel–doxorubicin–cyclophosphamide in early nonresponsive breast cancer: phase III randomized GeparTrio trial. J Natl Cancer Inst. 2008;100(8):542–51.

[17] von Minckwitz G_1, Blohmer JU, Costa SD, et al. Response–guided neoadjuvant chemotherapy for breast cancer. J Clin Oncol. 2013;31(29):3623–30.

[18] Guarneri V, Frassoldati A, Bottini A, et al. Preoperative chemotherapy plus trastuzumab, lapatinib, or both in human epidermal growth factor receptor 2–positive operable breast cancer: results of the randomized phase II CHER–LOB study. J Clin Oncol. 2012;30(16):1989–95.

[19] Untch M, Rezai M, Loibl S, et al. Neoadjuvant treatment with trastuzumab in HER2–positive breast cancer: results from the GeparQuattro study. J Clin Oncol. 2010;28(12):2024–31.

[20] Untch M, Loibl S, Bischoff J, et al. German Breast Group (GBG). Arbeitsgemeinschaft Gynäkologische Onkologie–Breast (AGO–B) Study Group, lapatinib versus trastuzumab in combination with neoadjuvant anthracycline–taxane–based chemotherapy (Gepar–Quinto, GBG 44): a randomised phase 3 trial. Lancet Oncol. 2012;13(2):135–44.

[21] von Minckwitz G, Schneeweiss A, Loibl S, et al. Neoadjuvant carboplatin in patients with triple–negative and HER2–positive early breast cancer (GeparSixto; GBG 66): a randomised phase 2 trial. Lancet Oncol. 2014;15(7):747–56.

[22] Baselga J, Bradbury I, Eidtmann H, et al. NeoALTTO Study Team. Lapatinib with trastuzumab for HER2-positive early breast cancer (NeoALTTO): a randomised, open-label, multicentre, phase 3 trial. Lancet. 2012;379(9816):633–40.

[23] de Azambuja E, Holmes AP, Piccart-Gebhart M, et al. Lapatinib with trastuzumab for HER2-positive early breast cancer (NeoALTTO): survival outcomes of a randomised, open-label, multicentre, phase 3 trial and their association with pathological complete response. Lancet Oncol. 2014;15(10):1137–46.

[24] Gianni L, Pienkowski T, Im YH, et al. Efficacy and safety of neoadjuvant pertuzumab and trastuzumab in women with locally advanced, inflammatory, or early HER2-positive breast cancer (NeoSphere): a randomised multicentre, open-label, phase 2 trial. Lancet Oncol. 2012;13(1):25–32.

[25] Lee LJ, Alexander B, Schnitt SJ, et al. Clinical outcome of triple negative breast cancer in BRCA1 mutation carriers and noncarriers. Cancer. 2011;117:3093–100.

[26] Liedtke C, Mazouni C, Hess KR, et al. Response to neoadjuvant therapy and long-term survival in patients with triple-negative breast cancer. J Clin Oncol. 2008;26:1275–81.

[27] Foulkes WD, Smith IE, Reis-Filho JS. Triple-negative breast cancer. N Engl J Med. 2010;363:1938–48.

[28] Bulut N, Kilickap S, Sari E, et al. Response to taxanes in triple negative breast cancer. Cancer Chemother Pharmacol. 2008;63:189.

[29] Carey LA, Dees EC, Sawyer L, et al. The triple negative paradox: primary tumor chemosensitivity of breast cancer subtypes. Clin Cancer Res. 2007;13:2329–34.

[30] Gluz O, Nitz UA, Harbeck N, et al. Triple-negative high-risk breast cancer derives particular benefit from dose intensification of adjuvant chemotherapy: results of WSG AM-01 trial. Ann Oncol. 2008;19:861–70.

[31] Joensuu H, Kellokumpu-Lehtinen PL, Huovinen R, et al. Adjuvant capecitabine, docetaxel, cyclophosphamide, and epirubicin for early breast cancer: final analysis of the randomized FinXX trial. J Clin Oncol. 2012;30:11–8.

[32] Lindman H, Kellokumpu-Lehtinen P-L, Huovinen R, et al. Integration of capecitabine into anthracycline- and taxane-based adjuvant therapy for triple-negative early breast cancer: final subgroup analysis of the FinXX study. Cancer Res. 2010;70:96s.

[33] Steger GG, Barrios C, O'Shaughnessy J, et al. Review of capecitabine for the treatment of triple-negative early breast cancer. Cancer Res. 2010;70:96s.

[34] Kaufman PA, Awada A, Twelves C, et al. A phase III, open-label, randomized, multicenter study of eribulin mesylate versus capecitabine in patients with locally advanced or metastatic breast cancer previously treated with anthracyclines and taxanes. Cancer Res. 2012;72:S6-6.

[35] Gluz O, Liedtke C, Gottschalk N, et al. Triple-negative breast cancer—current status and future directions. Ann Oncol. 2009;20:1913–27.

[36] von Minckwitz G, Schneeweiss A, Loibl S, et al. Neoadjuvant carboplatin in patients with triple-negative and HER2-positive early breast cancer (GeparSixto; GBG 66): a randomised phase 2 trial. Lancet Oncol. 2014;15:747–56.

[37] Von Minckwitz G, et al. Early survival analysis of the randomized phase II trial investigating the addition of carboplatin to neoadjuvant therapy for triple-negative and HER2-positive early breast cancer (GeparSixto). SABCS 2015; Abstract S2-04.

[38] Sikov WM, Berry DA, Perou CM, et al. Impact of the addition of carboplatin and/or bevacizumab to neoadjuvant once-per-week paclitaxel followed by dose-dense doxorubicin and cyclophosphamide on pathologic complete response rates in stage II to III triple-negative breast cancer: CALGB 40603 (Alliance). J Clin Oncol. 2014.

[39] Sikov WM, et al. Event-free and overall survival following neoadjuvant weekly paclitaxel and dose-dense AC +/− carboplatin and/or bevacizumab in triple-negative breast cancer: outcomes from CALGB 40603 (Alliance). SABCS 2015; Abstract S2-05.

[40] Kennedy RD, Quinn JE, Mullan PB, et al. The role of BRCA1 in the cellular response to chemotherapy. J Natl Cancer Inst. 2004;96:1659–68.

[41] Gluz O, Nitz U, Liedtke C, et al. Comparison of 12 weeks neoadjuvant nab-paclitaxel combined with carboplatinum vs. gemcitabine in triple-negative breast cancer: WSG-ADAPT TN randomized phase II trial SABCS 2015, S6-07.

[42] Tutt A, Ellis P, Kilburn LS, et al. TNT: a randomized phase III trial of carboplatin (C) compared with docetaxel (D) for patients with metastatic or recurrent locally advanced triple negative or BRCA1/2 breast cancer (CRUK/07/012). San Antonio Breast Cancer Symp. 2014:S3-01.

[43] Cameron D, Brown J, Dent R, et al. Adjuvant bevacizumab-containing therapy in triple-negative breast cancer (BEATRICE): primary results of a randomised, phase 3 trial. Lancet Oncol. 2013;14:933–42.

[44] Bear HD, Tang G, Rastogi P, et al. The effect on overall and disease-free survival (OS & DFS) by adding bevacizumab and/or antimetabolites to standard neoadjuvant chemotherapy: NSABP protocol B-40. San Antonio Breast Cancer Symp. 2014:PD2-1.

[45] Colleoni M, Viale G, Zahrieh D, et al. Expression of ER, PgR, Her1, Her2, and response: a study of preoperative chemotherapy. Ann Oncol. 2008;19:465–72.

[46] Semiglazov VF, Semiglazov V, Ivanov V, et al. The relative efficacy of neoadjuvant endocrine therapy versus chemotherapy in postmenopausal women with ER-positive breast cancer. J Clin Oncol. 2004;23:7s.

[47] Mustacchi G, Ceccherini R, Milani S, et al. Tamoxifen alone versus adjuvant tamoxifen for operable breast cancer of the elderly: long-term results of the phase III randomized controlled multicenter GRETA trial. Ann Oncol. 2003;14:414–20.

[48] Classe JM, Bordes V, Campion L, Mignotte H, Dravet F, Leveque J, Sagan C, Dupre PF, Body G, Giard S. Sentinel lymph node biopsy after neoadjuvant chemotherapy for advanced breast cancer: results of Ganglion. J Clin Oncol. 2009;27(5):726–32.

[49] Boughey JC, Suman VJ, Mittendorf EA. Sentinel lymph node surgery after neoadjuvant chemotherapy in patients with node positive breast cancer: the ACOSOG Z 1071 (Alliance) clinical trial. JAMA. 2013;310:1455–61.

[50] Kuehn T, Bauerfeind I, Fehm T, et al. Sentinel-lymph-node biopsy in patients with breast cancer before and after neoadjuvant chemotherapy (SENTINA): a prospective, multicentre cohort study. Lancet Oncol. 2013;14:609–18.

[51] McGuire SE, Gonzalez-Angulo AM, Huang EH, et al. Postmastectomy radiation improves the outcome of patients with locally advanced breast cancer who achieve a pathologic complete response to neoadjuvant chemotherapy. Int J Radiat Oncol Biol Phys. 2007;68(4):1004–9.

第 24 章 转移性乳腺癌

Metastatic Breast Cancer

Berta Sousa，Joana M. Ribeiro，Domen Ribnikar，Fátima Cardoso 著
沈 娜 译

乳腺癌（BC）是世界上第二大最常见的癌症，到目前为止，也是女性中最常见的癌症。据统计，2012 年女性新发乳腺癌 167 万（占所有癌症的 25%）[1]。转移性乳腺癌仍然是无法治愈的，然而，对肿瘤生物学和临床因素的更广泛的了解有望提供更好的治疗选择和个体化的治疗方案。在过去的几十年中，转移性乳腺癌的治疗取得了进展，首次诊断为Ⅳ期患者的 5 年生存率从 1975—1979 年的 17% 上升到 2005—2011 年的 33%[2]。根据 SEER 在 2015 年统计，转移性乳腺癌的 5 年生存率已达到 25% 左右[3, 4]。

近年来，越来越明显的是，晚期肿瘤遵循了一个轨迹，即达尔文进化轨迹。转移性乳腺癌的分子分析支持这一概念，正如众所周知的 ER、PR 和 HER2 状态之间的不一致率在原发性和转移性肿瘤中分别接近 16%、40% 和 10%[5]。乳腺癌的驱动因素有 ER、ERBB2、PIK3CA 和 AKT1，虽然目前唯一可进行靶向治疗的分子是 ER 和 HER2，它们都是预后和预测因素[6, 7]。转移性乳腺癌基因组图谱的研究表明，TSC1/TSC2[8]、TP53、PIK3CA 和 GATA3 突变[9]的发生率更高。介导内分泌耐药的主要基因改变之一是 ESR1 突变，这种突变发生在 10% ～ 30% 对芳香化酶抑制药[9]具有耐药性的 ER 阳性转移性乳腺癌中。在 MOSCATO-01 试验中[10]，研究了 700 名晚期癌症患者，其中 70 人为转移性乳腺癌，在所有肿瘤类型中，PTEN/PI3K/AKT 和 FGFR/FGF 通路的改变是最常见的两种通路。

转移性乳腺癌中常用的预后因素大多以临床为基础，包括无复发间隔，涉及器官部位、肿瘤生物学等个体因素，如体重减轻、表现状况或血清乳酸脱氢酶（将在本章后面讨论）。目前正在努力寻找新的预后或预测因素，以更好地指导治疗。对循环肿瘤细胞深入研究表明，循环肿瘤细胞的存在，通常定义为 ≥ 5/7.5ml（全血），代表一个独立的负预后因子与较差 PFS 和 OS[11]。此外，在治疗过程中循环肿瘤细胞的动态变化似乎也与临床结果[12]相关，尽管在更大的 SWOG SO500 研究中基于循环肿瘤细胞动力学[13]的诊疗决策并没有 OS 的获益。综上所述，循环肿瘤细胞在转移性乳腺癌患者中的预后价值已经被发现，但其临床应用还需要进一步研究。

转移性乳腺癌的预测因子主要是基于组织的生物标志物，包括激素受体和 HER2 的状态。如前所述，原发标本和转移标本之间的表达差异经常存在，ER 表达改变为 16%，PR 表达改变为 40%，HER2

表达改变为10% [14]。根据ABC指南 [15, 16]，转移性病变的活检应在容易获得的情况下进行，不仅要确认诊断（特别是当第一次诊断出转移时），而且要对生物学标记物进行重新评估（ER和HER2），至少对转移灶进行一次检测。在不一致的情况下，目前尚不清楚哪种结果应该用于治疗决策，因为缺乏证据来确定在受体状态改变的基础上改变抗癌治疗是否会影响临床结果。然而，大多数专家建议，无论何时，当受体在至少一次活检中呈阳性时，都应考虑使用靶向治疗[内分泌治疗和(或)抗HER2治疗]。

血清肿瘤生物标志物（CEA、CA15-3、CA 27-29）是检测外周血中循环的MUC-1抗原的检测方法，用于评估治疗反应，特别是对于不可测量的转移性疾病患者。仅仅肿瘤标志物的改变不应作为治疗决策改变的依据。血清肿瘤生物标志物应作为辅助评估，以帮助决定治疗 [17]。

液体活检，包括游离循环（cfDNA），为乳腺癌的诊断、预后和治疗反应或耐药性监测提供了一种新的有前途、无创的工具。游离循环DNA可能作为判断转移性乳腺癌预后的一个高度特异、敏感的生物标记 [18]。连续测量游离循环DNA可能是发现原发性乳腺癌隐匿性转移病灶的一个有利且精确的生物标志物。

基因技术根据乳腺癌的分子特征，使用了几种技术来研究基因突变和治疗反应之间的联系。这将允许确定特定突变驱动治疗的候选对象。二代测序（next-generation sequencing，NGS）技术提供了肿瘤分子状态更完整的视图，各种用于NGS治疗乳腺癌的平台现已投入商业使用。但是它们暂不能被推荐用于常规临床应用，因为目前尚没有有利的数据支持NGS在指导乳腺癌患者的治疗决策有明显获益。转移性乳腺癌的基因组研究有望改善患者预后，主要通过识别致癌基因驱动因子，这些致癌基因驱动因子是靶向药物开发的潜在靶点，如PIK3CA突变 [19]、FGFR1扩增 [20]、AKT1突变或EGFR扩增 [21]。这些基因靶点已经与临床的客观反应联系在一起。其他重要的贡献将是发现继发耐药的转移性乳腺癌中基因组改变，如ESR1或TSC1/2突变，这些突变可能是类似ER降敏剂GDC 0810[22]或者mTOR抑制药 [23] 等药物潜在的靶向目标。其他应用包括鉴定DNA修复缺陷、突变过程和DNA复制机制中的缺陷，以识别可能对PARP抑制药敏感的肿瘤或发现个体水平上的免疫逃逸机制。

一、成像、核医学等技术的作用

FDG摄取对乳腺癌有较高的阳性预测值，主要应用于全身扫描以检测是否存在远处转移病灶。回顾性研究发现相较FDG摄取与结合传统技术，其敏感性和特异性分别为97.4%和91.2%；85.9%和67.3%[24]。在转移性病灶中，FDG-PET可早期识别无应答病灶，以避免无效化疗。在众多的PET-CT扫描中，FDG-PET增强骨扫描在溶骨性骨病灶早期发现上是最准确的方法。因为它可以发现那些仅在PDG-PET表现得代谢并不活跃的成骨细胞损伤 [25]。PET成像提供了检测肿瘤增殖、血管生成和DNA损伤/修复肿瘤生物学基本特征变化的机会，这些方面变化先于肿瘤大小缩小，并可能进行更早的疗效评估。在乳腺癌中，大多数研究集中在增殖成像上，主要基于用于ER阳性乳腺癌的^{18}F标记胸腺嘧啶类似物或^{18}F-氟雌二醇，或用于HER2阳性的^{68}Ga-ABY-025乳腺癌。

其他一些成像技术，如CT扫描或MRI也可以评估肿瘤反应。闪烁的骨骼扫描是有帮助的，但可能会由于“愈合闪光”产生误差。愈合闪光是因为转移灶修复过程中出现的矿化作用而产生的假性放射性核素摄取增加。这种现象通常在治疗后2周到3个月之间出现，但很少在治疗后6个月出现 [26]。

二、治疗

（一）一般原则

转移性乳腺癌治疗的主要目的是延长生存期，并保持最佳的生活质量以对抗不良反应[15, 16]。由于决策的复杂性和新治疗方法的快速引入，这需要多学科的团队进行管理。理想情况下，这个团队应该包括医学、放射和外科肿瘤学家、影像专家、病理学家、肿瘤心理学家、社会工作者，专业乳腺护士、姑息治疗专家和营养学家[15, 16]。也有证据表明，在专业机构[27]中，患者生存状况的改善与机构的管理有关。

管理治疗的第一步是确定疾病的组织学和生物标志物的表达，如ER、PR和HER–2，通常由原发灶和转移灶标本提供。这种疾病的生物学标记有助于在众多治疗选择中选择最好的全身治疗。ER是内分泌治疗[28]反应的预测指标，由于内分泌治疗良好的耐受性，是首选的治疗方法。HER2阳性是抗HER2药物[29]治疗的预测指标，对于HER2阳性的乳腺癌，在整个治疗期间都应积极地维持对HER2通路的抑制。

在对疾病生物学进行评估后，一些因素会影响最初的治疗方法，如下[15, 16]。

• 对此前的治疗反应及治疗毒性信息的了解：掌握之前的治疗方案和最佳的治疗应答反应可以提供了解发生耐药及耐药机制的信息。在ER阳性/HER2阴性的乳腺癌中，原发性和继发性内分泌治疗耐药的定义已经建立，尽管这种现象的确切机制并不完全清楚（见第1章）。预测化疗反应不良是在转移灶使用复发前的化疗方案出现进展或在辅助化疗后12个月内复发[30–32]。还有一些个体因素会导致药物毒性，这些因素对指导治疗很重要。

• 疾病复发或进展的间隔：较长的无病生存期通常与相对惰性的疾病表型相关，可以通过较保守的治疗加以管理，而如果无病间隔或进展时间较短则会出现相反的情况[33, 34]。

• 肿瘤负荷由转移灶的数量和位置决定。较高的肿瘤负荷通常与侵袭性表型[33]相关。这可能意味着为了管理特殊部位或实现更快的疾病控制，即使耐受性较差，也更倾向于使用疗效更高的治疗方法。

• 生理年龄、性能状态、并发症作为药物耐受性的预测因子会影响治疗方案的选择。重要的是，要注意国际老年肿瘤学会在老年医学方面的工作评估工具，以帮助指导该人群的治疗选择[35]。

• 快速疾病/症状控制需求：这就需要更高的反应率的治疗。内脏危机指的是通过体征和症状、实验室研究和影像学评估与严重器官功能障碍相关疾病的快速进展。它必须与内脏转移区别开来。

• 社会经济、心理因素和患者偏好：让患者和她们的照顾者参与决策过程是很重要的，因为这提高生活质量。

目前正在努力寻找转移性乳腺癌新的预测和预后因素，以便更好地实施个性化治疗。目前，公认的预后因素是无病间隔、转移部位数量（肿瘤负荷）、内脏疾病累及和生物标志物。腔内型乳腺癌（A/B）、基底样型乳腺癌和HER2阳性型乳腺癌的内在分类在早期乳腺癌[36]中具有预测预后的作用，而这些分子分型似乎在转移灶[37]中也具有相同的作用。然而，在这种情况下使用基因组谱并没有为转移性疾病的管理提供额外的信息。转移性疾病的分子分型更加复杂，分子分型的改变是一个需要深入研究的问题。循环肿瘤细胞在转移性乳腺癌中的应用研究已经证明了其作为预后和预测因子的潜力，但仍未达到临床应用[38]的水平。

传统上，化疗在内脏转移的反应率方面比骨转移、ER 阴性和 HER2 阳性疾病 [39] 更高。仅骨转移，尽管对化疗的反应率较低，但与其他疾病部位相比，其存活时间更长，这与较轻的疾病一致 [33, 40]。低表现状态、多发转移部位以及前期化疗后出现进展的晚期疾病是对附加化疗反应低的预测因素 [33, 40]。一些预测对化疗反应的算法已经被开发出来，但是由于患者的异质性，还没有在临床上使用。一些数据与化疗的反应和 Ki-67[41] 评估的高增殖率、流式细胞仪 [42] 评估的 S 相分数以及与介导耐药基因表达的低反应率相关：P- 糖蛋白（gp170）、药物外排泵、p53 基因突变 [43]。然而，它们还没有准备用于临床。

治疗决策中需要考虑因素的多样性体现转移性乳腺癌管理的复杂性。治疗需要根据新技术和患者之间的异质性制定个性化治疗方案。如前所强调的，HER2 阳性的疾病，系统性治疗应该包括一个抗 HER2 治疗结合化疗或内分泌治疗等。化疗是三阴性乳腺癌唯一可用的全身治疗，其同样也需要用于内分泌治疗时出现进展，或对内分泌治疗耐药或疾病进展迅速的 ER 阳性乳腺癌。局部治疗也需要单独考虑，在下一节中将讨论系统治疗和局部治疗的细节。

应评估对治疗的反应，以监测疗效和治疗时间。这个评估已经在这一章中讨论过了，只是为了强调它应该针对治疗的目标（如症状缓解或肿瘤反应）和疾病的特征进行个性化。

（二）ER 阳性 /HER2 阴性 ABC 治疗

ER 阳性 /HER2 阴性乳腺癌占所有乳腺癌类型的 2/3，属于具有较好的特征分子分型的管腔型 A/B 型的乳腺癌 [36]。与管腔型 A 型相比，管腔型 B 型的 ER 或雌激素调节基因表达水平较低，PR 表达水平较低或不表达，肿瘤级别较高，增殖相关基因表达较高，生长因子受体信号通路激活，如 IGF-1R、PI3k/AKT/mTOR[44]。这些转化为一个更具侵袭性的表型，这个亚型的预后也更差。20% ～ 30% 的 ER 阳性 /HER2 阴性型乳腺癌会在 15 年内复发，表现出对内分泌治疗 [45] 某种形式的耐药性。在转移性乳腺癌中，区别管腔型 A/B 不是用来指导治疗，而是用来分析可能的耐药机制，这类似于区分管腔型 A 与 B 类型的分子变化 [46]。

目前，ERα 表达的是内分泌治疗敏感性的主要生物标志物。内分泌耐药的机制可以是多种多样的，目前已成为深入研究的重点。它们可能涉及雌激素受体本身的改变，这是一种核受体，例如由于雌激素受体相关基因（ESR1）的突变而引起的表观遗传沉默或功能的增加而导致受体丧失。最常见的突变是在 LBD 区域有一个 ERα 的配体独立表达，其在 15% ～ 20% 曾接受过内分泌治疗的患者的转移灶标本中可检测到 [47]。ERs 通过配体（如 17b- 雌二醇）和直接与激活转录过程的雌激素反应元件的 DNA 结合来调控细胞的生长和分化。结合到 DNA 需要募集共激活因子，抗共抑制因子，或 DNA 结合转录因子。例如，活化蛋白 1（activator protein 1，AP1）、特异性蛋白 1（specificity protein 1，SP1）和 NF-κB 等激活因子的上调与内分泌耐药性 [48] 有关。

还有一个与受体激酶信号相关的复杂通路网络，与 ER 通路双向交叉（图 24-1）。这些通路也调节细胞周期、存活、代谢、运动和基因组不稳定等过程。PI3K/AKT/mTOR 或 MAPK 信号通路的激活可能是内分泌抵抗的机制 [46, 49]。与一些膜受体激酶激活相关的下游效应物，如 EGFR、HER2、IGFR-1 也与这个网络相互作用。这些受体的过表达可能导致内分泌抵抗 [46]。细胞周期调节因子的改变，如 cyclin D1 和 MYC 的过表达 [50, 51] 和 RB 失活 [52]，也可能导致内分泌耐药性。

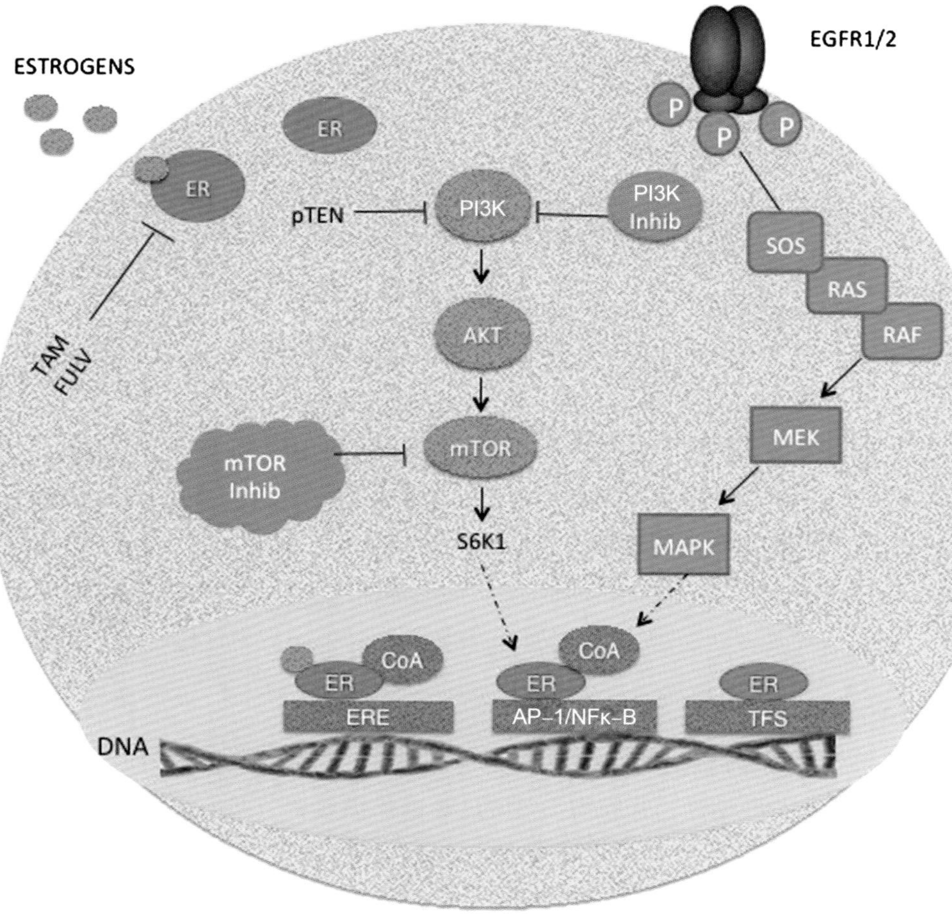

▲ 图 24-1　雌激素受体交叉通路示意图

雌激素受体属于核转录受体家族，这意味着激活发生在与雌激素结合的整个过程中。这个复杂的过程诱导了细胞核的易位，DNA 结合将激活参与增殖、凋亡和血管生成的基因转录。然而，ER 与其他受体家族，如 HER 家族（人类表皮受体）进行了交叉对话，产生了复杂的信号通路，涉及多种激酶

AP-1/NF-κB. 转录因子；AKT. protein 激酶 B；CoA. 辅酶激活蛋白；ER. 雌激素受体；ERE. 雌激素反应元素；FULV. 氟维司群；Inhib. 抑制药；MAPK. 丝裂原激活的蛋白激酶；mTOR. 雷帕霉素靶蛋白；PI3K. 磷脂酰肌醇激酶 3；pTEN. 磷酸酶与张力蛋白同系物；SOS-RAS.RAF-MEK-Ras 通路蛋白；S6K1. mTOR 通路蛋白；TAM. 他莫昔芬；TFS. 转录因子

综上所述，ER 阳性晚期乳腺癌的特征是存在一定程度的内分泌治疗抵抗，其确切机制尚不完全清楚，但肿瘤标本的分子检测正在产生新的数据。在临床实践中，初级耐药（或原发性耐药）和次级耐药（或获得性耐药）已被用于指在第一个病例中迅速发展到内分泌治疗的疾病和最初治疗有效而后来进展为内分泌耐药[16]的疾病。这种分类并不严谨，但已用于 ER 阳性转移性乳腺癌疾病新药物的临床试验。ESO-ESMO ABC 国际共识指南为内分泌耐药提供了一个普遍接受的定义：①原发耐药：在进行内分泌治疗的头 2 年内复发，或在转移性乳腺癌的一线内分泌治疗开始后 6 个月内出现进展性疾病；②获得性耐药：在内分泌治疗 2 年之后复发，或在完成所有治疗后 12 个月内复发，在转移性乳腺癌初始内分泌治疗≥ 6 个月后出现进展。

1. 内分泌治疗

内分泌治疗是 ER 阳性转移性乳腺癌的首选治疗方法，但在内脏危象或经证实对内分泌治疗有耐

药性的情况下除外。临床上有不同种类的药物：①选择性雌激素调节剂，拮抗 ER 药物——他莫昔芬；②下调 ER 表达的药物——氟维司群；③芳香酶抑制药是芳香化酶活性的选择性抑制药——阿那曲唑、来曲唑、依西美坦；④ GnRH——绒毛膜蛋白类似物；⑤ 17-OH 黄体酮（孕激素）——甲羟孕酮、甲孕酮的衍生物（表 24-1）。

他莫昔芬是转移性乳腺癌中使用的第一种内分泌药物，报道的应答率为 34%，并且 19% 的患者病情稳定至少 6 个月 [53]。芳香化酶抑制药后来被引入到临床中 [54]，一些转移性疾病的研究证明芳香化酶抑制药优于他莫昔芬，尤其是在一线治疗中。一项 Meta 分析 [55] 评估了这些药物在一线或一线以上与他莫昔芬和孕激素相比的使用情况，发现总体生存率上芳香化酶抑制药有明显优势（HR=0.87，CI　0.82 ～ 0.93）。这些研究结果促使芳香化酶抑制药成为绝经后妇女转移性乳腺癌的标准一线治疗，在不同的芳香化酶抑制药之间发现了相似的效果 [56-58]。对于绝经前妇女来说，芳香化酶抑制药不能单独使用，因为健康卵巢中的芳香化酶对促性腺激素非常敏感，在使用芳香化酶抑制药治疗时，促性腺激素会在整个负反馈循环中增加。治疗方案推荐他莫昔芬或芳香化酶抑制药加卵巢抑制（GnRH 激动药）或消融术（卵巢切除术或卵巢照射）。他莫昔芬与 LHRH 研究的 Meta 分析发现，LHRH 与内分泌治疗结合提高了 OS（HR=0.78，*P*=0.02）和应答率（39% vs 30%）[59]。

氟维司群是一种 ER 拮抗药，与 ER 结合，防止二聚体化，并导致受体快速降解。在转移性乳腺癌患者中，它已被批准在抗雌激素治疗后进展或复发后使用，其结果与经过多线治疗后的芳香化酶抑制药相似（临床获益率约为 30%）[60, 61]。对几项研究的 Meta 分析 [62] 并没有显示氟维司群和其他内分泌治疗药物在生存率和进展时间上的差异，但如果一线治疗、较少暴露于内分泌治疗的患者以及使用更高剂量的氟维司群，则可能获益。最近，一项第三阶段研究 [63] 显示，高剂量方案（500mg 第 0、14、28 天肌内注射，每月应用）与低剂量方案（应用氟维司群 500mg 中位 OS 为 26.4 个月；应用氟维司群 250mg 中位 OS 为 22.3 个月；HR=0.81，95%CI 0.69 ～ 0.96）相比，具有生存收益。一个随机Ⅲ期临床试验，FALCON 试验（临床试验，政府标识号：NCT01602380）将回答芳香化酶抑制药和氟维司群之间最佳序列的问题，并与阿那曲唑和氟维司群 500mg 一线治疗进行比较。本试验的设计是基于氟维司群一线内分泌治疗对比研究（FIRST）的结果，该研究是Ⅱ期、随机、开放标签，比较氟维司群和阿那曲唑的疗效和安全性 [64]。氟维司群可使进展风险降低 34%（TTP 分别为 23.4 个月、13.1 个月；HR 0.66，95% CI 0.47 ～ 0.92），而一项未计划的 OS 生存分析显示其总生存率明显获益（54 个月 vs 48 个月，HR 0.70；95%CI 0.50 ～ 0.98）需要在 3 期研究中进一步确认。

不同内分泌治疗制剂作用机制的不同是内分泌治疗联合试验的合理选择。三个主要研究（SWOG、FACT、SoFEA）[65-67] 主要在一线治疗，比较芳香化酶抑制药 + 氟维司群与芳香化酶抑制药单药疗效。总的来说，联合治疗并没有体现任何获益，只有一项研究 [66]（SWOG）显示 PFS 从 13.5 个月到 15 个月，确实有一些改善（HR=0.8%，95%CI 0.68 ～ 0.94），但该研究中大多数患者（60%）是内分泌治疗敏感型。

2. 生物和内分泌耐药

为了克服内分泌耐药，研制出了新的药物。在这一过程中涉及的信号通路有几个，PI3K 通路（图 24-1）是人类肿瘤中改变最频繁的通路（45% 管腔 A 型和 29% 管腔 B 型乳腺癌）[68]。mTOR 抑制药依维莫司和替西罗莫司是在本试验中测试的首批药物，之前的证据提示这些药物和芳香化酶抑制药存在协同作用 [69]。Ⅲ期试验 BOLERO-2[70, 71]，测试联合依西美坦和依维莫司治疗使用来曲唑和阿

表 24-1 转移性乳腺癌内分泌治疗Ⅲ期试验总结

研究设计 / 作者 / 年份	研究人群	ORR 和（或）CBR	TTP/PFS（个月）	OS（个月）
ANA vs TAM （Nabholtz 等，2000）[192]	一线 ER 未知 n=353	21% vs 17%，P=n.s. 59% vs 46%，P=0.005	11 vs 5.6，P=0.005	33 vs 32，P=n.s.
LET vs TAM （Mouridsen 等，2001）[193]	一线 ER+（30%ER 未知） n=907	32% vs 21%，P=0.0002 50% vs 38%，P=0.0004	9.4 vs 6.0，$P < 0.0001$	34 vs 32，P=n.s.
EXE vs TAM （Paridaens 等，2008）[194]	一线 / 二线 ER+ n=391	46% vs 31% OR=1.85，P=0.005	9.9 vs 5.8，P=n.s.	37 vs 47，P=n.s.
系统回顾 AIs （Riemsama 等，2010）[195]	4 RCTs LET、EXE 和 ANA vs TAM n=2309	LET 获益 RR=0.65，95%CI 0.52～0.82 EXE 获益 RR=0.68，95%CI 0.53～0.99 ANA 无获益	LET 获益 HR=0.70，95%CI 0.60 ～ 0.82 EXE 边际获益 RR=0.87，95%CI 0.70 ～ 1.08 ANA 获益 HR=1.42，95%CI 1.15 至无报道	无区别
FULV250 vs TAM（Howell 等，2004）[196]	一线 ER+/ 未知 n=578	31.6% vs 33.9% OR=0.87，P=n.s.	6.8 vs 8.3 HR=1.18，95%CI 0.98 ～ 1.44 P=n.s.	36.8 vs 38.7 HR=1.29，95%CI 1.01 ～ 1.64 P=0.04
FULV250 vs ANA（Osborne 等，2003）[60]	一线 ER+（＜ 10%ER 未知） n=400	17.5% vs 17.5% OR=1.01，P=n.s.	5.4 vs 3.1 HR=0.96，95%CI 0.81 ～ 1.13 P=n.s.	未见报道
FULV250 vs EXE（Chia 等，2008）[61]	以前治疗（60% 至少有过 2 种治疗） ER+/ 未知 n=693	7.4% vs 6.7%，P=n.s. 32.2% vs 31.5%，P=n.s.	3.7 vs 3.7，P=n.s.	未见报道

（续表）

研究设计 / 作者 / 年份	研究人群	ORR 和（或）CBR	TTP/PFS（个月）	OS（个月）
FULV250 vs FULV500（Di Leo，2010 和 2014）[63, 197]	一线 ER+ n=736	9.1% vs 10.2% OR=0.94，P=n.s. 45.6% vs 39.6% OR=1.28，P=n.s.	6.5 vs 5.5 HR=0.80，95%CI 0.68 ～ 0.94 P=0.006	25.2 vs 22.8 HR=0.81，95%CI 0.69 ～ 0.96 P=0.02
联合 ET				
ANA vs ANA+FULV250（Metha 等，2012）[66]	一线 ER+（60% 单纯 ET） n=707	22% vs 27%，P=n.s. 70% vs 73%，P=n.s.	13.5 vs 15 HR=0.80，95%CI 0.68 ～ 0.94 P=0.007	41.3 vs 47.7 HR=0.81，95%CI 0.65 ～ 1.00 P=0.05
ANA+FULV250 vs ANA + 安慰剂（Bergh 等，2010）[65]	一线 ER+（1/3 单纯 ET） n=514	33.6% vs 31.8%，P=n.s. 55.1% vs 55%，P=n.s.	10.8 vs 10.2 HR=0.99，95%CI 0.81 ～ 1.2 P=n.s.	37.8 vs 38.2 HR=1.00，95%CI 0.76 ～ 1.32 P=n.s.
ANA+FULV250 vs FULV250 + 安慰剂 vs EXE（Johnston 等，2013）[67]	一线 / 二线 ER+（30% 单纯 ET） n=723	7% vs 7% vs 4% P=n.s.	4.4 vs 4.8 vs 3.4 HR=1.00，95%CI 0.83 ～ 1.21 P=n.s.	20.2 vs 19.4 vs 21.6 HR=0.95，95%CI 0.76 ～ 1.17 P=n.s. HR=0.84，95%CI 0.84 ～ 1.29 P=n.s.
ET 和生物制剂				
LET vs LET+Lap（Jonhston 等，2009）[127]	一线 ER+/HER2+ n=219	15% vs 28% OR=0.4，P=n.s. 29% vs 48% OR=0.4，P=0.003	3 vs 8 HR=0.71，95%CI 0.53 ～ 0.96 P=0.019	32.3 vs 33.3 HR=0.74，95%CI 0.50 ～ 1.1 P=n.s.
ANA vs ANA+Trast（Kaufman 等，2009）[126]	一线 ER+/HER2+ n=103	20.3% vs 6.8%，P=0.018 27.9% vs 42.7%，P=0.026	4.8 vs 2.4 HR=0.63，95%CI 0.47 ～ 0.84 P=0.0016	28.5 vs 23.9 P=n.s.

（续表）

研究设计 / 作者 / 年份	研究人群	ORR 和（或）CBR	TTP/PFS（个月）	OS（个月）
LET vs LET+Bev（Martin 等，2015）[198]	一线 ER+/HER2- n=380	22% vs 41%，$P < 0.001$ 67% vs 77%，P=0.041	14.4 vs 19.3 HR=0.83，95%CI 0.65 ～ 1.06 P=n.s.	51.8 vs 52.1 HR = 0.87，95%CI 0.58 ～ 1.32 P=n.s.
EXE+Eve vs EXE（Baselga，2012；Piccart，2014）[70, 71]	以前治疗 ER+ n=724	9.5% vs 0.4%，$P < 0.001$	7.8 vs 3.2 HR=0.45，95%CI 0.38 ～ 0.54 $P < 0.001$	31 vs 26.6 HR = 0.89，95%CI 0.73 ～ 1.10 P=n.s.
FULV500+Palbo vs FULV500（Turner 等，2015）[77]	以前治疗 ER+ n=521	10.4% vs 6.3%，P=n.s. 34% vs 19%，$P < 0.001$	9.2 vs 3.8 HR=0.42，95%CI 0.32 ～ 0.56 $P < 0.001$	未见报道

AIs. 芳香化酶抑制药（Aromatase inhibitors）；ANA. 阿那曲唑（Anastrozole）；Bev. 贝伐单抗（Bevacizumab）；CBR. 临床收益率（clinical benefit rate）；Eve. 依维莫司（Everolimus）;ET. 内分泌治疗（endocrine therapy）;EXE. 依西美坦（exemestane）;FULV250. 氟维司群 250mg（Fulvestrant 250 mg）;FULV500. 氟维司群 500mg（Fulvestrant 500 mg）;Lap. 拉帕替尼（Lapatinib）;ORR. 总缓解率（overall response rate）;OS. 总生存率（overall survival）;Palbo. 帕博西尼（Palbociclib）;PFS. 无进展生存率（progression free survival）;RCTs. 随机对照试验（randomised controlled trials）;TAM. 他莫昔芬（Tamoxifen）;TTP. 疾病进展时间（time to progression）;Trast. 曲妥珠单抗（Trastuzumab）；n.s. 无意义（no significance）

那曲唑出现进展的患者，提示其联合治疗确实显著增加 PFS，由 4.6 个月提高至 6.9 个月（HR=0.38，95%CI 0.31 ～ 0.48），但是 OS 并没有显著提高。另一方面，替西罗莫司联合来曲唑在一线治疗中[72]（HORIZON 试验）并没有显示出疗效显著改善，可能是因为本次试验的人群主要是内分泌治疗幼稚型患者（56% 的患者没有接受过内分泌治疗），所以不能代表内分泌治疗抵抗人群。他莫昔芬和依维莫司的Ⅱ期研究结果也得出了同样的结论[73]，而其中在被定义为次级内分泌抵抗的患者中他莫昔芬和依维莫司的联合使 TTP 显著增加 4 个月。联合 mTOR 抑制药与内分泌治疗单独使用相比毒性更高，需要患者密切监测。主要不良反应为口腔黏膜炎（59%）、皮疹（39%）、疲劳（37%）、厌食症（31%）、腹泻（34%），非感染性肺炎（16%）和高血糖（14%）的发生率较低，但临床相关[70, 74]。人们一直在努力寻找对这些药物反应的预测生物标志物，但到目前为止还没有成功。BOLERO-2 公司最近的一项生物标志物分析显示，染色体不稳定性较低与依维莫司的获益有关，但 PIK3CA 突变、FGFR1 和 CCND1 突变并不能预测药物获益与否[75]。

CDKs 是哺乳动物细胞周期的主要调控因子，其主要调控 G_1 ～ G_2 阶段的检查点。CDK 4、6、10 和 11 在细胞周期进程中起直接作用，成为控制肿瘤细胞[38]的重要靶点。新的化合物 CDK4 和 CDK6 抑制药正在进行乳腺癌的临床试验评估。Palbociclib（PD0332991）是一种口服小分子选择性 CDK4/6 抑制药，并在一项Ⅱ期随机研究（PALOMA-1）中进行了临床评估[76]，其中 165 名绝经后患者接受了 Palbociclib 和来曲唑联合治疗转移性乳腺癌对比单独使用来曲唑的一线治疗。PFS 从 10.2 个月显著增加到 20.2 个月（HR=0.48，95%CI 0.31 ～ 0.74），基于该研究结果，FDA 临时批准在此类患者中使用该联合用药。为了识别应答的生物标志物，我们将一组 CCND1 和 p16 缺失的患者与野生型人群进行了比较，但不幸的是，没有发现应答的预测性。与 PALOMA-1 相同设计的第三阶段试验已经完成并将很快发表。随后，PALOMA-3 研究[77]显示，在既往治疗的患者中，氟维司群 500mg 和 Palbociclib 联合使用也优于单独使用氟维司群（PFS 从 3.8 个月显著改善至 9.2 个月，HR=0.42，95%CI=0.32 ～ 0.56）。在这项研究中，36% 的患者接受了超过 3 个疗程的治疗，绝经前妇女（21%）也接受了戈舍瑞林的治疗。计划的亚组分析也显示出独立于疾病部位、对先前治疗的敏感性或更年期状态的益处。CDK4/6 抑制药的添加导致中性粒细胞减少（78.8% vs 3.5%）、疲劳（38 例 vs 27 例）等毒性增高，但令人放心的是，发热性中性粒细胞减少率非常低（双臂 0.6%）[78]。正在进行的研究正在评估几种 CDK4/6 抑制药在转移性乳腺癌的临床试验中，以及在新辅助和辅助治疗中。一些新药物如组蛋白脱乙酰酶抑制药[79]和 PI3K 抑制药[80]也正在进行临床试验。

综上所述，ER 阳性转移性乳腺癌患者的治疗包括多种内分泌治疗方案，这是依赖于之前治疗药物的治疗选择。没有明确的证据表明哪种治疗顺序最佳。先前接受过辅助内分泌治疗的患者的一线治疗方案包括芳香化酶抑制药、氟维司群和他莫昔芬。在第一线之后，可以选择氟维司群加 Palbociclib、芳香化酶抑制药或三苯氧胺加依维莫司、芳香化酶抑制药、氟维司群、他莫昔芬或醋酸甲地孕酮。对于绝经前患者，卵巢抑制 / 切除联合其他药物是首选。另一种是他莫昔芬、芳香化酶抑制药、氟维司群或氟维司群联合 Palbociclib。

3. 化疗

ER 阳性疾病化疗仅适用于病情进展迅速、内分泌治疗耐药或肿瘤负担较大的情况[15, 16]。化疗的选择应考虑到一般健康状况、肿瘤负担、先前的治疗和患者的偏好，以个性化的治疗方法。对于目前仅有少数的化疗敏感型患者，蒽环类或紫杉类单药治疗具有相似的疗效[81]（RRs 33% ～ 38%，中位 OS

19.2 ～ 19.8 个月）。目前，其他几种药物也可用于转移性乳腺癌，如卡培他滨[82, 83]、长春瑞滨[84]、艾日布林[85]、吉西他滨[86]、铂类[87]或 CMF[88]。目前还不确定最优选择。对于心脏毒性，聚乙二醇脂质体阿霉素具有与每周方案阿霉素[89]类似的疗效，（中位 OS 22 个月 vs 21 个月），但脂质体阿霉素心脏损伤的风险较小（7% vs 26%），减少脱发（66% vs 20%），恶心（53% vs 37%）和呕吐（31% vs 13%）。序贯单药治疗应是首选。并不推荐联合化疗治疗，其未显示出改善 OS 的优势，联合化疗仅推荐在需要快速起效时的情况下使用[84, 90]。

（三）HER2 阳性 ABC 的治疗

HER2 的过表达或基因扩增在 20% ～ 25% 的乳腺癌中存在[91]。HER2 是一种膜酪氨酸激酶受体，属于 EGFR 家族，过表达导致参与增殖的多个下游通路激活[92]。

传统上 HER2 阳性转移性乳腺癌与预后不良相关，但抗 HER2 药物的开发改变了这种情况。事实上，目前在转移性乳腺癌中这种亚型存活时间更长。一项回顾性研究分析了来自 MDACC[7]的 2091 名患者，比较了接受一线治疗的三组患者的生存率：① HER2 阳性疾病和曲妥珠单抗治疗；② HER2 阳性疾病，未使用曲妥珠单抗；③ HER2 阴性疾病。使用曲妥珠单抗治疗的 HER2 阳性患者 1 年 OS 最高（86.6%），HER2 阳性但未接受抗 HER2 治疗组 OS 最低（70.2%）。HER2 阴性患者中位生存时间（1 年的 OS 为 75.1%）。

HER2 通路的激活，将促使 HER2 受体或与其他 EGFR 蛋白活化，允许 EGRF 胞内域磷酸化和（或）使下游的 Ras 激活 /Raf/ 增殖蛋白激酶，磷酸肌醇的 3-kinase/Akt，和 PLCγ/ PKC 通路去磷酸化[92, 93]。

曲妥珠单抗是一种单克隆抗体，与 HER2（子域Ⅳ）的细胞外区域结合，是转移性乳腺癌批准的第一个 HER2 靶向药物。曲妥珠单抗作用机制多样：① HER2 通过激活酪氨酸激酶 - 泛素连接酶 c-CBL 活性从而内化并降解[94]；②通过激活 NK 细胞从而介导抗体依赖性细胞毒性效应（antibody-dependent cellular cytotoxicity，ADCC）[95]；③通过抑制 MAPK 和 PI3K/Akt 通路从而抑制细胞生长。

HER2 通路下游信号通路受体阻滞药和（或）抑制药的其他药物相继被开发出来。临床应用有 3 种药物：①拉帕替尼：EGFR1 和 HER2 的酪氨酸激酶抑制药；② Ado-trastuzumab emtansine（也称为 T-DM1）：抗体药物结合，曲妥珠单抗和抗微管药物结合；③帕妥珠单抗：其与曲妥珠单抗一样，都是一种作用于细胞外域 HER2 的单克隆抗体，但与曲妥珠单抗结合位点不同，其结合域为子域Ⅱ，以防止 HER2 二聚化，以加强曲妥珠单抗疗效（图 24-1）。

有大量的证据可以指导这种类型的乳腺癌人群的一线治疗，但当疾病进展时，情况并非如此。抗 HER2 药物的最佳序列仍是一个悬而未决的问题，因为目前尚不清楚几种抗 HER2 药物（主要是新药物）用于进展后乳腺癌的治疗效果。但目前几项试验的结果至少证实了在患者整个一生中持续抑制 HER2 通路的有效性及重要性。

1. 一线治疗（表 24-2）

化疗联合曲妥珠单抗治疗疗效优于单纯化疗[29, 96-101]。Slamon 等进行的第一个主要研究中，评估了 469 名接受 AC（阿霉素加环磷酰胺）或 3 周紫杉醇（如果以前治疗使用或联合蒽环治疗）使用或未使用曲妥珠单抗作为一线治疗转移性乳腺癌患者。应答率从 32% 提高到 50%（$P < 0.001$），OS 从 20.3 个月提高到 25 个月（$P=0.046$）。主要的继发性不良反应是心功能障碍，蒽环联合曲妥珠单抗的发生率为 27%，高于单纯 AC 的 8%，而紫杉醇加曲妥珠单抗的心功能障碍发生率 13%，相比仅用紫杉醇其发

生率为 1%。曲妥珠单抗于 1998 年获准用于转移性乳腺癌。其他化疗药物如多西他赛、每周紫杉醇和长春瑞滨在治疗转移性乳腺癌中，疗效相当。多西他赛在全球的耐受性较差，患中性粒细胞减少 / 白细胞减少、感染、神经病变、指甲改变和水肿的风险较高 [97, 100]。与紫杉烷类相比，长春瑞滨 [97, 100] 耐受性更好，疗效相似，但贫血和中性粒细胞减少风险较高，因此对继发性骨髓受累的细胞减少症患者并不推荐。在这种情况下，每周紫杉醇方案是首选方案。

与曲妥珠单抗联合铂类和紫杉烷类药物也进行了相关试验 [98, 101–103]，但没有观察到 OS 的生存获益，但主要是在较高毒性（主要是血液毒性）的代价下，反应率有了显著而有意义的提高。当需要快速控制病情时，可考虑这些方案。

目前仍在继续努力开发新的抗 HER2 药物，目的是延长生存时间以及克服曲妥珠单抗治疗的耐药性，因为存活时间仍然有限以及部分患者对该药存在原发性耐药（＜ 35%）[104, 105]。帕妥珠单抗是近年来发展起来的，与曲妥珠单抗的合理联合是基于其通过阻断 HER2 不同位点域的互补作用机制。第一阶段 / 第二阶段的研究证实了这种结合的协同作用和有效性 [106–108]，基于此进行了第三阶段的研究——Cleopatra 试验。该研究纳入 808 名 HER2 阳性转移性乳腺癌患者，她们被随机分配到一线使用帕妥珠单抗、曲妥珠单抗和多西他赛联合治疗，或仅联合使用曲妥珠单抗和多西他赛化疗。PFS 获益 6.3 个月（HR 0.68，95%CI 0.58 ～ 0.80），OS 获益 15.7 个月（40.8 ～ 56.5 个月，HR 0.68，95%CI 0.56 ～ 0.84），而这在转移性乳腺癌中很少见 [109, 110]。重要的是，本研究的人群主要包括曲妥珠单抗初始患者，仅 10% 的患者以前接受过抗 HER2 治疗，因此在目前的临床中并不能代表大多数转移性乳腺癌 HER2 人群。此外，Cleopatra 试验中所有接受过曲妥珠单抗的患者至少有 12 个月的治疗间隔。毫无疑问，对于未接受治疗的患者，首选一线方案是多西他赛、帕妥珠单抗和曲妥珠单抗，目前已获批准。如果患者以前用曲妥珠单抗治疗获得相同获益，那么对于治疗早期复发（≤ 12 个月后或在曲妥珠单抗治疗期间）的最佳方案仍然是未知的。

细胞毒性成分在达到最佳治疗反应（通常在 6 ～ 8 周期后）后终止 [111]，单克隆抗体治疗应继续。如果肿瘤是 ER 阳性，建议添加内分泌治疗药物作为维持治疗。

曲妥珠单抗和帕妥珠单抗双重 HER2 与毒性增加有关。所描述的 3 级毒性分别为中性粒细胞减少症（40 例，46.2%）、发热性中性粒细胞减少症（7.6% vs 13.8%）和腹泻（9.3% vs 5.1%），但死于发热性中性粒细胞减少症或感染的病例两者之间没有差异。随后，一项Ⅱ期研究 [112] 评估了每周 69 例紫杉醇（80mg/m^2）与 3 周曲妥珠单抗和帕妥珠单抗联合治疗患者的疗效和安全性，一线治疗 51 例（74%），二线治疗 18 例（26%）。更新分析中 PFS 的中位值为 19.5 个月（95%CI 14 ～ 26 个月），在 1 年时，总体 PFS 为 70%（95%CI 56% ～ 79%），在一线治疗中比二线治疗的患者 PFS 更长。毒性分析倾向于毒性反应是紫杉醇作用，对于没有发热性中性粒细胞减少或有症状的左心室收缩功能障碍的患者，并且不耐受多西他赛的患者双靶向治疗是更好的选择。双靶向治疗与长春瑞滨联合使用的情况也有报道，其对比收益及疗效还有待观察 [113]。

Marianne 研究最近提出了报告 [114]，这是一项重要的研究，包括 1095 名患者将紫杉醇加曲妥珠单抗对于 T-DM1 以及 T-DM1 加帕妥珠单抗进行比较。三组之间达到了非劣势，但优势没有得到证明。三组的 PFS 中位数分别为 13.7 个月、14.1 个月和 15.2 个月。这项研究的更多细节还有待完整的发表，同时也提出了一个问题，即在一线治疗中的双靶向治疗是否优于曲妥珠单抗为基础的治疗。

2. 二线治疗（表 24–2）

首次获批的新抗 HER2 药物为拉帕替尼。在 HER2 阳性转移性乳腺癌患者中，既往接受过蒽环类、紫杉类和曲妥珠单抗的患者，卡培他滨联合拉帕替尼[115, 116]，与卡培他滨单独使用相比，TTP 从 4.4 个月提高至 8.4 个月，增加了 1 倍（HR=0.49，95%CI 0.34 ～ 0.71）。联合用药的主要不良反应是腹泻。该研究结果使得拉帕替尼被批准用于转移性乳腺癌，但其主要证实了维持抗 HER2 通路治疗的益处，如同后续的两项研究证实曲妥珠单抗在转移性乳腺癌治疗中具有优越性。

MA.31 试验[117]随机选取 636 名转移性乳腺癌患者，使用曲妥珠单抗或拉帕替尼联合紫杉醇进行至少 24 周的一线治疗。紫杉醇可以是每周紫杉醇或 3 周多西他赛。在曲妥珠单抗组中，PFS 显著优于对照组，分别为 11.4 个月和 8.8 个月（HR=1.37，95%CI 1.13 ～ 1.65），拉帕替尼组中死亡病例也较多（HR=1.37，95% CI 1.13 ～ 1.65）。第二项研究，CEREBEL 试验[118]的目的是评估一线卡培他滨和拉帕替尼与曲妥珠单抗联合预防首次脑部复发的潜在益处，基于之前的研究如 Landscape 试验[119]。这项研究是在 540 名患者中过早结束的，因为她们的脑部复发非常低。两组脑转移的发生率差异无统计学意义（拉帕替尼组为 3%，曲妥珠单抗组为 5%，*P*=0.360）；但在曲妥珠单抗组其 PFS 和 OS 更长，分别是 2 个月和 5 个月（PFS：HR 1.30，95%CI 1.04 ～ 1.64；OS：HR 1.34，95%CI 0.95 ～ 1.64）。

在这两项试验中[117, 118]，拉帕替尼组的毒性表现为更高的腹泻、皮疹、恶心和高胆红素血症的发生率，仅在降低左室射血分数的发生率上优于曲妥珠单抗组。

在 EMILIA 研究中，抗体药物偶联物 T–DM1 后来被用于卡培他滨加拉帕替尼的二线和后续治疗的对比试验中[120]。主要终点为 PFS、OS 和安全性，纳入 991 例患者。该研究发现 T–DM1 能显著提高 OS 近 5 个月（30.9 个月 vs 25.1 个月，HR 0.68，95% CI 0.55 ～ 0.85）以及提高 PFS 3.2 个月（HR 0.65，95%CI 0.65 ～ 0.55）。同时体现出低毒性（3/4 级不良事件分别为 57% 和 41%）。T–DM1 仅与血小板减少和转氨酶增加有关，但卡培他滨和拉帕替尼组出现腹泻、恶心、呕吐、手足综合征的发生率更高。T–DM1 的疗效与接受几线治疗无关，对于在辅助或新辅助治疗下完成曲妥珠单抗不足 6 个月的患者也是如此。因此 ASCO 指南[121]建议如果无病间隔短，可在在一线使用 T–DM1。

3. 二线之上治疗的进展

基于 EMILIA 研究[120]T–DM1 是三线治疗的一种选择，尽管之前使用拉帕替尼治疗是本试验的排除标准。在以前治疗的 HER2 阳性转移性乳腺癌患者中，有一些抗 HER2 和化疗药物需要进一步的证据，这是 TH3RESA 试验的背景[122]。这是一项第三阶段的随机研究，患者为晚期 HER2 阳性乳腺癌患者，且既往已接受两种或更多 HER2 指导的晚期治疗方案，包括曲妥珠单抗、拉帕替尼和拉帕替尼以及任何环境中的紫杉烷治疗，随机分配进行 T–DM1 治疗组或者由医生随机决策组。大多数患者接受曲妥珠单抗和化疗（68%）、曲妥珠单抗 + 拉帕替尼（10%）、曲妥珠单抗 + 内分泌治疗（2%）和拉帕替尼 + 卡培他滨（3%）。T–DM1 治疗组对比医生决策组 PFS 从 3.3 个月显著增加到 6.2 个月（HR 0.52，95% CI 0.42 ～ 0.66），在最近的中位数 OS 的更新分析中，从 15.8 个月到 22.7 个月（HR 0.68，95%CI 0.54 ～ 0.85），尽管交叉率为 45%，T–DM1 耐受性较好（3 级事件 32% vs 43%）[122, 123]。

在获得 T–DM1 的结果之前，我们在临床试验中评估了曲妥珠单抗和拉帕替尼的联合作用，并对严重预处理的患者进行双阻断试验的合理性。这是 EGF104900 试验的人群[124]患者在接受了三种含曲妥珠单抗的治疗方案后，随机选择曲妥珠单抗加拉帕替尼与单拉帕替尼治疗，交叉率为 55%。双阻断与 PFS 显著增加有关，PFS 是主要终点（11.1 周 vs 8.1 周，HR=0.74 周，95%CI 0.58 ～ 0.94），临床受益

表 24-2　转移性乳腺癌中结合化疗和抗 HER2 药物主要的Ⅲ期临床试验

研究设计 / 作者 / 年份	研究人群	ORR 和（或）CBR	TTP/PFS（个月）	OS（个月）
一线治疗 CT 和曲妥珠单抗				
Trast+CTp vs CT （Slamon 等，2001）[29]	一线 HER2+ n=469	32% vs 50%，$P < 0.0001$	7.4 vs 4.6 RR=0.51，95%CI 0.41 ～ 0.81 $P < 0.0001$	25 vs 20.3 RR=0.80，95%CI 0.64 ～ 1.00 P=0.046
Trast+PAC+CARBO vs Trast+PAC （Neyland 等，2006）[98]	一线 HER2+ n=196	52% vs 36%，P=0.004	10.7 vs 7.1 HR=0.66，95%CI 0.59 ～ 0.73 P=0.03	35.7 vs 32.2 HR=0.9，P=n.s.
Trast+VINO vs Trast+TAX （Burstein 等，2007）[97]	一线 HER2+ * 早期终止 （入组过慢）	51% vs 40%，P=n.s.	8.5 vs 6 P=n.s.	未见报道
Trast+VINO vs Trast+DOC （Andersson 等，2011）[100]	一线 HER2+ n=284	59.3% vs 59.3%，P=n.s.	12.4 vs 15.3 HR=0.94，95%CI 0.71 ～ 1.25 P=n.s.	35.7 vs 38.8 HR=1.01，95%CI 0.71 ～ 1.42 P=n.s.
Trast+TAX+CARBO vs Trast+TAX （Valero 等，2011）[101]	一线 HER2+ n=263	72% vs 72%，P=n.s.	11.1 vs 10.4 HR=0.91，95%CI 0.69 ～ 1.20 P=n.s.	37.1 vs 37.4 HR=1.0，95%CI 0.75 ～ 1.35 P=n.s.
一线治疗 CT 和其他抗 HER2 治疗				
Trast+DOC+Plac vs Trast+DOC+Pert（Baselga，2012）[111]	一线 HER2+ n=808	69.3% vs 80.2%，P=0.001	12.4 vs 18.5 HR=0.62，95%CI 0.51 ～ 0.75 $P < 0.0001$	37.6 vs 未报道 HR=0.66，95%CI 0.52 ～ 0.84 P=0.0008
TAX+Lap vs TAX+Trast （Gelmon 等，2015）[117]	一线 HER2+ n=652	54% vs 55%，P=n.s. 75.8% vs 75.9%，P=n.s.	9.0 vs 11.3 HR=1.37，95%CI 1.13 ～ 1.65 P=0.001	37.8 vs 38.2 HR=1.00，95%CI 0.76 ～ 1.32 P=n.s.

（续表）

研究设计 / 作者 / 年份	研究人群	ORR 和（或）CBR	TTP/PFS（个月）	OS（个月）
Trast+TAX vs T-DM1 vs TDM1+PAC （Ellis 等，2015）[114]	一线 HER2+ n=365	67.9% vs 59.7% vs 64.2%	Trast+TAX vs T-DM1 13.7 vs 14.1 HR=0.91，95%CI 0.73 ～ 1.13 P=n.s. Trast+TAX vs T-DM1+PAC 13.7 vs 15.2 HR=0.87，95%CI 0.69 ～ 1.08 P=n.s. T-DM1 vs T-DM1+PAC 14.1 vs 15.2 HR=0.91，95%CI 0.73 ～ 1.13 P=n.s	未见报道
二线治疗及以上				
CAP+Lap vs CAP （Geyer 等，2006；Cameron 等，2010）[115]	以前治疗 HER2+ n=324	22% vs 14%，P=0.009 27% vs 18%	8.4 vs 4.4 HR=0.49， 95%CI 0.34 ～ 0.74 P < 0.001	18.7 vs 16.1 HR=0.87，95%CI 0.71 ～ 1.08 P=n.s.
Trast+Lap vs Lap （Blackwell 等，2010）[124]	以前治疗 HER2+ n=296	10.3% vs 6.9%， P=n.s. 24.7% vs 12.4%，P=0.01	12 vs 8.1 HR=0.73，95%CI 0.57 ～ 0.93 P=0.008	9.7 vs 7.9 HR=0.75，95%CI 0.53 ～ 1.07 P=n.s.
T-DM1 vs CAP+Lap （Verma 等，2012）[120]	以前治疗 HER2+ n=991	43.6% vs 30.8%，P < 0.001	9.4 vs 5.8 HR=0.66，95%CI 0.56 ～ 0.77 P < 0.001	30.9 vs 25.1 HR=0.68，95%CI 0.55 ～ 0.85 P < 0.001
T-DM1 vs 医师选择（Krop 等，2014；Wildiers 等，2015）[122, 123]	以前治疗 抗 -HER2 ER+/HER2+ n=602	31% vs 9%，P < 0.001	6.2 vs 3.3 HR=0.52，95%CI 0.36 ～ 0.82 P=0.0016	22.7 vs 15.8 HR=0.68，95%CI 0.54 ～ 0.85 P=0.007

CARBO. 卡铂（carboplatin）；CTp. 化疗方案（多西他赛或 AC）[chemotherapy by protocol（Docetaxel or AC）]；DOC. 多西他赛（Docetaxel）；Lap. 拉帕替尼（lapatinib）；ORR. 总缓解率（overall response rate）；OS. 总生存率（overall survival）；PAC. 紫杉醇（paclitaxel）；Pert. 帕妥珠单抗（pertuzumab）；PFS. 无病生存率（progression free surviva）；TTP. 疾病进展时间（time to progression）；Trast. 曲妥珠单抗（trastuzumab）；TAX. 紫杉醇（taxane）；T-DM1. 曲妥珠单抗美登素（trastuzumab emtansine）

率增加（24.7% vs 12.4%，*P*=0.01）和显著的4.5个月OS中位数优势（14个月 vs 9.5个月，HR 0.74，95%CI 0.57 ～ 0.97）。联合用药主要不良反应为腹泻，心脏事件发生率低（联合用药组7.3%，单药组2.1%）。多变量分析显示出与生存率提高、非内脏疾病、转移部位少于3个以及从最初诊断到分配时间更短有关的因素，这意味着治疗转移性疾病的时间更短。

目前还没有关于曲妥珠单抗或其他药物在疾病进展后使用帕妥珠单抗的可靠数据。仅有2期研究报道[109, 112]，临床收益率为50%，中位PFS为5.5个月，耐受性较好。另一组患者在单药治疗中评估了帕妥珠单抗，但没有显示出疗效[125]，使用曲妥珠单抗时，临床收益率为3.4%，而使用曲妥珠单抗时的临床收益率为10.3%。

在经过几次治疗后病情进展的患者中，建议维持曲妥珠单抗并切换细胞毒性治疗方法[16, 121]。

4. 治疗HER2阳性/激素受体阳性疾病

在ER阳性/HER2阳性疾病的选定病例，如肿瘤惰性、低负担疾病或化疗禁忌证，首选内分泌治疗、曲妥珠单抗或拉帕替尼一线治疗。在这种情况下，有两个主要的随机试验评估阿那曲唑和曲妥珠单抗[126]或来曲唑加拉帕替尼[127]的治疗。PFS显著增加，但总体生存率没有增加。大约50%的HER2阳性患者也是ER阳性，这种亚型在化疗临床表现良好。由于OS在这些试验中的优势，抗HER2药物与化疗联合使用也是这一人群首选的一线治疗方法，但在一些选定的病例中内分泌治疗可以使用。在化疗获得最大反应后推荐使用内分泌治疗和抗HER2治疗维持治疗[15, 16, 121]。

5. 治疗HER2阳性疾病未解决的问题

目前还没有数据显示在完全缓解的患者中抗HER2治疗的最佳持续时间。新药剂Neratinib是一种有效的泛酪氨酸激酶抑制药，具有抗HER1、HER2和HER4活性。在以前接受曲妥珠单抗（PFS 35.9 ～ 40.3个月）治疗的患者中，联用卡培他滨时显示出获益[128]，但在88%的患者中出现了高腹泻率。正在进行的Ⅲ期临床研究（NALA，NCT 01808573）正在评估卡培他滨联合Neratinib或拉帕替尼在抗HER2药物治疗转移性乳腺癌二线后进展的患者。在先前未接受治疗的患者中，最近报道了一项3期试验，在一线治疗中将紫杉醇与曲妥珠单抗或Neratinib进行比较（*n*=479），PFS无差异（HR=1.02，95%CI 0.81 ～ 1.27），但在30.4%的患者中，Neratinib组出现3级不良反应。在这项试验中需要进一步证实的一个发现是，在Neratinib和紫杉醇组中，中枢神经系统复发的发生率较低（RR 0.48，95%CI 0.29 ～ 0.79；*P*=0.002），同时发生脑转移时间较长（HR 0.45，95%CI 0.26 ～ 0.78；*P*=0.004）[129]。

（四）三阴性乳腺癌ABC的治疗

由于三阴性乳腺癌缺少ER、PR和HER2受体这三个靶点，化疗是唯一辅助治疗方法。与其他亚型相比，转移性三阴性乳腺癌全身治疗的反应缺乏持久性和总生存较低[130]。如前所述，连续化疗、单药化疗是最好的方法，如果主要目标是提高反应率，则应考虑联合化疗。虽然传统的紫杉醇可以作为一线治疗药物，但它主要应该在辅助治疗中，而对于无病间期小于12个月的患者，紫杉醇并不建议重新使用[131]。BRCA基因突变情况对紫杉烷–铂类化合物的敏感性均具有重要指导意义[132]。

Wysocky及其同事[133]发现，在BRCA1突变的三阴性乳腺癌患者中，以多西他赛为基础的治疗有较高的原发耐药率。已有的铂类化合物临床活性数据表明，铂类化合物主要在新辅助治疗中[134]和转移灶中[135]有很好的疗效。然而，最近在英国进行的Ⅲ期临床试验的结果（TNT试验）[136]有助于证明铂类的优势。本研究纳入了376例三阴性乳腺癌或独立于生物学亚型的BRCA1/2突变携带者转移性乳腺癌患者。患者被随机分配到一线使用卡铂（AUC×6）或多西他赛（100mg/m^2）进行 6 ～ 8 个周期或直至进展。两组间总体应答率、PFS 或 OS 无差异，证明铂类在三阴性表型中无优势。用 PAM50 分析了固有亚型，如果是基底样亚型，铂类药物没有任何益处。然而，在 BRCA1 或两种突变的患者（*n*=43）中，其总体应答率（卡铂组为 68%，多西他赛组为 33.3%）和 PFS（卡铂组为 6.8 个月，多西他赛组为 4.8 个月），证明在这一人群中更能受益于铂。

由于晚期三阴性乳腺癌患者对标准化疗药物反应总体较差，迫切需要为这一特定人群开发新的分子靶向治疗。由于三阴性乳腺癌通常是一种高度增殖的肿瘤，在其发展的所有阶段都需要持续的血管生成[137]，因此抗 VEGF 单克隆抗体 bevacizumab 在本病中的治疗中有望获得更高疗效。在各种随机化一线化疗的Ⅲ期临床试验中，后一种方法可以增加转移性乳腺癌患者的总体应答率和 PFS[138-141]，但 OS 并未改善，并且毒性更高。在三阴性人群中，疗效也没有明显改善[142]。

PARP 是多功能酶的大家族。PARP1 和 PARP2 参与了同源重组单链 DNA 碱基切除修复的机制。在临床前研究中，PARP 抑制对 BRCA1 和 BRCA2 突变肿瘤具有选择性的抗癌活性，其杀伤能力是对 BRCA 正常细胞的 100 ～ 1000 倍[143]。PARP 抑制药是三阴性乳腺癌很有吸引力的靶点，但其抑制药 iniparib 在令人鼓舞的早期研究并未进行筛选的三阴性乳腺癌 3 期临床试验中[144]没有得到证实[145]。另一种 PARP 抑制药 olaparib 最近也被证明在未选择的三阴性乳腺癌治疗中无效[146]，因此不推荐使用这些药物进行单药治疗。目前正在进行进一步的试验，评估 PARP 抑制药对 BRCA1 或 2 突变的患者的治疗效果。正在进行的临床试验正在探索其他潜在靶向药物，如 EGFR 抑制药、mTOR 抑制药、Src 酪氨酸激酶抑制药、免疫治疗方法，以及在雄激素受体表达的三阴性乳腺癌病例中非甾体抗雄激素方面的作用[147]。

（五）按特殊部位处理

1. 骨转移

一般建议，骨转移的管理应该在一个多学科团队中讨论，包括骨科和神经外科医生，以及肿瘤科专家、肿瘤放射科学家和姑息治疗专家[148]。

2. 骨转移的全身治疗

一种骨修饰剂（双膦酸盐或去磷脂）应与其他全身治疗联合使用[15]。

双膦酸盐是焦磷酸盐类似物，通过诱导破骨细胞凋亡和抑制破骨细胞成熟分化，与羟基磷灰石矿物骨基质结合，阻止破骨细胞活性[149]。它们还可能通过诱导细胞凋亡、抑制血管生成和降低 VEGF 水平而具有抗肿瘤作用[150]。它们在减少与骨骼不良事件和延迟第一次骨骼不良事件发病时间方面显示了显著的效果[148, 150]。有很多双膦酸盐，包括氯膦酸盐，它是第二代双膦酸盐，帕米膦酸盐需要 2h 的注射时间；第三代为双膦酸氨基乙酯和唑来膦酸。

静脉注射唑来膦酸的疗效首先在乳腺癌和骨转移患者中，安慰剂随机对照试验中进行测试，随机选择进行每 4 周接受 4mg 的唑来膦酸，持续 1 年，或使用安慰剂[151]。与服用安慰剂的患者相比，接受唑来膦酸的患者骨骼不良事件风险降低了 39%。此外，唑来膦酸显著延迟了第一次骨骼不良事件的时间，其安全性与安慰剂相似。在一项大型试验中，唑来膦酸和帕米膦酸盐进行了头对头比较，其中 1648 名乳腺癌合并转移性骨损害的患者随机接受静脉注射帕米膦酸盐 90mg 或每 3 ～ 4 周静脉注射 4 或 8mg[152]。在 8mg 的唑来膦酸组中观察到肌酐水平升高，因此最后只考虑 4mg 的唑来膦酸组进行分析。在接受内分泌治疗而非化疗的患者中，唑来膦酸在发生第一次骨骼不良事件、骨发病率和骨并发症风险方面优于帕米膦酸盐 [153]。

除肾脏不良反应外，双膦酸盐的毒性总体上是有利的。然而，这些骨修饰剂的长期使用可能导致骨代谢抑制，这可能与全身化疗、放疗、类固醇治疗或牙科治疗相结合，导致颌骨骨坏死 [154]。颌骨骨坏死最常见的部位是下颌骨（65%），其次是上颌骨（26%），或两者兼有（9%）。

最近有证据表明，每 4 周使用一次与每 3 个月使用一次双膦酸盐的效果相似。大型 CALGB 试验（Alliance）[155]（n=1822，B 乳腺癌 833 例）发现每 3 个月使用与每月使用相比疗效无显著性差异。第二项研究，OPTIMIZE-2 研究包括 403 名转移性乳腺癌合并骨转移患者，他们接受了 10 ～ 15 个月的双膦酸盐静脉注射，然后在两种方案之间随机分配。同样，在低频率给药计划（骨骼不良事件、疼痛控制）中也发现了类似的效果，同时也发现了较少的不良反应（没有颌骨骨坏死病例），在双膦酸盐不良反应存在高风险时，低频率使用是当前的普遍做法。

地诺单抗是另一种基于快速抑制骨代谢的骨修饰剂 [156]。它是一种针对 RANKL 的 IgG2 单克隆抗体 [157]，并在三期试验中与唑来膦酸进行比较。在 Stopeck 和他的同事进行的最大规模的试验中 [158]，2046 名患者被随机分组，每 4 周接受一次皮下注射的地诺单抗 120mg 和静脉注射安慰剂或静脉注射的唑来膦酸 4mg（根据肌酐清除率调整）和皮下注射安慰剂 [158]。结果表明，地诺单抗显著延迟第一次骨骼不良事件时间（HR 0.82，P=0.01）。两种药物，唑来膦酸和地诺单抗都具有良好的耐受性。与地诺单抗相比，唑来膦酸有更多的肾脏不良事件，而地诺单抗有更频繁的低钙血症发生率。颌骨骨坏死很罕见（唑来膦酸占 1.4%，地诺单抗占 2.0%）。在这项研究中，地诺单抗也被证明在预防疼痛和控制疼痛上具有优势。在那些基线疼痛轻微或无症状的患者中，与唑来膦酸相比，使用地诺单抗可将发展为中度或重度疼痛的时间延迟 4 个月（9.7 个月 vs 5.8 个月；P=0.02）。此外，在减少骨相关并发症和维持转移性乳腺癌患者的生活质量方面，地诺单抗优于唑来膦酸 [159]。

3. 骨转移的区域治疗

乳腺癌骨转移的主要区域治疗策略有两种：姑息性放疗和手术治疗。

姑息性放疗有两个主要目的：预防骨骼不良事件和减轻疼痛 [160]。接受放射治疗的患者中，有 75% ～ 80% 在疼痛控制方面有良好的反应，不需要进一步使用止痛药。放疗对肿瘤细胞有直接的细胞毒性作用，导致肿瘤收缩，减少肿瘤骨浸润和减少肿瘤细胞因子产生并参与破坏。此外，有证据表明，电离辐射对破骨细胞和 RANK-RANKL 调节系统导致的疼痛作用有效 [161]。

传统的放疗通常包括每天 1.8 ～ 2Gy（每周 5Gy），然而，总的放疗剂量取决于暴露于辐射束下的组织耐受性和肿瘤放射灵敏度 [162]。放疗传输的另外两个选项是超分割和次分割。在超分割放疗中，总剂量被分成小剂量，每天进行多次治疗；另一方面，在低剂量放疗中，总剂量被分成大剂量，每天治疗一次或更少。在一项随机临床试验中，评估单个分割放疗或多个分割放疗的作用 [163]，将 272 例乳腺癌骨转移患者随机分为接受单一部位 8Gy 或 5 个部位共 20Gy。结论表明：单部位放疗对神经性疼痛的治疗效果不如多部位放疗有效，但对表现欠佳和预后不良的患者可考虑采用。那些长期预后良好或生物学良好的转移性乳腺癌患者可能受益于更复杂的放疗技术，如立体定向放疗和调强放疗，可预防可能发生的长期放疗并发症 [164]。

如果发现长骨骨折或骨折风险较高，通常需要手术并稳定后再行放疗 [15, 16]。症状性脊柱转移的最佳治疗方法是手术和放疗联合治疗 [165]。正如 87 名转移性乳腺癌患者经积极减压治疗后的队列研究所显示的那样，外科技术的进步使脊柱得到了更有效的稳定，神经症状也得到了控制 [166]。采用视觉模拟评分法（visual analogue scale，VAS）评定术前疼痛水平时，积极的手术减压能有效地控制疼痛，从干预后的中位数 6 降至中位数 2。此外，研究中 85% 的患者在 1 年时改善了神经功能。尽管减压手术结合放疗治疗有这些优点，但对于手术适应证仍没有明确的共识或循证指南，这种治疗策略仍是姑息性的，不会延长生存时间[165]。

4. 脑转移

(1) 一般建议：治疗策略应考虑病灶的位置、大小和数量、病灶的生物学特性、症状的严重程度以及患者的表现状况和伴随症状。对于单独转移的患者和（或）由于肿瘤效应而导致严重脑水肿和（或）有严重症状的患者，应考虑手术加或不加术后放疗[167]。在一项小型随机试验中，首次确定了单个脑转移瘤切除的作用。该试验表明，与单纯放疗治疗相比，随机分配接受切除和全脑放疗的患者 OS 从 15 周显著提高到 40 周[168]。如果多发性脑转移灶引起神经功能缺损和（或）明显的血管源性水肿，特别是中线移位，患者也应切除显性转移灶[169]。

(2) 脑转移的全身性治疗：目前用于全身性治疗脑转移性乳腺癌的大部分全身性药物被认为不能以有效的浓度通过血脑屏障来治疗脑转移。然而，有证据表明血脑屏障的破坏发生于转移性脑损伤和（或）脑肿瘤，一些靶向药物也有中度作用[170]。由于 HER-2 阳性的乳腺癌患者发生脑转移的概率较高，因此对该亚群存在特殊的作用。曲妥珠单抗是一种针对 HER2 受体的单克隆抗体，已被证明可以穿过受损的血脑屏障，并且与脑转移的发展和更长的生存期相关[171, 172]。有目前正在进行的试验评估高剂量曲妥珠单抗和曲妥珠单抗 -TDM-1 对 HER2 阳性乳腺癌脑转移瘤的作用[173]。除了曲妥珠单抗等单克隆抗体外，小分子抑制药也被用于抗 HER2 阳性肿瘤。Geyer 等发现 HER1 和 HER2 受体抑制药拉帕替尼和卡培他滨联合治疗之前接受曲妥珠单抗的 HER2 阳性乳腺癌患者优于仅卡培他滨的治疗[115]。Landscape 试验是一项单臂Ⅱ期研究，评估了 45 例以前未使用全脑放疗、卡培他滨或拉帕替尼（即一线治疗）治疗的脑转移患者，其中卡培他滨和拉帕替尼联合治疗导致部分反应的 65.9%[119]。

(3) 脑转移瘤的放射治疗：全脑放疗是治疗多发脑转移和系统治疗选择有限的患者的标准治疗。通常的加药和分馏计划范围从 20Gy（5 个分区）到 30Gy（10 个分区）或 37.5Gy（15 个分区）。全脑放疗后的显著临床反应与神经认知功能下降和某些领域改善相关[174]。在手术中添加全脑放疗已被证明可以改善局部病灶，减少大脑其他部位的衰竭和减少颅内进展导致的死亡[175]。如果术后没有放疗，估计局部治疗失败率高达45%～60%[176]。全脑放疗可能的短期不良反应包括中耳炎、外耳炎、皮炎和脱发，而长期不良反应包括神经认知能力下降、小脑功能下降、白内障和失明[177]。通过使用调强放疗减少双侧海马的剂量，可以显著降低早期神经认知能力下降[178]。

放射外科或立体定向放射外科目前可用于接受首次手术切除的大的孤立性脑转移患者，也可用于有多于一个但数量有限的脑转移和（或）全脑放疗失败后的患者。到目前为止，大多数试验报道了单独使用立体定向放射外科或与全脑放疗联合使用的局部控制率非常好[177, 179]。最近发表的 EORTC 22952 试验报告称，立体定向放射外科单独产生的局部控制率大于手术单独产生的局部控制率，1 年的局部控制率为 69%，而手术单独产生的局部控制率为 41%[180]。与全脑放疗相比，立体定向放射外科技术的主要优点是毒性更低。与立体定向放射外科和全脑放疗联合使用相比，4 个月后放疗后神经认知能力下降较少[181]。唯一有希望保护神经认知能力下降的药物是 memantine，一种 NDMA 受体激动药，它能减少海马损伤[182]。

5. 肝转移

由于缺乏前瞻性随机数据来管理乳腺癌的肝转移，肝转移的局部治疗只能在高度选择的患者中考虑。在做出任何决定之前，每个病例都应该在多学科肿瘤会进行讨论。最好的选择是在可获得的情况下纳入临床试验[15, 16]。

治疗包括全身治疗（生物制剂、内分泌治疗、化疗），在高度选择的情况下射频消融、立体定向放射治疗、减瘤术或化疗栓塞。这一证据仅来自单一机构经验的报告，包括少数患者和旧的外科和影像学技术[183]。根据这一数据，肝脏切除最适合以下情况。

(1) 转诊到肝切除量大、多学科管理的中心。

(2) 全身性疾病控制良好，采用全身性治疗。

(3) 肝功能正常（可切除肝体积 70% 以上，无术后衰竭风险）[184]。

(4) 虽然与结直肠癌相比，乳腺癌的证据不太清楚，但可能采用类似用于结直肠癌转移原则的肝切除术：单叶病应行肝切除术；单发病灶可射频消融或节段切除或非解剖切除；双叶型多发性转移患者肝切除术无明确证据；孤立性肺、骨转移不应成为肝切除术的禁忌证。

(5) 不完全切除（R1，R2）的乳腺癌肝转移作为减瘤术被证明没有明显获益。

总之，它提出了肝脏手术可被认为是在高度选择患者包括患者手术风险低，完整切除的可行性，没有肝外的疾病，除了放疗和（或）手术控制的孤立骨和（或）肺转移以及系统性治疗后并得到控制的系统性治疗外，一个额外的治疗策略。目前迫切需要评估哪些肝脏受累的患者将从局部控制中获益。

三、支持性护理和存活问题

每一个患有转移性疾病的患者都应被她们的肿瘤科医生告知，这种疾病是不可治愈的，但是可以治疗，这应该解释给他们，尊重他们的隐私、文化和愿望。转移性乳腺癌是高度异质性的，患有该病的妇女的心理社会体验也可能是多样化的[185]。一些女性被诊断为原发性脑转移，另一些疾病复发的女性则可以通过耐受良好的全身治疗而存活数年，而另一些女性则患有更严重的疾病的女性，需要多次治疗。与转移性乳腺癌一起生活的挑战是在危险的想法、感受和不同疗法之间保持平衡，同时追求有意义、有益的生活。转移性疾病的一个重要的心理方面包括生活方式的改变、癌症和疾病对患者及其家庭生活的影响。

转移性乳腺癌患者面临许多挑战。这包括处理身体症状和不良反应（疼痛、疲劳），处理持续和（或）改变治疗计划，接受稳定的疾病作为特定治疗的理想结果，更重要的是接受姑息治疗[186]。心理挑战包括应对疾病的不确定性和不可预知的结果，害怕依赖他人，保持有价值的生活目标，害怕死亡，尤其是痛苦。特别的挑战是人际关系，包括三个主要组成部分：关心所爱的人，感到社会孤立和缺乏情感支持，与朋友和家人沟通疾病和死亡。

转移性乳腺癌患者最常见的两个症状是疼痛和疲劳。乳腺癌骨转移患者由于广泛的骨损害和神经压迫综合征，可能有严重的疼痛和功能受限。然而，骨转移常常对姑息性放疗反应很好，镇痛药也很有效。内脏转移也会引起剧烈的疼痛。治疗本身可能有重要的不良反应：紫杉烷类可引起严重的神经病变，辐射可导致纤维化和神经压迫。由于许多转移性乳腺癌患者希望继续工作，在这种情况下，对阿片类镇痛药物的依从性可能较低，危及生活质量。

疲劳是一种复杂的症状，因为它是多因素的，部分原因是由疾病和系统治疗引起的炎症前细胞因子的释放[187]。癌症相关疲劳的治疗策略包括体育活动、药物治疗和瑜伽、太极等辅助技术。

转移性乳腺癌患者临床上也有显著的抑郁和焦虑[188]。在诊断出复发性疾病后，与癌症相关的痛苦也增加了[189]。虽然癌症特异性的痛苦和一般的生活质量在确诊后的一年中有所改善，但这种疾病的身体症状和功能性残疾仍然存在[190]。与转移性乳腺癌较差的心理调节相关的因素和（或）患者特点是年龄较轻，社会支持程度较低，身体症状较重，否认转移性疾病长期结局的合理事实[191]。

临床访问包括对疾病状况的监测，也包括对患者和亲属在心理问题、工作问题、治疗的具体不良反应以及管理晚期癌症最常见症状（疲劳、疼痛、认知能力下降等）方面的支持。当疾病复发时必须尽早引入姑息性和支持性治疗，同时必须考虑到患者的意愿[15, 16]。姑息治疗也应该单独管理。

重要的是，必须鼓励患者报告她们的症状严重程度、负担以及这些症状对她们生活质量的影响。系统地收集这些数据并将其整合到其他临床评估中是非常重要的，这些评估通过验证患者报告的结果来指导治疗和护理决策。

四、未来的视角

近年来，关于转移性乳腺癌治疗的知识不断发展。在一些领域的研究仍然迫切需要发展：新药和靶向治疗药物，尤其是针对三阴性乳腺癌；最佳定制治疗的预测标志物和提高生活质量；开发简单而准确的工具来评估生活质量。治疗的复杂性要求医生、患者和社会不断地对其进行教育，以便正确实施先进的乳腺癌指南。

推荐阅读

[1] International Agency for Research on Cancer. Breast Cancer estimate incidence mapwiAfhgifPfsca.
[2] Howlader N, Noone AM, Krapcho M, Miller D, Bishop K, Altekruse SF, Kosary CL, Yu M, Ruhl J, Tatalovich Z, Mariotto A, Lewis DR, Chen HS, Feuer EJ, Cronin KA, editors. SEER Cancer Statistics Review, 1975–2013, National Cancer Institute. Bethesda, MD. http://seer.cancer.gov/csr/1975_2013/.
[3] Society. AC. Breast cancer facts and figures 2003–2004. Atlanta, GA: American Cancer Society; 2003.
[4] Institute NC. SEER stat fact sheets: breast cancer. http://seer. cancer.gov/statfacts/html/breast.html. Accessed 31 July 2015.
[5] Amir E, Clemons M, Purdie CA, Miller N, Quinlan P, Geddie W, et al. Tissue confirmation of disease recurrence in breast cancer patients: pooled analysis of multi–centre, multi–disciplinary prospective studies. Cancer Treat Rev. 2012;38(6):708–14.
[6] Osborne CK. Tamoxifen in the treatment of breast cancer. N Engl J Med. 1998;339(22):1609–18.
[7] Dawood S, Broglio K, Buzdar AU, Hortobagyi GN, Giordano SH. Prognosis of women with metastatic breast cancer by HER2 status and trastuzumab treatment: an institutional–based review. J Clin Oncol (Official Journal of the American Society of Clinical Oncology). 2010;28(1): 92–8.
[8] Characterization of metastatic breast cancer (mBC): and ancillary study of the SAFIR01 & MOSCATO trials [abstract]. Ann. Oncol. 25 aO.
[9] Toy W, Shen Y, Won H, Green B, Sakr RA, Will M, et al. ESR1 ligand–binding domain mutations in hormone–resistant breast cancer. Nat Genet. 2013;45(12):1439–45.
[10] Massard C. Enriching phase I trials with molecular alterations: interim analysis of 708 patients enrolled in the MOSCATO 01 trial [abstract]. In: 13th international congress on targeted anticancer therapies, Paris, France, aO3.7 (2015).
[11] Bidard FC, Peeters DJ, Fehm T, Nole F, Gisbert–Criado R, Mavroudis D, et al. Clinical validity of circulating tumour cells in patients with metastatic breast cancer: a pooled analysis of individual patient data. Lancet Oncol. 2014;15(4): 406–14.
[12] Hayes DF, Cristofanilli M, Budd GT, Ellis MJ, Stopeck A, Miller MC, et al. Circulating tumor cells at each follow–up time point during therapy of metastatic breast cancer patients predict progression–free and overall survival. Clin Cancer Res (An Official Journal of the American Association for Cancer Research). 2006;12(14 Pt 1):4218–24.

[13] Smerage JB, Barlow WE, Hortobagyi GN, Winer EP, Leyland-Jones B, Srkalovic G, et al. Circulating tumor cells and response to chemotherapy in metastatic breast cancer: SWOG S0500. J Clin Oncol (Official Journal of the American Society of Clinical Oncology). 2014;32(31):3483–9.
[14] Amir E, Miller N, Geddie W, Freedman O, Kassam F, Simmons C, et al. Prospective study evaluating the impact of tissue confirmation of metastatic disease in patients with breast cancer. J Clin Oncol (Official Journal of the American Society of Clinical Oncology). 2012;30(6):587–92.
[15] Cardoso F, Costa A, Norton L, Cameron D, Cufer T, Fallowfield L, et al. 1st international consensus guidelines for advanced breast cancer (ABC 1). Breast. 2012;21(3): 242–52.
[16] Cardoso F, Costa A, Norton L, Senkus E, Aapro M, Andre F, et al. ESO-ESMO 2nd international consensus guidelines for advanced breast cancer (ABC2)dagger. Ann Oncol (Official Journal of the European Society for Medical Oncology)/ESMO. 2014;25(10):1871–88.
[17] Van Poznak C, Somerfield MR, Bast RC, Cristofanilli M, Goetz MP, Gonzalez-Angulo AM, et al. Use of biomarkers to guide decisions on systemic therapy for women with metastatic breast cancer: american society of clinical oncology clinical practice guideline. J Clin Oncol (Official Journal of the American Society of Clinical Oncology). 2015;33(24):2695–704.
[18] Dawson SJ, Tsui DW, Murtaza M, Biggs H, Rueda OM, Chin SF, et al. Analysis of circulating tumor DNA to monitor metastatic breast cancer. N Engl J Med. 2013; 368(13):1199–209.
[19] Janku F, Wheler JJ, Westin SN, Moulder SL, Naing A, Tsimberidou AM, et al. PI3K/AKT/mTOR inhibitors in patients with breast and gynecologic malignancies harboring PIK3CA mutations. J Clin Oncol (Official Journal of the American Society of Clinical Oncology). 2012;30(8): 777–82.
[20] Andre F, Bachelot T, Campone M, Dalenc F, Perez-Garcia JM, Hurvitz SA, et al. Targeting FGFR with dovitinib (TKI258): preclinical and clinical data in breast cancer. Clin Cancer Res. 2013;19(13):3693–702.
[21] Andre F, Bachelot T, Commo F, Campone M, Arnedos M, Dieras V, et al. Comparative genomic hybridisation array and DNA sequencing to direct treatment of metastatic breast cancer: a multicentre, prospective trial (SAFIR01/ UNICANCER). Lancet Oncol. 2014;15(3):267–74.
[22] Dickler M. A first-in-human phase I study to evaluate the oral selective oestrogen receptor degrader GDC-0810 (ARN-810) in postmenopausal women with oestrogen receptor+ HER2–, advanced/metastatic breast cancer. AACR [abstract CT231](2015).
[23] Arnedos M. Genomic and immune characterization of metastatic breast cancer (mBC): and ancillary study of the SAFIR01 & MOSCATO trials [abstract]. Ann Oncol. 2014; 25:a351O.
[24] Niikura N, Costelloe CM, Madewell JE, Hayashi N, Yu TK, Liu J, et al. FDG-PET/CT compared with conventional imaging in the detection of distant metastases of primary breast cancer. Oncologist. 2011;16(8):1111–9.
[25] Nakai T, Okuyama C, Kubota T, Yamada K, Ushijima Y, Taniike K, et al. Pitfalls of FDG-PET for the diagnosis of osteoblastic bone metastases in patients with breast cancer. Eur J Nucl Med Mol Imaging. 2005;32(11):1253–8.
[26] Janicek MJ, Hayes DF, Kaplan WD. Healing flare in skeletal metastases from breast cancer. Radiology. 1994;192(1): 201–4.
[27] Fiteni F, Villanueva C, Bazan F, Perrin S, Chaigneau L, Dobi E, et al. Long-term follow-up of patients with metastatic breast cancer treated by trastuzumab: impact of institutions. Breast. 2014;23(2):165–9.
[28] Early Breast Cancer Trialists' Collaborative Group (EBCTCG). Relevance of breast cancer hormone receptors and other factors to the efficacy of adjuvant tamoxifen: patient-level meta-analysis of randomised trials. Lancet. 2011;378(9793):771–84.
[29] Slamon DJ, Leyland-Jones B, Shak S, Fuchs H, Paton V, Bajamonde A, et al. Use of chemotherapy plus a monoclonal antibody against HER2 for metastatic breast cancer that overexpresses HER2. N Engl J Med. 2001;344(11):783–92.
[30] Rabinovich M, Vallejo C, Bianco A, Perez J, Machiavelli M, Leone B, et al. Development and validation of prognostic models in metastatic breast cancer: a GOCS study. Oncology. 1992;49(3):188–95.
[31] Rahman ZU, Frye DK, Buzdar AU, Smith TL, Asmar L, Champlin RE, et al. Impact of selection process on response rate and long-term survival of potential high-dose chemotherapy candidates treated with standard-dose doxorubicin-containing chemotherapy in patients with metastatic breast cancer. J Clin Oncol (Official Journal of the American Society of Clinical Oncology). 1997;15(10): 3171–7.
[32] Yamamoto N, Watanabe T, Katsumata N, Omuro Y, Ando M, Fukuda H, et al. Construction and validation of a practical prognostic index for patients with metastatic breast cancer. J Clin Oncol (Official Journal of the American Society of Clinical Oncology). 1998;16(7):2401–8.
[33] Hortobagyi GN, Smith TL, Legha SS, Swenerton KD, Gehan EA, Yap HY, et al. Multivariate analysis of prognostic factors in metastatic breast cancer. J Clin Oncol (Official Journal of the American Society of Clinical Oncology). 1983;1(12):776–86.
[34] Regierer AC, Wolters R, Ufen MP, Weigel A, Novopashenny I, Kohne CH, et al. An internally and externally validated prognostic score for metastatic breast cancer: analysis of 2269 patients. Ann Oncol (Official Journal of the European Society for Medical Oncology)/ESMO. 2014;25(3):633–8.
[35] Biganzoli L, Wildiers H, Oakman C, Marotti L, Loibl S, Kunkler I, et al. Management of elderly patients with breast cancer: updated recommendations of the International Society of Geriatric Oncology (SIOG) and European Society of Breast Cancer Specialists (EUSOMA). Lancet Oncol. 2012;13(4):e148–60.
[36] Perou CM, Sorlie T, Eisen MB, van de Rijn M, Jeffrey SS, Rees CA, et al. Molecular portraits of human breast tumours. Nature. 2000;406(6797):747–52.
[37] Weigelt B, Hu Z, He X, Livasy C, Carey LA, Ewend MG, et al. Molecular portraits and 70-gene prognosis signature are preserved throughout the metastatic process of breast cancer. Cancer Res. 2005;65(20):9155–8.
[38] Sanchez-Martinez C, Gelbert LM, Lallena MJ, de Dios A. Cyclin dependent kinase (CDK) inhibitors as anticancer drugs. Bioorg Med Chem Lett. 2015;25(17):3420–35.
[39] Wilcken N, Hornbuckle J, Ghersi D. Chemotherapy alone versus endocrine therapy alone for metastatic breast cancer. Cochrane Database Syst Rev. 2003;2:CD002747.

[40] Largillier R, Ferrero JM, Doyen J, Barriere J, Namer M, Mari V, et al. Prognostic factors in 1038 women with metastatic breast cancer. Ann Oncol (Official Journal of the European Society for Medical Oncology)/ESMO. 2008;19(12):2012–9.
[41] Amadori D, Volpi A, Maltoni R, Nanni O, Amaducci L, Amadori A, et al. Cell proliferation as a predictor of response to chemotherapy in metastatic breast cancer: a prospective study. Breast Cancer Res Treat. 1997;43(1): 7–14.
[42] Hatschek T, Carstensen J, Fagerberg G, Stal O, Grontoft O, Nordenskjold B. Influence of S-phase fraction on metastatic pattern and post-recurrence survival in a randomized mammography screening trial. Breast Cancer Res Treat. 1989;14(3):321–7.
[43] Schrag D, Garewal HS, Burstein HJ, Samson DJ, Von Hoff DD, Somerfield MR, et al. American Society of Clinical Oncology Technology Assessment: chemotherapy sensitivity and resistance assays. J Clin Oncol (Official Journal of the American Society of Clinical Oncology). 2004;22(17): 3631–8.
[44] Ignatiadis M, Sotiriou C. Luminal breast cancer: from biology to treatment. Nat Rev Clin Oncol. 2013;10(9):494–506.
[45] Early Breast Cancer Trialists' Collaborative G. Effects of chemotherapy and hormonal therapy for early breast cancer on recurrence and 15-year survival: an overview of the randomised trials. Lancet. 2005;365(9472):1687–717.
[46] Clarke R, Tyson JJ, Dixon JM. Endocrine resistance in breast cancer—an overview and update. Mol Cell Endocrinol. 2015;418(Pt 3):220–34.
[47] Jeselsohn R, Buchwalter G, De Angelis C, Brown M, Schiff R. ESR1 mutations-a mechanism for acquired endocrine resistance in breast cancer. Nat Rev Clin Oncol. 2015; 12(10):573–83.
[48] Nardone A, De Angelis C, Trivedi MV, Osborne CK, Schiff R. The changing role of ER in endocrine resistance. Breast. 2015;24 (Suppl 2):S60–6.
[49] Ciruelos Gil EM. Targeting the PI3 K/AKT/mTOR pathway in estrogen receptor-positive breast cancer. Cancer Treat Rev. 2014;40(7):862–71.
[50] Butt AJ, McNeil CM, Musgrove EA, Sutherland RL. Downstream targets of growth factor and oestrogen signalling and endocrine resistance: the potential roles of c-Myc, cyclin D1 and cyclin E. Endocr Relat Cancer. 2005;12(Suppl 1):S47–59.
[51] Caldon CE, Daly RJ, Sutherland RL, Musgrove EA. Cell cycle control in breast cancer cells. J Cell Biochem. 2006;97(2):261–74.
[52] Miller TE, Ghoshal K, Ramaswamy B, Roy S, Datta J, Shapiro CL, et al. MicroRNA-221/222 confers tamoxifen resistance in breast cancer by targeting p27Kip1. J Biol Chem. 2008;283(44):29897–903.
[53] Litherland S, Jackson IM. Antioestrogens in the management of hormone-dependent cancer. Cancer Treat Rev. 1988; 15(3):183–94.
[54] Baum M, Budzar AU, Cuzick J, Forbes J, Houghton JH, Klijn JG, et al. Anastrozole alone or in combination with tamoxifen versus tamoxifen alone for adjuvant treatment of postmenopausal women with early breast cancer: first results of the ATAC randomised trial. Lancet. 2002;359(9324): 2131–9.
[55] Mauri D, Pavlidis N, Polyzos NP, Ioannidis JP. Survival with aromatase inhibitors and inactivators versus standard hormonal therapy in advanced breast cancer: meta-analysis. J Natl Cancer Inst. 2006;98(18):1285–91.
[56] Rose C, Vtoraya O, Pluzanska A, Davidson N, Gershanovich M, Thomas R, et al. An open randomised trial of second-line endocrine therapy in advanced breast cancer. Comparison of the aromatase inhibitors letrozole and anastrozole. Eur J Cancer. 2003;39(16):2318–27.
[57] Campos SM, Guastalla JP, Subar M, Abreu P, Winer EP, Cameron DA. A comparative study of exemestane versus anastrozole in patients with postmenopausal breast cancer with visceral metastases. Clin Breast Cancer. 2009; 9(1):39–44.
[58] Dixon JM, Renshaw L, Langridge C, Young OE, McHugh M, Williams L, et al. Anastrozole and letrozole: an investigation and comparison of quality of life and tolerability. Breast Cancer Res Treat. 2011;125(3):741–9.
[59] Klijn JG, Blamey RW, Boccardo F, Tominaga T, Duchateau L, Sylvester R, et al. Combined tamoxifen and luteinizing hormone-releasing hormone (LHRH) agonist versus LHRH agonist alone in premenopausal advanced breast cancer: a meta-analysis of four randomized trials. J Clin Oncol (Official Journal of the American Society of Clinical Oncology). 2001;19(2):343–53.
[60] Osborne CK, Pippen J, Jones SE, Parker LM, Ellis M, Come S, et al. Double-blind, randomized trial comparing the efficacy and tolerability of fulvestrant versus anastrozole in postmenopausal women with advanced breast cancer progressing on prior endocrine therapy: results of a North American trial. J Clin Oncol (Official Journal of the American Society of Clinical Oncology). 2002;20(16): 3386–95.
[61] Chia S, Gradishar W, Mauriac L, Bines J, Amant F, Federico M, et al. Double-blind, randomized placebo controlled trial of fulvestrant compared with exemestane after prior nonsteroidal aromatase inhibitor therapy in postmenopausal women with hormone receptor-positive, advanced breast cancer: results from EFECT. J Clin Oncol (Official Journal of the American Society of Clinical Oncology). 2008;26(10): 1664–70.
[62] Al-Mubarak M, Sacher AG, Ocana A, Vera-Badillo F, Seruga B, Amir E. Fulvestrant for advanced breast cancer: a meta-analysis. Cancer Treat Rev. 2013;39(7):753–8.
[63] Di Leo A, Jerusalem G, Petruzelka L, Torres R, Bondarenko IN, Khasanov R, et al. Final overall survival: fulvestrant 500 mg vesus 250 mg in the randomized CONFIRM trial. J Natl Cancer Inst. 2014;106(1):djt337.
[64] Ellis MJ, Llombart-Cussac A, Feltl D, Dewar JA, Jasiowka M, Hewson N, et al. Fulvestrant 500 mg versus anastrozole 1 mg for the first-line treatment of advanced breast cancer: overall survival analysis from the phase II FIRST study. J Clin Oncol (Official Journal of the American Society of Clinical Oncology). 2015;33(32):3781–7.
[65] Bergh J, Jonsson PE, Lidbrink EK, Trudeau M, Eiermann W, Brattstrom D, et al. FACT: an open-label randomized phase III study of fulvestrant and anastrozole in combination compared with anastrozole alone as first-line therapy for patients with receptor-positive postmenopausal breast cancer. J Clin Oncol (Official Journal of the American Society of Clinical Oncology). 2012;30(16):1919–25.
[66] Mehta RS, Barlow WE, Albain KS, Vandenberg TA, Dakhil SR, Tirumali NR, et al. Combination anastrozole and

fulvestrant in metastatic breast cancer. N Engl J Med. 2012;367(5):435–44.
[67] Johnston SRD, Kilburn LS, Ellis P, Dodwell D, Cameron D, Hayward L, et al. Fulvestrant plus anastrozole or placebo versus exemestane alone after progression on non-steroidal aromatase inhibitors in postmenopausal patients with hormone-receptor-positive locally advanced or metastatic breast cancer (SoFEA): a composite, multicentre, phase 3 randomised trial. Lancet Oncol. 2013;14(10):989–98.
[68] Cancer Genome Atlas N. Comprehensive molecular portraits of human breast tumours. Nature. 2012;490(7418): 61–70.
[69] Boulay A, Rudloff J, Ye J, Zumstein-Mecker S, O'Reilly T, Evans DB, et al. Dual inhibition of mTOR and estrogen receptor signaling in vitro induces cell death in models of breast cancer. Clin Cancer Res (An Official Journal of the American Association for Cancer Research). 2005;11(14): 5319–28.
[70] Baselga J, Campone M, Piccart M, Burris HA 3rd, Rugo HS, Sahmoud T, et al. Everolimus in postmenopausal hormone-receptor-positive advanced breast cancer. N Engl J Med. 2012;366(6):520–9.
[71] Piccart M, Hortobagyi GN, Campone M, Pritchard KI, Lebrun F, Ito Y, et al. Everolimus plus exemestane for hormone-receptor-positive, human epidermal growth factor receptor-2-negative advanced breast cancer: overall survival results from BOLERO-2dagger. Ann Oncol (Official Journal of the European Society for Medical Oncology)/ESMO. 2014;25(12):2357–62.
[72] Wolff AC, Lazar AA, Bondarenko I, Garin AM, Brincat S, how L, et al. Randomized phase III placebo-controlled trial of letrozole plus oral temsirolimus as first-line endocrine therapy in postmenopausal women with locally advanced or metastatic breast cancer. J Clin Oncol (Official Journal of the American Society of Clinical Oncology). 2013;31(2): 195–202.
[73] Bachelot T, Bourgier C, Cropet C, Ray-Coquard I, Ferrero JM, Freyer G, et al. Randomized phase II trial of everolimus in combination with tamoxifen in patients with hormone receptor-positive, human epidermal growth factor receptor 2-negative metastatic breast cancer with prior exposure to aromatase inhibitors: a GINECO study. J Clin Oncol. 2012;30(22):2718–24.
[74] Aapro M, Andre F, Blackwell K, Calvo E, Jahanzeb M, Papazisis K, et al. Adverse event management in patients with advanced cancer receiving oral everolimus: focus on breast cancer. Ann Oncol (Official Journal of the European Society for Medical Oncology)/ESMO. 2014;25(4):763–73.
[75] Hortobagyi GN, Chen D, Piccart M, Rugo HS, Burris HA 3rd, Pritchard KI, et al. Correlative analysis of genetic alterations and everolimus benefit in hormone receptor-positive, human epidermal growth factor receptor 2-negative advanced breast cancer: results from BOLERO-2. J Clin Oncol (Official Journal of the American Society of Clinical Oncology). 2016;34(5):419–26.
[76] Finn RS, Crown JP, Lang I, Boer K, Bondarenko IM, Kulyk SO, et al. The cyclin-dependent kinase 4/6 inhibitor palbociclib in combination with letrozole versus letrozole alone as first-line treatment of oestrogen receptor-positive, HER2-negative, advanced breast cancer (PALOMA-1/TRIO-18): a randomised phase 2 study. Lancet Oncol. 2015;16(1):25–35.
[77] Turner NC, Huang Bartlett C, Cristofanilli M. Palbociclib in hormone-receptor-positive advanced breast cancer. N Engl J Med. 2015;373(17):1672–3.
[78] Turner NC, Ro J, Andre F, Loi S, Verma S, Iwata H, et al. Palbociclib in hormone-receptor-positive advanced breast cancer. N Engl J Med. 2015;373(3):209–19.
[79] Munster PN, Thurn KT, Thomas S, Raha P, Lacevic M, Miller A, et al. A phase II study of the histone deacetylase inhibitor vorinostat combined with tamoxifen for the treatment of patients with hormone therapy-resistant breast cancer. Br J Cancer. 2011;104(12):1828–35.
[80] Baselga J, Im S-A, Iwata H, Clemons M, Ito Y, Awada A, Chia S, Jagiello-Gruszfeld A, Pistilli B, Tseng L-M, Hurvitz S, Masuda N, Cortés J, De Laurentiis M, Arteaga CL, Jiang Z, Jonat W, Hachemi S, Le Mouhaër S, Di Tomaso E, Urban P, Massacesi C, Campone M. PIK3CA status in circulating tumor DNA (ctDNA) predicts efficacy of buparlisib (BUP) plus fulvestrant (FULV) in postmenopausal women with endocrine-resistant HR+/HER2− advanced breast cancer (BC): first results from the randomized, phase III BELLE-2 trial. Abstract S6-01. Presented at: San Antonio Breast Cancer Symposium; 8–12 Dec 2015.
[81] Piccart-Gebhart MJ, Burzykowski T, Buyse M, Sledge G, Carmichael J, Luck HJ, et al. Taxanes alone or in combination with anthracyclines as first-line therapy of patients with metastatic breast cancer. J Clin Oncol (Official Journal of the American Society of Clinical Oncology). 2008;26(12): 1980–6.
[82] Fumoleau P, Largillier R, Clippe C, Dieras V, Orfeuvre H, Lesimple T, et al. Multicentre, phase II study evaluating capecitabine monotherapy in patients with anthracycline- and taxane-pretreated metastatic breast cancer. Euro J Cancer. 2004;40(4):536–42.
[83] Kaufman PA, Awada A, Twelves C, Yelle L, Perez EA, Velikova G, et al. Phase III open-label randomized study of eribulin mesylate versus capecitabine in patients with locally advanced or metastatic breast cancer previously treated with an anthracycline and a taxane. J Clin Oncol (Official Journal of the American Society of Clinical Oncology). 2015;33(6):594–601.
[84] Martin M, Ruiz A, Munoz M, Balil A, Garcia-Mata J, Calvo L, et al. Gemcitabine plus vinorelbine versus vinorelbine monotherapy in patients with metastatic breast cancer previously treated with anthracyclines and taxanes: final results of the phase III Spanish Breast Cancer Research Group (GEICAM) trial. Lancet Oncol. 2007;8(3):219–25.
[85] Cortes J, O'Shaughnessy J, Loesch D, Blum JL, Vahdat LT, Petrakova K, et al. Eribulin monotherapy versus treatment of physician's choice in patients with metastatic breast cancer (EMBRACE): a phase 3 open-label randomised study. Lancet. 2011;377(9769):914–23.
[86] Rha SY, Moon YH, Jeung HC, Kim YT, Sohn JH, Yang WI, et al. Gemcitabine monotherapy as salvage chemotherapy in heavily pretreated metastatic breast cancer. Breast Cancer Res Treat. 2005;90(3):215–21.
[87] Carrick S, Ghersi D, Wilcken N, Simes J. Platinum containing regimens for metastatic breast cancer. Cochrane Database Syst Rev. 2004;2:CD003374.
[88] Stockler MR, Harvey VJ, Francis PA, Byrne MJ, Ackland SP, Fitzharris B, et al. Capecitabine versus classical cyclophosphamide, methotrexate, and fluorouracil as

first-line chemotherapy for advanced breast cancer. J Clin Oncol (Official Journal of the American Society of Clinical Oncology). 2011;29(34):4498–504.

[89] O'Brien MER. Reduced cardiotoxicity and comparable efficacy in a phase III trial of pegylated liposomal doxorubicin HCl (CAELYXTM/Doxil") versus conventional doxorubicin for first-line treatment of metastatic breast cancer. Ann Oncol. 2004;15(3):440–9.

[90] Cardoso F, Bedard PL, Winer EP, Pagani O, Senkus-Konefka E, Fallowfield LJ, et al. International guidelines for management of metastatic breast cancer: combination vs sequential single-agent chemotherapy. J Natl Cancer Inst. 2009;101(17):1174–81.

[91] Slamon DJ, Clark GM, Wong SG, Levin WJ, Ullrich A, McGuire WL. Human breast cancer: correlation of relapse and survival with amplification of the HER-2/neu oncogene. Science. 1987;235(4785):177–82.

[92] Browne BC, O'Brien N, Duffy MJ, Crown J, O'Donovan N. HER-2 signaling and inhibition in breast cancer. Curr Cancer Drug Targets. 2009;9(3):419–38.

[93] Vu T, Claret FX. Trastuzumab: updated mechanisms of action and resistance in breast cancer. Front Oncol. 2012;2:62.

[94] Klapper LN, Waterman H, Sela M, Yarden Y. Tumor-inhibitory antibodies to HER-2/ErbB-2 may act by recruiting c-Cbl and enhancing ubiquitination of HER-2. Cancer Res. 2000;60(13):3384–8.

[95] Arnould L, Gelly M, Penault-Llorca F, Benoit L, Bonnetain F, Migeon C, et al. Trastuzumab-based treatment of HER2-positive breast cancer: an antibody-dependent cellular cytotoxicity mechanism? Br J Cancer. 2006;94(2):259–67.

[96] O'Shaughnessy J, Vukelja SJ, Marsland T, Kimmel G, Ratnam S, Pippen J. Phase II trial of gemcitabine plus trastuzumab in metastatic breast cancer patients previously treated with chemotherapy: preliminary results. Clin Breast Cancer. 2002;3 (Suppl 1):17–20.

[97] Burstein HJ, Keshaviah A, Baron A, et al. Trastuzumab and vinorelbine or taxane chemotherapy for HER2+ metastatic breast cancer: the TRAVIOTA study. J Clin Oncol 2006;24:40s (Abstr 50).

[98] Robert N, Leyland-Jones B, Asmar L, Belt R, Ilegbodu D, Loesch D, et al. Randomized phase III study of trastuzumab, paclitaxel, and carboplatin compared with trastuzumab and paclitaxel in women with HER-2-overexpressing metastatic breast cancer. J Clin Oncol (Official Journal of the American Society of Clinical Oncology). 2006;24(18):2786–92.

[99] Seidman AD, Berry D, Cirrincione C, Harris L, Muss H, Marcom PK, et al. Randomized phase III trial of weekly compared with every-3-weeks paclitaxel for metastatic breast cancer, with trastuzumab for all HER-2 overexpressors and random assignment to trastuzumab or not in HER-2 nonoverexpressors: final results of Cancer and Leukemia Group B protocol 9840. J Clin Oncol (Official Journal of the American Society of Clinical Oncology). 2008;26(10):1642–9.

[100] Andersson M, Lidbrink E, Bjerre K, Wist E, Enevoldsen K, Jensen AB, et al. Phase III randomized study comparing docetaxel plus trastuzumab with vinorelbine plus trastuzumab as first-line therapy of metastatic or locally advanced human epidermal growth factor receptor 2-positive breast cancer: the HERNATA study. J Clin Oncol (Official Journal of the American Society of Clinical Oncology). 2011;29(3):264–71.

[101] Valero V, Forbes J, Pegram MD, Pienkowski T, Eiermann W, von Minckwitz G, et al. Multicenter phase III randomized trial comparing docetaxel and trastuzumab with docetaxel, carboplatin, and trastuzumab as first-line chemotherapy for patients with HER2-gene-amplified metastatic breast cancer (BCIRG 007 study): two highly active therapeutic regimens. J Clin Oncol (Official Journal of the American Society of Clinical Oncology). 2011;29(2):149–56.

[102] Pegram MD, Pienkowski T, Northfelt DW, Eiermann W, Patel R, Fumoleau P, et al. Results of two open-label, multicenter phase II studies of docetaxel, platinum salts, and trastuzumab in HER2-positive advanced breast cancer. J Natl Cancer Inst. 2004;96(10):759–69.

[103] Perez EA, Suman VJ, Rowland KM, Ingle JN, Salim M, Loprinzi CL, et al. Two concurrent phase II trials of paclitaxel/carboplatin/trastuzumab (weekly or every-3-week schedule) as first-line therapy in women with HER2-overexpressing metastatic breast cancer: NCCTG study 983252. Clin Breast Cancer. 2005;6(5):425–32.

[104] Wolff AC, Hammond ME, Schwartz JN, Hagerty KL, Allred DC, Cote RJ, et al. American Society of Clinical Oncology/College of American Pathologists guideline recommendations for human epidermal growth factor receptor 2 testing in breast cancer. J Clin Oncol. 2007; 25(1):118–45.

[105] Narayan M, Wilken JA, Harris LN, Baron AT, Kimbler KD, Maihle NJ. Trastuzumab-induced HER reprogramming in "resistant" breast carcinoma cells. Cancer Res. 2009;69(6):2191–4.

[106] Portera CC, Walshe JM, Rosing DR, Denduluri N, Berman AW, Vatas U, et al. Cardiac toxicity and efficacy of trastuzumab combined with pertuzumab in patients with [corrected] human epidermal growth factor receptor 2-positive metastatic breast cancer. Clin Cancer Res (An Official Journal of the American Association for Cancer Research). 2008;14(9):2710–6.

[107] Scheuer W, Friess T, Burtscher H, Bossenmaier B, Endl J, Hasmann M. Strongly enhanced antitumor activity of trastuzumab and pertuzumab combination treatment on HER2-positive human xenograft tumor models. Cancer Res. 2009;69(24):9330–6.

[108] Baselga J, Gelmon KA, Verma S, Wardley A, Conte P, Miles D, et al. Phase II trial of pertuzumab and trastuzumab in patients with human epidermal growth factor receptor 2-positive metastatic breast cancer that progressed during prior trastuzumab therapy. J Clin Oncol (Official Journal of the American Society of Clinical Oncology). 2010;28(7):1138–44.

[109] Baselga J, Cortes J, Kim SB, Im SA, Hegg R, Im YH, et al. Pertuzumab plus trastuzumab plus docetaxel for metastatic breast cancer. N Engl J Med. 2012;366(2):109–19.

[110] Swain SM, Kim S-B, Cortés J, Ro J, Semiglazov V, Campone M, et al. Pertuzumab, trastuzumab, and docetaxel for HER2-positive metastatic breast cancer (CLEOPATRA study): overall survival results from a randomised, double-blind, placebo-controlled, phase 3 study. Lancet Oncol. 2013;14(6):461–71.

[111] Baselga J, Swain SM. CLEOPATRA: a phase III evaluation of pertuzumab and trastuzumab for HER2-positive metastatic breast cancer. Clin Breast Cancer. 2010;10(6):489–91.

[112] Dang C, Iyengar N, Datko F, D'Andrea G, Theodoulou M, Dickler M, et al. Phase II study of paclitaxel given once per week along with trastuzumab and pertuzumab in patients with human epidermal growth factor receptor 2–positive metastatic breast cancer. J Clin Oncol (Official Journal of the American Society of Clinical Oncology). 2015;33(5):442–7.

[113] Perez EA, Lopez–Vega JM, Del Mastro L, Petit T, Mitchell L, Pelizon CH, Andersson M. A combination of pertuzumab, trastuzumab, and vinorelbine for first–line treatment of patients with HER2–positive metastatic breast cancer: An open–label, two–cohort, phase II study (VELVET). J Clin Oncol 2012;30 (suppl; abstr TPS653).

[114] Ellis PA, Barrios CH, Eiermann W et al. Phase III, randomized study of trastuzumab emtansine (T–DM1)± pertuzumab (P) vs trastuzumab + taxane (HT) for first–line treatment of HER2–positive MBC: primary results from the MARIANNE study. J Clin Oncol 2015;33(suppl; abstr 507).

[115] Geyer CE, Forster J, Lindquist D, Chan S, Romieu CG, Pienkowski T, et al. Lapatinib plus capecitabine for HER2–positive advanced breast cancer. N Engl J Med. 2006;355(26):2733–43.

[116] Cameron D, Casey M, Oliva C, Newstat B, Imwalle B, Geyer CE. Lapatinib plus capecitabine in women with HER–2–positive advanced breast cancer: final survival analysis of a phase III randomized trial. Oncologist. 2010;15(9):924–34.

[117] Gelmon KA, Boyle F, Kaufman B, et al. Open–label phase III randomized controlled trial comparing taxane–based chemotherapy with lapatinib or trastuzumab as first–line therapy for women with HER2–positive metastatic breast cancer: Interim analysis of NCIC CTG MA.31/GSK EGF 108919. ASCO Annual Meeting Abstract LBA671; 2012.

[118] Pivot X, Manikhas A, Zurawski B, Chmielowska E, Karaszewska B, Allerton R, et al. CEREBEL (EGF111438): a phase III, randomized, open–label study of lapatinib plus capecitabine versus trastuzumab plus capecitabine in patients with human epidermal growth factor receptor 2–positive metastatic breast cancer. J Clin Oncol (Official Journal of the American Society of Clinical Oncology). 2015;33(14):1564–73.

[119] Bachelot T, Romieu G, Campone M, Diéras V, Cropet C, Dalenc F, et al. Lapatinib plus capecitabine in patients with previously untreated brain metastases from HER2–positive metastatic breast cancer (LANDSCAPE): a single–group phase 2 study. Lancet Oncol. 2013;14(1): 64–71.

[120] Verma S, Miles D, Gianni L, Krop IE, Welslau M, Baselga J, et al. Trastuzumab emtansine for HER2–positive advanced breast cancer. N Engl J Med. 2012;367(19):1783–91.

[121] Giordano SH, Temin S, Kirshner JJ, Chandarlapaty S, Crews JR, Davidson NE, et al. Systemic therapy for patients with advanced human epidermal growth factor receptor 2–positive breast cancer: American Society of Clinical Oncology clinical practice guideline. J Clin Oncol (Official Journal of the American Society of Clinical Oncology). 2014;32(19):2078–99.

[122] Krop IE, Kim S–B, González–Martín A, LoRusso PM, Ferrero J–M, Smitt M, et al. Trastuzumab emtansine versus treatment of physician's choice for pretreated HER2–positive advanced breast cancer (TH3RESA): a randomised, open–label, phase 3 trial. Lancet Oncol. 2014;15(7):689–99.

[123] Wildiers H, Kim S–B, Gonzalez–Martin A, LoRusso PM, Ferrero J–M, Yu R, Smitt M, Krop I. Trastuzumab emtansine improves overall survival versus treatment of physician's choice in patients with previously treated HER2–positive metastatic breast cancer: final overall survival results from the phase 3 TH3RESA study. SABCS 2015 Abstract S5–05.

[124] Blackwell KL, Burstein HJ, Storniolo AM, Rugo HS, Sledge G, Aktan G, et al. Overall survival benefit with lapatinib in combination with trastuzumab for patients with human epidermal growth factor receptor 2–positive metastatic breast cancer: final results from the EGF104900 Study. J Clin Oncol (Official Journal of the American Society of Clinical Oncology). 2012;30(21):2585–92.

[125] Cortes J, Fumoleau P, Bianchi GV, Petrella TM, Gelmon K, Pivot X, et al. Pertuzumab monotherapy after trastuzumab–based treatment and subsequent reintroduction of trastuzumab: activity and tolerability in patients with advanced human epidermal growth factor receptor 2–positive breast cancer. J Clin Oncol (Official Journal of the American Society of Clinical Oncology). 2012;30(14): 1594–600.

[126] Kaufman B, Mackey JR, Clemens MR, Bapsy PP, Vaid A, Wardley A, et al. Trastuzumab plus anastrozole versus anastrozole alone for the treatment of postmenopausal women with human epidermal growth factor receptor 2–positive, hormone receptor–positive metastatic breast cancer: results from the randomized phase III TAnDEM study. J Clin Oncol (Official Journal of the American Society of Clinical Oncology). 2009;27(33):5529–37.

[127] Johnston S, Pippen J Jr, Pivot X, Lichinitser M, Sadeghi S, Dieras V, et al. Lapatinib combined with letrozole versus letrozole and placebo as first–line therapy for postmenopausal hormone receptor–positive metastatic breast cancer. J Clin Oncol (Official Journal of the American Society of Clinical Oncology). 2009;27(33): 5538–46.

[128] Burstein HJ, Sun Y, Dirix LY, Jiang Z, Paridaens R, Tan AR, et al. Neratinib, an irreversible ErbB receptor tyrosine kinase inhibitor, in patients with advanced ErbB2–positive breast cancer. J Clin Oncol (Official Journal of the American Society of Clinical Oncology). 2010;28(8):1301–7.

[129] Awada A, Colomer R, Inoue K, Bondarenko I, Badwe RA, Demetriou G, et al. Neratinib plus paclitaxel vs trastuzumab plus paclitaxel in previously untreated metastatic ERBB2–positive breast cancer: the NEfERT–T randomized clinical trial. JAMA oncology. 2016.

[130] Kennecke H, Yerushalmi R, Woods R, Cheang MC, Voduc D, Speers CH, et al. Metastatic behavior of breast cancer subtypes. J Clin Oncol (Official Journal of the American Society of Clinical Oncology). 2010;28(20):3271–7.

[131] Isakoff SJ. Triple–negative breast cancer: role of specific chemotherapy agents. Cancer J. 2010;16(1):53–61.

[132] Wahba HA, El–Hadaad HA. Current approaches in treatment of triple–negative breast cancer. Cancer Biol Med. 2015;12(2):106–16.

[133] Wysocki PJ KK, Lamperska K, Zaluski J, Mackiewicz A. Primary resistance to docetaxel–based chemotherapy in metastatic breast cancer patients correlates with a high frequency of BRCA 1 mutations. Med Sci Monit. 2008;

14:SC7–SC10.
[134] Byrski T, Gronwald J, Huzarski T, Grzybowska E, Budryk M, Stawicka M, et al. Pathologic complete response rates in young women with BRCA1-positive breast cancers after neoadjuvant chemotherapy. J Clin Oncol (Official Journal of the American Society of Clinical Oncology). 2010;28(3):375–9.
[135] Byrski T, Foszczynska-Kloda M, Huzarski T, Dent R, Gronwald J, Cybulski C et al. Cisplatin chemotherapy in the treatment of BRCA-1 positive metastatic breast cancer (MBC). J Clin Oncol 2009;27: abstr 1099.
[136] Tutt A, Ellis P, Kilburn L, et al. Abstract S3-01: The TNT trial: a randomized phase III trial of carboplatin (C) compared with docetaxel (D) for patients with metastatic or recurrent locally advanced triple negative or BRCA1/2 breast cancer (CRUK/07/012). Cancer Res May 1, 2015 75; S3-01. hirty-Seventh Annual CTRC-AACR San Antonio Breast Cancer Symposium; 9–13 Dec 2014; San Antonio, TX.
[137] Schneider BP, Miller KD. Angiogenesis of breast cancer. J Clin Oncol (Official Journal of the American Society of Clinical Oncology). 2005;23(8):1782–90.
[138] Miller K, Wang M, Gralow J, Dickler M, Cobleigh M, Perez EA, et al. Paclitaxel plus bevacizumab versus paclitaxel alone for metastatic breast cancer. N Engl J Med. 2007;357(26):2666–76.
[139] Miles DW, Chan A, Dirix LY, Cortes J, Pivot X, Tomczak P, et al. Phase III study of bevacizumab plus docetaxel compared with placebo plus docetaxel for the first-line treatment of human epidermal growth factor receptor 2-negative metastatic breast cancer. J Clin Oncol (Official Journal of the American Society of Clinical Oncology). 2010;28(20):3239–47.
[140] Robert NJ, Dieras V, Glaspy J, Brufsky AM, Bondarenko I, Lipatov ON, et al. RIBBON-1: randomized, double-blind, placebo-controlled, phase III trial of chemotherapy with or without bevacizumab for first-line treatment of human epidermal growth factor receptor 2-negative, locally recurrent or metastatic breast cancer. J Clin Oncol. 2011;29(10):1252–60.
[141] Rossari JR, Metzger-Filho O, Paesmans M, Saini KS, Gennari A, de Azambuja E, et al. Bevacizumab and breast cancer: a meta-analysis of first-line phase III studies and a critical reappraisal of available evidence. J Oncol. 2012;2012:417673.
[142] O'Shaughnessy J, Miles D, Gray RJ, et al. A meta-analysis of overall survival data from three randomized trials of bevacizumab (BV) and first-line chemotherapy as treatment for patients with metastatic breast cancer (MBC). J Clin Oncol 2010;28:15s: Abstr 1005.
[143] Farmer H, McCabe N, Lord CJ, Tutt AN, Johnson DA, Richardson TB, et al. Targeting the DNA repair defect in BRCA mutant cells as a therapeutic strategy. Nature. 2005;434(7035):917–21.
[144] O'Shaughnessy J, Osborne C, Pippen JE, Yoffe M, Patt D, Rocha C, et al. Iniparib plus chemotherapy in metastatic triple-negative breast cancer. N Engl J Med. 2011; 364(3): 205–14.
[145] J. O'Shaughnessy LSS, M. A. Danso, H. S. Rugo, K. Miller, D. A. Yardley, R. W. Carlson, R. S. Finn, E. Charpentier, M. Freese, S. Gupta, A. Blackwood-Chirchir, E. P. Winer. A randomized phase III study of iniparib (BSI-201) in combination with gemcitabine/carboplatin (G/C) in metastatic triple-negative breast cancer (TNBC). J Clin Oncol. 2011;29(suppl; abstr 1007).
[146] Gelmon KA, Hirte H, Robidoux A, et al. Can we define tumors that will respond to PARP inhibitors? A phase II correlative study of olaparib in advanced serous ovarian cancer and triple-negative breast cancer. J Clin Oncol. 2010;28(15 suppl):3002.
[147] Kumar P, Aggarwal R. An overview of triple-negative breast cancer. Arch Gynecol Obstet. 2016;293(2):247–69.
[148] Fontanella C, Fanotto V, Rihawi K, Aprile G, Puglisi F. Skeletal metastases from breast cancer: pathogenesis of bone tropism and treatment strategy. Clin Exp Metastasis. 2015;32(8):819–33.
[149] Dunstan CR, Felsenberg D, Seibel MJ. Therapy insight: the risks and benefits of bisphosphonates for the treatment of tumor-induced bone disease. Nat Clin Pract Oncol. 2007;4(1):42–55.
[150] Coleman RE. Bisphosphonates in breast cancer. Ann Oncol (Official Journal of the European Society for Medical Oncology)/ESMO. 2005;16(5):687–95.
[151] Kohno N, Aogi K, Minami H, Nakamura S, Asaga T, Iino Y, et al. Zoledronic acid significantly reduces skeletal complications compared with placebo in Japanese women with bone metastases from breast cancer: a randomized, placebo-controlled trial. J Clin Oncol (Official Journal of the American Society of Clinical Oncology). 2005;23(15): 3314–21.
[152] Rosen LS, Gordon D, Kaminski M, Howell A, Belch A, Mackey J, et al. Zoledronic acid versus pamidronate in the treatment of skeletal metastases in patients with breast cancer or osteolytic lesions of multiple myeloma: a phase III, double-blind, comparative trial. Cancer J. 2001;7(5):377–87.
[153] Lipton A, Small E, Saad F, Gleason D, Gordon D, Smith M, et al. The new bisphosphonate, Zometa (zoledronic acid), decreases skeletal complications in both osteolytic and osteoblastic lesions: a comparison to pamidronate. Cancer Inv. 2002;20(Suppl 2):45–54.
[154] Bamias A, Kastritis E, Bamia C, Moulopoulos LA, Melakopoulos I, Bozas G, et al. Osteonecrosis of the jaw in cancer after treatment with bisphosphonates: incidence and risk factors. J Clin Oncol (Official Journal of the American Society of Clinical Oncology). 2005;23(34): 8580–7.
[155] Andrew Louis Himelstein RQ, Paul J. Novotny et al. CALGB 70604 (Alliance): a randomized phase III study of standard dosing vs. longer interval dosing of zoledronic acid in metastatic cancer. J Clin Oncol 2015;33(suppl; abstr 9501).
[156] Body JJ, Facon T, Coleman RE, Lipton A, Geurs F, Fan M, et al. A study of the biological receptor activator of nuclear factor-kappaB ligand inhibitor, denosumab, in patients with multiple myeloma or bone metastases from breast cancer. Clin Cancer Res (An Official Journal of the American Association for Cancer Research). 2006;12(4): 1221–8.
[157] Brown JE, Coleman RE. Denosumab in patients with cancer-a surgical strike against the osteoclast. Nat Rev Clin Oncol. 2012;9(2):110–8.
[158] Stopeck AT, Lipton A, Body JJ, Steger GG, Tonkin K, de Boer RH, et al. Denosumab compared with zoledronic acid for the treatment of bone metastases in patients with

advanced breast cancer: a randomized, double-blind study. J Clin Oncol (Official Journal of the American Society of Clinical Oncology). 2010;28(35):5132–9.
[159] Martin M, Bell R, Bourgeois H, Brufsky A, Diel I, Eniu A, et al. Bone-related complications and quality of life in advanced breast cancer: results from a randomized phase III trial of denosumab versus zoledronic acid. Clin Cancer Res. 2012;18(17):4841–9.
[160] Chow E, Harris K, Fan G, Tsao M, Sze WM. Palliative radiotherapy trials for bone metastases: a systematic review. J Clin Oncol (Official Journal of the American Society of Clinical Oncology). 2007;25(11):1423–36.
[161] Hoskin PJ, Stratford MR, Folkes LK, Regan J, Yarnold JR. Effect of local radiotherapy for bone pain on urinary markers of osteoclast activity. Lancet. 2000;355(9213):1428–9.
[162] Beyzadeoglu M, Ozyigit G, Ebruli C. Basic radiation oncology. Heidelberg: Springer;2010.
[163] Roos DE, Turner SL, O'Brien PC, Smith JG, Spry NA, Burmeister BH, et al. Randomized trial of 8 Gy in 1 versus 20 Gy in 5 fractions of radiotherapy for neuropathic pain due to bone metastases (Trans-Tasman Radiation Oncology Group, TROG 96.05). Radiother Oncol (Journal of the European Society for Therapeutic Radiology and Oncology). 2005;75(1):54–63.
[164] Yamada Y, Bilsky MH, Lovelock DM, Venkatraman ES, Toner S, Johnson J, et al. High-dose, single-fraction image-guided intensity-modulated radiotherapy for metastatic spinal lesions. Int J Radiat Oncol Biol Phys. 2008;71(2):484–90.
[165] Ju DG, Yurter A, Gokaslan ZL, Sciubba DM. Diagnosis and surgical management of breast cancer metastatic to the spine. World J Clin Oncol. 2014;5(3):263–71.
[166] Shehadi JA, Sciubba DM, Suk I, Suki D, Maldaun MV, McCutcheon IE, et al. Surgical treatment strategies and outcome in patients with breast cancer metastatic to the spine: a review of 87 patients. Eur Spine J. 2007;16(8):1179–92.
[167] Tsao MN, Rades D, Wirth A, Lo SS, Danielson BL, Gaspar LE, et al. Radiotherapeutic and surgical management for newly diagnosed brain metastasis(es): an American Society for Radiation Oncology evidence-based guideline. Pract Radiat Oncol. 2012;2(3):210–25.
[168] Patchell RA, Tibbs PA, Walsh JW, Dempsey RJ, Maruyama Y, Kryscio RJ, et al. A randomized trial of surgery in the treatment of single metastases to the brain. N Engl J Med. 1990;322(8):494–500.
[169] National Comprehensive Cancer Network. Central nervous system cancers (version 1.2014). Available from: http://www. nccn.org.
[170] Lesser GJ. Chemotherapy of cerebral metastases from solid tumors. Neurosurg Clin N Am. 1996;7(3):527–36.
[171] Park YH, Park MJ, Ji SH, Yi SY, Lim DH, Nam DH, et al. Trastuzumab treatment improves brain metastasis outcomes through control and durable prolongation of systemic extracranial disease in HER2-overexpressing breast cancer patients. Br J Cancer. 2009;100(6):894–900.
[172] Dijkers EC, Oude Munnink TH, Kosterink JG, Brouwers AH, Jager PL, de Jong JR, et al. Biodistribution of 89Zr-trastuzumab and PET imaging of HER2-positive lesions in patients with metastatic breast cancer. Clin Pharmacol Ther. 2010;87(5):586–92.
[173] Willett A, Wilkinson JB, Shah C, Mehta MP. Management of solitary and multiple brain metastases from breast cancer. Indian J Med Paediatr Oncol (Official Journal of Indian Society of Medical & Paediatric Oncology). 2015;36(2):87–93.
[174] Li J, Bentzen SM, Renschler M, Mehta MP. Regression after whole-brain radiation therapy for brain metastases correlates with survival and improved neurocognitive function. J Clin Oncol (Official Journal of the American Society of Clinical Oncology). 2007;25(10):1260–6.
[175] Patchell RA, Tibbs PA, Regine WF, Dempsey RJ, Mohiuddin M, Kryscio RJ, et al. Postoperative radiotherapy in the treatment of single metastases to the brain: a randomized trial. JAMA. 1998;280(17):1485–9.
[176] Andrews DW, Scott CB, Sperduto PW, Flanders AE, Gaspar LE, Schell MC, et al. Whole brain radiation therapy with or without stereotactic radiosurgery boost for patients with one to three brain metastases: phase III results of the RTOG 9508 randomised trial. Lancet. 2004;363(9422):1665–72.
[177] Tomasello G, Bedard PL, de Azambuja E, Lossignol D, Devriendt D, Piccart-Gebhart MJ. Brain metastases in HER2-positive breast cancer: the evolving role of lapatinib. Crit Rev Oncol/Hematol. 2010;75(2):110–21.
[178] Gondi V, Mehta M, Pugh S, Tome W, Kanner A, Caine C, et al. Memory preservation with conformal avoidance of the hippocampus during whole-brain radiotherapy (WBRT) for patients with brain metastases: primary endpoint results of RTOG 0933. Oral presentation at 2013 Annual Meeting of the American Society for Radiation Oncology (ASTRO), Atlanta, Georgia, 23 Sept 2013.
[179] Kondziolka D, Patel A, Lunsford LD, Kassam A, Flickinger JC. Stereotactic radiosurgery plus whole brain radiotherapy versus radiotherapy alone for patients with multiple brain metastases. Int J Radiat Oncol Biol Phys. 1999;45(2):427–34.
[180] Robbins JR, Ryu S, Kalkanis S, Cogan C, Rock J, Movsas B, et al. Radiosurgery to the surgical cavity as adjuvant therapy for resected brain metastasis. Neurosurgery. 2012;71(5):937–43.
[181] Chang EL, Wefel JS, Hess KR, Allen PK, Lang FF, Kornguth DG, et al. Neurocognition in patients with brain metastases treated with radiosurgery or radiosurgery plus whole-brain irradiation: a randomised controlled trial. Lancet Oncol. 2009;10(11):1037–44.
[182] Brown PD, Pugh S, Laack NN, Wefel JS, Khuntia D, Meyers C, et al. Memantine for the prevention of cognitive dysfunction in patients receiving whole-brain radiotherapy: a randomized, double-blind, placebo-controlled trial. Neuro-oncology. 2013;15(10):1429–37.
[183] Howlader M, Heaton N, Rela M. Resection of liver metastases from breast cancer: towards a management guideline. Int J Surg. 2011;9(4):285–91.
[184] Kubota K, Makuuchi M, Kusaka K, Kobayashi T, Miki K, Hasegawa K, et al. Measurement of liver volume and hepatic functional reserve as a guide to decision-making in resectional surgery for hepatic tumors. Hepatology. 1997;26(5):1176–81.
[185] Ganz PA, Stanton AL. Living with metastatic breast cancer. Adv Exp Med Biol. 2015;862:243–54.
[186] Low CA BT, Stanton AL. Adaptation in the face of advanced cancer. In Feuerstein M, editors. Handbook of cancer

survivorship. Heidelberg: Springer; 2007. p. 211–228.
[187] de Raaf PJ, Sleijfer S, Lamers CH, Jager A, Gratama JW, van der Rijt CC. Inflammation and fatigue dimensions in advanced cancer patients and cancer survivors: an explorative study. Cancer. 2012;118(23):6005–11.
[188] Okamura H, Watanabe T, Narabayashi M, Katsumata N, Ando M, Adachi I, et al. Psychological distress following first recurrence of disease in patients with breast cancer: prevalence and risk factors. Breast Cancer Res Treat. 2000;61(2):131–7.
[189] Andersen BL, Shapiro CL, Farrar WB, Crespin T, Wells–Digregorio S. Psychological responses to cancer recurrence. Cancer. 2005;104(7):1540–7.
[190] Yang HC, Thornton LM, Shapiro CL, Andersen BL. Surviving recurrence: psychological and quality–of–life recovery. Cancer. 2008;112(5):1178–87.
[191] Yang HC, Brothers B, Andersen BL. Stress and quality of life in breast cancer recurrence: moderation or mediation of coping? Ann Behav Med. 2008;35:188–197.
[192] Nabholtz JM, Buzdar A, Pollak M, Harwin W, Burton G, Mangalik A, et al. Anastrozole is superior to tamoxifen as first–line therapy for advanced breast cancer in postmenopausal women: results of a North American multicenter randomized trial. Arimidex Study Group. J Clin Oncol. 2000;18(22):3758–67.
[193] Mouridsen H, Gershanovich M, Sun Y, Perez–Carrion R, Boni C, Monnier A, et al. Superior efficacy of letrozole versus tamoxifen as first–line therapy for postmenopausal women with advanced breast cancer: results of a phase III study of the International Letrozole Breast Cancer Group. J Clin Oncol (Official Journal of the American Society of Clinical Oncology). 2001;19(10):2596–606.
[194] Paridaens RJ, Dirix LY, Beex LV, Nooij M, Cameron DA, Cufer T, et al. Phase III study comparing exemestane with tamoxifen as first–line hormonal treatment of metastatic breast cancer in postmenopausal women: the European Organisation for Research and Treatment of Cancer Breast Cancer Cooperative Group. J Clin Oncol (Official Journal of the American Society of Clinical Oncology). 2008; 26(30):4883–90.
[195] Riemsma R, Forbes CA, Kessels A, Lykopoulos K, Amonkar MM, Rea DW, et al. Systematic review of aromatase inhibitors in the first–line treatment for hormone sensitive advanced or metastatic breast cancer. Breast Cancer Res Treat. 2010;123(1):9–24.
[196] Howell A, Robertson JF, Abram P, Lichinitser MR, Elledge R, Bajetta E, et al. Comparison fulvestrant versus tamoxifen for the treatment of advanced breast cancer in postmenopausal women previously untreated with endocrine therapy: a multinational, double–blind, randomized trial. J Clin Oncol (Official Journal of the American Society of Clinical Oncology). 2004;22(9):1605–13.
[197] Di Leo A, Jerusalem G, Petruzelka L, Torres R, Bondarenko IN, Khasanov R, et al. Results of the CONFIRM phase III trial comparing fulvestrant 250 mg with fulvestrant 500 mg in postmenopausal women with estrogen receptor–positive advanced breast cancer. J Clin Oncol (Official Journal of the American Society of Clinical Oncology). 2010;28(30):4594–600.
[198] Martin M, Loibl S, von Minckwitz G, Morales S, Martinez N, Guerrero A, et al. Phase III trial evaluating the addition of bevacizumab to endocrine therapy as first–line treatment for advanced breast cancer: the letrozole/fulvestrant and avastin (LEA) study. J Clin Oncol (Official Journal of the American Society of Clinical Oncology). 2015;33(9): 1045–52.

第 25 章
雌激素和绝经后乳腺癌：一个重要的综述
Estrogen and Breast Cancer in Postmenopausal Women: A Critical Review

Joseph Ragaz，Shayan Shakeraneh 著
史 薇 译

1993—2002 年间，由美国政府资助的妇女健康组织（Women's Health Initiative Group，WHI）开展了的两项针对女性健康的大型随机激素替代临床试验（hormone replacement therapy，HRT）（包括 HRT 1 和 HRT 2）。本书主要从两个篇章阐述这两项研究结果，其中心脏事件和全因死亡率将在第 26 章进行详细阐述。

本章节主要阐述 HRT 2 的研究结果。HRT 2 首次将 50—79 岁的绝经后女性随机分为雌激素组与安慰剂组，研究结果发现超过 70% 试验组的乳腺癌发病率显著性降低，包括无乳腺癌家族史与既往无乳腺良性疾病史者（表 25–1 和表 25–2）。这项研究结果也改变了一个多世纪以来的雌激素负相关的结论。

50—59 岁雌激素组的冠心病事件（主要是心肌梗死）发生率与全因死亡率也显著性降低[1–3]。其他获益包括雌激素促骨量保存、骨折减少、更年期症状的改善。

HRT 1 的研究结果在 2002 年发表之后，HRT 2 报告中第一次出现雌激素相关获益的报道，在年轻的绝经后妇女中有重要意义，并再次开启了雌激素对延缓衰老的一级预防的争议。

年轻的绝经后妇女存在雌激素单独相关的有统计学意义的获益——这是一个极具争议的获益，WHI 研究的主要目标均基于雌激素的 HRT 对影响衰老过程的多种健康结果的一级预防。尽管 HRT 2 的研究结果获得了 1 级证据，但大多数临床共识和指南未进行改变。肿瘤学家们认为，需要更多的循证医学证据和更透明的研究结论。

我们工作的一部分包括真实数据分析及随访。一部分包括心脏数据和全因死亡率数据将在本综述第二部分中进行更详细讨论［HRT 第 2 章雌激素与全因死亡率的心脏事件：一个重要综述］。这些数据清楚地表明，如果对进入更年期的妇女统一地实施雌激素替代治疗，仅在美国每年就可能影响成千上万人的生活，最终可节省数百万美元。

表 25-1　HRT 试验：浸润性乳腺癌

年龄（岁）	雌激素 + 孕激素 *（8506，%）	安慰剂 *（8102，%）	差异值 N/100 000	HR	95% 置信区间	P 值 /*3 个年龄段间交互
HRT 1						
All	0.43	0.34	+90	**1.28**	1.11 ～ 1.48	＜ 0.001
50—59	0.37	0.28	+90	1.34	1.03 ～ 1.75	
60—69	0.43	0.34	+90	1.27	1.02 ～ 1.57	*0.72
70—79	0.53	0.42	+110	1.25	0.94 ～ 1.67	
HRT 2						
All	0.28	0.35	−70	**0.79**	0.65 ～ 0.97	0.02
50—59	0.23	0.30	−70	0.76	0.52 ～ 1.11	
60—69	0.29	0.37	−80	0.78	0.58 ～ 1.05	0.70
70—79	0.31	0.36	−50	0.85	0.56 ～ 1.28	

*. 累积年发病率（%）；$P < 0.05$ 有显著差异

表 25-2　HRT 2（CEE vs 安慰剂）表明：浸润性乳腺癌的发病率与既往良性乳腺疾病史和一级亲属患乳腺癌相关

	CEE*	安慰剂 *	HR	95% 置信区间
既往良性乳腺疾病				
无	0.23%	0.39%	**0.57**	0.41 ～ 0.78
有，1 次活检	0.45%	0.29%	1.60	0.82 ～ 3.14
有，＞ 1 次活检	0.41%	0.19%	2.54	0.73 ～ 8.86
一级亲属患乳腺癌				
无	0.23%	0.34%	**0.68**	0.50 ～ 0.92
＞ 1	0.41%	0.19%	2.54	0.73 ～ 8.86

*. 累计年发病率（%）；$P < 0.05$ 有显著差异（引自 Ragaz 等 [4] 和 Stefanick 等 [12]）

HRT 1 中 Provera 的试验是使用雌激素与孕激素的组合。那么问题来了：为什么两个试验之间存在如此大的差异：单独使用雌激素试验的实际成本很高，其获益是否大于雌激素与孕激素共同使用的不良反应？

另一个问题是 HRT 1 有 44% 以上揭盲率，因为需要观察阴道出血，所以已告知他们分配的 HRT 治疗，基本将 WHI HRT 1 的双盲随机试验转变为观察性试验，所以 HRT 1 包含任何观察性研究的所有局限性和不准确性 [4, 5]。

一、WHI 试验的背景

在20世纪90年代早期，HRT 1对于妇女健康水平进行了筛选，所以样本量较小[6, 7]。WHI在15年间，将 160 000 名 50—79 岁的绝经后妇女纳入 HRT 和两项膳食 / 维生素预防试验（见下文），使 WHI 试验成为最大的美国预防项目，预算为 6.25 亿美元，但到完成时花费已超过 10 亿美元。

WHI HRT 的试验设计的原理是：激素替代疗法可减少冠心病和骨质疏松症相关骨折的发生率。冠心病在 65 岁以上女性的发病率和死亡率均较高，但当时缺少随机临床试验来证明雌激素的心脏保护作用，所以并未选择冠心病作为主要观察目标。因为雌激素与乳腺癌发病率升高相关，所以选择乳腺癌作为主要观察目标。次要观察目标包括中风，肺栓塞、子宫内膜癌、结肠直肠癌、髋部骨折和其他原因造成的死亡[6, 7]。

总体而言，WHI 的最终目标是从大型随机和观察试验中确定激素替代疗法、膳食和维生素的疗效，以便指导临床，自 20 世纪 80 年代初以来，激素替代不仅在临床上用于缓解更年期症状，还可以延缓慢性退行性疾病，甚至改善全因死亡率[8–10]。

二、WHI 试验的设计

WHI 试验始于 1993 年，止于 1998 年，其中前两个试验是关于激素替代的。

四项 WHI 随机对照临床试验内容如下。

1. 试验 1（HRT 1）在子宫完整健康的女性中进行双盲随机试验，研究雌激素替代的影响，即结合雌激素（0.625mg/d–E）加醋酸甲羟孕酮（2.5mg /d–P）组与安慰剂组对比。这项试验共入组 16 608 人，其中 8506 人随机分配为雌激素 + 孕激素组，8102 人随机分配为安慰剂组。最初，所有雌激素 + 孕激素组是单独使用结合雌激素，但鉴于孕激素降低子宫癌的比例更明显，Provera 被添加到试验组中，含两种药物的剂型为 PremPro（Wyeth Industries）。因此，在 331 人（3.9%）随机分配到结合雌激素组后，PremPro 成为试验组用药[6]。

2. 试验 2 主要研究无子宫的女性，并将其随机分配为雌激素组与安慰剂组，研究目标与 HRT 1 相同。共入组 10 739 人，5310 人随机分配为试验组，5429 人随机分配为安慰剂组。本文将主要介绍此试验的结果[7]。

3. 试验 3 研究低脂饮食与传统饮食对乳腺癌和结肠直肠癌的预防作用，共有 48 835 人入组。

4. 试验 4 研究补充钙和维生素 D 的影响。髋部骨折是主要观察结果，其他骨折和结肠直肠癌是次要观察结果，共入组 36 282 人。

WHI 项目还包括一项观察性研究（ObSt），另外入组 93 676 名绝经后妇女，从随机对照试验相同的人群中招募。ObSt 旨在研究各种疾病（包括癌症、心血管疾病和骨折）的危险因素。它强调通过观察生物学标志物来调节危险因素。

三、HRT 1：雌激素 + 孕激素 vs 安慰剂

2002 年 7 月 17 日 JAMA 的一篇文章第一次报道了 HRT 1 的结果[6]。该试验终止于 2002 年，独立的数据和安全监测委员会经过 5.2 年的随访之后，总体评估该试验的危害超过获益。

HRT 1 将所有入组者按年龄 50—80 岁进行随机分组，试验组的冠心病（RR=1.29，95%CI 1.02 ～ 1.63）、乳腺癌（RR=1.26，95%CI 1.00 ～ 1.59）、卒中（RR=1.41，95%CI 1.07 ～ 1.85）和肺栓塞（RR=2.13；95%CI 1.39 ～ 3.25）的发病率均增加；结直肠癌（RR=0.63，95%CI 0.43 ～ 0.92）、子宫内膜癌（RR=0.83，95%CI 0.47 ～ 1.47）和髋部骨折（RR=0.66，95%CI 0.45 ～ 0.98）发病率均降低。全因死亡率无明显变化（RR=0.98，95%CI 0.82 ～ 1.18）。一个评价危害和获益的指标——全球指数增加了 15%（HR=1.15，95%CI 0.95 ～ 1.39）。在 2013 年的随访中，仅乳腺癌发病率（RR=1.28，95%CI 1.11 ～ 1.48）和静脉血栓发病率（RR=1.24，95%CI 1.01 ～ 1.31）的增加具有统计学意义。

因此，平均随访 5.2 年后作者得出以下结论。

1. 绝经后美国女性进行雌激素和孕激素联合替代疗法的危害超过了获益。
2. 两组的全因死亡率没有差异。
3. 风险—获益概况与慢性病一级预防干预的理念不一致。

在危害超过获益的结论之下，HRT 1 经过平均随访 5.2 年后，在 2002 年 5 月 31 日及时终止。所有参与者进行揭盲和结论告知。自试验开始以来，由于阴道出血，试验组 40.5% 的患者已揭盲[6, 11]。另外将单独雌激素受试者重新分配给雌激素 + 孕激素组（3.9%）。试验终止时试验组的非盲率为 44.4%，而安慰剂组为 6.8%。非盲的重要性将在下面讨论。

四、HRT 2：单独使用雌激素 vs 安慰剂（2004 年的第一份数据）

尽管 HRT 1 提前终止，但 HRT 2 单独雌激素试验仍在继续进行。与 HRT 1 一样，在所有参与者中，HRT 2 中有不到 1/3（30.8%）＜ 60 岁；其中 47% 以上的人也是 HRT 1 参与者。

所有参与者均进行子宫切除术，约 40% 的患者行卵巢切除术（雌激素组为 39.5%，安慰剂组为 42%）。其中 86% 无（一级亲属）乳腺癌家族史；74.5% 无既往良性乳腺疾病。这两种危险因素对乳腺癌发病率具有统计学意义。在试验终止时，仅有 1.9% 的雌激素组和 1.5% 的安慰剂组已揭盲。

在 2004 年 4 月 JAMA 出版 HRT 2 结论时，平均随访时间为 6.8 年，年龄为 50—80 岁，冠心病发病率（主要是心肌梗死）无统计学意义降低 9%（RR=0.91，95%CI 0.75 ～ 1.12）；乳腺癌发病率降低（RR=0.77，95%CI 0.59 ～ 1.01）；髋部骨折发病率降低 39%（RR=0.61，95%CI 0.63 ～ 0.79）；总体死亡率未改变（RR=1.04，95%CI 0.88 ～ 1.22）。

肺栓塞增加 34%（无统计学意义），中风增加 39%（有统计学意义）（RR=1.10 ～ 1.77），结直肠癌增加 8%（无统计学意义）。总死亡率略增加 4%（RR=1.04，95%CI 0.88 ～ 1.22），全球指数基本无改变（RR=1.04，95%CI 0.88 ～ 1.22）。在子宫切除术后的女性中单独使用雌激素替代，并随访 6.8 年后得出以下结论。

①增加卒中的风险。

②降低髋部骨折的风险。

③不影响冠心病的发病率。

④可能会导致乳腺癌风险降低，需要进一步调查。

⑤在雌激素组和安慰剂组中，不良事件的总和相当，表明既无总体获益，也无危害。

在 2004 年 HRT 2 第一个报告的最终结论中，与 2002 年 JAMA 的 HRT 1 报告一样，作者指出，单独使用雌激素“不应该被推荐用于绝经后妇女的慢性疾病预防”。基于这些数据和结论，超过 90% 的参与者完成了规定的干预措施，美国 NIH 于 2004 年 2 月决定尽早结束 HRT 2，结果发表于 2004 年 4 月 14 日的“美国医学会杂志”[7]。

五、HRT 2：雌激素和浸润性乳腺癌的随访

HRT 2 中意外但重要的发现是——单独使用雌激素降低乳腺癌发病率（表 25–1 和表 25–2）[7]。在 2004 年第一次报道中，平均随访 6.8 年，所有试验组的浸润性乳腺癌的发病率显著性降低了 23%（HR=0.77，95%CI 0.59 ～ 1.01）[7]。

2006 年第二次回顾分析[12]，中位随访时间为 7.1 年，再次证实乳腺癌发病率降低了 20%（HR=0.80，95%CI=0.62 ～ 1.04），在亚组分析中（表 25–1）：在既往无良性乳腺疾病的 75% 的试验组中，乳腺癌发病率显著性降低 43%（HR=0.57，95%CI 0.41 ～ 0.78）。

在无一级亲属乳腺癌家族史的试验组中，乳腺癌发病率显著性降低 32%（HR=0.68，95%CI=0.50 ～ 0.92）（表 25–2），与安慰剂组对照，研究结论为雌激素减少 35% 乳腺癌发病率（HR=0.65，95%CI=0.46 ～ 0.92）（表 25–2）。

出乎意料地观察到雌激素作为一级预防乳腺癌的作用，在该出版时仅被强调为“……单独使用 CEE……不会增加乳腺癌的……”

2011 年 HRT 2 最新研究结果[1]显示，在中位随访 11.8 年后，雌激素继续降低乳腺癌发病率。该研究首次显示，试验组新发乳腺癌发病率显著性降低 23%（HR=0.77，95%CI=0.62 ～ 0.95）[1]。

此外，在 50—59 岁的女性中，雌激素导致的心肌梗死显著性减少 46%（HR=0.54，95%CI 0.34 ～ 0.86），而中风没有增加，全因死亡率显著性降低 27%（HR=0.73，95%CI 0.53 ～ 1.00）。与之前的 WHI 出版结论类似，最后出版的结论为：“绝经前妇女接受子宫切除术，CEE（结合马雌激素）与冠心病……或总死亡率风险增加或降低无关”。然而，WHI 首次表明患乳腺癌的风险持续降低。

随后 Chlebowski 等[13]不仅确认了乳腺癌发病率降低 23% 的意义，同时也是雌激素导致的乳腺癌死亡率显著性降低 63% 的原因。并且，在考虑参与者的年龄和风险类别的情况下，在“依从性”亚组分析观察到乳腺癌发病率降低 33%（P=0.03），即“依从性好”—“依从性差”。

此外，Anderson 等分析[14]表明“与安慰剂组相比，雌激素组乳腺癌特异性死亡率降低（HR=0.62，95%CI 0.39 ～ 0.97，P=0.04）”，并且“雌激素组中乳腺癌发病率降低（HR=0.37，95%CI 0.13 ～ 0.91，P=0.03）”。

在雌激素组的全因死亡率和乳腺癌特异性死亡率都显著性降低——这一结论也证实了 2006 年观察结果[15]，对于既往无良性乳腺疾病和（或）无一级亲属乳腺癌家族史试验组，乳腺癌发病率显著性降低，"干预"试验具有统计学意义（既往无乳腺良性疾病史 P=0.01，无家族史 P=0.02）（表 25–2）。

Manson 等于 2013 年发表的结果[2]将 HRT 2 分为干预阶段、观察阶段和随访阶段。雌激素组乳腺癌发病率降低仍具有统计学意义（HR=0.79，95%CI 0.65 ～ 0.97）。第 26 章的第 2 节讨论了次要观察结果，包括心肌梗死、卒中和总全因死亡率，尤其在 50—59 岁女性的心脏事件和全因死亡率显著性降低。

直到 2009 年，一直未强调单独使用雌激素降低乳腺癌率的临床意义，HRT 2 的数据补充了Ⅳ期乳腺癌患者对雌激素的反应率为 25% ～ 30%[15–18]。这个结果也在 20 世纪 70 年代[19]通过雌激素体外实验进行证实，体外实验结果显示：雌激素抑制乳腺癌细胞生长，最新 HRT 2 的结果显示，雌激素影响乳腺癌细胞或干细胞的凋亡[19–21]。然而，WHI 仍限制了大多数出版物报道雌激素降低 21% ～ 43% 的乳腺癌发病率，反复出版的结论为"雌激素似乎不会增加乳腺癌的发病率"。

在 2009—2012 年间，Ragaz 等回顾分析了 2004—2006 年间的所有 HRT 试验结果[4, 22, 23]，得出一个不同的结论：雌激素的主要获益，与既往无良性乳腺疾病和（或）既往无家族史的患者相关，乳腺癌发病率降低 32% ～ 43%（表 25–2）。因此，根据这些结果，2010 年不列颠哥伦比亚省团队根据这些结果阐明了"雌激素在乳腺癌发生中的双重作用"，即"外源性雌激素对乳腺癌有预防作用，而内源性雌激素仍具有致癌性"，因而"可使用外源性雌激素进行化学预防"[4]。

因为指南并未进行修改，所以大多数临床医生不知道这些 HRT 结论与 2010 年"外源性与内源性雌激素概念"的结论。为什么没有对这些结果进行宣传，为什么只有少数医疗机构知道这些新的雌激素乳腺癌的发展？

有一种可能性是 WHI 小组尚未充完全公布 HRT 试验数据，因为 2002—2004 年 HRT 1 的不良事件的大量负面报道，限制了 HRT 试验数据的公布。并且很难解释 HRT 2 中单独使用雌激素的获益。另一个可能性是数据急剧变化带来的高度不安全感。与方法论相关的问题将在下文进行阐述。

六、WHI 试验的方法论

本综述的 HRT 结论显示，2016 年的结论比 2004 年更有积极意义。一方面，基于雌激素的 HRT 试验的成本与效益比下降，并减少了年轻女性的全因死亡率。另一方面，这些结论与潜在雌激素的一级预防密切相关。

然而，还有许多问题亟待解决，尤其是为什么在 HRT 2 中的获益与 HRT 1 报道的危害差异如此之大？因此，让我们仔细地研究造成这些差异的可能原因。

1. Provera —— 一个新的致癌物质或方法论？

WHI 试验的高质量设计和执行使 2002 年发布的 HRT 1 中的数据获得了认可，所有试验都是由整个 WHI 认可的优秀统计学团队设计出的。在 2002 年第一次出版 HRT 1 的结论时，得到了主流媒体的巨大帮助。

结论显示，与安慰剂相比，雌激素 + 孕激素组存在一系列超出预期的实质性危害。整个北美和欧洲的医疗机构迅速接受了这个结论。

因此，2002 年之后北美和欧洲的激素替代处方减少了 70%，直到 2004 年单独雌激素试验才作为一项双盲随机试验继续进行。

然而在随访中，对 HRT 1 试验中雌激素 + 孕激素组提出了方法学问题，但 2002 年之后，医学、政治和社会对此试验的审判已经影响了医生和社会女性的思想。由于 HRT 1 结论的负面宣传，出现了人类医学史上最大规模的指导方针改变：超过 60% 的激素替代处方的已经终止。

2. 方法 1——甲羟孕酮的影响

第一个值得研究的问题是甲羟孕酮。在 HRT 1 雌激素 + 孕激素试验中，孕激素添加到雌激素中会降低单独使用雌激素的获益吗？数据结果表明，在 HRT 试验中单独雌激素所致的乳腺癌发病率降低了 23% ～ 43%（HR=0.77 ～ 0.57），与雌激素 + 孕激素组的乳腺癌发病率增加 25% ～ 28%（HR=1.25 ～ 1.28）形成鲜明对比。然后，单独使用雌激素试验还得出其他结论，即年轻女性心肌梗死减少 40%。因此，问题可能出现在甲羟孕酮而不是“雌激素”，所以孕激素才是产生危害的主要原因吗？甲羟孕酮基本上消除了雌激素相关的乳腺癌和（或）心脏病的获益吗？

一些研究表明，与其他植物的黄体酮相比，Provera 可能具有致炎和（或）致癌特性 [24, 25]。此外，MCF-7 试验所示，甲羟孕酮在刺激乳腺癌细胞增殖中起重要作用。Neubauer 等的研究表明，甲羟孕酮，而非雌二醇，刺激人乳腺癌细胞的生长 [26]，细胞暴露于甲羟孕酮，随后增加黄体酮受体的数量，黄体酮受体后来被证明与雌二醇介导的细胞分裂增强有关 [26]。

此外，Gurney 和 Nachtigal 的研究表明 [27]，天然的和合成的雌激素会增强胰岛素对葡萄糖的反应，即外周胰岛素对葡萄糖水平升高的敏感性增加，这也是乳腺癌发病率下降的原因 [28]。相反，向雌激素中添加孕激素会增加外周胰岛素抵抗和提高胰岛素水平，相关的胰岛素生长因子（IGFs）增加，导致代谢综合征从而使乳腺癌发病率增加 [29–32]。

因此，甲羟孕酮的不良影响可以解释雌激素 + 孕激素与单独雌激素的相反结果。

另一个可能导致两个 HRT 试验差异的原因是 HRT 1 的超高揭盲率。

3. 方法学 2——揭盲的影响

HRT 1 试验符合所有双盲随机研究的标准。但 Shapiro 等的综述 [11] 中指出，在试验开始阶段，许多妇女出现雌激素替代相关的阴道出血和（或）乳房胀痛和（或）肿块。雌激素 + 孕激素组更需要关注这些症状，在 2 ～ 3 年内，根据实际记录，超过 40% 的雌激素 + 孕激素参与者必须作为非盲参与者分配到试验治疗 [6, 11]。

此外，已有 335 名（3.7%）女性从一开始就已经是非盲状态，共计 44.4% 的揭盲率，而安慰剂组的揭盲率为 6.4%。相比之下，HRT 2（单独雌激素与安慰剂）的揭盲率低于 2%[11]。

告知参与者密切关注上述症状是不可避免的，并且在伦理上是被认可的。这个揭盲率在不知不觉中将 HRT 1 从双盲随机研究转变为观察性研究。

七、对结果的影响

HRT 1 数据显示：雌激素 + 孕激素组比安慰剂组进行筛查性乳房 X 线检查的比例更高 [11, 13]，试验医生对试验组进行更积极的筛查 [33]，而且放射线技师也会更加警惕地解释这些问题。这些可能产生虚高的乳腺癌发病率——任何乳房 X 线筛查人群和大多数观察性研究典型的“导向性偏倚” [11, 33] 。

由于上述所有原因，HRT 1 的结果是由于这种方法学偏倚而不是激素替代的实际因果关系。因此，这一结果为本次综述中出现的第二个重要结论奠定了基础：尽管在分配给试验组的女性中检测到较高的乳腺癌率，但雌激素 + 孕激素不一定是乳腺癌“致癌因子”。

结论

在过去的几十年中，临床医疗实践由于不同 HRT 试验结论在 20 世纪 60 年代和 21 世纪初之间存在大幅波动。

本章清楚地说明仅基于雌激素的激素替代可以治疗更年期症状和（或）预防心脏病、骨折，也可能降低乳腺癌发病率。

基础科学将进一步探讨仅基于雌激素的激素替代降低乳腺癌发病率中雌激素的作用模式。然而，在公共卫生和预防领域，临床决策者的观点特别引人注目——基于单独使用雌激素的 HRT 试验数据是真实可信的，根据合理推论，在年轻（＜ 60 岁）的绝经后女性开始使用雌激素替代治疗，则可以避免每年数千人死亡[5]。

我们希望在第 25 章和第 26 章中对 HRT 试验结论达成重要共识。然而，一部分人则认为，WHI 需要更加自信地宣传这些结论，因为仅基于雌激素的 HRT 中获益远远超过预期。

推荐阅读

[1] LaCroix AZ, Chlebowski RT, Manson JE, et al. Health outcomes after stopping conjugated equine estrogens among postmenopausal women with prior hysterectomy: a randomized controlled trial. JAMA. 2011;305:1305–14.

[2] Manson JE, Chlebowski RT, Stefanick ML, et al. Menopausal hormone therapy and health outcomes during the intervention and extended poststopping phases of the women's health initiative randomized trials. JAMA. 2013;310:1353–68.

[3] Chlebowski RT, Rohan TE, Manson JE, et al. Breast cancer after use of estrogen plus progestin and estrogen alone: analyses of data from 2 women's health initiative randomized clinical trials. JAMA Oncol. 2015;1:296–305.

[4] Ragaz J, Wilson K, Muraca G, Budlovsky J, Froehlich J. Dual estrogen effects on breast cancer: endogenous estrogen stimulates, exogenous estrogen protects. Further investigation of estrogen chemoprevention is warranted. Cancer Res. 2010;70.

[5] Sarrel PM, Njike VY, Vinante V, Katz DL. The mortality toll of estrogen avoidance: an analysis of excess deaths among hysterectomized women aged 50 to 59 years. Am J Public Health. 2013;103:1583–8.

[6] Rossouw JE, Anderson GL, Prentice RL, et al. Risks and benefits of estrogen plus progestin in healthy postmenopausal women: principal results From the women's health initiative randomized controlled trial. JAMA. 2002;288:321–33.

[7] Anderson GL, Limacher M, Assaf AR, et al. Effects of conjugated equine estrogen in postmenopausal women with hysterectomy: the women's health initiative randomized controlled trial. JAMA. 2004;291:1701–12.

[8] Grady D, Rubin SM, Petitti DB, et al. Hormone therapy to prevent disease and prolong life in postmenopausal women [see comments]. Ann Intern Med. 1992;117:1016–37.

[9] Ragaz J, Coldman AJ. Age-matched all-cause mortality impact of hormone replacement therapy: applicability to breast cancer survivors. Breast Cancer Res Treat. 1999; 57:30.

[10] Grodstein F, Stampfer MJ, Colditz GA, et al. Postmenopausal hormone therapy and mortality. N Engl J Med. 1997;336: 1769–75.

[11] Shapiro S, Farmer RD, Mueck AO, Seaman H, Stevenson JC. Does hormone replacement therapy cause breast cancer? An application of causal principles to three studies: part 2. The women's health initiative: estrogen plus progestogen. J Fam Plann Reprod Health Care. 2011;37:165–72.

[12] Stefanick ML, Anderson GL, Margolis KL, et al. Effects of conjugated equine estrogens on breast cancer and mammography screening in postmenopausal women with hysterectomy. JAMA. 2006;295:1647–57.

[13] Chlebowski RT, Anderson GL. Changing concepts: menopausal hormone therapy and breast cancer. J Natl Cancer Inst. 2012;104:517–27.

[14] Anderson GL, Chlebowski RT, Aragaki AK, et al. Conjugated equine oestrogen and breast cancer incidence and mortality in postmenopausal women with hysterectomy: extended follow-up of the women's health initiative

randomised placebo-controlled trial. Lancet Oncol. 2012;13:476–86.
[15] Haddow A, David A. Karnofsky memorial lecture. Thoughts on chemical therapy. Cancer. 1970;26:737–54.
[16] Boyer MJ, Tattersall MH. Diethylstilbestrol revisited in advanced breast cancer management. Med Pediatr Oncol. 1990;18:317–20.
[17] Ingle JN, Ahmann DL, Green SJ, et al. Randomized clinical trial of diethylstilbestrol versus tamoxifen in postmenopausal women with advanced breast cancer. N Engl J Med. 1981;304:16–21.
[18] Peethambaram PP, Ingle JN, Suman VJ, Hartmann LC, Loprinzi CL. Randomized trial of diethylstilbestrol vs. tamoxifen in postmenopausal women with metastatic breast cancer. An updated analysis. Breast Cancer Res Treat. 1999;54:117–22.
[19] Song RX, Mor G, Naftolin F, et al. Effect of long-term estrogen deprivation on apoptotic responses of breast cancer cells to 17beta-estradiol. J Natl Cancer Inst. 2001; 93:1714–23.
[20] Lewis-Wambi JS, Jordan VC. Estrogen regulation of apoptosis: how can one hormone stimulate and inhibit? Breast Cancer Res: BCR. 2009;11:206.
[21] Simoes BM, Piva M, Iriondo O, et al. Effects of estrogen on the proportion of stem cells in the breast. Breast Cancer Res Treat. 2011;129:23–35.
[22] Ragaz J, Le N, Budlovsky J, Spinelli J. Protective effect of estrogen (E2) and increased risk of E2 plus progestin (Prog) on breast cancer (BrCa). The 2009 review of the Women's Health Initiative (WHI) hormone replacement therapy (HRT) published trials. Cancer Res. 2009;2009:69.
[23] Ragaz J, Wilson K, Shakeraneh J, Budlovsky J. Estrogen and avoidance of invasive breast cancer, coronary heart disease and all-cause mortality. Public health impact of estrogen guidelines for women entering menopause. Cancer Res. 2012;P4-13-04.
[24] Campagnoli C, Biglia N, Cantamessa C, Lesca L, Sismondi P. HRT and breast cancer risk: a clue for interpreting the available data. Maturitas. 1999;33:185–90.
[25] Heald A, Selby PL, White A, Gibson JM. Progestins abrogate estrogen-induced changes in the insulin-like growth factor axis. Am J Obstet Gynecol. 2000;183: 593–600.
[26] Neubauer H, Yang Y, Seeger H, et al. The presence of a membrane-bound progesterone receptor sensitizes the estradiol-induced effect on the proliferation of human breast cancer cells. Menopause (New York, NY) 2011;18: 845–50.
[27] Gurney EP, Nachtigall MJ, Nachtigall LE, Naftolin F. The Women's Health Initiative trial and related studies: 10 years later: a clinician's view. J Steroid Biochem Mol Biol. 2014;142:4–11.
[28] Suba Z. Interplay between insulin resistance and estrogen deficiency as co- activators in carcinogenesis. Pathol Oncol Res. 2012;18:123–33.
[29] Godsland IF, Gangar K, Walton C, et al. Insulin resistance, secretion, and elimination in postmenopausal women receiving oral or transdermal hormone replacement therapy. Metab Clin Exp. 1993;42:846–53.
[30] Rushakoff RJ, Kalkhoff RK. Effects of pregnancy and sex steroid administration on skeletal muscle metabolism in the rat. Diabetes. 1981;30:545–50.
[31] Pollak M. Insulin and insulin-like growth factor signalling in neoplasia. Nat Rev Cancer. 2008;8:915–28.
[32] Goodwin PJ, Ennis M, Pritchard KI, et al. Fasting insulin and outcome in early-stage breast cancer: results of a prospective cohort study. J Clin Oncol (Official Journal of the American Society of Clinical Oncology). 2002;20: 42–51.
[33] Banks E, Beral V, Cameron R, et al. Comparison of various characteristics of women who do and do not attend for breast cancer screening. Breast Cancer Res: BCR. 2002;4:R1.

第 26 章 雌激素和心脏事件与全因死亡率：一个重要的综述

Estrogen and Cardiac Events with all-cause Mortality: A Critical Review

Joseph Ragaz，Shayan Shakeraneh 著
史 薇 译

2002 年发表的 HRT 1 结论显示，50—79 岁雌激素 + 孕激素组的心脏事件（包括心肌梗死和心源性死亡）显著性增加 29%，在随访中，心脏事件仅在 70—79 岁年龄组中有显著性增加（HR=1.34，95%CI 1.05 ～ 1.72）[1, 2]（表 26–1）。

然而，HRT 2 的单独雌激素组的心脏事件结论完全不同（表 26–1）。在 2004 年首次报道中，所有年龄段的心脏事件减少 9%[3]，各年龄组之间存在显著性差异：在 50—59 岁亚组中心肌梗死发病率降低 40%，＞ 60 岁亚组中降幅很小。

因此，HRT 试验结果相对于其他激素替代临床研究提出了几个关键问题：

1. HRT 试验是否应考虑到原发性冠心病和心肌梗死预防的公共卫生指南，尤其是雌激素替代的获益，即乳腺癌和骨折发病率降低，提高生活质量，不增加卒中和静脉血栓形成风险。

2. HRT 试验结果（不一定适用其他激素替代治疗研究）表明，其心脏获益仅限于单独雌激素组，加孕激素（如甲羟孕酮）则降低雌激素的心脏益处；另外，HRT 1 与其他临床试验之间存在差异，甲羟孕酮抵消了雌激素相关的心脏获益，但在其他临床试验中，未见到相关的报道。

3. 最后，HRT 的心脏获益仅限于年轻女性，证实了“雌激素计时假说”：在动脉粥样硬化之前使用雌激素才有心脏获益，这需要进一步的研究。

我们先回顾 20 世纪 90 年代和 21 世纪初 HRT 相关的心脏事件结局的流行病学证据，包括雌激素在心血管系统的作用机制，为何导致动脉粥样硬化，其中大多数机制也支持“雌激素计时假说”。在本综述的最后部分，我们将讨论替勃龙和巴多昔芬等激素替代治疗在绝经后妇女中的应用，以及简要介绍临床试验中涉及的 BRCA 基因突变的高风险人群。

一、心脏事件与雌激素计时假说

观察性临床试验结果表明：雌激素减少心血管疾病，尤其是心脏事件的发生。早在 1992 年，Grady 等研究表明：HRT 的全因死亡率降低与心脏事件的减少有关[4]，Ragaz 和 Coldman 在 1998 年的研究表明，雌激素替代导致心脏病死亡率降低[5]。

在 WHI 之前，最大的观察性研究之一是北美护士健康研究，1976—1996 年，随访分析了 70 533 名使用激素替代治疗的绝经后妇女。将激素替代治疗组与未使用激素替代治疗的人群进行匹配和比较[6, 7]。首先，在使用雌激素（结合雌激素，与 WHI 试验中使用相同剂量）试验组中，冠状动脉事件显著性降低 39%（HR=0.61，95%CI 0.52 ～ 0.71）。使用一半剂量的倍美力，即每天 0.3mg（HR=0.58，95%CI 0.37 ～ 0.92）与每天 0.625mg 的作用（HR=0.54，95%CI 0.44 ～ 0.67）相似。

通过长期随访，可以从心脏事件看出更年期的年龄和（或）时间的重要性[8]。与未使用雌激素替代者相比，使用雌激素替代者（仅限于绝经期）冠心病事件降低 28% ～ 34%（单独雌激素：HR=0.66，95%CI 0.54 ～ 0.80；雌激素 + 孕激素：HR=0.72，95%CI 0.56 ～ 0.92）。绝经后激素替代治疗＞ 10 年的女性没有更明显的获益（单独雌激素，HR=0.87，95%CI 0.69 ～ 1.10；雌激素 + 孕激素 HR=0.90，95%CI 0.62 ～ 1.29）[8]。

2004 年，Salpeter 等的 Meta 分析研究了年龄因素与激素替代治疗特异性死亡率的关系[9]。作者对 MEDLINE、CINAHL 和 EMBASE 数据库进行了全面检索，选取自 1966—2002 年 9 月的随机对照激素替代临床试验。分析结果表明，激素替代开始的年龄＜ 60 岁和＞ 60 岁的全因死亡率，心血管疾病特异性死亡率和癌症特异性死亡率是有区别的。虽然来自 30 项试验的所有 26 708 名参与者的汇总数据分析显示：激素替代并没有降低全因死亡率，但年龄＜ 60 岁（HR=0.68，95%CI 0.48 ～ 0.96）亚组的全因死亡率显著性降低，而年龄＞ 60 岁亚组无差异（HR=1.03，95%CI 0.90 ～ 1.18）。与全因死亡率相似，冠心病特异性死亡率也与激素替代开始的年龄相关[10]，结论证实激素替代仅在年轻的绝经后女性中显著降低心血管事件（年龄＜ 60 岁 vs ＞ 60 岁，HR=0.68，95%CI 0.48 ～ 0.96；HR=1.03，95%CI 0.91 ～ 1.16）。

ELITE 试验是通过早期和晚期干预来验证“雌激素计时假说”的最新前瞻性研究之一[11, 12]。在这项研究中，共有 643 名绝经后妇女根据绝经后的时间（＜ 10 年或≥ 10 年）进行分组，随机分配接受口服 17β- 雌二醇加黄体酮阴道凝胶（HRT）或安慰剂（有子宫的女性加用序贯安慰剂阴道凝胶）。主要研究终点是颈动脉内膜中层厚度（carotid intima-media thickness，CIMT）变化，次要研究终点是通过心脏 CT 扫描评估冠状动脉粥样硬化情况。

中位随访 5 年后，对照组 CIMT 增加的厚度是 HRT 组的 2 倍（对照组增加 0.0078mm / 年 vs HRT 组增加 0.0044mm / 年，P=0.008）。相比之下，在绝经 10 年以上的两组中，对照组和 HRT 组的 CIMT 进展率相似（分别为 0.0088mm / 年和 0.0100mm / 年，P=0.29）。

丹麦骨质疏松症预防研究（DOPS）[13]也是一项前瞻性随机试验，共入组 1006 名绝经后妇女，这些妇女［平均 50 岁（45—58 岁）］比其他 HRT 试验年轻得多。入组者随机分为口服 17β- 雌二醇序贯醋酸炔诺酮（HRT）或对照组。在治疗 10 年后，对这些妇女进行了 6 年的随访。HRT 组比对照组的总心脏事件（心肌梗死或心力衰竭）显著性降低 52%（HR=0.48，95%CI 0.27 ～ 0.89）。此外，心血管病特异性死亡率显著性降低 43%（HR=0.57，95%CI 0.30 ～ 1.08）。经过 16 年的研究表明，HRT 组的心脏事件和全因死亡率比对照组降低近 40%，乳腺癌、卒中或静脉血栓发病率无显著性增加。虽然这项试验未包含年龄较大的亚组，但其心脏获益证明了激素替代在年轻的绝经后妇女的心脏事件一级预防具有很大的潜力。总激素替代治疗时间为 10 年，比大多数激素替代治疗研究要长得多；激素替代治疗试剂的实际选择；试验人群的年龄偏小，这些因素都有可能影响这个试验结论，有待进一步的试验证实。

二、激素替代的决策与心脏预后

HRT 2（单独雌激素）与 HRT 1（雌激素 + 孕激素）相比有明显的心脏获益优势，表明可能是单一药物的作用，尤其是单用雌激素的获益，加用孕激素则抵消了获益。

芬兰的一项观察性研究中从 1994—2009 年共入组 498 105 名女性，设计了 6 个雌激素与各种孕激素组合的试验组，即单独雌二醇激素替代，雌二醇加上 5 种不同类型的孕激素（甲羟孕酮、醋酸炔诺酮、双氢睾酮、其他孕激素或替勃龙）。以研究激素替代开始时间与心脏获益的相关性[14]。研究结果表明，HRT 中的心血管病特异性死亡率与年龄相关，在年轻时开始激素替代将获得更好的预后（年龄＜ 60 岁 vs ＞ 60 岁，心血管病特异性死亡率：HR=0.53，95%CI 0.47 ～ 0.59；HR=0.76，95%CI 0.71 ～ 0.82）。雌激素与不同孕激素药物的亚组分析显示，任何激素替代组合都有心脏获益。年龄＜ 60 岁雌激素 + 替勃龙的心脏事件减少 77%（HR=0.23，95%CI 0.17 ～ 0.31），与对照组相比，所有雌激素 + 孕激素组均有相似幅度的心脏事件显著性减少。另外，心脏获益在 HRT 1 试验（雌激素 + 孕激素）与 2 试验（单用雌激素）之间无显著性差异，这个试验也证明单独雌二醇与雌二醇 + 甲羟孕酮组之间无显著性差异（HR=0.44，95%CI 0.42 ～ 0.46；HR=0.46，95%CI 0.43 ～ 0.49）。然而在芬兰的研究中，雌激素是酯化口服雌二醇，这种酯化口服雌二醇与孕激素组合的心脏获益比 WHI 或 HERS 试验中结合雌激素 + 孕激素组更好、更安全。

那么，如何针对个体选择雌激素替代治疗[15]。2004 年，Smith 等评估了 HRT（包括酯化口服雌二醇与结合雌激素）的静脉血栓形成的风险。与对照组相比，酯化口服雌二醇组静脉血栓形成发病率无显著性增加（HR=0.92，95%CI 0.69 ～ 1.22）。结合雌激素组静脉血栓形成发病率显著性增加（HR=1.65，95%CI 1.24 ～ 2.19）。结合雌激素组的静脉血栓形成发病率明显高于酯化口服雌二醇组（HR=1.78，95%CI 1.11 ～ 2.84）。与单独雌激素组相比，雌激素 + 孕激素组静脉血栓形成发病率增加（HR=1.60，95%CI 1.13 ～ 2.26）。

2014 年，该研究[16]更新了 384 名结合雌激素和酯化口服雌二醇的 30—79 岁绝经后妇女的心肌梗死和脑卒中事件结果。与酯化口服雌二醇组相比，结合雌激素组静脉血栓形成发病率增加（HR=2.08，95%CI 1.02 ～ 4.27，P=0.045）和心肌梗死发病率增加（HR=1.87，95%CI 0.91 ～ 3.84，P=0.09），但脑卒中风险未增加（HR=1.13，95%CI 0.55 ～ 2.31，P=0.74）。在 140 名对照组中，结合雌激素组与酯化口服雌二醇组相比，具有更高（内源性）凝血酶潜能的标准化活化蛋白 C 敏感性比率（P ＜ 0.001），表明具有更强的凝血倾向。因此，概括地说，他们 2004 年的研究确定了在 WHI 试验中使用的结合雌激素，而不是酯化口服雌二醇，具有更高的静脉血栓形成风险，WHI 试验 1 与试验 2 的对比黄体酮也可能增加这个风险[15]。他们于 2014 年更新证实了最初的观察结果，结合雌激素组与心肌梗死的高风险相关，并且生物学数据支持结合雌激素和酯化口服雌二醇之间的凝血效应不同[16]。

Shufelt 等的 WHI 观察性研究入组年龄在 50—79 岁共 93 676 名激素替代治疗者[17]。其中口服雌二醇组的脑卒中发病率比结合雌激素组低（HR=0.64，95%CI 0.40 ～ 1.02），与结合雌激素相比，经皮雌二醇组的心血管病和脑卒中发病率也降低（HR=0.63，95%CI 0.37 ～ 1.06）。

三、HRT 试验和心脏事件

HRT 2 试验结论显示雌激素的心脏获益[18, 19]，因为未曾公布年龄亚组分析结论，所以激素替代开始年龄的影响不完全清楚。因此，Barret-Connors[20] 在时间假设上进行了拓展，“时间假设是合理的，但在亚组分析中显示，更年期后的亚组中年龄无明显相关性。”

2007 年，Manson 等首次发表 HRT 2 中冠状动脉钙（CAC）测量结果，证实 CAC 仅年龄在 50—59 岁年轻的绝经后女性中减少了 40%，在年龄较大绝经后女性中并无减少[18]。2007 年联合分析 HRT 1 和 2 共 27 347 名年龄 50—79 岁的参与者，以探索激素替代和年龄相互作用。对于激素替代开始时间在更年期后 10 年以内的女性，心血管病发病率降低 24%（HR=0.76，95%CI 0.50 ～ 1.16）；对激素替代开始时间在更年期后 10 ～ 19 年的人，HR 为 1.10（95%CI 0.84 ～ 1.45）；对于激素替代开始时间在更年期后＞ 20 年，HR 为 1.28（95%CI 1.03 ～ 1.58，*P*=0.02）。然而，即使去除了年龄因素的影响，雌激素 + 孕激素组和单用雌激素组中，年龄＜ 60 岁的心脏获益显著性低于 HRT 2 的单用雌激素组心脏获益（HR=0.54），见下文。

La Croix 等在 2011 年报道了单用雌激素组与对照组的心脏事件分析[21]，根据年龄分组（50—59 岁、60—69 岁、70—79 岁，见表 26-1 ～表 26-3）。结果显示 50—59 岁激素替代组的心血管获益更明显，心肌梗死发病率显著性降低 46%（HR=0.54，95%CI 0.34 ～ 0.86）。但脑卒中和静脉血栓发病率几乎没有变化（HR=1.09，95%CI 0.65 ～ 1.83）[21]（表 26-2）和（HR=0.71，95%CI 0.40 ～ 1.26）。

在 50—59 岁激素替代组的全因死亡率降低 27%（HR=0.73，95%CI 0.53 ～ 1.00）。在年龄＞ 60 岁的女性中无雌激素相关获益（相互作用试验对比，心肌梗死：*P*=0.007；全因死亡率：*P*=0.04）（表 26-1 和表 26-3）。在 2011 年的分析中，所有参与者的骨折发病率也持续降低，对于 70—79 岁年龄段（HR=0.62）女性的保护趋势更加明显（60—69 岁的 HR 为 0.33）。另外，如第 23 章所述，年龄＜ 60 岁女性的雌激素获益通过降低了乳腺癌发病率和死亡率，从而降低了全因死亡率。

2011 年单用雌激素组的数据在 Manson 等[2] 的 2013 年 WHI 更新中得到了证实。年龄＜ 60 岁的年轻女性心脏病发病率显著性降低 40%，而老年女性则不然（*P*=0.007）（表 26-1）。

Bassuk 和 Manson 的最终 WHI 总结[16, 22] 提出“……激素替代启动时间将影响激素替代与冠状动脉风险之间的关系 ……”，并且“雌激素替代如果在更年期早期开始，可能对心脏有益，但如果在更年期晚期开始，可能无心脏获益”。

表 26-1 WHI 激素替代试验：心肌梗死

年龄（岁）	雌激素 + 孕激素组 *（8506，%）	对照组 *（8102，%）	差异值 N/100 000	HR	95% 置信区间	*P* 值 /* 各年龄组之间
HRT 1：引自 Manson 等 [2]						
50—79	0.39	0.34	+50	1.15	0.99 ～ 1.34	
50—59	0.21	0.17	+40	1.25	0.88 ～ 1.76	
60—69	0.36	0.36	0	0.99	0.80 ～ 1.24	*0.46
70—79	0.76	0.57	+190	1.34	1.05 ～ 1.72	
HRT 2：依据 La Croix 等 [21]						
50—79	0.46	0.45	+10	1.01	0.85 ～ 1.20	
50—59	0.15	0.27	-120	0.54	0.34 ～ 0.86	
60—69	0.51	0.48	+30	1.05	0.82 ～ 1.35	*0.007
70—79	0.82	0.66	+160	1.23	0.92 ～ 1.65	

*. 累计年发病率（%）

表 26-2 WHI 激素替代试验：脑卒中

年龄（岁）	雌激素 + 孕激素组 *（8506，%）	安慰剂组 *（8102，%）	差异值 N/100 000	HR	95% 置信区间	*P* 值 /* 各年龄组之间
HRT 1：引自 Manson 等 [2]						
50—79	0.37	0.32	+50	1.16	1.00 ～ 1.35	
50—59	0.15	0.10	+40	1.37	0.89 ～ 2.11	
60—69	0.36	0.32	+50	1.16	0.92 ～ 1.45	*0.40
70—79	0.79	0.72	+80	1.10	0.87 ～ 1.38	
HRT 2：引自 La Croix[21]						
50—79	0.42	0.36	+60	1.19	0.98 ～ 1.43	
50—59	0.16	0.15	-10	1.09	0.65 ～ 1.83	
60—69	0.46	0.36	+100	1.27	0.97 ～ 1.67	0.87
70—79	0.74	0.66	+80	1.13	0.84 ～ 1.53	

*. 累计年发病率（%）

表 26-3 WHI 激素替代试验：全因死亡率

年龄（岁）	雌激素＋孕激素组 *（8506，%）	安慰剂组 *（8102，%）	差异值 N/100 000	HR	95% 置信区间	*P* 值 /* 各年龄组之间
HRT 1：引自 Manson 等 [2]						
50—79	0.98	0.99	-10	0.99	0.91 ～ 1.08	
50—59	0.39	0.44	-50	0.88	0.7 ～ 1.11	
60—69	0.07	0.97	-10	0.99	0.87 ～ 1.13	0.23
70—79	2.07	1.97	+90	1．04	0.91 ～ 1.20	
HRT 2：引自 La Croix[21]						
50—79	1.02	1.00	-20	1.02	0.91 ～ 1.15	
50—59	0.35	0.48	-130	0.73	0.53 ～ 1.00	
60—69	1.00	0.96	+40	1.04	0.88 ～ 1.24	0.04
70—79	2.02	1.83	+190	1.12	0.94 ～ 1.33	

*. 累计年发病率（%）

四、心脏事件中雌激素的生化作用

由于雌激素的心脏获益仅限于年轻绝经后妇女，因此需要对雌激素的生化作用及其对年轻女性心脏的影响机制进行深入的探索 [18, 23-26]。

Saltpetre 等的 Meta 分析对这些问题进行了全面的分析。重点分析雌激素与冠心病临床和生化指标的关系 [9]。在既往无糖尿病的女性中，激素替代不仅减少了腹部脂肪，还降低了糖尿病发病率（HR=0.70，95%CI 0.60 ～ 0.90）；在既往有糖尿病的女性中，激素替代持续且显著性降低空腹血糖，降低所有增加心脏动脉粥样硬化的标志物，包括低密度 / 高密度脂蛋白胆固醇比（–15.7%）、脂蛋白（a）（– 25.0%）和纤溶酶原激活物抑制药 1（–25.1%）[9]。

Bray 等的 WHI 研究 [23] 报道雌激素仅在低密度 / 高密度脂蛋白胆固醇比＜ 2.5 的低风险女性中，雌激素使冠心病事件减少 40%，而在低密度 / 高密度脂蛋白胆固醇比＞ 2.5 的高风险女性中，雌激素使冠心病事件增加 73%（P=0.002）[23]。在年龄亚组分析中，不论低密度 / 高密度脂蛋白胆固醇比例如何，50—59 岁雌激素的冠心病发病率降低 40% 以上，而老年女性并无获益 [23]。

另一项研究 Manson 等的 WHI 探索性研究进一步确认了“雌激素计时假说”，该研究显示，雌激素仅降低年龄 50—59 岁女性冠状动脉钙化积聚 [18]。

Mendelssohn 等 [25] 报道了测量不同生物标志物的类似结论。雌激素增强一氧化氮合成与冠状动脉血管舒张，减少炎症细胞黏附，从而减慢动脉粥样硬化斑块形成，但仅限于动脉相对健康的女性。在已形成动脉粥样硬化斑块的女性中并无获益 [25]。

Kronos 随机对照研究（KEEPS）共纳入 734 名女性，通过测量颈动脉内膜厚度的差异来评估动脉粥样硬化进展速度，结果表明年轻绝经后妇女雌激素替代的心脏获益 [26]。虽然年轻女性的动脉粥样硬化进展速度很小，但雌激素组中冠状动脉钙化少于安慰剂组。此外，在口服雌二醇组，提示冠状动脉疾病的生化标志物水平都有所增加，包括低密度脂蛋白显著性减少，高密度脂蛋白胆固醇增加，三酰甘油和 C 反应蛋白水平显著降低。此外，使用经皮雌二醇时胰岛素抵抗也有显著改善 [26]。

总之，这些数据都为雌激素的心脏获益提供了强而有力的证据，尤其是“雌激素时间假说”。以上数据也可以解释 1998 年 HERS 研究显示激素替代对既往有心脏病或心绞痛患者冠心病发病率并无影响，即在激素替代开始前已经形成动脉粥样硬化斑块的女性并无心脏获益 [27]。

这些数据还证实了“雌激素计时假说”的扩展概念：较大年龄女性与其相应心血管病理变化将降低雌激素的心脏获益。具有不利脂蛋白比例的高风险女性（即病理性心脏血管变化）将降低老年女性的雌激素心脏获益。总结，较大年龄与已形成心血管病理的两个亚组并无雌激素心脏获益。

虽然其他研究也证实了雌激素对年轻女性的心脏获益 [11, 28, 29]，但目前尚未解决的问题是年轻时开始使用雌激素的女性的长期心脏和心血管系统结果。在＜ 60 岁和＞ 70 岁（或＞ 80 岁）女性中，也具有明显的雌激素心脏获益，并且比从年龄＜ 60 岁开始持续雌激素替代 5 ～ 7 年的获益更大，如 WHI 激素替代研究。以上讨论的丹麦研究表明，平均 10 年雌激素替代时间比更久的激素替代时间的心脏获益更大 [13]。

今后的前瞻性随机试验设计的雌激素替代时间获得的结论或许可以提供更准确的答案，但迄今为止从心脏获益的角度来看，20 世纪 60 和 70 年代已经在 60 岁时开始使用雌激素的女性是安全的，并且可能比在激素替代试验 2 中相似雌激素摄入量的年轻女性具有更大的心脏获益（即激素替代 5 年以上）。

如何制定理想的激素替代方案，上述综述提供了雌激素保护性心脏作用的证据等级 1，口服雌二醇比结合雌激素具有更好的心脏益处。关于激素替代持续时间的结论需要在今后的试验中进行进一步验证。

五、激素替代的最新发展

（一）替勃龙和巴多昔芬，以及如何处理 BRCA 1 和 2 突变

除了雌激素和（或）孕激素为基础的激素替代之外，还有哪些药物可用于更年期女性，以及如何处理高风险女性，例如 BRCA 1 或 2 基因突变的女性？替勃龙和巴多昔芬给我们带来了希望，有一项关于 BRCA 携带者的研究表明，这两种药物对卵巢切除术后的绝经前妇女有益处。

（二）替勃龙

替勃龙是一种源自墨西哥山药的类固醇激素，在 20 世纪 80 年代后期被用于治疗更年期。除美国之外，它在世界上大多数地区都很常见。替勃龙及其代谢产物具有雌激素、孕激素和弱雄激素作用 [30, 31]。

研究数据显示替勃龙的组织选择性，原因是其代谢物在不同靶组织中表现出不同激素活性。选择

性雌激素受体调节剂，如他莫昔芬通过调节 ER 产生组织选择性。而替勃龙被描述为“选择性组织雌激素活性调节剂”，也被称为“选择性雌激素酶调节剂”。

替勃龙在不同组织中具有选择性雌激素作用，如骨密度增加，但无致乳腺癌作用，有一些证据表明乳腺癌发病率降低。替勃龙在大脑中具有类似雌激素的作用，可预防更年期相关的潮热。此外，由于其雄激素作用，有绝经后症状的妇女的能量和性欲水平增加，由于其促孕作用，并无子宫内膜刺激和子宫内膜癌的不良反应，而更年期的影响则减少。

Cummings 等在 4538 名绝经后妇女的双盲随机对照临床试验研究结果显示，替勃龙可降低椎体骨折风险（HR=0.55，95%CI 0.41 ～ 0.74，$P < 0.001$），非椎骨骨折风险（HR=0.74，95%CI 0.58 ～ 0.93，P=0.01），浸润性乳腺癌风险（HR=0.31，95%CI 0.10 ～ 0.96，P=0.04）。但是替勃龙与年龄较大绝经后女性的脑卒中风险增加有关（HR=2.19，95%CI 1.14 ～ 4.23）[32]。

大多数随机对照试验证实健康女性使用替勃龙治疗是不增加患乳腺癌风险的，一些研究实际上显示乳腺癌发病率降低，并有证据表明替勃龙没有增加乳房密度。然而，在确诊浸润性乳腺癌和Ⅳ期乳腺癌中，有一些证据表明替勃龙可能会干扰其他乳腺癌激素治疗的有效性，因此在Ⅳ期乳腺癌中禁用替勃龙[33]。

（三）BRCA 突变阳性乳腺癌患者的激素替代治疗

关于 BRCA 突变阳性的绝经前年轻乳腺癌患者进行卵巢切除，但没有预防性乳房切除术的关键管理问题之一是激素替代治疗的乳腺癌风险。

在 2005 年，Eisen 等的回顾性研究评估了卵巢切除术对 BRCA 1/2 突变携带者患乳腺癌的影响（有或无激素替代）。共入组 1439 名确诊乳腺癌患者和 1866 名匹配 BRCA1/2 携带者（无乳腺癌）对照组，BRCA1 携带者的乳腺癌发病率显著降低 56%（HR=0.44，95%CI 0.29 ～ 0.66）；BRCA2 携带者发病率显著性降低 46%（HR=0.57，95%CI 0.28 ～ 1.15）[34]。

在 40 岁之前施行卵巢切除术（HR=0.36，95%CI 0.20 ～ 0.64）比 40 岁之后（HR=0.53，95%CI 0.30 ～ 0.91）的乳腺癌发病风险更低。卵巢切除术后 15 年的保护作用明显（OR=0.39，95%CI 0.26 ～ 0.57）[34]。

同一研究小组的另一项研究显示，472 名患有 BRCA1 突变的绝经后妇女在卵巢切除术后单独使用雌激素的乳腺癌发病率降低[35]（OR=0.51，95%CI 0.27 ～ 0.98）；雌激素 + 孕激素则无获益（OR=0.66；95%CI 0.34 ～ 1.27，P=0.21）[35]。

结论

激素替代的两个章节强调了科学进步最重要的里程碑之一：雌激素，历史上和目前被认为是主要的人类乳腺致癌物，显著降低了浸润性乳腺癌发病率[21]。因此，使用雌激素作为激素替代治疗具有预防乳腺癌的重要价值[36]。与雌激素替代有关的重要结论：不但减少骨质疏松发病率和骨折相关死亡率，而且显著降低了年龄＜ 60 岁的女性冠心病特异性死亡率和全因死亡率[21]。

这些结果是与已确定的雌激素替代的生活质量改善（包括更年期症状减少，泌尿生殖系统健康改善，以及乏力、抑郁和失眠）的补充。

因此，不得不提出一个问题，为什么这些获益在狭隘的专家圈外几乎不为人知？还有一个相关的问题，如何更加坚定地宣传这些问题呢？从这篇综述中可以清楚看出数据和结论，这主要是政策问题，而不是科学本身的问题。因此，显示雌激素获益的数据可能更需要澄清和公布，这需要有与2002年JAMA公开雌激素+孕激素与安慰剂对比的结论时相同的信念。

推荐阅读

[1] Rossouw JE, Anderson GL, Prentice RL, et al. Risks and benefits of estrogen plus progestin in healthy postmenopausal women: principal results From the Women's Health Initiative randomized controlled trial. JAMA. 2002;288:321–33.

[2] Manson JE, Chlebowski RT, Stefanick ML, et al. Menopausal hormone therapy and health outcomes during the intervention and extended poststopping phases of the women's health initiative randomized trials. JAMA. 2013;310:1353–68.

[3] Anderson GL, Limacher M, Assaf AR, et al. Effects of conjugated equine estrogen in postmenopausal women with hysterectomy: the women's health initiative randomized controlled trial. JAMA. 2004;291:1701–12.

[4] Grady D, Rubin SM, Petitti DB, et al. Hormone therapy to prevent disease and prolong life in postmenopausal women [see comments]. Ann Intern Med. 1992;117:1016–37.

[5] Ragaz J, Coldman AJ. Age–matched all–cause mortality impact of hormone replacement therapy: applicability to breast cancer survivors. Breast Cancer Res Treat. 1999;57: 30.

[6] Grodstein F, Stampfer MJ, Manson JE, et al. Postmenopausal estrogen and progestin use and the risk of cardiovascular disease [see comments] [published erratum appears in N Engl J Med 1996 Oct 31;335(18):1406]. N Engl J Med. 1996;335:453–61.

[7] Grodstein F, Manson JE, Colditz GA, Willett WC, Speizer FE, Stampfer MJ. A prospective, observational study of postmenopausal hormone therapy and primary prevention of cardiovascular disease. Ann Intern Med. 2000;133: 933–41.

[8] Grodstein F, Manson JE, Stampfer MJ. Hormone therapy and coronary heart disease: the role of time since menopause and age at hormone initiation. J Women's Health. 2002;2006(15):35–44.

[9] Salpeter SR, Walsh JM, Ormiston TM, Greyber E, Buckley NS, Salpeter EE. Meta–analysis: effect of hormone–replacement therapy on components of the metabolic syndrome in postmenopausal women. Diabetes Obes Metab. 2006;8:538–54.

[10] Salpeter SR, Walsh JM, Greyber E, Salpeter EE. Brief report: coronary heart disease events associated with hormone therapy in younger and older women. A meta–analysis. J Gen Intern Med. 2006;21:363–6.

[11] Hodis HN, Mack WJ, Henderson VW, et al. Vascular effects of early versus late postmenopausal treatment with estradiol. N Engl J Med. 2016;374:1221–31.

[12] Hodis HN, Mack WJ, Lobo RA, et al. Estrogen in the prevention of atherosclerosis. A randomized, double–blind, placebo–controlled trial. Ann Intern Med. 2001;135:939–53.

[13] Schierbeck LL, Rejnmark L, Tofteng CL, et al. Effect of hormone replacement therapy on cardiovascular events in recently postmenopausal women: randomised trial. BMJ (Clinical Research ed). 2012;345:e6409.

[14] Savolainen–Peltonen H, Tuomikoski P, Korhonen P, et al. Cardiac death risk in relation to the age at initiation or the progestin component of hormone therapies. J Clin Endocrinol Metab. 2016:jc20154149.

[15] Smith NL, Heckbert SR, Lemaitre RN, et al. Esterified estrogens and conjugated equine estrogens and the risk of venous thrombosis. JAMA. 2004;292:1581–7.

[16] Smith NL, Blondon M, Wiggins KL, et al. Lower risk of cardiovascular events in postmenopausal women taking oral estradiol compared with oral conjugated equine estrogens. JAMA Intern Med. 2014;174:25–31.

[17] Shufelt CL, Merz CN, Prentice RL, et al. Hormone therapy dose, formulation, route of delivery, and risk of cardiovascular events in women: findings from the women's health initiative observational study. Menopause (New York, NY) 2014;21:260–6.

[18] Manson JE, Allison MA, Rossouw JE, et al. Estrogen therapy and coronary–artery calcification. N Engl J Med. 2007;356:2591–602.

[19] Manson JE. The 'timing hypothesis' for estrogen therapy in menopausal symptom management. Women's Health (London, England) 2015;11:437–40.

[20] Barrett-Connor E. Hormones and heart disease in women: the timing hypothesis. Am J Epidemiol. 2007;166:506–10.

[21] LaCroix AZ, Chlebowski RT, Manson JE, et al. Health outcomes after stopping conjugated equine estrogens among postmenopausal women with prior hysterectomy: a randomized controlled trial. JAMA. 2011;305:1305–14.

[22] Bassuk SS, Manson JE. The timing hypothesis: do coronary risks of menopausal hormone therapy vary by age or time since menopause onset? Metab Clin Exp. 2016;65: 794–803.

[23] Bray PF, Larson JC, Lacroix AZ, et al. Usefulness of baseline lipids and C–reactive protein in women receiving menopausal hormone therapy as predictors of treatment–related coronary events. Am J Cardiol. 2008;101:1599–605.

[24] Mendelsohn M, Lobo R. Cardiovascular health and the menopause —an approach for gynecologists: an overview. Climacteric: J Int Menopause Soc. 2006;9(Suppl 1):1–5.

[25] Mendelsohn ME, Karas RH. Molecular and cellular basis of cardiovascular gender differences. Science (New York, NY). 2005;308:1583–7.

[26] Manson JE. The Kronos early estrogen prevention study byCharlotte Barker. Women's Health (London, England) 2013;9:9–11.

[27] Grady D, Applegate W, Bush T, Furberg C, Riggs B, Hulley

SB. Heart and estrogen/progestin replacement study (HERS): design, methods, and baseline characteristics. Control Clin Trials. 1998;19:314–35.
[28] Gurney EP, Nachtigall MJ, Nachtigall LE, Naftolin F. The women's health initiative trial and related studies: 10 years later: a clinician's view. J Steroid Biochem Mol Biol. 2014;142:4–11.
[29] Stuenkel C, Barrett–Connor E. Hormone replacement therapy: where are we now? West J Med. 1999;171:27–30.
[30] Kloosterboer HJ. Tibolone: a steroid with a tissue–specific mode of action. J Steroid Biochem Mol Biol. 2001; 76:231–8.
[31] Formoso G, Perrone E, Maltoni S, et al. Short and long term effects of tibolone in postmenopausal women. Cochrane Database Syst Rev. 2012;2:CD008536.
[32] Cummings SR, Ettinger B, Delmas PD, et al. The effects of tibolone in older postmenopausal women. N Engl J Med. 2008;359:697–708.
[33] Kenemans P, Bundred NJ, Foidart JM, et al. Safety and efficacy of tibolone in breast–cancer patients with vasomotor symptoms: a double–blind, randomised, non–inferiority trial. Lancet Oncol. 2009;10:135–46.
[34] Eisen A, Lubinski J, Klijn J, et al. Breast cancer risk following bilateral oophorectomy in BRCA1 and BRCA2 mutation carriers: an international case–control study. J Clin Oncol: Official Journal of the American Society of Clinical Oncology. 2005;23:7491–6.
[35] Eisen A, Lubinski J, Gronwald J, et al. Hormone therapy and the risk of breast cancer in BRCA1 mutation carriers. J Natl Cancer Inst. 2008;100:1361–7.
[36] Ragaz J, Wilson K, Muraca G, Budlovsky J, Froehlich J. Dual estrogen effects on breast cancer: endogenous estrogen stimulates, exogenous estrogen protects. Further investigation of estrogen chemoprevention is warranted. Cancer Res. 2010;70.

第 27 章 男性乳腺疾病

Breast Diseases in Males

Darryl Schuitevoerder，John T. Vetto 著
熊一全 钟晶敏 译

一、男性乳房

男性乳房通常由小导管和纤维组织组成，具有数量不等的管周围脂肪，在组织学上与青春期前女性的乳房相同[1]。在没有雌激素刺激的情况下，无小叶结构。男性乳房乳头缺失和多乳头的发生率与女性相同[2]。男性的乳房组织通常局限于乳晕后面的区域；因此，临床乳房检查在男性中非常容易，并且通常可以仅用一个或两个检查手指进行。

二、男性乳房发育

男性乳房发育是男性乳房最常见的临床和病理良性病变[3]，其定义为导管和纤维间质成分的扩大，临床和组织学上与假性乳房发育不同，其中临床乳房增大是由于周围皮下脂肪肿胀[2]。真正的男性乳房发育的大小可以小至像乳晕大小的盘状物，大到接近成年女性乳房的体积[4]。原发性（特发性、生理性）男性乳房发育发生在 30% ～ 70% 的男性儿童中，并且被认为发生在相对雌激素过量或雄激素缺乏的发育期[1]。通常，它会自发消退，在其他的病史和体格检查正常的情况下，不需要特定的处理或治疗；除非持续存在或变严重，在这种情况下，可能对特定案例需要进行心理咨询和（或）手术[5-7]。

继发性（病理性）男性乳房发育可能是由于多种的潜在病症（表 27-1）和药物引起（表 27-2）[1-3, 5, 8-14]。仔细询问历史和体格检查经常可以找到根本原因，而无须额外的测试或性类固醇化学检验，其治疗包括纠正潜在的病症或停用致病药物。儿科患者疑似病理性男性乳房发育症应转诊给小儿内分泌科[7]。然而，继发性男性乳房发育多半无须治疗，即使有潜在不可纠正的病症，只要患者无症状就无须进行医学治疗。

在有症状的患者中，有多种激素可供选择（睾酮、枸橼酸氯米芬、他莫昔芬、达那唑），但没有一种被系统地研究过，且一些药物可能有显著的不良反应[5, 7]。标准的手术适应证包括：药物治疗失败；持续观察 1 年以上；进行性增大，症状加重或社会心理问题增加；青春期后持续存在[15]。在我们看来，

表 27-1　与男性乳房发育症相关的病症

内分泌	肾上腺皮质功能不全
	甲状腺毒症
	睾丸衰竭
遗传	Kleinfelter 综合征
肝脏	慢性肝衰竭
肺部	支气管扩张
	慢性支气管炎
	结核
肾脏	慢性肾衰竭
神经系统	横贯性脊髓炎
肿瘤	中枢神经系统，尤其是下丘脑、垂体
	肺
	睾丸，特别是精原细胞瘤、畸胎瘤
	前列腺（与治疗有关）
其他	营养不良
	外伤

手术切除（保留乳头乳晕的皮下腺体切除术）通常是可选的治疗方法，因为它是确定的（只要小心可去除所有增生的组织），并且在某些情况下，只需要局部麻醉和（或）门诊环境就可以完成。一组系列研究发现，男性乳房外科手术后在最终病理学检查中有非典型病变（3%），且需要再次手术（7%）[16]。荷兰的最新一项研究显示，Lapid 等对 5113 名乳腺癌进行回顾性分析，剔除男性乳房发育的病例。该人群中浸润性癌和原位癌的总发病率分别为 0.11% 和 0.18%[17]。较高的并发症发生率与较高的患者体重指数和较大的病变组织有关[16]。

由于继发性男性乳房发育在许多情况下可能是单侧和无痛[6, 15]，因此对该病变的主要临床关注是将其与乳腺癌进行鉴别[5, 6, 8, 11]。随后将详细讨论该主题（参见“男性乳房肿块的鉴别诊断”和“基于细针抽吸的男性乳房肿块评估”）。

表 27-2　与男性乳房发育相关的药物

分　类	药　物
抗雄激素	环丙孕酮
	氟他胺
抗生素 / 抗真菌剂	灰黄霉素
	异烟肼
	酮康唑
	甲硝唑
心血管药物	胺碘酮
	卡托普利
	洋地黄毒苷
	依那普利
	甲基多巴
	硝苯地平
	利血平
	维拉帕米
化疗	（特别是）环磷酰胺
	甲氨蝶呤
利尿药	噻嗪类
	螺内酯
艾滋病药物	依法韦仑
激素	雄激素和合成代谢类固醇
	绒毛膜促性腺激素
	生长激素
	雌激素和雌激素激动药
非法药物 / 滥用药物 酒精	安非他明
	海洛因
	麦角酸二乙基酰胺
	大麻
	美沙酮
精神活性药物	地西平
	氟哌啶醇
	吩噻嗪 三环类抗抑郁药

（续表）

分　类	药　物
溃疡药物	西咪替丁
	奥美拉唑
	雷尼替丁
其他	苯妥英
	青霉胺

三、其他良性乳房疾病

女性乳房常见的各种良性疾病也见于男性，除男性乳房发育外，两种性别在临床表现、组织学、诊断和治疗方面相似 [3]。详见表 27–3[18–42]。

另一个偶然的例外是乳头溢液；良性乳汁样分泌物可能发生于男性（特别是男性新生儿的初乳样“女巫乳汁”[1]），男性偶尔会出现良性非乳汁样分泌物，但男性的血性分泌物相对于女性而言，更有可能与恶性肿瘤相关 [43–45]。例如，在 Amoroso 等的回顾研究中，42 例男性乳头溢液患者中，超过一半（57%）与乳腺癌相关 [46]。这一发现亦得到了 Memorial Sloan–Kettering 癌症中心的回顾性研究的支持，该研究显示 57% 的男性乳头溢液患者患有潜在的恶性肿瘤 [47]。因此，出现乳头溢液的男性应被视为患有癌症，除非得到证实并非恶性；那些未发现癌症的人可以用类似于处理女性乳头溢液的方式进行评估和治疗（即乳管显影和乳头状瘤切除术）[44]。在前面提到的 Amoroso 等的研究中，关于良性病症的出院，所有非血性溢液都是由于男性乳房发育（并且经常存在多年），而血性但良性溢液是由于乳头状瘤 [46]。在随后的部分中还讨论了男性乳头溢液。

表 27–3　男性的良性乳房疾病

		推荐阅读 [a]
乳腺和结缔组织的良性实体瘤		
	纤维腺瘤	[25, 26]
	纤维瘤病	[29, 31, 32]
	平滑肌瘤	[35, 40]
	间质瘤	[3, 216]
	肌纤维母细胞瘤	[27, 39, 215, 366]
	乳头状瘤、囊内乳头状瘤	[19, 36]
	叶状肿瘤（良性）	[3]
	青少年乳头状瘤病	[367]
	良性血管外皮细胞瘤	[217]
真皮 / 皮下组织的良性实体瘤		
	颗粒细胞瘤	[42]
	脂肪瘤，脂肪母细胞瘤	[18]
	毛母细胞瘤	[41]
感染性疾病	裂头蚴病	[23]
	结核病	[20, 22, 30]
炎症和自身免疫疾病		
	肉芽肿性乳腺炎	[28]
	狼疮性乳腺炎	[38]
	结节性筋膜炎	[24]
血管病变	海绵状血管瘤	[34, 37]
	血管瘤	[21, 33]

a. 参考编号见目录

四、男性乳腺癌

男性乳腺癌是有史以来最古老的疾病之一。首先由 Smith Papyrus 报道，欧洲的报道可以追溯到一位英国外科医生 John of Aderne 的 1307 病例报告。随后分别在 16 世纪和 17 世纪由 Ambroise Pare 和 Fabrius Hildanus 提交案例报道 [8]。定期报告在 20 世纪下半叶继续进行，当时大型系列报道开始出现 [8, 48–58]，对目前了解该疾病的影响深远。

尽管只有约 1% 的乳腺癌发生在男性中，但这种疾病占男性所有癌症死亡人数的 0.14%（美国每年约有 440 例癌症死亡）[59–61]。人们普遍认为男性乳腺癌是一种晚期疾病，预后不良，这在很大程度上是早期 [49, 50, 52, 53, 56, 58, 62–65] 的研究结果，甚至更近期 [54, 66, 67] 的系列研究主要由晚期疾病患者组成。以前的大部分数据都存在一定缺陷，例如来自单一机构的经验，同一机构系列研究的重复报告，样本量少，并且无法控制阶段和患者年龄。众所周知这种疾病有高龄段出现的倾向，在年龄较大的男性中（已经可能患有并发症，导致随后因非癌症原因死亡），且与第二种癌症相关，这可能部分解释了先前报道的男性乳腺癌低存活率。在对数据库（SEER）中 1973—2004 年的病例就流行病学和最终结果进行回顾分析后，4873 例男性乳腺癌患者中有 1001 例（21%）在有非乳腺原发癌 [68] 的发生。

正如后面所讨论的，更新的系列研究 [48, 55, 57, 69–72]，包括我们自己 [9]，反驳了这一概念，并指出男性患乳腺癌的预后因素与女性的相同，且同阶段的效果也是相同的。来自日本的 2006 年系列报道指出，自 1980—1984 年以来，该国男性乳腺癌的存活率有所提高，而女性则保持稳定 [73]。美国最近的一项研究实际上表明，男性乳腺癌患者的疾病特异性生存率显著高于女性患者 [74]。此外，瑞典最近的一项研究显示，男性乳腺癌与女性乳腺癌之间存在相似的全因和疾病特异性生存率 [75]。这些新信息使我们提出男性与女性乳腺癌到底是不是相同疾病的问题。这一问题也将在本章后面讨论，包括详细介绍男性乳腺癌与女性乳腺癌的类似情况，以及它与女性乳腺癌的区别。

语法注释：肿瘤不具有性别；因此，术语“男性的乳腺癌”不像“男性乳腺癌”，甚至不像“男性乳腺的恶性肿瘤” [8] 那样正确。因此，在本章中，该疾病被称为男性乳腺癌。

（一）全球分布

在一项 Meta 分析中，Sasco 及其同事确定男性乳腺癌约占全球乳腺癌的 1%[76]。男性乳腺癌的全球分布与女性乳腺癌相似（即男性乳腺癌在乳腺癌发病率低的地区非常罕见），除少数例外。例如，男性乳腺癌在埃及是常见的，这是一个女性乳腺癌发病率相对较低的地区，可能是由于血吸虫病相关肝衰竭的高发率 [77]。相比之下，男性乳腺癌的发病率很低，甚至在欧洲国家也是如此（1.5 ～ 3/1 000 000），反映了女性乳腺癌的发病率差异，法国、匈牙利、奥地利和苏格兰的发病率更高 [78]。

（二）美国的发病率

男性乳腺癌病例总数继续缓慢上升，而男性乳腺癌发病率在美国保持相对稳定。2012 年共有 2125 例男性乳腺癌病例（2007 年为 2030 例，1999 年为 1300 例），占所有乳腺癌的 0.95%（低于 2012 年的 1.27%，但高于 1999 年的 0.74%）[79]。美国较早的报道表明男性乳腺癌的发病率可能会上升 [80–82]。然而，最近一项使用 NCI SEER 数据库的研究显示，乳腺癌发病率和死亡率均有下降趋势，且女性比男性幅度更大 [83]。

2015 年，女性乳腺癌估计有 40 290 例（总共 231 840 例）死亡，男性乳腺癌死亡 440 例。因此，目前女性乳腺癌和男性乳腺癌的死亡数据相似（分别为 17.4% 和 18.7%）[61]。这些数字支持前面提到的男性乳腺癌预后的报道，其与女性乳腺癌相当。如之前提到，这些数字与疾病特异性生存有关；男性乳腺癌的原始生存率因并发症而降低，特别是在老年男性中，以及男性乳腺癌因出现第二种癌症而生存率降低，特别是年轻男性，以及第二次出现原发性乳房癌时[68, 84, 85]。

（三）相关因素和条件

与男性乳腺癌发展相关的因素（表 27–4）包括以下内容：

1. 高龄。男性乳腺癌的年发病率（在女性中缺乏绝经前的峰值）[61] 在 35 岁（0.1 例 /10 万男性）和 85 岁（11.1 例 /10 万）[77] 年龄段之间稳定增加。我们的系列研究[9] 的平均诊断年龄为 64.5 岁，Borgen 等系列研究[57] 的诊断年龄为 61.8 岁，而同一研究中匹配的女性乳腺癌对照组的诊断年龄则为 55.5 岁。男性发病率最高峰比女性晚 5 ～ 10 年。在最近的 VA 合作研究中，诊断时的平均年龄为男性乳腺癌 67 岁，女性乳腺癌 57 岁[86]。男性乳腺癌很少在 26 岁之前被发现，尽管已有一名 5 岁男孩报道[87]。

表 27–4　与 BCM[a] 发展相关的因素

年龄[b]
黑人种族
长时间接触热量
以前的胸壁辐射
乳腺癌的阳性家族史（男性或女性亲属）
BRCA 突变（特别是 BRCA2）
环境暴露
相对过度雌激素的条件
睾丸异常
外源性雌激素
肥胖
肝病 / 酒精滥用
Klinefelter 的综合征[c]
前列腺癌和前列腺癌的治疗

a. 某些因素尚未确定直接因果关系；b. 男性乳腺癌的发病率直接相关；c. 使男性乳腺癌风险增加 50 倍

2. 黑人种族。一些研究显示黑人中不成比例的男性乳腺癌病例数量[86, 88, 89]。加利福尼亚州一项关于男性乳腺癌的大型研究显示男性的年龄调整性发病率，每 100 000 名病例黑人为 1.65，白人为 1.31；西班牙裔和亚洲 / 太平洋岛民的男性乳腺癌率最低（分别为 0.68 和 0.66）。该研究中诊断的年龄和阶段也因种族而异，黑人更有可能在更年轻和更晚期阶段被诊断出来（$P > 0.001$）[88]。至少有一项研究显示男性乳腺癌治疗和结果存在种族差异，黑人男性不太可能接受肿瘤内科咨询和化疗，并且经历乳腺癌特异性死亡率超过白人男性的 3 倍[90]。最近的一项研究规模虽然较小，但也表明了这一点与白人相比，具有男性乳腺癌的 18—64 岁黑人的死亡率更高。然而，在对保险和收入进行调整后，这种差异不再显著，这表明死亡率的这种差异可能与社会经济地位有关，而不是种族本身[91]。

3. 长时间的热暴露。长时间的热暴露可能对睾丸功能有抑制作用[62, 92–95]。电磁场暴露的作用仍然存在争议[8, 92, 93, 95, 96]。

4. 胸壁放射。既往胸壁放射，特别是用于治疗儿童恶性肿瘤的放射线[97, 98]。接受淋巴瘤治疗的儿童患乳腺癌的风险较高，主要由胸壁放射和性腺功能易改变这两个原因造成[99]。辐射后乳腺癌的风险男性与女性似乎相似，暴露年龄与风险之间的间接关系也是如此，暴露与疾病之间的滞后时间亦相似（12—36 岁）[96, 100–103]。因此，通常建议具有这种暴露史的男性应该仔细观察[76]。据报道，日本原子弹幸存者的男性乳腺癌风险也有统计学意义上的显著增加[104]。

5. 相对过度的雌激素水平。这些病症包括睾丸异常，如腮腺炎感染后遗症和感染性睾丸炎 / 附睾炎[8, 92, 105, 106]、隐睾[76, 92, 105]、睾丸切除术、青春期晚期、不孕症、男性潜在性腺功能减退症[62, 92, 107, 108]，导致男性乳房发育的疾患（男性乳房发育症本身与高达 43% 男性乳腺癌相关，但缺乏直接因果关系的相关数据）[3, 52, 106]，外源性雌激素、肥胖症、肝疾病（肝硬化、裂体吸虫病、血吸虫病和慢性营养不良）[76, 92, 97, 98, 106, 109] 以及 Klinefelter 综合征（尽管罕见），占男性乳腺癌病例的 3%[110]，并且男性乳腺癌风险增加 50 倍[111]。

患有 Klinefelter 综合征的男性患乳腺癌的风险可能部分是由于雌激素改变：睾酮与雄激素比率以及男性发展为含有腺泡和小叶的肥大乳房（正常的男性乳房不包含小叶）[110, 112]。这个组织学事件解释了男性小叶癌很罕见，通常只与 Klinefelter 相关的病例有关（参见“组织学”部分）。患有 Klinefelter 综合征的男性罹患非霍奇金淋巴瘤和肺癌的风险也较高，如果他们患有 XXY 嵌合体，他们死于男性乳腺癌的概率特别高[113]。

前列腺癌和前列腺癌治疗都与男性乳腺癌有关联[92, 114, 115]，可能是由于药物和手术阉割。但是，这种关联是有争议的。接受雌激素治疗的前列腺癌男性很少被报道乳腺癌，且这些患者的恶性乳腺肿块相比男性乳腺癌更常会是转移性病灶[116]。

前面的关联将引导人们得出男性乳腺癌是雌激素相对过量引起的结论。虽然在多种动物实验中乳腺癌可以通过激素给药的方式促成，但是缺乏明确的数据表明在人类中的因果关系，可能是因为男性乳腺癌的相对稀缺性和大多数研究中相应的样本量偏小。例如，服用雌激素进行男变女变性手术的男性中，男性乳腺癌和纤维腺瘤的报道仅为轶事[117–119]。此外，最近有三项研究关注男变女变性者中乳腺癌的发病率，其中没有一项显示该人群中乳腺癌的发病率增加[120–122]。来自血液化学研究的数据试图证明男性乳腺癌患者与对照受试者之间的激素差异稀疏和矛盾。总之，大多数研究显示男性乳腺癌患者与匹配对照组相比睾酮，雌二醇和促黄体激素水平无差异[123, 124]，而一项研究显示催乳素和促卵泡激素水平升高[125]。

6. 过量服用酒精在某些系列研究中与男性乳腺癌的风险有关[92, 95]，但这可能与前面提到的肝病和相对雌激素水平增高等相关风险有关。欧洲的一项病例对照研究发现，与轻度饮酒者（＜15g/d）相比，酒精摄入量＞90g/d 的优势比为 5.89[126]。该饮食因素（肉类、水果和蔬菜消费）的影响尚未得到证实[92, 127]。

7. 疑似遗传因素包括 BRCA 突变（下文讨论）、雄激素受体基因突变、CYP17 多态性以及通过全基因组关联实验检测单一核苷酸多态性的数个研究[128, 129]，Cowden 综合征和 CHEK2 突变[92, 130]，尽管随后有数据显示是矛盾的[127, 131]。

8. 环境因素：孤立的报告还提出了男性乳腺癌与汽油和燃烧产物的职业接触[92, 132, 133]之间的联系以及高炉、钢铁厂和轧钢厂的就业[134]。

（四）家族史和遗传学

大约 30% 的男性乳腺癌病例中存在乳腺癌家族史，不论男性还是女性罹患，其中一项系列研究报道有 14% 乳腺癌发生于一级亲属[135]。鉴于已报道家族中多个的男性乳腺癌病例[63, 136]这是罕见的，更典型的是（正如人们对男性乳腺癌的罕见预期），男性乳腺癌的风险与女性乳腺癌的病史相关。NHH-AARP 饮食和健康数据显示，一级亲属患有乳腺癌的男性患者患男性乳腺癌的风险增加，RR 为 1.92[137]。同样，男性乳腺癌家族史给女性亲属带来了更高的乳腺癌风险[138, 139]。

总之，这些信息表明：①类似于女性乳腺癌，大多数男性乳腺癌病例是“散发性的”（即未发现特定基因突变）；②家族性乳腺癌若存在，男性和女性都表现出患乳腺癌的风险增加[77]。与女性乳腺癌类似，研究揭示了男性乳腺癌与多种染色体和基因异常的关联[60, 111, 140]，特别是在 13q 染色体上[140]。这些突变的最佳特征是 BRCA2 基因，这些突变可能与多达 20% 的男性乳腺癌病例有关（特别是在犹太人中，其 BRCA2 种系突变携带率高达 19%，相比而言只有 4% 的非犹太男性）[141, 142]。但是，它们的外显率很低，只有 1/7 的 BRCA2 携带者拥有乳腺癌病家族史 [143, 144]。对男性乳腺癌患者亲属的 BRCA2 测试的有用性将在后面讨论（参见“家庭成员的测试”）。

有关男性乳腺癌和 BRCA1 突变（通常是点突变）之间关联的数据是相互矛盾的 [143–145]。通常，BRCA2 突变是基因组重排，其重要性在男性乳腺癌中也存在争议，可能与人群有关。法国的一项研究建议筛查 BRCA2 的基因组重排 [146]，而来自美国、意大利和芬兰的研究显示此类筛查发现率较低，并不建议进行 [131, 147, 148]。导致男性乳腺癌的 BRCA2 中的特异性突变已经确定了，包括原始突变，如 8765delAG、185delAG 和 6174delAT [142, 149, 150]。然而，其外显率相对较低，到 70 岁时发生男性乳腺癌的风险为 7%，在 80 岁时为 8.4%[151, 152]。

遗传性非息肉性结肠癌家族中已经被证实，一名男性成员同时具有 MLH1 突变和乳腺癌，表明男性乳腺癌可能是 HNPCC 综合征的一部分 [153]。缺失 Y 染色体和另一种 13q 染色体异常——del q13 [25]，是男性乳腺癌患者经常存在的异常 [154]。在与 Reifenstein 综合征（遗传性雄激素抵抗）相关的男性乳腺癌中发现雄激素受体基因突变 [155]，但至少有一篇报道表明雄激素受体表达与男性乳腺癌的临床病理学特征或结果之间无相关性 [156]。尽管男性乳腺癌和女性乳腺癌的 p53 突变率相似（43%）[157]，但在 Li-Fraumeni 综合征 [157] 中很少见到男性乳腺癌，可能是因为男性乳腺癌和这种综合征相对罕见。

（五）组织学类型

由于男性乳腺仅包含导管组织，大多数男性乳腺癌病例为导管型，以浸润性导管癌为主（大多病例分析的比例为 85% ～ 90%[8]，而我们的是 79%[9]），其余的通常为“纯”DCIS 或导管癌变异型 [45, 97, 158–162]。最近也有在男性乳腺发育患者的活检组织中发现非典型性导管增生 [163, 164]。所有乳腺癌的组织学类型均可见于男性，包括 Paget 病（单侧和双侧，既可独立存在也可与 DCIS 或浸润性肿瘤有关）[161, 165–167]、炎性乳腺癌 [168]、筛状癌 [169]、黏液癌 [170] 和乳头状癌（囊实性的）[170–174]。“纯” DCIS 占男性乳腺癌的 5% ～ 15%[8, 160, 162]，但该类型在女性乳腺癌中更常见，这可能是因为钼靶筛查使得女性乳腺导管肿瘤在 DCIS 阶段的导管肿瘤检出率较高 [58]。有趣的是，在过去的 30 年里，男性的 DCIS 发病率一直在上升，这表明尽管男性乳腺癌并不是一种筛查性疾病，但发现病变的时间更早了 [162]。

正如预期的那样，小叶癌在男性中极其罕见（男性缺乏小叶组织），通常在许多病例分析 [57, 66, 170] 都没有发现小叶癌成分，包括我们自己的 [9]，但在病例报道 [97, 175, 176] 和大数据 [55, 177] 中有所报道。如前所述，这可能发生在与男性乳腺小叶形成相关的疾病中，尤其是 Klinefelter 综合征 [110]。约 2% 的 BCM 在诊断时是双侧，与女性乳腺癌的发生率相似 [159, 165]。

分泌型癌是乳腺癌的一种罕见类型，最常见于儿童，目前已在一些男孩 [178–180] 和一名 51 岁男子中有报道 [181]。由于该类型罕见，虽然该类型肿瘤的一般行为呈惰性表现且预后良好，但其自然史和最佳治疗方案尚不清楚 [180]。

（六）肿瘤生物学

大多数男性乳腺癌病例 ER 阳性（最近的研究中有 65% ～ 96%[57, 66, 72, 97, 182, 183] 而我们的研究为 85%[9]），因此，与女性患者相比，更多的男性患者接受他莫昔芬治疗或对激素治疗有反应 [182, 184, 185]。同样，男性乳腺癌更常见的是 PR 阳性（68% ～ 93%）[183, 186, 187]，尽管黑人和西班牙裔 [188] 以及 BRCA2 突变携带者 [189] 有 PR 阳性肿瘤的比例较低。HER2 Neu 阳性的男性乳腺癌病例比例在文献中差异很大，报道的发病率为 1.7% ～ 55%[188, 190–194]，反映了检测方法和截止点的巨大差异。HER2 过度表达与 BRCA2 相关的男性乳腺癌有关[195]。

与女性乳腺癌的情况不同，男性乳腺癌中的激素受体表达似乎与病变的组织学分级、肿瘤分期或淋巴结状态无关[77]。然而，最近一项来自加利福尼亚州的基于人群的 606 例男性乳腺癌病例研究显示，年轻患者的 HER2 阳性疾病更多（P=0.02）[188]。此外，由于大多数男性乳腺癌病例是激素受体阳性，并且由于这种疾病的罕见性，仍然不确定激素受体阳性肿瘤是否具有与女性乳腺癌相同的阳性预后意义[196]。但是，PR 阴性表达病例在多变量分析中已显示与生存率降低相关[187, 197]。与女性乳腺癌中的 ER 表达相反，其中 ERβ 表达趋于降低，男性乳腺癌似乎表达高水平的 ERα 和 ERβ[183]。

据报道，在 39% ～ 87% 的男性乳腺癌中雄激素受体表达，并且似乎在老年患者的肿瘤中更常见[183, 186]。尽管最近中国的一项研究显示雄激素受体阳性患者的效果明显更差，且对他莫昔芬治疗的反应欠佳[198, 199]，但男性乳腺癌中雄激素受体表达的临床重要性尚未得到明确证实[155, 156]。男性乳腺癌中高组织学分级的发生率在各系列研究中差异很大（20% ～ 73%）[9, 66]，但总体上可能与女性乳腺癌的发病率相似[57]。然而，一项研究报道了一组低分期男性乳腺癌患者中相应的更高级组织学[200]。此外，一项合作多中心研究发现高组织学分级肿瘤和 BRCA2 之间存在正相关关系[189]。尽管大多数（但不是全部）[74] 男性乳腺癌患者的分期较女性晚（部分由于怀疑指数低且男性缺乏筛查），但阶段分布差异很大，因此，随着越来越多的更新的系列研究出现（在“预后”一节中更详细地讨论），男性乳腺癌和女性乳腺癌之间总体预后的差异正在缩小。

（七）分期

男性乳腺癌使用与女性乳腺癌相同的 AJCC TNM（肿瘤、淋巴结、转移瘤）分期系统[201] 进行分期。

（八）体检发现

因为男性乳腺癌不是筛查出来的疾病，是在自我检查或是临床乳房检查时发现，主要（高达 79% ～ 85% 的病例）表现为单侧、坚硬、无痛或极度柔软的乳晕下肿块[55, 71, 184]。在我们自己的系列研究中，70% 的男性以这种方式呈现[9]。由于乳头的皮肤经常受累，高达 25% ～ 30% 的病例在技术上处于 T_4 阶段[71]。肿块通常是偏心性的（即不直接在乳头后面，特别与在男性乳房发育或其他导管肥大的情况共存时），略微不规则和坚硬[77]。虽然女性的乳头溢液通常是非血液性的，并且与良性疾病有关，但男性的乳头溢液更多是血性和恶性征象，包括 DCIS[43, 45, 46, 162]。乳头溢液细胞学可能是诊断性的，男性的血性溢液有 80% 的可能性表明潜在的肿瘤[46]。

（九）成像

由于各种原因，乳房 X 线在男性乳腺癌诊断中的作用有限。首先，它是一种罕见的疾病，一般人群筛查不太可能具有成本效益。其次，乳房在大多数情况下没有明显增大，因此难以成像[8]。最后，乳房 X 线用于检测男性乳腺癌的效用值得商榷，尽管男性乳腺癌确实存在特征性的乳腺 X 线特征（尤其是偏心性[202]），但这些特征并不是总是存在，或者这些特征与良性病变的乳房 X 线特征重叠[203]。

例如，Borgen 及其同事[135] 通过乳房 X 线评估的 50 例男性乳腺癌中，仅有 4 例被发现可疑的微钙化，而 Cooper 等[204] 在临床乳房检查有异常发现的男性中，263 个乳房 X 线照片中未发现恶性发现，即使是在活组织检查中发现某些病例是癌症。在我们对男性乳房肿块的诊断测试研究中（参见“基于细针抽吸的男性乳房肿块评估”），发现在联合体格检查和细针穿刺后乳房 X 线不会提供更多的信息[205]。

因此，尽管先前报道了乳腺 X 线在男性乳腺癌检测时的高灵敏度和阴性预测值[206]，但最近的研究已经得出结论，这项技术对初始患者评估提供的额外信息少之又少[207, 208]。在一项针对接受乳房 X 线检查以评估高度可疑肿块男性的研究中，虽然所有的肿块在临床体检时均高度疑似恶性，但仅发现了 4 例癌症[208]。尽管如此，由于缺乏其他筛查方式，一些笔者建议对有男性乳腺癌家族史或 BRCA2 突变的患者进行每年一次的乳房 X 线检查[209]。

在男性乳腺癌中使用 PET/CT 有效性的证据很少。然而，最近的一项回顾性研究报道，使用 PET/CT 在辅助初始分期评估、再分期评估以及疗效评估时，有 100% 的敏感性和阴性预测值[210]。

高分辨率多普勒超声可用于男性区分良性和恶性病变，指导活检和对确诊的癌症进行分期[202, 206, 211]。虽然乳管造影有助于评估女性的乳头溢液情况，但它在男性中的作用有限[8]。^{99}Tc– 扫描在检测男性乳腺癌时可能因男子女性型乳房，淋巴瘤和其他良性和恶性疾病引起结果的假阳性，因此使用有所限制。甲氧基异丁基以外的化合物可以提供更准确的结果[212–214]。最近的核医学技术，例如乳房特异性γ成像，尚未在男性中进行任何显著意义的评估。

五、男性乳腺肿块的鉴别诊断

男性乳房肿块的鉴别诊断包括男性乳腺癌和各种良性病变和良性肿瘤（表 27–3）[1–3]，包括肌纤维母细胞瘤[27, 39, 87, 215]和间质瘤（也称为错构瘤或血管脂肪瘤）[3, 216]。最近在男性乳房疾病的研究中报道了青少年乳头状瘤病（“瑞士奶酪病”），其呈现为局部可触及的肿块，且近期还报道于男性婴儿中。这种病变通常伴有乳腺癌病史且在近一半的病例中有恶性肿瘤并存[179]。男性乳房病变中也描述了血管外皮细胞瘤[97, 217, 218]。这些结缔组织肿瘤的可以有良性，也有可能高度恶性。类似地，男性也描述了良性[3]和恶性[97, 219]叶状肿瘤。

男性乳房肿块的鉴别诊断包括男性乳腺癌以外的其他恶性肿瘤（表 27–5），最常见的是原发性淋巴瘤（尤其是非霍奇金 B 细胞淋巴瘤，偶尔与艾滋病病毒感染有关）[220–223]、血管肉瘤[224, 225]和从其他原发灶转移来的肿瘤[226]。除了男性乳腺癌，后一组可能是男性乳房疾病中最常见的恶性肿瘤，这与女性的情况类似。而来自各种原发部位的转移性肿瘤，男性包括前列腺癌[116]、外分泌腺癌[227]、肺癌[228]，尤其是黑色素瘤，最常见的来源转移至男性乳房（一项系列研究为 58%）[170]。在病例报告中，男性乳房疾病中描述的其他恶性肿瘤包括 Merkle 细胞癌[229]、浸润性鳞状细胞癌[230]和腺样囊性癌[231]。

须与男性乳腺癌鉴别的主要是男性乳房发育，其（与男性乳腺癌不同）具有年龄双峰分布。然而，老年男性乳房发育症患者与 BCM 患者的平均年龄相似，多达 80%（在我们的研究中为 63%）[9]不伴疼痛或压痛[11]。尽管男性乳房发育症通常具有弹性并且不如男性乳腺癌那么坚硬，但这种区别在身体检查上并不总是很明显（如前所述），阴性乳房 X 线或显示男性乳房发育不一定能完全排除恶性肿瘤。因此，临床遇到老年男性患者，或乳房体检发现单侧可触及的肿块时，主要诊断任务是排除男性乳腺癌（罕见，但通常可治疗），同时尽可能避免开放式活检（对于无症状的良性病变不必要，这是大多数肿块的情况）[10, 12]。

基于两个重要原因，根据患者病史无法可靠地区分男子乳房发育症和男性乳腺癌。首先，与男性乳房发育症相关药物的使用（表 27–2）造成良性乳房疾患和男性乳腺癌的发生概率相似[10]。其次，某

表 27-5 男性乳房的恶性疾病

	推荐阅读[a]
男性乳腺癌	
浸润性导管癌	（多个）
浸润性小叶癌	[55, 97, 175, 176]
导管原位癌	[158-160, 162]
Paget 病	[161, 165-167]
炎性乳癌	[168]
筛状癌	[169]
黏液癌	[170]
乳头状癌（实性和囊性）	[170-174]
分泌型癌	[178-181]
原发性淋巴瘤	[220-223]
肉瘤	
血管肉瘤	[115, 224, 225]
叶状肿瘤（恶性）	[97, 219]
血管外皮细胞瘤	[97, 217]
其他恶性原发肿瘤	
Merkle 细胞癌	[229]
浸润性鳞状细胞癌	[230]
腺样囊性癌	[231]
来自其他原发灶的转移	
前列腺癌	[116]
外结肠癌	[227]
肺癌	[228]
黑色素瘤	[170]

a. 参考编号参见目录

些病症（特别是慢性肝病和 Klinefelter 综合征）与男子女性型乳房和男性乳腺癌的发展均有明显相关性（表 27-1 和表 27-4）[9]。事实上，男性乳房发育与男性乳腺癌有关 [158, 159, 164]，但研究对于它是否是致病因素仍有分歧 [92, 95]。

基于细针抽吸的男性乳房肿块评估

如前一节所述，鉴别男性乳房发育和恶性肿瘤是常见的诊断难点，两者都可以是单侧或双侧 [232]。在有经验的人手中，细针穿刺可以区分男性乳房发育症和男性乳腺癌，具有良好的可靠性（图 27-1）[233-236]。在 Joshi 及其同事 [237] 的一项研究中，其敏感性、特异性和准确性比率为 100%，在荷兰最近的一项综述中发现了类似的结果，细针穿刺的敏感性和特异性分别为 100% 和 90.2%[238]。在许多报道的系列中有一个小的倾向，即假阳性结果，其原因可能归咎于男性乳房发育症吸出物中常见的高度细胞性和上皮细胞增生 [233]。虽然一些研究人员认为这种“诊断困境”只能通过常规开放式活检来解决 [10, 239]，但在我们的乳房诊所，我们倾向于将体格检查与空芯针活检结合的多种非手术方法。

由于我们在女性患者中对于可触及乳房肿块使用基于细针穿刺“三重测试”的经验和成功 [240-242]，我们研究了三重测试（体格检查、细针穿刺和乳房 X 线）的准确性和成本效益来评估男性乳房肿块。如前所述，尽管一些研究者提倡使用乳房 X 线评估这些病变 [11]，但经验有限 [10]。它的灵敏度最多为 88%（我们和其他研究中不高于单独使用体格检查）[205, 243]，对 50 岁以下的患者没有任何益处 [204]，某些良性病变经常会假阳性结果，如男性乳房发育 [49] 和表皮囊肿 [12]，关于钙化与恶性肿瘤之间关系的发布信息是相互矛盾的 [11, 97, 244]，目前认为它在男性乳腺癌检测中的应用有限 [202-204, 207, 208, 211]。因此，我们选择研究一种诊断方法，用于男性可触及的乳房肿块的评估，使用体格检查和细针穿刺的组合而不进行乳房 X 线，因为我们认为乳房 X 线检查只会增加患者费用。

事实上，在我们研究的 13 个案例中，转诊提供者已经预定了乳房 X 线检查，该测试没有为体格检查和细针穿刺提供的诊断信息增加额外

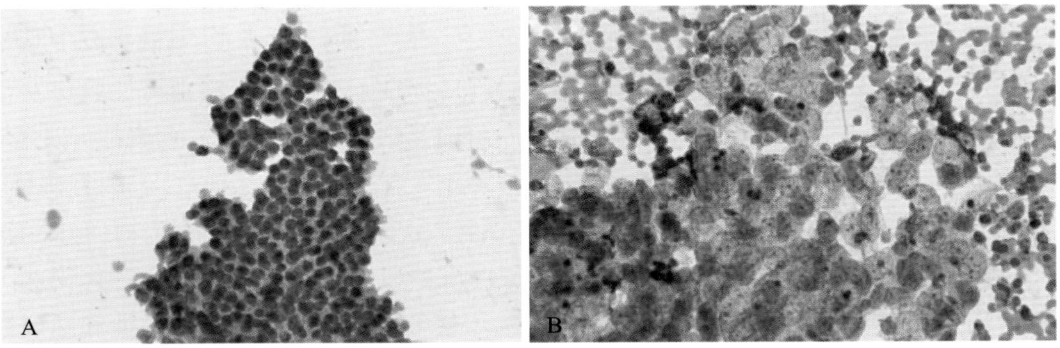

▲ 图 27-1　细针穿刺可以区分男性乳房中的男性乳房发育和恶性肿瘤（Diff-Quik 染色 ×40）

A. 男性乳房发育，表现为导管上皮细胞的粘连组，具有小的卵圆形细胞核，细胞质稀少，大小和形状变化很小，核轮廓光滑；B. 浸润性导管癌，表现出有丝分裂的形态，多染色质和多形核

的诊断信息，也没有改变临床管理任何情况[205]。然而，在体格检查和细针穿刺表明存在恶性肿瘤的情况下，我们建议进行双侧乳房 X 线检查作为术前检查。

在我们的研究中，当体格检查和细针穿刺都是良性时，在这些病变的随访期间，在目标部位没有发生癌症（阴性预测值和特异性 100%）。在两种检测均为可疑时，开放性活组织检查可对所有病例中均确诊为恶性肿瘤（阳性预测值和敏感性 100%）。在所有 7 个测试不一致的情况下，开放式活检是良性的。在这些情况下，细针穿刺（2 个假阳性）被证明比体格检查更准确（5 个假阳性）。总体而言，体格检查和细针穿刺的组合在超过一半的病例中避免了开放活检，使每例患者费用平均减少 510 美元。我们得出结论，体格检查和细针穿刺的组合用于评估男性乳房肿块在诊断上是准确的，并且导致患者费用比常规开放式活检减少[205]。

男性乳房肿块的非手术评估可采用细胞学或空芯针活检，具体选择取决于给定机构对于哪种方式具有更多经验。而空芯针活组织检查被多人采用，如我们[205, 242, 244]和其他人[245-249]一样，赞成基于细胞学的诊断方案来评估男性的乳房肿块，因为可以较快使用 Diff-Quik 染色可提供临床结果。

然而，关于这种方法有两个说明。首先，临床上一系列检查的一致阴性结果，导致“真阴性”率，但并不是基于病理结果。尽管与常规开放式活检相比，这种方法引入了潜在的错误，但在我们的研究中，在长达 60 个月的随访后（其中包括 8 个随访后的开放活检，均为良性）未检测到癌症[205]。这与 Somers 等[250]的研究结果一致，在拥有三重试验一致性阴性结果的女性患者中，经过长达 74 个月的随访没有肿瘤发展。其次，可能会对未经活检的病变的转归以及对患者护理和可能的费用减少产生的潜在影响表示担忧。我们研究中计算的减少量考虑了一致判为良性病变而进行观察的“失败”率，该病变在平均随访期间仍然进行了开放式活检（21%）[205]。这个数字类似于患有良性乳房疾病的老年男性患者的百分比，这些患者出现疼痛或其他促使切除的症状（20% ～ 34%），如我们和其他系列研究报道保持一致[9, 11]。事实上，我们对于额外的随访没有任何更多的“失败”案例。此外，考虑到使用体格检查和细针穿刺可能使每例患者减少 510 美元的费用，它可用于切除所有剩余的观察中的病变，可以忽略诊断方法的观察成本效益[205]。

其他作者研究了男性乳房病变的诊断测试组合。在意大利回顾性研究了体格检查、细针穿刺，超声检查和乳腺 X 线的各种组合，Ambrogetti 等[243]发现体格检查和乳房 X 线组合的敏感率为 100%。我们发现体格检查和细针穿刺具有相同的敏感性，且比乳腺 X 线更偏向细胞学检查信息，目的是让患者确信他们不需要进行开放式活检，并且在临床上诊断为患有男性乳房发育症的患者中避免灾难性的吸脂术 [16, 251]。此外，细针穿刺提供的信息可用于区分良性和恶性乳腺肿块 [252]，区分原发性乳腺癌和转移性乳房肿瘤 [253–255]，并在新辅助化疗之前确定肿瘤等级和其他肿瘤特征（特别是将 DNA 图像细胞仪添加到细胞学评估中）[256]。病史、体检和乳房 X 线的结合最近也被提倡用于评估男性单侧乳腺肿块的高度准确性，但这一结论是回顾性得出的，并且在分析中没有考虑细针穿刺 [257]。

总之，虽然开放式活检仍然是评估男性乳房肿块的金标准 [3, 258]，但它是最昂贵的选择，通常是不必要的，并且在大多数情况下使用基于细针穿刺的诊断可以安全地避免开放式活检。

六、男性乳腺癌：治疗和结果

（一）手术

手术是可切除的男性乳腺癌的主要治疗手段。例如，在我们的综述中，大多数（54 个中有 50 个或 93%）患者进行了某种类型的原发性手术治疗（3 例均为Ⅳ期的患者，1 例为Ⅲ B 期的患者未手术）[9]。由于男性的乳腺组织的缺乏和病变靠近胸壁，传统根治术是治疗的选择，但手术治疗在美国和欧洲的发展走向更加有限的程序。例如，对米兰、意大利国家癌症研究所治疗的 170 例病例进行了 30 年的回顾，观察了从根治性乳房切除术到改良根治性乳房切除术，以及最后的乳腺切除术（传统根治术，对于较小的和 DCIS 病变）的过程 [50]。在美国相同的时间段内注意到类似的手术发展趋势 [135, 259]，最近的系列报道称，根治性乳房切除术现在很少使用 [9, 45, 57]，可能是因为改良根治性乳房切除术后报道的存活率与根治性乳房切除术等效 [260]，且大多数这些肿瘤不会侵入超过胸大肌筋膜，即便有侵犯可以进行有限的非连续性肌肉切除。

国家癌症数据库（The National Cancer Data Base，NCDB）报道了一项大型男性乳腺癌治疗研究，其中比较了 3627 对匹配的男性乳腺癌和女性乳腺癌患者接受的治疗。在这项研究中，男性更容易接受乳房切除术治疗（改良根治性乳房切除术：65% 的男性 vs 55.15% 的女性；根治性乳房切除术：2.5% 的男性 vs 0.9% 的女性；传统根治术：7.6% 的男性 vs 3.4% 的女性；$P < 0.001$）[261]。最近发表的一篇文章亦支持该结论，该文章回顾了 1973—2008 年的 SEER 数据，其中 87% 的男性乳腺癌接受了乳房切除术治疗，而女性乳腺癌治疗的比例为 38%[262]。虽然一些研究提倡男性使用改良根治性乳房切除术或传统根治术 [71, 95, 263]，但其他研究也指出了保留乳房手术的可行性 [264–266]，并表明疾病特异性生存率不受手术类型的影响 [267]。如果病变是偏心性的，有研究也提倡保留乳头 [268]。还报道了使用术中超声检查来增高男性保乳手术率，可帮助患者在症状检查中发现隐匿性癌灶 [269]。

尽管两级腋窝淋巴结清扫是男性乳腺癌进行病理分期的金标准，但有几篇报道和系列研究显示了前哨淋巴结活检在临床腋窝评估阴性患者中避免常规腋窝淋巴结清扫的必要性和准确性 [71, 95, 270–275]。大型系列研究中至少有一半的男性乳腺癌病例的淋巴结是阴性的 [70]，因而在最近关于 T_1 期病变的系列研究中，这个数字已增加到 55% ～ 80%[270, 273, 274]，这一点须重点考虑。与女性乳腺癌的经验类似，已经证明前哨淋巴结活检用于男性乳腺癌是可行和准确的，有一个差异是男性中额外（非前哨）淋巴结的肿瘤发生率高于女性 [274]。

这样的手术趋势导致男性乳房手术的数量和发生率降低。

已经存在使用传统根治术而不是改良根治性乳房切除术治疗男性 DCIS 的建议 [276]，理论上，可以将女性 DCIS 的现行外科方式进行推广，例如 Van Nuys 预后指数（the van nuys prognostic index，VNPI）[277]。实际上，在我们最近治疗的男性乳腺癌系列中，5 例 T_0 期或小 T_1 期患者（“小乳腺癌”）仅接受乳房肿瘤切除术，在 4.5 年随访期间无局部复发 [9]。其他人主张采用这种有限的方法 [160]，尽管有些报道表明患有 DCIS 的男性局部治疗失败率很高，可能仍需要传统根治术治疗 [158, 159]。

与女性乳腺癌的管理类似，在同时危及生命的情况下对于男性乳腺癌的潜在治愈性手术治疗必须推迟或修改。这种判断考虑对于有多种基础疾病的老年男性尤为重要。例如，日本的一份报告记录了一名患有急性主动脉夹层的 61 岁男性乳腺癌患者“两阶段”治疗方法。在成功解决夹层的危险后，外科医生在局部麻醉下将患者肿瘤切除，1 个月后完成既定的乳房手术 [278]。

（二）放疗

过去，放疗用于治疗男性乳腺癌的看法并不一致。例如，在大型回顾性综述中，例如前面提到的 1999 年 NCDB 研究，男性相比匹配的女性对照更容易接受放疗后乳房切除术（男性 29% vs 女性 11%，$P < 0.041$），但不太可能在乳房肿瘤切除术后接受放疗（男性 54%vs 女性 68%，$P < 0.001$）[261]。报道显示放疗显著降低 4% ～ 31% 术后局部复发率 [8, 145, 279, 280]，特别是手术时发现胸大肌和胸壁受累时。正如人们所预料的那样，在这种情况下辅助使用放疗可以增强对局部病灶的控制，但不能改善与疾病相关的生存率 [71, 279–281]。

对于男性乳腺癌，乳房切除术后经常推荐使用放疗 [265, 279]，其中如前所述，已证实男性乳房切除术后比女性更常使用 [261, 281]。事实上，乳腺癌癌症机构回顾乳房切除术后接受放疗治疗的男性患者，性别是独立预测因素 [282]。最近，如前一节所述，放疗已被用于保乳手术治疗，特别是存在 DCIS[264, 265, 268, 269] 的情况下。事实上，对在 Guys 医院接受治疗的男性乳腺癌进行总结的综述得出结论，男性乳腺癌的放疗适应证与女性患者相似 [84]。类似地，乳腺癌癌症机构的审查得出结论，接受乳腺癌乳房切除术的男性应该按照与女性相似的指导方针接受辅助放疗，但需要注意的是乳房切除术后的常见适应证（T_4 病变和广泛的淋巴结受累）可能更常见在男性病例中出现 [282]。

（三）辅助化疗

由于男性乳腺癌的罕见性，他莫昔芬作为辅助治疗的基石，以及男性乳腺癌患者的平均年龄（伴随较低的整体表现状态）的更大，男性乳腺癌比女性乳腺癌更少使用化疗，因此有关对男性乳腺癌使用辅助细胞毒性化学治疗的信息是稀少的，多数是回顾性的。在 NCDB 研究中，任何形式的手术治疗后，男性接受化疗的可能性低于匹配的女性对照组（男性 26.7% vs 女性 40.6%，$P < 0.001$）[261]。在对 2004—2005 年 SEER 数据的回顾中，37% 的侵袭性男性乳腺癌病例接受了化疗 [283]。

尽管如此，大多数关于接受化疗的男性乳腺癌的系列研究显示患者可获益 [70, 95, 265, 284]，特别是对于疾病相关死亡风险较高的人群，如年龄较小的受体阴性和淋巴结阳性的患者 [71, 90, 263]。在 Memorial Sloan–Kettering 癌症中心和 Ochsner 诊所的综合经验中，Borgen 等 [135] 发现淋巴结阳性患者辅助化疗后远期复发减少 11%（从 57% 降至 46%）。同样，据报道，用细胞毒素 + 甲氨蝶呤 + 氟尿嘧啶（CMF）治疗的 24 例淋巴结阳性患者与阶段匹配的病史对照组相比，改善了 5 年生存率（80%）[285]。

NCI MB–82 研究前瞻性地用 12 个周期的 CMF 治疗了 31 个淋巴结阳性的男性乳腺癌患者。10 年、15 年和 20 年的存活率分别为 65%、52% 和 42%。该研究未设对照，但作者得出结论，化疗可能会产生生存获益 [286]。与女性乳腺癌的情况类似，男性乳腺癌中的一些数据也表明辅助化疗对淋巴结阴性疾病的益处[287]。在 MD Anderson 综述中，基于阿霉素的方案比 CMF（16%）更常用（81%），并且还注意到接受化疗的患者死亡风险降低[70]。

虽然只是逐渐适应，但曲妥珠单抗的使用现在是治疗 HER2 阳性男性乳腺癌的常规方法[288, 289]。此外，最近的一项Ⅱ期临床研究显示赫赛汀联合贝伐单抗和卡培他滨治疗转移性或复发性男性乳腺癌的反应性良好[289, 290]。

有趣的是，另一项关于男性乳腺癌化疗的前瞻性研究涉及对 13 名男性乳腺癌患者使用大剂量化疗和自体移植，6 例为Ⅱ期疾病，4 例为Ⅲ期，3 例有转移性疾病。在受试的 12 个肿瘤中，激素受体均为阳性，移植的中位年龄为 50 岁。5 名患者接受了环磷酰胺、硫喷妥钠和卡铂治疗方案，其他 8 名患者接受了其他以烷化剂为基础的治疗方案。没有非移植和没有治疗相关的死亡病例。接受自体移植辅助治疗的 10 名患者中有 3 名在移植后 3 个月、5 个月和 50 个月复发并死于疾病，其余患者在 23 个月（6 ～ 30 个月）的中位随访时间内存活，没有疾病迹象。在接受转移性疾病治疗的 3 名男性中，1 名疾病进展，另外 2 名在移植后 7 个月和 16 个月复发[291]。然而，目前由于女性乳腺癌前瞻性试验的阴性结果，男性乳腺癌的自体移植是不太可能的选择。

目前用于男性乳腺癌的其他化疗方案基于女性乳腺癌文献，包括多柔比星、环磷酰胺、多西紫杉醇、氟尿嘧啶、表柔比星和紫杉醇的各种组合[292–296]。

使用原发性全身（“新辅助”）化疗来“缩小”肿瘤并随后用挽救性乳房切除术和（或）胸壁放射治疗它们已被用于治疗局部晚期男性乳腺癌，据报道成功[8, 70, 135]。MD Anderson 系列中 6% 的患者以这种方式进行治疗。与女性乳腺癌的情况不同，男性乳腺癌新辅助治疗的目标是改善局部控制，而不是增加乳房保护的使用。

（四）激素疗法

因为高达 90% 的男性乳腺癌病例是激素受体阳性[95]，激素治疗是男性的标准辅助治疗[71, 95, 196, 263]，并且比女性更常使用[86]。他莫昔芬通常被认为是男性乳腺癌的一线治疗[184, 185]，并且通常单独使用，部分原因是男性乳腺癌患者的平均年龄较大和并发症发生概率较高。男性乳腺癌患者 1 ～ 2 年辅助他莫昔芬治疗的早期报道显示，5 年总生存率提高 15%（从 44% 升至 61%），5 年无病生存率提高 28%（从 28% 升至 56%）[297]。目前的建议是使用标准的 5 年他莫昔芬疗程，尽管不遵守该方案的男性比女性更高（一个系列研究为 25% 比 4%）[59]。在男性乳腺癌中使用他莫昔芬的不合规率较高与男性不良反应的频率和严重程度相关，包括（按频率降序）性欲降低、体重增加、潮热、情绪改变和抑郁。Xu 等强调了这个问题，在 116 名男性乳腺癌患者中观察了他莫昔芬的依从性和对无病生存的影响。他们发现 1 年、2 年、3 年、5 年的依从率分别为 65%、46%、29%、18%。依从组的 5 年和 10 年无病生存率分别为 95% 和 73%，非依从组分别为 73% 和 42%，进一步反映了该问题的重要性[298]。

另一种抗雌激素药，即纯 ER 拮抗药——氟维司群，已被用于晚期男性乳腺癌，据报道成功[299–301]。已发现芳香化酶抑制药可有效抑制雄性中的雌二醇水平，一些报道已证实芳香化酶抑制药在晚期男性乳腺癌中有确有反应[302–304]。最近的一项研究表明，芳香化酶抑制药作为非转移性男性乳腺癌的一线内分泌治疗不如他莫昔芬[305]。然而，多项目前的研究支持使用芳香化酶抑制药作为转移性男性乳腺癌的治疗[304, 306]。GnRH 类似物在转移性男性乳腺癌管理中的作用尚不确定[307]，最近的研究发现，在这种情况下，GnRH 类似物与芳香化酶抑制药联合能否获益还有待商议[308, 309]。此外，另一项研究表明，检测到疾病进展后在芳香化酶抑制药治疗中加入 GnRH 类似物可能为转移性男性乳腺癌提供益处[310]。有趣的是，已发现瘤内芳香化酶在男性乳腺肿瘤中有 27% 表达，并与较好的组织学分级和临床效果相关[311]。

（五）姑息治疗

正如人们对男性乳腺癌中 ER 和 PR 表达率高的预期一样，自 1942 年 Farrow 和 Adair 首次描述激素治疗以来，激素治疗一直是治疗远处转移灶的基石，且他们指出睾丸切除术后转移性男性乳腺癌的消退[312]。他莫昔芬目前是姑息性激素治疗的主要药物，对受体阳性肿瘤的总体反应率为 70%[184]。如上所述，最近的病例报告表明，转移性肿瘤患者在服用他莫昔芬时复发可能需要接受二线激素治疗（类似于绝经后女性乳腺癌患者的情况）[299, 302, 303]，无反应者和受体阴性的肿瘤患者采用姑息性化疗。特别是晚期的男性乳腺癌病例可能转移到不寻常的位置，比如眼睛[313–315]、皮肤[316, 317]和下颌区域[318, 319]，每个都要求定制的姑息治疗方法。

（六）预后因素

与女性乳腺癌类似，男性乳腺癌最重要的预后因素是 AJCC 分期及其要素：肿瘤大小和淋巴结状态[9, 45, 57, 70, 97, 320, 321]。淋巴结状态似乎特别重要[90, 320, 321]。女性乳腺癌和男性乳腺癌之间的这种主要相似性最初建立于 1987 年，当时 Hultborn 及其同事证明在一组 166 名男性乳腺癌患者中，肿瘤大小和淋巴结状态是多变量分析中最重要的预后因素[320]。1993 年，据 Guinee 等报道，肿瘤大小超过 3cm 显著影响预后，5 年生存率与淋巴结累及数目直接相关：当 4 个或更多淋巴结为阳性时为 55%，1 ～ 3 个阳性为 73%，淋巴结阴性患者为 90%（10 年时为 84%）。皮肤受累、胸壁固定和肿瘤溃疡（所有这些在男性乳腺癌中比女性乳腺癌更常见）在他们的研究中并不是独立的预后因素[321]。

我们小组随后报道了许多与无病生存有关的因素。我们检查了患者的几个肿瘤特征的影响，包括 TNM 分期、肿瘤分级（低至中等与高）、受体状态（阳性与阴性）、个人或家族乳腺癌病史（阳性与阴性）、年龄（年龄小于或大于 60 岁），以及使用 Cox 比例风险模型进行多变量分析的预后影响的表现（无症状与疼痛和乳头溢液与无痛肿块）[322]。只有 AJCC 分期及其成分（肿瘤大小、淋巴结状态和转移的存在）与生存相关[9]。

我们假设通过控制年龄的影响（通过与无疾病而不是原始生存相关），年龄“退出”显著因素选项，不像早期使用原始生存的研究那样（见下一节）[320]。其他最近的多变量分析得出了类似的结论[57, 71, 110, 323, 324]，但是最近的研究表明 PR 阴性肿瘤与生存呈负相关[187, 197]。如前所述，El-Tamer 及其同事最近的一项研究实际上发现男性乳腺癌与女性乳腺癌相比具有更好的疾病特异性存活率，因为男性死于乳腺癌以外的疾病的可能性是女性的 4 倍[74]。其中许多疾病是第二种癌症。最近的一项研究发现，12.5% 的乳腺癌男性患有第二种原发性恶性肿瘤，特别是小肠、直肠、胰腺、皮肤（非黑色素瘤）、前列腺和淋巴造血系统[325]。BRCA2（以及较小程度上，BRCA1）突变可以解释胰腺癌和前列腺癌的较高发病率。

对男性乳腺癌标本的荧光激活细胞分选分析和免疫组织化学染色的研究发现，与女性乳腺癌相比，男性乳腺癌中 ER 和 HER2/neu 表达均较高，在该系列中发现 55% 的男性乳腺癌标本具有 HER2/neu 过表达[194]。这与最近的研究相矛盾，其中只有 17.2% 的男性乳腺癌病例过表达 HER2/neu，这显著低于女性乳腺癌中 HER2/neu 阳性率（P=0.001）[326]。该研究还表明 HER2/neu 过度表达预后较差，尽管如前所述，激素受体阳性和男性乳腺癌中 HER2/neu 过表达的预后意义尚不完全清楚[77, 196, 326]。上述荧光激活细胞分选分析和男性乳腺癌样本的免疫组化染色发现 p53、ER 和组织蛋白酶 B 的肿瘤表达与更好的临床结果相关[194]。

（七）预后（男性乳腺癌和女性乳腺癌是否属于“不同”的疾病）

就预后而言，男性乳腺癌中的基本问题是该疾病是否在生物学上与女性乳腺癌不同。如前所述，部分原因是因为男性乳腺癌是老年男性的疾病（根据定义，较多共生疾病），他们往往较晚期（在一个系列中平均为 10.2 个月）[55]，仅研究原始（总体）存活率（不控制年龄、阶段或并发症）的较旧系列研究得到了不可避免的结论，即其较女性乳腺癌预后更差[49, 50, 52, 56, 58, 62, 63, 65]。偶发的病例报告的广泛传播以及男性乳腺癌患者不寻常的转移对此结论也是一大强调[67, 313–319, 327–329]，而且最新的研究仅报道其总体生存率[71, 86]。然而，到 20 世纪 90 年代初，一些研究报道仅淋巴结阳性的男性预后较差[52, 135]。这些研究者假设，由于大多数男性乳腺癌病例位于中心位置，因此相比女性癌症患者淋巴结阳性是一个更为糟糕的指标。

随后的系列研究发现，当男性病例的年龄因素和分级因素受到调控时，患有乳腺癌的男性和女性之间的存活率相似[55, 57, 330]。例如，Borgen 等回顾了一个为期 16 年的双机构数据库，在 58 例男性乳腺癌和匹配的女性乳腺癌对照之间发现了类似的 AJCC 阶段相关生存关系[57]。Donnegan 等在对 18 个机构 217 例男性乳腺癌患者的审查中发现与女性乳腺癌病例相似的阶段相关生存关系，但他们也发现晚期表现和更高分期是一个共同的主题。由于剔除事件导致整体 10 年生存率较低（由于非癌症原因，25% 的患者在随访期间死亡）[55]。正如前面提到的，与 El-Tamer 等的研究中与女性相比，这种现象实际上导致男性更好的疾病特异性存活率[74]。

因此，在我们的机构中，我们选择研究一个更“近期”的患者队列，这些患者主要向多学科乳房诊所进行评估，以评估其肿块性质[9]。这些因素可以解释为什么[1]我们的系列研究中的平均肿瘤大小（2.7cm）小于最近的报道[2, 49, 50, 52, 53, 56, 58, 71, 331]中的一半以上（57%）。我们的病例是早期阶段（AJCC 分期 0 ～ Ⅱ A；一半肿瘤是 T_0 或 T_1 阶段）[3]，62% 为淋巴结阴性［清除了总共 604 个中的 118 个（19.5%）对肿瘤病理学呈阳性的淋巴结］。虽然这些数字仍然高于女性乳腺癌，与整个文献一起，特别是在不同时间框架上看到的男性乳腺癌研究[53]，但它们确实提出了一种提高早期诊断意识的强烈趋势[184, 330]。在我们的系列研究中看到的一些较低分期，可能归因于我们之前公布的男性乳房肿块的标准化方法，其涉及高度怀疑指数以及通过抽吸细胞学快速准确地评估性质（参见上文“基于细针抽吸的男性乳房肿块评估”[108, 205]）。过去 23 年来，这种方法一直用于为我们的研究机构提供数据。

我们通过 Kaplan-Meier 方法计算疾病特异性存活率，将其他原因的死亡计数剔除[332]，并通过 log-rank 检验比较存活曲线[333]。整个患者组的整体 5 年无病生存率为 87%，高于包含“较老”数据的系列报道[70, 71]。如图 27-2 所示，5 年和 10 年的疾病相关存活率与 AJCC 分期相关，分别为早期（阶段分组 0 ～ Ⅱ A）疾病的 100% 和 71%，以及分别为晚期（阶段分组 Ⅱ B ～ Ⅳ）疾病的 71% 和 20%。通过 log-rank 检验，这种存活率差异具有显著统计学意义（$P > 0.0051$）。

此外，表 27-6 列出了我们研究中通过监测，流行病学和最终结果（SEER）数据库分期系统（局部，区域转移和远处疾病）患者的 5 年生存率，与 SEER 阶段公布的生存数量进行比较，对于女性乳腺癌，与我们的研究大致相同[334]。从表中可以看出，男性乳腺癌和女性乳腺癌的阶段相关 5 年生存率相似[9]。

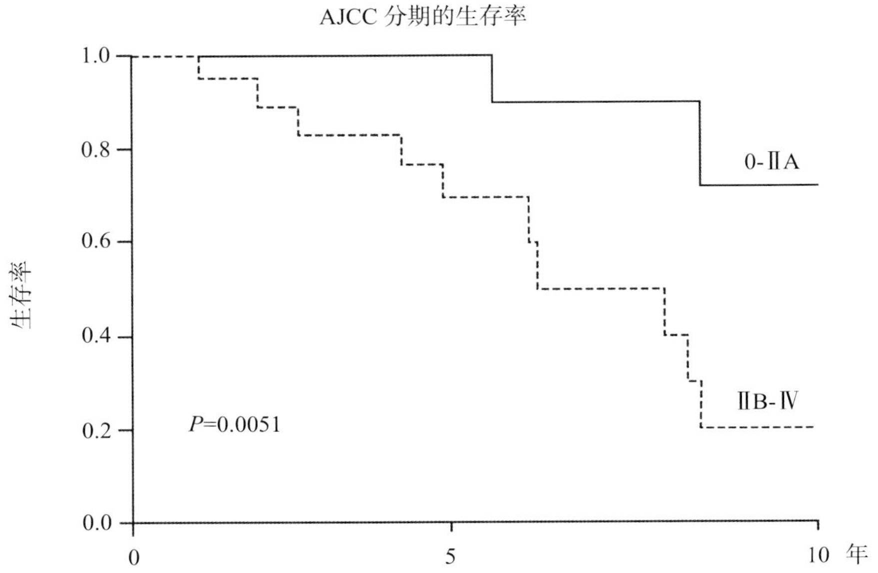

▲ **图 27-2　男性乳腺癌无疾病生存率**

根据 AJCC 分期，早期阶段组：Ⅰ～ⅡA；晚期阶段组：ⅡB～Ⅳ，通过 Kaplan and Meier 法，log-rank 检验曲线有显著差异（引自 Vetto 等[9]，版权 1999，经 Elsevier 许可）

为了在研究中得出这个发现，只需要控制分期，而不是年龄。然而，应该指出的是，Kaplan-Meier 方法通过审查其他导致死亡的原因，对年龄有所控制。

来自 MD Anderson 的系列文章还比较了男性和女性的局部和区域性疾病，并且还发现男性的 5 年和 10 年结局（局部：分别为 86% 和 75% 的生存率；区域性：分别为 70% 和 43% 的存活率）与女性报道的相似[70]。

表 27-6　通过监测，流行病学和最终结果（SEER）分期的乳腺癌 5 年无病生存率

SEER 分期	男性[a] (%)	女性[b] (%)
局部的	100	97
区域的	81	78
转移的	33	22

a. 来自文献的数据[11]；b. 来自 Fritz 的 SEER 数据[334]

关于男性乳腺癌的所有现有数据都受其回顾性、历史性和“不完整”性的影响。我们赞赏癌症委员会在男性乳腺癌[184, 261]以及 Memorial Sloan-Kettering 癌症中心正在进行的全国男性乳腺癌登记处（参见“肿瘤登记”一节）中进行患者护理评估研究的努力。

根据我们在文献中看到的趋势（图 27-3），包括我们自己的研究[9]，人们想知道未来数据是否会显示男性乳腺癌的呈现规模和分期进一步减少，生存率接近女性乳腺癌的存活率，甚至不需要进行分期修正。目前，这似乎令人怀疑。虽然女性乳腺癌病例中肿瘤的平均大小预计在未来 10 年内会降至 1.0cm 以下，但男性乳腺癌的这种趋势不太可能，因为这是一种罕见的疾病，未经过筛查，因此在大多

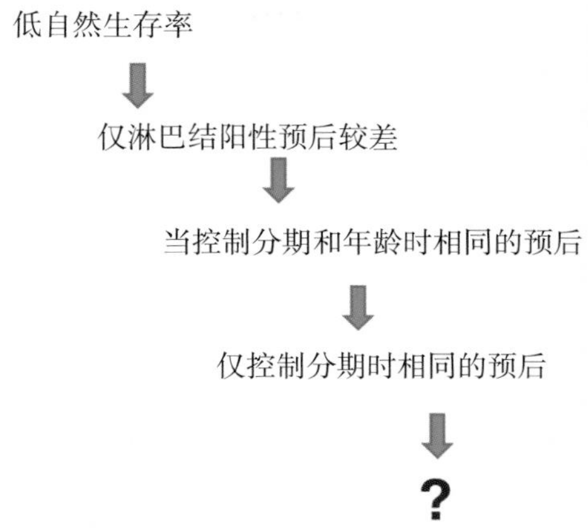

▲ **图 27-3　文献中报道的男性乳腺癌与女性乳腺癌结局的趋势（详见文本）**

数情况下会作为一个可触知的团块继续存在。尽管如此，怀疑高指数[184, 330]联合统一的诊断方法[169]以及高风险人群的教育和筛查[97, 209]可能会导致出现阶段和随之而来的死亡率持续下降。

目前，最近的信息最重要的含义之一是，男性乳腺癌在生物学上与女性的相同病症相比并不是一种更具攻击性的疾病，这一点是要强调男性乳腺癌应该在大多数情况下可治愈的。类似于女性的情况，这种治疗应包括最佳（但不过度侵略性）局部控制[53, 264, 265, 268]，对受体阳性肿瘤的辅助激素治疗（男性大多数乳腺肿瘤）[51, 70, 71, 95, 196, 200, 263]，并考虑对高风险患者进行辅助化疗[70, 95, 97, 265, 335]。

最近，研究人员试图通过使用生物学依据而非描述性数据来回答男性乳腺癌与女性乳腺癌是否为不同的疾病的问题。在细胞水平上，最近的一份报道对 4 例 CD34 阳性男性乳腺癌进行了分类，表明可能存在 CD34 阳性乳腺癌干细胞，类似于女性乳腺癌假定的肿瘤干细胞[336]。在染色体水平上，Rudlowski 等已经报道了男性乳腺癌和女性乳腺癌之间共有的染色体失衡模式，包括 +1q，−8p，+ 8q，−13q，+16p，−16q，+17q 和 +20q，这表明类似的遗传事件可能是男性和女性的乳腺癌共有发育和进展的基础[337]。相反，在基因水平上，最近的一项研究发现临床上同质的男性乳腺癌和女性乳腺癌组之间 DNA 倍体，p21 和 p53 存在显著差异，这表明肿瘤的发生有些不同[338]。此外，瑞典最近的一项研究试图确定肿瘤发生的候选驱动基因，比较 53 个男性乳腺癌至 359 个女性乳腺癌标本。他们发现雄性和雌性标本之间只有两个共同的候选驱动基因，这进一步证实了男性乳腺癌和女性乳腺癌在遗传水平上的差异[339]。此外，最近研究男性乳腺癌的 microRNA 谱表明与女性乳腺癌相比表达差异[340–342]。

（八）男性乳腺癌和女性乳腺癌之间的异同总结（表 27–7）

与女性乳腺癌一样，男性乳腺癌最常见的是导管组织学[8, 9, 45, 97, 161]，与相对雌激素过量有关[8, 52, 56, 62, 76, 92, 98, 107, 108, 111]，由 TNMs 系统[201]进行分期，最好通过多模式治疗（最常见的是手术，然后辅助治疗）。不能治愈的病例可以通过姑息疗法（手术、化疗、放疗或激素疗法）的组合来治疗。男性乳腺癌和女性乳腺癌似乎具有相似的预后因素[9, 45, 57, 70, 97, 320, 321]和类似的阶段性生存[9, 55, 57, 70, 330]，特别是如果一个控制年龄和并发症的对照组条件。与女性乳腺癌一样，男性乳腺癌似乎主要是单一事件，同步和异时性肿瘤不太常见[343–346]，尽管男性确实有更高的第二次非乳腺原发性肿瘤发生率[325]。

表 27-7　男性乳腺癌和女性乳腺癌的对比

相似点	不同点
相关因素 年龄 雌激素过量 胸壁射线接触	发病率，早期发现可能性
BRCA2 基因突变相关	BRCA1 基因突变相关，其他综合征
大多数导管组织类型	小叶组织类型发病率，纯导管原位癌
常为孤立肿瘤	多位于乳腺腺体内
体检非常重要	钼靶的重要性
分期系统	
基于细针穿刺检查的诊断	鉴别诊断
分阶段治疗 外科手术与前哨淋巴结活检的重要地位 辅助激素治疗的重要性	
主要预后因子	ER、PR 表达率
分阶段预后[a]	

a. 当进行分期和并发症调控的时候，见图 27-2、表 27-6 及正文

男性乳腺癌和女性乳腺癌之间也存在几个明显的临床差异。除了之前提到的男性乳腺癌患者的平均年龄较大，根据定义，这种疾病通常位于中心位置，通常涉及乳头[97]。因此，虽然女性的乳头溢液通常是非血性的，且与良性疾病相关，但男性的排出更常是血性的，并且包括 DCIS 在内的恶性肿瘤迹象和溢液细胞学可能是诊断性的[43, 45]。绝大多数男性乳腺癌病例是激素受体阳性（最近的研究中有 65% ～ 93%[57, 66, 70, 97] 和我们系列中有 85%[9]）。因此，他莫昔芬已成为许多患者的主要治疗方法[70, 71, 86, 95, 184, 185, 196, 263]，尽管它可能比女性的剂量限制性不良反应的频率和严重程度更明显。

七、男性乳腺癌幸存者问题

（一）随访

没有针对男性乳腺癌特定的后续建议，相反，女性乳腺癌通常建议使用相同的女性乳腺癌后续计划。对于侵袭性肿瘤患者，此类时间表通常包括前 2 年每 3 个月的病史和体格检查（尤其是临床乳房检查），然后是接下来 2 年的每 6 个月，然后是每年。这一随访是基于以下理论：75% 的乳腺癌复发发生在前 2 年，10% 发生在接下来的 2 年期间，此后复发率平稳至每年约 1%[347]。

虽然体格检查在男性患者中尤为重要，但随访男性乳腺癌乳房 X 线的价值尚未得到研究，预计会低于女性乳腺癌（参见前面讨论的“诊断”部分）。ASCO 关于乳腺癌随访的共识小组尚未发现其他检

查的明显疗效，如肝功能检查、碱性磷酸酶水平和胸片[348]，尽管这些检查通常是有序的[347]。随机和非随机研究均表明，更严格的检测复发的方法，如骨扫描、CT 和肿瘤标志物，不能提供生存益处，最好保留用于检测有症状患者的转移[347, 349]。

（二）家庭成员的测试

男性乳腺癌发展与 BRCA 基因突变之间存在已知的关联，即使没有其他一级亲属患有乳腺癌，卵巢癌或前列腺癌，任何男性乳腺癌患者携带 BRCA（特别是 BRCA2）突变的风险都超过 10%。因此，目前的 NCCN 指南，建议对男性乳腺癌（"指数亲属"）检测 BRCA 突变[350]。尽管如此，重要的是要记住大多数男性乳腺癌病例是"散发性的"（即与已知基因突变无关）[351]，并且男性中 BRCA2 基因突变似乎在实际引起疾病方面具有低外显率[143]。只有 4% ～ 7% 的男性乳腺癌患者的一级亲属报告患有任一性别的乳腺癌。外显率确实在地域上有所不同。总体而言，BRCA2 突变携带者中男性乳腺癌的风险仅为 6%，而冰岛的一系列男性乳腺癌发现率为 40%[350]。此外，应该指出的是，男性乳腺癌风险的 6% 代表人口风险增加 100 倍[350]。

因为男性乳腺癌通常不是筛查出来的疾病，所以男性乳腺癌家族中的男性个体是突变携带者的发现几乎没有提供有用的预防信息，除了强调体格检查和任何肿块或溢液区域的活检标准应该是该人常规医疗的常规部分。如果家族病史有关，即使没有进行基因检测，也可以为这些人提高认识和措施。

然而，对于女性患者，发现男性指数亲属的 BRCA 突变的影响要大得多，因为这些突变会使这些人在 70 岁时增加 56% ～ 87% 的女性乳腺癌风险[352]，对侧诊断为女性乳腺癌的风险为 2% ～ 12% 的[353]，70 岁时患卵巢癌的风险为 27%[354]。在丹麦的一项研究中，Storm 和 Olsen 发现，与普通人群相比，男性乳腺癌患者的女性而非男性，后代的乳腺癌相对风险增加（RR 16.4）[355]。

因此，我们同意 NCCN 指南，并与 Diez 及其同事一致认为"所有新的男性乳腺癌病例都应被视为可能遗传并且应该进行充分研究"，特别是如果涉及 BRCA2 突变可能传染给雌性后代[350, 356]。

与男性乳腺癌风险增加相关的更高的外显率遗传事件包括 PTEN 肿瘤抑制基因（Cowden 综合征）、雄激素受体基因、CHEK2 基因和 CYP17（尤其是 CYP17A1）多态性的突变[350]。如前所述，雄激素受体和 CHEK2 的数据相互矛盾[92, 127, 156]。

（三）肿瘤登记

如前所述，Memorial Sloan–Kettering 癌症中心保留了男性乳腺癌病例的国家登记处（www.mskcc.org）。

（四）心理问题 / 资源 / 支持小组

男性患有"女性癌症"这一经常被忽视的心理认知最近才在文献中得到认可[357]。在一项来自利物浦的现象学研究中，研究者指出了男性乳腺癌患者的 4 个关键问题：带病生存，以隐瞒为应对策略，男性气质改变（由于他莫昔芬的性欲减退和勃起功能障碍而恶化），以及与将乳腺癌视为女性化疾病的健康服务之间相互反应[358]。毫不奇怪，Cardiff 大学的研究人员发现，1/4 患有男性乳腺癌的男性经历了诊断特异性的创伤性压力症状，56% 的受访患者因尴尬、耻辱、身体形象改变和信息需求未得到满足而加剧，特别是针对性别特异性资料[359–361]。此外，最近一项基于人群的病例对照研究报道，与对照组相比，男性乳腺癌幸存者的生活满意度，身体健康状况更差以及上个月心理健康状况不佳的天数更多[362]。

也就是说，目前有关男性乳腺癌的性别特定信息有限。然而，因为男性乳腺癌在组织学、预后因素、状态、阶段预后和治疗建议方面与女性乳腺癌相似，所以关于乳腺癌的信息通常对男性患者有用。国家乳腺癌意识和支持组织的教育网页，如美国癌症协会（www.cancer.org）、国家癌症研究所（www.cancer.gov）、治愈基金会的 Susan G. Komen（www.komen.org）以及互联网资源（www.breastcancer.org）确实包含了关于男性乳腺癌的相当好的部分内容。

同样，男性乳腺癌的支持小组很少。Bridging the Gap Male Breast Cancer Awareness Group 是由男性乳腺癌患者及其家属在俄勒冈州波特兰地区成立的一个小组，旨在提高对男性乳腺癌的认识，以促进早期诊断和治疗。该小组的创始人希望避免支持这一术语，因此，成员选择了意识一词。有关该群组的信息，请访问 www.breastfriends.com 或发送电子邮件至 lagere@earthlink.net。

John W.Nick 基金会是一个非盈利的私人基金会，总部位于佛罗里达州的维罗海滩，由 Nancy Nick 于 1995 年在母亲 Patricia 和儿子 Adam 的帮助下成立，以纪念她的父亲 John Nick 于 1991 年 58 岁时死于乳腺癌。该基金会的使命是促进男性乳腺癌的教育，包括风险、预防和治疗。该小组设计了一条整个粉红色的识别色带（如著名的色带），除了正确的蓝色尖端，这标志着乳腺癌有时也影响男性。可以通过 www.johnwnickfoundation.org 的网页访问该基金会。

关于男性乳腺癌的书籍或文章很少。可惜的是，John Cope 的书“The Warriors Way”（Lake Oswego[OR]：Hearts that Care Publishing，2000）已经绝版，因为作者死于他的乳腺癌复发。可用的纸质文献参考如下。

1. Allen[363]。这是一篇关于 BCM 意识的文章，侧重于各种意识和支持工作，特别是对于作者所知的特定幸存者 Dave Lyons。

2. Parker 和 Parker[364]。这是一本非常完整的资料手册，提供有关男性乳腺癌及其治疗、药物和营养问题、资源和书籍以及患者法律和保险信息的基本信息。

3. Landay[365]。无论诊断、性别或年龄，所有癌症幸存者的宝贵资源。

致谢：作者非常感谢 Si-Youl Jun，MD，Darius Paduch，MD，Heidi Eppich 和 Richard Shih 在收集俄勒冈州男性乳腺癌数据方面给予的帮助；Waldemar Schmidt，医学博士，博士，Rodney Pommier，医学博士，John DiTomasso，医学博士，Heidi Eppich，William Wood，医学博士和 Dane Moseson，MD，他们对评估男性乳房肿块的诊断测试数据的贡献；和 Elsevier 批准重印部分出版物[9, 241]。Irene Perez Vetto，RN，MN，ANP 在审阅和编辑手稿方面的帮助也非常感谢。

推荐阅读

[1] Ellis H. Anatomy of the breast. In: JH I, editor. Textbook of breast disease. St Louis: Mosby; 1992, p. 2.
[2] LE Huhges MR, Webster DJT. Benign disorders and diseases of the breast: concepts and clinical management. London: Bailliere Tindall; 1989.
[3] Rosen PPOH. Tumors of the mammary gland. Washington DC: Armed Forces Institute of Pathology; 1993.
[4] Hall RAJ, Smart GA, et al. Fundamentals of clinical endocrinology. London: Pitman Medical; 1980.
[5] Narula HS, Carlson HE. Gynecomastia. Endocrinol Metab Clin North Am. 2007;36(2):497–519.
[6] Li RZ, Xia Z, Lin HH, et al. Childhood gynecomastia: a clinical analysis of 240 cases. Chin J Contemp Pediatr (Zhongguo dang dai er ke za zhi). 2007;9(5):404–6.
[7] Cakan N, Kamat D. Gynecomastia: evaluation and treatment recommendations for primary care providers. Clin Pediatr.

2007;46(6):487–90.
[8] Wilhelm MCLS, Wanebo HJ. Cancer of the male breast. In: Bland KICE, editor. The breast: comprehensive management of benign and malignant disease. Philadelphia: WB Saunders; 1998. p. 1416–20.
[9] Vetto J, Jun SY, Paduch D, et al. Stages at presentation, prognostic factors, and outcome of breast cancer in males. Am J Surg. 1999;177(5):379–83.
[10] O'Hanlon DM, Kent P, Kerin MJ, et al. Unilateral breast masses in men over 40: a diagnostic dilemma. AmJ Surg. 1995;170(1):24–6.
[11] Chantra PK, So GJ, Wollman JS, et al. Mammography of the male breast. AJR Am J Roentgenol. 1995;164(4): 853–8.
[12] Braunstein GD. Gynecomastia. New Engl J Med. 1993; 328(7):490–5.
[13] Johnson RE, Murad MH. Gynecomastia: pathophysiology, evaluation, and management. Mayo Clin Proc. 2009;84(11): 1010–5.
[14] Deepinder F, Braunstein GD. Drug–induced gynecomastia: an evidence–based review. Expert Opin Drug Saf. 2012;11 (5):779–95.
[15] Abaci A, Buyukgebiz A. Gynecomastia: review. Pediatr Endocrinol Rev PER. 2007;5(1):489–99.
[16] Handschin AE, Bietry D, Husler R, et al. Surgical management of gynecomastia—a 10–year analysis. World J Surg. 2008;32(1):38–44.
[17] Lapid O, Jolink F, Meijer SL. Pathological findings in gynecomastia: analysis of 5113 breasts. Ann Plast Surg. 2015;74(2):163–6.
[18] Zani A, Cozzi DA, Uccini S, et al. Unusual breast enlargement in an infant: a case of breast lipoblastoma. Pediatr Surg Int. 2007;23(4):361–3.
[19] Yamamoto H, Okada Y, Taniguchi H, et al. Intracystic papilloma in the breast of a male given long–term phenothiazine therapy: a case report. Breast Cancer (Tokyo, Japan). 2006;13(1):84–8.
[20] Winzer KJ, Menenakos C, Braumann C, et al. Breast mass due to pectoral muscle tuberculosis mimicking breast cancer in a male patient. Int J Infect Dis IJID (Official Publication of the International Society for Infectious Diseases). 2005;9(3):176–7.
[21] Vourtsi A, Zervoudis S, Pafiti A, et al. Male breast hemangioma—a rare entity: a case report and review of the literature. Breast J. 2006;12(3):260–2.
[22] Ursavas A, Ege E, Bilgen OF, et al. Breast and osteoarticular tuberculosis in a male patient. Diagn Microbiol Infect Dis. 2007;58(4):477–9.
[23] Tung CC, Lin JW, Chou FF. Sparganosis in male breast. J Formos Med Assoc (Taiwan yi zhi). 2005;104(2):127–8.
[24] Squillaci S, Tallarigo F, Patarino R, et al. Nodular fasciitis of the male breast: a case report. Int J Surg Pathol. 2007; 15(1):69–72.
[25] Sklair–Levy M, Sella T, Alweiss T, et al. Incidence and management of complex fibroadenomas. AJR Am J Roentgenol. 2008;190(1):214–8.
[26] Shin SJ, Rosen PP. Bilateral presentation of fibroadenoma with digital fibroma–like inclusions in the male breast. Arch Pathol Lab Med. 2007;131(7):1126–9.
[27] Sharma A, Sen AK, Chaturvedi NK, et al. Myofibroblastoma of male breast: a case report. Indian J Pathol Microbiol. 2007;50(2):326–8.
[28] Reddy KM, Meyer CE, Nakdjevani A, et al. Idiopathic granulomatous mastitis in the male breast. Breast J. 2005;11(1):73.
[29] Meshikhes AW, Butt S, Al–Jaroof A, et al. Fibromatosis of the male breast. Breast J. 2005;11(4):294.
[30] Marie I, Herve F, Robaday S, et al. Tuberculous myositis mimicking breast cancer. QJM (Journal of the Association of Physicians). 2007;100(1):59.
[31] Macchetti AH, Marana HR, Ribeiro–Silva A, et al. Fibromatosis of the male breast: a case report with immunohistochemistry study and review of the literature. Clinics (Sao Paulo, Brazil). 2006;61(4):351–4.
[32] Li A, Lui CY, Ying M, et al. Case of fibromatosis of male breast. Australas Radiol. 2007;51 Spec No.:B34–6.
[33] Kondi–Pafitis A, Kairi–Vassilatou E, Grapsa D, et al. A large benign vascular neoplasm of the male breast. A case report and review of the literature. Eur J Gynaecol Oncol. 2005;26(4):454–6.
[34] Kinoshita S, Kyoda S, Tsuboi K, et al. Huge cavernous hemangioma arising in a male breast. Breast Cancer (Tokyo, Japan). 2005;12(3):231–3.
[35] Khachemoune A, Rodriguez C, Lyle S, et al. Genital leiomyoma: surgical excision for both diagnosis and treatment of a unilateral leiomyoma of the male nipple. Dermatol Online J. 2005;11(1):20.
[36] Georgountzos V, Ioannidou–Mouzaka L, Tsouroulas M, et al. Benign intracystic papilloma in the male breast. Breast J. 2005;11(5):361–2.
[37] Franco RL, de Moraes Schenka NG, Schenka AA, et al. Cavernous hemangioma of the male breast. Breast J. 2005;11(6):511–2.
[38] Fernandez–Flores A, Crespo LG, Alonso S, et al. Lupus mastitis in the male breast mimicking inflammatory carcinoma. Breast J. 2006;12(3):272–3.
[39] Desrosiers L, Rezk S, Larkin A, et al. Myofibroblastoma of the male breast: a rare entity of increasing frequency that can be diagnosed on needle core biopsy. Histopathology. 2007;51(4):568–72.
[40] Aranovich D, Kaminsky O, Schindel A. Retroareolar leiomyoma of the male breast. IMAJ (Israel Medical Association Journal). 2005;7(2):121–2.
[41] Ali MZ, Ali FZ. Pilomatrixoma breast mimicking carcinoma. JCPSP (Journal of the College of Physicians and Surgeons–Pakistan). 2005;15(4):248–9.
[42] Adeniran A, Al–Ahmadie H, Mahoney MC, et al. Granular cell tumor of the breast: a series of 17 cases and review of the literature. Breast J. 2004;10(6):528–31.
[43] Lopez–Rios F, Vargas–Castrillon J, Gonzalez–Palacios F, et al. Breast carcinoma in situ in a male. Report of a case diagnosed by nipple discharge cytology. Acta Cytol. 1998;42(3):742–4.
[44] Detraux P, Benmussa M, Tristant H, et al. Breast disease in the male: galactographic evaluation. Radiology. 1985;154(3): 605–6.
[45] Cutuli B, Dilhuydy JM, De Lafontan B, et al. Ductal carcinoma in situ of the male breast. Analysis of 31 cases. Eur J Cancer (Oxford, England: 1990). 1997;33(1):35–8.
[46] Amoroso WL Jr, Robbins GF, Treves N. Serous and serosanguineous discharge from the male nipple. AMA Arch Surg. 1956;73(2):319–29.
[47] Morrogh M, King TA. The significance of nipple discharge of the male breast. Breast J. 2009;15(6):632–8.

[48] Vaizey C, Burke M, Lange M. Carcinoma of the male breast—a review of 91 patients from the Johannesburg Hospital breast clinics. S Afr J Surg (Suid-Afrikaanse tydskrif vir chirurgie). 1999;37(1):6–8.
[49] Stierer M, Rosen H, Weitensfelder W, et al. Male breast cancer: Austrian experience. World J Surg. 1995;19(5):687–92 (discussion 92–3).
[50] Salvadori B, Saccozzi R, Manzari A, et al. Prognosis of breast cancer in males: an analysis of 170 cases. Eur J Cancer (Oxford, England: 1990). 1994;30a(7):930–5.
[51] Ribeiro G. Male breast carcinoma—a review of 301 cases from the Christie Hospital & Holt Radium Institute, Manchester. Br J Cancer. 1985;51(1):115–9.
[52] Heller KS, Rosen PP, Schottenfeld D, et al. Male breast cancer: a clinicopathologic study of 97 cases. Ann Surg. 1978;188(1):60–5.
[53] Gough DB, Donohue JH, Evans MM, et al. A 50-year experience of male breast cancer: is outcome changing? Surg Oncol. 1993;2(6):325–33.
[54] Goss PE, Reid C, Pintilie M, et al. Male breast carcinoma: a review of 229 patients who presented to the Princess Margaret hospital during 40 years: 1955–1996. Cancer. 1999;85(3):629–39.
[55] Donegan WL, Redlich PN, Lang PJ, et al. Carcinoma of the breast in males: a multiinstitutional survey. Cancer. 1998;83(3):498–509.
[56] Cutuli B, Lacroze M, Dilhuydy JM, et al. Male breast cancer: results of the treatments and prognostic factors in 397 cases. Eur J Cancer (Oxford, England: 1990). 1995;31a(12):1960–4.
[57] Borgen PI, Senie RT, McKinnon WM, et al. Carcinoma of the male breast: analysis of prognosis compared with matched female patients. Ann Surg Oncol. 1997;4(5):385–8.
[58] Adami HO, Holmberg L, Malker B, et al. Long-term survival in 406 males with breast cancer. Br J Cancer. 1985;52(1):99–103.
[59] Anelli TF, Anelli A, Tran KN, et al. Tamoxifen administration is associated with a high rate of treatment-limiting symptoms in male breast cancer patients. Cancer. 1994;74(1): 74–7.
[60] Teixeira MR, Pandis N, Dietrich CU, et al. Chromosome banding analysis of gynecomastias and breast carcinomas in men. Genes Chromosom Cancer. 1998;23(1):16–20.
[61] Society AC. Current facts and figures 2015. Atlanta: 2015.
[62] Thomas DB, Jimenez LM, McTiernan A, et al. Breast cancer in men: risk factors with hormonal implications. Am J Epidemiol. 1992;135(7):734–48.
[63] Rosenblatt KA, Thomas DB, McTiernan A, et al. Breast cancer in men: aspects of familial aggregation. J Natl Cancer Inst. 1991;83(12):849–54.
[64] Demers PA, Thomas DB, Rosenblatt KA, et al. Occupational exposure to electromagnetic fields and breast cancer in men. Am J Epidemiol. 1991;134(4):340–7.
[65] Anderson DE, Badzioch MD. Breast cancer risks in relatives of male breast cancer patients. J Natl Cancer Inst. 1992;84(14):1114–7.
[66] Willsher PC, Leach IH, Ellis IO, et al. Male breast cancer: pathological and immunohistochemical features. Anticancer Res. 1997;17(3c):2335–8.
[67] Di Benedetto G, Pierangeli M, Bertani A. Carcinoma of the male breast: an underestimated killer. Plast Reconstr Surg. 1998;102(3):696–700.
[68] Wernberg JA, Yap J, Murekeyisoni C, et al. Multiple primary tumors in men with breast cancer diagnoses: a SEER database review. J Surg Oncol. 2009;99(1):16–9.
[69] Hill TD, Khamis HJ, Tyczynski JE, et al. Comparison of male and female breast cancer incidence trends, tumor characteristics, and survival. Ann Epidemiol. 2005;15(10): 773–80.
[70] Giordano SH, Perkins GH, Broglio K, et al. Adjuvant systemic therapy for male breast carcinoma. Cancer. 2005;104(11):2359–64.
[71] Cutuli B. Strategies in treating male breast cancer. Expert Opin Pharmacother. 2007;8(2):193–202.
[72] Bradley KL, Tyldesley S, Speers CH, et al. Contemporary systemic therapy for male breast cancer. Clin Breast Cancer. 2014;14(1):31–9.
[73] Ioka A, Tsukuma H, Ajiki W, et al. Survival of male breast cancer patients: a population-based study in Osaka, Japan. Jap J Clin Oncol. 2006;36(11):699–703.
[74] El-Tamer MB, Komenaka IK, Troxel A, et al. Men with breast cancer have better disease-specific survival than women. Arch Surg (Chicago, Ill: 1960). 2004;139(10): 1079–82.
[75] Thalib L, Hall P. Survival of male breast cancer patients: population-based cohort study. Cancer Sci. 2009;100(2): 292–5.
[76] Sasco AJ, Lowenfels AB, Pasker-de Jong P. Review article: epidemiology of male breast cancer. A meta-analysis of published case-control studies and discussion of selected aetiological factors. Int J Cancer (Journal international du cancer). 1993;53(4):538–49.
[77] Mp M. Male breast cancer. In: Harris JRLM, Morrow M, et al., editors. Diseases of the breast. Philadelphia: Lipincott-Raven; 1996 p. 859–63.
[78] La Vecchia C, Levi F, Lucchini F. Descriptive epidemiology of male breast cancer in Europe. Int J Cancer (Journal international du cancer). 1992;51(1):62–6.
[79] Group USCSW. United states cancer statisitcs: 1999–2012 incidence and mortality web-based report 2015 [cited 2015 October 26th]. Available from: http://www.cdc.gov/uscs.
[80] Stang A, Thomssen C. Decline in breast cancer incidence in the United States: what about male breast cancer? Breast Cancer Res Treat. 2008;112(3):595–6.
[81] Hodgson NC, Button JH, Franceschi D, et al. Male breast cancer: is the incidence increasing? Ann Surg Oncol. 2004;11(8):751–5.
[82] Male breast cancer rates rising. Health news (Waltham, Mass). 2004;10(8):13.
[83] Anderson WF, Jatoi I, Tse J, et al. Male breast cancer: a population-based comparison with female breast cancer. J Clin Oncol (Official journal of the American Society of Clinical Oncology). 2010;28(2):232–9.
[84] Satram-Hoang S, Ziogas A, Anton-Culver H. Risk of second primary cancer in men with breast cancer. BCR (Breast Cancer Research). 2007;9(1):R10.
[85] Bagchi S. Men with breast cancer have high risk of second cancer. Lancet Oncol. 2007;8(3):198.
[86] Nahleh ZA, Srikantiah R, Safa M, et al. Male breast cancer in the veterans affairs population: a comparative analysis. Cancer. 2007;109(8):1471–7.
[87] Saltzstein EC, Tavaf AM, Latorraca R. Breast carcinoma in a young man. Arch Surg (Chicago, Ill: 1960). 1978;113(7): 880–1.
[88] O'Malley C, Shema S, White E, et al. Incidence of male

breast cancer in california, 1988–2000: racial/ethnic variation in 1759 men. Breast Cancer Res Treat. 2005;93(2):145–50.
[89] Goodman MT, Tung KH, Wilkens LR. Comparative epidemiology of breast cancer among men and women in the US, 1996 to 2000 CCC (Cancer Causes & Control). 2006;17(2):127–36.
[90] Crew KD, Neugut AI, Wang X, et al. Racial disparities in treatment and survival of male breast cancer. J Clin Oncol (Official Journal of the American Society of Clinical Oncology). 2007;25(9):1089–98.
[91] Sineshaw HM, Freedman RA, Ward EM, et al. Black/white disparities in receipt of treatment and survival among men with early–stage breast cancer. J Clin Oncol (Official Journal of the American Society of Clinical Oncology). 2015;33(21):2337–44.
[92] Weiss JR, Moysich KB, Swede H. Epidemiology of male breast cancer. Cancer Epidemiol Biomarkers Prev (A Publication of the American Association for Cancer Research, cosponsored by the American Society of Preventive Oncology). 2005;14(1):20–6.
[93] Rosenbaum PF, Vena JE, Zielezny MA, et al. Occupational exposures associated with male breast cancer. Am J Epidemiol. 1994;139(1):30–6.
[94] Mabuchi K, Bross DS, Kessler II. Risk factors for male breast cancer. J Natl Cancer Inst. 1985;74(2):371–5.
[95] Fentiman IS, Fourquet A, Hortobagyi GN. Male breast cancer. Lancet (London, England). 2006;367(9510):595–604.
[96] Tynes T. Electromagnetic fields and male breast cancer. Biomed Pharmacother (Biomedecine & pharmacotherapie). 1993;47(10):425–7.
[97] Memon MA, Donohue JH. Male breast cancer. Br J Surg. 1997;84(4):433–5.
[98] Hsing AW, McLaughlin JK, Cocco P, et al. Risk factors for male breast cancer (United States). CCC (Cancer Causes Control). 1998;9(3):269–75.
[99] von der Weid NX. Adult life after surviving lymphoma in childhood. Support Care Cancer (Official Journal of the Multinational Association of Supportive Care in Cancer). 2008;16(4):339–45.
[100] Yahalom J, Petrek JA, Biddinger PW, et al. Breast cancer in patients irradiated for Hodgkin's disease: a clinical and pathologic analysis of 45 events in 37 patients. J Clin Oncol (Official Journal of the American Society of Clinical Oncology). 1992;10(11):1674–81.
[101] Hauser AR, Lerner IJ, King RA. Familial male breast cancer. Am J Med Genet. 1992;44(6):839–40.
[102] Greene MH, Goedert JJ, Bech–Hansen NT, et al. Radiogenic male breast cancer with in vitro sensitivity to ionizing radiation and bleomycin. Cancer Invest. 1983;1(5):379–86.
[103] Eldar S, Nash E, Abrahamson J. Radiation carcinogenesis in the male breast. Eur J Surg Oncol (The journal of the European Society of Surgical Oncology and the British Association of Surgical Oncology). 1989;15(3):274–8.
[104] Ron E, Ikeda T, Preston DL, et al. Male breast cancer incidence among atomic bomb survivors. J Natl Cancer Inst. 2005;97(8):603–5.
[105] Brinton LA, Cook MB, McCormack V, et al. Anthropometric and hormonal risk factors for male breast cancer: male breast cancer pooling project results. J Natl Cancer Inst. 2014;106(3):djt465.
[106] Brinton LA, Carreon JD, Gierach GL, et al. Etiologic factors for male breast cancer in the U.S. Veterans Affairs medical care system database. Breast Cancer Res Treat. 2010;119(1):185–92.
[107] Hirose Y, Sasa M, Bando Y, et al. Bilateral male breast cancer with male potential hypogonadism. World J Surg Oncol. 2007;5:60.
[108] Casagrande JT, Hanisch R, Pike MC, et al. A case–control study of male breast cancer. Cancer Res. 1988;48(5):1326–30.
[109] Humphries MP, Jordan VC, Speirs V. Obesity and male breast cancer: provocative parallels? BMC Med. 2015;13:134.
[110] Evans DB, Crichlow RW. Carcinoma of the male breast and Klinefelter's syndrome: is there an association? CA Cancer J Clin. 1987;37(4):246–51.
[111] Hultborn R, Hanson C, Kopf I, et al. Prevalence of Klinefelter's syndrome in male breast cancer patients. Anticancer Res. 1997;17(6d):4293–7.
[112] Brinton LA. Breast cancer risk among patients with Klinefelter syndrome. Acta Paediatr (Oslo, Norway: 1992). 2011;100(6):814–8.
[113] Swerdlow AJ, Schoemaker MJ, Higgins CD, et al. Cancer incidence and mortality in men with Klinefelter syndrome: a cohort study. J Natl Cancer Inst. 2005;97(16):1204–10.
[114] Yacoub J, Richardson C, Farmer M, et al. Male breast cancer during treatment with leuprolide for prostate cancer. Clin Adv Hematol Oncol H&O. 2007;5(7):555–6 (discussion 6–7).
[115] Woo TC, Choo R, Chander S. An unusual case of concurrent breast and prostate cancer. Canad J Urol. 2004;11(5):2390–2.
[116] Schlappack OK, Braun O, Maier U. Report of two cases of male breast cancer after prolonged estrogen treatment for prostatic carcinoma. Cancer Detect Prev. 1986;9(3–4):319–22.
[117] Symmers WS. Carcinoma of breast in trans–sexual individuals after surgical and hormonal interference with the primary and secondary sex characteristics. Br Med J. 1968;2(5597):83–5.
[118] Pritchard TJ, Pankowsky DA, Crowe JP, et al. Breast cancer in a male–to–female transsexual. A case report. JAMA. 1988;259(15):2278–80.
[119] Kanhai RC, Hage JJ, Bloemena E, et al. Mammary fibroadenoma in a male–to–female transsexual. Histopathology. 1999;35(2):183–5.
[120] Brown GR, Jones KT. Incidence of breast cancer in a cohort of 5,135 transgender veterans. Breast Cancer Res Treat. 2015;149(1):191–8.
[121] Asscheman H, Giltay EJ, Megens JA, et al. A long–term follow–up study of mortality in transsexuals receiving treatment with cross–sex hormones. Eur J Endocrinol Eur Fed Endocr Soc. 2011;164(4):635–42.
[122] Gooren LJ, van Trotsenburg MA, Giltay EJ, et al. Breast cancer development in transsexual subjects receiving cross–sex hormone treatment. J Sex Med. 2013;10(12):3129–34.
[123] Scheike O, Svenstrup B, Frandsen VA. Male breast cancer. II. Metabolism of oestradiol–17 beta in men with breast cancer. J Steroid Biochem. 1973;4(5):489–501.
[124] Ballerini P, Recchione C, Cavalleri A, et al. Hormones in male breast cancer. Tumori. 1990;76(1):26–8.

[125] Olsson H, Alm P, Aspegren K, et al. Increased plasma prolactin levels in a group of men with breast cancer—a preliminary study. Anticancer Res. 1990;10(1):59–62.
[126] Guenel P, Cyr D, Sabroe S, et al. Alcohol drinking may increase risk of breast cancer in men: a European population-based case-control study. CCC (Cancer Causes Control). 2004;15(6):571–80.
[127] Rosenblatt KA, Thomas DB, Jimenez LM, et al. The relationship between diet and breast cancer in men (United States). CCC (Cancer Causes Control). 1999;10(2):107–13.
[128] Orr N, Lemnrau A, Cooke R, et al. Genome-wide association study identifies a common variant in RAD51B associated with male breast cancer risk. Nat Genet. 2012; 44(11):1182–4.
[129] Orr N, Cooke R, Jones M, et al. Genetic variants at chromosomes 2q35, 5p12, 6q25.1, 10q26.13, and 16q12.1 influence the risk of breast cancer in men. PLoS Genet. 2011;7(9):e1002290.
[130] Wasielewski M, den Bakker MA, van den Ouweland A, et al. CHEK2 1100delC and male breast cancer in the Netherlands. Breast Cancer Res Treat. 2009;116(2):397–400.
[131] Falchetti M, Lupi R, Rizzolo P, et al. BRCA1/BRCA2 rearrangements and CHEK2 common mutations are infrequent in Italian male breast cancer cases. Breast Cancer Res Treat. 2008;110(1):161–7.
[132] Hansen J. Elevated risk for male breast cancer after occupational exposure to gasoline and vehicular combustion products. Am J Ind Med. 2000;37(4):349–52.
[133] Villeneuve S, Cyr D, Lynge E, et al. Occupation and occupational exposure to endocrine disrupting chemicals in male breast cancer: a case-control study in Europe. Occup Environ Med. 2010;67(12):837–44.
[134] Cocco P, Figgs L, Dosemeci M, et al. Case-control study of occupational exposures and male breast cancer. Occup Environ Med. 1998;55(9):599–604.
[135] Borgen PI, Wong GY, Vlamis V, et al. Current management of male breast cancer. A review of 104 cases. Annals of surgery. 1992;215(5):451–7 (discussion 7–9).
[136] LaRaja RD, Pagnozzi JA, Rothenberg RE, et al. Carcinoma of the breast in three siblings. Cancer. 1985;55(11): 2709–11.
[137] Brinton LA, Richesson DA, Gierach GL, et al. Prospective evaluation of risk factors for male breast cancer. J Natl Cancer Inst. 2008;100(20):1477–81.
[138] Olsson H, Andersson H, Johansson O, et al. Population-based cohort investigations of the risk for malignant tumors in first-degree relatives and wives of men with breast cancer. Cancer. 1993;71(4):1273–8.
[139] Kozak FK, Hall JG, Baird PA. Familial breast cancer in males. A case report and review of the literature. Cancer. 1986;58(12):2736–9.
[140] Wingren S, van den Heuvel A, Gentile M, et al. Frequent allelic losses on chromosome 13q in human male breast carcinomas. Eur J Cancer (Oxford, England: 1990). 1997;33(14):2393–6.
[141] Rubinstein WS. Hereditary breast cancer in Jews. Fam Cancer. 2004;3(3–4):249–57.
[142] Chodick G, Struewing JP, Ron E, et al. Similar prevalence of founder BRCA1 and BRCA2 mutations among Ashkenazi and non-Ashkenazi men with breast cancer: evidence from 261 cases in Israel, 1976–1999. Eur J Med Genet. 2008;51(2):141–7.
[143] Haraldsson K, Loman N, Zhang QX, et al. BRCA2 germ-line mutations are frequent in male breast cancer patients without a family history of the disease. Cancer Res. 1998;58(7):1367–71.
[144] Evans DG, Bulman M, Young K, et al. BRCA1/2 mutation analysis in male breast cancer families from North West England. Fam Cancer. 2008;7(2):113–7.
[145] Stratton MR, Ford D, Neuhasen S, et al. Familial male breast cancer is not linked to the BRCA1 locus on chromosome 17q. Nat Genet. 1994;7(1):103–7.
[146] Tournier I, Paillerets BB, Sobol H, et al. Significant contribution of germline BRCA2 rearrangements in male breast cancer families. Cancer Res. 2004;64(22):8143–7.
[147] Tchou J, Ward MR, Volpe P, et al. Large genomic rearrangement in BRCA1 and BRCA2 and clinical characteristics of men with breast cancer in the United States. Clin Breast Cancer. 2007;7(8):627–33.
[148] Karhu R, Laurila E, Kallioniemi A, et al. Large genomic BRCA2 rearrangements and male breast cancer. Cancer Detect Prev. 2006;30(6):530–4.
[149] Palomba G, Cossu A, Friedman E, et al. Origin and distribution of the BRCA2-8765delAG mutation in breast cancer. BMC Cancer. 2007;7:132.
[150] Miolo G, Puppa LD, Santarosa M, et al. Phenotypic features and genetic characterization of male breast cancer families: identification of two recurrent BRCA2 mutations in north-east of Italy. BMC Cancer. 2006;6:156.
[151] Tai YC, Domchek S, Parmigiani G, et al. Breast cancer risk among male BRCA1 and BRCA2 mutation carriers. J Natl Cancer Inst. 2007;99(23):1811–4.
[152] Evans DG, Susnerwala I, Dawson J, et al. Risk of breast cancer in male BRCA2 carriers. J Med Genet. 2010;47(10):710–1.
[153] Boyd J, Rhei E, Federici MG, et al. Male breast cancer in the hereditary nonpolyposis colorectal cancer syndrome. Breast Cancer Res Treat. 1999;53(1):87–91.
[154] Adeyinka A, Mertens F, Bondeson L, et al. Cytogenetic heterogeneity and clonal evolution in synchronous bilateral breast carcinomas and their lymph node metastases from a male patient without any detectable BRCA2 germline mutation. Cancer Genet Cytogenet. 2000; 118(1):42–7.
[155] Lobaccaro JM, Lumbroso S, Belon C, et al. Androgen receptor gene mutation in male breast cancer. Hum Mol Genet. 1993;2(11):1799–802.
[156] Pich A, Margaria E, Chiusa L, et al. Androgen receptor expression in male breast carcinoma: lack of clinicopathological association. Br J Cancer. 1999;79(5–6): 959–64.
[157] Anelli A, Anelli TF, Youngson B, et al. Mutations of the p53 gene in male breast cancer. Cancer. 1995;75(9):2233–8.
[158] Wadie GM, Banever GT, Moriarty KP, et al. Ductal carcinoma in situ in a 16-year-old adolescent boy with gynecomastia: a case report. J Pediatr Surg. 2005;40(8): 1349–53.
[159] Qureshi K, Athwal R, Cropp G, et al. Bilateral synchronous ductal carcinoma in situ in a young man: case report and review of the literature. Clin Breast Cancer. 2007;7(9): 710–2.
[160] Pappo I, Wasserman I, Halevy A. Ductal carcinoma in situ of the breast in men: a review. Clin Breast Cancer. 2005;6(4):310–4.
[161] Kollmorgen DR, Varanasi JS, Edge SB, et al. Paget's

disease of the breast: a 33–year experience. J Am Coll Surg. 1998;187(2):171–7.
[162] Anderson WF, Devesa SS. In situ male breast carcinoma in the Surveillance, Epidemiology, and End Results database of the National Cancer Institute. Cancer. 2005;104(8):1733–41.
[163] Prasad V, King JM, McLeay W, et al. Bilateral atypical ductal hyperplasia, an incidental finding in gynaecomastia—case report and literature review. Breast (Edinburgh, Scotland). 2005;14(4):317–21.
[164] Hamady ZZ, Carder PJ, Brennan TG. Atypical ductal hyperplasia in male breast tissue with gynaecomastia. Histopathology. 2005;47(1):111–2.
[165] Ucar AE, Korukluoglu B, Ergul E, et al. Bilateral Paget disease of the male nipple: first report. Breast (Edinburgh, Scotland). 2008;17(3):317–8.
[166] Takeuchi T, Komatsuzaki M, Minesaki Y, et al. Paget's disease arising near a male areola without an underlying carcinoma. J Dermatol. 1999;26(4):248–52.
[167] Bodnar M, Miller OF 3rd, Tyler W. Paget's disease of the male breast associated with intraductal carcinoma. J Am Acad Dermatol. 1999;40(5 Pt 2):829–31.
[168] Choueiri MB, Otrock ZK, Tawil AN, et al. Inflammatory breast cancer in a male. NZ Med J. 2005;118(1218):U1566.
[169] Nishimura R, Ohsumi S, Teramoto N, et al. Invasive cribriform carcinoma with extensive microcalcifications in the male breast. Breast Cancer (Tokyo, Japan). 2005;12(2):145–8.
[170] Burga AM, Fadare O, Lininger RA, et al. Invasive carcinomas of the male breast: a morphologic study of the distribution of histologic subtypes and metastatic patterns in 778 cases. Virchows Archiv Int J Pathol. 2006;449(5): 507–12.
[171] Sinha S, Hughes RG, Ryley NG. Papillary carcinoma in a male breast cyst: a diagnostic challenge. Ann R Coll Surg Engl. 2006;88(5):W3–5.
[172] Poultsidis AA, Kalra S, Bobrow L, et al. Intracystic papillary carcinoma; solid variant in a male breast—case report and review of the literature. J BUON (Official Journal of the Balkan Union of Oncology). 2002;7(2): 157–9.
[173] Erhan Y, Erhan Y, Zekioglu O. Pure invasive micropapillary carcinoma of the male breast: report of a rare case. Can J Surg (Journal canadien de chirurgie). 2005;48(2):156–7.
[174] Degirmenci B, Gulhan S, Acar M, et al. Large cystic infiltrating ductal carcinoma in male breast. JCU (Journal of clinical ultrasound). 2007;35(2):102–4.
[175] Mardi K, Sharma J. Invasive lobular carcinoma of male breast—a case report. Indian J Pathol Microbiol. 2006; 49(2):272–4.
[176] Erhan Y, Zekioglu O, Erhan Y. Invasive lobular carcinoma of the male breast. Can J Surg (Journal canadien de chirurgie). 2006;49(5):365–6.
[177] Moten A, Obirieze A, Wilson LL. Characterizing lobular carcinoma of the male breast using the SEER database. J Surg Res. 2013;185(2):e71–6.
[178] Yildirim E, Turhan N, Pak I, et al. Secretory breast carcinoma in a boy. Eur J Surg Oncol (The journal of the European Society of Surgical Oncology and the British Association of Surgical Oncology). 1999;25(1):98–9.
[179] Titus J, Sillar RW, Fenton LE. Secretory breast carcinoma in a 9–year–old boy. Aus NZ J Surg. 2000;70(2):144–6.
[180] Bhagwandeen BS, Fenton L. Secretory carcinoma of the breast in a nine year old boy. Pathology. 1999;31(2):166–8.
[181] Kameyama K, Mukai M, Iri H, et al. Secretory carcinoma of the breast in a 51–year–old male. Pathol Int. 1998;48(12): 994–7.
[182] Winchester DJ. Male breast carcinoma: a multiinstitutional challenge. Cancer. 1998;83(3):399–400.
[183] Murphy CE, Carder PJ, Lansdown MR, et al. Steroid hormone receptor expression in male breast cancer. Eur J Surg Oncol (The Journal of the European Society of Surgical Oncology and the British Association of Surgical Oncology). 2006;32(1):44–7.
[184] Sandler B, Carman C, Perry RR. Cancer of the male breast. Am Surg. 1994;60(11):816–20.
[185] Mercer RJ, Bryan RM, Bennett RC. Hormone receptors in male breast cancer. Aus NZ J Surg. 1984;54(3):215–8.
[186] Munoz de Toro MM, Maffini MV, Kass L, et al. Proliferative activity and steroid hormone receptor status in male breast carcinoma. J Steroid Biochem Mol Biol. 1998;67(4):333–9.
[187] Kornegoor R, Verschuur–Maes AH, Buerger H, et al. Immunophenotyping of male breast cancer. Histopathology. 2012;61(6):1145–55.
[188] Chavez–Macgregor M, Clarke CA, Lichtensztajn D, et al. Male breast cancer according to tumor subtype and race: a population–based study. Cancer. 2013;119(9):1611–7.
[189] Ottini L, Silvestri V, Rizzolo P, et al. Clinical and pathologic characteristics of BRCA–positive and BRCA–negative male breast cancer patients: results from a collaborative multicenter study in Italy. Breast Cancer Res Treat. 2012;134(1):411–8.
[190] Korde LA, Zujewski JA, Kamin L, et al. Multidisciplinary meeting on male breast cancer: summary and research recommendations. J Clin Oncol (Official Journal of the American Society of Clinical Oncology). 2010;28(12): 2114–22.
[191] Bloom KJ, Govil H, Gattuso P, et al. Status of HER–2 in male and female breast carcinoma. Am J Surg. 2001;182(4): 389–92.
[192] Kornegoor R, Verschuur–Maes AH, Buerger H, et al. Molecular subtyping of male breast cancer by immunohistochemistry. Mod Pathol (An Official Journal of the United States and Canadian Academy of Pathology, Inc.). 2012;25(3):398–404.
[193] Leach IH, Ellis IO, Elston CW. c–erb–B–2 expression in male breast carcinoma. J Clin Pathol. 1992;45(10):942.
[194] Avisar E, McParland E, Dicostanzo D, et al. Prognostic factors in node–negative male breast cancer. Clin Breast Cancer. 2006;7(4):331–5.
[195] Ottini L, Rizzolo P, Zanna I, et al. BRCA1/BRCA2 mutation status and clinical–pathologic features of 108 male breast cancer cases from Tuscany: a population–based study in central Italy. Breast Cancer Res Treat. 2009;116(3):577–86.
[196] Nahleh ZA. Hormonal therapy for male breast cancer: a different approach for a different disease. Cancer Treat Rev. 2006;32(2):101–5.
[197] Foerster R, Foerster FG, Wulff V, et al. Matched–pair analysis of patients with female and male breast cancer: a comparative analysis. BMC Cancer. 2011;11:335.
[198] Wenhui Z, Shuo L, Dabei T, et al. Androgen receptor expression in male breast cancer predicts inferior outcome

and poor response to tamoxifen treatment. Eur J Endocrinol/Eur Fed Endocr Soc. 2014;171(4):527–33.
[199] Song YN, Geng JS, Liu T, et al. Long CAG repeat sequence and protein expression of androgen receptor considered as prognostic indicators in male breast carcinoma. PLoS ONE. 2012;7(12):e52271.
[200] Wick MR, Sayadi H, Ritter JH, et al. Low-stage carcinoma of the male breast. A histologic, immunohistochemical, and flow cytometric comparison with localized female breast carcinoma. Am J Clin Pathol. 1999;111(1):59–69.
[201] American joint committee on cancer staging manual. 7th ed. New York: Springer; 2010.
[202] Chen L, Chantra PK, Larsen LH, et al. Imaging characteristics of malignant lesions of the male breast. Radiographics (A Review Publication of the Radiological Society of North America, Inc.). 2006;26(4):993–1006.
[203] Appelbaum AH, Evans GF, Levy KR, et al. Mammographic appearances of male breast disease. Radiographics (A Review Publication of the Radiological Society of North America, Inc.). 1999;19(3):559–68.
[204] Cooper RA, Gunter BA, Ramamurthy L. Mammography in men. Radiology. 1994;191(3):651–6.
[205] Vetto J, Schmidt W, Pommier R, et al. Accurate and cost-effective evaluation of breast masses in males. Am J Surg. 1998;175(5):383–7.
[206] Patterson SK, Helvie MA, Aziz K, et al. Outcome of men presenting with clinical breast problems: the role of mammography and ultrasound. Breast J. 2006;12(5):418–23.
[207] Hines SL, Tan WW, Yasrebi M, et al. The role of mammography in male patients with breast symptoms. Mayo Clin Proc. 2007;82(3):297–300.
[208] Hanavadi S, Monypenny IJ, Mansel RE. Is mammography overused in male patients? Breast (Edinburgh, Scotland). 2006;15(1):123–6.
[209] Freedman BC, Keto J, Rosenbaum Smith SM. Screening mammography in men with BRCA mutations: is there a role? Breast J. 2012;18(1):73–5.
[210] Groheux D, Hindie E, Marty M, et al. (1)(8)F-FDG-PET/CT in staging, restaging, and treatment response assessment of male breast cancer. Eur J Radiol. 2014;83(10): 1925–33.
[211] Caruso G, Ienzi R, Piovana G, et al. High-frequency ultrasound in the study of male breast palpable masses. Radiol Med (Torino). 2004;108(3):185–93.
[212] Liu M, Husain SS, Hameer HR, et al. Detection of male breast cancer with Tc-99m methoxyisobutyl isonitrile. Clin Nucl Med. 1999;24(11):882–3.
[213] Gellett LR, Farmer KD, Vivian GC. Tc-99m sestamibi uptake in a patient with gynecomastia: a potential pitfall in the diagnosis of breast cancer. Clin Nucl Med. 1999;24(6):466.
[214] Du Y, Long Y, Ma R. Tc-99 m MIBI uptake by a male breast lymphoma accompanied by diffuse bone marrow metastases. Clin Nucl Med. 1999;24(6):454–5.
[215] Eyden BP, Shanks JH, Ioachim E, et al. Myofibroblastoma of breast: evidence favoring smooth-muscle rather than myofibroblastic differentiation. Ultrastruct Pathol. 1999;23(4):249–57.
[216] Chalkiadakis G, Petrakis I, Chrysos E, et al. A rare case of benign mesenchymoma of the breast in a man. Eur J Surg Oncol (The Journal of the European Society of Surgical Oncology and the British Association of Surgical Oncology). 1999;25(1):96–7.
[217] Talwar S, Prasad N, Gandhi S, et al. Haemangiopericytoma of the adult male breast. Int J Clin Pract. 1999; 53(6):485–6.
[218] Wang CS, Li H, Gao CF, et al. Hemangiopericytoma of the adult male breast. Saudi Med J. 2011;32(11):1193–5.
[219] Grabowski J, Salzstein SL, Sadler GR, et al. Malignant phyllodes tumors: a review of 752 cases. Am Surg. 2007;73(10):967–9.
[220] Vignot S, Ledoussal V, Nodiot P, et al. Non-Hodgkin's lymphoma of the breast: a report of 19 cases and a review of the literature. Clin Lymphoma. 2005;6(1):37–42.
[221] Mpallas G, Simatos G, Tasidou A, et al. Primary breast lymphoma in a male patient. Breast (Edinburgh, Scotland). 2004;13(5):436–8.
[222] Kim SH, Ezekiel MP, Kim RY. Primary lymphoma of the breast: breast mass as an initial symptom. Am J Clin Oncol. 1999;22(4):381–3.
[223] Chanan-Khan A, Holkova B, Goldenberg AS, et al. Non-Hodgkin's lymphoma presenting as a breast mass in patients with HIV infection: a report of three cases. Leukemia Lymphoma. 2005;46(8):1189–93.
[224] Wang ZS, Zhan N, Xiong CL, et al. Primary epithelioid angiosarcoma of the male breast: report of a case. Surg Today. 2007;37(9):782–6.
[225] Fayette J, Martin E, Piperno-Neumann S, et al. Angiosarcomas, a heterogeneous group of sarcomas with specific behavior depending on primary site: a retrospective study of 161 cases. Ann Oncol (Official Journal of the European Society for Medical Oncology)/ESMO. 2007;18(12): 2030–6.
[226] Hachisuka A, Takahashi R, Nakagawa S, et al. Lung adenocarcinoma metastasis to the male breast: a case report. Kurume Med J. 2014;61(1–2):35–41.
[227] McLean SR, Shousha S, Francis N, et al. Metastatic ductal eccrine adenocarcinoma masquerading as an invasive ductal carcinoma of the male breast. J Cutan Pathol. 2007;34(12):934–8.
[228] Ucar N, Kurt OK, Alpar S, et al. Breast metastasis in a male patient with nonsmall cell lung carcinoma. South Med J. 2007;100(8):850–1.
[229] Alzaraa A, Thomas GD, Vodovnik A, et al. Merkel cell carcinoma in a male breast: a case report. Breast J. 2007;13(5):517–9.
[230] Nair VJ, Kaushal V, Atri R. Pure squamous cell carcinoma of the breast presenting as a pyogenic abscess: a case report. Clin Breast Cancer. 2007;7(9):713–5.
[231] Kshirsagar AY, Wader JV, Langade YB, et al. Adenoid cystic carcinoma of the male breast. Int Surg. 2006;91(4): 234–6.
[232] de Bree E, Tsagkatakis T, Kafousi M, et al. Breast enlargement in young men not always gynaecomastia: breast cancer in a 22-year-old man. ANZ J Surg. 2005;75(10):914–6.
[233] Sneige N, Holder PD, Katz RL, et al. Fine-needle aspiration cytology of the male breast in a cancer center. Diagn Cytopathol. 1993;9(6):691–7.
[234] Slavin JL, Baird LI. Fine needle aspiration cytology in male breast carcinoma. Pathology. 1996;28(2):122–4.
[235] Gupta RK, Naran S, Dowle CS, et al. The diagnostic impact of needle aspiration cytology of the breast on clinical decision making with an emphasis on the aspiration

cytodiagnosis of male breast masses. Diagn Cytopathol. 1991;7(6):637–9.
[236] Das DK, Junaid TA, Mathews SB, et al. Fine needle aspiration cytology diagnosis of male breast lesions. A study of 185 cases. Acta Cytol. 1995;39(5):870–6.
[237] Joshi A, Kapila K, Verma K. Fine needle aspiration cytology in the management of male breast masses. Nineteen years of experience. Acta Cytologica. 1999;43(3):334–8.
[238] Wauters CA, Kooistra BW, de Kievit–van der Heijden IM, et al. Is cytology useful in the diagnostic workup of male breast lesions? A retrospective study over a 16–year period and review of the recent literature. Acta Cytologica. 2010;54(3):259–64.
[239] Cooper RA, Ramamurthy L. Epidermal inclusion cysts in the male breast. Can Assoc Radiol J (Journal l'Association canadienne des radiologistes). 1996;47(2):92–3.
[240] Vetto JT, Pommier RF, Schmidt WA, et al. Diagnosis of palpable breast lesions in younger women by the modified triple test is accurate and cost–effective. Arch Surg (Chicago, Ill: 1960). 1996;131(9):967–72 (discussion 72–4).
[241] Vetto J, Pommier R, Schmidt W, et al. Use of the "triple test" for palpable breast lesions yields high diagnostic accuracy and cost savings. Am J Surg. 1995;169(5):519–22.
[242] Morris A, Pommier RF, Schmidt WA, et al. Accurate evaluation of palpable breast masses by the triple test score. Archives of surgery (Chicago, Ill: 1960). 1998;133(9):930–4.
[243] Ambrogetti D, Ciatto S, Catarzi S, et al. The combined diagnosis of male breast lesions: a review of a series of 748 consecutive cases. Radiol Med (Torino). 1996;91(4):356–9.
[244] Tukel S, Ozcan H. Mammography in men with breast cancer: review of the mammographic findings in five cases. Australas Radiol. 1996;40(4):387–90.
[245] Sneige N. Fine–needle aspiration of the breast: a review of 1,995 cases with emphasis on diagnostic pitfalls. Diagn Cytopathol. 1993;9(1):106–12.
[246] Layfield LJ. Can fine–needle aspiration replace open biopsy in the diagnosis of palpable breast lesions? Am J Clin Pathol. 1992;98(2):145–7.
[247] Khalbuss WE, Ambaye A, Goodison S, et al. Papillary carcinoma of the breast in a male patient with a treated prostatic carcinoma diagnosed by fine–needle aspiration biopsy: a case report and review of the literature. Diagn Cytopathol. 2006;34(3):214–7.
[248] Costa MJ, Tadros T, Hilton G, et al. Breast fine needle aspiration cytology. Utility as a screening tool for clinically palpable lesions. Acta Cytol. 1993;37(4):461–71.
[249] Alenda C, Aranda FI, Segui FJ, et al. Secretory carcinoma of the male breast: correlation of aspiration cytology and pathology. Diagn Cytopathol. 2005;32(1):47–50.
[250] Somers RG, Sandler GL, Kaplan MJ, et al. Palpable abnormalities of the breast not requiring excisional biopsy. Surg Gynecol Obstet. 1992;175(4):325–8.
[251] Samdal F, Kleppe G, Amland PF, et al. Surgical treatment of gynaecomastia. Five years' experience with liposuction. Scand J Plast Reconstr Surg Hand Surg (Nordisk plastikkirurgisk forening [and] Nordisk klubb for handkirurgi). 1994;28(2):123–30.
[252] McCluggage WG, Sloan S, Kenny BD, et al. Fine needle aspiration cytology (FNAC) of mammary granular cell tumour: a report of three cases. Cytopathol (Official Journal of the British Society for Clinical Cytology). 1999;10(6):383–9.
[253] Shukla R, Pooja B, Radhika S, et al. Fine–needle aspiration cytology of extramammary neoplasms metastatic to the breast. Diagn Cytopathol. 2005;32(4):193–7.
[254] Gupta RK. Immunoreactivity of prostate–specific antigen in male breast carcinomas: two examples of a diagnostic pitfall in discriminating a primary breast cancer from metastatic prostate carcinoma. Diagn Cytopathol. 1999;21(3):167–9.
[255] Deshpande AH, Munshi MM, Lele VR, et al. Aspiration cytology of extramammary tumors metastatic to the breast. Diagn Cytopathol. 1999;21(5):319–23.
[256] Dey P, Luthra UK, Prasad A, et al. Cytologic grading and DNA image cytometry of breast carcinoma on fine needle aspiration cytology smears. Anal Quant Cytol Histol/Int Acad Cytol [and] Am Soc Cytol. 1999;21(1):17–20.
[257] Volpe CM, Raffetto JD, Collure DW, et al. Unilateral male breast masses: cancer risk and their evaluation and management. Am Surg. 1999;65(3):250–3.
[258] Dershaw DD, Borgen PI, Deutch BM, et al. Mammographic findings in men with breast cancer. AJR Am J Roentgenol. 1993;160(2):267–70.
[259] Kinne DHT. Male breast cancer. In: Harris JHS, Henderson IC, editors. Breast diseases. Philadelphia: Lippincott; 1991. p. 782–9.
[260] Hodson GR, Urdaneta LF, Al–Jurf AS, et al. Male breast carcinoma. Am Surg. 1985;51(1):47–9.
[261] Scott–Conner CE, Jochimsen PR, Menck HR, et al. An analysis of male and female breast cancer treatment and survival among demographically identical pairs of patients. Surgery. 1999;126(4):775–80 (discussion 80–1).
[262] Fields EC, DeWitt P, Fisher CM, et al. Management of male breast cancer in the United States: a surveillance, epidemiology and end results analysis. Int J Radiat Oncol Biol Phys. 2013;87(4):747–52.
[263] Rai B, Ghoshal S, Sharma SC. Breast cancer in males: a PGIMER experience. J Cancer Res Ther. 2005;1(1):31–3.
[264] Golshan M, Rusby J, Dominguez F, et al. Breast conservation for male breast carcinoma. Breast (Edinburgh, Scotland). 2007;16(6):653–6.
[265] Czene K, Bergqvist J, Hall P, et al. How to treat male breast cancer. Breast (Edinburgh, Scotland). 2007;16(Suppl 2):S147–54.
[266] Fogh S, Kachnic LA, Goldberg SI, et al. Localized therapy for male breast cancer: functional advantages with comparable outcomes using breast conservation. Clin Breast Cancer. 2013;13(5):344–9.
[267] Cloyd JM, Hernandez–Boussard T, Wapnir IL. Outcomes of partial mastectomy in male breast cancer patients: analysis of SEER, 1983–2009. Ann Surg Oncol. 2013;20(5):1545–50.
[268] Luini A, Gatti G, Brenelli F, et al. Male breast cancer in a young patient treated with nipple–sparing mastectomy: case report and review of the literature. Tumori. 2007;93(1):118–20.
[269] Haid A, Knauer M, Dunzinger S, et al. Intra–operative sonography: a valuable aid during breast–conserving surgery for occult breast cancer. Ann Surg Oncol. 2007;14(11):

3090–101.

[270] Rusby JE, Smith BL, Dominguez FJ, et al. Sentinel lymph node biopsy in men with breast cancer: a report of 31 consecutive procedures and review of the literature. Clin Breast Cancer. 2006;7(5):406–10.

[271] Intra M, Soteldo J, Bassani G. Sentinel lymph node biopsy in ductal carcinoma in situ of the male breast. Breast J. 2005;11(2):154.

[272] Hill AD, Borgen PI, Cody HS 3rd. Sentinel node biopsy in male breast cancer. Eur J Surg Oncol (The Journal of the European Society of Surgical Oncology and the British Association of Surgical Oncology). 1999;25(4):442–3.

[273] Gentilini O, Chagas E, Zurrida S, et al. Sentinel lymph node biopsy in male patients with early breast cancer. Oncologist. 2007;12(5):512–5.

[274] Boughey JC, Bedrosian I, Meric-Bernstam F, et al. Comparative analysis of sentinel lymph node operation in male and female breast cancer patients. J Am Coll Surg. 2006;203(4):475–80.

[275] Flynn LW, Park J, Patil SM, et al. Sentinel lymph node biopsy is successful and accurate in male breast carcinoma. J Am Coll Surg. 2008;206(4):616–21.

[276] Camus MG, Joshi MG, Mackarem G, et al. Ductal carcinoma in situ of the male breast. Cancer. 1994;74(4):1289–93.

[277] Silverstein MJ, Craig PH, Lagios MD, et al. Developing a prognostic index for ductal carcinoma in situ of the breast. Are we there yet? Cancer. 1996;78(5):1138–40.

[278] Uematsu M, Okada M, Ataka K. Two-step approach for the operation of male breast cancer: report of a case at high risk for surgery. Kobe J Med Sci. 1998;44(4):163–8.

[279] Atahan L, Yildiz F, Selek U, et al. Postoperative radiotherapy in the treatment of male breast carcinoma: a single institute experience. J Natl Med Assoc. 2006;98(4):559–63.

[280] Yu E, Suzuki H, Younus J, et al. The impact of post-mastectomy radiation therapy on male breast cancer patients–a case series. Int J Radiat Oncol Biol Phys. 2012;82(2):696–700.

[281] Stranzl H, Mayer R, Quehenberger F, et al. Adjuvant radiotherapy in male breast cancer. Radiother Oncol (Journal of the European Society for Therapeutic Radiology and Oncology). 1999;53(1):29–35.

[282] Csillag C. Radiotherapy after mastectomy more common in men. Lancet Oncol. 2005;6(8):547.

[283] Harlan LC, Zujewski JA, Goodman MT, et al. Breast cancer in men in the United States: a population-based study of diagnosis, treatment, and survival. Cancer. 2010;116(15):3558–68.

[284] Di Lauro L, Pizzuti L, Barba M, et al. Efficacy of chemotherapy in metastatic male breast cancer patients: a retrospective study. J Exp Clin Cancer Res. 2015;34:26.

[285] Bagley CS, Wesley MN, Young RC, et al. Adjuvant chemotherapy in males with cancer of the breast. Am J Clin Oncol. 1987;10(1):55–60.

[286] Walshe JM, Berman AW, Vatas U, et al. A prospective study of adjuvant CMF in males with node positive breast cancer: 20-year follow-up. Breast Cancer Res Treat. 2007;103(2):177–83.

[287] Jaiyesimi IA, Buzdar AU, Sahin AA, et al. Carcinoma of the male breast. Ann Intern Med. 1992;117(9):771–7.

[288] Carmona-Bayonas A. Potential benefit of maintenance trastuzumab and anastrozole therapy in male advanced breast cancer. Breast (Edinburgh, Scotland). 2007;16(3):323–5.

[289] Rugo HS, Brufsky AM, Ulcickas Yood M, et al. Racial disparities in treatment patterns and clinical outcomes in patients with HER2-positive metastatic breast cancer. Breast Cancer Res Treat. 2013;141(3):461–70.

[290] Martin M, Makhson A, Gligorov J, et al. Phase II study of bevacizumab in combination with trastuzumab and capecitabine as first-line treatment for HER-2-positive locally recurrent or metastatic breast cancer. Oncologist. 2012;17(4):469–75.

[291] McCarthy P, Hurd D, Rowlings P, et al. Autotransplants in men with breast cancer. ABMTR Breast Cancer Working Committee. Autologous blood and marrow transplant registry. Bone Marrow Transplant. 1999;24(4):365–8.

[292] Tranum BL, McDonald B, Thigpen T, et al. Adriamycin combinations in advanced breast cancer. A Southwest Oncology Group Study. Cancer. 1982;49(5):835–9.

[293] Tormey DC, Gelman R, Band PR, et al. Comparison of induction chemotherapies for metastatic breast cancer. An Eastern Cooperative Oncology Group Trial. Cancer. 1982;50(7):1235–44.

[294] Misset JL, Dieras V, Gruia G, et al. Dose-finding study of docetaxel and doxorubicin in first-line treatment of patients with metastatic breast cancer. Ann Oncol (Official Journal of the European Society for Medical Oncology/ESMO. 1999;10(5):553–60.

[295] Jassem J, Pienkowski T, Pluzanska A, et al. Doxorubicin and paclitaxel versus fluorouracil, doxorubicin, and cyclophosphamide as first-line therapy for women with metastatic breast cancer: final results of a randomized phase III multicenter trial. J Clin Oncol (Official Journal of the American Society of Clinical Oncology). 2001;19(6):1707–15.

[296] Buzdar AU, Kau SW, Smith TL, et al. Ten-year results of FAC adjuvant chemotherapy trial in breast cancer. Am J Clin Oncol. 1989;12(2):123–8.

[297] Ribeiro G, Swindell R. Adjuvant tamoxifen for male breast cancer (MBC). Br J Cancer. 1992;65(2):252–4.

[298] Xu S, Yang Y, Tao W, et al. Tamoxifen adherence and its relationship to mortality in 116 men with breast cancer. Breast Cancer Res Treat. 2012;136(2):495–502.

[299] Agrawal A, Cheung KL, Robertson JF. Fulvestrant in advanced male breast cancer. Breast Cancer Res Treat. 2007;101(1):123.

[300] Zagouri F, Sergentanis TN, Chrysikos D, et al. Fulvestrant and male breast cancer: a pooled analysis. Breast Cancer Res Treat. 2015;149(1):269–75.

[301] de la Haba Rodriguez JR, Porras Quintela I, Pulido Cortijo G, et al. Fulvestrant in advanced male breast cancer. Ann Oncol (Official Journal of the European Society for Medical Oncology/ESMO). 2009;20(11):1896–7.

[302] Zabolotny BP, Zalai CV, Meterissian SH. Successful use of letrozole in male breast cancer: a case report and review of hormonal therapy for male breast cancer. J Surg Oncol. 2005;90(1):26–30.

[303] Arriola E, Hui E, Dowsett M, et al. Aromatase inhibitors and male breast cancer. Clin Transl Oncol (Official Publication of the Federation of Spanish Oncology Societies and of the National Cancer Institute of Mexico). 2007;9(3):192–4.

[304] Doyen J, Italiano A, Largillier R, et al. Aromatase inhibition in male breast cancer patients: biological and clinical implications. Ann Oncol (Official Journal of the European Society for Medical Oncology/ESMO). 2010;21(6):1243–5.
[305] Eggemann H, Ignatov A, Smith BJ, et al. Adjuvant therapy with tamoxifen compared to aromatase inhibitors for 257 male breast cancer patients. Breast Cancer Res Treat. 2013;137(2):465–70.
[306] Maugeri–Sacca M, Barba M, Vici P, et al. Aromatase inhibitors for metastatic male breast cancer: molecular, endocrine, and clinical considerations. Breast Cancer Res Treat. 2014;147(2):227–35.
[307] Soon Wong N, Seong Ooi W, Pritchard KI. Role of gonadotropin–releasing hormone analog in the management of male metastatic breast cancer is uncertain. J Clin Oncol (Official Journal of the American Society of Clinical Oncology). 2007;25(24):3787.
[308] Di Lauro L, Pizzuti L, Barba M, et al. Role of gonadotropin–releasing hormone analogues in metastatic male breast cancer: results from a pooled analysis. J Hematol Oncol. 2015;8:53.
[309] Zagouri F, Sergentanis TN, Koutoulidis V, et al. Aromatase inhibitors with or without gonadotropin–releasing hormone analogue in metastatic male breast cancer: a case series. Br J Cancer. 2013;108(11):2259–63.
[310] Di Lauro L, Vici P, Del Medico P, et al. Letrozole combined with gonadotropin–releasing hormone analog for metastatic male breast cancer. Breast Cancer Res Treat. 2013;141(1):119–23.
[311] Dakin Hache K, Gray S, Barnes PJ, et al. Clinical and pathological correlations in male breast cancer: intratumoral aromatase expression via tissue microarray. Breast Cancer Res Treat. 2007;105(2):169–75.
[312] Farrow JH, Adair FE. Effect of orchidectomy on skeletal metastases from cancer of the male breast. Science (New York, NY). 1942;95(2478):654.
[313] Singh M, Kotagiri AK, Teimory M. Choroidal and optic disc metastases in a man with metachronous and metastatic breast carcinoma. Acta Ophthalmol Scand. 2007;85(6):688–9.
[314] Lam A, Shields CL, Shields JA. Uveal metastases from breast carcinoma in three male patients. Ophthalmic Surg Lasers Imaging (The Official Journal of the International Society for Imaging in the Eye). 2006;37(4):320–3.
[315] Cohen VM, Moosavi R, Hungerford JL. Tamoxifen–induced regression of a choroidal metastasis in a man. Arch Ophthalmol (Chicago, Ill: 1960). 2005;123(8):1153–4.
[316] Karakuzu A, Koc M, Ozdemir S. Multiple cutaneous metastases from male breast carcinoma. J Am Acad Dermatol. 2006;55(6):1101–2.
[317] Ai–Ping F, Yue Q, Yan W. A case report of remote cutaneous metastasis from male breast carcinoma. Int J Dermatol. 2007;46(7):738–9.
[318] Kesting MR, Loeffelbein DJ, Holzle F, et al. Male breast cancer metastasis presenting as submandibular swelling. Auris Nasus Larynx. 2006;33(4):483–5.
[319] Fontana S, Ghilardi R, Barbaglio A, et al. Male breast cancer with mandibular metastasis. A case report. Minerva Stomatol. 2007;56(4):225–30.
[320] Hultborn R, Friberg S, Hultborn KA, et al. Male breast carcinoma. II. A study of the total material reported to the Swedish Cancer Registry 1958–1967 with respect to treatment, prognostic factors and survival. Acta Oncol (Stockholm, Sweden). 1987;26(5):327–41.
[321] Guinee VF, Olsson H, Moller T, et al. The prognosis of breast cancer in males. A report of 335 cases. Cancer. 1993;71(1):154–61.
[322] Dr C. Regression models and life–tables. J R Stat Sac. 1972;4:187–220.
[323] Hill A, Yagmur Y, Tran KN, et al. Localized male breast carcinoma and family history. An analysis of 142 patients. Cancer. 1999;86(5):821–5.
[324] Hatschek T, Wingren S, Carstensen J, et al. DNA content and S–phase fraction in male breast carcinomas. Acta Oncol (Stockholm, Sweden). 1994;33(6):609–13.
[325] Hemminki K, Scelo G, Boffetta P, et al. Second primary malignancies in patients with male breast cancer. Br J Cancer. 2005;92(7):1288–92.
[326] Liu D, Xie G, Chen M. Clinicopathologic characteristics and survival of male breast cancer. Int J Clin Oncol. 2014;19(2):280–7.
[327] Kreusel KM, Heimann H, Wiegel T, et al. Choroidal metastasis in men with metastatic breast cancer. Am J Ophthalmol. 1999;128(2):253–5.
[328] Kim JH, Benson PM, Beard JS, et al. Male breast carcinoma with extensive metastases to the skin. J Am Acad Dermatol. 1998;38(6 Pt 1):995–6.
[329] Garcia GH, Weinberg DA, Glasgow BJ, et al. Carcinoma of the male breast metastatic to both orbits. Ophthalmic Plast Reconstr Surg. 1998;14(2):130–3.
[330] Fullerton JT, Lantz J, Sadler GR. Breast cancer among men: raising awareness for primary prevention. J Am Acad Nurse Pract. 1997;9(5):211–6.
[331] Malkin D. p53 and the Li–Fraumeni syndrome. Biochim Biophys Acta. 1994;1198(2–3):197–213.
[332] Kaplan ELMP. Nonparametric estimation from incomplete observations. J Am Statist Sac. 1958;53:457–81.
[333] Peto RPJ. Asymptomatically efficient rank invariant test procedures. J R Statist Sac. 1972;35:185–206.
[334] Fritz A. SEER cancer statistics review, 1973–1995. Bethesda: NCI Cancer Statistics Brack; 1998.
[335] Wagner JL, Thomas CR Jr, Koh WJ, et al. Carcinoma of the male breast: update 1994. Med Pediatr Oncol. 1995;24(2):123–32.
[336] Milias S, Kalekou H, Bobos M, et al. Immunohistochemical investigation of CD34 antigen in male breast carcinoma. Clin Exp Med. 2007;7(3):122–6.
[337] Rudlowski C, Schulten HJ, Golas MM, et al. Comparative genomic hybridization analysis on male breast cancer. Int J Cancer (Journal international du cancer). 2006;118(10):2455–60.
[338] Andre S, Pinto AE, Laranjeira C, et al. Male and female breast cancer—differences in DNA ploidy, p21 and p53 expression reinforce the possibility of distinct pathways of oncogenesis. Pathobiol (Journal of Immunopathology, Molecular and Cellular Biology). 2007;74(6):323–7.
[339] Johansson I, Ringner M, Hedenfalk I. The landscape of candidate driver genes differs between male and female breast cancer. PLoS ONE. 2013;8(10):e78299.
[340] Pinto R, Pilato B, Ottini L, et al. Different methylation and microRNA expression pattern in male and female familial breast cancer. J Cell Physiol. 2013;228(6):1264–9.

[341] Fassan M, Baffa R, Palazzo JP, et al. MicroRNA expression profiling of male breast cancer. BCR (Breast Cancer Research). 2009;11(4):R58.
[342] Lehmann U, Streichert T, Otto B, et al. Identification of differentially expressed microRNAs in human male breast cancer. BMC Cancer. 2010;10:109.
[343] Sosnovskikh I, Naninato P, Gatti G, et al. Synchronous bilateral breast cancer in men: a case report and review of the literature. Tumori. 2007;93(2):225–7.
[344] Melenhorst J, van Berlo CL, Nijhuis PH. Simultaneous bilateral breast cancer in a male: a case report and review of the literature. Acta Chir Belg. 2005;105(5):531–2.
[345] McQueen A, Cox J, Desai S, et al. Multifocal male breast cancer: a case report. Clin Breast Cancer. 2007;7(7):570–2.
[346] Franceschini G, D'Alba P, Costantini M, et al. Synchronous bilateral breast carcinoma in a 50–year–old man with 45, X/46, XY mosaic karyotype: report of a case. Surg Today. 2006;36(1):71–5.
[347] Joseph E, Hyacinthe M, Lyman GH, et al. Evaluation of an intensive strategy for follow–up and surveillance of primary breast cancer. Ann Surg Oncol. 1998;5(6):522–8.
[348] Recommended breast cancer surveillance guidelines. Am Soc Clin Oncol (Journal of clinical oncology: official journal of the American Society of Clinical Oncology). 1997;15(5):2149–56.
[349] Impact of follow–up testing on survival and health–related quality of life in breast cancer patients. A multicenter randomized controlled trial. The GIVIO investigators. JAMA. 1994;271(20):1587–92.
[350] Nahleh Z, Girnius S. Male breast cancer: a gender issue. Nat Clin Pract Oncol. 2006;3(8):428–37.
[351] Tirkkonen M, Kainu T, Loman N, et al. Somatic genetic alterations in BRCA2–associated and sporadic male breast cancer. Genes Chromosom Cancer. 1999;24(1):56–61.
[352] Struewing JP, Hartge P, Wacholder S, et al. The risk of cancer associated with specific mutations of BRCA1 and BRCA2 among Ashkenazi Jews. New Engl J Med. 1997; 336(20):1401–8.
[353] Verhoog LC, Brekelmans CT, Seynaeve C, et al. Survival in hereditary breast cancer associated with germline mutations of BRCA2. J Clin Oncol (Official Journal of the American Society of Clinical Oncology). 1999;17(11): 3396–402.
[354] Ford D, Easton DF, Stratton M, et al. Genetic heterogeneity and penetrance analysis of the BRCA1 and BRCA2 genes in breast cancer families. The breast cancer linkage consortium. Am J Hum Genet. 1998;62(3):676–89.
[355] Storm HH, Olsen J. Risk of breast cancer in offspring of male breast–cancer patients. Lancet (London, England). 1999;353(9148):209.
[356] Diez O, Cortes J, Domenech M, et al. BRCA2 germ–line mutations in Spanish male breast cancer patients. Ann Oncol (Official Journal of the European Society for Medical Oncology/ESMO). 2000;11(1):81–4.
[357] Agrawal A, Ayantunde AA, Rampaul R, et al. Male breast cancer: a review of clinical management. Breast Cancer Res Treat. 2007;103(1):11–21.
[358] Donovan T, Flynn M. What makes a man a man? The lived experience of male breast cancer. Cancer Nurs. 2007; 30(6):464–70.
[359] Iredale R, Williams B, Brain K, et al. The information needs of men with breast cancer. Br J Nurs (Mark Allen Publishing). 2007;16(9):540–4.
[360] Iredale R, Brain K, Williams B, et al. The experiences of men with breast cancer in the United Kingdom. Eur J Cancer (Oxford, England: 1990). 2006;42(3):334–41.
[361] Brain K, Williams B, Iredale R, et al. Psychological distress in men with breast cancer. J Clin Oncol (Official Journal of the American Society of Clinical Oncology). 2006;24(1):95–101.
[362] Andrykowski MA. Physical and mental health status and health behaviors inmale breast cancer survivors: a national, population–based, case–control study. Psycho–Oncology. 2012;21(9):927–34.
[363] Allen T. This man survived breast cancer. Esquire. 2000: 103–9.
[364] Parker JN, Parker PM. The official patient's sourcebook on male breast cancer: a revised and updated directory for the internet age. San Diego: Icon Health; 2002.
[365] David L. Be prepared: the complete financial, legal, and practical guide to living with cancer, HIV, and other life–challenging conditions. New York: Macmillan; 2000.
[366] Vourtsi A, Kehagias D, Antoniou A, et al. Male breast myofibroblastoma and MR findings. J Comput Assist Tomogr. 1999;23(3):414–6.
[367] Rice HE, Acosta A, Brown RL, et al. Juvenile papillo–matosis of the breast in male infants: two case reports. Pediatr Surg Int. 2000;16(1–2):104–6.

第 28 章
老年乳腺癌
Breast Cancer in the Older Adult

Emily J. Guerard，Madhuri V. Vithala，Hyman B. Muss　著
李雪芹　译

在美国，乳腺癌是 65 岁以上老年女性中最常见的癌症。年龄的增加是乳腺癌的主要风险因素。新诊断为乳腺癌病例的中位年龄为 61 岁，但是超过一半的乳腺癌死亡发生在 65 岁及以上的女性身上 [1]。近 90% 的患病女性至少存活 5 年 [1]，因此，有相当多数量的年长的乳腺癌幸存者。到 2030 年，老年人的癌症发病率预计将增加 67%，所以现在我们应该更多地了解如何照顾和治疗老年乳腺癌患者，以满足将来的需要 [2]。大多数老年患者被诊断出患有Ⅰ期或Ⅱ期乳腺癌，早期疾病在不同年龄组间存活率相似 [3, 4]。大约 10% 的老年患者诊断为患有Ⅲ期或Ⅳ期乳腺癌，另外还有一些在诊断时无法明确疾病分期 [5]。

老年乳腺癌患者在治疗时很难完全遵照临床指南进行 [5, 6]，治疗不足可能导致患者死亡率增高 [7, 8]。同时，老年患者很少参加临床试验 [9, 10]，如果她们有和年轻患者同样的机会入组，参与的比率会和年轻患者相当。在美国，年轻患者中有大约 50% 的人会入组各项临床试验 [11]。老年患者参与试验的障碍包括来自医生和患者两方面的偏见，医生会因为患者年龄大，担心出现药物毒性反应，而不建议其参加，患者及家属则担忧治疗不值得或试验药物毒性太大而不愿意参加 [11, 12]。本章的目的是回顾老年乳腺癌，重点回顾临床应如何评估老年乳腺癌患者的并发症，如何对老年患者进行预防和筛查，原发性乳腺癌的全身辅助治疗，另外还会谈及转移性乳腺癌的治疗和相关的临床试验。

一、老年乳腺癌的临床评估

老年人的全身健康状况在人群中表现出很高的异质性。我们应该充分评估患者的全身健康状况，在正确的生存期望下进行临床决策。据估计，75 岁女性根据全身健康状况分成 3 组，较好的占 25%，平均寿命有 17 年，中等的 50% 平均寿命有 11.9 年，最差的 25% 平均寿命是 6.8 年 [13]。但是这种预期寿命很难用于常规的肿瘤学评估。幸运的是，肿瘤学家还有一些可用于帮助估计老年患者预期生存的工具，其中最简单最好用的是 ePrognosis（www.ePrognosis.org）。该网站的数据库储存了大量已发布的预后信息，繁忙的临床医生可以快速访问，得到关于患者预期寿命的循证医学数据和信息。Schonberg

指数最常用于估算 5 年死亡率，Lee 指数常用于估算 10 年死亡率 [14, 15]。正确估计患者的预期寿命非常重要，它可以帮助我们评估辅助治疗的风险和益处。

鉴于老年人巨大的个体差异，对其进行功能或生理年龄评估也很重要，毕竟人们不能仅依靠实际年龄对患者功能状态做出可靠的评估。老年人评估（GA）为肿瘤学家提供了一个可以估计患者功能年龄的工具，它不仅可以用于患有乳腺癌的老年患者，同时可以用于患有其他癌症的患者。这套评估系统包括身体功能的评估、工具性日常生活活动评估、日常生活活动评估、跌倒、认知、社会支持和活动、心理健康、营养状况、多重药物使用、合并疾病。癌症和衰老研究小组（The Cancer and Aging Research Group，CARG）专为癌症患者开发的老年人评估已经被证明在学术研究和社区肿瘤治疗中都可适用 [16, 17]。这套系统可以准确预测老年患者的癌症的发病率和死亡率 [18]，可以发现 Karnofsky 功能状态评分标准（Karnofsky performance status，KPS）发现不了的问题 [19]，还可以预测老年人的化疗毒性 [20, 21]。虽然现在还不能确定通过这些信息进行干预是否可以改善患者生存，但是它可以识别问题并提供适当的干预措施，以确保老年癌症患者的主要功能和改善生活质量 [22]。国际遗传肿瘤学会（the International Society of Geriatric Oncology，SIOG）已经推荐临床医生使用老年人评估系统，为其提供有用的临床指导 [23]。

在诊断乳腺癌的同时用老年人评估系统对老年妇女进行评估，很可能会发现其他的疾病或并发症。在一个关于并发症的主要研究中，研究对象是 1800 名绝经后乳腺癌妇女，发现合并有糖尿病、肾衰竭、卒中、肝脏疾病、吸烟或者既往有恶性肿瘤病史的妇女，生存期较其他人缩短，即使排除年龄和肿瘤分期的影响，这种差异仍存在 [5]。并发症会在各个方面影响乳腺癌的治疗，包括筛选、治疗前评估、手术、放疗和辅助治疗。例如，在对 936 名年龄位于 40—84 岁的乳腺癌妇女进行的观察性研究中发现，7 个并发症中，患有 3 个及以上的患者和没有并发症的患者相比，非乳腺癌的死亡率高出 20 倍，全因死亡率高出 4 倍。这项研究还指出合并有严重疾病的患者即使早期发现并诊断乳腺癌也没有因此获得生存优势 [24]。这些数据表明年龄较大患有严重并发症的女性不太可能受益于全身辅助治疗。相对于实际年龄，更重要的是对老年患者功能或生理年龄的评估，医疗保健专业人士应该重视老年人评估等在老年乳腺癌治疗中的重要作用。

二、预防

乳腺癌的一级预防需要改变患者的危险因素。肥胖是老年妇女乳腺癌的一个危险因素 [25]，同时也是乳腺癌复发的预测因子 [26]。虽然减重在减少乳腺癌风险方面的价值尚不确定，但控制体重可以减少心脏病发生率和其他癌症的发病风险。虽然和年轻患者相比，老年患者不太可能携带 BRCA1 和 BRCA2 基因突变，但仍应仔细询问家族史，老年妇女也有可能是基因携带者，这对患者后期的治疗和家庭有重大意义。虽然运动是否有降低老年妇女患乳腺癌的风险是有争议的，但考虑到运动带来的其他健康益处，仍应该鼓励。

应用他莫昔芬、雷洛昔芬或芳香化酶抑制药等化学药物预防乳腺癌，对高风险女性是一种有效的风险减少策略 [27–29]。然而，这些药物都没有改善生存率，而且增加了老年人子宫内膜癌和血栓栓塞的风险。他莫昔芬使用的获益随着年龄增大而消失，因为老年妇女在用药导致的类似于心血管疾病的并发症上也有很高的死亡风险 [30]。目前，年龄较大的女性只有乳腺癌风险很高时才考虑使用化学预防。

对于这些老年患者来说，雷洛昔芬相对于他莫昔芬来说可能是比较好的选择，因其不太可能发生白内障和血栓栓塞[28]。用药前应该仔细与患者讨论用药风险，治疗效益和其他可行的替代疗法。

筛查

乳房摄影筛查已被证明可以有效降低40—74岁女性的乳腺癌死亡率[31]。随着年龄的增长，乳腺X线检测癌症的敏感性、特异性和阳性预测价值也在增高，因为年长女性的乳腺导管组织逐渐被脂肪所取代，增加了乳房组织的射线可透性。75岁及以上的女性乳腺X线筛查有效性的证据很少，最近Walter等[32]总结了相关的论文并发表了一篇综述。在一项研究中80岁及以上的女性，定期行乳房钼靶检查，可以使诊断时发现乳腺癌的分期变早，乳腺癌特异性生存率增高，其他原因导致的死亡率降低，提示钼靶检查在健康老年妇女中有积极意义[33]。

具体应该在什么年龄停止乳房钼靶筛查目前还无定论。老年妇女面临着更高的乳腺癌发病率和病死率，但很多时候其他并发症更加限制他们的预期寿命。美国癌症协会没有设定年龄上限，建议决定停止正常筛查乳房X线检查时应结合考虑到个体的整体健康状况，是否会长寿和患者诊断为乳腺癌时是否有能够承受治疗的能力[34]。美国预防服务工作组对75岁以上的妇女不提供任何建议，因为缺乏足够的证据。Walter等的综述中，作者建议停止对预期寿命不到10年的妇女继续进行乳房X线筛查[32]。预期寿命可以使用经过验证的指数进行估算，例如上文提到的ePrognosis.org网站。前瞻性试验证据很难在老年组患者中得到，所以是否停止筛查乳房X线应该考虑到估计的预期寿命，在和患者讨论过她们的风险收益值后再做决定。

三、原发性乳腺癌的治疗

（一）手术还是内分泌治疗

手术是治疗原发性乳腺癌的基石。健康的老年妇女可以耐受手术，手术的安全性也有保障。目前保乳手术是所有早期乳腺癌患者的标准治疗方案，当然老年妇女也不例外[35, 36]。身体形象对老年女性也很重要，应该被告知她们乳房切除术的外形效果，也应该告诉她们保乳手术术后的外形效果。老年妇女应该和年轻患者一样，接受保乳手术，或在乳房全切术后行乳房重建手术[37]。

激素受体阳性老年原发性乳腺癌用他莫昔芬或芳香化酶抑制药进行内分泌治疗疗效良好。相对于内分泌治疗，手术的局部病灶控制表现更好。虽然内分泌治疗可以控制局部病灶数年，但大部分的患者5年后会出现局部进展，仍需手术治疗。Cochrane Meta分析比较70岁以上的患者进行手术或者内分泌治疗，结果证实了手术对于局部控制的优越性，但没有生存获益[38]。现在，老年妇女可手术切除肿瘤的应该首选手术治疗。预期寿命有限，激素受体阳性的患者可考虑用他莫昔芬或芳香化酶抑制药行内分泌治疗。

（二）放疗

放疗是保乳手术术后很重要的一个治疗。EBCTCG概述显示不论肿瘤分期如何乳房放射治疗皆可降低乳房切除术后的局部复发风险，使15年死亡率降低4%～5%。获益主要体现在5年局部复发率降低10%及以上的妇女中[39]。重要的是，一项随机临床试验入组70岁及以上、淋巴结阴性、激素受体阳性、肿块直径小于2cm（T_1）的女性患者，将保乳术后单纯行他莫昔芬治疗组和放疗加他莫昔芬治疗组相比，放疗加他莫昔芬组的整体生存率并无获益[40]。放疗组的局部复发率降低（1%放疗组与7%非放疗组），但两组的乳房切除率相似（1%放疗与3%非放疗组），因为一些没有行放疗的患者局部复发后仍可以通过再次手术和放疗来补救[40]。这项试验重点关注局部复发风险低的患者，无论其是否行放疗，其生存数据和EBCTCG的结果是一致的。此外，另一项研究评估了保乳术后全乳房放射治疗的重要性。试验入组65岁以上乳腺癌、激素受体阳性、淋巴结阴性、肿瘤直径小于3cm的患者，随机分组为全乳放疗加内分泌治疗组和单纯行内分泌治疗组。经过5年的随访，有轻微的局部复发率的差异（无放疗时为4.1%，放疗组为1.3%），区域复发和远处转移没有显著的统计学差异，5年总生存率没有差异。肿瘤直径小、淋巴结阴性的老年乳腺癌女性，如果可以接受内分泌治疗，即使不行放疗也不影响整体治疗效果[41]。这类患者在行放疗前应与患者仔细讨论治疗的优缺点再行决定[42, 43]。老年患者和年轻患者一样可以耐受放疗，局部复发风险高的患者应该考虑放疗，特别是预期寿命超过5年时尤其如此。部分乳房放疗可以减少治疗访视和降低复发风险，对一些老年患者来说也是一个很好的选择。

（三）腋窝淋巴结的治疗方案

临床体检和影像学检查淋巴结阴性的早期乳腺癌腋窝手术可以行前哨淋巴结活检。证据支持如果前哨淋巴结活检阴性，不需要行进一步的腋窝淋巴结清扫术[44, 45]。对于体弱多病，合并有其他重要器官疾病的老年女性，腋窝淋巴结是否受累不会改变整体的治疗方案。然而对于体格健壮的老年女性，知道腋窝淋巴结有无转移会帮助制定更有效的全身和局部治疗方案。越来越多的数据表明前哨淋巴结活检可以安全准确评估腋窝淋巴结转移情况，老年妇女也是如此。一项研究入组241例70岁及以上乳腺癌患者，发现对于可手术的肿瘤直径小于3cm的年长女性，前哨淋巴结活检可以安全和准确评估腋窝淋巴结状态，中位随访30个月，没有发现腋窝复发者[46]。只有明确的临床腋窝淋巴结阳性的患者需要行腋窝淋巴结清扫。在这种情况下，手术的目的起到治疗和分期的作用。

四、辅助治疗

（一）治疗收益

EBCTCG总结194个辅助治疗的随机临床试验，经过15年的治疗随访，5年的他莫昔芬治疗ER阳性患者，使所有年龄的乳腺癌年度死亡率减少31%[47]。此外，无论是否有使用他莫昔芬，大约6个月的含蒽环类药物的方案可以使50岁以下的女性乳腺癌年度死亡率降低约38%，50—69岁的降低20%[47]。不幸的是，以上的临床试验70岁以上的患者入组的人数很少，只有1200人，无法准确评估70岁以上老年患者化疗的效果。表28-1总结了各项全身系统治疗的推荐指南，在下文中还将详细讨论。

（二）治疗的选择

圣安东尼奥和SEER等大型数据库的研究表明，年龄较大的女性与年轻患者相比肿瘤的分型更好[48, 49]。Diab等报道在55岁以上患者中，他们发现年龄和肿瘤分型有关，年龄越大，肿瘤分型越好，表现为随着年龄的增大，较小的肿瘤大小，淋巴结阴性的可能性增大，更多肿瘤表达激素受体，肿瘤增殖减低，更多二倍体，正常的p53和缺乏表皮生长因子受体和HER2的表达[48]。然而，20%～30%的老年患者ER和PR阴性，提示这种患者的早期复发风险增加[50, 51]。老年患者中一些侵袭性弱的肿瘤分型更常见[51]。浸润性导管癌是最常见的肿瘤组织学亚型，在年龄较大的年龄组中黏液癌和乳头状癌这些惰性的亚型更常见[52]。

表 28-1 70 岁及 70 岁以上女性乳腺癌全身辅助治疗推荐指南

ER 和（或）PR	HER2	淋巴结	推荐治疗
ER 阳性、PR 阳性	阴性	没有转移	大部分人建议内分泌治疗，OncotypeDX 或其他的基因检测评估可能的化疗获益
		有转移	建议内分泌治疗，转移淋巴结 1 ～ 3 枚的患者可考虑 OncotypeDX 或其他的基因检测评估可能的化疗获益，转移淋巴结 ≥ 4 枚的患者计算（参见上文）化疗的附加值
无论 ER 和 PR 状态如何	阳性	无论有无转移	内分泌治疗，大部分人建议考虑化疗和曲妥珠单抗联合治疗
ER 阴性、PR 阴性	阴性	无论有无转移	大部分人建议考虑化疗，用计算公式计算不同化疗的价值

治疗方案的选择取决于两个主要因素：①患者的分期和肿瘤的生物学特征（组织学分级、激素受体和 HER2 状态）；②患者的功能或生理年龄。我们建议在决定治疗方案时可以将患者分为 3 个主要亚组：① ER 和（或）PR 阳性和 HER2 阴性；② HER2 阳性（无论 ER 和 PR 状态如何）；③ ER 和 PR 阴性和 HER2 阴性（所谓的“三阴性”乳腺癌）。Adjuvant（www.adjuvantonline.com）或 Predict（http://www.predict.nhs.uk/predict.html）上可以计算这些亚组的复发风险，评估内分泌治疗和化疗的收益，它们会考虑患者的年龄和预期生命，Adjuvant 还会计算并发症对预期寿命的影响。此外，Predict 可以估算给予 HER2 阳性患者曲妥珠单抗治疗的获益。对这些结果需要谨慎看待，因为这些模型尚未在老年患者中得到验证，Adjuvant 可能会高估化疗的作用[53]。最近的综述为老年患者中使用辅助治疗提供了极好的指导[54-56]。

（三）老年患者激素受体阳性 HER-2 阴性组的治疗

绝大多数老年人患有 ER 和（或）PR 阳性和 HER2 阴性肿瘤，约占所有侵袭性乳癌新病例的 70%。这些患者中的大多数淋巴结是阴性的。对于这些 ER 阳性、淋巴结阴性、肿瘤直径小于 5cm 的老年患者，使用 21 基因检测 OncotypeDx ™[57]（www.genomichealth.com）可以准确评估患者的 10 年转移风险。内分泌治疗用芳香化酶抑制药或他莫昔芬，对于大多数患者芳香化酶抑制药更适合。少数预期寿命不超过 5 年或者肿瘤直径小、肿瘤生物行为良好的可以考虑他莫昔芬。

人们设计了很多随机试验比较芳香化酶抑制药和他莫昔芬的疗效，包括正面比较，2 ～ 3 年他莫昔芬后改为 2 ～ 3 年芳香化酶抑制药，5 年他莫昔芬后口服芳香化酶抑制药与安慰剂进行比较。总的来说，芳香化酶抑制药已被发现优于他莫昔芬，降低乳腺癌复发率 3% ～ 5%[58, 59]。然而，他莫昔芬与芳香化酶抑制药进行的头对头临床试验并没有显示出转用芳香化酶抑制药治疗的益处，最大的临床试验显示随访 100 个月后两者死亡率相同[60]。他莫昔芬后继续用芳香化酶抑制药治疗也值得考虑，因为其中一项试验显示两者之间存在很小的生存差距但有统计学意义[61]。对于那些高风险的老人口服 5 年他莫昔芬后，应考虑继续给予芳香化酶抑制药辅助治疗[62, 63]。ASCO 指南建议绝经后患者的辅助内分泌治疗应考虑使用芳香化酶抑制药，老年患者的辅助内分泌治疗也应考虑使用芳香化酶抑制药[59]。芳香化酶抑制药相比他莫昔芬在老年患者组中毒性反应更易让人接受，尤其是芳香化酶抑制药并不增加老年患者血栓和子宫内膜癌的风险。一项试验将老年患者口服 5 年他莫昔芬后换用来曲唑和安慰剂进行对比，发现来曲唑的毒性反应和安慰剂没有统计学差异[63]。加速老年人的骨质流失是芳香化酶抑制药主要的不良反应，用药前应行基线的骨密度检查，并按公认的指南定期随访[64]。考虑到有骨质疏松风险的老年妇女应给予补充充足的钙和维生素 D。芳香化酶抑制药的价格普遍比他莫昔芬昂贵，决定治疗前应该与患者进行沟通讨论。

激素受体阳性、HER2 阴性、淋巴结阴性的老年患者化疗获益很少。有可能会有一些人能从化疗中受益，使用 21 基因 Oncotype ™检测可以识别出最有可能受益的女性。化疗对于这组合并淋巴结阳性的患者的作用尚不确定[65]。可以用 Adjuvant（www.adjuvantonline.com）或 Predict（http://www.predict.nhs.uk/predict.html）对化疗的价值进行计算。如表 28-2 所示是 Adjuvant 计算淋巴结阳性患者化疗好处和并发症的风险的结果。这个结果显示患者患有严重并发症，化疗收益很小。在概述中经过长期随访 ER 阳性和 ER 阴性的患者化疗显示出相似比例的复发风险减少。健康的老年患者如果有超过 5 ～ 10 年的估计寿命可能最终可以从化疗中获益，她们中的高复发风险者应该考虑化疗。在这种情况下非蒽环类药物如多西紫杉醇和环磷酰胺值得考虑[66]。对于那些淋巴结阳性、高风险、肿瘤更具侵袭性的患者，可以考虑用含蒽环和紫杉的化疗，虽然毒性反应风险大，但老年患者可以和年轻患者一样从更激进的化疗中获得同样的收益[67, 68]。

表 28-2　评估并发症和治疗对生存率的影响

并发症	治　疗	10 年生存率（%）
没有任何并发症，身体健康状况很好	没有进行任何治疗[a]	53
	只进行内分泌治疗[b]	61
	内分泌 + 化疗[c]	65
合并轻微疾病，身体一般情况良好[d]	没有进行任何治疗	41
	只进行内分泌治疗	47
	内分泌 + 化疗	51
合并其他严重疾病[e]	没有进行任何治疗	14
	只进行内分泌治疗	16
	内分泌 + 化疗	17

评估对象为 75 岁女性，肿瘤直径 2cm，中度分化，激素受体阳性，Her2 阴性，浸润性导管癌合并 4 枚淋巴结转移（计算结果源于 adjuvantonline.com）。a. 手术治疗，联合或不联合放疗；b. 他莫昔芬或芳香化酶抑制药；c. 4 个周期的多西紫杉联合环磷酰胺化疗；d. 引自 www.adjuvantonline.com；e. 至少一种严重疾病

（四）老年患者 HER-2 阳性的治疗

对于患有 HER2 阳性乳腺癌的老年女性，首选是曲妥珠单抗联合化疗。很多试验表明曲妥珠单抗联合化疗，与单用化疗相比，复发风险可进一步降低 50%[69-71]。曲妥珠单抗通常耐受性良好，但其心

脏毒性的风险与年龄相关[72]。在开始使用曲妥珠单抗之前，高血压患者应该先控制好血压，其他心脏疾病也应该积极治疗，控制好患者的心功能。HER2阳性的老年妇女应该使用曲妥珠单抗，但应密切监测心脏毒性。淋巴结阴性、肿瘤直径3cm[73]的老年患者可以用非蒽环类药物治疗方案如紫杉醇联合曲妥珠单抗，淋巴结阳性或肿瘤大于3cm的患者可以考虑用多西紫杉醇、卡铂和曲妥珠单抗治疗[74]。HER2阳性、淋巴结阴性、肿瘤小于1cm，曲妥珠单抗是否能使患者获益尚不确定，对于那些预期寿命短的人来说，治疗可能不会有所帮助。

（五）老年患者“三阴性”乳腺癌的治疗

身体健康的三阴性乳腺癌老年患者应该接受化疗。年长女性几乎和年轻女性一样可以耐受激进的化疗方案[67]。分析化疗方案的随机临床试验数据发现，含紫杉醇的密集方案对激素受体阴性患者是最有效的治疗方法[75]。该分析不包括HER2状态，但很可能大多数患者为HER2阴性。EBCTG将接受化疗的和没有化疗的女性比较，ER低表达或不表达的患者，50岁以下女性的乳腺癌10年死亡率减少8%，50—69岁组减少6%[76]。这项研究中的大部分患者接受的都是像CMF（环磷酰胺、甲氨蝶呤和氟尿嘧啶）这种较老的化疗方案[75]。最近的数据表明目前的治疗方案会大大提高之前的结果，可能就是因为这项Meta分析中的大多数女性患有HER2阴性乳腺癌，因此可以从化疗中受益。此外，一项比较卡培他滨和标准化疗方案（CMF或多柔比星和环磷酰胺）的随机试验显示，标准化疗相较卡培他滨在改善无复发生存和总体生存方面有优势，这种优势在激素受体阴性患者中更明显[77]。

五、转移性乳腺癌的治疗

转移性乳腺癌目前仍然无法治愈。老年患者治疗的目标与年轻女性一样，都是力求在控制肿瘤生长的同时维持高的生活质量。激素受体阳性乳腺癌内分泌治疗有效时应尽可能地尝试不同的激素药物和生物制剂，直到完全失效为止。有些人辅助治疗时可能用了他莫昔芬和（或）芳香化酶抑制药，那些已经停止内分泌治疗数年的人可以继续用原来的药物治疗，服药期间发生转移的可以换药，之前口服他莫昔芬的换用芳香化酶抑制药，之前口服芳香化酶抑制药的换用他莫昔芬，对两种都耐药的患者，可以试试不同的芳香化酶抑制药，还可以考虑换用氟维司群。原来用过有部分效果的也可以重新继续再用，只要两次用药之间有足够长的间歇期。使用内分泌治疗直到治疗完全无效可以延缓化疗的时间，保持最高质量的生活[50]。最近，一项晚期乳腺癌临床试验结果显示CDK4/6抑制药palbociclib（哌柏西利/帕博西尼）联合内分泌治疗（一线联合来曲唑，二线联合氟维司群）对比单用内分泌治疗，可以改善患者的无进展生存期。palbociclib联合来曲唑和单用来曲唑相比无进展生存期是20个月 vs 10个月，palbociclib联合氟维司群组是9.2个月 vs 4个月[78, 79]。然而，这个研究中65岁以上的女性仅占大约25%，生存数据尚不完善。同样的临床试验结果还有非甾体类芳香化酶抑制药（阿拉曲唑或来曲唑）治疗后肿瘤进展的老年乳腺癌，换用依维莫司联合依西美坦对比单用依西美坦，联合组的无进展生存期明显改善（11个月 vs 4个月），但总体生存率没有差异[80]。这些新的生物药品对老年患者的潜在毒性还有待发掘。

转移性乳腺癌是使用联合化疗还是顺序单药化疗仍存在相当大的争论[81]。回顾研究表明，健康的老年患者可以像年轻患者一样耐受化疗，包括含蒽环类的化疗方案[82, 83]。使用单一有效药物进行序贯治疗通常毒性反应较低，并且更可能保持高的生活质量，在我们看来，这仍然是目前治疗的标准。大多数联合化疗方案毒性反应比单药大，有效率更高，维持肿瘤不进展的时间更长，但目前还没有观察到能改善总体生存的证据[50]。我们建议大部分的患者可以考虑先用单药治疗，一些肿瘤进展迅速或肿瘤进展速度中等但转移部位容易危及生命的可以考虑联合化疗。HER2 阳性转移性乳腺癌应该首先考虑曲妥珠单抗联合单药化疗，可以有效延长生存时间[84, 85]。合并有其他疾病的老年患者也应该考虑化疗，治疗期间需要密切检测这些患者的功能和毒性反应。近期有很多关于老年患者转移性乳腺癌治疗的综述[86, 87]。此外，还有可以预测毒性反应的计算模型，这些模型根据临床和老年人评估确定的特征，可以评估辅助治疗和解救治疗中化疗的疗效和受益[20, 21]。

六、临床试验

老年患者在乳腺癌临床试验中的比例仍然不足[10]。现有数据显示，如果提供同样的机会，老年人和年轻患者有相似的参与率，都接近 50%[11]。医生应鼓励健康的老年妇女参加Ⅱ、Ⅲ期临床试验，努力为这些患者提供入组机会并鼓励参与。添加老年人评估作为这些试验的一部分也可能有助于预测与治疗相关的毒性，短期的自我管理的 CGA 仪器已被证明在多组协作中是可行的[88]。另一个策略是设计特别针对老年乳腺癌患者的临床试验。最近的 ASCO 声明发表在战略 / 建议和行动项目上，就建议进一步加强对老年人癌症的研究[89]。

结论

老年乳腺癌的治疗经常充满挑战。有 5 ～ 10 年预期寿命的健康强壮的老年患者治疗应该等同绝经后年轻患者的治疗，包括有保乳条件也要进行保乳手术，给予辅助治疗。治疗时应考虑到合并的其他疾病对治疗的影响，尤其是体弱患者。肿瘤学家应该使用合适的筛选工具[90]或简易老年人评估来发现老年患者潜在的风险，提早干预以保护器官功能。患有严重疾病或虚弱的老年患者可能需要对治疗进行重大修改，包括手术和化疗。应鼓励患者入组正在进行的Ⅱ、Ⅲ期临床试验，发展更多的专门针对老年人的临床试验。医生应尽量克服对老年患者的偏见，但如何能为老年人提供平等的临床试验参与机会仍是一个重要问题。治疗的重点是如何更好地照顾老年患者，患者和医生都需要学习。乳腺癌在老年妇女中很常见，因此收集实践数据，指导临床治疗非常重要。老年癌症患者面临的挑战是一个重要的国家问题，我们所有人都应该为提高她们的治疗水平而努力[91]。

推荐阅读

[1] Institute NC. SEER stat fact sheets: breast cancer 2015 [cited 2015 October 5]. Available from: http://seer.cancer.gov/statfacts/html/breast.html.

[2] Smith BD, Smith GL, Hurria A, Hortobagyi GN, Buchholz TA. Future of cancer incidence in the United States: burdens upon an aging, changing nation. J Clin Oncol (Official Journal of the American Society of Clinical Oncology). 2009;27(17):2758–65.

[3] Lyman GH, Lyman S, Balducci L, Kuderer N, Reintgen D, Cox C, et al. Age and the risk of breast cancer recurrence. Cancer Control: J Moffitt Cancer Center. 1996;3(5):421–7.

[4] Masetti R, Antinori A, Terribile D, Marra A, Granone P,

Magistrelli P, et al. Breast cancer in women 70 years of age or older. J Am Geriatr Soc. 1996;44(4):390–3.
[5] Yancik R, Wesley MN, Ries LA, Havlik RJ, Edwards BK, Yates JW. Effect of age and comorbidity in postmenopausal breast cancer patients aged 55 years and older. JAMA. 2001;285(7):885–92.
[6] Hebert–Croteau N, Brisson J, Latreille J, Blanchette C, Deschenes L. Compliance with consensus recommendations for the treatment of early stage breast carcinoma in elderly women. Cancer. 1999;85(5):1104–13.
[7] Eaker S, Dickman PW, Bergkvist L, Holmberg L. Uppsala/Orebro breast cancer G. Differences in management of older women influence breast cancer survival: results from a population–based database in Sweden. PLoS Med. 2006; 3(3):e25.
[8] Hebert–Croteau N, Brisson J, Latreille J, Rivard M, Abdelaziz N, Martin G. Compliance with consensus recommendations for systemic therapy is associated with improved survival of women with node–negative breast cancer. J Clin Oncol (Official Journal of the American Society of Clinical Oncology). 2004;22(18):3685–93.
[9] Hutchins LF, Unger JM, Crowley JJ, Coltman CA Jr, Albain KS. Underrepresentation of patients 65 years of age or older in cancer–treatment trials. N Engl J Med. 1999;341(27): 2061–7.
[10] Sateren WB, Trimble EL, Abrams J, Brawley O, Breen N, Ford L, et al. How sociodemographics, presence of oncology specialists, and hospital cancer programs affect accrual to cancer treatment trials. J Clin Oncol (Official Journal of the American Society of Clinical Oncology). 2002;20(8): 2109–17.
[11] Kemeny MM, Peterson BL, Kornblith AB, Muss HB, Wheeler J, Levine E, et al. Barriers to clinical trial participation by older women with breast cancer. J Clin Oncol (Official Journal of the American Society of Clinical Oncology). 2003;21(12):2268–75.
[12] Trimble EL, Carter CL, Cain D, Freidlin B, Ungerleider RS, Friedman MA. Representation of older patients in cancer treatment trials. Cancer. 1994;74(7 Suppl):2208–14.
[13] Walter LC, Covinsky KE. Cancer screening in elderly patients: a framework for individualized decision making. JAMA. 2001;285(21):2750–6.
[14] Schonberg MA, Davis RB, McCarthy EP, Marcantonio ER. Index to predict 5–year mortality of community–dwelling adults aged 65 and older using data from the National Health Interview Survey. J Gen Intern Med. 2009;24(10): 1115–22.
[15] Cruz M, Covinsky K, Widera EW, Stijacic–Cenzer I, Lee SJ. Predicting 10–year mortality for older adults. JAMA. 2013;309(9):874–6.
[16] Hurria A, Gupta S, Zauderer M, Zuckerman EL, Cohen HJ, Muss H, et al. Developing a cancer–specific geriatric assessment: a feasibility study. Cancer. 2005;104(9): 1998–2005.
[17] Williams GR, Deal AM, Jolly TA, Alston SM, Gordon BB, Dixon SA, et al. Feasibility of geriatric assessment in community oncology clinics. J Geriatr Oncol. 2014;5(3): 245–51.
[18] Extermann M, Hurria A. Comprehensive geriatric assessment for older patients with cancer. J Clin Oncol (Official Journal of the American Society of Clinical Oncology). 2007;25(14):1824–31.
[19] Jolly TA, Deal AM, Nyrop KA, Williams GR, Pergolotti M, Wood WA, et al. Geriatric assessment–identified deficits in older cancer patients with normal performance status. Oncologist. 2015;20(4):379–85.
[20] Hurria A, Togawa K, Mohile SG, Owusu C, Klepin HD, Gross CP, et al. Predicting chemotherapy toxicity in older adults with cancer: a prospective multicenter study. J Clin Oncol (Official Journal of the American Society of Clinical Oncology). 2011;29(25):3457–65.
[21] Extermann M, Boler I, Reich RR, Lyman GH, Brown RH, DeFelice J, et al. Predicting the risk of chemotherapy toxicity in older patients: the chemotherapy risk assessment scale for high–age patients (CRASH) score. Cancer. 2012;118(13):3377–86.
[22] Maas HA, Janssen–Heijnen ML, Rikkert MGO, Wymenga ANM. Comprehensive geriatric assessment and its clinical impact in oncology. Eur J cancer. 2007;43(15):2161–9.
[23] Extermann M, Aapro M, Bernabei R, Cohen HJ, Droz JP, Lichtman S, et al. Use of comprehensive geriatric assessment in older cancer patients: recommendations from the task force on CGA of the International Society of Geriatric Oncology (SIOG). Crit Rev Oncol/Hematol. 2005;55(3): 241–52.
[24] Satariano WA, Ragland DR. The effect of comorbidity on 3–year survival of women with primary breast cancer. Ann Intern Med. 1994;120(2):104–10.
[25] La Vecchia C, Negri E, Franceschi S, Talamini R, Bruzzi P, Palli D, et al. Body mass index and post–menopausal breast cancer: an age–specific analysis. Br J Cancer. 1997;75(3): 441–4.
[26] Senie RT, Rosen PP, Rhodes P, Lesser ML, Kinne DW. Obesity at diagnosis of breast carcinoma influences duration of disease–free survival. Ann Intern Med. 1992;116(1):26–32.
[27] Fisher B, Costantino JP, Wickerham DL, Redmond CK, Kavanah M, Cronin WM, et al. Tamoxifen for prevention of breast cancer: report of the National Surgical Adjuvant Breast and Bowel Project P–1 Study. J Natl Cancer Inst. 1998;90(18):1371–88.
[28] Vogel VG, Costantino JP, Wickerham DL, Cronin WM, Cecchini RS, Atkins JN, et al. Effects of tamoxifen vs raloxifene on the risk of developing invasive breast cancer and other disease outcomes: the NSABP Study of Tamoxifen and Raloxifene (STAR) P–2 trial. JAMA. 2006;295(23): 2727–41.
[29] Goss PE, Ingle JN, Ales–Martinez JE, Cheung AM, Chlebowski RT, Wactawski–Wende J, et al. Exemestane for breast–cancer prevention in postmenopausal women. N Engl J Med. 2011;364(25):2381–91.
[30] Gail MH, Costantino JP, Bryant J, Croyle R, Freedman L, Helzlsouer K, et al. Weighing the risks and benefits of tamoxifen treatment for preventing breast cancer. J Natl Cancer Inst. 1999;91(21):1829–46.
[31] Humphrey LL, Helfand M, Chan BK, Woolf SH. Breast cancer screening: a summary of the evidence for the U.S. preventive services task force. Ann Intern Med. 2002;137(5 Part 1):347–60.
[32] Walter LC, Schonberg MA. Screening mammography in older women: a review. JAMA. 2014;311(13):1336–47.
[33] Badgwell BD, Giordano SH, Duan ZZ, Fang S, Bedrosian I, Kuerer HM, et al. Mammography before diagnosis among women age 80 years and older with breast cancer. J Clin Oncol (Official Journal of the American Society of Clinical

Oncology). 2008;26(15):2482–8.
[34] Smith RA, Cokkinides V, Brooks D, Saslow D, Brawley OW. Cancer screening in the United States, 2010: a review of current American Cancer Society guidelines and issues in cancer screening. CA Cancer J Clin. 2010;60(2):99–119.
[35] Audisio RA, Bozzetti F, Gennari R, Jaklitsch MT, Koperna T, Longo WE, et al. The surgical management of elderly cancer patients; recommendations of the SIOG surgical task force. Eur J Cancer. 2004;40(7):926–38.
[36] Kemeny MM. Surgery in older patients. Semin Oncol. 2004;31(2):175–84.
[37] Figueiredo MI, Cullen J, Hwang YT, Rowland JH, Mandelblatt JS. Breast cancer treatment in older women: does getting what you want improve your long–term body image and mental health? J Clin Oncol (Official Journal of the American Society of Clinical Oncology). 2004;22(19):4002–9.
[38] Hind D, Wyld L, Beverley CB, Reed MW. Surgery versus primary endocrine therapy for operable primary breast cancer in elderly women (70 years plus). Cochrane Database Syst Rev. 2006(1): CD004272.
[39] Clarke M, Collins R, Darby S, Davies C, Elphinstone P, Evans V, et al. Effects of radiotherapy and of differences in the extent of surgery for early breast cancer on local recurrence and 15–year survival: an overview of the randomised trials. Lancet. 2005;366(9503):2087–106.
[40] Hughes KS, Schnaper LA, Berry D, Cirrincione C, McCormick B, Shank B, et al. Lumpectomy plus tamoxifen with or without irradiation in women 70 years of age or older with early breast cancer. N Engl J Med. 2004;351(10):971–7.
[41] Kunkler IH, Williams LJ, Jack WJ, Cameron DA, Dixon JM, investigators PI. Breast–conserving surgery with or without irradiation in women aged 65 years or older with early breast cancer (PRIME II): a randomised controlled trial. Lancet Oncol. 2015;16(3):266–73.
[42] VanderWalde N, Hebert B, Jones E, Muss H. The role of adjuvant radiation treatment in older women with early breast cancer. J Geriatr Oncol. 2013;4(4):402–12.
[43] Wyckoff J, Greenberg H, Sanderson R, Wallach P, Balducci L. Breast irradiation in the older woman: a toxicity study. J Am Geriatr Soc. 1994;42(2):150–2.
[44] Veronesi U, Paganelli G, Viale G, Luini A, Zurrida S, Galimberti V, et al. A randomized comparison of sentinel–node biopsy with routine axillary dissection in breast cancer. N Engl J Med. 2003;349(6):546–53.
[45] Krag D, Weaver D, Ashikaga T, Moffat F, Klimberg VS, Shriver C, et al. The sentinel node in breast cancer–a multicenter validation study. N Engl J Med. 1998;339(14):941–6.
[46] Gennari R, Rotmensz N, Perego E, dos Santos G, Veronesi U. Sentinel node biopsy in elderly breast cancer patients. Surg Oncol. 2004;13(4):193–6.
[47] Early Breast Cancer Trialists' Collaborative. G. Effects of chemotherapy and hormonal therapy for early breast cancer on recurrence and 15–year survival: an overview of the randomised trials. Lancet Oncol. 2005;365:1687–717.
[48] Diab SG, Elledge RM, Clark GM. Tumor characteristics and clinical outcome of elderly women with breast cancer. J Natl Cancer Inst. 2000;92(7):550–6.
[49] Grann VR, Troxel AB, Zojwalla NJ, Jacobson JS, Hershman D, Neugut AI. Hormone receptor status and survival in a population–based cohort of patients with breast carcinoma. Cancer. 2005;103(11):2241–51.
[50] Crivellari D, Aapro M, Leonard R, von Minckwitz G, Brain E, Goldhirsch A, et al. Breast cancer in the elderly. J Clin Oncol (Official Journal of the American Society of Clinical Oncology). 2007;25(14):1882–90.
[51] Jenkins EO, Deal AM, Anders CK, Prat A, Perou CM, Carey LA, et al. Age–specific changes in intrinsic breast cancer subtypes: a focus on older women. Oncologist. 2014;19(10):1076–83.
[52] Toikkanen S, Kujari H. Pure and mixed mucinous carcinomas of the breast: a clinicopathologic analysis of 61 cases with long–term follow–up. Hum Pathol. 1989;20(8):758–64.
[53] de Glas NA, van de Water W, Engelhardt EG, Bastiaannet E, de Craen AJ, Kroep JR, et al. Validity of Adjuvant! Online program in older patients with breast cancer: a population–based study. Lancet Oncol. 2014;15(7):722–9.
[54] Karuturi M, vanderWalde A, Muss HB. Approach and management of breast cancer in the elderly. Clin Geriatr Med. 2015; in press.
[55] Biganzoli L, Wildiers H, Oakman C, Marotti L, Loibl S, Kunkler I, et al. Management of elderly patients with breast cancer: updated recommendations of the International Society of Geriatric Oncology (SIOG) and European Society of Breast Cancer Specialists (EUSOMA). Lancet Oncol. 2012;13(4):e148–60.
[56] Williams GR, Jones E, Muss HB. Challenges in the treatment of older breast cancer patients. Hematol Oncol Clin North Am. 2013;27(4):785–804.
[57] Paik S, Shak S, Tang G, Kim C, Baker J, Cronin M, et al. A multigene assay to predict recurrence of tamoxifen–treated, node–negative breast cancer. New Engl J Med. 2004; 351(27):2817–26.
[58] Ingle JN. Endocrine therapy trials of aromatase inhibitors for breast cancer in the adjuvant and prevention settings. Clin Cancer Res (An Official Journal of the American Association for Cancer Research). 2005;11(2 Pt 2):900s–5s.
[59] Winer EP, Hudis C, Burstein HJ, Wolff AC, Pritchard KI, Ingle JN, et al. American Society of Clinical Oncology technology assessment on the use of aromatase inhibitors as adjuvant therapy for postmenopausal women with hormone receptor–positive breast cancer: status report 2004. J Clin Oncol (Official Journal of the American Society of Clinical Oncology). 2005;23(3):619–29.
[60] Arimidex TAoiCTG, Forbes JF, Cuzick J, Buzdar A, Howell A, Tobias JS, et al. Effect of anastrozole and tamoxifen as adjuvant treatment for early–stage breast cancer: 100–month analysis of the ATAC trial. Lancet Oncol. 2008;9(1):45–53.
[61] Coombes RC, Kilburn LS, Snowdon CF, Paridaens R, Coleman RE, Jones SE, et al. Survival and safety of exemestane versus tamoxifen after 2–3 years' tamoxifen treatment (intergroup exemestane study): a randomised controlled trial. Lancet.2007;369(9561):559–70.
[62] Goss PE, Ingle JN, Martino S, Robert NJ, Muss HB, Piccart MJ, et al. Randomized trial of letrozole following tamoxifen as extended adjuvant therapy in receptor–positive breast cancer: updated findings from NCIC CTG MA.17. J Natl Cancer Inst. 2005;97(17):1262–71.
[63] Muss HB, Tu D, Ingle JN, Martino S, Robert NJ, Pater JL, et al. Efficacy, toxicity, and quality of life in older women with early–stage breast cancer treated with letrozole or placebo after 5 years of tamoxifen: NCIC CTG intergroup trial MA.17. J Clin Oncol (Official Journal of the American Society of Clinical Oncology). 2008;26(12):1956–64.
[64] Hillner BE, Ingle JN, Chlebowski RT, Gralow J, Yee GC,

Janjan NA, et al. American Society of Clinical Oncology 2003 update on the role of bisphosphonates and bone health issues in women with breast cancer. J Clin Oncol (Official Journal of the American Society of Clinical Oncology). 2003;21(21):4042–57.
[65] Giordano SH, Duan Z, Kuo YF, Hortobagyi GN, Goodwin JS. Use and outcomes of adjuvant chemotherapy in older women with breast cancer. J Clin Oncol (Official Journal of the American Society of Clinical Oncology). 2006;24(18): 2750–6.
[66] Jones SE, Savin MA, Holmes FA, O'Shaughnessy JA, Blum JL, Vukelja S, et al. Phase III trial comparing doxorubicin plus cyclophosphamide with docetaxel plus cyclophosphamide as adjuvant therapy for operable breast cancer. J Clin Oncol (Official Journal of the American Society of ClinicalOncology). 2006;24(34):5381–7.
[67] Muss HB, Woolf S, Berry D, Cirrincione C, Weiss RB, Budman D, et al. Adjuvant chemotherapy in older and younger women with lymph node–positive breast cancer. JAMA. 2005;293(9):1073–81.
[68] Muss HB, Berry DA, Cirrincione C, Budman DR, Henderson IC, Citron ML, et al. Toxicity of older and younger patients treated with adjuvant chemotherapy for node–positive breast cancer: the cancer and leukemia Group B experience. J Clin Oncol (Official Journal of the American Society of Clinical Oncology). 2007;25(24):3699–704.
[69] Hortobagyi GN. Trastuzumab in the treatment of breast cancer. New Engl J Med. 2005;353(16):1734–6.
[70] Romond EH, Perez EA, Bryant J, Suman VJ, Geyer CE Jr, Davidson NE, et al. Trastuzumab plus adjuvant chemotherapy for operable HER2–positive breast cancer. New Engl J Med. 2005;353(16):1673–84.
[71] Piccart–Gebhart MJ, Procter M, Leyland–Jones B, Goldhirsch A, Untch M, Smith I, et al. Trastuzumab after adjuvant chemotherapy in HER2–positive breast cancer. New Engl JMed. 2005;353(16):1659–72.
[72] Telli ML, Hunt SA, Carlson RW, Guardino AE. Trastuzumab–related cardiotoxicity: calling into question the concept of reversibility. J Clin Oncol (Official Journal of the American Society of Clinical Oncology). 2007;25(23): 3525–33.
[73] Tolaney SM, Barry WT, Dang CT, Yardley DA, Moy B, Marcom PK, et al. Adjuvant paclitaxel and trastuzumab for node–negative, HER2–positive breast cancer. N Engl J Med. 2015;372(2):134–41.
[74] Slamon D, Eiermann W, Robert N, et al. 2nd interim analysis phase III randomized trial comparing doxorubicin and cyclophosphamide followed by docetaxel with doxorubicin and cyclophosphamide followed by docetaxel and trastuzumab with docetaxel, carboplatin and trastuzumab in Her2neu positive early breast cancer patients. Br Ca Res Treat. 2006.
[75] Berry DA, Cirrincione C, Henderson IC, Citron ML, Budman DR, Goldstein LJ, et al. Estrogen–receptor status and outcomes of modern chemotherapy for patients with node–positive breast cancer. JAMA. 2006;295(14):1658–67.
[76] Early Breast Cancer Trialists' Collaborative G, ClarkeM, Coates AS, Darby SC, Davies C, Gelber RD, et al. Adjuvant chemotherapy in oestrogen–receptor–poor breast cancer: patient–level meta–analysis of randomised trials. Lancet. 2008;371(9606):29–40.
[77] Muss HB, Berry DA, Cirrincione CT, Theodoulou M, Mauer AM, Kornblith AB, et al. Adjuvant chemotherapy in older women with early–stage breast cancer. N Engl J Med. 2009;360(20):2055–65.
[78] Turner NC, Ro J, Andre F, Loi S, Verma S, Iwata H, et al. Palbociclib in hormone–receptor–positive advanced breast cancer. N Engl J Med. 2015;373(3):209–19.
[79] Finn RS, Crown JP, Lang I, Boer K, Bondarenko IM, Kulyk SO, et al. The cyclin–dependent kinase 4/6 inhibitor palbociclib in combination with letrozole versus letrozole alone as first–line treatment of oestrogen receptor–positive, HER2–negative, advanced breast cancer (PALOMA–1/TRIO–18): a randomised phase 2 study. Lancet Oncol. 2015;16(1):25–35.
[80] Baselga J, Campone M, Piccart M, Burris HA, Rugo HS, Sahmoud T, et al. Everolimus in postmenopausal hormone–receptor–positive advanced breast cancer. N Engl J Med. 2012;366(6):520–9.
[81] Miles D, von Minckwitz G, Seidman AD. Combination versus sequential single–agent therapy in metastatic breast cancer. Oncologist. 2002;7(Suppl 6):13–9.
[82] Christman K, Muss HB, Case LD, Stanley V. Chemotherapy of metastatic breast cancer in the elderly. The Piedmont Oncology Association experience [see comment]. JAMA. 1992;268(1):57–62.
[83] Ibrahim NK, Frye DK, Buzdar AU, Walters RS, Hortobagyi GN. Doxorubicin–based chemotherapy in elderly patients with metastatic breast cancer. Tolerance and outcome. Arch Intern Med. 1996;156(8):882–8.
[84] Swain SM, Baselga J, Kim S–B, Ro J, Semiglazov V, Campone M, et al. Pertuzumab, Trastuzumab, and Docetaxel in HER2–Positive Metastatic Breast Cancer. N Engl J Med. 2015;372(8):724–34.
[85] Slamon DJ, Leyland–Jones B, Shak S, Fuchs H, Paton V, Bajamonde A, et al. Use of chemotherapy plus a monoclonal antibody against HER2 for metastatic breast cancer that over expresses HER2. N Engl J Med. 2001;344(11):783–92.
[86] Jolly T, Williams GR, Jones E, Muss HB. Treatment of metastatic breast cancer in women aged 65 years and older. Womens Health (Lond Engl). 2012;8(4):455–71.
[87] van de Water W, Bastiaannet E, Egan KM, de Craen AJ, Westendorp RG, Balducci L, et al. Management of primary metastatic breast cancer in elderly patients–An international comparison of oncogeriatric versus standard care. J Geriatr Oncol. 2014;5(3):252–9.
[88] Hurria A, Cirrincione CT, Muss HB, Kornblith AB, Barry W, Artz AS, et al. Implementing a geriatric assessment in cooperative group clinical cancer trials: CALGB 360401. J Clin Oncol (Official Journal of the American Society of Clinical Oncology). 2011;29(10):1290–6.
[89] Hurria A, Levit LA, Dale W, Mohile SG, Muss HB, Fehrenbacher L, et al. Improving the evidence base for treating older adults with cancer: American society of clinical oncology statement. J Clin Oncol (Official Journal of the American Society of Clinical Oncology). 2015;33(32): 3826–33.
[90] Min L, Yoon W, Mariano J, Wenger NS, Elliott MN, Kamberg C, et al. The vulnerable elders–13 survey predicts 5–year functional decline and mortality outcomes in older ambulatory care patients. J Am Geriatr Soc. 2009;57(11):2070–6.
[91] Hurria A, Naylor M, Cohen HJ. Improving the quality of cancer care in an aging population: recommendations from an IOM report. JAMA. 2013;310(17):1795–6.

第 29 章 年轻女性乳腺癌

Breast Cancer in Younger Women

Manuela Rabaglio，Monica Castiglione　著
逯　翀　张　宁　王　石　译

对于不同的讨论话题和不同的报道人群，“年轻”的定义差异明显。通常来讲，一位女性如果在 40 岁以前被诊断为乳腺癌，那么就可以被认为是年轻。

乳腺癌在年轻女性中非常罕见。在小于 20 岁年轻女性中，发病率估计不到 0.2/100 000；20—24 岁上升至 1.4/100 000；25—29 岁上升至 7.7/100 000；30—34 岁时可达 25.5/100 000 [1]。有报道说，2002—2004 年这 10 年间，日内瓦 40 岁以下女性罹患乳腺癌发病率明显增加 [2]。但是这一报道并没有被另外两家瑞士肿瘤登记中心所证实 [3]。最近的一篇报道显示 [4]，1996—2009 年期间 20—39 岁女性乳腺癌发病率仅仅增加了 1.8%，这和国际上研究所报道的欧洲和美国发病率增加 1% ～ 3% 基本一致 [5-7]。在发达多家，乳腺癌是 15—49 岁女性的主要死因 [8, 9]。

很多作者已经提及，与老年女性罹患的乳腺癌相比，年轻女性乳腺癌有自己的生物学特性：更高的组织学分级，雌激素受体表达阴性，侵袭性生长模式 [10-15]。年轻女性乳腺癌患者的预后和生存仍然存在争议，众多研究给出了不一致的结果。一些显示更糟糕的预后 [14, 16-22]，然而另一些研究却报道，在调整其他预后因素后，年龄并不影响 DFS 和 OS[23-27]。

当面对小于 40 岁的患病女性时，需要特别谨慎。尤其是诸如下列问题，生育保留和避孕、患癌后怀孕或是怀孕期间罹患癌症，性状况和身体意象，家族性，遗传性，同时职业对于年轻乳腺癌患者也很特别。年轻女性比年老女性表现出更严重的心理疾病。这可能是由于她们拥有时间和机会达到个人目标和成就以前，就不得不面对一个严重的疾病和繁重的治疗 [28, 29]。

一、流行病学

SEER 的数据显示，在美国 75% 的乳腺癌发生于年龄超过 50 岁的女性，仅 6.5% 发生在小于 40 岁的女性，只 0.6% 发生于小于 30 岁的女性。虽然浸润性乳腺癌是美国年轻女性最常见的癌症，大概每 228 个女性中就有 1 个会在 40 岁前发生乳腺癌。但是，在小于 35 岁年纪组，发病率仅为 1.8%，死亡率 6.4%[1]。这些流行病学特征在近来发表的报道中保持稳定，这些报道涵盖了 1975—2012 年的数据 [30]。

乳腺癌是美国 20—39 岁患癌女性的首要死因[31]。一个研究分析了 SEER 九家注册中心的数据，显示年龄和死亡的关系是双相的。对于 $T_{1\sim2}$ 组 N_0 和 N_+ 患者，该研究提示存在两个年龄组成。一个组成表明，随着年龄的增长，死亡率呈自然线性增加。另外一个组成显示，和 50 岁左右被诊断为乳腺癌的患者相比，小于 40 岁就被诊断为乳腺癌的患者有更高的死亡率[32]。瑞典乳腺癌注册中心的数据证实和中年女性相比，年轻早期女性乳腺癌患者死亡率更高，并且这种死亡风险在罹患小肿瘤的女性中被更多报道[33]。这个研究发现，确诊乳腺癌的年龄是局部无复发生存和远处无复发生存的重要预测指标。该发现在一篇近期发表的文章中亦被证实[34]，年轻的患者（＜ 40 岁）比她们对照组的年老患者（＞ 75 岁）更常发生局部和远处复发。然而，在 2011 年第一届 ABC1 会议上，K Gelmon 所展现的英国哥伦比亚癌症机构数据显示，复发后年轻晚期乳腺癌患者的预后并不比年老患者差，甚至还会稍微好那么一点点。这可能归功于年轻女性对治疗的耐受性更好。

二、危险因素 / 预后

与乳腺癌发展相关的一些危险因素已经在过去被报道，例如家族性、内分泌因素、肥胖和机体活动、接触杀虫剂等。

在数个系列研究中，当病理学变量纳入考虑时，年龄仍然是独立的预后因素[14, 17, 35–37]。然而，年龄相关的不良预后在侵袭性乳腺癌亚型，例如 Luminal B，三阴性，HER2 阳性乳腺癌中，似乎表现得更明显[38, 39]。

在被诊断为乳腺癌时年纪小于 35 岁的女性，高达 15% ～ 30% 的病例都有 BRCA1 或者 BRCA2 突变[40–43]。通常发生 BRCA1 突变的乳腺癌有更高的组织学分级和更高的增殖指数，髓样癌或者非典型髓样癌也更为常见。相反，小叶癌和广泛的导管内癌更常见于 BRCA2 突变的女性[44, 45]。

乳腺癌家族史，尤其是 BRCA1 基因突变似乎和髓样癌亚型相关。这个观点由 Marcus 首先提出，基于对家族有 BRCA1 突变的 157 名乳腺癌患者进行的组织学分析[46]。

在一个大型的研究分析中，囊括了 3345 名确诊时年龄≤ 50 岁的乳腺癌患者，7% 的患者有 BRCA1 突变。然而，BRCA1 携带者明显更年轻（平均年龄 41.9 vs 44.1，$P < 0.001$），并且更多是 ER 阴性（84.1% vs 38.1%，$P < 0.001$）、HER2 阴性（93% vs 79%，$P < 0.001$）肿瘤[47]。

Bernstein 所呈现的数据[48]提示在影响乳腺癌发生的内分泌因素中，口服避孕药的使用代表了年轻女性中的重要问题。在洛杉矶开展的两项研究显示，随着时间的推移，口服避孕药与乳腺癌风险之间的关系已经改变，可能反映了药片配方的变化。第一个研究完成于 1983 年，是针对 37 岁（及以下）女性的病例对照研究。该研究显示，25 岁以前长期使用含有“高”孕激素成分的混合型口服避孕药与乳腺癌风险增加有关。相反，使用含有“低”孕激素成分的混合型口服避孕药很小程度增加，甚至是不增加乳腺癌风险[49]。然而，在随后针对乳腺癌女性的病例对照研究（1983—1989）中，乳腺癌风险与口服避孕药的使用无关[50]。1996 年，乳腺癌激素因子协作组发表了一篇囊括 25 个国家 54 个乳腺癌研究数据的回顾性研究，尤其收集了详细的口服避孕药使用信息[51]。在这份报道中，近期口服避孕药使用史，而不是长期使用，与乳腺癌风险增加有关。那些首次服用口服避孕药时年龄小于 20 岁的女性，这种近期口服避孕药使用的影响最大。在这个 Meta 分析中，与那些从不服用口服避孕药的患者相比，口服避孕药使用者在诊断为乳腺癌时肿瘤处于更早期。在个别的流行病学研究中，迄今为止没有能证明口服避孕药使用与乳腺癌风险之间存在关联。

在 Nurses' Health Study 中，经过 36 年随访，发现全因死亡率在那些曾经使用和从未使用口服避孕药的女性中没有明显的差异。但是，口服避孕药和其他死亡原因（包括乳腺癌）的关联具有临界统计学意义[52]。在其他研究，比如 Royal College of General Practitioners 研究[53]和一个美国亚特兰大疾病控制和预防中心实施的研究[54]，没有发现乳腺癌死亡率和口服避孕药使用之间的关联。与最近发表的一项基于人群的病例对照研究相反，该研究针对 2004—2010 年期间居住在西雅图普吉特海湾地区的 20—44 岁女性，研究表明目前使用当代口服避孕药制剂已经 5 年或更长时间会增加乳腺癌风险[55]。WECARE（Women's Environment，Cancer 和 Radiation Epidemiology）是一个基于人群的多中心病例对照研究，包括 708 名先后罹患双侧乳腺癌女性和 1395 名单侧乳腺癌女性。该研究并未提供很强的证据说明口服避孕药的使用或者绝经后激素的使用，会增加对侧乳腺二次癌症的发生风险[56]。口服避孕药在乳腺癌家族性倾向的女性中的作用尚不清楚，口服避孕药可能与 BRCA1 突变携带者乳腺癌风险增加有关，但 BRCA2 突变携带者的数据有限[57]。使用口服避孕药的 BRCA1 携带者比非使用者没有显著增加的风险（RR=2.38，95%CI 0.72 ～ 7.83）。口服避孕药使用的总持续时间以及 30 岁之前至少使用 5 年口服避孕药与突变携带者不显著的风险增加相关，但非携带者中没有发现相关性[58]。国际癌症研究所（International Agency for Research in Cancer，IARC）评估人类致癌风险工作组在审查现有数据后得出结论，目前和近期使用口服避孕药的年轻女性罹患乳腺癌风险增加[59]。工作组注意到，优势证据表明口服避孕药的使用与 BRCA1 或 BRCA2 突变携带者患乳腺癌的风险增加有关。这种关联反映了一种因果关系，它至少可以部分地解释了之前 IARC 专著中总结的观察结果，年轻时开始使用口服避孕药和现在 / 近期使用的女性，35 岁以下患乳腺癌的风险增加。

由于其对激素水平和体重增加的潜在影响，体育活动可能对乳腺癌的发病率产生积极影响。剧烈的体育活动已知会延迟月经初潮，并导致女运动员继发性闭经和月经稀发。护士健康研究Ⅱ的数据分析显示，绝经前妇女中体育活动与乳腺癌风险之间没有整体关联，但体育活动的影响可能会因潜在的肥胖程度而大幅改变[60]。

与绝经后妇女相比，绝经前妇女的肥胖似乎与乳腺癌风险降低有关。1995—2004 年间在旧金山湾区进行的一项多种族，基于人口的病例对照研究结果证实了之前几份报告的调查结果。体重增加与绝经前妇女激素敏感性乳腺癌风险降低有关[61]。肥胖对非卵巢雌激素生成的影响在绝经前和绝经后的女性中确实是相同的，但仅仅是在排卵月经周期中在卵巢产生的雌激素外增加一小部分。肥胖的绝经前妇女经历更多无排卵周期，雌激素生成低于正常体重女性，这可以解释肥胖绝经前妇女研究中乳腺癌风险略有下降，BMI 为 31kg/m^2 或更高的绝经前妇女比 BMI ＜ 21kg/m^2 的减少 46% 患乳腺癌风险[62]。

有人提出，妊娠期宫内暴露于高浓度的内源性和外源性雌激素会对胎儿成人后的乳腺癌风险产生负面影响，可能是通过影响乳腺干细胞的数量和分化程度。胎儿雌激素暴露还可能增加与癌症发展相关的基因突变的可能性或改变乳腺对激素的敏感性[63, 64]。虽然不完全一致，但一些研究表明，低出生体重转化为较低的乳腺癌风险，在子宫内经历先兆子痫也是如此[65]。出生顺序也可能影响风险。母亲雌二醇水平在第一次怀孕时高于第二次怀孕，但出生顺序的流行病学研究始终未表明，初生女儿的风险高于后出生的女儿[66]。

各种辐射暴露一直被观察到与乳腺癌风险增加相关，例如广岛或长崎原子爆炸[67, 68]，以及切尔诺贝利事故后[69–71]和儿童期或青春期针对疾病的放射治疗（例如霍奇金病）[72, 73]。对广岛和长崎原子弹爆炸幸存者的研究表明，暴露发生在童年时期时，意外辐射的致癌作用最高。发生在年龄较小时的暴露，可以更大程度地增加随后的乳腺癌风险，可能是因为青春期发生的无对抗雌激素暴露，使未分化的乳腺细胞最容易受到环境致癌物的诱发[74–76]。

三、诊断

与年长妇女相比，40 岁以下妇女的乳腺癌表现可能有所不同。由于缺乏筛查程序以及对于她们通常致密的乳房成像不足，大多数年轻女性发现时伴有症状或可触及的肿块[77–79]。另一方面，老年妇女更有可能通过筛查检测到乳腺癌。年轻女性乳房的临床和放射学检查的准确性有限，可能会延误诊断[13, 80]。更致密的乳房组织限制了无症状女性乳房筛查摄影和体格检查的敏感性。使用超声筛查结合乳房 X 线检查而不是乳房触诊，可以将癌症检测的敏感性从 75% 增加到 97%[81]。根据美国癌症协会[82, 83]和欧洲乳腺癌专家协会[84]的指导原则，对于乳腺癌终生风险为 20% ～ 25% 或更高的女性，包括具有明显的乳腺癌或卵巢癌家族史以及接受过霍奇金病治疗的女性，推荐进行 MRI 检查。对于其他风险亚组，包括乳腺癌个人罹患史、原位癌、非典型增生和乳房 X 线成像极度致密乳房的妇女，现有数据不足以推荐或反对 MRI 筛查，应根据不同的病例情况做出决定。

在这个年轻人群中，乳腺癌的诊断趋向延迟，并且患者通常有较长的在乳腺中可及肿物史[85]。延迟通常是由于患者和医生对疾病的认识不足造成的[79, 86]。

体格检查的有效性在非常年轻的女性中较低，因为她们通常有致密或结节性乳房组织，受到周期性的荷尔蒙变化的影响。此外，乳腺密度高的年轻女性的乳房 X 线准确率低，在乳房极度致密的女性敏感度仅为 62.9%[13, 80, 87, 88]。与乳房 X 线相比，乳房 MRI 表现出更高的敏感性[89–91]。出于这个原因，推荐对有遗传或其他较高乳腺癌风险因素的女性进行 MRI 筛查[82, 84, 92]。在患有乳腺癌的患者中，几乎没有证据表明术前 MRI 的使用改善了乳房保留手术后的结果，无论是局部复发还是总体生存[93, 94]。

四、肿瘤特征 / 生物学

肿瘤在非常年轻的女性通常表现出更具侵略性的生物学行为，导致预后更差。与年长女性肿瘤相比，它们的分化程度较低，增殖分数较高，淋巴血管侵犯更常见，导管内成分广泛，坏死，HER2 致癌基因过度表达，雌激素受体缺失，并且腋窝淋巴结受累更常见[13]。最近，POSH（散发性和遗传性乳腺癌预后的前瞻性研究）的结果被报道，该研究是评估 2956 名 40 岁以下乳腺癌女性的病理特征的一项大型前瞻性观察研究[95]。大多数患者有导管内病变（86.5%）和组织学Ⅲ级（58.9%）肿瘤，50.2% 患有淋巴结阳性疾病，27% 的患者有多灶性。1/3 的肿瘤为 ER 阴性，1/4 为 HER2 阳性。在年轻女性乳腺癌研究[96]中记录的第一批患者中也显示出了类似的结果，尤其是淋巴血管侵犯和淋巴细胞浸润的高发率。

一项基于人群的研究分析了 2005—2009 年期间加利福尼亚州妇女，证据表明与老年妇女相比，年龄在 15—39 岁之间的青少年和年轻成年人的乳腺癌激素受体阳性 /HER2 阳性，激素受体阴性 /HER2 阳性和三阴性亚型所占比例更大。与白人青少年和年轻成年人相比，黑人和西班牙裔女性的激素受体阳性 / HER2 阴性癌症发病率较低，而黑人女性和亚洲人的三阴性乳腺癌发病率较低[97]。

除了经典的免疫组织化学，基因表达谱分析为乳腺癌亚型的细分带来越来越大的价值[98, 99]。四种主要亚型被识别：管腔 A 型、管腔 B 型、HER2 过表达和基底样。这些亚型与经典分类和临床病理替代相关：管腔 A 型（ER 阳性和 PR 阳性，低级别和低增殖率），管腔 B 型（ER 阳性和 PR 阳性，高增殖率），HER2 阳性（非管腔）和三阴性（ER 阴性，PR 阴性和 HER2 阴性）。

基底样亚型是指具有类似于正常乳腺基底 / 肌上皮细胞的基因表达谱的乳腺癌，其特征在于基础细胞角蛋白（CK5/6、CK14、CK17），caveolin–1 和 2，cyclin–D1，波形蛋白和 P– 钙黏蛋白的表达以及缺乏 ER、PR 和 HER2 的表达。71% ～ 91% 的三阴性乳腺癌是基底样亚型[100]。此外，三阴性乳腺癌在组织学和转录方面与 BRCA1 相关的乳腺癌具有相似性，表明在这一部分散发性癌症中 BRCA1 可能存在功能障碍[101]。

大规模的基因组分析表明，年轻女性乳腺癌的特点是激素敏感性较低，HER2/EGFR 表达较高[102]。在迄今为止发表的最大型研究中[15]，与其他年龄组相比，年龄小于 40 岁的患者基底样（34.3%）和 HER2 阳性肿瘤的比例明显较高，患管腔 A 型乳腺癌可能性较低（17.2%）。

近年来，遗传签名已经被开发来预测复发风险[103]和对化疗的反应[104, 105]。目前明确相关性尚未确定，但未来它们将可能会变得更加重要。两项研究基因签名工具在辅助治疗选择中作用的随机临床试验完成了患者的入组：TAILORx 试验对比已经接受手术的淋巴结阴性乳腺癌女性进行激素治疗联合或不联合化疗。根据 Oncotype DX（21 基因组）测试确定的远期复发风险，将患者分配到不同的治疗组[106]。TAILORx 试验低风险队列的第一阶段结果最近已经发布[107]：在复发评分＜ 11 仅行内分泌治疗的女性中，5 年无侵袭性疾病生存率为 93.8%（95%CI 92.4 ～ 94.9），总生存率为 98.0%（95%CI 97.1 ～ 98.6）。MINDACT 试验是一项前瞻性随机研究，比较阿姆斯特丹开发的 70 个基因标记与常见临床病理标准选择淋巴结阴性（同样计划研究淋巴结阳性）激素敏感的乳腺癌患者接受辅助化疗[108]。

预后基因组测定，如 Oncotype Dx、MammaPrint、PAM50 和 Endopredict，大多是使用绝经后妇女的数据开发的。然而，荷兰组[109]报道 52/63（82%）年轻患者被归类为 MammaPrint 的高风险。Oncotype Dx 也观察到相同的结果，其中大多数 40 岁以下的患者具有高风险评分（56%）[110]，Shak 发现与老年妇女相比，在一大群 ER 阳性、年龄＜ 40 岁的乳腺癌女性中，平均复发评分较高，ER 表达较低，与细胞增殖相关的基因表达较高。免疫组织化学检测也显示较年轻患者的肿瘤中 Ki–67 表达较年老患者高[111]。此外，最近对 9321 名 ER 阳性乳腺癌患者进行的一项大型研究显示，Ki–67 的表达与诊断时的年龄成反比，而且年龄＜ 40 岁的患者的肿瘤显著高于≥ 40 岁的患者[112]。

五、早期乳腺癌的管理 / 治疗

（一）手术（乳房保留与乳房切除术）

年轻女性在乳房切除术和保乳手术后显示出较高的局部复发率[113]。

乳房保留手术或乳房切除术后的结果比较显示，年龄小于 35 岁的患者在接受更小范围的手术后具有较高的局部复发率[114]。Ⅰ期和Ⅱ期乳腺癌患者的两项随机临床试验数据经过汇总，共分析了 1772 名患者（879 名患者进行了乳房保留手术和 893 名改良根治性乳房切除术）。35 岁或以下的年龄和广泛导管内癌的存在与保乳治疗后局部复发的风险增加有关。血管侵犯导致乳房切除术后和乳房保留手术后局部复发的风险都增高，因此根据作者的观点，不应将其作为手术方式选择的标准。Jobsen[115] 在一项前瞻性队列研究中展示，1085 名有病理学 T_1 肿瘤并接受保乳手术的女性，随访 71 个月，两个年龄组的局部无复发生存率明显不同：40 岁或以下女性为 89%，40 岁以上女性为 97.6%。在亚组分析中，年龄对结果的这种显著不利影响似乎仅限于淋巴结阴性患者和具有阳性家族史的患者。为了分析乳房切除术和保乳手术患者之间可能存在的预后差异，Arriagada [116] 及其同事分析了 2006 位因相对较小乳腺癌（＜ 25mm）接受治疗的患者的特征和结果，患者平均随访 20 年。其中 717 例接受保守治疗（乳房肿瘤切除术和乳房照射），1289 例接受全部乳房切除术治疗。淋巴结阴性患者未接受任何系统性的辅助治疗；对于淋巴结阳性女性，26% 的病例采用放射治疗进行卵巢抑制，仅 3% 的患者接受化疗或加性激素治疗。对于接受乳房切除术治疗的女性，组织学分级和广泛的腋窝淋巴结受累（10 个或更多）是局部复发的重要预测因素。然而，年轻并不是局部复发的预后指标。相反，对于接受保守治疗的患者，年龄（≤ 40 岁）是局部复发的主要危险因素。与 60 岁以上的患者相比，这些年轻患者发生乳房复发的风险增加了 5 倍。另一项来自于基于人群的丹麦乳腺癌数据库队列研究分析的数据 [117]，关注于 9285 名绝经前原发乳腺癌患者，诊断时年龄低于 50 岁。无论诊断年龄如何（＜ 35 岁、35—39 岁、40—44 岁或 45—49 岁），与接受根治性乳房切除术的女性相比，接受乳房保留手术治疗的女性死亡风险没有增加，尽管年轻女性的局部复发风险增加。基于 SEER 数据库的大型基于人群的分析显示，1990—2007 年的 14 764 名 20—39 岁的早期乳腺癌患者，OS（HR 0.93，95%CI 0.83 ～ 1.04，P=0.16）和病因特异性生存率（HR 0.93，95%CI 0.83 ～ 1.05，P=0.26）在乳房切除术或乳房保留手术后相似 [118]。

最近的一项 Meta 分析包括 7 项研究的数据，比较了共 22 598 名 $T_{1\sim2}$、N_0 ～ N_+、M_0 的年轻乳腺癌患者（≤ 40 岁），接受乳房保留手术和乳房切除术的 OS。经过所有调整，包括淋巴结状态和肿瘤大小，两组间死亡风险无差异［与乳房切除术相比，接受保乳术后放疗的患者降低 10% 风险，但是没有统计学意义（总 HR 0.90，95%CI 0.81 ～ 1.00）］[119]。达到“墨水标记处无肿瘤”的阴性切缘，是保乳手术的合适目标。更宽的边缘不会降低复发率 [120-122]。

在过去 10 年中，越来越多的美国单侧乳腺癌女性选择进行对侧预防性乳房切除术，即使没有已知的遗传性倾向，尽管没有生存优势。此外，大多数女性患对侧乳腺癌的风险相对较低，并且由于更好的辅助治疗，风险一直在下降 [123]。最近，对加利福尼亚癌症登记处数据的分析表明所有年龄段女性双侧乳房切除率的增加，这种趋势在 40 岁以下的女性中最为明显，1998 年，3.6% 的 40 岁以下女性接受了双侧乳房切除术，而 2011 年，双侧乳房切除术占 33%[124]。

（二）放疗

在乳房保留手术后进行局部放射治疗已经显示出与进行全乳房切除术的女性相同的无病生存率和总 OS[125, 126]。在分析放射增强作用的第一个试验中，显微镜下完全切除的患者接受了 50Gy 的全乳照射，然后她们被随机分配接受不再进行局部治疗（2657 例患者）或额外的局部剂量 16Gy（2661 例患者）[127]。基底亚型和 HER2 亚型与较高的局部复发率显著相关，特别是 $pT_{1\sim2}$ 浸润性乳腺癌的年轻女性在接受乳房保留手术后 [128]。年轻是导管内和浸润性疾病局部复发的独立危险因素 [129, 130]。年龄在 40 岁或以下的患者从增加剂量中获益最多，5 年时，标准治疗时局部复发率为 19.5%，额外放疗为 10.2%（HR 0.46，99%CI 0.23 ～ 0.89，P=0.002）。EORTC“加强与不加强”试验 [131] 表明，年轻患者在保乳手术后需要 16Gy 加强，以有效降低局部复发率。5569 名早期乳腺癌患者参加了这项大型随机试验。所有患者均接受肿瘤切除术，然后用 50Gy 进行全乳房照射。显微镜下显示完全切除的患者随机化接受无增强或 16Gy 增强，而具有显微镜残留病灶的患者随机接受 10 ～ 26Gy 之间的增强剂量。对于完全切除的患者，加强显著将 5 年局部复发率从 7% 降至 4%（$P < 0.001$）。在完全（94% 的女性）和不完全切除（6%）组之间没有显示结果的统计学差异。对于 40 岁或以下的患者，增强剂量使局部复发率从 20% 降低至 10%（$P=0.002$）。最近公布的该试验更新显示，在中位随访 10.8 年后，16Gy 的加强剂量使所有年龄组的局部控制得到改善，但未观察到生存率差异。每个年龄组 10 年的绝对风险降低在 40 岁及以下患者是最大的。在加强组，严重纤维化在统计学上显著增加，10 年比率为 4.4% vs 1.6%[132]。EORTC 正在进行的“年轻推进”试验将评估更高的加强剂量是否会进一步降低局部复发的风险，同时仍具有可接受的美容效果且无长期不良反应[133]：50 岁或以下的患者将在保乳手术后，并接受全乳 50Gy 治疗后，随机接受 26Gy vs 16Gy 的肿瘤床加强治疗。

还有越来越多的证据表明，在 1 ～ 3 个腋窝淋巴结阳性的情况下，年轻女性可能会从乳房切除术后乳房照射中获益[134]。

（三）化疗

通过适当的全身治疗，年轻女性乳腺癌的预后可能接近年龄较大的女性[135, 136]。没有证据表明对年轻女性使用特定化疗方案。在最近一次包含蒽环类和紫杉类方案的 EBCTCGMeta 分析中，比例风险降低一般不受年龄的影响[137]。在基于蒽环类的方案中添加紫杉可改善高风险早期乳腺癌患者的 DFS 和 OS。DFS 的获益与 ER 表达、淋巴结受累程度、紫杉烷类型、患者的年龄或绝经状态以及给药方案无关[138]。

对于早期乳腺癌患者，化疗具有更好的耐受性，并且一般在年轻患者中比老年患者更有效[139]。然而，辅助化疗的单个临床试验通常不按年龄分层，如果分层，则年龄截止值设定在绝经的自然年龄附近。疗效的差异可能反映了年轻女性 ER 阴性和 ER 阳性癌症的不同分布[13, 136, 139, 140]。与 ER 阳性乳腺癌患者相比，ER 阴性肿瘤患者可从更强的化疗中获得更多的益处[141]。

化疗开始的时机可能与年轻患者有关：IBCSG 试验Ⅴ中位随访 11 年的分析表明，辅助化疗的早期启动（手术后 21d 内）可能改善绝经前淋巴结阳性患者的结果，这些患者的肿瘤不表达雌激素受体[142]。相比之下，丹麦乳腺癌合作组的临床试验未能显示，在术后最初 2 ～ 3 个月内早期开始辅助化疗的生存获益[143]。对 Texas 大学 MD Anderson 癌症中心机构数据库的回顾性研究表明，与手术后 30d 内开始化疗的患者相比，特别是复发风险较高的患者（Ⅲ级，HER2 阳性或三阴性癌症），手术后超过 61d 开始化疗与总生存和无病生存期的不良结果相关[144]。

一个特殊的问题是所谓的三阴性癌症。该亚组占所有乳腺癌的 15%，并且在绝经前的西班牙裔、非洲裔和非裔美国女性中发生的比例更高。组织学上，这些癌症主要是高级别、不良小管形成和高有丝分裂计数的浸润性导管癌，具有推挤性边界，中央纤维化和淋巴细胞浸润。然而，三阴性免疫组织化学表型存在于几种具有不同组织学特征的乳腺癌类型中，有时有更好的临床预后[145]，例如髓质、低级别大汗腺、分泌性、腺囊性或低级化生性癌。三阴性乳腺癌对抗 HER2 治疗和内分泌治疗。这种特殊乳腺癌可开发的潜在治疗靶点包括表面受体，如 EGFR 或 c-KIT、MAP- 激酶途径的蛋白激酶组分、Akt 途径，通过特定的化学治疗剂诱导 DNA 损伤，因为这些癌症可能对引起链间和双链断裂的试剂更敏感，如含铂化合物，通过聚 ADP- 核糖聚合酶 1（PARP1）抑制药抑制已经缺陷的 DNA 修复[146]。在一项使用加州癌症登记处数据的基于人群的研究中，Bauer[147] 指出，三阴性乳腺癌更容易影响在社会经济地位较低地区的年轻非西班牙裔黑人和西班牙裔女性。无论诊断时的分级，三阴性乳腺癌女性的生存率都低于其他类型乳腺癌患者。在三阴性乳腺癌人群中，肿瘤具有基底样表型的患者可能具有特别高的复发概率[148]。化疗在 ER 阴性乳腺癌患者的作用和价值已经明确。目前没有数据支持在辅助治疗中使用铂。然而，在 BRCA 突变携带者中最近的数据——TNT 试验表明，基于铂类的化疗在一线转移性治疗中优于紫杉[149]。对于先前用蒽环类和紫杉烷治疗（在辅助或转移情况下）的 BRCA 相关的三阴性或内分泌抗性转移性乳腺癌患者，可考虑使用铂方案[150]。

2005 年发表的 EBCTCG Meta 分析[139] 提供了在 ER 阳性年轻乳腺癌患者中使用辅助化疗的基本原则，显示每年乳腺癌死亡率降低约 38%。此外，最近更新的 EBCTCG Meta 分析[137] 显示，向蒽环类中添加紫杉烷可能会增加辅助化疗的益处。

（四）内分泌治疗

自 2005 年 St. Gallen 共识会议[151] 以来，内分泌反应已成为选择乳腺癌辅助治疗的主要因素。在 2015 年的最近一次会议上[152] 对这方面进行了大量讨论和强调。根据牛津 Meta 分析[153] 的结果，使用他莫昔芬治疗 5 年，在 0 ～ 4 年期间复发率减半，在 5 ～ 9 年时减少了 1/3（10 年后效果不大），所以整个时间段内复发率平均降低了 39%。ER 阳性乳腺癌患者中在第 15 年死亡风险降低了 30%。这种效应在所有年龄组相似，不受既往化疗的危害。

在 ATLAS[154] 和 aTTom 试验结果公布后，更新的 ASCO 指南[155] 建议考虑将他莫昔芬治疗延长至 10 年。在 ATLAS 试验中，女性服用他莫昔芬 10 年后，乳腺癌 15 年死亡的累计风险为 12.2%，而第 5 年停用他莫昔芬的女性为 15%，绝对差异为 2.8%。

两项随机临床试验证实，对于雌激素受体阳性的绝经前妇女，在以蒽环类为基础的辅助化疗后，他莫昔芬治疗依然有效，无病生存率提高了约 40%[156, 157]。

40 岁以下雌激素受体阳性的女性，通过卵巢切除术、放疗或通过 GnRH 抑制卵巢功能，可使相对复发风险降低 17%，死亡风险降低 13%，如果卵巢功能抑制不与辅助化疗相结合，则疗效更大[139, 156]。这种结果事实上是可以预期的，因为化疗可能经常引起闭经，特别是在年长的绝经前女性[158, 159]。许多随机试验的亚组分析显示，戈舍瑞林在化疗后仅对未因化疗经历卵巢功能衰竭的女性有效，尤其是 40 岁以下患者[157, 160]。

在一些研究单独抑制或联合他莫昔芬治疗的随机临床试验中，卵巢功能抑制至少与基于 CMF 或蒽环类化疗一样有效[160–168]。

转移性乳腺癌中，卵巢抑制和他莫昔芬的组合显示优于每种单药治疗[169]。在辅助治疗中，ZIPP 试验[170] 显示戈舍瑞林和他莫昔芬的疗效相似，但两者的联合并未显示出更大的益处。

北美洲际组间试验 0142[171] 显示了类似的结果，尽管试验由于低入组而早期关闭，事实上统计效力有限。他莫昔芬治疗基础上进行卵巢去势并未提高无病生存率或者总体存活率，仅在更年期症状和性功能障碍方面具有更高的毒性。SOFT 试验（抑制卵巢功能试验）[172] 旨在评估与单用他莫昔芬相比，卵巢功能抑制与他莫昔芬或芳香化酶抑制药联合使用是否增加了获益。结果显示，风险最低的女性（例如未接受化疗的女性）治疗效果最突出，3 个治疗组的 5 年无乳腺癌生存率大致相当（单用他莫昔芬：

95.8%，他莫昔芬 + 卵巢功能抑制：95.1%，依西美坦 + 卵巢功能抑制：97.1%）。在接受化疗并仍然处于绝经前的女性中，他莫昔芬基础上加用卵巢功能抑制使 5 年无乳腺癌生存率绝对值增加 4.5%。这种获益在对比单用他莫昔芬与依西美坦 + 卵巢功能抑制时甚至更明显，5 年无乳腺癌生存率和远处无复发生存率分别绝对增加 7.7% 和 4.2%。亚组分析表明，最年轻的女性中可以观察到单独使用他莫昔芬基础上加用 OFS 获得的最大额外获益；在 35 岁以下的女性中，单用他莫昔芬组的 5 年无乳腺癌生存率为 67.7%，他莫昔芬 + 卵巢功能抑制为 78.9%，依西美坦 + 卵巢功能抑制为 83.4%，迄今尚无明显的生存优势。在绝经后的情况下，芳香化酶抑制药的功效如几项随机试验所示，已经被很好地证实。芳香化酶抑制药不抑制雌激素的卵巢合成，甚至可能诱导化疗后闭经的绝经前女性卵巢功能恢复[173]。在体外受精的背景下，芳香化酶抑制药也被证明可用于刺激排卵[174, 175]。由于所有这些原因，建议仅仅在将它们与卵巢抑制相结合的情况下用于绝经前患者。

ABCSG-12 试验的最终结果显示，接受卵巢功能抑制的绝经前妇女中芳香化酶抑制药（阿那曲唑）与他莫昔芬相比，两组患者的无病生存率无差异，阿那曲唑组的总生存率相对于他莫昔芬较低[176]。中位随访 8 年后，整个研究人群（大多数未接受化疗）的总生存率为 95.2%。虽然在卵巢功能抑制和内分泌治疗中添加唑来膦酸并未显著改善 40 岁及以下女性的无病生存，但在 40 岁以上的女性中，无病生存率和总体生存率在唑来膦酸组均更优。

TEXT[177] 试验将接受卵巢功能抑制的绝经前妇女随机分配为依西美坦或他莫昔芬组。与 ABCSG 12 试验相反，随机接受芳香化酶抑制药和卵巢功能抑制组的女性与他莫昔芬和卵巢功能抑制组相比具有明显更好的无病生存率（HR 0.72）。各组之间的总生存率没有显著差异（HR 1.14）。

有资料表明芳香化酶抑制药与卵巢功能抑制可在绝经前晚期乳腺癌女性联合使用。在一项小型研究中，包括 16 名患者[178]，之前均接受过戈舍瑞林和他莫昔芬治疗，研究表明几乎所有患者在进展时转为阿那曲唑均获益。最近发表的另一项试验评估了 32 例绝经前 $T_{2\sim4}$、$N_{0\sim2}$ 乳腺癌患者，使用曲普瑞林和来曲唑进行新辅助内分泌治疗[179]，结果显示 16 例患者有反应，1 例完全病理缓解，15 例临床和影像学部分缓解。

至少有一项针对绝经前晚期乳腺癌患者的试验研究了氟维司群（一种选择性雌激素受体下调因子）的作用。在 26 名绝经前激素受体阳性的转移性乳腺癌女性中，氟维司群 250mg 加戈舍瑞林 3.6mg 的组合似乎具有临床意义[180]。迄今为止，不建议在临床试验之外的辅助治疗中使用它。

（五）靶向治疗

越来越多的化合物正在被开发，它们以特定方式靶向干预涉及乳腺癌发病机制的细胞机制。合理使用此类疗法应基于对分子途径的理解，以及有相关终点的临床试验。

1. 单克隆抗体

曲妥珠单抗：该类中第一种广泛使用的物质是曲妥珠单抗，一种人源化单克隆抗体，可与 HER2 受体的细胞外区段结合。用曲妥珠单抗治疗的细胞在细胞周期的 G_1 期停滞，因此其增殖活性降低。已经表明曲妥珠单抗通过 HER2 的下调诱发其一些作用，导致受体二聚化的中断，阻断下游 PI3K 级联的信号传导。然后 P27Kip1 不被磷酸化并且能够进入细胞核并抑制 CDK2 活性，导致细胞周期停滞[181]。此外，曲妥珠单抗通过诱导抗血管生成因子和抑制促血管生成因子来抑制血管生成。有人认为，癌症中观察到的不受调节的生长可能是由于 HER2 的蛋白水解切割导致细胞外结构域的释放所致。曲妥珠单抗已被证明可抑制乳腺癌细胞中 HER2 胞外域的切割[182]。

一些临床试验表明，曲妥珠单抗作为单一物质，与化疗联合治疗 HER2 过表达的晚期[183]乳腺癌均是有效的。根据 5 项独立随机研究的结果，其中共有 13 000 名女性参与了辅助治疗，曲妥珠单抗联合化疗能够将复发风险降低至少 1/3，并且除了一项研究之外的所有研究[184]，还证实了死亡风险的降低[185-190]。与化疗完成后序贯给药相比，曲妥珠单抗与化疗的紫杉烷成分同时开始使用似乎更有效[191]。

HERA 试验还比较了曲妥珠单抗更长的使用时间（2 年与 1 年）。中位随访 8 年后，1 年组 1552 例中 367 例 DFS，2 年组 1553 例中 367 例 DFS（HR 0.99，95%CI 0.85 ～ 1.14，P=0.86）[190]。与 1 年组相比，辅助曲妥珠单抗给药 2 年导致治疗期间 3 ～ 4 级不良事件发生率增加和左心室射血分数降低。短于 1 年的曲妥珠单抗治疗方案已经被评估。FinHER 研究将 232 名 HER2 阳性早期乳腺癌女性，在接受 3 个周期的多西紫杉醇或长春瑞滨，然后 3 个周期的氟尿嘧啶、表柔比星和环磷酰胺后，随机分为是否接受 9 次每周曲妥珠单抗输注。在经过 62 个月的中位随访后，最终分析证实曲妥珠单抗的使用可产生远期 DFS 改善的趋势[192]。根据 FinHER 试验的结果，PHARE 试验探讨了较短持续时间的辅助曲妥珠单抗治疗的疗效。总共有 3381 名 HER2 阳性早期乳腺癌患者，她们在随机分组前接受了至少 4 个周期的化疗和长达 6 个月的曲妥珠单抗，随机分组继续使用曲妥珠单抗治疗 12 次或停药 6 个月[193]。该研究未达到非劣效性终点，因此持续 6 个月的使用不推荐。与紫杉化疗同时开始使用，1 年辅助曲妥珠单抗被认为是标准治疗[194]。HERA 试验的亚组分析显示，35 岁以下患者使用 1 年的曲妥珠单抗治疗与年长患者具有相同的获益[195]。

帕妥珠单抗是阻滞 HER2 蛋白与表皮生长因子受体（EGFR 和 HER1）及其他途径二聚化的单克隆抗体[196]。其作用方式不同于曲妥珠单抗和小分子激酶抑制药，如吉非替尼。在转移性乳腺癌中，CLEOPATRA 试验显示[197, 198]，与作为一线治疗的曲妥珠单抗 + 多西他赛相比，三联法曲妥珠单抗 + 帕妥珠单抗 + 多西紫杉醇的 PFS（18.5 个月 vs 12.4 个月），1 年生存率（23.6% vs 17.2%）更优。目前，有一项正在进行的随机Ⅲ期研究（APHINITY 试验），比较帕妥珠单抗 / 曲妥珠单抗双联与曲妥珠单抗单药，iDFS 的主要研究终点结果预计 2016 年第二季度发布。

T-DM1（曲妥珠单抗 Emtansine）是一种抗体 - 药物偶联物，其结合了曲妥珠单抗靶向 HER2 的抗肿瘤特性以及微管抑制药 DM1 的细胞毒活性。对于转移性乳腺癌患者的试验已显示出 PFS 和 OS 方面的一致和实质性获益，两者均为二线方案（在 EMILIA 试验中与 lapatinib+ 卡培他滨比较）[199]，以及在 TH3RESA 试验中与治疗医生的选择比较[200]。KATHARINE 研究是一项随机Ⅲ期试验，目前正在评估接受新辅助化疗和曲妥珠单抗后有残留病灶的患者中，T-DM1 对比曲妥珠单抗治疗的疗效。

贝伐单抗是针对 VEGF 的单克隆抗体，其抑制 VEGF 的许多功能。该化合物与紫杉醇联合作用可作为转移性乳腺癌的一线治疗[201]，但在疾病后期不与卡培他滨联合治疗[202]。一项随机Ⅲ期试验比较了贝伐单抗和紫杉醇联合与单独使用紫杉醇作为 772 例转移性疾病患者的一线治疗。与单用紫杉醇相比，紫杉醇加贝伐单抗显著延长无进展生存期（中位数：11.8 个月 vs 5.9 个月；进展风险比：0.60，$P < 0.001$），客观缓解率增加（36.9% vs 21.2%，$P < 0.001$）。然而，两组的 OS 相似（中位数：26.7 vs 25.2 个月；风险比：0.88，P=0.16）[203]。试验 BEATRICE[204] 将患有早期三阴性乳腺癌的女性随机分组接受化疗然后观察，或接受同样的化疗结合贝伐单抗，并继续使用单药贝伐单抗治疗至 1 年。中位随访 31.5 个月后，贝伐单抗在无病生存方面没有任何优势。HER2 过表达与乳腺癌细胞中 VEGF 的上调和分泌有关，导致人 HER2 过表达乳腺癌细胞的血管生成和转移性传播增加。这些发现引导临床试

验探究联合贝伐珠单抗和曲妥珠单抗在转移性（AVAREL）和辅助（BETH）情况中的应用[205, 206]。两者均未显示贝伐单抗加入曲妥珠单抗的获益。

2. 酪氨酸激酶抑制药

拉帕替尼是一种口服活性双激酶抑制药，可逆转地抑制 HER1 和 HER2 激酶活性；它的活性似乎仅限于 HER2 强烈表达的乳腺癌[207]。初步结果表明，在蒽环类、紫杉醇和曲妥珠单抗治疗失败后，拉帕替尼联合卡培他滨可有效治疗 HER2 阳性晚期乳腺癌[208]。

已发现 HER2 过度表达乳腺癌的患者发生脑转移的风险显著增高[209-211]。拉帕替尼是一种能够穿过血脑屏障的小分子，已被用于治疗脑转移的临床试验中。一项Ⅱ期试验显示，在接受曲妥珠单抗治疗时发生脑转移的 39 名患者中使用拉帕替尼，一名患者在大脑中达到 PR，7 名患者（18%）16 周时在中枢神经系统和非中枢神经系统部位均无进展[212]。

拉帕尼布在辅助治疗中的应用已经在 BIG 集团进行的一项随机试验中进行了研究，该试验比较了拉帕替尼（L）与曲妥珠单抗（T）、序贯（L＋T）和拉帕替尼（L）与曲妥珠单抗（ALTTO）的联合治疗[213]。与曲妥珠单抗相比，拉帕替尼＋曲妥珠单抗显示 DFS 事件的风险较低，并且联合治疗似乎不劣于曲妥珠单抗，但两种发现均无统计学意义。在辅助 ALTTO 试验中，4.5 年中位随访时双重阻断 HER2 的第一个 DFS 结果出乎意料并且令人惊讶。因为在 NeoALLTO 试验中，与曲妥珠单抗相比，拉帕替尼＋曲妥珠单抗组 pCR 率翻倍。

依维莫司，另一 mTOR 抑制药，在依西美坦基础上加用，在转移性乳腺癌中显示出对主要研究终点 PFS 具有临床意义和统计学意义的显著改善，但并没有统计学上总生存率的显著改善[214]。两项研究者发起的研究正在评估依维莫司在预后不良、ER 阳性和 HER2 阴性原发性乳腺癌（NCT01805271 和 NCT01674140）的辅助治疗中的作用[215]。

来那替尼是一种不可逆的 panHER 酪氨酸激酶抑制药。ExteNET 研究分别给予已经完成辅助化疗以及辅助使用曲妥珠单抗 12 个月的患者口服来那替尼 1 年或安慰剂，研究来那替尼延长辅助治疗中的优势。初步结果表明，与安慰剂相比，来那替尼使 DFS 提高了 33%（HR=0.67，*P*=0.0046）[216]。

几种受体激酶和类固醇激素受体之间的分子串扰可能与抗雌激素的抗性有关[16, 217]，因此，这些机制的改变将潜在地改善对激素敏感的乳腺癌患者的管理[218-221]。

3. PARP1 抑制药

PARP1 活化是碱基切除修复所必需的，这是一种 DNA 损伤修复途径，可识别并消除在每个正常细胞周期中发生数千次的氧化过程中被损伤的 DNA 碱基。在不存在 PARP1 的情况下，氧化的碱基最终累积，导致双链 DNA 断裂。通常，同源重组可以修复这些中断，但是如果这种机制不可用，就像 BRCA1 或 BRCA2 缺乏或突变时一样，细胞会死亡[222]。临床前研究表明，PARP 抑制将选择性并显著杀伤 BRCA 突变的癌细胞，这种现象被描述为合成致死性，在具有完整 BRCA 功能的细胞中未观察到[223]。在治疗过的 BRCA 突变的晚期乳腺癌患者中，口服 PARP 抑制药奥拉帕尼正面验证了这种靶向方法的有效性和耐受性[224, 225]。OlympiA 是一项Ⅲ期临床试验，目前正在研究（neo）－辅助化疗完成后奥拉帕尼维持治疗的疗效（NCT02032823）[215]。奥拉帕尼以及其他 PARP 抑制药在 BRCA 缺陷肿瘤的辅助治疗中及转移情况下，单独使用、联合化疗[226]或其他抑制药[227]的疗效正在被评估。

4. 疫苗和免疫疗法

肿瘤抗原引起的主动免疫能够诱导特异性长期抗肿瘤免疫应答，在早期和晚期乳腺癌中仍然是研究切入点。来自临床试验的早期数据显示出一些抗肿瘤活性和低毒性。一项小型随机临床试验报道了一种靶向 HER2 蛋白的疫苗，免疫接种 171 例早期乳腺癌患者的结果可期：该疫苗显著降低了复发风险，但没有引起严重的毒性反应。接种疫苗的患者临床复发率为 5.6%（5/90），而观察组患者的临床复发率为 14.8%（12/81）（*P*=0.04），中位随访时间为 24 个月 [228]。下一代临床研究将把乳腺癌疫苗与标准疗法结合起来。由于大体积疾病的免疫抑制作用不会干扰有效的免疫反应，因此辅助治疗被认为是最有希望的 [229]。针对乳腺癌患者的多种免疫治疗方式的研究正在进行。这些包括增强对肿瘤抗原（如 WT-1、HER2 和 NY-ESO-1）的特异性免疫应答的疫苗，体外扩增的过继转移，天然产生或基因工程肿瘤特异性淋巴细胞，靶向并消除肿瘤细胞的单克隆抗体治疗性给药，抑制癌症诱导的免疫抑制分子或细胞介质，如 CTLA-4、PD-1 或 Treg 细胞 [230]。

六、晚期乳腺癌管理 / 治疗

同早期乳腺癌一样，在转移性乳腺癌中，年龄不应成为采取更激进治疗的理由。只要允许，就应对转移病灶进行活检以确认诊断和生物学评估 [231]，孤立性内脏转移 [232] 或寡转移性表现的局部治疗可以个案评估。在已知内分泌反应的转移性乳腺癌年轻女性中，除非需要快速肿瘤缩小，否则他莫昔芬联合卵巢功能抑制或去势仍然是首选的治疗选择 [233]。在他莫昔芬 / 卵巢功能抑制或去势进展后，可考虑用芳香酶抑制药 / 卵巢功能抑制或去势治疗 [146, 234]。关于在绝经前妇女中使用氟维司群的数据很少 [180]。最近研究发现，在先前内分泌治疗期间进展的晚期激素受体阳性乳腺癌患者中，无论患者的绝经与否，与单独使用氟维司群相比，氟维司群与 CDK4/6 抑制药帕博西尼的组合可以获得更长的无进展生存期和相对更高的生活质量 [235]。根据现有可及关于化疗的数据，建议对转移性乳腺癌进行序贯单药治疗。然而，像多西紫杉醇 / 卡培他滨或紫杉醇 / 吉西他滨这样的双联法似乎可以超越单药治疗，延长生存率 [236]。

七、治疗不良反应

（一）手术

在接受保乳手术的女性中，1% ～ 8% 发生蜂窝织炎或乳房脓肿。在两份单独的报告中，乳腺蜂窝织炎的危险因素包括血肿引流、术后瘀斑、肿瘤分期、切除的乳房组织的体积、乳房血清肿的数量、乳房和手臂淋巴水肿，以及超过 5 个腋窝淋巴结的切除 [237, 238]。对于经历腋窝淋巴结清扫的女性，同侧手臂的蜂窝织炎是一个众所周知的并发症，通常在手术后期发生 [239]。在对 1985—2004 年期间接受乳腺癌治疗的 580 名女性进行的回顾性分析中，显示延迟性乳腺蜂窝织炎的总发生率为 8%，从最后的手术之日至延迟性乳腺蜂窝织炎发病的中位时间为 226d[238]。

乳房切除术后几乎所有患者均发生血清肿。在一项前瞻性随机试验中，广泛的腋窝淋巴结受累是乳房切除术后需长期淋巴引流的最主要预测因素，其次是肥胖和手术两步法的表现 [240]。有时患者描述乳房切除术后被称为“幻影乳房综合征”的胸壁感觉改变 [241]，几乎 15% 的患者在乳房切除术后短暂出现 [242]。据报道，大约 30% 的患者在手术后出现其他神经系统并发症，特别是神经性疼痛 [243]。

年轻女性和老年女性之间手术不良反应发生率的差异未见报道，不良事件的发生频率和美容效果主要与当地情况（例如，肿瘤相对乳房体积大小）和手术技术有关，而不是年龄[244, 245]。

（二）全身治疗

内分泌疗法引起的不良反应普遍被低估。特别是绝经前妇女的他莫昔芬治疗与多种症状相关，包括血管舒缩症状、阴道不适（干燥、瘙痒和分泌物）、性欲减退、闭经、失眠和情绪障碍，导致生活质量受到严重受限[246–249]。根据 SOFT 和 TEXT 综合分析的最新结果，与使用依西美坦加卵巢功能抑制相比，使用他莫昔芬加卵巢功能抑制受到潮热和多汗影响超过 5 年的女性更多，尽管这些症状在治疗过程会逐渐改善。依西美坦加卵巢功能抑制的患者比他莫昔芬加卵巢功能抑制患者报道有更多的阴道干燥、性兴趣丧失和性兴奋困难，这些差异持续存在。在 SOFT 试验中，全球生活质量在治疗组之间没有差异，女性服用他莫昔芬加卵巢功能抑制较单独使用他莫昔芬，在整个研究期间报道阴道干燥以及短期的潮热、性兴趣、睡眠问题更多。在接受化疗的女性中，症状负荷的差异和症状随时间的变化减弱[250]。骨代谢受卵巢功能变化的影响很大。对参与 ZIPP 试验的 89 名女性进行的分析显示，通过戈舍瑞林进行 2 年的卵巢去势治疗，导致骨矿物质密度显著降低，但停止治疗 1 年后骨丢失部分恢复。他莫昔芬的加入似乎部分抵消了戈舍瑞林的脱矿物质作用[251]。

然而，单用他莫昔芬与辅助化疗后仍有月经的患者的骨丢失相关[252]。由于这些可变的治疗影响，必须定期检查患有乳腺癌的年轻女性的骨骼健康状况。在一些报道中，已经表明，在绝经开始前接受卵巢切除术的女性患认知障碍、痴呆甚至帕金森病的风险增加[253, 254]。用卵巢功能抑制治疗乳腺癌的女性中，雌激素缺乏对认知功能的影响尚未得到详尽阐述。在参与 SOFT 试验的一部分患者中，前瞻性地研究了认知功能。这项小型纵向研究未能提供证据表明，口服辅助内分泌治疗基础上添加卵巢功能抑制在治疗 1 年后，会以具有临床意义的方式影响认知功能[255]。众所周知，绝经后心血管疾病和心血管危险因素有所增加，但目前尚不清楚这是否与衰老过程有关，或主要是由于雌激素缺乏。没有关于卵巢功能抑制治疗的年轻女性心血管事件长期风险的数据。对早期乳腺癌的化疗，在胃肠道症状、骨髓抑制和感染风险方面的短期不良反应并不因为年龄的不同而存在差异，但一般在年轻女性可以更好地耐受化疗所产生的急性不良反应[139]。大部分女性，尤其是绝经前患者在接受辅助化疗期间体重增加。平均而言，使用 CMF 方案她们增加 2 ～ 6kg，而 AC 方案则稍少[256]。体重增加可能是由基础代谢率降低、食物摄入增加、体力活动减少和卵巢功能衰竭引起的[257, 258]。在年轻绝经前妇女，化疗引起的闭经和不孕的风险较低[158, 259, 260]，但化学阉割和内分泌治疗引起的更年期症状对年轻女性的生活质量有很大影响[261]。

（三）放射治疗

随着现代设备的使用和更低剂量分割后最小化递送至皮肤的放射治疗剂量，即刻皮肤反应和随后的毛细血管扩张的发生率显著降低[262]。年龄对放疗不良反应影响的数据不一致，年龄的影响似乎因照射部位而异[263]。在 2003 年 6 月至 2005 年 7 月期间，对 416 例女性乳房保留手术后放射治疗的效果和不良反应进行了随访，报道指出患者年龄的增加是毛细血管扩张症发生的危险因素[264]。最近在 2006—2011 年间进行的另一项研究报道称，对于整个乳房进行 50Gy 3D 放射治疗后，急性皮肤毒性（2 级）被观察到和更大的乳房体积（P=0.004），放射治疗期间吸烟（P=0.064）和过敏反应消除（P=0.014）以及较大的肿瘤大小（P=0.009）和抗激素治疗（P=0.005）有关。无论是患者年龄、BMI，还是化疗选择都没有显示出对更高等级毒性的显著影响[265]。

年轻患者中较少出现像心力衰竭这样的长期不良反应。但如果存在，它们对生活质量和总体生存的影响可能对年轻健康女性有害[266–268]。

在受辐射的乳房中出现血管肉瘤非常罕见，大约占所有软组织肉瘤的 1%，但在过去的 20 年里被报道的频率越来越高，因为保乳治疗与放射治疗结合已经取代了乳房改良根治术，成为一种治疗标准[269]。

一个重要的问题是淋巴水肿的风险。一项前瞻性队列试验对 666 名确诊为早期乳腺癌的女性进行了随访，结果显示，经过 10.2 年的随访，年龄最大组（60—64 岁）患淋巴水肿的风险低于最年轻的年龄组（35—44 岁）（HR=0.59，95%CI 0.35 ～ 0.97）[270]。年轻患者经常患有更晚期的疾病，部分原因是诊断较晚。此外，在年轻女性中，炎性乳腺癌的发病率较高，伴有广泛的淋巴血管侵犯和淋巴结受累[271]。在保乳手术并进行放射治疗后，可以观察到更多的乳房水肿，此外，年轻患者的乳房重建增加了 5 倍，这可能会增加淋巴水肿的风险[272]。放射治疗（在局部晚期疾病的情况下尤其广泛）也可能影响肢体的淋巴引流，这可能对年轻女性有更大的影响[273, 274]。

八、随访建议和幸存者护理

在过去 10 年中，患有乳腺癌患者的存活率已经增加，因此，通过手术、放疗和辅助全身治疗的更多乳腺癌幸存者正在进行随访。最新的 ASCO 乳腺癌幸存者随访指南推荐每年乳房 X 线检查和更频繁的病史和体格检查，以筛查新发或局部复发的乳腺癌或可疑转移或继发性恶性肿瘤的症状，但不建议对无症状患者的隐匿性转移性疾病进行特异性筛查[275]。尽管在高风险女性，筛查乳腺 MRI 似乎比检测乳腺癌的常规成像更敏感，但没有证据表明在无症状患者，乳腺 MRI 在常规随访期间用作乳腺癌监测工具可改善预后[84]。在高风险患者中使用乳房 MRI 应该个体化，根据临床情况的复杂性决定。

建议那些符合预防服务工作组和 NCCN[276] 建议标准的妇女进行遗传咨询转诊。在随访期间，应该认识到过早绝经的后果，抗雌激素治疗以及其他辅助治疗的晚期不良反应，并在必要时予以治疗，但应该避免使用雌激素替代治疗。性功能障碍可以通过性咨询来解决，阴道干燥通常可以通过非激素制剂或谨慎使用雌激素环制剂来充分控制，考虑到可能有轻微的全身吸收[277, 278]。雄激素治疗在这方面的作用仍然存在争议[279]。在自然或治疗诱导的绝经后妇女中，睾酮对性欲和性功能的有益作用被报道，但没有关于睾酮安全性的数据。

应评估骨矿物质密度，充分摄入钙和维生素 D，并鼓励定期负重运动，并在必要时开始双膦酸盐治疗[280, 281]。

九、生育力保留

随着西方国家妇女首次和随后怀孕年龄的增加，以及被诊断患有乳腺癌妇女生存率的提高，生育问题也得到相应重视。对于年轻女性癌症幸存者及其伴侣来说，保留生育能力通常是一个重要问题[282, 283]。在一项针对 657 名乳腺癌患者的网络调查中，Partridge[284] 表明生育（治疗后）是乳腺癌年轻女性的主要关注点。在对 577 名乳腺癌患者进行的纵向队列研究中，Ganz[285] 指出其中 20% 的患者正计划或希望在诊断乳腺癌之前生育孩子，11%（*n*=61）的患者自乳腺癌诊断以来曾考虑过怀孕。这

61 名幸存者中有 19% 称其由于医生的建议没有计划怀孕，同时 17% 的人表示她们因为担心复发的风险而没有计划怀孕。只有 5% 的患者在诊断乳腺癌后获得怀孕和分娩。在多中心调查中，Thewes [286] 观察到在乳腺癌诊断和治疗的同时，患者对生育相关信息的需求极高。在治疗的后期阶段，更年期相关信息明显更为重要。伴侣的生育相关需求基本没有被关注到。在以色列 [287] 进行的一项病例对照研究中，30 名乳腺癌幸存者和 13 名丈夫与 29 名健康女性和 15 名丈夫进行了比较，使用定性问题和定量测量，包括人口统计和医疗问卷。患乳腺癌的经历并没有降低这一人群中分娩的整体积极性。最初担心生育力保护干预和（或）怀孕可能增加乳腺癌和妇科恶性肿瘤中癌症复发的风险，迄今尚未得到证实。2013 年，ASCO[288] 建议，相关科室医生（如肿瘤科医生）应尽早将不孕症作为患者及其伴侣进行癌症治疗的潜在风险进行讨论。对于有不孕症风险且有兴趣评估其保留生育能力的患者，建议尽早转诊给适当的专科医生。任何关于恰当治疗的决定最好由妇科医生、肿瘤内科医生、生殖内分泌学家和心理社会护工共同组成的团队提供支持。治疗方案应基于与患者及其家属共同商定的书面协议。

卵子发生在受孕后约 3 周开始。此时，由内胚层卵黄囊产生的原始生殖细胞开始迁移到发育中的卵巢。细胞进行性分化成为初级卵母细胞。出生后，不再形成初级卵母细胞。这些卵母细胞直到青春期都保留在第一次减数分裂的前期。每位女性在青春期有 200 000 个卵母细胞。这个数字在绝经时降至约 400 个 [289, 290]。由于许多化疗药物作用于生长和分裂期细胞，卵母细胞和卵巢卵泡都可能受到化疗影响。

辅助化疗对卵巢功能的影响取决于女性的年龄、所用药物的种类和治疗的持续时间。回顾已发表的数据和一些前瞻性研究表明，40 岁以上的患者在治疗期间闭经的风险更大，此外，该闭经通常不可逆 [158, 159, 291]。在一项前瞻性试验中，研究者选取 1974—1982 年期间的 796 名女性，评估其在接受含多柔比星的术后辅助化疗中的急性和慢性毒性作用 [261]，80% 绝经前患者存在闭经。30 岁以下的患者均未出现月经异常，而 40—49 岁的患者中有 96% 出现月经异常。对于 40 岁以上的大多数女性来说，闭经是永久性的，但对于 40 岁以下的患者中一半是可逆的。一般而言，与 AC 方案相比，CMF 或 CEF/CAF 方案造成的短暂性和长期性闭经发生率更高 [292, 293]。

即使对于化疗后恢复卵巢活动的年轻女性，更年期往往更早发生，因此缩短了受孕的合适时机。此外，月经的来潮或恢复并不总是与生育能力相当。化疗后，无排卵性月经周期数量增加 [294]。

对乳腺癌辅助化疗引起性腺毒性的控制不仅复杂而且困难。因此，如果在开始化疗前发生不孕，则考虑预防卵巢功能衰竭的可能性和可行的治疗方案非常重要 [295]。据推测，抑制生殖细胞的刺激生成可能使卵母细胞和卵巢卵泡免受化疗毒性作用的影响。

在化疗期间通过使用 GnRH 激动药或拮抗药抑制卵巢功能被认为是一种可靠的方案，不仅可以保护卵巢功能，还可以增加细胞毒性治疗后怀孕的可能性 [296]。西南肿瘤学组进行了一项试验，旨在接受化疗的激素受体阴性乳腺癌患者中使用 GnRH 激动药预防其卵巢功能早衰（IBCSG34 / Southwest Oncology Group 0230）[297]。在 135 例有完全主要终点数据的患者中，使用戈舍瑞林组卵巢功能衰竭率为 8%，单独化疗组为 22%（OR 0.30，95%CI 0.09 ～ 0.97；双侧 P=0.04）。在 218 例可以评估的患者中，戈舍瑞林组的女性妊娠率高于单纯化疗组（21% vs 11%，P=0.03）；戈舍瑞林组女性的无病生存率（P=0.04）和总生存率（P=0.05）也有所改善。相比之下，另一项具有类似设计的随机试验，使用含蒽环类药物的方案（Zoladex Rescue of Ovarian Function [ZORO]/German Breast Group）[298] 显示，绝经前乳腺癌患者接受戈舍瑞林同时接受新辅助化疗，与仅接受化疗的患者相比，在化疗结束后 6 个月发生的闭经没有统计学意义上的减少。在 Hogkin 病患者中进行的小型观察性研究也表明口服避孕药可能有助于在化疗期间保留卵巢功能 [299, 300]。然而，它用于保存内分泌无反应性乳腺癌患者的生育能力仍然存在争议。

胚胎冷冻保存被认为是一种成熟的生育保留方法，因为它经常用于常规体外受精治疗不孕中储存多余的胚胎。由于缺乏卫生系统和道德机构或保险公司的支持，并非所有国家都提供该手段。此外，还需要夫精或供精。这种方法通常需要进行 2 周的卵巢促排，即自卵泡期开始每天注射促卵泡激素，而这可能需要使化疗延迟 2 ～ 6 周开始。对于患有激素敏感性肿瘤的女性，替代激素刺激方法如来曲唑或他莫昔芬 [174, 301, 302] 已被认为理论上降低雌激素暴露的潜在风险。使用来曲唑或他莫昔芬与促卵泡激素给药，同时进行卵巢刺激后的短期乳腺癌复发率与非随机对照进行了比较，并且未发现癌症复发率的增加 [174, 303]。胚胎冷冻保存和植入后的活产率取决于患者年龄和可用胚胎总数，并且可能低于移植新鲜胚胎。用来曲唑和促卵泡激素方案进行卵巢刺激后获得胚胎后，低温保存胚胎已被证明可以保存乳腺癌患者的生育能力。与行常规体外受精的非癌症人群相比，最终妊娠率相当 [304]。在 33 名尝试怀孕的妇女中，有 17 名至少有一个孩子，每名女性的生育率保存率为 51.5%。

卵母细胞冷冻保存是保留生育能力的另一种选择，特别是对于没有伴侣的患者，或对胚胎冷冻有宗教或道德争议的患者。卵巢刺激和收获要求与胚胎冷冻保存的要求相同，因此该技术在治疗延迟和短期暴露于高激素水平的潜在风险相似。与胚胎冷冻保存一样，可以使用来曲唑或他莫昔芬。初步研究表明，未受精的卵母细胞在冷冻保存过程中比胚胎更容易受损，整体妊娠率可能低于标准的体外受精程序 [305]。然而，最近的报道显示常规体外受精时，使用冷冻保存的卵母细胞的妊娠率与使用新鲜卵母细胞相当 [306]。到目前为止，全世界已有超过 1000 名新生儿是采用这种方法，努力提高冷冻保存效率可能会进一步提高成功率 [288, 307–309]。卵母细胞收集的优点是它可以在没有卵巢刺激的情况下进行（“自然循环 – 体外受精”），但产生的胚胎数量极低 [174, 303, 310]，这种方法仍然是实验性的。

卵巢组织冷冻保存是另一种保留生育能力的研究方法，它具有既不需要精子供体也不需要卵巢刺激的优点。通过腹腔镜取出卵巢组织并冷冻。在稍后的时间点，将卵巢组织解冻并重新植入。原始卵泡可以高效冷冻保存 [311, 312]，但由于卵巢移植后出现的初始缺血，如异种移植研究 [313] 所示，这些卵泡中有 1/4 或更多可能会丢失。第一次卵巢移植手术报道于 2000 年 [314]。卵巢组织可以原位移植到骨盆或异位移植到皮下区域，如前臂或下腹部，初步研究报道在两种类型的移植后卵巢内分泌功能可恢复 [314–318]。有 60 例癌症患者在原位卵巢移植后活产 24 例，超过 50% 的女性能够自然受孕 [319]。卵巢组织再植入的一个问题是重新引入癌细胞的可能性。在没有全身转移证据的患者中，隐匿性卵巢转移的可能性似乎较低 [320, 321]，并且在最近的 60 例病例中没有关于卵巢移植后癌症复发的报道 [319]。

生育保护干预和（或）随后怀孕可能增加癌症复发风险是乳腺癌患者和妇科恶性肿瘤患者的关注点。一些病例对照和回顾性队列研究未显示妊娠导致生存率下降或复发风险增加 [322, 323]。虽然这些数据令人放心，但这些研究都受到重大偏倚的限制。在可行性评估 [324] 之后，第一个国际多中心前瞻性试验，调查中断辅助内分泌治疗以允许女性怀孕（正面）的安全性和有效性，已于 2014 年开始并且目前正在入组（NCT02308085）。

十、与妊娠相关的乳腺癌（哺乳期）

妊娠或妊娠相关乳腺癌定义为在怀孕期间或产后第一年或哺乳期间的任何时间诊断出的乳腺癌。

乳腺癌是怀孕期间诊断出的最常见的恶性肿瘤，估计每 3000 ～ 10 000 个分娩者中就有 1 个孕期乳腺癌患者[325–327]。0.2% ～ 3.8% 的 50 岁以下女性乳腺癌，在怀孕期间或产后期间检测到[328]。相反，10% ～ 20% 的 30 岁或 30 岁以下女性乳腺癌在怀孕期间或分娩后的一年内发现[329]。由于乳腺癌的发病率随着年龄的增长而增加，因此有人假设，随着越来越多的女性延迟生育，在怀孕期间诊断出的乳腺癌发病率会增加。尽管怀孕对疾病的发展具有长期保护作用，但怀孕本身可能会暂时增加个体女性患乳腺癌的风险。这是通过三个基于人群的研究来说明的，怀孕之后是持续 3 ～ 10 年的乳腺癌风险增加的时期，随后下降[330–332]。对于遗传性 BRCA2 突变的女性也做了这样的观察：与未经产的对照组相比，BRCA2 携带者生产后 2 年内乳腺癌的风险高 70%[333]。此外，三项小型研究的数据显示，具有乳腺癌遗传易感性的女性患妊娠相关癌症的风险增加。在日本一项包括 343 名女性的病例对照研究中，孕期和哺乳期乳腺癌女性中乳腺癌家族史是对照组的 3 倍[334]。另一项小型回顾性研究发现，与非配对无妊娠相关乳腺癌的女性相比，来自妊娠相关乳腺癌患者的档案样本中 BRCA2 突变的数量显著增加[335]。在瑞典研究中，302 名女性在 40 岁之前被诊断为乳腺癌（47 名患者来自于 BRCA 突变家族），怀孕期间 BRCA1 突变的女性发生乳腺癌的可能性明显高于没有遗传性突变的女性[336]。此外，在一项匹配的病例对照研究中，比较了 1260 对已知 BRCA 突变的患癌和未患乳腺癌的女性，增加胎次与 BRCA2 携带者 50 岁前乳腺癌的高风险相关，而 BRCA1 携带者则没有[333]。

由于在这种情况下出现的复杂的医学伦理和心理问题，在怀孕期间发生的乳腺癌对于母亲、胎儿和临床治疗医生来说是具有挑战性的临床情况。怀孕期间的乳腺癌通常被认为是使母亲的生命与未出生的孩子的生活发生冲突的情况。然而，有限的数据表明，终止妊娠不会改善患有乳腺癌的孕妇的预后。孕妇应根据非妊娠患者的指导方针进行治疗，并进行一些改良以保护胎儿[337–339]。在妊娠相关的乳腺癌病例中通常不推荐药物流产，但在治疗计划期间可以考虑药物流产，特别是在妊娠早期诊断时。在考虑这种情况下对疾病的管理时，有两个关键问题：第一，妊娠如何影响癌症的行为；第二，癌症及其治疗如何影响妊娠。

由于伴随妊娠和哺乳期乳房的生理变化以及期望限制未出生婴儿的辐射暴露，进行乳腺癌的诊断和进行分期检查通常更加困难。

患有乳腺癌的孕妇或产后妇女乳房肿块或腺体增厚通常与非孕妇相似。很少有报道哺乳期婴儿拒绝接受隐匿性癌症的哺乳，并将其称为母乳排斥现象[340]。在怀孕和哺乳期间发生的乳房生理变化（充血、肥大）使得身体检查更具挑战性，并且对发现的解释更加困难，并且乳房的密度可能限制乳房 X 线的效用。在较早的报道中，乳房 X 线发现的临床可疑乳腺癌，大约 78% 的病例被组织学证实为恶性[341]。在最近的两项回顾性研究中，比率分别为 86.7%[342]、90%[343]。

因此，妊娠期乳腺癌女性常诊断延迟 2 个月或更长的时间[344]，并且对结果产生不利影响，因为即使诊断延迟 1 个月也会使淋巴结受累的风险增加 0.9% ～ 1.8%[345]。诊断的延迟可能是，至少部分是造成孕妇诊断的肿瘤较大尺寸的原因。在发现时，约 42% 的患者被诊断为Ⅲ期或Ⅳ期。对持续 2 ～ 4 周的乳房肿块应始终进行检查，尽管在孕妇中进行的大部分（80%）乳房活检将证明是良性的[346]。包括

3628 例和 37 100 例对照的大型 Meta 分析结果显示，妊娠相关乳腺癌患者死亡风险显著高于非妊娠相关乳腺癌患者，尤其是产后不久诊断的患者有不良预后[347]。然而，最近发表的一项多中心队列研究比较了 311 名妊娠相关乳腺癌女性患者和 865 名非妊娠乳腺癌患者，诊断为妊娠相关乳腺癌的患者 OS 与非妊娠患者相似[348]。

乳房 X 线在怀孕期间并不是禁忌证，因为只要使用腹部屏蔽，两个乳房 X 线（200 ～ 400mRad）对乳房的平均腺体剂量，对胎儿产生可忽略不计的 0.4mRad 辐射剂量[349]。乳房 X 线的敏感性因怀孕或哺乳期乳房中含水量增加，密度增加和对比脂肪减少而降低。在一个早期的系列研究中，8 名组织学证实为乳腺癌的孕妇中，6 名有错误的阴性乳房 X 线[350]。在最近的研究[334, 341–343, 351, 352]中报道了一些更高的敏感率，从 63% 到 78% 不等。

乳房超声检查通常是用于评估孕妇乳房肿块的首选诊断测试。它可以在几乎所有病例中区分实体和囊性乳腺肿块，且没有胎儿辐射暴露的风险。在大多数妊娠期乳腺癌病例中观察到局灶性实性肿块[334, 341, 342, 352]，尽管在一份报道中，4 例恶性肿瘤中有两例具有良性病变的超声特征[351]。如果存在可触及的结节，腋窝超声和细针穿刺活检是初始分期评估的重要组成部分。

MRI 尚未系统地用于诊断孕期或哺乳期妇女的乳房肿块。尽管对于检测浸润性乳腺癌，特别是在乳腺组织致密的女性中，钆增强 MRI 似乎比乳房 X 线检查更敏感，但在怀孕期间应避免使用钆等造影剂。钆穿过胎盘，并与大鼠的胎儿异常有关[353, 354]。乳腺 MRI 的其他缺点包括缺乏特异性，无法识别微钙化，成本高和检查时间长。MRI 已被用于诊断妊娠期间新诊断的乳腺癌患者的转移。只要避免增强对比成像，MR 成像对孕妇或未出生婴儿的有害影响未见报道[349]。然而，一些权威人士建议在妊娠早期避免所有 MRI 扫描[355]。

关于妊娠期使用 PET 的信息很少。在一项对猴子的研究中，已发现 ^{18}F–FDG 穿过胎盘并积聚在胎儿的大脑、心脏和膀胱中[356]。健康的猴子出生了，但危害的可能性仍然不确定。注射常用剂量范围的同位素，对子宫的辐射剂量为 3.70 ～ 7.40mGy。最近报道了 1 例因霍奇金病接受治疗的年轻女性[357]。化疗 4 个月后，PET 扫描显示右下腹部有一个原因不明的热点；6 周后，该女子抱怨腹胀，超声检查显示意外怀孕，估计孕周为 30 周。她通过剖腹产分娩了 1 名没有先天性畸形的女孩，并且在 6 岁时，她显然有正常发育。

尽管细针穿刺可用于鉴别怀孕患者的乳房肿块，但通常需要进行空芯或切除活检以最终明确侵袭性癌症的诊断。怀孕期间，可以优选在局部麻醉下相对安全地进行空芯、切取或切除活检[346]。在怀孕和哺乳期间，在正常乳腺组织中可见非典型的细胞形态学特征，因此细针穿刺样本的解释需要特别谨慎和准确[358–361]。为避免可疑病例的误判和假阴性结果，建议在癌症中心进行第二次切片意见复核。在经验丰富的细胞学家手中，假阳性结果的风险可以忽略不计[338]。

由于未出生的孩子可能受到伤害，因此应将分期程序限制在最低限度。胎儿暴露于小于 0.1Gy 的辐射剂量不会造成严重损害，特别是在晚期妊娠，但是如果辐射高于 2.5Gy，则可能出现畸形，30Gy 以上可能导致流产。过去 50 年中，宫内诊断 X 线暴露与随后发生的儿童白血病的关联一直是争议的主题。1956 年已经有报道，结合不同国家的许多病例对照研究的结果，对孕妇腹部进行射线照相检查后，恶性肿瘤风险比例增加了约 40%，特别是儿童急性淋巴细胞白血病[362]。然而，随后在英国[363]和美国[364]进行的队列调查显示，与怀孕期间母体骨盆测量相关的儿童白血病风险没有增加。此外，在爆炸发生时怀孕的日本原子弹幸存者的后代中，白血病的风险没有增加[365]（表 29–1）。

表 29-1　分段检查的胎儿暴露剂量

检查项目	胎儿剂量（mGy）
胸部 X 线	＜ 0.01
胸部 CT 扫描	0.06（最大 0.96）
腹部 CT 扫描	8（最大 49）
骨盆 CT 扫描	8（最大 79）
核素骨扫描	＜ 4.5
FDG-PET	最大 8

引自 International Commission on Radiological Protection ICRP. Pregnancy and medical radiation. Ann ICRP. 2000:30(1): iii – viii,1 – 43

具有临床阳性淋巴结，T_3 或 T_4 肿块或怀疑远处转移的孕妇，应像非妊娠妇女一样进行最常见远处转移性扩散部位（肺、肝和骨）的完整影像学评估。相比之下，无症状且临床上淋巴结阴性的早期乳腺癌患者不需要进行正式评估，因为隐匿转移的发生率较低[366]。只要使用腹部屏蔽，怀孕期间 X 线胸部摄影没有禁忌证。然而，在妊娠晚期当怀孕的子宫压迫横膈膜时，X 线评估下肺实质的能力受到限制。腹部超声是评估孕妇肝转移的一种安全方法，但其敏感性明显低于 CT 或 MRI。在怀孕期间通常避免 CT 扫描，因为当获得多个层面时累计的辐射剂量大。如果需要进一步评估，MRI 是首选。MRI 也是扫描大脑最安全、最敏感的方法，但如上所述，怀孕期间应避免使用钆等造影剂。据报道，放射性核素骨扫描在怀孕期间是安全的，但胎儿接触放射线可能是因为接近排泄到母体膀胱中的放射性核素，母亲的水化作用和频繁的排尿可以减少这种暴露，但一般来说，在怀孕期间最好避免使用骨扫描。MRI 或普通骨骼 X 线片，包括脊柱或骨盆，可考虑作为替代方法。由于胎盘生产碱性磷酸酶，它在妊娠期间显著增加，并且不能用作骨转移的指标。

20 世纪 70 年代和 80 年代对 72 万名瑞典孕妇进行了一项大型回顾性研究，说明了妊娠期手术的安全性。先天性畸形和原因不明的死产率在接受麻醉的非产科手术（n=5.405）和未接受麻醉的妇女之间相似[367]。然而，在接受手术的女性中，低出生体重婴儿（由于早产和生长迟缓）和早期新生儿死亡（出生后 7d 内死亡）的比率显著增加。在手术期间，胎儿暴露于麻醉药的经胎盘作用。常用的麻醉药包括一氧化二氮、安氟醚、巴比妥酸盐和麻醉药，已在怀孕期间广泛安全使用。

手术期间对胎儿的风险不仅与麻醉有关，还包括术中并发症，如缺氧和低血压。此外，母亲长期仰卧位继发的胎盘灌注减少是妊娠晚期的一个机械问题。此外，术后出现的问题，如妊娠、感染、胃肠道问题以及营养摄入的变化，血栓形成和肺栓塞都可能对胎儿健康产生严重的不良影响。然而，怀孕期间对于麻醉的焦虑可能大于实际风险。在手术有引起早产风险的情况下，应该进行预防性治疗以改善胎儿肺成熟。怀孕期间的非妊娠手术可安排在妊娠中期，胎儿危害或诱导流产或早产的风险最小。

当患者想要继续妊娠时，乳房切除术加腋窝淋巴结清扫术是Ⅰ期、Ⅱ期和一些Ⅲ期乳腺癌最常见的乳房手术[329, 368]。乳房切除术的一个主要优点是消除了对乳房放射治疗的需要。如果需要乳房重建，应该延迟到分娩后。已经证明，非孕妇中乳房切除术和保乳疗法在无病生存和总生存方面是相同的。腋窝淋巴结清扫术对乳腺癌孕妇是可行和安全的，据报道对局部复发率无不良影响[369]。然而，由于需要随后的放射治疗以实现最佳的局部控制，这种方法在妊娠早期可能是禁忌的[370]。最近，一项单机构回顾性研究评估了在短期 7 年内收集的 38 名受妊娠相关乳腺癌影响的患者的治疗和生物学特征。21 例患者中有 15 例在妊娠期间进行了保乳手术，中位随访 24 个月后没有局部复发[371]。对于局部晚期或希望保乳治疗的女性，在确定乳房手术之前可以考虑新辅助化疗。在这种情况下，可以在怀孕后期甚至产后进行手术。

腋窝淋巴结清扫是治疗的重要组成部分，因为淋巴结转移在妊娠相关乳腺癌中常被检测到，淋巴结状态影响辅助治疗的选择。前哨淋巴结活检正被用于对临床淋巴结阴性的早期乳腺癌非妊娠患者进行腋窝分期。怀孕期间前哨淋巴结活检的安全性和检验性能尚未得到充分评估。由于可能存在过敏性休克的风险，因此不应向孕妇使用诸如异硫氰酸蓝染料等超活性染料[372, 373]。一些作者提出，使用最小剂量 500 ～ 600mCu 的双重过滤的锝硫胶体对怀孕患者进行前哨淋巴结活检是安全的，但目前尚无此方法的支持性研究。另有研究者通过估计接受乳腺癌前哨淋巴结活检的非孕妇的上腹部、脐和下腹部的吸收剂量，得出结论，预期胎儿暴露水平将低于造成不良反应的 50mGy 吸收剂量阈值[371, 374–377]。前哨淋巴结似乎是安全的，因此可以根据常规规则向怀孕患者提供[339]。

在怀孕期间通常避免使用放射疗法，因为存在死亡风险，对胎儿的致畸性以及诱发儿童恶性肿瘤和血液系统疾病[378, 379]。胎儿暴露的辐射量取决于施用治疗性放射时的妊娠阶段。即使有适当的屏蔽，随着胎儿的生长并移动靠近隔膜，胎儿暴露于治疗性乳房照射剂量也会增加。对乳房进行 50Gy 外照射，作用于孕早期胎儿剂量为 0.04 ～ 0.15Gy，妊娠晚期剂量高达 2Gy[380, 381]。在妊娠早期，胎儿畸形与 0.1Gy 或更高的剂量有关。虽然有几例在母亲放疗后正常婴儿出生的病例报告，其中 1 例在妊娠晚期暴露于 0.14 ～ 0.18Gy，1 例在 24 周时暴露于 0.16Gy，另 1 例在妊娠早期暴露于 0.04Gy，但因为不能保证对胎儿没有风险，通常需要避免孕妇照射。在一项多中心前瞻性病例对照研究中，包括 129 名儿童（产前暴露于母体癌症和癌症治疗，以及她们的匹配对照），11 名暴露于放射治疗的儿童与对照组儿童的发育没有显著差异[382]。由于在非妊娠妇女中放疗通常推迟数月，直到化疗结束后进行，因此在孕期妇女将放疗推迟至生产后似乎是安全的[383]。

用于治疗乳腺癌的所有化学治疗剂都是妊娠类别 D，这意味着在人类中观察到了致畸作用。然而，在孕早期进行化疗时，自然流产、胎儿死亡和严重畸形的风险最高。在这个窗口期之外，大部分的研究都得出了比较安全的结果[294, 384, 385]。一般来说，化疗的急性期不良反应包括自发性流产、畸形、器官毒性、早产以及低出生体重。迟发型不良反应包括致癌、不孕不育、生长发育迟缓以及对暴露胎儿后代的致畸作用。化疗药物的致畸以及致突变潜在风险在动物实验中被广泛地研究，但是这些结果还是不能在不同物种之间进行类推。另外，其他不良反应，比如骨髓抑制，可能导致很严重问题，有可能会引起母体或者胎儿的感染或者出血。化疗药物的胃肠道不良反应同样有可能对母体及胎儿造成很严重的影响，但是这种影响很难被量化。关于化疗药物的对孕期母体及胎儿影响有很多资料进行研究，包括病例报告、小型病例分析以及综述[327, 385–390]。这些报道中，大部分都是集中在各种恶性肿瘤中，因化疗药物对母体内胎儿造成自发性流产和先天畸形的频率。一项收集了 217 个孕妇的随访资料，这些孕妇是于 1983—1995 年[391]因恶性肿瘤或其他情况接受了细胞毒性治疗，这项研究显示，18 个新生儿为先天畸形，2 个染色体异常，4 个死胎以及 15 个自发性流产。另外一个研究报道了于 1976—2001 年间接受蒽环类药物治疗的 160 个孕妇，结果显示大部分胎儿未见明显异常（73%），所描述的胎儿异常包括畸形（3%）、死胎（9%）、自发性流产（3%）、胎儿并发症（8%）以及早产（6%）。由于恶性肿瘤潜在的进展，死胎比例会因产妇死亡而累积（40%）。对于白血病患者，胎儿的异常是很常见的。在最早发表的一些研究中，其中一篇提到，处于孕期 4 ～ 9 个月的 150 名女性在接受化疗后，胎儿畸形的比例为 1.3%[384]。在一项病例对照研究中，匹配怀孕年龄后，孕期乳腺癌组的胎儿早产率显著高于对照组，在根据怀孕年龄校正后，孕期乳腺癌组胎儿平均出生体重要低于对照组[392]。这是唯一与乳腺癌妇女产前化疗相关的一致发现[393, 394]。

根据 Royal Marsden Hospital[395]、MD Anderson Cancer Center[396, 397] 以及 European Institute of Oncology[398, 399] 的研究确认，在孕期的第二及第三个 3 个月（孕期 4 ～ 9 个月）给予辅助化疗是相对安全的。

对于孕期乳癌女性，最常用的化疗药物为多柔比星联合环磷酰胺，亦可联合氟尿嘧啶（AC 或者 FAC）[327, 386, 393, 396, 397]。第一个纳入了 57 名孕期乳腺癌患者的大型前瞻性单臂研究，其中，患者均接受 FAC 辅助化疗（n=32）或新辅助化疗（n=25）[396]，表明 40 名患者存活并且无疾病复发，3 名患者疾病复发，12 名患者因乳腺癌死亡，1 名因其他原因死亡以及 1 名失访。在接受新辅助化疗的 25 名患者中，6 名达到 pCR，但是有 4 名患者肿瘤对化疗不敏感并最终因乳腺癌去世。所有进行生产的 43 名患者婴儿都安全出生，其中 1 名儿童患有唐氏综合征，2 名有先天畸形（马蹄足；先天性双侧输尿管反流）。其他儿童都很健康并且在学习过程表现良好，即便有 2 个有特殊教育需求。研究者总结称，对于在孕期在第二及第三个 3 个月（孕期 4 ～ 9 个月）的女性接受 FAC 方案化疗对其胎儿没有明显短期不良反应。他们还提到，这项研究中的儿童尚需要更长时间的随访去评估迟发型的不良反应，比如心脏功能的损害和对生育的影响。一项最近更新的随访，比较了在同一家医疗中心，75 名在 1989—2009 年间孕期接受化疗的女性与同时期非孕期接受的女性的结局（M.D. Anderson Cancer Center）：对于孕期接受化疗的患者，其生存率与非孕期的病人是相仿的[400]。胎儿在体内暴露在蒽环类药物中是否会造成心脏毒性是未知的。一项研究记录在接受蒽环类及环磷酰胺化疗的孕妇，其胎儿自 24 周起每两周接受一次心脏彩超，该研究表明化疗药物对不会导致胎儿畸形，即便是使用心脏彩超随访到 2 岁[401]。但是，至少有 4 例报道了在母体内暴露在蒽环类药物环境中的新生儿出现了心脏不良反应，还有几例报道了在暴露在伊达比星或表柔比星后出现了死胎[394, 402–405]。在以前，根据这些研究，孕妇的蒽环类药物相对于伊达比星和表柔比星来说更倾向于多柔比星[394]。根据之后的一些研究表明，表柔比星更优于多柔比星，其原因主要为更好的治疗指数及更少的全身和心脏的不良反应[399, 406]。

化疗需在分娩前 3 ～ 4 周结束或者暂停，为了避免出现短暂的新生儿骨髓抑制以及潜在的如败血症、出血及死亡等并发症。至少有一项研究报道了对于母亲分娩前短期内接受了多柔比星治疗的死胎中起组织内蒽环类药物的水平[407]。而且，环磷酰胺和多柔比星能进入乳汁中，所以在化疗期间进行母乳喂养是禁止的。

甲氨蝶呤在整个孕期中都是禁用的，由于其在隔离区域的延迟消除作用（如在羊水），导致流产和致畸作用[384, 391]。

紫杉类药物（紫杉醇和多西紫杉醇）在孕妇中的使用在几项乳腺癌和卵巢癌的研究中是有报道的，其结果显示为短期安全[394, 408–414]。一项最近刊登的研究证实，根据药理学实验。对于中晚孕期紫杉类药物是有毒性的[415]。此外，一项最近发表的回顾性研究表明，在孕期接受过紫杉类药物化疗的女性及其孩子，相比于接受其他常规药物的化疗的女性及其孩子而言，没有明显表现出更高的胎儿和母体的并发症[416]。

在怀孕期间，没有关于含或不含紫杉碱的剂量密集的含蒽环素方案的安全性的数据。

曲妥珠单抗对孕期女性的影响已经在一些研究中进行[417]。七项研究中有五项将曲妥珠单抗使用在有转移的情况下。有五项出现了可逆性的羊水减少（其中一项合并了可逆性的胎儿肾功能不全）[417-421]，但是在其他两项研究中，没有观察到羊水的异常[422, 423]。基于这些研究，在怀孕期间使用曲妥珠单抗的话需要动态监测羊水的量和胎儿的肾功能。在参加了 HERA 实验的患者中，有 70 位怀孕[424]：16 名正在接受或者在 3 个月内停止曲妥珠单抗治疗（第一组），49 名停止曲妥珠单抗治疗超过 3 个月（第二组），9 名为对照组（第三组）。25 名第一组和第二组患者（16%）出现了自发性流产。2 名的胎儿出现了先天畸形，其中一名是第二组，另一名是第三组，其他的胎儿没有发现先天畸形。最近发表一项包含了 18 名在孕期接受曲妥珠单抗治疗的患者和 19 位新生儿的 Meta 分析[425]。羊水减少是最常见、最长的不良反应（33%），这个不良反应通常为自限性的，即停止曲妥珠单抗治疗后可恢复正常。但是，大部分孕妇出现了早产并且 4 名新生儿早产死亡（主要因为呼吸衰竭）。

仅有 1 例病例报道描述了孕期使用了拉帕替尼[426]。这位患者在怀孕的早中期接受了 11 周的拉帕替尼治疗，她顺利产下了一名健康女婴，未观察到明显的并发症，并且这个孩子在 10 周时的发育都很正常。

大部分的妊娠期乳腺癌为 ER/PR 阴性的肿瘤，但是对于雌激素及孕激素敏感的乳腺癌仍推荐进行内分泌治疗，不论是对辅助治疗还是转移性乳腺的治疗。对于选择性雌激素受体调节药的应用比如他莫昔芬在怀孕期间是禁用的，因为它可能造成阴道流血、自发性流产、先天畸形或者死胎。对妊娠期使用他莫昔芬的担忧基于一些动物实验，这些实验表明他莫昔芬增加了小鼠生殖道畸形[427, 428]和肋骨畸形成骨的发生率[429]。对于妊娠期小鼠，他莫昔芬和其女性后代的乳腺癌发生是相关的。

一项包含 50 个在妊娠期使用他莫昔芬的研究表明[430]，8 名孕妇最终终止妊娠，19 名生产出健康的孩子[431, 432]，但是另外 10 名出现了胎儿或者新生儿的异常（2 名为先天性颅面畸形），其他的是很少见的畸形比如 Goldenhar 综合征[433]和性别不明[434]。另外他莫昔芬的远期影响和是否会增加患者女儿妇科恶性肿瘤（己烯雌酚）的发生率是未知的。对于需要进行内分泌治疗的女性，临床多是在妊娠之后再给予治疗[435]。法国国家癌症中心（the French National Cancer Centers，FNCLCC）的数据显示，推迟辅助治疗中他莫昔芬的治疗可显著提高患者的总生存率。因此推迟妊娠期患者的他莫昔芬治疗看上去是可以接受的[436]。在这项研究中，早期乳癌女性患者在完成最初治疗（手术和化疗）后超过两年后给予他莫昔芬或安慰剂。

止吐药，包括异丙嗪（非那根）、昂丹司琼[437]以及氟哌利多联合苯海拉明或者地塞米松是治疗妊娠期女性恶心呕吐的常用药物，并且常认为是安全的。但是长期的地塞米松治疗应该避免，如果长期使用可能增加由于胎膜早破引发的早产的风险[438]。在妊娠期 10 周之前给予地塞米松也会略增加胎儿唇腭裂的风险[439, 440]。

虽然没有随机对照试验区评估粒细胞集落刺激因子（granulocyte colony-stimulating factor，G-CSF）或者粒－巨噬细胞集落刺激因子（granulocyte-macrophage colony-stimulating factor，GM-CSF）在妊娠期女性中的应用，但是这些药用于治疗新生儿粒细胞减少症和败血症是安全的[441, 442]。G-CSF（和促红细胞生成素联用）在妊娠期女性中的安全使用是被报道过的[443, 444]。鉴于在动物中观察到的致畸作用，双膦酸盐应被推迟到妊娠之后使用。相反，在女性怀孕之前或者妊娠期中使用了双膦酸盐的报道中没有发现严重的不良反应，不管是对胎儿还是母体。但是有出现过孕龄缩短、新生物低出生体重以及短时间的低血钙症[445]。

妊娠的时机需要根据化疗的时间进行仔细安排。理想情况下，分娩需要在母体的白细胞降低到最低点之后进行，已减少感染并发症的风险和血小板减少引起出血的风险。胎儿应该在胎肺成熟后和妊娠 34 周以上分娩，此时发病率相对较低。

综上所述，妊娠相关乳腺癌的治疗方法应与非妊娠妇女相同，除了在用药时期和化疗药物的适用上有一些限制以避免胎儿风险。放疗和内分泌治疗以及抗体和新型药物的使用应推迟到分娩后。

十一、乳腺癌后的妊娠

癌症幸存者常常担心她们的癌症史或其治疗将给后代带来不利的影响，使后代面临恶性肿瘤、先天性异常或生长发育受损的风险。她们还担心癌症复发、不孕、流产以及是否能够成功地妊娠。

由于缺乏关于乳腺癌幸存者的数据，有关儿童和青少年时期的其他癌症幸存者成年后妊娠结局的报道提供了额外的信息 [446-450]。总的胎儿畸形率（0 ～ 3% 轻微先天性异常）与一般人群后代的预期比率相似。虽然是否有认知或者发育的异常在这时候是不清楚的。令人鼓舞的是，在 35 名接受霍奇金病治疗的女性的 42 名后代中，在 11 年的中位随访时间中没有表现出明显的后遗症。一项 5 个中心研究的数据可以缓解人们对后代患癌症风险增加的担忧，这些数据表明，接受化疗的儿童和青少年其后代的癌症风险并没有显著高于对照组或一般人群中的数据 [450]。

尽管性激素与乳腺癌的发生有明显的联系，但文献中没有证实妊娠和乳腺癌治疗后所有相关激素变化将导致隐匿性微转移的激活。现有的临床数据没有显示那些在诊断出乳腺癌之后怀孕的女性比那些没有怀孕的妇女有更差的预后 [451, 452]。实际上，已经发表的研究表明，经过乳腺癌治疗后的女性分娩要么对生存没有影响，要么会有些许保护作用 [347, 453-455]。在最近的一项包含了 14 项研究，共 1244 个病例及 18 145 个对照的 Meta 分析表明，在诊断乳腺癌之后怀孕的女性相比于没有怀孕的死亡风险降低了 41%（PRR 0.59，95%CI 0.50 ～ 0.70）。无论研究的类型如何，尤其是有淋巴结阴性病史的女性，都存在这种差异。在亚群分析中，对于有乳腺癌病史的女性，怀孕的相比于未怀孕的复发风险更低。在这项分析中，作者没有发现各个组之间的差别有统计学意义（PRR 0.85，95%CI 0.53 ～ 1.35）[452]。在这些系列中的另一组中，94 名患有乳腺癌后怀孕的早期疾病的妇女与 188 名没有随后怀孕的乳腺癌幸存者进行比较，这些幸存者的结节状况、肿瘤大小、年龄、诊断年限和无病生存期相匹配 [322]。与治疗结束后没有怀孕的乳腺癌女性相比，在乳腺癌诊断之后怀孕女性的死亡风险比率显著降低（0.44）。The Finnish Cancer Registry 报道，在 2536 名 40 岁以下的乳腺癌患者中，91 名女性在乳腺癌诊断后 10 个月或更长时间分娩，这些女性的存活率与对照组比较，在乳腺癌诊断的分期、年龄和年份相匹配并且在诊断和分娩病例之间的间隔内存活的情况下，对照组的相对死亡风险为 4.8（95%CI 2.2 ～ 10.3），与分娩妇女相比，前者的 10 年生存率显著高于后者（92% vs 60%）[456]。尽管这些数据可以反映选择偏倚，但它们也与妊娠可能的抗肿瘤作用一致。由于患者的淋巴结状态、肿瘤大小和早期疾病相匹配，“健康母亲效应”（只有预后良好的患者才会怀孕，因此生存率会提高）不太可能解释这些发现。其他作者在解释现有数据时更为谨慎，并得出结论：后续妊娠对乳腺癌预后和结局的影响尚不清楚。The Danish Breast Cancer Cooperative Group[457] 对确诊时年龄在 45 岁及以下的 5725 名原发性乳腺癌患者进行评估。在这组人群中，仅 173 名在乳腺癌治疗后怀孕，这些妇女和对照对比，死亡风险没有显著降低（RR 0.55，95%CI 0.28 ～ 1.06），调整年龄和肿瘤分期。

关于乳腺癌诊断和妊娠间隔对年轻女性生存率的影响的数据很少[456, 458]。在一些研究中，乳腺癌诊断后延迟妊娠超过2年的患者与诊断至妊娠间隔较短的患者（＜6个月）相比，生存率更高[459, 460]。妊娠延迟较长的患者的生存优势不一定是由于妊娠前无病生存时间较长所致[458]。医生通常建议女性在尝试怀孕前至少等待2年，这一建议的主要原因是大多数乳腺癌复发发生在最初诊断和治疗后的前2年内。

在治疗和受孕方面很少有人关注。举个例子，甲氨蝶呤的半衰期为8～15h，在肾脏和肝脏中残留数周至数月。建议停止甲氨蝶呤至少12周后受孕[461]。

大多数接受过乳腺癌放疗的妇女都能在患侧产生乳汁，乳汁量常低于未经放疗的健侧乳房，尤其是当肿块切除部位靠近乳晕复合体或横切多个导管时[462, 463]。然而，当生产母乳时，由于治疗乳腺炎的困难，用辐照过的母乳喂养通常是不可取的[464]。在一项回顾性调查中，11名在乳腺癌治疗后怀孕13次的妇女接受了研究[465]，所有患者在怀孕期间几乎没有发现治疗过的乳房出现肿胀。分娩后，经治疗的患者有4例可能泌乳，6例不泌乳，3例受药物抑制。一名患者成功地进行了4个月的母乳喂养。在大多数情况下，未经治疗的乳房进行母乳喂养是成功的。

包括乳腺癌和良性肿瘤，大多数乳腺手术都是在生育年龄进行的。理论上，只要没有乳晕复合物的自由移植或乳腺的消融，减少乳腺成形术和隆乳术不应损害母乳喂养的能力。五项研究表明，缩乳术术后的平均母乳喂养率约为31%[466]。

十二、心理社会、家庭和职业方面

患乳腺癌的年轻女性比老年女性更容易感到焦虑和抑郁，更多的心理和经济问题，以及更多与她们的社会心理角色相关的问题[247, 467]。通过对多项研究的回顾，评估乳腺癌诊断对人际和家庭关系的影响。年龄似乎与丈夫的调整没有直接关系，但较年轻的丈夫，相比于更年长的，他们在履行家庭职责的问题更多，生活压力也更大。关于乳腺癌对儿童影响的研究在数量和范围上都是有限的，但这些研究表明母亲乳腺癌的影响因儿童的发育水平而异[468]。最近一份基于the Basel Cancer Database的报道分析了一个未经选择的、连续队列的小于40岁的患者[469]。60名患者在诊断时有孩子，大约1/3的母亲被诊断患有乳腺癌的孩子经历了姑息状态和母亲的死亡。一项横断面研究采用定量和定性方法，对201名50岁或50岁以下、诊断后6个月至3.5年的女性采用的应对策略进行了研究[29]。最常用的应对策略是积极的认知重组、一厢情愿的思考和做出改变。例如，社会支持有助于应对愤怒或抑郁，而积极的认知重建更有助于关注未来。分析还证实，这些妇女经常使用常用应对量表中引用的大多数应对策略。然而，其他一些应对策略也被认为是有价值的，包括进行体育活动、冥想和休息。这些发现表明，临床医生应确定患者的特定压力源，并帮助应对针对特定问题的技术。

在对252名乳腺癌和子宫内膜癌存活者进行的一项调查中，所有女性对癌症的发生有良好的适应，平均为治疗结束后的3.7年[470]。两组之间的心理社会调节差异很小，但根据医院焦虑和精神分裂症的量表（HADS，$P < 0.0001$）及外观方向量表（AOS，body image，P=0.02），较年轻的幸存者的适应能力明显低于较年长的幸存者。害怕复发（$P < 0.0001$），长期治疗相关癌症问题的困扰（P=0.01）和癌症引起的性问题数量（$P < 0.0001$）。

迄今为止，只有癌症患者生育相关的社会心理方面的稀疏信息可用。总的来说，有生育问题的健康女性比怀孕的女性更容易出现消极情绪[471]。在癌症患者中，与生育相关的心理社会问题/问题包括对怀孕和后代治疗的潜在不良反应的损害程度和焦虑程度的不确定性，以及癌症风险的潜在遗传[247, 472]。然而，对许多癌症患者来说，怀孕和做母亲的愿望是一个重要的问题[284]。首先，这一领域的调查表明，治疗后成功怀孕的乳腺癌幸存者表示，怀孕有助于她们正常生活和向健康过渡，并且孩子可以提高她们的生活质量[473]。

结论

- 一般来说，年轻女性患的癌症更为晚期，生物学上更具侵袭性。
- 年轻乳腺癌患者的治疗与老年女性并无不同，但内分泌疗法的选择和对年龄特异性副作用（更年期症状、性功能障碍以及社会和情感问题）的处理除外。
- 对于年轻女性癌症幸存者及其伴侣来说，保持生育能力常常是一个重要问题。
- 与妊娠有关的乳腺癌的治疗不应与非妊娠妇女有很大的不同。
- 乳腺癌后怀孕似乎是安全的。
- 应保证量身定制的长期随访。
- 年轻女性需要特殊的社会心理支持。
- 年轻女性乳腺癌在医学、心理、社会等方面具有挑战性，对这些患者的护理需要考虑到这些人群的特点。

推荐阅读

[1] Ries L, Melbert D, Krapcho M, Stinchcomb D, Howlader N, Horner M, et al. SEER Cancer Statistics Review, 1975–2005, National Cancer Institute. Bethesda, MD. http://seercancergov/ csr/1975_2005/, based on Nov 2007 SEER data submission, posted to the SEER web site. 2008.

[2] Bouchardy C, Fioretta G, Verkooijen HM, Vlastos G, Schaefer P, Delaloye JF, et al. Recent increase of breast cancer incidence among women under the age of forty. Br J Cancer. 2007;96(11):1743–6.

[3] Levi F, Te VC, Maspoli M, Randimbison L, Bulliard JL, Vecchia CL. Trends in breast cancer incidence among women under the age of forty. Br J Cancer. 2007;97(7):1013–4.

[4] Bodmer A, Feller A, Bordoni A, Bouchardy C, Dehler S, Ess S, et al. Breast cancer in younger women in Switzerland 1996–2009: a longitudinal population–based study. Breast. 2015;24(2):112–7.

[5] Brinton LA, Sherman ME, Carreon JD, Anderson WF. Recent trends in breast cancer among younger women in the United States. J Natl Cancer Inst. 2008;100(22):1643–8.

[6] Leclère B, Molinié F, Trétarre B, Stracci F, Daubisse–Marliac L, Colonna M. Trends in incidence of breast cancer among women under 40 in seven European countries: a GRELL cooperative study. Cancer Epidemiol. 2013;37(5):544–9.

[7] Merlo DF, Ceppi M, Filiberti R, Bocchini V, Znaor A, Gamulin M, et al. Breast cancer incidence trends in European women aged 20–39 years at diagnosis. Breast Cancer Res Treat. 2012;134(1):363–70.

[8] WHO. WHO World health organization.Mortality database. http://www–depdbiarcfr/who. Accessed 20 Nov 2007.

[9] NBCC. NBCC, National Breast Cancer Coalition. Facts about breast cancer in the United States: Year 2007. http://wwwstopbreastcancerorg/bin/indexasp?Strid=427&depid=9&nid=2. Accessed 24 Nov 2007.

[10] Albain KS, Allred DC, Clark GM. Breast cancer outcome and predictors of outcome: are there age differentials? J Natl Cancer Inst Monogr. 1994;16:35–42.

[11] Althuis MD, Brogan DD, Coates RJ, Daling JR, Gammon MD, Malone KE, et al. Breast cancers among very young premenopausal women (United States). Cancer Causes Control. 2003;14(2):151–60.

[12] Chung M, Chang HR, Bland KI, Wanebo HJ. Younger women with breast carcinoma have a poorer prognosis than older women. Cancer. 1996;77(1):97–103.

[13] Colleoni M, Rotmensz N, Robertson C, Orlando L, Viale G, Renne G, et al. Very young women (<35 years) with operable breast cancer: features of disease at presentation. Ann Oncol. 2002;13(2):273–9.

[14] Maggard MA, O'Connell JB, Lane KE, Liu JH, Etzioni DA,

Ko CY. Do young breast cancer patients have worse outcomes? J Surg Res. 2003;113(1):109–13.
[15] Azim HA Jr, Michiels S, Bedard PL, Singhal SK, Criscitiello C, Ignatiadis M, et al. Elucidating prognosis and biology of breast cancer arising in young women using gene expression profiling. Clin Cancer Res. 2012;18(5):1341–51.
[16] Arpino G, Wiechmann L, Osborne CK, Schiff R. Crosstalk between the estrogen receptor and the HER tyrosine kinase receptor family: molecular Mechanism and Clinical Implications for Endocrine Therapy Resistance. Endocr Rev. 2008;29(2):217–33.
[17] de la Rochefordiere A, Asselain B, Campana F, Scholl SM, Fenton J, Vilcoq JR, et al. Age as prognostic factor in pre–menopausal breast carcinoma. Lancet. 1993;341(8852):1039–43.
[18] Lethaby AE, Mason BH, Holdaway IM, Kay RG. Age and ethnicity as prognostic factors influencing overall survival in breast cancer patients in the Auckland region. Auckland Breast Cancer Study Group. NZ Med J. 1992;105(947):485–8.
[19] Nixon AJ, Neuberg D, Hayes DF, Gelman R, Connolly JL, Schnitt S, et al. Relationship of patient age to pathologic features of the tumor and prognosis for patients with stage I or II breast cancer. J Clin Oncol. 1994;12(5):888–94.
[20] Swanson GM, Lin CS. Survival patterns among younger women with breast cancer: the effects of age, race, stage, and treatment. J Natl Cancer Inst Monogr. 1994;16:69–77.
[21] Vanlemmens L, Hebbar M, Peyrat JP, Bonneterre J. Age as a prognostic factor in breast cancer. Anticancer Res. 1998;18(3B):1891–6.
[22] Walker RA, Lees E, Webb MB, Dearing SJ. Breast carcinomas occurring in young women (<35 years) are different. Br J Cancer. 1996;74(11):1796–800.
[23] Barchielli A, Balzi D. Age at diagnosis, extent of disease and breast cancer survival: a population–based study in Florence, Italy. Tumori. 2000;86(2):119–23.
[24] Crowe JP Jr, Gordon NH, Shenk RR, Zollinger RM Jr, Brumberg DJ, Shuck JM. Age does not predict breast cancer outcome. Arch Surg. 1994;129(5):483–7 (discussion 7–8).
[25] Gajdos C, Tartter PI, Bleiweiss IJ, Bodian C, Brower ST. Stage 0 to stage III breast cancer in young women. J Am Coll Surg. 2000;190(5):523–9.
[26] Kroman N, Jensen MB, Wohlfahrt J, Mouridsen HT, Andersen PK, Melbye M. Factors influencing the effect of age on prognosis in breast cancer: population based study. BMJ. 2000;320(7233):474–8.
[27] Richards MA, Gregory WM, Smith P, Millis RR, Fentiman IS, Rubens RD. Age as prognostic factor in premenopausal breast cancer. Lancet. 1993;341(8858):1484–5.
[28] Howard–Anderson J, Ganz PA, Bower JE, Stanton AL. Quality of life, fertility concerns, and behavioral health outcomes in younger breast cancer survivors: a systematic review. J Natl Cancer Inst. 2012;104(5):386–405.
[29] Manuel JC, Burwell SR, Crawford SL, Lawrence RH, Farmer DF, Hege A, et al. Younger women's perceptions of coping with breast cancer. Cancer Nurs. 2007;30(2):85–94.
[30] Howlader N, Noone AM, Krapcho M, Garshell J, Miller D, Altekruse SF, Kosary CL, Yu M, Ruhl J, Tatalovich Z, Mariotto A, Lewis DR, Chen HS, Feuer EJ, Cronin KA (eds). SEER cancer statistics review, 1975–2012, National Cancer Institute. Bethesda, MD, http://seer.cancer.gov/csr/1975_2012/, based on Nov 2014 SEER data submission, posted to the SEER web site, Apr 2015. Available from: http://seer.cancer.gov/csr/1975_2012/.
[31] Siegel R, Naishadham D, Jemal A. Cancer statistics, 2013. CA Cancer J Clin. 2013;63(1):11–30.
[32] Tai P, Cserni G, Van De Steene J, Vlastos G, Voordeckers M, Royce M, et al. Modeling the effect of age in T1–2 breast cancer using the SEER database. BMC Cancer. 2005;5:130.
[33] Fredholm H, Eaker S, Frisell J, Holmberg L, Fredriksson I, Lindman H. Breast cancer in young women: poor survival despite intensive treatment. PLoS ONE. 2009;4(11):e7695.
[34] Rudra S, Yu DS, Yu ES, Switchenko JM, Mister D, Torres MA. Locoregional and distant recurrence patterns in young versus elderly women treated for breast cancer. Int J Breast Cancer. 2015;2015:213123.
[35] Dubsky PC, Gnant MF, Taucher S, Roka S, Kandioler D, Pichler–Gebhard B, et al. Young age as an independent adverse prognostic factor in premenopausal patients with breast cancer. Clin Breast Cancer. 2002;3(1):65–72.
[36] Han W, Kang SY. Korean Breast Cancer S. Relationship between age at diagnosis and outcome of premenopausal breast cancer: age less than 35 years is a reasonable cut–off for defining young age–onset breast cancer. Breast Cancer Res Treat. 2010;119(1):193–200.
[37] Kim K, Chie EK, Han W, Noh DY, Oh DY, Im SA, et al. Age <40 years is an independent prognostic factor predicting inferior overall survival in patients treated with breast conservative therapy. Breast J. 2011;17(1):75–8.
[38] Cancello G, Maisonneuve P, Rotmensz N, Viale G, Mastropasqua MG, Pruneri G, et al. Prognosis and adjuvant treatment effects in selected breast cancer subtypes of very young women (<35 years) with operable breast cancer. Ann Oncol. 2010;21(10):1974–81.
[39] Zhu W, Perez EA, Hong R, Li Q, Xu B. Age–related disparity in immediate prognosis of patients with triple–negative breast cancer: a population–based study from seer cancer registries. PLoS ONE. 2015;10(5):e0128345.
[40] Musolino A, Bella MA, Bortesi B, Michiara M, Naldi N, Zanelli P, et al. BRCA mutations, molecular markers, and clinical variables in early–onset breast cancer: a population–based study. Breast. 2007;16(3):280–92.
[41] Peto J, Collins N, Barfoot R, Seal S, Warren W, Rahman N, et al. Prevalence of BRCA1 and BRCA2 gene mutations in patients with early–onset breast cancer. J Natl Cancer Inst. 1999;91(11):943–9.
[42] Robson M, Gilewski T, Haas B, Levin D, Borgen P, Rajan P, et al. BRCA–associated breast cancer in young women. J Clin Oncol. 1998;16(5):1642–9.
[43] Turchetti D, Cortesi L, Federico M, Bertoni C, Mangone L, Ferrari S, et al. BRCA1 mutations and clinicopathological features in a sample of Italian women with early–onset breast cancer. Eur J Cancer. 2000;36(16):2083–9.
[44] Armes JE, Trute L, White D, Southey MC, Hammet F, Tesoriero A, et al. Distinct molecular pathogeneses of early–onset breast cancers in BRCA1 and BRCA2 mutation carriers: a population–based study. Cancer Res. 1999;59(8):2011–7.
[45] Fackenthal JD, Olopade OI. Breast cancer risk associated with BRCA1 and BRCA2 in diverse populations. Nat Rev Cancer. 2007;7(12):937–48.
[46] Marcus JN, Watson P, Page DL, Narod SA, Lenoir GM, Tonin P, et al. Hereditary breast cancer: pathobiology, prognosis, and BRCA1 and BRCA2 gene linkage. Cancer.

1996;77(4):697–709.
[47] Huzarski T, Byrski T, Gronwald J, Gorski B, Domagala P, Cybulski C, et al. Ten-year survival in patients with BRCA1-negative and BRCA1-positive breast cancer. J Clin Oncol. 2013;31(26):3191–6.
[48] Bernstein L. Epidemiology of endocrine-related risk factors for breast cancer. J Mammary Gland Biol Neoplasia. 2002;7(1):3–15.
[49] Pike MC, Henderson BE, Krailo MD, Duke A, Roy S. Breast cancer in young women and use of oral contraceptives: possible modifying effect of formulation and age at use. Lancet. 1983;2(8356):926–30.
[50] Ursin G, Ross RK, Sullivan-Halley J, Hanisch R, Henderson B, Bernstein L. Use of oral contraceptives and risk of breast cancer in young women. Breast Cancer Res Treat. 1998;50(2):175–84.
[51] Cancer CGoHFiB. Breast cancer and hormonal contraceptives: collaborative reanalysis of individual data on 53 297 women with breast cancer and 100 239 women without breast cancer from 54 epidemiological studies. Collaborative Group on Hormonal Factors in Breast Cancer. Lancet. 1996;347(9017):1713–27.
[52] Charlton BM, Rich-Edwards JW, Colditz GA, Missmer SA, Rosner BA, Hankinson SE, et al. Oral contraceptive use and mortality after 36 years of follow-up in the Nurses' health study: prospective cohort study. BMJ. 2014;349: g6356.
[53] Hannaford PC, Selvaraj S, Elliott AM, Angus V, Iversen L, Lee AJ. Cancer risk among users of oral contraceptives: cohort data from the Royal College of General Practitioner's oral contraception study. BMJ. 2007;335(7621):651.
[54] Marchbanks PA, McDonald JA, Wilson HG, Folger SG, Mandel MG, Daling JR, et al. Oral contraceptives and the risk of breast cancer. N Engl J Med. 2002;346(26):2025–32.
[55] Beaber EF, Malone KE, Tang MT, Barlow WE, Porter PL, Daling JR, et al. Oral contraceptives and breast cancer risk overall and by molecular subtype among young women. Cancer Epidemiol Biomarkers Prev. 2014;23(5):755–64.
[56] Figueiredo JC, Bernstein L, Capanu M, Malone KE, Lynch CF, Anton-Culver H, et al. Oral contraceptives, postmenopausal hormones, and risk of asynchronous bilateral breast cancer: the WECARE Study Group. J Clin Oncol. 2008;26(9): 1411–8.
[57] Bermejo-Pérez M, Márquez-Calderón S, Llanos-Méndez A. Effectiveness of preventive interventions in BRCA1/2 gene mutation carriers: a systematic review. Int J Cancer. 2007;121(2):225–31.
[58] Figueiredo JC, Haile RW, Bernstein L, Malone KE, Largent J, Langholz B, et al. Oral contraceptives and postmenopausal hormones and risk of contralateral breast cancer among BRCA1 and BRCA2 mutation carriers and noncarriers: the WECARE Study. Breast Cancer Res Treat. 2010;120(1): 175–83.
[59] Humans IWGotEoCRt. Pharmaceuticals. Volume 100 A. A review of human carcinogens. IARC Monogr Eval Carcinog Risks Hum. 2012;100(Pt A):1–401.
[60] Colditz GA, Feskanich D, Chen WY, Hunter DJ, Willett WC. Physical activity and risk of breast cancer in premenopausal women. Br J Cancer. 2003;89(5):847–51.
[61] John EM, Sangaramoorthy M, Hines LM, Stern MC, Baumgartner KB, Giuliano AR, et al. Overall and abdominal adiposity and premenopausal breast cancer risk among hispanic women: the breast cancer health disparities study. Cancer Epidemiol Biomarkers Prev. 2015;24(1):138–47.
[62] van den Brandt PA, Spiegelman D, Yaun SS, Adami HO, Beeson L, Folsom AR, et al. Pooled analysis of prospective cohort studies on height, weight, and breast cancer risk. Am J Epidemiol. 2000;152(6):514–27.
[63] Schernhammer ES. In-utero exposures and breast cancer risk: joint effect of estrogens and insulin-like growth factor? Cancer Causes Control. 2002;13(6):505–8.
[64] Trichopoulos D. Hypothesis: does breast cancer originate in utero? Lancet. 1990;335(8695):939–40.
[65] Michels KB, Trichopoulos D, Robins JM, Rosner BA, Manson JE, Hunter DJ, et al. Birthweight as a risk factor for breast cancer. Lancet. 1996;348(9041):1542–6.
[66] Panagiotopoulou K, Katsouyanni K, Petridou E, Garas Y, Tzonou A, Trichopoulos D. Maternal age, parity, and pregnancy estrogens. Cancer Causes Control. 1990;1(2):119–24.
[67] Carmichael A, Sami AS, Dixon JM. Breast cancer risk among the survivors of atomic bomb and patients exposed to therapeutic ionising radiation. Eur J Surg Oncol. 2003;29(5):475–9.
[68] Land CE, Tokunaga M, Koyama K, Soda M, Preston DL, Nishimori I, et al. Incidence of female breast cancer among atomic bomb survivors, Hiroshima and Nagasaki, 1950–1990. Radiat Res. 2003;160(6):707–17.
[69] Pukkala E, Kesminiene A, Poliakov S, Ryzhov A, Drozdovitch V, Kovgan L, et al. Breast cancer in Belarus and Ukraine after the Chernobyl accident. Int J Cancer. 2006;119(3):651–8.
[70] Ogrodnik A, Hudon TW, Nadkarni PM, Chandawarkar RY. Radiation exposure and breast cancer: lessons from Chernobyl. Conn Med. 2013;77(4):227–34.
[71] Prysyazhnyuk A, Gristchenko V, Fedorenko Z, Gulak L, Fuzik M, Slipenyuk K, et al. Twenty years after the Chernobyl accident: solid cancer incidence in various groups of the Ukrainian population. Radiat Environ Biophys. 2007;46(1):43–51.
[72] Guibout C, Adjadj E, Rubino C, Shamsaldin A, Grimaud E, Hawkins M, et al. Malignant breast tumors after radiotherapy for a first cancer during childhood. J Clin Oncol. 2005;23(1): 197–204.
[73] Kenney LB, Yasui Y, Inskip PD, Hammond S, Neglia JP, Mertens AC, et al. Breast cancer after childhood cancer: a report from the Childhood Cancer Survivor Study. Ann Intern Med. 2004;141(8):590–7.
[74] Korenman SG. The endocrinology of breast cancer. Cancer. 1980;46(4 Suppl):874–8.
[75] Ozasa K, Shimizu Y, Suyama A, Kasagi F, Soda M, Grant EJ, et al. Studies of the mortality of atomic bomb survivors, Report 14, 1950–2003: an overview of cancer and noncancer diseases. Radiat Res. 2012;177(3):229–43.
[76] Little MP. Cancer and non-cancer effects in Japanese atomic bomb survivors. Journal of radiological protection: official journal of the Society for Radiological Protection. 2009;29(2a):A43–59.
[77] Agnese DM, Yusuf F, Wilson JL, Shapiro CL, Lehman A, Burak WE Jr. Trends in breast cancer presentation and care according to age in a single institution. Am J Surg. 2004;188(4):437–9.
[78] Foxcroft LM, Evans EB, Porter AJ. The diagnosis of breast cancer in women younger than 40. Breast. 2004;13(4): 297–306.

[79] Ruddy KJ, Gelber S, Tamimi RM, Schapira L, Come SE, Meyer ME, et al. Breast cancer presentation and diagnostic delays in young women. Cancer. 2014;120(1):20–5.
[80] Di Nubila B, Cassano E, Urban LABD, Fedele P, Abbate F, Maisonneuve P, et al. Radiological features and pathological–biological correlations in 348 women with breast cancer under 35 years old. Breast. 2006;15(6):744–53.
[81] Kolb TM, Lichy J, Newhouse JH. Comparison of the performance of screening mammography, physical examination, and breast US and evaluation of factors that influence them: an analysis of 27,825 patient evaluations. Radiology. 2002;225(1):165–75.
[82] Saslow D, Boetes C, Burke W, Harms S, Leach MO, Lehman CD, et al. American Cancer Society guidelines for breast screening with MRI as an adjunct to mammography. CA Cancer J Clin. 2007;57(2):75–89.
[83] Murphy CD, Lee JM, Drohan B, Euhus DM, Kopans DB, Gadd MA, et al. The American Cancer Society guidelines for breast screening with magnetic resonance imaging: an argument for genetic testing. Cancer. 2008;113(11):3116–20.
[84] Sardanelli F, Boetes C, Borisch B, Decker T, Federico M, Gilbert FJ, et al. Magnetic resonance imaging of the breast: recommendations from the EUSOMA working group. Eur J Cancer. 2010;46(8):1296–316.
[85] Ashley S, Royle GT, Corder A, Herbert A, Guyer PB, Rubin CM, et al. Clinical, radiological and cytological diagnosis of breast cancer in young women. Br J Surg. 1989;76(8): 835–7.
[86] Partridge AH, Hughes ME, Ottesen RA, Wong Y–N, Edge SB, Theriault RL, et al. The effect of age on delay in diagnosis and stage of breast cancer. Oncologist. 2012;17(6): 775–82.
[87] Ballard–Barbash R, Taplin SH, Yankaskas BC, Ernster VL, Rosenberg RD, Carney PA, et al. Breast cancer surveillance consortium: a national mammography screening and outcomes database. Am J Roentgenol. 1997;169(4):1001–8.
[88] Buist DSM, Porter PL, Lehman C, Taplin SH, White E. Factors contributing to mammography failure in women aged 40–49 years. J Natl Cancer Inst. 2004;96(19):1432–40.
[89] Sardanelli F, Giuseppetti GM, Panizza P, Bazzocchi M, Fausto A, Simonetti G, et al. Sensitivity of MRI versus mammography for detecting foci of multifocal, multicentric breast cancer in fatty and dense breasts using the whole–breast pathologic examination as a gold standard. Am J Roentgenol. 2004;183(4):1149–57.
[90] Warner E, Messersmith H, Causer P, Eisen A, Shumak R, Plewes D. Systematic review: using magnetic resonance imaging to screen women at high risk for breast cancer. Ann Intern Med. 2008;148(9):671–9.
[91] Kuhl CK, Schrading S, Leutner CC, Morakkabati–Spitz N, Wardelmann E, Fimmers R, et al. Mammography, breast ultrasound, and magnetic resonance imaging for surveillance of women at high familial risk for breast cancer. J Clin Oncol. 2005;23(33):8469–76.
[92] Partridge AH, Pagani O, Abulkhair O, Aebi S, Amant F, Azim HA Jr, et al. First international consensus guidelines for breast cancer in young women (BCY1). Breast. 2014;23(3):209–20.
[93] Morrow M, Waters J, Morris E. MRI for breast cancer screening, diagnosis, and treatment. Lancet. 2011;378(9805): 1804–11.
[94] Houssami N, Turner R, Macaskill P, Turnbull LW, McCready DR, Tuttle TM, et al. An individual person data meta–analysis of preoperative magnetic resonance imaging and breast cancer recurrence. J Clin Oncol. 2014;32(5):392–401.
[95] Copson E, Eccles B, Maishman T, Gerty S, Stanton L, Cutress RI, et al. Prospective observational study of breast cancer treatment outcomes for UK women aged 18–40 years at diagnosis: the POSH study. J Natl Cancer Inst. 2013;105(13):978–88.
[96] Collins LC, Marotti JD, Gelber S, Cole K, Ruddy K, Kereakoglow S, et al. Pathologic features and molecular phenotype by patient age in a large cohort of young women with breast cancer. Breast Cancer Res Treat. 2012;131(3): 1061–6.
[97] Keegan TH, DeRouen MC, Press DJ, Kurian AW, Clarke CA. Occurrence of breast cancer subtypes in adolescent and young adult women. Breast Cancer Res. 2012;14(2):R55.
[98] Perou CM, Sorlie T, Eisen MB, van de Rijn M, Jeffrey SS, Rees CA, et al. Molecular portraits of human breast tumours. Nature. 2000;406(6797):747–52.
[99] Sorlie T, Perou CM, Tibshirani R, Aas T, Geisler S, Johnsen H, et al. Gene expression patterns of breast carcinomas distinguish tumor subclasses with clinical implications. Proc Natl Acad Sci USA. 2001;98(19):10869–74.
[100] Kreike B, van Kouwenhove M, Horlings H, Weigelt B, Peterse H, Bartelink H, et al. Gene expression profiling and histopathological characterization of triple–negative/basal–like breast carcinomas. Breast Cancer Res. 2007;9(5):R65.
[101] Turner N, Tutt A, Ashworth A. Hallmarks of 'BRCAness' in sporadic cancers. Nat Rev Cancer. 2004;4(10):814–9.
[102] Anders CK, Hsu DS, Broadwater G, Acharya CR, Foekens JA, Zhang Y, et al. Young age at diagnosis correlates with worse prognosis and defines a subset of breast cancers with shared patterns of gene expression. J Clin Oncol. 2008;26(20):3324–30.
[103] Glas AM, Floore A, Delahaye LJ, Witteveen AT, Pover RC, Bakx N, et al. Converting a breast cancer microarray signature into a high–throughput diagnostic test. BMC Genom. 2006;7:278.
[104] Andre F, Pusztai L. Molecular classification of breast cancer: implications for selection of adjuvant chemotherapy. Nat Clin Pract. 2006;3(11):621–32.
[105] Paik S, Tang G, Shak S, Kim C, Baker J, Kim W, et al. Gene expression and benefit of chemotherapy in women with node–negative, estrogen receptor–positive breast cancer. J Clin Oncol. 2006;24(23):3726–34.
[106] Phase III Randomized Study of Adjuvant Combination Chemotherapy and Hormonal Therapy Versus Adjuvant Hormonal Therapy Alone in Women With Previously Resected Axillary Node–Negative Breast Cancer With Various Levels of Risk for Recurrence (TAILORx Trial). PDQ: NCT00310180.
[107] Sparano JA, Gray RJ, Makower DF, Pritchard KI, Albain KS, Hayes DF, et al. Prospective validation of a 21–gene expression assay in breast cancer. N Engl J Med 2015.
[108] MINDACT (Microarray In Node–negative Disease may Avoid Chemotherapy): A Prospective, Randomized Study Comparing the 70–Gene Signature With the Common Clinical–Pathological Criteria in Selecting Patients for Adjuvant Chemotherapy in Node–Negative Breast Cancer. PDQ: NCT00433589.
[109] van de Vijver MJ, He YD, van't Veer LJ, Dai H, Hart

AAM, Voskuil DW, et al. A gene-expression signature as a predictor of survival in breast cancer. N Engl J Med 2002;347(25):1999–2009.
[110] Paik S, Shak S, Tang G, Kim C, Baker J, Cronin M, et al. A multigene assay to predict recurrence of tamoxifen-treated, node-negative breast cancer. N Engl J Med. 2004;351(27):2817–26.
[111] Shak S. Quantitative gene expression analysis in a large cohort of estrogen-receptor positive breast cancers: characterization of the tumor profiles in younger patients (<40 yrs) and in older patients (>70 yrs) 33rd SABCC2010 Abstract #P3-10-01. 2010.
[112] Kim J, Han W, Jung SY, Park YH, Moon HG, Ahn SK, et al. The value of Ki67 in very young women with hormone receptor-positive breast cancer: retrospective analysis of 9,321 korean women. Ann Surg Oncol. 2015;22(11): 3481–8.
[113] Kurtz JM, Jacquemier J, Amalric R, Brandone H, Ayme Y, Hans D, et al. Why are local recurrences after breast-conserving therapy more frequent in younger patients? J Clin Oncol. 1990;8(4):591–8.
[114] Voogd AC, Nielsen M, Peterse JL, Blichert-Toft M, Bartelink H, Overgaard M, et al. Differences in risk factors for local and distant recurrence after breast-conserving therapy or mastectomy for stage I and II breast cancer: pooled results of two large European randomized trials. J Clin Oncol. 2001;19(6):1688–97.
[115] Jobsen JJ, van der Palen J, Meerwaldt JH. The impact of age on local control in women with pT1 breast cancer treated with conservative surgery and radiation therapy. Eur J Cancer. 2001;37(15):1820–7.
[116] Arriagada R, Le MG, Contesso G, Guinebretiere JM, Rochard F, Spielmann M. Predictive factors for local recurrence in 2006 patients with surgically resected small breast cancer. Ann Oncol. 2002;13(9):1404–13.
[117] Kroman N, Holtveg H, Wohlfahrt J, Jensen MB, Mouridsen HT, Blichert-Toft M, et al. Effect of breast-conserving therapy versus radical mastectomy on prognosis for young women with breast carcinoma. Cancer. 2004;100(4): 688–93.
[118] Mahmood U, Morris C, Neuner G, Koshy M, Kesmodel S, Buras R, et al. Similar survival with breast conservation therapy or mastectomy in the management of young women with early-stage breast cancer. Int J Radiat Oncol Biol Phys. 2012;83(5):1387–93.
[119] Vila J, Gandini S, Gentilini O. Overall survival according to type of surgery in young (</=40 years) early breast cancer patients: a systematic meta-analysis comparing breast-conserving surgery versus mastectomy. Breast. 2015;24(3):175–81.
[120] Adams BJ, Zoon CK, Stevenson C, Chitnavis P, Wolfe L, Bear HD. The role of margin status and reexcision in local recurrence following breast conservation surgery. Ann Surg Oncol. 2013;20(7):2250–5.
[121] O'Kelly Priddy CM, Forte VA, Lang JE. The importance of surgical margins in breast cancer. J Surg Oncol. 2015.
[122] Buchholz TA, Somerfield MR, Griggs JJ, El-Eid S, Hammond MEH, Lyman GH, et al. Margins for breast-conserving surgery with whole-breast irradiation in stage i and ii invasive breast cancer: American Society of Clinical Oncology Endorsement of the Society of Surgical Oncology/American Society for Radiation Oncology Consensus Guideline. J Clin Oncol. 2014;32(14):1502–6.
[123] Nichols HB, Berrington de Gonzalez A, Lacey JV Jr, Rosenberg PS, Anderson WF. Declining incidence of contralateral breast cancer in the United States from 1975 to 2006. J Clin Oncol. 2011;29(12):1564–9.
[124] Kurian AW, Lichtensztajn DY, Keegan TH, Nelson DO, Clarke CA, Gomez SL. Use of and mortality after bilateral mastectomy compared with other surgical treatments for breast cancer in California, 1998–2011. JAMA. 2014; 312(9):902–14.
[125] Fisher B, Jeong JH, Anderson S, Bryant J, Fisher ER, Wolmark N. Twenty-five-year follow-up of a randomized trial comparing radical mastectomy, total mastectomy, and total mastectomy followed by irradiation. N Engl J Med. 2002;347(8):567–75.
[126] Veronesi U, Cascinelli N, Mariani L, Greco M, Saccozzi R, Luini A, et al. Twenty-year follow-up of a randomized study comparing breast-conserving surgery with radical mastectomy for early breast cancer. N Engl J Med. 2002;347(16):1227–32.
[127] Bartelink H, Horiot JC, Poortmans P, Struikmans H, Van den Bogaert W, Barillot I, et al. Recurrence rates after treatment of breast cancer with standard radiotherapy with or without additional radiation. N Engl J Med. 2001; 345(19):1378–87.
[128] Hattangadi-Gluth JA, Wo JY, Nguyen PL, Abi Raad RF, Sreedhara M, Niemierko A, et al. Basal subtype of invasive breast cancer is associated with a higher risk of true recurrence after conventional breast-conserving therapy. Int J Radiat Oncol* Biol* Phys. 2012;82(3):1185–91.
[129] (EBCTCG) EBCTCG. Effect of radiotherapy after breast-conserving surgery on 10-year recurrence and 15-year breast cancer death: meta-analysis of individual patient data for 10 801 women in 17 randomised trials. Lancet. 2011;378(9804):1707–16.
[130] Donker M, Litière S, Werutsky G, Julien J-P, Fentiman IS, Agresti R, et al. Breast-conserving treatment with or without radiotherapy in ductal carcinoma in situ: 15-year recurrence rates and outcome after a recurrence, from the EORTC 10853 randomized phase III trial. J Clin Oncol. 2013;31(32):4054–9.
[131] Vrieling C, Collette L, Fourquet A, Hoogenraad WJ, Horiot JC, Jager JJ, et al. Can patient-, treatment- and pathology-related characteristics explain the high local recurrence rate following breast-conserving therapy in young patients? Eur J Cancer. 2003;39(7):932–44.
[132] Bartelink H, Horiot J-C, Poortmans PM, Struikmans H, Van den Bogaert W, Fourquet A, et al. Impact of a higher radiation dose on local control and survival in breast-conserving therapy of early breast cancer: 10-year results of the randomized boost versus no boost EORTC 22881-10882 trial. J Clin Oncol. 2007;25(22):3259–65.
[133] Institute TNC. Radiation dose intensity study in breast cancer in young women. The Netherlands Cancer Institute. ClinicalTrials.- gov Identifier: NCT00212121.
[134] Beadle BM, Woodward WA, Tucker SL, Outlaw ED, Allen PK, Oh JL, et al. Ten-year recurrence rates in young women with breast cancer by locoregional treatment approach. Int J Radiat Oncol* Biol* Phys. 2009;73(3): 734–44.
[135] Kroman N, Melbye M, Mouridsen HT. Prognostic influence of age at diagnosis in premenopausal breast

cancer patients. Scand J Surg. 2002;91(3):305–8.
[136] Rapiti E, Fioretta G, Verkooijen HM, Vlastos G, Schafer P, Sappino AP, et al. Survival of young and older breast cancer patients in Geneva from 1990 to 2001. Eur J Cancer. 2005;41(10):1446–52.
[137] Early Breast Cancer Trialists' Collaborative G, Peto R, Davies C, Godwin J, Gray R, Pan HC, et al. Comparisons between different polychemotherapy regimens for early breast cancer: meta–analyses of long–term outcome among 100,000 women in 123 randomised trials. Lancet. 2012;379(9814):432–44.
[138] De Laurentiis M, Cancello G, D'Agostino D, Giuliano M, Giordano A, Montagna E, et al. Taxane–based combinations as adjuvant chemotherapy of early breast cancer: a meta–analysis of randomized trials. J Clin Oncol. 2008;26(1): 44–53.
[139] Early Breast Cancer Trialists' Collaborative Group (EBCTCG). Effects of chemotherapy and hormonal therapy for early breast cancer on recurrence and 15–year survival: an overview of the randomised trials. Lancet. 2005;365:1687–717.
[140] Trialists' Collaborative Group. Polychemotherapy for early breast cancer: an overview of the randomised trials. Early breast cancer. Lancet. 1998;352(9132):930–42.
[141] Berry DA, Cirrincione C, Henderson IC, Citron ML, Budman DR, Goldstein LJ, et al. Estrogen–receptor status and outcomes of modern chemotherapy for patients with node–positive breast cancer. JAMA. 2006;295(14):1658–67.
[142] Colleoni M, Bonetti M, Coates AS, Castiglione–Gertsch M, Gelber RD, Price K, et al. Early start of adjuvant chemotherapy may improve treatment outcome for premenopausal breast cancer patients with tumors not expressing estrogen receptors. The International Breast Cancer Study Group. J Clin Oncol. 2000;18(3):584–90.
[143] Cold S, During M, Ewertz M, Knoop A, Moller S. Does timing of adjuvant chemotherapy influence the prognosis after early breast cancer? Results of the Danish Breast Cancer Cooperative Group (DBCG). Br J Cancer. 2005;93(6):627–32.
[144] Gagliato Dde M, Gonzalez–Angulo AM, Lei X, Theriault RL, Giordano SH, Valero V, et al. Clinical impact of delaying initiation of adjuvant chemotherapy in patients with breast cancer. J Clin Oncol. 2014;32(8):735–44.
[145] Oakman C, Viale G, Di Leo A. Management of triple negative breast cancer. Breast. 2010;19(5):312–21.
[146] Cleator S, Heller W, Coombes RC. Triple–negative breast cancer: therapeutic options. Lancet Oncol. 2007;8(3):235–44.
[147] Bauer KR, Brown M, Cress RD, Parise CA, Caggiano V. Descriptive analysis of estrogen receptor (ER)–negative, progesterone receptor (PR)–negative, and HER2–negative invasive breast cancer, the so–called triple–negative phenotype: a population–based study from the California cancer Registry. Cancer. 2007;109(9):1721–8.
[148] Rakha EA, El–Sayed ME, Green AR, Lee AH, Robertson JF, Ellis IO. Prognostic markers in triple–negative breast cancer. Cancer. 2007;109(1):25–32.
[149] Tutt A, Ellis P, Kilburn L, et al. The TNT trial: a randomized phase III trial of carboplatin (C) compared with docetaxel (D) for patients with metastatic or recurrent locally advanced triple negative or BRCA1/2 breast cancer (CRUK/07/012). Program and abstracts of the 2014 San Antonio Breast Cancer Symposium, 9–13 Dec 2014; San Antonio, Texas Abstract S3–01. 2014.
[150] Metzger–Filho O, Tutt A, de Azambuja E, Saini KS, Viale G, Loi S, et al. Dissecting the heterogeneity of triple–negative breast cancer. J Clin Oncol. 2012;30(15): 1879–87.
[151] Goldhirsch A, Glick JH, Gelber RD, Coates AS, Thurlimann B, Senn HJ. Meeting highlights: international expert consensus on the primary therapy of early breast cancer 2005. Ann Oncol. 2005;16(10):1569–83.
[152] Coates AS, Winer EP, Goldhirsch A, Gelber RD, Gnant M, Piccart–Gebhart M, et al. Tailoring therapies–improving the management of early breast cancer: St Gallen International Expert Consensus on the Primary Therapy of Early Breast Cancer 2015. Ann Oncol. 2015;26(8):1533–46.
[153] Davies C, Godwin J, Gray R, Clarke M, Cutter D, Darby S, et al. Relevance of breast cancer hormone receptors and other factors to the efficacy of adjuvant tamoxifen: patient–level meta–analysis of randomised trials. Lancet. 2011;378(9793):771–84.
[154] Davies C, Pan H, Godwin J, Gray R, Arriagada R, Raina V, et al. Long–term effects of continuing adjuvant tamoxifen to 10 years versus stopping at 5 years after diagnosis of oestrogen receptor–positive breast cancer: ATLAS, a randomised trial. Lancet. 2013;381(9869): 805–16.
[155] Burstein HJ, Temin S, Anderson H, Buchholz TA, Davidson NE, Gelmon KE, et al. Adjuvant endocrine therapy for women with hormone receptor–positive breast cancer: American Society of Clinical Oncology Clinical Practice Guideline focused update. J Clin Oncol. 2014;32(21):2255–69.
[156] Arriagada R, Le MG, Spielmann M, Mauriac L, Bonneterre J, Namer M, et al. Randomized trial of adjuvant ovarian suppression in 926 premenopausal patients with early breast cancer treated with adjuvant chemotherapy. Ann Oncol. 2005;16(3):389–96.
[157] Davidson NE, O'Neill AM, Vukov AM, Osborne CK, Martino S, White DR, et al. Chemoendocrine therapy for premenopausal women with axillary lymph node–positive, steroid hormone receptor–positive breast cancer: results from INT 0101 (E5188). J Clin Oncol. 2005;23(25): 5973–82.
[158] Goodwin PJ, Ennis M, Pritchard KI, Trudeau M, Hood N. Risk of menopause during the first year after breast cancer diagnosis. J Clin Oncol. 1999;17(8):2365–70.
[159] Petrek JA, Naughton MJ, Case LD, Paskett ED, Naftalis EZ, Singletary SE, et al. Incidence, time course, and determinants of menstrual bleeding after breast cancer treatment: a prospective study. J Clin Oncol. 2006;24(7): 1045–51.
[160] Castiglione–Gertsch M, O'Neill A, Price KN, Goldhirsch A, Coates AS, Colleoni M, et al. Adjuvant chemotherapy followed by goserelin versus either modality alone for premenopausal lymph node–negative breast cancer: a randomized trial. J Natl Cancer Inst. 2003;95(24): 1833–46.
[161] Ejlertsen B, Mouridsen HT, Jensen MB, Bengtsson NO, Bergh J, Cold S, et al. Similar efficacy for ovarian ablation compared with cyclophosphamide, methotrexate, and fluorouracil: from a randomized comparison of premenopausal patients with node–positive, hormone receptor–positive breast cancer. J Clin Oncol. 2006;24(31):4956–62.

[162] Jakesz R, Hausmaninger H, Kubista E, Gnant M, Menzel C, Bauernhofer T, et al. Randomized adjuvant trial of tamoxifen and goserelin versus cyclophosphamide, methotrexate, and fluorouracil: evidence for the superiority of treatment with endocrine blockade in premenopausal patients with hormone—responsive breast cancer—Austrian Breast and Colorectal Cancer Study Group Trial 5. J Clin Oncol. 2002;20(24):4621–7.
[163] Jonat W, Kaufmann M, Sauerbrei W, Blamey R, Cuzick J, Namer M, et al. Goserelin versus cyclophosphamide, methotrexate, and fluorouracil as adjuvant therapy in premenopausal patients with node–positive breast cancer: The Zoladex Early Breast Cancer Research Association Study. J Clin Oncol. 2002;20(24):4628–35.
[164] Roché H, Kerbrat P, Bonneterre J, Fargeot P, Fumoleau P, Monnier A, et al. Complete hormonal blockade versus epirubicin–based chemotherapy in premenopausal, one to three node–positive, and hormone–receptor positive, early breast cancer patients: 7–year follow–up results of French Adjuvant Study Group 06 randomised trial. Ann Oncol. 2006;17(8):1221–7.
[165] Roché H, Mihura J, de Lafontan B, Reme–Saumon M, Martel P, Dubois J, et al. Castration and tamoxifen vs chemotherapy (FAC) for premenopausal, node and receptors positive breast cancer patients: a randomized trial with a 7 years follow–up. Proc Am Soc Clin Oncol. 1996;15:117.
[166] Schmid P, Untch M, Kosse V, Bondar G, Vassiljev L, Tarutinov V, et al. Leuprorelin acetate every–3–months depot versus cyclophosphamide, methotrexate, and fluorouracil as adjuvant treatment in premenopausal patients with node–positive breast cancer: the TABLE study. J Clin Oncol. 2007;25(18):2509–15.
[167] Scottish Cancer Trials Breast Group and ICRF Breast Unit. Adjuvant ovarian ablation versus CMF chemotherapy in premenopausal women with pathological stage II breast carcinoma: the Scottish trial. Lancet. 1993;341:1293–8.
[168] von Minckwitz G, Graf E, Geberth M, Eiermann W, Jonat W, Conrad B, et al. CMF versus goserelin as adjuvant therapy for node–negative, hormone–receptor–positive breast cancer in premenopausal patients: a randomised trial (GABG trial IV–A–93). Eur J Cancer. 2006;42(12):1780–8.
[169] Klijn JG, Blamey RW, Boccardo F, Tominaga T, Duchateau L, Sylvester R. Combined tamoxifen and luteinizing hormonereleasing hormone (LHRH) agonist versus LHRH agonist alone in premenopausal advanced breast cancer: a meta–analysis of four randomized trials. J Clin Oncol. 2001;19(2):343–53.
[170] Baum M, Hackshaw A, Houghton J, Rutqvist Fornander T, Nordenskjold B, et al. Adjuvant goserelin in pre–menopausal patients with early breast cancer: results from the ZIPP study. Eur J Cancer. 2006;42(7):895–904.
[171] Robert N, Wang M, Cella D, Martino S, Tripathy D, Ingle J, et al. Phase III comparison of tamoxifen versus tamoxifen with ovarian ablation in premenopausal women with axillary node–negative receptor–positive breast cancer ≤3 cm. Proc Am Soc Clin Oncol. 2003;22:5.
[172] Francis PA, Regan MM, Fleming GF, Lang I, Ciruelos E, Bellet M, et al. Adjuvant ovarian suppression in premenopausal breast cancer. N Engl J Med. 2015;372(5):436–46.
[173] Smith IE, Dowsett M, Yap YS, Walsh G, Lonning PE, Santen RJ, et al. Adjuvant aromatase inhibitors for early breast cancer after chemotherapy–induced amenorrhoea: caution and suggested guidelines. J Clin Oncol. 2006;24(16):2444–7.
[174] Oktay K, Buyuk E, Libertella N, Akar M, Rosenwaks Z. Fertility preservation in breast cancer patients: a prospective controlled comparison of ovarian stimulation with tamoxifen and letrozole for embryo cryopreservation. J Clin Oncol. 2005;23(19):4347–53.
[175] Oktay K, Hourvitz A, Sahin G, Oktem O, Safro B, Cil A, et al. Letrozole reduces estrogen and gonadotropin exposure in women with breast cancer undergoing ovarian stimulation before chemotherapy. J Clin Endocrinol Metab. 2006;91(10):3885–90.
[176] Gnant M, Mlineritsch B, Stoeger H, Luschin–Ebengreuth G, Knauer M, Moik M, et al. Zoledronic acid combined with adjuvant endocrine therapy of tamoxifen versus anastrozol plus ovarian function suppression in premenopausal early breast cancer: final analysis of the Austrian Breast and Colorectal Cancer Study Group Trial 12. Ann Oncol. 2015;26(2):313–20.
[177] Pagani O, Regan MM, Walley BA, Fleming GF, Colleoni M, Lang I, et al. Adjuvant exemestane with ovarian suppression in premenopausal breast cancer. N Engl J Med. 2014;371(2):107–18.
[178] Forward DP, Cheung KL, Jackson L, Robertson JF. Clinical and endocrine data for goserelin plus anastrozole as second–line endocrine therapy for premenopausal advanced breast cancer. Br J Cancer. 2004;90(3):590–4.
[179] Torrisi R, Bagnardi V, Pruneri G, Ghisini R, Bottiglieri L, Magni E, et al. Antitumour and biological effects of letrozole and GnRH analogue as primary therapy in premenopausal women with ER and PgR positive locally advanced operable breast cancer. Br J Cancer. 2007;97(6):802–8.
[180] Bartsch R, Bago–Horvath Z, Berghoff A, DeVries C, Pluschnig U, Dubsky P, et al. Ovarian function suppression and fulvestrant as endocrine therapy in premenopausal women with metastatic breast cancer. Eur J Cancer. 2012;48(13):1932–8.
[181] Kute T, Lack CM, Willingham M, Bishwokama B, Williams H, Barrett K, et al. Development of Herceptin resistance in breast cancer cells. Cytometry Part A. 2004;57A(2):86–93.
[182] Albanell J, Codony J, Rovira A, Mellado B, Gascon P. Mechanism of action of anti–HER2 monoclonal antibodies: scientific update on trastuzumab and 2C4. Adv Exp Med Biol. 2003;532:253–68.
[183] Slamon DJ, Leyland–Jones B, Shak S, Fuchs H, Paton V, Bajamonde A, et al. Use of chemotherapy plus a monoclonal antibody against HER2 for metastatic breast cancer that overexpresses HER2. N Engl J Med. 2001;344(11):783–92.
[184] Joensuu H, Kellokumpu–Lehtinen P–L, Bono P, Alanko T, Kataja V, Asola R, et al. Adjuvant docetaxel or vinorelbine with or without trastuzumab for breast cancer. N Engl J Med. 2006;354(8):809–20.
[185] Piccart–Gebhart MJ, Procter M, Leyland–Jones B, Goldhirsch A, Untch M, Smith I, et al. Trastuzumab after adjuvant chemotherapy in HER2–positive breast cancer. N Engl J Med. 2005;353(16):1659–72.

[186] Robert N, Eiermann W, Pienkowski T, Crown J, Martin M, Pawlicki M, et al. BCIRG 006: Docetaxel and trastuzumab-based regimens improve DFS and OS over AC-T in node positive and high risk node negative HER2 positive early breast cancer patients: Quality of life (QOL) at 36 months follow-up. J Clin Oncol (ASCO Annual Meeting Proceedings Part I). 2007;25(June 20 Supplement):18S.
[187] Romond EH, Perez EA, Bryant J, Suman VJ, Geyer CE Jr, Davidson NE, et al. Trastuzumab plus adjuvant chemotherapy for operable HER2-positive breast cancer. N Engl J Med. 2005;353(16):1673–84.
[188] Slamon D, Eiermann W, Robert N, Pienkowski T, Martin M, Press M, et al. Adjuvant trastuzumab in HER2-positive breast cancer. N Engl J Med. 2011;365(14):1273–83.
[189] Smith I, Procter M, Gelber RD, Guillaume S, Feyereislova A, Dowsett M, et al. 2-year follow-up of trastuzumab after adjuvant chemotherapy in HER2-positive breast cancer: a randomised controlled trial. Lancet. 2007;369(9555):29–36.
[190] Goldhirsch A, Gelber RD, Piccart-Gebhart MJ, de Azambuja E, Procter M, Suter TM, et al. 2 years versus 1 year of adjuvant trastuzumab for HER2-positive breast cancer (HERA): an open-label, randomised controlled trial. Lancet. 2013;382(9897):1021–8.
[191] Perez EA, Romond EH, Suman VJ, Jeong J-H, Davidson NE, Geyer CE, et al. Four-year follow-up of trastuzumab plus adjuvant chemotherapy for operable human epidermal growth factor receptor 2-positive breast cancer: joint analysis of data from NCCTG N9831 and NSABP B-31. J Clin Oncol. 2011;29(25):3366–73.
[192] Joensuu H, Bono P, Kataja V, Alanko T, Kokko R, Asola R, et al. Fluorouracil, epirubicin, and cyclophosphamide with either docetaxel or vinorelbine, with or without trastuzumab, as adjuvant treatments of breast cancer: final results of the FinHer trial. J Clin Oncol. 2009;27(34):5685–92.
[193] Pivot X, Romieu G, Debled M, Pierga J-Y, Kerbrat P, Bachelot T, et al. 6 months versus 12 months of adjuvant trastuzumab for patients with HER2-positive early breast cancer (PHARE): a randomised phase 3 trial. Lancet Oncol. 2013;14(8):741–8.
[194] Zardavas D, Fouad TM, Piccart M. Optimal adjuvant treatment for patients with HER2-positive breast cancer in 2015. Breast.2015.
[195] Partridge AH, Gelber S, Piccart-Gebhart MJ, Focant F, Scullion M, Holmes E, et al. Effect of age on breast cancer outcomes in women with human epidermal growth factor receptor 2-positive breast cancer: results from a herceptin adjuvant trial. J Clin Oncol. 2013;31(21):2692–8.
[196] Agus DB, Gordon MS, Taylor C, Natale RB, Karlan B, Mendelson DS, et al. Phase I clinical study of pertuzumab, a novel HER dimerization inhibitor, in patients with advanced cancer. J Clin Oncol. 2005;23(11):2534–43.
[197] Baselga J, Cortés J, Kim S-B, Im S-A, Hegg R, Im Y-H, et al. Pertuzumab plus trastuzumab plus docetaxel for metastatic breast cancer. N Engl J Med. 2012;366(2):109–19.
[198] Swain SM, Kim SB, Cortés J, Ro J, Semiglazov V, Campone M, et al. Pertuzumab, trastuzumab, and docetaxel for HER2-positive metastatic breast cancer (CLEOPATRA study): overall survival results from a randomised, double-blind, placebo-controlled, phase 3 study. Lancet Oncol. 2013;14(6):461–71.
[199] Verma S, Miles D, Gianni L, Krop IE, Welslau M, Baselga J, et al. Trastuzumab emtansine for HER2-positive advanced breast cancer. N Engl J Med. 2012;367(19):1783–91.
[200] Krop IE, Kim SB, González-Martín A, LoRusso PM, Ferrero JM, Smitt M, et al. Trastuzumab emtansine ersus treatment of physician's choice for pretreated HER2-positive advanced breast cancer (TH3RESA): a randomised, open-label, phase 3 trial. Lancet Oncol. 2014;15(7):689–99.
[201] Miller K, Wang M, Gralow J, Dickler M, Cobleigh M, Perez E, et al. A randomized phase III trial of paclitaxel versus paclitaxel plus bevacizumab as first-line therapy for locally recurrent or metastatic breast cancer: a trial coordinated by the Eastern Cooperative Oncology Group (E2100). Breast Cancer Res Treat. 2005;94(Suppl 1):3.
[202] Miller KD, Chap LI, Holmes FA, Cobleigh MA, Marcom PK, Fehrenbacher L, et al. Randomized phase III trial of capecitabine compared with bevacizumab plus capecitabine in patients with previously treated metastatic breast cancer. J Clin Oncol. 2005;23(4):792–9.
[203] Miller K, Wang M, Gralow J, Dickler M, Cobleigh M, Perez EA, et al. Paclitaxel plus bevacizumab versus paclitaxel alone for metastatic breast cancer. N Engl J Med. 2007;357(26):2666–76.
[204] Cameron D, Brown J, Dent R, Jackisch C, Mackey J, Pivot X, et al. Adjuvant bevacizumab-containing therapy in triple-negative breast cancer (BEATRICE): primary results of a randomised, phase 3 trial. Lancet Oncol. 2013;14(10):933–42.
[205] Gianni L, Romieu GH, Lichinitser M, Serrano SV, Mansutti M, Pivot X, et al. AVEREL: a randomized phase iii trial evaluating bevacizumab in combination with docetaxel and trastuzumab as first-line therapy for HER2-positive locally recurrent/metastatic breast cancer. J Clin Oncol. 2013;31(14):1719–25.
[206] Slamon D, Swain S, Buyse M, Martin M, Geyer CE, Im YH, et al. BETH: a randomized phase III study evaluating adjuvant bevacizumab added to trastuzumab/chemotherapy for treatment of HER2þEarly breast Cancer. Presented at SABCS. 2013.
[207] Spector NL, Xia W, Burris H 3rd, Hurwitz H, Dees EC, Dowlati A, et al. Study of the biologic effects of lapatinib, a reversible inhibitor of ErbB1 and ErbB2 tyrosine kinases, on tumor growth and survival pathways in patients with advanced malignancies. J Clin Oncol. 2005;23(11):2502–12.
[208] Geyer CE, Forster J, Lindquist D, Chan S, Romieu CG, Pienkowski T, et al. Lapatinib plus capecitabine for HER2-positive advanced breast cancer. N Engl J Med. 2006;355(26):2733–43.
[209] Bendell JC, Domchek SM, Burstein HJ, Harris L, Younger J, Kuter I, et al. Central nervous system metastases in women who receive trastuzumab-based therapy for metastatic breast carcinoma. Cancer. 2003;97(12):2972–7.
[210] Clayton AJ, Danson S, Jolly S, Ryder WD, Burt PA, Stewart AL, et al. Incidence of cerebral metastases in patients treated with trastuzumab for metastatic breast cancer. Br J Cancer. 2004;91(4):639–43.
[211] Lin NU, Winer EP. Brain metastases: the HER2 paradigm. Clin Cancer Res. 2007;13(6):1648–55.

[212] Lin NU, Carey LA, Liu MC, Younger J, Come SE, Ewend M, et al. Phase II trial of lapatinib for brain metastases in patients with human epidermal growth factor receptor 2—positive breast cancer. J Clin Oncol. 2008;26(12): 1993–9.

[213] Piccart–Gebhart MJ, Holmes AP, Baselga J, De Azambuja E, Dueck AC, Viale G, et al. First results from the phase III ALTTO trial (BIG 2–06; NCCTG [Alliance] N063D) comparing one year of anti–HER2 therapy with lapatinib alone (L), trastuzumab alone (T), their sequence (T → L), or their combination (T + L) in the adjuvant treatment of HER2–positive early breast cancer (EBC). ASCO Meeting Abstracts. 2014;32(18_suppl):LBA4.

[214] Piccart M, Hortobagyi GN, Campone M, Pritchard KI, Lebrun F, Ito Y, et al. Everolimus plus exemestane for hormone–receptorpositive, human epidermal growth factor receptor–2–negative advanced breast cancer: overall survival results from BOLERO– 2dagger. Ann Oncol. 2014;25(12): 2357–62.

[215] Health. UNIo. Available from: Clinicaltrials gov. Accessed 15 Oct 2015.

[216] Puma Biotechnology I. Study in Women with Early Stage Breast Cancer (ExteNET). Available from: http://clinicaltrialsgov/show/NCT00878709. 2015.

[217] Osborne CK, Shou J, Massarweh S, Schiff R. Crosstalk between estrogen receptor and growth factor receptor pathways as a cause for endocrine therapy resistance in breast cancer. Clin Cancer Res. 2005;11(2):865s–870.

[218] Milano A, Dal Lago L, Sotiriou C, Piccart M, Cardoso F. What clinicians need to know about antioestrogen resistance in breast cancer therapy. Eur J Cancer. 2006;42(16):2692–705.

[219] Zilli M, Grassadonia A, Tinari N, Di Giacobbe A, Gildetti S, Giampietro J, et al. Molecular mechanisms of endocrine resistance and their implication in the therapy of breast cancer. Biochimica et Biophysica Acta (BBA) Rev Cancer. 2009;1795 (1):62–81.

[220] Giuliano M, Schiff R, Osborne CK, Trivedi MV. Biological mechanisms and clinical implications of endocrine resistance in breast cancer. Breast. 20(Supplement 3): S42–9.

[221] Jordan VC, Obiorah I, Fan P, Kim HR, Ariazi E, Cunliffe H, et al. The St. Gallen Prize lecture 2011: evolution of long–term adjuvant anti–hormone therapy: consequences and opportunities. Breast. 2011;20(Supplement 3):S1–11.

[222] Iglehart JD, Silver DP. Synthetic lethality—a new direction in cancer–drug development. N Engl J Med. 2009; 361(2):189–91.

[223] Farmer H, McCabe N, Lord CJ, Tutt AN, Johnson DA, Richardson TB, et al. Targeting the DNA repair defect in BRCA mutant cells as a therapeutic strategy. Nature. 2005;434(7035):917–21.

[224] Fong PC, Boss DS, Yap TA, Tutt A, Wu P, Mergui–Roelvink M, et al. Inhibition of poly(ADP–ribose) polymerase in tumors from BRCA mutation carriers. N Engl J Med. 2009;361(2):123–34.

[225] Tutt A, Robson M, Garber JE, Domchek SM, Audeh MW, Weitzel JN, et al. Oral poly(ADP–ribose) polymerase inhibitor olaparib in patients with BRCA1 or BRCA2 mutations and advanced breast cancer: a proof–of–concept trial. Lancet. 2010;376(9737):235–44.

[226] Dent RA, Lindeman GJ, Clemons M, Wildiers H, Chan A, McCarthy NJ, et al. Phase I trial of the oral PARP inhibitor olaparib in combination with paclitaxel for first– or second–line treatment of patients with metastatic triple–negative breast cancer. Breast Cancer Res. 2013;15(5):R88.

[227] Matulonis U, Wulf GM, Birrer MJ, Westin SN, Quy P, Bell–McGuinn KM, Lasonde B, Whalen C, Aghajanian C, Solit DB, Mills GB, Cantley L, Winer EP. Phase I study of oral BKM120 and oral olaparib for high–grade serous ovarian cancer (HGSC) or triple–negative breast cancer (TNBC). J Clin Oncol. 2014;32:5s (suppl; abstr 2510).

[228] Peoples G, Khoo S, Dehqanzada Z, Mittendorf E, Hueman M, Gurney J, et al. Combined clinical trial results of a HER2/neu (E75) vaccine for prevention of recurrence in high–risk breast cancer patients. Breast Cancer Res Treat. 2006;1:S6.

[229] Curigliano G, Spitaleri G, Pietri E, Rescigno M, de Braud F, Cardillo A, et al. Breast cancer vaccines: a clinical reality or fairy tale? Ann Oncol. 2006;17(5):750–62.

[230] Criscitiello C, Curigliano G. Immunotherapy of breast cancer. Progr Tumor Res. 2015;42:30–43.

[231] Cardoso F, Loibl S, Pagani O, Graziottin A, Panizza P, Martincich L, et al. The European Society of breast cancer specialists recommendations for the management of young women with breast cancer. Eur J Cancer. 2012; 48(18):3355–77.

[232] Pagani O, Senkus E, Wood W, Colleoni M, Cufer T, Kyriakides S, et al. International guidelines for management of metastatic breast cancer: can metastatic breast cancer be cured? J Natl Cancer Inst. 2010;102(7):456–63.

[233] Michaud LB, Jones KL, Buzdar AU. Combination endocrine therapy in the management of breast cancer. Oncologist. 2001;6(6):538–46.

[234] Carlson RW, Theriault R, Schurman CM, Rivera E, Chung CT, Phan SC, et al. Phase II trial of anastrozole plus goserelin in the treatment of hormone receptor–positive, metastatic carcinoma of the breast in premenopausal women. J Clin Oncol. 2010;28(25):3917–21.

[235] Turner NC, Ro J, André F, Loi S, Verma S, Iwata H, et al. Palbociclib in hormone–receptor–positive advanced breast cancer. N Engl J Med. 2015;373(3):209–19.

[236] Cardoso F, Bedard PL, Winer EP, Pagani O, Senkus–Konefka E, Fallowfield LJ, et al. International guidelines for management of metastatic breast cancer: combination vs sequential single–agent chemotherapy. J Natl Cancer Inst. 2009;101(17):1174–81.

[237] Brewer VH, Hahn KA, Rohrbach BW, Bell JL, Baddour LM. Risk factor analysis for breast cellulitis complicating breast conservation therapy. Clin Infect Dis. 2000; 31(3):654–9.

[238] Indelicato DJ, Grobmyer SR, Newlin H, Morris CG, Haigh LS, Copeland EM 3rd, et al. Delayed breast cellulitis: an evolving complication of breast conservation. Int J Radiat Oncol Biol Phys. 2006;66(5):1339–46.

[239] Simon MS, Cody RL. Cellulitis after axillary lymph node dissection for carcinoma of the breast. Am J Med. 1992;93(5):543–8.

[240] Petrek JA, Peters MM, Nori S, Knauer C, Kinne DW, Rogatko A. Axillary lymphadenectomy. A prospective, randomized trial of 13 factors influencing drainage, including early or delayed arm mobilization. Arch Surg. 1990;125(3):378–82.

[241] Jamison K, Wellisch DK, Katz RL, Pasnau RO. Phantom breast syndrome. Arch Surg. 1979;114(1):93–5.

[242] Guerreiro Godoy MD, Pereira de Godoy AC, Matos MJ, Guimarães TD, Barufi S. Phantom breast syndrome in women after mastectomy. Breast J. 2013;19(3):349–50.
[243] Pereira S, Fontes F, Sonin T, Dias T, Fragoso M, Castro-Lopes JM, et al. Neurological complications of breast cancer: a prospective cohort study. Breast. 2015;24(5):582–7.
[244] Nesvold IL, Dahl AA, Lokkevik E, Marit Mengshoel A, Fossa SD. Arm and shoulder morbidity in breast cancer patients after breast-conserving therapy versus mastectomy. Acta Oncol. 2008;47(5):835–42.
[245] Stubblefield MD, Keole N. Upper body pain and functional disorders in patients with breast cancer. PM&R. 2014;6(2):170–83.
[246] Ganz PA, Kwan L, Stanton AL, Krupnick JL, Rowland JH, Meyerowitz BE, et al. Quality of life at the end of primary treatment of breast cancer: first results from the moving beyond cancer randomized trial. J Natl Cancer Inst. 2004;96(5):376–87.
[247] Knobf MT. The influence of endocrine effects of adjuvant therapy on quality of life outcomes in younger breast cancer survivors. Oncologist. 2006;11(2):96–110.
[248] Leining MG, Gelber S, Rosenberg R, Przypyszny M, Winer EP, Partridge AH. Menopausal-type symptoms in young breast cancer survivors. Ann Oncol. 2006;17(12):1777–82.
[249] Mar Fan HG, Houede-Tchen N, Chemerynsky I, Yi QL, Xu W, Harvey B, et al. Menopausal symptoms in women undergoing chemotherapy-induced and natural menopause: a prospective controlled study. Ann Oncol. 2010;21(5):983–7.
[250] Bernhard J, Luo W, Ribi K, Colleoni M, Burstein HJ, Tondini C, et al. Patient-reported outcomes with adjuvant exemestane versus tamoxifen in premenopausal women with early breast cancer undergoing ovarian suppression (TEXT and SOFT): a combined analysis of two phase 3 randomised trials. Lancet Oncol. 2015;16(7):848–58.
[251] Sverrisdottir A, Fornander T, Jacobsson H, von Schoultz E, Rutqvist LE. Bone mineral density among premenopausal women with early breast cancer in a randomized trial of adjuvant endocrine therapy. J Clin Oncol. 2004;22(18):3694–9.
[252] Vehmanen L, Elomaa I, Blomqvist C, Saarto T. Tamoxifen treatment after adjuvant chemotherapy has opposite effects on bone mineral density in premenopausal patients depending on menstrual status. J Clin Oncol. 2006;24(4):675–80.
[253] Rocca WA, Bower JH, Maraganore DM, Ahlskog JE, Grossardt BR, de Andrade M, et al. Increased risk of cognitive impairment or dementia in women who underwent oophorectomy before menopause. Neurology. 2007;69(11):1074–83.
[254] Rocca WA, Bower JH, Maraganore DM, Ahlskog JE, Grossardt BR, de Andrade M, et al. Increased risk of parkinsonism in women who underwent oophorectomy before menopause. Neurology. 2008;70(3):200–9.
[255] Phillips K, Feng Y, Ribi K, Bernhard J, Puglisi F, Bellet M, et al. Co-SOFT: the cognitive function sub-study of the suppression of ovarian function trial (soft). San Antonio Breast Cancer Symposium, 9–13 Dec 2014; Poster P1-12-01/Abstract 844.
[256] Shapiro CL, Recht A. Side effects of adjuvant treatment of breast cancer. N Engl J Med. 2001;344(26):1997–2008.
[257] Demark-Wahnefried W, Hars V, Conaway MR, Havlin K, Rimer BK, McElveen G, et al. Reduced rates of metabolism and decreased physical activity in breast cancer patients receiving adjuvant chemotherapy. Am J Clin Nutr. 1997;65(5):1495–501.
[258] Demark-Wahnefried W, Winer EP, Rimer BK. Why women gain weight with adjuvant chemotherapy for breast cancer. J Clin Oncol. 1993;11(7):1418–29.
[259] Bines J, Oleske DM, Cobleigh MA. Ovarian function in premenopausal women treated with adjuvant chemotherapy for breast cancer. J Clin Oncol. 1996;14(5):1718–29.
[260] Del Mastro L, Venturini M, Sertoli MR, Rosso R. Amenorrhea induced by adjuvant chemotherapy in early breast cancer patients: prognostic role and clinical implications. Breast Cancer Res Treat. 1997;43(2):183–90.
[261] Hortobagyi GN, Buzdar AU, Marcus CE, Smith TL. Immediate and long-term toxicity of adjuvant chemotherapy regimens containing doxorubicin in trials at M.D. Anderson Hospital and Tumor Institute. NCI Monogr. 1986;1:105–9.
[262] Sainsbury JRC, Anderson TJ, Morgan DAL. ABC of breast diseases: breast cancer. BMJ. 2000;321(7263):745–50.
[263] Bentzen S, Overgaard J. Patient-to-patient variability in the expression of radiation-induced normal tissue injury. Semin Radiat Oncol. 1994;4(2):68–80.
[264] Lilla C, Ambrosone C, Kropp S, Helmbold I, Schmezer P, von Fournier D, et al. Predictive factors for late normal tissue complications following radiotherapy for breast cancer. Breast Cancer Res Treat. 2007;106(1):143–50.
[265] Kraus-Tiefenbacher U, Sfintizky A, Welzel G, Simeonova A, Sperk E, Siebenlist K, et al. Factors of influence on acute skin toxicity of breast cancer patients treated with standard three-dimensional conformal radiotherapy (3D-CRT) after breast conserving surgery (BCS). Radiat Oncol (London, England). 2012;7:217.
[266] Bird BRJH, Swain SM. Cardiac toxicity in breast cancer survivors: review of potential cardiac problems. Clin Cancer Res. 2008;14(1):14–24.
[267] Jones LW, Haykowsky MJ, Swartz JJ, Douglas PS, Mackey JR. Early breast cancer therapy and cardiovascular injury. J Am Coll Cardiol. 2007;50(15):1435–41.
[268] Perez EA, Suman VJ, Davidson NE, Kaufman PA, Martino S, Dakhil SR, et al. Effect of doxorubicin plus cyclophosphamide on left ventricular ejection fraction in patients with breast cancer in the North Central Cancer Treatment Group N9831 Intergroup Adjuvant Trial. J Clin Oncol. 2004;22(18):3700–4.
[269] Monroe AT, Feigenberg SJ, Price Mendenhall N. Angiosarcoma after breast-conserving therapy. Cancer. 2003;97(8):1832–40.
[270] Togawa K, Ma H, Sullivan-Halley J, Neuhouser ML, Imayama I, Baumgartner KB, et al. Risk factors for self-reported arm lymphedema among female breast cancer survivors: a prospective cohort study. Breast Cancer Res. 2014;16(4):414.
[271] Osteen RT, Cady B, Friedman M, Kraybill W, Doggett S, Hussey D, et al. Patterns of care for younger women with breast cancer. J Natl Cancer Inst Monogr. 1994;16:43–6.
[272] Pain SJ, Purushotham AD. Lymphoedema following surgery for breast cancer. Br J Surg. 2000;87(9):1128–41.

[273] Perbeck L, Celebioglu F, Svensson L, Danielsson R. Lymph circulation in the breast after radiotherapy and breast conservation. Lymphology. 2006;39(1):33–40.
[274] Senkus–Konefka E, Jassem J. Complications of breast–cancer radiotherapy. Clin Oncol (R Coll Radiol). 2006;18(3): 229–35.
[275] Khatcheressian JL, Hurley P, Bantug E, Esserman LJ, Grunfeld E, Halberg F, et al. Breast cancer follow–up and management after primary treatment: american society of clinical oncology clinical practice guideline update. J Clin Oncol. 2013;31(7):961–5.
[276] Nelson HD, Fu R, Goddard K, Mitchell JP, Okinaka–Hu L, Pappas M, et al. U.S. Preventive Services Task Force evidence syntheses, formerly systematic evidence reviews. Risk assessment, genetic counseling, and genetic testing for BRCA–related cancer: systematic review to update the US preventive services Task Force Recommendation. Agency for Healthcare Research and Quality (US), Rockville (MD). 2013.
[277] Roche N. Follow–up after treatment for breast cancer in young women. Breast. 2006;15(Suppl 2):S71–5.
[278] Pruthi S, Simon JA, Early AP. Current overview of the management of urogenital atrophy in women with breast cancer. Breast J. 2011;17(4):403–8.
[279] Krychman ML, Stelling CJ, Carter J, Hudis CA. A case series of androgen use in breast cancer survivors with sexual dysfunction. J Sex Med. 2007;4(6):1769–74.
[280] Hayes DF. Follow–up of patients with early breast cancer. N Engl J Med. 2007;356(24):2505–13.
[281] Hojan K, Milecki P, Molińska–Glura M, Roszak A, Leszczyński P. Effect of physical activity on bone strength and body composition in breast cancer premenopausal women during endocrine therapy. Eur J Phys Rehabil Med. 2013;49(3):331–9.
[282] Schover LR. Psychosocial aspects of infertility and decisions about reproduction in young cancer survivors: a review. Med Pediatr Oncol. 1999;33(1):53–9.
[283] Wenzel L, Dogan–Ates A, Habbal R, Berkowitz R, Goldstein DP, Bernstein M, et al. Defining and measuring reproductive concerns of female cancer survivors. J Natl Cancer Inst Monogr. 2005;34:94–8.
[284] Partridge AH, Gelber S, Peppercorn J, Sampson E, Knudsen K, Laufer M, et al. Web–based survey of fertility issues in young women with breast cancer. J Clin Oncol. 2004;22(20):4174–83.
[285] Ganz PA, Greendale GA, Petersen L, Kahn B, Bower JE. Breast cancer in younger women: reproductive and late health effects of treatment. J Clin Oncol. 2003;21(22): 4184–93.
[286] Thewes B, Meiser B, Taylor A, Phillips KA, Pendlebury S, Capp A, et al. Fertility– and menopause–related information needs of younger women with a diagnosis of early breast cancer. J Clin Oncol. 2005;23(22):5155–65.
[287] Braun M, Hasson–Ohayon I, Perry S, Kaufman B, Uziely B. Motivation for giving birth after breast cancer. Psycho–Oncology. 2005;14(4):282–96.
[288] Loren AW, Mangu PB, Beck LN, Brennan L, Magdalinski AJ, Partridge AH, et al. Fertility preservation for patients with cancer: American Society of Clinical Oncology clinical practice guideline update. J Clin Oncol. 2013; 31(19):2500–10.
[289] Coulam C. Neuroendocrinology and ovarian function. In: Scott JR, DiSaia PJ, Hammond CB, et al., editors. Danforth's obstetrics and gynecology. 6th ed. Philadelphia: Lippincott; 1990. p. 57–73.
[290] Wallace WH, Kelsey TW. Human ovarian reserve from conception to the menopause. PLoS ONE. 2010;5(1):e8772.
[291] Walshe JM, Denduluri N, Swain SM. Amenorrhea in premenopausal women after adjuvant chemotherapy for breast cancer. J Clin Oncol. 2006;24(36):5769–79.
[292] Parulekar WR, Day AG, Ottaway JA, Shepherd LE, Trudeau ME, Bramwell V, et al. Incidence and prognostic impact of amenorrhea during adjuvant therapy in high–risk premenopausal breast cancer: analysis of a National Cancer Institute of Canada Clinical Trials Group Study–NCIC CTG MA. 5. J Clin Oncol. 2005;23(25):6002–8.
[293] Stearns V, Schneider B, Henry NL, Hayes DF, Flockhart DA. Breast cancer treatment and ovarian failure: risk factors and emerging genetic determinants. Nat Rev Cancer. 2006;6(11):886–93.
[294] Sutton R, Buzdar AU, Hortobagyi GN. Pregnancy and offspring after adjuvant chemotherapy in breast cancer patients. Cancer. 1990;65(4):847–50.
[295] Peccatori FA, Pup LD, Salvagno F, Guido M, Sarno MA, Revelli A, et al. Fertility preservation methods in breast cancer. Breast care (Basel, Switzerland). 2012;7(3): 197–202.
[296] Del Mastro L, Lambertini M. Temporary ovarian suppression with gonadotropin–releasing hormone agonist during chemotherapy for fertility preservation: toward the end of the debate? Oncologist. 2015.
[297] Moore HC, Unger JM, Phillips KA, Boyle F, Hitre E, Porter D, et al. Goserelin for ovarian protection during breast–cancer adjuvant chemotherapy. N Engl J Med. 2015;372(10):923–32.
[298] Gerber B, von Minckwitz G, Stehle H, Reimer T, Felberbaum R, Maass N, et al. Effect of luteinizing hormone–releasing hormone agonist on ovarian function after modern adjuvant breast cancer chemotherapy: the GBG 37 ZORO study. J Clin Oncol. 2011;29(17):2334–41.
[299] Behringer K, Breuer K, Reineke T, May M, Nogova L, Klimm B, et al. Secondary amenorrhea after Hodgkin's lymphoma is influenced by age at treatment, stage of disease, chemotherapy regimen, and the use of oral contraceptives during therapy: a report from the German Hodgkin's Lymphoma Study Group. J Clin Oncol. 2005;23(30):7555–64.
[300] Chapman RM, Sutcliffe SB. Protection of ovarian function by oral contraceptives in women receiving chemotherapy for Hodgkin's disease. Blood. 1981;58(4):849–51.
[301] Azim A, Oktay K. Letrozole for ovulation induction and fertility preservation by embryo cryopreservation in young women with endometrial carcinoma. Fertil Steril. 2007;88(3):657–64.
[302] Azim AA, Costantini–Ferrando M, Oktay K. Safety of fertility preservation by ovarian stimulation with letrozole and gonadotropins in patients with breast cancer: a prospective controlled study. J Clin Oncol. 2008;26(16): 2630–5.
[303] Oktay K. Further evidence on the safety and success of ovarian stimulation with letrozole and tamoxifen in breast cancer patients undergoing in vitro fertilization to cryopreserve their embryos for fertility preservation. J Clin Oncol. 2005;23(16):3858–9.

[304] Oktay K, Turan V, Bedoschi G, Pacheco FS, Moy F. Fertility preservation success subsequent to concurrent aromatase inhibitor treatment and ovarian stimulation in women with breast cancer. J Clin Oncol. 2015;33(22):2424–9.
[305] Oktay K, Cil AP, Bang H. Efficiency of oocyte cryopreservation: a meta–analysis. Fertil Steril. 2006;86(1):70–80.
[306] Grifo JA, Noyes N. Delivery rate using cryopreserved oocytes is comparable to conventional in vitro fertilization using fresh oocytes: potential fertility preservation for female cancer patients. Fertil Steril. 2010;93(2):391–6.
[307] Borini A, Bianchi V, Bonu MA, Sciajno R, Sereni E, Cattoli M, et al. Evidence–based clinical outcome of oocyte slow cooling. Reprod Biomed Online. 2007;15(2):175–81.
[308] Kuwayama M. Highly efficient vitrification for cryopreservation of human oocytes and embryos: the Cryotop method. Theriogenology. 2007;67(1):73–80.
[309] Noyes N, Porcu E, Borini A. Over 900 oocyte cryopreservation babies born with no apparent increase in congenital anomalies. Reprod Biomed Online. 2009;18(6):769–76.
[310] von Wolff M, Nitzschke M, Stute P, Bitterlich N, Rohner S. Low–dosage clomiphene reduces premature ovulation rates and increases transfer rates in natural–cycle IVF. Reprod Biomed Online. 2014;29(2):209–15.
[311] Meirow D, Baum M, Yaron R, Levron J, Hardan I, Schiff E, et al. Ovarian tissue cryopreservation in hematologic malignancy: ten years' experience. Leuk Lymphoma. 2007;48(8):1569–76.
[312] Poirot C, Vacher–Lavenu MC, Helardot P, Guibert J, Brugieres L, Jouannet P. Human ovarian tissue cryopreservation: indications and feasibility. Human Reprod (Oxford, England). 2002;17(6):1447–52.
[313] Newton H. The cryopreservation of ovarian tissue as a strategy for preserving the fertility of cancer patients. Human Reprod Update. 1998;4(3):237–47.
[314] Oktay K, Karlikaya G. Ovarian function after transplantation of frozen, banked autologous ovarian tissue. N Engl J Med. 2000;342(25):1919.
[315] Oktay K, Buyuk E, Rosenwaks Z, Rucinski J. A technique for transplantation of ovarian cortical strips to the forearm. Fertil Steril. 2003;80(1):193–8.
[316] Oktay K, Buyuk E, Veeck L, Zaninovic N, Xu K, Takeuchi T, et al. Embryo development after heterotopic transplantation of cryopreserved ovarian tissue. Lancet. 2004;363(9412):837–40.
[317] Radford JA, Lieberman BA, Brison DR, Smith AR, Critchlow JD, Russell SA, et al. Orthotopic reimplantation of cryopreserved ovarian cortical strips after high–dose chemotherapy for Hodgkin's lymphoma. Lancet. 2001;357(9263):1172–5.
[318] Tryde Schmidt KL, Yding Andersen C, Starup J, Loft A, Byskov AG, Nyboe Andersen A. Orthotopic autotransplantation of cryopreserved ovarian tissue to a woman cured of cancer—follicular growth, steroid production and oocyte retrieval. Reprod Biomed Online. 2004;8(4):448–53.
[319] Donnez J, Dolmans M–M, Pellicer A, Diaz–Garcia C, Sanchez Serrano M, Schmidt KT, et al. Restoration of ovarian activity and pregnancy after transplantation of cryopreserved ovarian tissue: a review of 60 cases of reimplantation. Fertil Steril. 2013;99(6):1503–13.
[320] Kim SS, Radford J, Harris M, Varley J, Rutherford AJ, Lieberman B, et al. Ovarian tissue harvested from lymphoma patients to preserve fertility may be safe for autotransplantation. Human Reprod (Oxford, England). 2001;16(10):2056–60.
[321] Sonmezer M, Shamonki MI, Oktay K. Ovarian tissue cryopreservation: benefits and risks. Cell Tissue Res. 2005;322(1):125–32.
[322] Gelber S, Coates AS, Goldhirsch A, Castiglione–Gertsch M, Marini G, Lindtner J, et al. Effect of pregnancy on overall survival after the diagnosis of early–stage breast cancer. J Clin Oncol. 2001;19(6):1671–5.
[323] Loibl S, Kohl J, Kaufmann M. Reproduction after breast cancer: what advice do we have for our patients? Zentralbl Gynakol. 2005;127(3):120–4.
[324] Pagani O, Ruggeri M, Manunta S, Saunders C, Peccatori F, Cardoso F, et al. Pregnancy after breast cancer: are young patients willing to participate in clinical studies? Breast. 2015;24(3):201–7.
[325] Antonelli NM, Dotters DJ, Katz VL, Kuller JA. Cancer in pregnancy: a review of the literature. Part II. Obstet Gynecol Survey. 1996;51(2):135–42.
[326] Antonelli NM, Dotters DJ, Katz VL, Kuller JA. Cancer in pregnancy: a review of the literature. Part I. Obstet Gynecol Survey. 1996;51(2):125–34.
[327] Berry DL, Theriault RL, Holmes FA, Parisi VM, Booser DJ, Singletary SE, et al. Management of breast cancer during pregnancy using a standardized protocol. J Clin Oncol. 1999;17(3):855–61.
[328] Wallack MK, Wolf JA Jr, Bedwinek J, Denes AE, Glasgow G, Kumar B, et al. Gestational carcinoma of the female breast. Curr Probl Cancer. 1983;7(9):1–58.
[329] Anderson BO, Petrek JA, Byrd DR, Senie RT, Borgen PI. Pregnancy influences breast cancer stage at diagnosis in women 30 years of age and younger. Ann Surg Oncol. 1996;3(2):204–11.
[330] Albrektsen G, Heuch I, Kvale G. The short–term and long–term effect of a pregnancy on breast cancer risk: a prospective study of 802,457 parous Norwegian women. Br J Cancer. 1995;72(2):480–4.
[331] Lambe M, Hsieh C, Trichopoulos D, Ekbom A, Pavia M, Adami HO. Transient increase in the risk of breast cancer after giving birth. N Engl J Med. 1994;331(1):5–9.
[332] Wohlfahrt J, Andersen PK, Mouridsen HT, Melbye M. Risk of late–stage breast cancer after a childbirth. Am J Epidemiol. 2001;153(11):1079–84.
[333] Cullinane CA, Lubinski J, Neuhausen SL, Ghadirian P, Lynch HT, Isaacs C, et al. Effect of pregnancy as a risk factor for breast cancer in BRCA1/BRCA2 mutation carriers. Int J Cancer. 2005;117(6):988–91.
[334] Ishida T, Yokoe T, Kasumi F, Sakamoto G, Makita M, Tominaga T, et al. Clinicopathologic characteristics and prognosis of breast cancer patients associated with pregnancy and lactation:analysis of case–control study in Japan. Jpn J Cancer Res. 1992;83(11):1143–9.
[335] Shen T, Vortmeyer AO, Zhuang Z, Tavassoli FA. High frequency of allelic loss of BRCA2 gene in pregnancy–associated breast carcinoma. J Natl Cancer Inst. 1999;91(19):1686–7.
[336] Johannsson O, Loman N, Borg A, Olsson H. Pregnancy–associated breast cancer in BRCA1 and BRCA2 germline mutation carriers. Lancet. 1998;352(9137):1359–60.

[337] Amant F, Deckers S, Van Calsteren K, Loibl S, Halaska M, Brepoels L, et al. Breast cancer in pregnancy: recommendations of an international consensus meeting. Eur J Cancer. 2010;46(18):3158–68.
[338] Loibl S, von Minckwitz G, Gwyn K, Ellis P, Blohmer JU, Schlegelberger B, et al. Breast carcinoma during pregnancy. Cancer. 2006;106(2):237–46.
[339] Loibl S, Schmidt A, Gentilini O, Kaufman B, Kuhl C, Denkert C, et al. Breast cancer diagnosed during pregnancy: adapting recent advances in breast cancer care for pregnant patients. JAMA oncology. 2015.
[340] Saber A, Dardik H, Ibrahim IM, Wolodiger F. The milk rejection sign: a natural tumor marker. Am Surg. 1996; 62(12):998–9.
[341] Liberman L, Giess CS, Dershaw DD, Deutch BM, Petrek JA. Imaging of pregnancy-associated breast cancer. Radiology. 1994;191(1):245–8.
[342] Ahn BY, Kim HH, Moon WK, Pisano ED, Kim HS, Cha ES, et al. Pregnancy- and lactation-associated breast cancer: mammographic and sonographic findings. J Ultrasound Med. 2003;22(5):491–7; quiz 8–9.
[343] Yang WT, Dryden MJ, Gwyn K, Whitman GJ, Theriault R. Imaging of breast cancer diagnosed and treated with chemotherapy during pregnancy. Radiology. 2006;239(1): 52–60.
[344] Barthelmes L, Davidson LA, Gaffney C, Gateley CA. Pregnancy and breast cancer. BMJ. 2005;330(7504): 1375–8.
[345] Nettleton J, Long J, Kuban D, Wu R, Shaefffer J, El-Mahdi A. Breast cancer during pregnancy: quantifying the risk of treatment delay. Obstet Gynecol. 1996;87(3):414–8.
[346] Collins JC, Liao S, Wile AG. Surgical management of breast masses in pregnant women. J Reprod Med. 1995;40(11):785–8.
[347] Azim HA Jr, Santoro L, Russell-Edu W, Pentheroudakis G, Pavlidis N, Peccatori FA. Prognosis of pregnancy-associated breast cancer: a meta-analysis of 30 studies. Cancer Treat Rev. 2012;38(7):834–42.
[348] Amant F, von Minckwitz G, Han SN, Bontenbal M, Ring AE, Giermek J, et al. Prognosis of women with primary breast cancer diagnosed during pregnancy: results from an international collaborative study. J Clin Oncol. 2013;31(20): 2532–9.
[349] Nicklas AH, Baker ME. Imaging strategies in the pregnant cancer patient. Semin Oncol. 2000;27(6):623–32.
[350] Max MH, Klamer TW. Pregnancy and breast cancer. South Med J. 1983;76(9):1088–90.
[351] Samuels TH, Liu FF, Yaffe M, Haider M. Gestational breast cancer. Canadian Assoc Radiol J (Journal l'Association canadienne des radiologistes). 1998;49(3): 172–80.
[352] Vashi R, Hooley R, Butler R, Geisel J, Philpotts L. Breast imaging of the pregnant and lactating patient: physiologic changes and common benign entities. AJR. 2013;200(2): 329–36.
[353] Frank G, Shellock EK. Safety of magnetic resonance maging contrast agents. J Magn Reson Imaging. 1999; 10(3):477–84.
[354] Shao-Pow Lin JJB. MR contrast agents: physical and pharmacologic basics. J Magn Reson Imaging. 2007;25(5): 884–99.
[355] Shellock FG, Crues JV. MR procedures: biologic effects, safety, and patient care. Radiology. 2004;232(3):635–52.
[356] Benveniste H, Fowler JS, Rooney WD, Moller DH, Backus WW, Warner DA, et al. Maternal-fetal in vivo imaging: a combined PET and MRI study. J Nucl Med. 2003;44(9):1522–30.
[357] ten Hove CH, Zijlstra-Baalbergen JM, Comans EI, van Elburg RM. An unusual hotspot in a young woman with Hodgkin's lymphoma. Haematologica. 2008;93(1):e14–5.
[358] Bottles K, Taylor RN. Diagnosis of breast masses in pregnant and lactating women by aspiration cytology. Obstet Gynecol. 1985;66 (3 Suppl):76S–8S.
[359] Mitre BK, Kanbour AI, Mauser N. Fine needle aspiration biopsy of breast carcinoma in pregnancy and lactation. Acta Cytol. 1997;41(4):1121–30.
[360] Novotny DB, Maygarden SJ, Shermer RW, Frable WJ. Fine needle aspiration of benign and malignant breast masses associated with pregnancy. Acta Cytol. 1991;35(6): 676–86.
[361] Shannon J, Douglas-Jones AG, Dallimore NS. Conversion to core biopsy in preoperative diagnosis of breast lesions: is it justified by results? J Clin Pathol. 2001;54(10): 762–5.
[362] Stewart A, Webb K, Giles D. Malignant disease in childhood and diagnostic irradiation in utero. Lancet. 1956;2:447.
[363] Court Brown WM, Doll R, Hill RB. Incidence of leukaemia after exposure to diagnostic radiation in utero. Br Med J. 1960;2(5212):1539–45.
[364] Diamond EL, Schmerler H, Lilienfeld AM. The relationship of intra-uterine radiation to subsequent mortality and development of leukemia in children. A prospective study. Am J Epidemiol. 1973;97(5):283–313.
[365] Delongchamp RR, Mabuchi K, Yoshimoto Y, Preston DL. Cancer mortality among atomic bomb survivors exposed in utero or as young children, October 1950–May 1992. Radiat Res. 1997;147(3):385–95.
[366] Puglisi F, Follador A, Minisini AM, Cardellino GG, Russo S, Andreetta C, et al. Baseline staging tests after a new diagnosis of breast cancer: further evidence of their limited indications. Ann Oncol. 2005;16(2):263–6.
[367] Mazze RI, Kallen B. Reproductive outcome after anesthesia and operation during pregnancy: a registry study of 5405 cases. Am J Obstet Gynecol. 1989;161(5): 1178–85.
[368] Woo JC, Yu T, Hurd TC. Breast cancer in pregnancy: a literature review. Arch Surg. 2003;138(1):91–8 (discussion 9).
[369] Kuerer HM, Gwyn K, Ames FC, Theriault RL. Conservative surgery and chemotherapy for breast carcinoma during pregnancy. Surgery. 2002;131(1):108–10.
[370] Ruo Redda MG, Verna R, Guarneri A, Sannazzari GL. Timing of radiotherapy in breast cancer conserving treatment. Cancer Treat Rev. 2002;28(1):5–10.
[371] Gentilini O, Masullo M, Rotmensz N, Peccatori F, Mazzarol G, Smeets A, et al. Breast cancer diagnosed during pregnancy and lactation: biological features and treatment options. Eur J Surg Oncol (EJSO). 2005;31(3): 232–6.
[372] Sprung J, Tully MJ, Ziser A. Anaphylactic reactions to isosulfan blue dye during sentinel node lymphadenectomy for breast cancer. Anesth Analg. 2003;96(4):1051–3.
[373] Pruthi S, Haakenson C, Brost BC, Bryant K, Reid JM, Singh R, et al. Pharmacokinetics of methylene blue dye for

lymphatic mapping in breast cancer–implications for use in pregnancy. Am J Surg. 2011;201(1):70–5.
[374] Gentilini O, Cremonesi M, Trifiro G, Ferrari M, Baio SM, Caracciolo M, et al. Safety of sentinel node biopsy in pregnant patients with breast cancer. Ann Oncol. 2004; 15(9):1348–51.
[375] Keleher A, Wendt R 3rd, Delpassand E, Stachowiak AM, Kuerer HM. The safety of lymphatic mapping in pregnant breast cancer patients using Tc–99m sulfur colloid. Breast J. 2004;10(6):492–5.
[376] Pandit–Taskar N, Dauer LT, Montgomery L, St. Germain J, Zanzonico PB, Divgi CR. Organ and fetal absorbed dose estimates from ^{99m}Tc–sulfur colloid lymphoscintigraphy and sentinel node localization in breast cancer patients. J Nucl Med. 2006;47(7):1202–8.
[377] Gropper AB, Calvillo KZ, Dominici L, Troyan S, Rhei E, Economy KE, et al. Sentinel lymph node biopsy in pregnant women with breast cancer. Ann Surg Oncol. 2014;21(8):2506–11.
[378] Greskovich JF Jr, Macklis RM. Radiation therapy in pregnancy: risk calculation and risk minimization. Semin Oncol. 2000;27(6):633–45.
[379] Kal HB, Struikmans H. Radiotherapy during pregnancy: fact and fiction. Lancet Oncol. 2005;6(5):328–33.
[380] Antypas C, Sandilos P, Kouvaris J, Balafouta E, Karinou E, Kollaros N, et al. Fetal dose evaluation during breast cancer radiotherapy. Int J Radiat Oncol Biol Phys. 1998;40(4):995–9.
[381] Petrek JA. Breast cancer during pregnancy. Cancer. 1994;74(1 Suppl):518–27.
[382] Amant F, Vandenbroucke T, Verheecke M, Fumagalli M, Halaska MJ, Boere I, et al. Pediatric outcome after maternal cancer diagnosed during pregnancy. N Engl J Med. 2015.
[383] Huang J, Barbera L, Brouwers M, Browman G, Mackillop WJ. Does delay in starting treatment affect the outcomes of radiotherapy? A systematic review. J Clin Oncol. 2003;21(3):555–63.
[384] Doll DC, Ringenberg QS, Yarbro JW. Antineoplastic agents and pregnancy. Semin Oncol. 1989;16(5):337–46.
[385] Germann N, Goffinet F, Goldwasser F. Anthracyclines during pregnancy: embryo–fetal outcome in 160 patients. Ann Oncol. 2004;15(1):146–50.
[386] Byrd BF Jr, Bayer DS, Robertson JC, Stephenson SE Jr. Treatment of breast tumors associated with pregnancy and lactation. Ann Surg. 1962;155:940–7.
[387] Murray CL, Reichert JA, Anderson J, Twiggs LB. Multimodal cancer therapy for breast cancer in the first trimester of pregnancy. A case report. JAMA. 1984;252(18):2607–8.
[388] Turchi JJ, Villasis C. Anthracyclines in the treatment of malignancy in pregnancy. Cancer. 1988;61(3):435–40.
[389] Wiebe VJ, Sipila PE. Pharmacology of antineoplastic agents in pregnancy. Crit Rev Oncol Hematol. 1994;16(2): 75–112.
[390] Williams SF, Schilsky RL. Antineoplastic drugs administered during pregnancy. Semin Oncol. 2000;27(6):618–22.
[391] Ebert U, Loffler H, Kirch W. Cytotoxic therapy and pregnancy. Pharmacol Ther. 1997;74(2):207–20.
[392] Zemlickis D, Lishner M, Degendorfer P, Panzarella T, Burke B, Sutcliffe SB, et al. Maternal and fetal outcome after breast cancer in pregnancy. Am J Obstet Gynecol. 1992;166(3):781–7.
[393] Cardonick E, Iacobucci A. Use of chemotherapy during human pregnancy. Lancet Oncol. 2004;5(5):283–91.
[394] Giacalone PL, Laffargue F, Benos P. Chemotherapy for breast carcinoma during pregnancy: a French national survey. Cancer. 1999;86(11):2266–72.
[395] Ring AE, Smith IE, Jones A, Shannon C, Galani E, Ellis PA. Chemotherapy for breast cancer during pregnancy: an 18–year experience from five London teaching hospitals. J Clin Oncol. 2005;23(18):4192–7.
[396] Hahn KM, Johnson PH, Gordon N, Kuerer H, Middleton L, Ramirez M, et al. Treatment of pregnant breast cancer patients and outcomes of children exposed to chemotherapy in utero. Cancer. 2006;107(6):1219–26.
[397] Litton JK, Warneke CL, Hahn KM, Palla SL, Kuerer HM, Perkins GH, et al. Case control study of women treated with chemotherapy for breast cancer during pregnancy as compared with nonpregnant patients with breast cancer. Oncologist. 2013;18(4):369–76.
[398] Gentilini O, Masullo M, Rotmensz N, Peccatori F, Mazzarol G, Smeets A, et al. Breast cancer diagnosed during pregnancy and lactation: biological features and treatment options. Eur J Surg Oncol. 2005;31(3):232–6.
[399] Peccatori F, Martinelli G, Gentilini O, Goldhirsch A. Chemotherapy during pregnancy: what is really safe? Lancet Oncol. 2004;5(7):398.
[400] Litton JK, Warneke CL, Hahn KM, Palla SL, Kuerer HM, Perkins GH, et al. Case control study of women treated with chemotherapy for breast cancer during pregnancy as compared with nonpregnant patients with breast cancer. Oncologist. 2013;18(4):369–76.
[401] Meyer–Wittkopf M, Barth H, Emons G, Schmidt S. Fetal cardiac effects of doxorubicin therapy for carcinoma of the breast during pregnancy: case report and review of the literature. Ultrasound Obstet Gynecol. 2001;18(1):62–6.
[402] Achtari C, Hohlfeld P. Cardiotoxic transplacental effect of idarubicin administered during the second trimester of pregnancy. Am J Obstet Gynecol. 2000;183(2):511–2.
[403] Peres RM, Sanseverino MT, Guimaraes JL, Coser V, Giuliani L, Moreira RK, et al. Assessment of fetal risk associated with exposure to cancer chemotherapy during pregnancy: a multicenter study. Braz J Med Biol Res. 2001;34(12):1551–9.
[404] Reynoso EE, Huerta F. Acute leukemia and pregnancy—fatal fetal outcome after exposure to idarubicin during the second trimester. Acta Oncol. 1994;33(6):709–10.
[405] Siu BL, Alonzo MR, Vargo TA, Fenrich AL. Transient dilated cardiomyopathy in a newborn exposed to idarubicin and all–trans–retinoic acid (ATRA) early in the second trimester of pregnancy. Int J Gynecol Cancer. 2002;12(4): 399–402.
[406] Eedarapalli P, Biswas N, Coleman M. Epirubicin for breast cancer during pregnancy: a case report. J Reprod Med. 2007;52(8):730–2.
[407] Karp GI, von Oeyen P, Valone F, Khetarpal VK, Israel M, Mayer RJ, et al. Doxorubicin in pregnancy: possible transplacental passage. Cancer Treat Rep. 1983;67(9): 773–7.
[408] De Santis M, Lucchese A, De Carolis S, Ferrazani S, Caruso A. Metastatic breast cancer in pregnancy: first case of chemotherapy with docetaxel. Eur J Cancer Care (Engl). 2000;9(4):235–7.

[409] Gainford MC, Clemons M. Breast cancer in pregnancy: are taxanes safe? Clin Oncol (R Coll Radiol). 2006;18(2):159.
[410] Gonzalez-Angulo AM, Walters RS, Carpenter RJ Jr, Ross MI, Perkins GH, Gwyn K, et al. Paclitaxel chemotherapy in a pregnant patient with bilateral breast cancer. Clin Breast Cancer. 2004;5(4):317–9.
[411] Mendez LE, Mueller A, Salom E, Gonzalez-Quintero VH. Paclitaxel and carboplatin chemotherapy administered during pregnancy for advanced epithelial ovarian cancer. Obstet Gynecol. 2003;102(5 Pt 2):1200–2.
[412] Nieto Y, Santisteban M, Aramendia JM, Fernandez-Hidalgo O, Garcia-Manero M, Lopez G. Docetaxel administered during pregnancy for inflammatory breast carcinoma. Clin Breast Cancer. 2006;6(6):533–4.
[413] Potluri V, Lewis D, Burton GV. Chemotherapy with taxanes in breast cancer during pregnancy: case report and review of the literature. Clin Breast Cancer. 2006;7(2):167–70.
[414] Sood AK, Shahin MS, Sorosky JI. Paclitaxel and platinum chemotherapy for ovarian carcinoma during pregnancy. Gynecol Oncol. 2001;83(3):599–600.
[415] Mir O, Berveiller P, Goffinet F, Treluyer JM, Serreau R, Goldwasser F, et al. Taxanes for breast cancer during pregnancy: a systematic review. Ann Oncol. 2010;21(2):425–6.
[416] Cardonick E, Bhat A, Gilmandyar D, Somer R. Maternal and fetal outcomes of taxane chemotherapy in breast and ovarian cancer during pregnancy: case series and review of the literature. Ann Oncol. 2012;23(12):3016–23.
[417] Pant S, Landon MB, Blumenfeld M, Farrar W, Shapiro CL. Treatment of breast cancer with trastuzumab during pregnancy. J Clin Oncol. 2008;26(9):1567–9.
[418] Bader AA, Schlembach D, Tamussino KF, Pristauz G, Petru E. Anhydramnios associated with administration of trastuzumab and paclitaxel for metastatic breast cancer during pregnancy. Lancet Oncol. 2007;8(1):79–81.
[419] Fanale MA, Uyei AR, Theriault RL, Adam K, Thompson RA. Treatment of metastatic breast cancer with trastuzumab and vinorelbine during pregnancy. Clin Breast Cancer. 2005;6(4):354–6.
[420] Sekar R, Stone PR. Trastuzumab use for metastatic breast cancer in pregnancy. Obstet Gynecol. 2007;110(2 Pt 2):507–10.
[421] Watson WJ. Herceptin (trastuzumab) therapy during pregnancy: association with reversible anhydramnios. Obstet Gynecol. 2005;105(3):642–3.
[422] Shrim A, Garcia-Bournissen F, Maxwell C, Farine D, Koren G. Favorable pregnancy outcome following Trastuzumab (Herceptin) use during pregnancy—case report and updated literature review. Reprod Toxicol (Elmsford, NY). 2007;23(4):611–3.
[423] Waterston AM, Graham J. Effect of adjuvant trastuzumab on pregnancy. J Clin Oncol. 2006;24(2):321–2.
[424] Azim HA Jr, Metzger-Filho O, de Azambuja E, Loibl S, Focant F, Gresko E, et al. Pregnancy occurring during or following adjuvant trastuzumab in patients enrolled in the HERA trial (BIG 01-01). Breast Cancer Res Treat. 2012;133(1):387–91.
[425] Zagouri F, Sergentanis TN, Chrysikos D, Papadimitriou CA, Dimopoulos MA, Bartsch R. Trastuzumab administration during pregnancy: a systematic review and meta-analysis. Breast Cancer Res Treat. 2013;137(2):349–57.
[426] Kelly H, Graham M, Humes E, Dorflinger LJ, Boggess KA, O'Neil BH, et al. Delivery of a healthy baby after first-trimester maternal exposure to lapatinib. Clin Breast Cancer. 2006;7(4):339–41.
[427] Chamness GC, Bannayan GA, Landry LAJ, Sheridan PJ, McGuire WL. Abnormal reproductive development in rats after neonatally administered antiestrogen (Tamoxifen). Biol Reprod. 1979;21(5):1087–90.
[428] Iguchi T, Hirokawa M, Takasugi N. Occurence of genital tract abnormalities and bladder hernia in female mice exposed neonatally to tamoxifen. Toxicology. 1986;42(1):1–11.
[429] Tucker M, Adam H, Patterson J. Tamoxifen (Chap. 6). In: Laurence DR, McLean AEM, Wetherall M, editors.Safety testing of new drugs laboratory predictions and clinical performance. London: Academic Press; 1984. p. 125–61.
[430] Barthelmes L, Gateley CA. Tamoxifen and pregnancy. Breast. 2004;13(6):446–51.
[431] Andreadis C, Charalampidou M, Diamantopoulos N, Chouchos N, Mouratidou D. Combined chemotherapy and radiotherapy during conception and first two trimesters of gestation in a woman with metastatic breast cancer. Gynecol Oncol. 2004;95(1):252–5.
[432] Isaacs RJ, Hunter W, Clark K. Tamoxifen as systemic treatment of advanced breast cancer during pregnancy–case report and literature review. Gynecol Oncol. 2001;80(3):405–8.
[433] Cullins SL, Pridjian G, Sutherland CM. Goldenhar's syndrome associated with tamoxifen given to the mother during gestation. JAMA. 1994;271(24):1905–6.
[434] Tewari K, Bonebrake RG, Asrat T, Shanberg AM. Ambiguous genitalia in infant exposed to tamoxifen in utero. Lancet. 1997;350(9072):183.
[435] Goldhirsch A, Gelber RD. Life with consequences of breast cancer: pregnancy during and after endocrine therapies. Breast. 2004;13(6):443–5.
[436] Delozier T, Switsers O, Genot JY, Ollivier JM, Hery M, Namer M, et al. Delayed adjuvant tamoxifen: ten-year results of a collaborative randomized controlled trial in early breast cancer (TAM-02 trial). Ann Oncol. 2000;11(5):515–9.
[437] Einarson A, Maltepe C, Navioz Y, Kennedy D, Tan MP, Koren G. The safety of ondansetron for nausea and vomiting of pregnancy: a prospective comparative study. BJOG. 2004;111(9):940–3.
[438] Cowchock S. Prevention of fetal death in the antiphospholipid antibody syndrome. Lupus. 1996;5(5):467–72.
[439] Carmichael SL, Shaw GM. Maternal corticosteroid use and risk of selected congenital anomalies. Am J Med Genet. 1999;86(3):242–4.
[440] Park-Wyllie L, Mazzotta P, Pastuszak A, Moretti ME, Beique L, Hunnisett L, et al. Birth defects after maternal exposure to corticosteroids: prospective cohort study and meta-analysis of epidemiological studies. Teratology. 2000;62(6):385–92.
[441] Bilgin K, Yaramis A, Haspolat K, Tas MA, Gunbey S, Derman O. A randomized trial of granulocyte-macrophage colonystimulating factor in neonates with sepsis and neutropenia. Pediatrics. 2001;107(1):36–41.
[442] Schibler KR, Osborne KA, Leung LY, Le TV, Baker SI, Thompson DD. A randomized, placebo-controlled trial of

granulocyte colony-stimulating factor administration to newborn infants with neutropenia and clinical signs of early-onset sepsis. Pediatrics. 1998;102(1 Pt 1):6–13.
[443] Ghosh A, Ayers KJ. Darbepoetin alfa for treatment of anaemia in a case of chronic renal failure during pregnancy—case report. Clin Exp Obstet Gynecol. 2007;34(3):193–4.
[444] Sangalli MR, Peek M, McDonald A. Prophylactic granulocyte colony-stimulating factor treatment for acquired chronic severe neutropenia in pregnancy. Aust NZ J Obstet Gynaecol. 2001;41(4):470–1.
[445] Stathopoulos IP, Liakou CG, Katsalira A, Trovas G, Lyritis GG, Papaioannou NA, et al. The use of bisphosphonates in women prior to or during pregnancy and lactation. Hormones (Athens, Greece). 2011;10(4):280–91.
[446] Byrne J, Rasmussen SA, Steinhorn SC, Connelly RR, Myers MH, Lynch CF, et al. Genetic disease in offspring of long-term survivors of childhood and adolescent cancer. Am J Hum Genet. 1998;62(1):45–52.
[447] Dodds L, Marrett LD, Tomkins DJ, Green B, Sherman G. Case-control study of congenital anomalies in children of cancer patients. BMJ. 1993;307(6897):164–8.
[448] Edgar AB, Wallace WHB. Pregnancy in women who had cancer in childhood. Eur J Cancer. 2007;43(13):1890–4.
[449] Li FP, Fine W, Jaffe N, Holmes GE, Holmes FF. Offspring of patients treated for cancer in childhood. J Natl Cancer Inst. 1979;62(5):1193–7.
[450] Mulvihill JJ, Myers MH, Connelly RR, Byrne J, Austin DF, Bragg K, et al. Cancer in offspring of long-term survivors of childhood and adolescent cancer. Lancet. 1987;2(8563):813–7.
[451] Mastro LD, Catzeddu T, Venturini M. Infertility and pregnancy after breast cancer: Current knowledge and future perspectives. Cancer Treat Rev. 2006;32(6):417–22.
[452] Azim HA Jr, Santoro L, Pavlidis N, Gelber S, Kroman N, Azim H, et al. Safety of pregnancy following breast cancer diagnosis: a meta-analysis of 14 studies. Eur J Cancer. 2011;47 (1):74–83.
[453] Calhoun K, Hansen N. The effect of pregnancy on survival in women with a history of breast cancer. Breast Disease. 2005;23:81–6.
[454] Blakely LJ, Buzdarm AU, Lozada JA, Shullaih SA, Hoy E, Smith TL, et al. Effects of pregnancy after treatment for breast carcinoma on survival and risk of recurrence. Cancer. 2004;100(3):465–9.
[455] Raphael J, Trudeau ME, Chan K. Outcome of patients with pregnancy during or after breast cancer: a review of the recent literature. Curr Oncol. 2015;22:S8–18.
[456] Sankila R, Heinavaara S, Hakulinen T. Survival of breast cancer patients after subsequent term pregnancy: "healthy mother effect". Am J Obstet Gynecol. 1994;170(3):818–23.
[457] Kroman N, Jensen MB, Melbye M, Wohlfahrt J, Mouridsen HT. Should women be advised against pregnancy after breast-cancer treatment? Lancet. 1997;350(9074):319–22.
[458] Harvey JC, Rosen PP, Ashikari R, Robbins GF, Kinne DW. The effect of pregnancy on the prognosis of carcinoma of the breast following radical mastectomy. Surg Gynecol Obstet. 1981;153(5):723–5.
[459] Clark RM, Chua T. Breast cancer and pregnancy: the ultimate challenge. Clin Oncol (R Coll Radiol). 1989;1(1):11–8.
[460] Mueller BA, Simon MS, Deapen D, Kamineni A, Malone KE, Daling JR. Childbearing and survival after breast carcinoma in young women. Cancer. 2003;98(6):1131–40.
[461] Donnenfeld AE, Pastuszak A, Noah JS, Schick B, Rose NC, Koren G. Methotrexate exposure prior to and during pregnancy. Teratology. 1994;49(2):79–81.
[462] Findlay PA, Gorrell CR, d'Angelo T, Glatstein E. Lactation after breast radiation. Int J Radiat Oncol Biol Phys. 1988;15(2):511–2.
[463] Wobbes T. Effect of a breast saving procedure on lactation. Eur J Surg Acta Chir. 1996;162(5):419–20.
[464] Hassey KM. Pregnancy and parenthood after treatment for breast cancer. Oncol Nurs Forum. 1988;15(4):439–44.
[465] Higgins S, Haffty BG. Pregnancy and lactation after breast-conserving therapy for early stage breast cancer. Cancer. 1994;73(8):2175–80.
[466] Zimpelmann A, Kaufmann M. Breastfeeding nursing after breast surgery. Zentralbl Gynakol. 2002;124(11):525–8.
[467] Mor V, Malin M, Allen S. Age differences in the psychosocial problems encountered by breast cancer patients. J Natl Cancer Inst Monogr. 1994;16:191–7.
[468] Northouse LL. Breast cancer in younger women: effects on interpersonal and family relations. J Natl Cancer Inst Monogr. 1994;16:183–90.
[469] Guth U, Huang DJ, Alder J, Moffat R. Family ties: young breast cancer patients and their children. Swiss Med Wkly. 2015;145:w14163.
[470] Kornblith AB, Powell M, Regan MM, Bennett S, Krasner C, Moy B, et al. Long-term psychosocial adjustment of older vs younger survivors of breast and endometrial cancer. Psycho-Oncology. 2007;16(10):895–903.
[471] Oddens BJ, den Tonkelaar I, Nieuwenhuyse H. Psychosocial experiences in women facing fertility problems–a comparative survey. Human Reprod (Oxford, England). 1999;14(1):255–61.
[472] Fertility preservation and reproduction in cancer patients. Fertil Steril. 2005;83(6):1622–8.
[473] Dow KH. Having children after breast cancer. Cancer Pract. 1994;2(6):407–13.

第 30 章 乳腺癌患者的心理支持

Psychological Support for the Breast Cancer Patient

Donna B. Greenberg 著
李雪芹 译

一旦诊断为乳腺癌，女性就面临着要和一个危及生命的疾病抗争的处境。疾病的严重程度、将要接受的治疗、疾病的未来发展都是她们将要应对的挑战。被告知诊断为乳腺癌后，患者通常紧接着会要求医生向她们解释接下来该如何治疗。现有的乳腺癌治疗包括乳房手术、化疗放疗的联合治疗，以及可能会引起或加重更年期症状的抗雌激素治疗。这些治疗在不同的女性心理会引起不同的担忧，有的担心自己的女性魅力受到影响，有的担心失去生育能力，有的害怕影响自己的另一半，已婚有小孩的则担心疾病会不会遗传。她们面临的心理挑战各不相同。不同的人生经历也会对她们造成不同的影响，青少年时经历了母亲因乳腺癌去世，带有家族史的妇女，确诊腺腺癌会对她们造成更显著的心理压力。

此时医生首先要向患者说明病情，帮助患者制定治疗方案，解除疾病对患者生命的威胁。其次要协助患者面对心理上的挑战，鉴于每个患者的精神病史、心理负担、性格气质的不同，医生应给予她们不同的心理辅导支持[1]。女性通常比男性易于寻求精神帮助，更容易接受心理治疗。精神病学和心理学可以借此机会提供帮助应对的工具。现在有很多的训练有素的精神病学家、心理学家，还有社会工作者，他们可以协同合作帮助这些女性患者，他们可以聆听患者的烦恼，识别那些会影响患者情绪的生理或心理综合征，为患者提供心理支持和帮助。

一、诊断初期的焦虑

当医生一开始告知患者乳房 X 线检查显示异常时，大多数女性都非常惊慌。这种焦虑会持续数周，即使这个异常结果最后证实是“烟雾弹”，仍会对患者的心理造成影响，所以越早向患者解释清楚越好[2]。放射科医生和外科医生可能需要进行各种检查才能得到最后的结果，明确肿块的性质。在这个过程中，患者会持续感到焦虑。即使是医疗程序中的小小延误，也会对患者的心理造成很大的影响。

一名女性患者如果被确诊为DCIS或浸润性癌，意味着她可能需要切除部分乳房或全部乳房，需要面临乳房重建的手术。后续的化疗又意味着脱发、疲劳、不适感，还有更年期症状。而抗雌激素药物会进一步加重患者的更年期症状。所有的这些治疗都会影响女性的自信，还会对她们的生育能力产生影响。她们会担心将来没有办法生育自己的孩子，会觉得生命受到威胁，自己的孩子将来可能会失去母亲，还会担心疾病遗传给下一代，孩子将来可能也会患上乳腺癌。

有的女性患者会有意忽视自己的乳房肿块，拒绝承认患病，并延迟就诊不让医生发现自己的症状，这是因为适应不良，缺乏面对不良环境的应对能力。这些患者选择不告诉任何人自己乳房上有包块，以此减少自己的担心和忧虑。这种原因导致的沉默是诊断延误的重要原因。除此之外，研究中还发现，有精神病史和缺乏社会支持可以解释大多数延误诊断的原因，但不是所有的[3]。其他因素也有可能导致延迟就诊，比如年龄较大，受教育程度低，非白人人种，对乳房肿块不以为然等。

二、心理评估

一旦确诊乳腺癌，患者经常会向我们咨询该如何做。她们通常会觉得焦虑、抑郁、失眠、疲劳，想要知道怎么去适应。首先，应当仔细听取患者的解释，了解诊断对她们意味着什么，她们担心的是什么，以及在此之前有哪些心理负担。通过了解患者的个人想法、年龄、将要面临的挑战，以及过去的精神病史，使我们能够为她们每个人制订合适的治疗计划。对疾病的应对能力与尽早地意识到诊断和治疗的紧迫性有关。在医疗人员和周围亲属的帮助下，最初的震惊和否认让步于接下来立马需要做的决定和马拉松式的治疗。有时，在治疗的问题解决前，情绪问题都处于次要地位。患者会特别担心手术、化疗、放疗，以及由此带来的身体外形的变化。标准化疗中的抗癌药物如环磷酰胺和多柔比星会引起营养流失，还有脱发、体重增加、疲劳。患者可能很长时间只能专心治疗，生活部分不能自理。紫杉烷类药物如紫杉醇可能会引起神经性疼痛和肢体末端感觉麻木。间歇性地使用地塞米松预防化疗药物的超敏反应和呕吐对患者的情绪、睡眠和体重都有影响。治疗还会引起更年期症状，根据患者的年龄不同，有的更年期症状起初是暂时的，然后变成永久的，这些患者会因为治疗提前进入更年期。还有的患者担心治疗疗效，担心疾病不能得到控制，或者疾病复发。

三、内分泌治疗对情绪的影响

抗激素治疗会直接影响患者的心理状态。当乳腺癌妇女接受内分泌治疗时，她的情绪会受到更年期症状的影响。原本用雌激素/孕激素替代治疗的妇女在被诊断为乳腺癌后，需要停止原来的替代治疗。有些需要行卵巢切除术或亮丙瑞林治疗，这些都可能突然加重患者失眠、潮热、烦躁的更年期症状。因为化疗会抑制卵巢功能，化疗之后再行内分泌治疗的患者，更年期症状相对之前的患者出现可能会缓慢一些。

激素阳性乳腺癌完成手术和（或）化疗后，在即将接受内分泌治疗前，超过一半的患者有情绪低、命名障碍和性欲减退。之后给予他莫昔芬或芳香酶抑制药治疗。在一个比较依西美坦和他莫昔芬的研究中发现[4]，服用依西美坦的患者更容易出现睡眠困难，潮热在前3个月出现频率增加但之后减少。服用1年后他莫昔芬患者比依西美坦患者潮热症状更明显。在情绪低落、命名障碍、精力低下等方面两者没有区别[5]。服药 1 年后性欲方面依西美坦影响更大，潮热两者都会随着时间的推移减少。75% 的女性有精力低下的问题。对那些不耐受他莫昔芬的，改用来曲唑和依西美坦已被证明可以减少副作用，短期改善患者的心情[6]。

四、长期的激素治疗

虽然不是全部，但是大部分女性都能坚持多年的抗雌激素治疗，相关依从性的报道各不相同。因为这些药物只是药丸，它们预防肿瘤复发的重要作用并不总是受到患者重视。心理支持和仔细向患者阐明抗激素治疗的重要作用对患者的预后至关重要。女性通常会高估自己对他莫昔芬治疗的依从性[7]。在一项 2000 多例妇女的国家保险数据研究中发现，约 23% 的女性服用他莫昔芬未能达到最佳依从性，即足量用药不超过 80% 天数。31% 没有完成 5 年的治疗[8]。总的来说，女性是否会继续这些治疗取决于他们是否从一开始就对他莫昔芬有积极的看法，还有随着时间的推移，这些观点是否会改善[9]。如果有更多的社会支持，患者更容易坚持服用他莫昔芬，如果医生让患者对激素治疗有所了解，事先告知其不良反应，让患者觉得她们是决策参与者，也将有益于患者坚持完成治疗[10]。

许多早期乳腺癌患者，只需要口服一种芳香化酶抑制药，如阿那曲唑，也没有遵守治疗。第一个 12 个月的治疗平均坚持范围为 82% ～ 88%，随着时间的推移，依从性逐年下降，第三年跌到 62% ～ 79%[11]。这些患者的依从性差可能和患有抑郁症有关，尤其在年轻女性中相关性更加明显[12]。

五、焦虑

患者会对治疗产生焦虑，既往有焦虑症和恐惧症病史的更是如此。针头恐惧症和幽闭恐惧症患者无法进行放疗和 MRI 检查，会干扰正常的诊断和治疗。还有一些患者总是设想最糟糕的情况，总觉得要大难临头。她们觉得未来充满危险，刚结束一个，又在设想下一步将要面临的威胁，经常觉得人生处在失控的状态。对于那些焦虑症、焦虑程度较高、经常恐慌和对乳腺癌异常恐惧的患者，焦虑已经影响了她们的生活质量。在癌症的常规监测期间，焦虑通常在患者复查前一周或一个月就会出现，意味着患者没有焦虑，心情平和的间隙时间非常短暂。在被诊断患有乳腺癌后，当出现新的症状或不适，患者会觉得焦虑，害怕症状是因为肿瘤复发，她们可能会向医生咨询，医生会告诉她们这个症状与肿瘤复发无关，但其中一部分人可能会先入为主，即使医生向她们解释后仍然担心。广泛的焦虑、恐慌或过度担心可以通过药物和（或）针对焦虑的认知行为来治疗。抗抑郁药，例如 5- 羟色胺再摄取抑制药，给予低剂量口服，可以减少慢性焦虑水平。治疗慢性焦虑，抗抑郁药优于苯二氮䓬类药物。此外，患者可以学习减少焦虑的方法，通过放松、分散注意力、思考停止、替代思维，或其他认知治疗方法来减少对疾病复发或并发症的焦虑。目前已经开发出很多用于焦虑症的认知行为方法，这些技术方法经过针对性的修改后也可用于癌症患者[13]。

六、睡眠

失眠在乳腺癌患者的治疗中经常发生（表 30–1）。初诊断时因患病而担心害怕，随后的几个月，患者的睡眠经常会受影响。之后，因为治疗引起的雌激素水平降低、夜间潮热，这些都会影响患者的睡眠。担心不会入睡是失眠的心理生理学原因，因为害怕不会入睡而产生的焦虑，会使人真的无法入睡。例如，努力地想要入睡会引发一连串关于睡眠的思考，如果患者无法入睡，她会担心自己睡不好觉，会影响自己的抗癌治疗，而这又会使她焦虑，更加无法入睡，形成恶性循环。进行认知行为治疗可以打破这种恶性循环[14]。很多人在患病前就有关于入睡和睡眠障碍的焦虑。

表 30–1　乳腺癌患者失眠原因

面临新发病灶或者复发的新威胁
雌激素缺乏伴潮热
担心不能入睡
苯二氮䓬类药物依赖
吩噻嗪类止吐药物不良反应（静坐不能）
复查前的预期焦虑
化疗时地塞米松的应用
咖啡因，减充血剂，酒精
睡眠呼吸暂停

化疗会通过很多方面来影响睡眠。一直服用苯二氮䓬类药物（例如安定）的女性，化疗期间为了预防恶心，间断停药，可能会引起反弹，出现失眠的症状。服用丙氯拉嗪治疗恶心呕吐的患者可能会产生锥体外系不良反应，包括静坐不能、多动腿，从而使患者入睡困难。因为恶心在化疗期间如此常见，患者往往忘了向心理医生提起她们正在使用如丙氯拉嗪的吩噻嗪类药物，这类药品可能会导致患者烦躁不安、失眠。对即将到来的下一次复查或化疗的恐惧也会使患者失眠。化疗期间，经常会给予地塞米松用来预防恶性呕吐等不适，或是预防紫杉类药物的超敏反应。这个是化疗影响睡眠的另一个原因[15]。地塞米松的不良反应包括失眠、躁动、停药后抑郁。咖啡因、消肿药、酒精都会引起失眠。有的时候睡眠障碍还要考虑是否因为患有睡眠呼吸暂停，夜间氧饱和度下降提示可能是这方面的原因，这个需要做进一步的睡眠检查才能明确原因[16–18]。

失眠是雌激素缺乏的一个特征。大约 65% 接受乳腺癌治疗的绝经后妇女有潮热。大约 3/4 的人在她们最后一次月经期后的 10 年里都有这个症状，有一半的人甚至超过 10 年。在那些化疗后口服他莫昔芬的年轻患者中情形更加严重[19]。

潮热开始时会出现大汗、心动过速、外周血流量增加。汗液蒸发后出现寒战畏冷。有时潮热开始之前会感到焦虑或口渴。热浪在全身蔓延，特别是上半身。没有乳腺癌病史的绝经妇女报告无法入睡，夜间经常惊醒，常常感到异常疲惫。Savard 在乳腺癌患者中发现潮热的 10min 内，唤醒时间更多，浅睡眠更多[20]。与没有潮热的人相比，Ⅱ期睡眠的百分比更低，快速动眼时间更长。总的说来，潮热会使睡眠效率低，睡眠时更容易受到打扰[21]。

绝经后妇女原本用雌激素替代治疗帮助睡眠的患者，一旦患上激素敏感型乳腺癌，便不能继续使用激素替代治疗。她们可以用抗抑郁药来替代雌激素药物，缓解血管舒缩性症状和睡眠障碍。很多抗抑郁药对这些症状都有效，特异性 5– 羟色胺再摄取抑制药如帕罗西汀[22]、氟西汀[23]，特异性 5– 羟色胺去甲肾上腺素再摄取抑制药如文拉法辛[24]。此外也可以对潮热进行治疗。加巴喷丁每天 900mg 可以减少乳腺癌女性的潮热症状[25]。对于早中期乳腺癌，血管舒缩性症状和越来越严重的抑郁症状都提示患者可能有失眠的问题[26]。

七、认知障碍

接受化疗的乳癌患者经常会抱怨工作时记忆减退，注意力很难集中。这些表现和特异性神经认知缺陷经常不相符。一项研究表明只有约 20% 的乳腺癌患者辅助治疗后具有记忆和（或）执行功能受损，和特异区域神经心理学测试和抑郁症状相关[27]。患者越紧张，报道的认知障碍越多。在急性期，苯二氮䓬类、类固醇、抗胆碱能药物能影响认知和注意力。化疗之后的代谢紊乱、疲劳、炎症反应也可能造成进一步的认知损害。与其他恶性肿瘤不同，乳腺癌治疗中的雌激素阻断也可能增加认知功能障碍[28-30]。睡眠不足、焦虑、情绪低落，以及患病的打击都可能进一步对患者造成影响。

“化疗脑”的说法会误导患者，让她们担心认知障碍会是永久性的。一项关于辅助化疗相关认知障碍研究的 Meta 分析审查了涉及 1562 名患者的 27 项研究。对不同方法论的横断面研究中辅助化疗和轻微认知障碍有关，但化疗组和无化疗组间的认知障碍程度没有不同。前瞻性研究中，研究者发现化疗后的认知功能随着时间的推移得到改善[31]。同样令人欣慰的结果有，在丹麦国家一项针对 1900 名原发性乳腺癌患者研究中发现，手术后 7 ～ 9 年接受全身性化疗（CMF：环磷酰胺、甲氨蝶呤、氟尿嘧啶或 CEF：环磷酰胺、表柔比星、氟尿嘧啶）和那些没有化疗的相比，主观认知障碍没有差异[32]。但是，神经心理学测试研究和神经影像学都发现一小部分女性可能从治疗得到了负面认知效应影响[33]。

针对认知功能障碍的治疗包括，停用苯二氮䓬类药物、酒精和抗胆碱能药物，鼓励卫生睡眠习惯，合理运用抗抑郁药。莫达非尼已经显示治疗乳腺癌认知功能障碍有效[34]，甲基苯基甲酸酯 5mg 每日 2 次在一项安慰剂对照随机双盲研究中表明对早期乳腺癌的化疗患者没有益处[35]。有些初步研究成果提示多奈哌齐可能对化疗后 1 ～ 5 年的认知障碍治疗有效[36]。

八、雌激素缺乏症状和抑郁症并存

临床抑郁症的诊断很复杂，重度抑郁症的症状会和乳腺癌治疗相关的症状重叠在一起，治疗时心理和生理的压力也可能导致重度抑郁症。在乳腺癌治疗的过程中患者经常会出现情绪低落、注意力不集中、疲劳、经常失眠，想到死亡和严重焦虑等症状。失眠是重度抑郁症的常见症状。很多人有入睡困难或整晚睡不着[16]。她们的深度睡眠很短，睡眠断断续续，REM 睡眠的时间数量和组成都和平常不一样[17]。睡觉时容易惊醒，夜晚经常是在烦躁、焦虑和绝望中度过的。这些患者往往把她们的不开心归因于乳腺癌。持续的失眠、缺乏快感、执着于疾病而没有能力专注于其他的事物，没有办法享受正常应该享受的快乐，这些都是重度抑郁症的标志。碰到既往有重度抑郁症或焦虑症病史的更应该考虑抑郁症的可能，因为很多抑郁症患者既往都有焦虑症表现。

乳腺癌的治疗经常会使绝经前妇女或围绝经期妇女提前进入绝经期，患者会因此出现烦躁不安的绝经期症状。除去心理的因素，有些女性对雌激素引起的情绪变化特别敏感。产后和经前期女性情绪的波动就和激素的变化有关[37]。流行病学研究表明临近更年期的女性更容易受到重度抑郁症的威胁。临床抑郁症也和更年期过渡有关[38]。Schmidt 发现和正常月经期的妇女相比，处在围绝经期 2 年以内的女性，抑郁症的发病风险增加了 14 倍。烦躁、紧张和频繁的情绪变化在绝经前的过渡期很常见[39]。使用抗抑郁药和雌激素都可以改善这些症状。在一项非乳腺癌的女性研究中，针对 40—60 岁围绝经期和绝经期妇女，依他普仑以及雌激素 / 孕激素都可以改善患者睡眠和血管舒缩症状，但依他普仑对治疗抑郁的心情有更好的疗效[40, 41]。其他的抗抑郁药包括米氮平、氟西汀、西酞普兰、帕罗西汀和文拉法辛都可以改善绝经妇女的抑郁心情。

在卵巢手术后停经的患者中临床抑郁症更常见，提示抑郁的发病风险和雌激素的突然中断有关。乳腺癌患者中，行卵巢切除术、亮丙瑞林治疗或突然停止激素替代治疗的女性更容易有抑郁症的表现。

九、疲乏

疲劳可能是由于治疗的不良反应，或者是抑郁症的表现，又或者兼而有之。辅助化疗本身就会使患者疲惫不堪。治疗期间的代谢紊乱、相关炎症反应、雌激素水平下降、睡眠障碍、压力都和疲乏有关。大多数接受辅助化疗的女性，虽然有癌症相关的疲劳，却没有临床抑郁症[42]。在合并有癌症相关疲劳的患者中符合病例定义能确立的重度抑郁症诊断仅占17%。但是在既往有临床抑郁症病史的患者中，癌症相关疲劳的发病率和患病率和治疗后评估抑郁症的诊断显著相关。在接受癌症治疗后的前6个月，那些常想着最坏的打算的人和那些体重更重的人更容易经常感到疲惫[43]。

少数乳腺癌患者报告的疲劳和损害，与慢性疲劳综合征相似。这些女性往往抑郁量表得分较高，人际关系敏感，有强迫症行为[44]。疲乏常常和主观的神经心理功能受损强烈相关，但缺乏客观的实验室检查支持[45]。

持续疲劳最后可能会让人不堪重负。基线评估时高度焦虑，社会角色功能严重受损，对疲劳症状的控制感低，这些都与持续疲劳有关[46]。不管一开始疲惫的程度如何，诊断后第一年内患有抑郁症状的女性都可能有长期疲劳的风险[47]。

给予重度抑郁症患者最好的治疗，对解决癌症患者的长期疲劳来说至关重要[48]。除了抗抑郁药物，认知行为治疗法和分级运动，对治疗慢性疲劳综合征，治疗癌症相关疲乏都很重要[49, 50]。认知行为治疗法和节能计划已经用于治疗癌症相关的疲劳。像运动锻炼和瑜伽那样的身心干预法也正在研究中[51]。

十、乳腺癌重度抑郁症的流行

近来数据估计乳腺癌患者中的重度抑郁症患病率为10%～25%。由于使用的筛查工具不同，又经常会有其他病因也可造成和重度抑郁症类似的症状，再加上既往研究中很少用诊断统计手册病例定义的方法，都使研究者很难得到准确的发病率[52]。既往精神病史成为诊断的重要依据。

丹麦国家精神病史和肿瘤病史统计数据显示，1970—1993年间，和其他女性相比，乳腺癌患者中因患有情感障碍和焦虑症入院的比例显著增高[53]。非自然死亡的风险在诊断后第一年增加[54]。随着抑郁和年龄的增长，自杀风险增加。一个超过70万女性的国际人口研究中发现，1990—2001年间被诊断为乳腺癌的女性的自杀风险在随访过程中持续升高，其中黑人女性的比率最高[55]。

十一、治疗

对于患有重度抑郁症的女性，特别是如果她们既往有重度抑郁症发作史，抗抑郁药物是治疗的标准（表30-2、表30-3）。如已经指出的那样，这些药物可能对改善认知、睡眠、疲劳和血管舒缩症状有益。流行病学研究中乳腺癌的患病风险和抗抑郁药无关[56, 57]。一般来说，选用哪种抗抑郁药都可以，不过尽量还是选用不良反应少的药物。对于服用他莫昔芬的患者，CYP 2D6 抑制药会降低他莫昔芬代谢产物在体内的有效水平[58]，这两种药物的相互作用是否具有临床意义还不清楚[58–61]。但是一般情况下，西酞普兰、依他普仑或文拉法辛可能会是更好的选择。

表 30–2 抗抑郁药治疗的综合征

恐慌症
关注躯体症状的焦虑症
潮热
广泛性焦虑症
围绝经期情绪障碍
重度抑郁症

有时，抗抑郁药配合针对性的心理治疗效果会更好。对于没有患癌症的患者，抗抑郁药合并认知行为治疗或其他心理治疗对临床抑郁症很有效[62]。

在那些患有癌症的女性中，即使临床没有抑郁的表现，利用群体治疗、认知行为疗法、支持表达形式疗法、放松疗法和个体疗法，针对患者即将面临的挑战进行心理干预，也能有效地减少抑郁，增加患者的应对能力[63, 64]。Cochrane 回顾了心理干预措施在非转移性乳腺癌[65]和转移性乳腺癌[65]中的作用。对于非转移性乳腺癌，认知行为疗法是最常见的干预措施（28 项研究中有 24 项）。认知行为疗法可以是个人，一对一或团体的形式，帮助减少患者的焦虑和情绪波动。它对生存的影响尚不确定。对非转移性乳腺癌患者早期用认知行为压力管理方法进行心理干预治疗，有些获益可能持续长达 15 年之久[67]。

表 30–3 抗抑郁药

药　物	起始剂量（mg/d）	维持剂量（mg/d）
西酞普兰	10	20 ～ 40
艾司西酞普兰	5 ～ 10	10 ～ 20
舍曲林	25 ～ 50	50 ～ 150
米氮平（瑞美隆）	15	15 ～ 45，镇静作用，体重增加
文拉法辛	37.5	75 ～ 300
安非他酮[a]	75	盐酸安非他酮缓释片 150mg，每天 2 次 安非他酮缓释片 300mg
阿多西汀[a]	30	60，每日 1 次
阿氟西汀[a]	10	20 ～ 60
帕罗西汀[a]	10	20 ～ 60

a. 2D6 抑制药可能影响他莫昔芬的药物代谢

对于转移性乳腺癌的女性，Cochrane 回顾了 10 项研究，涉及近 1400 名妇女，其中 3 项用到认知行为疗法，4 项用到支持表达性治疗，其他大部分是团体治疗。一些心理学参数通过治疗有改善，但是生存率没有发现提高[68–72]。

对于那些因为有家族病史害怕患病，患病风险高，还没有患乳腺癌的患者，基于群体的认知行为压力管理也可以改善她们的抑郁症状[73]。

正式谈话疗法可以增强女性控制情感的能力，使她们的情感不再那么脆弱，减少她们的痛苦感，帮助她们面对癌症的不确定性。通过团体和个人治疗，她觉得自己不那么孤单，可能更有能力面对存在的困境，迎接疾病带来的挑战。教育和支持提供给她表达愿望的工具，她们可以学会明智地利用身体的能量，并完全按照自己的条件生活。社交技能也能得到改善，使她们可以与家人和医务人员进行有效交谈。探讨如何适应乳房形状的变化，如何处理约会，如何考虑是否生育子女，对下一代是否会有遗传的担心，这些都是心理治疗中的话题[74]。妇女还可以就其如何完成父母角色向他人寻求建议，探讨如何与孩子讨论她们的疾病，寻找他人倾听她们关于性行为的实际烦恼和情感问题。

十二、合并精神病

精神分裂症或双相情感障碍并不增加乳腺癌患病风险[75]，但精神病患者一旦患有乳腺癌，其临床表现更具侵袭性。这可能与她们没有条件进行常规疾病筛查，得到的医疗护理相对较少有关[76]。另外，精神病患者的治疗随访差异也很大。

虽然精神病患者经常使用的多巴胺阻断药，会使患者体内催乳素水平升高，但不应该因此而影响精神病患者原有的治疗。有些人担心催乳素的增加会加快乳腺癌的进展，但最近的一项研究表明没有找到可以支持该假设的临床前和临床证据[77]。

通常与精神病患者的沟通可能需要更多的时间，精神科团队的作用对于患者的癌症治疗可能很关键。精神病患者的妄想可能会影响她遵守癌症治疗方案。很多精神病患者对抽象思维有困难。对她们解释病情时应该尽量具体形象。这些患者可能不信任家人或医生，容易觉得自己受到控制，更敏感。简单的决定对于她们可能也很困难。她们的每个决定都应该受到尊重，同时决定应尽可能迅速。当患者自己的执行能力受损时，应提前考虑一个可以长期坚持的计划，兼顾精神病和乳腺癌的治疗。精神科医生和肿瘤科医生之间的分工合作应该是明确的，目标应该是一致的。

结论

专业的护理意味着每个女性的心声都有人倾听，存在的困境都有人帮忙解决，所患的精神疾病都能得到治疗。重度抑郁症和焦虑症的完整治疗也应该包括潮热、失眠、疲劳等症状的缓解。抗抑郁药的使用应注意方法。有的药物反应需数周才能显现，应当注意留意患者服药总的时间。如果用药一两个月还没好转，应该考虑调整用药。口服他莫昔芬的患者，抗抑郁药首选对细胞色素 P_{450} 2D6 影响小的。

选用适当的认知行为疗法、个人疗法、团体疗法可以加强精神药物的治疗疗效。对于那些不需要特别药物治疗精神病综合征的患者，可以采取干预措施，通过获得心理教育使人放松，与专家组或个人组成团体疗法，给予患者最佳的癌症护理。

重度抑郁症在乳腺癌患者中有很高的发病率和死亡率，且容易复发[78]。在非乳腺癌人群中，成人一生中重度抑郁症患病率为 16.2%，一年的发病率为 6.6%，女性比男性更常见，HR 为 1.0 ～ 1.7[79]。危险因素包括个人或家族的抑郁症病史、自杀倾向、缺乏社会支持、生活压力巨大、药物滥用。当注意到有这些危险因素的乳腺癌患者，需要对她们是否有抑郁进行监测。通常我们只照顾到那些症状严重的。但抑郁症的筛查，例如通过患者健康问卷（PHQ-9）能发现潜在的抑郁患者，即使她们对自己的症状保持沉默。筛查可以引出讨论，指导合适的治疗，给患者更好的生活质量。癌症中心的协作护理计划会进行抑郁症筛查，给予治疗，并评估疗效，使抑郁症不会影响肿瘤治疗。在多项对照研究中取得不错的成就[80]。

大多数乳腺癌患者的症状最后不会发展成为重度抑郁症，但治疗引起的闭经，抗雌激素药物使激素水平的进一步下降，都会引起患者烦躁不安、睡眠障碍、疲乏、注意力低下和焦虑。有一些女性比其他人对这些激素的改变更敏感。有一些患者既往有焦虑症病史，她们面对疾病时应对更加困难。心理干预治疗会帮助患者面对癌症的不确定性，勇敢地面对生育能力的丧失、身体外形的改变。好的心理干预治疗也包括了重度抑郁症的治疗。

推荐阅读

[1] Brunault P, Champagne A-L, Huguet G, et al. Major depressive disorder, personality disorders, and coping strategies are independent risk factors for lower quality of life in non-metastatic breast cancer patients. Psycho-Oncology. 2015;. doi:10.1002/pon.3947.

[2] Barton MB, Morley DS, Moore S, Allen JD, Kleinman KP, Emmons KM, Fletcher SW. Decreasing women's anxieties after abnormal mammograms: a controlled trial. J Natl Cancer Inst. 2004;96:529–38.

[3] Ramirez AJ, Westcombe AM, Burgess CC, Sutton S, Littlejohns P, Richards MA. Factors predicting delayed presentation of symptomatic breast cancer: a systematic review. Lancet. 1999;353:1127–31.

[4] Jones SE, Cantrell J, Vukelja S, Pippen J, O'Shaughnessy J, et al. Comparison of menopausal symptoms during the first year of adjuvant therapy with either exemestane or tamoxifen in early breast cancer: report of a tamoxifen exemestane adjuvant multi-center trial substudy. J Clin Oncol. 2007;25:4765–71.

[5] Fallowfield L, Cella D, Cuzick J, et al. Quality of life of postmenopausal women in the Arimidex, Tamoxifen, Alone or in combination (ATAC) adjuvant breast trial. J Clin Oncol. 2004;22:4261–71.

[6] Thomas R, Williams M, Marshall C, Walker L. Switching to letrozole or exemestane improves hot flushes, mood and quality of life in tamoxifen intolerant women. Brit J Cancer. 2008;98:1494–9.

[7] Waterhouse DM, Calzone KA, Mele C, Brenner DE. Adherence to oral tamoxifen: a comparison of patient selfreport, pill counts, and microelectronic monitoring. J Clin Oncol. 1993;11:1189–97.

[8] Partridge AH, Wang PS, Winer EP, et al. Nonadherence to adjuvant tamoxifen therapy in women with primary breast cancer. J Clin Oncol. 2003;21:602–6.

[9] Lash TL, Fox MP, Westrup JL, Fink AK, Silliman RA. Adherence to tamoxifen over the five-year course. Breast Cancer Res Treat. 2006;99:215–20.

[10] Kahn KL, Schneider EC, Malin J, Adams JL, Epstein AM. Patient-centered experiences in breast cancer: predicting long-term adherence to tamoxifen use. Med Care. 2007; 45:431–9.

[11] Partridge AH, LaFountain A, Mayer E, Taylor BS, Winer E, Asnis-Alibozek A. Adherence to initial adjuvant anastrozole therapy among women with early stage breast cancer. J Clin Oncol. 2008;26:556–62.

[12] Mausbach BT, Schwab RB, Irwin SA. Depression as a predictor of adherence to adjuvant endocrine therapy (AET) in women with breast cancer: a systematic review and meta-analysis. Breast Cancer Res Treat. 2015;152:239–46.

[13] Greer JA, Park ER, Prigerson HG, Safren SA. Tailoring cognitive-behavioral therapy to treat anxiety comorbid with advanced cancer. J Cogn Psychother. 2010;24:294–313.

[14] Johnson JA, Rash JA, Campbell TS, et al. A systematic review and meta-analysis of randomized controlled trials of cognitive behavior therapy for insomnia (CBT-I) in cancer survivors. Sleep Med Rev. 2015;27:20–8. doi:10.1016/j.smrv.2015.07.001.

[15] Grunberg SM. Antiemetic activity of corticosteroids in patients receiving cancer chemotherapy: dosing, efficacy, and tolerability analysis. Ann Oncol. 2007;18:233–40.

[16] Buysse DJ, Reynolds DC III, Hauri PJ, et al. Diagnostic concordance for DSM IV sleep disorders: a report from the APA/NIMH DSV-IV field trial. Am J Psychiatry. 1994; 151:1351–60.

[17] Benca RM, Obermeyer WH, Thisted RA, et al. Sleep and psychiatric disorders: a meta-analysis. Arch Gen Psychiatry. 1992;49:651–68.

[18] Weilburg JB, Stakes JW, Roth T. Sleep disorders. In: Stern TA, Rosenbaum JF, Fava M, Biederman J. Rauch SL, editors. Comprehensive Clinical Psychiatry. Mosby Elsevier; 2008. p. 285–99.

[19] Carpenter JS, Andrykowski MA, Cordova M, Cunningham L, Studts J, McGrath P, Kenady D, Sloan D, Munn R. Hot flashes in postmenopausal women treated for breast carcinoma: prevalence, severity, correlates, management, and relation to quality of life. Cancer. 1998;82:1682–91.

[20] Kronenberg F. Hot flashes: phenomenology, quality of life, and search for treatment options. Exp Gerontol. 1994; 29:319–36.

[21] Savard J, Davidson JR, Ivers H, Quesnel C, Rioux D,

Dupere V, Lanier M, Smard S, Morin CM. The association between nocturnal hot flashes and sleep in breast cancer survivors. J Pain Sympt Manage. 2004;27:513–22.
[22] Stearns V, Beebe KL, Lyengar M, Dube E. Paroxetine controlled release in the treatment of menopausal hot flashes: a randomized controlled trial. JAMA. 2003;289: 2827–34.
[23] Loprinzi CL, Sloan JA, Perez EA, Quella SK, Stella PJ, Mailliard JA, et al. Phase III evaluation of fluoxetine for treatment of hot flashes. J Clin Oncol. 2002;20:1578–83.
[24] Loprinzi CL, Kugler JW, Sloan JA, Mailliard JA, et al. Venlafaxine in management of hot flashes in survivors of breast cancer: a randomized controlled trial. Lancet. 2000; 356:2059–63.
[25] Pandya KJ, Morrow GR, Roscoe JA, Zhao H, et al. Gabapentin for hot flashes in 420 women with breast cancer: a randomized double–blind placebo–controlled trial. Lancet. 2005;366:818–24.
[26] Bardwell WA, Profant J, Casden DR, Dimsdale JE, Ancoli–Israel S, Natarajan L, Rock CL, Pierce JP. The relative importance of specific risk factors for insomnia in women treated for early stage breast cancer. Psychooncology. 2008; 17:9–18.
[27] Ganz PA, Kwan L, Castellon SA, Oppenheim A, et al. Cognitive complaints after breast cancer treatments: examining the relationship with neuropsyhological test performance. J Nat Cancer Inst. 2013;105:791–801.
[28] Jenkins V, Shilling V, Deutsch G, et al. A 3–year prospective study of the effects of adjuvant treatments on cognition in women with early stage breast cancer. Br J Cancer. 2006;94:828–34.
[29] Joffee H, Hall JE, Gruber S, et al. Estrogen therapy selectively enhances prefrontal cognitive processes: a randomized, double–blind, placebo–controlled study with functional magnetic resonance imaging in premenopausal and recently postmenopausal women. Menopause. 2006; 12:411–22.
[30] Silverman DH, Dy CJ, Castellon S, Lai J, Pio BS, Abraham L, Waddell K, Petersen L, Phelps ME, Ganz PA. Altered frontocortical cerebellar and basal ganglia activity in adjuvant treated breast cancer survivors 5–10 years after chemotherapy. Breast Cancer Res Treat. 2007;103:303–11.
[31] Ono M, Ogilvie JM, Wilson JS, et al. A meta–analysis of cognitive impairment and decline associated with adjuvant chemotherapy in women with breast cancer. Front Oncol. 2015;5:1–19. doi:10. 3389/fonc.2015.00059.
[32] Amidi A, Christensen S, Mehlsen M, et al. Long–term subjective cognitive functioning following adjuvant systemic treatment: 7– 9 years follow–up of a nationwide cohort of women treated for primary breast cancer. Brit J Cancer. 2015;113:794–801.
[33] Bower JE. Behavioral symptoms in breasst cancer patients and survivors: fatigue, insomnia, depression, and cognitive disturbance. J Clin Oncol. 2008;26:768–77.
[34] Kohli S, Fisher SG, Tra Y et al. The effect of modafinil on cognitive function in breast cancer survivors. 2009;115: 2605–16.
[35] Mar Fan HG, Clemons M, Xu W, et al. A randomized, placebo–controlled, double–blind trial of the effects of d–methylphenidate on fatigue and cognitive dysfunction in women undergoing adjuvant chemotherapy for breast cancer. Support Care Cancer. 2008;16(577–583):34.
[36] Lawrence JA, Griffin L, Balcueva EP et al. A study of donepezil in female breast cancer survivors with self–reported cognitive dysfunction 1 to 5 years following adjuvant chemotherapy. J Cancer Surviv. 2015 (epub ahead of print).
[37] Schmidt P, Nieman LK, Danaceau MA, Adamas LF, Rubinow DR. Differential behavioral effects of gonadal steroids in women with and in those without premenstrual syndrome. N Engl J Med. 1998;338:209–16.
[38] Cohen LS, Soares CN, Otto MW, Vitonis AF, Harlow BL. Risk for new onset of depression during the menopausal transition: the Harvard study of moods and cycles. Arch Gen Psychiatry. 2006;63:385–90.
[39] Schmidt PJ, Haq N, Rubinow MD, David R. A longitudinal evaluation of the relationship between reproductive status and mood in perimenopausal women. Am J Psychiatry. 2004;161:2238–44.
[40] Soares CN, Helga A, Joffe H, Bankier B, Cassano P, Petrillo LF, Cohen LS. Escitalopram versus ethyinyl estradiol and norethindrone acetate for symptomatic peri– and postmenopausal women: impact on depression, vasomotor symptoms, sleep, and quality of life. Menopause. 2006;13: 780–6.
[41] Soares CN, Almeida OP, Joffe H, Cohen LS. Efficacy of estradiol for the treatment of depressive disorders in perimenopausal women: a double–blind, randomized, lacebocontrolled trial. Arch Gen Psychiatry. 2001;58:529–34.
[42] Andrykowski MA, Schmidt JE, Salsman JM, Beacham AO, Jacobsen P. Use of a case definition approach to identify cancer–related fatigue in women undergoing adjuvant therapy for breast cancer. J Clin Oncol. 2005;23:6613–22.
[43] Donovan KA, Small BJ, Andrykowski MA, Munster P, Jacobesen PB. From: Utility of a cognitive–behavioral model to predict fatigue following breast cancer treatment. Health Psychol. 2007;26:464–72.
[44] Servaes P, Verhagen S, Bleijenberg G. Determinants of chronic fatigue in disease–free breast cancer patients: a cross–sectional study. Ann Oncol. 2002;13:589–98.
[45] Servaes P, Verhagen CA, Bleijenberg G. Relations between fatigue, neuropsychological functioning and physical activity after treatment for breast carcinoma. Cancer. 2002;95:2017–26.
[46] Servaes PM, Gielissen MF, Verhagen S, Bleijenberg G. The course of severe fatigue in disease–free breast cancer patients: a longitudinal study. Psycho Onology. 2007;16: 787–95.
[47] Bower JE, Ganz PA, Desmond KA, Bernards C, Rowland JH, Meyerowitz BE, Belin TR. Fatigue in long–term breast carcinoma survivors: a longitudinal investigation. Cancer. 2006;106:751–8.
[48] Sharpe M, Hawton K, Simpkin S, Surawy C, Hackmann A, Klimes I, Peto T, Warrel D, Seagroatt V. Cognitive behaviour therapy for chronic fatigue syndrome: a randomized controlled trial. Br Med J. 1996;312:22–6.
[49] Gielissen MF, Verhagn S, Witjes F, Bleijenberg G. Effects of cognitive behavioral therapy in severely fatigued disease–free cancer patients compared with patients waiting for cognitive behavioral therapy: a randomized controlled trial. J Clin Oncol. 2006;42:4882–7.
[50] Barsevick AM, Dudley W, Beck S, et al. A randomzied clinical trial of energy conservation for patients with cancerrelated fatigue. Cancer. 2000;100:1302–10.

[51] Bower JE. Cancer-related fatigue: mechanisms, risk factors, and treatments. Nat Rev Clin Oncol. 2014;11:597–609.
[52] Fann JR, Thomas-Rich AM, Katon WJ, Cowley D, Pepping M, McGregor BA, Gralow J. Major depression after breast cancer: a review of epidemiology and treatment. Gen Hosp Psychiatry. 2008;30:112–26.
[53] Hjerl K, Andersen EW, Keiding N, Mortensen PB, Jorgensen T. Increased incidence of affective disorders, anxiety disorders, and non-natural mortality in women after breast cancer diagnosis: a nation-wide cohort study in Denmark. Acta Psychiatr Scand. 2002;105:258–64.
[54] Yousaf U, Christensen M-LM, Engholm G, Storm HH. Suicides among Danish cancer patients 1971–1999. Br J Cancer. 2005;92:995–1000.
[55] Schairer C, Brown LM, Chen BE, Howard R, Lynch CF, et al. Suicide after breast cancer: an international population based study of 723810 women. J Natl Cancer Inst. 2006; 98:1416–9.
[56] Gonzalez-Perez A, Rodriquez LAG. Breast cancer risk among users of antidepressant medications. Epidemiology. 2005;16:101–5.
[57] Haque R, Enger SM, Chen W, Petitti DB. Breast cancer risk in a large cohort of female antidepressant medication users. Cancer Lett. 2004;221:61–5.
[58] Jin Y, Desta Z, Stearns V, Ward B, Ho H, Lee KH, et al. CYP2D6 genotype, antidepressant use, and tamoxifen metabolism during adjuvant breast cancer treatment. J Natl Cancer Inst. 2005;97:30–9.
[59] Lim HS, Lee HJ, Lee KS, Lee ES, Jang IJ, Ro J. Clinical implications of CYP2D6 genotypes predictive of tamoxifen pharmacokinetics in metastatic breast cancer. J Clin Oncol. 2007;25:3837–45.
[60] Goetz MP, Knox SK, Suman VJ, Safgren SL, Ames MM, Visscher DW, et al. The impact of cytochrome P450 2D6 metabolism in women receiving adjuvant tamoxifen. Breast Cancer Res Treat. 2007;101:1213–21.
[61] Ratliff B, Dietze EC, Bean GR, Moore C, Wanto S, Seewaldt VL. Correspondence: Re: active tamoxifen metabolite plasma concentrations after coadministration of tamoxifen and the selective serotonin reuptake inhibitor paroxetine. J Natl Cancer Inst. 2004;96:883.
[62] Keller MB, McCullough JP, Klein DN, Arnow B, Dunner DL, Gelenberg AJ, et al. A comparison of nefazadone, the cognitive behavioral—analysis system of psychotherapy, and their combination for the treatment of chronic depression. N Engl J Med. 2000;342:1462–70.
[63] Fawzy FI, Fawzy NW, Arndt LA, et al. Critical review of psychosocial interventions in cancer care. Arch Gen Psychiatry. 1995;52:100–13.
[64] Leubbert K, Dahme B, Hasenbring M. The effectiveness of relaxation training in reducing treatment-related symptoms and improving emotional adjustment in acute non-surgical cancer treatment: a meta-analytic review. Psycho Oncol. 2001;10:490–502.
[65] Jassim GA, Whitford DL, Hickey A, Carter B. Psychological interventions for women with non-metastatic breast cancer. Cochrane Databases of Systematic Reviews: CD 008729; 2015.
[66] Mustafa M, Carson-Stevens A, Gillespie D, Edwards AGK. Psychological interventions for women with metastatic breast cancer. Cochrane Database of Systematic Reviews CD004253; 2013.
[67] Stagle JM, Bouchard LC, Lechner SC, et al. Long-term psychological benefits of cognitive-behavioral stress management for women with breast cancer: 11-year follow-up of a randomized controlled trial. Cancer. 2015;121:1873–81.
[68] Spiegel D, Butler LD, Giese-Davis J, Koopman C, Miller E, et al. Effects of supportive-expressive group therapy on survival of patients with metastatic breast cancer. Cancer. 2007;110:1130–8.
[69] Kissane DW, Li Y. Effects of supportive-expressive group therapy on survival of patients with metastatic breast cancer: a randomized controlled trial. Cancer. 2008;112:443–4.
[70] Kissane D, Grabsch B, Clarke DM, et al. Supportive-expressive group therapy for women with metastatic breast cancer: survival and psychosocial outcome from a randomized controlled trial. Psychooncology. 2007;16:277–86.
[71] Classen PJ, Butler LD, Koopman C, et al. Supportive-expressive group therapy and distress in patients with meta-static breast cancer: a randomized clinical intervention trail. Arch Gen Psychiatry. 2001;58:494–501.
[72] Goodwin PJ, Leszcz M, Ennis M et al. The effect of group psychosocial support on survival in metastatic breast cancer. N Engl J Med. 2001;345:1719–26.
[73] McGregor BA, Dolan ED, Murphy KM, et al. Cognitive behavioral stress management for healthy women at risk for breast cancer: a novel application of a proven intervention. Ann Behav Med. 2015;49:873–84.
[74] Rauch P, Muriel AC. Raising an emotionally healthy child when a parent is sick. Boston: McGraw Hill; 2005.
[75] Hippisley-Cox J, Vinogradova Y, Coupland C, Parker C. Risk of malignancy in patients with schizophrenia or bipolar disorder: nested case-control study. Arch Gen Psychiatry. 2007;64:1368–76.
[76] Irwin KE, Henderson DC, Knight HP, Pirl WF. Cancer care for individuals with schizophrenia. Cancer. 2014;120:323–34.
[77] Froes Brandao DF, Strasser-Weippi K, Goss PE. Prolactin and breast cancer: the need to avoid undertreatment of serious psychiatric illnesses in breast cancer patients: a review. Cancer Oct 12, 2015. doi:10.1002/cncr.29714.
[78] Greenberg DB. Barriers to the treatment of depression in cancer patients. J Natl Cancer Inst Monogr. 2004;32:127–35.
[79] Kessler RC, Berglund P, Bemler O, Jin R, Koretz D, Merkangas KR, et al. The epidemiology of major depressive disorder. JAMA. 2003;289:3095–105.
[80] Fann JR, Ell K, Sharpe M. Integrating psychosocial care into cancer services. J Clin Oncol. 2012;30:1178–86.

第 31 章 乳腺癌遗传易感性患者的管理

Management of the Patient with a Genetic Predisposition for Breast Cancer

Sarah Colonna，Amanda Gammon 著

王顺涛　黄璐璐 译

一、遗传性乳腺癌

近亲有患乳腺癌的女性患乳腺癌的风险将会增加。乳腺癌的家族聚集现象可能有以下几个原因。乳腺癌是一种常见疾病，聚集现象可能是巧合。共同的生活环境或生活方式因素可能导致一个家庭中有多个乳腺癌病例，特别是在兄弟姐妹之间。遗传相关的危险因素也可在一定程度上解释乳腺癌的家族聚集现象。尽管自从 25 年前发现 BRCA 1 和 BRCA 2 基因与乳腺癌风险有关以来，遗传学知识有了显著的增长，但目前的基因检测仍然无法解释很大一部分的乳腺癌家族史。在过去的几年里，我们评估遗传性乳腺癌风险的方法和基因检测的范围发生了巨大的变化。了解遗传性癌症评估的改进和局限性是为患者提供适当的风险管理建议的关键。本章将回顾癌症遗传学的基础知识，概述与遗传性乳腺癌相关的选定基因，并讨论家族和个人史在确定遗传性乳腺癌易感人群方面的重要性。同时，将描述癌症发展和癌症遗传易感性的风险评估模型，讨论患乳腺癌高风险个体的管理问题，包括基因的咨询和检测、结果的解释以及对那些有乳腺癌家族史、有或没有可识别基因突变的个体进行风险修正的选择。

体细胞和种系遗传学

所有的癌症都是基因性的，也就是说，所有的癌症都是由特定细胞系中的基因突变引起的。通常，癌症可能是怀孕不久后遗传或发生的基因突变造成的结果（即突变存在于身体的每一个细胞中），这些类型的突变被称为遗传突变。据估计，5% ～ 10% 的乳腺癌病例是由会导致高乳腺癌患病风险的遗传因素造成的[1]。具有癌症遗传易感性的家庭通常比一般家庭预期患癌症的病例要多，且几代人患癌症的年龄要比典型的病例更早。癌症遗传易感性的基因检测通常需要患者的血液或口腔样本来寻找种系突变。在人的一生中都可能发生体细胞突变，但这种突变并不存在于人身体的每个细胞中。大多数检查癌症基因的测试都是专门寻找突变的体细胞（即癌细胞，突变发生在癌变的细胞中），但通常不存在

于这些细胞中，如生殖细胞（卵子或精子）。这些测试的目的并不是为了识别遗传性癌症的易感性，而是为了识别肿瘤中可能成为潜在治疗靶点的突变。然而，如果患者因种系突变而导致的癌症，理论上此突变应该存在于她的所有细胞中，包括癌变细胞。部分患者开始关注遗传性癌症评估是由于在她们的肿瘤中发现了意料之外的突变，后来这种突变被称为种系突变[2]。另一方面，由于在肿瘤和种系基因检测中的测序技术和突变报告的差异，以及肿瘤形成中固有的基因改变，患者可能具有未在肿瘤测序中检测或报告的种系突变。如果患者适合进行遗传性癌症评估，无论肿瘤测序结果如何，她都应该接受基因咨询和种系突变检测。此外，如果在患者的肿瘤中检测到突变，并担心突变的可能是生殖细胞，也应将其转介到遗传咨询和种系突变检测[2]。

二、与遗传性乳腺癌相关的基因

有许多基因会增加患乳腺癌的风险，其中包括一些明显增加患乳腺癌风险的基因，如在种系细胞中发生突变，就会导致患癌症的风险显著增加，某些基因的突变会导致患乳腺癌的高风险（在这里定义为导致女性一生中患乳腺癌的风险增加4倍以上的基因）。在过去的10年里，已经发现了更多的基因，它们的突变会使患乳腺癌的风险有一定增加（通常定义为至少使患乳腺癌的风险增加两倍）。到目前为止，对于什么是“高”乳腺癌风险和“中度”乳腺癌风险还没有形成严格的共识，但是在最近的研究和评论中使用了以上类似的风险界限[3]。我们将这些基因分为这两种风险类别，以强调在评估和管理基因突变携带患者方面的差异。表31–1列出了突变可能导致高乳腺癌风险的基因，而表31–2则提供了与中度风险相关基因的介绍。其他遗传变化，如单核苷酸多态性（single–nucleotide polymorphisms，SNPs），在较小程度上增加了乳腺癌的风险[4]。目前还不清楚个体的乳腺癌风险筛查应该如何进行或是否应该在个体SNP存在的情况下进行调整。然而，目前的研究正在探索将SNP数据纳入乳腺癌风险综合评估（包括乳房密度和其他危险因素），称为多基因风险评分[4, 5]。临床纳入多基因风险评分可能会为目前可用的风险评估技术提供未来的改进。

大多数易患乳腺癌的种系突变是以常染色体显性遗传方式遗传的，因此父母任何一方的突变都会增加后代患癌症的风险。自发突变是罕见的，因此，如果一个人有突变，父母中总有一方是突变基因携带者，并且兄弟姐妹和子女各有50%的遗传性家族突变的风险。这些基因大多是抑癌基因，只要正常工作就能降低患癌症的风险。然而，一旦发生突变，这种保护功能将丧失，患癌的风险就会增加。

与这些基因突变相关的癌症风险的发展取决于特定的基因和被分析的人群。早期研究根据4种或4种以上乳腺癌的临床确定情况对家族进行评估，结果显示，在家族史较普通的家庭中，外显率高于次序列研究[6, 7]。基于人群的研究对所有被诊断为乳腺癌的个体进行基因突变测试，而不考虑家族史。在这些研究中结果显示，亲属患癌症的风险仍然较低[8]。基因或环境因素的改变可能影响家族间的外显率。基于临床的确定不仅可以选择那些有基因突变导致乳腺癌风险的家庭，而且还有其他遗传或环境因素在起作用的家庭。

（一）遗传性乳腺癌易感性：高风险

表31–1汇总了突变导致患乳腺癌高风险的基因。除了具有患乳腺癌的高风险外，大多数这些基因突变也会导致其他形式癌症的高风险。大多数这些基因与20年前的癌症风险有关，因此广泛的研究和

临床管理建议是可用的[9]。

表 31-1　遗传性乳腺癌的易感性：高风险

基因（条件）	妇女的大致终生乳腺癌风险	其他癌症风险和特点
BRCA1 （遗传性乳房卵巢癌综合征）	50% ～ 80%	癌症：卵巢癌、前列腺癌
BRCA2 （遗传性乳房卵巢癌综合征）	50% ～ 80%	癌症：卵巢癌、男性乳腺癌、前列腺癌、黑色素瘤、胰腺癌
PTEN （多发性错构瘤综合征）	25% ～ 50%	癌症：子宫内膜癌、甲状腺癌（非髓质癌）、结肠癌、尿路癌 其他特征：畸形、结肠息肉（错构瘤、神经节神经瘤、幼年息肉）、皮肤病变
CDH1 （遗传性弥漫性胃癌）	39% ～ 52%（小叶性乳腺癌）	癌症：胃癌（弥漫型）；尚不清楚结肠癌的风险是否也增加
STK 11 （Peutz-Jeghers 综合征）	45%	癌症：胰腺癌、结肠癌、卵巢癌、子宫颈癌、肺癌 其他特征：异常黑色素沉积（嘴唇、颊黏膜、手指等）
TP53 （Li-Fraumeni 综合征）	高，但不清楚，因为有多种形式的癌症是罕见却又高风险的	癌症：脑、肾上腺皮质、肉瘤、白血病、肺癌、胃肠道；女性患某种癌症的风险超过 90%
PALB2	35% ～ 60%	尚不清楚胰腺癌、卵巢癌、男性乳腺癌或前列腺癌的风险是否也会增加

表 31-2　中度危险基因

基因	妇女患乳腺癌的大致终生风险	其他癌症风险和特点
ATM	30% ～ 40%	可能与胰腺癌有关。双等位基因突变导致毛细血管扩张性共济失调综合征
CHEK2	20% ～ 45%	中度结肠癌风险。其他可能的中度癌症风险（前列腺、男性乳腺癌等） 北欧常见的始祖突变 =1100 delC
NBN	23%	目前尚不清楚是否存在其他癌症风险。斯拉夫人群体中常见的始祖突变 =C.657del5。双等位基因突变导致 Nijmegen 断裂综合征

遗传性乳腺癌最常见的原因仍然是 *BRCA 1* 或 *BRCA 2* 基因的突变，二者的突变可导致遗传性乳腺癌和卵巢癌综合征。*BRCA 1* 或 *BRCA 2* 突变发现在 1/800 ～ 1/300 白种人和大约 1/40 的犹太人后裔中[8-10]。其他族裔群体的发生率没有明确的确定，尽管在许多国家，包括荷兰[11]和冰岛[12]，已经确定了特定的始祖突变。*BRCA 1* 和 *BRCA 2* 突变与 50% ～ 80% 女性患乳腺癌的终生风险有关[6, 13-15]。*BRCA 1* 突变和 *BRCA 2* 突变分别与 40% ～ 60% 和 20% ～ 30% 女性患卵巢癌的终生风险有关[6, 13-15]。*BRCA 1* 或 *BRCA 2* 突变的男性患癌的风险会增加。携带 *BRCA 1* 或 *BRCA 2* 突变的男性患乳腺癌的风险也会增加（*BRCA 2* 的终生风险高达 7%，*BRCA 1* 的风险更小）[16]。*BRCA 1* 相关癌症是典

型的高级别癌症，通常具有髓质特征、雌孕激素受体阴性、不过度表达 HER 2/neu（所谓的“三重阴性”乳腺癌）[17]。*BRCA 2* 相关乳腺癌一般为雌激素受体阳性，无特殊组织学特征[18, 19]。*BRCA* 突变载体中的卵巢癌起源于上皮细胞，通常为浆液性组织[20, 21]。输卵管癌和原发性腹膜癌也很普遍。有证据表明，与 *BRCA 1/2* 突变相关的卵巢癌可能起源于输卵管[22, 23]。

BRCA 1 和 *BRCA 2* 基因的突变会导致乳腺癌和卵巢癌以外的癌症的发生。*BRCA 2* 突变与黑色素瘤、胰腺癌和前列腺癌的风险增加有关[6, 24, 25]。*BRCA 1* 和 *BRCA 2* 突变携带者中所患的前列腺癌可能比一般人群的前列腺癌更具侵袭性[26–28]。虽然 *BRCA 2* 中的双等位基因突变（即基因的母系和父系等位基因的突变）非常罕见，但已知会引起范科尼贫血。这种情况发生在许多基因的双等位突变中，这是由于许多基因在与 *BRCA 2* 相同的通路上发生了双等位突变[29]。

Cowden综合征是由*PTEN*基因突变引起的。它通常是由于皮肤病变和肠错构瘤而最先被发现的[30]，但也与早发乳腺癌的风险增加有关，风险范围从 25% 到 50% 不等。较新的研究表明，其终生风险可能高于 50%[31]。除了乳腺癌，非髓质甲状腺癌、子宫内膜癌、结肠癌、肾癌以及可能的黑色素瘤风险也会增加[31, 32]。常见的良性表现包括良性甲状腺疾病、毛发瘤，它们是面部和舌头上的肉色肿块，并且位于第 97 百分点以上[33]。

Li–Fraumeni 综合征是一种由 *TP53* 突变引起的罕见疾病，*TP53* 是“基因组的守护者”，防止 DNA 受损的细胞通过细胞周期。大约在一半的癌症中都发现了 *TP53* 的体细胞突变。当表现为种系突变时，患癌症的风险极高[34, 35]。大约 50% 的突变患者在 30 岁前就患上了癌症，70 岁前的患病率为 90%[36]。骨肉瘤、软组织肉瘤、脑瘤、白血病和肾上腺皮质癌是典型的肿瘤，在没有死于儿童肿瘤的人中，有 25% 的人患上了乳腺癌[37]。乳腺癌往往发生得非常早，通常在 20 多岁。在这个群体中，几乎所有其他实体肿瘤都是在很小的年龄就被发现的。在一项 30 年的随访研究中发现 57% 的个体患有多种原发肿瘤[38]。新的筛查方案已经建立，以解决与 Li–Fraumeni 综合征相关的多系统癌症风险，其中除了以及乳房 X 线检查、乳腺 MRI、结肠镜检查和皮肤科检查，还包括脑部和全身 MRI[39]。

Peutz–Jeghers 综合征是由 *STK11* 突变引起的。它通常是根据独特的错构瘤性息肉和在嘴唇和颊黏膜上存在良性色素斑而诊断的[40]。在这些家庭中，患癌症的终生风险高达 80%，其中乳腺癌最为常见，约为 45%[41–43]。

从历史上看，*CDH 1* 基因突变与遗传性弥漫性胃癌有关，导致终生患胃癌的高风险（67% ～ 83%）[9, 44]。由于内镜监测的局限性，建议对 20 多岁的 *CDH1* 基因突变的携带者进行预防性胃切除术[45]。携带 *CDH1* 突变的女性也有 39% ～ 52% 的终生患小叶性乳腺癌的风险[9, 44]。随着遗传性乳腺癌风险的多基因检测出现，在越来越多的没有已知胃癌家族史者中发现存在 *CDH1* 突变。这给适当的胃癌风险评估和管理造成了两难的局面，因为这些家庭可能没有相同的高胃癌风险[46]。

PALB 2 于 2006 年首次被发现[47]。最近的研究表明，具有 *PALB 2* 突变的妇女与 *BRCA 2* 突变的妇女有相似的乳腺癌风险[48]。个体的乳腺癌家族史的强弱似乎与 *PALB 2* 突变所带来的癌症风险的程度有关[48]。*PALB 2* 突变似乎也与胰腺癌风险的中度增加有关，尽管还需要进一步的研究来阐明这一点[49]。目前还不清楚 *PALB 2* 的突变是否会增加患其他癌症的风险，如男性乳腺癌和卵巢癌[48]。与 *BRCA 2* 突变一样，已知双等位基因 *PALB 2* 突变会导致范科尼贫血[50]。

（二）遗传性乳腺癌风险：中度风险

表 31-2 总结了 3 个基因的信息，这些基因的突变会使乳腺癌的风险适度增加。针对 *ATM*、*CHEK 2* 和 *NBN* 突变载体，NCCN 提出了管理建议[9]。最近还发布了针对 *NF1* 突变的乳腺癌风险管理指南（*NF1* 基因突变会导致 1 型神经纤维瘤病）。由于许多 *NF1* 突变的患者是通过儿科遗传学评估进行识别的，所以没有对此进行回顾[9]。更多的基因被怀疑具有类似的（或稍低的）乳腺癌风险。然而，对于突变基因携带者还没有一致的管理指南[3]。这些基因的测试通常会包括在商业上可获得的多基因测试中，这会给临床医生和患者在解释结果和确定临床用途方面带来困难。

ATM 的双等位基因突变多年来一直被认为是导致神经退行性疾病 Ataxia-telangiectasia 的原因之一[51]。越来越多的研究发现，患有 *ATM* 单等位基因突变的女性患乳腺癌的风险增加了 2 ～ 3 倍[52]。然而，在 *ATM* 的某些关键功能域出现错义突变的个体可能有更高的乳腺癌风险[53]。*ATM* 突变的携带者也可能有增加患胰腺癌的风险，但这一风险和任何其他潜在的癌症风险都需要进一步的定义[54]。

大多数关于 *CHEK2* 突变癌症风险的数据来自一个常见的始祖人突变（1100delC），在 0.5% ～ 1.3% 的北欧后裔个体中存在[55, 56]。据估计，这种突变引起女性患乳腺癌的风险约为 3 倍，但就像 PALB 2、*ATM* 和 *NBN* 中的突变一样，确切的程度可能会因个人的乳腺癌家族史而异[55]。*CHEK 2* 突变似乎主要倾向于雌激素受体阳性的乳腺癌[55]。*CHEK 2* 在 1100 delC 以上的其他致病突变预计会导致类似的乳腺癌风险。尽管也有一些研究表明，多种其他癌症（包括结肠癌和前列腺癌）的风险会有所增加，但其他一些癌症的风险还在评估中[57]。

与 *CHEK 2* 一样，*NBN* 在斯拉夫人群中也有一个共同的始祖突变，即 c.657del5[58]。这种单等位基因突变似乎使女性乳腺癌风险增加了 2.7 倍[3, 58]。与 *ATM* 和 *CHEK2* 的情况一样，*NBN* 中的一些错义突变似乎比截短突变具有相似或更大的乳腺癌风险[58]。具有双等位基因 *NBN* 突变的个体患有一种叫 Nijmegen 断裂综合征的疾病，其特征是头部畸形、认知障碍、免疫缺陷和癌症风险增加[59]。

三、确定患乳腺癌风险增加的个人

（一）家族史

女性患乳腺癌的风险与受影响亲属的数量、基因接近程度和诊断患乳腺癌的年龄密切相关。收集准确的家族史是识别遗传性乳腺癌个体最具成本效益的方法[60]。应收集疑似易患癌症个人的三代家族史，并且应该包括所有一级亲属（孩子、兄弟姐妹、父母）和二级亲属（叔叔和姑姑、侄女和侄子、祖父母），以及关系更远的患癌亲属[61]。对于每个家庭成员，基本信息包括当前的年龄或死亡年龄和死亡原因、病史包括癌症类型和发病年龄、种族 / 原籍国以及其他特定症状，例如多发性胃肠道息肉。使用图 31-1 中概述的公认的系谱术语来表示家族史，可以评估遗传模式，并将此信息以明确一致的方式传达给其他临床医生和患者[62]。

癌症谱系应至少包括每一代人的人数和性别，无论是否患有癌症，因此受影响的家庭成员与未受影响的家庭成员的比例可以被纳入评估。一个常见的乳腺癌基因谬误是："你不必担心你父亲那边家庭患乳腺癌的情况。"收集母系和父系癌症病史是至关重要的，因为种系突变有可能像母系一样被父系遗传。

一级亲属对乳腺癌的了解通常是准确的[63]，但在较远的亲属中则不那么可靠了[64, 65]。对其他器

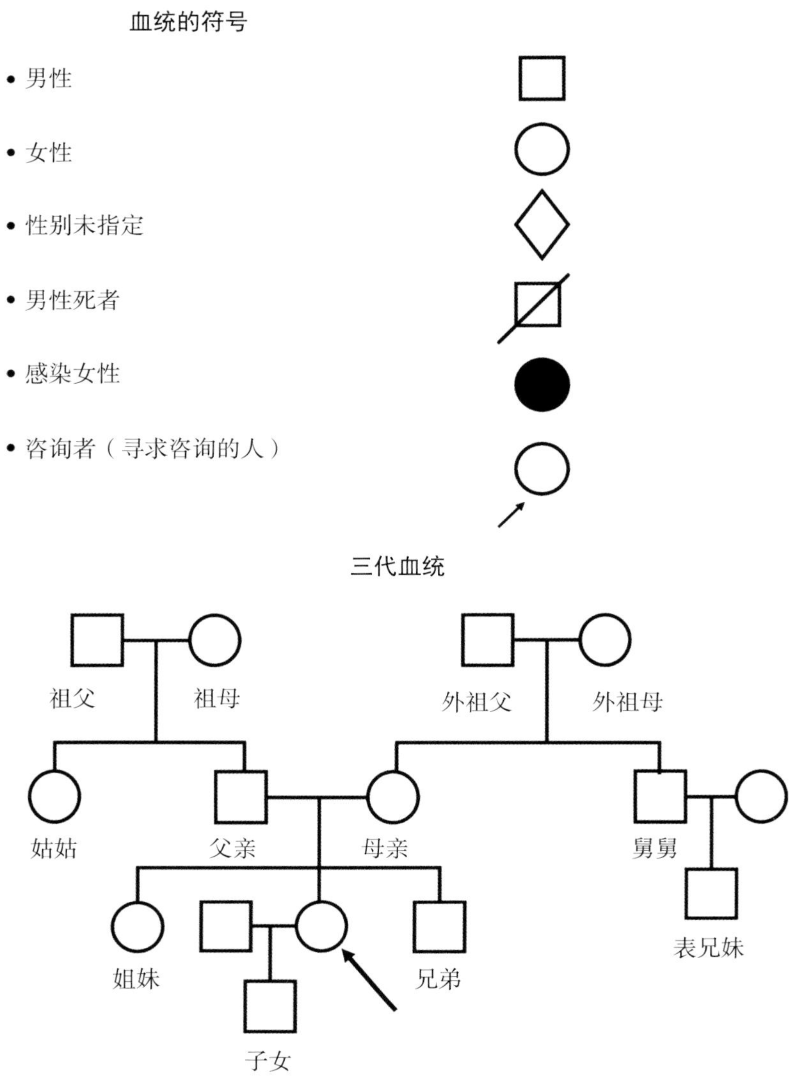

▲ 图 31-1 系谱符号和结构（用两张幻灯片表示）
通过使用公认的系谱名称和结构，可以将家族史信息以简明扼要的方式传递给其他临床医生和患者

官癌症的了解往往不够精确。胃癌和卵巢癌都可能被报道为“胃癌”，子宫颈癌、子宫癌和卵巢癌都被报道为“女性癌症”，卵巢囊肿也可能被误报为癌症。询问患者结果可能有助于确定诊断的准确性。例如，一份关于“卵巢癌”或“胰腺癌”诊断后却长期生存的亲属的报告应该会引起人们对诊断准确性的疑问，因为这些癌症的长期存活率很低。家庭病史是动态的，需要提醒患者如果诊断或发现更多的癌症病例，他们应该重新联系提供者，因为新的信息可能会改变风险计算，进而改变风险管理的建议[66]。收集详细的家族史需要花费时间，有些中心使用问卷，可以在预约前寄出，也可以在等候室填写。在英国和西班牙，在一些资源上可获得基于网络的问卷，如疾病预防控制中心（http://www.hhs.gov/familyhistory/）。有些中心使用软件，例如 Hughes Risk Apps 或 Progeny 去创造数字谱系。在某些情况下，家庭规模小、收养和错误识别父系关系使家庭史分析变得复杂[67]。尽管存在这些困难，但获得准确的家族史可以降低忽略遗传性癌症综合征可能性，从而避免患者和家庭成员失去癌症风险管理和风险降低的机会，或者不恰当地进行基因检测。在获得最初的家族史后，转介到癌症遗传服务可能是

获得完整的家族史和风险评估最适当的方法。

（二）个人健康史

除了关于大家庭的信息，癌症风险评估还包括个人健康史。癌症的存在、癌症部位、发病年龄、多原发或双侧性的存在、既往活检史以及活检是否显示乳腺增生性疾病都很重要。与激素相关的因素，如月经初潮、初产年龄、怀孕次数、母乳喂养时间、更年期年龄和外源性激素的使用（口服避孕药、激素替代疗法）也会对患癌症的风险产生影响。饮食和锻炼在乳腺癌的发生中起着重要作用，尤其是肥胖对绝经后妇女乳腺癌发病率增加的影响[68]。饮酒也与乳腺癌风险呈正相关[69, 70]。乳房 X 线片上的乳腺密度是公认的乳腺癌的危险因素，与除年龄、性别和乳腺癌易感性基因突变之外的任何因素相比，乳房 X 线片上的乳腺密度与乳腺癌发展风险的相关性可能更强[71]。最后，辐射暴露，尤其是在儿童和青少年时期，会增加患乳腺癌、甲状腺癌和其他癌症的风险[72]。20 世纪 40—70 年代初，一般性痤疮、头癣、血管瘤、扁桃体或胸腺肿大以及霍奇金病和其他恶性肿瘤通常都使用放射治疗[72, 73]。一名同时患有乳腺癌和甲状腺癌的女性可能被确诊为 Cowden 综合征，但如果有放射治疗史的情况下，环境因素比遗传因素更有可能导致乳腺癌和甲状腺癌的发生。

四、风险评估

两种不同但相关的风险对患者个人来说很重要：患乳腺癌的风险，以及携带乳腺癌易感基因突变的风险。

风险沟通需要了解呈现风险的方式，用于评估风险的各种模型、数字的解释方式，以及将它们放到患者对风险感知环境中的必要因素。大多数有乳腺癌家族史的女性明显高估了自己的风险[74]。

（一）绝对风险

绝对风险是指某一事件在某一特定区间内发生的概率。例如，一个众所周知的与乳腺癌相关的风险数据是 12%，这是一个累积发病率的统计数据，这意味着在普通人群中大约有 1/8 的女性会在一生中的某个时候患上乳腺癌。除非她有乳腺癌易感性基因突变，一个女人在 30 岁呈现的绝对风险评估，在未来 5 年患乳腺癌的风险约 0.1%，或 1/1000，远远低于 12% 的寿命统计[75]。

（二）相对风险

大多数以人群为基础的家族性癌症研究都报道了绝对风险，将受影响家庭的癌症发病率与一般人群的预期发病率进行比较。根据特定的环境因素（分娩、口服避孕药的使用、饮食、杀虫剂的接触）或受影响亲属（姐妹、母亲、阿姨、祖母）的基因接近程度，使用观察期望比（优势比）来量化风险[76]。这种风险通常被描述为普通人群的 n 倍，例如，有姐妹被诊断患有绝经后乳腺癌的女性，其风险是普通人群的 2 倍[77]。乳腺癌的危险程度受亲属关系的密切程度和诊断年龄的影响[77]，这也可能被报道为 1/100 的增长。例如，激素替代疗法可能带来 1.2 的相对风险，准确地说，风险增加了 20%。这一概念并不总是被那些困惑的患者所理解的，她们会打电话给医生，问她们通过使用绝经后激素替代疗法，风险是否从 12% 增加到 32%，而 1.2 的相对风险只会使风险从 12% 增加到 14%。

（三）预测乳腺癌的发展：Gail 模型和 Claus 表

为了预测患乳腺癌的风险，目前已经建立了几个数学模型。Gail 模型计算了接受常规乳房 X 线检查的女性的个体化绝对风险 [78]。它使用 6 个特定的危险因素（评估年龄、初潮年龄、首次活产年龄、之前乳房活检的次数、活检时是否存在增生性乳房疾病以及乳腺癌的一级亲属）来估计 5 年和终生的风险 [79]。虽然该模型在一般人群中是一个定义风险预测的有用工具，但在高风险环境中它有以下几个限制：它并没有解决 35 岁以下的女性或那些没有进行常规乳房 X 线检查女性的风险；与高风险人群最相关的是，Gail 模型只包括一级亲属，因此不包括父亲病史，也不包括卵巢癌家族史或癌症发病年龄。因此，对于已知或怀疑遗传性癌症易感基因突变的家庭中的女性来说，这不是一个评估风险合适的模型。而 Claus 表 [80] 后来是建立在所有家庭关系的基础上，更适于有乳腺癌家族史女性的风险预测。该模型包括一级和二级亲属，可用于估计 10 年期间的累计风险。它只包括一个家族谱系中的亲戚（无论是母系的还是父系的），但不包括两者。该模型采用单一基因位点的显性假设，但这些病例仅限于 5% ～ 10% 的乳腺癌。

（四）预测基因突变和癌症发展的模型：BRCAPro、BOADICEA 和 Tyrer–Cuzick

除性别和年龄外，乳腺癌最显著的风险是是否存在特定的种系突变。因此，风险评估的一个重要步骤是确定该家族具有可识别的基因突变的可能性，如表 31–1 和表 31–2 所示，并在上面进行了讨论。*BRCA1/2* 基因突变是最常见的遗传性乳腺癌易感性。因此，大多数现有的模型只评估 *BRCA1/2* 突变的风险，而不计算一个人在另一种乳腺癌易感性基因中发生突变的概率。

在美国最常用的模型是 BRCAPro，它包含了年龄特异性癌症以及来自家庭双方的一、二级亲属的阳性和阴性的家族史信息 [81–83]。然后利用贝叶斯方法对信息进行评估，以计算载波概率。这个模型的在线免费注册可以在该网站上下载，这是 CancerGene 软件包的一部分（https://www4.utsouthwestern.edu/breasthealth/cagene/）。

在英国和澳大利亚广泛使用的另一种模型是 BOADICEA（乳腺癌和卵巢癌发病率分析和携带者估计算法），它是基于乳腺癌和卵巢癌的分离分析而开发的 [84]。最近的更新增加了针对 *CHEK2*、*ATM* 和 *PALB2* 突变的风险评估——目前 BOADICEA 是唯一为这些基因突变提供特定风险评估的模型 [85]。这个用户友好型的程序网址是 http://www.srl.cam.ac.uk/genepi/boadicea_home.html。

五、基因检测

随着多基因检测方法的引入，遗传性乳腺癌风险的基因检测变得越来越复杂 [3]。下一代测序技术大大降低了基因检测的成本，允许在一次测试中分析大量基因。然而，测试与高或中度乳腺癌风险相关的基因组合会使结果的解释变得复杂，并不是所有目前在商业上可用的测试中分析的基因都对突变基因携带者的管理有一致的指导方针。增加测试基因的数量也增加了检测到不确定显著性差异的可能性。虽然对患者来说，全面的基因检测比以往任何时候都更容易获得，但在确定家庭中最好的检测候选对象和结果解释时，仍需考虑和谨慎。根据测试的情况，阴性（正常）测试并不总是能降低乳腺癌的风险，也不应该总是被认为是“好消息”。许多被认为适合基因检测的家庭都有足够典型的家族史，即使没有发现突变，也需要加强筛查 [9]。患者出于多种原因寻求基因检测，而检测结果，无论是积极的、消极的还是不知情的，对心理健康、社会关系和医疗保健的影响需要在检测前进行探讨[86]。此外，测试结果不仅对被测试的个人有影响，对家庭成员也有影响。因此，告知家庭成员是一项道德要求，并且必须制定这样做的战略。由于基因检测的复杂性以及检测结果对患者及其家属的重大影响，转介给基因专业人员可能非常有益，此建议得到多个组织（NCCN、ACS 等）的推荐。基因咨询师的名单可以在 http://www.nsgc.org 或国家癌症研究所的网站（http://www.cancer.gov/search/geneticsservices/）上找到。比起以往，现在有更多的诊所和医院雇用了遗传咨询师。同时，远程医疗也使得咨询者更加容易获得遗传咨询服务[87]。

一般来说，对于 45 岁或 45 岁以下被诊断出患有乳腺癌、双侧乳腺癌、男性乳腺癌或乳腺癌和卵巢癌的个体来说，转介基因检测是合适的。有 2 名或以上的 50 岁以下乳腺癌患者、50 岁以下乳腺癌患者和任何年龄的卵巢癌患者，或有 3 名或以上的任何年龄的乳腺癌或胰腺癌患者的家庭也适合进行遗传咨询和检测[9]。有些家庭的癌症病例较少，但女性的病例却更少，或者患有胰腺癌、晚期前列腺癌或黑色素瘤等相关癌症，这些也可用于基因检测[67]。新的数据表明，已知的德系犹太人血统的个体可能会考虑测试 3 种常见的 *BRCA1/2* 基因突变体突变，而不管是否有患癌症的个人或家族史[88]。理想情况下，家庭中第一个接受基因测试的人应该是癌症患者，因为如果家庭中有突变，那么这个人比未受影响的人更有可能携带突变。如果发现了突变，就可以根据该特定基因的遗传模式，在男性和女性亲属中对该特定基因突变进行测试。目前，对已知的家族突变进行测试比对基因进行完全测序 / 删除重复测试要便宜。因此，如果已经在一个家族中发现了突变那么只对已知突变的亲属进行测试通常是最合适和最经济的。

如果在一个家庭中发现了突变，从科学和心理社会角度来看，从最年长的一代开始测试家庭的其他成员分支是理想的。例如，不是测试突变载体的所有堂兄姐妹，而是测试阿姨和叔叔以为他们的后代提供信息。如果父母有突变，所有的孩子不管他们的癌症状况如何，都会成为测试的候选者；如果没有突变，后代就不需要测试。从心理社会的角度来看，先测试年龄最大的那一代人也有好处，因为从父母那里向孩子分享信息比从孩子那里向父母分享信息更容易[89]。

自 2013 年最高法院关于基因专利申请的判决以来，美国的多个实验室为遗传性乳腺癌易感性提供了基因检测[3]。在一次测试中，只能检测 *BRCA1/2* 或多个与高、中度乳腺癌风险相关的基因。测试基因的数量，以及测试方法、不同的分类方法、成本或账单，以及对患者的经济援助计划在不同的实验室中有所不同。基因测试（www.genetests.org）是可以帮助确定其他与癌症相关的生殖系测试的一个免费网站。这个网站由西雅图华盛顿大学（University of Washington，Seattle）开发，由美国国家医学图书馆（National Library of Medicine）和妇幼保健局（孕产妇和儿童卫生局）资助，可以提供特定医学基因测试的临床和研究实验室目录。

（一）基因咨询

在获得用于基因检测的样本之前，建议进行基因咨询，现在在某些情况下需要获得用于检测的保险范围[9]。基因咨询的目的是双重的：提供遗传教育和解决心理社会问题。在基因咨询预约期间，个人将会收到关于癌症病因的信息以及基于个人和家族史的详细风险评估。这个人患癌症（或另一种癌症）的风险，以及在癌症易感性基因中发生可识别突变的机会将被探究。也将讨论基因测试对个人和家庭的影响。

基因咨询包括互动讨论个人希望从他们的风险评估中学到什么，以及他们感兴趣的行动（基因测试、筛查、降低癌症风险）。许多人对基因检测能告诉他们癌症风险的信息抱有很高的期望，而实际情况可能大不相同[90]。坦率地讨论基因检测的益处和局限性对于在进行基因检测前促进充分知情同意至关重要。无论患者是否选择进行基因检测，都会为患者癌症筛查和降低风险制定一个量身定制的计划。如果个人选择进行基因测试，遗传顾问可以帮助协调这一点，并制定一个计划来讨论结果。

个体对于基因突变的识别是好是坏的看法各不相同。对于患有乳腺癌的女性来说，基因突变可能是个好消息，因为它解释了乳腺癌的病因。另一方面，一个不受影响的女性，是她四个姐妹中唯一没有基因突变的，可能会经历幸存者的内疚，并把她的结果视为坏消息。探索对测试结果的潜在反应是测试前的一个重要部分。

基因咨询过程为个体提供了表达他们对基因测试的兴趣和关注的机会。有些人因为担心基因歧视而犹豫是否考虑基因咨询和测试[91]。联邦和州都通过了保护基因隐私的法律。2008 年 5 月，《基因信息不歧视法案》（*Genetic Information Nondiscrimination Act*）签署成为法律，涉及医疗保险的于 2009 年 5 月生效，涉及工作场所问题的于同年 11 月生效[92]。

通过这些法律，大多数美国人都免受基因歧视，因为基因歧视与医疗保险和就业有关。目前，大多数个人在人寿或伤残保险方面没有受到潜在的基因歧视保护。然而，虽然寿险保单可能查询家庭内部的遗传疾病，但它们更可能查询一般的家族史（即如有癌症家族史等）。个人或有癌症家族史的个人，无论是否进行基因检测，都已经面临着因家族史而遭受人寿或伤残保险歧视的风险，这可能会使基于基因检测结果的潜在歧视风险成为可能。虽然基因歧视的后果可能是显著的，但这种歧视的记录案例却很少，而且随着成人条件的基因检测越来越普遍，这种风险可能会继续降低。另外一些人由于经济原因选择不进行基因检测。但随着测试成本的降低和许多实验室提供的财政援助，这一障碍正在减少。一个人是否会根据基因测试的结果改变他们的医疗管理，以及这个人是否有任何在世的亲人会从这些信息中获益，这些都在基因测试的决定中扮演着重要的角色。

大多数遗传性乳腺癌易感性（Li-Fraumeni 综合征和 Cowden 综合征的一些特征除外）是成人患癌的原因。在没有医学证明的情况下，为可能成人患癌的未成年人提供基因检测可能会损害儿童的自主权。心理后果可能包括对孩子的污名化，或视孩子为脆弱的[93, 94]。由于这些原因，不建议对未成年人进行成人患癌条件的基因检测。大多数父母确实会在适当的年龄和孩子讨论他们的基因测试结果[95]。这可以帮助孩子了解他们的父母可能采取的筛查或降低风险的措施，并帮助他们为自己未来的健康决策做准备。遗传顾问可以帮助个体制定相关策略，向儿童和大家庭成员公布他们的基因测试结果。他们还可以在当地或全国范围内为家庭提供支持、研究和教育资源。

（二）测试结果的解释

从基因测试中可以得到三种基本的结果：阳性、阴性或不确定显著性的变异。通常，“突变”这个词被用来表示一种致病性（即突变）。“变异”一词指的是不确定结果的遗传变化。虽然因为它在通用用法中的持久性，我们在本章中一直使用这个术语，但是遗传学术语已经转变为使用术语“变异”来表示任何遗传变化以提供一致性[96]。在本节中，我们将按照建议使用术语“变异”来强调目前在临床实践中如何报道基因测试的结果。若检测结果呈阳性则表明，个体有一种变异会增加患乳腺癌的风险，以及与这种变异相关的其他癌症或良性疾病的风险。这一结果也意味着其他家庭成员也可以进行基因检测。在检测报告中，阳性结果通常被列为“致病性”或“有害”变异（或突变）。被认为是“可能致病的或有害的”变异应被认为是临床管理目的的阳性试验结果[97]。

阴性的检测结果意味着没有检测到不确定或致病的变异。阴性检测结果的重要性取决于该家族中是否存在已知的致病变异。如果家族中的致病性变异已经被确认，那么这个结果就是一个真实阴性测试结果，并且意味着（超过99%的准确率）患者没有遗传该变异。在一个携带致病性变异的家庭中，如果检测结果为真阴性，则意味着该家庭成员患癌症的风险与普通人相当。如果家族中的致病变异具有中等的癌症风险，这可能就不成立。在许多家庭中，具有中等癌症风险的致病变异与家庭中所有相关的癌症诊断并不一致。因此，一些家族性癌症的风险可能无法用中等风险的致病变异来解释。对于来自具有致病性突变并具有中度癌症风险的家庭的真正阴性个体的管理建议仍在确定中，并应考虑到个人和家族史因素。在这两种类型的家庭中，管理建议应包括乳腺癌的其他风险因素，包括Gail模型评估的因素，以及家庭另一方的乳腺密度和乳腺癌家族史。

如果患者是家庭中第一个接受检测的人，那么对被诊断出可能患癌症的患者进行阴性检测的预测价值会更低。对于这个病例的阴性检测结果有很多可能的解释，包括家族癌症不是由遗传基因突变引起的，而是偶然发生的可能性；这种技术的局限性不允许识别一种变体；变异存在于一个与分析不同的基因中；或者那个家族中导致癌症的易感基因还没有被发现。另一种可能性是，有一种家族基因变异导致了乳腺癌的明显增加；但是被测试的个体没有突变。在有显著的家族史的情况下，对第二个受影响的家庭成员进行检测可能是合适的。“可能良性”或“可能多态性”的结果在临床上也被认为是阴性结果[97]。

未受影响的家庭成员的检测结果呈阴性，对该个体提供的信息有限。对该女性的风险管理建议应基于家族史[98]。

识别“不确定显著性的变异”意味着发现了可能或可能不会增加癌症风险的基因变化[97]。这些结果在多基因检测中很常见[3]。随着更多研究的完成，这些基因中的大多数将重新被归类为良性或致病性变异。在重新分类变异之前，具有不确定显著性的变异的家庭应根据家族史进行管理。除非是为了研究目的而进行测试，以阐明变异的重要性，否则通常不鼓励对其他家庭成员进行测试，因为此时无法从结果中得出相关的临床解释。虽然存在变异分类标准，但实验室在确定变异何时为良性、不确定或致病性时，可能会使用不同的割断法[97]。这就造成了这样的情况，一个实验室可能称一个变异为不确定，而另一个实验室则称相同的变异具有致病性。可以理解的是，这些不同的解释给临床医生和家庭造成了巨大的痛苦。越来越多的人要求基因实验室在匿名的公共数据库中与研究社区共享数据，以促进这些差异的解决。由NCBI创建了这样一个数据库（http://www.clinvar.com/），通过这个数据库，可以审查提交基因实验室的关于特定变异及其分类的信息。对于临床医生来说，评估一个基因检测实验室的变异分类系统的稳健性和对研究的投入已经成为选择临床使用实验室的一个越来越关键的决策点。

六、乳腺癌风险的医疗管理

对于因家族史或因存在已知基因突变而增加患乳腺癌风险的个体的医疗管理建议，通常是基于共识和临床判断，而非随机临床研究[9]。尽管细节不同，但减少风险的选择通常包括加强筛查、化学预防和手术减少风险。

（一）男性乳腺癌筛查

患有乳腺癌易感性基因突变的男性应该接受指导，保持对乳房组织任何变化的了解，并每年或每半年进行一次临床乳房检查。在男性乳房存在的情况下，可以考虑直接乳房 X 线检查 [9]。尽管携带 BRCA 突变的男性比一般男性患乳腺癌的风险要高得多，但这还不到一般人群中女性患病风险的一半，因此目前大多数中心的筛查方案中都没有常规的乳房 X 线或 MRI。

（二）无任何可识别突变的女性的医疗管理

如果没有可识别的突变，且家族史仅包括乳腺癌，那么根据个人的经验和家族史数据（例如从风险预测模型中获得的数据）或现有文献，女性将有患乳腺癌的风险 [77]。在这些家庭中，患有乳腺癌的女性的一级和二级亲属应在家庭最早诊断前 5 ～ 10 年或 40 岁（以年龄最小者为准）之前每年进行一次乳房 X 线检查，但不应在 30 岁之前进行。对于终生乳腺癌风险超过 20%（大部分风险来自家族史）的女性，在讨论了假阳性风险增加后，应该每年进行乳房 MRI 检查，直到她们的终生风险低于 20% [9]。此外，由于乳房 X 线造影密度（异密度或极密度）增加了对乳房 X 线造影解释的难度 [71]，乳房 MRI 可能是对乳房 X 线造影的适当补充。对乳房 X 线造影密度高且有乳腺癌家族史的女性来说，即使现有的数学模型显示风险未达到 20%，患乳腺癌的风险也增加了 [98, 99]。此外，如下文所述，化学预防或为降低风险的乳房切除术可能适用于其中一些妇女 [100]。由于卵巢癌的风险并没有明显增加，只有乳房相关病史，卵巢筛查是不推荐的。

（三）高危基因突变携带者的医疗管理

管理的选择包括监测、化学预防和减少风险的手术。大多数数据来自 BRCA1 和 BRCA2 基因突变的携带者，但通常适用于具有 Cowden、Peutz–Jeghers 和 Li–Fraumeni 综合征和 PALB2 突变（除非另有说明）。每一个高风险突变都意味着除了乳腺癌之外的其他癌症风险，而且必须单独考虑对每个癌症的筛查。表 31–1 简要介绍了其他癌症风险，目前仍在确定各种降低死亡率方法的有效性，应鼓励将高危受试者纳入研究资源和临床试验。

（四）中度风险基因突变携带者的医疗管理

在 CHEK2 和 ATM 等基因中发现了许多新的乳腺癌易感突变基因（表 31–2），其中大多数增加了 2 ～ 4 倍的乳腺癌风险。这些突变的长期风险仍在明显改善中，但其中许多突变会使女性一生中患乳腺癌的风险增加 20% 以上，建议除了每年进行乳房 X 线检查外，还应每年进行乳房 MRI 检查。目前尚不清楚有这些中等风险突变基因的女性患卵巢癌的风险是否增加，因此没有必要进行双侧输卵管卵巢切除术。此外，与中度风险突变相关的终生风险通常不足以保证减少乳房切除术的风险，因为这些女性中的大多数永远不会患上乳腺癌 [9]。然而，一些具有中度风险突变的家庭可能有比预期有更显著的乳腺癌病史。在这些家庭中，减少风险的乳房切除术可以在个案的基础上考虑 [9]。因此，强烈建议与遗传顾问协商这些新出现的突变，并需要谨慎决策，以减少手术风险。

（五）女性乳腺癌的筛查

在一般人群中，50 岁以上女性乳腺癌的乳房 X 线检查已被证明能有效地降低了乳腺癌的死亡率。年龄在 40—49 岁之间的筛查还存在争议，但普遍依旧建议进行筛查 [101, 102]。具有可识别的中度和高风险突变的女性应该每年进行乳房MRI和乳房X线照片[9]。一项针对高危女性的MRI与乳房X线照片的随机试验表明，MRI的敏感性为86%，而乳房X线片的敏感性为18%，而且MRI在乳腺癌早期诊断出乳腺癌的时间比单独使用乳房X线片要更早[103]。在足够的随访时间内，这些因素可以替代乳房MRI可能的生存益处。乳房MRI的特异性较低，导致假阳性的比例更高，这就是为什么女性在一生中有患乳腺癌的风险而值得使用。

筛查的起始年龄根据每年与每种特定突变相关的风险而不同（表31–3）。由于Li–Fraumeni综合征患者的乳腺癌可能发生得更早，所以筛查开始于20—25岁[9, 38]。对于BRCA1或BRCA2突变的女性，每年的乳房MRI检查应该从25岁开始。一项观察性研究指出，30岁之前接受乳房X线检查的BRCA突变的妇女患乳腺癌的风险更高，这可能是由于受到辐射照射所致，因此，乳房MRI仅用于30岁以下的高危妇女[104]。根据现有文献[9, 48]，对于患有PALB2突变的女性，在30岁左右开始筛查是合理的。虽然CDH1和PTEN是高风险突变，但乳腺癌风险在年龄越大时越高，因此在30—35岁的携带者中建议开始筛查[9, 45]。对于ATM、CHEK2和NBN等具有中度风险突变的女性，乳腺癌筛查的确切年龄建议仍在确定中，但从40岁左右开始是合理的，因为在携带者中，乳腺癌风险似乎开始上升[9, 52, 55]。对于所有突变携带者，乳腺癌筛查应该比近亲中最早发生的乳腺癌早5～10年，如果这能使筛查的年龄早于以上的年龄范围的话[9]。乳房MRI应该在一个有专门的乳房线圈、有解释乳房MRI的经验以及有能力进行MRI引导的乳房活检的中心进行。大多数中心交替进行乳房X线检查和MRI评估，以便女性每6个月接受某种类型的影像学检查[105]。

虽然没有证据表明患者自我乳房检查意识或临床乳房检查可以降低患有或没有乳腺癌遗传易感性女性的乳腺癌死亡率，但它们是乳腺癌筛查的推荐成分[106]。目前的建议是，女性仍然要注意她们乳房的任何变化，并且从25岁（或更早出现Li–Fraumeni综合征）开始，每年进行一次临床乳房检查。临床乳房检查的有用性与检查时间有关，对那些无法获得乳房成像的女性最为有益[107]。一般情况下，双乳检查约需3min[108]。

表31–3 乳腺癌易感突变风险管理

类别	BRCA1/BRCA2	TP53	PALB2	PTENCDH1	ATM/CHEK2/NBN
开始乳房MRI检查的年龄	25	20～25	30	30～35	40
开始乳房X线检查的年龄	30	30	30	30～35	40
考虑化学预防	是	是	是	是	是
考虑RRM	是	是	是	是	在一些家庭
考虑RRSO	是	否	否	否	否

（六）乳腺癌的化学预防

他莫昔芬是一种选择性雌激素受体调节药，自1977年以来一直被用于乳腺癌的治疗，包括辅助治疗和晚期疾病的治疗。接受他莫昔芬治疗的女性患对侧乳腺癌的概率会降低。这一观察结果导致了对他莫昔芬作为乳腺癌化学预防剂的研究。规模最大的此类研究中，由全国乳腺癌和肠道外科辅助的治疗项目，根据 Gail 模型计算，事先 5 年风险为 1.7% 或更高的女性，侵袭性乳腺癌和原位乳腺癌的发病率大约降低了 50%[100, 109]。在观察性研究中，他莫昔芬使携带 BRCA2 突变的女性乳腺癌风险降低了 62%；然而，在 BRCA1 突变的女性中是否同样有效仍存在争议[110, 111]。只有雌激素受体阳性的癌症会因为他莫昔芬的使用而降低，雌激素受体阴性的癌症数量没有差异[109]。他莫昔芬与子宫内膜癌风险加倍（每 1000 名妇女每年 1 ～ 2 例）和肺栓塞风险增加 3 倍（每 1000 名妇女每年 0.23 ～ 0.69）有关，这两种情况主要发生在绝经后的女性。另一项关于他莫昔芬和雷洛昔芬（STAR）的研究表明，雷洛昔芬是另一种选择性雌激素受体调节药，在降低侵袭性乳腺癌风险方面具有与他莫昔芬相似的效果，尽管在原位癌方面并没有降低[112]。依西美坦和阿那他唑、芳香酶抑制药已经被证明可以降低乳腺癌风险的作用类似于他莫昔芬，但是还没有长期的数据。芳香化酶抑制药从未与选择性雌激素受体调节药直接比较过，它们增加了骨质疏松症的风险，使得使用芳香化酶抑制药作为预防药物更加困难[113, 114]。

在有基因突变的妇女中使用化学预防药物还没有得到很好的研究[111]，但是前瞻性观察数据显示，BRCA1/2 突变的妇女，如果用他莫昔芬辅助治疗乳腺癌，对侧未受影响的乳房发生第二次乳腺癌的风险降低了约 50%。对于有乳腺癌家族史但没有乳腺癌易感性基因突变的女性，如果 Gail 模型的风险超过 1.7%，建议使用他莫昔芬或雷洛昔芬。有乳腺癌家族史的女性，但没有受影响的一级亲属，或乳房组织致密的妇女，可能有低于 1.7% 的计算风险，但化学预防可能仍然是适当的。

（七）降低输卵管卵巢切除术风险

BRCA1 和 BRCA2 突变的家庭患卵巢癌的风险大大增加，BRCA1 突变携带者患卵巢癌的风险约为 40%，而 BRCA2 突变携带者患卵巢癌的风险为 10% ～ 30%。降低输卵管卵巢切除术的风险估计可将卵巢癌的风险降低 80% ～ 90%[115]，但仍有原发性腹膜癌的风险，其显微外观和生物学特性与上皮性卵巢癌相同[116]。考虑输卵管卵巢切除术的女性的临床问题包括手术年龄、手术范围和激素替代疗法的使用[117]。

在 40 岁之后，突变携带者患卵巢癌的年龄特异性风险急剧增加，尽管在 40 岁时，每年的风险仍然很低。如果要进行降低风险的手术，在 35—40 岁之间考虑这一点是合理的。70 多岁的健康女性仍然可以从这个手术中获益，尽管绝对获益随着年龄的增长而减少。对 BRCA 女性中输卵管卵巢切除术的 Meta 分析显示乳腺癌发病率降低了 50%[118]。即使在手术后接受激素替代疗法的女性中，乳腺癌的风险也会降低。

突变携带者的输卵管卵巢切除术应由妇科肿瘤医师或其他有卵巢切除术经验的外科医生进行，以降低高危女性的风险。卵巢应多次切片，由经验丰富的病理学家检查。因为输卵管癌突变携带者的增加，输卵管应该移除并仔细检查。子宫切除术的作用尚不清楚，因为似乎没有增加与 BRCA 突变相关的子宫内膜癌的风险。在输卵管卵巢切除术中加入子宫切除术会增加每次手术的风险和恢复的时间，但是，希望服用他莫昔芬的女性可能会选择子宫切除术，以减少他莫昔芬引起的子宫内膜增生的风险[119]。计划服用雌激素的女性也可以选择子宫切除术，以避免使用孕激素。如果子宫切除术需要一个开放的过程而他莫昔芬或雌激素不在计划内，那么单独进行输卵管卵巢切除术是合理的。

在输卵管卵巢切除术之后使用雌激素是一个争论的话题，没有证据表明它会增加 BRCA 突变女性患乳腺癌的风险。年轻女性中输卵管卵巢切除术与因雌激素减少而引起的心血管和骨骼效应增加的死亡率相关，因此，雌激素替代疗法应在绝经前接受降低卵巢切除术风险的年轻女性中得到强烈考虑[111, 117, 120]。特别是如果使用雌激素而不使用黄体酮，在卵巢切除术后乳腺癌的风险仍然会降低。一种合理的方法是使用雌激素（对有子宫的妇女使用含有黄体酮的节育器），从卵巢切除到45—50岁，然后考虑使用他莫昔芬5年。一般来说，有乳腺癌病史的女性不应该服用雌激素，这个决定应该咨询妇科肿瘤医生后做出决策。

（八）减少风险的乳房切除术

降低乳腺癌风险最有效的方法是双侧乳腺切除术。由于乳房切除术具有显著的发病率，包括手术风险和感觉丧失、重建方法的选择、残留乳房组织发生乳腺癌的小风险以及发现未被怀疑的癌症的可能性，因此只有处于终身高风险的女性（即至少30%）的乳腺癌患者应该接受这种干预。这篇开创性的手稿研究了639名有乳腺癌家族史的女性，发现与没有做过此类手术的女性的姐妹相比，乳腺癌发病率降低了90%[121]，随后的研究也证实了这种选择的有效性[122, 123]。在这项影响深远的研究中，女性的基因突变状况尚不清楚，但在那些有中度家族史的女性和那些有强烈家族史暗示有遗传倾向的女性中，风险都有所降低。这个系列的大多数女性都接受了皮下乳房切除术，这种手术保留了乳头—乳晕复合体，因此比全乳房切除术留下的乳房组织更多[124]。减少风险的乳房切除术的选择包括全乳房切除术（切除乳头—乳晕复合体）或全保留皮肤的乳房切除术（保留乳头）。如果采用后一种方法，外科医生应该尽可能多地切除乳头下侧的乳房组织。术前应进行乳腺MRI检查，因为鉴别出未被怀疑的癌症可能会改变手术类型，特别是考虑到前哨淋巴结活检的癌症分期。

降低风险的乳房切除术适合于部分女性，而其他一部分女性可能并不适用，主要基于女性自己的信仰和价值观。许多女性都清楚，一旦发现高风险突变，她们就会立即选择进行乳房切除术，而其他人也同样清楚，她们希望避免这种手术。对于那些还没有决定的人，有几个原则可以帮助她们对这个过程做出决定。

- 乳腺癌的早期诊断。因为并不是所有的乳腺癌易感性基因突变的女性都会患上乳腺癌，有些人可能希望在确诊为乳腺癌后再进行降低风险的乳房切除术，然后在受影响的一侧和对侧进行治疗性乳房切除术，以减少乳腺癌风险。患有BRCA基因突变的女性患乳腺癌的风险增加到对侧乳腺癌的5年风险约20%，许多女性在诊断时选择双侧乳房切除术。然而，大多数妇女死于乳腺癌的风险要比死于尚未发现的乳腺癌的风险大得多，因此在做出这一决定时，应考虑到先前（或目前）癌症的预后。高危疾病女性癌症复发的短期至中期风险可能大大高于发生第二原发肿瘤的风险。然而，患癌风险较高的妇女可能更倾向于要求双侧乳房切除术（或对侧预防性乳房切除术），即使这不能改善预后，该手术可能提供足够的安心来保证。

- 患乳腺癌的风险。大多数应该考虑减少风险的乳房切除术的女性都有高风险的基因突变，然而考虑到小组测试的扩大，一些有中等风险基因的女性现在可能正在考虑乳房切除术。女性也可能希望接受乳房切除术，因为Gail模型所定义的家族病史和个人风险因素相结合[100]，比如需要事先进行基于可疑乳房X线检查或乳房检查的乳房活检，以及存在增生性乳房疾病，以确保女性了解其特定年龄的风险，以及她的终身风险，这都很重要。例如，尽管一生中罹患乳腺癌的风险可能是70%，但50岁的女性患乳腺癌的风险要更低，因为她已经度过了其中的一些风险。每年用可量化的术语描述风险（通常有突变的女性每年0.5%～1.5%）可能会有帮助。一些女性希望接受乳房切除术，因为她们对癌症的风险有一种夸大的感觉，在这种感觉中区分年龄和终身风险是有用的。

• 易于癌症检测。乳腺癌可能或多或少难以检测，这取决于体格检查和影像学检查时乳腺组织的密度[71]。与乳房密度极高的女性相比，乳房被脂肪替代的女性更容易被发现。如果筛查工具不太可能在早期发现癌症，女性可能会选择乳房切除术而不是筛查。

• 化学预防选择。用他莫昔芬或雷洛昔芬降低风险可能是替代乳房切除术的一种选择。突变携带者的风险降低程度尚未在前瞻性试验中得到评估，但肯定低于预防性乳房切除术。然而，这个选择应该被讨论。

• 心理因素。女性考虑预防性乳房切除术有很多原因。对一些人来说，其家庭文化是接受进行降低风险的手术，而接受手术的压力可能是巨大的。如果这些女性希望单独进行监测，就应该支持她们。其他女性则照顾晚期癌症的家庭成员，并可能希望不伤害自己的家庭。有些人害怕患上癌症或者对筛查极度焦虑，而且早期发现的可能性并不令人放心。所有这些问题都应深入探讨。心理咨询或悲伤治疗在某些情况下可能是合适的。这一过程没有绝对的医疗适应证，因此最终决定是否进行风险降低手术总是一个心理上的决定。

（九）诊断为乳腺癌的突变携带者的医疗管理

BRCA 基因突变除了对乳腺癌手术的决定外，对乳腺癌的治疗影响不大。如果发现单侧癌症，为了降低患对侧乳腺癌的风险，许多突变的女性会选择双侧乳房切除术。然而，放射治疗的乳房肿瘤切除术已被证明可以很好地控制癌症，而不会增加同侧乳腺肿瘤复发的风险[124]。

由于家庭历史、年龄或种族，新诊断出乳腺癌的女性通常需要同时做出测试和癌症治疗的决定。除非癌症的手术治疗本身受到突变状态的影响，否则几乎没有理由对一个无法在紧急情况下对进行检测做出深思熟虑决定的女性进行检测。测试结果通常在两周内就可以得到，尽管更大的多基因板可能需要更长的时间。基因检测的主要影响通常是手术治疗而不是全身性治疗，然而使用铂化疗和 PARP 抑制药治疗 BRCA 相关乳腺癌的研究正在进行中[125, 126]。如果没有发现突变，乳腺癌患者会选择乳房肿瘤切除术而不是乳房切除术，她们可以接受乳房肿瘤切除术、进行化疗，然后根据基因测试的结果决定是否接受乳房切除术或乳房肿瘤切除术后放疗。

七、为大家庭成员提供信息

虽然这一章的重点是关心患者的特定家族史，但基因测试不同于其他医学测试，因为它对大家庭成员也有影响。最明显的是，一个具有可识别突变的女性有可能将这种突变遗传给她的孩子，而且由于她几乎肯定是从父母那里遗传过来的，她的兄弟姐妹也有 50% 的机会发生这种突变。然而，大家族成员也可能有突变的风险，一些机制，如模型字母可以提供给患者，以帮助她们与合适的测试候选人进行沟通。研究表明，大多数女性愿意与家人分享她们的基因突变状况，尤其是与那些她们认为同样面临风险的成员分享[127-129]。

没有突变的女性也可以向大家庭成员提供有用的信息[130]。在有已知突变的家庭成员的情况下，这些儿童与一般人群中的其他人有相似患癌症的风险。然而，如果个体是一个没有已知突变的家庭成员，经验风险信息将与儿童、兄弟姐妹，甚至可能是大家庭成员相关。通常情况下，在适当的健康教育之后，患者有责任分享这些信息的含义，以保护患者的机密性。

总结

随着公众对乳腺癌遗传学认识和了解的不断加深，对基因咨询和临床检测的需求也越来越大。无论是作为综合临床乳腺癌诊所的一部分，还是作为初级医生服务，都应确定乳腺癌风险增加的家庭，并提供适当的服务。来自肿瘤学和遗传学社区的各种资源都可以为需要基因咨询、结果解释或与测试和后续管理决策相关的心理支持的女性及其家庭提供专门的护理（表 31-4）。基因检测未来的发展将是一个团队的努力，包括初级保健医生、癌症中心和癌症基因服务中心，通过是否获得家庭和个人健康史来确定风险的大小，从而进行基因咨询和（或）测试，或促进患者及其家属的长期医疗管理。

表 31-4　附加资源：网站

直面高危患癌风险（FORCE）：www.facingourrisk.org。此网站汇集了拥有乳腺癌家族史或携带会增加癌症风险突变基因的个人和家庭。一般信息、聊天室、博客和讨论板都可以在网上找到，每年 5 月会员将聚集一起举办全国会议，几个州正在发展地方分会
全国遗传顾问协会：www.nsgc.org。此网站主要进行遗传咨询，包含搜索功能，以帮助消费者和专业人士找到当地的遗传咨询服务
美国国立卫生研究院：http://www.cancer.gov/search/geneticsservices/。癌症网 PDQ 包含有关癌症、临床试验和癌症遗传服务提供者的信息
国家综合癌症网络：www.nccn.org。国家综合癌症网络 (NCCN) 是一个癌症中心联盟，成立于 1995 年，旨在通过卓越的基础和临床研究为癌症预防、筛查、诊断和治疗提供最先进的指导方针。本网站包含识别和管理遗传高危患者的实践指南
针对 BRCA 突变妇女的斯坦福医学决策方法。http://brcatool.stanford.edu/brca.html 此决策方法是为携带 BRCA 突变的妇女及其卫生保健提供者联合使用而设计的，用于指导癌症风险的管理

推荐阅读

[1] Lynch HT, Lynch JF. Breast cancer genetics in an oncology clinic: 328 consecutive patients. Cancer Genet Cytogenet. 1986;22(4):369–71.
[2] Jain R, et al. The relevance of hereditary cancer risks to precision oncology: what should providers consider when conducting tumor genomic profiling? J Natl Compr Canc Netw. 2016;14(6):795–806.
[3] Easton DF, et al. Gene-panel sequencing and the prediction of breast-cancer risk. N Engl J Med. 2015;372(23):2243–57.
[4] Mavaddat N et al. Prediction of breast cancer risk based on profiling with common genetic variants. J Natl Cancer Inst. 2015;107(5).
[5] Evans DG, et al. Assessing individual breast cancer risk within the U.K. National Health Service Breast Screening Program: a new paradigm for cancer prevention. Cancer Prevent Res. 2012;5(7):943–51.
[6] Ford D, et al. Risks of cancer in BRCA1-mutation carriers. Breast cancer linkage consortium. Lancet. 1994;343(8899):692–5.
[7] Frank TS, et al. Sequence analysis of BRCA1 and BRCA2: correlation of mutations with family history and ovarian cancer risk. J Clin Oncol. 1998;16(7):2417–25.
[8] Ford D, Easton DF, Peto J. Estimates of the gene frequency of BRCA1 and its contribution to breast and ovarian cancer incidence. Am J Hum Genet. 1995;57(6):1457–62.
[9] National Comprehensive Cancer Network. NCCN Clinical Practice Guidelines in Oncology: Genetic/Familial High-Risk Assessment: Breast and Ovarian. V.1.2017. 2016.
[10] Metcalfe KA, et al. Screening for founder mutations in BRCA1 and BRCA2 in unselected Jewish women. J Clin Oncol. 2010;28(3):387–91.
[11] Petrij-Bosch A, et al. BRCA1 genomic deletions are major founder mutations in Dutch breast cancer patients. Nat Genet. 1997;17(3):341–5.
[12] Johannesdottir G, et al. High prevalence of the 999del5 mutation in Icelandic breast and ovarian cancer patients. Cancer Res. 1996;56(16):3663–5.
[13] Mavaddat N. Cancer risks for BRCA1 and BRCA2 mutation carriers: results from prospective analysis of EMBRACE. 2013;105(11):812–22.
[14] Chen S, Parmigiani G. Meta-analysis of BRCA1 and BRCA2 penetrance. J Clin Oncol. 2007;25(11):1329–33.
[15] Antoniou A, et al. Average risks of breast and ovarian cancer associated with BRCA1 or BRCA2 mutations detected in case series unselected for family history: a combined analysis of 22 studies. Am J Hum Genet. 2003;

72(5):1117–30.
[16] Liede A, Karlan BY, Narod SA. Cancer risks for male carriers of germline mutations in BRCA1 or BRCA2: a review of the literature. J Clin Oncol. 2004;22(4):735–42.
[17] Schneider BP, et al. Triple–negative breast cancer: risk factors to potential targets. Clin Cancer Res. 2008;14(24): 8010–8.
[18] Lakhani SR, et al. The pathology of familial breast cancer: predictive value of immunohistochemical markers estrogen receptor, progesterone receptor, HER–2, and p53 in patients with mutations in BRCA1 and BRCA2. J Clin Oncol. 2002;20(9):2310–8.
[19] Bane AL, et al. BRCA2 mutation–associated breast cancers exhibit a distinguishing phenotype based on morphology and molecular profiles from tissue microarrays. Am J Surg Pathol. 2007;31(1):121–8.
[20] Lu KH, et al. Occult ovarian tumors in women with BRCA1 or BRCA2 mutations undergoing prophylactic oophorectomy. J Clin Oncol. 2000;18(14):2728–32.
[21] Sherman ME, et al. Histopathologic features of ovaries at increased risk for carcinoma. A case–control analysis. Int J Gynecol Pathol. 1999;18(2):151–7.
[22] Levine DA, et al. Fallopian tube and primary peritoneal carcinomas associated with BRCA mutations. J Clin Oncol. 2003;21(22):4222–7.
[23] Harmsen MG, et al. Early salpingectomy (TUbectomy) with delayed oophorectomy to improve quality of life as alternative for risk–reducing salpingo–oophorectomy in BRCA1/2 mutation carriers (TUBA study): a prospective non–randomized multicentre study. BMC Cancer. 2015;15:593.
[24] Anon (1999) Cancer risks in BRCA2 mutation carriers. The breast cancer linkage consortium. J Natl Cancer Inst. 1999; 91(15):1310–6.
[25] Domchek SM, Weber BL. Clinical management of BRCA1 and BRCA2 mutation carriers. Oncogene. 2006;25(43): 5825–31.
[26] Agalliu I, et al. Associations of high–grade prostate cancer with BRCA1 and BRCA2 founder mutations. Clin Cancer Res. 2009;15(3):1112–20.
[27] Narod SA, et al. Rapid progression of prostate cancer in men with a BRCA2 mutation. Br J Cancer. 2008;99(2): 371–4.
[28] Castro E, et al. Germline BRCA mutations are associated with higher risk of nodal involvement, distant metastasis, and poor survival outcomes in prostate cancer. J Clin Oncol. 2013;31(14):1748–57.
[29] Howlett NG, et al. Biallelic inactivation of BRCA2 in Fanconi anemia. Science. 2002;297(5581):606–9.
[30] Schreibman IR, et al. The hamartomatous polyposis syndromes: a clinical and molecular review. Am J Gastroenterol. 2005;100(2):476–90.
[31] Pilarski R, et al. Cowden syndrome and the PTEN hamartoma tumor syndrome: systematic review and revised diagnostic criteria. J Natl Cancer Inst. 2013;105(21):1607–16.
[32] Tan MH, et al. Lifetime cancer risks in individuals with germline PTEN mutations. Clin Cancer Res. 2012;18(2):400–7.
[33] Pilarski R, Eng C. Will the real Cowden syndrome please stand up (again)? Expanding mutational and clinical spectra of the PTEN hamartoma tumor syndrome. J Med Genet. 2004;41(5):323–6.
[34] Olivier M, et al. Li–Fraumeni and related syndromes: correlation between tumor type, family structure, and TP53 genotype. Cancer Res. 2003;63(20):6643–50.
[35] Varley JM. Germline TP53 mutations and Li–Fraumeni syndrome. Hum Mutat. 2003;21(3):313–20.
[36] Lustbader ED, et al. Segregation analysis of cancer in families of childhood soft tissue sarcoma patients. Am J Hum Genet. 1992;51(2):344–56.
[37] Birch JM, et al. Relative frequency and morphology of cancers in carriers of germline TP53 mutations. Oncogene. 2001;20(34):4621–8.
[38] Hisada M, et al. Multiple primary cancers in families with Li–Fraumeni syndrome. J Natl Cancer Inst. 1998;90(8): 606–11.
[39] Villani A, et al. Biochemical and imaging surveillance in germline TP53 mutation carriers with Li–Fraumeni syndrome: a prospective observational study. Lancet Oncol. 2011;12(6): 559–67.
[40] Giardiello FM, et al. Increased risk of cancer in the Peutz–Jeghers syndrome. N Engl J Med. 1987;316(24):1511–4.
[41] Hearle N, et al. Frequency and spectrum of cancers in the Peutz–Jeghers syndrome. Clin Cancer Res. 2006;12(10): 3209–15.
[42] Mehenni H, et al. Cancer risks in LKB1 germline mutation carriers. Gut. 2006;55(7):984–90.
[43] Giardiello FM, Trimbath JD. Peutz–Jeghers syndrome and management recommendations. Clin Gastroenterol Hepatol. 2006;4(4):408–15.
[44] Hansford S et al. Hereditary diffuse gastric cancer syndrome: CDH1 mutations and beyond. JAMA Oncol. 2015;1(1): 23–32.
[45] van der Post RS, et al. Hereditary diffuse gastric cancer: updated clinical guidelines with an emphasis on germline CDH1 mutation carriers. J Med Genet. 2015;52(6):361–74.
[46] Petridis C, et al. Germline CDH1 mutations in lobular carcinoma in situ. Br J Cancer. 2014;110(4):1053–7.
[47] Xia B, et al. Control of BRCA2 cellular and clinical functions by a nuclear partner, PALB2. Mol Cell. 2006;22(6): 719–29.
[48] Antoniou AC, et al. Breast–cancer risk in families with mutations in PALB2. N Engl J Med. 2014;371(6):497–506.
[49] Schneider R, et al. German national case collection for familial pancreatic cancer (FaPaCa): 10 years experience. Fam Cancer. 2011;10(2):323–30.
[50] Tischkowitz M, et al. PALB2/FANCN: recombining cancer and Fanconi Anemia. Cancer Res. 2010;70(19):7353–9.
[51] Geoffroy–Perez B, et al. Cancer risk in heterozygotes for ataxia–telangiectasia. Int J Cancer. 2001;93(2):288–93.
[52] Marabelli M, Cheng SC, Parmigiani G. Penetrance of ATM gene mutations in breast cancer: a meta–analysis of different measures of risk. Genet Epidemiol. 2016;40(5):425–31.
[53] Tavtigian S, et al. Rare, evolutionarily unlikely missense substitutions in ATM confer increased risk of breast cancer. Am J Hum Genet. 2009;85(4):427–46.
[54] Roberts NJ, et al. ATM mutations in hereditary pancreatic cancer. Cancer Discov. 2012;2(1):41–6.
[55] Schmidt MK et al. Age– and tumor subtype–specific breast cancer risk estimates for CHEK2*1100delC Carriers. J Clin Oncol. 2016; Epub ahead of print: June 6, 2016.
[56] Weischer M, et al. CHEK2*1100delC genotyping for clinical assessment of breast cancer risk: meta–analysis of 26,000 patient cases and 27,000 controls. J Clin Oncol. 2008;26(4):542–8.
[57] Cybulski C, et al. CHEK2 is a multiorgan cancer susceptibility

gene. Am J Hum Genet. 2008;75(6):1131–5.
[58] Damiola F, et al. Rare key functional domain missense substitutions in MRE11A, RAD50, and NBN contribute to breast cancer susceptibilty: results from a breast cancer family registry case-control mutation screening study. Breast Cancer Res. 2014;16(3):R58.
[59] Ito A, et al. Expression of full-length NBS1 protein restores normal radiation responses in cells from Nijmegen breakage syndrome patients. Biochem Biophys Res Commun. 1999;265(3):716–21.
[60] Bennett IC, Gattas M, Teh BT. The management of familial breast cancer. Breast. 2000;9(5):247–63.
[61] Hoskins KF, et al. Assessment and counseling for women with a family history of breast cancer. A guide for clinicians. JAMA. 1995;273(7):577–85.
[62] Bennett RL, et al. Standardized human pedigree nomenclature: update and assessment of the recommendations of the National Society of Genetic Counselors. J Genet Couns. 2008;17(5): 424–33.
[63] Schneider KA, et al. Accuracy of cancer family histories: comparison of two breast cancer syndromes. Genet Test. 2004;8(3):222–8.
[64] Kerber RA, Slattery ML. Comparison of self-reported and database-linked family history of cancer data in a casecontrol study. Am J Epidemiol. 1997;146(3):244–8.
[65] Ziogas A, Anton-Culver H. Validation of family history data in cancer family registries. Am J Prev Med. 2003;24(2): 190–8.
[66] Acheson LS, et al. Family history-taking in community family practice: implications for genetic screening. Genet Med. 2000;2(3):180–5.
[67] Weitzel JN, et al. Limited family structure and BRCA gene mutation status in single cases of breast cancer. JAMA. 2007;297(23):2587–95.
[68] Calle EE, et al. Overweight, obesity, and mortality from cancer in a prospectively studied cohort of U.S. adults. N Engl J Med. 2003;348(17):1625–38.
[69] Boffetta P, Hashibe M. Alcohol and cancer. Lancet Oncol. 2006;7(2):149–56.
[70] Boffetta P, et al. The burden of cancer attributable to alcohol drinking. Int J Cancer. 2006;119(4):884–7.
[71] Boyd NF, et al. Mammographic density and the risk and detection of breast cancer. N Engl J Med. 2007;356(3): 227–36.
[72] Zheng T, et al. Radiation exposure from diagnostic and therapeutic treatments and risk of breast cancer. Eur J Cancer Prev. 2002;11(3):229–35.
[73] El-Gamal H, Bennett RG. Increased breast cancer risk after radiotherapy for acne among women with skin cancer. J Am Acad Dermatol. 2006;55(6):981–9.
[74] Hopwood P, et al. Do women understand the odds? Risk perceptions and recall of risk information in women with a family history of breast cancer. Community Genet. 2003;6(4):214–23.
[75] Woloshin S, Schwartz LM, Welch HG. Risk charts: putting cancer in context. J Natl Cancer Inst. 2002;94(11):799–804.
[76] Prasad K, et al. Tips for teachers of evidence-based medicine: understanding odds ratios and their relationship to risk ratios. J Gen Intern Med. 2008;23(5):635–40.
[77] Slattery ML, Kerber RA. A comprehensive evaluation of family history and breast cancer risk; the Utah Population Database. JAMA. 1993;270:1563.
[78] Gail MH, Benichou J. Validation studies on a model for breast cancer risk. J Natl Cancer Inst. 1994;86(8):573–5.
[79] Rockhill B, et al. Validation of the Gail et al model of breast cancer risk prediction and implications for chemoprevention. J Natl Cancer Inst. 2001;93(5):358–66.
[80] Claus EB, et al. The genetic attributable risk of breast and ovarian cancer. Cancer. 1996;77(11):2318–24.
[81] Berry DA, et al. BRCAPRO validation, sensitivity of genetic testing of BRCA1/BRCA2, and prevalence of other breast cancer susceptibility genes. J Clin Oncol. 2002;20(11): 2701–12.
[82] Gilpin CA, Carson N, Hunter AG. A preliminary validation of a family history assessment form to select women at risk for breast or ovarian cancer for referral to a genetics center. Clin Genet. 2000;58(4):299–308.
[83] Parmigiani G, Berry D, Aguilar O. Determining carrier probabilities for breast cancer-susceptibility genes BRCA1 and BRCA2. Am J Hum Genet. 1998;62(1):145–58.
[84] Antoniou AC, et al. BRCA1 and BRCA2 mutation predictions using the BOADICEA and BRCAPRO models and penetrance estimation in high-risk French-Canadian families. Breast Cancer Res. 2006;8(1):R3.
[85] Lee AJ et al. Incorporating truncating variants in PALB2, CHEK2, and ATM into the BOADICEA breast cancer risk model. Genet in Med. 2016; Epub April 14, 2016.
[86] Trepanier A, et al. Genetic cancer risk assessment and counseling: recommendations of the National Society of Genetic Counselors. J Genet Couns. 2004;13(2):83–114.
[87] Kinney AY. Expanding access to BRCA1/2 genetic counseling with telephone delivery: a cluster randomized trial. J Natl Cancer Inst. 2014;106(12).
[88] Gabai-Kapara E. Population-based screening for breast and ovarian cancer risk due to BRCA1 and BRCA2. Proc Natl Acad Sci USA. 2014;111(39):14205–10.
[89] Claes E, et al. Communication with close and distant relatives in the context of genetic testing for hereditary breast and ovarian cancer in cancer patients. Am J Med Genet A. 2003;116(1):11–9.
[90] Press N, et al. Women's interest in genetic testing for breast cancer susceptibility may be based on unreasonable expectations. Am J Med Genet. 2001;99:99–110.
[91] Hudson KL, et al. Genetic discrimination and health insurance: an urgent need for reform. Science. 1995;270(5235): 391–3.
[92] Hudson KL, Holohan MK, Collins FS. Keeping pace with the times–the genetic information nondiscrimination act of 2008. N Engl J Med. 2008;358(25):2661–3.
[93] Bradbury AR, et al. How often do BRCA mutation carriers tell their young children of the family's risk for cancer? A study of parental disclosure of BRCA mutations to minors and young adults. J Clin Oncol. 2007;25(24):3705–11.
[94] Bradbury AR, et al. Should genetic testing for BRCA1/2 be permitted for minors? Opinions of BRCA mutation carriers and their adult offspring. Am J Med Genet C Semin Med Genet. 2008;148C(1):70–7.
[95] Bradbury AR et al. When parents disclose BRCA1/2 test results: their communication and perceptions of offspring response. 2012;118(13):3417–25.
[96] den Dunnen JT, et al. HGVS recommendations for description of sequence variants: 2016 Update. Hum Mutat. 2016;37(6):564–9.
[97] Plon S, et al. Sequence variant classification and reporting:

recommendations for improving the interpretation of cancer susceptibility genetic test results. Hum Mutat. 2008;29(11): 1282–91.
[98] Warner E, et al. Surveillance of BRCA1 and BRCA2 mutation carriers with magnetic resonance imaging, ultrasound, mammography, and clinical breast examination. JAMA. 2004;292(11):1317–25.
[99] Plevritis SK, et al. Cost-effectiveness of screening BRCA1/2 mutation carriers with breast magnetic resonance imaging. JAMA. 2006;295(20):2374–84.
[100] Gail MH, et al. Weighing the risks and benefits of tamoxifen treatment for preventing breast cancer. J Natl Cancer Inst. 1999;91(21):1829–46.
[101] Hendrick RE, et al. Benefit of screening mammography in women aged 40–49: a new meta-analysis of randomized controlled trials. J Natl Cancer Inst Monogr. 1997;22: 87–92.
[102] Moss SM, et al. Effect of mammographic screening from age 40 years on breast cancer mortality at 10 years' follow-up: a randomized controlled trial. Lancet. 2006; 368(9552):2053–60.
[103] Passaperuma K, et al. Long-term results of screening with magnetic resonance imaging in women with BRCA mutations. Br J Cancer. 2012;107:24–30.
[104] Pijpe A, et al. Exposure to diagnostic radiation and risk of breast cancer among carriers of BRCA1/2 mutations: retrospective cohort study (GENE-RAD-RISK). BMJ. 2012;345:e5660.
[105] Lowry KP, et al. Annual screening strategies in BRCA1 and BRCA2 gene mutation carriers: a comparative effectiveness analysis. Cancer. 2012;118:2021–30.
[106] Baxter N. Preventive health care, 2001 update: should women be routinely taught breast self-examination to screen for breast cancer? CMAJ. 2001;164(13):1837–46.
[107] Saslow D, et al. Clinical Breast Examination: Practical Recommendations for Optimizing Performance and Reporting. CA Cancer J Clin. 2004;54:327–44.
[108] Gaskie S, Nashelsky J. Clinical inquires. Are breast self-exams or clinical exams effective for screening breast cancer. J Fam Pract. 2005;54(9):803–4.
[109] Fisher B, et al. Tamoxifen for prevention of breast cancer: report of the National Surgical Adjuvant Breast and Bowel Project P-1 Study. J Natl Cancer Inst. 1998;90(18):1371– 88.
[110] Gronwald J, et al. Tamoxifen and contralateral breast cancer in BRCA1 and BRCA2 carriers: an update. Int J Cancer. 2006;118:2281–4.
[111] King MC, et al. Tamoxifen and breast cancer incidence among women with inherited mutations in BRCA1 and BRCA2: National Surgical Adjuvant Breast and Bowel Project (NSABP-P1) breast cancer prevention trial. JAMA. 2001;286:2251–6.
[112] Vogel VG, et al. Effects of tamoxifen vs raloxifene on the risk of developing invasive breast cancer and other disease outcomes: the NSABP Study of Tamoxifen and Raloxifene (STAR) P-2 trial. JAMA. 2006;295(23):2727–41.
[113] Cuzick J, et al. Anastrozole for prevention of breast cancer in high-risk postmenopausal women (IBIS-II): an international, double-blind, randomised placebo-controlled trial. Lancet. 2014;383:1041–8.
[114] Goss PE, et al. Exemestane for breast-cancer prevention in postmenopausal women. N Engl J Med. 2011;364: 2381–91.
[115] Kauff ND, et al. Risk-reducing salpingo-oophorectomy for the prevention of BRCA1- and BRCA2-associated breast and gynecologic cancer: a multicenter, prospective study. J Clin Oncol. 2008;26(8):1331–7.
[116] Greene MH et al. A prospective study of risk-reducing salpingo-oophorectomy and longitudinal CA-125 screening among women at increased genetic risk of ovarian cancer: design Prev. 2008;17(3):594–604.
[117] Rebbeck TR, et al. Effect of short-term hormone replacement therapy on breast cancer risk reduction after bilateral prophylactic oophorectomy in BRCA1 and BRCA2 mutation carriers: the PROSE study group. J Clin Oncol. 2005;23(31):7804–10.
[118] Rebbeck TR, Kauff ND, Domchek SM. Meta-analysis of risk reduction estimates associated with risk-reducing salpingo-oophorectomy in BRCA1 or BRCA2 mutation carriers. J Natl Cancer Inst. 2009;101:80–7.
[119] Gabriel CA, et al. Use of total abdominal hysterectomy and hormone replacement therapy in BRCA1 and BRCA2 mutation carriers undergoing risk-reducing salpingo-oophorectomy. Fam Cancer. 2009;8(1):23–8.
[120] Rebbeck TR, et al. Effect of short-term hormone replacement therapy on breast cancer risk reduction after bilateral prophylactic oophorectomy in BRCA1 and BRCA2 mutation carriers: the PROSE study group. J Clin Oncol. 2005;23(31):7804–10.
[121] Hartmann LC, et al. Efficacy of bilateral prophylactic mastectomy in women with a family history of breast cancer. N Engl J Med. 1999;340(2):77–84.
[122] Hartmann LC, Degnim A, Schaid DJ. Prophylactic mastectomy for BRCA1/2 carriers: progress and more questions. J Clin Oncol. 2004;22(6):981–3.
[123] Rebbeck TR, et al. Bilateral prophylactic mastectomy reduces breast cancer risk in BRCA1 and BRCA2 mutation carriers: the PROSE study group. J Clin Oncol. 2004;22(6): 1055–62.
[124] Clarke M. Early Breast Cancer Trialists' Collaborative Group (EBCTCG). Effects of radiotherapy and of differences in the extent of surgery for early breast cancer on local recurrence and 15-year survival: an overview of the randomised trials. Lancet. 2005;366(9503):2087–106.
[125] Valsecchi ME, et al. Role of carboplatin in the treatment of triple negative early-stage breast cancer. Rev Recent Clin Trials. 2015;10(2):101–10.
[126] Livraghi L, Garber JE. PARP inhibitors in the management of breast cancer: current data and future prospects. BMC Med. 2015;13:188.
[127] Patenaude AF, et al. Sharing BRCA1/2 test results with first-degree relatives: factors predicting who women tell. J Clin Oncol. 2006;24(4):700–6.
[128] MacDonald DJ, et al. Selection of family members for communication of cancer risk and barriers to this communication before and after genetic cancer risk assessment. Genet Med. 2007;9(5):275–82.
[129] McGivern B, et al. Family communication about positive BRCA1 and BRCA2 genetic test results. Genet Med. 2004;6(6):503–9.
[130] Forrest LE, et al. Increased genetic counseling support improves communication of genetic information in families. Genet Med. 2008;10(3):167–72.

第 32 章
乳腺癌的化学预防
Chemoprevention of Breast Cancer

Jack Cuzick　著
李　治　译

一、乳腺癌的化学预防

目前全球乳腺癌每年有 120 万新病例，远超其他任何癌症的发病率，即使是发病率第二的宫颈癌每年也仅约 40 万新发病例[1]。而且乳腺癌的发病率仍在迅速增加，特别是在发展中国家已经成为女性最常见的癌症。这一现状使得对乳腺癌预防的需求比以往更加强烈，同时也带来了预防研究方面的广阔前景。我们从一开始发现生活方式可以降低女性患乳腺癌的平均风险，已经发展到拥有面对高危女性的多项针对性化学性预防研究。

基于整体人群计划，减少肥胖和增加运动很可能像对心脏病一样（图 32–1），对防范乳腺癌同样有效[2, 3]。但是，同心血管疾病的预防一样，判断风险增加的靶向人群可能是整体政策中的一个关键有效的部分。在过去的 50 年中美国心血管疾病的相关死亡人数减少了 50% 以上，其中卒中减少了 2/3 以上（图 32–1），这大部分可归因于通过测量血压和胆固醇水平来进行高危人群的识别预测，并提供有针对性的预防治疗。虽然对于大多数恶性肿瘤，风险评估还没有得以广泛开展，但是乳腺癌在这方面已经拥有领先的方式，我们已经拥有一些涉及众多人口的重要危险因素 / 生物标志物可用于评估乳腺癌发病风险和识别出高风险妇女。风险因素用来识别最可能患上疾病的个体，而对于生物标志物的关键要求则是它能以一种定量的形式（即风险降低程度的方式）来预测个体对治疗做出的反应。目前，我们只对于一部分癌症有候选的生物标志物，比如乳腺癌和前列腺癌。乳房 X 线显示的乳腺密度是乳腺癌最有希望的生物标志物，可追溯到最初的 Wolfe[4] 研究中显示出乳腺密度高的女性会有增加的患病风险[5]。此后，其他的研究人员[6] 进一步证明，高密度乳腺组织所覆盖的乳房比例区域的量化是最好的衡量标准。我们可以期望通过使用计算机化评估、体积测量和其他放射学特征的识别来进一步改进密度测量，例如弥漫性疾病与结节或结构化密度模式。然而，即使在现有的技术下，乳腺密度检测也是一种常见的易于测量的方法，可以显示出绝经前和绝经后妇女的乳腺癌发病风险有无显著增加[7, 8]。虽然乳腺密度变化如何影响乳腺癌发病风险的机制仍有待研究，但是他莫昔芬[9] 可以降低乳腺密度，以及激素替代疗法[10] 会增加乳腺密度这一事实也表明我们可能通过测量或改变乳腺密度的变化来研究它对乳腺癌发病风险的影响。

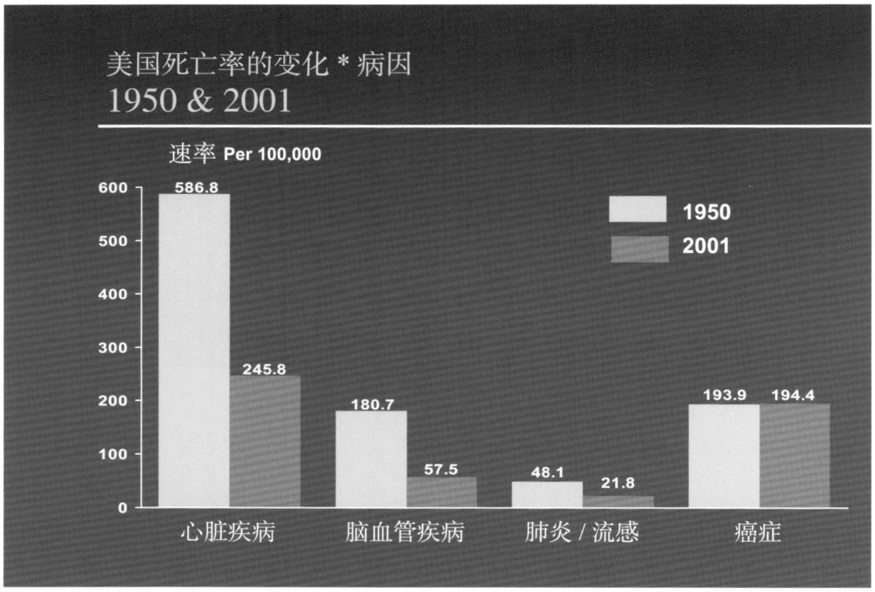

▲ **图 32-1　美国 1950 年和 2001 年死因率的变化**

注意年龄调整为 2000 年美国标准人口（来源 1950 死亡率数据 -CDC / NCHS，NVSS，死亡率修订。2001 Mortality Data-NVSR-Death Final Data 2001-Volume 52，No.3；http://www.cdc.gov/nchs/data/nvsr52/nvsr52_03.pdf）

二、化学预防剂

（一）他莫昔芬

他莫昔芬最初在 1985 年被证实可以预防已患乳腺癌妇女的对侧新发肿瘤的发生[11]。再加上动物研究的支持[12]，提出了可以使用该药物在高危女性的一级预防中使用[13]。相关的四级预防试验现已完成（表 32-1）。这些研究的综合结果[14]表明约有一半的 ER 阳性肿瘤可以预防性应用他莫昔芬 5 年（图 32-2A），但对雌激素受体阴性的妇女并无影响（图 32-2B）。总体而言，相当于减少了 38% 的乳腺癌发病风险。另一方面，他莫昔芬有两个主要的不良反应，会增加子宫内膜癌和治疗期间的静脉血栓栓塞事件的发生，前者风险增加约 21/2 倍，而后者大约加倍。简单来说，每 1000 名 50 岁女性服用他莫昔芬 5 年，在随访的前 5 年内可以减少 11 例乳腺癌发生，同时增加 6 例额外的深静脉血栓和 3 例额外的子宫内膜癌发生（表 32-2）。鉴于乳腺癌是这些事件中最严重的一种，权衡利弊后看起来总体结果仍然是有相当获益的。

然而，其中一个关键问题是超出 5 年预防治疗期后获益和不良反应的发生程度。最近的报道[15, 16]表明，延长治疗期间仍然有明显的获益，而不良反应并没有显著增加。特别是在 5 ～ 10 年期间，如在 IBIS- Ⅰ试验中继续使用他莫昔芬 5 年后，新的 ER 阳性乳腺癌的风险继续降低了 44%。

此外，治疗结束后子宫内膜癌和血栓栓塞事件的发生并未增加。因此可以预测在此期间将会预防另外 11 个新发乳腺癌病例发生，并且不会产生额外的主要副作用，因此 10 年的风险—收益比将比目前的 5 年应用价值大幅提高。此外，由于即使在第 10 年也没有减少获益，表明获益可能还能持续更长时间，这使得他莫昔芬的化学预防作用更具吸引力，特别是对于预期寿命较长的绝经前期妇女。雷洛昔芬的四级试验报道了使用雷洛昔芬预防乳腺癌（表 32-3）的情况。MORE/CORE 试验的两个独立部分报道了骨质疏松女性乳腺癌发病率的减少。该试验的初衷是为了降低骨折率[17]。经过 4 年的治疗，在 MORE 的研究部分中[18]所有乳腺癌的发病率减少了 65%。这导致 CORE 研究中另外的 4 年盲法治疗中乳腺癌的发病风险成为主要研究终点，它的结果也非常有利，乳腺癌发病率下降了 50%[19]。和他莫昔芬类似，雷洛昔芬似乎与血栓栓塞并发症的增加相关，但它不刺激子宫内膜，因此不增加子宫内膜癌或其他妇科疾病的风险。

表 32-1 应用他莫昔芬的乳腺癌预防试验

试验编号（批准日期）	入组人群特征	随机化人数（例）	药物（vs 安慰剂）和每日剂量（mg）	预期的治疗时长（年）
Royal Marsden（1986—1996）	高风险	2471	他莫昔芬，20	5 ～ 8
	家族史			
NSABP-P1（1992—1997）	高风险女性	13 388	他莫昔芬，20	5
	5 年风险＞ 1.6%			
Italian（1992—1997）	正常风险	5408	他莫昔芬，20	5
	子宫切除术			
IBIS- Ⅰ（1992—2001）	＞ 2 倍相对风险	7139	他莫昔芬，20	5
Adjuvant overview（1976—1995）	11 项研究中 ER+ 可手术的乳腺癌女性	约 15 000	他莫昔芬 20 ～ 40，有或没有化疗的双臂研究	3 年以上（平均约 5）

表 32-2 1000 名 50 岁以上乳腺癌高风险女性随访 5 年或 10 年的预测结果

	随访年限（年）	未治疗组	5 年他莫昔芬组
乳腺癌	5	30	19
	10	60	38
血栓栓塞	5	6	12
	10	12	18
子宫内膜癌	5	2	5
	10	5	8

RUTH 研究以心血管事件为终点评估了雷洛昔芬对 10 101 名女性心血管事件风险增加的影响[20]，同时发现乳腺癌的减少幅度与他莫昔芬相似。此外，最近在 19 747 名乳腺癌高危妇女中将雷洛昔芬直接与他莫昔芬进行比较的 STAR 试验发现，两种药物的疗效相似，但雷洛昔芬的妇科和血栓栓塞不良反应较少[21]。基于这些结果，人们可以安全地预测雷洛昔芬将成为预防绝经后乳腺癌的有用药物。

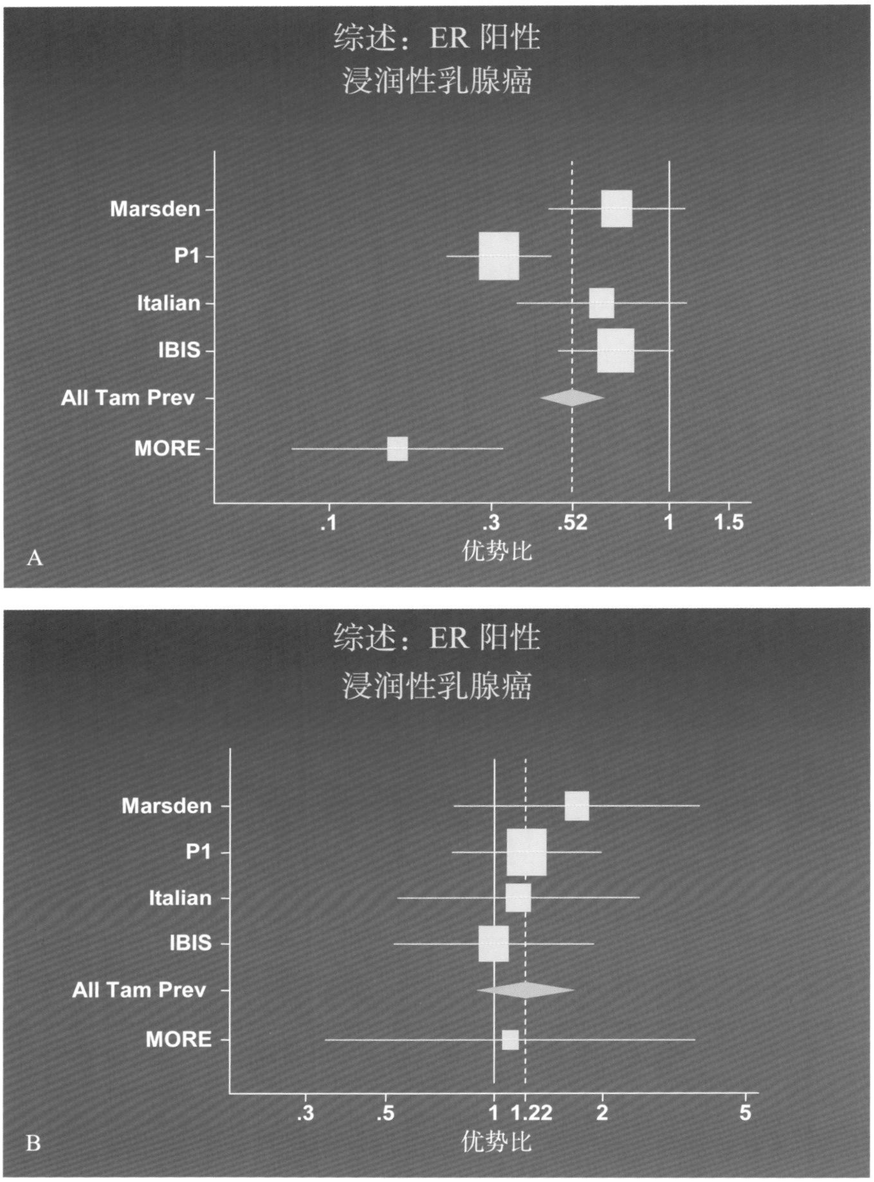

▲ 图 32-2　他莫昔芬在浸润性乳腺癌预防试验中的作用综述

A. ER 阳性；B. ER 阴性

（二）芳香化酶抑制药

1. 功效

我们所了解的大多数关于芳香化酶抑制药在乳腺癌预防中的潜在价值基本来自对早期乳腺癌女性的辅助研究，其中以孤立性对侧肿瘤作为首发事件的研究也是评估预防健康女性乳腺新发肿瘤的良好模型。事实证明，无论是在主要不良反应方面还是在疗效方面，这些都是估计他莫昔芬在预防乳腺癌作用方面的可靠来源。这种方法通常比动物模型或观察性流行病学研究更可靠，而且随机干预研究对于直接量化这种预防策略的有效性以及平衡风险和收益的评估更是至关重要。

表 32-3 使用雷洛昔芬的预防试验

试验编号（批准日期）	入组人群特征	随机化人数（例）	药物（vs 安慰剂）和每日剂量（mg）	预期的治疗时长（年）
MORE（1994—1999）	正常风险	7705	雷洛昔芬，60 或 120（3 组）	4
	伴骨质疏松症的绝经后妇女			
CORE（2000—2004）	正常风险	4011	雷洛昔芬，60	增加 4 年
	伴骨质疏松症的绝经后妇女			
RUTH（1998—2000）	伴有 CHD 或相关危险因素的 ≥ 55 岁绝经后妇女	10 101	雷洛昔芬，60	5
STAR（2001—2005）	5 年乳腺癌风险 > 1.6% 的绝经后高危女性	19 747	雷洛昔芬 60 vs 他莫昔芬 20	5

CHD. 冠状动脉粥样硬化性心脏病

迄今为止，已有 8 个不同的关于绝经后妇女使用三种不同的芳香化酶抑制药与乳腺癌的辅助研究报道[22-29]。在这些试验中，已经发现辅助芳香化酶抑制药在三种临床环境中有效，如初始接受他莫昔芬治疗 2 ～ 3 年后，或在他莫昔芬治疗 5 年后换用芳香化酶抑制药延长治疗。

在这些试验中，在接受芳香化酶抑制药的研究组中观察到对侧乳腺癌发生率的持续降低（图 32-3）。例如，在 ATAC 试验中，对侧乳腺癌的数量从他莫昔芬组的 59 减少到阿那曲唑的 35，整体减少了 42%（95%CI 12% ～ 62%，P=0.01），而在激素受体阳性患者中观察到更大幅度的减少可达 53%（95%CI 27% ～ 71%，P=0.001）[22]。已知他莫昔芬本身可以将患有 ER 阳性原发性肿瘤的女性的

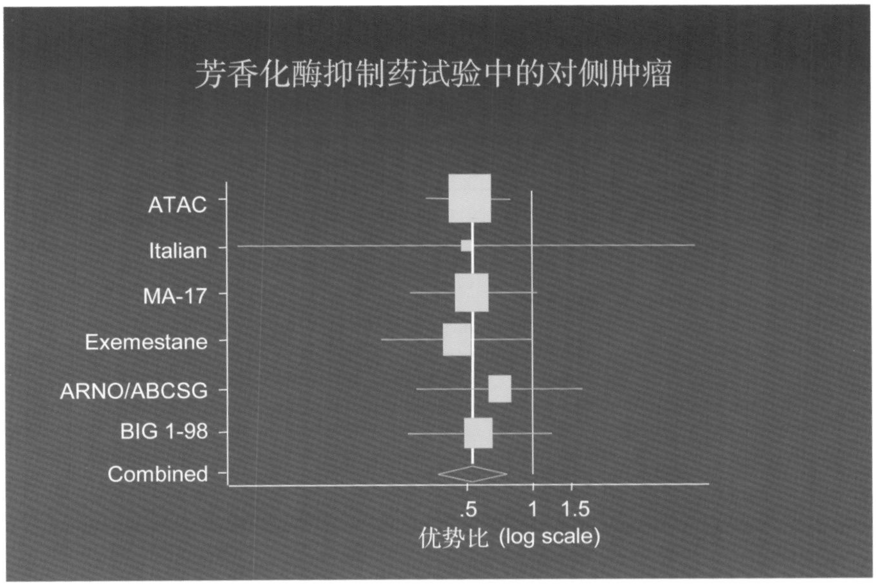

▲ **图 32-3 芳香化酶抑制药试验中对侧肿瘤的研究**

图示综合比值比为 0.53（95%CI 0.41 ～ 0.68）

对侧肿瘤发病率降低 46%，这表明与无治疗相比，与阿那曲唑相关的受体阳性乳腺癌的总体减少可能在 70% ～ 80%。目前还没有关于该试验中第二种癌症受体状态的信息，但可以预期，预防效果仅限于 ER 阳性对侧肿瘤，并且预防效果优于他莫昔芬。

2. 不良反应

与芳香化酶抑制药相关的深度雌激素耗竭会使患者治疗后处于一种新的状态，除了与乳腺癌发生减少相关之外，这必然会产生其他效果。在有使用安慰剂的预防试验研究中，可以最可靠地研究这些效应，从而可以直接确定芳香化酶抑制药的其他效果。有人建议比较芳香化酶抑制药与他莫昔芬的辅助试验，芳香化酶抑制药也可能将子宫内膜癌和脑血管事件降至基线以下，但由于没有未经治疗的对照组，因此难以进行全面评估。导致骨折率增加的骨质丢失似乎是芳香化酶抑制药最严重的不良反应，如果要预防性使用这些药物，我们同时也必须采取一些相应的对抗方法[30]。对于所有芳香化酶抑制药，我们通常会看到类似的不良反应谱，其中来自 ATAC 试验的阿那曲唑的结果显示在表 32-4 和表 32-5 中。

表 32-4　ATAC 试验：预定义的不良事件[22]

不良事件	完成分析（%）		*P*
	A	T	
发热	35.7	40.9	＜ 0.0001
阴道出血	5.4	10.2	＜ 0.0001
阴道分泌物	3.5	13.2	＜ 0.0001
子宫内膜癌[a]	0.2	0.8	0.02
缺血性脑血管事件	2.0	2.8	0.03
静脉血栓栓塞事件	2.8	4.5	0.0004
深静脉血栓栓塞事件	1.6	2.4	0.02
骨关节事件	35.6	29.4	＜ 0.0001
总的骨折事件[b]	11.0	7.7	＜ 0.0001

治疗中的不良事件或停药后 14d 内；a. 排除先前子宫切除术的患者，包括治疗前和治疗后的不良事件；b. 复发前随时发生的骨折（包括不再接受治疗的患者）

表 32-5　非预定义治疗期间的不良事件或者在 14d 之内停药[31]

不良事件	首次接受治疗［*n*（%）］		优势比[a]（99% CI）	*P*
	阿那曲唑（*n*=3092）	他莫昔芬（*n*=3094）		
高血压	402（13）	349（11）	1.18（0.96 ～ 1.44）	0.04
腹泻	265（9）	216（7）	1.25（0.98 ～ 1.60）	0.02
口干	113（4）	73（2）	1.57（1.06 ～ 2.32）	0.003[b]

（续表）

不良事件	首次接受治疗［*n*（%）］		优势比[a]（99% CI）	*P*
	阿那曲唑（*n*=3092）	他莫昔芬（*n*=3094）		
性欲减低	39（1）	12（＜1）	3.28（1.4～7.7）	0.0001[b]
性交困难	28（1）	9（＜1）	3.13（1.16～8.42）	0.002[b]
妇科事件[c]	95（3）	324（10）	0.27（0.20～0.37）	＜0.0001
子宫肌瘤[d]	30（1）	115（5）	0.25（0.15～0.43）	＜0.0001
阴道念珠菌感染	38（1）	136（4）	0.27（0.17～0.44）	＜0.0001
尿失禁	74（2）	133（4）	0.55（0.37～0.80）	＜0.0001
泌尿系感染	244（8）	313（10）	0.76（0.60～0.96）	0.002
骨质疏松或骨质疏松症	325（11）	226（7）	1.49（1.18～1.88）	＜0.0001[b]
肌肉痉挛	132（4）	235（8）	0.54（0.41～0.72）	＜0.0001
腕管综合征	78（3）	22（1）	3.61（1.93～6.75）	＜0.0001[b]
感觉异常	215（7）	145（5）	1.52（1.14～2.02）	0.0001[b]
血小板减少症	13（＜1）	28（1）	0.46（0.19～1.10）	0.03
贫血	113（4）	159（5）	0.70（0.51～0.97）	0.005
指甲疾病	54（2）	92（3）	0.58（0.37～0.91）	0.002
真菌感染	23（1）	45（1）	0.51（0.26～0.99）	0.01
碱性磷酸酶上升	55（2）	8（＜1）	6.99（2.63～18.56）	＜0.0001[b]
高胆固醇血症	278（9）	108（3）	2.73（2.02～3.69）	＜0.0001[b]

a. 阿那曲唑与他莫昔芬的比较；b. 有利于他莫昔芬；c. 包括子宫内膜增生，子宫内膜肿瘤，子宫颈肿瘤和子宫肌瘤增大；d. 记录了 2229 名使用阿那曲唑的患者和 2236 名指定他莫昔芬的患者（不包括那些有基线子宫切除术的患者）

三、预防试验

目前正在进行的有两项使用芳香化酶抑制药的一级预防研究。一个使用阿那曲唑，而另一个使用依西美坦。

（一）国际乳腺癌干预研究 – Ⅱ

IBIS- Ⅱ试验于 2003 年 2 月开始，将阿那曲唑与安慰剂进行比较，已经入组了 6000 名患乳腺癌风险增加的绝经后妇女（图 32–4），同时这项研究仍然在入组中。入选标准与 IBIS- Ⅰ类似，不同之处在于除了绝经后妇女符合条件，经乳房 X 线检查乳腺密度至少占乳房 X 线片 50% 的女性也符合入组条件。作为该研究的一部分，还在 4000 名接受了局部切除治疗的 ER 阳性 DCIS 的绝经后妇女中进行了阿那曲唑与他莫昔芬的对比研究。

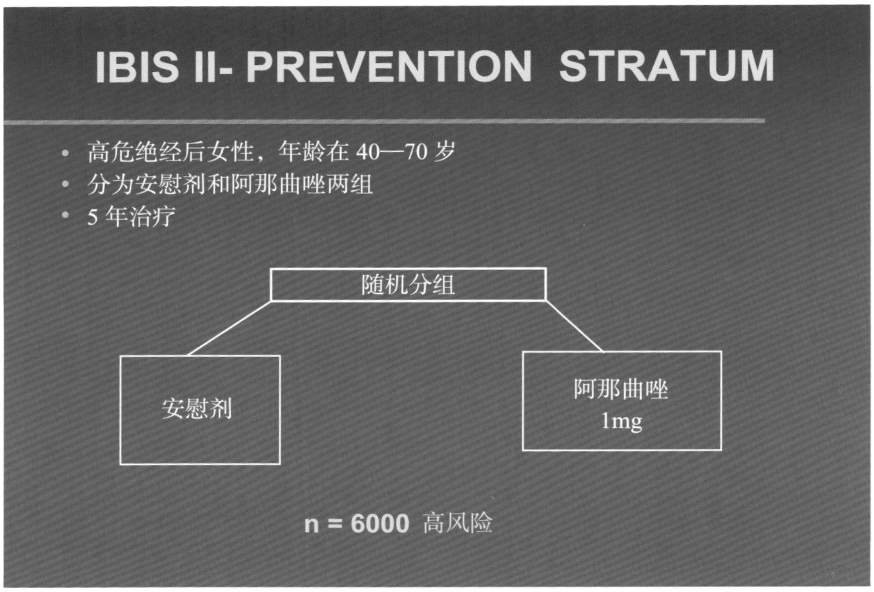

▲ 图 32-4 IBIS- Ⅱ：预防层

（二）Map.3

目前针对依西美坦使用的另一项芳香化酶抑制药预防试验，由 NCIC-Clinical Trials Group 赞助，该项试验比较了在 3000 名绝经后妇女中使用依西美坦和安慰剂 5 年的乳腺癌发病风险。入选所需的风险因素包括 Gail 评分＞ 1.66，年龄＞ 60 岁，既往有不典型导管或小叶增生，或患 DCIS 接受了乳房切除术治疗。

（三）新药物

目前还有针对几种改进药物的研究正在进行。一种是寻找比雷洛昔芬更有利的选择性雌激素受体调节药，雷洛昔芬仍然具有增加血栓栓塞发生的问题并且会导致血管舒缩相关症状，例如潮热和盗汗。然而，它不诱发妇科症状的优点刺激人们进一步寻找完美的选择性雌激素受体调节药，以期对于乳房、子宫内膜和脂质代谢具有抗雌激素作用的同时，对骨骼和大脑具有雌激素样作用（血管舒缩症状）。目前两种化合物已完成Ⅲ期人体试验，阿佐和拉索昔芬，还有几种化合物处于早期开发阶段。

ER 阴性肿瘤仍然是预防领域的挑战，需要寻找新的靶点来预防这类肿瘤。人们对 EGFR 阻滞药（吉非替尼）和靶向 HER2 的药物如曲妥珠单抗和两种靶标的联合阻滞药（拉帕替尼）都很感兴趣，但这些现有的药物用于预防来说毒性太大。NSAIDs[32, 33]、COX-2 抑制药[34, 35]、类维生素 A、维生素 A 类药物（rexinoids）[36] 和他汀类药物[37-39] 也可以预防受体阳性和受体阴性肿瘤，但数据仅来自观察性研究或目前已经进行的辅助研究或以其他问题为主要研究终点的试验，所以这些结果仍然存在不一致性。

结论

预防受体阳性乳腺癌的方法已经基本确立，现在面临的挑战是减少不良反应并找到获益—风险比更优的药物。雷洛昔芬和他莫昔芬相比具有相似的疗效和更小的不良反应。芳香化酶抑制药类药物则可以提供更好的疗效，选择性雌激素受体调节药具有更少的但不同的不良反应。不幸的是，在 NSABP P-4 试验中对雷洛昔芬与来曲唑的直接比较似乎不太可能得到进一步资助，因此决定使用哪种方法必须间接比较其他分别观察芳香化酶抑制药或选择性雌激素受体调节药的试验。我们在预防过程中确定整体和个体患者使用哪种方法同样也要考虑到相关不良反应的特性。

良好的生物标志物将大大加快我们评估新药物的能力，而乳房密度是目前最具吸引力的候选标准。但是乳房密度的变化能否用于预测风险降低程度仍需要验证，我们也在等待更好的血清标志物。同时如何预防 ER 阴性乳腺癌仍然未有满意的研究结果，但一些新药也提供了可能预防这类肿瘤的方法。

推荐阅读

[1] Parkin DM, Bray F, Ferlay J, et al. Global Cancer Statistics, 2002. CA Cancer J Clin. 2005;55(2):74–108.
[2] Bernstein L, Patel AV, Ursin G, et al. Lifetime recreational exercise activity and breast cancer risk among black women and white women. J Natl Cancer Inst. 2005;97(22):1671–9.
[3] Eliassen AH, Colditz GA, Rosner B, Willett WC, Hankinson SE. Adult weight change and risk of postmenopausal breast cancer. JAMA. 2006;296(2):193–201.
[4] Wolfe JN. Risk for breast cancer development determined by mammographic parenchymal pattern. Cancer. 1976;37:2486–92.
[5] Warner E, Lockwood G, Tritchler D, Boyd NF. The risk of breast cancer associated with mammographic parenchymal patterns: a meta-analysis of the published literature to examine the effect of method of classification. Cancer Detect Prev. 1992;16(1):67–72.
[6] Brisson J, Diorio C, Masse B. Wolfe's parenchymal pattern and percentage of the breast with mammographic densities: redundant or complementary classifications? Cancer Epidemiol Biomarkers Prev. 2003;12(8):728–32.
[7] Boyd NF, Byng R, Jong E. Quantitative classification of mammographic densities and breast cancer risk: results from the Canadian national breast screening study. J Natl Cancer Inst. 1995;87:670–5.
[8] Boyd NF, Guo H, Martin LJ, et al. Mammographic density and the risk and detection of breast cancer. N Engl J Med. 2007;356(3):227–36.
[9] Cuzick J, Warwick J, Pinney E, et al. Tamoxifen and breast density in women at increased risk of breast cancer. J Natl Cancer Inst. 2004;96(8):621–8.
[10] Greendale GA, Reboussin BA, Slone S, et al. Postmenopausal hormone therapy and change in mammographic density. J Natl Cancer Inst. 2003;95:30–7.
[11] Cuzick J, Baum M. Tamoxifen and contralateral breast cancer. Lancet. 1985;2(8449):282.
[12] Jordan C. Tamoxifen for the prevention of breast cancer. In: DeVita, et al editors. Cancer prevention. 1990. p. 1–12.
[13] Cuzick J, Wang DY, Bulbrook RD. The prevention of breast cancer. Lancet. 1986;2(8472):83–6.
[14] Cuzick J, Powles T, Veronesi U, et al. Overview of the main outcomes in breast cancer prevention trials. Lancet. 2003;361(9354):296–300.
[15] Cuzick J, Forbes JF, Sestak I, Cawthorn S, Hamed H, Holli K, Howell A. Long-term results of tamoxifen prophylaxis for breast cancer—96-month follow-up of the randomized IBIS-I trial. J Natl Cancer Inst. 2007;99:272–82.
[16] Powles TJ, Ashley S, Tidy A, Smith IE, Dowsett M. Twenty-year follow-up of the Royal Marsden randomized, double-blinded tamoxifen breast cancer prevention trial. J Natl Cancer Inst. 2007;99(4):283–90.
[17] Ettinger B, Black DM, Mitlak BH, et al. Reduction of vertebral fracture risk in postmenopausal women with osteoporosis treated with raloxifene: results from a 3-year randomized clinical trial. Multiple Outcomes of Raloxifene Evaluation (MORE) investigators. JAMA. 1999;282(7):637–45.
[18] Cummings SR, Eckert S, Krueger KA, Grady D, Powles TJ, Cauley JA, Norton L, Nickelsen T, Bjarnason NH, Morrow M, Lippman ME, Black D, Glusman JE, Costa A, Jordan VC. The effect of raloxifene on risk of breast cancer in postmenopausal women: results from the MORE randomized trial. Multiple Outcomes of Raloxifene Evaluation. JAMA. 1999;281(23):2189–97.
[19] Martino S, Cauley JA, Barrett-Connor E, Powles TJ, Mershon J, Disch D, Secrest RJ, Cummings SR. CORE Investigators. Continuing outcomes relevant to Evista: breast cancer incidence in postmenopausal osteoporotic women in a randomized trial of raloxifene. J Natl Cancer Inst. 2004;96(23):1751–61.
[20] Barrett-Connor E, Mosca L, Collins P, et al. Effects of raloxifene on cardiovascular events and breast cancer in postmenopausal women. N Engl J Med. 2006;355(2):125–37.
[21] Vogel VG, Costantino JP, Wickerham DL, Cronin WM, Cecchini RS, Atkins JN, Bevers TB, Fehrenbacher L, Pajon ER Jr, Wade JL 3rd, Robidoux A, Margolese RG, James J, Lippman SM, Runowicz CD, Ganz PA, Reis SE, McCaskill-Stevens W, Ford LG, Jordan VC. Wolmark N; National Surgical Adjuvant Breast and Bowel Project (NSABP). Effects of tamoxifen vs. raloxifene on the risk of developing invasive breast cancer and other disease outcomes: the NSABP Study of Tamoxifen and Raloxifene (STAR) P-2 trial. JAMA. 2006;295(23):2727–41.
[22] ATAC Trialists' Group. Results of the ATAC (Arimidex,

Tamoxifen Alone or in Combination) trial after completion of 5 years' adjuvant treatment for breast cancer. Lancet. 2005;365(9453):60–2.

[23] Boccardo F, Rubagotti A, Puntoni M, et al. Switching to anastrozole versus continued tamoxifen treatment of early breast cancer: preliminary results of the Italian Tamoxifen Anastrozole Trial. J Clin Orthod. 2005;23(22):5138–47.

[24] Coates AS, Keshaviah A, Thurlimann B, et al. Five years of letrozole compared with tamoxifen as initial adjuvant therapy for postmenopausal women with endocrine–responsive early breast cancer: update of study BIG 1–98. J Clin Oncol. 2007;25(5):486–92.

[25] Coombes RC, Kilburn LS, Snowdon CF, Paridaens R, Coleman RE, Jones SE, Jassem J, Van de Velde CJ, Delozier T, Alvarez I, Del Mastro L, Ortmann O, Diedrich K, Coates AS, Bajetta E, Holmberg SB, Dodwell D, Mickiewicz E, Andersen J, Lonning PE, Cocconi G, Forbes J, Castiglione M, Stuart N, Stewart A, Fallowfield LJ, Bertelli G, Hall E, Bogle RG, Carpentieri M, Colajori E, Subar M, Ireland E, Bliss JM; Intergroup Exemestane Study. Survival and safety of exemestane versus tamoxifen after 2–3 years' tamoxifen treatment (Intergroup Exemestane Study): a randomised controlled trial. Lancet. 2007;369(9561):559–70.

[26] Goss, et al. A randomized trial of letrozole in postmenopausal women after five years of tamoxifen therapy for early–stage breast cancer. N Engl J Med. 2003;349:1793–802.

[27] Jakesz R, Jonat W, Gnant M, et al. Switching postmenopausal women with endocrine–responsive early breast cancer to anastrozole after 2 years' adjuvant tamoxifen: combined results of ABCSG Trial 8 and ARNO 95 trial. Lancet. 2005;366 (9484):455–62.

[28] Jakesz R, Samonigg H, Greil R, et al. Extended adjuvant treatment with anastrozole: results from the Austrian Breast and Colorectal Cancer Study Group Trial 6a (ABCSG–6a). Proc Am Soc Clin Oncol. 2005;23:10 s abstract 527.

[29] Mamounas E, Jeong J–H, Wickerham DL, et al. Benefit from exemestane (EXE) as extended adjuvant therapy after 5 years of tamoxifen (TAM): Intent–to–treat analysis of NSABP B–33. abstract for the San Antonio breast cancer symposium, December 2006.

[30] Eastell R, Hannon RA, Cuzick J, et al. Effect of an Aromatase inhibitor on bmd and bone turnover markers: 2–year results of the Anastrozole, Tamoxifen, Alone or in Combination (ATAC) trial. J Bone Miner Res. 2006;21(8): 1215–23.

[31] The ATAC Trialists' Group, Buzdar A, Howell A, Cuzick J, Wale C, Distler W, Hoctin–Boes G, Houghton J, Locker GY, Nabholtz JM. Comprehensive side–effect profile of anastrozole and tamoxifen as adjuvant treatment for early–stage breast cancer: long–term safety analysis of the ATAC trial. Lancet Oncol. 2006;7(8):633–43.

[32] Rahme E, Ghosn J, Dasgupta K, et al. Association between frequent use of nonsteroidal anti–inflammatory drugs and breast cancer. BMC Cancer. 2005;5:159.

[33] Swede H, Mirand AL, Menezes RJ, et al. Association of regular aspirin use and breast cancer risk. Oncology. 2005; 68(1):40–7.

[34] Harris RE, Beebe–Donk J, Alshafie GA. Reduction in the risk of human breast cancer by selective cyclooxygenase–2 (COX–2) inhibitors. BMC Cancer. 2006;6:27.

[35] Mazhar D, Ang R, Waxman J. COX inhibitors and breast cancer. Br J Cancer. 2006;94:346–50.

[36] Wu K, Zhang Y, Xu XC, et al. The retinoid X receptor–selective retinoid, LGD1069, prevents the development of estrogen receptor–negative mammary tumors in transgenic mice. Cancer Res. 2002;62(22):6376–80.

[37] Bonovas S, Filioussi K, Tsavaris N, et al. Use of statins and breast cancer: a meta–analysis of seven randomized clinical trials and nine observational studies. J Clin Oncol. 2005;23(34):8606–12.

[38] Cauley JA, Zmuda JM, Lui LY, et al. Lipid–lowering drug use and breast cancer in older women: a prospective study. J Womens Health (Larchmt). 2003;12(8):749–56.

[39] Eliassen AH, Colditz GA, Rosner B, et al. Serum lipids, lipid–lowering drugs, and the risk of breast cancer. Arch Intern Med. 2005;165(19):2264–71.

第 33 章 临床试验的设计、实施和解释
Design, Implementation, and Interpretation of Clinical Trials

Carol K. Redmond，Jong–Hyeon Jeong　著
李　治　周　静　谭　捷　译

一、概述

自 20 世纪 50 年代以来进行的Ⅲ期随机临床试验的研究结果已经在乳腺癌的临床治疗和预防方面取得了重大进展。这些临床研究作用的最佳判定方法是，通过评估广泛接受和实施这些Ⅲ期临床研究国家中，乳腺癌死亡率是否降低[1]。随机临床试验被用于测试新治疗越来越广泛，随机临床试验中使用的生物统计学方法已经取得了重要进展，这反映了对统计学在临床研究中的整体作用的认识。

本章的目的是总结现代癌症临床试验的设计、实施和分析的显著特征，特别是关于乳腺癌的临床试验。重点是对于能确保临床试验纳入最佳科学、临床、统计、伦理和实践考虑因素的概念和方法，从随机临床试验表面的观点到报告结果的时间。在本章中，根据我们对 NSABP 具有里程碑意义的试验经验，以及适当时引用实例，阐述了乳腺癌临床试验中出现的主要设计考虑因素和问题，以及其他临床试验小组为临床试验方法的发展做出的实质性贡献。我们的重点是确定基本原则，这些原则对如何进行多中心随机临床试验至关重要。为了使这些资料能成为临床和基础科学家的实用指南，我们最大限度地减少了统计符号和技术术语的使用。对于可能需要关于特定概念或方法的更多统计细节的读者，每个主题的相关引用应该是有帮助的。此外，Peto 等的两篇论文[2, 3]为癌症随机临床试验的设计和实施中的基本概念提供了特别深刻的介绍。

（一）临床演变的重点试验

在临床试验的试验设计中固有的是比较（对照）组的概念，并对其进行新的干预测试。最早对受控临床试验重要性的认识通常归功于圣经旧约中 Daniel 书（在 Daniel 中，第 1 章：第 12 ～ 15 节）[4]。Daniel 相信他和他的以色列同胞会因为吃了巴比伦 Nebuchadnezzar 国王的食物和酒而受影响。他要求以色列人只接受豆科植物（如豌豆或豆类）和水 10d，然后将他们的“面容”与那些吃国王饮食的人的

“面容”进行比较。根据 Daniel 的报道，试验的结论是：

在 10d 结束时，他们的面容看起来更平和，他们的身材比所有吃过国王的食物的年轻人都胖（Daniel 书第 1 章：第 15 节）。

在 14 世纪，Petrarch 对当时的临床方法持怀疑态度，他写了一封信给 Boccaccio，他在信中设想了两个大小相同的年龄、环境、生活方式和气质相似的男性群体的比较试验，谁在同一时间框架内发生了同样的疾病。然后将分配给当前医生的“处方”的组与不服用药物的组进行比较，以评估谁能“逃脱”疾病。在他假设的结果中，Petrarch 说：“我毫不怀疑哪一半会逃脱。”[5]

一项无意中的临床试验发生在 1537 年，当时外科医生 Ambroise Paré 在战斗中使用了蛋黄、玫瑰油和松节油的混合物，在以往的治疗方法中是将沸腾的油倒在伤口上消毒[6]。虽然使用了他认为可能无效的疗法，但令人惊讶的是，他发现：

那些使用混合物的人，他们的伤口既没有肿胀也没有发炎，并且已经睡了一整夜。而使用沸腾油的人发热，并且他们的伤口有明显的疼痛和肿胀（翻译于文献 [7]）。

基于他的临床印象，Paré 决定放弃标准治疗，转而采用更人性化的方法治疗战伤。

Paré 对他的研究结果的描述中并不包括对两种治疗方法中接受每一种治疗的士兵的统计总结，或者是否有任何士兵在新疗法中没有表现出更好的结果。然而，Paré 对未指定数量的受伤士兵的个人观察足以说服他在正式统计方法发展之前的某个时刻改变了他对战伤治疗的临床方法。

在 18 世纪，Lind[8] 开展了他著名的六种饮食治疗临床试验，对患有坏血病的海员进行治疗。他对 12 名患有坏血病的海员进行了一次试验，其中“病例尽可能地相似”，其中两名男性每天接受两片橙子和一份柠檬。因此，使用柑橘类水果预防和治疗坏血病的原始证据是在长途海上航行多年后显示为维生素 C 缺乏饮食的后遗症，是以两名男子的样本量为基础。

“数值方法”在评估治疗效果方面是否具有重要作用成为 19 世纪中叶的争论话题。在 1834 年出版的临床指导论文中，著名医师和病理学家 P.C.A. Louis 强烈建议在临床研究中使用数值方法，同时承认实施中的困难：

对数值方法可以做出的唯一谴责……它在执行方面遇到了真正的困难。除了精确的观察之外，它既不能也不应该应用，而且这些并不常见；而另一方面，这种方法比我们专业的最杰出成员可以投入更多的劳动和时间[9]。

Louis 在评估治疗干预措施时使用统计数据的热情未必被其他医生认可。F.J.Double 在伦敦医疗公报中出现的一篇题为“统计数据不适用于医学实践”的文章中指出：

个性是病理学中不变的因素……对许多谬误来源开放的数值和统计计算在任何程度上都不适用于治疗[10]。

在发表于同一期“伦敦医学公报”题为“统计数据对医学实践的适用性”的答复中，P.C.A. Louis 说：

治疗剂不可能在特定情况下以任何歧视或成功概率使用，除非在类似情况下已经确定了其一般效力，因此，我认为如果没有医学统计学的帮助，医学就不可能像真正的科学那样[9]。

治疗中随机化概念的提出对临床试验方法学发展具有重要的贡献，Ronald A. Fisher 先生在农业实验中引入了这一概念[11, 12]。最初应用于临床试验时，根据治疗次数将患者分组，然后将这些患者随机分配到特定治疗组。然后，统计学家很快就注意到治疗组之间的个体随机化分配更好，因为它能提供计算误差项的机会。许多早期临床试验使用系统分配方法，例如在对照组和实验组之间交替分配患者治疗，但是这种方法仍有可能产生偏倚，因为可以在患者进入临床试验之前预测治疗任务。

发表在英国医学杂志上的医学研究委员会（The Medical Research Council，MRC）链霉素试验[13]引入了现代临床试验方法，一般被引用为“正确随机临床试验[14]”的第一个例子。在MRC试验中，患者使用随机抽样数在治疗之间随机分配。杰出的医学统计学家A.Bradford Hill先生因在这项开创性试验的概念化和实施中的作用而获得认可。他做了很多工作来引起人们注意，确保将合理的科学原理纳入未来临床试验的重要性。

可以通过爱丁堡大学的James Lind图书馆在线获取许多这些与临床试验和其他早期发展相关的原始文献和参考书目。对于对临床试验方法中基本概念的演变感兴趣的读者，Lind图书馆是一个有价值的注释资源。

（二）癌症临床试验史

由Sidney Farber博士、Albert Lasker夫人的支持下发起了美国癌症合作组织计划，他们和其他人说服各州国会给国家癌症研究所（the National Cancer Institute，NCI）分配额外的500万美元资助癌症化疗国家服务中心（the Cancer Chemotherapy National Service Center，CCNSC）。对于国家癌症研究所而言很幸运，有几个人有远见有计划地参与了新举措。其中最重要的是Kenneth Endicott博士，CCNSC的负责人，Gordon Zubrod博士，临床国家癌症研究所所长和Marvin Schneiderman博士，CCNSC生物识别科主任。他们的期望是CCNSC将建立合作的临床癌症研究计划机构网络包括多个医学专业，如肿瘤内科、放射肿瘤学和外科肿瘤学，医学家与生物统计学家作为完全合作者，将临床试验用于解决癌症治疗的重要问题。这些杰出的国家癌症研究所领导人能够吸引一些最有才华的临床研究人员和那个时代的统计学家一起组织和参与原癌症合作组计划。来自在CCNSC成立之初，组织者认识到需要建立，与临床的形成相结合团体，提供资源的统计中心对于进行包含的临床试验至关重要合理的科学原理。最早的癌症临床合作组根据地理位置组织美国境内的地区[15]。

作为CCNSC的一部分，还在20世纪50年代后半期启动了几个专业合作组织。其中包括NSABP，一个1957年成立的由I.S Ravdin博士领导的外科医生癌症临床合作组，其致力于在可手术的乳腺癌患者中进行随机临床试验。到1960年，有9个资助的NCI临床合作组。后在接下来的几年中，共形成了30多个临床合作组，但由于合并和消耗，目前只剩有少数的癌症临床合作组。退伍军人管理局（弗吉尼亚州）VA医疗中心合作研究计划于1945年组织成立，通过采用早期NCI小组制定的适应VA系统的方法，在CCNSC启动期间大大扩展了其范围[16]。在美国癌症临床合作小组成立之后，在西欧也建立了具有类似于CCNSC计划的组织结构的临床合作小组。例如，EORTC是几个欧洲国家的合作努力，于1974年在几位美国统计学家的协助和NCI的支持下正式成立[17]。

这些组进行的首批试验包括对晚期疾病患者进行短期化疗试验，并以肿瘤反应为主要终点。在这些早期试验中，患者随访时间非常短，死亡率不被视为首选终点。然而，这些试验提出了几个基本特征，为后来的癌症临床试验奠定了需要遵守的坚实的基础。参与原始组的每个研究者都必须同意：①遵循预定义的共同方案，该方案规定了可以进入临床试验的患者的纳入和排除标准；②进入方案的患者将使用适当的随机化程序在治疗中随机分配，以提供无偏倚的比较；③集中临床和病理数据收集，用于质量控制，监测以及长期随访计划；④集中统计分析和协作报道随机临床试验的结果。这些指导原则今天与临床试验合作组计划的初始建立一样重要[18]。

同时建立正在进行的统计中心与每个癌症合作组织合作、促进：①统计方法的主要新的和创新的发展，以解决与癌症临床试验相关的问题；②访问和增加使用高速计算设施和创建用于数据库管理和统计分析的专用软件包；③创建专业人员，如数据管理员，以支持临床试验数据的收集，处理和质量控制[19, 20]。

二、基本特征

（一）协作

临床试验涉及许多学科之间的合作，但主要是临床科学家和主要生物统计学家之间的强有力合作，其对于确保试验遵循最佳的科学和伦理原则进行至关重要。在随机临床试验现代时代的开始，Hill[21] 认识到这种持续合作的必要性：

（T）他统计设计的临床试验首先是临床医生和统计学家之间的合作工作，并且合作必须从头到尾[21]。

今天不同于 P.C.A. Louis 时代，现代临床试验研究中对统计学和统计学家的需求不再是辩论的主题。人们已经接受了统计学方法的作用，并且在乳腺癌临床试验中有许多非常成功的合作例子。不幸的是，在已发表的临床试验报道中，最佳统计方法的显著程度也存在不均衡，这表明合作仍有改进的机会。生物统计学家和临床科学家已经广泛撰写了关于如何促进合作关系的文章。然而，实践中的合作依赖于与主要研究者相关的复杂因素，其中不仅包括学术资格和专业能力，还包括不太容易定义的因素，如领导和管理风格，跨学科环境中的沟通效率，以及相互作用。致力于建立鼓励跨学科互动的工作环境。

一些试验未能达到临床专家和生物统计学家期望的原因有很多，所涉及的失败因素可以贯穿在整个临床试验过程中。一个共性的原因可能是临床试验中所使用的统计概念和问题仍然没有获得多数非统计学家的理解。那些被统计学家认为对于随机临床试验是获得统计上合理数据必不可少的方法，但对于其他人可能认为是不必要的耗费时间、非成本效益，或者根本不相关而不是确保试验有效性或数据质量的科学基本要素。此外，在临床试验中被宣传为重要的一些概念，例如意向治疗分析，对于非统计学科学家来说是违反直觉的，并且在指定分析方法和临床试验的解释时可能成为有争议的问题。医生和统计学家如何训练思考也存在差异。在医学中，重点在于个体患者并为特定患者定制治疗处方，正如 Double 在与 P.C.ALouis 150 多年前的辩论的那样。临床医生通过测试和临床判断过程评估个体患者，从而导致鉴别诊断和治疗，反之，统计学家则依靠总结具有某些共同特征的患者组，以确定对特定组的患者平均有用的治疗方法。

Ellenberg[22] 对医学研究中广泛的生物统计学合作进行了总结。在众多 NSABP 癌症临床试验中的合作引导我们提出以下建议，以促进产生最高科学质量的随机临床试验的合作关系。

第一，最重要的是，随机临床试验中的主要研究人员，包括初级生物统计学家，都应该在试验启动时同意接受共同的权力和责任以保障研究的科学性和一致性。生物统计学家需要参与起草研究协议中的统计考虑因素，除了定义要测试的统计假设，计算样本量的大小，并概述中期和最终分析的分析方法但不需要是完全合作者。与生物统计学家相互合作的临床科学家，应在生物统计学家设计方案时提供样本大小理由，随机化方案和分析计划使方案变得具有可行性，如果在数据分析之前双方并没有参与和合作，就不符合预期与临床试验中的协作关系。对于繁忙的调查人员，包括主要的生物统计学家，可能很难找到时间在设计协议的阶段进行讨论，但这对于确保设计科学合理且能持续使用当前最佳统计方法是至关重要的。此外，在起草议定书的各个部分时的紧密合作，例如陈述研究的主要目的、定义研究结果和详细的后续行动时间表，可以使主要的生物统计学家不仅能够对更重要的因素有更明智的理解和考虑开发统计部分，也为其他部门做出贡献提供机会，这些可以使整体设计会更加严谨。

第二，试验中的所有主要合作者应在临床试验计划的早期阶段聚集在一起，并讨论对该研究重要的基本原理和其他主要方面。在试验设计的初步阶段，面对面会议尤为重要，以便讨论和商定对试验进行重要的主要因素。生物统计学家应该参与讨论，询问调查人员的深刻问题，并准备在适当的时候从统计角度讨论关键问题。当所有各方都阅读了相关的背景材料，例如会议之前早期阶段试验的结果报告时，这些会议可能会产生最大的效果。

第三，尽管个别研究人员将负责起草临床试验方案的特定部分，但所有主要合作者，包括生物统计学家，都应审查并同意整个议定书的最终草案，以及所做的实质性修改。随后在随机临床试验期间进行。在准备报告或结果出版物时，都应遵循类似的程序。

第四，虽然建立独立的统计和数据协调中心，结合促进共享权力和随机临床试验实施共同责任的治理结构，在促进临床和统计学科之间的合作方面做了很多工作，但最佳合作也取决于人际关系和工作环境因素。尽管可能无法确定有助于最佳合作的所有无形因素，但书面协议和出版物事后证明是随机临床试验中研究者之间进行良好的联合研究工作的关键。

（二）新药的开发和测试阶段

癌症合作组在创建后的许多年中确定了 3 个阶段，称为阶段Ⅰ、Ⅱ和Ⅲ，这是评估人类受试者研究中新药的必要条件 [19]。这三个阶段为推荐药物用作临床治疗提供了重要依据。对生物体部分（如组织样本）和体内动物研究的临床前体外研究提供了关于潜在功效、可能的毒性、药代动力学和初始剂量估计的重要信息，这些信息可指导研究人员设计人体研究。第一阶段研究的目的是获得有关剂量和安全性问题的数据，并收集有关该疾病的生物活性的初步数据。与许多疾病状况相反，第一阶段研究可能会招募健康志愿者来测试新药，因为预计它们具有有限的毒性，通常是患有晚期癌症的终末期癌症患者，他们参与了往往有更大毒性的新的抗癌药物的Ⅰ期研究。Ⅰ期试验没有对照组，目标是确定最大耐受剂量（maximum tolerated dose，MTD）的估计值。

在完成第一阶段研究以确定用于未来试验的可耐受剂量水平后，研究人员招募患者进行Ⅱ期试验，其主要目的是评估药物是否显示出足够的疗效，以便用目前的标准疗法进行比较测试。最早的Ⅱ期临床试验通常根据临床判断和目前标准疗法的历史经验，对药物进入Ⅲ期试验所需的反应率进行一些疗效评估。Ⅱ期试验的患者通常是患有转移性疾病的患者，并且可能已经接受过其他药物方案的广泛治疗。用于反应率的结果通常是药物对转移具有活性的一些早期指示，例如肿瘤尺寸缩小或在施用测试药物后消失的程度。测试单一药物的Ⅱ A 期设计可以具有一个或多个阶段。Ⅱ期临床试验中最受欢迎的设计是两阶段设计，其中对肿瘤活性很小或没有活性的药物可以在治疗较少的患者中提前降低 [23]。如果药物在第一阶段显示出足够的活性，则对其他患者进行治疗，以便获得用于设计Ⅲ期试验的响应率的足够精确的估计。Ⅱ B 期通常是指将一种或多种新疗法与标准疗法进行比较的试验，患者可以在治疗中随机分配。有时难以区分Ⅱ B期设计和Ⅲ期试验，除了样本量不足以进行具有确定结果的测试。有些 Bayesian 方法值得在第一阶段和第二阶段试验中考虑[24, 25]。一些最近开发的用于Ⅱ期两阶段设计的方法在决定提前终止试验时共同考虑了功效和安全性结果（参见文献[26]）。

Ⅲ期试验需要将有希望的新方案与最佳标准疗法进行比较，并依赖于更明确的结果指标，如死亡率。Ⅲ期试验的参与者通常是患有早期疾病或未接受过晚期疾病治疗的患者。

在开发新疗法的三个阶段中，每个阶段的设计和实施的科学和统计考虑是不同的。表 33-1 总结了每个阶段的一些显著特征。特别是在第一阶段和第二阶段研究的设计和实施方面，有一种趋势更依赖于多年前建立的统计方法。已经提出的一些具有吸引力的统计特性的新方法，值得在仔细监测的临床试验中进一步评估，以确定它们是否将为成功的药物开发提供更优化的方法。在繁忙的临床环境中很难进行新的更复杂的设计，但如果新的统计方法有可能减少暴露于不利风险和（或）更具成本效益的患者数量，则比经典方法需要一些资源承诺。目前正在开发的治疗类型，例如靶向治疗或疫苗，与传统的药物试验不同。尽管大多数已发表的临床试验尚未将这些进展纳入统计方法，但统计学家积极开发适合这些新疗法的方法。

表 33-1　人类受试者临床试验各阶段的总结

	阶段 0	阶段Ⅰ	阶段Ⅱ	阶段Ⅲ	阶段Ⅳ
定义	首先研究人类受试者以了解一种药物（少量）在体内的路径	建立临床药理学和毒性的研究安全剂量和药物管理时间表	治疗效果和毒性的初步临床研究	全面研究以确定新疗法的疗效，如以及相对于标准疗法比较副作用的严重程度	评估新疗法的最后一步（上市后监督）
结果	药代动力学； 药效学	最大值 耐受剂量	患者反应比例，药物的平均血液或组织浓度	有可能进行审查的事件的时间；CTCAE 的毒性等级（不良事件的常用术语标准）	患者远期不良反应如心脏毒性的比例
样本大小	10 ～ 15	20 ～ 50	50 ～ 100	来自多中心的大量患者（数百到数千）	来自多中心的大量患者（数百到数千）
统计方法	探索性分析，例如对结果测量进行排名	CRM（持续重新评估方法）[150]	早期停止无效疗法[151]；两阶段设计[23]	Kaplan-Meier 方法[83]；对数秩检验[80]；考克斯的比例风险模型[81]	基于比例的统计推断

近年来，随着监管机构转向更快速批准药物，在药物销售批准后的一段时间内，药品公司需要继续进行安全监督和技术支持。在监管机构批准后收集药物的患者数据被称为Ⅳ期临床试验或上市后监测试验。这些上市后研究存在许多严重的局限性，包括缺乏适当的比较组来区分与疾病状况或药物相关的不良事件和不良事件的不完整报告。

作为上述药物开发阶段的替代方案，一些统计学家倾向于将这些阶段称为转化、治疗机制、剂量研究、剂量范围、安全性和活性、比较和扩展的安全性[27]（见第 6 章）。

（三）解释性和实用性的注意事项

在计划临床试验时关键研究者中经常会出现关于需要被指定的基本特征的不同观点。例如，一种常见的临床方法，类似于在实验室中所做的，是为了最小化有资格接受随机临床试验的患者的异质性，以便限制被认为最可能从实验性治疗中获益的患者的准确度。其他合作者可以提倡使用尽可能少的合格标准，这些标准在医学上是必需的，以确保已知的安全性问题，以便尽可能地测试作为异质性的一组患者的治疗，从而增加试验结果的普遍性。当试验的基本原理包括研究人员有兴趣在Ⅲ期试验框架内进行测试的生物学假设时，这两种方法分别被称为解释性和实用性。通常，生物学假说可能已经基于动物实验或人类转化研究的发现而制定。另一方面，如果临床试验的主要目标是确定哪种治疗对患者总体上更好，而不是测试潜在的生物学假设，则会导致不同的设计和分析方法。Schwartz 和 Lellouch [28] 已经有很多论文讨论了有关随机临床试验的“解释性”和“实用性”的哲学相关性问题。表 33-2 列出了与这两种不同的随机临床试验设计哲学方法相关的对比特征。

表 33-2　随机对照试验中实用性和解释性哲学的特征对比

实用性	解释性
普遍性	效率
异质性	同质性
广泛的准入标准	狭窄的准入标准
样本量越大	样本量越小
真实世界	实验室
均衡	最优
治疗	生物学
标准治疗效果	最大治疗效果
所有患者随机分组	遵守方案的患者
无偏见的	潜在的偏见
意向治疗	指南治疗
决策	理解

引自文献 [27]

Lellouch 和 Schwartz 指出，由于随机临床试验涉及人类受试者道德和统计方面的考虑因素，往往会导致整体设计的实用方法。道德问题（如下所述）指导我们选择一种设计，该设计最有可能使同意参与试验的患者和未来可能接受治疗的患者受益。实用的方法增强了将试验结果推广到最广泛的患者群体的能力，这与开展包含许多临床中心的大型协作临床试验的理由是一致的。

因此，Ⅲ期研究的主要目的通常是临床而非生物学假设。当存在感兴趣的生物学假设时，使用实用设计不一定排除获得与解释性假设相关的有价值信息。优化设计的临床试验结合了能够获得与感兴趣的生物学问题相关的科学有效信息的特征。当道德或其他考虑因素不排除收集测试潜在生物学假设所需的测量值时，可以制定额外的研究目标以评估治疗结果与感兴趣的宿主—肿瘤因子之间的关系。随机临床试验设计是务实的，但也具有可以测试的生物学原理，设计比仅提供治疗决策更复杂。NSABP 方案 B-06 是一项随机临床试验，由三个治疗组组成，将全乳房切除术、乳房部分切除术（对照组），与乳房部分切除术加或不加术后放疗，都具有主要的实用和解释性特征，需要在研究设计中加以考虑 [29]。在 1976 年 B-06 协议启动时，著名外科医生 William Halstead 博士提出的原则在治疗原发性可手术乳腺癌方面已经占据了 75 年以上的主导地位。外科医生认为根治性乳房切除术不仅包括切除乳房，还包括区域腋窝淋巴结和胸肌，这是为了防止癌症进一步扩散所必需的。未经检验的认为根治性乳房切除术将“治愈”更多可手术乳腺癌的患者，是基于与乳腺癌转移方式有关的解剖学和机械学原理。然而，对原发性乳腺癌明显治愈的女性的长期随访表明，乳房癌在最初手术后多年仍在远处的身体部位复发。在 20 世纪 60 年代进行的关于乳腺癌如何转移的实验室研究，以及对手术后妇女疾病史的临床观察表明，肿瘤细胞向远处部分传播的模式没有有序进展。在临床检测原发性乳腺癌之前，许多女性可能发生临床隐匿性转移。NSABP 小组主席 Bernard Fisher 博士提出，必须在精心设计的随机临床试验中严格测试这些与乳腺癌转移相关的不同观点。科学地比较生物学假设以及确定较少手术是否等同于更广泛的手术实用目的的适当结果是生存。值得注意的是，对 NSABP 方案 B-06 感兴趣的结果涉及设计一个评估等效性的试验，而不是药物治疗的更常见的随机临床试验，其中测试问题是实验药物是否优于标准疗法。本章在随后的章节中介绍了设计和实施这种范例外科随机临床试验时发生的一些独特挑战。

包含开创性生物学假设的实用试验的另一个例子是 NSAB 的 B-09 方案。B-09 方案评估了长期服用他莫昔芬（一种抗雌激素药物）作为Ⅱ期可手术乳腺癌妇女化疗的辅助治疗。在 20 世纪 70 年代启动 NSABP 方案 B-09 时，评估对他莫昔芬治疗的反应程度与原发肿瘤中 ER 和 PR 的定量水平相关的程度在生物学和临床上都很重要。为了以科学合理的方式评估这些激素受体的作用，所有进入 NSABP B-09 的患者的肿瘤样本中受体值的测定都是在中心实验室或基于他们批准的实验室进行的，证明了以有效和可重复的方式进行激素受体分析的能力。25 年前在《临床肿瘤学杂志》上发表的两篇论文是第一个在接受 NSABP B-09[30, 31] 的近 2000 名患者的无差别比较中，最终证明对他莫昔芬的治疗反应与定量激素水平有关。这些文章最近在临床肿瘤学期刊的受邀评论中发表，利用统计模型估计 ER 和 PR 水平与无病生存之间的关系，同时控制其他已知的预后因素 [32]。由于所有 NSABP 方案都要求对组织病理学特征进行集中审查，因此多变量分析还可以深入了解肿瘤形态学分化程度与激素受体的存在之间的密切对应关系。

总之，如上面两个例子所示，最佳设计的随机临床试验可以实现包含解释和实用方面的主要目标。即使这些试验的结果对于实验性治疗而言是非阳性的，包含解释性目标仍提供了有价值的生物学见解，有助于增强对疾病和（或）治疗机制的理解。

（四）选择调查的主要问题

在设计临床试验时，必须从一开始就明确说明试验将要回答的主要问题。虽然这看起来似乎是自然的，但问题必须足够重要，以利用设计和开展临床试验所需的众多专业人员的时间和资源，以及证明人类受试者承担风险或不适应临床不确定性的合理性对可能患有相同疾病的自己或未来个体有益。似乎正在进行的癌症合作组织在选择最相关，最及时和最具创新性的研究问题时需要特别警惕，而不是提出与以前进行的研究有较小偏差的试验。这并未导致治疗方面的重大改进。乳腺癌的大多数Ⅲ期随机临床试验需要 5 年或更长时间用于招募和随访以完成试验，可能存在大量可用于进一步研究的问题。但是如果成功回答，对治愈或降低疾病发病率影响最大的问题应由经验丰富的临床试验研究人员首先考虑。选择一个具有强大理论基础的新问题通常需要合作者之间进行大量讨论，并投入时间来制定科学合理、临床可行且符合道德规范的研究计划。在Ⅲ期研究中，必须有足够的背景信息可用于安全性问题以及为大量患者的研究提供支持的实质性功效的潜力。从统计学家的角度来看，该问题必须能够制定一个可检验的统计假设，并提供足够的信息来指定研究设计的重要统计方面，例如主要结果和样本量考虑因素。

NSABP 遵循的理念是，只有在积极寻求来自各个学科的知识渊博的科学家的建议后才能选择议定书的主要目标，这些问题被认为是最有可能提供答案的问题。对于治疗乳腺癌的临床和生物学重要性，虽然可以纳入少量额外的次要目标，但如果它们与主要研究目标相符，那么由于参与临床试验的研究者的利益而选择的具有许多次要目标的方案，将被避免作为这样的“绥靖协议”倾向于将注意力和资源从主要目标转移，导致过于复杂的协议设计在实践中难以遵循，并可能危及试验的完成 [33]。

三、设计考虑因素

（一）确保精度和消除偏差

大多数临床试验涉及测试小或中等大小的治疗效果，在此类试验中必须考虑的两个普遍问题是如何避免随机错误和系统错误。为了获得治疗效果的可靠估计，有必要适当地控制存在的随机变化的程度。通过确保试验具有足够的样本大小来实现随机误差的控制。不幸的是，之前一些乳腺癌随机对照试验的样本量不足，无法确定对死亡率等重要结果的影响。对随机错误的控制不足是 20 世纪 70 年代期间进行的他莫昔芬或化疗的早期试验中的一个主要问题，该试验旨在考虑全身治疗是否延长了无病生存期。虽然试验显示全身治疗在预防复发方面有很大影响，但样本量不足以提供可靠的死亡率结果。

导致治疗效果的偏差估计的系统误差可能由于不适当的研究设计而出现，或者可能由于不可预见的事件而导致在研究过程中引入，这些事件影响治疗组之间的数据差异丢失。可用于避免中度偏差的重要工具是随机化。正确的随机试验采用适当的分析方法并强调试验解释中的总体发现，利用最佳方法来预防试验结论中的严重偏差。可以减少或消除系统偏差的其他重要功能包括：①治疗致盲；②使用客观定义的标准对端点进行集中分类；③最小化随机化后患者的排除。一些分析方法中固有的统计偏差经常可以在计算上消除，或者相对于其他误差源可能是无关紧要的。所有相关试验的系统概述也可用于预防中度偏倚，因为它们可防止在主观选择的随机临床试验结果的文献中过分强调。

（二）确定研究结果

临床试验的具体目标决定了将要测量和分析的结果（也称为终点）。虽然临床试验的既定目标和具体目标直接导致一般意义上的结果选择，但定义特定结果（因为它将在试验中测量）并不总是那么简单。当使用经典的频率论方法来设计统计要素时，试验的目标通常以测试的统计假设的形式重新进行。为了确定可检验的假设，必须仔细确定结果指标，并考虑其结果的临床相关性、客观性、可量化性、有效性和可重复性。通常，可能存在许多结果或值得关注的问题，但在大多数Ⅲ期研究中，选择了单一主要结果。当然，有时可能会有一个以上的结果可能引起重大关注，导致规定一个以上的“主要”结果，但通常的方法是选择最有意义的临床结果作为主要结果，其他重要的临床结果为继发性。还有一些试验可以构建综合结果，以便将结果组合作为单一的总结度量。对于评估治疗对“较软”结果（如肿瘤消退）的反应，通常优选硬性结果，例如死亡率。为了计算研究的力量以检测治疗之间临床上重要的差异，有必要选择单一的主要结果测量；然后，与次要结果相关的能力是为主要结果指定的样本量的被动结果。Piantadosi [27] 对与选择主要结果相关的问题进行了深入的讨论。

事件发生时间结果：由于存活时间、无病存活率、无复发间期、无进展间期等事件的时间结果是乳腺癌临床治疗试验中最常见的结果，值得讨论与这些措施有关的一些考虑因素。时间—事件结果已被广泛使用，取代二项式结果，如 5 年生存概率作为对治疗反应的衡量标准。在分析完成时，必须为每个受试者的事件时间结果指定两个数值。

首先，每个受试者都有一个二元变量，用于指示该人是否经历过感兴趣的事件。例如，如果结果是存活，则在最后记录的随访时将每个受试者分类为存活或死亡。通常，在随访结束时，有一个指示变量编码为 0（活着）或 1（死）与每个人的生命状态相关联。第二个数值是从随机化（初始治疗）到死亡的实际时间，或者如果不是死亡，则是从随机化到最后一次随访时间的时间。在最后一次定期随访预定时间内活着的研究对象通常被称为审查。由于各种原因，一些研究对象可能在整个研究过程中没有继续观察，因此没有关于其生命状态的最新信息。

审查：统计学家区分那些由于计划分析而受到行政审查的人和那些后续拖欠的人，将后者称为“失访后续行动”。由于患者通常会累积到一些临床试验中一段时间，通常是几年，直到达到所需的样本量，然后在一些额外的年份之后进行结果，对于尚未死亡的患者，审查时间将有所不同。可以合理地假设由于疾病晚期进入而观察期短的患者，可能具有与随访时间较长的患者相似的治疗反应率，而由于某些缺乏对该研究的依从性随访时间较短的患者（丢失—跟进）可能没有独立于研究结果的反应，这可能会在治疗效果的估计中引入偏差。当治疗包括随时间接受治疗时，不遵守随访时间表的研究对象也可能不遵守治疗方案。如果治疗组之间的损失率不同，则还需特别关注。如果由于“失访”而有大部分患者观察时间不完整，则分析需要考虑治疗结果偏倚的可能性。许多样本量公式都能够指定计算中的失访率，但在研究的设计和实施中，重要的是保持低损失的比例以避免潜在的偏差。以下关于样本量和分析考虑因素的部分提供了对定义结果度量中出现的问题的额外见解。

替代结果：由于观察早期乳腺癌中直接感兴趣（死亡或复发）的主要结果所需的漫长研究期，研究者可能会考虑使用在随访过程中较早发生的“替代”结果。替代结果具有相当大的临床吸引力，因为它们通常与治疗引起的一些生物学变化有关，它最终将反映在对长期结果的治疗效果中。此外，当有效和可靠时，替代结果可以导致更有效的试验，因为样本量要求较小，以及观察替代结果的后续时间较短。替代结果通常用于人类测试的最早阶段。不幸的是，替代结果通常在比较试验中具有严重的局限性和不确定的有效性，因此统计学家通常会阻止它们在Ⅲ期随机临床研究中的使用。Fleming 和 DeMets[34] 对替代结果和可能出现的严重问题提供了很好的概述。然而，通常值得考虑将替代结果作为Ⅲ期试验的次要解释性目标，因为所得到的信息对于增强对替代结果在确定试验的最终结果中的生物学作用的理解是有价值的。

（三）对照组的选择

临床试验的设计总是涉及对评估实验干预的适当比较的决定。新疗法的最早发展阶段通常不需要随机对照组。如上所述，Ⅱ A 期癌症试验没有并入或随机对照组纳入设计，而是依赖于源自标准疗法的历史经验的假设，以评估实验疗法的可能效力。

随机化有助于确保临床试验设计的科学完整性的几个有价值的目的。随机化有助于区分是在观察性研究中测量导致的关联，还是可归因于治疗导致的治疗组之间的结果差异。如前所述，随机化可以消除治疗比较中的偏倚。当样本量足够时，随机化倾向于确保治疗组中预后因素分布的平衡。随机化的一个重要特征，不是其他方法所固有的，例如统计调整以控制预后因素中不平衡的潜在混杂效应，是随机化不仅平衡已知的预后因素，而且平衡未知（或未测量）的预后因素。随着样本量的增加，预后因素的平衡趋于改善。最后，随机分配治疗组的参与者保证了比较干预措施的统计检验的有效性。虽然本章的重点是基于经典的频率统计设计和分析方法从临床试验中得出推论，但值得一提的是随机化也与 Bayesian 方法和可能性方法相关。例如，在 Bayesian 分析方法中，随机化是必要的，以确保不存在混淆[35]。

虽然大多数临床试验者现在接受随机临床试验作为比较标准与实验性治疗的黄金标准，但一些研究人员已经支持使用其他比较组，例如历史或非随机并发控制，作为许多试验的随机化的替代方案。

他们认为，在历史对照试验中治疗患者并没有道德困境，并且历史对照试验需要较小的样本量。他们通常依靠多变量建模来调整已知的预后变量，以减轻比较中的潜在偏差。

大多数Ⅲ期乳腺癌临床试验旨在确定治疗之间的小或中度差异。由于与疾病相关的未知或未测量的预后因素（例如乳腺癌）可能仍存在严重的偏倚，因此与临床结果相关的所有因素仍未得到充分了解。引导 NSABP 与随机化相关的哲学是：当道德问题不排除其使用时，应适当关注如何最好地利用这些原则，而不是使用随机临床试验的替代方法[36]。

文献中关于不受控制的研究，具有历史对照的研究或非随机对照研究的众多实例反映了其过度关注治疗是不值得的，这为临床试验中的随机化提供了强有力的实践证据。在考虑随机对照试验的价值时，最好从女性健康试验中了解最近的经验教训，其中激素替代治疗组早期停止，因为出现了意想不到的有害的心血管效应，而不是如同早期观察研究的结果（WHI[37]）预测的那样对心脏病有益。

（四）盲法和安慰剂

盲法的基本原理是针对研究者，他们招募患者、管理治疗或收集和评估结果数据，或者患者不会基于了解个体患者接受的治疗而做出与研究进行相关的判断。盲法有助于预防众多偏见，包括患者在报告主观结果或不良反应方面的偏见，医生对患者管理的偏见，对治疗的临床反应的评估偏差，诊所内数据管理以及与临时试验监督有关的偏差。

安慰剂是非活性化合物，其配制成类似于活性测试药物的味道、气味和外观，给予分配给非实验性疗法的患者。有时也会采用类似于实际治疗的“虚假”程序来掩盖哪些患者接受了测试医疗程序，确保掩盖的方法可以变得非常精细；因此，值得提供有关如何在涉及掩蔽的研究中实现掩蔽的细节。尽管使用安慰剂提出了伦理问题，但如果所采用的程序包括对细节的仔细关注，例如何时以及如何揭盲以及哪些研究人员可以访问未掩盖的数据，则可以在很大程度上解决这些问题。临时数据监测委员会的成员应始终保留在盲法试验中审查未掩盖数据的权利，因为他们的主要责任是确保参与者的安全，不能依赖统计指南作为区分利益的唯一手段。另一个警告是，盲法不能防止等效试验中的重要偏见，因为当实际上一种治疗方法优越时，盲法并不能提供防止结论等效的保护[38]。

在大多数乳腺癌随机临床研究中，盲法治疗患者的临床研究者或接受治疗的参与者是不可行的，因为它们在给药或不良反应方面具有不同的性质。然而，有一些试验不仅可以掩盖治疗分配，而且对于保护试验的科学完整性免受随机化后可能引入的偏倚也很重要。第一项 NSABP 长期化疗试验（NSABP B-05）将口服药物 1- 苯丙氨酸芥子气与双盲随机对照试验的安慰剂进行了比较。盲法有助于确保以无偏见的方式报道主观不良反应。在第 B-14 号协议的设计过程中，生物统计学家强烈建议使用安慰剂，进行双盲以便评估患者对药物他莫昔芬的反应。由其他小组进行的他莫昔芬试验通常只是具有在乳腺癌手术后没有进一步治疗的对照组。对安慰剂担心的主要原因是在研究过程中患者有可能交叉安排进入他莫昔芬组。如果他莫昔芬组的“混入信息”没有保持在最低水平，对生存差异的研究能力可能会受到严重影响，因为有资格参加试验的女性大多预后良好，这会导致预测的死亡率差异相对温和。安慰剂要求研究人员遵守该方案，并提供一种监测方法，以便根据非协议规定的原因进行仔细清除。女性被证明非常值得确保无偏见地报道罕见的不良反应，如由三苯氧胺引起的血栓栓塞事件和主观不良反应，潮热的频率和严重程度，因为这些反应在不接受他莫昔芬的女性中也很常见。

当不可能盲法研究干预时，仍然需要考虑是否有可能致盲将评估临床结果的临床工作人员，特别是当结果不是总生存率时。确定保持结果客观性的另一种方法是建立一个委员会，在不了解患者治疗方案的前提下，对所有数据结果进行审查和分类。

四、样本量和研究能力

（一）临床意义与统计学意义

选择样本量计算的治疗效果（Δ）是随机对照试验设计中的关键决策。这一决定需要主要研究人员仔细考虑治疗效果对于产生临床重要影响的程度。有必要记住，由于与患者依从性和随访相关的问题，在临床试验中观察到的表观治疗效果将小于在理想化实验中可实现的效果。如果试验性治疗优于标准疗法，则临床影响将小于治疗的真实疗效。虽然较大的样本量将检测到较小的差异作为统计学显著性，但应基于对最小临床意义影响大小的考虑来选择治疗效果大小。选择具有临床意义的效应大小，这是由研究人员共同完成的，是随机对照试验设计中最具挑战性的问题之一。生物统计学家可以通过准备表格来促进关于什么构成临床上有意义的差异的讨论，该表格显示了试验中患者的各种大小的治疗差异将被预防的死亡或复发的数量，并且当试验的结果推广到类似的患者时在一般人口中。然而最终，临床研究人员起主导作用并协助统计学家做出这一决定。一旦做出选择，它不仅会影响所需的总样本量，还会影响其他因素，例如所需的临床站点数量，预计的招募持续时间以及完成临床试验的总时间长度。设计一个预期效果大小小于具有良好统计能力的试验在科学上是合理的。

（二）统计意义和研究能力

在乳腺癌治疗试验的样本量计算中，Ⅰ型（α）和Ⅱ型（β）错误率的值的选择通常依赖于已在医学研究中建立的惯例。α 的常规值为 0.05 或 0.01（双边），β 的常规值为 0.20 或 0.10，最常选择为对比试验中的误差率。虽然这些值对于许多临床试验来说可能是可接受的，但是作为开发临床试验的样本量考虑的一部分，统计学考虑应明确地考虑其值的选择。选择Ⅰ型和Ⅱ型错误率是衡量与对照和实验治疗的风险和益处相关的问题的机会。选择错误率的益处和风险的平衡还取决于患者是否患有晚期疾病，早期疾病，或者是参与乳腺癌预防试验的疾病风险增加的健康志愿者。

单边或双边Ⅰ型错误率何时适当的问题也是文献中一些争论的主题。当标准疗法是针对其进行比较的新实验疗法的全身疗法时，普遍认为样本量和统计检验应使用对应于备选假设的双边检验的Ⅰ型误差值。当标准组不接受任何药物的安慰剂或对照组时，一些统计学家会赞成单边统计假设。当有安慰剂时，问题不是哪种药物更好（双边），而是测试药物是否优于无药物。在后一种情况下，仍然可以使用更低、更严格的 α，例如 0.025 或 0.01，这在实际意义上避免了关于测试应该是单边还是双边的争论。

（三）基线结果率和人群测量的可变性

通常，人们并不完全知道用于计算样本大小的等式中所需的所有参数。关于标准治疗组的基线结果可能存在不确定性，这将影响所需的样本量。样本量公式还假设我们知道总体中标准偏差（变异性的度量）的值，但是我们经常只能从可用的初步数据中估计它，或者有时只能猜测可能的值范围。因此，我们可以为不确定参数选择一系列值，然后使用一些保守假设来计算似乎可行并且可能实现研究的科学目标的样本量。

（四）其他常用实验设计的样本大小

上述样本大小公式用于试验，其中感兴趣的假设是对与标准疗法相比的试验疗法的优越性的测试。当假设是试验疗法具有与标准疗法相似的结果，即等效性试验时，必须通过指定最大可接受差异（例如δ）作为零假设的一部分来定义差异。这个指定的差异在试验结束时的 P 值中起作用，是否达到名义显著性水平。Schumi 和 Wittes[39] 提供了优越性、等效性和非劣效性测试之间的详细比较，并讨论了相关的监管问题。

（五）事件发生时间结果

乳腺癌临床试验中最常见的确定结果是事件发生时间结果，例如存活率或无病生存率。对于与时间相关的结果，统计检验的功效与进行分析时发生的事件（死亡、复发）的数量有关，而不是随机化的患者数量。一种简单的样本量计算方法使用危险（死亡率）率的比率，并假设相应的生存曲线将遵循指数曲线，即危险率随时间变化是恒定的。如果 $\Delta=\lambda 1/\lambda 2$，其中 λ1 和 λ2 分别是对照组和实验组的危险率，则 λ 的最大似然估计值将是观察到的事件数除以所遵循的总时间（风险）。使用此方法，可以在给定指定的Ⅰ类和Ⅱ类错误率的情况下解决试验所需的事件数。可以从中计算所需的事件数，其中 α 是Ⅰ型错误概率，$1-\beta$ 是力量，θ 是对数危险比，π 是分配给患者的比例对照组。一旦确定了所需的平均数并且提供了对照组中的事件发生率和可行的应计利率，就可以预测应计和后续期间达到所需的事件数量。

$$d=\frac{(Z_{1-\alpha/2}+Z_{1-\beta})^2}{\pi\,(1-\pi)\,\theta^2} \qquad \text{（公式 33–1）}$$

（六）样本大小调整

其他更复杂的公式，可以适应非常规危险率，并调整预计不合规的治疗效果大小（不依赖于治疗分配，如混入或漏失信息和随访损失）或随时间推移治疗效果的逐步调整。由于不合规的影响是降低在随机对照试验中观察到的表观治疗效果，因此需要扩大样本量。基于预期不合规比例（P_m），简单、保守的调整是使用因子 $1/(1-P_+)$。如果 P_m 为 0.20，那么样本量需要膨胀 56% 以维持功率。如果不合规高达 0.30，则所需的样本量大约翻倍（2.04）。由于与不合规相关的偏见问题，我们尽可能地减少不合规，但在确定样本量时仍需要考虑不合规[40]。

Lakatos 和 Lan[41] 开发了样本量计算方法，利用最常见的事件时间结果测试、对数秩统计，并在调整非均匀应计模式、非常数和非比例危险率、治疗效果滞后、随访失败和退出治疗方面具有灵活性。有关样本大小公式和样本大小表汇编的详细介绍，Shuster[42] 的书是一个有用的参考。软件随时可用于计算样本量，考虑了预期的应计模式、两个以上的治疗组，以及对不合规和其他因素的调整，以确保试验具有足够的功效。统计软件包 PASS 是一种相对便宜的软件包，用于估算大多数临床试验的样本量或研究能力（NCSS、PASS 和 GESS，http://www.ncss.com）。还有许多有用的程序可以从可信赖的临床试验生物统计学家网站免费下载，例如生物统计学和应用数学的部门网站、MD Anderson 癌症中心（http://biostatistics.mdanderson.org/SoftwareDownload/）和国家癌症研究所网站（http://www.cancer.gov/statistics/tools）。

可以进行样本量的进一步调整，以适应基于组顺序设计的试验期间的临时数据监测计划。这种调整可能非常复杂。EaST 是一个更复杂但成本更高的软件包，它提供了考虑数据临时监控计划的能力

（Cytel：统计软件和服务，http://www.cytel.com）。

还可以在各种网站上找到免费软件，用于样本量计算，并在不同的设计参数假设下模拟试验结果。

五、随机方法

在开始临床试验之前，生物统计学家与临床研究人员密切合作，明确随机过程的所有方面，以确保所提出的实施是适当可行的。此外，在整个试验过程中应仔细记录该过程。参与随机化的所有人员的过程和培训的详细书面程序非常重要。计算机出现故障时备份随机化的程序也很重要。如果试验是盲法的，那么应该有一个明确的计划，包括谁可以获得非盲法治疗分配，如何维持盲法，揭示参与者的迹象，以及谁将与双盲联系（包括一系列备用人员，在主要人员不可用的时候）。通常，有必要在 7d、24h 的基础上提供随机化和揭盲的覆盖率。尽管大多数随机对照试验中患者的揭盲是一种罕见的偶发性的事件，但 NSABP 在与周末晚上不小心吞下一些患者药片的幼儿（甚至有时是宠物狗）相关的罕见事件中有经验。需要立即解开以确定药丸是无害的安慰剂还是活性药物。应充分记录所有与随机化程序和无效随机化或其他违规行为的处理的偏差，以便对试验结果进行临时和最终报告。

在可行的情况下，随机化应集中在临床环境之外的数据协调中心。如果在试验之前产生，随机化列表应由不参与试验受试者招募或治疗的合格人员（通常是研究生物统计学家）准备。在进行研究期间，不应向参与试验参与者的任何临床人员披露随机化列表的生成细节。（一般来说，随机化列表的访问仅限于少数需要了解受试者保护的个体，并确保在生成该列表的生物统计学家不可用的情况下进行备份。）

所有受试者的随机分配通常在开始招募健康志愿者的早期阶段实验，使用饮食控制的实验或给封闭人群进行疫苗试验之前。或者，随着参与者进入试验，按顺序进行随机分配。这种方法在许多具有很长招募期的Ⅲ期癌症试验中使用。在对可手术乳腺癌的试验中，参与者事先不确定，并且可能在随机对照试验过程中的某个时间之前才被诊断出患有该病症，这种情况下随机化过程可以是逐步的。在一些试验中，随机化是针对群体（群集或群组随机化）而不是针对个体进行的。当在临床中将干预措施用于患者组（例如教育计划或饮食干预）时，可以选择区组随机化的方法。只要该群集仍然是统计分析中的单元，群集的随机分配这种方法在科学上是可接受的。

统计学家不再依赖随机数表和制备包含治疗分配的密封信封进行随机分配，以前都是当患者同意参加临床试验时，这些治疗分配在临床上被陆续打开（如 20 世纪 70 年代实施的 NSABP B-04 和 B-06，以及外科随机对照试验一样）。应避免在临床上使用密封信封的随机分配。虽然这在过去是随机化的一种常见方法，但是它是有问题的，特别是当研究没有使用盲法时，因为研究者可以故意或者错误地使随机化过程无效。此外，对于允许实时进行随机化的现代通信方法，例如传真或基于网络的随机化方案（当在随机化之前检查合格标准之后没有发现问题时），通常没有理由进行信封运行、支配。任何新的随机化系统都应该在第一个患者的随机化之前进行充分的预测试。现在可以使用基于 Web 系统的软件，但是它应该在被采纳之前在试验的实际环境中进行预测试。

随机分配应该在实际可行的情况下尽可能接近干预的开始。随机化和开始治疗之间的延迟可能会增加脱组者或未接受分配治疗的受试者的数量。从分析中去掉未接受分配治疗的患者可能会导致偏倚。

如果治疗使用了盲法，则可能不会导致与延迟相关的偏倚，但在非盲研究中应该被质疑。为避免随机化之后治疗开始之前发生的脱组相关的偏倚，分析应包括随机分配的所有参与者的结果，无论是否实际接受治疗，即意向治疗者。

可以根据重要的预后因素将患者进行分层，并随机分配到分层内的治疗组，以确保关键预后因素间的平衡。例如，在可手术乳腺癌的临床试验中，通常对阳性腋窝淋巴结的数量进行分层，因为阳性淋巴结的数量是决定诸如无病生存和存活等结果的最强预后因素。在早期乳腺癌试验中感兴趣的另一个可分层的预后因素是患者在诊断时的年龄，因为不同年龄组的预后不同，年轻（绝经前）女性倾向于患有更具侵袭性的肿瘤而导致预后较差。在多中心研究中，十分有必要在设计中平衡不同中心的治疗分配，以确保分配给各个中心内的每个治疗组的患者数量总体平衡，以及在进行随机对照试验中期数据分析的过程中的平衡。此外，临床中心之间可能存在异质性，不仅是患者预后因素方面存在异质性，而且在对研究治疗和随访的依从性也存在异质性，因此可对临床中心进行分层或平衡。

该过程的下一步是在每个层中进行随机化，可以以多种方式生成随机分配。根据 Wittes [34] 的说法："（用于随机分配）理想的装置是由天使投掷的完全无偏向的硬币。"投掷硬币的人出错，验证过程就可能存在问题，例如归档所有的硬币，如果与所需的治疗分配不一致则抛出。随机和"偶然"治疗分配是不一样的。例如，通过交替的治疗顺序进行分配不是随机分配的适当方法，尽管该方法的支持者认为，由于患者加入的顺序是随机的，对患者的交替分配将导致治疗组大致处于相同的风险中。然而，进行随机化分配的人可以影响哪些参与者接受哪种特定的治疗。即使使用序列替代对治疗进行盲法分配，一次无意的揭盲也会暴露整个治疗的分配顺序（见文献 [27] 第 335 页）。类似地，基于交替天数将患者分配到不同治疗方案的随机方法也存在问题。一旦临床工作人员意识到序列的存在，他们就可以控制哪些患者随机接受哪种治疗。当用于非紧急情况时，该分配程序特别容易受到偏差。在紧急情况下，治疗不能延迟到第二天，如果所有患者都是随机的，那么偏倚问题可能是最小的。但是，与这两种结果相关的统计问题仍然适用。

现今大多数临床试验依赖于计算机生成的治疗分配。计算机生成"伪随机"数字，而不是随机数。用于生成伪随机序列的通用算法是线性同余法 [43]，如果没有选择适当的算法参数，则可能出现串行相关并且重复的序列。需要选择一个"好"的随机数发生器，并在开始随机化之前和大型试验过程中彻底评估该程序，以确保该程序不会错误地循环，从而产生重复序列。应进行统计检验以验证随机化序列的有效性。适当的随机化是确保随机对照试验科学完整性的最重要特征之一。如果在试验结束时发现随机分配存在严重问题，则该研究可能会被认定为无效。

简单的随机序列没有对先前治疗分配的记忆。然而，它可能在治疗分配中具有不平衡，当随机化数量小或中等大小时，这可能特别成问题。治疗组之间存在一些不平衡的可能性是不可忽视的，但出现严重失衡的可能性很小。治疗组之间的不平衡会增加预计的治疗效果的方差，但如果不平衡不严重，增加的量将是轻微的。治疗分配可能相对平衡，但仍然会存在主要预后因素不平衡的问题。

为了减轻简单随机化发生的潜在治疗失衡，统计学家通常会采用限制性的随机化方案，以确保每次治疗的数量平衡。随机置换块是一种限制性随机化的方法，以确保在患者分配中的特定的时间节点处分配到完全相等的治疗数量。块大小是治疗组数量的倍数。对于每个患者块，我们对每个治疗使用不同的随机排序。例如，如果有两种处理方法且指定的患者块大小为 4，则块内的处理将有六种可能的排序。随机化包括随机选择（替换）块的字符串。有时，处理分配序列是用不同大小的块生成的，以降低处理序列的可预测性，但块大小应相对较小，以确保处理的平衡。这种方法可能仍然存在不平衡，由于块内的平衡，不平衡的程度较小。当 RCT 中预计来自每个临床中心的患者数量相对较大时，随机置换块是适当的随机化方案。

乳腺癌治疗试验通常都是多中心研究，但大多数中心可能只有少数患者累积到随机对照试验中。为了确保接受治疗的患者数量和主要预后因素的平衡，癌症生物统计学家通常倾向于使用适应性（动态）方法将患者分配到治疗组，同时控制预先指定的主要预后因素的平衡。Efron[44] 引入了“有偏见的硬币”随机化的概念作为控制失衡的方法。在癌症临床试验中这种自适应随机化方法最常用，通常被称为最小化方法[45, 46]。

（一）偏性掷币法实例

以下是 NSABP 采用的偏性掷币法的具体示例。

1. 获得当前机构当前方案的每个治疗组的患者数量。

2. 计算患者数量最少的治疗组（第一组）和患者数量最多的治疗组之间患者数量的差异。将第二组定义为包括所有患者数量大于最小值的治疗组。

3. 如果差异大于两名患者，那么该治疗则以 g%（$g > 0.5$）的概率将接受来自第一组的治疗，并且以（1 ～ g）% 的概率接受来自第二组的治疗。在组内，接受每种治疗的概率是相同的。

实例 1：假设一个中心目前有以下患者。

第 1 组：5 名患者。

第 2 组：6 名患者。

第 3 组：8 名患者。

组间患者数量最大的差是三个。因此，假设 γ=70，第 1 干预组仅由第 1 组组成的概率为 70%，第 2 干预组将由第 2 组和第 3 组组成的概率为 30%。因此，治疗分配的概率在每个治疗组中分解如下。

第 1 组：作为指定干预组的概率为 70%。

第 2 组：作为指定干预组的概率为 15%。

第 3 组：作为指定干预组的概率为 15%。

4. 如果患者数量最少的治疗组与患者数量最多的治疗组之间的患者数量差异小于或等于 2。

a. 通过在每个患者的分层水平上加上当前方案中该组上的患者数量乘以每个层变量的预先指定的权重来计算每个治疗组的分数（参见下面的实例 2）。

b. 如果所有治疗组具有相同的分数，则在当前方案上产生 1 与治疗组数之间的随机数，并相应地分配治疗。

c. 如果所有治疗组的分数不同，则将治疗组分为两组，第一组由评分最低的所有治疗组组成，第二组包含所有其他治疗组。在组内，进行每种干预治疗的概率相同。

实例 2：假设有三个分层因素用于设计新研究：年龄（二分法）、淋巴结状态（阴性、阳性）和 ER（阴性、阳性）。假设该方案在当前阶段具有以下三组分布的患者（表 33-3）。

表 33-3 实例 2：现阶段三个组的患者的分布

	年 龄	淋巴结状态	ER 状态
第一组	年轻：5 个患者 年老：4 个患者	阴性：4 个患者 阳性：5 个患者	阴性：6 个患者 阳性：3 个患者
第二组	年轻：4 个患者 年老：4 个患者	阴性：5 个患者 阳性：3 个患者	阴性：3 个患者 阳性：5 个患者
第三组	年轻：4 个患者 年老：4 个患者	阴性：5 个患者 阳性：3 个患者	阴性：2 个患者 阳性：6 个患者

现在假设随机化患者的这些分层水平为年轻，淋巴结阴性和 ER 阳性。假设给予每个分层变量的权重为 1，则每种治疗的分数如下所示。

第 1 组得分 =（5×1）+（4×1）+（3×1）=12。

第 2 组得分 =（4×1）+（5×1）+（5×1）=14。

第 3 组得分 =（4×1）+（5×1）+（6×1）=15。

因此，第 1 干预组仅包含第 1 组，概率为 70%，第 2 组由第 2 组和第 3 组组成，概率为 30%。因此，患者随机分配到干预组的概率如下。

第 1 组：作为指定干预组的概率为 70%。

第 2 组：作为指定干预组的概率为 15%。

第 3 组：作为指定干预组的概率为 15%。

六、伦理和相关的考虑因素

临床试验研究人员的一项基本职责是确保随机对照试验从设计到最终研究结束的所有特征都符合伦理规范。伦理考虑与临床试验涉及的许多科学问题交织在一起。本节主要讨论随机对照试验规划中占主导地位的与设计要素相关的道德问题。虽然我们没有详细介绍临床研究中人类受试者受保护的演变史，但所有参与临床试验的工作人员都应该了解主要法律、法规、指南和原则的背景和内容，例如纽伦堡法典 [47]、赫尔辛基宣言 [48]、贝尔蒙特原则 [49]，以及适用于人类参与进行的研究的相应国家和国际法规。所有研究人员和工作人员也应该都熟悉知情同意书的各个要素，而不仅仅是负责招募临床试验的人员熟悉。美国 NIH 和其他资助机构需要对涉及人体受试者的研究的原则和法律要求进行培训，机构研究委员会必须每年审批研究方案并审查不良事件。

自 20 世纪 60 年代以来，许多国家对临床试验参与者签署知情同意的伦理要求的临床思考发生了很大变化，当时，在 MRC 召开会议以考虑有关随机对照试验的法律和道德问题时，与会者：

……决定研究员没有义务告知患者他正在参加试验，特别是在研究治疗绝望的晚期疾病患者的试验中。如果试验符合在伦理上所列出的标准，并且治疗的选择真正的是通过“投掷硬币”来实现的，那么我们不会考虑通知患者他患了如此严重的疾病，我们不知道如何治疗她，并且治疗的选择是如此决定 [50]。

Zelen[51] 提出：在进行随机对照试验的设计、将标准疗法与新的实验疗法进行比较时，将其随机化，然后仅需从随机分配到实验疗法的患者中寻求知情同意是道德的，因为分配到标准疗法的患者将接受与没有临床试验相同的方式进行治疗。虽然这种设计，有时也被称为“知情同意”设计，现在一般被认为不符合道德规范，但值得一提的是，它刺激了对获得知情同意的方法进行某些修改的可能性，例如“预先随机化”在 NSABP 方案 B-06 乳房肿瘤切除术试验中的采用，下面将更详细讨论。

目前临床试验的伦理行为程序包括对人类受试者的两种重要保护。在美国，伦理委员会或机构审查委员会是独立机构，必须遵守在研究中保护人类受试者的各种法律和伦理要求。机构审查委员会负责在实施前审查和批准研究方案、年度审查和批准研究进展，以及干预审查研究方案变更。在试验过程中发生的意外不良事件必须报告到机构审查委员会进行审查和批准采取措施。

除了极少数例外情况，例如当情况不允许时（例如心脏病或卒中受害者需要立即紧急治疗）或未成年人或其他人无法获得知情同意，所有受试者必须在入组临床实验前签署知情同意书。因此，当今的临床试验强调研究者有伦理义务获得临床试验中所有参与者的知情同意。知情同意过程涉及向潜在参与者提供研究若干方面的完整、准确的信息，包括：①明确声明参与者被要求成为研究的参与者；②解释研究的目的和研究中将遵循的程序；③实验步骤的说明；④参与者的潜在利益；⑤已知或怀疑的预期风险和不适；⑥可用于治疗疾病的替代方法；⑦预计的研究期限；⑧研究者回答研究相关问题的可及性和意愿；⑨参与者在试验过程中随时撤回同意的权利，不会对未来的治疗产生任何不利后果。知情同意书应以给招募来的参与者人群提供充足的信息和可理解的语言进行构建。在多中心临床试验中，这可能需要将同意书翻译成多种语言，并用公众可以理解的非技术词语或非法律术语清晰简单地表达出来。

虽然现在普遍认为临床试验的参与者应该获得完整的信息，并且自愿同意成为临床试验的一部分，但在获得知情同意的过程仍然会出现问题，特别是在临床试验中患者必须同时应对严重的新诊断疾病，如乳腺癌。同意书的多个页面上的签名和首字母缩写，不足以代替专门和知识渊博的临床试验人员花时间与潜在的参与者讨论研究并用他们能理解的单词回答他们的问题。关于在保护人类主体获得这些巨大收益，我们提出了以下谨慎意见。

……在维护人权与尊严和调查自由之间没有二分法。必须保持警惕，确保捍卫人权的力量与捍卫调查自由的力量之间不存在严重冲突。在这种对抗中，再一次“赢家可能成为输家”[33]。

NIH 和食品和药品管理局要求在试验期间保护人体受试者的临时数据监测计划。如下文关于临时数据监测的部分所述，大多数Ⅲ期试验都有独立的数据监测委员会。尽管有许多正式文件来保护参与随机对照试验的人类受试者，但设计和进行试验的人员应该认真考虑解决出现的伦理问题。如下面的示例所示，出现的道德问题可能很复杂，并且可能存在关于什么是人道的解决方案的不同观点。

为了人道，研究必须科学合理。Rutstein[52] 很好地总结了这个原则。

涉及人类受试者的设计不良或设计不当的研究是不人道的，可能会被认为是一种格言。此外，当一项研究本身在科学上无效时，所有其他伦理的考虑都变得无关紧要。获得知情同意进行无用的研究是没有意义的[52]。

临床试验研究者有道德义务：①询问相关的重要临床问题；②在整个试验过程中使用最好的研究设计和方法；③确保预计的样本量足以实现具有临床意义的发现；④获得所有参与者的知情同意；⑤酌情在协议要求和数据收集中实施质量保证；⑥监测在试验过程中积累的数据，以识别已知的以及意外的不良事件和治疗的早期证据；⑦分析进入随机对照试验的所有患者相关的数据，即遵循“意向治疗”原则；⑧在研究结束时公布和传播调查结果。

同样，机构所在地的研究小组需要由经验丰富的试验负责人对其在试验的伦理和科学行为方面的责任进行培训，其中包括：①对潜在参与者的入组标准进行认真评估，以尽量减少人员招募中的错误；②在进入试验之前，适当地解释试验程序并获得参与者的知情同意；③了解并遵守方案中招募、治疗和随访中的所有要求；④通过提供高质量的诊疗和支持性的临床环境来提高参与者的依从性；⑤及时提交完整、准确的数据；⑥立即向适当的人员和机构报告严重不良事件，例如美国食品和药品管理局监管受美国资助或在美国进行的试验；⑦与试验管理人员合作，解决试验期间出现的问题。

（一）与随机化有关的伦理问题

在药物被确定为有效且足够安全或无效但足够安全或无效之前，“均衡”原则可用于证明随机化的合理性，证明参与者已充分了解潜在的益处和风险并自愿同意参加研究。因此，参与者可以接受个人利益和风险的不确定性。个人和集体伦理之间存在着脆弱的平衡。个人伦理考虑对个体患者最有利的方法，而集体伦理则需要通过仔细的科学实验来促进医学和公共卫生方面的进步。

随机化的反对者认为，在进行Ⅲ期试验时，“均衡”很少适用，因为动物研究和Ⅰ/Ⅱ期试验的证据已证明了该疗法有效且具有可接受的毒性[53]。然而，拒绝随机对照试验的伦理要求会导致患者接受具有有限比较证据的治疗和（或）以确定涉及历史比较或并发非随机对照的治疗的有效性为目的的进一步观察性研究[54]。

我们这些支持随机化选择方法的人认为，如果没有随机化，医学科学的进步将会受到限制。那些强烈支持随机化的人认为应该有一个基于随机对照临床试验的全球证据标准。患者随机分配到治疗组已被大多数生物医学研究人员接受为“黄金标准”。大多数临床试验统计学家都强烈主张使用随机对照试验。

此外，关于何时应为患者提供参与 RCT 的机会的问题，我们建议临床研究人员采用“不确定性原则”，这已被许多研究人员认可为合理的方法。不确定性原则指出，当医生和患者都不确定哪种治疗对患者更好时，应该提供随机化。使用它作为患者随机化的指导原则将重点放在个体患者而不是具有特定预后因素的一组患者上，因此更加符合通常的临床方法。一些医生的问题是他们必须能够在医疗实践中与患者讨论这些不确定性。

（二）随机化和 NSABP B-06 研究中的伦理争议

NSABP B-06 研究的主要假设是保乳手术（乳房区段切除术）后的生存率与更广泛的改良根治术（全乳房切除术）后的生存率相当。关于这项临床试验的实施存在很多争议。尽管该研究启动时，根治性乳房切除术是美国可手术乳腺癌的标准疗法，但少数外科医生认为乳房肿瘤切除术确实与根治性乳房切除术一样好。他们在还没有直接与标准手术比较明确其安全性的情况下，设想对早期乳腺癌患者进行乳房区段切除术没有伦理问题。在乳房区段切除术试验中出现的第二个重要治疗问题是保乳患者是否应接受放射治疗以控制局部复发。NSABP 领导层和许多 NSABP 临床研究人员都热切地认为，解决这些有争议的临床问题的符合伦理的方法是进行一项多中心随机对照试验，该方法在各方面都经过科学设计，可以测试相关的临床和生物学假说。因此，他们制定了一个研究，包括三个治疗组（乳房全切术、乳房区段切除术和乳房区段切除术联合乳房放射治疗），入组者为诊断为可切除的乳腺癌的女性患者，肿瘤大小在4cm以下，并且肿瘤切除后可以达到可接受的美容结果。在所有三个治疗组中均进行腋窝清扫，主要是为了获得关于腋窝淋巴结是否含有肿瘤细胞的病理信息，这是必要的，因为当时全身治疗仅给予具有病理学Ⅱ期的乳腺癌患者。

NSABP B-06研究于1976年4月开始实施，采用信封随机化的方法，在每个机构内使用经典的希腊拉丁方设计实现治疗平衡。研究人员在手术前与符合条件的患者讨论了该方案，并以常规方式获得了知情同意，而不知道患者在同意进入试验时将接受哪种治疗。采用非中心化随机是由于在临床实践中是通过初步活检确定为乳腺癌后进行手术切除癌症的（类似的随机化过程已成功应用于先前的外科手术试验，NSABP B-04研究）。通过活检和通过术中冰冻切片立即确诊乳腺癌，外科医生让工作人员在现场打开序列中的下一个信封，并执行指定的操作。NSABP利用这种传统的随机化方案进行B-06研究，直到1978年，由于B-06研究的长期低收益率威胁到完成这种临床转化试验的能力，讨论是否可以对随机化进行修改使试验更容易为医生和患者所接受。如上所述，Zelen[51]提出了一种方法，在寻求知情同意之前进行标准治疗和试验治疗之间的随机化，并且仅对随机分配到实验性治疗的患者获得知情同意。我们拒绝接受Zelen方法，因为如果没有事先告知患者参与了研究，将任何患者纳入研究方案被认为是不道德的。然而，Zelen的论文激发了对是否有可能修改传统随机化以便以符合道德的方式提高入组率并且不会严重危害回答科学问题的能力的考虑。

关于不同医生当时如何解释乳腺癌外科治疗中的不确定性的一些想法反映在一项调查的评论中，该调查询问了为什么外科医生不考虑参与乳房全切术与乳房区段切除术的随机对照试验[55]。一位对患者进行根治性乳房切除术的外科医生表示："我不担心因为不必要地切除乳房而后悔，但是会后悔因为试验而不必要地失去一名患者，"而另一位外科医生则是乳房区段切除术的支持者（B-06研究中使用的乳房肿瘤切除术的术语）说：

"在过去的几年里，我进行了乳房区段切除术，没有理由对手术感到后悔。如果我真的相信手术之间没有差别，而且我不知道哪种手术更好，那么为什么我的患者应该接受乳房切除术呢[55]？"

这两位外科医生参与随机对照试验来比较不同的外科手术显然不能合乎伦理，因为他们强烈的临床观点支持一种或另一种疗法。然而，一些参与NSABP并认为随机对照试验在伦理和科学上必须解决与乳腺癌手术治疗相关的不确定性的外科医生仍然难以招募患者参加NSABP B-06研究。他们对这样一项临床试验感到不舒服，在该临床试验中，当患者没有确诊为癌症诊断并且不知道她是否会切除她的乳房或只有与肿瘤有关的一部分乳房时，患者必须在两次这种不同的手术之间做出选择。NSABP临床研究人员的这些担忧使我们考虑修改B-06方案中的随机化方法。最后，经过NSABP内部和外部的大量讨论和辩论，决定从信封随机化转变为集中随机化，并采取一种方法获得知情同意，使外科医生在实际操作之前能够告诉患者她要做哪种手术。这种被称为"预随机化"的新方法是为了减轻一些研究者的伦理问题而达成的妥协，同时保持了以保证其科学目标的方式完成试验的能力。有趣的是，也有研究人员认为传统的随机化完全符合伦理规范，并且即使在引入预随机化之后仍继续使用该方法招募患者进行试验。

在实施预随机化的程序中有许多保障试验的伦理和科学完整性的关键点。首先，进入试验的患者必须具有已知的浸润性乳腺癌诊断，这意味着必须在确定手术之前进行活检。该方案把该时代进行的诊断和确定性手术的一阶段程序改为两阶段程序。因为必须监测随机化过程是否确切地执行了，所以中心随机化取代了信封随机化。在确定患者患有可手术侵袭性乳腺癌并满足其他纳入和排除标准后，现场调查员可以在患者确定复诊讨论下一步的手术方式时，打电话给 NSABP 生物统计中心，以启动随机化过程。在电话中，检查清单验证入组资格，包括已经诊断为浸润性乳腺癌。在验证资格后，将该患者的随机治疗分配提供给研究者。第二步是让研究人员向患者提交方案，详细提供所有治疗方案，包括潜在的风险和益处。如果患者愿意接受进入临床试验，第三步是解释治疗是偶然分配的。如果患者同意参加研究，则根据已经提供给外科医生的随机分配，告知患者她将接受哪种治疗。在签署知情同意书之前，患者接收了有关随机分配的治疗信息。知情同意过程的所有其他要素均未改变。

与 Zelen[51] 提出的方法相反，NSABP 向所有潜在参与者寻求知情同意。由于预先随机化，有些患者在被告知治疗分配签署知情同意书之前拒绝了治疗分配。为了评估同意治疗分配的患者是否与拒绝治疗分配患者的重要预后因素不同，拒绝治疗分配的患者被要求进行临床随访。大多数拒绝随机分配治疗的患者是因为更希望获得替代治疗，她们都同意在试验期间被随访。

预随机化也引起了基于科学和伦理问题的争论。科学上的一个问题是它的效率低于传统的随机化方法。由于现在试验包括了拒绝分配治疗的患者，因此需要重新评估并增加样本量，以确保有足够数量的同意随机治疗分配的患者。从科学上说，相对于传统随机化，预随机化是低效的。伦理问题是，医生在获得患者的知情同意之前就知道了治疗分配，这可能导致医生为了提高接受率在讲解治疗选项时有偏倚影响患者决定的方式。

由于随着拒绝率的增加，样本量通胀因子（＞1）会迅速增加，因此必须把拒绝率控制得尽可能低。例如：如果拒绝率为 10%、20% 或 30%，则相应的样本量通胀因子分别约为 1.6、2.8 和 6.3。尽管比大多数 NSABP 试验延长了很多年，但在开始预随机化入组试验后，入组率增加得还算足够多。当试验于 1984 年结束时，超过 2100 名患者被随机分配到三个治疗组。参加 B-06 试验的 2105 名患者中 172 名（8.2%）拒绝接受指定的治疗，但同意接受随访并提供随访信息。三个治疗组的拒绝率有所不同，在全乳房切除术组中 11.3% 的患者拒绝分配治疗，单独的乳房区段切除组 5.2% 的患者拒绝了分配治疗，在乳房区段切除术和放射治疗组中 8.1% 的患者拒绝了分配治疗。1985 年新英格兰医学杂志上发表的试验的初步结果首次为医生和女性提供了科学证据，表明接受乳房保乳手术的妇女的生存率基本相当于接受乳房全切术的妇女 [29]。随后在 NEJM [56–59] 的后续出版物中发表的 8 年、12 年和 20 年的随访结果也证实了这一结论。

对于 B-06 研究里涉及的复杂伦理问题，没有简单的解决办法。领导层和临床研究人员一直坚信，无论遇到什么困难和批评，B-06 研究都是一项至关重要的研究。尽管存在争议，但仍有 2000 多名无私的女性愿意参与近 10 年的研究。幸运的是，随着试验设计的变化，最初的目标仍然实现。事后看来，人们可能会就 B-06 研究的过程中极具争议的基于经验的治疗方案提出一系列关于随机对照试验伦理的问题。是否能选择依赖“专家意见”或大众媒体青睐的治疗方案作为替代方案进行有争议的随机对照试验？由于使用常规随机化的入组率太慢，是否应该终止试验或者公布根据不足的样本量得出的不可靠的结果，以更好地满足患者或公众的利益？是否应该即使试验延长了几年而继续使用常规随机化入组患者，以更好地满足患者或公众的利益？ NSABP 对这些问题的回应在他们完成随机对照试验的过程中及修改随机化步骤的过程中显而易见。该试验得出的结论导致 1985 年后诊断为可手术侵袭性乳腺癌的妇女的治疗选择发生了巨大变化。在这种情况下，预随机化解决了患者和医生的一些伦理问题，并促进了研究的范式改变。然而，尽管 NSABP B-06 中的预随机化取得了成功，但随机化和知情同意的经典方法还是首选方法。

尽管与 B-06 研究相关的伦理问题多于涉及药物比较的典型随机对照试验，但在进行重大临床试验的研究人员可能会遇到更多更复杂的伦理问题。通过临床科学家和统计学家之间的密切合作，通常可以找到解决伦理问题的办法以保证试验的科学完整性。

（三）数据完整性

确保临床试验中收集的数据的完整性的重要性怎么强调都不过分。虽然实验室研究的结果可能因为随后的实验未能重复它最终会受到挑战，但在金钱、时间和其他资源方面成本非常高的临床试验中，独立复制通常是不可行且在道德上有问题的。因此，由于许多原因，随机对照试验必须提供令人信服和可信的证据，可以在临床实践中被信任以及用于规划进一步的随机对照试验。

由主要癌症合作组开展的临床试验已经制定了许多程序，用于检查在整个临床试验过程中持续提交的数据。然而，可能难以区分数据生成或报告中的错误，这些错误可能由于误解或疏忽而普遍存在，数据伪造的情况相对不常见。统计程序可用于检测某些形式的欺诈（例如文献 [60]）。临床环境并不最适合数据质量控制，因为需要多年才能进行的随机对照试验必须处理关键人员的流失和（或）对随机对照试验目标贡献的变化：

持续保持一定程度的热情是非常困难的，到第 5 年的研究中不可能像第 5 周的时候那么认真和彻底地收集数据。在机制研究和转化中确保数据的完整性是设计和进行研究的人以及参与者的义务。研究者不应将此类努力视为对手或表现出缺乏信任。相反，他们应该无可挑剔地实施（文献 [33] 第 269 页）。

尽管对上述原则做出了专门的承诺，但 NSABP 在 20 世纪 90 年代亲身体验蒙特利尔圣卢克医院的外科医生 Roger Poisson 博士违反上述数据完整性原则引起的毁灭性的争议。这个事件的原委和我们对这个事件的看法超出了本章的范围，Poisson 博士在参与的 22 项 NSABP 研究、大约 1500 名患者中对 7% 患者的入组资格伪造。NSABP 发现这个问题后，管理层向相应的政府机构报告了这个问题，并在随后进行的为期 3 年的长期政府调查中提供了协助。NSABP 还迅速重新分析了 Poisson 博士参与的随机分组患者的所有研究，结果与出版物中的结果几乎相同，并证实了原始结论的有效性。尽管 NSABP 向其他学者和政府机构提供了令人信服的信息证明 NSABP 研究的结果对于列入或排除 St.Luc 患者的数据并不敏感，1994 年 3 月在芝加哥论坛报上发表的一篇文章还是提出了争议和宣布对 NSABP 试验的结果表示怀疑，尤其是对保乳术研究的 B-06 研究。媒体大势报道之后导致政府听证会中断主要的 NSABP 临床试验的进行，包括首次大规模预防试验（NSABP P-01 研究）。虽然最终 NSABP 成功地完成当时正在进行的试验并继续其主要任务，但 Poisson 事件的影响是深远的，不仅对于 NSABP 及其管理层，而且对于参与临床试验的所有人。有关随机对照试验发生的性质和后果的更详细的说明和解释，请读者阅读 Peto 等的文章 [61] 和文献 [27] 中的讨论（第 553 ～ 560 页）。

七、临床试验的执行

临床试验的书面实施方案为临床研究者和其他专业人员提供了与临床试验的基本原理和实施相关的重要信息。该方案有助于确保所有临床中心的工作人员共同遵循临床试验主要特征的常规程序。该方案是审查委员会进行审批和分配资金相关决策中所依据的主要文件。它还包含伦理委员会或机构审查委员会确保患者的权利和安全受到良好保护所依据的信息，以及独立数据监测委员会的行动指南。不同的组织为他们临床试验方案的内容确定了自己的合适的形式，因此没有一种标准化的模板可以推荐用于乳腺癌临床试验（文献 [27] 第 160 ～ 164 页），其中列出了大多数描述随机对照试验方案中的 29 项必需的项目，并简要讨论每个项目的内容。大多数特征在进行多中心临床试验的所有组的方案中是通用的，因此临床试验者新手可以很容易地调整最近使用的一个主要癌症合作临床试验组的模板用于开发计划的随机对照试验。

该实施方案通常不包含有关组织结构、管理程序或许多与临床试验的数据收集、管理和质量控制相关的技术过程的详细信息。这些方面组成了一份单独的书面文件，通常称为"操作手册"。操作手册在协助所有试验人员以符合实施方案意图的方式执行实施方案方面发挥着重要作用。详细的操作手册主要用于确保临床试验中获得的数据的合理性。研究方案和操作手册可以用于由同一合作组进行的大量临床试验，需要经验丰富的工作人员对每一个细节进行耗时不厌其烦的执行。如果在先前的试验中没有可用的模板，那么在实施临床试验之前准备这些文件可能需要几个月的努力，但这段时间可以帮助防止在试验过程中出现问题，一旦出现问题将导致实质性的延迟和变化，可能危及临床试验科学完整性。Meinert 的书《临床试验：设计，实施和分析》[62] 包含有关进行随机对照试验的实际日常方面的详细指导。在编写实施方案和操作手册时，也可以使用书中提供的清单，以确保试验的全面实施。

随着时间的推移，癌症临床试验的许多特征趋向于在合作临床试验组中变得标准化，以便促进数据完整性和质量，以及保证在利用相似患者群体的临床试验的结果的比较中的一致性。国际协调会议集美国、欧盟和日本的共同努力，已经制定了许多有用的指南，包括临床试验的一般考虑因素（ICH E8）、良好的临床实践（ICH E6）、对照组的选择（ICH E10）和健全的统计学原理（ICH E9）。所有指南都可以通过他们的网站（URL：http://www.ich.org）轻松访问。现在，患有晚期疾病的患者的试验通常依赖于 RECIST 标准来评估肿瘤对治疗的反应性、完全缓解的持续时间和总体反应的持续时间 [63]。

临时数据的监控

在临床试验过程中对即时数据进行监控的明确计划对于临床试验的实施至关重要。临时数据监控的主要理由涉及伦理问题，但确保其科学性也是临时监测的一个目的。临时监测建立了一种终止研究的机制，原因有几个，其中包括：①发生严重的毒性反应；②试验疗法的益处已被明确确定；③很明显，根据已经累积的无效数据，很少或根本没有机会获得临床重要的益处；④其他临床试验的结果影响了正在进行的试验的必要性；或⑤设计或实施的问题已经损害了试验的科学完整性。

临时监控还在数据的质量保证和质量控制中发挥了重要作用。在数据收集中可能发生的许多潜在问题，只有在临床试验中对收集到的数据进行持续审查时才会显现。在临时数据分析期间，在常规数据编辑期间未识别的关键数据项的报告的不完整性或不准确性通常变得明显。然后可以采取纠正措施，以保证整个试验的科学完整性不受损害。

Meinert[64] 列出了四种监测模型，他将这些模型描述为：①幸福的无知（没有人看）；②询问统计学家（统计终止规则决策）；③调查员监测（由集体研究调查员进行的监测）；④水密分离（委托独立于试验调查员的委员会监督）。对于绝大多数癌症临床研究而言，第一种模型在伦理上是站不住脚的，因为大多数治疗方法都有可能导致严重的不良事件。在某些情况下，入组和治疗可能会在很短的时间段内完成，允许对结果进行临时监测，从而导致早期终止入组或无效治疗，但这些都是罕见的例外情况。大多数Ⅲ期乳腺癌随机对照试验都有几年的入组，然后再进行多年的研究结果观察。

美国 NIH 和食品和药品管理局都有与临床试验中的临时数据监测相关的政策。自 1998 年以来，NIH 要求所有临床试验必须有书面批准的数据和安全监测计划。所有Ⅲ期试验必须有一个独立数据监测委员会。食品和药品管理局建议采用独立数据监测委员会进行“关键”Ⅲ期临床试验和有死亡率或不可逆转的不良预后的试验。

独立数据监测委员会由来自相关学科领域的临床和基础科学家、流行病学家、生物统计学家、伦理学家或与临床试验无关的消费者（患者）代表或正在进行临床试验的个人组成。独立数据监测委员会处理复杂的问题，即在试验停止和报告结果之前，应该需要累计多少证据支持其中一种治疗的优越性（或劣效性）。当存在多种主要感兴趣的结果和（或）与治疗相关的严重已知或潜在的急性或长期不良反应时，独立数据监测委员会的作用尤其具有挑战性。通常，统计测试的结果，其中显著性水平已被适当调整以用于临时数据的多重比较，为独立数据监测委员会做出关于试验是否应该继续的决定提供指导。一个目标是允许提前终止具有有益效果的试验，通过保守的停止指南在回答主要研究假设之前不会停止试验。独立数据监测委员会有各种组织结构，但通常独立数据监测委员会对试验参与者、研究调查员、赞助者、当地机构审查委员会和监管机构负有责任。

审查临时数据的独立数据监测委员会会议通常由四个部分组成。这是由赞助商、首席研究员和参与试验的其他主要研究人员、试验的主要生物统计学家和其他统计和数据协调中心工作人员共同参加了一次公开会议。试验调查员报告试验状态，提供有关入组、数据提交、方案遵守情况以及其他方面的信息，包括遇到的任何严重问题。在公开会议期间提交临时结果数据后有三种做法。一种方法是不提供结果数据。第二种方法是提供联合治疗组的结果数据。第三种方法是提供治疗组的结果数据，但不公布治疗分配。第三种方法可能存在问题，因为在临时监测过程中治疗差异可能出现，试验研究者的行为可能受到关于哪个治疗组做得更好的推测的影响。因此，在独立数据监测委员会会议的公开会议期间，我们倾向于不提供治疗组的结果数据。独立数据监测委员会会议的第二部分是闭门会议，在此期间，独立数据监测委员会审查治疗组的未隐藏的数据。试验生物统计学家和赞助商的代表可以参加闭门会议，但通常研究 PI 和其他临床研究人员不参加闭门会议。在闭门会议期间对成果数据进行审查之后，独立数据监测委员会成员在执行会议期间碰面，根据他们对临时数据的审查和有关审查的其他信息，制定最终建议。（有时如果独立数据监测委员会没有要解决的重大问题，可以在非公开会议期间提出建议）。独立数据监测委员会建议采用以下方式之一：①按原设计继续试验；或②继续试验，但修改实施方案或操作手册以处理安全问题或其他可解决的问题；或③停止试验。在制定建议时，独立数据监测委员会成员考虑了许多因素，例如试验是否符合入组目标、治疗组的可比性、方案依从性、研究结果、安全性问题、新出现的数据的一致性以及研究结果与其他可用的研究的一致性，权衡利益和风险的净收益，临时数据的临床和公共输入以及统计考虑因素。

Ellenberg 等编写的《临床试验中的数据监测委员会：实践观点》[65]，对于希望更加熟悉独立数据监测委员会的角色、职责和程序的研究人员而言，是一个非常有价值的非技术参考书。

通常，该试验的主要生物统计学家与独立数据监测委员会协商，制定详细的临时数据分析计划。重点考虑因素包括：①决定应监测哪些结果；②确定应进行中期结果分析的频率；③在临时数据分析中应包括哪些非结果变量，如依从性、急性毒性反应、长期不良事件、生活质量等。

在临时数据监测中涉及的统计问题是关于重复显著性测试。如果每个中间分析的显著性水平（P 值）与最终分析的 P 值相同，那么Ⅰ类误差将随着每次分析而增加。例如，如果每个中期分析使用 0.05 的显著性水平，那么通过第五次中期分析，真正的Ⅰ型误差将为 0.14。如果有 10 个中期分析，那么第 10 个分析的误差将为 0.20。

已经开发了针对中期分析的数量调整Ⅰ类误差的统计方法。调整多个测试的最早方法是顺序监测方法，如 SPRT 在每个研究结果发生后进行统计测试。当在治疗后的短暂观察间隔内评估结果时，这些方法尤其有用。然而，在大多数癌症试验中，中期分析是基于组序列设计完成的，这些设计适合结果延迟的试验。Jennison 和 Turnbull [66] 的书是关于临时监测的最常见统计方法的发源地。组序贯监测的典型方法是在报告一些预先指定的最少数的结果后，每年监测一次或两次主要结果。确定每个中间分析的显著性水平，使得整个实验性Ⅰ类误差保持在所需水平，例如 0.05。数据监测计划预先规定了所计划的中期分析的最大数量，这可能基于预计的预测信息量（结果）或预计的独立数据监测委员会会议时间表。

一些常见的传统监控技术是：① Pocock[67] 方法，它在每个预先指定的中期分析和最终分析中指定相同的较低的显著性水平；② Haybittle [68] 方法，其在每个预先指定的中期分析中和在最终分析的总体显著性水平上指定相同的较低的显著性水平；③ O'Brien 和 Fleming [69] 方法，其中最早预先指定的中期分析的显著性水平最低，朝着最终分析中总体显著性水平逐渐增加；④ Lan 和 Demets [70] alpha-expenditure 函数方法，在中期分析的数量和时间上具有灵活性。尽管 Bayesian 法没有像上面提出的频繁方法那样广泛使用，Bayesian 法也被提出用于随机对照试验的临时数据监控。

研究者还开发了用于数据监测的特定方法，帮助独立数据监测委员会评估何时应根据中期结果数据显示最终分析不可能具有统计学上显著的阳性结果而考虑停止试验。这种无效分析的统计方法是随机缩减或有条件的权力 [71, 72]。例如，Wieand 等 [72] 提出了一个徒劳的停止规则，如果在已获得预期的总信息的 50% 时评估治疗效果表明新疗法比标准治疗更差，则停止研究。最近，已经提出了一种更灵活的方法，其提供了由于无效而停止边界的轨迹，其中新疗法的负面指示可以处于任意的总期望信息点，而不影响整体的Ⅰ类和Ⅱ类错误概率 [73]。对于计划外的无效分析，可以计算在给定累积数据的情况下，在最终分析中检验统计量将超过临界值的条件概率 [74]。

通常，临时数据监控的统计程序称为停止规则。然而，大多数有经验的生物统计学家和独立数据监测委员会成员更愿意称他们为指南或标志，用于告知独立数据监测委员会何时应该就新出现的数据进行认真的讨论决定试验是否继续，而不是试验何时停止的严格规则。因为在决定何时停止试验并报告结果时，除了主要疗效结果外还有其他重要因素需要考虑。通常的中期统计监测策略将有主要疗效结果的停止指导规则，可能有严重不良反应的停止规则，尽管后者也可以在没有任何正式统计测控的情况下进行监测，依赖于独立数据监测委员会的专家判断考虑何时停止，因为参与者受到了不该承受的风险。在中期分析审查期间，DMC 通常依赖于对不同结果的调查结果进行临时权衡。

NSABP 乳腺癌预防试验（BCPT）在超过 13 000 名乳腺癌高危风险女性中进行双盲随机对照试验比较 5 年的他莫昔芬与安慰剂的预防作用，由于临床试验中有多种结果因此采用了创新的替代方法进行数据监控 [75]。BCPT 对临时数据监控提出了复杂的挑战，因为独立数据监测委员会需要在临时数据监控中考虑大量有益和有害的结果。制定的临时监控战略纳入了个人结果和根据其危及生命的潜力对个体结果进行加权综合全体指数。这种更全面的策略包括治疗净收益的正式统计考虑，有利于癌症治疗试验中的数据监测。

另一个更近的例子是 NSABP B-31 研究，它是一项有趣的Ⅲ期两阶段随机试验。它旨在评估曲妥珠单抗（赫赛汀）在阳性淋巴结和 HER2 基因阳性的患者中对 AC → Taxol 化疗方案的 OS 的增量效应。由于赫赛汀有强烈的心脏毒性证据，因此 B-31 试验为两阶段研究。在第一阶段，1000 名患者被随机分配到 AC 序贯紫杉醇（ACT）或 AC 序贯紫杉醇 + 赫赛汀（ACTH），以比较其心脏毒性。如果观察到的心脏事件的比例差异小于 4%，则将启动第二阶段，入组另外 1700 名患者用于以 OS 为研究终点的赫赛汀的功效分析。计划进行三次正式的统计比较以评估实验组的附加心脏毒性。

为了设计研究的第二阶段，假设添加赫赛汀会使年死亡率降低 25%。另外假设 5% 随机接受 ACTH 治疗的患者未能开始使用赫赛汀，另外 10% 的患者将在 1 年疗程中停用赫赛汀治疗。这些不合规假设进一步将 25% 减少至 22.8%。为了检验这种 80% 功效的死亡率降低，使用双侧 0.05 水平对数秩检验，要求死亡人数为 480。因此，如果 2700 名患者在 4 年 9 个月入组，那么在入组结束后约 2 年 9 个月达到需要的事件数，即研究开始后 7 年 6 个月，将达到所要求的事件。然而，由于赫赛汀的强有效证据，该研究在入组完成前已提前停止[76]。Tan-Chiu 等报道了赫赛汀的心脏毒性[77]。

在最终分析之前安排了四项中期分析：分别在 96、192、288 和 384 例死亡后。基于 O'Brien-Harrington-Fleming 方法[78]采用了不对称停止边界。由于这些分析必须安排在与 NSABP 数据监管委员会的半年会议同时进行，所以实际上每次中期分析的事件数量通常与计划略有不同。如果需要显著的偏差，那么名义上的显著性水平将通过 α 值来调整[70]。

NSABP B-31 设计中没有无效[71, 72]的组成部分，但是当有一个强烈的趋势证明实验组患者的情况比对照组的情况更差，数据监管委员会会考虑停止试验。为了包括无效分量，在每个中期分析中，如果实验组明显比对照组差，例如，如果估计的风险比对比对照组超过 1，则在预定的标准水平下，可以考虑使实验组下降。

八、一般分析设计

统计设计与实施定义指导了临床试验主要结果的统计分析。研究方案中的统计学考虑可指导临床试验的主要结果和主要次要结果的分析策略。

为了防止治疗比较的偏倚，大多数研究进行的主要分析是“意向治疗分析”，并应在研究方案中预先指定。意向治疗分析有三个基本原则，它们是：①干预比较的参与者应计入其随机分配的组中；②随机分配到干预组的所有参与者应计入该治疗的分母；③所有事件都应计入干预比较的主要结果分析中。即使对于已经将“完成协议分析”指定为主要分析的随机对照试验和在等效性研究中进行的那样，仍需要进行意向治疗分析并将该结果与 TPP 的结果进行比较，评估完成协议分析中可能存在的偏倚。一部好的研究方案应当包含有关意向治疗分析和完成协议分析数据集的所有信息。

如果随机对照试验设计得很好并且按照详细的方案严格执行，那么主要结果的分析通常很简单，尽管在初期阶段仍需对数据的质量控制与简单图表的小结进行关注，以指导后续实施的具体分析。日常数据编辑时的数据不吻合等错误常在初步分析过程中浮现，尤其是在处理多变量交叉表时。

NSABP 生物统计中心在处理数据时常会整理出一个包含所有变量的分析文档，用于分析得到某个特定时间点的结果。该文档不仅包含原始变量数据，也包含一些通过整合部分原始信息而获得的新变量，以便于后续分析。例如标记变量、随访时间、连续变量的分级阈值，以及为一些特殊分析进行的数据转换等。这样的分析文档可以帮助统计员进行统计，也可以为后续验证性统计提供资料。一类有效的初步分析方法是计算事件发生率（风险指数），例如计算某变量在不同水平的组别中时间事件的风险指数或事件发生率，以期筛选出主要的预后影响因素或者各主要协变量间的潜在联系。在多变量的统计模型中，这些筛选表格提供了有助于制定处理一些问题的策略信息，例如共线性、某些数据类别的稀疏性、缺失的观察结果以及分布变量的异常组合。对于希望获得有关初步数据分析更多指导的读者，可以参阅 Pocock 的 “Clinical Trials: A Practical Approach” [79]，尤其是该书第 13、14 章。这是一本基础、简明的参考书。

尽管临床试验中可能采用的结果可能包括所有类型的变量，包括连续变量、二元变量、分类变量等，但大多数乳腺癌中相关的随机对照试验都将 “事件发生时间”（Time–to–event）的结果，例如总生存期或无疾病生存作为主要结果。

本章中对分析方法的简要概述有所侧重，我们将事件发生时间作为主要结果来进行分析。有许多书籍和期刊文章提供了进行此类分析所需的理论和技术背景的综合处理，同时也有众多软件包适当执行这些分析，例如 SAS（http://www.sas.com）、STATA（http://www.stata.com），以及 R（http://www.R–project.org/）。我们总结了在实践中常用技术的几个概念特征，并提供了在现代乳腺癌临床试验中具有广泛适用性的分析方法的一些说明性实例。

生存分析方法的发展已有很长的历史，但如前所述，20 世纪 50 年代建立 NCI 合作组计划极大地促进了肿瘤试验中分析 “事件发生时间” 方法的发展。20 世纪 50 年代后期开始，Peto 的开创性论文 [80, 81] 为执行这类分析提供了基本方法，这些方法在今天的大多数临床试验中仍被用于分析生存曲线的差异和评估治疗效果。

事件发生时间数据的汇总通常涉及以寿命表显示各治疗组数据，以及计算检验统计量以确定对照组和实验组之间的差异是否具有统计学意义。在试验截止日期时，每个参与者通常都应具有两个结果变量。举个最简单的例子，在分析死亡率时（假设所有患者均观察至死亡或活至试验截止日期），那么我们则需要利用合适的时间单位计算从试验开始至结束时每个参与者的生存时间。对于乳腺癌的临床试验来说，通常我们使用 “月” 作为生存曲线的时间单位。第二个变量，也称之为 “虚拟变量”，通常是利用 “0” 或 “1” 来表述患者在最后观察期时的生存或死亡状态。由于如果观察时间无限延长，所有患者最终都会死亡，术语 “删失” 被用于描述生存变量为 “0” 的患者。由于患者通常只参与一段时间的临床试验，患者可能会因各种原因在不同时间提前终止试验。在分析时她们在参与的这段时间内可以作为分母参与计算死亡率；在她们以生存变量 “0” 提前终止试验后，在计算后续的事件发生率时，她们则需要不能再纳入分母计算，亦即 “删失”。

Cutler 和 Ederer[82] 的经典论文介绍了从分组数据计算寿命表的方法，通常将其表示为精算寿命表。经典 Kaplan–Meier[83] 生存曲线利用精确的死亡和删失时间直观展示寿命表的生存情况，我们在许多文章中均可看到这熟悉的图像，其生存曲线的下降表示死亡的发生。Kaplan–Meier 生存曲线的乘积限估计可表示为：

$$\widehat{S}(t_k) = \prod_{i=1}^{k} [1 - d_i/N_i] \qquad \text{（公式 33–2）}$$

加上方差可表示为：

$$\widehat{V}\{\widehat{S}(t_k)\} = \widehat{S}(t_k)^2 \sum_{i=1}^{k} \{d_i/N_i(N_i - d_i)\} \quad （公式 33–3）$$

公式中，N_i 表示在时间 t_i 时仍有事件发生风险的个体数，d_i 表示在时间 t_i 时发生事件的个体数，d_i/N_i 表示通过在时间 t_i 时前事件发生率估计出的即时事件似然率。

用于比较治疗组差异的统计检验通常是基于一些不同版本的对数秩检验或相关检验，例如下面针对分组数据的示例。将数据视为 2×2 交叉表序列最为方便，在每个表中，均如下依不同时间间隔列出对照组和实验组的事件与删失数：

$$\begin{aligned} &\text{Group A} : d_{iA} n_{iA} - d_{iA} \\ &\text{Group B} : d_{iB} n_{iB} - d_{iB} \end{aligned} \quad （公式 33–4）$$

公式中，d_{iA} 是 A 组在失效时间 t_i 时发生事件的个体数，d_{iB} 是 B 组在失效时间 t_i 时发生事件的个体数，n_{iA} 表示 A 组在失效时间 t_i 时仍有事件发生风险的个体数，而 n_{iB} 表示 B 组在失效时间 t_i 时仍有事件发生风险的个体数。

统计量 Z 计算为：

$$Z = (O_A - E_A)/\sqrt{V_A} \quad （公式 33–5）$$

在这之中：

$$\begin{aligned} O_A &= \sum_i w_i d_{iA} \\ E_A &= \sum_i w_i \frac{n_{iA} d_i}{n_i}, \quad d_i = d_{iA} + d_{iB} \\ V_A &= \sum_i w_i^2 d_i \frac{(n_i - d_i) n_{iA} n_{iB}}{(n_i - 1) n_1^2} \end{aligned} \quad （公式 33–6）$$

统计量 Z 是一个近似正态分布变量。

若 w_i=1，则该检验是一个常规对数秩检验（对数秩检验有时包括其他名称，以表彰那些在 Peto 发表的经典论文[80]之前，其他统计学家开发出的早期检验方法。例如，Mantel 对 Mantel 和 Haenszel 工作[84]的修改[85]就是一种对数秩检验）。当两组之间事件率的比率不随时间变化时，我们已知对数秩检验是最优的。我们还可以选择其他的替代检验方法统计数据，这些统计数据已被证明与对数秩检验类似，但具有不同的加权因子 w_i。这其中，最著名的对数秩检验替代方案是由 Gehan[86]开发的版本，这是一个可将删失数据纳入统计的非参数 Wilcoxon 检验的改进方法。上述统计方法被称为 Gehan Wilcoxon 检验，也被称为 Gehan Breslow 检验。该检验中，w_i=n_i，此时，该公式加权取决于风险人群的数量，因此试验早期风险人群数量大时的组间差异加权较高。另外，当 w_i= $\sqrt{n_i}$ 时的统计方法称为 Tarone–Ware 检验[87]。后两种检验是对数秩检验的两种合理替代方案，但统计检验的基本原理和选择应是临床试验设计开始时考虑的一个重要部分。加权公式的一般形式还可用来检验早期差异和晚期差异，这取决于 Kaplan–Meier 检验中使用的加权参数[88]。

当使用分层随机时，应在层内总结干预效应，然后在计算统计数据时使用跨层的组合测试。许多测试和估计程序的属性通常依赖于“大样本理论”来提供近似，以及组间数据正态性和方差齐性相关的其他假设。用于精确统计检验的软件，例如 XACT 和 LOGXACT，当样本量不足以使用大样本理论时也可用于统计检验。当没有精确推断或违反假设时，重采样方法可用于获得标准误差或置信区间[89]。

（一）评估治疗效应的多参数模型

治疗效应模型的主要用途通常是对患者预后因素与结果之间关系的生物学假设进行检验，例如在NSABP临床试验中检测他莫昔芬治疗效果与性激素受体的相关性。通常，如上所述，适当考虑分层变量的对数秩检验将是临床试验中的主要分析手段。然而，我们常常需要针对一些可能的连续变量进行校正，并将其作为多变量模型的支持性分析。我们还可能需要检验是否存在预后因素间的相互作用。一份优质的临床试验方案需要包括多变量模型基本原理的讨论，以及它们是否将用于检验科学假设，以及可能的探索性分析的细节。统计的注意事项应该包括如何估计模型、使用哪些方法进行拟合以及如何控制实验误差的细节。

潜在亚组的评估应基于交互检验的结果，优选预先指定，而不应基于治疗效果的亚组比较的结果。治疗效果与一些协变量的定量相关性常可检出，且是模型依赖的。治疗效果与协变量的相关性在一些患者显著而在其他患者中阴性，且不是模型依赖的，但这在实践中并不常见。统计者在进行亚组分析时通常非常谨慎，特别是在发现分析前并未做出假设的相互关系时。

自Cox发表论文[81]以来，Cox比例风险模型已成为最受欢迎的事件发生时间数据建模方法。在那之前，存在许多基于分布的参数模型，例如指数模型、Weibull模型以及Logistic模型（选择固定的二元结果，例如5年存活率），它们均将预后因素作为协变量纳入统计。有几个原因可以解释为何Cox模型在统计者中如此受欢迎，但使用它的最重要的原因是它是对数秩检验统计量的扩展。简而言之，如果$\lambda_0(t)$是对照组中的事件发生率，则$\lambda_1(t)$是实验治疗组中的事件发生率，x_{ij}是第i个患者的第j个协变量。那么，

$$\lambda_1(t_i) = \lambda_0(t_i)\exp\left(\sum_{j=1}^{k}\beta_j x_{ij}\right) \qquad \text{（公式 33-7）}$$

该模型非常灵活，它与早期的参数模型不同，基线事件（或危险）率可以是任意的，且可以独立于协变量的建模；因此，两组中的事件发生率可能随时间变化，并且只假设“相对风险”（即事件发生率的比率）随时间不变。尽管它很受欢迎，但仍存在比例性假设值得怀疑的情况或其他情况模型可能是优选的，例如在基于潜在生物学原理提出了机械模型时。比例风险模型可在校正协变量的前提下比较治疗组的差异，并检验治疗效应与特定协变量的潜在关系以辅助区分亚组。在一部分NSABP方案中，我们需要进行泛化的多变量建模，以挖掘不同预后因素和治疗结果之间的相互关系，以更好地检验生物学假设。例如在NSABP B–09试验中，激素受体和死亡率之间的显著相关性即出现在多变量建模中[90]。尽管在方案设计时预期进行亚组分析，但相关性的分析结果常常是出乎意料的，因此可能需要进行大量的额外的分析，并对结果是否是罕见的偶然情况或可归因于治疗效应进行谨慎的判断和解释。有趣的是，这个现象也推动了专门针对定性相关性进行检验的新方法的发展[91]。

随机化后随时间变化的变量建模还有额外注意事项。未能及时识别和（或）分析与时间相关的变量，可能会导致乳腺癌临床试验中一些重要问题相关的令人困惑的结论或文献。例如1981年，新英格兰医学杂志的一篇论文分析了乳腺癌患者接受化疗总剂量与治疗效果的关系，结果表明在多疗程化疗中，治疗效果与接受的化疗总量有关[92]。但不幸的是，该论文中的统计方法并没有考虑到化疗总剂量的时间相关性。只有那些在试验大部分时间内无复发存活的患者才能获得高的总化疗剂量。我们对此发表了一篇评论，并发布了在NSABP试验中接受安慰剂的患者的结果，使用了该论文使用的方法。

我们的结果说明了药物的结果和数量是密不可分的，即使接受更多安慰剂的患者也比接受较少安慰剂的患者预后更好。当使用更合适的方法，例如含依时协变量的 Cox 模型时，安慰剂以及化疗治疗患者的表观剂量反应则不再存在[93]。第二个依时协变量分析在检验生物学假设中发挥重要作用的例子，是在 NSABP B-06 试验中分析乳房肿瘤切除术后接受或不接受乳房放射治疗的患者的同侧乳腺癌复发率时[94]。

（二）多重分析的注意事项

影响统计显著性检验有效性的多重性问题可在临床试验中常常出现。它们通常是解释统计检验和评估治疗效果的核心关注点。如果在分析中未被识别并合理解决，多重性可能影响分析的一些典型情况包括：两个以上的治疗组、多种结果变量、同一结果变量随时间变化并记录、亚组分析，以及中期数据分析。过去用于控制第一类错误概率的常用方法之一是 Bonferroni 不等式，即显著性水平除以所采用的统计检验的数量，然后将得到的值用于每个配对检验，以将总体试验误差保持在预期的显著性水平。近来有更多论文表明，在大多数多重检验情况下，Bonferroni 方法比预期更为保守。Hochberg[95]与 Cook、Farewell[96]的论文提供了对当前临床试验有价值的多重分析及方法的相关讨论。

（三）竞争风险下的多重结果分析

在临床试验数据中，最流行的主要结果之一是 DFS，定义为首次出现任何原始肿瘤局部、区域或远处的复发，或除原肿瘤以外新发生的肿瘤，或是在任何上述情况发生前出现死亡。然而，研究人员通常更感兴趣的是对这些首次事件的子集进行统计推断，这就需要在竞争风险的设定上进行深入分析。例如，放射肿瘤学家可能只对观察局部或区域的复发感兴趣，以研究放疗是否有助于降低原始肿瘤周围局部区域的复发率[97]。同样，在乳腺癌研究中研究人员可能有兴趣知道在存在非乳腺癌死亡的情况下，新疗法是否可以降低与乳腺癌相关的死亡率。

1. 案例

研究人员有时只对评估一组原因特定事件的比例感兴趣。例如，在研究使用他莫昔芬进行内分泌治疗疗效的 NSABP B-14 试验中的严重药物不良反应之一是引起子宫内膜癌。在这种情况下评估他莫昔芬组中子宫内膜癌的比例将需要考虑可能排除其他事件，例如在发生子宫内膜癌之前的死亡。对 DFS 事件子集的统计推断常基于特定目标（即特定原因）事件的累计比例。一种可能发生但存在误导的方法是在其观察时间内删除所有非目标事件，并使用 1-Kaplan-Meier（1-KM）法评估特定事件的累积概率。然而众所周知，这种方法将高估该特定事件的实际概率[98-101]。其中一种消除偏倚的方法是使用非参数累计发生率[102]。Gooley 等[103]很好地提供了对 1-KM 法和累计发生率法更直观的解释。另一种消除偏倚的简单方法是重新编辑观察到的生存数据，假设非目标事件从未发生过[104]，因此在观察时间内它们始终处于风险集中。以下案例比较了 1-KM 法与非参数累积发生率法。

2. 在 NSABP B-04 数据中比较 1-KM 法和非参数累计发生率法

在这个例子中，我们使用 NSABP B-04 研究中Ⅲ期试验之一的一个数据集。NSABP B-04 研究以总生存期作为评估终点，以研究创伤相对较小的全乳房切除术是否与传统的根治性乳房全切术效果一致。该试验中的患者的肿瘤复发与死亡率已被随访超过 30 年，因此 B-04 随访数据通常被视为乳腺癌未经任何辅助治疗的自然病史。Fisher 等[58, 59]发表了 B-04 研究的 25 年随访数据分析结果。

共有 1665 名患者（1079 个淋巴结阴性，586 个淋巴结阳性）最初被随机分配到 5 个治疗组：三组淋巴结阴性（根治性乳房切除术、乳房全切 + 放疗、乳房全切术）和两组淋巴结阳性（根治性乳房切除术、乳房全切 + 放疗）。在接下来的案例中我们将使用 586 个淋巴结阳性患者这组数据集。

乳腺癌的研究人员通常希望在存在因其他原因死亡的情况下，评估治疗药物降低乳腺癌相关死亡率的效果。在此分析中，我们定义发生乳腺癌复发或转移等事件后的死亡为乳腺癌相关死亡，其他情况则为非乳腺癌相关的死亡。图 33-1 显示了前述两种方法之间在评估乳腺癌相关死亡的比例与存在竞争性非乳腺癌相关死亡（虚线）时的比较。如前所述，1-KM 方法（虚线）的估计曲线与累计发病率方法（实线）相比，倾向于高估乳腺癌相关死亡的比例。

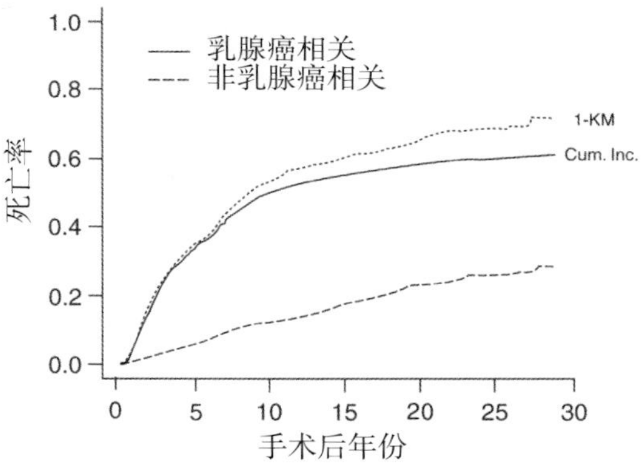

▲ **图 33-1 NSABP B-04 数据中的 1-KM 估计值和累计发生率估计值的比较**

人们还尝试过使用一些常用分布，如指数分布或（扩展）Weibull 分布来完全 [105-107] 或部分 [108] 参数化累计发生率函数。参数化累计发生率函数的核心思想是在竞争风险下将整体事件划分为不同类型的原因特定事件，因此每种类型的原因特定事件的最大比例小于 1（不完全正确）。当参数假设正确时，与非参数方法相比，参数方法在估计量的偏差和变化方面提供更准确的结果 [106, 108]。而非参数方法的主要优点是不需要假设真实失效时间分布的基线分布。因此，非参数方法可以用在竞争风险条件下研究的设计阶段，而参数方法可以为竞争风险数据的临时分析提供更准确的结论，前提是参数化假设可以被证明是合理的。

3. 双样本比较

研究人员通常期望在竞争风险下比较两个或更多失效时间分布间的差异。例如在随机的乳腺癌研究中，可以对一组患者给予新的治疗，而另一组的患者使用常规治疗或安慰剂。通过比较两组之间局部或区域复发的累计概率，研究者可能可以了解新疗法是否延迟局部或区域复发。Pepe 和 Mori[101] 提出了这种比较的双样本检验统计量。早期 Gray [104] 提出了一个（分层的）K 样本检验统计量来比较子分布累计概率，它已作为 R 中 cmprsk 软件包中的程序说明而实现（http://www.r-project.org）。

4. 累计发生率函数的回归

回归模型可用于评估乳腺癌中重要预后因素对特定原因事件的子分布的影响，或评估治疗与预后因素之间的相互作用。Fine 和 Gray[109] 提出了一种用于子分布的半参数比例风险模型。这种方法已经作为函数 crr 实现在 R.Jeong 和 Fine[110] 的 cmprsk 软件包中，通过假设 Gompertz 分布 [111, 112] 为基线累计风险函数，在广义比值比模型 [113] 基础上提出累计发生函数的参数回归模型。

5. 竞争风险下的方案设计：样本量和统计功效损失

近来，乳腺癌临床试验的主要终点已被定义得更为具体，例如乳腺癌的复发 [114]。在这样的方案设计中，设计阶段就将竞争事件纳入考虑将会使研究更高效。Latouche 等 [115] 提供了竞争风险下的样本量计算公式：

$$n = \frac{(u_{\alpha/2} + u_{\beta})^2}{(\ln\theta)p(1-p)\psi} \qquad \text{（公式 33-8）}$$

该公式中，p 是随机分配到实验组的患者比例，参数 θ 是子分布风险比，参数 ψ 是目标原因特定事件的比例。因此，样本量将受到子分布风险比和目标原因特定事件比例的影响。例如，如果没有其他竞争事件，在 DFS 终点时通常包含某初始事件，那么可以从先前观察到的 DFS 事件分布估计风险比，则 ψ 值为 1。但是，如果仅考虑局部或区域事件的子分布，则 $\psi < 1$ 且子分布风险比将受到其他竞争事件模式的影响。即使假设局部或区域事件中的子分布风险比和 DFS 中的风险比几乎相同，如果 $\psi < 1$，仍然需要更大的样本量；换句话说，如果样本量按照假设 $\psi=1$ 来计算，则统计功效将降低。一般来说，如果局部或区域事件中风险比的绝对值小于 DFS 中的风险比且原因特定事件的比例同时也小，则预计样本量会大幅增加，或者统计功效将大幅降低。

（四）建立和验证预测模型

在进行临床试验后，建立一个可以指导医生做出诊疗决策或设计下一步研究的预测模型，将是极有意义的。例如像 NSABP B-31 研究那样建立一个患者基线特征对心血管事件影响的模型，判断含心脏毒性药物的治疗方案中病人发生充血性心衰或心因性死亡的可能性[77]。再举一个例子，我们可以建立一个通过获取患者遗传特征信息来预测其莫昔芬治疗后复发率的模型[116]。最简单的方法是在单变量 Cox 比例风险模型中评估每个基因对复发时间的影响，并根据诸如伪发现率[117, 118]法等严格标准筛选最优基因纳入模型。在选择的基因数量很大的情况下，最近人们提出了利用主成分回归模型来解释各基因之间可能存在的相关性结构[119]。在分析包括所有基因或主成分的多变量 Cox 模型后，分析队列的回归系数与协变量值估计值的线性组合可重新调整为在 0 到 100 间的一个分数。因此，当一个患者看门诊时，我们可以基于这个模型计算得分以预测他的复发率，而这可以可能辅助医生判断和权衡其化疗或内分泌治疗方案的利弊得失。

构建预测模型后，需要对其进行验证。内部模型验证过程通常是评估开发模型的区分度（discrimination）和校准度（calibration）[120]。区分度和校准度都是衡量预测结果与观察结果之间一致程度的。具体而言，校准度是指偏差。例如，如果一组患者中乳腺癌复发的平均预测概率非常接近观察到的实际概率，则认为预测模型具有良好的校准能力。区分度在更具体的层面上衡量这种关联。例如，评估区分度的常用量是所谓 C- 统计量（C-statistics）[121]，它是预测结果和观察结果一致的患者占所有潜在病人的比例。对于生存数据，潜在病人仅包含哪些至少经历过一次事件的人。C- 统计量也可解释为受试者工作特征曲线[122]下的面积，其范围为从 0.5 到 1[123]。C- 统计量越接近 1，意味着该模型拥有更强的区分能力。一旦模型在内部得到验证，并完成一个偏倚校正步骤，则我们可以利用从类似人口获得的新数据集中对该最终模型进行外部验证。

（五）结果解释

对随机对照试验结果的解释应遵循数据分析的意向治疗分析原则。如果有随机受试者退出试验，则有出现偏倚结果的可能性。对结果的解释应始终围绕主要假设检验，这依赖于总体估计干预效应及其置信区间，还应以阐明治疗净收益的方式充分讨论治疗的不良反应或其他不良影响。CONSORT 声明（见本章“九、报告与发表”）另外讨论了应如何恰当地总结和解释随机对照试验的分析结果。

亚组分析一直是临床试验方法论的主要议题。近期的文章强调了改进亚组分析的实施策略与报告的必要性[124, 125]。基线特征的亚组分析应在数量上有所限制，且最好是预先指定的，且应是研究讨论的次要结果，并由正式的统计相关性检验支持。换句话说，在各亚组内的显著性检验不能决定何时区分单个亚组。

如上文中所讨论的，我们需要重视多重分析的问题。随机化后变量的亚组分析，例如试验药物依从性等，应谨慎使用针对依时协变量或连续标记开发的统计方法。除非随机对照试验专门设计用于检验总剂量、剂量强度或剂量时间等变量，否则这些因素的统计分析应为探索性的。它们可为将来的临床试验设计提供科学假设的指导。除了在原方案中预先定义的那些亚组以外，其他亚组的发现也应被视为科学假设的产生。在统计分析的任何阶段，原定随机治疗的分配都不可受到破坏。

九、报告与发表

在过去的10年中，人们一直在为提高随机对照试验报告文章质量而努力。这些举措中最值得注意的是“试验报告综合标准声明”，其中包含了报告与发表随机对照试验结果时的建议格式：标题、摘要、研究背景、方法、结果与讨论。试验报告综合标准声明同时还建议包含一个流程图，详细描述初始登记与随机化试验中患者所经历的流程，以及完成试验分析中排除部分患者的原因。从最初的试验报告综合标准声明发布了平行对照试验指南以来，试验报告综合标准声明研究人员陆续为非劣效与等效性试验[126, 127]、整群随机试验[128]、非药物治疗试验[129, 130]、不良反应报告[131]、构建信息摘要[132, 133]等流程发布了相关指南。平行对照试验的试验报告综合标准声明指南自其最初出版以来已经历了一些修订[134]。因此，在准备最初出版论文时，请务必查阅最新版本的指南[135–138]（网址：http://www.consortstatement.org/）。

在初版试验报告综合标准声明指南发布后，几大主要医学期刊如《柳叶刀》与新英格兰医学杂志等，已要求投稿的随机对照试验结果论文符合试验报告综合标准声明指南。无论特定期刊是否要求遵循试验报告综合标准声明指南，参与编写稿件的主要研究人员和统计人员都应该熟悉试验报告综合标准声明，并尽力遵守其核心原则。即使对于一些因设计复杂而不能完全符合试验报告综合标准声明指南具体内容的随机对照试验，试验报告综合标准声明南也提供了许多有价值的指导，可以依其进行细节调整以提高稿件质量。

十、临床试验综述

由牛津大学的Richard Peto爵士于20世纪80年代建立的EBCTCG，汇集了所有已知随机对照试验的数据以研究不同辅助治疗对乳腺癌患者生存的潜在影响，通过综述首次表明他莫昔芬辅助内分泌治疗与辅助化疗可确实改善乳腺癌相关生存率。目前EBCTCG仍在继续纳入新的随机对照试验数据，并每隔5年更新一次所有随机对照试验随访信息。EBCTCG的论文综合了全球各个治疗问题的相关数据，在指导临床实践和新随机对照试验方案设计方面都极具影响力[139–148]（网址http://www.ctsu.ox.ac.uk/projects/ebctcg）。这种综述的价值取决于纳入的所有随机对照试验数据的质量。有相应指南可对随机对照试验数据的综述性统计进行指导[149]。

最终，要说明某种干预措施对乳腺癌生存期的影响，最强有力的证据仍来自精心设计与严格实施的、拥有足够大样本量来鉴别微小差异的随机对照试验。

推荐阅读

[1] Peto R, Boreham J, Clarke M, Davies C, Beral V. UK and USA breast cancer deaths down 25 % in year 2000 at ages 20–69 years. Lancet. 2000;355(9217):1822.
[2] Peto R, Pike MC, Armitage P, Breslow NE, Cox DR, Howard SV, et al. Design and analysis of randomized clinical trials requiring prolonged observation of each patient. I. Introduction and design. Br J Cancer. 1976;34(6):585–612.
[3] Peto R, Pike MC, Armitage P, Breslow NE, Cox DR, Howard SV, et al. Design and analysis of randomized clinical trials requiring prolonged observation of each patient. II. Analysis and examples. Br J Cancer. 1977;35(1):1–39.
[4] Lilienfeld AM. Ceteris paribus: the evolution of the clinical trial. Bull Hist Med. 1982;56:1–18.
[5] Witkosky SJ. The evil that has been said of doctors: extracts from early writers. Trans. with Annotations by T.C. Minor, vol. 41/New Series 22. The Cincinnati Lancet–Clinic; 1889. p. 447–8.
[6] Paré A. Les oeuvres de M. Ambroise Paré conseiller, et premier chirurgien du Roy avec les figures & portraicts tant de l'Anatomie que des instruments de Chirurgie, & de plusieurs Monstres. Paris: Gabriel Buon; 1575.
[7] Bull JP. The historical development of clinical therapeutic clinical trials. J Chronic Dis. 1959;10:218–48.
[8] Lind J. A treatise of the scurvy. In three parts. Containing an inquiry into the nature, causes and cure, of that disease. Together with a critical and chronological view of what has been published on the subject. Edinburgh: Printed by Sands, Murray and Cochran for A. Kincaid and A. Donaldson; 1753.
[9] Louis PCA. The applicability of statistics to the practice of medicine. Lon Med Gaz. 1837;20:488–91.
[10] Double M. The inapplicability of statistics to the practice of medicine. Lon Med Gaz. 1837.
[11] Fisher RA. The arrangement of field experiments. J Ministry Agric. 1926;33:503–13.
[12] Fisher RA, McKenzie WA. Studies in crop variation. II the manurial response of different potato varieties. J Agric Sci. 1923;13:315.
[13] Medical Research Council. Streptomycin in Tuberculosis Trials Committee. Streptomycin treatment of pulmonary tuberculosis. Br Med J. 1948;2:769–83.
[14] Armitage P. Trials and errors: the emergence of clinical statistics. J Roy Stat Soc Ser A. 1983;146:321–34.
[15] Cancer Chemotherapy National Service Center. The national program of cancer chemotherapy research. Cancer Chemother Rep. 1960;1:5–34.
[16] Henderson WG, Lavori PW, Peduzzi P, Collins JF, Sather MR, Feussner JR. Cooperative studies program, US Department of Veterans Affairs. In: Redmond CK, Colton T, editors. Biostatistics in clinical trials. Wiley; 2001. p. 99–115.
[17] Sylvester R. European Organization for Research and Treatment of Cancer (EORTC). In: Redmond CK, Colton T, editors. Biostatistics in clinical trials. Wiley; 2001. p. 191.
[18] Fisher B. NSABP and advances in the treatment of breast cancer. In: Redmond CK, Colton T, editors. Biostatistics in clinical trials. Wiley; 2001. p. 310–21.
[19] Schneiderman MA, Gehan EA. History, early cancer and heart disease trials. In: Redmond CK, Colton T, editors. Biostatistics in clinical trials. Chichester: Wiley; 2001. p. 227–35.
[20] Zelen M, Gehan E, Glidewell O. Biostatistics. In: Hoogstraten, editor. Cancer research: impact of the cooperative groups. Paris: Masson; 1980. p. 291–312.
[21] Hill AB. The clinical trial III. In: Statistical methods in clinical and preventive medicine. London: E and S Livingstone; 1962. p. 291.
[22] Ellenberg JH. Biostatistical collaboration in medical research. Biometrics. 1990;46:1–32.
[23] Simon R. Optimal two–stage designs for phase II clinical trials. Control Clin Trials. 1989;10:1–10.
[24] Thall PF, Simon R. Practical Bayesian guidelines for phase IIB clinical trials. Biometrics. 1994;50:337–49.
[25] Thall PF, Simon R. A Bayesian approach to establishing sample size and monitoring criterion for phase II clinical trials. Control Clin Trials. 1994;15:463–81.
[26] Bryant J, Day R. Incorporating toxicity considerations into the design of two–stage phase II clinical trials. Biometrics. 1995;51:1372–83.
[27] Piantadosi S. Clinical trials: a methodologic perspective, 2nd edn. Wiley–Interscience; 2005.
[28] Schwartz D, Lellouch J. Explanatory and pragmatic attitudes in therapeutic trials. J Chronic Dis. 1967;20:637–48.
[29] Fisher B, Bauer M, Margolese R, Poisson R, Pilch Y, Redmond C, et al. Five–year results of a randomized clinical trial comparing total mastectomy and segmental mastectomy with or without radiation in the treatment of breast cancer. N Engl J Med. 1985;312:665–73.
[30] Fisher B, Redmond C, Brown A, Wickerham DL, Wolmark N, Allegra J, Escher G, Lippman M, Savlov E, Wittliff J, et al. Influence of tumor estrogen and progesterone receptor levels on the response to tamoxifen and chemotherapy in primary breast cancer. J Clin Oncol. 1983;1(4):227–41.
[31] Fisher B, Wickerham DL, Brown A, Redmond CK. Breast cancer estrogen and progesterone receptor values: their distribution, degree of concordance, and relation to number of positive axillary nodes. J Clin Oncol. 1983;1(6):349–58.
[32] Fisher B, Redmond CK, Fisher ER. Evolution of knowledge related to breast cancer heterogeneity: a 25–year retrospective. J Clin Oncol. 2008;26:2068–71.
[33] Redmond CK, Fisher B. Design of the controlled clinical trial. In: PilchYF, editor. Surgical oncology.McGraw–Hill; 1984. p. 254–72.
[34] Fleming TR, DeMets DL. Surrogate endpoints in clinical trials: are we being misled? Ann Int Med. 1996;125:605–13.
[35] Wittes J. Randomized treatment allocation. In: Redmond CK, Colton T, editors. Biostatistics in clinical trials. Wiley; 2001. p. 384–92.
[36] Rockette HE, Redmond CK, Fisher B. Impact of randomized clinical trials on therapy of primary breast cancer: the NSABP overview. Control Clin Trials. 1982;3:209–25.
[37] Investigators Writing Group WHI. Risks and benefits of estrogen plus progesterone in healthy postmenopausal women. J Am Med Assoc. 2002;288:321–33.
[38] Day SJ. Blinding or masking. In: Redmond CK, Colton T, editors. Biostatistics in clinical trials. Wiley; 2001.
[39] Schumi J, Wittes JT. Through the looking glass: understanding non–inferiority. Trials. 2011;12:106. http://www.trialsjournal.

com/content/12/1/106.
[40] Latakos E. Sample size determination. In: Colton T, Redmond CK, editors. Biostatistics in clinical trials. Wiley; 2001.
[41] Lakatos E, Lan KKG. A comparison of sample size methods for the logrank statistic. Stat Med. 1992;11:179–91.
[42] Shuster JJ. CRC handbook of sample size guidelines for clinical trials. Boca Raton, FL: CRC Press; 1990.
[43] Press WH, Teukolsky SA, Vetterling WT, Flannery BP. Numerical recipes in C: the art of scientific computing. 2nd ed. Cambridge: Cambridge University Press; 1992.
[44] Efron B. Forcing a sequential experiment to be balanced. Biometrika. 1971;58:403–17.
[45] Begg CB, Iglewicz BA. A treatment allocation procedure for sequential clinical trial. Biometrics. 1980;36:81–90.
[46] Pocock SJ, Simon R. Sequential treatment assignment with balancing for prognostic factors in the controlled clinical trial. Biometrics. 1975;31:103–15.
[47] Cancer Chemotherapy National Service Center. The Nuremberg code, 1947. Br Med J. 1996;313:1449.
[48] World Medical Association. Declaration of Helsinki (1964, 1975, 1983, 1989, 1996). Br Med J. 1996;313:1449–50.
[49] National Commission for Protection of Human Subjects of Biomedical and Behavioral Research. The Belmont Report: Ethical Principles and Guidelines for the Protection of Human Subjects of Research. Washington, DC: DHEW Publication Number (OS) 78–0012. Appendix I, DHEW Publication No. (OS) 78–0013; Appendix II, DHEW Publication No. (OS) 78–0014; 1978.
[50] Hill AB. Medical ethics and controlled trials. Br Med J. 1963;1:1043.
[51] Zelen M. A new design for randomized clinical trials. N Engl Med. 1979;300:1242.
[52] Rutstein DR. Ethical aspects of human experimentation. Daedalus. J Am Acad Arts Sci. 1969; Spring:523.
[53] Royall RM, Bartlett RH, Cornell RG. Ethics and statistics in randomized clinical trials. Stat Sci. 1991;6:52–88.
[54] Byar DP. The use of data bases and historical controls in treatment comparisons. Recent Results Cancer Res. 1988; 111:95–8.
[55] Taylor KM, Margolese RG, Soskolne CL. Physicians' reasons for not entering eligible patients in a randomized clinical trial of surgery for breast cancer. N Engl J Med. 1984;310:1363–7.
[56] Fisher B, Redmond C, Poisson R, Margolese R, Wolmark N, Wickerham DL, et al. Eight–year results of a randomized clinical trial comparing total mastectomy and lumpectomy with or without irradiation in the treatment of breast cancer. N Engl J Med. 1989;320:822–8.
[57] Fisher B, Anderson S, Redmond C, Wolmark N, Wickerham DL, Cronin W. Reanalysis and results after 12 years of follow–up in a randomized clinical trial comparing total mastectomy with lumpectomy with or without irradiation in the treatment of breast cancer. N Engl J Med. 1995;333(22): 1456–61.
[58] Fisher B, Anderson S, Bryant J, Margolese RG, Deutsch M, Fisher ER, Jeong JH, Wolmark N. Twenty–year follow–up of a randomized trial comparing total mastectomy, lumpectomy, and lumpectomy plus irradiation for the treatment of invasive breast cancer. N Engl J Med. 2002;347(16):1233–41.
[59] Fisher B, Jeong J, Anderson S, et al. Twenty–five year findings from a randomized clinical trial comparing radical mastectomy with total mastectomy and with total mastectomy followed by radiation therapy. N Engl J Med. 2002;347: 567–75.
[60] Buyse M, Evans S. Fraud in clinical trails. In: Redmond C, Colton TE, editors. Biostatistics in clinical trials. Wiley; 2001. p. 200–8.
[61] Peto R, Collins R, Sackett D, et al. The trials of Dr. Bernard Fisher: a European perspective on an American episode. Control Clin Trials. 1997;18:1–13.
[62] Meinert CL. Clinical trials. Design, conduct and analysis. New York: Oxford University Press; 1985.
[63] Therasse P, Arbuck SG, Eisenhauer EA, et al. New guidelines to evaluate the response to treatment in solid tumors. J Natl Cancer Inst. 2000;92:205–16.
[64] Meinert CL. Workshop on interim data monitoring. Annual meeting of the society for clinical trials; 1996.
[65] Ellenberg S, Fleming T, DeMets D. Data monitoring committees in clinical trials: a practical perspective. West Sussex, England: Wiley; 2002.
[66] Jennison C, Turnbull BW. Group sequential methods with applications to clinical trials. Chapman & Hall/CRC; 2000.
[67] Pocock SJ. Group sequential methods in the design and analysis of clinical trials. Biometrika. 1977;64:191–9.
[68] Haybittle JL. Repeated assessment of results in clinical trials of cancer treatment. Br J Radiol. 1971;44:793–7.
[69] O'Brien PC, Fleming TR. A multiple testing procedure for clinical trials. Biometrics. 1979;35:549–56.
[70] Lan KG, Demets DL. Discrete sequential boundaries for clinical trials. Biometrika. 1983;70:659–63.
[71] Pepe MS, Anderson GL. Two–stage experimental designs: early stopping with a negative result. J Roy Stat Soc Ser C (Appl Stat). 1992;41:181–90.
[72] Wieand S, Schroeder G, O'Fallon JR. Stopping when the experimental regimen does not appear to help. Stat Med. 1994;13:1453–8.
[73] Anderson JR, High R. Alternatives to the standard Fleming, Harrington, and O'Brien futility boundary. Clin Trials. 2011;8:270–6.
[74] Proschan MA, Lan KKG, Wittes JT. Statistical monitoring of clinical trials: a unified approach. New York: Springer; 2006.
[75] Redmond CK, Costantino JP, Colton T. Challenges in monitoring the breast cancer prevention trial. In: DeMets DL, Furberg CD, Friedman L, editors. Data monitoring in clinical trials: a case studies approach. Springer; 2006. p. 118–35.
[76] Romond EH, Perez EA, Bryant J, et al. Trastuzumab plus adjuvant chemotherapy for operable HER2–positive breast cancer. N Engl J Med. 2005;353(16):1673–84.
[77] Tan–Chiu E, Yothers G, Romond E, et al. Assessment of cardiac dysfunction in a randomized trial comparing doxorubicin and cyclophosphamide followed by paclitaxel, with or without trastuzumab as adjuvant therapy in node–positive, human epidermal growth factor receptor 2–overexpressing breast cancer: NSABP B–31. J Clin Oncol. 2005;23:7811–9.
[78] Fleming TR, Harrington DP, O'Brien PC. Designs for group sequential tests. Control Clin Trials. 1984;5:348–61.
[79] Pocock SJ. Clinical trials: a practical approach. New York: Wiley; 1983.
[80] Peto R, Peto J. Asymptotically efficient rank invariant test procedures (with discussion). J Roy Stat Soc Ser A (Stat Soc). 1972;135:185–206.
[81] Cox DR. Regression models and life–tables (with discussion).

J Roy Stat Soc Ser B. 1972;34:187–202.
[82] Cutler SJ, Ederer F. Maximum utilization of the life table method in analyzing survival. J Chronic Dis. 1958;8:699–712.
[83] Kaplan EL, Meier P. Nonparametric estimator from incomplete observations. J Am Stat Assoc. 1958;53:457–81.
[84] Mantel N, Haenszel W. Statistical aspects of the analysis of data from retrospective studies for disease. J Natl Cancer Inst. 1959;22:719–48.
[85] Mantel N. Evaluation of survival data and two new rank order statistics arising in its consideration. Cancer Chemother Rep. 1967;50:163–70.
[86] Gehan EA. A generalized two sample Wilcoxon statistic for comparing arbitrarily censored data. Biometrika. 1965;52: 650–3.
[87] Tarone RE, Ware J. On distribution free tests for equality of survival functions. Biometrika. 1977;64:156–60.
[88] Fleming TR, Harrington DP. A class of hypothesis tests for one and two samples of censored survival data. Commun Stat. 1981;10:763–94.
[89] Efron B. Bootstrap methods: another look at the jackknife. Ann Stat. 1979;7:1–26.
[90] Fisher B, Redmond C, Brown A, et al. Treatment of primary breast cancer with chemotherapy and tamoxifen. N Engl J Med. 1981;305:1–6.
[91] Gail M, Simon R. Testing for qualitative interactions between treatment effects and patient subsets. Biometrics. 1985;41:361–72.
[92] Bonadonna G, Valagussa P. Dose–response effect of adjuvant chemotherapy in breast cancer. N Engl J Med. 1981;34:10–5.
[93] Redmond C, Fisher B, Wieand HS. The methodologic dilemma in retrospectively correlating the amount of chemotherapy received in adjuvant therapy protocols with disease–free survival. Cancer Treat Rep. 1983;67:519–26.
[94] Fisher B, Anderson S, Fisher ER, Redmond C, et al. Significance of ipsilateral breast tumor recurrence after lumpectomy. Lancet. 1991;338:327–31.
[95] Hochberg Y. A sharper Bonferroni procedure for multiple tests of significance. Biometrika. 1988;75:800–2.
[96] Cook RJ, Farewell VT. Multiplicity considerations in the design and analysis of clinical trials. J Roy Stat Soc Ser A. 1996;159:93–110.
[97] Taghian A, Jeong J, Anderson S, et al. Pattern of loco–regional failure in patients with breast cancer treated by mastectomy and chemotherapy (+/− tamoxifen) without radiation: results from five NSABP randomized trials. J Clin Oncol. 2004;22:4247–54.
[98] Gaynor JJ, Feuer EJ, Tan CC, et al. On the use of cause–specific failure and conditional failure probabilities: examples from clinical oncology data. J Am Stat Assoc. 1993;88: 400–9.
[99] Korn EL, Dorey FJ. Applications of crude incidence curves. Stat Med. 1992;11:813–29.
[100] Lin DY. Non–parametric inference for cumulative incidence functions in competing risks studies. Stat Med. 1997;16:901–10.
[101] Pepe MS, Mori M. Kaplan–Meier, marginal or conditional probability curves in summarizing competing risks failure time data? Stat Med. 1993;2:37–751.
[102] Kalbfleisch JD, Prentice RL. The statistical analysis of failure time data. New York: Wiley; 1980.
[103] Gooley TA, Leisenring W, Crowley J, et al. Estimation of failure probabilities in the presence of competing risks: new representations of old estimators. Stat Med. 1999;18: 695–706.
[104] Gray RJ. A class of K–sample tests for comparing the cumulative incidence of a competing risk. Ann Stat. 1988;16:1141–54.
[105] Benichou J, Gail MH. Estimates of absolute cause–specific risk in cohort studies. Biometrics. 1990;46:813–26.
[106] Jeong J. A new parametric distribution for modeling cumulative incidence function: application to breast cancer data. J Roy Stat Soc Ser A (Stat Soc). 2006;169: 289–303.
[107] Jeong J, Fine J. Direct parametric inference for cumulative incidence function. J Roy Stat Soc Ser C (Appl Stat). 2006;55:187–200.
[108] Bryant J, Dignam JJ. Semiparametric models for cumulative incidence functions. Biometrics. 2004;60:182–90.
[109] Fine JP, Gray RJ. A proportional hazards model for the sub–distribution of a competing risk. J Am Stat Assoc. 1999;94:496–509.
[110] Jeong J, Fine J. Parametric regression on cumulative incidence function. Biostatistics. 2007;8:184–96.
[111] Garg ML, Rao BR, Redmond CK. Maximum–likelihood estimation of the parameters of the Gompertz survival function. J Roy Stat Soc Ser C (Appl Stat). 1970;19:152–9.
[112] Gompertz B. On the nature of the function expressive of the law of human mortality, and on the new mode of determining the value of life contingencies. Phil Trans Roy Soc London. 1825;115:513–80.
[113] Dabrowska DM, Doksum KA. Estimation and testing in a two–sample generalized odds–rate model. J Am Stat Assoc. 1998;83:744–9.
[114] Goss PE, Ingle JN, Martino S, et al. A randomized trial of letrozole in postmenopausal women after five years of tamoxifen therapy for early–stage breast cancer. N Engl J Med. 2003;349:1793–802.
[115] Latouche A, Porcher R, Chevret S. Sample size formula for proportional hazards modeling of competing risks. Stat Med. 2004;23:3263–74.
[116] Paik S, Shak S, Tang G, et al. A multigene assay to predict recurrence of tamoxifen–treated, node–negative breast cancer. N Engl J Med. 2004;351:2817–26.
[117] Benjamini Y, Hochberg Y. Controlling the false discovery rate: a practical and powerful approach to multiple testing. J Roy Stat Soc Ser B. 1995;57:289–300.
[118] Benjamini Y, Yekutieli D. The control of the false discovery rate in multiple testing under dependency. Ann Stat. 2001;29:1165–88.
[119] Bair E, Tibshirani R. Semi–supervised methods to predict patient survival from gene expression data. PLoS Biol. 2004;2:511–22.
[120] Harrell FE, Lee KL, Mark DB. Multivariable prognostic models: issues in developing models, evaluating assumptions and adequacy, and measuring and reducing errors. Stat Med. 1966;15:361–87.
[121] Harrell FE, Califf RM, Pryor DB, Lee KL, Rosati RA. Evaluating the yield of medical tests. J Am Med Assoc. 1982;247:2543–6.
[122] Hanley JA, McNeil BJ. The meaning and use of the area under the receiver operating characteristic (ROC) curve. Radiology. 1982;143:29–36.
[123] Pencina MJ, D'Agostino RB. Overall C as a measure of

discrimination in survival analysis: model specific population value and confidence interval estimation. Stat Med. 2004;23:2109–23.
[124] Assmann SF, Pocock SJ, Enos LE, Kasten LE. Subgroup analyses and other misuses of baseline data in clinical trials. Lancet. 2000;355:1064–9.
[125] Wang R, Lagakos SW, Ware JH, Hunter DJ, Drazen JM. Statistics in medicine—reporting of subgroup analyses in clinical trials. N Engl J Med. 2007;357:2189–94.
[126] Elbourne DR, Altman DG, Pocock SJ, Evans SJW. Reporting of noninferiority and equivalence randomized trials: an extension of the CONSORT statement. J Am Med Assoc. 2006;295:1152–60.
[127] Piaggio G, Elbourne DRY, Altman DG, Pocock SJ, Evans SJW. Reporting of noninferiority and equivalence randomized trials: an extension of the CONSORT statement. JAMA.2006;295:1152–60.
[128] Campbell MK, Elbourne DR, Altman DG. CONSORT statement: extension to cluster randomised trials. Br Med J. 2004;328(7441):702–8.
[129] Boutron I, Moher D, Altman DG, Schulz K, Ravaud P, for the CONSORT group. Methods and processes of the CONSORT Group: example of an extension for trials assessing nonpharmacologic treatments. Ann Int Med. 2008:W60–W67.
[130] Boutron I, Moher D, Altman DG, Schulz K, Ravaud P, for the CONSORT group. Extending the CONSORT statement to randomized trials of nonpharmacologic treatment: explanation and elaboration. Ann Int Med. 2008:295–309.
[131] Ioannidis JP, Evans SJ, Gotzsche PC, O'Neil RT, Altman DG, Schulz K, Moher D. Better reporting of harms in randomized trials: an extension of the CONSORT statement. Ann Int Med. 2004;141:781–8.
[132] Hopewell S, Clarke M, Moher D, Wager E, Middleton P, Altman DG, Schulz KF, The CONSORT Group. CONSORT for reporting randomized controlled trials in journal and conference abstracts: explanation and elaboration. PLoS Med. 2008;5(1):e20. doi:10.1371/journal.
[133] Hopewell S, Clarke M, Moher D, Wager E, Middleton P, Altman DG, Schulz KF, The CONSORT Group. CONSORT for reporting randomised trials in journal and conference abstracts. Lancet. 2008;371:281–3.
[134] Begg C, Cho M, Eastwood S, Horton R, Moher D, Olkin I, et al. Improving the quality of reports of randomized controlled trials: the CONSORT statement. J Am Med Assoc. 1996;276:637–9.
[135] Altman DG, Schulz KF, Moher D, Egger M, Davidoff F, Elbourne D, et al. The revised CONSORT statement for reporting randomized trials: explanation and elaboration. Ann Int Med. 2001;134(8):663–94.
[136] Moher D, Schulz KF, Altman DG. The CONSORT statement: revised recommendations for improving the quality of reports of parallel–group randomised trials. Lancet. 2001;357(9263):1191–4.
[137] Moher D, Schulz KF, Altman D. The CONSORT statement: revised recommendations for improving the quality of reports of parallel–group randomized trials. J Am Med Assoc. 2001;285(15):1987–91.
[138] Moher D, Schulz KF, Altman DG. The CONSORT statement: revised recommendations for improving the quality of reports of parallel–group randomized trials. Ann Int Med. 2001;134(8):657–62.
[139] Early Breast Cancer Trialists' Collaborative Group. Effects of adjuvant tamoxifen and of cytotoxic therapy on mortality in early breast cancer: an overview of 61 randomized trials among 28,896 women. N Engl J Med. 1988;319:1681–91.
[140] Early Breast Cancer Trialists' Collaborative Group. Treatment of early breast cancer, vol. I: Worldwide evidence 1985–1990. Oxford University Press; 1990.
[141] Early Breast Cancer Trialists' Collaborative Group. Systemic treatment of early breast cancer by hormonal, cytotoxic, or immune therapy: 133 randomised trials involving 31,000 recurrences and 24,000 deaths among 75,000 women. Lancet. 1992;339:1–15 & 71–85.
[142] Early Breast Cancer Trialists' Collaborative Group. Effects of radiotherapy and surgery in early breast cancer: an overview of the randomized trials. N Engl J Med. 1995; 333:1444–55.
[143] Early Breast Cancer Trialists' Collaborative Group. Ovarian ablation in early breast cancer: overview of the randomised trials. Lancet. 1996;348:1189–96.
[144] Early Breast Cancer Trialists' Collaborative Group. Tamoxifen for early breast cancer: an overview of the randomised trials. Lancet. 1998;351:1451–67.
[145] Early Breast Cancer Trialists' Collaborative Group. Polychemotherapy for early breast cancer: an overview of the randomised trials. Lancet. 1998;352:930–42.
[146] Early Breast Cancer Trialists' Collaborative Group. Favourable and unfavourable effects on long–term survival of radiotherapy for early breast cancer: an overview of the randomised trials. Lancet. 2000;355:1757–70.
[147] Early Breast Cancer Trialists' Collaborative Group (EBCTCG). Effects of chemotherapy and hormonal therapy for early breast cancer on recurrence and 15–year survival: an overview of the randomised trials. Lancet. 2005;365:1687–717.
[148] Early Breast Cancer Trialists' Collaborative Group. Effects of radiotherapy and of differences in the extent of surgery for early breast cancer on local recurrence and on 15–year survival: an overview of the randomised trials. Lancet. 2005;366:2087–106.
[149] Moher D, Cook DJ, Eastwood S, Olkin I, Rennie D, Stroup, DF, for the QUOROM Group. Improving the quality of reports of meta–analyses of randomized controlled trials: the QUOROM statement. Lancet. 1999;354:1896–1900.
[150] O'Quigley J, Pepe M, Fisher L. Continual reassessment method: a practical design for phase I clinical trials in cancer. Biometrics. 1990;46:33–48.
[151] Gehan EA. The determination of the number of patients required in a preliminary and follow–up trial of a new chemotherapeutic agent. J Chronic Dis. 1961;13:346–53.

第 34 章 乳腺疾病诊疗中心的组织架构

Structure of Breast Centers

David P. Winchester　著
何文山　钟晶敏　译

目前在美国，良性和恶性乳腺疾病的评估和管理仍然是一个困扰医患双方的问题。美国癌症协会估计，在 2015 年，美国将有 231 840 名女性患者被诊断为新发的浸润性乳腺癌。此外，大概将有 60 290 病例是 DICS[1]。

通过癌症登记系统可以准确地追踪大多数发达国家乳腺癌的年发病率。然而，目前全美还缺乏一个全面的数据库来评估良性乳腺疾病的发病率——这个数字可能达到数百万左右。这些罹患良性乳腺疾病的患者急需相关的疾病评估和管理，因为良性乳腺疾病是必须要与乳腺癌区分开来的。乳腺癌对生命和健康的威胁，以及广泛的媒体宣传都共同提高了女性对乳腺癌相关症状和体征的焦虑和担忧——包括乳房的疼痛、可触及的肿块、乳头溢液、乳房的瘙痒、乳腺的炎症、腋窝淋巴结的肿大和异常的影像学检查结果，如囊性和实性的肿块、不对称的腺体密度、微钙化、皮肤增厚和乳房 MRI 上可见的增强区域。因此，全世界范围内，可能有数百万女性正因为这些通过自我体检或医生的影像学检查发现到的各种乳腺异常，而因此陷入焦虑和紧张。这同时也给医疗保健系统能否在最佳组织环境中进行高质量、多学科的评估和管理，带来了一个急迫的挑战和沉重的负担。

Silverstein 教授认识到，之前对乳腺疾病患者的评估和管理往往是零散的、低效的和耗时的。他坚信应该及时评估这些患者，并尽快提供相关的检查结果。他还认识到需要在这个复杂的诊疗过程中积极地引导患者。所以他于 1973 年在加州大学洛杉矶分校建立了一个多学科的乳腺疾病诊所。并在慈善支持下，进一步地改进和促成了 Van Nuys 乳腺中心的开放，这是美国第一个独立的多学科乳腺疾病诊疗中心 [2]。从那时起，越来越多的附属于各大医院的或是独立的乳腺疾病诊疗中心，都迅速地成立了起来。

一、国家乳腺中心认证计划

美国外科医师学院在癌症、创伤、肥胖、小儿外科和国家外科质量改进计划（The National Surgical Quality Improvement Program，NSQIP）的认证和临床质量改进计划方面拥有悠久而卓越的历史。

美国外科医师学院成立于 1913 年。在此后的 10 年内，建立了美国第一个癌症登记处，创立了癌症认证计划。目前的癌症委员会由来自 56 个国家专业组织的代表组成，他们致力于通过标准制定和结果监测来降低癌症患者的发病率和死亡率。他们对每个会员机构进行 3 年一次的检查，以核实相关的设施符合一个涵盖多学科的 36 项标准，以保证疾病诊疗的质量。美国目前所有新诊断的癌症患者中，有 70% ～ 80% 都纳入了这一癌症委员会所认可的相关机构的管理。这 1500 个癌症诊疗中心需要向 NCDB 提交有关患者疾病的所有分析和综合数据。NCDB 最初成立于 1988 年，现在已经录入了 3400 多万癌症患者的综合信息。多年来，这为纵向跟踪患者模式的实现和变革提供了坚实的基础，也为循证医学的评估和管理提供了数据支持。

通过协会认可的医疗机构和医生的报告，美国的医疗实践已经形成了更加透明的质量管理体系，促成了更好的癌症治疗结果。癌症委员会认可的这些医疗网络和强大的非传染性疾病预防控制中心是形成这些变化的优秀组织框架。

国家乳腺中心认证计划（National Accreditation Program for Breast Centers，NAPBC）的想法，是在 2005 年进行转型医疗服务系统计划时构想出来的。癌症委员会的经验和成功为 NAPBC 的发展提供了早期指导。我们从一开始就认识到乳腺疾病，包括乳腺癌，需要一个多学科团队来对患者进行最佳的评估和管理。美国外科医师学会董事会于 2006 年批准了一个种子基金，以支持该项目开发。他们组织了一个正式的 NAPBC 理事会，并在过去 10 年中定期举行会议。该委员会由来自 20 个国家专业组织的代表组成（表 34–1）。此外，如表 34–2 所示，还建立了 6 个工作委员会。因此，NAPBC 是一个其他所有医疗组织的组织。NAPBC 在芝加哥的美国外科医师学院国家总部安置并配备人员，由 NAPBC 董事会管理。该计划的使命宣言指出："NAPBC 是一个由国家专业组织组成的联盟，目的是提高护理质量和监测乳腺疾病患者的预后。"为了完成这一使命，他们致力于达成如下五个目标（表 34–3）。

NAPBC 规划了三种乳腺疾病诊疗中心。如果某个医疗机构可以完全提供相关的乳腺疾病诊疗的服务，那么单独建立一个中心，或者在既有医院中指定成立一个中心即可。如果某个医疗机构不能提供全部的医疗服务，那么需要合理规划一个能够为患者提供服务的地理范围。

经过 NAPBC 董事会 18 个月的审议后，能够符合 28 项乳腺疾病中心认证标准共识的机构就可以成立了。

为了方便现场测试和验证乳腺疾病中心的类别、组件、标准和调查流程，NAPBC 在美国各地进行了 18 次自愿的试点现场调查。通过这一可行性的验证性研究，NAPBC 获得了很多经验和教训。之前的 28 项标准已经过大幅修改，其中的一些不足之处，可以通过对相关人员进行培训和教育来纠正。乳腺疾病诊疗中心的组成可以是来自于不同医疗机构的，只要能提供合格的疾病评估和管理环境即可。一个常见的模式就是以社区为基础，由普通外科、肿瘤内科、放射肿瘤学、放射学和病理学的私人从业者共同组成，共同为患者提供高质量的评估和管理。这些中心能提供诸如乳房成像、手术、全身治疗和放射治疗的服务，而其他一些如遗传咨询、整形手术和生存计划制定等服务，则可以被转诊到附近其他有资质的医疗机构去完成。另一种常见的模式是建立在大型的非教学医院或学术 / 教学型医院里的乳腺疾病中心。在这些中心里，能够提供的服务更多，需要转诊的患者更少。但是我们观察到，无论乳腺疾病中心的模型如何，患者都得到了极好的护理，因为他们获得了全方位的服务，无论是当地能提供的医疗服务还是介绍转诊出去的医疗服务。

试点调查的经验使 NAPBC 董事会批准了一个认证类别。该委员会认为，只要某个医疗结构能够为

表 34-1　成员组织

美国外科委员会[a]
美国癌症协会（ACS） 美国放射学会乳腺成像委员会（ACRBIC） 美国癌症放射成像网络（ACRIN） 美国放射病理学研究所（AIRP） 美国放射肿瘤学会（ASTRO）
美国外科医师学会
美国整形外科医生协会（ASPS）
美国乳腺外科医师协会（ASBS） 美国临床肿瘤学会（ASCO）
癌症管理人员协会（ACE）
肿瘤学社会工作协会（AOSW）
美国病理学家学院（CAP）
国家癌症登记处协会（NCRA）
国家乳腺中心联合会（NCBC） 国家遗传咨询师协会（NSGC）
肿瘤护理学会（ONS） 乳腺成像学会（SBI）
外科肿瘤学会（SSO）
Members-at-Large 协会

a. Liaison 董事会成员

表 34-2　NAPBC 委员会

执行委员会
标准和认证委员会
国际委员会
教育和传播委员会 基础研究委员会 金融委员会

表 34-3　任务目标

发展乳腺中心标准的共识，完善合规性检测的调查过程
加强提高护理质量的科学依据
建立国家乳腺癌数据库，以提高医疗质量
通过疾病筛查和改善综合护理的可及性来降低疾病风险和促进疾病预防，倡导患者积极参与临床试验来降低乳腺癌的发病率和死亡率
扩展质量改进计量和基准比较计划

乳腺患者提供全方位的评估和管理服务，并且所有 28 项标准都得到满足，那么这一认证类别将对它是包容性的而不是排他性的。

NAPBC 于 2008 年 12 月在美国授予了第一个认证。NAPBC 被广泛认为是一项改善治疗效果和简化乳腺疾病患者评估和管理的质量计划。截至 2016 年 4 月，NAPBC 已经认证了 650 多个项目。许多机构还经历了后续的重新认证调查，因为该计划的工作周期为 3 年。这几年的认证工作几乎没有遇到任何矛盾和困难。

现在人们越来越关注 NAPBC 的国际认证。17 个国家的 32 个乳腺疾病中心正提供它们的相关信息以备获得 NAPBC 的认证。2014 年，第一个国际 NAPBC 国际认证在中东地区被授予。2016 年在加拿大的两个医疗机构接受了认证调查，南非也开展了一项调查。

二、NAPBC 标准

标准的类别包括中心的领导、临床管理、基础研究、社区延伸、专业教育和质量改进。

三、中心领导

目的：该标准规定医疗主任和（或）联合主任，或跨学科指导委员会作为乳腺项目领导机构负责乳腺疾病中心的各项活动。

（一）责任和问责水平

标准 1.1 乳腺疾病中心的组织结构为 BPL 提供乳腺疾病中心服务的责任。

领导力是运行一个有效的乳腺疾病中心的关键因素，其成功取决于有效的乳腺项目领导机构。乳腺项目领导机构负责目标的设定，以及规划、启动、实施、评估和改善中心内所有乳腺疾病诊疗的相关活动。

中心或相关的医务人员正式确定了乳腺项目领导机构需要履行的其职责和其所需承担的责任，问责制和多学科成员的资格。该中心可以使用适合自身组织架构的方法，来记录乳腺疾病计划负责人的责任和义务。示例包括但不限于以下内容。

- 中心章程指定乳腺疾病计划的负责人作为中心癌症委员会的小组委员会，该中心应该具有 CoC 的双重认证。
- 中心的政策和程序定义了乳腺计划负责人的权威。
- 医务人员的政策和程序确定了乳腺疾病计划负责人的权威。
- 医务人员章程指定乳腺疾病计划负责人为具有权限的常设委员会。

也可以接受与中心组织和操作一致的其他方法。

乳腺项目领导机构负责对以下内容进行年度审核：

- 跨学科乳腺癌会议活动（标准 1.2）
- 保乳手术率（标准 2.3）
- 前哨淋巴结活检率（标准 2.4）
- 乳腺癌分期（标准 2.6）
- 粗针穿刺活检率（标准 2.9）
- 放射肿瘤学的质量保证（标准 2.12）
- 患者术后的支持和康复（标准 2.15）
- 乳房重建手术转诊率（标准 2.18）
- 乳腺癌患者的护理（标准 2.20）
- 临床试验的开展（标准 3.2）
- 质量和成果（标准 6.1）
- 质量改进（标准 6.2）

（二）癌症会议

标准 1.2 乳腺项目领导机构每年要监测和评估跨学科乳腺癌会议的频率、多学科协作次数、前瞻性病例报告和总病例报告的数量，包括 AJCC 分期和疾病诊疗指南的讨论。

包括案例陈述的会议应该提供给所有医务人员，并且要作为首选的病例分享方式。当诊断放射学、病理学（包括 AJCC 分期）、外科、肿瘤内科和放射肿瘤学的医师代表参加乳腺疾病的相关会议时，多学科讨论的模式是最好的。

设置跨学科的乳腺疾病会议的频率和格式可以对乳腺癌病例进行前瞻性审查，并鼓励多学科参与护理的过程。乳腺癌会议可以通过改进患者的管理过程来提高疾病治疗效果，以及为出席的医生和其他医务人员提供继续教育来改善对乳腺癌患者护理。建议使用 CME 学分系统来管理会议学分。

跨学科乳腺疾病会议的重点是讨论新诊断和复发的乳腺癌患者的治疗计划，并应包括对国家组织制定的肿瘤分期和国家认可的相关乳腺癌患者护理指南进行讨论。会议应针对乳腺疾病的外科医生，肿瘤内科医师和放射肿瘤学家进行设计，以全面了解最新的数据以及手术和全身 / 局部治疗的最新进展，这对于为乳腺癌患者提供最佳的医疗管理是至关重要的。放射科医师和病理学家能够提供诊断方面的基本专业知识。还应该邀请肿瘤学领域的护士、研究员和药剂师参加。

会议的频率取决于年度病案的数量。根据分析案例数量，会议应至少每两周举行一次或每月举行两次，以确保及时地对患者的诊疗计划进行实时讨论。每年少于 100 例的中心可作为癌症一般会议的一部分。这些案件中有 85% 必须前瞻性地提交。每年 100 ～ 250 例的中心每月必须至少召开两次会议。年度案例较多的中心，则需要每周举行一次会议。

预期案例审查包括但不限于以下内容。

- 影像学和病理学的评论。
- 新诊断的乳腺癌和治疗尚未开始的病例。
- 已开始治疗的新诊断的乳腺癌病例，但需要进行治疗方案的讨论和额外治疗。
- 初始治疗已完成，但需要讨论辅助治疗或针对复发或进展进行治疗的病例。
- 以前确诊，需要对支持性或姑息治疗进行讨论的病例。
- 考虑参加临床试验的病例。

乳腺项目领导机构需监测乳腺癌会议活动可确保为患者提供咨询服务，并为医生和专职医疗人员提供相关的继续教育。

在接受 NAPBC 调查期间，调查员可以参加乳腺癌会议，以观察案例讨论中的多学科参与情况。

（三）评估和管理指南

标准 1.3 乳腺项目领导机构确定并参考基于循证医学的乳腺疾病护理评估和管理指南。

患者管理和治疗指南促进了提供护理的有组织的方法。乳腺项目领导机构应审查并采用适合本中心诊断和治疗的患者的国家组织制定的乳房护理评估和管理指南。可用于参考的指南示例如下。

- 国家认可的乳腺疾病护理指南，在癌症会议或乳腺项目领导机构会议上展示的 PowerPoint 演示文稿或散发的讲义均可。

已制定乳腺疾病护理指南的国家组织包括但不限于以下内容。

- 美国癌症协会（ACS）。
- 美国临床肿瘤学会（ASCO）。
- 美国治疗放射学和肿瘤学会（ASTRO）。
- 国家质量论坛（NQF）。
- 国家综合癌症网络（NCCN）。

乳腺项目领导机构采用的供该乳腺疾病中心所使用的指南是被记录在案的。这是 NAPBC 要求的患者管理和治疗指南的补充。乳腺项目领导机构要保证该中心所使用的指南是一致的，并通过审查适用于这些指南的随机样本案例来监测这些指南的利用率。监测活动需要定期向乳腺项目领导机构报告。如果低于既定的一致率标准，则乳腺项目领导机构需解决相关问题以达到合规的水平。

四、临床管理

目的：该标准确定了为患者提供优质乳腺疾病护理所需的临床服务范围。多学科医师团队的协调工作对于患者护理品质至关重要。

（一）跨学科患者管理

标准 2.1 对患者的导引服务，是指通过直接提供或转诊医疗服务引导乳腺患者完成相关的疾病诊疗过程。

乳腺癌是一种需要跨学科评估和管理的疾病。NAPBC 已经确定了乳腺癌诊断、治疗、监测和康复 / 支持领域的 17 个组成部分。详见附录中的描述。

标准 1.1、1.2 和 2.1 是关键标准，是 NAPBC 调查中必须满足的部分。

（二）对患者的导引

标准 2.2 对患者的导引服务，是指通过直接提供或转诊医疗服务引导乳腺患者完成相关的疾病诊疗过程。

对患者的导引服务的主要功能是通过协助患者随访，获取医疗资源，提供教育材料以及发展与医务工作者的关系来协调各项服务并指导患者充分利用医疗保健系统。

对患者进行的导引应该贯穿在整个护理过程中，由资质一致的护理协调员来进行，以便评估患者的身体、心理和社会需求。目的就是提高患者的治疗效果，提高满意度并降低护理成本。这可能涉及护理服务中的各个不同的要点。

以下组织可以提供患者导引服务的相关信息和资源。

- 美国癌症协会。
- 癌症护理中的患者导引。
- Educare。
- 社区癌症中心协会。
- 肿瘤学社会工作协会。
- C–Change。
- Harold P. Freeman 患者导引研究所。
- 国家乳腺中心联合会。
- 肿瘤学护理学会。

患者导引员的资格可能以下几个方面。

- 成功完成国家级认证的患者导引员培训计划。
- 之前的教育证书以及提供过患者导引服务的经验证明，以保证申请者拥有所需的知识和技能。

（三）保乳手术

标准 2.3 为适当的乳腺癌患者提供保乳手术。目标是为50%的诊断为早期乳腺癌的合适患者（阶段0、Ⅰ、Ⅱ）采用保乳手术治疗，并且乳腺项目领导机构每年需评估一次保乳手术的比例是否达标。

对于合适的早期乳腺癌患者，进行保乳手术是全国公认的治疗标准。由于目前报告的乳房切除率正在增加，所以在未来，这个 50% 的目标率可能会下调。

（四）前哨淋巴结活检

标准 2.4 对早期乳腺癌患者（临床Ⅰ期、Ⅱ A 期、Ⅱ B 期）考虑或进行标准的腋窝前哨淋巴结活检，并且每年由乳腺项目领导机构评估其依从性。

目前被认为是前哨淋巴结活检候选者的患者标准包括：AJCC Ⅰ、Ⅱ A、Ⅱ B 且临床 N_0 的浸润性乳腺癌患者，新辅助全身治疗之前或之后的局部晚期可手术切除的浸润性乳腺癌患者，广泛 DCIS 需要全乳切除但无可疑腋窝淋巴结的患者，单侧或双侧预防性乳房切除的患者，和 DCIS 需要在解剖位置进行广泛切除，可能干扰未来的节点映射，但没有可疑的腋窝淋巴结的患者。

这种技术最常用染色示踪剂是放射性核素和蓝色染料的组合，在有些中心仅使用放射性核素。

（五）乳腺癌监测

标准 2.5 对乳腺癌的监测是一项用于确保对乳腺癌患者的后续随访的措施。

随访监测包括病史、临床检查、上肢淋巴水肿的评估和影像学检查。随访频率因患者而异。骨扫描、PET 扫描和其他检查是管理医师的责任，通常用于评估疾病的症状或重新分期。

后续监测指南如下。

- ASCO（www.asco.org）。
- NCCN（www.nccn.org）。

（六）AJCC 分期

标准 2.6 乳腺项目领导机构要指导医生在治疗计划中使用 AJCC 分期。

适当的癌症分期允许医生制定适当的治疗方案。统一的分期能够使得在不同地方，区域和国家的医疗机构对各种检查报告的治疗结果进行一致而可靠的评估。

当使用 AJCC 系统时，临床或病理分期应由每个住院医师来评估。如果可能的话，两者都应分配并记录在病历中。应使用当前版本的 AJCC 癌症分期手册 [3] 中概述的临床和病理分期标准来确定某个患者的肿瘤分期。

Mx 使患者无法进行正确的肿瘤分期，所以不应使用此名称。主治医师应指定患者是 M_0 还是 M_1。

肿瘤分期的制定最适合由主治医师来进行，他同时也负责规划患者的后续治疗方案。患者的主治医师应评估所有可用的分期信息（X 线、MRI 扫描、实验室检查以及手术和病理报告），并在病历中记录肿瘤分期（TNM 和分期分组）。如果医疗机构有电子病历注册员，则也应参与相关信息的录入。

（七）病理学报告

标准 2.7 所有浸润性乳腺癌，包括所有浸润性乳腺癌患者的雌激素和孕激素受体，以及 HER2 表达状态，均遵循美国病理学家协会癌症委员会的指南，推荐评估 DCIS 的 ER 状态，外院标本需要进行重新评估[4]。

患者管理和治疗指南促使我们一步一步地提供优质护理。NAPBC 要求 90% 的乳腺癌病理报告要包含科学验证了的数据元素，这些数据元素列在了美国病理学家协会关于癌症标本报告的外科病例摘要清单中[4]。

- 如果可行的话，美国病理学家协会要求对影像学进行概要报告，影像学研究应尽可能与病理学相关。

（八）诊断性成像

标准 2.8　乳房 X 线摄影筛查和诊断成像是通过乳房 X 线摄影质量标准法（Mammography Quality Standards Act，MQSA）认证的机构进行的。

联邦法律规定乳房 X 线照相必须由经 MQSA 认证的放射科医师进行和发布报告。

MQSA 的相关信息可从以下位置获得。

- 美国食品和药物管理局。

乳腺 X 线摄影筛查，诊断成像和乳房 MRI 的 ACR 指南可从以下网站获得。

- 美国放射学院。
- 筛查乳房摄影性能指南。
- 诊断乳房 X 线摄影性能指南。
- 乳房 MRI 性能指南。

（九）穿刺活检

标准 2.9　推荐最初的诊断方法为触诊引导或影像引导下穿刺活检，而非开放性手术活检。

无论细针穿刺细胞学评估还是粗针活检都是可触及或隐匿性病变的最初诊断方法。因为开放性手术活检不便于制定治疗计划，而且再次手术的概率较高，所以应避免将其作为初诊方法。乳腺项目领导机构每年都会对符合率进行评估。

（十）超声检查

标准 2.10　诊断性超声和（或）超声引导穿刺活检应在 ACR 认可的设施内或由美国乳腺外科医师协会认证的乳腺超声外科医生来进行。

（十一）立体定位空芯针穿刺活检

标准 2.11　立体定位空芯针穿刺活检应在 ACR 认可的设施进行，或由外科医生根据 ACR 和美国外科医师学会或美国乳腺外科医师协会的乳房程序认证外科医生制定的标准和要求下进行。

（十二）放射肿瘤学

标准 2.12　肿瘤的放疗应由认证合格的放射肿瘤学医生来进行或转诊给他们来进行。乳腺疾病中心应该已通过 ACR、放射肿瘤学实践认证（ACR-ROPA）、美国放射肿瘤学会、卓越认证计划（ASTRO-APEx）或美国放射肿瘤学院的认证，或者具有国家质量论坛（NQF）批准的用于乳房放疗的质量保证。

（十三）肿瘤内科

标准 2.13　医学肿瘤学治疗服务应由认证合格的医学肿瘤学家提供或转诊给他们，并在经过 NQF

质量认证的用于肿瘤内科治疗的乳腺诊疗中心来进行。

标准 2.14 护理服务则由具有乳房疾病专业知识和技能的护士提供或转诊给她们。护理评估和干预措施以循证医学实践的标准和疾病的症状管理为指导。

癌症患者及其家属的复杂需求需要专门的肿瘤学护理知识和技能，以实现最佳的护理效果。肿瘤科护士是多学科乳腺团队中不可或缺的一员。

在较大的乳腺中心里，首选 ONS 认证的护士。在较小的中心或私人诊所，ONS 认证的护士是可选的，但有乳房疾病经验者应该优先选择。

肿瘤学的专家可以包括：肿瘤学护士执业者（AOC、NP）肿瘤学临床护理专家（AOCNS）、肿瘤学认证护士（OCN）、乳房护理认证护士（CBCN），被认为以往具有相关知识和技能，以及乳腺疾病患者护理经验的护士。

（十四）支持和康复

标准 2.15 应当由具有乳腺疾病专业知识的临床医生提供或转诊给他们提供相关的支持和康复服务。

全面的乳腺癌护理是多学科的，包括医疗保健专业人员，以满足从诊断到整个生存期中患者的特殊需求。支持服务帮助患者及其家人应对乳腺癌诊断的日常细节。这些资源可解决乳腺癌患者的情感、身体、经济和其他需求。

（十五）遗传学评估和管理

标准 2.16 乳腺癌高风险咨询、遗传学咨询和相关检测服务，由经过认证的合格的遗传咨询师提供或转诊给他们提供。

并非所有乳腺癌患者都需要转诊给癌症遗传学专业人士。遗传学咨询可由以下人员提供：美国遗传咨询专业委员会（ABGC）、美国医学遗传学院（ACMG）医学委员会认证的医学遗传学医生。一名高级临床肿瘤护士（APON），且拥有癌症遗传学专业教育资历。遗传学临床护士（GNCC），且通过了遗传护理认证委员会（GNCC）的认证。具有医学遗传学专业知识协会认证合格的医师。

（十六）教育资源

标准 2.17 为患者提供文化上适当的教育资源以及提供这些资源的过程。所提供的材料根据患者人群进行适当调整，并每年进行审查。

乳腺疾病中心应为患者提供涵盖乳腺疾病评估和管理的全部教育信息。一些中心设有患者教育图书馆，而其他中心则可提供本地或由国家组织提供的印刷材料。相关视听教育的材料是一种非常有效的信息传递方式。

（十七）乳房重建手术

标准 2.18 所有适合接受乳房切除术后重建的患者应介绍转诊至重建 / 整形外科医生。乳房重建手术由医师协会认证合格的重建 / 整形外科医生进行或转诊给他们进行。

接受乳房切除术后重建的患者应与协会认证合格的塑料 / 重建外科医生讨论乳房再造的选择。现在使用组织扩张器，植入物或自体组织移植一期乳房重建的趋势越来越明显。一些患者则可能希望二期重建。患者需要了解的是，乳房重建手术不会干扰对乳腺癌的后期监测或检测局部是否有复发。

（十八）良性乳腺疾病的评估和管理

标准 2.19 良性乳腺疾病的评估和管理应遵循国家认可的指南。

良性乳房疾病是在乳房检查中发现的不怀疑是恶性肿瘤的乳腺疾病或是在乳腺影像学检查中，BIRADS 分类为 1 或 2 类结果。

如果肿块是囊性的，且可以触及伴有疼痛，则可以在此时进行细针穿刺抽吸，或先等待乳腺影像学检查的结果。如果进行初始检查的医师也可以进行超声检查，则优选使用超声引导下的囊肿穿刺抽吸。触诊下的囊肿穿刺也是可以接受的。囊肿的穿刺抽吸应当尽量干净彻底，并且应该评估后续的检查和随访措施。如果抽出液体的外观呈良性的，可以直接丢弃该液体。如果囊肿内有实性成分，没办法完全抽吸干净，或者抽出液体是血性的，那么就应该将该液体送细胞学检查。

临床上判断为良性但质地比较硬的肿块需要进行额外的检查，除非最近进行过乳房 X 线摄影和超声检查，以便确认该实性肿块的良性特征。细针穿刺或粗针活检可以是触诊和（或）超声引导的。超声引导下穿刺活检应在放射科进行。如果确认没有异型性的良性诊断，则可以让患者保持定期复查或进行切除活检，这取决于不同病情以及患者和医师的个人偏好与选择。

乳房 X 线检查 / 超声检查发现的隐匿性、无症状的囊肿无须干预，只需与患者彻底讨论交代病情即可。BIRADS 分类为 3 级的肿块则通常需要每 3 ～ 6 个月进行一次影像学的随访和乳房检查来进行管理。这适用于乳腺的良性肿块和微钙化灶。

在针吸活检中发现的非典型导管或小叶增生需要切除活检以明确病变的性质。

（十九）乳腺癌全生存期的管理

标准 2.20 全面的乳腺癌全生存期的管理程序，应当包括全生存期的护理计划及相应的治疗方案，从诊断之日起不超过一年，以及完成积极治疗后的 6 个月内完成。乳腺项目领导机构也要每年对其进行评估。

五、研究

目的：该标准通过提供临床试验信息和患者对乳腺癌相关临床试验和研究方案的应用，促进乳腺疾病的预防，早期诊断和治疗的进步。

（一）临床试验信息

标准 3.1 通过正规机制向患者提供有关乳腺癌相关临床试验可用性的信息。

通过提供有关乳腺癌相关临床试验可用性的信息，该机构为患者提供了参与循证医学进步的机会。以下组织提供与临床试验相关的患者信息和资源。

- 美国癌症协会。
- 国家癌症研究所。
- 美国食品和药物管理局。
- CenterWatch。
- 癌症合作组织联盟。

正式的流程可以为中心的患者提供有关乳腺癌相关临床试验的信息。提供信息的方法包括但不限于以下内容。

- 通过互联网或内网搜索服务访问患者库。
- 医疗机构通讯中的文章。
- 病人候诊室或患者小包中的宣传册或小册子。
- 医师 / 护士教育。

（二）临床试验的纳入

标准 3.2 每年应有 2% 或更多符合条件的乳腺癌患者参与治疗相关的乳腺癌临床试验和（或）研究方案。

临床研究推动科学发展，确保患者接受的治疗和护理达到最高的质量水平。

设施必须让符合相关标准的至少 2% 的患者参与乳腺癌相关的临床研究。

- 在该中心进行诊断和（或）治疗，并通过该设施进行临床试验。
- 在该中心进行诊断和（或）治疗，并通过职员医生办公室进行试验。
- 在该中心进行诊断和（或）治疗，并通过其他机构进行试验。
- 出于任何原因在该中心就诊，并进行乳腺癌的预防或对照试验。

基础科学，临床和预防与控制研究通常在癌症中心进行，由国家癌症研究所或学术保健中心提供资助。社区医院的研究通常涉及治疗性和非治疗性的试验。

与治疗相关的临床试验组包括但不限于以下内容。

- NCI 赞助的项目，如社区临床肿瘤学计划（CCOP）。
- 合作试验小组，如临床试验联盟。
- 与大学相关的研究。
- 制药公司研究。
- 本地开发的同行评审研究。

癌症对照研究包括但不限于以下内容。

- 一级预防。
- 早期发现。
- 生活质量。
- 护理经济学。

参与临床研究的中心必须表明，已经建立并使用了符合国家标准的独立审查机制。涉及人类受试者参与的研究项目必须得到内部或外部机构审查委员会的批准。参与临床试验的患者必须给予知情同意。

研究协调员，数据管理员或其他临床研究专业人员可以协助招募患者，监测患者的纳入，以及识别和提供有关新试验的信息和（或）教育。

监测患者的纳入，并记录结果。

有关乳腺癌临床试验的信息可通过以下方式获得。

- 国家癌症研究所。

六、社区延伸

目的：该标准确保在现场提供乳腺癌教育，预防和早期检测计划，或与针对社区的其他设施或当地机构协调，并为具有阳性结果的患者提供后续服务。

教育，预防和早期检测计划

标准 4.1　每年中心提供两个或更多的乳腺癌教育预防和（或）早期检测计划，或与针对社区的其他设施或当地机构协调，对乳腺检查阳性结果的患者进行后续跟踪。

七、专业教育

目的：该标准通过参与当地、区域或国家级的继续教育活动，促进参与乳腺癌计划的工作人员自身的专业知识和水平的提高。

乳腺疾病计划的员工教育

标准 5.1　乳腺中心的专业认证 / 认证成员每年参加当地（除了参与其他的乳腺癌相关会议以外会议）、州、地区或国家级的乳腺疾病的相关特定继续教育活动。

乳腺癌治疗和护理的团队成员应包括但不限于以下专业人员。

- 放射科医生
- 病理学家
- 外科医生
- 医学肿瘤学家
- 放射肿瘤学家
- 遗传学咨询师
- 护理人员
- 患者导航器
- 社会工作者
- 物理治疗师
- 整形外科医生

八、质量改进

目的：该标准确保乳腺疾病的诊疗、护理和疗效能够得到持续地评估和改进。

质量和成果

标准 6.1　每年乳腺疾病领导机构开展或参与两项或多项乳腺疾病中心开展的调研，以衡量质量和（或）结果，并要派遣一名或多名医师成员参加他们的特定专业质量改进计划。在有条件的情况下，要与乳腺疾病中心的工作人员、跨学科会议的参与者或癌症委员会进行沟通和讨论。

诊疗和护理的年度评估为衡量质量提供了基准，也为纠正或改善患者的治疗效果提供了机会。医疗质量的改进是一项多学科的工作，必须包括所有临床、行政和患者需求的支持和代表。成功参与其他与乳腺疾病诊疗机构的医疗保健组织的质量改进计划 / 倡议，可以满足成为符合批准的乳腺疾病诊疗中心的部分或全部的质量要求。以下是推荐的质量改进计划 / 举措的示例。

- ASBS 掌握乳房手术计划。
- ASBS-www.breastsurgeons.org 的国家成果和分析数据库项目[5]。
- ASBS 质量和安全委员会制定了乳房手术质量标准（www.breastsurgeons.org）[5]。
- 参与国家乳腺中心联合会可用于性能比较的质量倡议基准（www.breastcare.org）[6]。
- NQFs 乳腺癌措施（www.quality-forum.org）[7]。
- 美国外科医师学会、癌症委员会、国家癌症数据库乳腺癌基准（www.facs.org/cancer）[8]

九、调查过程

为了便于彻底和准确地评估乳腺疾病中心，中心必须完成或更新在线的 SAR。每年，主管机构都会收到需要更新的 SAR 区域的通知。

除了获取有关乳腺疾病中心的活动信息之外，负责完成部分 SAR 的人员将使用乳腺疾病中心的标准评级系统进行自我评估，并评估每个标准的符合性。

该调查由一名受过训练的调查员进行，该调查员的专业领域应主要为乳房相关的疾病。调查需要 5 ～ 6h。其中大约 1h 用于调查员与乳腺疾病中心的领导和负责该计划各个方面的主要工作人员交谈 / 会面，以审查和评估该中心对每个标准的遵守情况。调查员可使用约 2h，来审查至少 20 个图表，其中包含有关诊断患有乳腺癌患者的信息，用于 AJCC 分期和符合 CAP 协议的乳腺病理报告，以及 10 个图表，其中包含诊断为良性乳腺疾病患者的信息。再花 1h 用于审查乳腺疾病的会议，剩余时间可用于在该中心内巡查，并与该中心的团队进行总结。

十、认证奖励

认证的结果将由基于调查员、NAPBC 员工和中心标准和审批流程委员会的共识评级来做出。表 34-4 描述了认证奖励的详细标准。

中心标准和审批流程委员将负责处理关于认证奖励的投诉。

十一、认证奖励标准

见表 34-4。

表 34-4　认证奖励标准

	3 年 / 全面认证	3 年 / 临时认证	认证推迟
28 个标准	达到符合条件的标准的 90% 或以上。获得全面认证，并在 12 个月内获得改进任何不足标准的建议	符合条件的标准不到 90%。完全认证保留，直到在 12 个月内记录的缺陷标准得到纠正	满足不到 75% 的符合条件的标准。完全认证推迟到纠正缺陷标准并在 12 个月内重新调查

十二、成为 NAPBC 认证中心的好处

NAPBC 的认证提供了许多显著的好处，可以增强乳腺中心及其对患者诊疗护理的质量。NAPBC 认证的计划提供以下服务。

- 组织和管理乳腺疾病中心的模范标准，以确保多学科、综合和全面的乳腺疾病诊疗和护理服务。
- 根据公认的标准自我评估乳腺疾病诊疗计划的绩效。
- 国家医疗保健组织认证的已建立高质量乳腺保健的绩效指标。
- 免费营销和国家公众媒体曝光度。
- 获取乳腺中心比较基准报告，其中包含国家总体数据和个体设施的数据，以评估与国家规范相关的诊疗护理模式和治疗效果。

从患者的角度来看，在获得 NAPBC 认证的中心接受治疗可确保她们获得以下服务。

- 靠近住所的优质医疗服务。
- 全面的诊疗和护理，提供一系列最先进的服务和设备。
- 采用多学科团队方法协调最佳护理和治疗方案。
- 获得与乳腺癌相关的信息、教育和支持。
- 关于乳腺癌诊断和治疗所涉及的所有亚专业的质量指标的乳腺癌数据收集。
- 持续监控和改善诊疗及护理。
- 有关临床试验和新治疗方案的信息。

致谢：本章的大部分内容源自 NAPBC 标准手册 [9]。

附录

- 成像
  - 筛查性的乳腺 X 线摄影术（数字或模拟）
  - 诊断性的乳房 X 线摄影术
  - 超声波
  - 乳房 MRI
- 针刺活检
  - 粗针活检 – 可触及
  - 图像引导 – 立体定向
  - 图像引导 – 超声波
  - 图像引导 –MRI（如果有）
- 病理学
  - 报告完整性 / CAP 协议
  - 放射学 – 病理学相关性
  - 预后和预测指标
  - 基因研究（如果有的话）
- 跨学科会议
  - 治疗前和治疗后的跨学科讨论
  - 病史和体检结果
  - 影像学检查结果
  - 病理学结果
- 患者引导
  - 通过医疗机构系统性地引导患者
- 遗传学评估和管理
  - 风险评估
  - 遗传咨询
  - 基因检测

- 外科治疗
  - 与成像 / 一致性的手术相关性
  - 活检后进行手术治疗的术前计划
  - 乳房活检：乳房肿瘤切除术或乳房切除术
  - 淋巴结手术：SNB / ALND
  - 初始手术后相关 / 治疗计划
- 整形外科咨询 / 治疗
  - 组织扩张器 / 植入物
  - TRAM / Latissimus 转皮瓣自体移植术
  - DIEP 异体皮瓣移植术（如果有）
- 护理
  - 具有乳房疾病专业知识和技能的护士
- 肿瘤内科咨询 / 治疗
  - 激素内分泌治疗
  - 化疗
  - 生物靶向制剂治疗
  - 预防性药物治疗
- 放射肿瘤学咨询 / 治疗
  - 有或没有加强的全乳房照射
  - 区域节点照射
  - 部分乳房照射治疗或方案
  - 用于骨或全身转移的姑息性放射
  - 立体定向放射治疗孤立或有限的脑转移
- 数据管理
  - 数据收集和提交
- 研究
  - 合作试验
  - 机构原创研究
  - 行业赞助的试验
- 教育、支持和康复
  - 教育（护士）连续护理（治疗前、治疗中、治疗后）
  - 心理社会支持
    个人支持
    家庭支持
    支持小组
  - 症状管理
  - 物理治疗（例如淋巴水肿管理）
- 社区延伸和教育
  - 社区教育：一般（包括低收入 / 医疗服务不足）
  - 患者教育
  - 医师教育
- 质量改进
  - 通过年度研究来持续改进质量
- 患者生存期计划
  - 后续随访
  - 康复治疗
  - 促进健康 / 降低风险

推荐阅读

[1] American Cancer Society Cancer Facts and Figures 2015, Atlanta: American Cancer Society; 2015.
[2] Silverstein MJ. The Van Nuys Breast Center. The first free-standing multidisciplinary breast center. Surg Oncol Clin North Am. 2003;9(2):159–76.
[3] AJCC. Cancer Staging Manual Seventh Edition. Springer, New York; 2010.
[4] College of American Pathologists Reporting on Cancer Specimens, Northfield, IL 2005; 16.
[5] American Society of Breast Surgeons [Internet]. Columbia, MD: The Society, c 2015 [cited 2016 May 13]. Guidelines and quality measures. Available from: http://www.breastsurgeons.org/new_layout/about/statements/#quality_measures.
[6] Kaufman CS, Shockney L, Rabinowitz B, et al. National Quality Measures for Breast Centers (NQMBC): a robust quality tool: breast center quality measures. Ann Surg Oncol. 2010;17(2):377–85. doi:10.1245/s10434-009-0729-5 Epub 2009 Oct 16.
[7] NQF Cancer Project Report from 2012 "Cancer endorsement summary." National Quality Forum. October 2012 [cited 2016 May 20]. Available from: http://www.qualityforum.org/WorkArea/linkit. aspx?LinkIdentifier=id&ItemID=72130.
[8] The American College of Surgeons [Internet]. Chicago, IL; The College, c 1996–2016 [cited 2016 May 13]. National Cancer Data Base Breast Cancer Benchmarks. Available from: https://www.facs. org/quality-programs/cancer/ncdb/qualitytools.
[9] National Accreditation Program for Breast Centers (NAPBC) Standards Manual, 2014 ed. American College of Surgeons, Chicago, IL; 2014.